개정 4판

피부물리치료학

상처 치유

근거중심관리

Wound Healing

Evidence-Based Management

4th Edition

Contemporary Perspectives in Rehabilitation

Steven L. Wolf, PT, PhD, FAPTA, Editor-in-Chief

Spinal Cord Injury Rehabilitation
Edelle C. Field-Fote, PT, PhD

Fundamentals of Musculoskeletal Imaging, 3rd Edition
Lynn N. McKinnis, PT, OCS

Vestibular Rehabilitation, 3rd Edition
Susan J. Herdman, PT, PhD, FAPTA

Pharmacology in Rehabilitation, 4th Edition
Charles D. Ciccone, PT, PhD

Modalities for Therapeutic Intervention, 4th Edition
Susan L. Michlovitz, PT, PhD, CHT and Thomas P. Nolan, Jr., PT, MS, OCS

Evaluation and Treatment of the Shoulder: An Integration of the Guide to Physical Therapist Practice
Brian J. Tovin, PT, MMSc, SCS, ATC, FAAOMPT and Bruce H. Greenfield, PT, MMSc, OCS

Cardiopulmonary Rehabilitation: Basic Theory and Application, 3rd Edition
Frances J. Brannon, PhD, Margaret W. Foley, RN, MN, Julie Ann Starr, PT, MS, CCS, and Lauren M. Saul, MSN, CCRN

For more information on each title in the Contemporary Perspectives in Rehabilitation series, go to www.fadavis.com.

개정 4판

피부물리치료학

상처 치유

근거중심관리

Wound Healing

Evidence-Based Management

피부물리치료학 편집부 옮김

Joseph M. McCulloch, PhD, PT, CWS, FACCWS, FAPTA
Professor and Dean
School of Allied Health Professions
Louisiana State University Health Sciences Center
Shreveport, Louisiana

Luther C. Kloth, MS, PT, CWS, FACCWS, FAPTA
Professor Emeritus
Physical Therapy Department
Marquette University
Milwaukee, Wisconsin

4th Edition

영 문 출 판 사

■ 옮긴이

김민정 제주대학교 건강뷰티향장학과 교수
정형국 안산대학교 물리치료과 교수
엄기매 여주대학교 물리치료과 교수
이중호 경동대학교 물리치료학과 교수
권원안 대구보건대학교 물리치료학과 교수
이시경 경동대학교 보건관리학과 교수
정진규 전남과학대학교 물리치료과 교수

Wound Healing Evidence-Based Management 4th Edition

by Joseph M. McCulloch and Luther C. Kloth

주의:
기초연구 및 임상연구가 진보되어 최신의 과학적 데이터의 입수가 가능해짐에 따라 권장 치료법 및 권장 약물치료법은 항상 변화하고 있다. 저자와 출판사는 이 책을 출판하는 시점에서 최신의 정확한 정보를 게재할 수 있도록 최선을 다 하였다. 그러나 저자, 편집자, 출판사는 이 책의 오류나 누락 또는 이 책을 적용한 결과에 대해서 일체 책임을 지지 않는 것으로 한다. 이 책에 기재한 운동치료는 어느 것도 각 상황의 개별적 사정을 고려하고 각각의 케어의 전문적인 기준에 맞춰서 적용해야 한다. 약물을 투여하기 전에는 반드시 그 용량과 금기에 관한 최신 정보와 그 변화에 관해서 첨부문서로 확인할 것을 권장한다. 신약 또는 별로 사용되고 있지 않은 약제를 사용할 때에는 특별히 주의가 필요하다.

피부물리치료학

상처 치유 근거중심관리 개정 4판

2017년 7월 22일 초판인쇄
2017년 7월 27일 초판발행

지은이 : Joseph M. McCulloch & Luther C. Kloth
옮긴이 : 피부물리치료학 편집부
발행인 : 박 병 조
발행처 : 도서출판 영문출판사
등 록 : 1987년 12월 21일 제2-419호
주 소 : 서울시 강남구 삼성동 69-1
전 화 : (02)514-5590, 776-5590
팩 스 : (02)756-8943
홈페이지 : www.ymsbook.net
E-mail : yeongmunsa@empal.com
정 가 : 44,000 원

ISBN 978-89-7224-417-2 93510

• 파본은 교환해 드립니다.

지원과 격려를 보내준
나의 아내 게일, 나의 아들들 Bowen과 Brett, 그리고
모든 가족들과 친구들 그리고
루이지애나 주립대학 보건과학센터의
동료들에게 - *JMM*

퇴직한 이후의 나를 잘 기다려주고, 4판에 대한 내 신념을 이해해준
나의 아내 Doris, 그리고 나의 아들 Eric과 Dana,
나의 딸 Diane과 사위, Katelyn과 Lauen에게.
또한 지원과 격려를 보내준
모든 가족들과 친구들, 동료들, 그리고
마케트 대학의 학생들에게 - *LCK*

저자 서문

McCulloch와 Lu Kloth에 의해 쓰여진, 현재의 가장 적절한 ***상처 치유: 근거 중심 관리*** 란 무엇인지에 관한 4판의 서문이 나의 일을 매우 쉽게 만들어 주었다. 2002년에 출판된 3판에 비해 이번 개정판의 서문에서는 내용과 저작권에 대한 훌륭한 첨부를 잘 강조하고 있다. 이 텍스트는 여러 분야의 임상가들과 학생들이 직면한 외피계와 기저부의 외상으로 또는 대사적으로 인해 유발된 병리적인 질환에 대한 치료의 효능을 입증하기 위해 필요한 주제에 대한 진정한 국제적인 걸작품이다. McCulloch 박사와 Kloth 교수는 이러한 목표를 달성하기 위해 20년 전부터 섬세한 작업의 과정을 거쳐왔다. 그 과정에서 그들은 이 분야의 성장을 부지런히 지켜보고, 그 주제에 가장 포괄적으로 공헌할 가치가 있는 핵심 인력들을 이끌어왔다. 더욱 중요한 것은, 이러한 정보를 제공하기 위해 시간과 자원을 보낼 여러 공로자들의 의지가 치료에 관한 접근과 도구/기술 활용에 대한 많은 정보를 광범위하게 필요로하는 그들의 노력을 현실로 만들었다. 이러한 요구사항은 ***재활에서의 현대적인 관점 시리즈***의 모든 텍스트의 초석을 형성한다. 각각의 텍스트는 학생들이나 임상가들이 도전하고 중요한 사례들에 대해 근거에 기초한 정보를 제공하고 있다. 그 맥락에서, McCulloch 박사와 Kloth 교수는 주옥같은 지혜로 이러한 개념을 포함시킨 첫 번째 인물이 되었다. 이러한 주옥같은 내용들은 정보들 중 필요한 요점을 추출하거나 더욱 포괄적으로 정보를 흡수한 독자들의 생각을 안내하기위해 사용될 수 있다.

그런데 해부학, 병리학, 그리고 상처 치료에 대한 근거에 기반한 정보의 확장과 세부사항에 대한 관심이 왜 중요할까? 의료보험업계에서 재활의 노력에 대한 배상을 줄일 수 있는 방법을 지속적으로 모색하고 있다는 것을 인식한다면, 실질적으로 물리치료사 또는 작업치료사의 환자 관리에 대한 모든 측면이 더욱 신중하게 검토되어야 할 것이다. 우리가 환자를 위해 싸우고 참여를 유도하기 위한 우리의 노력에 대한 현재의 흐름이 이제 "근거"가 되고 있다. 이러한 관점에서, 육안으로 보기에도 명백한 심각한 상처가 있다는 것은 냉정한 의사 결정권을 가진 사람에게서도 공감이나 동정을 불러일으킬 수 있으며, 치료의 실패와 추가적인 의료비용뿐만 아니라, 삶의 질의 감소를 의미하는 것이다. 이러한 가시적 명백한 증거는 매우 흥미로운 방법으로 뚜렷한 미적 및 기능적 복원을 위한 효과적인 치료접근에 대한 근거를 제공하고 있다. 예를 들어, 눈에 띄는 장애의 신호는 반신마비인 팔, 강직된 걸음걸이, 또는 영구적인 허리통증이 있는 환자의 기능적 제한도 보지 않는 이들의 시선도 이끌 수 있다. 이 책의 내용과 정보의 활용을 통해 조절되지 않은 당뇨로 인한 궤양성 상처가 있는 환자 또는 심각한 화상으로 인한 병변이 있는 이들에게 치료를 제공함으로써 잠재적으로 변화를 줄 수 있으며, 또한 건강과 관련된 삶의 질에 영향을 줄수 있다.

그러므로, 모든 학생들과 임상가들에게 이 책의 각 챕터에 나와 있는 근거를 잘 추출하여 재활치료에서 도움이 되기를 바랍니다.

Steven L.Wolf, PhD, PT, FAPTA
Atlanta, Georgia
Editor-in-Chief,
Contemporary Perspectives in Rehabilitation Series

역자 서문

“Wound Healing” 1판을 처음 접했을 때, 엄청난 충격을 받았다. 그 당시, 아닌 지금도 한국 물리치료사들이 생각하지도 못하는 상처 치료에 대한 내용이었다. 단언하건데, 이 책 때문에 현재 물리치료학과 교과목으로 피부계 물리치료가 편입되고, 국가고시 문제의 한 분야로 자리잡은 것이다. 현재 이 책은 4판까지 영어으로 출판되었지만, 한국어로는 처음 출판되기 때문에 역자의 한 사람으로서 큰 부담을 안고 있다.

이 책은 상처 치료에 대한 물리치료의 바이블이라고 생각한다. 책 내용의 깊이가 매우 깊고, 책의 구성도 매우 탄탄하기 때문에 모든 학생들이 교과서나 참고도서로서 필독해야 할 것이라고 생각한다.

이 책은 물리치료 임상에서 상처로 고생하게 되는 모든 경우를 다루고 있다. 이 책에 소개되는 모달리티는 물리치료사들이 한국에서도 적용할 수 있는 장비들이며, 물리치료 장비들이 보다 풍요로워지는 계기가 될 것이다.

이 책이 출간되는데 많은 도움을 주신 대구대학교 교수이자 대한물리치료사협회장을 지내신 고 박래준 교수님께 경의를 표하고 싶다. 아마 그 분의 노력과 피부계 물리치료에 대한 열정이 없었다면, 이 책이 한국어로 번역되는 일은 없을 것이다.

끝으로, 이 책이 출간되는데 많은 수고와 지원을 보내주신 박병조 사장님께도 감사드린다.

2017년 7월 역자 일동

머리말

1990년에 ***상처 치유: 관리 대안***의 첫 번째 버전을 쓸 때, 우리는 20년 후 4판을 쓰게 될 것이라는 기대는 거의 하지 않았다. 상처 관리에 대한 분야는 세부전문의 제도 인증과 더불어 지난 20년간 크게 성장해왔다. 이러한 성장은 지난 3판에 문서화되어 있으며 ***상처치유: 근거중심 관리***, 4판이라고 이름 붙인 이번 버전에서 쉽게 드러난다. 수년 동안의 이러한 작업은 마치 부모가 첫 아이를 출생에서부터 사춘기를 거쳐 성장하고 대학에 진학하는 것을 보는 것 같았다. 여기서 우리는 현재의 상처 관리에 대한 광범위한 개요를 나타냄으로써 완전히 "성장"한 버전을 내놓았다. 물론, 우리 모두가 평생의 학습자로서 갈망하는 것처럼, 이 책도 지속적으로 변경되고 개선될 것이다.

3판의 머리말에서, 4개의 섹션으로 나누어진 주제와 13명의 저자와 50개의 컬러사진이 추가로 삽입된 것에 대해 이야기 했었다. 이는 완벽하게 통합된 색상과 35개의 챕터, 그리고 국제적으로 인정받는 45명의 저자가 포함된 이번 4판에 비하면 아무것도 아닐 것이다. 이들 챕터에서는 독자가 챕터를 검색하여 주요 관심 포인트를 찾을 수 있도록 사례연구와 "핵심(pearls)"를 제공하고 있다. 또 하나의 특징은 각장의 주요 내용을 요약하고 독자들이 주요 개념을 이해하였는지를 알아보기 위한 다양한 객관식 질문 부록이 있다는 것이다.

4판에서는 6개의 논리적으로 구성된 카테고리로 나눠져 있어 독자들을 안내하고 있다: 환자 평가를 위한 해부학과 생리학, 일반적인 상처 치유의 원칙, 상처의 병인론, 물리적 기술, 그리고 상치 치료 관리를 위한 실용적인 정보.

첫 번째 파트인 "상처 치유 환경"에서는 5개의 챕터로 구성되어 상처 관리의 기본적인 과학측면을 포함한다. 이 섹션은 피부계의 해부학에 대한 소개로 시작하여 상처 치유과정의 개요 및 성장인자와 치유에 영향을 주는 세포외 기질에 대해 나와 있다. 그리고 상처 치유에 있어 영양관리의 역할과 기타 상처 치유를 지연시키는 합병증에 대한 논의로 결론을 짓고 있다.

제 2부, "환자 평가"는 전반적인 상처의 검사를 통해 환자의 유형에 따라 다양하게 적용할 수 있는 기술에 중점을 두고 있다. 그리고 바로 다음 챕터에서는 순환과 신경학적 시스템에 중점을 둔 검사 및 측정에 초점을 두었다. 그리고 바이오버든과 비정형적인 상처를 평가하고 관리하기 위한 정보를 제공하기 위해 여러 챕터를 새롭게 추가하였다. 상처 치유에서의 영상진단의 역할에 대한 새로운 챕터에서는 상처를 평가하기 위해 사용되는 더욱 일반적인 방사선학적인 평가에 대해 중점을 두었다.

제 3부, "상처가 있는 환자의 일반적인 관리 원칙"에서는 상처 바닥 준비와 상처의 괴사조직제거, 드레싱, 피부의 회복을 촉진시키는 방법에 대해 중점을 두었다. 이 섹션에서는 괴사조직제거, 세균제어, 치유 촉진에 사용되는 국소약물에 초점을 두고 있다.

제 4부에서는 임상 환경에서 볼 수 있는 일반적인 상처에 영향을 주는 병리학적 요소를 검사하고 있다. 이 섹션에서는 당뇨환자의 발에 궤양을 일으킬수 있는 원인에 대해 논의하고 있다. 또한 다음 장에서는 전반적으로 당뇨에 대해 다루고 당뇨가 어떻게 치유에 부정적인 영향을 주는지를 다루어 더욱 내용을 보완하였다. 정맥성 궤양의 진행과 치료의 원리에 대해 논의한 다음, 다음 장에서는 허혈성궤양과 림프 질환을 다루고 있다. 압박성 궤양과 관리에 대한 챕터에서는 기능적인 휠체어 사용자에 대한 내용을 개정하였다. 그리고 의학적 및 재활학적 관점에서의 화상관리에 중점을 둔 새로운 챕터를 추가하였다. 그 다음엔 상처의 통증, 상처관리에 있어서 수술적 고려사항, 신생아 및 소아환자에 대한 논의를 하였다.

제 5부에서는 생물리학적 기술을 다루었다. 물리적 모달리티 또는 약물의 이름을 생물리학적 기법으로 바꾸어 광범위한 관점으로 보여주었다. 전기자극, 초음파, 자외선 치료에 대한 논의를 추가하였지만, 상처 치유에 있어서 내인성 및 외인성 전기적 분야와 전자기적 자극의 역할을 구분하였다. 마지막으로 이 섹션에서는 압축 치료에 대한 고찰과 음압치료, 산소치료에 대한 새로운 챕터를 추가하였다.

6부에서는 실습 관리에 적절한 전반적인 개요가 포함되었다. 첫 번째 챕터에서는 상처 관리를 문서화하기 위한 적절한 방법과 제3차 지불에 대한 요구사항을 충족하기 위한 적절한 청구서에 대해 얘기하고 있다. 그리고 새로운 챕터를 추가하여 효과적인 임상에서의 상처치유 프로그램의 개발에 대한 정보를 제공하고 있다. 그 다음, 법적 분야에서 유용한 조언들로 결론을 내리고 있다.

전체적으로, 우리는 상처의 치료가 힘들고 점점 복잡해지고 있는 환자의 일상적인 환리에 큰 가치를 증명하는 근거에 기반한 텍스트를 제공하고 있다고 느끼고 있다.

Joseph M. McCulloch
Luther C. Kloth

Shannon Abney, LOTR
Occupational Therapist
Department of Rehabilitation Services
LSU Health Sciences Center
Shreveport, Louisiana

Karen Albaugh, PT, DPT, MPH, CWS
Assistant Professor
Physical Therapy Program
Neumann University
Aston, Pennsylvania
and
Clinical Coordinator of Research and Hyperbaric Medicine
The Center for Advanced Wound Care™
Wyomissing, Pennsylvania

Mona Mylene Baharestani, PhD, APN, CWOCN, CWS, FACCWS
Clinical Associate Professor
East Tennessee State University Quillen College of Medicine
Department of Surgery
and
Associate Professor
East Tennessee State University
Center for Nursing Research
and
James H. Quillen Veterans Affairs Medical Center
Johnson City, Tennessee

Sharon Baranoski, MSN, RN, CWOCN, APN, FAPWCA, FAAN
Administrative Director of Clinical Programs and Development
Administrator of Home Health
Silver Cross Hospital
Joliet, Illinois

Teresa Conner-Kerr, PT, PhD, CWS
Professor and Chair, Department of Physical Therapy
Winston-Salem State University
Winston-Salem, North Carolina

Marie K. Hoeger Bement, PT, PhD
Assistant Professor
Physical Therapy Department
College of Health Sciences
Marquette University
Milwaukee, Wisconsin

Amy M. Brogle, MSPT, CWS
Physical Therapist—Outpatient Rehabilitation
Greenwich Hospital
Greenwich, Connecticut

Jeffrey M. Davidson, PhD
Professor of Pathology
Director, Phenotype Core, Skin Diseases Research Center
Vanderbilt University School of Medicine
Nashville, Tennessee

Sharon L. Dunn, PT, PhD, OCS
Director, Program in Physical Therapy
Department of Rehabilitation Sciences
School of Allied Health Professions
LSU Health Sciences Center
Shreveport, Louisiana

William J. Ennis, DO, CWS, FACCWS, MBA, FACOS
Comprehensive Center for Wound and Disease Management
St. James Hospital—Olympia Fields Campus
Olympic Fields, Illinois

Jason Hanft, DPM, FACFAS
The Foot and Ankle Institute of South Florida
South Miami, Florida

Maureen Heldmann, MD
Clinical Professor, Department of Radiology
LSU Health Sciences Center
Shreveport, Louisiana

Heather Hettrick, PT, PhD, CWS, MLT, FACCWS
Director of Clinical Education
American Medical Technologies
Irvine, California

Eric P. Kindwall, MD
Medical Director Emeritus
Hyperbaric Medicine, St. Luke's Medical Center
Executive Director, American College of Hyperbaric Medicine
Milwaukee, Wisconsin

Robert S. Kirsner, MD, PhD
Professor, Department of Dermatology and Cutaneous Surgery
University of Miami
Miami, Florida

Katherine E. Lampe, PT, MPT, CWS, FACCWS
Assistant Professor
DPT Program
St. Ambrose University
Davenport, Iowa

Renee Trahan Lane, PT, ATP
Seating and Staffing Solutions, LLC
Lafayette, Louisiana

Joyce Stamp Lilly, RN, JD, PC
Law Offices of Joyce Stamp Lilly
Houston, Texas

Harriett B. Loehne, PT, DPT, CWS, FACCWS
Clinical Educator, Archbold Center for Wound Management and Hyperbaric Mèdicine
Thomasville, Georgia

David E. Mahon, MD, CWS, FACCWS, FACS
Advanced Surgical Associates
Arlington Heights, Illinois

Edward Mahoney, MSPT, DPT, CWS
Assistant Professor of Physical Therapy
Department of Rehabilitation Sciences
School of Allied Health Professions
LSU Health Sciences Center
Shreveport, Louisiana

Abbie Kemper-Martin, MD, PhD, CWS, MLT, FACCWS
Associate Professor, Department of Radiology
LSU Health Sciences Center
Shreveport, Louisiana

Robert G. Martindale, MD, PhD, FACS
Director of Nutrition, Division of General Surgery
Oregon Health Sciences University
Portland, Oregon

Stanley Keith McCallon, MPT, DPT, CWS, FACCWS
Assistant Professor and Director, Physical Therapy Post-graduate Wound Management Residency
Department of Rehabilitation Sciences
School of Allied Health Professions
LSU Health Sciences Center
Shreveport, Louisiana

Patricio Meneses, PhD
Comprehensive Center for Wound and Disease Management
St. James Hospital—Olympic Fields Campus
Olympic Fields, Illinois

Jeffrey Niezgoda, MD, FACHM, FAPWCA, FACEP
Medical Director
The Centers for Comprehensive Wound Care and Hyperbaric Oxygen Therapy
St. Luke's Medical Center, Aurora Health Care Hyperbaric and Wound Care Associates
Milwaukee, Wisconsin

Liza G. Ovington, PhD, CWS, FACCWS
Medical Director
Johnson and Johnson Wound Management
A division of Ethicon, Inc.
Somerville, New Jersey

Asha R. Patel, MD
Dermatology Resident
Columbia University
New York, New York

Gregory Patterson, MD, CWS, FACS, FASA
Medical Director, Archbold Center for Wound Management and the John D. Archbold Level II Trauma Center
Thomasville, Georgia

Howard B. Petusevsky, DPM, FACFAOM
South Florida Podiatry Associates
Lauderhill, Florida

Arthur A. Pilla, PhD
Adjunct Professor, Department of Orthopedics
Mount Sinai School of Medicine and Department of Biomedical Engineering
Columbia University
New York, New York

Laurie Rappl, PT, CWS
Cytomedix, Inc.
Rockville, Maryland

Kathryn Richardson, MD
Assistant Professor of Clinical Surgery, Department of Surgery
LSU Health Sciences Center
Shreveport, Louisiana

Carla Saulsbery, LOTR, CHT
Chief, Occupational Therapy
Department of Rehabilitation Services
LSU Health Sciences Center
Shreveport, Louisiana

Pamela Scarborough, PT, MS, CDE, CWS, FACCWS
Director of Clinical Development
American Medical Technologies
Austin, Texas

Pamela Sheffield, RN, CDE
Carrollton, Texas

Gary Sibbald, BS, MD, FRCPC (MED), FRCPC (DERM), Med
Women's College Hospital
Toronto, Ontario
Canada

Kevin Sittig, MD
Professor of Surgery and Director, Regional Burn Center
Medical Director, University Hospital
LSU Health Sciences Center
Shreveport, Louisiana

Kathleen A. Sluka, PT, PhD
Professor
Physical Therapy and Rehabilitation Science Graduate Program
Neuroscience Graduate Program
Pain Research Program
College of Medicine
University of Iowa
Iowa City, Iowa

Robert Snyder, DPM, FACFAS, CWS, FACCWS
Doctor of Podiatric Medicine
Tamarac, Florida

Stephen Sprigle, PT, PhD
Center for Assistive Technology and Environmental Access
Atlanta, Georgia

Pamela G. Unger, PT, CWS, FAPWCA
Vice President of Clinical Research and Reimbursement
Celleration MIST Therapy
Eden Prairie, Minnesota

Carol G.T. Vance, PT, MA
Associate
Physical Therapy and Rehabilitation Science Graduate Program
College of Medicine
University of Iowa
Iowa City, Iowa

Dot Weir, RN, CWON, CWS
Program Director
The Wound Healing Center
Osceola Regional Medical Center
Kissimmee, Florida

Stephanie Woelfel, PT, MPT, CWS, FACCWS
Director of Patient Care Services
Greater Peoria Specialty Hospital
Peoria, Illinois

Kevin Woo, RN, MSc, PhD(C), ACNP, GNC(C), FAPWCA
Clinical Scientist/Nurse Practitioner
Wound Healing Clinic
Women's College Hospital
Toronto, Ontario
Canada

Min Zhao, MD, PhD
Professor
Department of Dermatology and Department of Ophthalmology
School of Medicine
University of California at Davis
Davis, California

[illegible]
Orlando, Florida

재검토자분들

Cathy S. Elrod, PhD, PT
Assistant Professor of Physical Therapy
School of Health Professions
Marymount University
Arlington, Virginia

Beverly Fein, PT, EdD
Associate Professor of Physical Therapy
Coordinator of Clinical Education
Sacred Heart University
Fairfield, Connecticut

Ellen Wruble Hakim, PT, DScPT, MS, CWS, FACCWS
Vice Chair for Professional Programs
Director of Entry-Level DPT Program
Department of Physical Therapy and Rehabilitation Science
University of Maryland School of Medicine
Baltimore, Maryland

Heather Hettrick, PT, PhD, CWS, MLT, FACCWS
Director of Clinical Education
American Medical Technologies
Irvine, California

Christine J. Kasinskas, DPT, MS, BA, BS
Assistant Professor of Physical Therapy
Quinnipiac University
Hamden, Connecticut

Harriett B. Loehne, PT, DPT, CWS, FACCWS
Clinical Educator Archbold Center for Wound Management & Hyperbaric Medicine
Thomasville, Georgia

Deborah M. Michael, PT, DPT, CPed
Clinical Assistant Professor
Division of Physical Therapy
Georgia State University
Atlanta, Georgia

Janet L. Mutschler, PT, MHS
Instructor
Department of Physical Therapy
University of Maryland, Eastern Shore
Princess Anne, Maryland

Emily Karwacki Sheff, MS, CMSRN, FNP-BC
Lecturer, Clinical Instructor
Nursing
Massachusetts General Hospital Institute of Health Professions
Boston, Massachusetts

감사의 글

다음 이들에게 감사하고 싶다. 이들 중 누구라도 없었다면 4판의 출판이 달성되지 않았을 것이다.

자신들의 원고에 대한 우리의 평가와 편집을 기꺼이 견뎌준 공로자들.

책의 내용을 개선시키기 위해 의견을 제시해준 편집위원들과 편집장들.

Karen Carter, Melissa Duffield, Kimberly Harris, 그리고 Margaret Biblis; 그리고 Marsha Hall, 프로젝트 매니저를 포함한 F.A. 데이비드 회사의 직원들.

루이지애나 주립대학과 마케트 대학 물리치료학과에서 우리가 가르쳤던, 이 4판에서 자신들의 건설적인 의견을 제시해주었던 학생들.

4판을 향상시키기 위해 유용한 제안을 제공해준 수천 명의 임상 물리치료사와 간호사, 의사들

LSU 보건과학 센터와 마켓대학교 보건과학대학 물리치료학과의 환자와 동료들.

목차

단원 I

상처치유환경
Wound Healing Environment

chapter 1 장

피부 해부학: 피부-가장 큰 기관
Integumentary Anatomy: Skin—The Largest Organ

피부계에 대한 우리의 지식은 지난 20년에 걸쳐 크게 발전되어 왔다. 피부는 모든 주요 지지 계통(혈액, 근육 및 신경지배)을 포함할 뿐만 아니라, 면역 향상, 정신-감정, 자외선 감지, 그리고 내분비 등의 기능을 한다.[1]

피부(외피계통, integumentary system)는 인체의 외적인 보호막으로서 "피복, 덮개"라는 의미의 라틴어 "*integumentum*"에서 유래되었다. 외피계통에는 피부, 모발, 손톱과 땀샘은 물론, 땀샘의 부산물도 포함되어 있다. 외피는 종종 가장 큰 인체 기관으로 간주된다. 피부는 2개의 층, 즉 가층인 표피와 속층인 진피로 구성된다. 진피-표피의 이음부에는 바닥막(basement membrane zone; BMZ)으로 불리는 영역이 있는데, 이 영역에 의해 표피와 진피가 분리된다. 진피 아래에는 느슨한 결합조직인 피부밑조직이 있다(그림 1.1).

표피 (Epidermis)

표피는 피부의 얇은 바깥층이고, 4주-6주 사이에 자체적으로 재생이 되는 무혈관성 층이다. 피부에는 melanin이 존재하여, 피부 색깔을 결정하고, 또 햇볕에 그을리게 된다. Carotene과 산소가 풍부한 hemoglobin도 피부색에 기여를 한다.[2] 표피는 다섯 개의 세부 층으로 구성되며, *keratinocytes*로[1-5] 불리는 케라틴 생성세포로 구성되어 있다(그림 1.2):

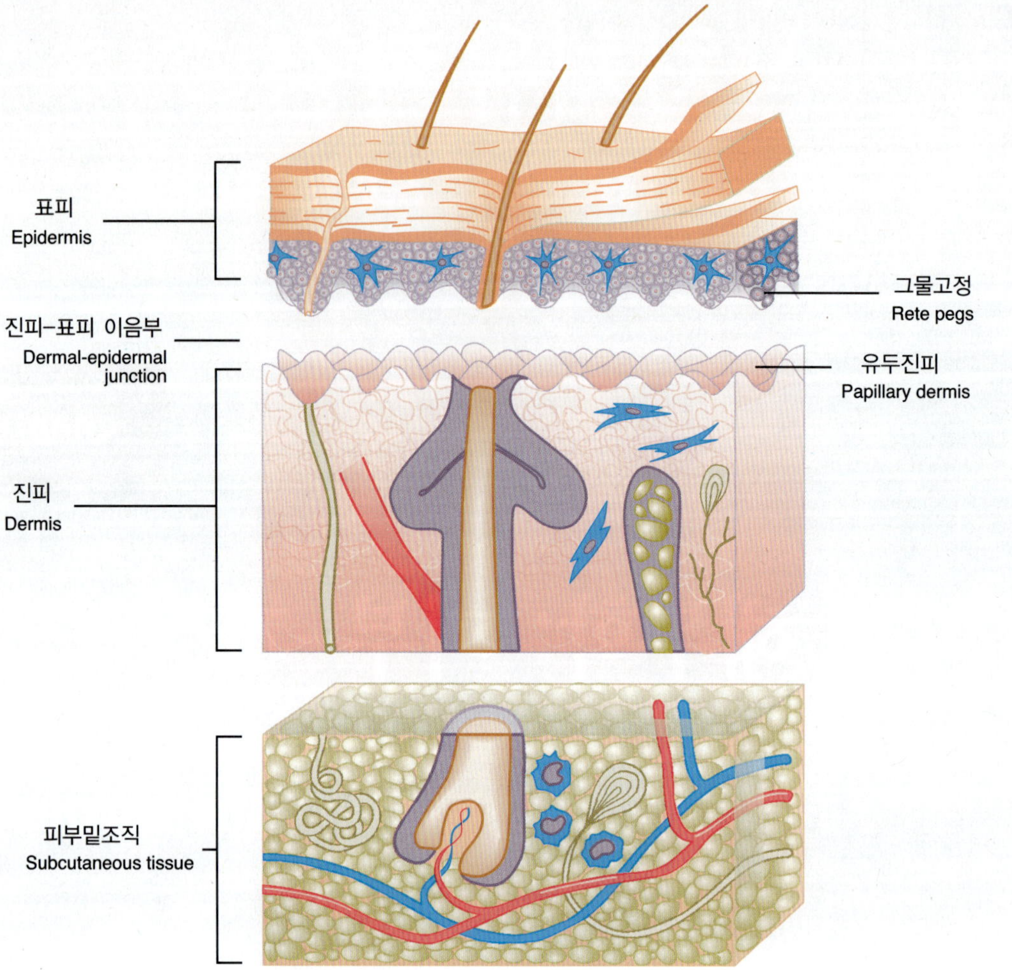

그림 1.1 *피부의 층.*

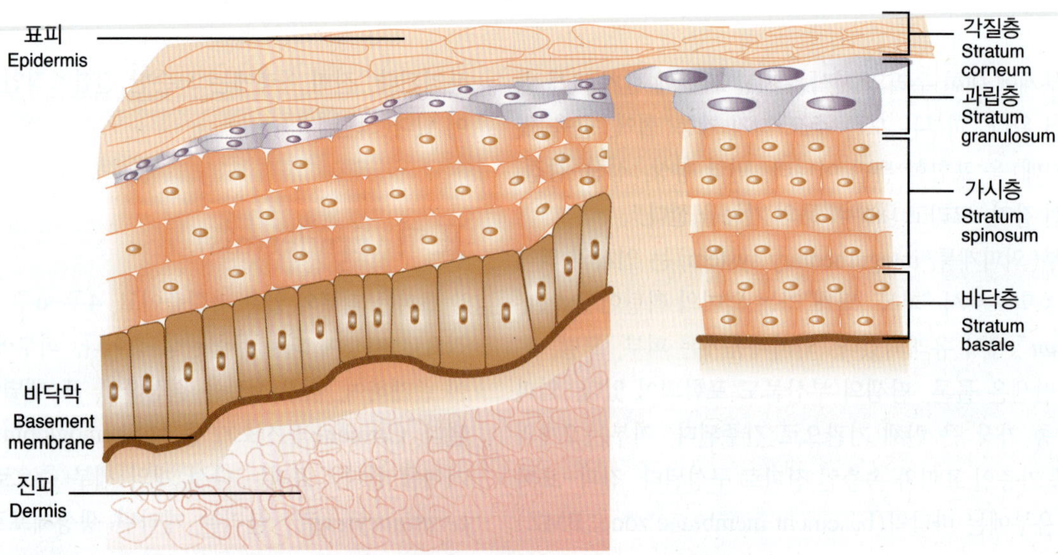

그림 1.2 *진피의 층.*

- **각질층** : 죽은 각질형성세포(keratinocytes)로 구성되는 최상층
- **투명층** : 세포로 채워진 반투명성 라인; 얇은 피부에는 존재하지 않음; 손바닥과 발바닥에서만 확인된다.
- **과립층** : 각질형성세포와 랑거한스(Langerhans) 세포를 포함
- **가시층(유극층)** : "가시"층, 각질형성세포와 랑거한스 세포를 포함
- **바닥층 또는 배아층** : 단일 표피세포층; 멜라닌 세포와 Merkel 세포를 포함

표피는 단일 세포층인 바닥층에서 각질층까지 이동된 딱딱한 각질형성세포로 구성되어 있다. 표피세포는 보통 28일에 걸쳐 분화되고, 노화와 화학적 치료에 의해 손상된다.

> **핵심 1.1**
>
> 표피세포의 주요 기능은 수분 소실을 막고, 세균 침범과, 전단력, 마찰력 및 독성 자극과 같은 물리적 장벽으로부터 피부를 보호하는 것이다.[6-8]

바닥막 영역(BMZ)은 진피로부터 표피와 분리시킨다. 또한 바닥막 영역에는 fibronectin(유착성 당단백질), Ⅳ형 콜라겐(무섬유 형질 콜라겐), 헤파린 황산염 프로테오글리칸, 글리코스아미노글리칸 등이 포함되어 있다.[8,9]

바닥막 영역(BMZ)은 진피의 윗방향으로 투사되는 것과 표피의 아래 방향으로 투사되는 부분이 서로 맞물리는 불규칙적인 표면—그물능선 또는 말뚝—을 가진다. 바닥막 영역은 진피를 표피에 고정시킬 뿐만 아니라, 미끄러짐을 방지를 하는 닻과 같은 구조이다(그림 1.3).

> **핵심 1.2**
>
> 피부가 노화되면, 바닥막이 납작해지고, 표피와 진피 사이의 이음부가 약 50% 감소되므로, 외상에 의한 피부 손상, 표피-진피의 분리 위험이 증가된다.[8]

진피 (Dermis)

진피는 피부의 가장 두꺼운 층이며, 종종 "진짜 피부"로 불린다. 진피는 신체 위치에 따라 다양한 두께를 가진다. 예로, 등의 진피가 두피, 이마, 배, 허벅지, 손목과 손바닥의 진피보다 더 두껍다. 진피의 평균 두께는 2 mm 이지만 2~4 mm까지 다양할 수 있다. 표피층과 대조해 볼 때, 진피는 주로 섬유아세포에 의해 형성된 성긴 조직이다. 부피가 큰 편임에도 불구하고, 진피에는 세포들이 적게 포함되어 있고, 섬유성이면서 무형태의 세포외기질(ECM)로 채워

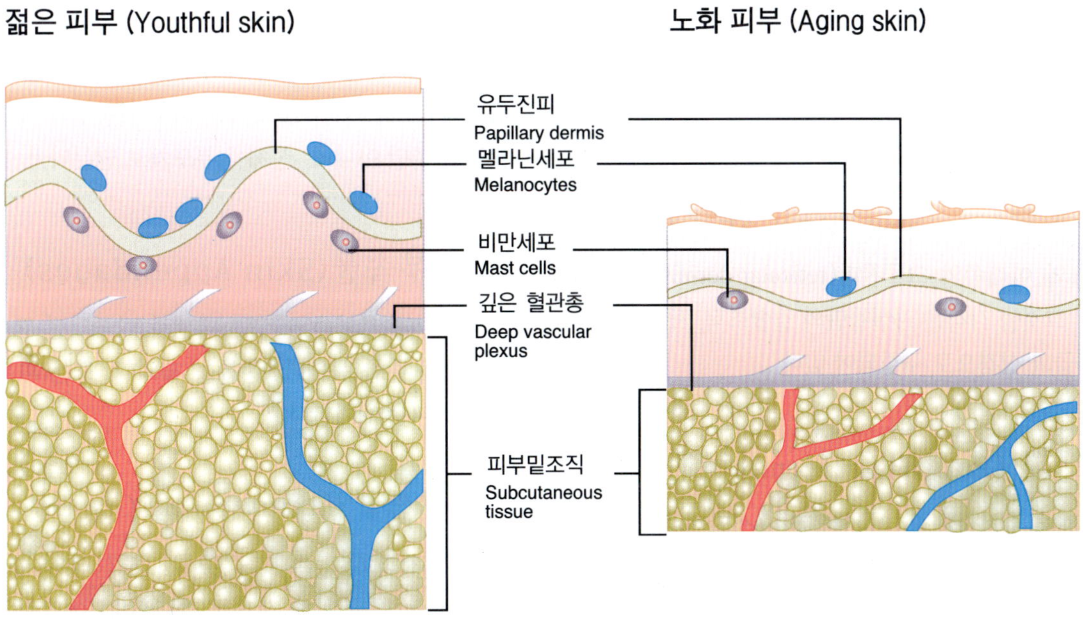

그림 1.3 *바닥막에 대한 노화의 효과.*

져 있다.[1] 섬유아세포는 세포외기질이 만드는 이주세포이다. 진피 섬유아세포의 분화를 조절하는 요소에 대한 연구들이 있는데, 이것은 상처치유와 관련된 연구이다. 진피에 존재하는 다른 세포들로는 포식세포, 림프구 및 비만세포 등이 있고, 특히 비만세포는 히스타민과 같은 생물활성 매개물질을 분비함으로써 알러지 반응을 유발시킬 수 있다. 진피 층의 주요 단백질은 콜라겐과 엘라스틴이고, 이것은 섬유아세포에 의해 합성되고 분비된다.

콜라겐 (Collagen)

콜라겐은 피부의 총 건조 중량의 75%를 형성한다.[1,9–11] 콜라겐은 혈소판 응집과 조직 형태 형성 촉진을 위하기 위해 조직 통합(조직 수복, 이동, 유착)과 같은 여러 기능을 한다.[1,8,9]

> **핵심 1.3**
>
> 진피가 표피에 유착되기 위해서는, 반드시 콜라겐이 필요하다.

콜라겐은 바닥막에 각질형성세포를 연결하는 원섬유(fibril)와 잔섬유(filament)를 제공한다. 콜라겐은 피부의 장력 강도를 결정하는 구조단백질이다.[12]

엘라스틴 (Elastin)

ECM에 있는 다른 주요 단백질은 엘라스틴(탄력소)인데, 이것은 피부에 탄성을 제공한다. 엘라스틴 섬유는 신장을 허용하고, 또 신장력이 제거되었을 때 원래 형태로 되돌아가는 스프링이나 코일과 같은 구조물을 형성한다.

"충격을 흡수"하는 진피는 위쪽의 유두진피(papillary dermis)와 아래쪽의 그물진피(reticular dermis)로 나누어지며, 그것들 각각은 자신들만의 결합조직, 세포 수, 혈액 공급과 신경으로 구성되어 있다.

유두진피 (Papillary Dermis)

유두진피는 콜라겐과 그물섬유로 구성되어져 있다. 유두층은 매우 얇고, 표피와 붙어 있고, 혈관이 풍부하다. 그리고 유두진피는 그물진피보다 물을 더 많이 함유하고 있다. 유두층으로 불리는 이유는 손가락처럼 돌출되어 있기 때문이다. 유두층의 독특한 패턴 때문에, 사람들은 자기만의 지문을 갖게 된다. 유두층은 피부에 영양을 공급하는 모세혈관 외에, 통증수용기와 촉각수용기(pacinian 소체와 Meissner's 소체)를 가지고 있다.

그물진피(Reticular Dermis)

그물진피(심부 층)는 피부밑조직과 피부를 연결하는 콜라겐 다발로 구성되어 있다. 이 층은 진피의 약 80%를 차지한다. 콜라겐 섬유들은 꼬인 형태로 배열되어, 강도와 유연성을 제공한다. 그물층에는 땀샘, 모낭, 신경과 혈관 등이 분포한다.

> **핵심 1.4**
>
> 진피의 주요 기능은 장력 강도, 지지, 수분 유지를 제공할 뿐만 아니라, 피부로 혈액과 산소를 공급한다.[10]

그물진피는 아래쪽에 있는 근육, 뼈, 그리고 기관들을 보호할 뿐만 아니라, 피부를 윤활하는 기름 물질인 피지를 분비하는 기름샘을 포함하고 있다. 그리고 또 그물층은 표피를 회복시킬 수 있는 다기능 줄기세포인 모낭을 가지고 있다.[8]

피부밑조직은 진피 밑에 있는 구조물이다. 피부밑조직은 재생을 도울 수 있는 혈액을 피부에 공급하는 기능을 갖고 있다. 피부밑조직은 주로 지방조직으로 구성되어 있으며, 피부와 근육 및 뼈 사이에 위치하여 쿠션 작용을 제공한다. 그리고 피부밑조직은 피부 가동성과 체형 조성을 촉진할 뿐만 아니라, 신체를 부도체로 만든다.[12]

피부 부속물(Skin Appendages)

피부 부속물들은 에크린 땀샘과 아포크린 땀샘, 모낭, 기름샘과 손톱 등이다. 손톱을 제외한, 모든 피부 부속물들은 진피에 위치한다.[13]

에크린 땀샘 (Eccrine Sweat Glands)

땀은 진피에 있는 코일관에서 생산되어, 땀샘 통로(sweat duct)를 통해 상피로 운반된다. 에크린 땀샘에서 유리된 땀은 신체를 냉각시키는 기능을 한다. 전신 신체 표면은 2~3백만 개의 에크린 땀샘을 가지고 있고, 매일 10리터의 땀을 생산할 수 있다.

아포크린 땀샘 (Apocrine Sweat Glands)

에크린 땀샘과 마찬가지로, 아포크린 땀샘도 진피에 있는 코일관에서 생산되지만, 아포크린 통로(apocrine duct)를 통해 땀이 모낭으로 배출되어 피부 표면으로 분비된다. 아포크린 땀샘은 특정 피부 영역에 위치한다: 겨드랑이, 눈꺼풀, 두덩부위 및 생식기 등. 아포크린 땀샘은 사춘기가 될 때까지 활성되지 않는다. 아포크린 땀샘의 분비에 대한 정상적인 피부 박테리아의 활동은 악취의 원인이 된다.[13]

모낭 (Hair Follicles)

모발은 손톱과 표피의 각질층을 형성하는 물질과 동일한 물질인 각질(keratin)로 만들어진다. 모발은 손바닥과 발바닥을 제외한 모든 부위에 위치한다. 사람은 두 가지 형태의 모발이 있다; 솜털(밝고 좋은)과 성모(어둡고 두꺼운). 모근에 위치한 세포는 모발의 색을 결정짓는 멜라닌과 케라틴을 생산한다. 모발 끝에는 피지를 분비하는 기름샘이 붙어 있고, 피지는 피부 표면에 도달하기 위해, 모낭관 안으로 배출된다.[1,13,14]

기름샘 (Sebaceous Glands)

피지는 기름샘에 의해 생산된다. 기름샘은 두피, 얼굴, 위쪽 몸통에서 발견되고, 손바닥이나 발바닥에는 존재하지 않는다. 청소년기 동안 기름샘은 남성 호르몬(androgen)의 수치 증가로 크기의 증가하고, 더 많은 피지를 분비한다.[13,14]

손톱(발톱) (Nails)

손톱(발톱)은 진피에 위치하지 않는 유일한 피부 부속물이고, 손가락이나 발가락의 끝에 위치한다. 손톱판(nail plate)은 딱딱한 보호 구조물을 형성하는 죽은 케라틴으로 구성된다. 손톱상(nail bed)은 표피층에 위치하고, 손톱판의 바닥에 타이트하게 붙어 있다. 손톱상의 혈관이 손톱을 핑크색으로 만든다.

피부 기능 (Skin Function)

피부는 쉽게 이해할 수 없는 다양한 기능을 가진 중요한 기관이다. 피부 생물학의 세부 전문 분야의 발전은 피부와 그의 실제 기능을 이해하게 만드는데 큰 역할을 제공했다. 피부가 신체 기관 중에서 가장 큰 외적 기관임에도 불구하고, 성인의 경우 피부 무게는 약 6파운드(성인 체중 전체의 15% 이상) 밖에 인 되고, 20 피트 이상 덮고 있다.

피부의 두께는 신체에 위치에 따라 0.5~6 mm까지 다양하다. 예를 들어, 눈꺼풀의 피부는 1/50 인치 정도로 매우 얇고, 반대로 손바닥과 발바닥의 피부는 1/3 인치 정도로 두꺼워 보호 기능이 강하다.

> **핵심 1.5**
>
> 피부는 신체 혈액 부피의 1/3을 받는다 – 대사요구에 비해 너무 많은 혈액 공급을 받는다.

피부의 주요 기능은 보호, 온도조절, 감각, 대사와 교통이다. 상세한 내용을 알고 싶으면, 표 1.1을 참고하기 바란다. 피부는 박테리아와 같은 세균에 의한 침범으로부터 보호하는 장벽으로써 인체를 보호한다.

보호 (Protection)

기름샘에 의해 분비된 풍부한 지질의 피지 물질은 보호성 피부 장벽 기능의 유지를 지지하고 보조하는 산성 보호막을 제공한다. 피부의 정상 산성 범위는 pH 4 – 6.5이고, pH 평균값은 5.5이다. 이런 '산성 외벽(acid mantle)'은 보호성 이점을 가지고, 또 정상 피부를 유지하는데 도움을 준다. 산성 외벽은 피부를 세균이나 곰팡이의 감염으로부터 보호하고, 바이러스와 같은 미생물과 알칼린 물질로부터 피부를 보호한다. 만약 산성 외벽이 산성을 잃어버리게 되면, 피부가 상처와 감염으로 쉽게 손상될 수 있다. 잦은 비누 사용과 과도한 세척이 각질층을 변화시켜, 보호벽으로써 기능을 손상시킬 수 있다.

> **핵심 1.6**
>
> 몇몇 피부 상태(습진, 접촉성 피부염, 아토피성 피부염, 건조한 피부 등)는 피부의 pH를 증가시킬 수 있다.[17,18]

표 1-1 피부층의 기능 (Skin Layer Functions)

피부 층	특성	일반적인 기능
표피 (epidermis)	5개 층(지층)으로 구성된 피부의 가층을 형성: 각질층, 투명층, 과립층, 유극층, 바닥층 (또는 배아층) 매 28일마다 자체적으로 재생과 복원	세포 내용물의 공급 조직 장벽 보호 제공 세포분열과 비타민 D 합성 세포 이동과 분할 진피와의 접촉 유지 색소침착 제공 (멜라닌세포 포함) 알러지 항원재조직 (랑거한스세포 포함) 모발, 손톱, 땀샘, 그리고 기름샘과의 구분
진피 (dermis)	두 개의 층으로 구성 – 유두진피와 망상진피–그리고 콜라겐, 망상섬유와 탄력소 섬유로 구성 신경종말, 혈관, 림프, 모세혈관, 땀샘, 기름샘, 그리고 모낭과 연계성 포함	구조물 지지 기계적 강도 제공 영양공급 전단력 저항 염증반응 제공
피부밑조직 (subcutaneous tissue)	결합조직과 지방조직 포함 주요 혈관, 신경, 림프관 포함	아래 조직에 부착 온도 절연 제공 칼로리(에너지) 저장 신체 형상 조정 기계적 "충격 흡수" 제공

출처: Baranoski, S, Ayello, EA: Wound Care Essentials, Practice Principles, ed. 2. Philadelphia, Lippincott Williams & Wilkins, 2007, Chap. 4.

당뇨병, 만성 신부전, 그리고 뇌혈관사고와 같은 전신성 질환들도 피부의 pH를 증가시킬 수 있다. 포도상 구균 종류(**황색 포도상구균 또는 포도상구균성 표피**)는 염분에 내성이 있고 피부에 존재하는 박테리아의 숫자만큼 많이 존재한다. 피부에서 발견되는 또 다른 유기체는 효모인데, 이것은 몸통과 귀에서 주로 발견되고, 발가락 사이에서는 곰팡이로 발견된다.

감각 (Sensation)

감각은 잘 알려진 피부의 주요 기능이다. 촉각에 민감한 영역은 신경종말이 매우 풍부하며, 이 영역들으로는 입술, 젖꼭지, 손가락끝 등이다. 사람의 경우, 손가락끝은 가장 민감한 부위이고, 눈으로 보는 것보다 촉진으로 사물을 보다 정확하게 인지할 수도 있도록 만든다. 많은 촉각소체들이 모낭의 기저부에 위치하며, 면도 행위는 피부의 촉각 민감성을 감소시킨다. 털이 없는 신체 부위의 촉각 소체를 마이스너 소체라고 불린다. 마사지나 포옹과 같은 즐거운 촉감은 촉각 소체를 통해 신경전달이 이루어지고, 피부를 경유해 뇌로 전달된다.

체성 통증(신체 표면에서 오는)도 피부를 통해 전달된다. 표재성 통증(급성 통증)은 대개 빠른 신경(A-delta nerve fibers)을 통해 국소 영역으로 전달되며, 날카로운 통증을 일으키지만, 통증 자극이 중단되면 바로 통증이 사라진다. 심부 통증(만성 통증)은 훨씬 작고 민말이집인 C 섬유를 통해 전달되고, 표재성 통증에 반해 넓은 부위에 통증을 일으키고, 통증자극이 사라진 후에도 여전히 통증이 남아있게 되고, 오랫동안 지속된다.

체온조절 (Temperature Regulation)

체온조절과 체액과 전해질의 균형은 피부에 의해 부분적으로 이루어진다. 체온조절은 내부의 핵심 체온에 반응하여 시상하부에 의해 조절된다. 피부의 말초 온도수용기는 체온 항상성의 과정을 도와준다. 체온의 항상성은 발한과 피부, 폐와 볼점막을 통한 수분 소실에 의해 유지된다.

피부 온도는 피부 혈관의 확장과 수축에 의해 조절된다. 신체의 핵심 체온이 상승되면, 신체는 피부로부터 열을 방출하여 체온 감소를 시도할 것이다. 이것은 혈관 확장에 의해 피부의 혈류를 증가시키는 화학적 신호를 보냄으로 이루어진다.[25]

대사 (Metabolism)

피부는 체내의 바타민 D의 조절에 있어 중요한 역할을 한다.

핵심 1.7

비타민 D의 합성은 일광을 받은 피부에서 이루어진다.[12]

자외선 복사는 피지의 스테롤(sterol)을 cholecalciferol(비타민 D)으로 전환시킨다.[26]

또 피부는 세포대사의 최종 산물을 분비하는데 도움을 주고, 과도한 체액 소실을 막아준다. 피부의 다른 주요 기능들은 제조 능력과 면역기능이다. 알러지 반응으로 피부의 과민 반응들이 일어날 때는, 피부의 면역기능이 완전하게 작동하지 않을 수도 있다. 피부에는 Langerhans 세포와 세균을 잡아먹는 포식세포가 있고, 또 적절한 면역기능을 제공하는 비만세포도 존재한다.[26, 27]

사회심리/의사소통 (Psychosocial/Communication)

피부는 모든 인간에게 있어 매우 중요하다. 텔레비전과 잡지들은 많은 제품들을 팔기 위해 피부를 이용하고 있다: 우리는 누구나 완벽한 피부를 원하고 있다고 우리는 믿고 있다. 태어날 때부터 노인에 이르기까지, 우리의 피부와 모습은 다른 사람과의 관계 뿐만 아니라, 우리가 우리 자신을 어떻게 보는지에도 중요한 역할을 한다. 의사소통의 기관으로써 얼굴 피부는 근육과 함께, 미소짓고, 눈살을 찌푸리고, 뿌루퉁한 표정들을 가능하게 한다. 또한 접촉감각도 편안함, 관심, 친밀감 및 사랑의 느낌을 전달할 수 있다.[12]

노화 과정 (The Aging Process)

노화에 따른 피부의 변화는 정상적인 것이지만, 노인의 피부는 쉽게 손상될 수 있다. 피부가 나노화함에 따라, 표피가 점차적으로 얇아진다. 진피-표피 이음부가 납작해지고, 진피의 유두층과 표피 그물 고정부(rete pegs)가 사라져서, 가벼운 역학적 외상으로도 피부가 쉽게 손상될 수 있다. 노인에게서 나타나는 땀샘의 숫자와 분비물의 감소는 피부가 건조해졌음을 의미한다. 노화된 피부는 보습 능력의 감소를 보이는데, 그 이유는 진피 단백질의 감소 때문이다. 진피 단백질의 감소는 삼투압 이동을 일으키고, 또 체액 항상성을 감소시켜, 노인의 탈수 현상을 일으킬 수 있다.[29, 30]

핵심 1.8

비누가 피부의 pH를 알칼린 수준으로 증가시키기 때문에, 노인들은 연화성 비누 사용과 목욕을 매일 하지 않고, 격일로 하는 것이 피부 찢어짐과 같은 피부 손상의 발견을 줄일 수 있다.[15]

노인의 피부는 엘라스틴 감소 때문에 쉽게 늘어난다.[29] 피부는 수분 소실, 타박상 및 감염을 막아주는 능력이 떨어진 비효율적으로 장벽으로 변하게 되고, 또 체온조절 손상, 촉각 민감성 감소, 통증 인지 감소를 가지게 된다. 진피 단백질 양의 감소 때문에, 혈관이 얇아지고, 쉽게 손상되어, 노인성 자반병으로 알려진 출혈이 발생한다. Selden 등에 따르면, 피부 찢어짐의 병태생리학은 노인성 자반병에서 유래된다.[32]

진피의 많은 변화는 노화로 일어나지만, 가장 뚜렷한 현상은 피부 두께가 20% 감소되는 것인데, 피부가 종이처럼 얇아진다.[29]

핵심 1.9

진피세포, 혈관, 신경종말 및 콜라겐 등의 감소는 감각, 체온조절, 강직, 보습 등의 변화와 축처진 피부를 초래한다.

노화에 따른 피부밑지방의 감소는 보호 기능을 감소시킨다. 피부밑조직의 위축은 얼굴, 손등, 정강이 및 발바닥 등의 특정 부위에서 일어나고, 이 부위들에 외상이 발생했을 때, 피부에 의한 에너지 흡수가 증가된다. 노화된 피부가 일광을 받더라도, 비타민 D 합성을 잘 할 수 없게 된다. 노화된 피부의 Langerhans 세포와 비만세포의 숫자 감소는 피부의 면역 기능 감소를 일으킨다.[29, 32]

피부 노화는 DNA와 단백질을 손상시키는 마모 과정의 결과로 나타나는 것 같다. 피부 노화는 감광성 피부노화나 연령 증가 때문에 일어날 수 있다. 연령에 따른 노화는 우리들 모두에게 일어난다. 피부 기능의 생리적 변화는 장수하는 우리에게 영향을 미친다. 우리의 피부는 얇아지고, 창백해지고, 건조해지며, 미세한 주름들이 나타나게 된다. 광노화는 태양광의 자외선 노출에 따른 노화이고, 손상은 태양에 노출된 피부에서 명백하게 나타난다.[33]

핵심 1.10

선크림을 적절하게 사용하면, 자외선의 효과를 줄일 수 있다. 최상의 방어는 태양광을 피하는 것이고, 노출된 부위를 보호하는 것이다.

피부 평가 (Skin Assessment)

피부 또는 외피계통의 평가는 모든 환자의 머리에서 발끝까지를 평가하는 것이다. 피부 평가는 전신을 관찰함으로서 이루어진다. 피부 평가는 개방성 상처가 아닌 정상적인 피부를 관찰하는 점에서 상처 평가와 다르다.[34]

최소한의 피부 평가는 무엇으로 이루어지는가? 일반적인 평가는 다음과 같은 5가지 변수를 최소한으로 포함하고 있다: 온도, 색깔, 수분, 부종, 그리고 정상 피부 또는 개방성 상처. 문헌에서 대다수들의 의견 불일치로, Centers for Medicare and Medicaid Services (CMS)는 장기 보호시설에서 최소 피부 평가로 위에서 설명된 5가지 변수를 권장하고 있다. 본 저자는 기본적인 피부 평가를 관리 연속에서 교차적으로 수행하도록 강력하게 권장한다. 몇몇 환자들은 기본적인 피부 평가를 수행한 후, 포괄적인 평가를 더욱 필요로 한다. 포괄적인 평가에는 병소, 흉터, 타박상 또는 hemosiderin 침착, 또는 압박 부위 등을 살펴보고 기록하는 것이 포함된다.

요약 (Summary)

피부는 인체에서 가장 큰 기관이며, 열과 빛, 외상과 감염으로부터 사람을 보호하고 (1) 신체 체온조절의 보조; (2) 수분, 비타민 D, 그리고 지방 저장; (3) 통각과 다른 자극의 보조 그리고 (4) 박테리아 침입의 예방을 제공한다. 우리의 피부는 피부를 손상시킬 수 있는 환경적인 자극과 화학물 외에, 물리적이고 역학적인 손상에 노출되어 있다. 건강관리제공자들은 피부가 다른 기관과 마찬가지로 상실될 수 있는 기관임을 깨달아야 한다.

참고문헌 (References)

1. Tobin, DJ: Biochemistry of human skin—Our brain on the outside. Chem Soc Rev 2006; 35:52–67.
2. Wikipedia. Available at: http://en.wikipedia.org/wiki/Integumentary-system. Accessed 10-16-09.
3. Koch, S, Kohl, K, Klein, E, et al: Skin homing of Langerhans cell precusors: Adhesion, chemotaxis, and migration. J Allergy Clin Immunol 2006; 117:163–168.
4. Blumenberg, M, Tomic-Canic, M: Human epidermal keratinocyte: Kertinization processes. EXS 1997; 78:1–29.
5. Freed, IM, Tomic-Canic, M, Komine, M, et al: Keratins and the keratinocyte activation cycle. J Invest Dermatol 2001; 116:633–640.
6. Tomic-Canic, M, Magnus, SA, Oscar, MA: Epidermal repair and the chronic wound. In: Rovee, DT, Maibach, HL (eds): Epidermis in Wound Healing. Boca Raton, FL, CRC Press, 2003, pp. 25–57.
7. Tomic-Canic, M: Keratinocyte cross-talks in wounds. Wounds 2005; 17:S3–6.
8. Morasso, MI, Tomic-Canic, M: Epidermal stem cells: The cradle of epidermal determination, differentiation and wound healing. Biol Cell 2005; 97:173–183.
9. Habif, TP: Clinical Dermatology: A Color Guide to Diagnosis and Therapy, 4th ed. Philadephia, Mosby, 2004.
10. Kanitakis, J: Anatomy, histology and immunohistochemistry of normal human skin. Eur J Dermatol 2002; 12:390–399, quiz 400.
11. Eckes, B, Krieg, T: Regulation of connective tissue homeostasis in the skin by mechanical forces. Clin Exp Rheumatol 2004; 22:S73–S76.
12. Wysocki, AB: Anatomy and Physiology of Skin and Soft Tissue. In Bryant R, Nix, D (eds.): Acute and Chronic Wounds, 3rd ed. Philadelphia, Mosby, 2007.
13. Choi, CM: Anatomy of the skin. Wounds1.com. Available at: http://www.wounds1.com/news/mainstory_pf.cfm?newsarticle=13. Accessed 10/03/09.
14. Available from: http://www.skin-science.com In Skin appendages (no author) Accessed 10-16-09.
15. Yosipovitch, G, Hu, J: The importance of skin pH. Skin & Aging 2003; 11:88–93.
16. Waller, JM, Maivach, HI: Age and skin structure and function, a quantitative approach (I): Blood flow, pH, thickness, and ultrasound echogenicity. Skin Res Technol 2005; 11:221–235.
17. Rippke, F, Schreiner, V, Doering, T, et al: Stratum corneum pH in atopic dermatitis: Impact on skin barrier function and colonization with *Staphylococcus aureus*. Am J Clin Dermatol 2004; 5:217–223.
18. Yilmaz, E, Borchert, HH: Effect of lipid-containing, positively charged nanoemulsions on skin hydration, elasticity and erythema—An in vivo study. Int J Pharm 2006; 307:232–238.
19. Kurabayashi, H, Tamura, K, Machida, HI, et al: Inhibiting bacteria and skin pH in hemiplegis: Effects of washing hands with acidic mineral water. Am J Phys Med Rehabil 2002; 81:40–46.
20. Damjanov, I: Pathology for the health-related professions. Philadelphia, W.B. Saunders, 2000.
21. Hughes, E, Van Onselen, J: Dermatology nursing: A practical guide. London, Churchill Livingston, 2001.
22. Barden, A, Nizet, V, Gallo, RL: Antimicrobial peptides and the skin. Expert Opin Biol Ther 2004; 4:543–549.
23. Niyonsaba, F, Ogawa, H: Protective roles of the skin against infection: Implications of naturally occurring human antimicrobial agents beta-defensins, cathelicidin LL-37 and lysozyme. J Dermatol Sci 2005; 40:157–168.
24. Charkoudian, N: Skin blood flow in adult human thermoregulation: How it works, when it does not, and why. Mayo Clin Proc 2003; 78:603–612.
25. Minson, CT: Hypoxic regulation of blood flow in humans. Skin blood flow and temperature regulation. Adv Exp Med Biol 2003; 543:249–262.
26. Wolpowitz, D, Gilchrest, BA: The vitamin D questions: How much do you need and how should you get it? J Am Acad Dermatol 2006; 54:301–317.
27. Kupper, TS, Fuhlbrigge, RC: Immune surveillance in the skin: Mechanisms and clincial consequences. Nat Rev Immunol 2004; 4:211–222.
28. Fisher, GJ: The pathophysiology of photoaging of the skin. Cutis 2005; 75:5–8, discussion 8–9.
29. Venna, SSG, BA: Skin aging and photoaging. Skin & Aging 2004; 12:56–59.
30. Gilhar, A, Ullmann, Y, Karry, R, et al: Ageing of human epidermis: The role of apoptosis, Fas and telomerase. Br J Dermatol 2004; 150:56–63.
31. Baranoski, S, Ayello, EA, Tomic-Canic, M. Skin an essential organ. In Baranoski, S, Ayello, EA (eds.): Wound Care Essentials: Practice Principles. Philadelphia, Lippincott, Williams, Wilkins, Ambler, 2008; pp. 4–63.
32. Selden, ST, Cowell, B, Fenno, J, et al: Skin tears: Recognizing and treating this growing problem. Skin & Aging 2002; 10:55–60.
33. Hashizume, H: Skin aging and dry skin. J Dermatol 2004; 31:603–609.
34. Baranoski, S: Skin tears: Staying on guard against the enemy of frail skin. Nursing 2003; 33:S14–20.
35. Centers for Medicare and Medicaid Services (CMS). Revised Nov. 2004 (p 144). Guidance to Surveyors for Long Term Care Facilities. Revised Tag F 314 Pressure Sores. www.cms.hhs.gov/medicaid/survey-cert/siqhome.asp
36. University of Virginia Health System. Dermatology: Anatomy of the skin. Available at: http://www.healthsystem.virginia.edu/uvahealth/adult_derm/anatomy.cfm. Accessed 10/04/09.

chapter 2 장

상처 치유 과정

The Wound Healing Process

서론 (Introduction)

상처 치유는 피부 재상피화(reepithelialization)와 기능적 장벽 회복의 결과가 잘 조직되어 이루어진다. 상처 치유 후 처음으로 섬유소 응고와 결함을 연결하여 지혈을 확립하게 된다. 이것은 염증, 치유(증식), 재형성 단계로 온다(그림 2.1). 세포 및 체액성 중재기관은 심포니를 전도하고 염증 세포(호중구, 림프구, 비만세포 및 단핵백

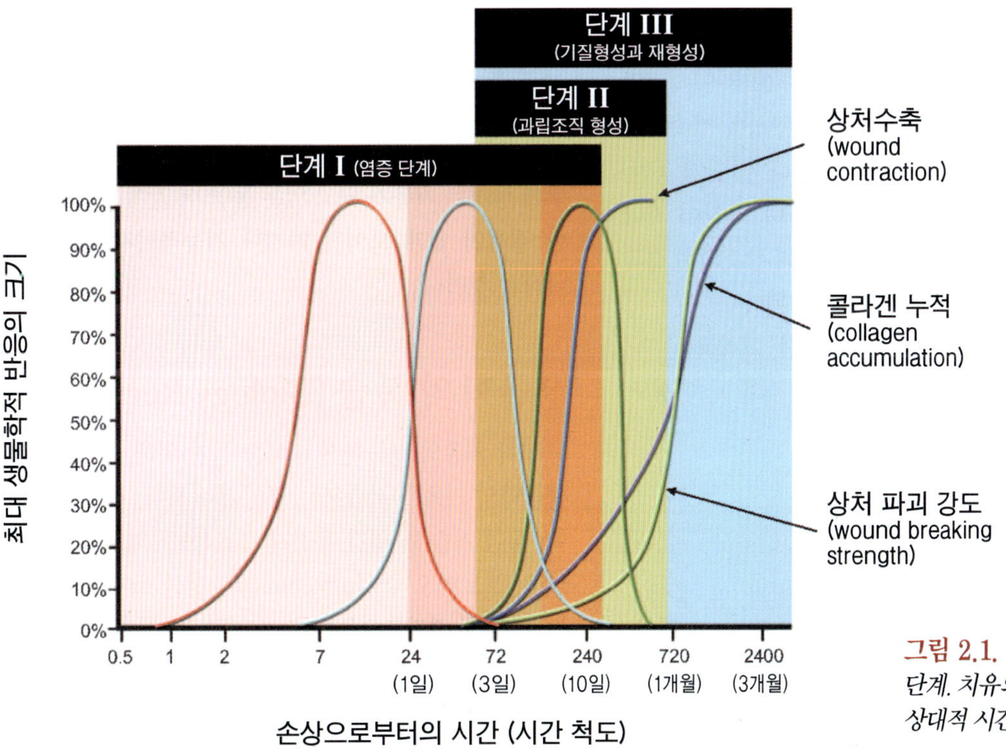

그림 2.1. 치유와 상대적 시간의 단계. 치유의 중복 단계는 손상의 상대적 시간에 의해 식별된다.

혈구/대식세포) ; 수복세포(섬유아세포, 근섬유아세포, 섬유세포) ; 상피세포(각질세포) ; 및 수용성 단백질(시토카인, 케모카인, 효소 및 성장인자)로 구성되어 있다. 세포외기질(ECM)은 중재기관의 역할을 하는 단계를 제공하고, 회복을 위한 물리적인 발판을 제시하며, 단백질 중간체의 환경을 제공한다.

육안으로 확인하는 단계 인식 (Stage Recognition by Gross Inspection)

치유의 단계는 상처의 육안 확인에 의해 식별될 수 있다(그림 2.2). 지혈은 응고 형성과 활성 출혈의 정지에 의해 식별된다. 염증은 고통(통증), 발적(홍반), 열(체온 증가), 종양(이 경우 부종 – 배액 또는 고름) 및 기능 손실의 기본적인 신호에 의해 인식된다. 회복 단계의 초기에 상처 부위는 과립조직에 의해 덮여 있고, 섬유아세포와 새로운 혈관화의 확산가 뚜렷하고, 상처에서 붉은 발진이 나타난다. 과립조직은 회복의 후반기에 각질세포의 이동을 위한 표면(상피화)을 제공한다. 각질세포가 상처 가장자리의 주변에서 옮기거나 모낭이 있는 곳에 부분적으로 두꺼운 상처가 있는 경우라면 해를 입히지 않고, 상피조직은 모낭에서 나타나고 확산될 수 있다. 회복 단계는 상처의 가장자리가 상처의 중심에 접근하는 상처 주변부의 수축에 의해 식별된다. 회복 단계는 상피가 상처를 완전히 덮고, 배액의 중단과 피부가 얇아지고 핑크 계통으로 인식되었을 때 끝이 난다. 회복 후, 흉터조직은 재구성을 지속하고 보수 또는 발육 단계를 통해 내구력을 얻는다. 이 단계 동안, 흉터조직은 제 1형 콜라겐 함량이 증가하며, 시간이 지나면서 흉터조직의 내구력이 강해지고 홍반의 감소되는 결과에 따라 신생혈관이 정상범위로 감소하게 된다.

성공적인 치유를 위한 치료의 시작, 기간, 그리고 치유의 각 단계의 해결은 상처의 미생물에 대한 노출 정도, 환자의 건강과 영양에 의존하고 있다.

> **핵심 2.1**
>
> 치유에는 3단계가 있다: *염증기*–고통, 발적, 열, 종양 및 기능 손실의 기본적인 신호; *회복기*–과립, 상피조직 및 수축; *재형성기*–흉터조직의 내구성 강화와 홍반 감소.

상처치유의 형태 (Types of Wound Healing)

상처치유는 화농 없이 유합되거나, 화농 후에 유합된다. 일차적 치유는 수술적 봉합의 결과로 발생하고, 이차적 유합은 상처가 외상 또는 세포 괴사에 의해 소실된 재생 조직의 치유를 위해 개방되어 있을 때 발생한다.[1] 수술적 봉합은 가까이에 있는 상처의 가장자리에서 제공하고, 면과 면의 직접 봉합, 피판, 또는 이식할 수 있으며, 각 조직 치유에 필요한 격차를 줄일 수 있다.[2] 상처의 깊이, 위치, 그리고 기하학적 구조는 이차적 유합에 의한 봉합의 속도에 영향을 미친다.[3] 혈액공급이 제한된 부위거나 압박이 주어지는 부위에 있는 상처는 치유 속도가 느리다. 치유의 종류에 관계없이 모든 상처치유의 과정은 염증기, 회복기(repair), 성숙기(maturation)의 단계를 통해 일어난다.[2]

상처 심각성(깊이)의 효과 (Impact of Wound Severity [Depth])

상처의 깊이는 피부의 손상 층에 의해 결정된다. 부분 두께(partial–thickness) 상처는 단지, 표피와 다양한 깊이의 진피만을 포함하는 반면, 완전 두께(full–thickness) 상처는 표피와 진피, 피하까지 포함한다. 완전 두께 상처와 부분 두께 상처의 치유는 다르게 나타난다. 부분 두께 상처는 상처의 가장자리와 외피줄기세포집단 주변의 땀샘과 모낭에서 적은 수축과 재상피화를 한다.[4,5] 완전 두께 상처는 부가적인 관련된 외피줄기세포집단의 파괴에 의해 상처가장자리의 상피화에 완전히 의존한다. 게다가, 완전 두께 상처는 치유가 되고 있는 동안 더 많이 수축하여 가능한 결점이 없게 보이게 하거나 기능적이지 않은 구축이 나타날 것이다.

생물학의 복습 (Biology Review)

상처 치유의 생물학적 이해를 돕기 위해, 간략하게 세포 생물학의 기초를 복습하는 것이 필요하다. 최근 분자 생물학, 실험 기술 및 인간 유전자 프로젝트[6,7]의 발전은 유전자 조작, 프로테오믹스(proteomics), 생물 소재 공학의 과학적 진보의 결과를 나타냈다. 그 결과, 상처 치유에 대한 이해는 상처의 임상적 관리를 강화시키기 위해 우리의 잠재력과 함께 향상되었다.

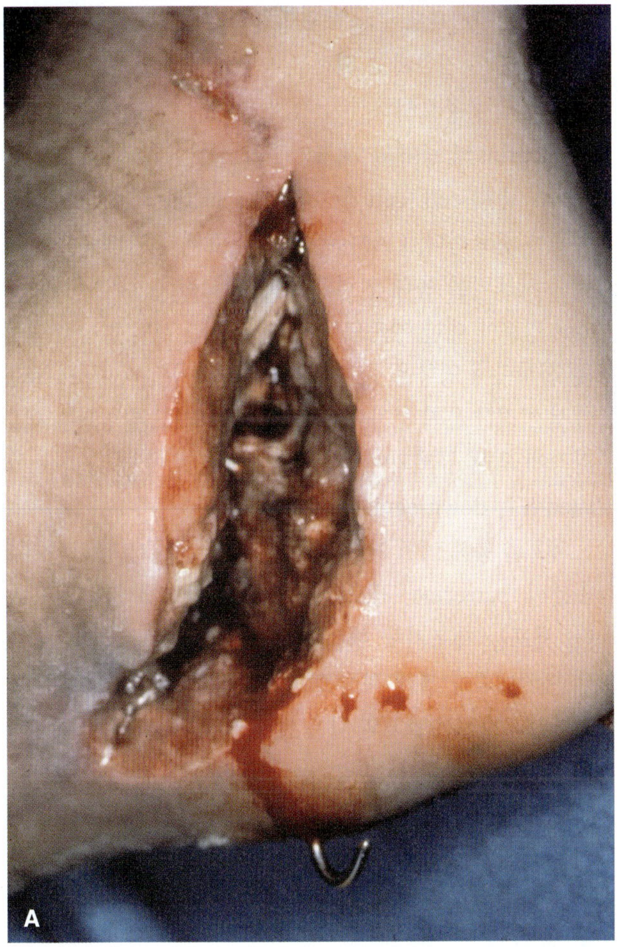

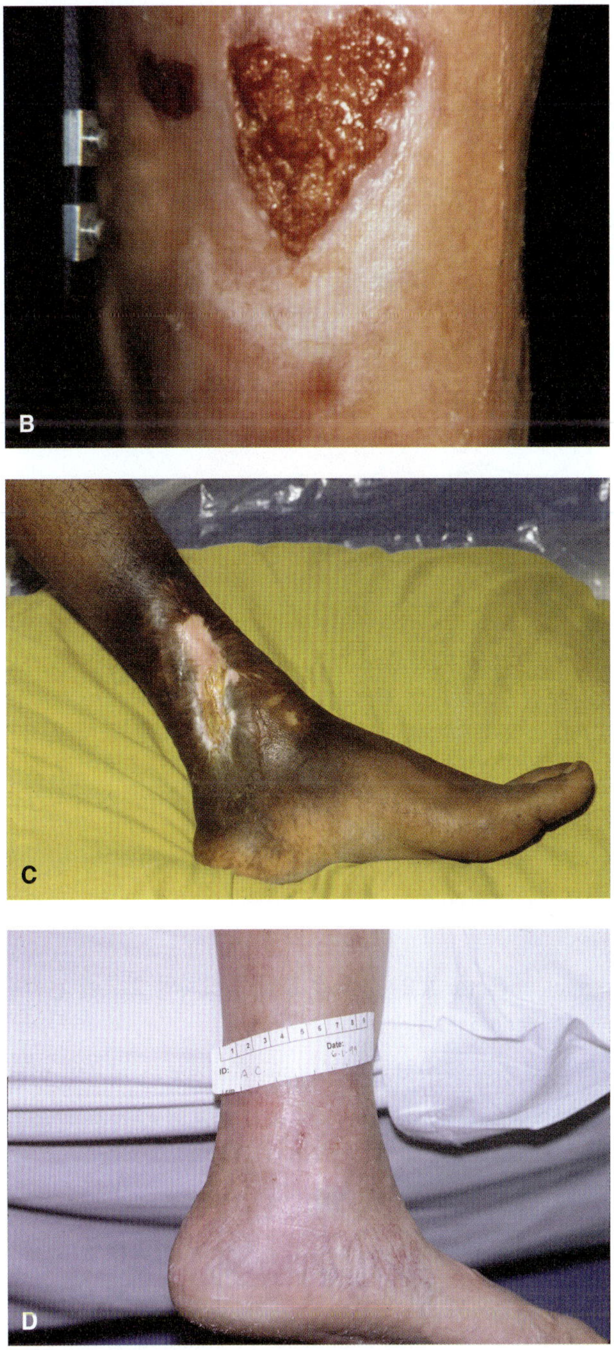

그림 2.2. *치유의 단계에 따른 상처의 임상적 모양. 상처의 모양은 치유 단계의 지표이다. 상처의 진행. A. 염증기(홍반과 부종), B. 회복기(과립 부위), C. 주변부의 수축과 상피조직, D. 성숙기(완전히 덮여 있고, 분홍빛의 자연스러운 피부색을 띤다).*

인간의 세포는 세포 표면 수용체를 통해 환경(인접 세포, 수용성 단백질 또는 세포외기질)과 상호작용하고 이러한 단백질은 세포막에 박혀 있거나, 지질 중간층에 연결되어 있다(그림 2.3). 이 수용체들은 세포외 단백질(리간드)를 결합하고 일치시킨다. 수용체의 리간드 결합은 궁극적으로 유전자 발현 및 세포 행동에 영향을 미치는 신호를 전달하고, 세포내의 이벤트를 순차적으로 발생시킨다. 세포내 이벤트는 종종 세포질의 이차적 메신저(단백질)에 의해 일어나고 세포핵으로 이동시킬 수 있으며, 상향 조절 또는 하향 조절된 mRNA 생산(transcription)에 영향을 미친다. 그것으로 인해 세포 단백질 생산은 조절된다.

세포내 신호전달 경로는 일반적으로 티로신인산화효소 수용체(RTK: receptor tyrosine kinase) 또는 G 단백질-결합수용체(GPCRs: G protein-coupled receptors)를 통한 미토젠 활성단백질 키나아제(MAPK: mitogen-activted protein kinase) 경로와 핵인자 κB(NFκB:

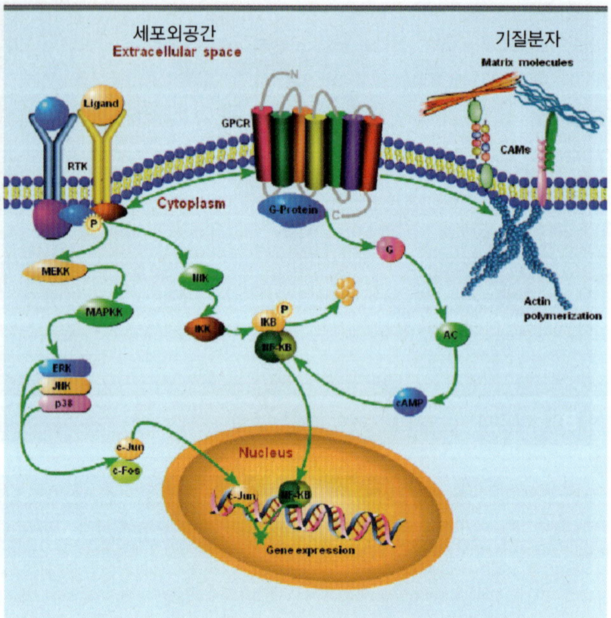

그림 2.3 *세포 생물학 복습. 세포는 세포 표면 수용체(RTK, 티로신인산화효소, GPCRs, G protein-coupled receptors, represented here)나 세포접착분자(CAMS)를 통해 환경과 연결되어 있다. 리간드(시토카인, 성장인자, 호르몬과 같은 단백질)의 수용체 결합은 세포 내의 신호 증폭을 발생시키고, 궁극적으로 유전자 발현 및 단백질 생산에 영향을 미친다. 세포 표출과 CAMS의 세포외 결합은 세포 모양, 점착 및 이동에 영향을 미친다.*

nuclear factor κB) 경로를 포함한 상처와 회복에 관여한다(그림 2.3).

신호전달을 거쳐 이러한 수용체나 경로는 세포의 이동, 증식, 단백질 생산과 분비, 그리고 세포의 주기를 바꿀 수 있다.

상처 치유와 관련된 수용체와 리간드에 대한 역할을 하는 수용성 단백질의 요인은 전염증성 및 항염증성, 세포질 분열, 성장인자, 호르몬 및 세포역동현상을 포함한다. Chemokines은 chemoattraction와 chemotaxis의 이동에 의해 세포 소집을 담당하는 작은 단백질이다. 또한 세포를 이동시키는 방법은 세포 유형에 따라 다양하다. Cytokines도 염증 반응을 지시하여 세포의 행동에 지대한 영향을 미치는 작은 단백질이다. 이들은 세포 증식과 직접적인 세포주기 활동을 위한 성장인자에 신호를 보낸다.

이러한 가용성 단백질 중재자는 다양한 경로로 상처에 분비한다: 이것은 제 3장에서 자세히 다루고 있다. 세포는 mucins, integrins, selectins을 포함한 다섯 가지 CAMs를 통해 자신의 환경과 상호작용을 한다(그림 2.3).[8] 이 분자 인식하고 인접세포 또는 세포외기질 구성 요소에 대한 유사한 단백질을 결합하고 백혈구 유출과 상처의 치유에 대한 이동을 위해 중요하다.

Integrins의 중재와 세포기질의 상호작용, 그리고 cadherins 중재 cell–cell 상호작용, selectins과 integrins은 유출에 중요하다. CAMs는 주로 세포뼈대 단백질을 세포 내로 세포막을 통해 연결과 같은 lamellipodia와 filamentous 경로에 대한 예측으로 사용할 수 있으며, 일시적 이동 및 접착력에 영향을 줄 수 있도록 주름이 있다. 세포 표면에서 이러한 유착 분자의 생산, 표현, 그리고 활성화는 세포 환경에 의해 규제되며, 세포로 받은 신호에 따라 upregulated 또는 downregulated 수 있다.

세포를 통해 어떤 거리에서 중재자에 의해 영향을 받거나 내분비, paracrine, 세포가 즉각적인 환경에 영향을 받는다: 세포는 세포자체 행동에 영향을 미치고, autocrine은 세 메커니즘을 통해 직접 또는 간접적으로 영향을 받는다. 혈관이나 호르몬 효과와 같은 한 메커니즘의 모든 세포 반응을 호출하고 신호 전달 경로를 통해 세포에 영향을 미친다. 시너지 효과에 의한 메세지는 수 또는 규제와 관리효과에 대한 대립할 수 있다.

핵심 2.2

세포 신호전달을 통해 환경에 대응하고 자극 또는 억제 유전자의 이동의 결과에 의해 단백질 생산 및 세포체의 이동 및 유착 또는 세포사(death) 한다.

궁극적으로, 세포 반응을 통한 상처 치료는 환자의 치유를 위한 최상의 임상 결과를 얻을 수 있도록 영향을 미칠 것이다.

지혈 (손상직후) (Hemostasis [Immediately Upon Injury])

상처의 치유 과정의 초기 단계는 손상된 혈관에 대한 추가 출혈을 방지하는 것이다. 이 단계의 열쇠는 초기 혈소판 응집을 통해 부상혈관을 연결하며 출혈 단계에서는 섬유소의 응고, 성장을 하여 상처 치유를 위한 잠정 기질 역할을 한다.

혈소판 활성화(Platelet Activation)

혈소판은 골수–파생된 거대핵세포의 세포질 파편이다.[9] 그들은 150,000~400,000/mL의 양이며, 혈액에 순환하고, 정상적인 조건에서는 혈관의 내피에 접합하지 않는다.[10,11] 그러나 한 내피 손상되거나 세포외기질 구성 요소에 노출에 의해 활성화되기도 한다.[12] 또한 혈관 병변에 신속하게 부착하며 추가 혈소판을 모으고 응고를 시작한다. 활성화 혈소판은 serotonin의 세분화된 배출을 통해 이러한 기능을 중재하며, adenosine diphosphate(ADP), thromboxane A2, fibrinogen, fibronectin, von Willebrand 인자, 그리고 thrombospondin[13]의 응고와 cascade는 thrombin의 생성 및 응고의 전파의 폭발로 이어지는 하나의 응고 인자의 활성화 단계이다. 이후 주요 인자의 순차적인 활성화에 이르게 하는 결과의 연속 시리즈로 증명되었다.[14,15] 이 모델은 출혈의 임상적 예측으로도 사용되고 있고, 검사 prothrombin 시간(PT) 및 활성 부분 thromboplastin 시간(aPTT)으로 알려져 있다.

최근에는 coagultion cascade는 응고는 공통인자 세포의 presentation의 영향으로 결정되었다.[16-18] 초기 혈소판의 접착 상호작용이 활성화된 혈소판 표면과 세포외기질 구성 요소와 혈소판 표면에 thrombin 생성의 다양한 결과와 다른 세포에 있는 다양한 리간드와의 상호작용에 대한 수용체의 패턴에 따라 결정된다.[11,19] 예를 들어, 강한 응고성이 있는 혈소판 수가 확인되었으며, 콜라겐과 트롬빈 자극(COAT)혈소판이라고도 한다.[20] 이러한 혈소판은 트롬빈으로 콜라겐에 결합하고 사전노출을 통해 향상된 트롬빈 생성 능력을 준비한다.[21,22] 궁극적으로, 활성화된 혈소판의 표면에 트롬빈 생산이 폭발하여 섬유소의 응고 형성과 안정화에 이르게 한다.

활성화 혈소판은 성장인자 – α 및 β (TGF – α 및 β) 및 표피 성장인자(EGF)를 변형하고, 혈소판 – 유래 성장인자(PDGF)를 포함하며 상처의 환경에 여러 가지 성장인자를 분비한다. 이러한 성장인자는 섬유소 응고의 임시 기질에 기여하고 콜라겐, 프로테오글리칸 및 글리코사미노글리칸[23,24]를 생산하는 섬유아세포를 자극한다.

섬유소의 응고(Fibrin Clot)

혈소판 응집(플러그)은 초기 불안정하고 섬유소 기질 생산을 통해 안정화가 필요하다. 트롬빈은 응고 cascade의 마지막 단계 동안에 섬유소의 혈소판 파생 섬유소를 변환한다. 혈소판은 전방용해 피브리노겐 프로펩티드의 표면에 축적된 트롬빈은 불용성 섬유소의 고분자를 형성하고 섬유소의 단량체로 섬유소를 변환한다. 섬유소의 중합은 다음 교차 연결된 섬유소 기질에 의해 안정되며 트롬빈에 의해 활성화된다.[25]

섬유소 행렬의 구조는 생물학적 기능과 상처의 치유 능력을 궁극적으로 결정하고, 그것은 *다공성*, *침투성*, *섬유 직경*, 그리고 *분기*와 같은 용어로 정의할 수 있다.[26] 이러한 매개 변수는 트롬빈, 소금의 농도, 응고 요소, 염화 및 헤파린에 의해 영향을 미치고 응고, 중합, 그리고 측면 분기의 속도에 의해 영향을 받는다.[27-30] 큰 직경은 코스 섬유소의 기질이 더 빨리 자신의 얇은 섬유 기질 대응하며 더 빨리 튜브–형성 내피세포(신생혈관화)에 의해 침투한다.[30-32]

섬유소기질 침투세포와 세포외기질 구성요소는 부착의 보조 역할을 한다. 백혈구와 내피세포, 섬유아세포 및 평활근세포를 포함해 많은 세포 유형은 결합섬유소로 보고되었다. 기질도 integrin 수용체 또는 접착 분자를 통해 이동한다.[33-43] 따라서, 섬유소 기질은 전파와 주변 염증 과정의 최종 해결을 위한 창고 역할을 하고 있다. 또한 새로운 혈관에서 성장하고, 섬유아세포는 이동 및 확산을 한다(그림 2.4).

> **핵심 2.3**
>
> 섬유소의 응고와 조기 치유를 위해 잠정적인 세포외기질 역할을 하며, 구조와 구성은 상처의 치유의 질을 결정한다.

내피세포는 혈관형성을 위한 방법을 만들기 위해 필요한 섬유질화를 수행, matrix metalloproteases(MMPs) 및 plasmin의 생산을 통해 섬유소 모체의 구조를 재구성한다.[44,45] 재형성 이후에, 내피세포 증식과 같은 기질[46,47] 환경에 포함된 혈관 내피 성장인자(VEGF)와 섬유아세포 성장인자–2(FGF–2)와 같은 성장인자의 존재에 의해 안내 섬유소 모체의 기판에 관형 구조(신혈관생성 또는 혈관형성)를 형성과 연장한다.

약 5일 이후 부상에서, 섬유아세포의 기질로 이동하고, PDGF, TGF–β, 섬유소에 의한 자극에 따라, 그들은 세포분열 따위에 의해 번식, 거기에 integrin 수용체로 이동하

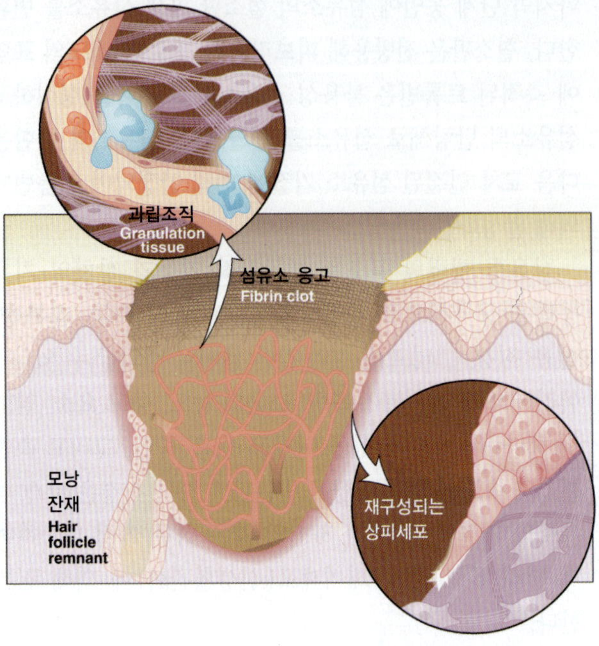

그림 2.4 *섬유소 기질의 응고 및 세포침투. 섬유소체는 섬유아세포를 전파하고 주변의 염증성 과정, 새로운 혈관의 성장, 그리고 결함에 이동 및 확산의 최종해결을 위한 창고 역할을 하고 있다. (출처: Martin, P: Wound healing-Aiming for perfect skin regeneration. Science 1997;276;75-78.)*

고, 상처 부위로 연속적으로 이동한다.[48,49] 여기에, 섬유아세포는 마지막으로 임시 섬유소 행렬을 대체하고 세포외 기질 구성요소의 생산을 시작한다. Keratinocytes은 치유의 보수 단계에서 상처를 통해 이동하고 피부 접촉면에서 그들의 섬유소 기질을 숙련된 절개를 통해 섬유소 결합 수용체로 이동하지 않는다.[50]

섬유소용해 (Fibrinolysis)

섬유소의 응고 만큼이나 중요한 것이 지혈 및 임시 기질을 형성이다. 그 제거 또한 유리한 결과를 위해 역시 중요하다. 항섬유소용해 시스템은 plasmin, soluble degradation products에 섬유소를 cleaves 효소의 작용을 통해 섬유소 응고를 방해한다. Plasmin은 두 활성화체 조직유형(tPA)과 urokinase유형(uPA) plasminogen의 활성화체 의해 plasminogen에 대한 비활성 전구체에서 활성화된다. 플라즈마에서 이러한 활성화체의 존재는 plasmin 형성의 범위를 조절함으로써 응고 제거의 속도를 조절한다.[19,51]

염증기 (4일에서 6일까지) (Inflammation [Days 4 Through 6])

염증성 과정을 일으킬만한 상처가 즉시 생기고 주변 환경은 백혈구 침투에 의한 것이 특징이다. 이러한 세포 중 일부는 지방조직(상주세포)에 존재한다. 그러나 혈관외 공간의 대다수는 순환 백혈구로부터 상처로 끌어들이고 있으며, 따라서, 혈구의 이동 또는 혈구누출을 한다.

백혈구 유출 (Leukocyte Extravasation)

혈관외유출은 백혈구 응집(tethering)과 구르기(rolling)가 내피 관강내 표면(그림 2.5)에 시작하는 3단계 과정이며, 조직의 접착력을 계속하고, 내피세포를 통해 또는 내피세포 사이의 교차로 중 백혈구가 이동하여 혈구누출을 마친다(그림 2.6).[52-60] 이러한 비만세포-생산과 혈소판-생산 사이토카인, 염증성 자극은 일시적으로 자신의 세포 표면 분자가 내피 교차로 및 지하 막에 대한 선택, integrins, hyaluronan recepter CD44, 추가 세포유착분자(CAMs) 및 프로 테아제를 포함해 이동하고(그림 2.7), 백혈구와 내피세포를 활성화하여 재배치한다.[8,52,59,61]

핵심 2.4

백혈구 유출의 세 단계는 순차적으로 (1) tethering / rolling하며, (2) 백혈구 유착과 (3) 혈구누출한다.

백혈구 구르기(rolling)는 백혈구 표면으로 이동하고, P-selectin에 특정 탄수화물을 ligand로 내피 표면에 일시적으로 이동하며, P-selectin의 결합하고 낮은 선호도로 시작한다. P-selectin은 백혈구의 초기 응집에 대한 책임이 있지만, E-selectin는 그것을 천천히 굴려 안정화시킨다.[62-64] 백혈구 구르기에 대한 또 다른 메커니즘은 내피 표면에 hyaluronan에 림프구의 일부 하위개체로 이동하며, CD44의 일시적인 응집을 포함한다.[65] 이러한 낮은 친화도는 백혈구의 화학유인물질이 주변 환경을 감지하기 위해 빠른 속도로 흐르는 혈류를 진정할 수 있도록 허용한다.[8,59]

구르기(rolling)는 표면 integrins을 활성화하기 위해 백혈구에 신호를 보내고, 백혈구 표면에 있는 내피에 묶인 G 단백질 결합 수용체를 화학역동현상을 이용하여 확고하게 부착해 결합한다.[59,61] Integrins 또한 내피세포에 의해

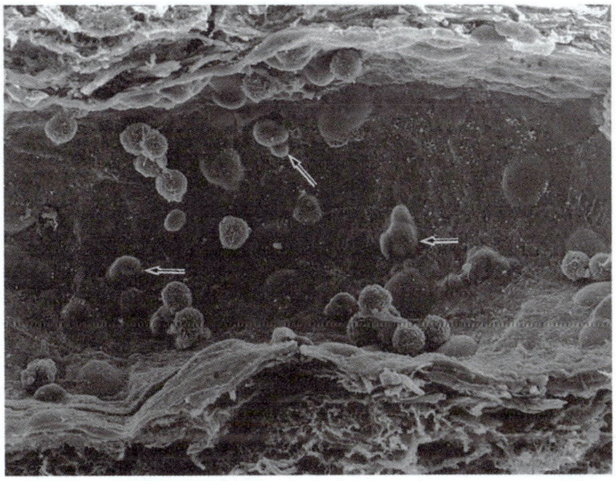

그림 2.5 *내피 표면에 있는 호중성백혈구이다. 1000배율로 전자 현미경을 스캔 캡처한 장면이다. 호중구는 뒤 모세관 정맥의 내강 부분에 부착한다. 화살표는 호중구의 내피세포 이주를 가리킨다. (출처: Hoshi, O, Ushiki, T:scanning electron microscopic studies on the route of neutrophil extravasation in the mouse after exposure to the chemotatic peptide N-fomayl-methionyl-leucyl-phenylalanine(fMLP). Arch Histol 1999;62:253-260.)*

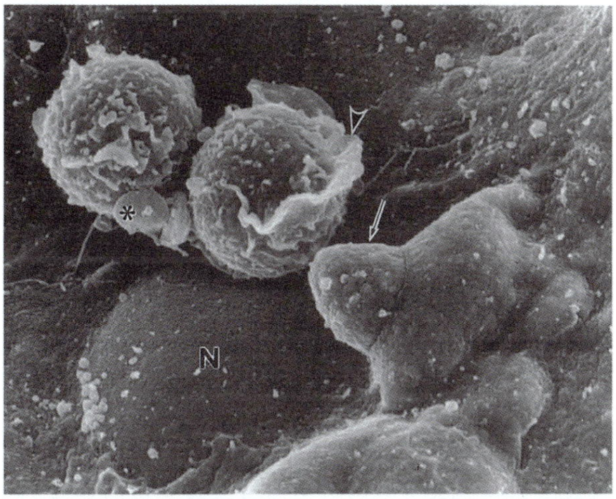

그림 2.6 *호중구의 부착과 이동이다. 5,000배율로 전자 현미경을 스캔 캡처한 장면이다. 두 개의 호중구 중 하나는 부착되며 또 다른 하나는 막의 후행 가장자리(화살촉)와 양극화 된다. 화살표는 혈관강 내의 호중구 부분을 나타내며, 나머지는 내피 부분 아래에 있다. 또한 내피 세포와 호중구 결합한 혈소판(*)이다. (출처: Hoshi, O, Ushiki, T:Scanning electron microscopic studies on the route of neutrophil extravasation in the mouse after exposure to the chemotatic peptide N-formyl-methionyl-leucyl-phenylalanine (FMLP). Arch Histol Cytol 1999;62:253-260.)*

혈소판-활성화 요소를 기준으로 활성화된다. 완전한 활성 integrins 역시 α4 또는 β2와 ICAM-1 또는 VCAM-1 둘 다 높은 친화력으로 백혈구를 억제하고 전단 저항력의 상호작용의 결과로 내피 표면 단백질을 결합한다.[8,52,59,61] 견고한 상호작용은 백혈구 내에서 integrins을 고정하고 전단 흐름 조건 하에서 견고한 접착력으로 통합하며 굴지의 세포뼈대의 무결성에 의존한다.[61]

견고한 유착은 백혈구 이동에 대비하여 분극을 횡단내피로 연결한다. 양극화된 백혈구에게 방향 자극을 제공하고 화학역동현상의 기울기에 의해 자극된다. 양극화된 백혈구는 방향 운동을 위한 태세를 연장하고 후의 프로젝션과 *uropod*와 함께 전방과 후방 가장자리를 만들고 표면 분자를 재분배한다.[61,66] 화학역동 수용체는 전방 가장자리로 분산, 그리고 integrins는 전방 가장자리와 *uropod* 모두에서 하나를 형성하고 있다.[67,68] Integrins을 적절하게 늘리거나 외부 리간드에 대한 친화력을 감소시키고 화학 및 기계적 자극을 통합해 환경적 단서에 따라 역동적인 상호작용을 생성한다.[69-71] 이 양극화와 연결된 통합 화학역동 수용체는 경사도 방향으로 백혈구의 방향과 움직임을 생산한다.

백혈구가 양극화될 때 윤회하거나 혈관주변 ECM의 내피세포와 기저막 지하세포는 혈구누출을 통해 이동할 수 있다. 백혈구는 내피세포의 모공을 통해 또는 접합단백질을 통해 내피세포 사이의 이동을 계속한다. 증거는 두 경로에 대한 존재와 세포의 유형, 자극, 또는 조건에 특정한 두 가지 메커니즘을 나타낼 수 있다.[58,60,72-75]

백혈구는 내피세포 분기점을 통해 가역적으로 이동하며, 내피세포의 측면 표면에 있는 정상의 표면 부착 교차로에서 내피 분기점을 통해 얻을 수 있도록 수정해야 한다.[52,59,61] 이 수정은 백혈구와 내피세포의 표면과 이동 CAMs 사이의 상호작용에 의해 전문적으로 수행된다. Platelet endothelial cell adhesion molecule-1(PECAM-1)이 내피세포, 혈소판, 호중성백혈구, 단핵세포, 일부 T 세포와 상호작용을 통해 mediates homophilic에 표시된다.[59] PECAM-1은 혈구누출의 두 단계에서 실행한다: 혈관의 지주 세포막을 통해 백혈구의 내피세포는 접합 및 내강을 지원하고 정상의 끝 표면에서 윤회를 시작한다.[76-79] 접합유착분자-A(JAM-A)는 내피세포의 치밀이음에서 혈소판과 백혈구를 찾을 수 있다.[80-83] 그것은 혈구누출을 돕기 위해 homophilic 상호작용을 형성뿐만 아니라, 세포의 신호전달 특성을 통해 백혈구 운동성을 조절한다.[84-85] 내피 선택적 유착 분자(ESAM)는 내피세포 및 혈소판에 이동하

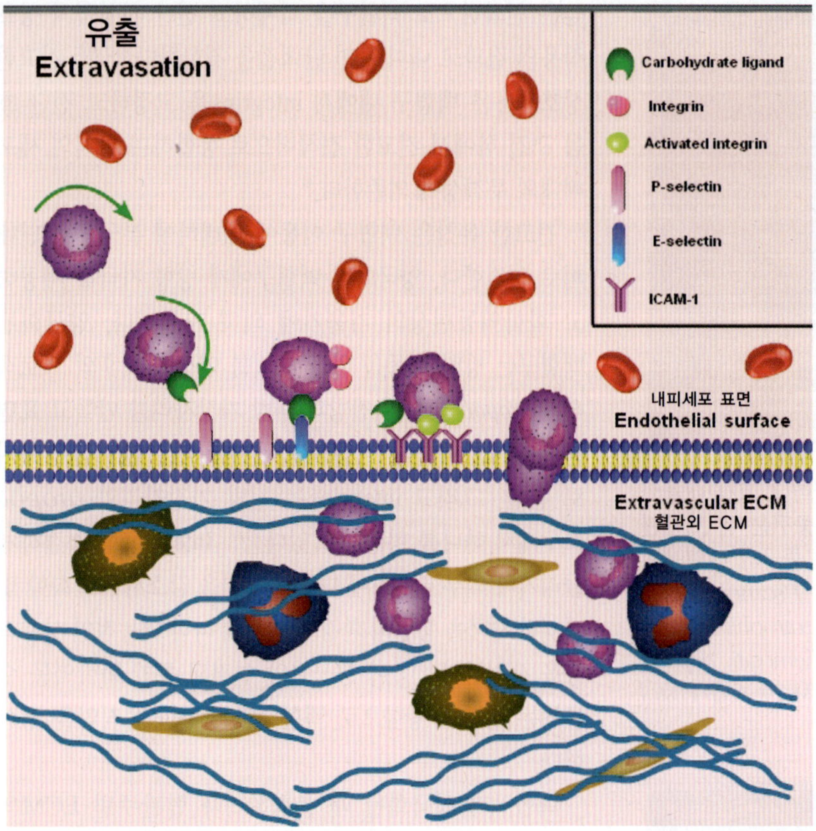

그림 2.7 *백혈구 유출이다. 백혈구의 구르기(rolling)는 낮은 친화력으로 내피 표면에 이동하고, P-selection에 테더링(tethering)으로 시작한다. 구르기는 E-selectin 결합에 의해 안정화되며, 활성화된 표면 integrins은 내피 표면 ICAMs 또는 VCAMs를 결합으로 안정화된다. 백혈구는 양극화되어 화학역동현상의 경사도에 따라 혈관주위 세포외기질의 사이 또는 내피세포를 통해 이동한다.* (BuilderTool v.2.0, Protein Lounge.)

고, 활성화된 T 세포에서 호중구가 넘쳐 흐름으로써 내피 분기점을 여는데 참여한다.[86]

부착 분기점은 내피세포의 표면의 무결성을 유지하고, 혈관내피-cadherin은 유출 백혈구에 장벽을 나타내는 필수적인 CAM이다. VE-cadherin 분리에 대한 메커니즘은 알려져 있지 않지만 부착의 친화력을 감소시키고 이동하는 동안 세포 신호에 의해 규제된다.[59] 혈구누출에 관련된 추가 카메라는 콜라겐 ECM에 백혈구를 지원하고 지주막에서 PECAM-1 단계의 ICAM-1과 CD99를 포함한다.

Matrix metalloproteases(MMPs)는 혈구누출에 참여하고 부착 교차로에서 분열하며, VE-cadherin에 표시되고 있다.[87] MMPs-2 및 MMPs-9과 같은 membrane-bound와 관련된 MMPs는 백혈구의 이동 경로에서 내피세포 분기점의 저하에 대한 가능성이 있다. 내피세포 관련 MPS가 인접 호중구 저하에 의한 환경에 사용될 수 있는 과산화물에 의해 활성화되지만, 림프구 관련 MMPs는 활성화하기 위해 몇 시간이 걸릴 수 있다. 따라서, 혈구누출은 아마도 내피 MMP 활동에 의해 규제되며, 백혈구 MMP 활동 가능성이 혈관 외 ECM을 통해 후속 이동에 사용된다.[52]

염증세포(Inflammatory Cells)

백혈구는 임시 섬유소 기질에서 표현 활성화 혈소판과 유착 분자의 표면에 특정 수용체에 의해 국소 응집된다. 활성화 혈소판은 선택과 상처에 대한 추가 백혈구의 보조 캡처를 촉진하기 위해 integrins 통해 호중구와 상호작용을 한다. 부착 혈소판이 염증 반응을 확대하는 호중구와 내피세포를 자극 세포질 분열의 분비를 통해 지혈과 염증 간의 연결 역할을 한다.[88] 백혈구의 일부도 단계별로 순서 화학역동현상에 의해 상처로 응집하고 있다(그림 2.8).[89]

현장에 가장 먼저 백혈구 중 호중구가 도착할 것이다. 주요 역할은 식균작용 및 용해소체 저하를 통해 미생물을 죽이는 것이다. 이렇게 하면, 호중구는 반응 산소 종(자유기), eicosanoids(prostaglandins, thromboxanes, leukotrienes)을 생산한다.[90-92] 또한, 지방 조직에 혼란을 과시하고 프로테아제. 호중구는 재발 48시간에서 수가 최고이며, 염증의 초기 3일 동안 침투하는 주된 세포이다.[93] 대식세포는 "전문적인(professional)" 식세포로 72-84시간에서 정점이며, 호중구의 도착을 계기로 왼쪽 기질과

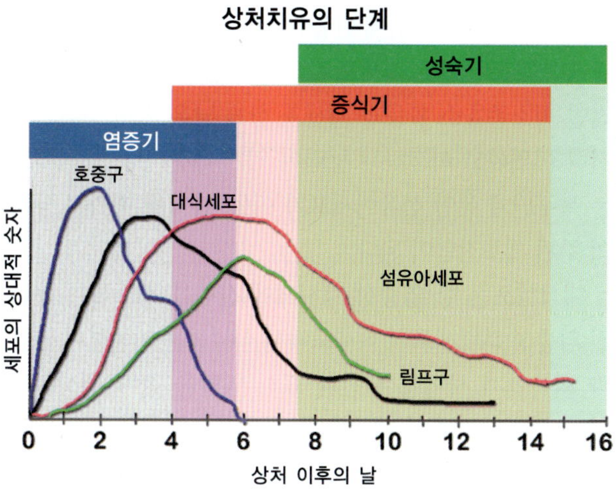

그림 2.8 *치유의 단계에 따라 세포가 도착한다. 상처상 순차적으로 세포 이동이 진행되며 세포 기능과 치유의 단계에 따라 명령한다. (출처: witte, MB, Barbul, A: General Principles of wound healing. Surg Clin North Am 1997;77:510-528. © Elservier. 1997.)*

세포 파편의 식세포를 통해 데드리드망을 향상시킨다. 대식세포 또한 생산 및 수리를 위한 세포질 분열 준비와 성장 인자를 분비.[94,95] 상주접합 세포는 히스타민, 세포질 분열 및 화학역동현상의 초기 기초를 생산, 초기(첫 번째 이내) 왕성한 치유가 진행되는 동안 응집한다.[96] T림프구는 하루에 7시간 정도 증식하며, 최대 5일 정도 하향조절에 참여한다.[97,98] 염증 과정에 관여한 백혈구 수의 도착과 기능은 의도적으로 설계된 합성, 중복되며, cytokines은 효과적인 미생물 방어, 염증의 해상도 및 치유에 중요한 성장인자의 시간적 및 공간적 여유가 생긴다.

핵심 2.5

백혈구 도착의 순서는 명령이다 : 첫째, 호중구는 세균을 죽이며, 둘째, 대식세포는 잔해를 청소하고 공간을 준비하며, 마지막으로, 림프구 감염 및 염증 제어 및 확산을 위한 검사를 한다.

호중구(다형핵 백혈구) (Neutrophils [Polymorphonuclear Leukocytes])

호중구는 타고난 면역 방어의 첫 번째 역할을 하고, 몇 시간 이내에 상처 주변에 소집한다. 화학역동현상은 상주 세포와 박테리아에 의해 만들어진 세포들이 소집을 촉진시킨다. 호중구 이동에 가장 중요한 화학역동현상은 IL−8, growth related oncogene−α (GRO−α) 및 단핵구의 화학유인물질인 단백질1(MCP−1)[89]은 polymorphonuclear leukocites(PMNs)는 (free radical)과 같은 독성 물질의 배출을 통해 박테리아 멸균을 시작하고 프로테아제와 eicosanoids의 쉬게 하며, 식세포의 세균 파편을 통해 염증의 단계화를 촉진하고 치유를 자극한다.[92]

호중구는 순환 백혈구의 45%~70%를 구성하며 정상적인 조건의 순환에서 가장 많은 백혈구이다. 높은 소엽핵에 의해 미세하게 인식된다. 또한 세포질 과립의 세 가지 유형을 포함한다(표 2.1). 일차 과립으로 알고 있는 peroxidase−positive 또는 azurophilic은 산성 hydrolases 및 세균성 섭취 시 세균은 죽고 소화에 도움이 peroxidases을 포함하는 lysosomes이 있으며, 이러한 lysosomal 효소의 효과와 항균 과산화수소와 과산화물을 생성하지만, 파괴 세포외 환경에 유출될 때 조직을 둘러싼다. 2차 과립(specific)과 3차 과립(gelatinase)은 염증 캐스케이드와 복구 개시에 이용되는 염증성 cytokines와 proteolytic 효소를 저장한다.[10] 이러한 과립에서 중재자의 생산은 상처주변의 PMN 이동 시 활성화가 큰 전사의 활성화 프로그램에 의해 유발된다.[99] 이 활동 프로그램은 엄격한 규제가 필요하고, 또한 이것은 부정적으로 주변 조직에 영향을 미칠 독소의 생산 과잉에 결과 및 만성 상처에 염증의 지속적인 조직 파괴 특성을 기초일 수 있다.[100] 사실, 활성 호중구에 의해 생산된 단백질의 일부는 조직 파괴를 제한할 수 있는 프로그램이며, 자동조절 메커니즘을 나타내는 자신의 프로테아제에 의해 억제될 수 있다.[101]

호중구 과립의 단계는 순서가 있다. MMP−8−9 그리고−25, laminin, 프로테오글리칸, fibronectin에 효소 특이성이 있고, 콜라겐을 포함 peroxidase−negative 과립은 첫 번째로 배출된다. 국소 기질 분석의 두 가지 목적은 (1) 국소 혈관 붕괴로 이어지는 항균작용과 (2) 인접 림프구와 모세혈관에 증가 압력을 강화하는 것이다. 이 트랩의 탈출 경로에서 박테리아는 체계적인 감염을 방지한다. peroxidase−negative 과립은 lactoferrin, lipocalin, lysozyme, LL37, 항균 화학쏠림이 포함되어 있다. 다음 peroxidase−positive 과립이 배출된다. 이 세포들은 α−defensins, myeloperoxIdase(MPO) lipopolysaccharide 결합된 세균 침투율 증가와 단백질(BPI) 및 serprocidins

이 포함되어 있다. α-defensins는 광범위한 스펙트럼이며 antimicrobials의 풍부한 원천입니다.[102] 고름은 녹색 색조를 주고 반응이며, hypochlorous acid와 표백제의 주성분, hypobromous 산, hypoidous acid이다: MPO는 강력한 소독제에 과산화수소로 변환된 철분 함유된 효소이다. BPI는 gramnegative bacteria를 대상으로 serprocidins의 세린 프로 테아제의 카텝신-G, 프로테아제 3, 호중구 엘라스타제를 포함하고 광범위한 스펙트럼 항생제 역할을 한다. 과립 단계는 bactericidal agent의 배출에 세균 죽이는 유리한 환경을 만들 수 있는 용량에 호중구를 공급한다.[103]

탈과립기 동안, 호중구는 박테리아와 찌꺼기 먹기와 세포막에서 phagocytic vaculoe을 개발한다. Phagocytic vaculoe 표면에 식세포의 산화작용이나 phrox protein은 세균 죽이기 완료하기 위해 반응 산소 중간체(ROI)를 생산한다.[104] 또한 세포질 과립의 두 종류가 phagocytic vaculoe과 융합하고 20초 이내에 항균작용과 같은 추가 bactericidal과 저하 용량을 제공 phagocytic vaculoe로 배출된다.[105] 호중구 또한 단백질의 식작용 후 세포막을 보충하기 위해 대체 세포의 저장고 역할을 세포막의 구성 요소로 vesicles가 포함된다.[101,104]

이 생산은 혈청 알부민과 세포 수용체 단백질을 포함한다. 성숙한 PMNs은 단백질 합성에 대한 제한된 용량을 가지고 활동의 초기 빠른 분사 이후에는 반응을 할 수 없다. 또한 박테리아 식작용을 하고 즉시 세포자멸(프로그램된 죽음)을 거쳐, 때로는 고름의 주요 세포 구성을 한다.[10]

자멸 호중구는 phosphatidylserine과 대식세포의 끌어당김을 통해 식균작용을 촉진하고 외부 막에 지질 표식에 의해 안전하게 표시된다.[106]

대식세포(단핵구 조직) (Macrophages [Tissue Monocytes])

대식세포는 감염인자를 파괴하고 포식하고 ECM 파편을 깨끗이 하고, 그 부위를 재혈관화하기 위해 chemokines, cytokines, microbes, apoptotic neutrophils의 선택적 회귀기전을 통해 상처 부위로 동원된다.[107]

백혈구 중 가장 큰 것들(지름 20 ㎛ 이상)—정상적인 조건에서 백혈구 순환의 2%~10%를 구성하는 — 가장 크게(종종 2열편) 이상한 핵 배치로 미시적으로 확인할 수 있다. 단핵백혈구는 내재조직의 혈액으로부터 이동된 염증이나 괴사성 조건에 반응한다(대식세포들로 구분됨). 단핵백혈구는 전문 식세포로 알려져 있다. 왜냐하면 계속적인 리소좀효소 활동과 재생과 함께 남은 찌꺼기들을 완전히 에워싸고 파괴하는 능력이 있기 때문이다. 대식세포는 복구단계 동안 섬유아세포가 이동, 복제될 때까지 상처의 주된 세포집단이 된다.[97]

대식세포는 항 염증성 개시제에 잔해를 청소하는 동안 전 염증성 분비세포의 식세포에서 식세포를 이동하며 염증과 회복단계 사이에서 전환 표시 역할을 하며 원상복귀된다. 역사적으로 볼 때 원칙은 대식세포 반응을 시토킨 자극에 따라 두 가지의 일반적인 그룹으로 분류하였다: IFN-γ-activated 또는 TNF-α-activated, 대식세포 IL-4- 또는 IL-10-inhibited 대식세포.[108,109] Type1 염증반응 촉진/세포독성, 또는 전통 반응, Type2 염증반응 억제/체액성 "전통방식"과는 다른 "대체가능한 반응"이다.[110-113] 그러나 최근 "기능 적응 개념"은 제안된다.[114] 이동하는 증거로 제시되는 것은 여러 다양한 기능 표현형을 통한 대식세포 진전과 변화하는 시토킨 미세서식환경에 따라 적응된다.[118] 그들은 서로 다른 기능 패턴을 표현하는 것뿐만 아니라, 일반적인 자극에 대한 반응으로 기능 패턴을 통해 다른 진전을 표현한다.[114]

성공적인 상처괴사조직 제거 후 변경되어지는 미세서식환경을 감안할 때 대식세포는 염증반응을 하도록 촉진하는 표현형에서 염증반응을 억제하는 표현형으로 진행하며 복구를 지원하게 된다. 상처치료에 기여하는 거대대식세포는 시토카인의 발생물, 분비물이며, 활성산소, 프로테아제, 프로테아제 억제인자, 성장인자(다른 세포를 소집하고 이동하기 위해 그들을 자극, 확산, 단백질을 분비하는 행위)이며, ECM의 결과물이다(표 2.2).[107,119,120] 대식세포가 혈관형성에 영향이 있을 때 섬유증식증과 기질합성에 영향을 주는 기능이 있다.[97] 대식세포가 생성되는 시토카인과 성장인자 중 TNF-α, IL-1 및 IL-6, TGF-α 및 TGF-β, PDGF, 인슐린과 같은 성장인자-1(IGF-1), VEGF, FGF-2, prostaglandin E2(PGE$_2$), Oxygen-related protein 150(ORP 150), MMP-1.[121-132] 그들은 또한 유도성의 nitric oxide synthase(iNOS) 표현에서 증가를 통해 염증의 초기 단계에 질산 산화물 nitric oxide(NO)을 생산한다.[133-135]

대식세포는 또한 angiogenic cytokines(성장인자)의 생산, 그리고 단백질 분해효소를 통한 혈관형성의 역할을 갖고 있다.[136,137] 대식세포 HIF(hypoxia-inducible factors)로 알려진 전사 인자의 상향조절에 의해 제어 변경 유전자

표 2-1 호중구(Neutrophil) 과립, 목록, 작용

과립(granules)	목록	작용
1차 (azurophilic, peroxidase positive)	α-Defensins Myeloperoxidase BPI Seprocidins	Broad-spectrum antibiotic Antiseptic Gram-negative bactericidal Protease and antibiotic
2차 (specific, peroxidase negative)	MMP-8, MMP-25 Lysozyme Lactoferrin and LL37	Local matrix (collagen) breakdown Bacterial cell wall lysis Antibiotic
3차 (gelatinase, peroxidase negative)	Gelatinase (MMP-9) Glycoproteins	Collagen depolymerization Phagocytosis enhanced

발현을 통해 저산소증에 대응한다. 상처도 치열한 세포 신진대사 활동의 혈관 손상으로 혈관 손상의 영역에서 저산소증을 나타낸다.[138] 손상 발생 직후, 산소 장력이 상처 내에서 150 mm Hg에서 20~30mm Hg 감소되고, 4일 후에 이것은 5~7mm Hg로 감소된다.[139] 이 HIF는 핵으로 이동시키고, 저산소증-inducible 유전자의 DNA 응답 요소를 바인딩한다.[140-142] 이 유전적 영향은 대식세포 생존, 조직 혈관재생, 그리고 더 많은 대식세포와 염증세포의 소집과 활성화에 필요한 단백질의 생산 증가를 생성한다.[143] 이러한 hypoxia-inducible proteins은 iNOS, TNF-α, IL-6를 포함한다.[144] 복구 단계 다음(대식세포는 혈소판 인자-4와 같은 ELR-CXC chemokines와 thrombospondin [TSP]에의해 생산되는 IFN에 반응한다.) 내피 세포 증식의 감소를 통해 혈관형성의 억제에 대응한다. 따라서 대식세포들은 환경을 감지하거나, 반응하거나, 혈관형성과 염증 모두 신호를 이동하거나 중지할 수 있다.

핵심 2.6

대식세포는 상처혈관화에서 이중역할을 한다. 초기, 대식세포는 혈관형성을 초과함으로써 저산소증에 반응하고, 나중에 대식세포는 혈관형성을 억제함으로써 interferon에 반응한다.

표 2-2 대식구(Macrophage)의 목록과 작용

목록	작용
TNF-α	염증유발
IL-1	염증유발과 내피세포 유착 강화
IL-6	염증유발과 항염증
TGF-α, TGF-β	세포증식, 이주, 분화 및 세포자멸을 촉진함
PDGF	세포증식, 이주 및 혈관형성을 촉진함; 섬유아세포 증식에 필요함
IGF-1	세포성장과 증식을 자극하고 세포자멸을 억제함
VEGF	혈관신생
FGF-2	내피세포 증식
PGE_2	염증반응과 혈관직경의 중재
ORP-150	전혈관형성
MMP-1	콜라겐 파괴와 ECM 재형성
iNOS	생산과 혈관확장을 일으키지 않음
Thrombospondin	항혈관신생
ELR-CXC	항혈관신생

유극층 대식세포(랑게르한스세포) (Resident Macrophages [Langerhans Cells])

표피내 대식세포. 피부 표피의 유극층, 특히 유극층 상반부에 산재함. 대식세포들의 특정 장소에 상주하는 랑게르한스세포, 표피에서 대식세포들과 함께 구성되어 있는 대식세포들의 특정 장소에 있는 세포들을 랑게르한스세포라고 부른다. 이 세포들은 골수의 면역능력이 있는 수지상세포로부터 유래되었고, 상피로 이동 시 상피의 시토카인의 방출을 통해 구별되어지며, 성숙해진다. 면역 체계의 sentinel 역할을 하는 랑게르한스 세포는 피부에 항원을 인식하고 반응하며 이 항원은 T 림프구 반응에게 제공된다.[148]

랑게르한스세포는 시토카인 자극을 통해 미세서식환경에 영향을 준다. 피부 외상 유발인 IL-1β 와 TNF-α은 그들의 인접하고 있는 각질세포(keratinocytes)와 랑게르한스 세포에서 paracrine 및 autocrine 방식으로 ECM과 림프의 이동과 항원을 이끌며, signal detament 반응한다.[149,150] 게다가, T세포 항원의 제공과 이동(랑게르한스세포는 또한, 항원 분자를 internalize 및 처리하는 것을 갖추고 있다)은 피부에 microvial 위협에 적절한 면역반응을 효과적으로 만들 수 있다.[148]

T 림프구(T Lymphocytes)

림프구들은 치유단계 이후와 명백히 성숙단계에서 구성된다. 그들은 WBCs의 가장 작은 것이다(정상적 조건에서 순환 백혈구의 20%~50%를 구성). 세포의 대부분을 차지하고 자신의 대형 원형 핵에 의해 미세 인정된다. 림프구는 성숙과 기능에 따라 카테고리로 세분화된다. T 림프구는 골수에서 흉선으로 이동된다(이런 이유로 "T"). 그들은 특정 항원에 대해 표시된 표면을 획득하면서 성숙된다. 순환으로 발산하며, T 림프구는 직접 대상 및 항원-베어링 세포를 죽일 수 있고, 또는 대식세포와 B 림프구를 활성화할 수 있다. B 림프구는 골수에서 성숙된다(이런 이유로 "B"). 그리고 특정 항원 쪽으로 항체 합성과 분비에 주로 기능을 수행한다.[10]

T 림프구는 도움T 세포, 억제 T 세포와 세포 독성 T 세포로 분류된다. 헬퍼는 B 세포와 대식세포의 활성화를 자극하는 cytokines을 분비, 시작 자극이 제거되었을 때 강압제가 면역장치를 조절, 그리고 세포 독성 세포는 바이러스 감염 및 악성 세포를 죽인다.[10] 억제 세포가 상처 치유를 억제하는 역할을 하며, 상처가 성숙[97]에 도달함으로써 하향조절 염증과 증식, 아마도 만성염증방지 또는 켈로이드를 형성한다.

상피에 있는 T cell에 상주하는 $\gamma\delta$ T cell이 있다. 이것은 항상성을 유지하는 독특한 역할을 담당하며, 조직의 부상 및 악성 종양에 반응한다. $\gamma\delta$ T cells 은 세포성 관란을 이해할 수 있고, intimate contact를 통해 인근 상피세포를 모니터한다. 손상세포와 염증세포 및 성장인자의 분비 소집을 통해 조직 복구에 참여한다. $\gamma\delta$ T cells은 또한 효과적인 keratinocyte 확산과 상처 재상피화,[152] 대식세포 소집,[153] hyaluronan synthase, hyaluronan 상처 회복 동안 keratinocytes로 표현으로 보여진다.[151]

비만세포(Mast Cell)

비만세포는 조직의 방어 세포내에서 분포하고 있다. 고밀도의 비만세포는 피부, 글루카곤 면역반응물질(GI)의 내벽, 복막, 그리고 혈관주위 등 미생물의 침입에 취약한 곳에서, 그것들은 세포의 구성을 지속시키는 기능을 나타내며, 국소 혈관계에 영향을 끼친다.[10,154] 비만세포의 두 종류가 확인되었다: 피부, 복막강의 혈관주위에 분포하는 결합조직 내 유형, 그리고 내장기관과 호흡기 시스템에 분포하는 점막내 유형이 있다.[155]

비만세포는 프로테오글리칸 헤파린과 콘드로이틴 황산염을 포함한 대형 과립제와 광범위한 세포질로 특징된다. 그것들은 기질 결합 능력을 통해 ECM 내에서 시토키닌과 성장인자의 국소 창고 역할을 제공한다(표 2.3).[154,156,157] 비만세포 과립은 또한 히스타민, 세로토닌, 평활근의 spasmogens 및 vasopermeability과 같은 혈관에 작용하는 매개체가 포함되어 있다.[155] 비만세포는 히스타민, 아이코사노이드, 혈관에 작용하는 단백질 등의 방출에 의한 조직 손상에 즉각적으로 대응하며 그것들은 즉각적인 혈관경련과 차후의 혈관확장 그리고 부상으로 인한 혈관의 손상에 관여한다.[10,154] 단백질 분해 효소는 트립테이스, 키마아제, 카르복시팹티아제 등을 포함하고 있고 과립제에서 찾아볼 수 있으며 조직의 재구성과 세포의 구성, 내피세포 그리고 G 단백질결합체 수용기를 통해 호중구를 활성화시킨다. 활성화된 내피세포들은 접착분자와 끈적해진 백혈구 그리고 새어나온 유액들에서 나타난다.[158] 활성화된 호중구는 내피세포와 혈소판 활성인자의 증가로 나타나며 그것들은 새어나온 혈액의 백혈구와 혈소판의 견고함을 보강해준다. 과립체와 관련된 성장인자는 FGF-2, VEGF를 포함

표 2-3 비만세포(Mast Cell)의 목록과 작용

목록	작용
Heparin	혈액응고 방지, 기질 결합능력, 성장인자와 시토키닌 저장
Chondroitin sulfate	기질 결합능력, 성장인자와 시토키닌 저장
Histamine	혈관확장, 백혈구 주화성
Serotonin	혈관수축
Tryptases	세린계 단백질분해효소, 알레르기를 일으키는 반응
Chymases	세린계 단백질분해효소, 염증발생
Cacoxypeptidases	단백질 활성
FGF-2	내피세포 확산
VEGF	혈관형성
Leukotrienes(LTC_4, LTB_4)	염증발생, 호중구의 주화성과 혈관의 삼투성 증가
Prostaglandins(PGD_2, PGE_2)	염증반응과 혈관직경 조정
Platelet-activating factor	혈관 수축과 혈소판 응집
TNF-α	염증반응
IL-1α, IL-1β	염증반응, 내피 접착력 향상
IL-6	염증반응과 항염증반응
IL-18	염증반응과 IFN-γ의 자극생성
GM-CSF	백혈구 확산
LIF	추진세포의 성장과 구별
IFN-a, IFN-β, IFN-γ	항바이러스, 대식세포와 NK세포의 활동, T세포에 미생물 제공
IL-10	항 염증, 염증성 시토키닌 생산억제
TGF-β	세포소멸
Chemokines	백혈구 주화성 인도

하며 그것들은 세포체의 구성과 혈관형성의 역할을 한다.[154]

게다가, 과립연합 매개체와 비만세포는 지질 매개체와 뉴크로티엔 LTC-4, LTB-4, 프로스탈글란딘 PGD_2와 PGE_2, 혈소판 활성인자를 생성한다.[154] 비만세포의 지질 매개 반응은 혈관의 변화와 세포의 구성 및 활성을 빠르게 담당한다. 비만세포는 또한 염증유발 시토키닌과 TNF, IL-a, 그리고 IL-1B, IL-6, IL-18, 과립 대식세포증식 자극인자(GM-CSF), 백혈병 억제인자(LIF); IFN-α, -β, -γ, 항염증성 cytokines IL-10, TGF-β, 케모키닌 등을 생산 분비한다.[154]

비만세포는 병원체 집합체에 직접적으로, 또는 매개 수용체 반응에 간접적으로 활성화된다. 이러한 다양한 기전을 통해 비만세포들은 자극에 선택적으로 반응하는 능력을 제공한다. 시토키닌과 케모키닌의 특정한 프로필은 탈 과립의 유발 없이 방출되거나,[159] 필요한 경우, 전체의 과립체 반응을 끌어낼 수 있다. 따라서, 비만세포는 환경을 감지하고 잠재적인 위협이나 염증 단계, 또는 치유단계에 따라 혈관구조와 주변 조직의 특정 세포집단의 구성을 시작한다.

상처 치유의 염증기를 요약하면 인체는 혈관과 세포반응을 소집하고 손상과 잠재적 감염에 반응한다(그림 2.9). 혈관구조는 초기 혈관수축에 반응하고, 그때 혈관확장과 삼투압의 증가로 혈관활동 매개체가 주변 비만세포로부터 방출된다. 응고를 위해 내피세포를 끈적하게 만들고 호중구의 순환을 위해 혈소판이 활성화된다. 손상된 비만세포의 탈과립 현상으로 인하여 국소 조직에 보다 많은 호중구가 소집되고 활성화 된다. 그것의 결과로 ECM 파괴 및 세포의 자살과정을 거치는 동안 호중구는 호흡활동의 분사, 탈과립, MMPs를 활성화하고 초기에 침해하는 박테리아를 삼켜버리기를 시도한다. 대식세포는 남아있는 파편들을 소집하여 정리하고 면역체계는 남아있는 항원에 경

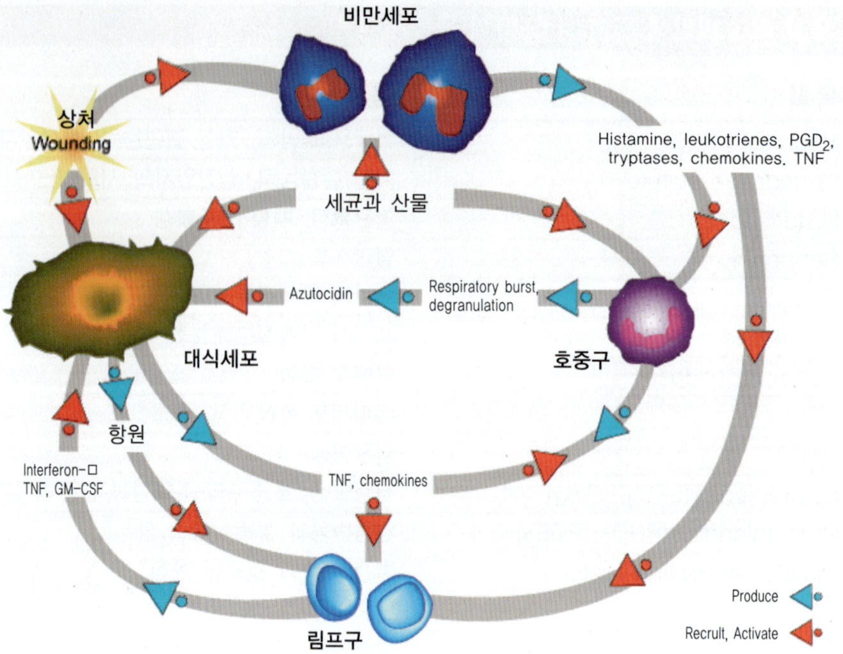

그림 2.9 *외상에 대한 반응. 외상은 세포성 반응과 체액성 반응을 유발시킨다. 초기 단계는 특정 세포의 동원을 통해 세균산물과 박피를 깨끗하게 하는데 필수적이다. 궁극적으로, 그 부위는 염증에서 수복할 때까지 깨끗하게 변화될 것이다.*

고하고, 필요에 따라 염증 단계를 증폭시키며, 결국에는 한 구역이 깨끗해지며 염증조직은 치유조직으로 전환된다.

치유—증식기 (4~14일) (Repair—Poliferative Phase [Day 4 Through 14])

치유의 증식기에서 특징적인 관찰은 대식세포, 섬유아세포, 혈관의 성장, 조기의 콜라겐, 새로 형성된 ECM을 포함하고 있는 섬유 모세포의 활발하고 왕성한 모습이 나타난다(그림 2.10). 섬유아세포는 치유기 동안에 혈관내막 생성을 돕고, 창상의 축소와 기질생성에 참여하여 뚜렷한 세포 중재를 한다. 창상 주위의 각질세포의 이동으로 결국 창상을 얇은 세포막으로 덮는 상피화는 치유기의 마지막에 발생한다.

신생혈관 (Neovascularization)

창상치유의 필수 단계는 혈관형성 육아조직을 통한 새로운 혈관의 형성이다. 신생혈관은 새로운 혈관의 성장, 맥관형성과 혈관형성을 나타낸다.

> **핵심 2.7**
>
> 맥관형성은 새로운 혈관의 성장. 혈관형성은 인접한 성숙내피의 이동과 치유이다.

예전에는 맥관형성은 오직 배아기에서만 발생한다고 생각되었지만 골수에서 파생된 내피세포에서 성인의 혈액과 그들의 혈관형성에 있어 맥관계의 대체와 *맥관생성*을 명확히 구별할 수 있다는 것을 발견하였다.[160-163] 흥미롭게도, 골수에서 파생된 내피세포는 많은 수의 빠른 창상치유 육아세포뿐만 아니라, 창상치유 지연 육아조직을 볼 수 있다. 혈관의 생성은 성숙내피의 이동과 치유의 과정으로 정의된다.[164] 신생혈관은 초기의 무 혈관성 잠정적 기질과, 혈액생성의 새로운 조직을 개조한다.[165-170] 이러한 과정은 섬유아세포의 보조와 증식, 내피 관 형성을 위한 ECM의 개조를 돕기 위한 단백질과 성장인자의 분비로 볼 수 있다. 신생혈관에 대한 많은 신호는 치유 염증기 동안 생성된다.

창상부위의 저산소증은 맥관형성, 혈관형성, 섬유아세포 증식, 콜라겐침착에 자극을 준다. 대식세포는 저산소증에 반응하여 iNOS, TNF-α, IL-6을 생산한다.[144] 산화질소에 의해 만들어진 산화질소 생성효소는 골수로부터 BMD EPCs를 이동시키고 방출시키는 중심적인 역할을 하며, 이것은 SDF-1α 의해 저산소성 창상으로 이동된다.[171,172] 새로운 관의 성장은 주변세포와 기질로부터 추가적인 화학적 요소와 성장부위의 주변 내피세포의 결여인 free edge effect가 요구된다.[173] 성숙한 주변 내피세포는 창상의 방향으로 위족을 형성, 콜라겐 분비, 창상 2일째 혈관주위공간으로 이동한다.[174] 이동 시 내피세포는 증식을 시작하고,

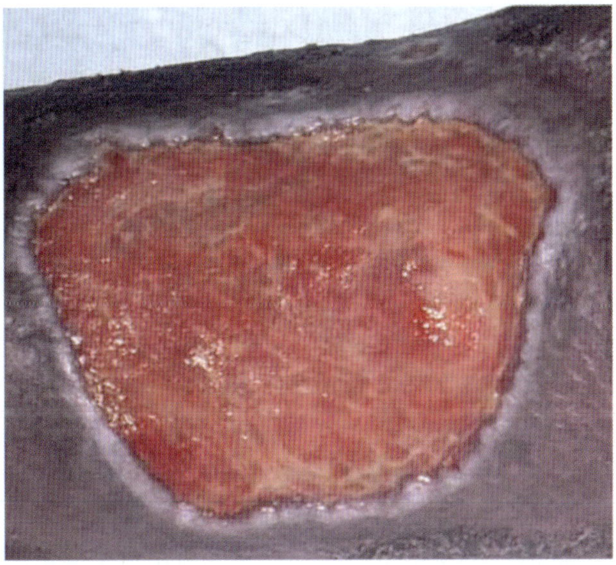

그림 2-10. *육아조직이 있는 상처. 상처 치유 과정에서 섬유아세포의 튼튼한 증식과 신생혈관화 때문에 크고 붉은 육아조직이 발생한다.*

섬유결합소, 헤파린, 그리고 기질에서 분리된 임시 성장인자 등장에 대한 반응으로 관 구조를 형성한다.[175]

핵심 2.8

VEGF는 섬유아세포, 내피세포, 각질세포, 비만세포, 대식세포에 의해 생산된다.

첫 번째 혈관성장인자는 VEGF, angiopoietins(혈관생성 촉진 단백질), FGF, TGF-β를 포함한다.[176-179] VEGF는 특정 tyrosine kinase 수용체를 통해 적정량 mitogen(유사분열촉진제), 유도 증식, 이동, 발아, integrin 수용체의 상향조절, antiapoptotic 단백질 Bcl-2의 상향조절을 통해 생존에 영향을 준다.[180-184] VEGF는 내피세포, 각질세포, 비만세포, 대식세포에 의해 생산된다.[185] Angiopoietin은 특정 tyrosine kinase 수용체를 통해 신호를 주고 혈관형성에서 VEGF와 부가적 효과를 생성한다. Angiopoietin (Ang-1 to Ang-4)은 주변세포, 내피세포 생존, 그리고 발아의 유도 및 관 형성과 확보를 통해 혈관 내피 접촉 안정성 유지에 관여한다.[177,186-188] FGF-1과 FGF-2 또한 내피세포의 확산 촉진, 파생, 내피세포 표면의 특정 FGF tyrosine kinase 수용체를 통한 이동에 강력한 mitogen이다.[189-191] FGF는 염증세포, 내피세포, 섬유아세포에 의해 생산된다.[192-194] 조기 창상치유에서 내피세포의 이동은 단백질 분해효소 활동 자극에 따른 섬유소 응고를 통해 이동이 촉진되어지는 uPA분비에 의해 FGF를 상향 조절한다.[195] 치유기 동안 FGF는 내피세포 integrin 활성화 및 과립조직으로 이동을 용이하게 하는 MMP-2 국소화를 촉진한다.[196,197] TFG-β는 특정 세린/키나아제 수용체를 통해 내피세포에 대한 차별화, 관 형성, 이동의 상향조절, ECM 침전 활동을 한다.[179,198-203] 이 직접적인 효과 이외에 TFG-β는 혈관형성에 있어 TGF-β의 전시력 강한 다분화적 간접 효과, 섬유아세포의 자극을 통한 VEGF 생성 및 염증세포의 소집, VEGF 국소적 출현, PDGF, 혈관형성 따른 FGF에 의한 부가적 효과가 있다.[204-207]

ECM에서 성장인자, cytokine, chemokinase는 관 성장 진행, ECM 재형성 분비물, 가용성 중재 해제로부터 격리된다. 더불어 ECM에 새로운 관 개발과 fibronectin의 형성, 콜라겐, vitronectin, tenascin, 내피표면 활성화에 따른 기질 환경에 laminin 을 제공한다.[208-210] 이러한 matrix-integrin 상호작용은 견인 및 이동하는 내피세포에 대한 긴장을 모두 제공할 뿐만 아니라, 확산할 세포내 신호체계를 만들고 새로운 기질 구성 요소의 증착과 함께 과립조직에서 혈관을 지원하기 위해 세포 이동 개발한다.[175]

섬유아세포 (Fibroblasts)

강력한 섬유아세포의 침습은 섬유소 응고와 대식세포의 감각의 파편과 화학적 신호의 발산으로 치유한다. 두 가지 근원으로부터 섬유아세포 발생: 인접한 손상된 진피세포에서의 이동과, 손상부위의 골수에서 파생된 백혈구 전구세포의 유입에 의한 섬유아세포이다.[211,212] Fibrocyte에서 파생된 섬유아세포는 두꺼운 창상과 피부보다는 근육의 섬유아세포의 수가 많다. 섬유아세포는 PDGF, 혈소판 및 대식세포에 의한 환경에 대해 강한 상섬이 있다. 섬유아세포의 이동은 integrin 표면의 ECM 분자결합이다.[213] 초기 회복기에서, 임시 기질에 fibronectin을 구속하고, 콜라겐과 프로테오글리칸은 섬유아세포에 의해 분비되면서, 표면에 장착하고 이동한다.[214,215] ECM 구성 요소는 integrin 표현 및 활성화를 조절하고 이러한 표면 접촉을 통한 신호에 의해 섬유아세포의 증식과 이동에 영향을 미칩니다.[43,216-218] 섬유아세포는 다양한 MMPs, seprase, uPA, TIMPs를 포함하고 있는 다양한 protease에 의해 재형성될 수 있다.[218] Seprase는 막에 붙어 있어, filopodia에 위치하고 섬유아세포에서 lamellipodia로 이동하고, ECM 구성 요소에서 섬유아세포의 자유이동이 되도록 발산하고 있는 세리 프로티아제이다.[219] 섬유아세포에서 uPA의 분비는 임시 기질의 저하된 섬유소와 fibronectin에 인접 MMPs와 지원을 활성화한다.[220,221] 섬유아세포에 의해 분비된 다양한 MMPs는 ECM 구성 요소가 TIMPs, 화학적 신호 및 ECM의 분자 구성의 감지에 의해 공간적, 시간적 발생이 저하될 수 있는 능력을 제공합니다.[222,223]

핵심 2.9

Protease 활동성을 결정하는 방향은 내피세포, 섬유아세포의 이동 속도, keratinocyte 회복기이다. protease 활동은 기질 구성에 영향을 준다.

임시 기질에 도착 시, 섬유아세포는 세포 분열에 의해 번식하기 시작하고 새로운 콜라겐 기질을 받는다. 섬유아세포의 확산은 PDGF, EGF, FGF, 그리고 상처 중심에서 저산소성을 포함한 여러 성장인자에 의해 자극된다.[224-229] 신생혈관생성의 진행은 섬유아세포의 증식 감소를 위한 저산소성 자극이다.[230] 섬유아세포는 기질 침전에서 핵심적인 역할이며, 새로운 기질의 분자 구성 요소는 콜라겐, 엘라스틴, reticulin, 프로테오글리칸, 글리코사미노글리칸 (GAGs)을 포함한다(그림 2.11).[231,232]

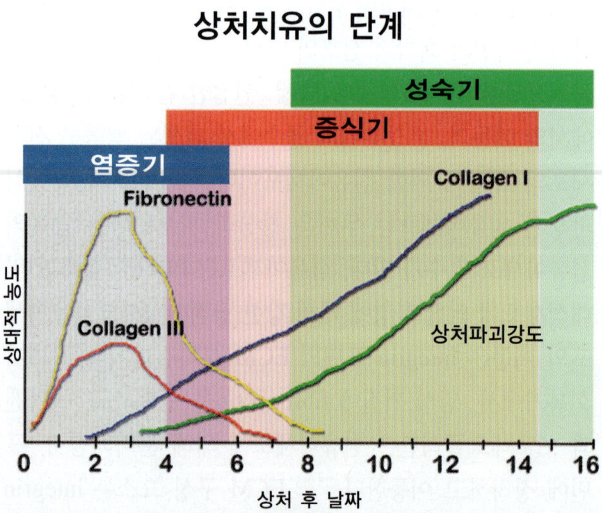

그림 2-11. *상처 치유 단계에 따른 기질 침착. 치유의 초기 단계에서는, 섬유소 응괴는 일시적인 피브로넥틴의 기질을 제공한다. 섬유아세포가 섬유소 응괴를 침범할 때, 그들이 콜라겐을 생산하기 시작한다. 초기에는, 콜라겐 III이 우세하지만, 증식기와 성숙기 때 콜라겐 I 으로 대체된다.*
출처: Witte MB, Barbul A: General principles of wound healing. Surg Clin North Am 1997; 77:510-528. © Elsevier, 1997.

세포외기질의 침전(Extracellular Matrix Deposition)

TGF-β는 콜라겐 생성과 창상부위에서 type I과 type III의 콜라겐 생성을 자극하는 강력한 자극제이다.[233] Type III 조기 과립조직에서 콜라겐의 주된 형태이며, 그것은 2일째와 최대 5~7일에 분비된다.[233] 콜라겐 합성은 세포 및 procollagen의 재분비결과로 발생하며 불용성 원섬유의 콜라겐을 개발하기 위해 세포 외부 프로테아제에 의해 처리되는 삼중 나선이 된다. 원섬유의 콜라겐은 세포외기질에 주요 단백질 적합성와 구조이다. Type III 콜라겐의 직경은 type I의 30% 이며 성숙 단계 동안, 미숙한 기질로 약한 강도이지만, 시간이 지남에 따라, Type I의 콜라겐은 교체되어 결국 type III 합성의 주된 형태가 된다. 엘라스틴과 레티쿨린은 ECM 개발에 추가적인 지원을 제공한다.[234,235] 엘라스틴은 콜라겐 주변섬유와 네트워크로, 확장성과 기질에 탄력성을 제공한다.[236,237] 레티쿨린은 아주 얇은 미세 섬유 네트워크를 개발하고 추가적인 콜라겐 증착을 위한 많은 프레임웍을 만든다.[238,239]

ECM이 섬유 구성 요소 외에도, 섬유아세포는 또한 비정질을 분비하고 높은 친수성 단백질과 탄수화물, 대출 양식, 수용, 무결성 기질을 개발 구성하는 프로테오글리칸 및 GAGs 구성된 점성 지상 물질이다. Hyaluronicacid, nonsulfated GAG는 4~5일에 다량으로 생산되며, 이러한 생산물에 의한 섬유아세포는 TGF, TGF-β, PDGF와 EGF에 의해 자극된다.[240-242] HA(Hyaluronicacid)의 부정적인 효과는 많은 양의 물을 끌어들여 조직 부종을 생산하고 이것은 세포 이동과 확산을 강화할 수 있다. 콘드로이틴-4- suflate 및 황산데르마탄은 5~7일에 GAGs가 주로 생산된다. 이 황산성 GAGs는 HA보다 견고하고 세포의 이동과 증식에 있어 좀 더 안정적이고, 탄력 있는 기질은 생산한다.[240] 부수적인 콜라겐과 섬유아세포에 의해 합성 protegycans은 콜라겐 원섬유 사이의 상호 링크를 개발하여 콜라겐 조합을 돕는다.[243] Aggrecan, syndecan, decorin을 포함한 ECM의 프로테오글리칸. 구조적 지지를 제공하는 것 외에, proteolysis와 기질 재형성 시 성장인자의 격리 및 프레젠테이션에 참여한다.[8]

근섬유아세포와 창상 수 (Myofibroblasts and Wound Contraction)

과립조직(granulation tissue)의 일부인 섬유아세포는

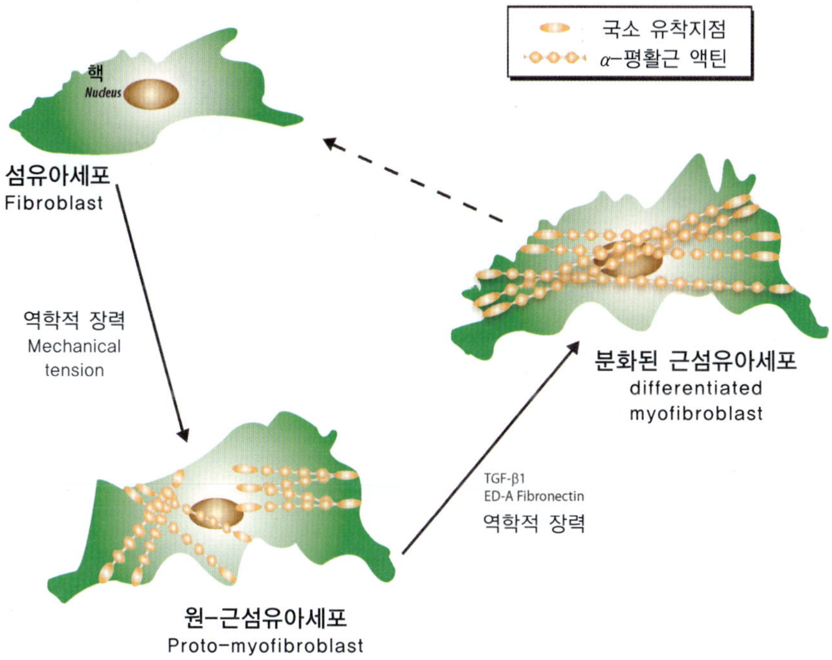

그림 2-12. *근섬유아세포 분화. 섬유아세포는 섬유아세포에서 완전히 분화된 근섬유아세포까지 2 단계 진전을 한다. 중간 형태인 원-근섬유아세포는 PDGF의 첨가에 따라 역학적 장력에 대한 수축성을 발달시킨다. 이 원근섬유아세포들은 TGF-β와 ED-A 피브로넥틴의 첨가로 인해 분화된 근섬유아세포로 지전될 수 있다. 분화된 근섬유아세포는 α-SMA로 표현한다. α-SMA는 드라마틱하게 힘 발생을 강화하고, 상처 치유 수축 단계의 특징으로써 작용한다.*

근섬유아세포로 알려진 긴장-생산의 표현형로 구별된다. 이 세포는 수축성 특징을 가지고 α-smooth actin(α-SMA)을 표현하고 TGF-β에 따라 변하는 type I 콜라겐을 분비한다.[244-245] 섬유아세포는 두 단계로 진행되며 섬유아세포에서 완전히 차별화된 myofibroblast로 나타낼 수 있다(그림 2.12). 중간 형태의 proto-myofibroblast는 ECM에서 기계적 장력에 수축하는 기능을 개발한다.[245] 장력 외에, PDGF가 진보적인 단계로 중요하지만 차별화된 표현형으로 α-SMA의 발생을 유도하지는 않는다.[246-247] 초기 장력 자극은 강제적 견인으로 발생하고 그것은 창상 방향에 평행하게 발전한다.[248,249] 변형된 섬유아세포는 ECM에 초점을 두고 발전하며 세포내에서 발생하는 스트레스 섬유는 섬유결합소의 변종과 ED-A fibronectin을 나타낸다. 창상의 과립조직의 명확한 표현형 세포는 3~5일에 나타난다.[249] 이러한 proto-myofibroblasts은 처음 염증 단계 이후 혈소판과 대식세포와 섬유아세포, keratinocytes, 손상된 상피세포에 의해 상처에 분비되고, TGF-β에 의해 차별화된 myofibroblasts로 진행하는 자극이 있다.[179,251-259] TGF-β, ED-A 섬유결합소 이외에도 결정적인 차이가 필요하다. 차별화된 근섬유아세포의 α-SMA는 ED-섬유결합소의 발생 증가, 스트레스 섬유 증가, supermature 집중을 발생한다.[245-260] α-SMA의 발생은 근섬유아세포의 극적으로 향상된 힘의 생성과 창상치유의 수축단계의 상호적인 특정 역할을 한다(그림 2.13).[252,261-263]

핵심 2.10

창상수축은 장력자극, PDGF, TGF-β, ED-A 섬유결합소가 요구된다.

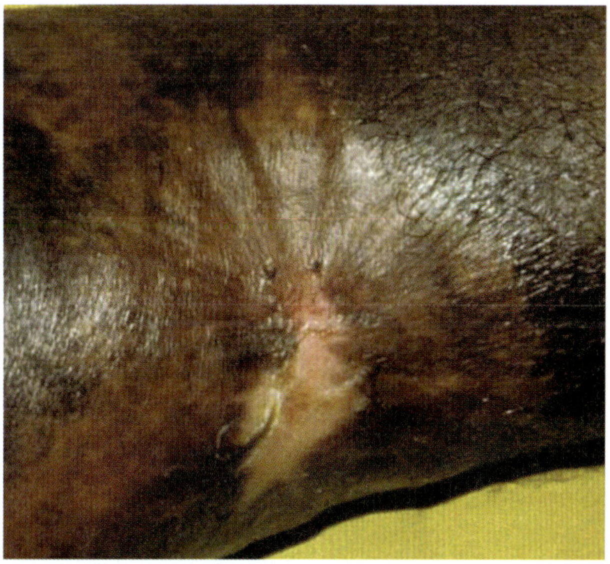

그림 2-13. *상처 수축. 상처 가장자리 폐쇄는 근섬유아세포 수축에 의해 촉진되고, 이것은 재생된 상피층의 장력 발생(줄 형성)에 의해 치유된 상처에 나타난다.*

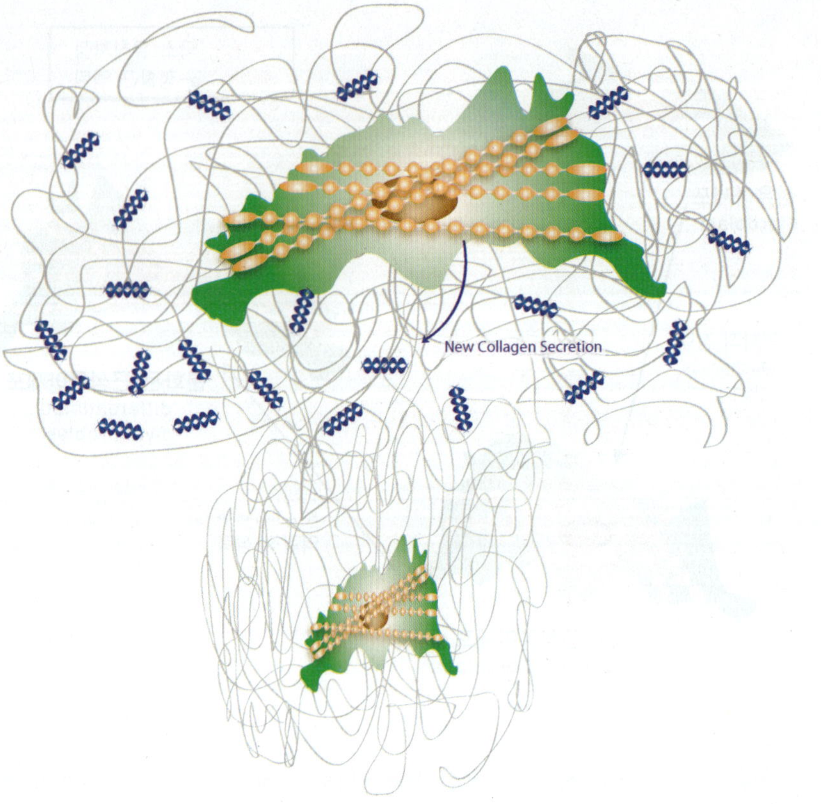

그림 2-14. *기질 수축의 기전. 분화된 근섬유아세포는 세포외기질에서 콜라겐 섬유를 결합하고 당겨서 더 짧은 구조물을 만드는 광범위한 기질 접촉을 가진다. 기질 침착이 계속되면, 근섬유아세포가 점차 더 짧아진다.*

근섬유아세포 차이는 ECM의 기계적 강직에 의해 영향을 크게 받는다. 기질강직의 증가와 마찬가지로 α-SMA 발생이 증가된다.[264,265] 손상되지 않은 조직에서 섬유아세포는 손상 ECM에 의한 "폐쇄된 스트레스"이지만 보호 기질이 부상되면, 섬유아세포가 극적으로 다른 기계적인 미세한 환경이 발생한다.[245,266,267] 연조직은 일반적으로 100~20,000 파스칼(Pa) 사이의 탄성 계수를 가지고 있지만 섬유소의 응고의 잠정 기질은 탄성 계수가 10~100 Pa 감소된다.[268-270] 창상실험에서 섬유아세포는 3000~6000 Pa의 스트레서에서 섬유를 개발하기 시작하고, α-SMA는 20,000 Pa 나타난다.[269,271,272] ECM의 과립조직의 설립으로 인해 기질 강직은 이상 50,000 Pa 증가하고, α-SMA의 생산을 위한 충분한 자극이 제공된다.[272]

근섬유아세포의 광범위한 세포-기질의 연락체계를 통해 창상 수축에 참여하고 이것을 supermature focal adhesions이라 부른다. 이러한 특별한 focal adhension은 자신의 세포를 스트레스 섬유에 연결하는 높은 수준의 integrins, vinculin, paxillin, tensin을 포함하고 있다.[260,265] 이 복합체는 과립에서 콜라겐 섬유를 부착하고 국소적 기질의 수축 및 점진적 단축을 발생한다(그림 2.14).[245] 단축구조에 지속적인 기질의 부착은 근섬유아세포도 ECM과 후속적 세포자멸사의 지속을 얘기할 수 있다.[273,274]

폐쇄된 스트레스 이외에도 근섬유아세포의 α-SMA 발현을 억제, IL-1 keratinocytes에 의해 분비, T-세포 분비를 포함한 IFN-γ을 모두 자극하는 동안 치유 및 재형성 단계이다.[275,276] 세포 밀도는 또한 α-SMA의 발생을 하향조절한다. 거대한 근섬유아세포의 세포자멸사는 상처 치유와 재상피화 후 발생한다.[273] 그러나, 비대흉터가 있는 병적인 창상은 근섬유아세포의 지속적 활동과 조직 변형에 따른 극심한 구축이 있다(그림 2.15).[277] 이러한 창상에서는 긍정적 피드백 고리는 α-SMA의 표현과 추가적인 장력의 후속 생산 활성화, TGF-β 생산을 촉진, 긴장의 악순환의 고리를 야기할 수 있다.

각질형성세포 이동 (Keratinocyte Migration)

이러한 각질화된 상피세포가 외부환경의 방향으로 가장 외각의 세포벽을 형성할 때, 각질형성세포의 덮힘은 회복 절차의 마지막 단계임을 말해준다. 창상이 발생한 24시간

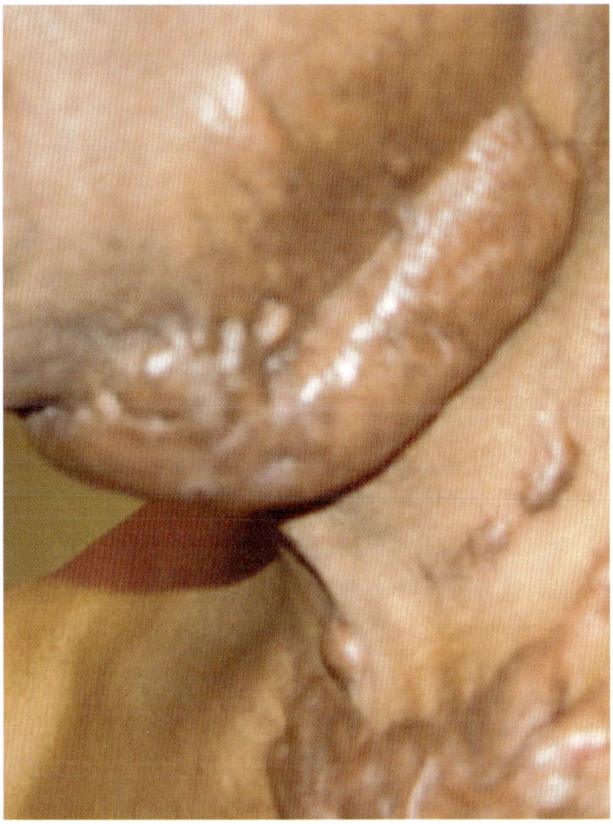

그림 2-15. *비후된 켈로이드 영속적인 병리적 근섬유아세포 활동결과로서 일어나는 목과 가슴에 있는 심한 구축과 흉터.*

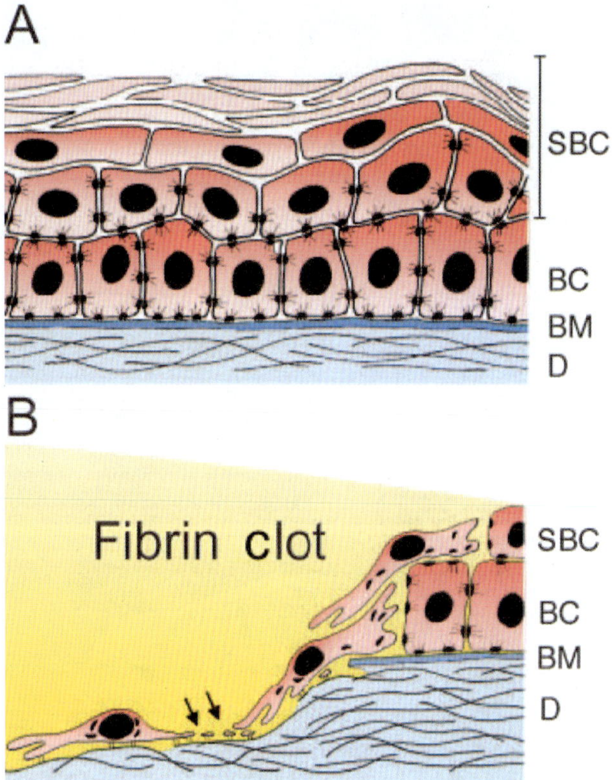

그림 2-16. *각질형성세포 층과 이동. A. 각질형성세포는 기저핵층(BC)과 상기저핵층(SBC)과 같은 손상되지 않은 인접한 표피로부터 이동해온다. B. 그것들은 그것들의 앞 가장자리에 있는 라멜리포디아와 membrane ruffles(일반적으로 "주름이 있는 세포벽")에서 길어진 세포를 평판하게 하는 조직화된 원주형의 표현형으로 형성된 역동적인 변화를 겪게 된다. 기저핵이 진피 (D) ECM을 따라 이동하는 동안에, 상바닥층으로부터 온 세포들은 창상주위에서 기저세포를 뛰어넘으면서 이동을 증진시킨다. (출처: Kirfel,G,Herzog,V:Migration ofepidermal keratinocytes: mechanism, regulation, and biological significance. Protoplasma 2004;223:67-78.)*

동안, 섬유아세포는 각질형성세포 성장인자(KGF-1와 KGF-2)와 각질형성세포 이동, 증식 그리고 분화를 자극하는 IL-6를 분비한다.[278] 공생 관계에서 TGF-β의 해리를 통해 각질형성세포는 섬유아세포분화를 증진시켜 근섬유아세포로 전환한다. 추가적으로, IL-6에서 분비된 각질형성세포는 α-SMA 발현을 억제시키고, 그렇게 함으로써 근섬유아세포의 수축을 억제시킨다.[251] 이러한 근섭분비신호전달 관계를 통해서 섬유아세포와 각질형성세포는 상승적으로 창상수축과 세포의 덮힘을 조절한다.

각질형성세포는 기저핵층과 상기저핵층과 같은 손상되지 않은 인접한 표피로부터 이동해온다(그림 2.16). 기저세포는 반교소체에 의해 기저막과 정상적으로 경계되고, 교소체에 의해 서로 경계된다. 이들 반교소체와 교소체는 조직화된 상피세포에 있는 세포유착 분자로 구성된 이음부 복합이다. 기저세포가 이주할 수 있도록, 그들은 핵주변 위에 그들을 분리하고, 움츠림 시키고, 또 억제함으로서 이들 접촉을 재구조화한다. 그들은 가장자리에서 lamellipodia와 membrane ruffles을 가지고, 조직화된 기둥 표현형에서 평편하게 길어진 세포까지 드라마틱한 형태 변화를 겪게 된다(그림 2.17).[283] 기저핵이 육아조직의 진피 ECM을 따라 이동하는 동안에, 진피는 혀모양의 형태로 이동하며, 상바닥층으로부터 온 세포들은 창상주위에서 기저세포를 뛰어넘으면서 이동을 증진시킨다.[284]

수많은 성장인자들은 티로신인산화수용체를 통해 각질형성세포 이동과 신호 이동성을 자극하며, 액틴 세포뼈대의 중합반응과 재조직화를 통해 극성을 세포로 전달한다. focal adhesions은 섬유기질을 기어갈 수 있는 세포 능력에 기여하며 자극하는 반응에 대해 또한 결합될 수 있다.[285,286]

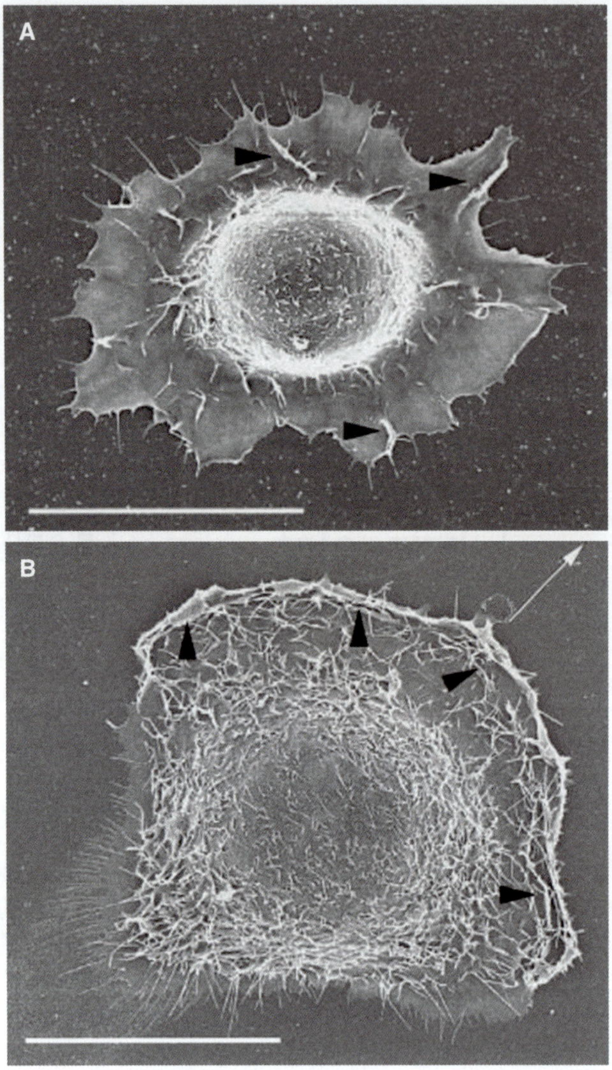

그림 2-17 *각질형성세포 극성의 유도. A. 약간의 주름만(화살표머리가 표시된 부분)이 비활성인 상태와 비극성 각질형성세포로 존재한다. B. 극성의 각질형성세포는 그것의 앞 가장자리에서 라메릴포디아와 membrane ruffles (화살표머리가 표시된 부분)을 가진다.(하얀색 화살표는 이동방향을 나타낸다.) 수많은 성장인자들은 tyrosine kinase 수용체를 통해 이동하고, 그리고 극성을 액틴의 세포뼈대 중합과 재조직을 통해 세포로 전달한다. (출처: Kirfel,G,Herzog,V:Migration ofepidermal keratinocytes: mechanism, regulation, and biological significance. Protoplasma 2004;223:67-78.)*

각질형성세포 성장인자(KGF)는 각질형성세포 이동과 증식의 제어 원리이고, 또한 진피의 섬유아세포의 창상에 분비되며, 그리고 그것은 창상의 24시간 내에 각질형성세포 성장인자 100배의 증식을 증가시킨다.[287] 각질형성세포 이동을 자극하는 추가적인 성장인자는 EGF, HB-EGF, IGF, TGF-β, sAPP를 포함한다. 이 인자들은 다양한 local cellular sources에서부터 기인하며, 혈소판, 대식세포, 진피의 섬유아세포, 그리고 각질형성세포 자신을 포함한다.[288-294]

이동하는 각질형성세포의 앞 가장자리는 그것들의 길목에서 ECM 개조하며 분해하는 프로틴아제의 활성을 나타낸다.[295-299] 플라스민 활성인자(uPA와 tPA, 그것들의 수용기와 MMPs)는 각질형성세포의 앞 가장자리에서 증가된다.[295-299] MMP-9는 기저막의 요소인 콜라겐 IV와 VII를 절단한다. 구체적으로 플라스민은 일시적 기질의 피브린을 분해한다. 그리고 MMP-1은 새로운 진피세포의 ECM 콜라겐 I과 III를 분해한다. 이러한 프토테아제들은 특이적 인테그린 수용체의 발현과 함께 시공간 동시적으로 발현된다. 그리고 효율적인 기질 재조직화와 이동에 대한 협응적인 활동을 나타낸다.[300]

각질형성세포의 이동은 그것의 표면에 있는 인테그린을 통해서 ECM과 접촉한다. 이러한 접촉분자의 발현추이는 특이적으로 특정한 기질요소와의 접촉을 유발한다.[301] 각질형성세포의 이동은 피브린-특이적 인테그린 $\alpha v\beta 3$를 발현시키지 못한다. 그러므로 그것들은 피브린 응결을 통해 이동하지 못한다. 각질형성세포가 그것을 아래로 이동시키는 대신, 창상의 부위에서부터 생긴 응결을 분해하는 동안 진피의 기질에 접촉한다. 그렇기에 진행성의 eschar의 액화를 slough로 붙어 있으려 한다.[50]

핵심 2.11

각질형성세포(케라틴 생성 세포)는 피브린 기질과 결합하지 않지만, 피부 기질과는 결합을 한다. 그 결과, 재상피화되는 동안 진피층으로부터 가피의 효율적인 조직 제거가 가능해진다.

각질형성세포가 이동함에 따라, 접촉은 그것의 인테그린-rich lamellipodia에서 많아지게 하며 반면에 세포의 후방에서 다른 접촉들은 그 세포가 주화성 변화 이동을 위하여 연결상태가 완화된다.[300] 이것은 국소적 프로테아제의 해리에 따라 세포 표면에서 인테그린의 재조직화와 기질의 역동적인 감각을 요구한다.[302,303] 이러한 접촉의 결과로 바깥에서 안으로 뒤집는 신호는 각질형성세포 안에서 액틴 중합과 필로포디아, 라멜리포디아의 전개를 촉진한다.[304] 안에서 바깥으로 뒤집는 신호는 기질 결합능력과 인테그린의 활성을 조절한다.[305]

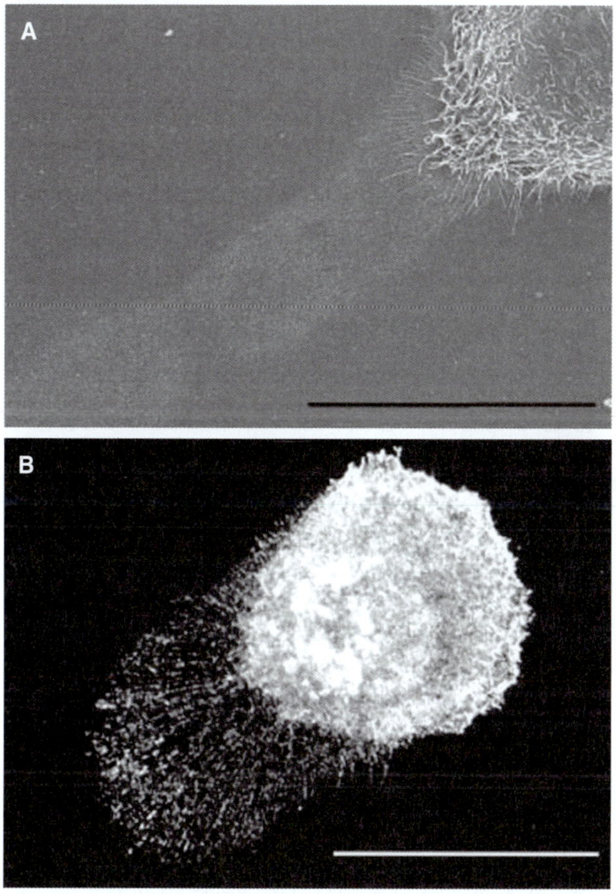

그림 2-18 *트랙을 이동하는 각질형성세포. A. 전자현미경으로 스캐닝 그리고 B. β1-integrin의 면역형광법. 진피 ECM을 딛고 이동하는 동안, 미세응집괴라 불리는 세포막 요소와 인테그린의 트랙과 함께 각질형성세포는 다양한 ECM 요소들을 생산하고 퇴적시킨다. 이것들은 뒤따라 오는 추가적인 세포를 위한 길로써 임시적 기저막과 접합체를 제공한다. (출처: Kirfel, G, Herzog, V: Migration of epidermal keratinocytes: mechanism, regulation, and biological significance. Protoplasma 2004;223:67-78.)*

진피의 ECM를 딛고 이동하는 동안, 각질형성세포는 임시적인 기저막을 위한 다양한 ECM 요소들을 생산하고 퇴적시킨다. 이것들은 콜라겐 IV와 피브로넥틴, 라미닌을 포함한다.[306,309] 덧붙여, 그것들이 지나간 자리에서 각질형성세포는 *미세응집괴*라 불리는 세포막 요소와 인테그린의 자국이 난다(그림 2.18).[310] 이러한 미세응집괴는 급격한 이동 동안 발생하는 세포막 찢김의 결과를 초래하며, 그리고 그들은 뒤따라 오는 추가적인 세포를 위한 경로로 임시적 기저막과 접합체를 제공한다.[300,311,312] 각질형성세포는 창상주위에서부터 각각 서로 가까워짐으로써 세포-세포 접촉은 재상피화의 신호를 보내고 이동은 중단된다.

재형성기 (8일–1년) 〔Remodeling (Day 8 Through 1 Year)〕

창상치유의 최종단계인 재형성은 콜라겐의 성숙과 재조직화로 구성되고, 또한 그것의 TIMPs, MMPs, 성장인자, 섬유아세포에 의해 조직된다. 초기에는 비성숙된 콜라겐은 제멋대로 퇴적된다. 하지만 선별된 저하, 분비, 그리고 재조직화를 통해서, 기질의 구조와 구성은 결국 재형성과정으로 정상화된다.[222] Integrin-간접 신호를 통해 성장인자와 인장력은 이 재조직화로 접어든다.[313-315]

시간이 지남에 따라, 비성숙된 진피의 기질은 더욱 강화되고 조직화된 성숙된 흉터로 재조직화 된다. 다음의 상처가 있는 1주일 내내, 흉터는 그것의 최고의 근력의 3%를 가지고, 3주 동안에는 30%를, 그리고 3개월과 그 이후에, 흉터는 손상 당하지 않은 피부의 원래 근력의 80%가 존재한다.[316] 근력의 이러한 변화는 기질의 콜라겐의 정렬과 구성에서 연관성을 보여준다. 육아조직에서 퇴적된 더 작은 지름의 type III의 콜라겐은 새로운 기질에서 콜라겐의 30%로 채워진다. 이것은 90% type I과 10% type III의 정상적인 단계의 성숙 동안 점진적으로 더 두꺼운 type I으로 대체된다.[317]

기능적 활동 동안 비성숙 흉터가 활성화됨에 따라, 긴장에 의해 유발된 인테그린 신호는 불규칙 배향에서 기능에 따른 구조 중에서 하나로 콜라겐 섬유의 재정렬에 관여하게 된다.[313-315] 이것은 다른 기질 단백질과 성장인자-자극된 콜라겐의 퇴적에 의해 균형을 이루는 프로테아제(MMPs와 TIMPs)의 분비와 섬유아세포 생산에 의한 기질구성의 퇴적과 견고하게 조절된 합성에 의해 조직화된다. TIMP-2와 MMP-2, MMP-7의 생산은 초기 재형성 단계에서 증가하고, TIMP-1와 MMP-9, MMP-1의 생산 감소와 대등하게 된다.[318] 성장인자는 프로테아제의 조절을 포함하며 그리고 그 억제제는 TGF-β, PDGF, IL-1을 포함한다.[319-321] 섬유아세포의 순수한 콜라겐 퇴적은 다음 창상의 21일까지 증가하고, 그때 콜라겐 합성의 비율은 콜라겐 정렬에 의해 감소되며 내구성은 증가한다.[322,323]

조직의 맥관질은 재형성기간 동안 기준치로 줄어든다. 신생혈관을 통해 과립화 기간 동안 확고해지고 강화된 모세혈관 밀도는 점진적으로 반 혈관형성 매개체에 반응하여 감소하고, 트롬보스포딘-1을 포함한다.[324-326] 이것은 흉터가 마지막 성숙단계에서 분홍색에서 하얀색으로 점진적으로 변해가는 증거이다. 성숙된 상피 흉터는 피부조직모낭과 땀샘이 결여되어 있고, 아마도 재생된 피부에서 이러한 부속물을 위한 줄기세포 집단의 부재는 부차적이다.[327-329] 진피세포의 덮힘을 제외하고, 성숙된 흉터는 비교적 무세포이다. 일단 창상치유의 세포 매개체가 그들의 일을 완벽히 수행하며 그들은 근섬유아세포에서도 흔히 있는 무세포가 되든지, 아니면 염증세포에서 흔히 있는 또 다른 필요한 구역을 위해 준비하는 흉터로 이동하게 된다.

미래에 대한 영향 (Implications for the Future)

비록 완벽하게 되지 않아도, 자연상태에서 궁극적으로 외부를 보호하는 적합한 대체 물질을 다루는 피부에 대한 기회를 제공한다. 과학적 기술이 증가함에 따라, 최적의 창상 회복에 대한 목표는 태아 상처 치유의 과정을 의태하는 것이다. 태아 치유는 신속하고, 효율적이며 그리고 흉터형성 없이 기질 정렬과 완벽에 가까운 피부 재조직의 결과를 낳는다.[330] 완벽한 치유에 대한 실마리들 중에 어떤 것들은 아직 알려지지 않았다. 완전 두께 태아 상처도 모낭과 한선을 재조직할 수 있다.[331] Lymphoid enhancer factor, sonic hedgehog, bone morphogenic protein-2, FGF-4는 배아에 있는 경피부속물의 발달에 참여하는 듯 보인다.[332] 성인 상처는 이러한 머리카락 유도 신호에 대응할 수 있다. 하지만 전형적으로 그것들의 창상된 진피로부터 그것들을 수용할 수 없다.[333] 태아 각질형성세포는 기질을 지나서 이동하기 위해서 그것들의 actin cytoskeleton의 재조직과정 없이 또한 sweeping fashion에 이동한다. Actin cable이 신속하게 태아 상처 가장자리에서 발달하고 진짜-줄기전(pure-string mechanism)에서 상피세포를 함께 당긴다(그림 2.19).[334,335] 약간의 작고 성장한 위와 장(gut)은 유사한 형태로 치유한다. 그래서 아마도 성장한 각질형성세포는 똑같이 유도할 수 있었던 것 같다.[330,336] fetal wound는 또한 아주 작고 일시적으로 발현되고, 결핍시 scarring을 방해할지 모르는 TGF-β를 치유한다.[330,337,338] 배아 상처는 수축하지만 섬유아세포를 근섬유아세포나 성인치유에서 TGF-β를 요구하는 과정으로 전화하지 못한다.[244,245,334,339] 게다가, 성인 치유에서 극단적인 흉터조직은 TGF-β의 활동을 봉쇄함으로써 상쇄된다.[340,341] 유전적으로 제거된 동물과 참신한 접근으로 지속되어온 조사를 이용하는 연구는 계속해서 피부의 완벽하고 신속한 재조직에 대한 더 많은 실마리를 제공할 것이다.

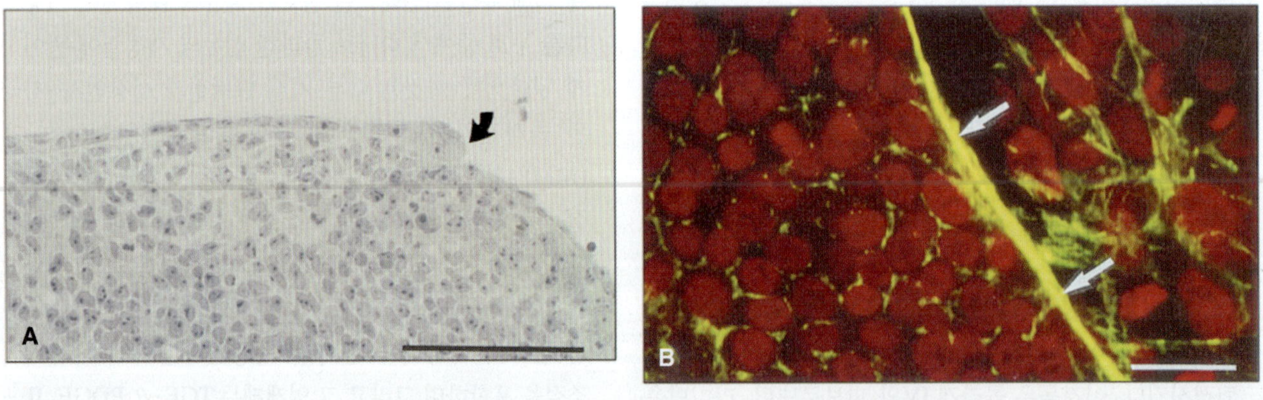

그림 2-19 *발생학상의 회복. A. 태아 각질형성세포는 기질을 교차하여 기어가기 위하여 그것들의 액신 세포뼈대를 재조직하는 것 없이 sweeping fashion으로 이동한다.(앞 가장자리에 있는 화살표) B. actin cable(화살표)은 신속하게 태아 상처 가장자리에서 발달하고 진짜 줄기전(pure-string mechanism)에서 상피세포를 함께 당긴다. (출처: Martin, P:Wound healing-Aiming for perfect skin regeneration. Science 1997;276: 75-81.)*

참고문헌 (References)

1. Kirsner, RS, Eaglstein, WH, Kerdel, FA, et al: Split-thickness skin grafts for lower extremity ulcerations. Dermatol Surg 1997; 25:85.
2. Kirsner, RS, Bogensberger, G: The normal healing process. In: Kloth, LC, McCulloch, JM. (eds): Wound Healing: Alternatives in Management. Philadelphia, FA Davis, 2001, pp. 3–34.
3. Zitelli, J: Wound healing for the clinician. Adv Dermatol 1987; 2:243.
4. Kirsner, RS, Eaglstein, WH: The wound healing process. Dermatol Clin 1993; 11:629
5. Krawczyk, WS: A pattern of epidermal cell migration during wound healing. J Cell Biol 1971; 49:247.
6. Venter, JC, Adams, MD, Myers, EW, et. al: The sequence of the human genome. Science 2001; 291.
7. The International Human Genome Mapping Consortium: A physical map of the human genome. Nature 2001; 409: 934–941.
8. Lodish, HF, Berk, A, Zipursky, SL, et al: Integrating cells into tissues. In Molecular Cell Biology. New York, WH Freeman, 1999, pp. 968–1002.
9. Schulze, H, Shivdasani, RA: Mechanisms of thrompopoiesis. J Thromb Haemost 2005; 3:1717–1724.
10. Burkitt, HG, Young, B, Heath, JW: Blood. In: Wheater's Functional Histology: A Text and Colour Atlas. Churchill Livingstone, Hong Kong, 1993, pp. 42–60.
11. Ruggeri, ZM, Mendolicchio, GL: Adhesion mechanisms in platelet function. Circ Res 2007; 100:1673–1685.
12. Ruggeri, ZM: Platelets in atherothrombosis. Nat Med 8: 1227–1234, 2002.
13. Plow, EF, Pierschbacher, MD, Ruoslahti, E, et al: Related binding mechanisms for fibrinogen, fibronectin, von Willebrand factor, and thrombospondin on thrombin-stimulated human platelets. Blood 1985; 66:724-727.
14. Macfarlane, RG: An enzyme cascade in the blood clotting mechanism and its function as a biological amplifier. Nature 1964; 202:498–499.
15. Davie, EW, Ratnoff, OD: Waterfall sequence for intrinsic blood clotting. Science 1964; 145:1310–1312.
16. Monroe, DM, Roberts, HR, Hoffman, M: Platelet procoagulant complex assembly in a tissue factor-initiated system. Br J Haematol 1994; 88:364–371.
17. Monroe, DM, Hoffman, M, Roberts, HR: Transmission of a procoagulant signal from tissue factor-bearing cell to platelets. Blood Coagul Fibrinolysis 1996; 7:459–464.
18. Hoffman, M, Monroe, DM, Oliver, JA, et. al: Factors IXa and Xa play distinct roles in tissue factor-dependent initiation of coagulation. Blood 1995; 86:1794–1801.
19. Hoffman, M, Monroe, DM: Coagulation 2006: A modern view of hemostasis. Hematol Oncol Clin N Am 2007; 21:1–11.
20. Alberio, L, Safa, O, Clemetson, KJ, et. al: Surface expression and functional characterization of alpha-granule factor V in human platelets: Effects of ionophore A23187, thrombin, collagen, and convulxin. Blood 2000; 95:1694–1702.
21. Dale, GL: Stimulated platelets use seratonin to enhance their retention of procoagulant proteins on the cell surface. Nature 2002; 415:175–179.
22. Kempton, CL, Hoffman, M, Roberts, HR, et al: Platelet heterogeneity: Variation in coagulation complexes on platelet subpopulations. Arterioscler Thromb Vasc Biol 2005; 25:861–866.
23. Bauer, EA, Cooper, TW, Huang, JS, et al: Stimulation of in vitro human skin collagenase expression by platelet-derived growth factor. Proc Natl Acad Sci USA 1985; 82:4132–4136.
24. Brissett, AE, Hom, DB: The effects of tissue sealants, platelet gels, and growth factors on wound healing. Curr Opin Otolaryngol Head Neck Surg 2003; 11:245–250.
25. Weisel, JW, Francis, CW, Nagaswami, C, et al: Determination of the topology of factor XIIIa-induced fibrin gamma-chain cross-links by electron microscopy of ligated fragments. J Biol Chem1993; 268:26618–26624.
26. Mosesson, MW, Siebenlist, KR, Meh, DA: The structure and biological features of fibrinogen and fibrin. Ann N Y Acad Sci 2001; 936:11–30.
27. DiStasio, E, Nagaswami, C, Weisel, JW, et al: Cl- regulates the structure of the fibrin clot. Biophys J 1998; 75:1973–1979.
28. Standeven, KF, Ariens, RA, Grant, PJ: The molecular physiology and pathology of fibrin structure/function. Blood Rev 2005; 19:275–288.
29. Parise, P, Morini, M, Agnelli, G, et al: Effects of low molecular weight heparins on fibrin polymerization and clot sensitivity to tPA-induced lysis. Blood Coagul Fibrinolysis 1993; 4:721–727.
30. Collen, A, Smorenburg, SM, Peters, E, et al: Unfractionated and low molecular weight heparin affect fibrin structure and angiogenesis in vitro. Cancer Res 2000; 60:6196–6200.
31. Collet, JP, Allali, Y, Lesty, C, et al: Influence of fibrin network conformation and fibrin fiber diameter on fibrinolysis speed: Dynamic and structural approaches by confocal microscopy. Arterioscler Thromb Vasc Biol 2000; 20:1354–1361.
32. Collen, A, Koolwijk, P, Kroon, ME, et al: Influence of fibrin structure on the formation and maintenance of capillary-like tubules by human microvascular endothelial cells. Angiogenesis 1998; 2:153–165.
33. Bennett, JS: Platelet-fibrinogen interactions. Ann N Y Acad Sci 2001; 936:340–354.
34. Martinez, J, Ferber, A, Bach, TL.,et al: Interaction of fibrin with VE-cadherin. Ann N Y Acad Sci 2001; 936:386–405.
35. Ugarova, TP, Yakubenko, VP: Recognition of fibrinogen by leukocyte integrins. Ann N Y Acad Sci 2001; 936:368–385.
36. Yakovlev, S, Zhang, L, Ugarova, T, et al: Interaction of fibrin(ogen) with leukocyte receptor alpha M beta 2 (Mac-1): Further characterization and identification of a novel binding region within the central domain of the fibrinogen gamma-module. Biochemistry 2005; 44:617–626.
37. Rybarczyk, BJ, Lawrence, SO, Simpson-Haidaris, PJ: Matrix-fibrinogen enhances wound closure by increasing both cell proliferation and migration. Blood 2003; 102:4035–4043.
38. Nisato, RE, Tille, JC, Jonczyk, A, et al: Alpha-v-beta-3 and alpha-v-beta-5 integrin antagonists inhibit angiogenesis in vitro. Angiogenesis 2003; 6:105–119.
39. Sahni, A, Francis, CW: Stimulation of endothelial cell proliferation by FGF-2 in the presence of fibrinogen requires alpha-v-beta-3. Blood 2004; 104:3635–3641.
40. Suehiro, K, Gailit, J, Plow, EF: Fibrinogen is a ligand for integrin alpha-5-beta-1 on endothelial cells. J Biol Chem 1997; 272:5360–5366.
41. Farrell, DH, al Mondhiry, HA: Human fibroblast adhesion to fibrinogen. Biochemistry 1997; 36:1123–1128.
42. Gailit, J, Clarke, C, Newman, D, et al: Human fibroblasts bind directly to fibrinogen at RGD sites through integrin alpha(v)beta3. Exp Cell Res 1997; 232:118–126.
43. Gailit, J, Clark, RAF: Studies in vitro on the role of alpha-v and beta-1 integrins in the adhesion of human dermal fibroblasts to provisional matrix proteins fibronectin, vitronectin, and fibrinogen. J Invest Dermatol 1996; 106: 102 108.
44. Collen, A, Hanemaaijer R, Lupu F, et al: Membrane-type matrix metalloproteinase-mediated angiogenesis in a fibrin-collagen matrix. Blood 2003; 101:1810–1817.
45. Marx, G: Immunological monitoring of fenton fragmentation of fibrinogen. Free Radic Res Commun 1991; 12-13:517–520.
46. Carmeliet, P: Angiogenesis in health and disease. Nat Med 2003; 9:653–660.
47. Folkman, J: Fundamental concepts of the angiogenic process. Curr Mol Med 2003; 3:643–651.
48. Becker, JC, Domschke, W, Pohle, T: Biological in vitro effects of fibrin glue: Fibroblast proliferation, expression, and binding of growth factors. Scand J Gastroenterol 2004; 39:927–932.
49. Kilarski, WW, Jura, N, Gerwins, P An ex vivo model for functional studies of myofibroblasts. Lab Invest 2005; 85:643–654.
50. Kubo, M, Van De Water, L, Plantefaber, LC, et al: Fibrinogen and fibrin are anti-adhesive for keratinocytes: A mechanism for fibrin eschar slough during wound repair. J Invest Dermatol 2001; 117:1369–1381.
51. Szymanski, LM, Pate, RR, Durstine, JL: Effects of maximal exercise

and venous occlusion on fibrinolytic activity in physically active and inactive men. J Appl Physiol 1994; 77:2305–2310.
52. Cook-Mills, JM, Deem, TL: Active participation of endothelial cells in inflammation. J Leukoc Biol 2005; 77:487–495.
53. Luscinskas, FW, Cybulsky, MI, Kiely, JM, et al: The role of endothelial cell lateral junctions during leukocyte trafficking. Immunol Rev 2002; 186:57–67.
54. Gopalan, PK, Burns, AR, Simon, SI, et al: Preferential sites for stationary adhesion of neutrophils to cytokine-stimulated HUVEC under flow conditions. J Leukoc Biol 2000; 68:7–57.
55. Mamdouh, Z, Chen, X, Pierini, LM, et al: Targeted recycling of PECAM from endothelial surface-connected compartments during diapedesis. Nature 2003; 421:748–753.
56. Muller, WA: Migration of leukocytes across endothelial junctions: Some concepts and controversies. Microcirculation 2001; 8:181–193.
57. Shaw, SK, Bamba, PS, Perkins, BN, et al: Real-time imaging of vascular endothelial-cadherin during leukocyte transmigration across endothelium. J Immunol 2001; 167:2323–2330.
58. Feng, D, Nagy, JA, Hipp, J, et al: Neutrophils emigrate from venules by a transendothelial cell pathway in response to fMLP. J Exp Med 1998; 187:903–915.
59. Vestweber, D: Adhesion and signaling molecules controlling the transmigration of leukocytes through endothelium. Immunol Rev 2007; 218:178–196.
60. Hoshi, O, Ushiki, T: Scanning electron microscopic studies on the route of neutrophil extravasation in the mouse after exposure to the chemotactic peptide N-formyl-methionyl-leucyl-phenylalanine (fMLP). Arch Histol Cytol 1999; 62:253–260.
61. Rose, DM, Alon, R, Ginsberg, MH: Integrin modulation and signaling in leukocyte adhesion and migration. Immunol Rev 2007; 218:126–134.
62. McEver, RP: Role of PSGL-1 binding to selectins in leukocyte recruitment. J Clin Invest 1997; 100:485–491.
63. Kunkel, EJ, Ley, K: Distinct phenotype of E-selectin-deficient mice: E-selectin is required for slow leukocyte rolling in vivo. Circ Res, 1996; 79:1196–1204.
64. Smith, ML, Olson, TS, Ley, K: CXCR2- and E-selectin-induced neutrophil arrest during inflammation in vivo. J Exp Med 2004; 200:935–939.
65. DeGrendele, HC, Estess, P, Picker, LJ, et al: CD44 and its ligand hyaluronate mediate rollng under physiological flow: A novel lymphocyte-endothelial cell primary adhesion pathway. J Exp Med 1996; 183:1119–1130.
66. Sanchez-Madrid, F, Angel delPozo, M: Leukocyte polarization in cell migration and immune interactions. EMBO J 1999; 18:501–511.
67. Shimonaka, M, Katagiri, K, Nakayama, T, et al: Rap1 translates chemokine signals to integrin activation, cell polarization, and motility across vascular endothelium under flow. J Cell Biol 2003; 161:417–427.
68. Green, GE, Schaff, UY, Sarantos, MR, et al: Dynamic shifts in LFA-1 affinity regulate neutrophil rolling, arrest, and transmigration on inflamed endothelium. Blood 2006; 107:2101–2111.
69. Alon, R, Dustin, M: Force as a facilitator of integrin conformation changes during leukocyte arrest on blood vessels and antigen-presenting cells. Immunity 2007; 26:17–27.
70. Schwartz, MA, Horwitz, AR: Integrating adhesion, protrusion, and contraction during cell migration. Cell 2006; 125:1223–1225.
71. Gupton, SL, Waterman-Storer, CM: Spatiotemporal feedback between actomyosin and focal adhesion systems optimizes rapid cell migration. Cell 2006; 125:1361–1374.
72. Marchesi, VT, Florey, HW: Electron micrographic observations on the emigration of leukocytes. Q J Exp Physiol Cogn Med Sci 1960; 45:343–348.
73. Williamson, J, Grisham, J: Electron microscopy of leukocytic margination and emigration in acute inflammation in dog pancreas. Am J Pathol 1961; 39:239–256.
74. Marchesi, VT: The site of leukocyte emigration during inflammation. Q J Exp Physiol Cogn Med Sci 1961; 46:115–118.
75. Hurley, J, Xeros, N: Electron microscopic observation on the emigration of leukocytes. Aust J Exp Biol Med Sci 1961; 39:609–624.
76. Liao, F, Huynh, HK, Eiroa, A, et al: Soluble domain 1 of platelet-endothelial cell adhesion molecule (PECAM) is sufficient to block transendothelial migration in vitro and in vivo. J Exp Med 1997; 185:1349–1357.
77. Duncan, GS, Andrew, DP, Takimoto, H, et. al: Genetic evidence for functional redundancy of platelet/endothelial cell adhesion molecule-1 (PECAM-1): CD31-deficient mice reveal PECAM-1-independent functions. J Immunol 1999; 162:3022–3030.
78. Liao, F, Huynh, HK, Eiroa, A, et al: Migration of monocytes across endothelium and passage through extracellular matrix involve separate molecular domains of PECAM-1. J Exp Med 1995; 182:1337–1343.
79. Wakelin, MW, Sanz, MJ, Dewar, A, et. al: An anti-platelet-endothelial cell adhesion molecule-1 antibody inhibits leukocyte extravasation from mesenteric microvessels in vivo by blocking the passage through the basement membrane. J Exp Med 1996; 184:229–239.
80. Martin-Padura, I, Lostaglio, S, Schneemann, M, et. al: Junctional adhesion molecule, a novel member of the immunoglobulin superfamily that distributes at intercellular junctions and modulates monocyte transmigration. J Cell Biol 1998; 142:117–127.
81. Malergue, F, Galland, F, Martin, F, et al: A novel immunoglobulin superfamily junctional molecule expressed by antigen presenting cells, endothelial cells, and platelets. Mol Immunol 1998; 35:1111–1119.
82. Liu, Y, Nusrat, A, Schnell, F, et. al: Human junction adhesion molecule regulates tight junction resealing in epithelia. J Cell Sci 2000; 113:2363–2374.
83. Itoh, M, Sasaki, H, Furuse, M, et al: Junctional adhesion molecule (JAM) binds to PAR-3: A possible mechanism for the recruitment of PAR-3 to tight junctions. J Cell Biol 2001; 154:491–497.
84. Cera, MR, Del Prete, A, Vecchi, A, et. al: Increased DC trafficking to lymph nodes and contact hypersensitivity in junctional adhesion molecule-A-deficient mice. J Clin Invest 2004; 114:729–738.
85. Corada, M, Chimenti, S, Cera, MR, et. al: Junctional adhesion molecule-A-deficient polymorphonuclear cells show reduced diapedesis in peritonitis and heart ischemia-reperfusion injury. Proc Natl Acad Sci USA 2005; 102:10634–10639.
86. Wegmann, F, Petri, B, Khandoga, AG, et. al: ESAM supports neutrophil extravasation, activation of Rho and VEGF-induced vascular permeability. J Exp Med 2006; 203:1671–1677.
87. Herren, B, Levkau, B, Raines, EW, et al: Cleavage of beta-catenin and plakoglobin and shedding of VE-cadherin during endothelial apoptosis: Evidence for a role for caspases and metalloproteinases. Mol Biol Cell 1998; 9:1589–1601.
88. Zarbock, A, Polanowska-Grabowska, RK, Ley, K: Platelet-neutrophil-interactions: Linking hemostasis and inflammation. Blood Rev 2007; 21:99–111.
89. Engelhardt, E, Toksoy, A, Goebeler, M, et al: Chemokines IL-8, GRO-alpha, MCP-1, IP-10, and Mig are sequentially and differentially expressed during phase-specific infiltration of leukocyte subsets in human wound healing. Am J Pathol 1998; 153:1849–1860.
90. Clark, RA: The Molecular and Cellular Biology of Wound Repair. New York, Plenum Press, 1996.
91. Weiss, SJ: Tissue destruction by neutrophils. N Engl J Med 1989; 320:365–376.
92. Eming, SA, Krieg, T, Davidson, JM: Inflammation in wound repair: Molecular and cellular mechanisms. J Invest Dermatol 2007; 127:514–525.
93. Tsirogianni, AK, Moutsopoulos, NM, Moutsopoulos, HM: Wound healing: Immunological aspects. Injury 2006; 37S:S5–S12.
94. Leibovich, SJ, Ross, R: A macrophage-dependent factor that stimulates the proliferation of fibroblasts in vitro. Am J Pathol 1976; 84:501–514.
95. Rappolee, DA, Mark, D, Banda, MJ, et. al: Wound macrophages express TGF-alpha and other growth factors in vivo: Analysis by mRNA phenotyping. Science 1988; 241:708–712.
96. Trautmann, A, Toksoy, A, Engelhardt, E, et al: Mast cell involvement in normal human skin wound healing: Expression of MCP-1 is correlated with recruitment of mast cells which synthesize IL-4 in vivo. J Pathol 2000; 190:100–106.

97. Park, JE, Barbul, A: Understanding the role of immune regulation in wound healing. Am J Surg 2004; 187:11S–16S.
98. Fishel, RS, Barbul, A, Beschorner, WE, et al: Lymphocyte participation in wound healing: Morphologic assessment using monoclonal antibodies. Ann Surg 1987; 2006:25–29.
99. Theilgaard-Monch, K, Knudsen, S, Follin, P, et al: The transcriptional activation program of human neutrophils in skin lesions supports their important role in wound healing. J Immunol 2004; 172:7684–7693.
100. Martin, P, Leibovich, SJ: Inflammatory cells during wound repair: The good, the bad and the ugly. Trends Cell Biol 2005; 15:599–607.
101. Borregaard, N, Sorensen, OE, Theilgaard-Monch, K: Neutrophil granules: A library of innate immunity proteins. Trends Immunol 2007; 28:340–345.
102. Selsted, ME, Ouellette, AJ: Mammalian defensins in the antimicrobial immune response. Nat Immunol 2005; 6:551–557.
103. Nathan, C: Neutrophils and immunity: Challenges and opportunities. Nat Rev Immunol 2006; 6:173–182.
104. Segal, AW: How neutrophils kill microbes. Ann Rev Immunol 2005; 23:197–223.
105. Segal, AW, Dorling, J, Coade, S: Kinetics of fusion of the cytoplasmic granules with phagocytic vacuoles in human polymorphonuclear leukocytes: Biochemical and morphological studies. J Cell Biol 1980; 85:42–59.
106. Saville, J, Haslett, C: Granulocyte clearance by apoptosis in the resolution of inflammation. Semin Cell Biol 1995; 6:385–393.
107. Crowther, M, Brown, NJ, Bishop, ET, et al: Microenvironmental influence on macrophage regulation of angiogenesis in wounds and malignant tumors. J Leukoc Biol 2001; 70:478–490.
108. Stout, RD, Suttles, J: T-cell signaling of macrophage function in inflammatory disease. Frontiers Biosci 1997; 2:d197–d206.
109. Stout, RD, Suttles, J: T-cell signaling of macrophage activation. In: Landes, RG. (ed.): Cell Contact-dependent and Cytokine Signals. Austin, TX, Springer-Verlag, 1995.
110. Gordon, S: Alternative action of macrophages. Nat Rev Immunol 2003; 3:23–35.
111. Mosser, DM: The many faces of macrophage activation. J Leukoc Biol 2003; 73:209–212.
112. Goerdt, S, Orfanos, CE: Other functions, other genes: Alternative activation of antigen-presenting cells. Immunity 1999; 10:137–142.
113. Mills, CD, Kincaid, K, Alt, JM, et al: M-1/M-2 macrophages and the Th1/Th2 paradigm. J Immunol 2000; 164:6166–6173.
114. Stout, RD, Jiang, C, Matta, B, et al: Macrophages sequentially change their functional phenotype in response to changes in microenvironmental influences. J Immunol 2005; 175:342–349.
115. Wells, CA, Ravasi, T, Sultana, R, et al: Genetic control of the innate immune response. BMC Immunol 2003; 4:5–23.
116. Williams, L, Jarai, G, Smith, A, et al: IL-10 expression profiling in human monocytes. J Leukoc Biol 2002; 72:800–809.
117. Lang, R, Patel, D, Morris, JJ, et al: Shaping gene expression in activated and resting primary macrophages by IL-10. J Immunol 2002; 169:2253–2263.
118. Stout, RD, Suttles, J: Functional plasticity of macrophages: Reversible adaptation to changing microenvironments. J Leukoc Biol 2004; 76:509–513.
119. Wahl, SM: Host immune factors regulating fibrosis. In: Evered, D, Whelan, J (eds.) Fibrosis. Ciba Foundation Symposium Series, No. 114, Pitman, London, 1985.
120. Barbul, A: Immune aspects of wound care. Clin Plast Surg 1990; 17:433–442
121. Kovacs, EJ, DiPietro, LA: Fibrogenic cytokines and connective tissue production. FASEB J 1994; 8:854–861.
122. Wei, LH, Kuo, ML, Chen, CA, et al: Interleukin-6 in cervical cancer: The relationship with vascular endothelial growth factor. Gynecol Oncol 2001; 82:49–56.
123. Wang, Z, Castresana, MR, Newman, WH: Reactive oxygen and NF-kappa B in VEGF-induced migration of human vascular smooth muscle cells. Biochem Biophys Res Commun 2001; 285:669–674.
124. Roesel, JF, Nanney, LB: Assessment of differential cytokine effects on angiogenesis using an in vivo model of cutaneous wound repair. J Surg Res 1995; 58:449–459.
125. Galluchi, RM, Sugawara, T, Yucesoy, B, et al: Interleukin-6 treatment augments cutaneous wound healing in immunosuppressed mice. J Interferon Cytokine Res 2001; 21:603–609.
126. Malecaze, F, Simorre, P, Chollet, JL, et al: Interleukin-6 in tear fluid after photorefractive keratectomy and its effects on keratocytes in culture. Cornea 1997; 16:580–587.
127. Hankenson, KD, Watkins, BA, Schoenlein, IA, et al: Omega-3 fatty acids enhance ligament fibroblast collagen formation in association with changes in interleukin-6 production. Proc Soc Exp Biol Med 2000; 223:88–95.
128. Swift, ME, Kleinman, HK, DiPietro, LA. Impaired wound repair and delayed angiogenesis in aged mice. Lab Invest 1999; 79:1479–1487.
129. Kibe, Y, Takenaka, H, Kishimoto, S: Spatial and temporal expression of basic fibroblast growth factor protein during wound healing of rat skin. Br J Dermatol 2000; 143:720–727.
130. Kelley, CJ, Gallagher, H, Wolf, BA, et al: Alterations in macrophage signal transduction pathways mediate post-traumatic changes in macrophage function. J Surg Res 1994; 57:221–226.
131. Ozawa, K, Kondo, T, Hori, O, et al: Expression of the oxygen-regulated protein ORP 150 accelerates wound healing by modulating intracellular VEGF transport. J Clin Invest 2001; 108:41–50.
132. Gu, Q, Wang, D, Gao, Y, et al: Expression of MMP 1 in surgical and radiation-impaired wound healing and its effects on the healing process. J Environ Pathol Toxicol Oncol 2002; 21:71–78.
133. Schaffer, MR, Tantry, U, van Wesep, RA, et al: Nitric oxide metabolism in wounds. J Surg Res 1997; 71:25–31.
134. Reichner, JS, Meszaros, AJ, Louis, CA, et al: Molecular and metabolic evidence for the restricted expression of inducible nitric oxide synthase in healing wounds. Am J Pathol 1999; 154:1097–1104.
135. Lee, RH, Efron, D, Tantry, U, et al: Nitric oxide in the healing wound: A time-course study. J Surg Res 2001; 101:104–108.
136. Sunderkotter, C, Goebeler, M, Schulze-Osthoff, K, et al: Macrophage-derived angiogenesis factors. Pharmacol Ther 1991; 51:195–216.
137. Shapiro, SD, Campbell, EJ, Senior, RM, et al: Proteinases secreted by human mononuclear phagocytes. J Rheumatol Suppl 1991; 27:95–98.
138. Allen, DB, Maguire, JJ, Mahdavian, M, et al: Wound hypoxia and acidosis limit neutrophil bacterial killing mechanisms. Arch Surg 1997; 132:991–996.
139. Niinikoski, JC, Heughan, C, Hunt, TK. Oxygen and carbon dioxide tensions in experimental wounds. Surg Gynecol Obstet 1971; 133:1003–1007.
140. Burke, B, Giannoudis, A, Corke, KP, et al: Hypoxia-induced gene expression in human macrophages: Implications for ischemic tissues and hypoxia-regulated gene therapy. Am J Pathol 2003; 163:1233–1243.
141. Talks, KL, Turley, H, Gatter, KC, et al: The expression and distribution of the hypoxia-inducible factors HIF-1a and HIF-2a in normal human tissues, cancers, and tumor-associated macrophages. Am J Pathol 2000; 157:411–421.
142. Semenza, GL: Signal transduction to hypoxia-inducible factor 1. Biochem Pharmacol 2002; 64:993–998.
143. Lewis, CE, Murdoch, C Macrophage responses to hypoxia: Implications for tumor progression. Am J Pathol 2005; 167:627–635.
144. Albina, JE, Henry, W, Mastrofrancesco, B, et al: Macrophage activation by culture in an anoxic environment. J Immunol 1995; 155:4391–4396.
145. Jaffe, EA, Ruggiero, JT, Falcone, DJ: Monocytes and macrophages synthesize and secrete thrombospondin. Blood 1985; 65:79–84.
146. Belperio, JA, Keane, MP, Douglas, AA, et al: CXC chemokines in angiogenesis. J Leukoc Biol 2000; 68:1–8.
147. Fivenson, DP, Faria, DT, Nickoloff, BJ, et al: Chemokine and inflammatory cytokine changes during chronic wound healing. Wound Repair Regen 1997; 5:310–322.

148. Cumberbatch, M, Dearman, RJ, Griffiths, CE, et al: Langerhans cell migration. Clin Exp Dermatol 2000; 25:413–418.
149. Schuler, G, Steinman, R M: Murine epidermal Langerhans cells mature into potent immunostimulatory dendritic cells in vitro. J Exp Med 1985; 161:526–546.
150. Heufler, C, Koch, F, Schuler, G: Granulocyte/macrophage colony-stimulating factor and interleukin 1 mediate the maturation of murine epidermal Langerhans cells into potent immunostimulatory dendritic cells. J Exp Med 1988; 167:700–705.
151. Havran, WL, Jameson, JM, Witherden, DA: Epithelial cells and their neighbors III: Interactions between intraepithelial lymphocytes and neighboring epithelial cells. Am J Physiol Gastrointest Liver Physiol 2005; 289:627–630.
152. Jameson, JM, Cauvi, G, Witherden, DA, et al: A role for skin γδ T cells in wound repair. Science 2002; 296:747–749.
153. Jameson, JM, Cauvi, G, Sharp, LL, et al: γδ-T cell-induced hyaluronan production by epithelial cells regulates inflammation. J Exp Med 2005; 201:1269–1279.
154. Marshall, JS: Mast-cell response to pathogens. Nat Rev Immunol 2004; 4:787–799.
155. Weller, CL, Collington, SJ, Brown, JK, et al: Leukotriene B_4, an activation product of mast cells, is a chemoattractant for their progenitors. J Exp Med 2005; 201:1961–1971.
156. Davidson, S, Gilead, L, Amira, M, et al: Synthesis of chondroitin sulfate D and heparin proteoglycans in murine lymph node-derived mast cells: The dependence on fibroblasts. J Biol Chem 1990; 265:12324–12330.
157. Gilead, L, Livni, N, Eliakim, R, et al: Human gastric mucosal mast cells are chondroitin sulfate E-containing cells. Immunology 1987; 62:23–28.
158. Nathan, C: Points of control in inflammation. Nature 2002; 420:846–852.
159. Mellor, EA, Frank, N, Soler, D, et al: Expression of the type 2 receptor for cysteinyl leukotrienes (CysLT2R) by human mast cells: Functional distinction from CysLT1R. Proc Natl Acad Sci USA 2003; 100:11589–11593.
160. Tepper, OM, Capla, JM, Galiano, RD, et al: Adult vasculogenesis occurs through the in situ recruitment, proliferation, and tubulization of circulating bone marrow derived cells. Blood 2005; 105:1068–1077.
161. Reyes, M, Dudek, A, Jahagirdar, B, et al: Origin of endothelial progenitors in human postnatal bone marrow. J Clin Invest 2002; 109:337–346.
162. Takahashi, T, Kalka, C, Masuda, H, et al: Ischemia- and cytokine-induced mobilization of bone marrow-derived endothelial progenitor cells for neovascularization. Nat Med 1999; 5:434–438.
163. Asahara, T, Murohara, T, Sullivan, A, et al: VEGF contributes to postnatal neovascularization by mobilizing bone marrow-derived endothelial cells. EMBO J 1999; 18:3964–3972.
164. Bauer, SM, Goldstein, LJ, Bauer, RJ, et al: The bone marrow-derived endothelial progenitor cell response is impaired in delayed wound healing from ischemia. J Vasc Surg 2006; 43:134–141.
165. Bauer, SM, Bauer, RJ, Velazquez, OC: Angiogenesis, vasculogenesis, and induction of healing in chronic wounds. Vasc Endovascular Surg 2005; 39: 293–306.
166. Bauer, SM, Bauer, RJ, Liu, ZJ, et al: Vascular endothelial growth factor-C promotes vasculogenesis, angiogenesis, and collagen constriction in three-dimensional collagen gels. J Vasc Surg 2005; 41:699–707.
167. Hanahan, D: Signaling vascular morphogenesis and maintenance. Science 1997; 277:48–50.
168. Carmeliet, P: Mechanism of angiogenesis and arteriogenesis. Nat Med 2000; 6:389–395.
169. Velazquez, OC, Snyder, R, Liu, ZJ, et al: Fibroblast-dependent differentiation of human microvascular endothelial cells into capillary-like 3-dimensional networks. FASEB J 2002; 16:1316–1318.
170. Liu, ZJ, Snyder, R, Souma, A, et al: VEGF-A and alphaVbeta3 integrin synergistically rescue angiogenesis via N-Ras and PI3-K signaling in human microvascular endothelial cells. FASEB J 2003; 17:1931–1933.
171. Ceradini, DJ, Kulkarni, AR, Callaghan, MJ, et al: Progenitor cell trafficking is regulated by hypoxic gradients through HIF-1 induction of SDF-1. Nat Med 2004; 10:858–864.
172. Aicher, A, Heeschen, C, Mildner-Rihm, C, et al: Essential role of endothelial nitric oxide synthase for mobilization of stem and progenitor cells. Nat Med 2003; 9:1370–1376.
173. Arnold, F, West, D, Kumar, S: Wound healing: The effect of macrophage and tumor derived angiogenesis factors on skin graft vascularization. Bri J Exp Pathol 1987; 68:569–574.
174. Kalebic, T, Garbisa, S, Glaser, B, et al: Basement membrane collagen: Degradation by migrating endothelial cells. Science 1983; 221:281.
175. Li, J, Zhang, Y, Kirsner, RS. Angiogenesis in wound repair: Angiogenic growth factors and the extracellular matrix. Microsc Res Tech 2003; 60:107–114.
176. Keck, PJ, Hauser, SD, Krivi, G, et al: Vascular permeability factor, an endothelial cell mitogen related to PDGF. Science 1989; 246:1309–1313.
177. Suri, C, Jones, P, Patan, S, et al: Requisite role of angiopoietin-1, a ligand for the TIE2 receptor, during embryonic angiogenesis. Cell 1996; 87:1171–1180.
178. Folkman, J, Klagsbrun, M: Angiogenic factors. Science 1987; 235: 442–448.
179. Yang, EY, Moses, HL: Transforming growth factor beta 1-induced migration, proliferation, and angiogenesis in the chicken chorioallantoic membrane. J Cell Biol 1990; 111:731–741.
180. de Vries, C, Escobedo, JA, Ueno, H, et al: The fms-like tyrosine kinase, a receptor for vascular endothelial growth factor. Science 1992; 255:989–991.
181. Conn, G, Bayne, ML, Soderman, DD, et al: Amino acid and cDNA sequences of a vascular endothelial cell mitogen that is homologous to platelet-derived growth factor. Proc Natl Acad Sci USA 1990; 87:2628–2632.
182. Senger, DR, Ledbetter, SR, Claffey, KP, et al: Stimulation of endothelial cell migration by vascular permeability factor/vascular endothelial growth factor through cooperative mechanisms involving the alphavbeta3 integrin, osteopontin, and thrombin. Am J Pathol 1996; 149:293–305.
183. Senger, DR, Claffey, KP, Benes, JE, et al: Angiogenesis promoted by vascular endothelial growth factor: Regulation through alpha1beta1 and alpha2beta1 integrins. Proc Natl Acad Sci USA 1997; 94:13612–13617.
184. Gerber, HP, Dixit, V, Ferrara, N: Vascular endothelial growth factor induces expression of the antiapoptotic proteins Bcl-2 and A1 in vascular endothelial cells. J Biol Chem 1998; 237:13313–13316.
185. Berse, B, Brown, LF, Van de Water, L, et al: Vascular permeability factor (vascular endothelial growth factor) gene is expressed differentially in normal tissues, macrophages, and tumors. Mol Biol Cell 1992; 3:211–220.
186. Papapetropoulos, A, Fulton, D, Mahboubi, K, et al: Angiopoietin-1 inhibits endothelial cell apoptosis via the Akt/survivin pathway. J Biol Chem 2000; 275:9102–9105.
187. Fujikawa, K, de Aos, Scherpenseel, I, Jain, SK, et al: Role of PI 3-kinase in angiopoietin-1-mediated migration and attachment-dependent survival of endothelial cells. Exp Cell Res 1999; 253:663–672.
188. Hayes, AJ, Huang, WQ, Mallah, J, et al: Angiopoietin-1 and its receptor Tie-2 participate in the regulation of capillary-like tubule formation and survival of endothelial cells. Microvasc Res 1999; 58:224–237.
189. Peters, KG, Werner, S, Chen, G, et al: Two FGF receptor genes are differentially expressed in epithelial and mesenchymal tissues during limb formation and organogenesis in the mouse. Development 1992; 114:233–243.
190. Brown, KJ, Maynes, SF, Bezos, A, et al: A novel in vitro assay for human angiogenesis. Lab Invest 1996; 75:539–555.
191. Kanda, S, Landgren, E, Ljungstrom, M, et al: Fibroblast growth factor receptor 1 induced differentiation of endothelial cell line established from tsA58 large T transgenic mice. Cell Growth Differ 1996; 7:383–395.

192. Baird, A, Mormede, P, Bohlen, P: Immunoreactive fibroblast growth factor in cells of peritoneal exudate suggests its identity with macrophage-derived growth factor. Biochem Biophys Res Commun 1985; 126:358–364.
193. Schweigerer, L, Neufeld, G, Friedman, J, et al: Capillary endothelial cells express basic fibroblast growth factor, a mitogen that promotes their own growth. Nature 1987; 325:257–259.
194. Kandel, J, Bossy-Wetzel, E, Radvanyi, F, et al: Neovascularization is associated with a switch to the export of bFGF in the multistep development of fibrosarcoma. Cell 1991; 66:1095–1104.
195. Gualandris, A, Presta, M: Transcriptional and posttranscriptional regulation of urokinase-type plasminogen activator expression in endothelial cells by basic fibroblast growth factor. J Cell Physiol 1995; 162:400–409.
196. Sepp, NT, Li, LJ, Lee, KH, et al: Basic fibroblast growth factor increases expression of the alpha v beta 3 integrin complex on human microvascular endothelial cells. J Invest Dermatol 1994; 103:295–299.
197. Brooks, PC, Stromblad, S, Sanders, LC, et al: Localization of matrix metalloproteinase MMP-2 to the surface of invasive cells by interaction with integrin alpha v beta 3. Cell 1996; 85:683–693.
198. Franzen, P, ten Dijke, P, Ichijo, H, et al: Cloning of a TGF-beta type I receptor that forms a heteromeric complex with the TGF beta type II receptor. Cell 1993; 75:681–692.
199. Lin, HY, Wang, XF, Ng-Eaton, E, et al: Expression cloning of the TGF-beta type II receptor, a functional transmembrane serine/threonine kinase. Cell 1992; 68:775–785.
200. Merwin, JR, Anderson, JM, Kocher, O, et al: Transforming growth factor beta 1 modulates extracellular matrix organization and cell-cell junctional complex formation during in vitro angiogenesis. J Cell Physiol 1990; 142:117–128.
201. Enenstein, J, Waleh, NS, Kramer, RH: Basic FGF and TGF-beta differentially modulate integrin expression of human microvascular endothelial cells. Exp Cell Res 1992; 203:499–503.
202. Collo, G, Pepper, MS: Endothelial cell integin alpha5beta1 expression is modulated by cytokines and during migration in vitro. J Cell Sci 1999; 112:569–578.
203. Sankar, S, Mahooti-Brooks, N, Bensen, L, et al: Modulation of transforming growth factor beta receptor levels on microvascular endothelial cells during in vitro angiogenesis. J Clin Invest 1996; 97:1436–1446.
204. Falcone, DJ, McCaffrey, TA, Haimovitz-Friedman, A, et al: Transforming growth factor-beta 1 stimulates macrophage urokinase expression and release of matrix-bound basic fibroblast growth factor. J Cell Physiol 1993; 155:595–605.
205. Kim, KY, Jeong, SY, Won, J, et al: Induction of angiogenesis by expression of soluble type II transforming growth factor-beta receptor in mouse hepatoma. J Biol Chem 2001; 276:38781–38786.
206. Trompezinski, S, Pernet, I, Mayoux, C, et al: Transforming growth factor beta-1 and ultraviolet A1 radiation increase production of vascular endothelial growth factor but not endothelin-1 in human dermal fibroblasts. Br J Dermatol 2000; 143:539–545.
207. Sanchez-Elsner, T, Botella, LM, Velasco, B, et al: Synergistic cooperation between hypoxia and transforming growth factor-beta pathways on human vascular endothelial growth factor gene expression. J Biol Chem 2001; 276:38527–38535.
208. Ruoslahti, E, Yamaguchi, Y: Proteoglycans as modulators of growth factor activities. Cell 1991; 64:867–869.
209. Witt, DP, Lander, AD: Differential binding of chemokines to glycosaminoglycan subpopulations. Curr Biol, 1994; 4:394–400.
210. Feng, X, Clark, RAF, Galanakis, D, et al: Fibrin and collagen differentially regulate human dermal microvascular endothelial cell integrins: Stabilization of alphav/beta3 mRNA by fibrin 1. J Invest Dermatol 1999; 113:913–919.
211. Abe, R, Donnelly, SC, Peng, T, et al: Peripheral blood fibrocytes: Differentiation pathway and migration to wound sites. J Immunol 2001; 166:7556–7562.
212. Bucala, R, Spiegel, LA, Chesney, M, et al: Circulating fibrocytes define a new leukocyte subpopulation that mediates tissue repair. Mol Med 1994; 1:71–81.
213. Metz, CN: Fibrocytes: A unique cell population implicated in wound healing. Cell Mol Life Sci 2003; 60:1342–1350.
214. Deuel, TF, Kawahara, RS, Mustoe, TA, et al: Growth factors and wound healing: Platelet-derived growth factor as a model cytokine. Ann Rev Med 1991; 42:567–584.
215. Heldin, CH, Westermark, B: Mechanism of action and in vivo role of platelet-derived growth factor. Physiol Rev 1999; 79:1283–1316.
216. Welch, MP, Odland, GF, Clark, RA: Temporal relationships of F-actin bundle formation, collagen and fibronectin matrix assembly, and fibronectin receptor expression to wound contraction. J Cell Biol 1990; 110:133–145.
217. Greiling, D, Clark, RA: Fibronectin provides a conduit for fibroblast transmigration from collagenous stroma into fibrin clot provisional matrix. J Cell Sci 1997; 110:861–870.
218. Xu, J, Clark, RA: Extracellular matrix alters PDGF regulation of fibroblast integrins. J Cell Biol 1996; 132:239–249.
219. Chen, WT: Proteases associated with invadopodia, and their role in degradation of extracellular matrix. Enzyme Protein 1996; 49:59–71.
220. Birkedal-Hansen, H, Moore, WG, Bodden, MK, et al: Matrix metalloproteinases: A review. Crit Rev Oral Biol Med 1993: 4:197–250.
221. Schafer, BM, Katharina, M, Eickhoff, U, et al: Plasminogen activation in healing human wounds. Am J Pathol 1994; 144:1269–1280.
222. Steffensen, B, Hakkinen, L, Larjava, H: Proteolytic events of wound healing: Coordinated interactions among matrix metalloproteinases, integrins, and extracellular matrix molecules. Crit Rev Oral Biol Med 2001; 12:373–398.
223. Schneider, IC, Haugh, JM: Quantitative elucidation of a distinct spatial gradient-sensing mechanism in fibroblasts. J Cell Biol 2005; 171:883–892.
224. Grotendorst, GR: Alteration of the chemotactic response of NIH/3T3 cells to PDGF by growth factors, transformation, and tumor promoters. Cell 1984; 36:279.
225. Ross, R, Bowen-Pope, DF, Raines, EW: Platelet-derived growth factor: Its potential roles in wound healing, atherosclerosis, neoplasia, and growth and development. Ciba Found Symp 1985; 116:98.
226. Buckley, A, Davidson, JM, Kamerath, CD, et al: Epidermal growth factor increases granulation tissue formation dose dependently. J Surg Res 1987; 43:322.
227. Franklin, TJ, Gregory, H, Morris, WP: Acceleration of wound healing by recombinant human urogastrone (epidermal growth factor). J Lab Clin Med 1986; 108:103.
228. Roberts, AB, Sporn, MB: Transforming growth factor-beta: Potential common mechanisms mediating its effects on embryogenesis, inflammation-repair, and carcinogenesis. Int J Rad Appl Instrum B 1987; 14:435.
229. Kanzler, MH, Gorsulowsky, DC, Swanson, NA: Basic mechanisms in the healing cutaneous wounds. J Dermatol Surg Oncol 1986; 12:1156.
230. McGrath, MH, Hundahl, SA: The spatial and temporal quantification of myofibroblasts. Plast Reconstr Surg 1982; 69:975.
231. Pierce, G, Mustoe, T, Altrock, B: Role of platelet-derived growth factor in wound healing. J Cell Biochem 1991; 45:319–326.
232. Woodley, DT, O'Keefe, EJ, Prunieras, J: Cutaneous wound healing: A model for cell-matrix interactions. J Am Acad Dermatol 1985; 12:420.
233. Varga, J, Jimenez, SA: Stimulation of normal human fibroblast collagen production and processing by transforming growth factor-beta. Biochem Biophys Res Commun 1986; 138:974.
234. Burgeson, RE: The collagens of skin. Curr Probl Dermatol 1987; 17:61.
235. Fleischmajer, R: Collagen fibrillogenesis: A mechanism of structural biology. J Invest Dermatol 1986; 5:553.
236. Braveman, IM, Fonferko, E: Studies in cutaneous aging I: The elastic fiber network. J Invest Dermatol 1982; 78:434.
237. Mier, PD, Cotton, DWK: The Molecular Biology of Skin. Blackwell Scientific, London, 1976.
238. Stewart, WD, Danto, JL, Maddin, S: Dermatology.; St. Louis, CV Mosby, 1974.

239. Lever, WF, Schaumberg-Lever, G: Histopathology of Skin, ed. 6. Philadelphia, Lippincott Williams & Wilkins, 1983.
240. Anseth, A: Glycosaminoglycans in corneal regeneration. Exp Eye Res 1961; 1:122.
241. Price, RD, Myers, S, Leigh, IM, et al: The role of hyaluronic acid in wound healing. Am J Clin Dermatol 2005; 6:393–402.
242. Heldin, P, Laurent, TC, Heldin, CH: Effect of growth factors on hyaluronan synthesis in cultured human fibroblasts. Biochem J 1989; 258:919–922.
243. Wood, GC: The formation of fibrils from collagen solutions: Effect of chondroitin sulfate and other naturally occurring polyanions on the rate of formation. Biochem J 1960; 75:605.
244. Hinz, B: Formation and function of the myofibroblast during tissue repair. J Invest Dermatol 2007; 127:526–537.
245. Tomasek, JJ, Gabbiani, G, Hinz, B, et al: Myofibroblasts and mechanoregulation of connective tissue remodelling. Nat Rev Mol Cell Biol 2002; 3:349–363.
246. Desmouliere, A, Rubbia-Brandt, L, Grau, G, et al: Heparin induces α-smooth muscle actin expression in cultured fibroblasts and in granulation tissue myofibroblasts. Lab Invest 1992; 67:716–726.
247. Rubbia-Brandt, L, Sappino, AP, Gabbiani, G: Locally applied GM-CSF induces the accumulation of α-smooth muscle actin containing myofibroblasts. Virchows Arch B Cell Pathol Incl Mol Pathol 1991; 60:73–82.
248. Gabbiani, G, Ryan, GB, Majno, G Presence of modified fibroblasts in granulation tissue and their possible role in wound contraction. Experientia 1971; 27:549–550.
249. Hinz, B, Mastrangelo, D, Iselin, CE, et al: Mechanical tension controls granulation tissue contractile activity and myofibroblast differentiation. Am J Pathol 2001; 159:1009–1020.
250. Serini, G, Bochaton-Piallat, ML, Ropraz, P, et al, The fibronectin domain ED-A is crucial for myofibroblastic phenotype induction by transforming growth factor-beta1. J Cell Biol 1998; 142:873–881.
251. Werner, S, Krieg, T, Smola, H: Keratinocyte-fibroblast interactions in wound healing. J Invest Dermatol 2007; 127:998–1008.
252. Vaughan, MB, Howard, EW, Tomasek, JJ: Transforming growth factor-beta1 promotes the morphological and functional differentiation of the myofibroblast. Exp Cell Res 2000; 257:180–189.
253. Ronnov-Jessen, L, Petersen, OW: Induction of alpha-smooth muscle actin by transforming growth factor-beta1 in quiescent human breast gland fibroblasts: Implications for myofibroblast generation in breast neoplasia. Lab Invest 1993; 68:696–707.
254. Roberts, AB, Sporn, MB: Transforming growth factor-β. In: Clark, RA, (ed.): The Molecular and Cellular Biology of Wound Repair. Plenum Press, New York, 1996, pp. 275–308.
255. O'Kane, S, Ferguson, MW: Transforming growth factor-betas and wound healing. Int J Biochem Cell Biol 1997; 29:63–78.
256. Massague, J: The transforming growth factor-beta family. Ann Rev Cell Biol 1990; 6:597–641.
257. Border, WA, Noble, NA: Transforming growth factor-beta in tissue fibrosis. N Engl J Med 1994; 331:1286–1292.
258. Schmid, P, Itin, P, Cherry, G, et al: Enhanced expression of transforming growth factor-beta type I and type II receptors in wound granulation tissue and hypertrophic scar. Am J Pathol 1998; 152:485–493.
259. Kim, SJ, Angel, P, Lafyatis, R, et al: Autoinduction of transforming growth factor-beta1 is mediated by the AP-1 complex. Mol Cell Biol 1990; 10:1492–1497.
260. Dugina, V, Fontao, L, Chaponnier, C, et al: Focal adhesion features during myofibroblastic differentiation are controlled by intracellular and extracellular factors. J Cell Sci 2001; 114:3285–3296.
261. Bostrom, H, Willets, K, Penky, M, et al: PDGF-A signaling is a critical event in lung alveolar mofibroblast development and alveogenesis. Cell 1996; 85:863–873.
262. Hinz, B, Celetta, G, Tomasek, JJ, et al: Alpha-smooth muscle actin expression upregulates fibroblast contractile activity. Mol Biol Cell 2001; 12:2730–2741.
263. Arora, PD, McCulloch, CA: Dependence of collagen remodelling on α-smooth muscle actin expression by fibroblasts. J Cell Physiol 1994; 159:161–175.
264. Aurora, PD, Narani, N, McCulloch, CA: The compliance of collagen gels regulates transforming growth factor-beta induction of alpha-smooth muscle actin in fibroblasts. Am J Pathol 1999; 154:871–882.
265. Hinz, B, Pittet, P, Smith-Clerc, J, et al: Alpha-smooth muscle actin is crucial for focal adhesion maturation in myofibroblasts. Mol Biol Cell 2003; 14:2508–2519.
266. Eckes, B, Kreig, T: Regulation of connective tissue homeostasis in the skin by mechanical forces. Clin Exp Rheumatol 2004; 22:S73–S76.
267. Marenzana, M, Wilson-Jones, N, Mudera, V, et al: The origins and regulation of tissue tension: Identification of collagen tension-fixation process in vitro. Exp Cell Res 2006; 312:423–433.
268. Fung, YC: Mechanical Properties of Living Tissues, ed. 2. Springer Verlag, New York, 1993.
269. Discher, DE, Janmey, P, Wang, YL: Tissue cells feel and respond to the stiffness of their substrate. Science 2005; 310:1139–1143.
270. Kaufman, LJ, Brangwynne, CP, Kasza, KE, et al: Glioma expansion in collagen I matrices: Analyzing collagen concentration-dependent growth and motility patterns. Biophys J 2005; 89:635–650.
271. Yeung, T, Georges, PC, Flanagan, LA, et al: Effects of substrate stiffness on cell morphology, cytoskeletal structure, and adhesion. Cell Motil Cytoskeleton 2005; 60:24–34.
272. Goffin, JM, Pittet, P, Csucs, G, et al: Focal adhesion size controls tension-dependent recruitment of alpha-smooth muscle actin to stress fibers. J Cell Biol 2006; 172:259–268.
273. Desmouliere, A, Redard, M, Darby, I, et al: Apoptosis mediates the decrease in cellularity during the transition between granulation tissue and scar. Am J Pathol 1995; 146:56–66.
274. Grinnell, F, Zhu, M, Carlson, MA, et al: Release of mechanical tension triggers apoptosis of human fibroblasts in a model of regressing granulation tissue. Exp Cell Res 1999; 248:608–619.
275. Shephard, P, Martin, G, Smola-Hess, S, et al: Myofibroblast differentiation is induced in keratinocyte fibroblast co-cultures and is antagonistically regulated by endogenous transforming growth factor-beta and interleukin-1. Am J Pathol 2004; 164:2055–2066.
276. Higashi, K, Inagaki, Y, Fujimori, K, et al: Interferon-gamma interferes with transforming growth factor-beta signaling through direct interaction of YB-1 with Smad3. J Biol Chem 2003; 278:43470–43479.
277. Schurch, W, Seemayer, TA, Hinz, B, et al: The myofibroblast. In: Mills, SE. (ed.): Histology for Pathologists. Philadelphia, Lippincott Williams & Wilkins, 2006.
278. Jimenez, P, Rampy, M: Keratinocyte growth factor-2 accelerates wound healing in incisional wounds. J Surg Res 1999; 81:238–242.
279. Green, KJ, Jones, JC: Desmosomes and hemidesmosomes: Structure and function of molecular components. FASEB J 1996; 10:871–881.
280. Green, KJ, Gaudry, CA: Are desmosomes more than tethers for intermediate filaments? Nat Rev Mol Cell Biol 2000; 1:208–216.
281. Borradori, L, Sonneberg, A: Structure and function of hemidesmosomes: More than simple adhesion complexes. J Invest Dermatol 1999; 112:411–418.
282. Krawczyk, WS, Wilgram, GF: Hemidesmosome and desmosome morphogenesis during epidermal wound healing. J Ultrastruct Res 1973; 45:93–101.
283. Ortonne, JP, Löning, T, Schmitt, D, et al: Immunomorphological and ultrastructural aspects of keratinocyte migration in epidermal wound healing. Virchows Arch A Pathol Anat Histol 1981. 392:217–230.
284. Garlick, JA, Taichman, LB: Fate of human keratinocytes during reepithelialization in an organotypic culture model. Lab Invest 1994; 70:916–924.
285. Manske, M, Bade, EG: Growth factor-induced cell migration: Biology and methods of analysis. Int Rev Cytol 1994; 155:49–96.
286. Felsenfeld, DP, Schwartzberg, PL, Venegas, A, et al: Selective regulation of integrin-cytoskeletal interactions by the tyrosine kinase. Src. Nat Cell Biol 1999; 1:200–206.
287. Werner, S, Peters, KG, Longaker, MT, et al: Large induction of keratinocyte growth factor expression in the dermis during wound healing. Proc Natl Acad Sci USA 1992; 89:6896–6900.
288. Carpenter, G: EGF: New tricks for an old growth factor. Curr Opin in Cell Biol 1993; 5:261–264.

289. Iwamoto, R, Mekada, E: Heparin-binding EGF-like growth factor: A juxtacrine growth factor. Cytokine Growth Factor Rev 2000; 11:335–344.
290. Derynk, R: Transforming growth factor alpha. Cell 1988; 54:593–595.
291. Stracke, ML, Kohn, EC, Aznavoorian, SA, et al: Insulin-like growth factors stimulate chemotaxis in human melanoma cells. Biochem Biophys Res Commun 1988; 30:1076–1083.
292. Yue, J, Mulder, KM: Transforming growth factor-beta signal transduction in epithelial cells. Pharmacol Ther 2001; 91:1–34.
293. Hoffmann, J, Twiesselmann, C, Kummer, MP, et al: A possible role for the Alzheimer amyloid precursor protein in the regulation of epidermal basal cell proliferation. Eur J Cell Biol 2000; 79:905–914.
294. Kirfel, G, Borm, B, Rigort, A, et al: The secretory b-amyloid precursor protein is a motogen for human epidermal keratinocytes. Eur J Cell Biol 2002; 81:664–676.
295. Ossowski, L, Aguirre-Ghiso, JA: Urokinase receptor and integrin partnership: Coordination of signaling for cell adhesion, migration and growth. Curr Opin Cell Biol 2000; 12:613–620.
296. McCawley, LJ, Matrisian, LM: Matrix metalloproteinases: They're not just for matrix anymore! Curr Opin Cell Biol 2001; 13:534–540.
297. Seiki, M: The cell surface: The stage for matrix metalloproteinase regulation of migration. Curr Opin Cell Biol 2002; 14:624–632.
298. Grondahl-Hansen, J, Lund, LR, Ralfkiaer, E, et al: Urokinase- and tissue-type plasminogen activators in keratinocytes during wound reepithelialization in vivo. J Invest Dermatol 1988; 90:790–795.
299. Romer, J, Lund, LR, Eriksen, J, et al: The receptor for urokinase-type plasminogen activator is expressed by keratinocytes at the leading edge during reepithelialization of mouse skin wounds. J Invest Dermatol 1994; 102:519–522.
300. Kirfel, G, Herzog, V: Migration of epidermal keratinocytes: Mechanisms, regulation, and biological significance. Protoplasma 2004; 223:67–78.
301. Grinnell, F: Wound repair, keratinocyte activation and integrin modulation. J Cell Sci 1992; 101:1–5.
302. Werb, Z: ECM and cell surface proteolysis: Regulating cellular ecology. Cell 1997; 91:439–442.
303. Murphy, G, Gravrilovic, J: Proteolysis and cell migration: Creating a path? Curr Opin Cell Biol 1999; 11:614–621.
304. Larjava, H, Salo, T, Haapasalmi, K, et al: Keratinocyte integrins in wound healing and chronic inflammation of the human periodontium. Oral Dis 1996; 2:77–86.
305. Giancotti, FG, Ruoslahti, E: Integrin signaling. Science 1999; 285:1028–1032.
306. Clark, RA: Fibronectin matrix deposition and fibronectin receptor expression in healing and normal skin. J Invest Dermatol 1990; 94:128S–134S.
307. Caviani, A, Zambruno, G, Marconi, A, et al: Distinctive integrin expression in the newly forming epidermis during wound healing in humans. J Invest Dermatol 1993; 101:600–604.
308. Larjava, H, Salo, T, Haapasalmi, K, et al: Expression of integrins and basement membrane components by wound keratinocytes. J Clin Invest 1993; 92:1425–1435.
309. Gailit, J, Clark, RA: Wound repair in the context of extracellular matrix. Curr Opin in Cell Biol 1994; 6:717–725.
310. Regen, CM, Horwitz, AF: Dynamics of beta 1 integrin-mediated adhesive contacts in motile fibroblasts. J Cell Biol 1992; 119:1347–1359.
311. Bard, JBL, Hay, ED: The behaviour of fibroblasts from the developing avian cornea: Morphology and movement in situ and in vitro. Cell Biol 1975; 67:400–418.
312. Chen, WT: Mechanisms of retraction of the trailing edge during fibroblast movement. J Cell Biol 1981; 90:187–200.
313. Juliano, R: Cooperation between soluble factors and integrin-mediated cell anchorage in the control of cell growth and differentiation. Bioessays 1996; 18:911–917.
314. Shyy, JY, Chien, S: Role of integrins in cellular responses to mechanical stress and adhesion. Curr Opin Cell Biol 1997; 9:707–713.
315. Rosenfeldt, H, Lee, DJ, Grinnell, F: Increased c-fos mRNA expression by human fibroblasts contracting stressed collagen matrices. Mol Cell Biol 1998; 18:2659–2667.
316. Sabiston, D: Textbook of Surgery: The Biologic Basis of Modern Surgical Practice, ed. 15. St. Louis, Saunders, 1997.
317. Ehrlich, H, Krummel, T: Regulation of wound healing from a connective tissue perspective. Wound Repair Regen 1996; 4:203.
318. Soo, C, Shaw, WW, Zhang, X, et al: Differential expression of matrix metalloproteinases and their tissue-derived inhibitors in cutaneous wound repair. Plast Reconstr Surg 2000; 105:638–647.
319. Werner, S, Grose, R: Regulation of wound healing by growth factors and cytokines. Physiol Rev 2003; 83:835–870.
320. Werb, Z, Tremble, P, Damsky, CH: Regulation of extracellular matrix degradation by cell-extracellular matrix interactions. Cell Differ Dev 1990; 32:299–306.
321. Circolo, A, Welgus, HG, Pierce, GF, et al: Differential regulation of the expression of proteinases/antiproteinases in fibroblasts: Effects of interleukin-1 and platelet-derived growth factor. J Biol Chem 1991; 266:12283–12288.
322. Monaco, JL, Lawrence, WT: Acute wound healing: An overview. Clin Plast Surg 2003; 30:1–12.
323. Lawrence, WT: Physiology of the acute wound. Clin Plast Surg, 1998; 25:321–340.
324. DiPietro, LA, Nissen, NN, Gamelli, RL, et al: Thrombospondin 1 synthesis and function in wound repair. Am J Pathol 1996; 148:1851–1860.
325. Raugi, GJ, Olerud, JE, Gown, AM: Thrombospondin in early human wound tissue. J Invest Dermatol 1987; 89:551–552.
326. Reed, MJ, Puolakkainen, P, Lane, TF, et al: Differential expression of SPARC and thrombospondin1 in wound repair: Immunolocalization and in situ hybridization. J Histochem Cytochem 1993; 41:1467–1477.
327. Esser, S, Wolburg, K, Wolburg, H, et al: Vascular endothelial growth factor induces endothelial fenestrations in vitro. J Cell Biol 1998; 140:947–959.
328. Watt, FM, Hogan, BL: Out of Eden: Stem cells and their niches. Science 2000; 287:1427–1430.
329. Spradling, A, Drummond-Barbarosa, D, Kai, T: Stem cells find their niche. Nature 2001; 414:98–104.
330. Martin, P, Wound healing–Aiming for perfect skin regeneration. Science 1997; 276:75–81.
331. Sengel, P: Epidermal-dermal interactions. In: Bereiter-Hahn, J, Matolsty, G, Richards, KS. (eds): Biology of the Integument. Berlin, Verlag-Springer, 1986.
332. Nohno, T, Kawakami, Y, Ohuchi, H, et al: Involvement of the sonic hedgehog gene in chick feather formation. Biochem Biophys Res Commun 1995; 206:33–39.
333. Jahoda, CA: Induction of follicle formation and hair growth by vibrissa dermal papillae implanted into rat ear wounds: Vibrissa-type fibres are specified. Development 1992; 115:110–1109.
334. McCluskey, J, Martin, P: Analysis of the tissue movements of embryonic wound healing—diI studies in the limb bud stage mouse embryo. Dev Biol 1995; 170:102–114.
335. Martin, P, Lewis, J: Actin cables and epidermal movement in embryonic wound healing. Nature 1992; 360: 179–183.
336. Heath, JP: Epithelial cell migration in the intestine. Cell Biol Int 1996; 20:139–146.
337. Whitby, DJ, Ferguson, MWJ: Immunohistochemical localization of growth factors in fetal wound healing. Dev Biol 1991; 147:207–215.
338. Martin, P, Dickson, MC, Millan, FA, et al: Rapid induction and clearance of TGF1 is an early response to wounding in the mouse embryo. Dev Gen 1993; 14:225–238.
339. Estes, JM, VandeBerg, JS, Adzick, NS, et al: Phenotypic and functional features of myofibroblasts in sheep fetal wounds. Differentiation 1994; 56:173–181.
340. Shah, M, Foreman, DM, Ferguson, MW: Control of scarring in adult wounds by neutralising antibody to transforming growth factor β. Lancet 1992; 339:213–214.
341. Shah, M, Foreman, DM, Ferguson, MW: Neutralisation of TGF-beta 1 and TGF-beta 2 or exogenous addition of TGF-beta 3 to cutaneous rat wounds reduces scarring. J Cell Sci 1995; 108:985–1002.

chapter 3 장

상처재생에서 성장인자와 세포외기질

Growth Factors and Extracellular Matrix in Wound Repair

서론 (Introduction)

상처 부위는 텅 비어 있거나 역학적으로 온전하고 제대로 구성되어 있는 조직 안에 순환하는 세포와 근접하게 재조직되어 있는 것이 파괴된 부분에서 시작된다. 재구성(reorganization)은 점진적인 구조와 세포가 이동하고 성장하기 위해 제공되는 지지대로 세포외기질(extracellular matrix: ECM)의 재형성에 의해 결정된다. 기질(matrix)이 부족하면 세포가 움직이거나 정상 의무를 완수할 수 없게 된다. 세포를 둘러싸는 기질은 역학적이고 생체역학적 정보 모두를 특수 수용체를 통해 세포로 제공되는 미세환경(microenvironment)으로 정의되며, 이것은 상처치유에서 세포의 신호를 위한 생물학적 완충제 역할을 한다.

조직화된 상처치유의 과정은 유사 호르몬 신호 단백질(hormone-like signal proteins): 성장인자와 사이토카인(cytokines)에 의해 정보를 전달하는 세포의 특유한 진행 과정에 의해 이행된다. 각각의 신호는 특수 수용체에 의해 표적세포(target cell)의 표면에 인식되고, 그 후 세포 안에서 화학적 신호를 상호작용하는 것으로 전환된다. *사이토카인(cytokine)*은 주로 면역계의 세포에서 파생된 작은 단백질 신호 분자의 모임이다.[1] 사이토카인 중 가장 잘 알려진 *인터류킨(interluekin)*[2]은 백혈구 세포사이의 신호전달 분자이다; 그러나 세포의 움직임, 성장, 심지어 세포의 죽음과 같은 반응을 야기시키기 위한 특수 수용체와 상호작용하는 분비된 사이토카인 외에도 다양하게 존재한다. 사이토카인에 반해서 염증 반응을 조절하는데 필수적인 단백질 그룹이 *세포성장인자(cellular growth factor)*[3]이다. 이름에서도 알 수 있듯이 단백질 분자의 중요한 기능은 세포를 증진시키고 조직을 성장시키며, 단백질 분자는 세포의 움직임과 전이, 분화를 촉진한다. 성장인자의 일부는 세포외기질의 축적과 재형성 과정에도 영향을 미친다. 단백질 분자는 특정 조직의 반응을 어느 수준까지 끌어 올리는 호르몬으로 여겨지기도 한다. 또한 원하는 표적세포에 자가분비(autocrine), 주변분비(paracrine), 곁분비

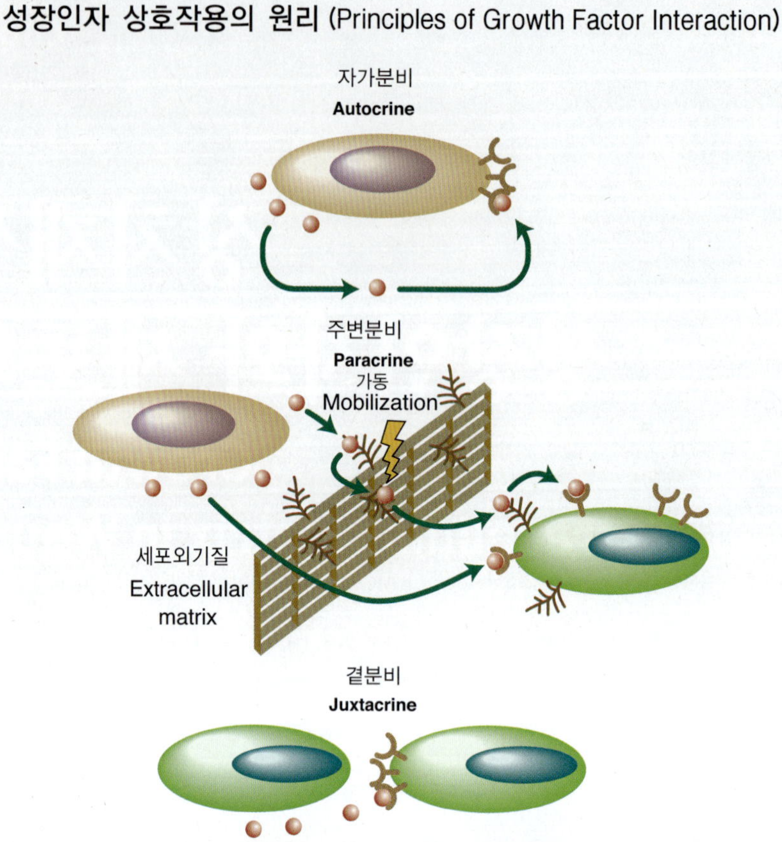

그림 3.1 *성장인자 상호작용의 정의. 세포는 세포사이에서 분비와 반응하면서 성장인자와 의사소통한다. 이전 신호전달에는 세 가지 기본 형태가 있다. 자가분비는 세포가 같은 세포 안의 수용체에 의해 인식된 분비인자(성장인자의 단백질)에 의해 내부 생체피드백 고리에 의한 것이다. 수용체는 세포 내부와 신호를 연결한다. 주변분비는 종종 세포외기질의 두 가지 서로 다른 세포형태와 의사소통한다. 이 기질은 과홍분하여 sulfated sugar은 단백질(헤파린 황산염 프로테오글리칸 heparan dulfate proteoglycans)과 연결되고 기질의 성장인자를 묶어 완충제 역할을 한다. 기질이나 당의 탈락은 축적된 성장인자를 놓아주는 한 방법이다. 탈락된 성장인자는 그들의 수용체와 직접적으로 상호작용하거나 수용체와 그 외 세포 표면의 sulfated sugar 사슬과 협력한다. 곁분비는 비슷한 세포 형태와 상호작용한다.*

(juxtacrine) 형태로 작용한다(그림 3.1). 성장인자는 세포외기질에 의해 축적되고 표출되며, 이 인자에 의해 다수의 신호는 오직 세포외기질에서 세포가 발생될 때 나타난다(그림 3.2).

손상 당한 세포외기질(ECM)의 제거와 새로운 형태의 세포외기질의 재형성은 ***단백질분해효소*** *(proteinase)*에 의해 이행되며, 이는 면역세포와 결합조직 세포 모두 분해시킬 수 있다.[4,5] 세포내 단백질 분해효소는 분비 전 단백질의 진행이나 세포에 의해 둘러쌓인 이물질(foreign materials)이나 기질의 일부 소화된 조직을 완전히 분해하는 것을 다룬다. 세포 바깥에서 활동하는 단백질 분해효소는 조직내 공간을 통해 세포의 움직임을 촉진하고 세포외 공간에서 다양한 분자들의 양과 분포를 조절하는데 필수적이다. 몇몇 단백질분해효소는 또한 혈액응고와 같은 생채역학적인 반응에서 중요한 촉매가 된다.

세포외기질 (Extracellular Matrix)

외상이나 수술적 상처는 기존의 세포와 그 주변의 세포외기질의 파괴의 원인이 된다. 지혈의 초기 치유과정에서는 혈소판의 도움으로 섬유소응괴(fibrin clot)로 된 혈장과 피로 빈 공간을 빠르게 막는다. 섬유소 지지대(fibrin scaffold)는 혈소판에서 분해된 분자와 함께 상처부위에 *일시적인 기질(provisional matrix)*을 형성한다.[6] 섬유소 형성을 포함하는 혈장 단백질의 주요 두 가지는 흐르는 혈전으

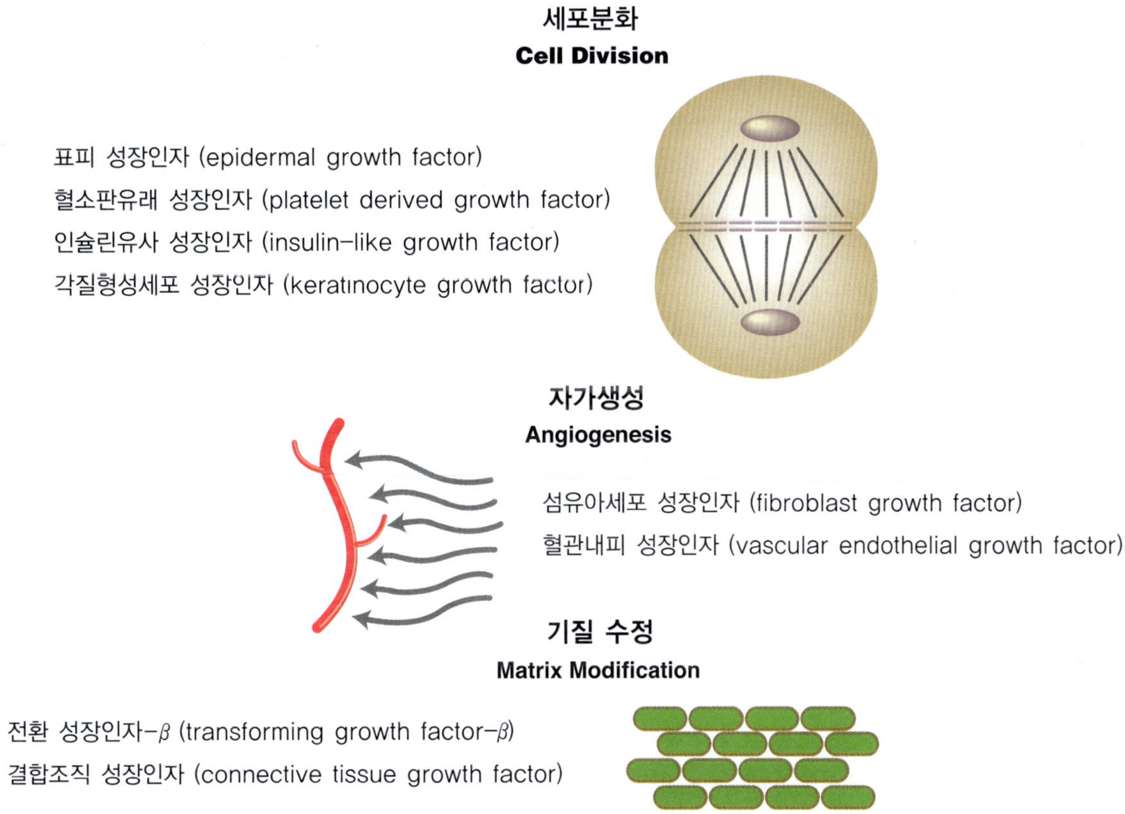

그림 3.2 *성장인자의 속성. 이 그림은 우세함을 표현하지만 독점적이지 않고 상처치유에서 눈에 띄는 결과를 보이는 비슷한 성장인자보다 더 많은 활동의 형태이다. 세포 분열에서의 우세한 활동 인자는 높은 세포내 반응을 생성시키는 경향이 있다. 혈관형성인자(angiogenic)는 새로운 혈관의 형성을 촉진시킨다. 전환성장인자-β(transforming growth factor)와 결합조직 성장인자(connective tissue growth factor)는 상처조직(wound tissue)에서 세포외기질 축적에서 더 눈에 띄는 효과를 보인다. 올바른 상처치유는 모든 형태의 신호를 조직화한다.*

로 인해 프로트롬빈(prothrombin)이 변환된 섬유소원(fibrinogen)과 트롬빈(thrombin)이다. 혈전은 또한 손상된 혈관의 외부 교원질을 함께 방출한다. 활성화된 혈소판은 많은 인자를 내어놓지만 섬유결합소(fibronectin)과 트롬보스폰딘(thrombospondin)의 두 가지 혈소판유래기질분자(platelet-derived matrix molecules)는 눈에 띄는 일시적인 기질이다. 섬유결합소는 또한 혈장내에 존재하나 혈소판에서 배자발생 중과 나중에 상처 부위에 결합조직세포 재생 시 발견할 수 있다. 섬유아세포(fibroblast)와 내피세포(endothelial cells)과 같은 결합조직세포는 단백질계 접착체인 섬유결합소가 존재할 때 섬유소 덩어리 안으로 이동시킬 수 있다. 세포 표면에서 5β1로 불리는 섬유결합소 결합 인테그린(fibronectin-binding integrin)의 상호작용은 아래에서 논의하겠다.

구조 단백질 (Structural Proteins)

세포외기질(ECM)은 모든 조직의 형태를 이루고 기계적인 특성을 만든다. ECM은 섬유로 된 복합 혼합물로 공간을 채우고 있으며 장력 강도(tensile strength), 탄성(elasticity), 함수성(hydration), 압축성(compressibility)과 같은 물리적 지표로 인해 결정되는 유착성 거대분자로 구성되어 있다.[7,8] 가장 잘 알려져 있고, ECM에서 가장 풍부한 구성요소인 *콜라겐*(collagen)은 세 가지 독립적인 폴리펩타이드(polypeptide) 사슬(삼중나선 triple helix)가 밧줄처럼 배열된 것을 특징으로 하는 섬유소 형성 단백질의 하나로 장력이 매우 높고 단백질 분해효소의 작용에 대한 저항이 높으며 매우 단단한 구조로 되어 있다. 매우 안정적인 삼중나선구조는 45℃ 이상에서 펼쳐지기(녹기) 시작해서 젤라틴을 형성한다. 나선구조의 내열성은 아미노산

하이프록시프롤린(amino acid hydroxyproline)의 존재에 적절하게 영향을 받고 있고 교원질 분자의 사슬의 각각 합성되는 과정에서 생겨난 프롤린의 변형된 형태이다. 아스코르브산(ascorbic acid)은 중요한 효소 과정에서 필수적이다. 세포합성과 교원질 분비가 많아지고 용해성물질, 프로콜라겐(procollagen)은 각각의 단백질의 끝부분에서 삼중나선이 아닌 부분을 잘라낸 효소와 같은 것에 의해 변형된 콜라겐이다. 분비 후 과정에서 자리를 잡으면 콜라겐 분자는 소섬유(fibrils)를 모을 수 있고, 그 뒤에 전자쌍을 공유하는 안정적인 섬유의 구조, 독립적인 분자간의 화학적인 교차결합으로 힘줄, 인대와 피부의 두드러진 섬유적 요소를 생성한다. 단백질의 콜라겐 구성 물질 가운데 일부는 전반적인 섬유소의 직경을 결정하거나 세포외기질의 다른 요소와 함께 상호작용을 증진시키는 매우 분화된 기능을 갖고 있다. 또한 몇몇 콜라겐(최근 Ⅰ-ⅩⅩⅧ형)은 상피표면 아래의 기저막이나 결합조직과 상피에 붙어있는 조직에 따라 매우 제한되게 분포되어 있다.[9,10] 단단하고 "minor" 콜라겐의 일부 나선구조는 분자의 비연속적이며 신축성 있는 부분과 다르게 기하학적 배열로 추정되며, 직선의 섬유와 순수한 장력보다 낮은 강도이다.

피부와 다른 곳에서 전반적인 종류와 교원섬유의 배열 기능을 결정하여 다른 마이너 콜라겐 형태와 합성하는 구조 교원섬유는 전자현미경으로 봐야만 하는 수준이다. 예를 들어, 교원섬유 Ⅰ 내부의 콜라겐 Ⅲ, Ⅴ형의 존재는 섬유 지금과 연장성에 큰 영향을 준다. 콜라겐 Ⅲ형은 상처 초기, 태아발달 시기, 신장성의 결합조직에 비교적 강화된다. 콜라겐 Ⅸ형은 짧고 비나선형 연결부위로 콜라겐 사슬의 유연성을 부여하며 잔여의 소섬유는 나선의 모양으로 정렬하는 속성을 사용하여 소섬유 표면에 비스듬히 만들어진다. 게다가, 콜라겐 Ⅸ형은 황산염 무코다당류(sulfated glycosaminoglycans)에 가득 채워져 있다.

생리학적 상태에서 삼중 나선형의 콜라겐은 매우 특수한 단백질분해효소(proteolytic enzymes)로 알려진 *콜라겐분해효소(collagenase)*에 의해 분해된다.[11] 인간에게 주된 교원직은 콜라겐분해효소(matrix metalloproteinase-1, MMP-1)와 native를 자르는 효소의 특수한 능력, 교원분자(Ⅰ~Ⅲ형)은 나선 부분의 단일부분에 접착하여 콜라겐 내선의 내열성(용융온도, melting temperature)에 눈에 띄는 변화의 원인이 되며, 다른 MMPs를 만들 가능성, 젤라틴분해효소(gelatinases) (MMP-2, MMP-9)는 콜라겐의 교정을 완전히 저하시키는 것으로 알려져 있다. MMP들은 구성원이 수가 매우 많고, MMP-12(metalloelastase), MMP-3〔스트로멜리신(stromelysin), 프로테오글라이칸(proteoplycans)〕, MMP-14(효소분화에 의해 다른 용해되는 MMPs의 활동은 MMP 표변이 부착)와 같이 선별적인 분열활동을 한다.

*엘라스틴(elastin)*은 이름에서도 알 수 있듯이 피부, 혈관 및 다른 콜라겐과 관련 있는 유착성 조직에서 종종 발견되는 고무와 비슷한 단백질이다.[12] 콜라겐과는 달리 엘라스틴은 매우 조직화된 섬유소의 형태가 아니고, 십자로 얽혀있는 구성(cross-linked network)과 고무와 같은 기능을 방해할 것으로 여겨진다. 엘라스틴의 독특한 교차결합은 단백질을 만들고 매우 오래 지속되며 저하(degradation)에 대항한다. 엘라스틴의 주된 역할은 조직의 탄력적인 요소를 발달시킬 때 나타난다. 콜라겐과 같은 탄력섬유는 주로 단백질 *피브릴린(fibrillin)*으로 이루어진 미세섬유 형태에서 침전된 엘라스틴 또한 합성물이다.[13] 피브릴린은 단백질의 변화라는 점에서 주목할 만한데 이는 마르판증후군(Marfan syndrome)을 초래한다. 게다가 피브릴린은 구조적으로 거대한 전환 성장인자-β(transforming growth factor, TGF-β) 결합단백질의 단백질 그룹과 연관성이 있다고 알려져 있다.[14] TGF-β는 기질 통합의 조절과 저하의 중요한 역할을 수행하며 성장인자이다(하단 참고). 엘라스틴은 상처치유에서 주목할 만한데 이는 적어도 피부에서 치료 과정 중에서 대신할 수 있는 마지막 구성요소이기 때문이다. 피부상처는 엘라스틴 섬유의 부족이다.

*프로테오글라이칸(proteoglycan)*은 이름에서도 알 수 있듯이 합성분자이다. 그들은 부착된 산성 당사슬(무코다당류, glycosaminoglycans) 특징적으로 직접적으로 이당 하위구성체(disaccharude subunit)의 추가와 황산염과 같이 흥분된 그룹으로 세포 안에서 복잡한 효소 family로 인해 만들어진 핵심단백질로 구성되어 있다.[15] 히알루론산(hyaluronic acid)은 아주 길고 세포 움직임, 관절의 윤활과 조직의 함수성에 배우 중요한 탈산화염 무코다당류 사슬(unsalfed glycosaminoglycans chain)이다.[16,17] 이렇게 매우 흥분된 분자는 물 분자와 결합하고 또한 결합조직 단백질과 성장인자를 포함하여 ECM에서 많은 다른 구성요소와 강하게 결합한다.

핵심 3.1

세포외기질은 상처 재구성의 허용과 지시 모두의 역동적인 지지대(scaffold)이다.

유착성 단백질(Adhesive Proteins)

유동세포와 고정세포는 그 주변에서 끌어주고 반응하는 기계적인 환경과 유착적 관계가 필요하다. 이 상호작용은 세포외 환경에서 기질 분자와 함께 특수한 세포 주변 수용체와 짝을 이루어 완성된다. 세포기질 상호작용 시스템의 전형적인 예는 *인테그린(integrin)* 분자 안에 있는 것으로 보인다.[18] 인테그린은 세포의 내부와 외부에서 섬유구조와 중요한 접점이 된다. 기질 수용체는 주로 외부로 향하는 두 가지의 하위 구성체로 되어 있으나 대부분 세포기저막에 사용된다. 이와 비슷하게 단백질의 내부는 내부 *세포뼈대(cytoskeleton)*의 많은 요소와 밀접하게 연관되어 있다. 이와 같이 기질분자와 인테그린의 역할은 세포간 조작에 신호를 전달하는 것이다. 세포 표면 외부에서 인테그린은 세포외기질의 특수한 장고와 상호작용하며 유착하여 인식하는 기능을 한다. 인테그린은 서로 다른 콜라겐 형태와 많이 결합한다. 그 중에서도 *세포접합인자(attachment factor)*라고 알려져 있는 당단백(glycoprotein)과 단백질 기둥에서 분리된 당사슬과 결합하는 거대 단백질 분자와 같은 그룹과 가장 잘 결합한다. 유착성 당단백질 중 가장 잘 알려진 것은 분자 섬유결합소(fibronectin)와 배아발생 및 상처 재생 과정 중 세포에서 다양한 형태로 생성되는 혈장 구성요소이다.[19] 이 분자는 서로 다른 곳에서 상호작용한다. 세포(인테그린을 통해) 안에 다리 형태인 섬유결합소는 콜라겐, 헤파린, 헤파린 표면에 위치하는 프로테오글라이칸, 또는 섬유소와 연결된다. 이와 같이 당단백은 세포구성요소와 함께 기질의 요소와 많이 연결되어 세포사이를 결속시키는 전구체이다. 또 다른 대표적인 세포접합인자는 혈장 단백질, 비트로넥틴(vitronectin)이다.[20] 세포들은 오소테오폰틴(ostoponin), 오스테오넥틴(ostepnection), 테나신(tenascin) 트롬보스폰딘(thrombosponin)과 많은 접착성, 확장성 요소를 생성한다. 이들 후자 분자의 몇몇 경우에서 세포의 형태와 환경에 따라 유착을 억제하는 특성이 나타날 수 있다.[21]

콜라겐은 인테그린 매개성의 상호작용에 중요하다. 드러난 콜라겐과 탈과립 과정과 혈전 생성의 시작에 혈관 손상 후 새로 형성되는 섬유소와 작용하는 혈소판 인테그린의 두 가지와 상호작용한다.[22] ECM의 주요 콜라겐로 인식되는 섬유아세포에서 인테그린으로 분리된 형식이고 견인과 생체역학적인 생체되먹임을 위한 인테그린-콜라겐 상호작용을 이용한다.[23,24] 상피세포는 다시 드러난 상처에서 이동하는데, 효과적인 세포 움직임을 허락하기 위해 기저 표면에서 콜라겐 결합 인테그린으로 움직인다.

핵심 3.2

세포는 이동 및 분화를 위해 기질로의 유착이 필요하다.

기저막 (Basement Membranes)

표면과 강의 안벽을 덮고 있는 상피세포는 표면이 위로 아래(안과 밖)으로 양극화된 세포이며, 결합조직 형성에 단단하게 결합되어 있다. 고도로 특수화된 세포외기질의 조직화는 결합조직에서 분리되어 상피세포 아래의 *기저막(basement membrane)*에서 발견된다. 이 구조는 또한 거대분자 복합체와 세포의 물리적 방어벽 기능을 한다. 기저면은 모든 혈관을 두르고 있고, 상피표면 아래에 있다. 비록 얇고 수명이 짧긴하나, 기저막은 상피의 극성 조직을 유지시켜 주는 중요한 역할을 하고 결합조직 아래 적절히 붙어있다. 기저막 조직이 손상되어 파괴되면 내피재조직을 위한 중요한 지지대를 잃는 것이다. 기저막은 세포외기질에서 언급했던 다음의 특정 물질을 포함한다: 일자형이 아닌 격자형의 Ⅳ형 콜라겐, 다양한 기능을 가진 십자형태의 당단백질에 부착되는 라미닌(laminin), 페리칸(perlecan), 헤파린의 황산화면 사슬에 부착하는 프로테오글라이칸.[25] 매우 흥분된 프로테오글라이칸이 많이 포함된 이유는 기저면이 많은 성장인자를 내포하고 결합되기 때문이다. 케라티노세포(keratinocyte)는 기저면의 ECM으로 부착된 상피 기저면과 케라티노 세포면의 다른 XⅧ 형태의 콜라겐과 연결되어있다. 상피 기저면은 차례차례 *고정소섬유(anchoring fibril)* 형태의 콜라겐 Ⅶ형에 의해 ECM에 묶이게 된다. 콜라겐 Ⅶ형의 유전적 결점은 표피수포증과 같은 지독한 질병이 나타난다.

사이토카인, 성장인자, 그들의 수용체 (Cytokines, Growth Factors, and Their Receptors)

많은 성장인자는 상처치유과정에서 양성작용이 가장 눈에 띄인다. 성장인자의 몇 가지 특성은 다음과 같다. 성장인자는 세포에 의해 분비되는 모든 단백질이다. 성장인자는 세포환경에서 국소(local) 작용에 의해 인슐린과 같은 펩타이드(peptide) 호르몬으로부터 구별된다(그림 3.1). 이름에서도 알 수 있듯이 분비된 분자의 중요한 활동 중 하나가 세포분화를 촉진하는 것이다. 인자 중 일부는 세포외기질의 축적에서 중요한 영향을 미친다(그림 3.2). 집중된 작용이 중요한 이유 중 하나는 대부분의 성장인자가 세포외기질에 강하게 결합되어 성장 작용의 저장 및 완충제 역할을 하기 때문이다.[26] 세포외기질에 결합되는 성장인자는 저하(degradation)로부터 단백질을 보호할 수 있으나 치료 물질(therapeutic agents)인 생물학적으로 이용하는 것을 제한할 수 있다. 이와 비슷한 펩타이드 호르몬은 매우 특수하게 각각의 성장인자와 수용체 사이에 강하게 상호작용한다. 수용체와 인자가 결합된 상태에서, 세포내부에서 수용체의 형태가 변하고 증폭된 화학적 캐스케이드(cascade)를 촉진시켜 세포 이동, 세포 성장, 그리고 유전자의 활동을 촉진하여 생화학적 활동에 영향을 준다. 과도한 성장인자의 활동은 조직을 병리학적 변화를 제공할 수 있으며, 일부 성장인자—수용체 유전자는 암에서 유전적이나 후생적인 변화를 겪을 수 있다. 주요 성장인자 범주와 그것들의 특징은 표 3.1에 제시되어 있다.

> **핵심 3.3**
>
> 치유과정에 앞서 세포에 둘러싸여 성장인자 세포 사이에 신호를 보낸다.

분열촉진인자(Mitogenic Factors)

표피 성장인자(epidermal growth factor; EGF)는 전구체적 성장인자이다. EGF과 그에 관련된 단백질은 대개 세포 이동 및 세포 분화를 촉진하는 것에 의한 상처치유과정을 촉진한다. 이 작은 단백질(small protein)은 원래 수컷 쥐의 침샘 안에서 발견되었으며 배아기 쥐의 미성숙한 눈꺼풀을 뜨도록 촉진한다는 것에 주목할 만하다. EGF는 EGF, TFG-β, betacellulin, 헤파린 결합 EGF, 암피레귤린(amphiregulin)과 같은 관련 단백질군의 한 부분이다. 이들 단백질은 세포 성장과 분화를 촉지하기 위해 세포내로 신호를 전달하는 매우 특수하고 선택적인 세포 수용체와 결합한다.[27] EGF군 중 많은 수가 세포 내를 관통할 수 있는 "꼬리"를 가진 세포표면단백질로 시작한다. 이 형태는 특정 효소의 활동에 의해 세포 표면외부에서 굳게 결합된다. EGF는 마지막 과정 바로 이전에 광범위하게 용해성의 형태가 된다. EGF는 세포외기질이나 세포 안에 머무르지 않고 분비된 소변에서 많은 양이 발견된다. 하지만, EGF군의 일부는 기질에 박혀 있다. EGF군은 세포표면에 존재하나 유전자발현 활동에 필요한 것 이상의 수준을 제공한다. EGF는 섬유아세포와 상피세포를 모두 촉진하여 동물을 대상으로 한 상처재생을 촉진하는 많은 연구에 사용되었으나;[28] 임상적으로 큰 성공을 거두지는 못하였으며 최근 각막 윤활(corneal lubrication)을 위한 몇 가지 공식이 사용된다. EGF 적당하게 전달되어 상처부의를 채우고 다시 표면을 만들게 한다.

혈소판유래 성장인자(platelet-derived growth factor; PDGF)는 성장을 촉진하는 분자 중 두 번째로 중요하다. 이들 분자는 혈소판 과립을 함유하고 있으며 PDGF는 혈액이 응고하는 동안 손상 부위에 분비되어 상처 재생에 중요한 역할을 한다.[29] EGF와 세포는 특수한 PDGF 수용체의 존재에 의해 좌우되어 이 자극에 반응한다. PDGF는 두 가지 형태(A와 B)에 의해 생성되며 AA, AB 또는 BB의 형태로 존재하는 PDGF 분자는 선택적으로 두 가지 PDGF 수용기에 의해 인식된다. PDGF는 세포외기질에 결합할 수 있는 능력을 일부 가지고 있다. 이미 알고 있다시피 세포 이동에서 혈소판과 성장인자와 다른 단백질 분비를 포함하며, 상업적으로 제조된 혈소판 용해액(lysate)은 PDGF와 다른 성장인자를 함유하고 있어 임상에 적용되었다. 정제된 PDGF 뿐만 아니라, cDNA에 복제된 PDGF는 재생를 가속화시킨다. PDGF-BB 재결합은 오직 상업적으로 성공한 성장인자로 당뇨 발 궤양에서 완벽히 치유될 때까지의 시간상 눈에 띄는 효과를 보였다.[30,31] 또한 PDGF는 병리학과도 관계되어 있다. 이 분자는 동맥경화증 동안 혈관 평활근 세포의 병적 성장에 광범위하게 작용하였으며, PDGF의 두 개 단백질 사슬 가운데 하나는 바이러스성 종양 유전자(viral oncogene, V-SIS)와 관련

표 3-1 성장인자, 근원, 그리고 작용 (Growth Factors, Sources, and Actions)

성장인자	세포 근원	작용
전환 성장인자 β		
TGF-β 1	혈소판	섬유아세포를 위한 화학 주성 반응
TGF-β 2	섬유아세포	세포외기질 형성 촉진
TGF-β 3	대식세포	콜라겐과 TIMP 합성↑
		MMP 합성↓
		흉터 감소
		콜라겐↓, 섬유결합소↓
혈소판유래 성장인자		
PDGF-AA, PDGF-BB	혈소판	면역세포와 섬유아세포의 활성
VEGF	대식세포	ECM 형성 촉진
	켈톤생성(합성)세포	콜라겐과 TIMP 합성↑
	섬유아세포	MMP 합성↓
		혈관형성↑
섬유아세포 성장인자		
산화 FGF, basic FGF	대식세포	혈관형성↑
KGF	내피세포	켈톤생성(합성)세포 확산과 이동↑
	섬유아세포	ECM 퇴적↑
인슐린유사 성장인자		
IGF-Ⅰ, IGF-Ⅱ	간	켈톤생성(합성)세포와 섬유아세포의 확산↑
인슐린	뼈대근	혈관형성↑
	섬유아세포	콜라겐 합성↑
	대식세포	ECM 형성↑
	중성구	세포대사↑
표피 성장인자		
EGF, HB-EGF, TGF-α	켈톤생성(합성)세포	켈톤생성(합성)세포 확산과 이동↑
암피레귤린, betacellulin	대식세포	ECM 형성↑
결합조직 성장인자		
CTGF	섬유아세포	콜라겐 합성↑
	내피세포	콜라겐 합성 중 TGF-β들의 중재활동
	상피세포	

있다. 그러므로 성장분자와 같은 분자는 세포변이의 성장 조절에 관여한다. PDGFs는 특히 섬유아세포 이동 및 분화를 촉진하여 상처치유를 촉진하나 세포외기질에 처음에 생산된 PDGF는 콜라겐보다 프로테오글라이칸을 더 함유하는 경향이 있으며 주로 혈관화(vascularity)의 증거가 된다. 이것은 주변의 소정맥, 소동맥, 모세혈관에 혈관 평활근과 혈관주의세포(pericyte)를 생성하는 것을 돕는 PDGF의 역할이다.[32]

IGF-1과 IGF-2와 같은 유사 인슐린 성장인자(insulin-like growth factor IG)는 인슐린과 관련된 작은 단백질 구조를 띄고 있다. 이것은 자신만의 동족 수용체를 갖고 있다. 인슐린은 IGF-1 수용기와 상호작용할 수 있으나 100배 가량 더 많은 노력이 요구된다. IGF-1은 성장 호르몬의 주요 목표인 뼈 성장과 관련 있는 성장인자다. IGF-1의 순환 정도가 중요하긴 하지만 국소 부위에서도 생산 가능하다. IGF-2와 결합하는 수용체는 마노즈-6 인산 수용체(mannose-6 phosphate receptor)로 알려져 있다. IGF-2의 발현은 조직재생보다 발달과 관련이 높다. IGF-1의 생체이용률(bioavailability)과 활동은 IGF 결합단백질(IGF-binding proteins; IGF-BPs)로 알려져 있는 분자 그룹에 의해 강하게 조절된다. 다양한 결합 단백질은 IGF와 수용체 결합을 촉진시킬 수 있고, 활동을 억제하는 격리제로 역할을 할 수도 있다. 그러므로 IGF의 양 조절은 IGFBP의 조절에 영향을 받는다. PDGF와 결합한 IGF-1는 연골, 뼈, 그리고 치주 재생에서 좋은 결과를 보였다.[33]

*간세포 성장인자(hepatocyte growth factor, HGF: scatter factor)*는 상처치유를 포함하는 특징을 가지고 있다.[34,35] HGF는 세포 이동, 세포 분화와 세포 배열 모두에서 치유 과정의 매우 중요한 요소이다. HGF 활동은 전구물질 활성, Pro HGF, HGF 억제수준, c-MET 수용체의 주변 농도의 유전자발현에 의해 조절된다. 다른 성장인자에 비해서 일부 HGF는 간의 상처부위에서만 작용하는 저활동성인 형태이다. HGF는 상처의 표면을 재형성하는 과정에서 이동성으로 머물러 있는 표피 케라티노세포의 변이에 있어 부분적으로 영향을 비친다.

혈관형성 성장인자 (Angiogenic Growth Factors)

두 가지 성장인자는 새로운 혈관 성장의 혈관형성을 촉진하는 능력이 탁월하다. *섬유아세포 성장인자(fibroblast growth factor; FGF)*는 하나 또는 네 개 이상의 관련 수용기가 상호작용하는 단백질 집단이다. FGF-1과 FGF-2(각각 산성과 중성의 FGF)는 내피세포 성장과 모세혈관 세포의 확장을 촉진하는 역할이 탁월하다. FGF-2 일부분은 많은 임상전의 상처 모델로 매우 효과적이다. 비록 미국과 유럽에서는 인정받지 못했지만, FGF-2는 임상에서 상처치유에서 일본과 중국에서 현재 널리 사용되고 있다.[36,37] FGF-2의 혈관형성 특징은 허혈성 심장 근육에 제공되는 부과적인 혈액 공급을 발달시키는 형태로 임상적 시도에 영향을 미친다. 대부분의 FGF는 여러 세포의 성장을 촉진하지만 특히 내피세포가 가장 민감한 반응을 보였다. 그러나 FGF-7과 FGF-10(각질형성세포 성장인자-1과-2)의 FGF는 이들 세포에 특별한 수용기가 존재하여 내피세포의 증식과 분화를 촉진한다.[38] 케라티노세포 성장인자는 진피에서 생성되어 내피에서 활동하기 때문에 전통적인 *주변분비(paracrine)* 형태의 활동을 한다. 이외의 KGF는 피부 상처치유과정에서 눈에 띄는 결과를 보여주었으며 KGF-10, KGF-2는 구강 점막염, 빈번한 화학요법의 통증형 부작용은 도움이 필요하다

혈관내피 성장인자(vascular endothelial growth factor; VEGF)나 혈관투과인자(vascular permeability factor; VPF)는 내피 활동을 위한 성장인자 가운데 가장 탁월하다. VEGF-A에서 VEGF-D까지 비슷한 역할을 하는 유전자군이다. 태반 성장인자(placental growth factor)는 상처치유에서 VEGF의 활동을 하는 다른 구성원이다. VEGF라는 이름에서 알 수 있듯이 내피의 세포 성장과 이동을 촉진한다. 이것은 새로운 모세혈관의 미세혈관 생성을 위해 매우 강한 촉진한다. *혈관투과인자(vascular permeability factor)*는 혈관의 투과성을 증진시키고 조직내 세포질의 누출을 흡수하는 VEGF의 중요한 특성을 반영한다.[39] VEGF는 최근 허혈성 사지와 심근의 신생혈관을 촉진하는 능력으로 악평을 받고 있다. 이 분자는 특히 혈약 공급이 어려워졌을 경우, 상처치유재생에 중요한 작용을 한다. VEGF 혼자 혈관형성을 촉진할 수 있으나, 혈관주의 세포의 부재로 인해 혈관이 새거나 출혈이 일어난다. 혈관주의세포의 안정을 위한 중요한 성장인자는 이전에 언급한 PDGF가 모세혈관의 안정이 원인으로 인해 나타난 angoipoietin이다. VEGF는 또한 혈관신생암의 억제나 조절을 위한 약물학적 목표가 된다.[40]

섬유증식요소(Fibrogenic Factors)

TGF-β는 발달, 성장, 분화에 관여하는 매우 커다란 거대집단 단백질의 한 부분이다.[42] TGF-β 외에도(인간에서는 세 가지의 다른 형태가 발견됨) 골형성 단백질(one morphogenic protein), 액티빈(activin), 인히빈(inhibin), 뮐러리안 억제제(mulleerian inhibitor) 등이

동일 계열로 포함된다. TGF-β는 염증과 재생에 중요한 두 가지 역할을 한다. TGF-β는 면역반응의 매우 잠재된 억제제이며 면역계의 활동을 억제한다.[43] 실제로 TGF-β1 유전자가 부족한 쥐에서, 새끼는 태어난 직후 강한 면역반응으로 인해 죽었다. 둘째 TGF-β는 기질 형성과 상처치유에 중요한 역할을 한다. 직접적이든 간접적이든 콜라겐, 엘라스틴, 파이브로엑틴, 몇몇의 프로테오글라이칸과 같은 여러 결합조직 분자의 발현을 유발하는 반면 TGF-β는 콜라겐 분해효소와 기질의 금속성 단백질 분해효소와 같은 결합조직 분해효소의 발현을 억제한다. TGF-β는 역시 단백질 분해효소의 메탈로프로테아제(TIMPs)와 플라즈미노겐 활성체 억제제-1과 같은 세린 단백질분해 효소와 같은 단백질 분해효소 억제물질의 발현을 증가시킨다.[44,45] 그러므로 TGF-β는 섬유소를 증가시켜 과도한 흉터를 일으켜 과도하게 복구시킨다. TGF-β의 관리는 많은 상처 model을 치유를 촉진하는 것을 보여주고 만성 상처를 위한 TGF-β 동형(isoform) (TGF-β 1,TGF-β 2, TGF-β 3) 임상시험 중에 있다.

결합조직 성장인자(connective tissue growth factor; CTGF)는 문헌에 의해 새로운 성장인자로 소개되었다.[46] 사이토카인군의 CCN의 구성원이며, 화학적으로는 다른 성장인자와 차이가 있다. CTGF는 섬유아세포와 콘드로사이트(chondrocytes)와 같은 결합조직 세포에서 매우 특수한 형태로 나타난다. 이러한 특징들은 조직 치유 부위와 연관되어 있다. CTGF는 결합조직 형성을 촉진하는데 사용한다. CTGF 합성은 TGF-β 와 함께 세포와 조직의 치료와 강하게 유도되나 VEGF와 같은 역학적 스트레스와 신진사의 스트레스 또한 발현을 조작한다. CTGF는 TGF-β 의 기질형성 활동을 촉진하는 신호분자로 이해된다. CTGF는 섬유화(fibrosis)에게 중요한 목표가 되며 섬유아세포와 그들의 ECM에 선택적으로 영향을 미친다.

앞에서 언급한 모든 성장인자들은 단백질이다. 그러므로 성장인자 생성은 특정 유전자의 활동에 의해 조절된다. 그러나 조절(regulation)은 성장인자 활동의 여러 단계에서 일어날 수 있다. 첫째, 성장인자의 대부분은 생물학적으로 비활성 상태인 전구체의 형태로 합성된다. 둘째, 이들 중 많은 수가 다양한 등방형(isoform)으로 발현되고, 이것은 대체된 스프라이싱(splicing)에 의해 조절되는 구조를 하고 있다. 셋째, 대체된 스프라이싱은 다양한 수용기를 가진다(특히, FGF). 넷째, 내분비계 호르몬과는 달리 이들 단백질은 조직 안의 체액과 원형질 내에서 자유롭게 돌아다니지 않는다. 대신 성장인자는 자주 ECM과 같은 다른 분자와 전기적 결합이나 특이 단백질과 단백질 상호작용에 의해 결합한다. 예를 들어, 프로테오글라이칸 표면의 헤파린처럼 양극을 띤 프로테오글라이칸과 FGF는 강하게 결합한다. TGF-β는 프로테오글라이칸, 베타-글라이칸의 표면에 결합하고 프로테오글라이칸, 데코린(decorin), 탄성이 있는 섬유인 프로릴린의 작은 기질과 상호작용을 한다. 피브릴린은 잠재된 TGF-β과 결합단백질(LTBPs)로 알려진 거대란 분자군의 하나다. 피브릴린의 관찰은 성장인자나 유전자가 생물학적 효율성, 활동물질이 유전자와 동등하지 못함을 암시한다. 게다가, 표적조직(tissue target) 작용인 활성분자가 적절한 수용기에 도착해서 조직반응을 유발하지 못한 것이다.

효과적인 성장인자는 ECM 제거와 단백질분해효소활동(proteinase activity)의 제한으로 거의 가능하다. 임상 이전의 다수의 실험은 이런 제한을 이겨내고 유전자의 능력을 전달하였음을 보여준다. 반면에 임상적용에서 단일 성공인자를 평가하는 것이 제한되는 한편 상처환경은 세포는 그들의 운명대로 사용되어 신호의 혼합되어 끊임없이 변경되는 것이다.

상처 재생의 병태생리학 (Pathobiology of Wound Repair)

치유되지 않은 상처, 과도한 치유, 그리고 화상 시 조직의 특수 반응의 세 가지의 심각한 병리적 현상이 상처치유에 나타날 수 있다. 치유되지 않은 상처나 궤양은 다양한 원인에 의해 발생할 수 있다. 이는 몇 가지 중요한 일반적 특성을 나타난다. 첫째, 모든 궤양은 기본석인 결합조직 구조를 발달시키기 어렵다. 둘째, 세포 조직에 이러한 중요한 기초 구조의 결여는 상피의 과성장을 방해한다. 셋째, 종종 혈관형성 감소와 섬유증식 감소 현상이 나타난다. 넷째로, 중성구는 대식세포와 같은 염증세포가 지속적으로 존재한다. 다섯째, 조직의 완전성 복구에 지속적 결함으로, 만성 상처자체가 부적절한 염증세포 반응을 촉진할 수 있는 지속적인 박테리아 감염부위가 된다. 이들의 각 요소는 성장인자와 ECM에서 확실한 역할을 수행한다.

> **핵심 3.4**
>
> 성장인자는 치유를 돕지만, 성장인자의 불균형은 상처의 병태생리학에 달려있다.

치유되지 않은 상처의 다양한 임상 형태는 생화학적 수준을 정확히 구분하기 어렵게 한다. 이러한 다양한 증상은 일시적이거나 만성적으로 혈액공급의 실패로 나타난다. 일반적인 경우, 압력에 의한 국소 허혈, 물리적 손상, 화학적 손상으로 산소와 조직 관류의 결손을 초래할 수 있고 그 결과 국소적 세포 괴사나 세포사를 초래한다. 재관류는 상처를 악화시킬 수 있다. 많은 경우에 허혈은 손상조직을 점진적으로 역학적 생리학적 속성을 소실한 흉터조직으로 대체시킨다.

피부에서 치유되지 않은 상처는 감소되지 않은 압박이나 반복된 외상의 결과로 인해 사지와 뼈 돌출 부위에 주로 형성된다. 육아조직의 형성과 상피 고성장의 결함이 빈번히 발생한다. 동시에, 만성적으로 치유되지 않은 상추부위에 활성 성장인자 수준이 어느 정도인지 정보가 충분치 않다. 만성 상처에서 성장인자의 발현이나 생물학적 효용성이 현저하게 감소된다. 당뇨성 상처에서 성장인자발현은 감소된다. 이러한 이유로 많은 성장인자들이 치유되지 않은 상처 치료를 위해 사용하고 있다.

상처치유 실패의 주된 원인은 ECM 축적과 단백질 분해 감소 사이의 불균형이다. 엘라스타아제와 일부 메탈로프로테아제를 포함한 다양한 단백질 분해효소는 세포이주를 위한 유착성 물질을 감소시키고, 성장 인자와 사이토카인 같은 신호전달 분자를 퇴화할 수 있다. 과도한 단백질분해는 결합조직의 생성파괴 물질을 과도하게 분비하여 진행되는 염증 세포과정에 적합지 않다. 이로 인해 치유되지 않은 상처의 적절한 단백질 분해효소 억제제의 개발에 많은 관심을 가져야하며 치유되지 않은 상처의 확실한 형태의 조절을 위한 중화나 흡착의 단백질 분해효소 장치가 있어야 한다. 괴사조직은 특히 2도와 3도 화상처럼 지속적으로 치유되지 않은 상처에서 중요하게 작용하는 유해 요소라는 사실을 잊지 않아야 한다. 상태가 심한 괴사조직 제거는 치유 촉진하는 데에 필수적이다. 이러한 이유로 많은 회사에서 괴사와 살아있는 조직 사이를 구분하는 단백질 분해효소 합성물을 개발시키고 있다.

과도한 치유 (Excessive Healing)

재생 시에 다양한 단계에서 조절되지 않는 과성장은 상처치유 병태생리학의 주요한 측면이다. 재생의 가장 초기 단계에서 상처 치료를 방해시키는 대로 피부와 다른 기관의 화농성 육아종(pyogenic granuloma) / 괴농성 농피성 궤양(pyoderma granulosum), 만성적 염증상태가 있다. 이러한 상태를 일으키는 기전에 관해 명백히 알려지지 않았지만 많은 염증상태는 면역-생리적 촉진에 의한 것이다.

흉터조직의 조절되지 않은 성장에는 두 가지 형태가 있다. 비후성 흉터는 흉터의 과잉성장이 상처의 가장자리에서 나타나면서 피부면 위로 돌출되는 현상이다. 대게 이러한 부위는 과도한 콜라겐을 함유하고 혈관이 과다하게 분포되어 있다. 비후성 흉터는 보통 2도와 3도 화상과 관련이 있고, 이것이 가쪽 확장되면 과도한 수축을 일으킬 수 있다. 물리적 힘이 이러한 형태의 흉터를 형성하는데 중요한 역할을 하는데 피부 대체물로 손상 부위를 덮거나 다양한 필름을 가지고 상처에 부목을 대는 것이 어느 정도의 효과를 나타낸다. 비후 흉터는 비정상적 성장인자 반응과 성장인자 생선으로 인한 섬유아세포를 포함한다. TGF-β와 같은 분자를 과생성과 섬유생성 촉진에 대한 민감도의 결과로 비후성 흉터에서는 섬유아세포가 소집단을 형성하여 과도한 섬유성 건을 형성한다. 최근, 임상시험에서 평가된 유일한 길항제로 인터페론-α가 제시되고 있다. 아마도 앞으로의 연구에서 TGF-β의 직접적인 길항제나 하류 효과제인 CTGF의 활동을 차단하는 문제에 대한 연구가 시행되어야 한다.

잘 알려진 피부 흉터 병변 중 하나가 켈로이드(keloid)이다.[47] 이는 피부 손상이 양성 종양을 형성하는 흉터 상태를 의미한다. 켈로이드는 상처의 측부 끝단에서 성장하며, 위쪽 몸통(체간, trunk), 얼굴, 목 그리고 귀에 국한하여 나타난다. 이러한 부위에서는 피부세포 분포의 이질성이 두드러진다. 검은 피부를 가진 인종일수록 켈로이드 형성이 더욱 빈번한 경향을 보인다. 일부에서는 켈로이드 형성이 유전성과 연관됨을 제시하고 있다. 최근의 연구들은 켈로이드 유전자를 맵핑(mapping)하는 시도를 한다.

피부 이외의 기관에서의 과도한 치유의 결과는 좀 더 삶을 위협할 수 있다. 폐, 신장, 간의 섬유화(fibrosis)는 이 조직의 적당한 기계적인 활동이나 분비 기능에 확실하게 영향을 줄 수 있다. 수술적 유착은 손상에 대한 과도한 반응이다. 관상동맥의 기능부전과 뇌졸중으로 인한 합병증과 다양한 장기의 허혈성 손상은 차후 흉터를 생성시킬 수 있다.

요약 (Summary)

상처 부위의 세포와 조직의 지지 및 이동은 ECM의 올바른 배열에 따라 달려있다. 상처 부위는 ECM 축적과 재형성의 대부분의 역동적인 예시 중 하나이다. ECM의 기능부전이나 저조한 조직화는 상처치유의 결손으로 나타날 수 있다. ECM은 성장인자와 사이토카인에 의해 단영역(short-range) 신호를 여러 번 제공하며 또한 중요한 저장소이며 완충제이다. 가장 빠른 신호는 손상받은 조직의 섬유소응괴의 혈소판에서 온다. 하지만 염증세포의 등장은 통합의 수준을 재빨리 늘린다. 심지어 새롭게 모집된 조직 세포는 혈관화의 조직과 재형성에 의한 것으로 추정하다. 다수의 성장인자는 세포와 상처 모델에서 긍정적인 영향을 주지만 효과적인 성장인자의 타협된 환경의 ECM 배경과 단백질분해효소의 단백질은 적절히 전달되어야 한다. 유전자 전달이나 마이크로 캡슐화 방법은 후기 상처 치료에서 더욱 더 성공적일 것이라 예상된다.

참고문헌 (References)

1. Robson, MC: Cytokine manipulation of the wound. Clin Plast Surg 2003; 30:57–65.
2. Hopkins, SJ: The pathophysiological role of cytokines. Leg Med (Tokyo) 2003; 5(suppl):S45–S57.
3. Eming, SA, Krieg, T, Davidson, JM: Inflammation in wound repair: Molecular and cellular mechanisms. J Invest Dermatol 2007; 127:514–525.
4. Medina, A, Scott, PG, Ghahary, A, et al: Pathophysiology of chronic nonhealing wounds. J Burn Care Rehabil 2005; 26:306–319.
5. Page-McCaw, A, Ewald, AJ, Werb, Z: Matrix metalloproteinases and the regulation of tissue remodelling. Nat Rev Mol Cell Biol 2007; 8:221–233.
6. Clark, RA: Fibrin and wound healing. Ann N Y Acad Sci 2001; 936:355–367.
7. Agren, MS, Werthen, M: The extracellular matrix in wound healing: A closer look at therapeutics for chronic wounds. Int J Low Extrem Wounds 2007; 6:82-97.
8. Badylak, SF: The extracellular matrix as a scaffold for tissue reconstruction. Semin Cell Dev Biol 2002; 13:377-383.
9. Heino, J: The collagen family members as cell adhesion proteins. Bioessays 2007; 29:1001–1010.
10. Myllyharju, J, Kivirikko, K: Collagens, modifying enzymes and their mutations in human, flies and worms. Trends Genet 2004; 20:33–43.
11. Parks, WC: Matrix metalloproteinases in repair. Wound Repair Regen 1999; 7:423–432.
12. Mithieux, SM, Weiss, AS: Elastin. Adv Protein Chem 2005; 70:437–461.
13. Kielty, CM, Sheratt, MJ, Marson, A, et al: Fibrillin microfibrils. Adv Protein Chem 2005; 70:405–436.
14. Ramirez, F, Dietz, HC: Fibrillin-rich microfibrils: Structural determinants of morphogenetic and homeostatic events. J Cell Physiol 2007; 213:326–330.
15. Lamoureux, F, Baud'huin, M, Duplomb, L, et al: Proteoglycans: Key partners in bone cell biology. Bioessays 2007; 29:758–771.
16. Almond, A: Hyaluronan. Cell Mol Life Sci 2007; 64:1591–1596.
17. Jiang, D, Liang, J, Noble, PW. Hyaluronan in tissue injury and repair. Annu Rev Cell Dev Biol 2007; 23:435–461.
18. Hynes, RO: Integrins: Bidirectional, allosteric signaling machines. Cell 2002; 110:673–687.
19. Grinnell, F: Fibronectin and wound healing. J Cell Biochem 1984; 26:107–116.
20. Ekmekci, OB, Ekmekci, H: Vitronectin in atherosclerotic disease. Clin Chim Acta 2006; 368:77–83.
21. Murphy-Ullrich, JE: The de-adhesive activity of matricellular proteins: Is intermediate cell adhesion an adaptive state? J Clin Invest 2001; 107:785–790.
22. Prevost, N, Kto, H, Bodin, L, et al: Platelet integrin adhesive functions and signaling. Meth Enzymol 2007; 426:103–115.
23. Eckes, B, Zweers, MC, Zhang, ZG, et al: Mechanical tension and integrin alpha 2 beta 1 regulate fibroblast functions. J Investig Dermatol Symp Proc 2006; 11:66–72.
24. Larsen, M, Artym, VV, Green, JA, et al: The matrix reorganized: Extracellular matrix remodeling and integrin signaling. Curr Opin Cell Biol 2006; 18:463–471.
25. Yurchenco, PD, Amenta, PS, Patton, BL: Basement membrane assembly, stability and activities observed through a developmental lens. Matrix Biol 2004; 22:521–538.
26. Macri, L, Silverstein, D, Clark, RA: Growth factor binding to the pericellular matrix and its importance in tissue engineering. Adv Drug Deliv Rev 2007; 59:1366–1381.
27. Bazley, LA, Gullick, WJ: The epidermal growth factor receptor family. Endocr Relat Cancer 2005; 12(suppl):S17–S27.
28. Nanney, LB, Paulsen, S, Davidson, MK, et al: Boosting epidermal growth factor receptor expression by gene gun transfection stimulates epidermal growth in vivo. Wound Repair Regen 2000; 8:117–127.
29. Alvarez, RH, Kantarjian, HM, Cortes, JE: Biology of platelet-derived growth factor and its involvement in disease. Mayo Clin Proc 2006; 81:1241–1257.
30. Nagai, MK, Embil, JM: Becaplermin: Recombinant platelet derived growth factor, a new treatment for healing diabetic foot ulcers. Expert Opin Biol Ther 2002; 2:211–218.
31. Steed, DL: Clinical evaluation of recombinant human platelet-derived growth factor for the treatment of lower extremity ulcers. Plast Reconstr Surg 2006; 117(suppl):S143–S149; discussion S150–S151.
32. Rajkumar, VS, Shiwen, X, Bostrom, M, et al: Platelet-derived growth factor-beta receptor activation is essential for fibroblast and pericyte recruitment during cutaneous wound healing. Am J Pathol 2006; 169:2254–2265.
33. Schmidt, MB, Chen, EH, Lynch, SE. A review of the effects of insulin-like growth factor and platelet derived growth factor on in vivo cartilage healing and repair. Osteoarthr Cartil 2006; 14:403–412.
34. Conway, K, Price, P, Harding, KG, et al: The molecular and clinical impact of hepatocyte growth factor, its receptor, activators, and inhibitors in wound healing. Wound Repair Regen 2006; 14:2–10.
35. Conway, K, Ruge, F, Price, P, et al: Hepatocyte growth factor regula-

tion: An integral part of why wounds become chronic. Wound Repair Regen 2007; 15:683–692.
36. Breen, EC: VEGF in biological control. J Cell Biochem 2007; 102:1358–1367.
37. Eming, SA, Krieg, T: Molecular mechanisms of VEGF-A action during tissue repair. J Investig Dermatol Symp Proc 2006; 11:79–86.
38. Braun, S, auf dem Keller, U, Steiling, H, et al: Fibroblast growth factors in epithelial repair and cytoprotection. Philos Trans R Soc Lond B Biol Sci 2004; 359:753–757.
39. Vartanian, SM, Sarkar, R: Therapeutic angiogenesis. Vasc Endovascular Surg 2007; 41:173–185.
40. Li, J, Zhang, YP, Kirsner, RS: Angiogenesis in wound repair: Angiogenic growth factors and the extracellular matrix. Microsc Res Tech 2003; 60:107–114.
41. Tonra, JR, Hicklin, DJ: Targeting the vascular endothelial growth factor pathway in the treatment of human malignancy. Immunol Invest 2007; 36:3–23.
42. Faler, BJ, Macsata, RA, Plummer, D, et al: Transforming growth factor-beta and wound healing. Perspect Vasc Surg Endovasc Ther 2006; 18:55–62.
43. Schmidt-Weber, CB, Blaser, K: Regulation and role of transforming growth factor-beta in immune tolerance induction and inflammation. Curr Opin Immunol 2004; 16:709–716.
44. Prud'homme, GJ: Pathobiology of transforming growth factor beta in cancer, fibrosis and immunologic disease, and therapeutic considerations. Lab Invest 2007; 87:1077–1091.
45. Verrecchia, F, Mauviel, A: Transforming growth factor-beta and fibrosis. World J Gastroenterol 2007; 13:3056–3062.
46. Leask, A, Abraham, DJ: The role of connective tissue growth factor, a multifunctional matricellular protein, in fibroblast biology. Biochem Cell Biol 2003; 81:355–363.
47. Yang, GP, Lim, IJ, Phan, TT, et al: From scarless fetal wounds to keloids: Molecular studies in wound healing. Wound Repair Regen 2003; 11:411–418.

chapter 4 장

영양과 상처치유
Nutrition and Wound Healing

영양(nutrition)은 우리 삶의 모든 부분에서 매우 중요하다. 음식과 영양의 중요성은 아담과 이브 그리고 최음제로 사용되어진 식품으로 성경에 나오는 사과에서부터 역사를 통해 설명되었다. 음식은 대부분의 사교 모임에서 한 부분을 담당하고 종교적이고 의식적인 행사뿐만 아니라, 모든 축제에 있어서 중요한 역할을 하고 있다. 따라서 영양이 우리의 전반적인 건강에 매우 중요한 역할을 담당하고 있다는 것은 지극히 논리적이다.

영양 부족은 일반적으로 주요한 문제를 일으키는 영양소의 부족으로 생각된다. 영양 부족의 범위는 훨씬 더 많다. 과잉의 상태를 포함하는, 비만에서와 같이, 또는 특정 영양소에 내성이 있거나 처리 능력이 없거나, 당뇨병에서와 같이, 전반적인 상처치유에 대해서 영양이 미치는 효과에 관해서는, 영양과 전반적인 급성기 상처치유 사이의 연결을 보여주는 동물 모델에 많은 증거가 있다. Levenson과 Crowley는 영양이 불충분할 때 화상이나 상처를 입은 동물들의 피부 상처 회복의 감소에 대하여 설명하였다.[1-4] 인간인 우리는 대부분의 작은 상처는 큰 문제 없이 치유가 된다는 것을 알고 있다. 인간의 몸은 약간의 또는 중간 정도의 영양 부족은 상처치유에 악영향을 미치지 않게 하기 위해 우선순위로 상처를 치유하는 능력을 갖고 있다.[5] 그러나 우리는 영양이 전반적인 상처치유에 있어서 매우 중요한 역할을 하고 있다는 것을 알고 있다.

영양은 상처치유에 영향을 미치는 가장 중요한 요소 중에 하나라는 많은 느낌이 있지만, 때로는 영양학적 상담, 교육, 상처치유 과정 동안의 중재를 제공하기 위해 수행된다. 상처치유에 영양섭취의 이점에 대한 가장 큰 증거는 욕창의 관리와 예방 분야의 연구에서 나왔다. 그것은 Bergstrom[6]으로부터 욕창 단계는 현재 영양 부족의 정도와 영양 부족의 예방이 욕창 발생률의 감소를 이끈다는 점에 정비례한다고 알려졌다.

불충분한 상처치유를 야기시키는 조건은 세 가지가 있다. 영양분이 적은 신체 질량의 감소, 콜라겐과 단백질 합성의 장애, 그리고 면역 시스템의 전반적인 손상은 사람의 전반적인 단백질 영양 상태와 직접적으로 관련이 있다.[7] 우리는 여러 분야에서 상처치유에 대한 영양의 전반적인 효과를 볼 수 있다. 한 분야가 칼로리 섭취량 감소이다. 다른 하나는 단백질, 비타민, 또는 미네랄과 같은 특정 영양 섭취량 감소이다. 감소된 칼로리 섭취량에서, Spanheimer는 그들에게 필요한 칼로리 섭취량의 절반을 먹인 설치류에서 감소된 콜라겐 합성을 증명하였다.[8] Yue는 감소된 칼로리 음식을 먹인 설치류 실험 모델에서 육아 발생 조직 형성에서 전반적인 감소뿐만 아니라, 기질의 침착(matrix deposition)과 글리코스아미노글리칸(glycosaminoglycans)의 감소를 증명하였다.[9] 임상 의학에서, 전반적으로 감소된 칼로리 섭취량을 가진 수술 환자들은 보여준다. 비록 그들이 만성적으로 영양 부족 일지라도, 그들은 콜라겐 합성이 감소된다.[10] Haydock과 Hill은 수술 환자에 주목하였다. 장 또는 비경구의 중재를 하였다면, 콜라겐 합성에서 영양 부족의 전반적인 영향은 반대가 될 수 있다. 이것은 이끌었다.[11] 어떤 경우에, 장 또는 비경구의 급식와 같이 실제로 일찍 중재를 하고 있는 수술 후 환자에게 포도당 용액을 주는 관례에서 변화되었다.[12]

회복이 되는 동안 영양 상태의 중요성에 대한 지식은 영양이 불충분하게 된 환자의 검사가 필요하다. 우리는 손상에 대한 신진대사의 반응은 일반적인 기아와는 많이 다르다는 것을 알고 있다. 기아에서, 기아가 발병된 후에 24시간 이내에 대사율의 일반적인 감소가 있다. 이 첫 24시간 동안, 간에 축적된 글리코겐은 영양의 초기 형태로 사용되어 소모된다. 현 시점에서, 새로운 포도당 형성, 글루코네오제네시스(포도당 신생합성, 당신생)의 과정, 제1기의 기질로서 아미노산을 활용할 것이다. 이 아미노산은 단백질 섭취로 생긴다. 일단 이것이 일어나면, 신체는 전반적인 근육의 부피를 유지하기 위해 지방 축적으로부터 지방산의 동원이 증가되는 것을 안다. 기아의 과정에서, 뇌, 정상적으로 포도당을 사용하는, *케톤 물체(ketone bodies)*로 알려진 지방산 물질대사로부터 생성물을 실제로 사용할 수 있다. 기아의 존재에서, 케톤 물체, 지방산으로부터 동원된, 신체의 정상적 에너지 필요물의 70% 이상을 공급할 수 있다. 이 기아 적응은 제지방량과 전반적인 근육 단백질을 유지하여 인간의 보존을 보장하는 진화 과정이다. 이것은 기아 때문에 요구되는 전반적인 아미노산의 감소와 전반적인 단백질 회전 감소, 이런 식으로 제지방량의 보존을 야기 시킨다.

스트레스 반응에서, 일반적으로 상처 또는 부패에 의한 사건과 같이 심한 스트레스 후에 따라오는 심장과 혈관 생리학의 전반적인 변화, 낮은 혈압을 야기시키는 전신 혈관 저항이 감소된다. 이것은 차례로, 상승된 심박출량을 야기시키고, 심장의 신진대사 요구가 증가한다. 이것은 일반적으로 발열과 정상적으로 포도당으로 사용되는 전반적인 무능력을 동반한다. 고혈당의 원인이 되고 또한, 근육은 스트레스로 인해 이 시기에 신체의 힘을 희생한다. 이 희생은 체지방량의 상당한 손실을 야기시키고, 그것은 상처 치유에 궁극적으로 부정적인 나쁜 영향을 줄 수 있고, 차례로, 욕창 형성과 다른 상처의 발생과 같이 심각한 문제를 제공한다.

핵심 4.1

단백질 영양 부족은 사망률과 환자수의 증가를 보이고, 상처치유에 부정적인 영향을 미친다.

남녀노소를 불문한, 많은 환자들이, 급성기 또는 만성기에 정상적인 섭취를 하지 못하는 노인처럼, 급성기 병원에서 기아 때문이 아닌 스트레스나 패혈사고로 인한 영양 부족을 경험한다. Bistrain과 공동연구자들은 *미국 의학 협회 저널*의 landmark article에서, *단백질 칼로리* 또는 *단백질 에너지 영양 부족*이란 영양실조의 한 유형을 제안하였다.[13] 이 영양실조의 유형은 전반적인 신체 지방과 내장근 단백질의 결핍이 특징이다. 단백질 에너지 영양 부족은 급성기 기간을 늘리고, 사망률과 환자수의 증가뿐만 아니라 상처치유의 손상을 보여준다. 그리고 환자의 전반적인 면역 상태를 손상시킨다.

놀라운 것은 약간의 단백질 에너지 영양 부족이 전반적인 상처치유에 영향을 미치는 것이다. 그리고 전반적인 상처치유에 영양 부족의 수준과 영향은 실제로 전반적인 차이가 없다. 우리는 심각한 단백질 칼로리 영양실조는 상처치유에 큰 영향을 일으킨다는 것을 알고 있기 때문에 이것은 매우 중요하다. 그러나 우리는 또한 약간의 단백질 에너지 영양 부족은 전반적인 상처치유에도 영향을 끼칠지도 모른다는 것을 알고 있다. 따라서 결국에는 잘 낫지 않는 상처 그리고, 결국, 죽음을 이끈다. 그 질문은 틀림없이 다음 질문 일 것이다. 왜 우리는 상처를 입은 환자는 단백질 에너지 영양 부족의 일부 유형을 가지고 있다는 아무런 가정을 하지 않고 치료를 하는가? 물론, 이러한 보충의 비용이 문제가 된다. 다른 요인은 보충의 형태를 범하는 문제를 포함한다. 비경구의 영양과 같이, 이들 환자 중 일부에서 보충 과다 결과와 고혈당과 같은 문제, 그리고 사실 과식은 면역 억제를 야기시킬 수 있다.

사전에 언급했듯이, 비만은 실제로 영양실조의 한 형태이다. 그리고 그것은 한 영역에서는 과도한 영양섭취이고 다른 곳에서는 충분하지 않을지도 모른다. 병적인 비만이 있는 환자에게서 부족한 것은 대부분 단백질이다. 종종, 이 환자들은 단백질 절약 다이어트를 하거나 탄수화물과 지방산의 물질대사를 통해서 지방을 감소하기 위해서 지방과 같은 다른 영양소를 억제하는 동안 단백질을 보충한다. 상처는 단백질 필요물이 증가되면 나을지도 모른다.

전통적으로, 단백질 에너지 영양 부족은 세 종류가 있다: 소모증(Marasmus), 단백열량 부족증(kwashiorkor), 그리고 Marasmus kwashiorkor. 소모증은 전반적인 중증의 칼로리 결핍이나 칼로리 흡수의 중증 손상으로 인한 본질적 소모이다. 소모증 환자는 종종 비타민 부수물과 미네랄 결핍증을 갖고 있으며 때로는 정상적인 내장 단백질 수준을 가지고 있기도 하지만 그들은 상당한 체중 감소를 가진다. 소모증의 일반적인 원인은 암과 만성 폐쇄성 폐질환(COPD)을 포함한다.[14,15]

단백열량 부족증은 hypoalbuminemic 영양 부족이다. 그리고 그것은 불충분한 단백질 저장으로 인해 과도한 칼로리가 저장된 상태이다. 단백열량 부족증은 때때로 초기에 환자의 전반적인 근육 부피가 감소되기 때문에 발견하는 것이 어려울지도 모른다. 전체 단백질의 최종 손실, 혈관계에서 교질삼투압(oncotic pressure)의 감소, 증가된 부종을 야기시킨다. 이것은 영양 부족을 대표하는 것은 일반적인 보통의 소모 모양으로 가장 할 수 있다. 단백열량 부족증 또한 알부민과 최종 세포성 면역 반응이 감소되고, 둘 나 모두 유시를 위해 단백질이 필요하다. 감염, 피부 쇠약, 욕창은 이 환자들에게 흔히 있는 일이다.

Marasmus kwashiorkor, 영양 부족의 두 가지 유형의 조합, 일반적으로 뿌리 깊은 영양 부족으로 심각한 말기에 발견된다. 이 유형의 영양 부족이 사망률과 환자수와 가장 높은 관련이 있다.[16]

핵심 4.2

당뇨병은 비만 외에 과다영양으로 이차적 영양 부족의 가장 일반적인 형태이다.

과다영양으로 인해 영양불량의 가장 흔한 형태는 비만, 당뇨병(DM)이다. 당뇨병은 비정상적인 탄수화물의 신진 대사 및 전반적인 영양 부족과 중요한 문제를 보여준다. 당뇨병이 없는 환자의 경우에도 패혈증과 같은 심각한 스트레스는 종종 저혈당이 발생할 수 있다. 일반적으로 저혈당과 함께 탈수를 초래할 수 있는 배뇨과다증이 나타날 수 있다. 또한, 180 mg/dL 이상의 혈당에서 호중성 백혈구 감염에 대한 반응으로 주화성이 될 수 없으며, 200 mg/dL 이상에서 식포(phagosome) 내에 산화 파열을 수행하는 호중성 백혈구 기능의 효과가 손실된다. 따라서 박테리아는 세포내로 들어오고 호중성 백혈구는 소멸된다. 이것은 농양형성의 증가로 이어진다. Goodson과 Hunt은 당뇨병이 일부 상처 회복 기형, 미세혈관과 거대혈관의 이동, 상처 치유뿐만 아니라, 상처와 상피의 장력강도(tensile strength)를 발생시킨다는 것을 증명했다.[17] 그들은 또한 콜라겐 침착 감소, 상피세포의 활동 억제, 섬유아세포의 직접적인 억제도 증명했다. Mann은 고혈당이 섬유아세포 및 백혈구로 비타민 C 세포이동을 방해한다는 것을 보여주었다.[18] 괴혈병에서 알려진 대로 비타민 C는 콜라겐 합성에 중요한 보조 요인이다. 종종, 비타민 C는 이러한 이동 문제를 극복하기 위해 보충되어야 한다. 이것은 비타민 보충이 상처 회복에 영향을 미칠 수 있는 몇 가지 임상 중 하나이다.[19]

하나는 고혈당의 조정이 위에서 언급한 기형의 일부를 완화하는 것이라고 생각할 수도 있겠지만, 이 경우는 그렇지 않다. Barr와 Joyce는 인슐린을 받은 경우에도 마우스 모델에서 미세동맥 문합의 재내피세포 증식이 감소된 것으로 나타났다.[20] 그러나, Goodson과 Hunt는 고혈당일 때 초기 인슐린 관리는 상처의 인장력 감소에도 불구하고 정상적인 상처 회복을 촉진할 수 있다고 밝혔다.[21] Hanam 등은 국소 인슐린도 마우스 모델에서 전반적인 상처 회복 향상을 위해 보여준 것으로 나타났다.[22]

평가 (Assessment)

모든 환자는 영양 이상에 대한 검사를 해야 한다. 의료기관의 인증에 대한 합동위원회(JCAHO)가 영양실조에 대한 중도 또는 높은 위험 중 하나에 있는 모든 환자를 식별하는 검사의 필요성을 강조했다. JCAHO는 또한 효율성과 적합성에 대한 중재와 마찬가지로 영양 개입이 필요하다고 했다. 미국 공공 보건 서비스에서 욕창 치료에 대한 임상 실습 가이드라인은 환자의 영양 평가가 수행되어야 한다고 말한다. 영양 평가가 이루어져야 한다는 확립 후에, 상처 치료 설정에 영양 선별검사가 이뤄져야 한다. 선별검사는 인체측정학으로 피부 측정, 설문, 내장 단백질 평가 등 이상적인 체중 또는 평균 체중 두 가지 비교로 체중을 이용한 모든 것을 포함할 수 있다.

이상적인 체중(IBW)은 권장 체중 또는 원하는 체중이다. 대신에 IBW는 혼자 평가하고, 그것은 체중 변화의 비율에서 보고 더 신뢰성 있다. 이상적인 체중의 비율은 실제 체중에 100 곱하고, 평균 체중으로 나누어 계산한다. 체중 감소의 엄격함도 평가해야 한다; 일주일에 2% 감소 또는 6개월에 10% 감소는 상당한 체중 감소를 의미한다. 불행히도, IBW는 지방을 설명할 수 있는 매우 적은 체중이다. 또한, IBW는 유동적인 상태로 즉, 울혈성 심장 마비(CHF) 또는 투석의 말기 신장 질환(ESRD)의 문제가 특정 환자로 크게 동요될 수 있다.

피부 주름, 또는 인체측정학, 측정은 일반적으로 영양 요인을 보며 건강한 인구에서 이루어진다. 이것은 인구 기반 연구를 위한 뛰어난 도구이지만, 피부 팽창 문제를 가진 환자에게 사용하기엔 좋지 않다. 이것은 종종 노인이나 과체중 환자의 경우이지만 단백질 에너지 영양실조 문제이기도 하다.

설문 조사는 종종 급성과 만성 둘 다 사용하고 영양실조의 개인성향은 의료 조건 식별을 위해 좋다. 불행하게도, 누구도 최고의 설문 조사나 설문지는 없다. 그들은 약간의 교육을 받았거나 무학이거나 설문 조사를 이해하기 어려운 정신사회적 문제가 있는 환자에게 시행해야 한다.

핵심 4.3

간접 열량측정법은 영양 치료의 사용을 평가하는데 가장 정확하다.

영양 치료의 사용을 평가하기 위한 가장 정확한 방법은 간접 열량 측정법을 사용하는 것이다. 이 방법은 가스 분석 측정하는 휴식대사량(REE)을 주어 산소 소비와 CO_2 생산을 사용한다. 불행히도, 30분 이상 연장 시간을 포함하여 측정을 얻는데 어느 정도 한계가 있다. 이것은 환자의 상처에 통풍구가 있어야 한다. 통풍구 회로의 공기 누출 또는 성인 호흡 곤란 증후군(ARDS)과 같이 높은 산소의 농도를 필요로 하는 폐 이상은 신진 대사 측정에 영향을 미칠 수 있다.

영양 치료에 여러 실험실 평가가 사용되었다. 전에 포도당 평가는 150 mg/dL 미만이 최적이라고 언급했다. 다른 측정으로 인, 마그네슘, 전체 신장 기능 전반적인 질소 균형추정으로 24시간 질소 배출이 있다. 또한 총 림프구 개수와 내장 단백질의 평가도 이뤄져야 한다. 정상 총 림프구 개수는 일반적으로 μℓ당 2,000–2,500 이지만 감염이나 백혈병으로 인해 증가할 수 있다. 림프구 감소 개수는 화학요법, 만성 스테로이드 사용, 급성 수술 및 암을 위한 방사선 치료 요법에서 볼 수 있다. 소모 정도는 μℓ당 900 미만으로 중도, μℓ당 900–1,500 중등도, μℓ당 1,500–1,800 경도이다.

모범적인 내장 단백질 측정은 알부민 정도이다. 불행하게도, 알부민은 20일 이상 긴 반감기를 갖고 있으며, 간장 또는 신장 질환에 문제가 있을 수 있다, 수화 상태에 매우 민감할 수 있다. 알부민은 긴 반감기 때문에 큰 몸체고리를 가지고 있고, 이 측정은 단백질 에너지 영양실조를 과소평가하거나 아예 그것을 식별하는데 실패할 수 있다. 내장 단백질의 정확한 측정은 트랜스페린 및 레티놀결합 단백질의 레벨이다. 그러나 이러한 측정은 널리 사용할 수 없고, 비용이 많이 든다. 프리알부민 레벨은 지난 10~15년 이상 단백질 측정 시 가장 널리 사용되고 있다. 짧게는, 매주 두 번씩 모니터링할 때 48–72시간의 반감기가 적당하고, 필요한 경우 같은 주에 중재와 후속조치가 이루어져야 한다. 프리알부민은 탈수 또는 전체 수화 상태에 의해 영향을 받지 않는다, 상대적으로 작은 유층을 가지고 있으며 현대적인 검사에서 신장 기능부전에 의한 영향을 받지 않는다. 프리알부민은 또한 스트레스를 받으면 증가되는 급성기 반응물질이 아니다. 환자가 부패에 의한 경우 또는 스트레스 받은 상태일 때, 프리알부민 레벨에 속하는 것이 감소하고 환자의 영양 상태가 정상이라고 생각하는 임상 제공자를 이끌만한 잘못된 것을 표시하지 않는다.

영양 평가가 수행되면 임상가는 영양의 요구사항을 확인할 수 있다. 고전 해리스–베네딕토 방정식은 가장 일반적으로 영양소 요구사항을 예측하는데 사용된다. BBE가 계산되면 기초 에너지 지출(BBE) (표 4.1)을 계산하기 위해 성별, 체중, 신장, 연령 차이의 방정식 요소와 스트레스 요소는 대사율에 추가될 뿐만 아니라, 운동에 관련

표 4-1 Harris-Benedict 방정식

남자	여자
EER (kcal) = 66.5 + 13.75W + 5.00H − 6.77A	EER (kcal) = 655.1 + 9.56W + 1.85H − 4.67A
EER (kJ) = 278 + 57.7W + 20.93H − 28.35A	EER (kJ) = 2741 + 40.0W + 7.74H − 19.56A

EER : estimated energy requirement, W: 체중 (kg), H: 신장 (cm), A: 나이 (년)

표 4-2 에너지 요청을 결정하는 Schofield 방정식

연령(years)	남성	여성
15–18	BMR = 17.6 × 체중 (kg) + 656	BMR = 13.3 × 체중 (kg) + 690
18–30	BMR = 15.0 × 체중 (kg) + 690	BMR = 14.8 × 체중 (kg) + 485
30–60	BMR = 11.4 × 체중 (kg) + 870	BMR = 8.1 × 체중 (kg) + 842
>60	BMR = 11.7 × 체중 (kg) + 585	BMR = 9.0 × 체중 (kg) + 656
	BMR 계산:	
A. 스트레스 인자를 첨가한다 = 10%–30%, 광범위한 수술 = 10%–30%, 골절/외상 = 10%–30%, 심한 부패 = 50%–150%.		
B. 활동과 식이유도 열발생을 혼합인자를 첨가한다:		
침상 고정		+ 10%
침상 고정		+ 15%–20%
병상에서 이동		+ 25%
C. 400–1,000 kcal/day 더하거나 빼거나 만약 체중이 증가/감소된다면.		
D. 온도가 1℃ 올라갈 때 10%까지 더한다.		

BMR: 기초대사율

된 다른 에너지 지출을 해결 활동 계수로도 사용된다(표 4.2).

해리스–베네딕토 방정식은 비만 환자에 대한 특정 요구 사항을 계산하는데 사용할 수 있다. BMI의 공식=체중(kg) /신장(m²)을 사용하여 전반적인 체질량 지수(BMI)를 파악해야 한다. BMI가 25~30 사이의 경우 환자는 과체중으로 간주된다. 30 보다 큰 BMI 지수가 있다면 정상 또는 증가 단백질 요구사항을 제공하면서 임상가는 BBE의 75%를 사용해야 한다. 성인의 경우, 전반적인 열량 권장사항은 비단백의 칼로리(탄수화물과 지질)로 하루에 kg당 25~30 칼로리를 추정할 수 있다. 이 비단백의 칼로리 개념은 매우 중요하다. 이러한 활동 및 스트레스와 같은 일상적인 신체 기능을 위해 필요한 일반적인 열량은 탄수화물과 지질에서 왔다. 게다가, 면역 체계의 보호와 상처치유에 사용할 예비 단백질을 유지하고 하루 단백질 1.5g/kg의 단백질 섭취는 일반적인 요구사항이다. 이것은 2~3g/화상과 기타의 높은 신진대사 상태에서 하루에 kg으로 증가할 수 있다. 지방의 지질은 총 칼로리의 약 20%~30%를 제공해야 하며, 이 비율은 신생아 및 조산아는 훨씬 높을 수 있다. 지질 결함이 간접적 인지질의 감소와 생산보조 그리고 상처치유에 영향을 줄 수 있다. 반면에 너무 많은 지방질은 면역 억제를 일으킬 수 있다. 인지질을 세포의 지주막의 중요한 부분이며, 결핍 시 상처치유의 염증 단계에 중요한 프로스타글란딘의 생산 감소로 이어질 수 있다. 염증단계 없이는 정상적인 상처치유가 발생하지 않는다. 또한 오메가-3 지방산의 과도한 적용은 아이코사노이드(eicosanoid) 경로를 통해 항염증에 영향을 미칠 수 있다. 이것은 혈소판 활성화 인자 IL-=1TNF-α의 억제로 연결된다. 오메가-3 지방산은 상처 후에 악화를 줄 수 있다. 하지만 오메가-3 지방산은 콜라겐의 감소를 일으키지 않으며 가교 합성 외에 전반적인 상처치유를 촉진한다.[23]

여러 이론이 수많은 단백질을 설명하며 이는 스트레스 반응에 따라 이루어진다. 일반적으로 칼로리 요구사항의 약 20%가 단백질이다. 이것은 하루 1.5g/kg이 일반적이며 단백질은 기초 에너지 요구에 사용하는 경우 단백질 1g은 약 4칼로리를 제공한다. 하지만 그 모든 칼로리가 똑같지는 않다. 또한 단백질 칼로리는 상처치유보다는 오히려 전체 에너지 요구량에 사용해야 하며 같은 탄수화물과 지질로 비단백의 칼로리보다는 면역 기능으로 사용해야 한다. 또한 단백질이 과다할 경우 상처 또는 화상에는 단백질의 "sink"가 증가하기 때문에 스트레스가 증가하며 적절한 단백의 보완을 요구할 수 있다.

영양 관리 (Nutritional Administration)

구강 영양 섭취가 선호되는 방법이다. 이것은 의학과 영양관리의 모든 영역에서 밝혀진 사실이다. 철학에서는: 내장이 움직이면 그것을 사용한다. 임상 데이터는 소화관 부패에 의한 합병증을 가진 경도 환자가 더 나은 면역 기능과 비경구 섭취 환자보다 다기관의 기능약화 발병률이 감소된 것을 증명하고 있다. 음식 섭취에 대한 관리는 전형적으로 입을 통해(PO) 섭취하지만 위장과 소장에 삽입된 튜브를 통해 섭취 가능하다. 비경구 영양법은 ("내장 정도") 일반적으로 말초 또는 중추를 통해, 정맥 시스템을 사용한다.

> **핵심 4.4**
>
> 영양 공급을 고려할 때 경험으로 되어져야 하고 내장이 움직이면 그것을 사용한다.

소화관 영양 보조제는 상용 제품이나 집에서 만든 제품과 같이 인스턴트 아침식사에까지 모든 우유와 유청단백질로부터 어느 것이든 사용하여 섞어 만든 제품으로 구성되어 있다. 소화 방식은 흡수 목적을 위해 특정 영양 결핍증과 내장 기형을 전문적으로 다룬다. 소화관 음식섭취에 대한 효과적인 전략은 기전으로 접근의 다양성을 포함한다. 이러한 기전은 단기적으로 비강 접근, 튜브의 형광투시법 배치, 카테터절개술을 포함하고, 장기적으로 경피 내시경적 위루설술 (PEG) 튜브 또는 개방위루설술 및 공장루술을 포함한다.

비경구 영양과 영양제공급은 말초 중앙 선에 정기적으로 정맥주사 또는 말초에 삽입된 중심 카테터(PICC line)를 통해 이루어진다. 위장기관 손상이 해결되거나 정상적인 위장기능이 가능한 경우, 환자는 비경구 섭취로부터 변환해야 한다.

이전에 언급한 바, 과식은 면역 억제의 원인이 되고, 고혈당증, CO_2 생산 증가, 지방간과 같은 다른 문제가 발생할 수 있다. 고지혈증, 질소혈증, 면역 억제가 발생할 수 있다.

특정 약품들은 상처, 화상 및 전반적인 손상의 회복을 향상하는데 사용할 수 있다. 호르몬 증가, 인슐린 유사 성장 인자-1(IGF-1), 근육 증강제가 모두 사용되었다. 옥산드롤론은 가장 일반적으로 사용되는 근육증강제이다. Demling는 화상 환자의 더 빠른 P 자리 호전뿐만 아니라 화상과 관련된 저체중 손실 원인이 된다고 밝혔다. 옥산드롤론은 일반적으로 부작용이 적으며, 종종 의료 제공자들은 상처 회복을 방해할 수 있는 걱정에 대한 스테로이드 제공을 두려워한다.

그것은 상처 회복의 증가나 강화하는 특정 아미노산을 복용하는 의미가 있다. 글루타민(glutamine)은 22가지로 알려진 아미노산의 전반적인 순환의 약 20%로, 신체에서 가장 풍부한 아미노산이다. 그것은 소장의 소화기관의 주요 연료원이며 간의 글루코네오제네시스를 위한, 알라닌과 같이 중요한 기질이다. 글루타민은 림프구에 대한 중요한 연료 원본으로 표시되며 림프구 증식을 위해 필수적이다.[25,26] 또한 섬유아세포와 대식세포의 뉴클레오티드 생산을 위한 선구물질로 표시되었다.[27,28] Demling는 글루타민은 상처 회복에 염증 반응을 자극한다는 것을 증명했다. 또한 글루타민 수준은 외상 후 근육과 혈장 모두 정렬하는 것으로 알려져 있다.[29-30] 다이어트에서 글루타민 보충은 특정 임상 상황에서 도움이 될 수 있지만, 더 분명한 혜택은 상처 회복에 증명되지 않았다.[31,32]

아르기닌(Arginine)은 스트레스 시기에 몸이 충분이 제공할 수 없고, 2개의 비필수아미노산 중 하나이다. 상처회복에서 아르기닌의 역할은 먼저 1970년대에 설명되었다.[33,34] Seifter는 성인 쥐 모델에서 비교했을 때 불충분한 아르기닌 식이를 한 쥐가 상처를 차단하는 힘 감소, 콜라겐 침착의 감소, 사망률 50% 증가를 보여주었다.[34] Barbul은 아르기닌 복용량을 높인 쥐가 상처를 차단하는 힘 증가, 콜라겐 침착의 증가뿐만 아니라, 향상된 면역 기능을 보여주었다.[35] Chyun은 잘 발육한 오래된 쥐를 사용하여 이 문제를 확인했다. Goodson과 Hunt는 피하 조직과 아르기닌 식이 환자에게 4불화 에텔렌 수지 이식을 이온 주입하여 인간에서 아르기닌의 효과를 평가했다.[37] 주입한 것은 나중에 제거하고 콜라겐 침착에 대한 평가했다. 섬유아세포 활동 및 콜라겐 침착 증가는 실험 과목에 언급했다. Barbul은 젊은 환자에게 아르기닌이 높은 일반 식이요법과 아르기닌이 부족한 하나를 주었다.[38] 아르기닌 보완과 하이드록시프롤린 내용물의 증가와 전반적인 총 단백질 침착이 발생했다. 이것은 또한 Kirk 등[39]에 의해 성인 모델에서 확인되었다. Hydroxy-methylbutyrate (HMB)와 추가적인 보완이 면역 기능 지탱과 근육약화 감소를 도와 나타나지만, 그것은 아르기닌과 글루타민의 보완과 함께 주어져야 한다.[40]

비타민과 미네랄 추적에 관한 주요 문제는 보충을 누구에게 받아야 하고 얼마나 많이 받아야 하는가? 하나는 분명 영양실조이거나 적어도 일주일은 구두로 먹지 않는 환자이고, 결국에는 대안 방법을 통해 영양 보충을 다른 형태로 주어지지 않으면 안 된다. 또한, 비타민이나 미네랄 결핍을 문서화하여 환자가 보충을 요구할 수 있다. 보충은 정맥주사, 액체, 또는 대체로 구강 섭취를 할 수 있다. 일반적으로, 미국농무부(USDA's) 권장 복용량에 따라 과다생리학적인 또는 과다복용은 피해야 한다. 특히 비타민 A와 비타민 E와 같은 지용성 비타민이 전체 지방조직에서 높은 함유와 증가된 저장은 독성을 초래할 수 있으므로 주시해야 한다.

비타민 A는 1990년대 초반 발견되었다. Brandaleone은 1940년대 상처치유의 결함을 지적했다. Ehrlich and Hunt는 1960년대 비타민 A 결핍환자에 대한 보완을 보여주었다.[42] 진정한 비타민 A 결핍증은 대식세포, 단핵구, 피브로넥틴의 증착 그리고 전반적인 세포 접착의 기능에 영향을 주며 모든 단계에서 상처치유에 영향을 미친다. 궁극적으로는 상처의 크기가 감소된다. 비타민은 경구 복용에 대한 일일 5번의 권장 요구사항이 있다. 하루 25,000 단위 정도로 알려져 있으며, 이 양은 일반적으로 심각한 부상 환자에게 처방하고 전반적인 부작용 없이 사용되고 있다. 종종 외상에 따라 국소 응용 프로그램을 적용하면 최대 하루 3번 이상 200,000 단위를 사용하면 효과를 볼 수 있다. 하지만 과도한 스테로이드의 복용은 전반적인 효율성을 감소시키고 질병 과정을 복잡하게 할 수 있으므로 과도한 복용은 주의해야 한다. 비타민 A가 보충되면 향상된 lysosomal 막에 대한 침투성에 가능하고, 상처의 염증 반응을 촉진시킨다. 체외 연구에서 표피 성장 인자(in the work of Jetten)뿐만 아니라, 섬유모세포의 콜라겐 합성(in work by Demetriou et al)에서 침투성의 증가를 증명하고 있다.[43,44]

비타민 C 또는 아스코르브산은 콜라겐의 lysine과 콜라겐 proline의 합성 및 교차 결합 전체와 hydroxylation으로 알려진 필수 공통인자이다. 복용은 감염에 대한 예방과 감기 등 고전적인 치료로 사용되며 환자의 치유능력을 향상시킬 수 있다. 비타민 C는 백혈구와 함께 상처에 이동하며 결핍은 괴혈병을 초래하는 것으로 보고되고 있다. 또한 상처치유의 전반적인 장애가 있을 수 있다. 괴혈병은 어떠한 증상이나 전신에 증상 없이 발생할 수 있다. 비타민 C의 표준 복용법은 일일 100~1,000이다.

비타민 E는 지용성 비타민 중 하나이며 항산화이고 훌륭한 항염증 속성을 갖고 있다. 일반적으로 종합 비타민 형태로의 복용이면 충분하다. 비타민 E의 결핍은 상처의 관리와 치유에 문제가 있을 수 있다. 비타민 E는 그 항산화 특성과 항노화 치료에 이용되며, 과도한 복용은 콜라겐 생산 감소와 염증반응을 감소시키고, 전반적인 상처치유에 영향을 미칠 수 있다. 비타민 E의 과다복용 환자는 수술 시 중요한 문제가 될 수 있으며, 종종 의사의 소견에 따라 수술 전 비타민 E 복용을 금지시키는 경우도 있다.

미량 원소의 결핍 (Trace Element Deficiencies)

미량 원소의 결핍은 상처치유에 어려움을 가지고 있는 환자에게는 크게 문제가 되지 않는다. USDA의 투약은 표준복용이 적절하며, 과도한 복용은 상처치유를 촉진하기 위해 권장하지 않는다.

아연은 몸 안에 100개 이상의 효소 반응에서 중요한 공통인자이며, 정상적인 세포성장 및 복제를 위한 필수 요소이다. 아연 직접적으로 상피화의 과정과 섬유아세포의 증, 그리고 식세포와 백혈구의 살균활동 등 많은 면역반응에 영향을 미친다. 아연 결핍의 병인은 일반적으로 만성 알코올 중독, 심한 외상, 대형화상, 건선, 위장의 공 때문이다. 따라서 아연결핍의 여러 주요 원인이 발생한 이후에는 보통 하루 약 220 mg 아연이 상처치유에 적합한 것을 의미한다. 하지만 과다 복용 시 환자에 문제가 될 수 있으며 며칠 간격으로 복용할 수 있도록 권장한다.

철은 hemo 분자와 헤모글로빈의 형태이며, 용량 산소 운반뿐만 아니라, DNA 생산에 중요하다. 또한 proline 및 콜라겐 hydroxyproline의 전환에 필요한 중요한 인자다. 따라서 철분은 상처 치료에 매우 중요하다. 일반적인 철분 결핍은 빈혈이다. 하지만 임상 연구에서는 상처치유가 거의 모든 급성 또는 만성 철분 결핍에 의해 영향을 받지는 않는 것으로 나타났다. 사실 조직 산소가 충분하다면 심지어는 매우 낮은 헤모글로빈 상태로도 유지할 수 있다.

요약 (Summary)

영양에 따라 상처치유가 달라질까? 일부는 매우 중요하다라고 하고, 몇몇 사람들은 아니라고 하고, 여러 동물의 연구는 그것이 심각하게 부족한 경우에는 영양이 명확하게 차이를 만드는 것을 보여주고 있다. 사람에 대한 연구는 단백질 복용의 가치를 원하지만, 복용법에 대한 다른 형태의 이점에 대해서는 명확하지 않다. 추가적 연구가 수행될 필요가 있고, 임상은 여전히 "환자가 적절한 영양 평가를 받게 하고 기초 에너지 요구가 스트레스와 상처 치유에 의한 증가 요구에 대해 특히 관심과 해결"을 확인해야 한다.

사례연구 4●1 65세의 남자 CVA, 큰 천골 욕창 그리고 영양 결핍증

여러 가지 의료적 문제가 있는 65세 남성의 주요 병력은 뇌졸중으로 그의 몸은 신경 결핍에 의한 오른쪽 마비가 있고 완벽한 실어증 환자이다. 그는 몇 주 동안 현지 요양원에 배치되었지만 천골에 욕창이 재발하여 그의 가족들은 그를 결국 병원에 입원시켰다. 입원 후 초기 영양 평가를 실시했다. 초기 프리알부민 수준은 8.3 mg/dL (정상은 20~38 mg/dL)이다. 뇌졸중으로 인해 영양 지원은 parenterally(비경구) 시작되었다. 매주 2번 프리알부민 수준으로 주문되었으며 욕창의 조직제거가 시행되었다. 장기 영양 지원의 필요성 때문에 피부경유위창냄술 내시경 튜브가 삽입되었고, 환자는 enteral (소화관) 피드로 변환되었다. 프리알부민 수준은 서서히 개선되었고, 상처 치료 또한 개선되어 환자는 장기 관리시설에 이송되었다.

참고문헌 (References)

1. Levenson, SM, Pirani, CL, Brasch, JW, et al: The effect of thermal burns on wound healing. Surg Gynecol Obstet 1954; 99:74–82.
2. Levenson, SM, Upjohn, HL, Preston, JA: Effect of thermal burns on wound healing. Ann Surg 1957; 146:357–367.
3 Levenson, SM, Crowley, LV, Oates, JF, et al: Effect of severe burn on liver regeneration. Surg Forum 1959; 9:493–500.
4. Crowley, LV, Seifter, E, Kriss, P, et al: Effects of environmental temperature and femoral fracture on wound healing. J Trauma 1977; 17:436–445.
5. Albina, JE: Nutrition and Wound Healing. JPEN J Parenter Enteral Nutr 1994; 18:367–376.
6. Bergstrom, N, Bennett, MA, Carlson, CE, et al: Pressure Ulcer Treatment. Clinical Practice Guideline. Quick Reference Guide for Clinicians. No. 15, Pub. No. 95-0653. Rockville, MD, US Department of Health and Human Services, Public Health Service, Agency for Health Care Policy and Research, 1994.
7. Ferguson, M, Cook, A, Rimmasch, H, et al: Pressure ulcer management: The importance of nutrition. Medsurg Nurs 2000; 9:163–177.
8. Spanheimer, RG, Peterkossky, B: A specific decrease in collagen synthesis in acutely fasted, vitamin C supplemented guinea pigs. J Biol Chem 1985; 260:3955–3962.
9. Yue, DK, McLennan, S, Marcdh, M, et al: Abnormalities of granulation tissue and collagen formation in experimental diabetes, uremia and malnutrition. Diabet Med 1986; 3:221–225.
10. Windsor, JA, Knight G.S, Hill, GL: Wound healing responses surgical patients: Recent food intake is more important than nutritional status. Br J Surg 1988; 75:135–137.
11. Haydock, DA, Hill, GL: Wound healing response in surgical patients receiving intravenous nutrition. Br J Surg 1987; 74:320–323.
12. Schroeder, D, Gillanders, L, Mahr, K, et al: Effects of immediate post-operative nutrition in body composition, muscle function and wound healing. JPEN J Parenter Enteral Nutr 1991, 15:376–383.
13. Bistrain, BR, Blackburn, GL, Hallowell, E, et al: Protein status of general surgical patients JAMA 1974; 230:858.
14. Haydock, DA, Hill, GL: Impaired wound healing in surgical patients with varying degrees of malnutrition. JPEN J Parenter Enteral Nutr 1986; 10:550–554.
15. Windsor, JA, Knight, GS, Hill, GL: Wound healing response in surgical patients: Recent food intake is more important than nutritional status. Br J Surg 1988; 75:135–137.
16. Curtas, S, et al: Evaluation of nutritional status. Nurs Clin North Am 1989; 2:301–311.
17. Goodson, WH, Hunt, TK: Wound collagen accumulation in obese hyperglycemic mice. Diabetes 1986; 35:491–495.
18. Mann, GV: The membrane transport of ascorbic acid. Ann N Y Acad Sci 1974; 258:243.
19. Schneir, M, Rettura, G, et al: Dietary ascorbic acid increases collagen production in skin of streptozotocin-induced diabetic rats by normalizing ribosomal efficiency. Ann N Y Acad Sci 1987; 194:42.
20. Barr, LC, Joyce, AD: Microvascular anastomoses in diabetes: An experimental study. Br J Plast Surg 1989; 42:50–53.
21. Goodson, WH, Hunt, TK: Studies of wound healing in experimental diabetes mellitus. J Surg Res 1977; 22:221–227.
22. Hanam, SR, Singleton, CE, Rudek, W, et al: The effect of topical insulin on infected cutaneous ulcerations in diabetic and nondiabetic mice. J Foot Surg 1983; 22:298–301.
23. Albina, JE, Gladden, P, Walsh, WR: Detrimental effects of an omega-3 enriched diet on wound healing. JPEN J Parenter Enteral Nutr 1993; 17:519–521.
24. Demling, RH, DeSanti, L: Involuntary weight loss and the nonhealing wound: The role of anabolic agents. Adv Wound Care 1999; 12(suppl): 1–14.
25. Ardawi, MS.M, Newsholme, P, et al: Glutamine metabolism in lymphocytes of the rat. Biochemistry 1983; 12:855.
26. Newsholme, EA, Newsholme, P: A role for muscle in the immune system and its importance in surgery, trauma, sepsis and burns. Nutrition 1988; 4:261.
27. Zetterberg, A, Engstrom, W: Glutamine and the regulation of DNA replication and cell multiplication in fibroblasts. J Cell Physiol 1981; 108:365–373.
28. Zielke, HR, Ozand, PT, Tidon, JT, et al: Growth of human diploid fibroblasts in the absence of glucose utilization. Proc Natl Acad Sci 1976; 73:4110–4114.
29. Roth, E, Funovics, J: Metabolic disorders in severe abdominal sepsis: Glutamine deficiency in skeletal muscle. Clin Nutr 1982; 1:25.
30. Askanazi, J, Carpentier, YA, Michelsen, CB, et al: Muscle and plasma amino acids following injury: Influence of intercurrent infection. Ann Surg 1980; 192:78–85.
31. Ziegler, TR, Young, LS, Benfell, K, et al: Clinical and metabolic efficacy of glutamine-supplemented parenteral nutrition after bone marrow transplant. A randomized double blind controlled study. Ann Intern Med 1992; 116:821–828.
32. McCauley, R, Platell, C, Hall, J, et al: Effects of glutamine on colonic strength anastomosis in the rat. JPEN J Parenter Enteral Nutr 1991; 15:437–439.
33. Rose, WC: Amino acid requirements of man. Fed Proc 1949; 8:546.
34. Seifter, E, Rettura, G, Barbul, A, et al: Arginine: An essential amino acid for injured rats. Surgery 1978; 84:224–230.
35 Barbul, A, Fichel, RS: Intravenous hyperalimentation with high arginine levels improves wound healing and immune function. J Surg Res 1985; 39:328–334.
36. Chyun, J, Griminger, P: Improvement of nitrogen retention by arginine and glycine supplementation and its relation to collagen synthesis. J Nutr 1984; 114:1697–1704.
37. Goodson, WH, Hunt, TK: Development of a new miniature method for the study of wound healing in human subjects. J Surg Res 1982; 33:394–401.
38. Barbul, A, Lazarou, S: Arginine enhances wound healing in humans. Surgery 1983; 108:331.
39. Kirk, SJ, Hurston, M, Regan, MC, et al: Arginine stimulates wound healing and immune function in elderly humans. Surgery 1994; 114:155.
40. Williams, JZ, Abumrad, N, Barbul, A: Effect of a specialized amino acid mixture on human collagen deposition. Ann Surg 2002; 236:369–375.
41. Brandaleone, H, Papper, E: The effect of the local and oral administration of cod liver oil on the rate of wound healing in vitamin A deficient and normal animals. Ann Surg 1941; 114:791.
42. Ehrlich, HP, Hunt, TK: Effects of cortisone and vitamin A on wound healing. Ann Surg 1968; 167:324–328.
43. Jetten, AM: Modulation of cell growth by retinoids and their possible mechanisms of action. Fed Proc 1984; 43:134–139.
44. Demetriou, AA, Levenson, SM, Rettura, G, et al: Vitamin A and retinoic acids: Induced fibroblast differentiation in vitro. Surgery 1985; 98:931–934.

chapter 5 장

합병증
Complications in Repair

서론 (Introduction)

근거중심 결과 (Evidence-Based Outcomes)

상처 치유의 일반 과정은 본 책의 2장에 설명되어 있다. 공교롭게도, 많은 환자들이 상처치유의 순차적 과정에서 만성적이거나 치유되지 않는 상처를 갖게 된다. *만성 상처 (chronic wound)*이라는 용어의 의미는 시간 포인트를 고정하고 시간적 관계를 정의한다. 사실, *급성* 및 *만성* 의미가 상처 관리를 의미하는 다른 의학적 영역과 약간 다른 의미로 사용된다. 만성 상처는 상처 병인학에 의해 예상되는 기간 내에 치료가 실패한 경우이다.[1] 이 정의는 다양한 상처 병인학에 의한 근거 중심 상처치유 시간 틀을 제시한다. 임상 현실은 치유 과정 이전에 병리적 단계와 함께 치유의 연속됨을 필요로 한다. 만약 이러한 시간 틀이 알려지고 받아들여진다면, 임상가들은 치유 과정이 실패하였을 때 좀 더 고급 치료법 선택을 할 수 있게 된다.[2] 허혈성과 당뇨성 발 궤양을 가진 70세 환자와 정맥 궤양과 극심한 지방피부경화증을 가진 48세 환자가 같은 시간 틀을 가지는가? 이러한 질문에 대한 답은 반드시 급성 및 만성 상처를 분류하기 전에 얻어져야 한다. 우리는 미래에 유전자와 생물학적 지표들이 우리의 치료를 가이드해 주고 급성 및 만성 상처들을 분류해 주기를 희망한다.[3,4] 상처 병리학에 의한 치유 궤도 이론이 잘 받아들여지고 있음에도 불구하고, 우리의 자료 검토에서 카플란-마이어-파생 생존 시간 플롯(Kaplan-Meier-derived survival time plots)과 통계적으로 유의한 차이점을 나타내는데 실패하였다.[5]

이 예제들은 연습에 근거 중심 접근이 중요함을 나타낸다. 최소 공통 분모(least common denominator: LCD) 모델을 포함하는 광범위한 상처 사정과 치료 시스템(comprehensive wound assessment and treatment system: CWATS)이 모든 상처 치료에 사용되어졌고, 유사한 치유 기간을 나타낸 것은 놀랄 일이 아니다(표 5.1과 글상자 5.1).[6] 이러한 발견들은 실제로 유의미한 상처 치유 기간 변수 및 간단하고 다양한 연습 변수에 대한 질문을 발생시킨다. 이것은 또한 상처 관리에 메타분석 기술을 어렵게 만든다.

상처 치유 결과 보고서 검토 시 다른 중요한 요인은 관리 장소〔즉, 너싱홈[nursing home] vs. 외래환자 클리닉[outpatient clinic]〕와 치료 수행의 임상적 팀의 전문적인 구성인지이다.[7] 상처치유를 위한 관리 표준을 만드는 이론

표 5-1 상처 유형의 카플란-마이어 상처치유 기간의 평균과 중위수 (주)

상처 유형	인원	치유된 인원	치유율	평균±표준편차	중위수±표준편차
정맥	74	57	77	13±2	9±1
동맥	17	8	47	27±6	13±16
당뇨	56	44	78	13±3	7±1
압력	36	23	64	11±1	10±2
수술 후	33	23	70	11±3	10±2
정신적 외상	77	55	71	8±1	7±1
콜라겐	15	11	73	18±5	16±6
기타	4	2	50	8±1	1
동맥 기질	1	1	100	10	10
전체	313	224	72	14±1	9±1

글상자 5.1 최소 공통 분모 모델

- 조직 관류 산소 공급
- 주사
- 영양/면역 상태
- 상처 위치
- 심리사회적
- 압력/신경장애

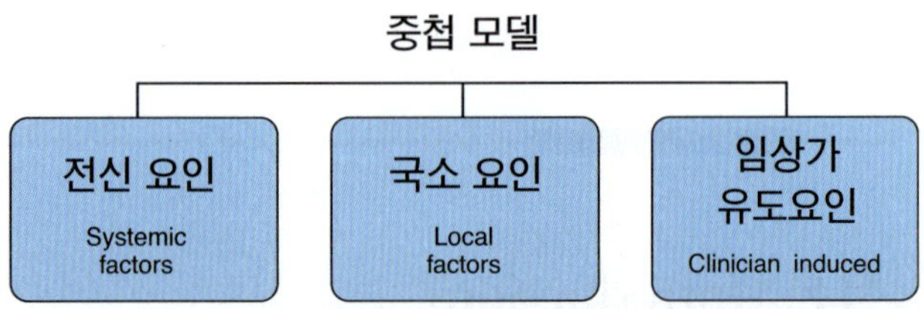

그림 5.1 *치유에 영향을 주는 중첩 모델의 요인들.*

의 핵심 구성에 일부 동의하고 치유율의 일부지식이 기대된다.[8] 예를 들어, Margolis는 무작위 추출한 대조군(RCT)에서 치유율이 당뇨성 발 궤양에 유용한 기준임을 설명하였다.[9] 근거 중심 이론을 사용하는 것은 임상가가 치유하는데 좀 더 유용하지만, 종종 실제 임상 환경에서 얻은 효과 결과와 비교 무작위 추출한 대조군의 효능 결과 사이에 낮은 상관관계가 있다.[10]

치유과정 저해 요인 — 국소, 전신, 임상가 유도 (Factors Impeding Healing Process— Local, Systemic, and Clinician Induced)

고전적 연구에 있어서, 치유 지연 요인들은 세 가지로 명료하게 분류된다. 국소 요인(local factor)은 치유 지연의 상처 위치 상태를 포함한다. 이것은 박테리아 존재, 관류 결함, 이물질 출현 및 생존할 수 없는 조직, 수분, 영양소, 산소 단계 등이다. 전신 요인(systemic factor)은 종속적 상처에 영향을 전체에 따라서 개별적인 영향을 준다. 공존 질병, 영양 상태, 비만, 나이를 예로 들 수 있다. 세 번째 분류는 약물, 드레싱, 일부 신체적 에너지 치료가 치유 과정에 영향을 주는 것을 포함한다.

중첩 이론(Overlap Theory)

저자는 치유에 영향을 주는 요인에 대해 "중첩 모델(overlap model)"을 제안한다(그림 5.1).[11] 전통적 분류가 교육적 목적으로 사용되었지만 임상적 현실이 반영되어 있지 않았다. 혈관 질환과 다리 궤양을 가진 70세 당뇨 환자는 치유 영향으로 나이와 당뇨를 포함한 전신 요인을 가졌다. 거대순환 단계의 허혈은 영양과 세포 산소 결핍과 관련하여 미소순환계 결함이 바뀌는 것이다. 인슐린 및 pentoxifylline과 같은 약물 사용은 임상가 포함 요인이며, 치유 과정에 전신 요인과 국소 요인 모두 특별한 영향을 준다. 중첩 모델은 조직 및 생화학적 단계에서 최대 공통 분모를 통해 세 가지 "전통적 분류" 각각을 깨뜨리려는 시도를 한다. 이 이론은 우리의 상처 관리의 진단 및 치료적 접근 정립하고 복잡한 특수 상처 진단 및 치료 알고리즘을 제거한다. 우리는 "중첩" 모델로 상처치유에 영향을 주는 요인에 대해 설명을 시도한다. 우리가 전통적 분류를 사용하여 설명하는 것은 대부분의 독자들이 친숙하기 때문이다. 치유에 영향을 미치는 가능한 모든 요인을 철저히 검토해도 단지 개요일 뿐이다. 저자의 전문지식과 가능한 문헌들을 반영한 확실한 요인의 강조점은 임상적 유의성 및 요인의 중요성을 부여할 생각은 아니다.

국소 요인 (Local Factors)

바이오버든 연속체 (Bioburden Continuum)

박테리아는 모든 만성 상처에 나타난다. 이러한 것은 박테리아 출현(bioburden)의 양과 면연 숙주 세포 사이의 자연적 균형이다. 균형을 이룰 때는 임상적 감염이 없다. 만약 박테리아의 접종원이 증가되거나($>10^5$ 조직의 그램당 유기체) 면역력이 감소한다면 임상적 감염이 나타난다.[12] 박테리아 출현이 10^5을 넘으면 피부 이식 실패, 수술 접합 지연, 전체적 상처치유 문제가 나타나는 많은 예들이 문헌에 묘사되어 있다.[13] 이러한 가치는 어느 정도 낮은 가치(10^3)를 갖는 β-용혈성 연쇄상구균의 발생을 제외하고 감염의 양적 정의에 의해 받아들여진다.[14] 최근 상처 프로토콜은 만성 상처 감염의 정의에 10^6 이상의 확정범위를 사용할 것을 권고한다.[15]

상처에서 박테리아와 숙주 세포가 영양과 산소를 사용하여 싸운다. 신진내사의 부산물인 박테리아는 정상 세포 기능에 유독성 준다. 이물질인 괴저성의 잔해들이 나타나고 상처가 건조되는 것은 박테리아 성장을 높이게 된다. 군체형성(유기체 비자기복제의 존재)과 감염(숙주세포 주위의 유기체 침해)은 대부분 신체 검사에 의해 밝혀진다.[16] 홍반, 통증, 부기, 체온 상승과 같은 염증의 주요 징후들은 감염이 임박했음을 알리는 단서이다. 상처의 문화를 갖게 되는 많은 방법들이 있지만, 양적 생체검사가 황금 표준으로 유지되고 있다.[17] 불행히도, 이 기술은 많은 기관에서 할 수 없다. 대안적인 빠른 기술들이 있지만 널리 사용되어 지지 않는다.[18,19]

상처 바이오버든(bioburden)과 감염은 반드시 유기체의 특정 숫자가 나타날 때가 아니라 연속체이다. 육아조직의 세대는 사실적으로 박테리아의 낮은 단계에서 나타난다.[20] 확실한 박테리아 성장은 치유의 초기 감염 단계이다.[21-23] 건강한 상처 조직에서는 자주 육아조직(자랑스러운 피부)이 치유를 나타낸다. 그러나 육아조직의 미래 연구는 많은 군체형성과 무증상적 감염을 드러내야 할 것이다.[24] 쉬운 출혈, 잘 부서지는 조직, 깊고 붉은 색깔을 띄는 육아조직은 많은 군체를 형성하고 무증상적 감염을 일으킨다.[25] 이러한 바이오버든(bioburden)의 논의는 전문가들에게 박테리아가 항상 만성 상처에 나타나고 있음을 명확히 해주고, 모든 사례에 항상제를 사용하는 근거가 아님을 나타낸다. 저자들은 이전의 자료에서 상처 감염에 대한 진단 없이 항생제를 사용하는 것은 잠재적인 부정적 영향이라고 말하였다.[26] 좀 더 최근의 보고서에서는 압박성 궤양의 치유에 있어 항생제 사용이 부정적 요인임을 확인하였다.[27]

Mertz와 Ovington은 개별적인 각각의 숙주세포와 관계하는 유기체 확인과 양 모두 중요함을 설명하였다.[28] 새로운 개념은 유기체의 증식 및 국소적 침해 결핍의 연속체를 고려하나 치유는 손상되었다. 이 개념은 *비판적인 군체형성(critical colonization)*을 의미한다.[29,30] 또한 감염의 임상적 징후와 표준 실험실 결과는 "비판적인 군체형성" 상처를 나타내는 것에 실패하였고, 치유된 상처는 안정된 상태를 유지하거나 "둔한 상처(stunned wound)"가 되어 대리적 표시가 되었다.[31] 박테리아는 생화학적 경로를 따라 반응하는 창조적인 임상적 숙주세포 없이는 치유에 부정적 영향을 미치게 된다. 많은 유기체들이 항균적 활동에 높은 저항력을 갖는 생물막 종류를 알고 있다.[32] 다른 유기체들은 면역력과 세포 치유 반응을 나타낸다.[33,34] 이러한 임상적 사례들은 바이오버든을 낮출 수 있는 상처치유 및 양상에도 효과적으로 사용되고 치유로 되돌아가게 하는 정보이다.[30] 지난 몇 년 이전에 도은 드레싱법이 사용되어졌다.[35] 초기에는 이 접근이 저항의 결핍 때문에 효과적이었다. 그러나 최근 보고서들은 저항이 미래에 문제가 될 것임을 나타낸다.[36] 생화학적 관점에서 더 중요한 것은 모든 상처 관리 사례에 항생제를 사용하는 것보다 모든 사례에 국소 바이오버든-조절 결과물을 사용하는 것을 더 이상 하지 않는다는 것이다. 그렇더라도, 상처 임상가는 연속체에 박테리아가 나타나는 것을 생각하고 모든 생화학적 단계에서 양, 질, 숙주 요인을 인식하는 것이 필요하다.

> **핵심 5.1**
>
> 식물군과 마찬가지로 상처에서 나타나는 박테리아의 양을 고려한다. 박테리아에 대한 숙주세포의 반응이 감염과 같은 근본적인 임상적 결과로 기절한 상처 또는 방해받지 않는 상처치유를 갖게 될 것이다.

조직 관류(Tissue Perfusion)

거대순환 쟁점 (Macrocirculatory Issues)

순환체제는 두 가지 혈관으로 나뉜다. *거대 순환*은 모든 혈관들에 육안으로 보여지기 충분하게 제공한다. 많은 임상적 관심은 혈관 치료(기구 혈관 형성술, 아테렉토미, 레이저 등)로 발달된 수많은 획기적인 치료적 진행들 때문에 거대 순환이다.[37] 이러한 적은-침습성 방법의 사용은 크게 증진된 사지 구조와 상처치유 선택권을 갖는다.[38] 거대 순환계와 미소 순환계는 연속적으로 연결되어 있어 거대 순환 흐름이 감소하면 보상적 방법을 사용하지 않는 한 미소 순환 흐름을 감소시키게 된다. 그러나 충분한 거대 순환 공급이 되더라도 상처치유에 필요한 조직관과 충분한 미소순환계 흐름이 항상 되지는 않는다.[39] 발목-팔 지표(Ankle-brachial index; ABI)는 임상가가 사용하는 표준 비침습성 검사로 사지의 거대 순환 상태를 사정한다.[40] ABI에서 비정상이면 임상가가 거대 순환계의 해부학적 "지도"와 혈관재생이 가능하도록 대비하는 추가적인 연구를 주문한다. ABI의 결과는 당뇨 및 잘못된 상승값에 의해 신장 결함을 나타내는 환자에게 조심스럽게 설명하게 된다.[40] 최근에는, 컴퓨터 단층 혈관 촬영과 자기공명 혈관 촬영을 사용하여 표준 혈관 촬영을 사용할 때보다 적은 침습적 방법으로 동맥 가지를 세밀하게 평가하게 되었다.[41]

미소순환 쟁점 (Microcirculatory Issues)

미소순환은 몸의 도처에 위치하는 작은 혈관들의 "망(web)"을 제공한다. 피부와 만성 상처는 미소순환계를 통하여 산소, 영양, 신진대사 폐기물 배출을 한다. 산소 공급은 혈액순환으로 헤모글로빈과 혈장에 용해되어진다. 산소의 양이 감소하면 백혈구가 박테리아를 죽이는 것이 감소하고, 콜라겐 공급이 감소하며 상피화가 감소된다.[42,43] 그러나 저산소의 일부 유용한 효과로 혈관 촉진을 줄여 대식세포를 줄인다.[44] 치유되지 않은 상처를 가진 환자는 거대 순환과 미소순환 단계 모두를 사정해야 한다.[45] 환자가 면역 반응이 제대로 발휘되지 못하는 거대 순환 흐름을 가졌어도 이차적 흐름의 발달과 같은 보상 방법으로 상처치유가 가능하다. 비조직성 혈관 질병을 가진 111명의 환자 연구에서 미소순환 사정으로 근본적 사지 구조의 예측할 수 있었다.[46] 임상가는 상처 부위에 국소적 혈액 흐름과 혈관형성을 증진시키는 다양한 방법을 통하여 미소순환을 치료하였다.[47] 저자들의 *밀기-당김 이론(push-pull theory)*과 같은 개념은 이론적 구성이다.[48]

밀기(push)는 거대순환 기반의 동맥 재구성을 갖는다. 당김(pull)은 기계적 에너지 기반 기술을 사용하여 혈관 확장과 그 다음의 혈관확장을 갖는다.[47,49] 비접촉적, 저진동 초음파와 같은 치료는 두 가지 시스템이 있는 패턴 속에 미소순환을 향해 혈액 흐름을 당김이 도플러 주사 레이저 결과에 의해 보여진다.[50] 초기에는 혈관확장과 모세혈관 회복 때문에 흐름이 증가하고 이후 단계에서는 이차적 혈관형성으로 증가된다. 국소적 미소순환관은 혈관수축과 충분한 용량 상태 모두에 영향을 받는다. 저체온증, 스트레스, 통증, 우울과 같은 유해한 자극은 동정적 분위기를 증가시키고 그 다음에 조직 관류를 감소시킨다.[51]
흡연은 니코틴 활동을 통하여 미소순환 흐름을 감소시키는 결과를 갖는다.[52] 베타 차단제(협심증, 고혈압 등의 치료제)를 포함하여 일부 약물들은 미소순환계에 부정적 영향을 끼침이 밝혀졌으나 개선된 이미지 기술들로 그것들이 안전하다고 나타난다.[53,54] 다른 약물들(pentoxifylline)은 미소순환과 조직 관류를 증가시키는데 사용할 수 있다.[55] 이러한 다양한 요인들이 세포 단계에서 상처치유 과정에 잠재적으로 영향을 국소, 전신, 임상가 유도요인들 모두 합하여 설명하도록 도와준다. 이것은 최대 상처치유를 위한 거대순환부터 미소순환에 이르는 산소 상태를 평가하는 상처 관리 전문가에게 필요하다.

> **핵심 5.2**
>
> 치유되지 않은 상처를 가진 환자의 정밀 검사 동안 임상가는 거대순환과 미소순환 단계 모두의 조직 관류를 사정해야 한다. 거대순환 단계에서 충분한 흐름이 중요하지만 종합적인 치유를 항상 예측할 수는 없다.

건조와 딱지(Dessication and Eschar)

상처치유에 영향을 주는 다른 국소 요인은 상처 부위의 수화작용 상태이다. 역사적으로, 드레싱의 목적은 상처를 덮고 보호하는 것이었다. 자체 구성을 버리고 몸에 딱지가 생겨 피부의 결함을 덮는다. 딱지는 수년 동안 "몸의 자연적 드레싱"고려되어졌고 높은 효과도 있었다. 많은 사람들이 "공기를 쐬자"를 느끼고 딱지를 허용하였다. 거즈 드레싱은 1800년대 초기에 건조함 또는 "젖음에서 건조함으로"되도록 하는 상처 관리의 중심이었고, 오늘날에도 여전히 자주 사용되어지는 상처 관리 방법이다.[27] 이상적인 드레싱의 질을 분석하기 시작한 연구들에서 습윤 치유의 개념이 발달되었다. 1948년의 테이핑(taping) 방법은 습윤 상처 드레싱을 2~3일 동안 지속하는 것을 지지하였다.[56] 1962년 George Winter는 저널 *Nature*에 그의 지표적 연구를 발표하며 폴리우레탄 필름 드레싱 아래의 습윤 치유의 효과를 설명하였다. 그는 돼지 모델을 사용하여 딱지 형성보다 촉촉한 치유가 2배 가량 빠르게 상피화되는 것을 보여주었다.[57] 1963년 추적 조사에서 Winter는 다시 돼지 모델을 사용하여 건조한 상처와 비교하여 촉촉한 치유가 빠르게 상피화되는 것을 입증하였다.[58] 논문에서 저자는 폐색성 드레싱으로 인한 감염 우려 때문에 인간 모델에게 촉촉한 치유를 사용하는 것이 비현실적임을 나타내었다. Hinman과 Maibach는 Winter의 이전 연구를 인간 모델을 사용하여 확실히 하였다.[59] 문헌과는 상반적으로 오늘날까지 많은 임상가들이 폐색성 드레싱으로 인한 감염을 두려워하고 있다.[60] 습윤 치유 개념을 사용한 결과물들은 1970년대 후반에서 1980년대 초기에 도래하였다. 상처 건조와 딱지 형성은 치유 과정을 방해하며 가능한 한 막아야 한다. 성장요인의 불활성화와 세포의 죽음을 포함하는 방법은 세포 기능을 어렵게 하는 국소적 환경을 만들고 딱지 아래서 상피화를 감소시킨다. 허혈서 사지로 뒤꿈치 딱지(압박 궤양) 생성은 예외이다. 이러한 딱지들은 건조한 보호적 드레싱보다 자주 모니터링이 효과적으로 치료된다. 그러나 상처의 광대한 대다수는 촉촉한 치유로 치료해야 한다.

이물질(Foreign Body)

만성 상처에서 발견할 수 있는 여러 가지 유형의 이물질이 있다. 일부 항목들은 외과적으로 자리하고 있고(그물망, 접합부), 다른 것들은 자연적이다(딱지, 괴저성 허물). 이러한 이물질의 출현이 상처치유에는 불리하게 작용한다.

상처의 괴저성 조직 출현은 유의하게 치유를 손상시킬 수 있다. 괴저성 허물은 박테리아가 성장하기 좋은 환경을 제공한다. 잔해, 유해한 대사산물의 화학적 구성은 허물의 박테리아 활동으로부터 놓아준다. 파이오사이아닌(pyocyanin)을 예로, 슈도모나스균(pseudomonas)으로부터 놓아주어서 호중성 백혈구에서 세포소멸 효과를 갖는다.[62] 과립화조직 형성의 상처 부위의 느린 진행으로 괴저성 허물이 발생하고 상처는 수축한다. 만약 허물이 건조되는 것을 허락한다면, 경화된 딱지가 상처 끝에서 떨어진 "스텐팅(혈관폐색 등을 막기 위해 혈관에 주입하는 것)"에 의해 수축을 방지한다. 연변절제술은 모든 괴저성 허물, 섬유소, 잔해(debris), 딱지를 제거하는데 수행되어야 한다. 연변절제술은 비수술적 예리함, 수술적 예리함, 자기분해(습윤 상처 드레싱), 효소(국부의 화학적 효소), 방법[wet-to-dry 드레싱, 기포 목욕법(whirlpool), 마멸, 킬로헤르츠 진동의 초음파], 생물학적 기술을 포함한다.[63] 본 장에서 모든 요인들이 "중첩"되어 연변절제술을 언제 어떻게 제공할지 결정하기에 앞서 순환 상태를 반드시 사정해야 함을 언급하였다. 유의한 국소적 감염이 발생하면 괴저성 허물이 빠르고 넓게 제거(수술적으로)해야 한다. 감염이 없는 만성적 상황에서는 비수술적 예리함, 자기분해 또는 효소 연변절제술이 적절할 것이다. 심각한 혈관 장애 환자는 더 크고 치유되지 않는 결함이 발생하는 것을 피하기 위해 연변절제술에 주의가 필요하다. 결국, 이 장에 언급한 많은 다른 치유 지연들은 괴저성 잔해 발생을 어떻게 할 것인지 결정하기에 앞서 반드시 환자의 전반적 사정을 해야 한다.

일차적 또는 지연된 이차적 폐쇄를 위한 봉합 선택은 상치치유에 영향을 줄 수 있다. 많은 염증, 감염의 발생 정도, 상처의 미용적 외형, 정도는 사용되는 봉합 방법의 선택에 의해 결정된다. 폐쇄 결정을 포함하는 특수한 수술적 기술, 안전한 매듭, 봉합의 팽팽함, 조직 물림, 상처의 봉합 외부 치유 부위, 모든 치유에 영향을 준다.[65]

개방형 상처의 인조적 그물망 발생은 상처 관리 임상가에게 문제가 될 수 있다. 비정상 근막이 약하거나 일차적 폐쇄를 막는 거대한 부종 수술 사례는 인조적 구조물이 상처 폐쇄에 도움을 주는 상황이다. 게다가, 현재는 수술 후 복부를 열어두는 것을 그만둘 것이 필요하다고 의학적으로 알려져 있다.[66] 상처 임상가는 입원환자 상처 관리 문제와 복잡한 복부 상처를 통합하는 것에 좀 더 자주 맞닥뜨리게 된다. 역사적으로, PTFE (polytetrafluoroethylene)와 PPM(polypropylene mesh)가 가장 공통적으로 사용되는 두 가지 인조적 생산물이다. 논문들에서 이러한 인조적 그물망 생산물 사용 때문에 감염성 수술 후 합병증을 설명하고 있다.[67] 동물 모델에서 얼굴의 비정상적 벽 재건의 감염에 PTFE 사용할 때 PPM 보다 박테리아가 적게 부착됨을 보여주었다.[68] 이차적으로 감염 위험, 누관 형성, 만성 통증 증후군이 증가하면 외과 전문의는 점점 더 비정상적 벽 수리를 위해 이종과 동종 이계 방법으로 돌아간다.[67,69]

매우 적은 문헌에서 인조적 생산물에 노출된 만성 상처 치료에 관해 발표하였다. 높은 바이오버든을 가진 상처의 기물망은 제거되어야 하는가? 만약 임상가가 그물망 너머로 육아조직 성장을 용납하였다면, 항생물질이 사용되어야 하는가? 만약 사용한다면 얼마나 오래 사용해야 하는가? 인조 이식피부가 사용되었을 때 상처 진물에서 염증 반응 증가가 측정된다.[70] 상처 임상가는 부압 상처 치료법을 사용하여 새살이 나오는 것을 돕고 피부 대체물 아래에 있는 상처를 덮는다.[71]

전신 요인 (Systemic Factors)

스트레스 (Stress)

다양한 스트레스 원천으로부터의 생화학적 결과는 상처치유를 지연시키는 것으로 알려져 있다. 이 주제는 전신 요인의 분류를 포함하지만 상처치유 과정에 명확히 영향을 주는 것은 국소적 단계이다. 임상가들의 주요 역할은 스트레스 상황을 완화하고 치유 잠재력을 최대화시키는 것이다. 심리학적 스트레스와 소음, 그리고 통증은 나중에 논의될 것이다.

교감신경계와 부신 축의 주요 역할은 스트레스에 대한 호르몬 반응이다. Catecholamines, norepinephrine과 epinephrine은 혈관수축과 조직 관류를 감소시켜 스트레스에 대한 반응을 줄여준다. 조직 관류는 이미 이 장에서 상처치유의 비판적 쟁점에 대해 논의하였다. 덧붙여서, 관류 감소가 과립화 조직 형성을 감소시키는 것에 대한 근거로 섬유아세포 성장을 촉진시키는 스트레스 호르몬 평가가 존재한다.[72] 호르몬 반응의 규모는 스트레스가 심할수록 직접적으로 관계한다. 예를 들어, 복강경 담낭 절제술이 표준 개방형 수술 과정보다 코티솔(cortisol)과 카테콜라민(catecholamine) 측정 시 적은 스트레스를 보였다.[73]

심리적 스트레스 (Psychological Stress)

수술의 과도한 심리적 스트레스는 세포 기능장애를 불러올 수 있다.[74] 이러한 관계는 정신 신경 면역학 영역에서 자주 보고된다.[75] 비정상적 치유를 이끄는 스트레스의 개념은 Christian 등의 연구에서 설명되었다. Kiekolt-Glaser 등의 이전 실험에서, 간병인들은 천공 생체검사와 표준적 촉촉한 상처 관리를 받은 환자를 돌보며 스트레스를 받고 있었다.[76] 이러한 간병인들은 스트레스를 받지 않은 사람들과 비교하여 느린 치유를 보여주었다.[77] 몇몇 연구자들이 가진 광범위한 연구에서 생화학적 분석과 손상된 상처치유 모델을 통하여 우울과 치유 사이의 연결에 관해 연구하였다.[78-81] 이러한 치유되지 않는 상처와 같은 만성적 질병이 갖는 스트레스는 환자의 어떠한 상처를 치료할 때는 다양한 치료방법에 대한 임상적 반응이 고려되어야 한다. 상처 임상가는 종합적인 정밀 검사의 부분으로 우울증을 겪는 환자 선별 또한 고려해야 한다.

> **핵심 5.3**
>
> 환자는 상처 클리닉에 기분과 정서에 대해 전달해야 한다. 우울은 만성 질환 환자 사이에 흔히 발견되며, 진단과 치료를 어렵게 하여 치유를 지연시킨다.

소음 (Noise)

소음은 혈장 코티솔과 부신피질 자극 호르몬 단계의 증가를 보여준다.[82,83] Wysocki는 백색 소음을 경험 후의 동물 모델에서 상처치유에 유의하게 감소함을 입증하였다.[84] 병원들은 정상 단계를 넘어서는 소음 환경이 제공되고 있음을 알고 있다.[85] 입원 환자 또는 병원을 기반으로 하는 클리닉에서 치료 받는 많은 환자들에게 이러한 스트레스 요인은 상처 관리 시에 치유를 지연시킬 수 있음은 놀랍지 않다.

통증 (Pain)

통증 관리는 Joint Commission(Joint Commission on Accreditation of Healthcare Organizations; JCAHO) 이후

에 의무적 지침을 적절히 인증 받았다.[86] 대부분의 임상가들이 통증과 다양한 통증 관리 선택의 생리학 이해가 부족하다. 건강관리 제공자들은 통증으로 고통 받는 환자들에게 정량 이하의 약을 주는 경향이 있다.[87,88] 이러한 문제들은 더 나아가 많은 노인 환자들에게 통증 단계에 대해 충분히 표현하는 것이 불가능하게 한다. 22장의 상처와 관련된 치료를 참고한다.

비만과 상처치유 (Obesity and Wound Healing)

전 세계적으로 비만이 급속히 확산되고 있다.[89] 수술적 합병증들은 병적인 비만 환자에게 좀 더 흔하다; 특히 상처 감염과 붕괴는 좀 더 흔하다.[90] 요인으로는 장기적 수술, 과다출혈, 상처치유 문제가 있다. 화상환자의 비만군과 대조군에 관한 한 연구에서 감염, 균혈증, 패혈증의 발생 정도가 증가하고 기계적 환기법 적용 일이 증가함을 발견하였다.[91] 혈관 재건술에 초점을 맞춘 다른 연구에서는 상처 감염이 비만이지 않은 환자보다 비만 환자에게서 좀 더 유의하게 많았다.[92]

상처 치유를 연장시키는 상태로는 비만, 조직 관류와 산소 공급 감소, 내복압 상승, 부동성, 입원 지연이 있다. 비만 환자는 압박궤양 발달 기회의 증가로 침상에 남게 되고 수술 부위 치유를 적극적으로 지켜봐야 한다.[93,94]

영양 (Nutrition)

영양과 상처치유에 미치는 영향의 주제는 이 책의 4장에 씌여졌다. 그러나 상처치유에 부족한 영양의 영향에 관한 일부 일반적인 견해들을 여기에 제시한다.

일반적으로, 만성 상처 관리에서 단백질 열량 실조는 영양 실조나 비타민 결핍보다 좀 더 흔한 문제이다.[95] 많은 스트레스 요인과는 다른 신경호르몬 반응을 보이는 생리학적 스트레스 상처를 가진 환자에 대해 이 장에서 이미 언급하였다. 영양실조로 인한 적응 반응인 대사항진 상태는 기초 에너지 소비가 유의하게 증가한다. 몸이 이러한 에너지 증가와 만나면 단백질과 열량의 충분한 섭취가 요구된다. 임상가들이 만성 상처 환자에게 필요한 종합적 단백질을 과소평가한다.[96] 노인들은 이차적 생리학적 변화(식욕 감소, 먹기와 삼킴의 육체적 어려움)와 음식과 물의 접근 제한과 같은 많은 사회적 문제들로 유의하게 불리하다. 치유되지 않는 상처를 가진 환자를 위한 영양 계획의 목표는 집중적인 역사와 하루 열량 요구량의 평가에서 시작된다. 많은 공식과 임상적 측정 기술들이 이 목표를 가능하게 한다.[97] 신체적 단백질과 내장 단백질 측정 후에 단백질 열량 요구량을 계산하고 대체 방법을 반드시 결정하여야 한다(경구 vs. 비경구).

영양 문제는 상처의 위험을 가진 환자와 이미 상처를 가진 환자의 치료 계획을 세울 때의 중요성은 같다. 연구들은 너싱홈에 있는 환자들에게 압박성 궤양 발생과 영양실조 사이의 연관성을 보여준다.[98] 많은 연구들에서 궤양 발생과 영양실조 사이의 관계를 보여주지만 원인과 효과가 제한적이어서 미래 연구가 필요하다.[99]

온도 (Temperature)

온도는 상처치유에 있어 전신 단계와 국소 단계 모두에 영향을 미친다. 수술 주변 기간에 주로 발생하는 저체온증은 치유에 부정적 영향을 준다. 저체온증 스트레스는 체온 조절성 혈관 수축으로 피부의 혈류량과 피하 산소압을 감소시킨다.[100] 덧붙여서, 바뀐 흐름은 면역 기능에 영향을 미친다. 저체온증은 주화성, 식균 작용, 대식 세포의 운동성에 손상을 줄 수 있다.[100] 응고작용 또한 수술적 출혈에 높은 기록으로 부정적 영향을 준다.[101]

Kurz 등은 적극적으로 따뜻한 치료를 받은 그룹과 비교하여 저체온증 통제 그룹이 감염율과 입원 기간이 유의하게 증가함을 나타냈다.[100] 이러한 지식에도 불구하고, 대부분의 수술 과정이 추운 수술실에서 수행되고 일부 기관 정책으로 환자를 따뜻하게 하고 있다. 덧붙여서, 조사관들은 상처를 따뜻하게 유지하는 콜라겐 증착[102]에 영향을 주는 조직 산소압 상승을 보고하였고, 다른 연구들은 만성 상처를 복사열로 따뜻하게 한 후에 긍정적인 임상적 결과를 선달하였나.[103,104] 이러한 발견들은 세포 활동과 치유 과정은 상처를 서늘하게 하는 연장된 드레싱 변화 동안 늘어나게 된다고 제안한다.

동반질환들 (Comorbidities)

제대로 관리되지 못하는 전신 질병은 만성과 급성 상처를 가진 환자의 치유 과정에 부정적 영향을 줄 수 있다. 상처 관리 임상가에게 상처 병리학에 의해 정확히 진단된 초기 상처 관리를 위한 적절한 실험 평가, 과거력, 신체적 평가는 중요하다. 빈번하게, 치유에 전신적 치료는 반드시 국소 상처 관리와 병행되어 사용된다. 거의 모든 의학적 상태는 치유에 영향을 주고 있음을 이 장에서 확실하게 너무 많이 검토되었다. 이 압도적인 과제에 도움이 되는 접근은 LCD 모델(최대 공통 분모 모델)이다(글상자 5.1). 확실한 진단 후에 임상가는 LCD 모델의 6가지 질병 요소에 잠재적 영향을 반드시 평가하여야 한다. 이 접근법은 국소적 단계에서 다양한 질병의 공존에 영향을 주는 것을 간과하지 않는 치료 계획 전략을 도와준다. 특수한 치료적 프로토콜은 모든 6가지 분류의 상태를 증진시킴을 제공한다.

당뇨 (Diabetes)

최근에 전 세계적으로 빠르게 확산되고 있는 당뇨는 2025년에는 2,600만명을 넘어설 것이다.[105] 미국에서 하지 절단의 가장 흔한 원인으로, 당뇨는 전신적 장애에 얼마나 영향을 주는지에 대해 다양한 요인이 LCD 모델에서 설명되어 있는 전형적으로 관련 있는 임상적 예이다.[106] 당뇨는 거대 순환에 영향을 주는 것으로 알려져 있으며, 일부는 동맥경화증(atherosclerosis)를 가진 오금밑동맥 가지에 영향을 미친다.[107] 이것은 또한 내피 기능부전을 겪는 당뇨 환자에게 치유를 위한 불충분한 미소순환과 부종 발생으로 부적당한 일산화질소 방출, 부적절한 정동맥 역류가 널리 알려져 있다.[108] 이러한 미소순환 결핍은 때때로 적절한 혈관 재생 과정에도 불구하고 계속된다.[109] 당뇨 환자는 좀 더 감염되기 쉽고 이차적으로는 미소순환 관류 감소와 백혈구 기능 결함 모두 겪기 쉽다.[110] 이전에 언급했다시피 당뇨 환자는 또한 영양의 어려움으로 인해 이차적으로 식사 제한과 면역 기능이 최적화되지 못하고 감염의 위험이 증가한다. 운동과 감각 신경병증의 조합은 발의 비정상적인 뼈의 변형을 유발하고 이차적으로 족저부 압력이 최고에 이르고, 굳은살 조직이 형성되며, 궁극적으로 많은 환자의 당뇨성 발에는 궤양화가 일어난다.[111] 당뇨성 발 궤양이 발생하면 흔히 절단이 진행되고, 당뇨 환자는 궤양화 때문에 입원하게 된다.[12] 이러한 환자들의 전체적인 삶의 질에 영향을 미치고, 이러한 환자들에게 우울의 발생은 의학적 관리를 더 어렵게 한다.[113] 본질적으로, LCD 모델으로부터의 모든 요소들은 당뇨 발생에 의해 세포/생화학적 단계에 영향을 받는다. 이 같은 접근은 치유되지 않는 궤양을 가진 환자의 병력 등의 모든 의학적 상태들을 고려할 때 사용된다.

말초혈관질환 (Peripheral Vascular Disease)

동맥부전증 (Arterial Insufficiency)

말초동맥질환(PAD)의 존재가 상처치유에 악영향을 주는 합병증의 조건이다. PAD는 다른 질병 상태와 혼자 또는 함께 존재할 수 있다. 그러므로 상처가 있는 모든 환자에서 동맥 순환을 평가하는 것은 필수적이다. 종종 여러 조건이 공존할 경우에는 기본 상처 변인을 할당할 것이 어렵다. 예를 들어, 발궤양이 있는 당뇨병 환자는 궤양형성결과 신경병증 조건 이외에 심한 국소 빈혈이 있을 수 있다. 펄스(맥박)의 촉진을 포함하는 신체 검사는 궤양 위치, 상처 부위 특성 및 휴대용 도플러 검사는 병력에 제기된 의혹을 확인한다.[114]

치료는 전신과 국소 수준 모두로 이동해야 한다. 우선 가능한 한 가장 급속하고 효과적인 방법으로 동맥 흐름을 회복하는 것이다. 그것은 상처의 위치와 환자의 전반적인 상태를 알고 되도록 혈관팀과 함께 협력하는 것도 중요하다. 발꿈치뼈 궤양과 불완전 발활과 환자의 앞쪽에 정강뼈 협착증을 수정하면 가능성이 치료로 연결되지 않는다. 이전 흐름을 구축하기 위해, 상처는 감염의 흔적을 보호하고 신중하게 관찰해야 한다. 활성 감염 발표 상처에 괴사조직제거는 혈관 재생하기 전에 제한해야 한다. 전에 적절한 혈관재생에 괴사조직제거 치료에 완강히 저항하는 큰 결함을 초래할 수 있다. 충분한 흐름이 설정된 후, 필요에 따라 적절한 습기 드레싱과 괴사조직제거술을 진행할 수 있다.

대혈관 흐름의 부재는 종종 미소순환계 흐름의 저하를 가져오나 항상 그렇지만은 않다.[115] 예를 들어, 환자가 만져서 알 수 있는 맥박이지만 정상 주변 혈관 검사에도 불구하고 감소 미소 순환계 흐름 결과 정맥 궤양을 둘러싼 심각한 진피경화증을 경계할 수도 있다. 따라서 맥박의 존재가 상처치유에 적합한 조직 재관류를 도움이 되는 것을 보장하지 않는다. 피부를 통한 산소 모니터링, 도플러 영상 분석, 그리고 조직의 최근 초미세분광 주파수 분석은 이러한 경우에 필요할 수 있다.[45,116] LoGerfo 등은 1984년 획기적인 종이 당뇨병 환자의 작은 혈관 질환의 신화를 무너뜨린다고 했다.[115] 많은 외과 의사들은 당뇨병 환자 때문에 작은 혈관에 죽상 경화증의 존재를 우회 절차를 받아야 하지 못한 인상을 아래에 이전에 있었다. 이후, 다른 문제가 이 환자의 미소순환계 내에 있는 것을 보여준다.[117]

내피(혈관의 내부 안감)는 어느 조직 수준으로 흐름을 늘리거나 줄일 수 생화학적 경로를 조절에서 중요한 역할을 한다. 인슐린 저항은 인슐린 수용기를 통해 내피 세포의 표면에 영향을 미칠 수 있다.[108] 상처 임상가는 치유되지 않은 상처를 가진 환자를 대할 때 처방, 진료 그리고 대혈관과 미소혈관 평가 시 환자에게 편안하게 해주어야 한다(표 5.2).

정맥부전증 (Venous Insufficiency)

정맥 구간 궤양의 형성은 밸브 모양의 부족, 유출 방해, 그리고 적대적인 생화학적 미세환경에 의해 결정된다.[118]

정맥 구간 궤양의 발병을 설명하는 구체적인 메커니즘은 세정맥, 백혈구 트래핑, 성장 인자 트래핑, 재관류 상해, 불완전한 정맥판 및 유출의 방해의 정돈 해놓을 섬유소를 포함한다.[119-122] 정맥 구간 궤양(VLUs)은 의료 시스템에 연간 1억원의 비용 추산 1,000,000 환자에 영향을 미치는 병원 기반 상처 센터 미국 외래 환자의 치료를 가장 일반적인 낮은 끝단 궤양이다. 의심 정맥 궤양이 있는 환자의 평가는 항상 기본 수반하는 동맥 질환을 배제하기 위해 발목 아가미의 인덱스로 시작한다.[123]

혼합 동맥-정맥의 존재는 크게 치료 프로토콜 (이전 압축 등 수정 압축, 재혈관화)을 바꿀지도 모른다. 해부학 및 기능 평가를 포함하여 정맥 시스템을 평가하기 위한 수많은 방법이 있다. 해부학 함수, 듀플렉스 초음파 평가, 깊은 정맥 혈전증을 배제하여 뚫는 혈관을 식별하고, 밸브 모양의 무능력을 측정할 수 있다.[124] 공기와 임피던스 용적계는 정맥 시스템의 전체 기능을 평가하고 궤양 위험을 예측하는 데 도움이 된다.[125] 새로운 외과 옵션은 비정상적인 정맥 혈동역학을 수정하고 궤양의 재발을 방지하기 위해 사용할 수 있다.[126]

핵심 5.4

의심 정맥 궤양 환자는 낮은 궤양의 재발 속도를 도울 수 있는 잠재적인 교정할 수 있는 수술 결합을 식별하는 비침투 연구를 받아야 한다.

연령과 상처치유 (Age and Wound Healing)

태아의 피부 (Fetal Skin)

태아가 발달하는 동안 피부는 성숙을 겪는다. 태아 피부의 헌법은 어른의 그것과는 상당히 다르다. 태동의 28주 단위로, 태아의 피부는 물론 혈관, 피부 림프, 신경, 그리고 지원 구조를 갖추고 있다: 그러나, 조직의 대부분은 완벽하게 작동하지 않는다. 혈관총은 출생 후 피부에 발달한다. 달콤한 땀샘도 출산 며칠 후 기본 작동을 시작한다. 이러한 땀샘의 기능은 1-2년 후에야 완벽해진다. 태아 8개월 전에 keratinocytes는 피부에 부족하고 있으며, 각질층은 자궁 내 삶의 끝을 향해 형성된다. 따라서, 태아 피부의 투과율은 궁극적으로 출생시간에 따라 스며들어 지고, 시간이 지남에 따라 줄어들 수 있다. 초기 태아 발달에 2.4g/kg에서 콜라겐 컨텐츠 증가(서부 유럽 표준시 피부 조직의 kg 당 콜라겐의 g), 성인에서 45g/kg, 유아에서 39g/kg, 신생아에 16.8g/kg일 수 있다. 표피 수분은 반대로, 성인의 694meq/kg에 태아에 917meq/kg(서부 유럽 표준시 피부 조직의 kg 당 물 milliequivalent)에서 감소한다. 태아의 상처치유는 신속하고 제한된 염증 단계로 진행된다. 태아는 hyaluronic 산과 성장 요인 풍부한 무균 환경에서 살고 있다.[129] 또한, 태아 면역 체계가 미숙하고 발달이 불충분하다.[130] 태아 조직은 비교적 저산소증이지만, 이것은 성인에서 나쁜 영향이 확인 될 것처럼

표 5-2 조직 재관류—평가를 위한 기법

대혈관 흐름	대혈관 산소	대혈관 흐름	대혈관 산소
발목-팔 지수	동맥혈 가스	레이저 도플러 영상분석	Transcutaneous 산소모니터
동맥 듀플렉스		동위원소실패야기법	^{31}P-NMR 분광법
자기공명혈관조영술		송금분광법	양전자방출 tomography
혈관조영술		가까운 적외선 스캐닝	Hyperspectral 주파수 분석
컴퓨터 단층 조영술			

P-NMR: phosphorus-31 핵자기공명.

표 5-3 연령에 관련된 피부의 변화

구조 또는 기능	현상	임상 효과
각질세포	세포는 작아진다. 태양 노출 지역에서 세포는 핵 잔존물, 중복 라인의 손실, 그리고 국경 가장자리 거칠게 유지한다.	알 수 없음
미세혈관	모세혈관과 작은 혈관에 회귀하고 혼란 존재한다. 피부 표면의 3 mm당 venular 크로스 섹션의 수가 30% 감소에 있다. 혈액의 흐름이 감소된다.	머리와 증상을 빠진 것이 존재한다. 피부 표면 온도는 감소한다. 땀 생산이 줄어들 수 있다. 보온 피하 지방이 감소한다. 피부를 통해 약물의 확산 속도는 감소한다.
외피의 반응	대식세포가 감소된다. 저하에 저항이 증가한다.	염증성 반응이 줄어들 수 있다. 이 반응은 노인 개인에 전적으로 나타나지 않을 수 있다.
고통의 지각	통증 민감도는 50세 이후 연령 증가로 떨어지면서, 진행성을 보인다.	노인은 위험을 감지하고, 적절하게 반응을 덜 수 있다. 화상은 더 심각할 수 있다.

거칠어짐, 주름, 탄성소실 및 불균등한 색소와 같은 형태학적 변화는 피부노화가 아니다.
이를 변화는 누적 환경 스트레스의 반응일 수 있다.

보이지 않는다.[131] 태아는 콜라겐 농도 및 TGF-β의 탐지 수준(성장인자-β를 변환)이 낮다. 높은 스테로이드의 수준 neutrophils의 수량은 태아의 상처치유 감소 염증 반응을 일으키는 요소가 된다.

노화에 따른 피부변화 (Skin Changes with Age)

노화에 관한 인간의 피부의 변화는 수년간 문헌에서 보고되었다. 노화 과정의 명백한 보이는 피부 변화는 노화가 상처치유에 대한 부정적인 요인이라는 개념을 강화하는데 도움이 된다. 이러한 변화는 표 5.3에 요약되어 있다. 심각한 피부 특성 그러나, 표피 두께, 표피 세포 레이어의 수, 물의 손실을 방지하기 위해 각질층의 능력, 콜라겐 Ⅳ, laminin B1과 B2 표현, 콜라겐 생산 Ⅶ, hyaluronan, 세포 침투를 포함하여 노화와 함께 변화하지 않는다.[127-129]

세 가지 인자가 상처치유에 대한 노화의 영향을 평가할 때 제어되었다. 그들은 환자의 영양 상태, 상처의 특성과 위치와 comorbid 상태의 존재를 포함한다. 문헌의 보고서는 미세환경 변화에서 독립적인 피부의 세포 미세환경에 관한 변경사항을 확인했다.[130] Thrombospondin, 신생아 세포에 의해 생산되는 모체의 주요 구성 요소가 분비하지만, 성인 세포의 매트릭스는 없다.[131] 이것은 태아에 비해 성인 조직에 명시된 혈관생성의 부재를 설명할 수도 있다.[131]

외래 상처 클리닉 및 아급성 상처 단위 모두에서 연구 치료에 통계적으로 의미 있게 차이가 있는 것으로, 단 90세 이상의 연령 그룹은 분간해야 한다.[7]

임상가 유도요인 (Clinician-Induced Factors)

치유를 방해하는 임상가 통제를 받고 있는 요인들이 있다. 임상은 치유되지 않은 상처와 환자에 대한 모든 치료는 치료에 부정적인 체계나 치유 효과에 대한 잠재력을 가지고 있다고 인정한다. 환자들은 자주 그들이 특히 치료에서 상처 아닌 다른 이유로 처방을 통한 일반의약품 국소치료제, 피임약, 비타민 보조제, 그리고 항생제를 사용하는 약품을 언급하는 것을 잊는다.

약물 (Medications)

다리 궤양의 치료를 위해 항생제 사용은 예방 치유 속도의 향상으로 이어지지는 않는다.[132] 강한 생물의 발생 증가는 이미 언급되고 있으며, 그것은 상처 치료의 체계 항생제의 역할에 관한 문의사항을 제공, 체계 항생제가 만성 육아조직에 충분한 수준에 도달하지 못한 것으로 나타났다.[133] 수술 바이오버든 관리(괴사조직제거술, 소파술)가 더 효과적일 수 있지만 조직의 파괴와 출혈은 수술 접근의 부정적인 결과이다.

스테로이드는 콜라겐 생산과 섬유아세포 장애의 감소를 통해 치유 단계를 지연시켜 치유의 염증 단계를 방해하는 것으로 알려져 있다.[134] 전신 및 국소 스테로이드가 치료에 부정적인 영향을 미칠 수 있다.[135] 몇몇 신문은 다른 개념으로의 치유 동안 스테로이드의 부정적 영향을 뒤집을 조직과 국소의 비타민A의 긍정적인 사용을 언급한다.[136-138] 임상가는 스테로이드의 현재 또는 이전에 사용하기 위해 확인하는 약물 기록이 필요하다. 또한, 국소 스테로이드가 상처주변 조건을 위해 필요한 경우, 치료는 스테로이드 크림에 상처를 노출 방지로 이끈다.

NSAID 약물은 또한 염증 반응을 감소시켜 치료에 부정적인 영향을 줄 수 있다. 약물이 곧 부상 후 사용하는 경우 효과가 큰 것이다. 이것은 효과가 만성 상처에 얼마나 중요한지 확실하지 않다.[139]

오늘날 면역억제성 요인을 포함 징후의 관리에 대해 자주 사용하지만, 암, 결합조직 질환, 이식, 그리고 혈액학적 장애에 국한되지 않는다. 이러한 약물은 세포 복제에 대한 자신의 효과에 의해 상처치유를 변경한다. 한 연구는 화학요법이 상처 합병증의 발생률이 증가하지 않았다고 발표하고, 저자는 이 방식으로 생존의 증가를 관찰한 이후에 수술 이후 초기 화학요법을 장려하였다.[140] 최근 혈관형성 방지 치료는 종양학 및 염증성 질환의 여러 가지에 사용되고 있다.[141] 상처 치유가 치료로부터 이것을 복용한 환자에서 지연될 우려가 있다.[142] 환자의 개별적인 임상적 요구에 다시 상처치유 잠재력에 미치는 영향에 대해 균형을 맞추어야 한다.

상처 치유에 영향을 주고 있는 또 하나의 약품은 콕스-2 억제제이다.[143] 이 약물은 소염과 혈관형성방지의 결합을 통해 치유 과정을 늦추게 한다. 안지오텐신-전환 효소 억제제(ACEs)와 칼슘 채널 차단제는 또한 정상적인 상처 치유에 필요한 생화학적 프로세스를 변경할 수 있다.[144-145]

핵심 5.5

많은 약물이 치료 과정에 영향을 줄 수 있기 때문에 상세한 투약 기록은 환자에서 구할 수 있다.
많은 환자가 걸릴 이상 OTC 의약품들이 "의약품"을 고려하지 않는 보조제, 따라서 임상 특히 OTC의 약물과 환자가 사용할 수 있는 모든 대체 치료제에 대해 물어볼 것이다.

국소제 (Topical Agents)

임상 상처 치료에 사용되는 다수의 국소제가 있는데, 독성 효과를 가질 수 있다. 이 실용적인 시점은 클렌저, 아물지 않은 상처에 사용하기 위해 권장되어 항생제, 방부제, 진통제, 또는 살균제에 적용된다. 가장 일반적으로 사용되는 약품의 대부분도 개방성 상처에 사용하기 위해 FDA 승인 표시가 없다. 많은 요원들이 상처를 클렌징하는 과정에 사용되었지만, 이러한 해결책의 많은 섬유아세포와 다형핵성 세포(PMNs)에 독성 영향을 보여 왔다.[146] 정상적인 생리와 무균 물을 상처 - 클렌징의 요구에 압도적으로 사용되어야 한다. 개방된 상처를 안전하게 하고, 침대에서 상처를 클렌징할 때 특정적으로 설계된 비이온 계면 활성제가 있다. 이 Dakin의 솔루션, 요오드 솔루션 및 기타 수많은 소독제는 감염된 상처를 제외하고 외과 괴사 조직제거를 받을 수 없거나 수술을 기다리는 상처치유에 사용할 수 있는 수분 및 감염을 제어하는 세포 독성이다. 소독약은 일상적으로 상처 치료에 사용하지 않아야 하며 전체 수많은 세포와 치유 과정에 독성을 문서화했다.[147,148]

설득력을 포함한 장점들을 나타내는 몇 가지 보고에도 불구하고, 국소 항미생물제 사용은 논쟁으로 남아 있다.[149]

또한 국소 마취제 사용도 논쟁으로 둘러싸고 있다. 국소 리도카인(lidocaine)은 상처부위로 백혈구 이동을 감소되는 것처럼 보였다.[150] 상반되는 보고서에는 개방성 상처에서 EMLA 크림(리도카인/prilocaine)의 영향에 관한 문헌이 존재한다.[151,152] 최근의 보고서는 국소 마취로 사용할 때 EMLA 크림의 항균 효과를 보여주었다.[153]

상처 모달리티 (Wound Modalities)

월풀 및 진동세척 (Whirlpool and Pulsed Lavage)

대부분의 상처 방식이 다른 곳에서 다루었듯이, 본 책에서는 치유 과정에 영향을 미칠 임상가 상처 치료에 사용되는 몇 가지 양식의 간단하게 설명한다.

월풀(whirlpool)은 상처 치료에 자주 이용되는 양식이다. 월풀은 자동적으로 상처표면 절제를 하지만 깨끗하게 하고 잔해를 제거한다. 상처가 깨끗해지고 상처 층이 건강하게 과립화되면, 이 양식은 중단해야 한다. 독성 살균이 월풀 욕조에서 자주 추가되면, 이것은 치유를 더디게 할 수 있다. 관개 세력은 평방 인치당 8~12파운드 이상 건강한 조직의 손상을 초래할 수 있다. 하지 부종은 실제로 무릎을 구부리고 앉아서 다리를 의존한 자세에서 악화시킬 수 있다. 욕조의 온도가 화상 부상을 피하기 위해 조심스럽게 신경질환 환자를 모니터링해야 한다. 마지막으로, 월풀 탱크는 악성 유기체를 가진 환자가 사용할 때에는 교차 오염의 우려가 없는 깨끗한 상태여야 한다. 진동 세척 사용은 월풀 문제의 일부로 증가되고 있다. 진동 세척은 빈약하고, 일회용 장비를 사용하지만, 부정적인 흡입의 장점을 갖고 있으며, 미생물의 분무주입법(aerosolization)을 통해 확산되는 감염의 보고가 증가하고 있다.[154]

드레싱 (Dressings)

널리 서부 유럽 축축하고 건조한 전통적 거즈 드레싱은 기계 괴사조직제거를 위한 수단으로 사용할 수 있으며, 건강, 치유 상처에 중요한 역할을 한다는 것을 인정한다. 가장 사용자와 친화적이고, 안전, 비용 효율적인, 그리고 임상적으로 유익한 드레싱이 선택되어야 한다. 드레싱은 환자의 필요와 상처 조건에 따라 변경되어야 한다. 상처 치유의 단계를 통해 드레싱 선택을 변경해야 한다. 다양한 이익 및 잠재적인 합병증과 함께 사용할 수 있는 수분을 유지하고 상처 처치에 유효한 많은 드레싱이 있지만, 게시된 문헌은 다른 비교 드레싱의 하나의 범주와 통계적으로 개선 치료를 입증하는데 실패했다. 지방 조직 조건을 평가하고 그 상처와 드레싱 특성과 일치하는 임상에서 의무가 있다. 과도한 분비물이 있는 수분이 유지되어 있는 드레싱을 사용하면 상처를 쇠약하고 악화될 가능성이 있게 이어진다. 반대로 극단에서 높은 수분 증발 횡단 임무 속도 드레싱을 사용하면 경우 상대적으로 건조한 상처 부위가 탈수 및 케라틴생성세포 이동을 방해할 수 있다.

요약 (Summary)

본 장에서 우리는 상처 치유를 방해하는 요인 중 일부를 검토했다. 국소, 전신 그리고 임상가 유도요인의 전통적인 범주뿐만 아니라, 새로운 접근 방식, 중첩 모델을 설명했다. 하나로 합쳐서, 상처치유를 방해하는 요인들을 일반적으로 상처치유에 대한 간략한 개요로 구성했다.

상처 부위 분석 이외에 철저한 병력과 신체검사의 중요성이 장에서 강조되었다. 표준 접근 방식은 진단과 치료에 모두 일관된 접근 방식을 얻기 위해서는 모든 상처 환자로 연결되어야 한다. 상처 관리 전문가가 현장에 있는 모든 최근의 개발에 현재 체류하고, 끊임없이 자신의 직무 습관을 질문해야 한다. 이 분야의 성장 지속으로 여러 전문 분야팀 조직의 중요성은 상처 병인학과 다양한 치료의 최고의 숙련자가 될 것이다.

사례연구 5●1 혼합 병인 상처 – 오금 포착 (Mixed etiology wound–popliteal entrapment)

MJ는 15 살 때부터 파행의 병력을 가진 36세의 백인 남성이다. 그는 현재 경찰이며, 2블록보다 넓은 모든 거리를 실행하려고 할 때 그 경험을 제한하기 때문에 자신의 위치를 유지하는데 문제가 있다. 게다가, 그는 현재 오른쪽 다리의 중간에 위치 복사뼈 치유되지 않은 상처와 고통이 있다. 상처가 1.8㎠, 0.1cm 깊이 과다색소 침착의 영역에 둘러싸여 완전히 건강하게 나타나는 과립조직으로 가득하다. 상처는 지난 5년 동안 여러 번 개폐되어 왔다. 병력은 응혈을 녹이는 효소의 동시 사용(응고 - 용해 의학) 사전 혈관 중재(풍선 확장술)에도 긍정적인 것이다. 신체검사는 정상적인 신체검사 결과와 잘 발달된 남성을 보여준다. 맥박은 발등 동맥과 뒷부분 정강뼈 혈관 모두에서 두 개 이상의 신호와 함께 뛰었다. 맥박은 5 분 운동 후 환자 조사되었을 때, 그들은 결석(빈맥)으로 언급했다. 다리에 수행된 CAT 스캔이 활성화 운동 동안 오금 동맥과 정맥의 비정상적 위치하고 중간 머리의 존재를 공개했다. 상태는 오금 포착 증후군으로 알려져 있다. 이 발견은 혈관 촬영과 함께 확인했다. 환자의 발을 능동적으로 발바닥굽힘할 때, 하나는 혈관을 흐르는 대비에서 절단을 볼 수 있다. 이에 대한 치료는 동맥과 정맥 모두를 해제하고, 근육의 해드 중간의 제거 수술을 하였다. 궤양은 습한 상처 치료 및 압축 표준 정맥 궤양으로 처리되었다. 환자는 치유되었고 다시 정상적인 활동을 재개할 수 있었다.

임상 포인트 (Clinical Points)

1. 증상이 증명될 경우 맥박의 존재는 더 이상 조사를 배제하지 않는다. 또한, 우리는 대혈관 흐름의 존재는 항상 충분한 미소순환을 의미하지는 않는다는 것을 이 장에서 증명하고 있다.
2. 휴식 혈관 질환과 만져서 알 수 있는 맥박과 호환되는 병력을 가진 환자에서 운동 후 ABI와 맥박을 모두 평가 고려한다.
3. 재발 또는 완강히 저항하는 정맥 궤양이 발생하는 경우, 정맥 조사가 수행되어야 한다.

사례연구 5●2 정맥 궤양 : 우선 악성종양의 배제 (Venous Ulcer: rule out malignancy first)

SC는 8살 때 강한 악의에 대한 낮은 끝단 방사선 치료의 병력을 가진 68 세의 백인 여성이다. 그녀는 밀도 섬유소와 피하 석회화 전역으로 40㎠을 측정하는 이 다리에 치유되지 않은 상처의 병력을 가지고 있다. 혈관 조영술은 상처의 전체 부위 안에 혈관의 소수를 보여준다. 그녀가 상처 센터에 도착하기 전에 위에서 무릎 절단은 다른 의사에 의해 추천되었다. 근육 아래의 피하조직에서 괴사조직 제거는 모든 칼슘, 섬유소 등의 이물질을 제거하기 위해 시행되었다. 특정 진단 없이 다리의 여러 군데에 나타나는 좁은 부위의 과색소 침착은 주의해야 한다. 전기 자극을 사용하기 전에 조직에서 기저세포 암종을 찾기 위해 생검을 실시하며 그렇게 함으로써 전기 자극을 금기시켰다. V.A.C 용법과 IV 항생제는 과립형상의 발전을 위해 사용되었다. 그 후, 피부 부분층 피부 이식술이 완수가 되고 환자들의 95%가 이식을 달성하였다. 그녀는 메티실린(methicillin) - *내성 황색포도상구균*(MRSA) 감염의 평생 억제를 위한 항생제로 집으로 떠나기 및 보행 훈련 및 강화를 위한 물리치료 후 보행을 재개할 수 있다.

임상 포인트 (Clinical Points)

1. 항상 의심스러운 병변 진단 이전에 전기 자극을 시작한다.
2. 이 경우 필요한 괴사조직제거의 근본적인 성격이 일반적인 것은 아니지만, 그것은 계속 진행하려면 정상적인 치유하기 위해서는 모든 생존불능 조직을 제거하는 것이 필요하다.
3. 대혈관 흐름 내로 올 수 없는 경우 다음과 같은 전기 자극을, 진공 보조 폐쇄, 또는 절단에 재손실 전에 조직 산소(즉, 고압성 산소)를 향상시키는 기술로 지역의 흐름을 향상 기술을 고려하시오. 어떤 경우에는 기본 절단은 임상적으로 적절하지만, 항상 결정을 하기 전에 심리사회적, 재활, 임상(즉, 심장 상태) 요소를 고려한다.
4. 치유를 방해하는 모든 요소를 식별하고 해결하거나, 최소한 수정되었을 때 절단이 고려해야 한다.

참고문헌 (References)

1. Lazarus, GS, Cooper, DM, Knighton, D: Definitions and guidelines for assessment of wounds and evaluation of healing. Arch Dermatol 1994; 130:489–493.
2. Mulder, G, Armstrong, D, Seaman, S: Standard, appropriate, and advanced care and medical-legal considerations: Diabetic foot ulcerations. Wounds 2003; 15(Pt 1):92–106.
3. Tarnuzzer, RW, Schultz, GS: Biochemical analysis of acute and chronic wound environments. Wound Repair Regen 1996; 4:321–325.
4. Brem, H, Stojadinovic, O, Diegelmann, RF: Molecular markers in patients with chronic wounds to guide surgical debridement. Mol Med 2007; 13:30–39.
5. Ennis, WJ, Vargas, VM, Lee, C, et al: Wound outcomes from a single practice at a sub-acute wound care unit and 2 hospital based, outpatient settings. Wounds 2004; 16:165–172.
6. Ennis, WJ, Meneses, P: Comprehensive wound assessment and treatment system. In: Falabella, A, Kirsner, R (eds.): Wound Healing. Boca Raton, FL, Taylor & Francis, 2005, pp 59–68.
7. Ennis, WJ, Fiberger, E, Messner, K, Meneses, P: Wound healing outcomes: The impact of site of care and patient stratification. Wounds 2007;19(11) 286-293
8. Tatsioni, A, Balk, E, O'Donnell, T, et al: Usual care in the management of chronic wounds: A review of the recent literature. J Am Coll Surg 2007; 205:617–624. <A.
9. Margolis, DJ, Kantor, J, Berlin, A: Healing of diabetic neuropathic foot ulcers receiving standard treatment. A meta-analysis. Diabetes Care 1999; 22:692–695.
10. Margolis, DJ: The swings and roundabouts of randomized controlled studies in wound healing. Int J Low Extrem Wounds 2004; 3:4–6.
11. Ennis, WJ, Meneses, P: Factors impeding wound healing. In: Kloth, LC, McCulloch, J. (eds): Wound Healing: Alternatives in Management. Philadelphia, FA Davis, 2001, pp 68–96.
12. Robson, MC: Infection in the surgical patient: An imbalance in the normal equilibrium. Clin Plast Surg 1979; 6:493–503.
13. Robson, MC: Wound infection. A failure of wound healing caused by an imbalance of bacteria. Surg Clin North Am 1997; 77:637–650.
14. Robson, MC, Stenberg, BD, Heggers, JP: Wound healing alterations caused by infection. Clin Plast Surg 1990; 17:485–492.
15. Whitney, J, Phillips, L, Aslam, R: Guidelines for the treatment of pressure ulcers. Wound Repair Regen 2006; 14:663–679.
16. Field, FK, Kerstein, MD: Overview of wound healing in a moist environment. Am J Surg 1994; 167:2S–6S.
17. Stotts, NA: Determination of bacterial burden in wounds. Adv Wound Care 1995; 8(suppl):46–52.
18. Kim, SH, Hubbard, GB, Whorley, BL: A rapid section technique for burn wound biopsy. J Burn Care Rehabil 1985; 6:433–435.
19. Heggers, JP, Robson, MC, Doran, ET: Quantitative assessment of bacterial contamination of open wounds by a slide technique. Trans R Soc Trop Med Hyg 1969; 63:532–534.
20. Burke, JF: Effects of inflammation on wound repair. J Dent Res 1971; 50:296–303.
21. Laato, M, Lehtonen, OP, Niinikoski, J: Granulation tissue formation in experimental wounds inoculated with *Staphylococcus aureus*. Acta Chir Scand 1985; 151:313–318.
22. Tenorio, A, Jindrak, K, Weiner, M: Accelerated healing in infected wounds. Surg Gynecol Obstet 1976; 142:537–543.
23. Levenson, SM, Kan-Gruber, D, Gruber, C: Wound healing accelerated by *Staphylococcus aureus*. Arch Surg 1983; 118:310–320.
24. Cutting, KF, White, RJ: Criteria for identifying wound infection—revisited. Ostomy Wound Manage 2005; 51:28–34.
25. Cutting, KF: Identification of infection in granulating wounds by registered nurses. J Clin Nurs 1998; 7:539–546.
26. Ennis, WJ, Meneses, P: Clinical evaluation: Outcomes, benchmarking, introspection, and quality improvement. Ostomy Wound Manage 1996; 42(suppl):40S–47S.
27. Jones, KR, Fennie, K: Factors influencing pressure ulcer healing in adults over 50: An exploratory study. J Am Med Dir Assoc 2007; 8:378–387.
28. Mertz, PM, Ovington, LG: Wound healing microbiology. Dermatol Clin 1993; 11:739–747.
29. Ayton, M: Wound care: Wounds that won't heal. Nurs Times 1985; 81(suppl):16–19.

30. White, RJ, Cutting, KF: Critical colonization—The concept under scrutiny. Ostomy Wound Manage 2006; 52:550–556.
31. Ennis, WJ, Meneses, P: Wound healing at the local level: The stunned wound. Ostomy Wound Manage 2000; 46(suppl):39S–48S; quiz 49S–50S.
32. Costerton, JW: Cystic fibrosis pathogenesis and the role of biofilms in persistent infection. Trends Microbiol 2001; 9:50–52.
33. Allen, L, Dockrell, DH, Pattery, T: Pyocyanin production by *Pseudomonas aeruginosa* induces neutrophil apoptosis and impairs neutrophil-mediated host defenses in vivo. J Immunol 2005; 174:3643–3649.
34. Stephens, P, Wall, IB, Wilson, MJ: Anaerobic cocci populating the deep tissues of chronic wounds impair cellular wound healing responses in vitro. Br J Dermatol 2003; 148:456–466.
35. Cutting, K, White, R, Edmonds, M: The safety and efficacy of dressings with silver—Addressing clinical concerns. Int Wound J 2007; 4:177–184.
36. Landsdown, AB, Williams, A: Bacterial resistance to silver in wound care and medical devices. J Wound Care 2007; 16:15–19.
37. Perera, GB, Lyden, SP: Current trends in lower extremity revascularization. Surg Clin North Am 2007; 87:1135–1147.
38. DeRubertis, BG, Faries, PL, McKinsey, JF: Shifting paradigms in the treatment of lower extremity vascular disease: A report of 1000 percutaneous interventions. Ann Surg 2007; 246:415–422; discussion 422–424.
39. Arora, S, LoGerfo, FW: Lower extremity macrovascular disease in diabetes. J Am Podiatr Med Assoc 1997; 87:327–331.
40. Holland-Letz, T, Endres, HG, Biedermann, S: Reproducibility and reliability of the ankle-brachial index as assessed by vascular experts, family physicians and nurses. Vasc Med 2007; 12:105–112.
41. Perry, JT, Statler, JD: Advances in vascular imaging. Surg Clin North Am 2007; 87:975–993.
42. Allen, DB, Majuire, JJ, Mahdavian, M: Wound hypoxia and acidosis limit neutrophil bacterial killing mechanisms. Arch Surg 1997; 132:991–996.
43. Hunt, TK, Pai, MP: The effect of varying ambient oxygen tensions on wound metabolism and collagen synthesis. Surg Gynecol Obstet 1972; 135:561–567.
44. Knighton, DR, Hunt, TK, Scheuenstuhl, H: Oxygen tension regulates the expression of angiogenesis factor by macrophages. Science 1983; 221:1283–1285.
45. Ennis, WJ, Meneses, P: Technologies for assessment of wound microcirculation. In: Krasner, DL, Sibbald, RG, Rodeheaver, G (eds.): Chronic Wound Care: A Clinical Source Book for Healthcare Professionals, ed 4. Malverne, PA, HMP Communications, 2007, pp. 417–426.
46. Ubbink, DT, Spincemaille, GH, Reneman, RS: Prediction of imminent amputation in patients with non-reconstructible leg ischemia by means of microcirculatory investigations. J Vasc Surg 1999; 30:114–121.
47. Ennis, WJ, Lee, C, Meneses, P: A biochemical approach to wound healing through the use of modalities. Clin Dermatol 2007; 25:63–72.
48. Ennis, WJ: Microcirculation: The push-pull theory. Gynecological Oncology 2008;111:S81–S86.
49. Hightower, CM, Intaglietta, M: The use of diagnostic frequency continuous ultrasound to improve microcirculatory function after ischemia-reperfusion injury. Microcirculation 2007; 14:571–582.
50. Ennis, WJ, Valdes, W, Gainer M, et al: Evaluation of clinical effectiveness of MIST ultrasound therapy for the healing of chronic wounds. Adv Skin Wound Care 2006; 19:437–446.
51. Coulling, S: Fundamentals of pain management in wound care. Br J Nurs 2007; 16:S4–S6, S8, S10.
52. Arrick, DM, Mayhan, WG: Acute infusion of nicotine impairs nNOS-dependent reactivity of cerebral arterioles via an increase in oxidative stress. J Appl Physiol 2007;103(6):2062–2067.
53. Pullar, CE, Zhao, M, Song, G, et al: Beta-adrenergic receptor agonists delay while antagonists accelerate epithelial wound healing: Evidence of an endogenous adrenergic network within the corneal epithelium. J Cell Physiol 2007; 211:261–272.
54. Ubbink, DT, Verhaar, EE, Lie, HK, et al: Effect of beta-blockers on peripheral skin microcirculation in hypertension and peripheral vascular disease. J Vasc Surg 2003; 38:535–540.
55. Wollina, U, Abdel-Naser, MB, Mani, R: A review of the microcirculation in skin in patients with chronic venous insufficiency: The problem and the evidence available for therapeutic options. Int J Low Extrem Wounds 2006; 5:169–180.
56. Gilje, O: On taping (adhesive tape treatment) of leg ulcers. Acta Dermaol Venereol 1948; 28:454.
57. Winter, GD: Formation of the scab and the rate of epithelization of superficial wounds in the skin of the young domestic pig. Nature 1962; 193:293–294.
58. Winter, GD, Scales JT: Effect of air drying and dressings on the surface of a wound. Nature 1963; 197:91–92.
59. Hinman, CD, Maibach, H: Effect of air exposure and occlusion on experimental human skin wounds. Nature 1963; 200:377–378.
60. Hutchinson, JJ, Lawrence, JC: Wound infection under occlusive dressings. J Hosp Infect 1991; 17:83–94.
61. Agency for Healthcare Policy and Research Guidelines: Treatment of Pressure Ulcers. No. 15. Rockville, MD, U.S. Department of Health and Human Services, 1994.
62. Lau, GW, Hasset, DJ, Ran, H, et al: The role of pyocyanin in *Pseudomonas aeruginosa* infection. Trends Mol Med 2004; 10:599–606.
63. Ayello, EA, Cuddigan, JE: Debridement: Controlling the necrotic/cellular burden. Adv Skin Wound Care 2004; 17:66–75; quiz 76–78.
64. Spotnitz, WD, Falstrom, JK, Rodeheaver, GT: The role of sutures and fibrin sealant in wound healing. Surg Clin North Am 1997; 77:651–669.
65. Carlson, MA: Acute wound failure. Surg Clin North Am 1997; 77:607–636.
66. Schecter, WP, Ivatury, RR, Rotondo, MF, et al: Open abdomen after trauma and abdominal sepsis: A strategy for management. J Am Coll Surg 2006; 203:390–396.
67. Bellows, CF, Alder, A, Helton, WS: Abdominal wall reconstruction using biological tissue grafts: Present status and future opportunities. Expert Rev Med Devices 2006; 3:657–675.
68. Brown, GL, Richardson, JD, Malangoni, MA, et al: Comparison of prosthetic materials for abdominal wall reconstruction in the presence of contamination and infection. Ann Surg 1985; 201:705–711.
69. Bellows, CF, Alder, A, Helton, WS: Abdominal wall repair using human acellular dermis. Am J Surg 2007; 194:192–198.
70. Di Vita, G, Patti, R, Vetra, G, et al: Production of cytokines at the operation site. G Chir 2005; 26:241–245.
71. Chuo, CB, Thomas, SS: Absorbable mesh and topical negative pressure therapy for closure of abdominal dehiscence with exposed bowel. J Plast Reconstr Aesthet Surg 2007;61(11):1378–1381.
72. Saito, T, Tazawa, K, Yokoyam, Y, et al: Surgical stress inhibits the growth of fibroblasts through the elevation of plasma catecholamine and cortisol concentrations. Surg Today 1997; 27:627–631.
73. Karayiannakis, AJ, Makri, G, Mantzioka, A, et al: Systemic stress response after laparoscopic or open cholecystectomy: A randomized trial. Br J Surg 1997; 84:467–471.
74. Esterling, BA, Kiecolt-Glaser, KJ, Bodnar, JC, et al: Chronic stress, social support, and persistent alterations in the natural killer cell response to cytokines in older adults. Health Psychol 1994; 13:291–298.
75. Irwin, MR: Human psychoneuroimmunology: 20 Years of discovery. Brain Behav Immun 2007;22(2):129–139.
76. Christian, LM, Graham, JE, Padgett, DA, et al: Stress and wound healing. Neuroimmunomodulation 2006; 13:337–346.
77. Kiecolt-Glaser, JK, Marucha, PT, Malarkey, WB, et al: Slowing of wound healing by psychological stress. Lancet 1995; 346:1194–1196.
78. Engeland, CG, Bosch, JA, Cacioppo, JT, et al: Mucosal wound healing: The roles of age and sex. Arch Surg 2006; 141:1193–1197; discussion 1198.
79. Horan, MP, Quan, N, Subramanian, SV, et al: Impaired wound contraction and delayed myofibroblast differentiation in restraint-stressed mice. Brain Behav Immun 2005; 19:207–216.

80. Sheridan, JF, Padgett, DA, Avitsur, R, et al: Experimental models of stress and wound healing. World J Surg 2004; 28:327–330.
81. Bosch, JA, Engeleand, CG, Cacioppo, JT, et al: Depressive symptoms predict mucosal wound healing. Psychosom Med 2007; 69:597–605.
82. Cantrell, RW: Physiological effects of noise. Otolaryngol Clin North Am 1979; 12:537–549.
83. Morrison, WE, Haas, EC, Schaffner, DH, et al: Noise, stress, and annoyance in a pediatric intensive care unit. Crit Care Med 2003; 31:113–119.
84. Wysocki, AB: The effect of intermittent noise exposure on wound healing. Adv Wound Care 1996; 9:35–39.
85. Christensen, M: Noise levels in a general intensive care unit: A descriptive study. Nurs Crit Care 2007; 12:188–197.
86. Sandrick, K: Gearing up for the JCAHO's new pain management standards: Some hospitals are ahead of the game. Strateg Healthcare Excell 2000; 13:1–8.
87. Price, P, Fogh, K, Glynn, C, et al: Managing painful chronic wounds: The Wound Pain Management Model. Int Wound J 2007; 4(suppl):4–15.
88. Krasner, D: The chronic wound pain experience: A conceptual model. Ostomy Wound Manage 1995; 41:20–25.
89. Karam, JG, El-Sayegh, S, Nessim, F, et al: Medical management of obesity: An update. Minerva Endocrinol 2007; 32:185–207.
90. Gendall, KA, Raninga, S, Kennedy, R, et al: The impact of obesity on outcome after major colorectal surgery. Dis Colon Rectum 2007;50(12):2223–2237.
91. Gottschlich, MM, Mayes, T, Khoury, JC, et al: Significance of obesity on nutritional, immunologic, hormonal, and clinical outcome parameters in burns. J Am Diet Assoc 1993; 93:1261–1268.
92. Nicholson, ML, Dennis, MJ, Makin, DS, et al: Obesity as a risk factor in major reconstructive vascular surgery. Eur J Vasc Surg 1994; 8:209–213.
93. Baugh, N, Zuelzer, H, Meador, J, et al: Wound wise: Wounds in surgical patients who are obese. Am J Nurs 2007; 107:40–50; quiz 51.
94. Knudsen, AM, Gallagher, S: Care of the obese patient with pressure ulcers. J Wound Ostomy Continence Nurs 2003; 30:111–118.
95. Harris, CL, Fraser, C: Malnutrition in the institutionalized elderly: The effects on wound healing. Ostomy Wound Manage 2004; 50:54–63.
96. Pompeo, M: Misconceptions about protein requirements for wound healing: Results of a prospective study. Ostomy Wound Manage 2007; 53:30–32, 34, 36–38.
97. Zulkowski, K: Nutrition and aging: A transdisciplinary approach. Ostomy Wound Manage 2006; 52:53–57.
98. Pinchcofsky-Devin, GD, Kaminski, MV: Correlation of pressure sores and nutritional status. J Am Geriatr Soc 1986; 34:435–430.
99. Thomas, DR: Improving outcome of pressure ulcers with nutritional interventions: A review of the evidence. Nutrition 2001; 17:121–125.
100. Kurz, A, Sessler, DI, Lenhardt, R: Perioperative normothermia to reduce the incidence of surgical-wound infection and shorten hospitalization. Study of Wound Infection and Temperature Group. N Engl J Med 1996; 334:1209–1215.
101. Ying, CL, Tsang, SF, Ng, KF: The potential use of desmopressin to correct hypothermia-induced impairment of primary haemostasis—An in vitro study using PFA-100((R)). Resuscitation 2008; 76(1): 129–133.
102. Hunt, TK: The effect of varying ambient oxygen tensions on wound metabolism and collagen synthesis. Surg Gynecol Obstet 1972; 135:561–567.
103. Price, P, Bale, S, Crook, H, et al: The effect of a radiant heat dressing on pressure ulcers. J Wound Care 2000; 9:203–205.
104. Kloth, LC, Berman, JE, Dumit-Minkel, S, et al: Effects of a normothermic dressing on pressure ulcer healing. Adv Skin Wound Care 2000; 13:69–74.
105. Diamant, AL, Babey, SH, Hastert, TA, et al: Diabetes: the growing epidemic. Policy Brief UCLA Cent Health Policy Res 2007; Aug-PB 2007-9:1–12.
106. Krishnan, S, Nash, F, Baker, N, et al: Reduction in diabetic amputations over eleven years in a defined UK population—Benefits of multidisciplinary team working and prospective audit. Diabetes Care 2008;31(1):99–101.
107. Danese, C, Vestri, AR, D'Alfonso, V, et al: Do hypertension and diabetes mellitus influence the site of atherosclerotic plaques? Clin Ter 2006; 157:9–13.
108. Kearney, M, Duncan, E, Kahn, M, et al: Insulin resistance and endothelial cell dysfunction. Exp Physiol 2008;93(1):158–163.
109. Arora, S, Pomposelli, F, LoGerfo, FW, et al: Cutaneous microcirculation in the neuropathic diabetic foot improves significantly but not completely after successful lower extremity revascularization. J Vasc Surg 2002; 35:501–505.
110. Delamaire, M, Maugendre, D, Moreno, M, et al: Impaired leucocyte functions in diabetic patients. Diabet Med 1997; 14:29–34.
111. Kiziltan, ME, Gunduz, A, Kiziltan, G, et al: Peripheral neuropathy in patients with diabetic foot ulcers: Clinical and nerve conduction study. J Neurol Sci 2007; 258:75–79.
112. Andersen, CA, Roukis, TA: The diabetic foot. Surg Clin North Am 2007; 87:1149–1177.
113. Debono, M, Cachia, E: The impact of diabetes on psychological well being and quality of life. The role of patient education. Psychol Health Med 2007; 12:545–555.
114. Ennis, WJ, Meneses, P: Leg ulcers: A practical approach to the leg ulcer patient. Ostomy Wound Manage 1995; 41(suppl):52S–62S; discussion 63S.
115. LoGerfo, FW, Coffman, JD: Current concepts. Vascular and microvascular disease of the foot in diabetes. Implications for foot care. N Engl J Med 1984; 311:1615–1619.
116. Khaodhiar, L, Dinh, T, Schmoaker, KT, et al: The use of medical hyperspectral technology to evaluate microcirculatory changes in diabetic foot ulcers and to predict clinical outcomes. Diabetes Care 2007; 30:903–910.
117. De Mattia, G, Bravi, MC, Laurenti, O, et al: Endothelial dysfunction and oxidative stress in type 1 and type 2 diabetic patients without clinical macrovascular complications. Diabetes Res Clin Pract 2008;79(2):337–342.
118. Ennis, WJ, Meneses, P: Standard, appropriate and advanced care and medicolegal considerations: Venous ulcerations. Wounds 2003; 15(Pt 2):107–122.
119. Browse, NL, Burnand, KG: The cause of venous ulceration. Lancet 1982; 2:243–245.
120. Falanga, V, Eaglstein, WH: The "trap" hypothesis of venous ulceration. Lancet 1993; 341:1006–1008.
121. Coleridge Smith, PD, Thomas, P, Scurr, JH, et al: Causes of venous ulceration: A new hypothesis. Br Med J (Clin Res Ed) 1988; 296:1726–1727.
122. Coleridge Smith, PD: From skin disorders to venous leg ulcers: Pathophysiology and efficacy of Daflon 500 mg in ulcer healing. Angiology 2003; 54(suppl):S45–S50.
123. Abbade, LP, Lastoria, S: Venous ulcer: Epidemiology, physiopathology, diagnosis and treatment. Int J Dermatol 2005; 44:449–456.
124. Whiddon, LL: The treatment of venous ulcers of the lower extremities. Proc (Bayl Univ Med Cent) 2007; 20:363–366.
125. Marston, WA: PPG, APG, duplex: Which noninvasive tests are most appropriate for the management of patients with chronic venous insufficiency? Semin Vasc Surg 2002; 15:13–20.
126. Barwell, JR, Davies, CE, Deacon, JU, et al: Comparison of surgery and compression with compression alone in chronic venous ulceration (ESCHAR study): Randomised controlled trial. Lancet 2004; 363:1854–1859.
127. Leyden, JJ: Clinical features of ageing skin. Br J Dermatol 1990; 122(suppl):1–3.
128. Meyer, LJ, Stern, R: Age-dependent changes of hyaluronan in human skin. J Invest Dermatol 1994; 102:385–389.
129. Holt, DR, Kirk, SJ, Reagan, MC, et al: Effect of age on wound healing in healthy human beings. Surgery 1992; 112:293–297; discussion 297–298.

130. Fenske, NA, Lober, CW: Structural and functional changes of normal aging skin. J Am Acad Dermatol 1986; 15(Pt 1):571–585.
131. Kramer, RH, Fuh, GM, Bensch, KG, et al: Synthesis of extracellular matrix glycoproteins by cultured microvascular endothelial cells isolated from the dermis of neonatal and adult skin. J Cell Physiol 1985; 123:1–9.
132. Ennis, WJ, Meneses, P: Strategic planning for the wound care clinic in a managed care environment. Ostomy Wound Manage 1996; 42:54–56, 58, 60.
133. Robson, MC, Edstrom, LE, Krizek, TJ, et al: The efficacy of systemic antibiotics in the treatment of granulating wounds. J Surg Res 1974; 16:299–306.
134. Ehrlich, HP, Hunt, TK: Effects of cortisone and vitamin A on wound healing. Ann Surg 1968; 167:324–328.
135. Ponec, M, de Haas, C, Bachra, BN, et al: Effects of glucocorticosteroids on primary human skin fibroblasts. I. Inhibition of the proliferation of cultured primary human skin and mouse L929 fibroblasts. Arch Dermatol Res 1977; 259:117–123.
136. Hunt, TK, Ehrlich, HP, Garcia, JA, et al: Effect of vitamin A on reversing the inhibitory effect of cortisone on healing of open wounds in animals and man. Ann Surg 1969; 170:633–641.
137. Haws, M, Brown, RE, Suchy, H, et al: Vitamin A-soaked gel foam sponges and wound healing in steroid-treated animals. Ann Plast Surg 1994; 32:418–422.
138. Golan, J, Mitelman, S, Baruchin, A, et al: Vitamin A and corticosteroid interaction in wound healing in rats. Isr J Med Sci 1980; 16:572–575.
139. Krischak, GD, Augat, P, Claes, L, et al: The effects of non-steroidal anti-inflammatory drug application on incisional wound healing in rats. J Wound Care 2007; 16:76–78.
140. Kolb, BA, Buller, RE, Conner, JP, et al: Effects of early postoperative chemotherapy on wound healing. Obstet Gynecol 1992; 79:988–992.
141. Folkman, J: Is angiogenesis an organizing principle in biology and medicine? J Pediatr Surg 2007; 42:1–11.
142. Haroon, ZA, Amin, K, Saito, W, et al: SU5416 delays wound healing through inhibition of TGF-beta 1 activation. Cancer Biol Ther 2002; 1:121–126.
143. Busti, AJ, Hooper, JS, Amaya, CJ, et al: Effects of perioperative anti-inflammatory and immunomodulating therapy on surgical wound healing. Pharmacotherapy 2005; 25:1566–1591.
144. Ugurlu, L, Turan, M, Canbay, E, et al: Effect of nifedipine on the healing of left colonic anastomoses in rats. Surg Today 2003; 33:902–908.
145. Ilhan, YS, Bulbuller, N, Kirkil, C, et al: The effect of an angiotensin converting enzyme inhibitor on intestinal wound healing. J Surg Res 2005; 128:61–65.
146. Scanton, E, Stubbs, N: To use or not to use? The debate on the use of antiseptics in wound care. Br J Community Nurs 2002;sept 8,10(12) passim.
147. Brown, CD, Zitelli, JA: A review of topical agents for wounds and methods of wounding. Guidelines for wound management. J Dermatol Surg Oncol 1993; 19:732–737.
148. Smith, RG: A critical discussion of the use of antiseptics in acute traumatic wounds. J Am Podiatr Med Assoc 2005; 95:148–153.
149. Chambers, H, Dumville, JC, Cullum, N: Silver treatments for leg ulcers: A systematic review. Wound Repair Regen 2007; 15:165–173.
150. Eriksson, AS, Sinclair, R, Cassuto, J, et al: Influence of lidocaine on leukocyte function in the surgical wound. Anesthesiology 1992; 77:74–78.
151. Powell, DM, Rodeheaver, GT, Foresman, PA, et al: Damage to tissue defenses by EMLA cream. J Emerg Med 1991; 9:205–209.
152. Hansson, C, Holm, J, Lillieborg, S, et al: Repeated treatment with lidocaine/prilocaine cream (EMLA) as a topical anaesthetic for the cleansing of venous leg ulcers. A controlled study. Acta Derm Venereol 1993; 73:231–233.
153. Berg, JO, Mossner, BK, Skov, MN, et al: Antibacterial properties of EMLA and lidocaine in wound tissue biopsies for culturing. Wound Repair Regen 2006; 14:581–585.
154. Maragakis, LL, Cosgrove, SE, Song, X, et al: An outbreak of multidrug-resistant *Acinetobacter baumannii* associated with pulsatile lavage wound treatment. JAMA 2004; 292:3006–3011.
155. Palfreyman, S, Nelson, EA, Michaels, JA: Dressings for venous leg ulcers: Systematic review and meta-analysis. BMJ 2007; 335:244.

단원 II

환자 평가
Assessing the Patient

chapter 6 장

일반적인 평가
The General Evaluation

상처 평가는 상처치유를 위한 적절한 중재 기법의 토대가 된다. 평가에는 상처부위, 상처주변의 피부 및 인접한 있는 사지의 해부학적 부위에 대해 평가할 때 이용되는 측정법 및 테스트와 관련된 검사가 포함된다. 생리적이고 해부적 시스템, 그리고 일반적인 건강과 기능적 상태, 그리고 개인에게 영향을 미치는 여러 요인들을 검사해야 한다. 다음 단계에서 평가는 효용성과 측정결과 판단과정을 수반한다. 이러한 임상적 판단은 상처를 위한 치료계획 설정에 도움을 준다. 이러한 개인 상태나 상처에 대한 지속적이고 적절한 재평가는 치유과정을 모니터링하는데 도움을 준다. 또한 상처에 대한 평가와 치료에 대한 환자의 반응은 임상가가 치료의 효과를 결정하도록 해 준다. 만약 검사와 평가에서 부정적인 결과가 나타났다면, 치료중재의 조정이 필요할 것이다. 결과적으로 상처 평가는 상처치유에 최대의 결과를 유도하거나 강화시키는 치료중재를 선택하는데 영향을 미친다.

또한 평가는 직접적인 상처관리의 올바른 의사결정에 다른 중요한 목적을 갖고 있다. 평가를 통한 정보는 여러 분야의 전문가들로 이루어진 상처관리팀의 팀원들 사이의 의사소통에 중요한 정보를 제공한다. 의사소통은 팀의 일관성과 환자에게 제공된 치료의 질을 확실히 하는데 필수적이다. 또한 상처 평가를 통해 수집된 정보는 보상기관(reimbursement agency)과의 의사소통 시 중요한 역할을 하는데 이 보상팀이 기록된 내용을 근거로 해서 보상을 결정하기 때문이다. 문서에는 평가과정에 이용된 도구, 검사, 측정법이 모두 포함되어야 한다. 문서와 보상은 제33장을 자세히 참고하기 바란다.

정확성과 타당성 및 신뢰성을 겸비한 실용적인 평가도

구와 측정은 상처관리의 모든 측면과 관련된 의사소통, 질적 환자관리, 보상, 연구 및 임상적 결정시 기본이 되는 지식을 필요로 한다. 의사소통, 질적 환자관리, 보상, 문헌고찰과 임상 의사결정은 적절한 상처의 선택과 이용 및 환자의 평가절차에 영향을 미치는 요소이다.

이 장은 상처관리의 임상 판단은 환자의 병력에 중점을 두고 있다. 상처 평가의 객관적인 측면을 고려하기 전에 사정의 적절성을 점검해야 한다. 환자의 병력과 상처를 발전시킬 수 있는 위험인자에 관한 지식은 임상가가 상처 예방법을 설정할 수 있게 해준다. 상처 평가의 객관적인 측면들은 실제적이고 효율적이며 신뢰성이 있고 타당한 평가도구와 측정법의 근거를 두어야 한다. 현재 이용되고 있는 평가도구, 검사 및 측정법들은 평가에 사용되는 도구, 기구 및 다른 여러 가지 요소들과 함께 간단한 논의에 의해 설명된다. 이 장에서는 상처에 관한 재평가, 결과 및 예후와 사례연구에 관한 논의가 제시되어 있다.

표 6-1 물리치료 직무 지침: 환자 관리 요소[1]

관리요소	설명
검사	병력, 계통적 검사, 평가, 측정
평가	검사에 의한 임상적 판단
진단	증상에 대한 분류/중재결정의 카테고리화
예후	치유 목표에 대한 적절한 치유 경과 정도/시간을 결정
중재	치료사, 환자, 환자 가족의 협력을 통한 예상 결과 도출
관리 결과	제한요소/장애의 개선, 환자 만족, 예방

환자 병력 (Patient History)

주관적 검사의 일부인 환자의 병력검사는 환자의 평가와 추후의 치료에 중요한 역할을 한다. 환자나 가족 및 간병인으로부터 병력을 들으면서 치료사들은 필수 평가요소를 위한 전략을 세울 수 있다. 이것은 중재를 계획하고 가능한 결과를 예측하기 위해 정보를 수집하는 활동이다. 주관적 평가의 또 다른 측면은 삶에 대한 교감의 형성이다. 신뢰감은 치료적 관계를 잘 유지하기 위해 매우 중요하다. 환자나 가족 또는 간병인과 처음 만날 때 치료사와의 신뢰와 긍정적 관계를 발전시키는 단계를 설정하게 된다.

환자평가는 해석, 치료의 수행과 지속적인 평가에 대한 데이터 수집을 포함한다. 환자관리는 환자에게 영향을 주는 최선의 결과를 제공하기 위함이다. 기관들은 각종 지침, 간행물, 환자 관리를 위한 기초 틀을 제공한다. 한 가지 도구는 APTA(American Physical Therapy Association)에서 만들어진 *물리치료사를 위한 지침서*이다.[1] APTA에서 발표한 지침서에는 검사, 평가, 진단, 예후, 조정, 관리 결과 등의 환자관리 의 6가지 요소로 되어있다. 표 6-1은 앞서 설명한 6가지 구성요소에 대해 보여준다. AHRQ (Agency for Healthcare Research and Quality)에서는 상처와 개인의 포괄적이고 정확한 평가를 위해 환자에 대한 병력 획득의 중요성을 언급했다. 상처관리와 관련된 AHRQ의 문서로 *성인의 압박 궤양; 예견과 예방, 임상실습 지침서*,[2] 그리고 *압박 궤양의 치료(임상 직무지침서)*[3]가 있다. 후자는 압박 궤양 환자의 포괄적 접근에 중점을 둔다. 이 책은 압박궤양 치료를 위한 지침서이지만, 다른 상처 유형의 실제적인 평가 및 치료에 도움이 될 수 있도록 AHRQ에 의해 개발된 것이다. 또한 지침서에는 압박궤양 환자의 평가에 포함되는 다음 사항에 대한 정보가 포함되어 있다. 병력과 의학적 검사, 합병증과 동시 이환의 평가, 영양상태, 상처관련 통증, 정신사회학적 논쟁, 다른 궤양으로의 발전 위험성이 포함되었다. 본 장의 환자 병력 중 많은 항목들이 APTA 지침서와 AHRQ 지침서에 실려 있는 추천사항들을 반영한다. 양쪽 문헌에서는 완전한 상처 평가를 위해 환자 병력 청취를 포함한 환자에 대한 언급의 중요성을 강조하고 있다. 환자의 정보와 일치하지 않은 부분은 평가를 통하여 적절한 임상 판단을 실시해야 한다.

환자의 인구학적 정보 (Patient Demographics)

일반적으로 환자로부터 수집된 초기 자료는 인구학적 정보를 포함한다. 개인의 인구학적 통계는 세밀하게 과거와 현재의 병력, 기타 건강 정보를 기입해야 한다. 그럼으로써 임상가들이 효율적으로 시간을 사용할 수 있도록 도와줄 것이다. 평가 및 정보를 적절히 분석하는 동안이 정보들을 재검토 하는 것은 임상가들의 몫이다.

상처 평가에 관한 인구학적 정보에는 다음의 것들이 포함되는데 연령, 성별, 인종, 인종 배경 및 배경 및 우위 언어 등이 포함된다. 제 5장에서 언급되었던 논의 요인에서 연령은 상처치유에 영향을 미칠 수 있다. 연령, 성별 및 인종은 특이 증상에서 임상가들에게 도움을 주는 정보를 제공한다. 환자, 가족 및 간병인의 우위 언어는 치료기간 중에 적절한 정보를 모으고 그 이후의 의사소통을 명확히 하는데 중요한 역할을 한다.

직업 및 고용 (Occupation/Employment)

환자들이 어느 정도 시간을 직업에서 사용하는가에 관한 정보는 임상가가 환자들의 기능적인 필요성 및 목표를 정하는데 도움을 준다. 직업 또는 고용에는 직업의 요구 조건이나 기능 외에 사회활동이나 의무, 학교 교육 및 교육의 요구도가 포함된다. 이러한 정보는 발전적이고 의미 있는 목표를 추구하기 위해 환자, 가족, 간병인과 치료사 간의 협력에 있어 필수 사항이다. 환자의 직업 또는 고용은 환자의 상처 원인을 파악하도록 해 준다. 예를 들어, 직업, 학교 교육이나 다른 사회활동이 하지의 순환에 영향을 미칠 수 있는 과도한 서기 또는 앉기를 필요로 하는가? 직업, 학교 교육 및 조직 외상 관련 활동, 반복적인 활동과 그 외에 발생하는 일들이 상처관리와 관련 있는 모든 분야의 정확한 청사진을 얻기 위해 확인되어야 한다.

사회학적 정보 (Social Information)

환자는 치료에 영향을 미칠 수 있는 사회적 요소를 가지고 있다. 사회적 정보는 임상가가 환자와 가족의 생활방식과 가치 체계를 조화시키는 현실적인 치료를 계획하는데 도움이 된다. 종종 환자, 가족 및 간병인을 위한 치료와 관련된 문제는 사회적인 경력을 통해 나타날 수 있다. 환자의 개인적인 목표나 요구도를 고려한 환자 또는 가족 구성원들의 사회적 역할이 고려되어야 한다. 사회적 배경에 있어 문화적 신념이나 행동이 포함된다. 가족 및 간병인, 다양한 사회적 상호작용, 활동 및 지지력, 생활양식의 선택, 가치관 및 환자나 가족 및 간병인의 목적이 포함된다.[1,3] 환자들의 생활양식과 환자의 불편사항을 위해 이용할 수 있는 보조 용품을 관찰하는 것은 치료사가 치료 중재를 세울 때 정보의 중요성 유무를 결정하는데 도움을 준다. 조직 치유에 영향을 미치는 사회적 습관, 즉 담배나 알코올 및 약물의 사용과 같은 습관들이 고려될 필요가 있다. 분명히 사회적 이슈 및 관심 분야가 상처관리에 영향을 미칠 것이다.

과거의 의료병력 (Past Medical Information)

상처 환자의 과거병력은 예후에 영향을 미칠 수 있는 요소이다. 많은 질환과 장애는 치유 과정에 부정적 영향을 미칠 수 있다. 예를 들어, 순환계 질환은 환자의 조직에 산소공급, 영양, 건강과 기능 및 운동성에 영향을 미친다. 따라서 환자의 병력을 얻을 때 말초혈관계의 검진이 필요하다. 중요한 고려사항으로 말초혈관질환(동맥부전과 정맥부전), 동맥 경화, 죽상동맥 경화, 정맥성 판막기능부전, 심부정맥혈전증, 응괴(혈병)질환, 고혈압 및 울혈성 심장 질환 등이 있다. 또한 당뇨는 종종 상처주위 조직에 순환계 변화, 신경병증 및 대사적 변화를 야기할 수 있다. 당뇨병 기간과 혈당량의 조절 정도는 발병률과 감각, 운동 및 자율신경 병증의 진행 정도에 영향을 미친다. 당뇨병성 신경병증은 보호기전을 위한 감각소실, 발의 고유수용성 감각 소실, 발목관절과 발허리관절의 과운동성과 같은 발에서의 이차적인 역학적 장애를 야기시킨다. 순환계 질환과 당뇨병으로 인한 치유결과는 환자들의 과거 의료병력을 재검토할 필요성을 재확인한다. 5장에서 건강과 다른 문제가 조직 회복에 영향을 미칠 수 있는 방법을 보다 심도 있게 검토할 것이다.

의학적 병력에 관한 재검토는 환자의 가족에 대한 병력조사 없이는 완벽하지 않다. 가족에 대한 병력조사는 환자의 위험 요소와 같은 문제를 진단하는데 있어 중요한 내용의 단서를 제공해 줄 수 있다. 또한 치료사가 상처치유에 영향을 미칠 수 있는 진단되지 않은 상태를 확인하여 평가할 수 있도록 해 준다.

현재 상태 (Current Status)

환자의 현재 건강상태는 완벽히 검토해야 한다. 항목에는 일반적 건강상태, 기능적 능력, 정신적 상태, 현재 복용중인 약품과 영양 상태 및 수화, 현재의 검사 방법이나 측정법, 상처의 현재 상태와 상처와 관련된 통증을 포함해야 한다. 가장 적절한 상처관리 중재 프로그램을 발달

시키기 위해 이런 요소들을 조사할 필요가 있다.[1]

임상가는 환자에게 일반적 건강 관련 정보를 얻을 것이다. 많은 이러한 정보는 이전 의료 기록의 검토에 반영된다. 구체적인 질문에 문제의 원인이 약물이나 화학 약품인지 파악하기 위해 약물이나 다른 화학적 요소에 의한 알러지 반응을 질문한다. 잘못된 약물의 부작용이나 조직 자극이 발생한 경우 이러한 약품의 소지를 없애거나 경감이 필요하다. 예를 들어, 월풀의 첨가제와 특정 국소상처 약제는 치유과정에 있는 세포독성을 일으킬 수 있다.

충분한 휴식도 중요한 사항이다. 상처가 있는 환자는 통증이 있고 밤에 수면을 방해하는 불편함이나 낮 동안 기능적 활동의 불편함을 호소한다. 수면부족은 건강에 영향을 주어 수면 패턴을 방해하고 낮은 에너지 수준과 피로를 가져온다. 건강에 위험을 주는 행동과 습관은 상처 치유에 부정적 영향을 끼치므로 확인해야 한다. 상처회복에 부정적 영향을 미치는 행동이나 부정적 습관의 예로는 약물 남용, 알코올로 인한 동맥의 과도한 수축, 흡연을 포함한다.[4-6] 니코틴은 동맥 협착을 일으키며 장기간의 흡연은 동맥경화를 일으킬 수 있다.[5,6] 알코올 중독은 욕창 발생과 연관이 있다.[4] 알코올 남용은 충분한 영향섭취에 영향을 미친다. 이러한 요인에 대한 현재와 과거의 복용정도와 빈도를 함께 기록해야 한다.

환자의 현재와 과거의 기능적 능력은 적절한 환자와 환자 가족중심의 목표를 만들어 결정해야 한다. 기능적 능력에 관한 자료는 환자와 가족, 그리고 보호자, 자기관리, 이동성, 가정내 활동, 일, 학교, 놀이, 여가활동 영역을 포함한다.[1] 환자의 이동성에 관한 모든 부분과 관련하여 기본적인 것도 조사해야 한다. 환자가 침대에서만 생활한다고 해도 이동성을 평가해야 한다. 침대에서 환자의 자세변경 능력은 욕창을 발생시키는 요소가 된다. 침대나 휠체어 이동, 앉은 자세 유지능력은 앉는 자세의 지구력과 피부 접촉면의 압력 평가가 필요하다. 이러한 정보로 앉는 방식이나 알맞은 기구를 선택할 수 있다. 환자가 이동할 수 있을 때 욕창의 위험은 줄어든다. 그러나 임상가는 발의 보호감각, 기형, 신발을 점검하고 발의 치료를 실시해야 한다. 19장에서 압박성 욕창의 예방과 관리에 대해
우수한 예방과 관리에 대해 볼 수 있다.

APTA의 *물리치료사 직무 지침서*[1]와 AHRQ의 *압박궤양의 치료(임상 직무 지침서)*에서는 임상가는 상처가 있는 환자의 생리학적 상태를 평가해야 함을 권고하였다. 지침서에서는 환자의 심리학적 기능, 기억, 사고능력, 걱정, 근심, 우울, 도덕성의 평가를 제안하였다. AHRQ에서는 욕창환자에게 다음을 추천하였다:

> *욕창 치료를 받는 모든 환자의 능력은 동기를 확인하고 치료프로그램에 충실할지 결정하기 위한 심리적 평가가 필요하다. 이 평가는 정신상태, 학습능력, 우울증, 목표, 가치관, 생활방식, 사회적 지지, 성적 관심, 다중약물투약, 약물과다복용, 문화, 종교, 음주, 약물남용, 스트레스를 포함하긴 하지만 이것에만 한정해서는 안 된다. 주기적인 재평가가 필요하다.*[3]

임상가는 상처 환자의 완벽한 평가수행을 위해서 상처 관리에 영향을 미칠 수 있는 심리적인 면을 간과해서는 안 된다.

조직치유에 대한 약물의 효과를 이해하는 것은 상처관리와 환자치료의 최선책을 위해 필수적이다. 모든 환자가 상처치료에 복용하는 약물의 정확하고 완벽한 목록과 다른 사항들을 기록해야 한다. 임상가는 고령자의 복합약물복용, 약물의 상호작용, 부작용, 그 밖의 약리작용에 대한 영향을 알아야 한다. 예를 들어, 항염증과 면역억제작용이 있는 스테로이드제는 치유의 부정적 영향을 준다. 스테로이드는 염증과정을 억제하고 감염의 위험을 증가시킨다. 장기간의 사용은 조직의 이화작용을 일으킬 수 있다.[7] 또한 여러 가지 항균제에 함유된 중금속 잔유물은 환자에 따라 생존조직에 염증을 일으킬 수 있다.[8] 이 주제에 따른 철저한 검토는 13장에서 볼 수 있다. 다른 참고문헌으로 *'재활에서의 약물'*[7]과 같은 책은 임상가들의 약물사용이나 임상에 미치는 영향에 유용한 정보를 제공할 것이다.[9,10]

영양사는 영양섭취와 수분공급의 검토로 환자에게 필요한 사항을 결정할 수 있다. 영양부족은 조직치유과정을 방해할 수 있다. 영양섭취와 수분공급에 관한 자세한 자료는 제4장에서 다루었지만 상처가 있는 환자의 영양과 수분공급에 연관이 있는 문제 확인에 필요한 증거는 이 장에서 제시하였다. 표 6-2는 상처 환자에게 고려되어야 할 영양분과 수분 필요를 논의할 때 임상가가 고려해야 할 여러 가지 요소를 식별해 놓았다.

인체측정으로 환자의 총 인체 수분량, 체지방, 단백질 저장량을 알아볼 수 있다. 성인 남자의 수분은 약 73%이다.[11] 총 인체 수분은 조직 치유정도를 나타낸다. 조직 수분

표 6-2 영양 측정과 그 의미의 ABCD 목록의 일부[11,12]

인체측정 자료	생화학적 자료	임상 자료	식이 병력
피부주름 측정 신체지방밀도	**혈장단백** 단백질	**대사수요 증가** 열, 감염, 외상, 화상, 상처	**식이 섭취** 기초영양군, 알코올, 카페인 섭취, 지방 섭취, 비타민, 미네랄 섭취
근적외선 이용법 체지방	**혈청 트렌스페린과 알부민** 급성기 단백질 변화	**영양/수분 소실** 상처배농, 콩팥 투석	**탈수증** 수분 섭취와 배설
생체전기 임피던스 전체 체수분, 체지방, 지방의 조직	**총 림프구 수** 단백질 수준과 면역	**위장계** 질환, 수술, 설사, 흡수장애	**식이곤란** 저작, 삼킴, 냄새, 맛 구별
체중상태 신체건강	**질소 균형** 단백질 수준과 대사소비	**영양/대사에 영향을 주는 질환** 당뇨, 간이나 콩팥질환, 고혈압, 암	**문화적/종교적 고려사항** 피하는 음식
체질량 지수(Kg/m²) 체지방과 체중 상태	**세럼콜레스테롤** 영양부족, 감염, 심혈관 질환	**의학 병력** 신체건강	**경제적 고려사항** 식료품을 살 수 있는 능력

공급은 충분한 조직의 관류와 치유에 필요하다. 카페인과 알코올은 이뇨작용에 있어 체내의 수분을 감소시킨다.[12] 생체역학적 자료, 임상적 정보 및 식이요법은 상처의 발육이나 치유능력의 위험요소를 결정하는데 도움이 되며 표 6-2에서 음식 기록이 상처 발현 및 치유능력에 대한 위험을 결정하는데 도움이 있다. 예를 들어, 여러 인구에서 영양부족은 압박궤양에 대한 위험요소의 징후라고 하였다.[13-17]

치료사나 건강전문가에 의해 실시되는 최근의 검사와 측정법은 영양 상태를 위한 생체역학적, 임상적 고려사항에 좀 더 나은 통찰력을 제공한다. 표 6-3에는 영양 및 실험 자료에 대한 정보가 포함되어 있다. 생체역학적 자료에서 적절한 단백질 수준이 콜라겐 생성, 상처 수축 및 상처 치유하는데 유의한 영향을 미치는 것을 보고하였다.

식이요법 또한 환자, 가족 및 간병인과 함께 논의되어야 한다. 표 6-2는 음식기록에 논의 영역을 포함한다. 영양, 수분 및 다른 신진대사, 고려사항들의 가벼운 이러한 영역에서 환자들에 필요한 리뷰는 검증된 경우이다. 만성 상처가 있는 환자나 진행성 상처의 위험을 내포한 환자는 전문영양사에 의해 평가되어야 한다. 영양과 상처치유에 대해서는 이미 4장에서 더 자세히 다루었다. 상처 환자는 건강 전문가들에 의한 검사나 진찰 경험을 가지고 있을 것이다. 이러한 검사, 측정 및 진단으로부터 얻은 정보는 상처관리를 위한 의사결정과정에서 중요한 작용을 한다. 이전 연구의 가치는 건강상태와 환자의 영양관계에서 논의되었다. 병리검사 결과와 환자의 검사 결과는 정상수치의 범위와 비교될 것이다. 이는 범위가 바람직한 병리검사결과 값이 시설과 시설에서 다소 차이가 있을 수 있다는 것을 지적한다. 병리검사결과를 좀 더 자세히 분석하기 위해서 전문가들은 *물리치료사에 대한 영향*과 같은 다른 분야의 전문 서적을 참고할 수 있다.[18] 표 6-3은 임상가가 상처 평가 및 치료중재에 대한 유용한 병리검사결과의 일부 목록을 포함하고 있다. 도움이 되는 정보를 제공하는 질사로 생검법, 자기공명단층영상촬영(MRIs), 컴퓨터 단층촬영(CT), 방사선 촬영, 뼈 스캔 등의 과정들이 포함된다. 이러한 절차에서 나타나는 암, 골수염, 농양, 다른 질병, 동반 질환과 같은 상황들은 임상가들에게 주의를 줄 수 있다.[19] 방사선 영상에 대한 자세한 사항은 9장에서 다루어질 것이다.

*지침서*에서 임상가가 피부와 상처의 현재 병력으로부터 정보를 모을 수 있도록 도와준다.[1] 상처와 관련된 자료에는 현재의 중재, 손상이나 질병의 기전, 상처의 시점이나 질병기간에 관련된 자료, 치유과정과 증상의 시작과 증상의 유형에 관련된 자료 등이 포함된다.[1] 현재의 상처

표 6-3 병리 검사와 수치[18,19,131-134]

병리 검사/측정	허용/정상 범위*	의의
당화 혈색소	70-115 mg/dL	당조절 능력, 내당능장애나 당뇨병 상태를 표현 가능
당화 헤모글로빈	4%-6%	2~3개월 이전의 혈당조절 의미
단백질 상태:		
알부민	3.5-5.5 g/dL	최근 영양, 단백질 수준
트렌스페린	200-400 mg/dL	
프리알부민	20-40 mg/dL	
레티놀 결합 단백질	~0.8 mg/dL	
C-반응성단백	2.6-7.6 mg/dL	레티롤 결합 단백질, 감염, 저알부민, 개프리알부민시 증가됨
헤모글로빈	남성: 13-18 g/dL 여성: 12-16 g/dL	치료를 위해 적절한 수치 필요
헤모토크리트	남성: 42-52% 여성: 37-48%	치유를 위해 적정수준 유지필요, 위험 시 트롬빈 상승
혈액검사:		
적혈구검사(RBC)	성인 남성: 4.7-6.1 106/㎣ 성인 여성: 4.2-5.4 106/㎣	적혈구, 백혈구는 면역력을 반영
혈소판	150,000-400,000/㎕	혈소판은 응괴와 성장인자에 중요
백혈구(WBC):		백혈구 증가는 감염 가능성을 의미
중성구	4,300-10,000 cell/㎣	중성구/단핵구 증가: 감염을 의미
단핵구		
림프구	1,800-7,000 cell/㎣ (45-74%)	림프구 증가는 영양부족을 의미
호산구		
호염기구	0-1,000 cell/㎣ (4%-10%) 688-4,860 (16%-45%) 0-756 (0%-7%) 0-216 (0%-2%)	
HIV-1. HIV2 항채	음성	양성일 경우 치유 가능성 의미
프로트롬빈 시간(PT) 부분프로트롬빈 시간(PTT)	성인/노인: 12-15 초 25-40 초	응괴(clot)하는 능력
혈중 요소 질소(BUN)	8-25 mg/dL	콩팥기능/수분상태 표시
크레아틴	0.6-1.5 mg/dL	단백질 수준, 근소비, 탈수표시
요검사	pH 4.5-8.0 케톤, 박테리아, 단백질, 글루코스, 빌리루빈, 혈액의 음성반응	외상이나 박테리아 성장을 억제하기 위한 콩팥, 이자, 간 기능 상태를 표현
혈액이나 상처배양/그램염색	박테리아, 미생물 음성반응	박테리아, 미생물 존재는 감염을 의미

* 병리 검사 수치/범위가 제품에 따라 다양함.

에 관한 병력을 수집할 때 상처와 관련된 문제점에 관해 환자와 가족들의 문진을 제일 먼지해야 한다. 초점이 되는 문제점과 관심에 대해 필요한 정보를 제공해 준다. 또한 임상가는 상처의 발육 시기와 관련된 요소들을 결정해야 한다. 환자에게 상처가 처음으로 발견된 시기와 현재의 증상에 관해 상세히 물어봐야 한다. 임상가는 외상과 관련이 있는지, 상처가 진행되기 시작했는지를 결정하는 것이 중요하다. 만약 압박이 외상의 원인이 되는 요소라면 압박의 양과 위치를 결정하는 것은 치료 중재에 관한 의사결정에 중요한 자료를 제공해 준다. 상처가 진행되었다면, 병력은 상처의 원인에 관한 단서를 제공해 줄지 모른다. 모든 질환 상태와 상처의 발달과 관련된 환경적인 요인들은 앞으로 상처를 예방하기 위해서 반드시 확인되어야 하며 신중하게 고려되어야 한다. 환자가 이전에 상처의 병력이 있다면 병인을 반드시 조사해야 한다. 이전의 상처에 관한 과거의 중재가 효과적이었든, 비효과적이었든지 간에 현재의 중재를 위한 방향을 제공해 줄 수 있기 때문에 반드시 확인해야 한다. 현재에 상처를 일으킨 사건에 관한 완전한 정보는 어떠한 복잡한 요인들이나 임상가가 판단과 결정을 도와주는 또 다른 관련 정보를 제공해 줄 수 있다.

상처관련 부종, 감각이상, 통증과 같은 상태 및 증상의 위치와 임상적 양상 등을 평가해야만 한다. 증상에 관한 평가는 상처의 진단과 치료를 위한 임상적 판단 시 중요한 역할을 한다. 증상이 상처와 가까운 곳에서 있다면 환자에게 증상의 위치와 증상을 증가 또는 감소시키는 요인이 무엇인지 확인해 보아야 한다. 증상을 변화시키는 활동, 위치, 움직임 및 관련 상황들에 관한 지식은 상처를 진단하고 치료하는데 도움을 줄 것이다. 동맥부전은 운동과 거상으로 인해 통증이 높아지는 경향이 있다. 단기간의 위치변화는 통증 완화에 어느 정도 기여할 수 있다. 반대로, 정맥부전에 의한 상처는 신체의 위치변화에 의해 통증 양상이 달라지며, 거상을 할 때 줄어드는 경향이 있다. 상처의 이러한 유형의 시작과 증상에 관한 자세한 정보는 16장과 17장을 참조하기 바란다.

많은 만성 상처에서 통증, 감염, 염증, 허혈 증상이 발견된다. Phillps 등에 의하면 하지 궤양환자의 87%가 통증을 경험했다.[20] Dallam 등은 압박 궤양이 있는 132명의 입원 환자를 대상으로 연구를 실시하였다.[21] 후자의 연구에 이용된 통증 평가도구는 VAS[22]와 Faces Pain Ratio Scale[23]이다. 환자의 1/3은 이 도구에 반응할 능력을 가졌다. 나머지 2/3은 의사소통의 어려움 때문에 반응을 하기가 어려웠다. 반응한 환자의 59%는 통증을 경험하였다고 보고하였다. 저자는 반응할 수 없는 환자의 2/3이 통증이 없다고 가정하는 것은 부적절하다고 언급하였다.[21] 이러한 두 연구에서 상처 통증은 반드시 평가되어야 하고, 상처 환자를 위해서는 효과적인 관리가 필요하다고 제시하였다. Rook[24]는 상처로 인한 통증평가에는 환자의 나이, 인지상태, 전반적 건강상태, 통증제를 이용했을 때 신장/간 기능 등을 고려해야 한다고 언급하였다. 또한 그는 상처로 인한 통증이 어떻게 수면과 활동 시에 영향을 미치는지 고려할 뿐만 아니라 죽은 조직 제거술, 드레싱 교환, 재위치와 같은 상처치료와 통증도 평가해야 한다고 제안하였다. Rook는 의사소통이 되지 않는 환자의 상처를 관리할 때 통증반응과 생명징후를 자세히 관찰해야 한다고 주장한다.[24] AHRQ[3]의 지침서에는 압박궤양 환자의 상처 관련 통증과 상처의 치료 중재에 의해 발생한 통증을 평가해야 한다고 규정되어 있다.[3] 이 *지침서* 또한 임상가들이 의사소통이 안 되는 환자에게도 상처관련 통증이 존재할 수 있다는 것을 언급하고 있다.[1] 지침서에 나타난 피부계와 관련된 6개의 선호되는 임상패턴에서도 통증 평가를 중요시한다. 상처 관련 통증은 환자의 삶의 질, 안락함, 복지와 밀접한 관련이 있다. 따라서 완전한 상처 평가는 상처 관련 통증과 상처의 치료중재로 인한 통증 결과가 포함되어야 한다. 우리는 상처 관련 통증 관리에 대한 정보를 22장에서 확인할 수 있다.

> **핵심 6.1**
>
> 환자 병력에서 얻은 정보는 완전한 상처 평가를 위한 확고한 기반을 설정한다.

위험평가 (Risk Assessment)

상처는 건강관리 지연과 환자에게 경제적 부담을 준다. 비용 억제가 건강에 분명한 우선순위이다. 환자와 가족이 드는 비용에는 실제적인 비용을 제외하고도 다른 문제점이 포함된다. 예를 들어, 환자와 가족들의 치료비용은 통증과 고통의 감정 비용뿐만 아니라, 기능 제한의 다각적인 의미에 보낸 시간이 포함된다. 상처의 광범위한 결과 때문에 위험을 평가하는 능력과 예방하는 방법은 가치가 있다. 다양한 상처 증상에 사용되는 위험 평가도구의 숫자가 있다.

이 부분은 압박궤양과 관련된 여러 위험 요인이 있다. 이러한 요인들의 대부분은 표 6-4에 있는 일반적 범주에 따라 분류할 수 있다. 환자는 최소한 입원 시에 자신의 상태변화를 평가해야 한다. Ayello와 Braden와 Bergman-Evans 등[26]은 다음과 같이 재평가하는 것을 권장한다.

표 6-4 압박궤양을 악화시키는 위험 요인[19,135,136]

무활동/부동성: 침상내 활동이나 의자내 활동	취약한 노인
습기: 요실금, 발한, 상처배농(wound drainage)	약한 신체상태
영양상의 총계: 부족한 섭취와 수화	저혈압
정신상태의 손실: 의식, 인지	비만, 저체중
피부 상태: 건조, 비늘외피, 약화	심부전
기계적인 힘: 압력, 마찰, 전단력	관절구축
감각결손: 통증, 압박	당뇨병
체온 상승	암

급성 설정에 있는 매 2일과 장기적 관리의 첫 달 평가 및 분기, 매 방문 시에 재가의료 재평가를 권장한다. 연구를 통해 확인되고 AHRQ에서 권장하는 두 가지 위험 평가 도구는 Braden Scale for Predicting Pressure Sore Risk[3]와 Norton Risk Assessment Scale[28]이다. 다른 임상적 위험-평가 도구들은 Waterlow[29]와 Gosnell[30]에 의해서 개발되었다(표 6-5).

즉, 압박궤양 발달의 위험요소와 관련된 많은 요인을 반드시 고려해야 한다. 압박궤양 발달의 위험을 평가하기 위한 도구는 적절한 때에 사용할 수 있어야 한다.

지금까지 상처 위험평가 연구의 대부분은 압박궤양을 가진 노인에게 초점을 맞추고 있다. 이러한 압박성 궤양의 위험 평가도구들은 상당히 많이 알려져 있고 연구되어 있다. 그러나 현재 연구에는 다른 환자집단과 상처 유형을 위한 평가도구의 발달 및 위험 요소가 포함되고 있다. 예로, 압박성 궤양 위험 평가연구는 척수 손상 환자,[4,31-33] 소아 및 유아[34-36]에게도 사용될 수 있다.

또한 위험 요소는 당뇨병과 혈관 부족으로 인한 것과 같은 다른 병인들을 가지고 상처에 대해 평가해야 한다. 하지의 당뇨병 궤양은 사지의 혈관상태의 변화 및 다발 신경장애와 연관된 무감각이나 다른 대사성 조직의 변화에 의해 발생한다. 당뇨 환자들의 상처를 평가할 때 고려하는 위험요소에 관한 목록은 표 6-6에 제시되었다.

특수한 당뇨병 위험 평가 도구는 문헌에 제시되지 않았지만, Boyko 등은 당뇨병 궤양의 위험을 결정하기 위해 다운로드 예측 모델을 고안했다(www.eric.seattle.med.va.gov). 1,285명의 당뇨병을 가진 재향군인에서 공통적인 임상적 당뇨병 정보와 검사에 근거한 전향 연구모델이 만들어졌다. 재향 군인은 첫 번째 궤양 발생을 확인하기

표 6-5 압박성 궤양 위험 평가도구들

도구	특이도	민감도	설명(표현)
Braden Scale[7,137140]	57%-100%	53%-100%	평가: 이동성, 활동, 감각, 습기, 마찰력과 전단력 높은 신뢰성 점수범위: 6-23; 18과 높은 위험 정도
Norton Scale[28,137,139,140]	26%-100%	49%-100%	평가: 신체상태, 정신상태, 활동, 이동성, 실금 알 수 없는 신뢰성 점수범위: 5-20; 16 또는 낮은 위험 정도 위험 그 이상을 예측할 수 있음
Gosnell Scale	83%	85%	평가: 정신상태, 억제, 이동성, 활동, 영양 알 수 없는 신뢰성 점수범위: 5-20; 16 또는 더 위험 정도
Water low score	82.5%	63%	평가: 무게/길이, 피부 점검, 성, 나이, 억제, 이동성, 식욕, 약품, 그 외 다른 위험요소 알 수 없는 신뢰성 점수범위: 0-45; 16 또는 높은 위험 정도

표 6-6 당뇨병성 궤양의 위험 요소[141-151]

발	당뇨병	신경병증	피부	기타
발바닥 체온증가 발의 압력증가 양말의 헤짐 감각이 무딤 경직형 발 기형 외상	당뇨병 기간 부족한 글루코스의 조절 인슐린이 요구됨 글루코스의 수치가 빠르게 올라감 당뇨병에 대한 부족한 지식	아킬레스힘줄 반사소실 10g 단일선 검사에 무감각 주관적 신경병증의 증가 진동의 역치상승	사지에 체모가 없음 홍조 궤양의 경험 수술로 인해 야기된 궤양 직업적인 위험성 외상	남성 키가 큼 절단의 병력 알코올이나 담배의 남용 이혼이나 독신 $TcPo_2$ <30 mm Hg 시야의 결손 혈관성 질환 연령 신경병증

$TCPo_2$: 경피성 산소분압.

위해 최대 5년 동안 12~18개월 간격으로 따라했다.

본 연구에서는 당뇨병 궤양의 통계적으로 의미 예측변수는 표 6.7에 나열되어 있다. 저자는 환자가 절단, 족부궤양, 감각소실, 진균성 손톱, 발톱 감염, 시력저하의 병력이 없다면 궤양으로 발전할 가능성이 적다고 제안했다.

McGuckin[38]는 정맥질환의 상처 확대에 대한 위험요인 검토를 포함한다. 이 지침에서는 정맥류의 과거력, 정맥성 고혈압, 심정맥의 혈전성 정맥염, 임신, 과거의 정맥 수술, 하지 외상, 비만, 하지 의존이 필요한 직업 또는 다른 활동, 남성에게서는 나이 증가에 따른 정맥성 궤양의 위험 요인을 다음과 같이 설명한다.[38] 정맥질환의 다른 위험요인은 가족력 및 응고 장애를 포함한다.[39] 문헌상의 재검토에서는 정맥부전으로 인해 생긴 정맥성 궤양 확대 위험을 예견하기 위해 특별히 고안된 어떠한 위험평가 도구도 나타나지 않았다.

Shai와 Halevy[40]는 정맥성 궤양의 역사 및 원인을 확인하기 위해 만성 정맥 부전성 궤양 64명 환자의 의료 차트 정보를 연구했다(표 6-8). 그들은 26.3%가 더 직접적인 계기가 없음을 발견했다. 그러나 약 33%은 외상의 결과로 무디거나 관통 부상, 고의적 자해 부상, 화상, 긁힘, 그리고 곤충자상 상처였다. 따라서 외상은 궤양 확대에 위험 요인이 있을 수 있다. 조직 외상의 예방에는 적절한 환자 교육이 필요하다.

표 6-7 Boyko 등의 당뇨병성 궤양 위험[37]

임상 정보	위험비율
절단의 과거력	2.57
발궤양의 과거력	2.18
감각이 없는 단일 필라멘트	2.03
곰팡이균의 손톱감염	1.58
시력저하	1.48
당화헤모글로빈 증가	1.10
족부백선	0.73

표 6-8 Shai와 Halevy 정맥성 궤양의 유발인자[40]

유발인자	확률(%)
없음	26.3
세포염(봉와식염)	15.4
관통상	11.8
접촉피부염	10.9
빠른 부종 증가	10.9
화상	6.3
건조한 피부 긁음	5.4
무딘상처	4.5
자해부상	4.5
곤충자상	1.8
천층정맥출혈	1.8

동맥질환에 관련하여, 위험요소의 대부분은 앞서 언급한 당뇨병 인구와 관련된 것으로 나타난다. 관상동맥질환의 원인이 되는 몇몇 고전적인 요소는 동맥부전의 위험요소를 제공하고 있다. 이러한 위험요소에는 연령, 심장질환의 가족력, 죽상경화증, 동맥경화증, 흡연, 고혈압, 콜레스테롤 혈증, 당뇨 및 좌식생활 방식 등이 포함된다.[41-47] 다른 위험요소에는 백혈구 수 증가, 피브리노겐 수치의 증가와 여성의 폐경 등이 포함된다.[48,49]

요약하면, 임상가는 적절한 위험인자들의 완벽한 병력청취 및 검토를 통해 상처로 발전할 보다 큰 위험을 가진 환자를 구별해 낼 수 있을 것이다. 개인이 위험으로 인식하는 경우, 상처 방지를 해결하기 위해 계획을 개발해야 한다.

핵심 6.2

외상은 환자, 그의 가족, 그리고 사회에 막대한 비용을 지출하게 할 수 있다. 따라서 외상 위험 평가는 환자 치료에 최고의 질을 제공하는 필수적 요소이다.

환자검사 (Patient Assessment)

일단 환자 기록이 모두 작성되었으면 위험 평가실시와, 임상은 상처와 상처주변 문제뿐만 아니라, 혈관과 신경 평가에 대한 관심을 가질 수 있다. 혈관과 신경 평가는 7장에 나와 있다. 8장은 각종 영상 검사를 자세히 설명하고, 평가 정보를 외에 심층 바이오버든의 평가에 관한 정보는 9장에서 제공한다.

상처 검사, 상처 부위 치료준비(WBP) 개념으로 진행하기 전에 TIME 및 MEASURE 기억술이 검토된다. Sibbald 등[50]은 치유 능력을 포함하는 상처 관리를 위한 평가 범위에 대한 우수한 추천, 조직 손상의 원인, 환자의 우려와 걱정, 바이오버든 상처, 그리고 상처의 치유 속도를 제공한다. 이러한 문제에 대한 자세한 정보는 표 6-9를 참조하면 된다. WBP는 임상가 치료를 지원하고 치료 효과를 향상시키고, 적절한 상처 조건을 달성하기 위해 치유의 생물학을 사용할 수 있다. 상처 상태의 완전한 평가와 이해는 WBP에 높은 우선순위이다. TIME의 기억법으로 다음과 같다:

조직: T (tisssue),
감염/염증: I (infection/inflammation),
수분: M (moisture),
가장자리: E (edge).[51-53]

표 6.10은 상처 평가 및 관리를 위한 TIME에 대한 자세한 정보를 제공한다.

Kease 등[54]은 상처 평가 프레임워크를 개발:

MEASURE(표 6-11). 평가에 대한 이 가이드는 Sibbald에서 인용한 것이다.[50] MEASURE의 기억법으로 임상에서 기억하고, 평가하는 유용한 도구이다:

측정: M (measure),
삼출물: E (exudate),
외관: A (appearance),
고통: S (suffering),
침식 정도: U (undermining),
정기적 재평가: R (reevaluate),
가장자리: E (edge).

표 6-12는 상처 평가를 위한 MEASURE의 권고사항에 대한 자세한 내용을 제공한다.

표 6-9 Sibbald 등의 WBP 평가[50]
치유능력: 혈액공급(맥박, 도플러/ABI, $TcPo_2$) 약, 부종, 빈혈, 동반질환 등
조직 손상의 원인: 압박, 혈관문제, 중재(압축, offloading), 혈당조절 등
환자에게 미치는 영향: 통증과 삶의 질
상처: 과거력과 특성(MEASURE)
박테리아균의 양/감염
상처치유속도: 확인할 수 있는 적절한 치료

ABI(발목-팔 지수), $TcPo_2$(경피산소분압).

표 6-10 TIME: 상처치유[51-53]

상처 특성	가능성 있는 병리생리학	조치와 결과
T 조직	비생존 조직 결함이 있는 세포외기질 구성하고 세포 파편이 치유를 저해시킨다.	괴사조직 제거로 가능한 상처 면을 복원하고, 치유와 상처 가장자리 회복을 촉진한다.
I 감염/염증	바이오버든 또는 장기간 염증은 프로테아제 활동 및 염증성 크린시토킨을 증가시키며, 성장인자의 활동을 감소시킨다.	바이오버든 조절과 다양한 국소 염증과 함께 치료. 목표는 치유와 상처 가장자리 회복을 촉진해 박테리아와 염증을 줄일 수 있다.
M 수분	탈수는 표피 성장에 악영향. 많은 수분으로 부드럽게 한다.	치유와 상처 가장자리 회복을 촉진하기 위해 드레싱 및 다른 중재와 수분 밸런스를 복원한다.
E 가장자리	상처 가장자리가 진전되지 않거나 부족한 케라틴 생성세포 이주, 세포외기질 이상, 비정상적인 프로테아제 활동, 의식이 상처로 인해 세포가 손상된다. 모든 손상 치유.	상처 병인을 재정비 또는 다른 치료를 조사: 괴사조직제거술, 이식, 생물농약, 다른 치료들. 목표는 상처 가장자리의 적절한 치료와 회복을 자극하는 것이다.

표 6-11 상처 평가를 위한 MEASURE[54,89]

M	측정	면봉으로 상처 깊이를 평가한다. 길이 x 너비를 사용하는 경우 같은 사람이 측정하고, 세 번 측정의 평균을 사용한다.
E	삼출물	수량 설명(없음, 작은, 중간, 큼) 그리고 삼출물의 질
A	외관	상처 부위 모양을 설명: 조직의 유형과 양(주관적 평가)
S	고통(suffering)	확인 도구를 사용하여 통증 종류와 수준을 평가한다.
U	침식정도(undermining)	손상 부위를 클락 시스템을 사용하여 측정한다.
R	정기적인 재평가	정기적 재평가(모든 1-4주). 감염 관찰, 상처악화 또는 상태변화
E	가장자리(edge)	모서리 상태 평가(부착됨 vs. 부착되지 않음; 상피의 존재) 단단해진 상처 평가 염증, 또는 물에 담가서 부드럽게 한다.

핵심 6.3

상처 병인의 측정과 현재 상처의 상태와 모든 요인들은 상처 치료에 매우 중요하다. 정확한 환자와 상처 평가는 치료 계획을 발전시키기 위한 첫 단계이다.

상처 검사 (Wound Examination)

상처 유형은 임상가가 적절한 평가 측정법을 선택할지라도 평가에 필요한 특징들에 따라 자주 결정될 수 있다. 임상가들은 종종 질(quality)과 정확도, 그리고 지속적인 평가를 보장하고, 문서화와 상환제(reimbursement)를 위한 요구를 만족시키기 위한 상처 평가 과정을 빠르게 하기 위해 자신들만의 형식을 창안해 낼 것이다. 상처 위치는 종종 신체 도식으로 표시하거나 적절한 용어와 해부적 표식점(landmark)을 이용하여 묘사된다. 예를 들어, 상처가 안쪽복사뼈의 몸쪽 2 cm에 위치해 있다. 상처의 위치는 종종 임상가가 상처 유형을 결정하는데 도움을 줄 수 있다. 예를 들어, 정맥부전에 의해 2차적으로 발생한 상처는 종종 하지의 먼쪽, 안쪽 1/3에서 종종 발생하며 허혈성 상처는 하지의 먼쪽 1/3, 발, 발톱에서 자주 발생한다. 신경병성 상처들은 족부의 족저부 표면에서 자주 발생하고, 압박성 궤양은 엉치뼈, 뼈돌기, 두덩뼈, 복사뼈,

뒤꿈치 등과 같은 골 돌출부에서 흔하게 발생한다. 상처 평가에 대한 심오한 재검토를 위해, Keast 등의 연구를 참고하기 바란다.[54]

크기 (Dimensions)

상처 크기 : 길이, 너비, 표면적 (Wound Dimensions: Length, Width, Surface Area)

상처 크기는 상처의 길이, 너비, 표면적을 포함하는 다양한 방법들에 의해 측정될 수 있다. 이런 방법을 사용함에도 불구하고 정확한 상처 크기는 일정한 간격으로 기록해야 한다. 치유 과정이나 과정의 결핍은 기저 측정과 비교함으로써 알아져야 한다. 상처 크기의 감소는 정맥성, 신경병성, 압박 궤양의 치유에 대한 양성 예측 인자(positive predictor)이다.[55-64]

많은 측정방법들은 빠르고, 쉬우며, 실용적인 면에서 시간적 측면, 복잡하고 비용적인 측면에까지 다양한 범위에서 유용하다. 가장 단순하고 선형적 측정법들은 또는 줄자 측정을 이용하여 가장 긴 길이와 가장 넓은 너비를 측정하는 2차원적인 측정법들이다(그림 6.1). 치수 방향은 일관된 측정을 위해서 문서화되어야 한다. 예를 들어, 길이는 전형적으로 머리에서 꼬리 방향(수직 방향)으로 측정하고, 너비는 길이에 수직방향으로 측정한다. 또한 임상가는 상처 측정을 위해 시계방향 방식을 이용한다. 이 방법은 12시는 환자의 머리 쪽이고, 6시는 환자의 발 쪽이다. 시계를 머리-꼬리 방향으로 이용하지 않는다면, 12시는 해부학적 방향에 의해 정의된다. 면적은 시계 방향으로 숫자를 참고해서 측정한다. 예를 들어, 12시-6시는 1.0cm이고, 3시-9시는 2.3cm이다. 이러한 방향 측정법은 빠르고, 쉽고, 믿을 수 있고 저렴하다.[65-67] 이차원적인 측정법들은 비규칙적이거나 원형의 상처에서는 실제 상처 면적을 대변할 수 없다. 상처들은 직사각형이나 정사각형이 아니기 때문에 길이와 너비에 대한 값은 상처 표면적을 정확하게 나타낼 수 없다. 길이와 너비는 표면적의 계산을 위한 실마리만 제공해 준다. 표 6.12는 크기 용어 정의를 보여준다.

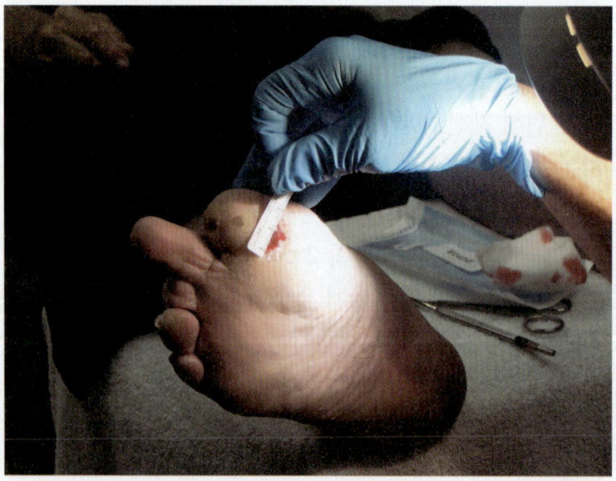

그림 6.1 *종이 자로 상처 측정.*

상처 크기는 플라스틱 시트로도 측정될 수 있다. 상처 트레이싱은 상처 면적의 영구적인 기록을 제공하는 장점이 있다. 또한, 실제 상처 면적과 모양에 대한 좀 더 좋은 시각적 기록을 제공한다. 상처 트레이싱 과정은 알코올을 이용하여 플라스틱의 한 면을 깨끗하게 하는 작업이 포함된다. 이러 깨끗한 면을 상처 부위에 대고, 두 번째 깨끗한 플라스틱을 첫 번째 위에 댄다. 그 다음 상처 경계 부위를 조심스럽게 유성 마커펜으로 표시한다. 트레이싱 과정이 완벽히 이루어진 후, 상처 부위에 닿은 플라스틱은 폐기하고, 이러한 트레이싱은 환자 기록을 위해 보존한다. 격자 표시점을 위한 지침서, 동심원, 볼록렌즈 지름 교정기를 이용한 플라스틱 측정기구를 구매할 수도 있다.

그림 6.2는 상처 트레이싱을 위해 E-Z Graph®를 이용한 것을 묘사하고 있다. 미터자는 또한 플라스틱 시트 안으로 포함시킬 수 있다. 격자 표시가 없는 플라스틱 시트는 눈금이 새겨진 격자 위에 놓일 수 있다. 상처 부위에 눈금이 새겨진 격자에 측정함으로써 근접할 수 있다. 어떤 임상가들은 반쪽 블록을 사용하고, 더 큰 블록을 사용한다.[68] 이런 블럭 집계는 시간을 소모하는 것이 될 수 있다. 전체 트레이싱은 빠르고, 시행하기 쉬우며 믿을 만한 것이다.[69-72] 트레이싱 범위는 길이-너비 치수보다 더 믿을 만한 것이다.[69]

마지막으로, 임상가들은 상처 트레이싱 실수의 두 가지 원인에 대해 알아야 한다. 상처 경계부 결단력[73]과 트레이싱 정확도이다.[68,74] 면적측정법(planimetry)이나 디지털 신호화와 결합된 상처 트레이싱은 상처 표면적을 측정하는데 있어서 평가자 내 및 평가자 간에 높은 신뢰성을 나타낸다.[66,73,75] 면적측정법은 비싸고 시간 소모적일 수 있다. 면적측정법과 디지털화는 모두 믿을 만하다.[67,70]

표 6-12 용어 (terminology)

용어	정의
시계 위치(clock positions)	시계 바늘을 상처 측정 기준점으로 사용한다. 머리는 12시, 발은 6시, 9시와 3시는 바깥쪽이다.
길이(length)	머리-꼬리(수직 방향) 측정 (12시-6시)
너비(width)	길이에 수직(수평 방향) (3시-9시)
깊이(depth)	온전한 상처 경계의 수평면까지 상처의 가장 깊은 부위
굴(tunnel)	개방 상처 기저부까지 연결되는 통로. 위치를 위해 측정기준점을 사용. 같은 상처 또는 인접한 상처의 입구과 출구가 될 수 있다.
동굴통로(sinus tract)	농양을 배농하게 해주는 통로
침식(undermining)	상처 경계 주위 좀 더 깊은 조직으로부터 분리하는 근막 부위의 상처경계 침식. 위치를 위해서 시계 기준점을 사용한다.
누공(fistula)	체강을 뚫는 상처에서 시작되는 수직 또는 사선의 통로.

출처: Brown.[152]

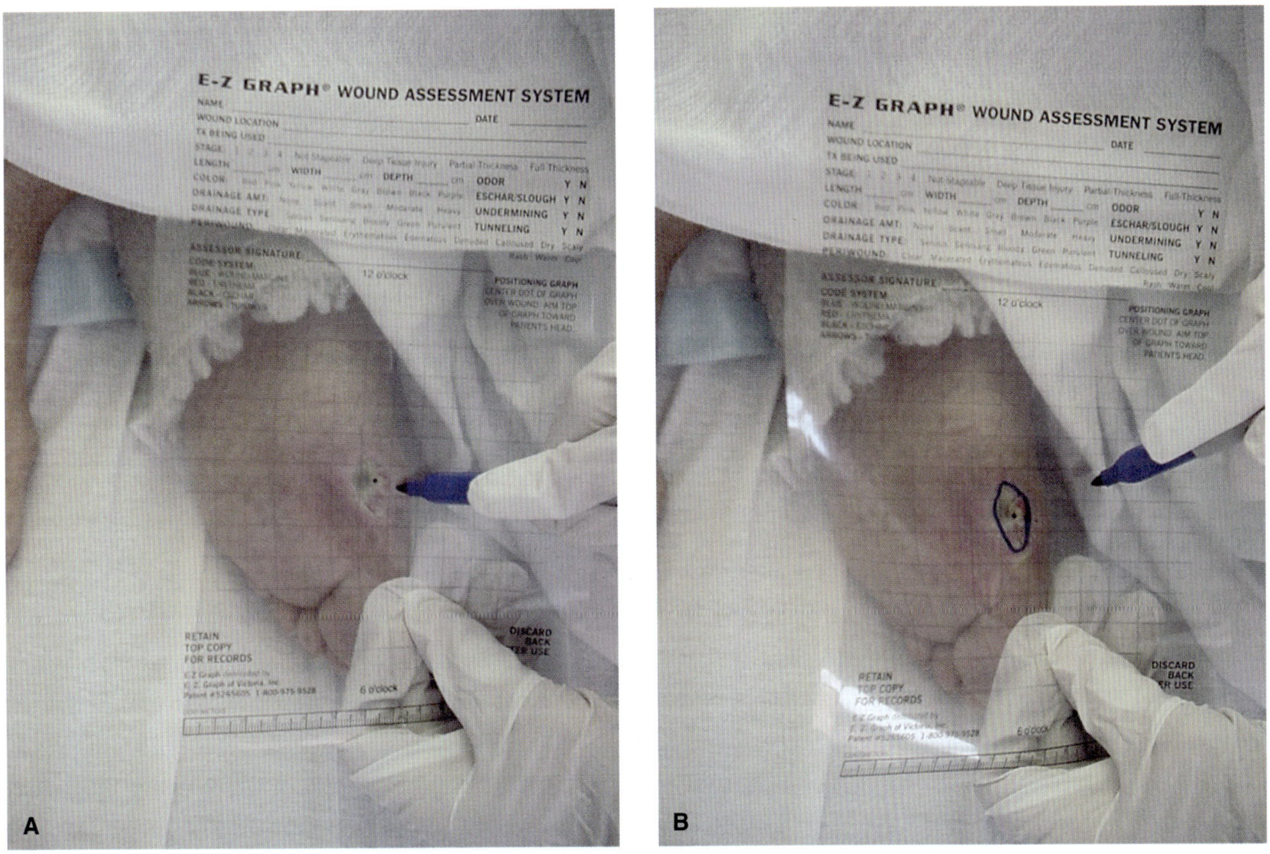

그림 6.2 *(A, B) E-Z 그래프®를 이용한 상체 트레이싱. 출처: EZ Graph of Victoria Inc., Victoria, TX.*

상처 영역을 측정하는 또 다른 방법은 사진술이다. 사진술의 장점은 상처 조직이 제공하는 시각적 정보와 상처 자체를 만지지 않는다는 것이다. 상처의 색깔 사진은 일회용 카메라, 디지털 카메라의 색깔 영상으로부터 얻거

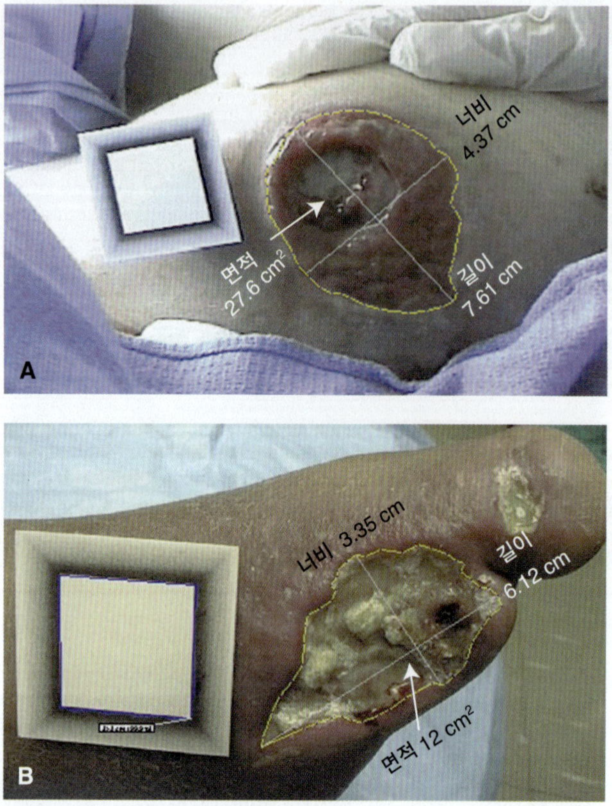

그림 6.3 *(A, B) 디지털카메라르 이용한 상처 계산 영상.*
출처: Vista Medical, Ltd., Winnipeg, MB, Canada.

나, 표면적 분석을 위해서 비디오 카메라로 컴퓨터 다운로드 할 수 있다(그림 6.3). 폴라로이드(Polaroid®) 격자 필름은 사진에서 측정된 길이, 너비, 부위의 상처 면적을 측정할 수 있게 해 준다. 그러나, 디지털 카메라나 비디오 카메라에서 컴퓨터로 다운로드한 컴퓨터-디지털 영상보다는 정확성이 떨어진다. 상처의 모양을 포착하기 위해 컴퓨터를 사용할 때 카메라 제조사의 지시를 따라야만 한다. 상처의 모양을 포착할 때 밝기, 초점거리, 카메라 렌즈로부터 상처까지의 거리 및 환자의 위치 등의 개별 요소가 표준화되어야 한다. 이런 요소들을 표준화하는 작업은 폴라로이드 또는 컴퓨터에서 생긴 상처 모양이 좀 더 정확한 결과가 나타나도록 할 것이다. 또한 볼록한 면의 상처는 필름상에 찌그러져 나타날 수 있으므로 상처 면적 면에서는 정확하지 않을 수 있다. 폴라로이드 사진은 투사보다 더 비싸고 덜 믿을만한 하다. 사진으로부터 구역 계산은 카메라 각도와 상처에서 카메라까지의 거리에 영향을 받을 수 있다. 따라서, 사진 기술은 상처 크기를 측정하는데 가장 좋은 방법이 아닐 수 있다.[71,76]

앞에서 언급했듯이, 디지털 사진이 컴퓨터로부터 다운로드할 수 있다. 예를 들어, 디지털 상처 측정 시스템이 임상가가 상처의 길이, 너비, 깊이, 전체 상처 면적, 크기 변화율, 생존한 조직과 비생존 조직의 비율을 결정하게 한다(그림 6.3). Visitrak™ (Smith & Nephew, Largo, FL) 시스템은 상처 트레이싱 격자, 깊이 정밀조사, 디지털 기구 자체로 구성되어 있다. 상처가 투사가 되면, 이미지가 디지털화되고, 상처 경계가 표시된다.[77] 하지만, 단점도 있다. 장비가 비싸고, 디지털 이미지는 다양한 소프트웨어 패키지에 따라 변경될 수도 있다.

상처 면적 ; 수직, 사선, 수평 측정법 (Wound Dimensions: Vertical, Oblique and Horizontal)

상처의 길이, 너비, 둘레, 부위, 상처 영상이 상처 평가에서 중요한 측면일지라도 이러한 특징들이 상처에 대한 완벽한 정보를 제공하지는 않는다. 동굴통로(sinus tract)나 굴(tunnel), 누공, 손상뿐만 아니라, 상처 깊이 또한 중요한 정보를 제공한다. 표 6.12는 상처 면적을 위해 사용된 용어 정의이다.

조직 침식을 표현하는 용어는 항상 임상가와 문헌에서 일치하지는 않는다. 임상가들은 *동굴통로(tract)*와 *굴(tunnel)* 또는 *침식성*과 *굴*이라는 용어를 호환해서 사용하였다. 그러나, 정확한 표현은 굴(tunnel)은 같은 상처 부위에 입구와 출구가 있는 통로이거나 한 상처에서 근접한 상처로의 입구가 있는 것을 말한다. 이러한 상처 면적은 다른 측정방법이 필요하고, 이는 상처 깊이 측정과 연관이 있다. 상처 깊이를 측정하는 기술은 깨끗한 장갑을 끼고 무균의 면봉을 상처 기저부까지 넣어서 측정하는 것이다. 그 탐식자는 상처의 가장 깊은 곳에 위치하고 깊이는 상처의 수평방향 경계부위에서 측정한다.[65,69] 그 다음 임상가들은 상처의 깊이를 면봉 막대에 표시를 하고 면봉을 제거한다. 면봉 끝에서 막대에 표시된 부위까지의 길이를 밀리미터로 측정한다. 깊이는 상처가 완변하게 변연절제되기 전까지 정확하게 측정될 수 없다. 임상가들은 또한 이 방법들은 경로, 굴, 침식성, 누공의 깊이를 측정하는데 사용한다. 그림 6.4는 면봉을 이용하여 상처 굴(tunnel)을 측정하는 것이다. 어떤 상업적 기업들은 면봉 또는 탐침에 밀리미터를 표시하여 깊이 측정을 좀 더 쉽게 만들었다. 깊이를 측정한 상처의 위치는 반드시 문서화해야 한다. 여

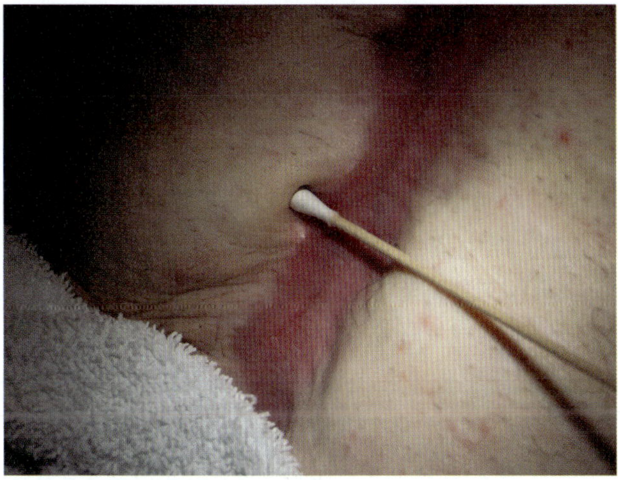

그림 6.4 *swab를 이용한 상처굴의 측정.*

러 부위의 깊이를 측정할 때 시계 방법(clock method)을 이용하는 것이 유용할 수 있다.[78]

상처 면적: 용적(Wound Dimensions: Volume)

상처 크기를 측정하기 위해 다양한 방법들이 사용되어 왔다. 한 방법은 무균 식염수를 상처에 가득 채워서 측정하기도 하였다. 이 방법의 정확도는 식염수의 유출 때문에 의심스러웠다. 또한 이 방법은 불편하고, 어렵고, 식염수의 유출을 막기 위한 환자 자세가 비현실적이었다. 이러한 상황에서 접착성이고, 투명한 필름을 상처 위에 놓는 다른 접근법이 소개되었다. 필름을 뚫기 위해서 주사기를 사용하고, 상처는 측정된 식염수나 무정형의 하이드로겔(hydrogel)로 채워졌다.

만약 식염수를 사용한다면, 필름 안에 채워 넣을 때 공기 방울을 완전히 제거해야만 한다. 필름으로부터 유출을 일으킬 수 있는 과도한 충전은 피해야만 하고 이는 측정 오류를 유발할 수 있다. 무정형의 겔을 이용하는 방법은 식염수를 사용하는 것보다 더 쉽고 유출을 막을 수 있다. 점액성, 무정형의 겔이 30 ml 포함된 주사기는 상업적으로 유용하였다. 이러한 방법을 이용한 용적 측정법은 시간 소모적이고 부정확할 수 있다는 보고도 있다.[68] 상처 용적의 임상적 이익이 증명되지 않았다는 것이 중요한 것이다.[54,79]

마지막으로, 컴퓨터와 다양한 이미지 기술들을 이용한 좀 더 비용이 들고, 고도의 기술이 필요한 용적 측정법들이 있다. 이 기술력들의 예로는, 광선법(light), 입체촬영술(stereophotography),[68,80–86] 간섭법(interferometry),[87] 레이저 변위기법(laser displacement) 등이 있다.[88] 임상적으로 자주 사용되는 상처 측정 방법들은 빠르고, 실용적이고, 민을 만한 것들이다. 신뢰성은 같은 시간에 동일한 방법으로 상처를 재평가했을 때 정확하게 다시 수행할 수 있을 때 확보될 수 있다. 상처의 치유의 과정에서 재평가를 통한 상처면적의 측정은 다음 장에서 보다 자세히 논의될 것이다. 상처 관리에 관한 부가적 정보는 Keast 등,[54,89] Culter 등[75]과 Schubert와 Zander,[79] Xankellis와 Frantz[90]에 의해 언급되고 있다. 이 문헌들에서는 상처 측정 방법들을 좀 더 자세하게 소개되고 있는데, 변화에 대한 민감도, 신뢰도, 다른 측정법들 간의 합의, 상처 유형에 대한 적절한 사용, 다른 중요 사항들을 포함하고 있다.

분류(Classification)

상처는 병인, 관련조직 깊이, 조직의 색을 포함하는 수많은 방법으로 구분될 수 있다. 병인에 의해 구분되어진 상처는 정맥부전, 동맥부전, 압박, 신경병증, 당뇨와 수술에 기인한 것을 포함할 수 있다. 상처병인학에 의한 구분은 임상가가 상처와 환자의 특성에 따라 평가하고 치료하는 계획을 발전시키는 것을 허용한다.[91] 상처 깊이를 설명하기 위한 흔히 전문용어로는 *표재성 상처*와 *심부 상처*가 있다. 표재성 상처의 깊이는 표피와 가능한 피부에 걸친 미란을 포함한다. 심부 상처는 표피, 진피, 피부밑조직과 심지어 근육과 아래 뼈까지 침식되어 펼쳐져 있다.

압박궤양은 상처의 깊이에 따라 독특한 분류체계를 가지고 있다. 19장에서 욕창에 관해 자세하게 다루나, 분류체계는 대해서는 여기서 다룬다. 1989년에 National Pressure Ulcer Advisory Panel(NPUAP)[91,92]는 Shea의 연구에 기초한 분류체계를 고안했다.[93] 이 압박궤양 분류체계는 NPUAP[91]와 AHRQ 압박궤양 지침[19]에 의해 지지된다. 최근에 그 압박궤양 분류체계는 개정되었다.[94]

NPUAP에 따른 압박궤양 단계는 다음과 같다.

(추측되는) 심부 조직 손상: 압박이나 전단으로 인한 하부 물렁조직의 손상으로 인한 피부 변색이나 혈액으로 가득찬 물집의 보라색 또는 적갈색 국소적 부위. 그 부위는 인접한 조직과 비교하여 통증이 있고, 단단하고, 무르고, 습하고, 열감이 있거나 차가운 조직에 의해 우선시 될 것이다.

자세한 설명: 심부조직 손상은 검은 피부색을 가진 사람에게서 찾아내기 어려울 것이다. 진화(Evolution)는 어두운 상처면에서 얇은 물집을 포함할 수 있다. 그 상처는 더 발전되고 가는 가피로 뒤덮힐 수 있다. 진화는 치료와 함께 다른 조직의 층에 노출되면서 빨라질 수 있다.

단계 I: 국소부위에 옅은 홍조의 정상 피부, 대체로 뼈 돌출부. 검게 착색된 피부는 보이는 탈색을 가지지 못할 수 있다. 그것의 색은 주변부의 색과 다를 수 있다.

자세한 설명: 그 부위를 주변부 조직과 비교했을 때 통증이 있거나 단단하거나 부드럽고 온감 있거나 차가울 것이다. 단계 I은 어두운 피부색을 가진 사람들에서 찾아내기 어려울 것이다. 위험 요소를 가리킬 수 있다(위험 전조 징후).

단계 II: 표재성 상처로 인한 진피의 상실 적분홍색의 상처 기저부를 가진 얕은 개방 궤양 딱지가 없음. 정상적이거나 개방형 또는 파열된 수포를 나타낼 수 있음.

자세한 설명: 딱지나 짓무름 없이 광택이 나거나 건조하고 얕은 궤양으로 나타난다(짓무름은 추측되는 심부 조직손상을 가리킨다). 이 단계는 피부열상, 화상, 영구적인 피부염, 연화, 박리를 묘사하기 위해 사용되어서는 안 된다.

단계 III: 심부 상처 조직 손실. 피하 지방이 보일 수도 있다. 그러나 뼈, 힘줄 또는 근육은 노출되지 않는다. 딱지는 존재할 수 있다. 그러나 조직 손실 깊이를 감출 수 없다. 피부 침식과 경로를 만들 수 있다.

자세한 설명: 단계 III 압박궤양의 깊이는 해부적 위치에 의해 다양하게 나타난다. 코와 귀, 뒷통수와 복사뼈부위 연결부는 피부밑조직을 가지지 않는다. 단계 III의 궤양은 얕게 나타날 수 있다. 대조적으로 뚜렷하게 지방이 과다한 부위는 과도하게 깊은 단계 III의 압박궤양으로 발전될 수 있다. 뼈와 힘줄은 직접적으로 관찰되거나 만져지지 않는다.

단계 IV: 뼈, 힘줄, 근육의 노출을 동반한 심부상처 조직 손실. 딱지와 가피는 상처 기저부에 일부분 나타날 수 있다. 종종 피부침식과 경로를 조합한다.

자세한 설명: 단계 IV 깊이의 압박궤양은 해부학적 위치에 의해 다양하게 나타날 수 있다. 코와 귀, 후두부와 복사뼈 부위 연결부는 피부밑조직을 가지지 않는다. 그리고 단계 III의 궤양은 얕게 나타날 수 있다. 단계 IV의 궤양은 골수염을 발생시키면서 근육과 지지구조물(예: 근막, 힘줄, 관절낭)에 확장될 수 있다. 노출된 뼈와 힘줄은 눈으로 관찰되거나 직접적으로 만져질 수 있다.

단계화하지 않음: 궤양 기저부의 딱지(황색, 황갈색, 회색, 녹색, 갈색)와 가피(황갈색, 갈색, 검정색)에 의해 덮혀진 심부상처 조직 손실. 피부침식과 굴 경로는 단계 IV의 압박궤양과 연관될 수 있다.

자세한 설명: 상처의 기저부를 노출하기 위해 충분한 딱지와 가피가 제거되어지기 전까지, 실제 깊이와 등급은 결정될 수 없다. 인체의 자연스러운(생물학적인) 보호막인 안정된(홍반이나 불안정성 없이 건조하고, 점착성 있고 정상적) 가피는 제거되지 않아야 한다.

이 분류체계는 압박궤양을 묘사하기 위해 사용해야 한다. 동맥, 정맥, 당뇨성 발, 피부열상, 표면화상, 만성피부염, 피부연화와 같은 다른 원인에 기인한 상처는 이 체계를 사용해서 단계화를 하지 말아야 한다. 이러한 조건에 대한 다른 분류체계가 존재하므로 대신 사용해야 한다.

1995년 NPUAP회의에서는 단계와 관련된 사항들에 대한 일치된 의견을 이끌어 냈다: (1) 압박궤양 단계는 궤양의 해부학적 깊이를 평가하는데 유용하다. (2) 압박궤양 단계의 역전은 치료과정이 잘못됨을 의미한다. (3) 압박궤양의 단계는 노출된 조직의 가장 깊은 층에서 결정된다. (4) 압박궤양의 치료는 하나의 단계에 의해서만 결정되어서는 안 된다.[95] Maklebust는 이러한 분류체계의 임상적 사용 목록을 작성했다:[96] 학술연구, 상처 평가와 치료, 보상 결정, 평가를 위한 지침 및 제조업자의 마케팅.

화상 정보는 20장과 21장에서 자세하게 다룬다. 그러나 화상 등급화와 평가의 간략한 요약은 여기에서 소개한다. 화상은 깊이에 의해서 평가될 수 있다(표 6.13). 흔히 임상가들은 화상을 입은 정도를 평가하기 위해 9의 법칙을 사용한다. 머리와 각 개별 상지는 9%의 몸을 나타낸다. 그런 다음 몸통 앞면은 18%, 몸통 뒷면은 18%, 각 하지는 18%이다. 생식 부위는 1%이다.[97] 이 평가 방법은 상해 정도를 과하게 추정할 수 있다. 그리고 임상가의 경험은 신뢰도를 위해 필수적이다.[98] 아이의 비율은 어른과 같지 않다. 그것은 아이들이 더 큰 머리와 더 작은 사지를 갖고 있기 때문이다. 이것을 상세하게 말하면, 아이들의 화상 정도를 평가하기 적합한 Lund-Browder 구분법이다.[99]

표 6-13 화상 깊이(burn depth)

깊이	설명
표층(superficial) (1도)	상피만
표층 표재성 상처(Superficial partial thickness) (표층 2도)	표피와 유두층
깊은 표재성 상처(Deep partial thickness) (심부 2도)	표피와 진피
심부 상처(full thickness) (3도)	표피, 진피, 피부밑조직
피부밑(subdermal) (4도)	진피를 넘어서 지방, 근육, 힘줄, 뼈까지 침범

표 6-14 당뇨성 상처를 위한 텍사스 대학교 상처 분류체계[103]

	등급 0	등급 1	등급 2	등급 3
A 단계	궤양 전 또는 궤양 후 상처 완전한 표재성	표재성 상처 힘줄, 관절낭, 뼈를 침범하지 않음	힘줄과, 관절낭까지 도달한 상처	뼈와 관절까지 도달한 상처
B 단계	감염	감염	감염	감염
C 단계	허혈	허혈	허혈	허혈
D 단계	감염과 허혈	감염과 허혈	감염과 허혈	감염과 허혈

마지막으로 화상 정도를 평가하기 위해 손바닥 측정법은 손바닥을 사용한다. 이 방법의 단점은 손이 나타내는 (0.5%~1%) 정도에 대한 동의가 부족하다는 것이다.[100,101]

14장과 15장은 신경병리적 궤양과 당뇨에 대한 풍부한 정보를 제공한다. 깊이와 다른 특성에 의해 당뇨성 상처의 분류체계는 이 장에서 간략하게 나타난다. Wagner 척도[102]와 텍사스 대학교 상처 분류체계[103]는 당뇨성 상처를 구분하는 체계이다. 당뇨성 상처 위한 텍사스 대학교 상처 분류체계는 상처를 다양한 정도와 단계에 따라 구분한다.[103] 표 6.14를 보고 텍사스 대학교 상처 분류체계에 대한 더 많은 정보를 확인하라. 당뇨성 발 궤양을 위한 Wagner 구분은 연구 논문에 자주 인용된다.[102] Wagner 구분은 다음과 같다:[102]

0 = 정상피부: 궤양 형성, 치료된 궤양이나 골 변형의 전조단계
1 = 표재 궤양
2 = 피부밑조직 층 내로의 궤양
3 = 감염 발생
4 = 부분적인 발 괴저
5 = 전체 발 괴저

상처 기저부와 경계부 (Wound Base and Edges)

상처의 사정은 반드시 상처의 기저부와 경계부의 평가를 포함해야 한다. 상처조직의 색과 유형, 해부학적 구조물의 침범 정도 그리고 상처 경계부의 특성을 검진하는 것은 조직손상의 정도를 결정하고 중재의 선택에 영향을 미치며 치료과정을 재평가하는 것에 도움을 줄 수 있다. 이상적으로, 육아조직은 상처 기저부에서 점진적으로 발달하여 결국에는 상처공간을 채울 것이다. 이 조직이 붉은 색을 띄면, 조직이 잘 관류되고 있으며 건강하다는 것을 나타낸다. 창강이 완전히 육아조직으로 채워지면 상피세포로 이루어진 가장자리는 수분이 많은 육아조직의 이동 근거로 보여진다(그림 6.1과 6.5).

상처는 종종 조직의 다른 형태를 가진다(표 6.15). 괴사조직이 나타난다면 재생될 수 없는 조직의 유형과 양을 측정하기 전에 괴사조직 제거가 완전히 이루어져야 한다. 괴사조직은 상처의 기저부로 적합하지 않다. 죽은 조직은 박테리아의 매개장소가 되어 상처치유 과정을 방해하고 감염의 감수성을 높인다. 그림 6.3(B)는 상처 면에서 딱지

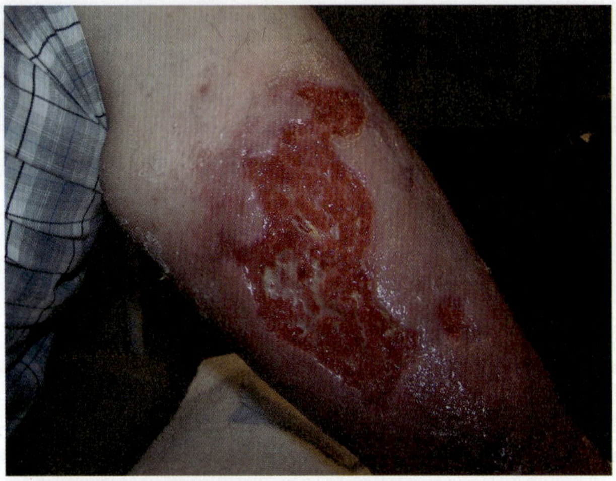

그림 6-5 *육아조직과 벗겨짐을 가진 상처 기저부. 상처주변의 색깔과 조직결을 체크한다.*

를 묘사한다. 그림 6.6(A, B)은 검은 가피를 가진 상처 기저부를 설명한다. 상처 배농 또는 삼출은 다음에 논의하기로 한다. 백분율과 색에 의한 조직 종류의 평가는 평가하고 중재를 계획하는데 있어 유용하다. 재생될 수 없는 조직에서 건강한 육아조직이나 상피조직으로 대치되는 것은 치료로 인한 진전된 징후라 볼 수 있다.

상처 면을 평가할 때, 임상가는 증가된 바이오버든(임계의 이주)과 감염 징후를 위해 상처를 검진해 보아야 한다.

8장은 상처 바이오버든을 다룰 것이다. 그러나 감염에 대한 정보는 여기에서 일부분 다룰 것이다. 모든 상처는 세균을 포함하고 있다. 그러나 숙주와 상처에 대한 세균의 복제 양과 세균의 영향은 거짓으로 고려될 수 있다.

상처 세균 이주의 범위의 설명을 위해 표 6.16을 본다.

Gardner 등[104,105]은 조직 생검 배양을 사용하여 만성 상처 감염의 타탕도와 신뢰도를 결정했다. 이 연구로부터 나온 만성 상처 감염의 타탕도, 신뢰도 징후는 증가된 통증, 부종, 상처 결손, 회복 지연 무른 육아조직, 화농성의 장액성 배농을 포함한다.[104,105] 환자가 감염의 징후를 보인다면 상처 배양은 시행되는 것이 좋다(표 6.14 참고). 8장에서는 상처배양에 대해 자세하게 다루고 있다. 상처 경계부 또는 가장자리는 또한 검진이 요구된다. 불분명성, 미만성, 편평성, 고착된 가장자리와 같은 전문적인 용어가 자주 사용

표 6-15 상처 기저부와경계부에 관한 설명[112,,152]

상처 기저부 용어	설명
상피조직	상처 주위나 모낭 및 땀샘으로부터 육아조직 위로 이주한 세포가 반투명하거나 흰색의 층을 이룸.
육아조직	분홍이나 붉은 육아가 관찰되는 습윤한 조직 상처 회복에 필수적인 새로운 결합조직, 혈관과 세포를 포함함.
딱지(slough), 피브린, 괴사성 섬유 조직	부드럽고, 습윤한, 죽은 섬유성 세포 흰색, 노란색, 갈색 또는 녹색. 미끄럽고 유연하며 상처 기저부에 위치
괴사딱지(가피, eschar)	갈색, 검정 괴사성 조직. 가장자리로부터 분리되어 상처 가쪽에 위치. 질감이 단단하거나 부드럽거나 소택성임
과도성숙	과도한 육아조직이 상처 가장자리 면 위로 위치
노출 구조물들	외관상 뼈가 흰색이나 노란색 회색으로 있음. 외관상 힘줄과 인대가 흰색이나 노란색으로 존재함.
상처 경계부 용어	**설명**
완전한 상피화	상피세포로 덮혀 있는 상처 기저부
상피화	상처 가장자리와 상피 주변부에서 증가된 상피 세포
말린 상피화	과도한 상피세포의 성숙으로 기인한 말린 상처 가장자리
과케라틴성	상처 일부 또는 전부의 두껍운 과케라틴성 조직
불분명, 미만성	상처 가장자리나 경계부의 구별이 어려움
섬유성, 딱지	상처 주위 부위 조지 딱지 형성

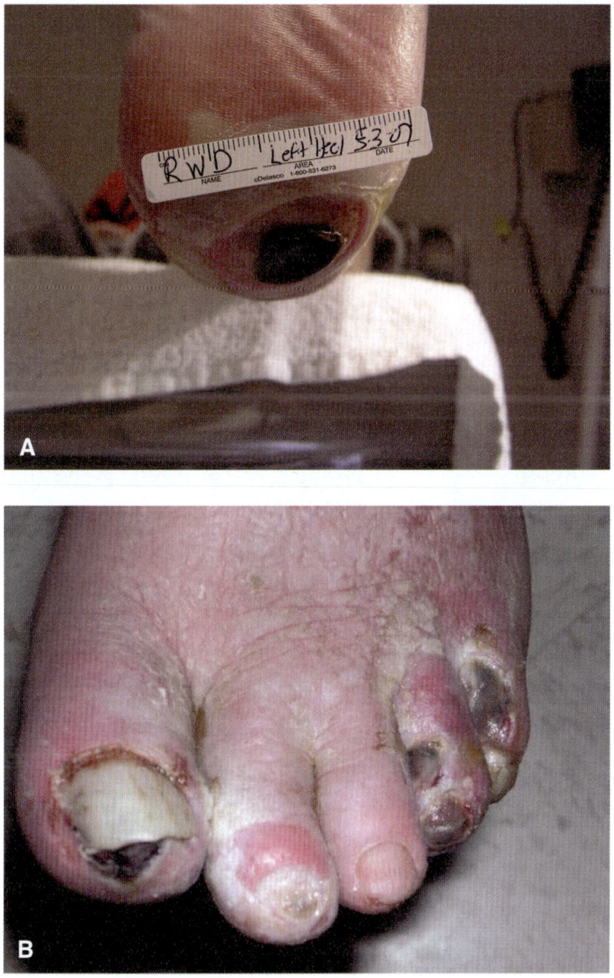

그림 6-6 *(A, B) 검은 가피를 가진 상처 기저부.*

된다. 상처 경계부를 설명하는데 이용되는 다른 용어로 떨어져 있는 말린, 두꺼운, 섬유성, 과케라틴성이 있다.

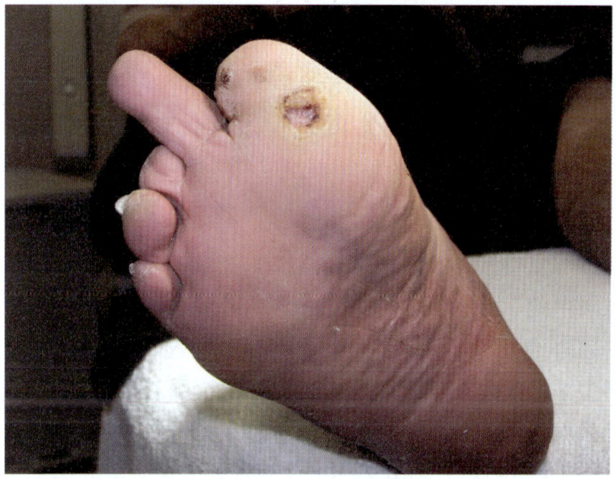

그림 6.7 *굳은살이 박힌 상처 가장자리를 가진 상처 기저부. 발가락 절단을 체크한다.*

그림 6.7은 상처 주변부에 육아조직과 피부경결이 있는 창백한 바닥을 가진 상처를 보여주고 있다. 상처 경계부와 기저부는 정맥, 동맥, 신경병증 상처를 구별하는데 도움을 줄 수 있다. 예를 들어, 정맥성 상처는 주로 불규칙한 모양이고, 붉고 분비물이 많은 기저부를 갖는다. 동맥성 궤양 또한 불규칙하지만 부족한 혈액 공급으로 인해 상처 기저부는 창백하고 건조하다. 신경병증 궤양은 보통 순환적이고 깊다.

표 6-16 상처 바이오버든의 스펙트럼[50,153]

	설명	징후 및 증상
오염 (contamination)	상처 부위에 세균 존재	없음
집락화 (Colonization)	세균 복재: 숙주에는 해를 주지 않음	없음
임계치의 집락화 (감염의 전환) (Critical colonization)	세균 복재: 면역계 반응 시작, 그러나 감염의 전형적 징후는 없음. 치유는 지연되거나 중지됨	밝고 붉은 육아조직, 섬유 조직, 상처 악화, 증가된 삼출물, 악취
상처 감염 (Wound infection)	상처와 주변조직에서 세균의 복재 상처는 회복되지 않고 악화됨	통증, 부종, 지연, 홍반, 발열, 악취, 침식, 상처 붕괴
전신 감염 (systemic infection)	세균 복재: 전신 면역 체계 반응	열, 오한, 저혈압, 오한, 기관 부전

배농과 냄새 (Drainage and Odor)

상처는 삼출물이나 배농을 가진다. 딱지와 혼동해서는 안 되는 배농은 용해성 피브린 및 괴사 조직을 구성하는 황갈색 물질이다. 상처의 빠르고 적절한 치유를 위해 수분의 중요성이 규명되어졌다.[106-109] 피부의 급성기 손상은 48시간에서 72시간까지 삼출물의 배출을 만들어 낸다. 그러나 염증이 있거나 감염된 만성적인 상처는 삼출물을 계속 분비할 것이다. 정맥성 상처는 관련 부종과 정맥의 고혈압으로 인해 삼출물의 양이 많은 특징이 나타난다. 과정을 기록하고 모니터링함으로써 상처 삼출물의 양은 산정될 수 있다. 상처 삼출물의 축적은 많은 요인의 영향을 받는데, 지속적인 드레싱을 어느 정도의 기간 동안 시행했는지, 사용된 드레싱의 유형이나 국소 약물요법과 약품이 적용되었는지, 상처부위에 감염이나 염증이 있는지와 같은 요소에 영향을 받는다. 삼출물의 양을 설명하는데 사용되는 용어는 없음, 경함, 중등도, 중증이다.

삼출물 평가에 사용되는 또 다른 방식은 Pressure Ulcer Scale of Healing(PUSH) 평가도구를 이용하는 것이다.[110,111] PUSH 평가도구는 세척이나 치료전 드레싱이 제거된 후 임상가가 상처기저부에 얼마나 많은 삼출물이 생겼나를 측정하는데 사용된다. 평가도구는 임상가가 상처기저부를 사분법을 이용해서 삼출물의 양을 측정하는 방법이다. 예를 들어, 1/4 이하, 1/4–1/2, 1/2–3/4, 3/4 이상으로 구분한다. 또한 삼출물은 다음 유형에 따라 평가될 수 있다. Pressure Sore Status Tool(PSST)에서 제시한 장액성, 장액혈액성, 출혈성, 화농성 또는 악취성 화농 등이다.[112] PUSH와 PSST 모두 재사정 및 예후 부분에서 검토될 것이다. 상처 삼출물의 농도는 수액성 또는 점액성으로 설명될 수 있다. 삼출물은 색깔에 의해 범주로 나눌 수 있다(표 6.17). 다른 설명 방법으로는 탁함, 흰, 불투명, 녹색, 황갈색 및 갈색이 있다. 상처와 삼출물의 냄새는 단내, 과일냄새, 비린내, 암모니아 냄새, 악취로 설명될 수 있다.

표 6-17 상처 삼출물 용어[152,154]

용어	정의
장액성	맑음, 물성분 염증기와 증식기에서 배출물
혈액성	붉음, 물성분 혈관 손상에 기인한 배출물
장액혈액성	분홍, 물성분 염증기와 증식기에서 배출물
화농성	노랑, 초록, 황갈색, 파랑 탁한 배출물 감염에 기인함. 악취를 가지고 있을 수 있음

표 6-18 상처 주변 용어[152]

용어	정의
반상 출혈성 또는 타박성	혈관의 손상으로 인한 파랑, 보라, 검은 조직
찰과성	기계적, 화학적 조직 손상 또는 피부 상해
경화성	부종, 염증, 육아로 단단해진 조직
염증성	상해에 대한 조직의 반응; 홍반, 열감, 부종, 통증, 기능저하
온전한	조직이 손상받지 않음
연화성	과도한 습윤으로 조직이 손상받거나 부드러워짐
테이프 손상	손상된 표피의 테이프형 제거

상처주변 검진 (Periwound Examination)

상처주위 피부(상처를 둘러싸고 있는 피부) 또한 정기적 평가와 기록이 필요하다. 피부주위 전문용어는 표 6.18에 정리되어 있다. 다음 항목도 검진해야 한다: 체모의 부족, 굳은살 및 과다각화증(그림 6.7), 물집 및 흉터. 예를 들어, 동맥부전이 있는 환자의 하지는 번들거리고 가늘며 피부에 털이 없다. 가골은 당뇨병 환자의 발바닥 궤양 주위에서 자주 관찰되며 고압적 부위나 뼈의 변형을 암시한다. 피부반흔은 관류를 복구하기 위한 이전의 외과적 시도나 근피의 피부판 수술로 인해 생길 수 있다. 피부의 수화작용을 반드시 평가되어져야 한다. 피부의 과도한 습기에 의해 생긴 연화는 피부의 파손을 가져올 수 있다. 피부연화의 원인으로는 피부의 지속적인 상처 배농, 요실금 및 흠뻑 젖은 드레싱 등이 있다. 피부연화의 예는 상처주위나 발가락 사이의 피부에 과도한 습기도 포함된다. 피부연화는 적절한 피부–장벽 제품을 이용하고 소독 및 환자의 발을 담근 후 발가락 사이를 잘 건조함으로써 예방해야 한다. 환자의 피부가 너무 건조할 수 있다. 심한 건조상태는 갈라진 틈이 생기고 이는 특히 환자의 발에서 찾아 볼 수 있다. 피부의 건조상태는 상세히 기록해야 하고 적절한 수분강화를 통한 치료 중재로 접근해야 한다. 상처 주변 피부의 색깔은 반상출혈이나 혈청 반점이 있을 때 나타날 수 있다. 혈청반점은 혈청이 영구적으로 피부색을 보라—갈색으로 변색시킬 때 발생한다(그림 6.5). 피부색의 변화는 정맥부전의 특징이다. 다른 피부 색소침착 또한 나타날 수 있다. 밝은 색소 침착은 어두운 피부색을 가진 사람의 상처부위에서 치유 중에 관찰된다. 또한 어두운 색소침착은 중간 피부색을 가진 사람의 치료과정에 있는 상처 주변부에서 볼 수 있다. 일반적 색소침착과 창백하지 않은 발적 등의 조직 손상 초기 증상을 의미하는 피부색의 변화는 다르다. 피부 손상의 위험이 있을 때 즉각적인 보살핌이 필요하다. 홍반은 밝은 피부색에서 감염을 의미하고, 상처추적법에 의해 붉은 부위의 측정이 가능하다. 상처주위 피부와 조직 구조는 두께, 결, 피부긴장도 및 유동성을 평가하기 위해 측정되어야 한다. 예를 들어, 나이 많은 환자의 조직은 얇고 무르며, 압박 궤양의 위험이 크다. 경화는 조직이 딱딱하게 느껴지는 부위의 부종으로부터 생긴다. 경화는 치료과정에 악영향을 미친다. 정맥부전이 있는 환자는 하지의 정맥궤양 유무에 관계없이 경화 및 예민하고 털이 없는 피부의 부종이 나타난다. 경화가 관찰되었다면 정밀한 모니터링이 필요하며, 적절한 중재를 시작해야 한다.

부종 (Edema)

부종은 모든 상처의 치유과정의 방해요소이다. 따라서 치료 후에 부종감소를 관찰하기 위해서 부종의 기준선을 측정하는 것은 매우 중요하다. 부종 감소를 위한 중재는 16장과 18장에서 다루어질 것이다. 여러 상황에서 부드럽거나 함몰된 부종이 발생하는데 이는 디지털 압력계를 피부에 적용함으로써 확인할 수 있다. 이러한 종류의 부종은 울혈성 심부전, 정맥부전의 초기, 림프 부종 및 임신 등과 관련이 있을 수 있다. 함몰부종은 다음의 척도를 사용하여 수치화 된다.

1+ 거의 눈에 띄는 함몰이 없다.
2+ 쉽게 함몰을 확인할 수 있다.
 조직에서 함몰이 원래대로 되돌아 가는 동안 15초가 소요된다.
3+ 함몰이 원래대로 돌아가는데 15–30초가 소요된다.

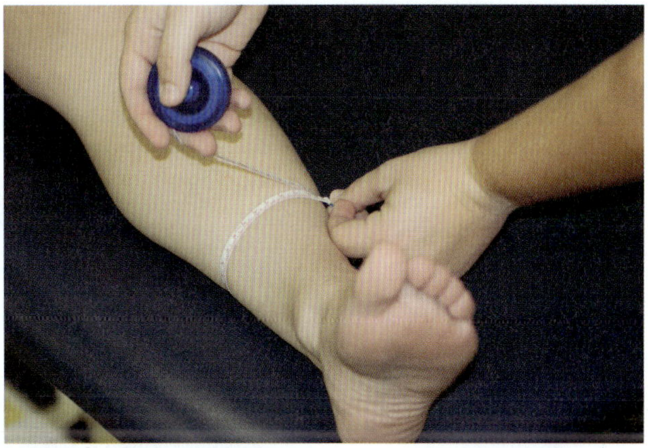

그림 6.8 *다리 둘레 측정.*

4+ 함몰이 제자리로 돌아가는데 30초 이상 소요된다.

이전에 언급했듯이 경화는 부종의 축적으로 넓어진 간격을 발생시키고 단단해진 상처주위조직을 말한다. 사지의 경화는 조직에서 쉽게 확인가능하며 손으로 꼬집을 수 없다. 갈색 부종은 장기 정맥부전과 연관이 있으며 사지의 높은 정맥압이 원인이다. 촉지했을 때 사지의 부종은 팽팽하고 단단하다. 밝은 피부톤을 가진 환자는 외견상 붉은색으로 나타난다. 부종의 객관적 측정은 부종을 감소시키기 위한 모니터링과 기록에 매우 중요하다. 객관적 측정의 예는 아래에서 다루어진다.

사지둘레 측정은 여러 사지 부위의 둘레를 측정하는 것이다(그림 6.8). 측정은 뼈돌출 부위에 실시하며 이 부위는 향후 참조부위가 될 수 있다. 뼈돌출 부위에서 측정 거리와 방향을 둘레 측정 시 함께 기록한다. 예를 들어, 하지 둘레는 복사뼈 둘레를 측정한 후 복사뼈를 기준으로 근위부로 3 cm, 6 cm, 9 cm, 12 cm 간격으로 측정한다. 정확한 측정결과를 얻기 위해 줄자로 피부주위를 너무 세게 당겨매지 않는다. 반대쪽 사지에 부종이 없다면 함께 비교를 한다.

용적 측정은 사지 부종을 평가하는데 이용할 수 있다. 이 방법은 물체가 차지하는 물의 용량이 물체의 용적과 같다는 원리에 따른다. 실내온도와 같은 온도의 수돗물에 사지를 담근 후 넘치는 물을 눈금실린더에 옮겨지게 한다. 사지로 인해 변한 물의 용적을 cc로 측정하며 이것이 사지의 용적을 나타낸다(그림 6-9). 전에도 언급하였듯이 부종은 상처치유의 방해물이다. 부종치료 후 부종감소 효과를 평가하기 위해 부조의 둘레나 부피를 매 시간 측정하여 정확히 관찰해야 한다.

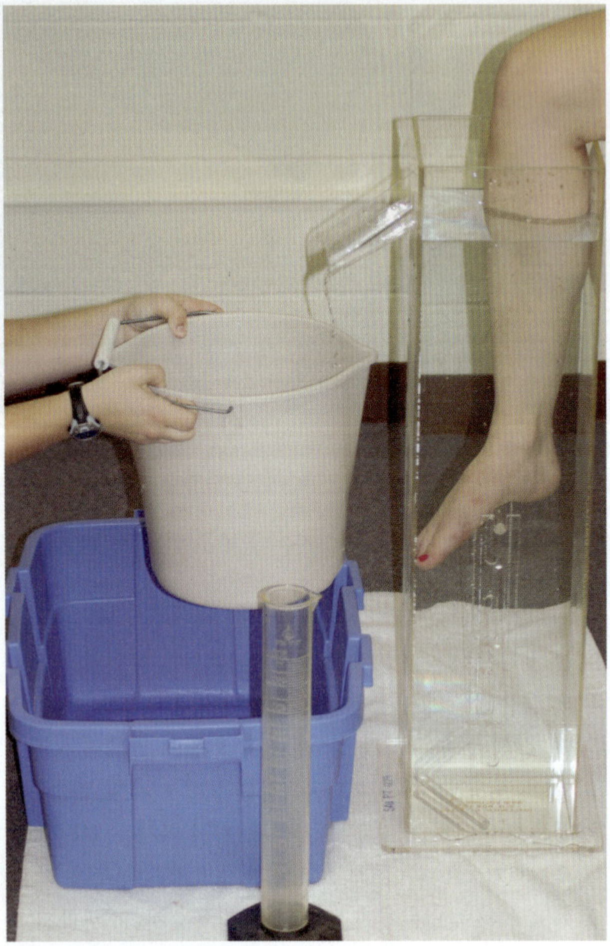

그림 6.9 *다리 용적 측정.*

기타 검사, 측정 및 검진 (Other Tests, Measures, and Examinations)

위 방법 이외에 임상가는 다른 검사, 측정, 검진도구를 사용할 수 있어야 한다. 이 부분에서는 화제에 대해 간략하게 다룰 뿐만 아니라, 압박궤양에 관한 정보를 제공할 것이다.

첫 번째, 상처가 있는 부위의 순환상태는 상처진단과 치료계획을 결정하고 조직손상을 예방하기 위해서 반드시 평가해야 한다. 상처 주위 피부를 검진하는 것은 혈관 상태를 결정하는데 도움이 된다. 예를 들어, 팔과 다리에 체모가 없는 것은 부적절한 관류 상태로 예측할 수 있다. 손발톱 밑바닥을 손가락을 눌러 혈류가 재충만될 때까지의 시간을 측정하여 모세혈관 기능을 평가하여 관류가 적절한지를 평가할 수 있다. 발관리 전문 임상가는 발톱의 진균감염 , 두께, 발톱 감입 등 여러 조건을 주의 깊게 평가해야 한다. 혈관을 평가하는 자세한 정보는 7장에 기술될 것이다. 감각 결손 또한 반드시 평가되어야 한다. 감각의 손상은 추후의 상처뿐만 아니라 상처의 치유 과정에 대한 정보를 제공한다. 중추신경과 말초신경을 포함된 질병이나 상태에서 환자의 감각평가가 이루어진다. 촉각, 압각, 온각, 통각, 진동, 고유수용성 감각 등은 조직 손상을 방지하기 위해 알아야 할 요소이다. 감각 손실이 의심된다면, 임상가는 침범의 정도를 결정하기 위해 반드시 적절한 평가를 수행해야 한다. 정교한 감각 평가는 7장을 참고한다.

피부 온도는 특히 염증이나 감염의 상황에서 피부와 피하관류를 반영할 수 있다. 피부온도는 조직의 온도를 증가시키기 위해 디자인된 치료의 효과를 평가하기 위해 관찰된다. 상처조직 온도와 관류를 증가시킬 수 있는 치료중재로는 전기자극, 온수, 월풀, 고주파 투열장치, 정상체온 드레싱 등이 포함된다. 피부온도를 측정하는 빠르고 주관적 방법은 간단한 촉진을 통한 측정이다. 객관적인 자료를 제공하는 방식에는 피부 체온계, 서미스터(thermistor), 복사계, 온도기록계, 적외선, 체온계 등이 있다. 스트립 온도계는 저가이고 피부에 직접 붙여서 95°F 이상의 체온을 측정할 수 있다. 온도는 1~10 단계 간격으로 표시된다. 정상 피부 온도는 순환뿐만 아니라, 외부온도와 측정하는 장소의 노출 기간에 따라 사지에서 75°F~80°F와 몸통에서 92°F~96°F로 나타난다.[113] 상대적으로 저렴한 도구인 서미스터는 전자체온계에 부착된 원형의 스테인리스 디스크 또는 프로브를 피부에 직접 접촉하여 체온을 측정한다. 서미스터는 온도에 따라 전기 저항 값이 달라지는 반도체 소자의 저항의 변화로 체온을 측정한다. 프로브 저항은 체온이 증가하면서 감소된다.[114] 적외선체온계는 피부로부터 방출된 적외선 방사를 탐지함으로써 체온을 측정한다. 이 도구는 피부에 접촉할 필요가 없다. 그러므로 이것은 상처 표면과 상처 주변부에 이용될 수 있다. 온도기록도는 액정을 이용하여 피부온도 변화를 다양한 색깔의 지도나 그림으로 표시한다. 이 기술은 상처주위의 온도를 측정하는데 드물게 사용된다. 적외선 스캐너는 피부 온도를 감지하는데 빠르고 효과적인 방법이다. 스캐너는 피부에 접촉하거나 접촉하지 않고도 사용할 수 있다. 피부 측정 방법에 관계없이, 임상가들은 피부온도를 측정하기 전에 실내온도에 익숙해지도록 해야 한다.

표 6-19 압박궤양 평가 도구들

압박궤양 평가 도구	타당할 수 있는가?	신뢰할 수 있는가?	변화에 대한 반응도
Sessing 척도[155-157] 상처주변 가장자리, 상처조직, 악취, 패혈증을 평가 0~6 척도: 평가치가 증가될수록 상처 상태는 악화됨	예	예	가능함
Pressure Sore 상태 도구[157-161] 상처 크기, 깊이, 침식, 괴사, 삼출, 피부색, 부종, 경화, 육아, 상피화를 평가 스코어 범위: 13-65; 평가치가 증가될수록 악화됨	예	예	알 수 없음
회복을 위한 압박 궤양 척도[110,160-164] 상처 범위, 삼출물, 외관을 평가 스코어 범위: 8-34; 평가치가 증가될수록 악화됨	예	예	가능함
상처 회복 척도[157,165] 무단계화, 괴사, 감염, 박리, 육아, 수축, 재상피화, 회복에 따른 설명적 평가	알 수 없음	알 수 없음	알 수 없음
Sussman 상처 회복 도구[157,166] 상처 조직, 위치, 회복, 깊이, 침식, 굴을 평가. 채점 시스템이 없음.	알 수 없음	알 수 없음	알 수 없음

다음으로 임상가들은 환자의 기능적 상태나 이동 요구도를 평가할 수 있어야 한다. 예로, 가동범위와 근력, 이동 능력, 균형, 보행, 이동 수단, 그리고 다른 기능적 활동을 반드시 검진해야 하고 정기적으로 관찰해야 한다. 환자의 의학적 상태, 가동성의 정도, 상처 형태나 위치에 따라 사용되는 기구의 형태가 정해진다. 예로, 정맥이나 림프성 손상은 공기압박 펌핑, 압박밴드나 의복이 필요하다(16장과 18장). 압박궤양의 위험이 있는 사람들은 압박 맵핑 평가가 요구된다(19장). 중재는 압박 감소 침대나 휠체어를 포함한다. 신경병증 환자들은 보행 중 상처를 입기 쉬운 발바닥에 체중 부하를 줄이기 위해 보조기나 신발, 완전 밀착형 부목이 필요하다. 전반적 압박궤양 평가는 항상 환자 능력과 장치 및 도구에 관한 평가를 포함한다.

임상가는 특정 압박궤양 형태에 맞춰진 상처 평가 도구를 사용하는 것을 결정할 수 있어야 한다. 압박궤양을 평가하는 도구는 다른 유형의 상처 평가 도구보다 흔하게 많다. 일반적 압박 궤양 평가 도구는 표 6.19를 본다. 임상가는 일반적 평가도구를 사용할 때 타당도와 신뢰도를 고려해야 한다. 마지막으로 임상가는 평가가 가용될 때 새로운 평가와 평가 기술을 유지해야 할 필요가 있다. 예를 들어, 고빈도, 고분해 초음파 스캐닝은 심부조직 손상과 치유과정을 모니터링하는 새롭고 비침습적인 기술이다.[115-118] 그림 6.10은 고빈도 초음파의 심부조직 영상 예시이다.

직무 지침과 평가 (Practice Guidelines and Assessment)

임상가들의 상처 관리지침은 다양하게 출간되었다. 많은 지침들은 심도 있는 연구와 상처 전문가의 합의된 상처 평가와 치료를 포함한다. 압박궤양 치유 모임의 *만성 상처 최선의 관리지침*[119]에서 Adrian Barbul은 상처 전문가 모임에서 근거 중심 정보를 사용하여 지침을 발전시켰다.[119-123] 지침은 잘 통제된 동물과 인간의 실험을 포함한다. 캐나다 RNAO는 유사한 지침 프로젝트를 완성했다. 이러한 지침은 상처 관리를 표준화하고 진보시킨 훌륭한 노력이다. 지침은 검진과 평가 기술을 넘어서 상처 관리의 많은 다룬다. 독자들은 더 많은 정보를 찾기 위해 이러한 문서를 읽도록 독려된다. 상처와 주로 관련되지 않은 2개의 지침 문서가 있다. 이 문서들은 AOFAS의 당뇨 위원회[125]의 당뇨성 발 지침[124]과 ACCA와 AHA의 말초혈관질환

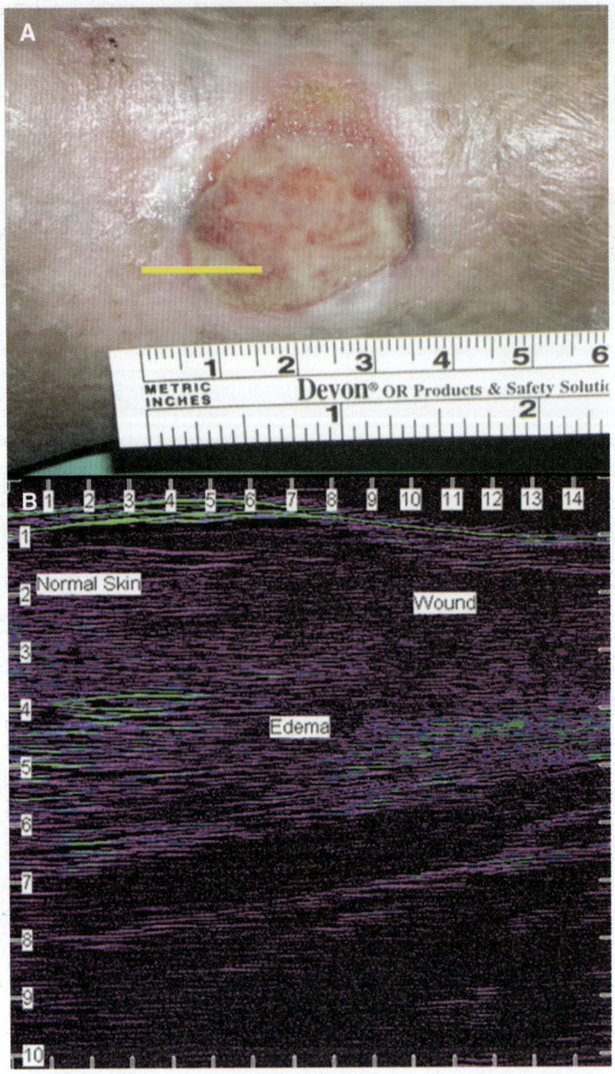

그림 6.10 *(A) 상처의 디지털 영상, (B) Episcan I-200 고해상 초음파영상. 출처: Longport, Inc., Glen Mills, PA.*

(PAD) 지침이다. 당뇨와 말초혈관질환은 복합적인 상처 관리와 상처 병인이다. 표 6.20~6.23는 당뇨와 정맥, 압박, 동맥부전 상처의 다양한 지침을 요약하고 있다. 이러한 지침 표본은 임상가가 다음의 항목: 전신성 질환, 위험 요소, 치유에 영향을 미치는 다른 건강 문제, 혈관상태, 감각, 감염, 상처치유 정도와 다른 문제를 평가할 수 있도록 해 준다. 근거 중심과 합의된 상처 관리 지침은 임상가가 높은 질의 환자 관리를 할 수 있도록 해 준다.

> **핵심 6.4**
>
> 근거중심, 합의된 상처관리지침은 임상가로 하여금 높은 질의 환자 관리를 할 수 있게 한다.

재평가와 예후 (Reassessment and Prognosis)

상처에 대한 평가는 치유를 강화하거나 기능을 회복시키는 치료중재 효과의 신뢰성 확보를 위해 필요한 자료를 수집하는 것이다. 또한 일반적 상처에 대한 재평가는 환자 관리를 위한 계획 설정 시 적절한 변화를 야기시키기 위해서도 필요하다.

AHRQ에서는 *압박성 궤양: 임상지침에서*는 일주일 이상 지속되거나 상처의 악화가 나타날 때는 재평가를 실시할 것을 권고하고 있다.[3] 이 지침서에 따르면, 깨끗한 압박성 궤양은 2주~4주 내에 어느 정도의 치유가 나타나야 한다. 만약 증상의 변화가 나타나지 않는다면, 치료계획에 관한 전반적 재평가와 더불어 치료의 수정이 필요하다.[3] *정맥성 하지 궤양 지침*에 따르면, 임상가에 의해 평가되어져야 한다고 권고한다.[38] 게다가, 지침은 2주~4주 후에도 치유의 징후가 분명하지 않다면 다른 요인들이 병인에 관련될 수 있다고 제시했다. 조사해야 할 이환 상황의 예는 신생물, 골수염, 혈액질환, 감염, 치유를 악화시키는 그 밖의 상황 등이다. 지침서에서는 만약 치유가 기대한 것처럼 나타나지 않는다면 다른 임상가에게 의뢰하도록 권하고 있다. 얼마나 자주 평가해야 하는지에 대해 경험 있는 임상가의 전문적인 판단이 요구된다.

초기 사정 시 요소는 환자의 상태 진전이나 치유과정을 결정하기 위한 중요한 자료이다. 다양한 검사, 측정 및 관찰은 환자의 초기 평가 시 사용되며 상처의 결과에 대한 향상 정도는 모니터해야 한다. 예를 들어, 임상가들은 상처와 관련된 통증, 사지의 용적, 상처의 크기, 상처의 출현의 변화 양상을 검사해야 한다. Eager는 최근 154명의 가정건강장루치료(ET)를 받는 환자의 간호사가 상처치유를 모니터링하고 기록한다.[126] 이 방법에 관해 연구한 결과 74%가 매주 상처 부위에 대한 평가를 실시하는 것으로 나타났다. 96% 이상의 가정건강 장루치료 전문 간호사들은 상처치유를 모니터링하기 위해 상처의 길이와 너비, 특징, 침상에서의 자세 변경들을 검사한다.[126] 다양한 측정 방법으로 이용하기 위해 다양한 도구가 상처치유를 위한 모니터가 개발되고 있다.

삼출물, 약해진 조직과 건강한 조직의 비율, 악취, 색깔 및 연화와 같은 초기 상처의 특징을 양적화하여 언급하기는 어렵다(이 상처의 특성을 평가하는 것은 뒤쪽 적절한 부분을 참조). 상처의 길이와 너비, 부위, 직경 및 부종과

표 6-20 당뇨성 궤양 지침 권장: 평가와 사정

	최상의 만성 상처 관리를 위한 WHS 지침[121]	당뇨성 발 궤양의 예방과 치료를 위한 최상의 직무 지침: 상처관리/RNAO캐나다 연합[167]	미국정형족부와 발목관절협회: 당뇨위원회[124]
일반적 쟁점과 위험 요소	전체로 개인을 검진한다: 계통 질환 약물 영양 조직 관류/산소발생	관리의 협력을 증진하기 위해 위험 범주로 환자를 구분한다. (당뇨성 발 분류체계에 근거한 택사스 대학교 치료법)	궤양의 위험성이 있는 환자를 선별한다: 말초 신경병증 맥박의 부재 맥박의 부재와 영양의 변화 파행 비외상성 발 절단 당뇨성 발 궤양 과거력 발 감염 병원 승인 골성 변형 말초 부종 비정상 피부 온도
혈관	발 맥박과 발목-팔 지수(ABI)를 확인한다. 노년 또는 ABI 1.2 이상: 도플러 파형형태, 발가락-팔 지수, $TcPo_2$, 또는 컬러 듀플렉스 초음파 영상	혈관의 상태는 반드시 평가에 포함되어야 한다.	발 맥박, 피부 온도, 모세혈관 재충만, 의존성 발적, 괴저. 홍반(감염, 염증, 샤르콧 관절 병증). 감염으로 인한 부종, 동맥부전/정맥부전, 신경병증 골절/탈골.
감각	5.07 Semmes-Weinstein 단일선 검사	감각은 평가해야 한다.	5.07 Semmes-Weinstein 단일선 검사
감염	감염의 위험이나 2주간의 치료에도 회복이 없을 경우, 생검이나 조직 배양을 해야 한다. 골수염: SWAB, 연속 방사선 촬영, MRI, CT 스캔 또는 방사핵 스캔.	감염을 사정한다: 통증의 증가, 상처 붕괴, 악취, 무른, 육아조직	감염을 위한 평가
상처/피부	상처 이력. 상처 특징: 위치, 크기, 기저부, 삼출, 상처주위, 단계와 통증. 치유의 비율	길이/너비: 일관된 방법으로 측정한다. 깊이.	피부: 건조도, 각화, 감각 상처: 감염, 괴사, 깊이, 뼈의 침범.
치유 비율	만약 상처 크기가 4주 이상 치료 시에도 40% 정도 감소되지 않을 경우에는 재평가하여 다른 중재방법을 고려해야 한다.		
뼈의 변형		뼈와 구조의 변형은 반드시 평가해야 한다.	발목, 발과 발가락의 변형을 확인해야 한다.
신발과 발 쟁점		신발을 평가한다.	신발 크기, 모양, 신발의 내부 앞심형태를 확인, 깔창. 발가락: 내성 발톱, 발톱의 각화를 확인한다. 발가락 사이: 연화, 갈라짐, 상처 감염을 확인한다.

ABI: 발목-팔 지수, RNAO: 온타리오 정규간호사연합, $TcPo_2$: 경피성산소분압; WHS: 상처치유협회.

표 6-21 정맥성 궤양 지침 권장: 평가와 사정

	최상의 만성 상처 관리를 위한 WHS 지침[120]	정맥성 하지 궤양의 예방과 치료를 위한 z최상의 실기 추천: 상처 관리 캐나다 연합/ RNAO[168]
일반적 쟁점/ 위험 요소	환자를 전체적으로 검진한다: 전신 질환, 약물, 영양, 조직 관류/산소화. 만약 낫적혈구병의 위험이 있을 경우, 낫적혈구 치료준비와 헤모글로빈 전기영동법(electrophoresis)을 수행한다.	완전한 이력을 확인한다: 통증, 계통 질환, 치유에 영향을 미치는 상처 국소부위 요소. 다른 진단들을 배제한다.
혈관	동맥성 질환을 확인하기 위해 발 맥박과 ABI를 확인한다. 당뇨를 가진 환자나 노년층, ABI 지수가 1.2를 넘을 경우, 발가락-팔 지수와 TcPo2를 사용한다. 정맥성 병인을 확인하기 위해 컬러 듀플렉스 초음파 영상과 몸쪽 압박 또는 발살바 기법을 사용한다.	좌우 대칭 혈관 평가를 수행한다: 동맥성 질환을 배제하기 위한 ABI. 정맥성 부전의 원인을 결정: 비정상 판막(리플럭스), 폐색 또는 종아리 근육 펌프 부전
감염	2주간의 치료에도 호전되지 않거나 감염이 의심되는 경우, 조직 생검이나 조직 배양을 시행한다.	
상처	상처 이력, 재발을 고려한다. 상처 특징을 확인한다: 위치, 크기, 기저부, 삼출, 상처주변, 단계, 통증	정상 특징을 확인한다: 위치, 가장자리, 모양, 상처 기저부, 삼출, 상처주위, 부종
치유 비율	치유의 비율을 사정한다: 치료 6주 후에도 상처 크기가 증가하거나 통증이 심하다면, 다른 병리적인 상황을 고려한다(곰팡이, 마이코박테리움, 농포성 피부염 괴저, 전신성 질환 등) 생검: 치료 없이 3개월 동안 치유되지 않거나 6주간 중재 후에도 치유되지 않으면 시행한다.	3개월 후에도 치유되지 않으면 이환율과 악성 종양을 평가한다.

ABI: 발목-팔 지수, RNAO: 온타리오 정규간호사연합, $TcPo_2$: 경피성산소분압, WHS: 상처치유협회.

표 6-22 압박궤양 지침 추천: 평가와 사정

	최상의 만성 상처 관리를 위한 WHS 지침[122]	정맥성 하지 궤양의 예방 및 치료를 위한 최상의 실기 지침: 캐나다 상처 관리 연합[89]
일반적 쟁점/ 위험 요소	환자의 압박궤양 위험성에 대해 모두 평가한다. 환자를 전체적으로 검진한다: 전신 질환, 약물, 영양, 조직 관류/산소발생. 환자가 건강관리시설로 들어가거나 환자 상태 변화가 영양 이상을 야기하였을 때 영양 평가를 수행한다.	완전한 이력을 수집하고 신체 검진을 수행한다: 일반적 건강, 위험요소, 압박궤양 치유에 영향을 미치는 쟁점. 압박을 야기하는 상황을 평가하거나 수정한다. 통증을 평가하고 조절한다. 심리적 이슈를 평가하고 보조한다.
감염	감염이 의심되거나 2주간의 치료에도 호전되지 않는다면 생검이나 조직 배양을 수행한다. 골수염이 의심되어지면 뼈 생검을 실시한다.	감염을 평가한다.
상처	위치, 등급, 크기, 기저부, 삼출물, 감염, 통증을 기록한다.	상처의 등급과 평가: NPUAP 등급 체계, PSST, Sessing 척도, PWAT, PUSH 측정 MEASURE 기억법을 사용한다.
치유 비율	상처 치유 비율을 추적 관찰한다.	위를 참고한다.

NPUAP: 국제압박궤양심사평가원, PSST: 압박상처상태도구, PUSH: 치유를 위한 압박궤양척도, RNAO: 온타리오 정규간호사연합, WHS: 상처치유협회.

표 6-23 동맥부전 지침 권장: 평가와 사정

	최상의 만성 상처 관리 WHS 지침[123]	말초 혈관 질환을 가진 환자 관리 ACC/AHA지침[125]
일반적 쟁점과 위험 요소	환자를 전체 검진한다: 전신 질환, 약물, 영양, 조직 관류/산소화. 임상가는 동맥경화를 확인을 위한 완전한 정밀검사, 위험요인들: 흡연, 당뇨, 고혈압, 고지혈증, 고령화, 비만, 감상선 기능저하증. 그 밖의 질환을 고려한다: 혈전성 동맥염, 혈관염, Raynaud 질환, 농포성 피부염, 괴저, 낫적혈구병	통증이 없는 사람: 보행 손상, 파행, 휴식 시 통증, 치유되지 않는 궤양을 선별한다. 맥박/발을 평가한다. 동맥경화 위험성을 가진 50세 이상 성인. 70세 이상의 모든 성인, 보행 손상, 파행, 허혈성 휴지기 통증과 치유되지 않은 궤양을 평가한다. 정상 ABI와 다른 증상이 없는 위험성을 가진 통증이 없는 사람을 위한 ABI의 시행은 하지 PAD의 진단을 위해 유용하다. ABI 1.3 이상 다른 증상과 징후가 없는 하지 PAD 위험성 ABI 지수 또는 맥박을 기록한다.
혈관	하지를 평가한다: 발 맥박 모세혈관 재충만 Buerger 검사 (의존성 발적) 발목-팔 지수 (ABI) $TcPo_2$ 도플러 파형 맥박 용적 기록	의심되는 PAD: 다음의 휴지기 ABI: 파행, 치유되지 않는 상처, 70세 이상 또는 50세 이상 흡연 또는 당뇨 병력이 있는 자. ABI가 압박이 없는 혈관에 기인하여 유용하지 않을 때 발가락-팔 지수를 사용한다. 파행: 혈관 검사와 ABI를 시행해야 한다. 휴지기 ABI가 정상일 때, ABI를 시행한다. 임계치 사지 허혈(CLI): 절단 위험을 증가시키는 요소를 평가하거나 다룬다: 당뇨, 심각한 신부전, 심각한 심박출량의 감소, 혈관경직성 질환/흡연, 감염, 피부 붕괴, 상해/외상. 만약에 CLI 과거력이 있거나 CLI 치료가 있었다면, 혈관 전문가는 1년에 2번 평가해야 한다. 정기적 발 시진: CLI 위험을 가진 사람; 비당뇨성 ABI 지수 0.4 미만; 하지 PAD로 알려진 당뇨를 가진 다른 사람 CLI의 성공적인 치료 후에 정기적인 발 검진.

ABI: 발목-팔 지수, ACC/AHA: 미국심장학단과대학/미국심장협회, LE: 하지, PAD: 하지동맥질환, $TcPo_2$: 경피성산소분압, WHS: 상처치유협회.

같은 특징은 측정하기가 더 쉽다. 상처의 봉입률은 상처 면적의 측정을 통한 상처 부위의 변화로 계산된다. 상처 범위는 앞장에서 언급한 바와 같이 상처 트레이싱이나 촬영술로 계산할 수 있다. 상처에 대한 봉입률을 계산하기 위해 봉입된 범위와 봉입된 퍼센트와 같은 상처범위에 관한 자료를 이용한다. 봉입된 총 범위는 초기 상처범위에서 최근의 상처범위를 뺀 값이다. 전체 봉입률은 현재의 상처범위를 초기의 상처범위 값으로 나누고 100을 곱한 값이다. 이 두 봉입률 값은 상처부위가 측정 오류에 영향을 받기 때문에 잘못된 판단을 할 소지가 있다. 전체 봉입률은 범위가 넓은 상처의 치유율을 과대평가하기 쉽고 치유율은 작은 범위의 상처로 과소 평가되기 쉽다. Jessup 등[127-130]은 임상가나 연구자가 상처치유를 평가하기 위해 상처 가장자리의 선형치유를 사용하는 것을 주장하였다. 이러한 계산은 연구에서 조직 치유의 더 나은 비교를 가능하도록 하였다. 그러나 이러한 계산은 일반적 임상가가 사용하기에는 시간 소모적이고 복잡했다. 독자는 이러한 저자들에 의해 선형치유를 계산하기 위해 다른 정보를 찾도록 독려되어졌다. 디지털 이미지와 다른 상처 정보를 활용하여 이러한 계산을 사용한 사용자에 편리한 소프트웨어는 임상가에게 큰 이익이 될 것이다. 상처면의 변화들은 상처의 예후를 고려하기 위한 요소이다. 연구자와 임상가는 또한 상처 평가와 상처 예후에서 그것의 역할에 관심을 기울여야 한다. 초기 상처의 크기, 기간, 중재에 따른 크기의 변화는 다른 화제뿐만 아니라, 상처 예후를 위해 탐구해야 한다. 상처 예후는 다양한 면을 가지고 있다. 임상가는 예후를 판단할 때 환자 개개인의 모든 요소를 포함해야 한다. 연구자는 환자와 상처의 양상이 예후에 미치는 영향에 그들의 노력을 돌려야 한다. 상처 치유의 예측의 예를 보기 위해 표 6.24를 본다. 임상가는

표 6-24 상처 예후 (Wound Prognosis)

	정맥 궤양 (Venous Ulcer)		신경병성 궤양 (Neuropathic Ulcer)		압박 궤양 (Pressure Ulcer)	
	치유	치유 불량	치유	치유 불량	치유	치유 불량
초기 크기/깊이	상처 범위 <10 ㎠.[61]		작고/표재성: Wagner 1 또는 262.[167–171]		적절한 치료; 등급 I과 등급 II가 등급 III와 IV 보다 빠르게 회복됨.[172–174]	
치료에 따른 크기 변화	상처 크기 보다 초기 2–3주 치료.[55–60]	상처 크기 증가 4주 치료 (오른쪽 인용을 본다)	4주 치료 후 상처 크기 감소. 4주간 상처 크기의 54% 감소: 91% 민감성과 58%의 특정적 치유 3개월에 Wagner 1 또는 2.[62,63]		초기 2주 치료 시 궤양 크기의 40~50% 감소.[56,64,175]	
기간	상처 기간의 감소.[61,176,177]	의학적 치료 전 3개월간 상처 존재.[177,178]	궤양의 기간은 2개월 보다 적음.[171]			
다양한 쟁점	심부 정맥 침범 안 됨.[176] 압박을 사용하는 환자.[178]	환자 특징: 나이, 체질량 지수와 하지 동맥성 질환.[176,177]		감염된 궤양: 절단은 154회 발생.[179]		영양 불량.[180]

중재가 치유를 촉진할 때 적시에 재평가를 반드시 해야 한다. 기대했던 데로 상처가 치유되지 않을 때 관리 계획은 반드시 재평가해야 한다.

완전 상처 재사정은 상처에 초점이 맞춰진 것외에, 환자와 가족 및 치료사와 관련된 모든 부분을 포함하고 있어야 한다. 예를 들어, 상처치유는 환자나 가족 및 보호자가 시행한 지도방법, 권고, 치료에 의해 결과적으로 영향을 받는다. 재평가는 다음과 같은 내용들이 포함해야 한다. 새로운 상처의 발달이나 현재 상처의 악화 가능성에 관한 위험, 환자에게 영향을 미치는 심리사회적-감정적 요소, 치유와 밀접한 관련이 있는 의학적 상태와 다른 의학적 관점, 최근의 상처 상태, 앞서 언급한 상처의 사정단계의 모든 사항을 포함할 뿐만 아니라, 현재 이용하고 있는 보조기구나 환자의 기능적 능력까지도 포함된다. 상처 평가에 관련된 이러한 모든 요소는 최상의 치유 결과를 얻고 필요한 치료 중재를 결정하기 위해 반드시 검사해야 한다.

요약하면, 평가 과정에서 임상가가 고려해야 할 많은 측면들이 포함되어 있다. 환자, 가족, 간병인의 정보는 객관적인 평가를 통해 수집된 정보들과 합쳐지게 된다. 임상가는 이러한 모든 정보들의 중요성과 유의성 정도를 평가하여 치료중재를 위한 계획으로 발전시켜야 한다. 관리계획은 치료중재를 통한 위험성과 이득이 서로 균형을 이루도록 해야 한다. 복잡한 의사결정 과정은 평가의 중요한 부분이다. 적절한 의사결정과 정확한 중재를 세울 수 있는 능력을 키워야 한다. 일단 상처관리가 시작되면 임상가는 반드시 상처와 환자를 재평가할 수 있어야 한다. 상처치유는 역동적인 과정이다. 결론적으로 정기적인 재사정은 중재의 변화를 결정하는 중요 요인이다.

핵심 6.5

타당하고 신뢰할 수 있는 상처 평가는 임사로 하여금 적절한 상처 예후를 만들도록 하고, 상처 치유를 모니터링 하도록 하고, 또 적절한 상처 중재를 수행할 수 있도록 한다.

요약 (Summary)

이 장에서 언급된 상처에 관한 평가는 적절한 상처의 치료중재를 구성하는 기본요소이다. 상처 평가는 포괄적이고, 상처와 상처주변 피부, 사지를 평가하는 것은 전반적 건강, 두 가지 만성질환의 공존, 기능적 상태와 다른 요소들을 계통 고찰하는 것을 포함해야 한다. 임상가의 전문적인 판단은 반드시 중재를 결정하기 전에 모든 정보와 자료들을 모두 평가하고 이루어져야 한다. 환자의 시기적절한 재평가는 상처봉합을 향한 진전이나 진전의 부족을 관찰하는데 필수적이다. 상처 평가는 중재의 선택과 효과적인 치료의 결정에 영향을 미칠 것이다. 보상기관은 보상의 비용과 치료에 드는 비용에 초점을 맞추고 있다. 결과적으로 상처에 대한 평가는 상처관리를 위한 연구에서 중요한 역할을 한다. 무작위 통제 실험은 정확성, 타당성, 신뢰성, 비용적 효율성과 치료 시 상처의 반응에 관한 평가를 도와주는 실용적인 평가법을 결정하기 위해 실시해야 한다. 상처에 관한 평가는 상처 환자들에게 제공되는 관리의 질을 높이기 위한 중요한 요인이다.

사례연구 6●1 복합 정맥성 궤양 환자의 평가

사례: 환자는 양하지에 개방성 상처로 내원했다. 상처는 좌측 발목관절의 가쪽과 우측 발목관절의 가쪽 부위 두 군데이다. 당신은 상처의 평가를 위해 무엇을 할 것인가?

문제해결: 임상가는 치료계획을 세우기 전에 환자의 배경이나 병력 및 현재의 건강 상태에 관한 보다 폭넓은 정보를 수집해야만 한다. 다음의 정보가 수집되어야 한다.

환자의 인적사항: 환자는 65세의 남성이다.

직업 및 종사분야: 공장에서 퇴직하였으며, 정원을 가꾸는 것을 좋아한다.

사회적 정보: 독신이며, 결혼의 경험이 없다. 집에는 환자를 도와줄 사람이 없다.

과거 병력 및 현재의 건강상태: 심장질환을 제외하고는 대체적으로 건강한 상태이다. 알코올 남용과 영양분 결핍의 병력이 있다. 최근에는 약을 복용하지 않았다. 이용할 만한 검사 및 측정에 관한 정보가 없다.

현재의 상처 상태: 3개월 동안 상처가 지속되고 있다. 상처는 특별한 원인 없이 발생하였으며, 미른 기즈를 시용하여 스스로 소독을 계속하였음에도 불구하고 더욱 커졌다. 상처치료를 위해 의학적 중재를 하지 않았다. 그는 상처관련 통증을 0-10 척도에서 밤에는 6 정도의 척도로 낮에는 3 정도의 척도로 겪었다. 통증은 거상시 또는 보행 시에 감소된다. 양다리에 시각적으로 식별 가능한 부종이 있다.

상처의 평가: 상처는 양 발목관절에 위치해 있다. 임상가는 길이, 너비, 깊이, 상처의 표면적, 주변부, 용적과 같은 상처의 면적을 측정해야 한다. 상처에 관한 면적은 독립적으로 기록해야 한다. 상처는 굴(tunnel), 침식성이 있는지를 검사해야 한다. 이 경우에 침식이나 굴은 기록되지 않았다. 상처의 가장자리는 편평하고 상처 주변부가 고착되어 있다. 양쪽 상처의 기저부는 완전하게 노란 삼출성 물질로 덮여 있다. 냄새는 없지만 약간 노란 삼출물이 존재한다는 것은 상처 삼출물이 중등도 임을 나타낸다.

상처 주변부/하지: 양쪽 다리는 부어 있다. 피부는 빛이 나며 체모가 없다. 양쪽 무릎 아래부위의 피부는 붉은 홍조를 띈다. 각각의 상처를 둘러싸고 있는 상처주위 면적은 붉은 색을 띄며 단단하다.

혈관의 상태: 동맥 및 정맥의 순환 상태를 평가해야 한다. 환자는 다리로 가는 동맥순환에 영향을 미칠 수 있는 심장질환을 가지고 있다. 그는 불충분한 정맥혈액순환의 증상과 징후를 가지고 있다. 부종으로 가벼운 압박이 있다. 결론적으로 동맥순환의 적절성이 압박 치료 전에 평가해야 한다. 정맥순환은 정맥혈액순환 부전의 양을 결정하기 위해 검사해야 한다. 환자의 맥박은 촉지되었으며, ABI가 1.0이다.

부종: 양쪽 하지, 발목관절, 발의 부종은 둘레와 부피 측정이 되어야 한다.

감각: 감각 검사의 결과 양하지의 감각은 손상을 받지 않은 것으로 나타났다.

기타: 그는 모든 사지에서 관절 가동범위에 제한이 없으며 기능적 근력을 가지고 있다. 그는 보조적인 장비나 기구를 필요로 하지 않는다. 그는 압박스타킹을 입고 참아낼 것이라 확신하지 않는다.

결론: 임상가는 정맥부전으로 인해 상처가 있는 환자를 위한 치료계획을 수립하기 위해 위에서 제시된 모든 정보를 평가해야 한다. 환자의 병인은 다양한 요인들이 복합적으로 작용한 것이다. 부족한 영양섭취, 알코올의 남용, 심장질환의 병력과 관련된 동맥질환의 가능성, 치료를 실시하지 않고 3개월간 방치된 발목관절 부위의 상처, 상처 주위의 홍반과 양하지의 부종뿐만 아니라, 조직의 경화, 환자가 압박치료를 실시하지 않은 것이 그 요인이다. 이러한 정보들이 모아짐에 따라 임상가는 환자 요구에 맞는 치료계획을 구성할 수 있다. 목표는 부종의 감소와 상처의 봉입을 촉진하는 것이다. 치료에 대한 지침은 16장의 정맥성 궤양과 17장의 허혈성 궤양에서 다루어질 것이다.

참고문헌 (References)

1. American Physical Therapy Association. Guide to physical therapist practice. Phys Ther 2001; 81: 9–744.
2. U.S. Department of Health and Human Services: Pressure Ulcers in Adults: Prediction and Prevention. Clinical Practice Guideline. No. 3, Pub. No. 92-0047, Rockville, MD, U.S. Department of Health and Human Services, 1992.
3. Bergstrom, N, Bennet, M, Carlson, CE, et al: Treatment of Pressure Ulcers. Clinical Practice Guideline. No. 15. Rockville, MD, U.S. Department of Health and Human Services. Agency for Healthcare Research and Quality.
4. Vidal, J, Sarrias, M: An analysis of the diverse factors concerned with the development of pressure sores in spinal cord injured patients. Paraplegia 1991; 29:261–267.
5. Lakier, JB: Smoking and cardiovascular disease. Am J Med 1992; 93:8S–12S.
6. Corelli, F: Buerger's disease: Cigarette smoker disease may always be cured by medical therapy alone. Uselessness of operative treatment. J Cardiovasc Surg (Torino) 1973; 14:28–36.
7. Ciccone, CD: Pharmacology in Rehabilitation. Philadelphia, FA Davis, 2007.
8. Malone, T: Physical Therapy and Occupational Therapy: Drug Implications for Practice. Philadelphia, JB Lippincott, 1989.
9. Hunt, TK, Dunphy, JE: Fundamentals of Wound Management in Surgery. New York, Appleton-Century-Crofts, 1979.
10. Eddy, L: Physical Therapy Pharmacology. St. Louis, Mosby, 1992.
11. Heyward, VH, Stolarczyk, LM: Applied Body Composition Assessment. Champaign, IL, Human Kinetics, 1996.
12. Flanigan, KH: Nutritional aspects of wound healing. Adv Wound Care 1997; 10:48–52.
13. Bergstrom, N, Braden, B: A prospective study of pressure sore risk among institutionalized elderly. J Am Geriatr Soc 1992; 40:747–758.
14. Breslow, RA, Hallfrisch, J, Goldberg, AP: Malnutrition in tubefed nursing home patients with pressure sores. JPEN J Parenter Enteral Nutr 1991; 15:663–668.
15. Hanan, K, Scheele, L: Albumin vs weight as a predictor of nutritional status and pressure ulcer development. Ostomy Wound Manage 1991; 33:22–27.
16. Berlowitz, DR, Wilking, SV: Risk factors for pressure sores. A comparison of cross-sectional and cohort-derived data. J Am Geriatr Soc 1989; 37:1043–1050.
17. Pinchcofsky-Devin, GD, Kaminski, MV Jr.: Correlation of pressure sores and nutritional status. J Am Geriatr Soc 1986; 34:435–440.
18. Goodman, C, Boissonnault, WG, Fuller, KS: Laboratory test and values. In: Pathology: Implications for the Physical Therapist. Philadelphia, WB Saunders, 2003.
19. Marquez, RR: Wound evaluation. In: Clinical Wound Management. Thorofare, NJ, Slack, 1995.
20. Phillips, T, Stanton, B, Provan, A, et al: A study of the impact of leg ulcers on quality of life: Financial, social, and psychologic implications. J Am Acad Dermatol 1994; 31:49–53.
21. Dallam, L, Smyth, C, Jackson, BS, et al: Pressure ulcer pain: Assessment and quantification. J Wound Ostomy Continence Nurs 1995; 22:211–215; discussion 217–218.
22. Bond, MR, Pilowsky, I: Subjective assessment of pain and its relationship to the administration of analgesics in patients with advanced cancer. J Psychosom Res 1966; 10:203–208.
23. Bieri, D, Reeve, R, Champion, G, et al: The Faces Pain Scale for the self-assessment of the severity of pain experienced by children: Development, initial validation, and preliminary investigation for ratio scale properties. Pain 1990; 41:139–150.
24. Rook, JL: Wound care pain management. Adv Wound Care 1996; 9:24–31.
25. Ayello, EA, Braden, B: How and why to do pressure ulcer risk assessment. Adv Skin Wound Care 2002; 15:125–131; quiz 132–133.
26. Bergman-Evans, B, Cuddigan, J, Bergstrom, N: Clinical practice guidelines: Prediction and prevention of pressure ulcers. J Gerontol Nurs 1994; 20:19–26.
27. Braden, BJ, Bergstrom, N: Clinical utility of the Braden scale for predicting pressure sore risk. Decubitus 1989; 2:44–46, 50–51.
28. Norton, D: Calculating the risk: Reflections on the Norton Scale. 1989. Adv Wound Care 1996; 9:38–43.
29. Waterlow, JA: Reliability of the Waterlow score. J Wound Care 1995; 4:474–475.
30. Gosnell, DJ: Pressure sore risk assessment: A critique. The Gosnell scale. Decubitus 1989; 2(Pt 1):32–38.
31. Salzberg, CA, et al: A new pressure ulcer risk assessment scale for individuals with spinal cord injury. Am J Phys Med Rehabil 1996; 75:96–104.
32. Rochon, PA, et al: Risk assessment for pressure ulcers: An adaptation of the National Pressure Ulcer Advisory Panel risk factors to spinal cord injured patients. J Am Paraplegia Soc 1993; 16:169–177.
33. Lehman, CA: Risk factors for pressure ulcers in the spinal cord injured in the community. SCI Nurs 1995; 12:110–114.
34. Bedi, A: A tool to fill the gap. Developing a wound risk assessment chart for children. Prof Nurse 1993; 9:112–120.
35. Huffines, B, Logsdon, MC: The Neonatal Skin Risk Assessment Scale for predicting skin breakdown in neonates. Issues Compr Pediatr Nurs 1997; 20:103–114.
36. Waterlow, JA: Pressure sore risk assessment in children. Paediatr Nurs 1997; 9:21–24.
37. Boyko, EJ, et al: Prediction of diabetic foot ulcer occurrence using commonly available clinical information: The Seattle Diabetic Foot Study. Diabetes Care 2006; 29:1202–1207.
38. McGuckin, M: Venous Leg Ulcer Guideline. Wayne, PA, Health Management Publications, 1997.
39. Fahey, V: Vascular Nursing, ed 2. Philadelphia, WB Saunders, 1994.
40. Shai, A, Halevy, S: Direct triggers for ulceration in patients with venous insufficiency. Int J Dermatol 2005; 44:1006–1009.
41. Kannel, WB, McGee, DL: Update on some epidemiologic features of intermittent claudication: The Framingham Study. J Am Geriatr Soc 1985; 33:13–18.
42. Jonason, T, Ringqvist, I: Factors of prognostic importance for subsequent rest pain in patients with intermittent claudication. Acta Med Scand 1985; 218:27–33.
43. Hooi, JD, Stoffers, JE, Kester, AD, et al: Risk factors and cardiovascular diseases associated with asymptomatic peripheral arterial occlusive disease. The Limburg PAOD Study. Peripheral Arterial Occlusive Disease. Scand J Prim Health Care 1998; 16:177–182.
44. Cole, CW, Hill, GB, Fratad, E, et al: Cigarette smoking and peripheral arterial occlusive disease. Surgery 1993; 114:753–756; discussion 756–757.
45. Federman, DG, Trent, JT, Froelich, CW, et al: Epidemiology of peripheral vascular disease: A predictor of systemic vascular disease. Ostomy Wound Manage 1998; 44:58–62, 64, 66.
46. Bowlin, SJ, Medalie, JH, Flocke, SA, et al: Epidemiology of intermittent claudication in middle-aged men. Am J Epidemiol 1994; 140:418–430.
47. Fowkes, FG, Housley, E, Riemersma, RA, et al: Smoking, lipids, glucose intolerance, and blood pressure as risk factors for peripheral atherosclerosis compared with ischemic heart disease in the Edinburgh Artery Study. Am J Epidemiol 1992; 135:331–340.
48. Criqui, MH, Denenberg, JO, Langer, RD, et al: The epidemiology of peripheral arterial disease: Importance of identifying the population at risk. Vasc Med 1997; 2:221–226.
49. Gerhard, M, Baum, P, Raby, KE: Peripheral arterial-vascular disease in women: Prevalence, prognosis, and treatment. Cardiology 1995; 86:349–355.
50. Sibbald, RG, Orsted, HL, Coutts, PM, et al: Best practice recommendations for preparing the wound bed: Update 2006. Adv Skin Wound Care 2007; 20:390–405; quiz 406–407.
51. Schultz, GS, Barillo, DJ, Mozingo, DW, et al: Wound bed preparation and a brief history of TIME. Int Wound J 2004; 1:19–32.
52. Falanga, V: Classifications for wound bed preparation and stimulation of chronic wounds. Wound Repair Regen 2000; 8:347–352.

53. Schultz, GS, Sibbald, RTG, Falanga, V, et al: Wound bed preparation: A systematic approach to wound management. Wound Repair Regen 2003; 11(suppl):S1–S28.
54. Keast, DH, Bowering, K, Evans, W, et al: MEASURE: A proposed assessment framework for developing best practice recommendations for wound assessment. Wound Repair Regen 2004; 12(suppl):S1–S17.
55. Flanagan, M: Improving accuracy of wound measurement in clinical practice. Ostomy Wound Manage 2003; 49:28–40.
56. Flanagan, M: Wound measurement: Can it help us to monitor progression to healing? J Wound Care 2003; 12:189–194.
57. Hill, DP, Poore, S, Wilson, J, et al: Initial healing rates of venous ulcers: Are they useful as predictors of healing? Am J Surg 2004; 188(suppl):22–25.
58. Kantor, J, Margolis, DJ: A multicentre study of percentage change in venous leg ulcer area as a prognostic index of healing at 24 weeks. Br J Dermatol 2000; 142:960–964.
59. Arnold, TE, Stanley, JC, Fellows, EP, et al: Prospective, multicenter study of managing lower extremity venous ulcers. Ann Vasc Surg 1994; 8:356–362.
60. Margolis, DJ, Gross, EA, Wood, CR, et al: Planimetric rate of healing in venous ulcers of the leg treated with pressure bandage and hydrocolloid dressing. J Am Acad Dermatol 1993; 28:418–421.
61. Margolis, DJ, Allen-Taylor, L, Hoffstad, O, et al: The accuracy of venous leg ulcer prognostic models in a wound care system. Wound Repair Regen 2004; 12:163–168.
62. Sheehan, P, Jones, P, Caselli, A, et al: Percent change in wound area of diabetic foot ulcers over a 4-week period is a robust predictor of complete healing in a 12-week prospective trial. Diabetes Care 2003; 26:1879–1882.
63. Sheehan, P, Jones, P, Guirine, JM, et al: Percent change in wound area of diabetic foot ulcers over a 4-week period is a robust predictor of complete healing in a 12-week prospective trial. Plast Reconstr Surg 2006; 117(suppl):239S–244S.
64. Brown, GS: Reporting outcomes for stage IV pressure ulcer healing: A proposal. Adv Skin Wound Care 2000; 13:277–283.
65. Hess, CT: Care tips for chronic wounds: Pressure ulcers. Adv Skin Wound Care 2004; 17:477–479.
66. Majeske, C: Reliability of wound surface area measurements. Phys Ther 1992; 72:138–141.
67. Diamond, JE, Mueller, MJ, Delitto, A, et al: Reliability of a diabetic foot evaluation. Phys Ther 1989; 69:797–802.
68. Harding, KG: Methods for assessing change in ulcer status. Adv Wound Care 1995; 8(suppl):37–42.
69. Langemo, DK, Melland, J, Hanson, D, et al: Two-dimensional wound measurement: Comparison of 4 techniques. Adv Wound Care 1998; 11:337–343.
70. Samad, A, Hayes, S, French, L, et al: Digital imaging versus conventional contact tracing for the objective measurement of venous leg ulcers. J Wound Care 2002; 11:137–140.
71. Lagan, KM, Dusoir, AE, McDonough, SM, et al: Wound measurement: The comparative reliability of direct versus photographic tracings analyzed by planimetry versus digitizing techniques. Arch Phys Med Rehabil 2000; 81:1110–1116.
72. Thawer, HA, Houghton, PE, Woodbury, MG, et al: A comparison of computer-assisted and manual wound size measurement. Ostomy Wound Manage 2002; 48:46–53.
73. Griffin, JW, Tolley, EA, Tooms, RE, et al: A comparison of photographic and transparency-based methods for measuring wound surface area. Phys Ther 1993; 73:117–122.
74. Bohannon, RW, Pfaller, BA: Documentation of wound surface area from tracings of wound perimeters. Clinical report on three techniques. Phys Ther 1983; 63:1622–1624.
75. Cutler, NR, George, R, Seifert, RD, et al: Comparison of quantitative methodologies to define chronic pressure ulcer measurements. Decubitus 1993; 6:22–30.
76. Kutcher, J, Arnell, I: Documentation of skin using photography. Ostomy Wound Manage 1992; 38:23–24, 26–28.
77. Moore, K: Using wound area measurement to predict and monitor response to treatment of chronic wounds. J Wound Care 2005; 14:229–232.
78. Sussman, CASG: A uniform method to trace and measure chronic wounds. Poster presentation at: Symposium for Advanced Wound Care, San Francisco, CA, April 1991.
79. Schubert, V, Zander, M: Analysis of the measurement of four wound variables in elderly patients with pressure ulcers. Adv Wound Care 1996; 9:29–36.
80. Berg, W, Traneroth, C, Gunnarsson, A, et al: A method for measuring pressure sores. Lancet 1990; 335:1445–1446.
81. Bulstrode, CJ, Goode, AW, Scott, PJ: Stereophotogrammetry for measuring rates of cutaneous healing: A comparison with conventional techniques. Clin Sci (Lond) 1986; 71:437–443.
82. Frantz, RA, Johnson, DA: Stereophotography and computerized image analysis: A three-dimensional method of measuring wound healing. Wounds 1992; 4:58.
83. Ozturk, C, Nissannov, J, Dubin, S, et al: Measurement of wound healing by image analysis. Biomed Sci Instrum 1995; 31:189–193.
84. Plassmann, P, Jones, BF: Measuring leg ulcers by colour-coded structured light. J Wound Care 1992; 1:35.
85. Plassmann, P, Melhuish, JM, Harding, KG: Methods of measuring wound size: A comparative study. Ostomy Wound Manage 1994; 40:50–52, 54, 56–60.
86. Resch, CS, Kerner, E, Robson, MC, et al: Pressure sore volume measurement. A technique to document and record wound healing. J Am Geriatr Soc 1988; 36:444–446.
87. Altmeyer, P, Erbler, H, Kromer, T, et al: Interferometry: A new method for no-touch measurement of the surface and volume of ulcerous skin lesions. Acta Derm Venereol 1995; 75:193–197.
88. Ibbett, DA, et al: Measuring leg ulcers using a laser displacement sensor. Physiol Meas 1994; 15:325–332.
89. Keast, DH, Parslow, NE, Houghton, PE, et al: Best practice recommendations for the prevention and treatment of pressure ulcers: Update 2006. Adv Skin Wound Care 2007; 20:461–462.
90. Xakellis, GC Jr., Frantz, RA: Pressure ulcer healing: What is it? What influences it? How is it measured? Adv Wound Care 1997; 10:20–26.
91. The National Pressure Ulcer Advisory Panel: Pressure ulcers prevalence, cost and risk assessment: Consensus development conference statement—The National Pressure Ulcer Advisory Panel. Decubitus 1989; 2:24–28.
92. Henderson, CT, Ayello, EA, Sussman, C, et al: Draft definition of stage I pressure ulcers: Inclusion of persons with darkly pigmented skin. NPUAP Task Force on Stage I Definition and Darkly Pigmented Skin. Adv Wound Care 1997; 10:16–19.
93. Shea, JD: Pressure sores: Classification and management. Clin Orthop Relat Res 1975; 112:89–100.
94. Black, J, Baharestani, MM, Cuddigan, J, et al: National Pressure Ulcer Advisory Panel's updated pressure ulcer staging system. Adv Skin Wound Care 2007; 20:269–274.
95. NPUA Panel: Pressure ulcer healing: Controversy to consensus, assessment methods and outcomes. :8:1S.
96. Maklebust, J: Policy implications of using reverse staging to monitor pressure ulcer status. Adv Wound Care 1997; 10:32–35.
97. DeSanti, L: Pathophysiology and current management of burn injury. Adv Skin Wound Care 2005; 18:323–332; quiz 332–334.
98. Wachtel, TL, Berry, CC, Gillon, WC, et al: The inter-rater reliability of estimating the size of burns from various burn area chart drawings. Burns 2000; 26:156–170.
99. Rieg, LS, Jenkins, M: Burn injuries in children. Crit Care Nurs Clin North Am 1991; 3:457–470.
100. Hettiaratchy, S, Papini, R: Initial management of a major burn: Assessment and resuscitation. BMJ 2004; 329(Pt 2):101–103.
101. Richard, R: Assessment and diagnosis of burn wounds. Adv Wound Care 1999; 12:468–471.
102. Wagner, FW Jr.: The dysvascular foot: a system for diagnosis and treatment. Foot Ankle 1981; 2:64–122.
103. Armstrong, DG, Lavery, LA, Harkless, LB: Validation of a diabetic wound classification system. The contribution of depth, infection, and ischemia to risk of amputation. Diabetes Care 1998; 21:855–859.

104. Gardner, SE, Frantz, RA, Doebbeling, BN: The validity of the clinical signs and symptoms used to identify localized chronic wound infection. Wound Repair Regen 2001; 9:178–186.
105. Gardner, SE, et al: A tool to assess clinical signs and symptoms of localized infection in chronic wounds: development and reliability. Ostomy Wound Manage 2001; 47:40–47.
106. Kerstein, MD: Moist wound healing: The clinical perspective. Ostomy Wound Manage 1995; 41(suppl):37S–44S; discussion 45S.
107. Pollack, SV: The wound healing process. Clin Dermatol 1984; 2:8–16.
108. Winter, GD: Formation of the scab and reepithelialization of superficial wounds in the skin of the young domestic pig. Nature 1965; 193:293.
109. Wysocki, AB: Wound fluids and the pathogenesis of chronic wounds. J Wound Ostomy Continence Nurs 1996; 23:283–290.
110. Thomas, DR, et al: Pressure ulcer scale for healing: Derivation and validation of the PUSH tool. The PUSH Task Force. Adv Wound Care 1997; 10:96–101.
111. Maklebust, J: PUSH Tool reality check: audience response. Pressure Ulcer Scale for Healing. Adv Wound Care 1997; 10:102–106.
112. Bates-Jensen, BM: The Pressure Sore Status Tool a few thousand assessments later. Adv Wound Care 1997; 10:65–73.
113. Sussman, C: Assessment of the skin and wound. In: Wound Care. Gaithersburg, MD, Aspen Publications, 1998.
114. Wolf, S: Guide to Electronic Measurements and Laboratory Practice, ed 2. Englewood Cliffs, NJ, Prentice Hall, 1983, p 347.
115. Dyson, M, et al: Wound healing assessment using 20 MHz ultrasound and photography. Skin Res Technol 2003; 9:116–121.
116. Quintavalle, PR, et al: Use of high-resolution, high-frequency diagnostic ultrasound to investigate the pathogenesis of pressure ulcer development. Adv Skin Wound Care 2006; 19:498–505.
117. Fornage, BD, Deshayes, JL: Ultrasound of normal skin. J Clin Ultrasound 1986; 14:619–622.
118. Fornage, BD, et al: Imaging of the skin with 20-MHz US. Radiology 1993; 189:69–76.
119. Robson, MC, Barbul, A: Guidelines for the best care of chronic wounds. Wound Repair Regen 2006; 14:647–648.
120. Robson, MC, et al: Guidelines for the treatment of venous ulcers. Wound Repair Regen 2006; 14:649–662.
121. Steed, DL, et al: Guidelines for the treatment of diabetic ulcers. Wound Repair Regen 2006; 14:680–692.
122. Whitney, J, et al: Guidelines for the treatment of pressure ulcers. Wound Repair Regen 2006; 14:663–679.
123. Hopf, HW, et al: Guidelines for the treatment of arterial insufficiency ulcers. Wound Repair Regen 2006; 14:693–710.
124. Pinzur, MS, et al: Guidelines for diabetic foot care: Recommendations endorsed by the Diabetes Committee of the American Orthopaedic Foot and Ankle Society. Foot Ankle Int 2005; 26:113–119.
125. Hirsch, AT, et al: ACC/AHA Guidelines for the Management of Patients with Peripheral Arterial Disease (lower extremity, renal, mesenteric, and abdominal aortic): A collaborative report from the American Associations for Vascular Surgery/Society for Vascular Surgery, Society for Cardiovascular Angiography and Interventions, Society for Vascular Medicine and Biology, Society of Interventional Radiology, and the ACC/AHA Task Force on Practice Guidelines (Writing Committee to Develop Guidelines for the Management of Patients with Peripheral Arterial Disease)—Summary of recommendations. J Vasc Interv Radiol 2006; 17:1383–1397; quiz 1398.
126. Eager, CA: Monitoring wound healing in the home health arena. Adv Wound Care 1997; 10:54–57.
127. Jessup, RL: What is the best method for assessing the rate of wound healing? A comparison of 3 mathematical formulas. Adv Skin Wound Care 2006; 19:138–147.
128. Tallman, P, et al: Initial rate of healing predicts complete healing of venous ulcers. Arch Dermatol 1997; 133:1231–1234.
129. Gilman, T: Parameter for measurement of wound closure. Wounds 1990; 3:95–101.
130. Gorin, DR, et al: The influence of wound geometry on the measurement of wound healing rates in clinical trials. J Vasc Surg 1996; 23:524–528.
131. Rothstein, M, Roy, SH, Wolf, SL: The Rehabilitation Specialists Handbook, ed 2. Philadelphia, FA Davis, 1998.
132. Konstaninides, NN: Principles of nutritional support. In: Acute and Chronic Wounds. 1992, St. Louis, Mosby, 1992.
133. Panik, M, Paz, J: Vascular system and hematology. In: Acute Care Handbook for Physical Therapy. Boston, Butterworth-Heinemann, 1997.
134. Manum, K: Nutritional Aspects of Reducing the Risk for Integumentary Impairments. Presented to: American Physical Therapy Combined Sections Meeting, Seattle, WA, 1999.
135. Guralnik, JM: Occurrence and predictor of pressure sores in the national health and nutrition examination survey. J Am Geriatr Soc 1988; 36:807.
136. Feedar, J: Prevention and management of pressure ulcers. In: Wound Healing: Alternatives in Management. Philadelphia, FA Davis, 1995, p. 186.
137. Jalali, R, Rezaie, M: Predicting pressure ulcer risk: Comparing the predictive validity of 4 scales. Adv Skin Wound Care 2005; 18:92–97.
138. Pancorbo-Hidalgo, PL, et al: Risk assessment scales for pressure ulcer prevention: A systematic review. J Adv Nurs 2006; 54:94–110.
139. Lindgren, M, et al: A risk assessment scale for the prediction of pressure sore development: Reliability and validity. J Adv Nurs 2002; 38:190–199.
140. Bergstrom, N, Braden, BJ: Predictive validity of the Braden Scale among black and white subjects. Nurs Res 2002; 51:398–403.
141. Benbow, SJ, et al: The prediction of diabetic neuropathic plantar foot ulceration by liquid-crystal contact thermography. Diabetes Care 1994; 17:835–839.
142. Bresater, LE, Welin, L, Romanus, B: Foot pathology and risk factors for diabetic foot disease in elderly men. Diabetes Res Clin Pract 1996; 32:103–109.
143. Lavery, LA, et al: Practical criteria for screening patients at high risk for diabetic foot ulceration. Arch Intern Med 1998; 158:157–162.
144. Macfarlane, RM, Jeffcoate, WJ: Factors contributing to the presentation of diabetic foot ulcers. Diabet Med 1997; 14:867–870.
145. McNeely, MJ, et al: The independent contributions of diabetic neuropathy and vasculopathy in foot ulceration. How great are the risks? Diabetes Care 1995; 18:216–219.
146. Frykberg, RG: The team approach in diabetic foot management. Adv Wound Care 1998; 11:71–77.
147. Murray, HJ, et al: The association between callus formation, high pressures and neuropathy in diabetic foot ulceration. Diabet Med 1996; 13:979–982.
148. Abbott, CA, et al: Multicenter study of the incidence of and predictive risk factors for diabetic neuropathic foot ulceration. Diabetes Care 1998; 21:1071–1075.
149. Bennett, PJ, Stocks, AE, Whittam, DJ: Analysis of risk factors for neuropathic foot ulceration in diabetes mellitus. J Am Podiatr Med Assoc 1996; 86:112–116.
150. Young, MJ, et al: The prediction of diabetic neuropathic foot ulceration using vibration perception thresholds. A prospective study. Diabetes Care 1994; 17:557–560.
151. Abbott, CA, et al: The North-West Diabetes Foot Care Study: Incidence of, and risk factors for, new diabetic foot ulceration in a community-based patient cohort. Diabet Med 2002; 19:377–384.
152. Brown, G: Wound documentation: managing risk. Adv Skin Wound Care 2006; 19:155–165; quiz 165–167.
153. Fleck, CA: Identifying infection in chronic wounds. Adv Skin Wound Care 2006; 19:20–21.
154. Bates-Jensen, BM: Management of exudate and infection. In: Wound Care. Gaithersburg, MD, 1998, p 159.
155. Ferrell, BA, Artinian, BM, Sessing, D: The Sessing scale for assessment of pressure ulcer healing. J Am Geriatr Soc 1995; 43:37–40.

156. Ferrell, BA: The Sessing Scale for measurement of pressure ulcer healing. Adv Wound Care 1997; 10:78–80.
157. Woodbury, MG, et al: Pressure ulcer assessment instruments: A critical appraisal. Ostomy Wound Manage 1999; 45:42–45, 48–50, 53–55.
158. Bates-Jensen, BM, McNees, P: Toward an intelligent wound assessment system. Ostomy Wound Manage 1995; 41(suppl):80S–86S; discussion 87S.
159. Bates-Jensen, BM, Vredevoe, DL, Brecht, ML: Validity and reliability of the Pressure Sore Status Tool. Decubitus 1992; 5:20–28.
160. de Laat, EH, Scholte op Reimer, WJ, van Achterberg, T: Pressure ulcers: Diagnostics and interventions aimed at wound-related complaints: a review of the literature. J Clin Nurs 2005; 14:464–472.
161. Mullins, M, Thomason, SS, Legro, M: Monitoring pressure ulcer healing in persons with disabilities. Rehabil Nurs 2005; 30:92–99.
162. Gardner, SE, et al: A prospective study of the pressure ulcer scale for healing (PUSH). J Gerontol A Biol Sci Med Sci 2005; 60:93–97.
163. Berlowitz, DR, et al: The PUSH tool: A survey to determine its perceived usefulness. Adv Skin Wound Care 2005; 18:480–483.
164. Stotts, NA, et al: An instrument to measure healing in pressure ulcers: Development and validation of the pressure ulcer scale for healing (PUSH). J Gerontol A Biol Sci Med Sci 2001; 56:M795–M799.
165. Krasner, D: Wound Healing Scale, version 1.0: A proposal. Adv Wound Care 1997; 10:82–85.
166. Sussman, C, Swanson, G: Utility of the Sussman Wound Healing Tool in predicting wound healing outcomes in physical therapy. Adv Wound Care 1997; 10:74–77.
167. Orsted, H, et al: Best practice recommendations for the prevention, diagnosis and treatment of diabetic foot ulcers: Update 2006. Wound Care Canada 2006; 4:57.
168. Burrows, C, et al: Best recommendations for the prevention and treatment of venous leg ulcers: Update 2006. Wound Care Canada 2006; 4:
169. Margolis, DJ, et al: Risk factors for delayed healing of neuropathic diabetic foot ulcers: A pooled analysis. Arch Dermatol 2000; 136:1531–1535.
170. Margolis, DJ, et al: Diabetic neuropathic foot ulcers: The association of wound size, wound duration, and wound grade on healing. Diabetes Care 2002; 25:1835–1839.
171. Margolis, DJ, et al: Diabetic neuropathic foot ulcers: Predicting which ones will not heal. Am J Med 2003; 115:627–631.
172. Valdes, AM, Angderson, C, Giner, JJ: A multidisciplinary, therapy-based, team approach for efficient and effective wound healing: A retrospective study. Ostomy Wound Manage 1999; 45:30–36.
173. Narayanan, S, et al: Comparison of pressure ulcer treatments in long-term care facilities: Clinical outcomes and impact on cost. J Wound Ostomy Continence Nurs 2005; 32:163–170.
174. Bolton, L, et al: Wound-healing outcomes using standardized assessment and care in clinical practice. J Wound Ostomy Continence Nurs 2004; 31:65–71.
175. van Rijswijk, L, Polansky, M: Predictors of time to healing deep pressure ulcers. Ostomy Wound Manage 1994; 40:40–2, 44, 46–48.
176. Skene, AI, et al: Venous leg ulcers: a prognostic index to predict time to healing. BMJ 1992; 305:1119–1121.
177. Meaume, S, Couilliet, D, Vin, F: Prognostic factors for venous ulcer healing in a non-selected population of ambulatory patients. J Wound Care 2005; 14:31–34.
178. Phillips, TJ, et al: Prognostic indicators in venous ulcers. J Am Acad Dermatol 2000; 43:627–630.
179. Lavery, LA, et al: Home monitoring of foot skin temperatures to prevent ulceration. Diabetes Care 2004; 27:2642–2647.
180. van Rijswijk, L: Full-thickness pressure ulcers: patient and wound healing characteristics. Decubitus 1993; 6:16–21.

chapter 7 장

순환계와 신경계의 평가

Assessing the Circulatory and Neurological Systems

상처의 표면을 평가하는 것만으로도 상처 치유의 비율에 대한 정보를 제공할 수 있으며, 피부 주위의 관찰과 평가를 통해 순환계와 신경계에 관한 정보를 얻을 수 있다. 예를 들어, 발가락 또는 다리의 털이 빠지는 것은 관류가 충분하지 않은 것을 의미한다. 마찬가지로, 발바닥의 가벼운 접촉(light touch) 감각의 감소는 발바닥에 궤양이 발달할 위험이 있다는 것이다.

본 장에서는 다리의 궤양을 평가하기 위해 유용하게 사용할 수 있는 혈관과 신경학적 검사에 관한 구성요소들에 중점을 둔다. 동맥관류, 정맥흐름, 판막기능, 감각검사 등의 신경혈관적 검사의 중요한 측면에 대해 논의할 것이다.

동맥관류 (Arterial Perfusion)

미국에서는 1,200만명이 넘는 인구가 말초동맥질환(Peripheral arterial disease; PAD)를 앓고 있는 것으로 추정되며 이들 중 절반 이상이 자각증상이 없거나 비전형적인 형태로 나타난다.[1,2] 비록 PAD에 대해서는 17장에서 더 많이 논의되겠지만, 여기서는 동맥 위험의 손상 정도에 대한 정보를 제공할 수 있는 활용 가능한 여러 가지 검사방법에 대해서 찾아볼 것이다. 대부분의 이러한 검사들은 정교하고 비침습적이며 어떤 것들은 수행이 간단하면서도 가치 있는 임상정보를 제공하고 있다.

혈관검사는 팔 : 다리의 육안검사를 통해 영양 변화에 특별히 주의를 기울이면서 시작한다. 영양 변화에는 건조한 피부, 윤이 나는 피부, 그리고 털이 없는 피부 등이 포함된다. 또한 특히 발바닥의 피부가 갈라지는 것은 주의해야 한다. 손톱 또한 부식되거나 부러지는 경향이 있다.

맥박 (Pulses)

팔 · 다리의 맥박 촉진은 매우 간단하지만 어떤 경우에는 말초 혈류를 평가하는 결정적인 방법이다. 그럼에도 불구하고, 말초동맥 촉진을 하지 않는 사지 검사는 없다. 맥박의 질도 중요하지만 양쪽을 비교하는 것 역시 문제를 파악하는 것을 도울수 있다.

반드시 검사해야 하는 다리 동맥은 엉덩동맥(장골동맥, iliac artery), 넙다리동맥(대퇴동맥, femoral), 오금동맥(슬와동맥, popliteal), 발등동맥(족배동맥, dorsalis pedis artery), 뒤정강동맥(후경골동맥, posterior tibial artery)이다. 오금 맥박은 때로 무릎의 깊은 곳에 위치하기 때문에 촉진이 어려울 수 있다. 오금동맥 촉진은 무릎을 살짝 굽혔을 때 쉬워진다. 맥박의 존재 또는 부재를 기록하는 것뿐 아니라, 맥박의 질도 다음의 등급으로 나뉜다:

0 = 부재
1+ = 거의 촉진하기 힘든 상태
2+ = 맥박의 감소
3+ = 정상 맥박
4+ = 정상보다 강함; 동맥류 가능성

당뇨의 합병증으로 많이 나타나는 샤르코 신경병증(Charcot neuropathy)이 있는 환자의 먼쪽 동맥에서는 3+와 4+ 맥박이 나타나는 것이 흔하다. 이는 혈관운동 조절이 상실되어 동맥이 팽창된 상태로 남을 수 있다.

핵심 7.1

샤르코 신경병증은 발달된 감각 신경병증의 징후에도 불구하고 발등동맥의 결합(bounding)이 있는 것이 흔하다.

의존성 발적 (Rubor of Dependency)

발적 검사는 하지 허혈의 존재를 평가하는 것이다.[3] 바로누운 자세에서 환자를 평가한다. 검사자는 검사하기 전 발바닥의 색깔을 기록한다. 다음, 다리를 수동적으로 45° 올린 다음, 그 상태에서 60초간 멈춘다. 동맥부전이 있다면, 발은 핼쑥해진다.[2] 다음 발을 매단 자세로 되돌린다. 정상적인 상황에서는, 발의 피부색이 15초 안에 붉게 돌아와야 한다. 동맥 질환이 있는 환자는 색이 어두운 붉은 색으로 변한다(그림 7-1). 이는 의존성 발적의 양성 검사이다.

정맥충만시간 (Venous Filling Time)

정맥충만 검사는 의존성 발적 검사만큼이나 동맥을 평가할 수 있는 또 다른 검사이다. 색의 변화를 보기 위해서 발바닥을 검사하지 않고, 발등쪽 정맥을 살펴본다. 환자는 바로누운 자세에서 검사되며 다리를 수동적으로 올리게 된다. 심장 위로 다리를 올리면, 다리의 정맥이 텅비게 된다. 다음, 다리를 침상 가장자리로 되돌린 후 검사자는 발 정맥이 팽창되는 시간을 측정한다(그림 7.2). 여기서도 정상상태로 돌아오는데 15초 정도 걸리며, 30초 이상 걸리면, 동맥질환을 의미한다. 이러한 검사를 수행하기위해서는 환자는 반드시 정상적인 정맥 기능을 가져야 한다. 정맥 판막에 이상이 있으면, 혈류 흐름이 반대로 흐르게 되어 검사자로 하여금 동맥의 혈류가 정상인 것처럼 생각하게 만든다.

핵심 7.2

정맥 판막이 불완전하다면, 정맥 충만 시간 검사를 할 때, 동맥의 유입상태의 정확한 평가가 불가능하다.

모세혈관 재충만 검사 (Capillary Refill Test)

모세혈관 재충만 검사는 동맥의 작은 혈관에 추가적인 정보를 제공한다. 이 테스트는 하지의 각 발가락에 2~3초간 가벼운 압박을 적용하는 것으로 수행된다. 압박을 풀었을 때, 발가락의 모세혈관은 재빨리 재충만되어 발가락의 색이 붉어져야 한다. 관류가 부적절하면, 발가락은 3초 이상 창백한 채로 남아있게 된다.

파행 발병 시간 (Claudication Onset Time)

하지의 폐색성 동맥질환의 특징 중 하나는 간헐적 파행이라는 용어로 사용되는 보행 시 허혈성 장딴지 통증이다. 이러한 통증 현상은 활동 중 혈액과 산소의 공급이 부족하여 근육의 경련으로 인해 발생한다. 경련으로 인해 보행을 멈추게 되고 환자는 통증이 가라앉을 때까지 휴식을 취해야 하며 통증이 다시 돌아오기 전까지만 활동을 재개하게 된다. 연구에 의하면 점진적인 보행프로그램에 참여한 간헐적 보행 환자들이 보행 지구력이 증진되었다고 보고하고 있다.[5,6]

파행의 발병 시간은 증상을 객관화하고 환자의 진행사항을 평가하기 위해 사용된다. 이 검사는 환자를 트레드밀에서 시간당 1마일의 속도로 걷게 하여 파행이 나타나면 멈추도록 하여 검사한다. 이때 경과한 시간을 기록하여 점진적인 보행프로그램의 수치로 사용한다.

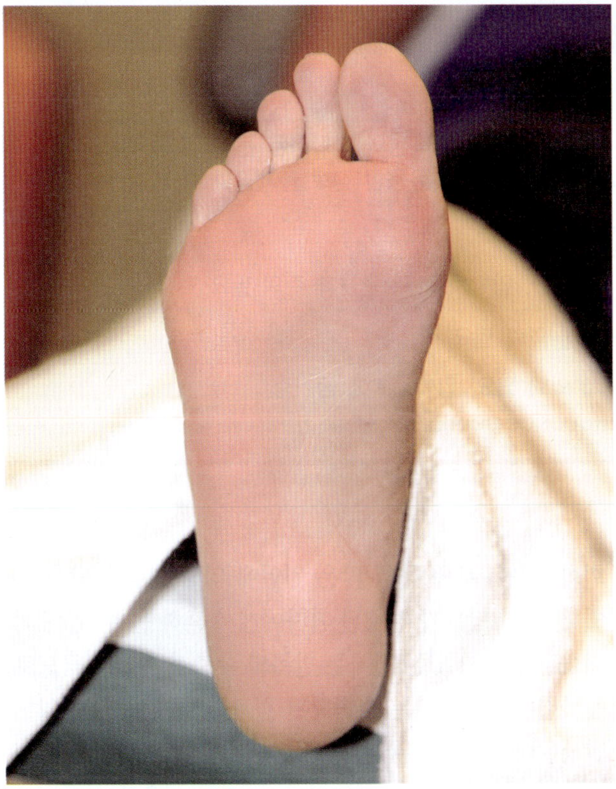

그림 7.1 *의존성 발적. 오른쪽 발바닥이 동맥질환으로 인해 의존성 발적 양성 검사를 수행하는 동안 상처로 인한 이차성 허혈이 나타나 붉은색으로 보인다.*

미국 스포츠의학대학(ACSM) 또한 주관적인 파행의 등급을 환자들에게 제공하기 위한 척도를 제시하였다:[7]

등급 I : 최소한 운동 시 통증, 불편함, 경련 또는 약화
등급 II : 운동 시 중등도의 통증, 불편함, 경련 또는 약화
등급 III : 운동 시 심각하고 강한 통증, 불편함, 경련 또는 약화
등급 IV : 운동 시 극심하고 참기 힘든 통증, 불편함, 경련 또는 약화

발목-팔 지수 (Ankle-Brachial Index)

발목-팔 지수(ABI)는 발목의 수축기 혈압을 위팔의 수축기 혈압으로 나눈 값이다.[8] 이 수치를 이용하여 치료를 위한 임상 결정을 위해 사용하기도 하며 때로는 혈관 전문의에게 의뢰를 하기도 한다. 표 7.1 일반적으로 특정 ABI 수치에 따른 다양한 증상을 해석을 제공한다. ABI를 계산하기 위해 도플러 초음파검사를 이용하여 위팔과

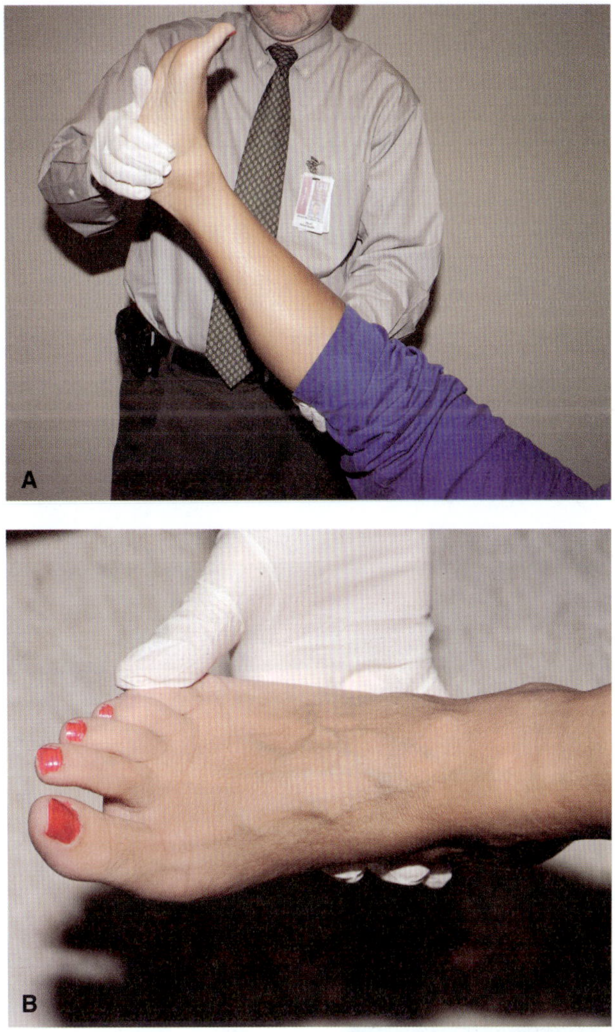

그림 7.2 *동맥 흐름을 평가하기 위한 정맥 충만 시간검사. (A) 정맥혈을 흘려보내기 위해 다리를 심장높이까지 들어올린다. (B) 다리를 수동적으로 내림한 후 정맥이 다시 차는 시간을 기록한다.*

뒤정강 또는 발등동맥의 수축기 혈압을 측정한다. 일반적으로 5 MHz 프로브의 도플러 초음파를 사용하여 깊은 혈관 또는 부종이 있을 때 측정한다. 표층의 혈관을 측정하기 위해 8 MHz 프로브를 사용된다.

처음, 검사는 위팔의 압박 커프를 감는 것으로 시작한다. 하이드로겔 접촉매질을 팔오금(주와, antecubital fossa) 안의 위팔정맥 위로 둔다. 프로브를 45° 부분에 두어 초음파 빔이 혈관의 적혈구의 유출 위로 직접 닿을 수 있도록 한다. 동맥 신호가 감지되면, 압박커프의 공기를 제거하고 흐름이 돌아오는 시간을 표기한다. 이것이 수축기 혈압이다. 같은 방법으로 바로누운 환자의 다리에 반복하고 압

표 7-1 발목-팔 지수(ABI) 해석[9,10]

ABI	임상 의미
1.2	오래 서 있는 당뇨환자에게 해당될 수 있으며, 이는 비압축성의 석회화된 큰 다리 동맥을 의미한다(뒤정강동맥 및 오금동맥). 이러한 경우, ABI는 유용한 정보를 제공할 수 없다.
1.0	정상적인 동맥 혈류. 압박치료가 가능하다.
0.8–1.0	경증의 동맥 협착성 질환. 증상은 없을 수 있다. 압박치료 시 관찰과 주의 필요.
0.5–0.8	중등도의 동맥 협착성 질환. 혈관전문의에게 의뢰 필요.
0.5 이하	중증의 동맥 협착성 질환. 혈관전문의에게 의뢰 필요. 압박치료에 금기증. 괴사와 감염 위험이 높아 괴사조직 제거(debridement)를 할 수 없다.

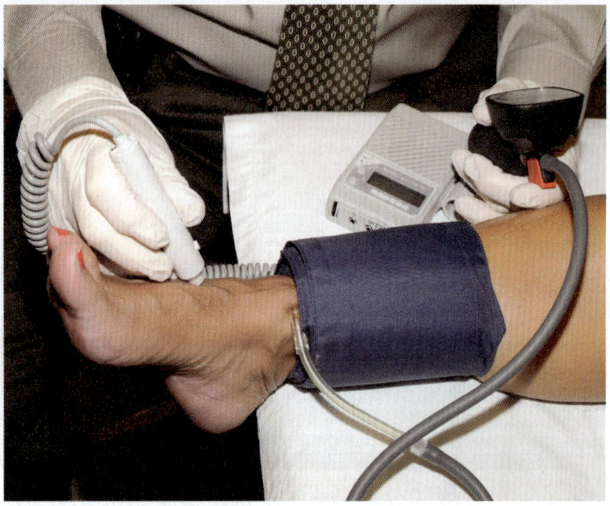

그림 7.3 *발등동맥의 발목 수축기 혈압을 측정하기 위해 도플러 초음파 프로브를 사용중이다.*

박커프는 발목 주변에 둔다. 접촉매질을 둔 다음 초음파의 프로브를 발등동맥(dorsalis pedis) 또는 뒤정강동맥(posterior tibial artery) 위로 45° 상류로 둔다(그림 7.3). 동맥 흐름이 감지되면 팔에서와 같은 방법으로 커프의 바람을 뺀다. 흐름이 멈추면 커프를 천천히 바람을 빼고 첫 번째 소리가 들릴 때 동맥의 수축기 혈압을 측정한다. 그 다음 다리의 수축기 혈압을 팔의 수축기 혈압으로 나누어 발목–팔 지수를 구한다.

도플러 초음파기기로 얻어지는 가청신호는 빔이 적혈구를 지날 때 반사되는 도플러 효과(Doppler effect)로 만들어진다. 이는 초음파의 빈도수를 바꾸어 초음파 기기를 가청신호로 전환하여 만들어진다.

초음파 검사의 정확성은 불충분한 심박출량, 동맥의 석회화, 비만, 부종 등의 많은 원인에 의해 영향을 받을 수 있다. 또한 당뇨가 진행된 환자에게서 흔히 볼 수 있는 석회화된 동맥이 있는 환자는 발목의 수축기 혈압이 극도로 높아질수 있다. 이는 석회화된 혈관이 압축이 되지 않아 발생한다. 이런 경우, 검사자는 정상에 비해 다리 혈류의 흐름이 부정확하다고 보고한다. 이러한 이유로 인해, 1.2 보다 큰 ABI는 의심을 해보고 발가락검사 등의 추가적인 검사를 수행해야 한다. 발가락의 수축기 혈압은 정상적으로 팔의 수축기 혈압의 60%~90% 사이이다. 발가락 혈압이 45 mmHg 이하이면 상처치유에 부적절한 관류를 의미한다.[13]

핵심 7.3

1.2 보다 큰 도플러 지수는 석회화된 혈관으로서 동맥의 효과적인 압축을 막는다.

분절 압력 (Segmental Pressures)

ABI를 결정하기 위한 표준검사 외에도, 분절의 수축기 혈압을 얻는 것도 의미가 있다. 분절 혈압은 일반적으로 발목(무릎 아래로), 허벅지 아랫부분과 윗부분을 측정한다. 글상자 7.1에 분절 검사를 위한 단계가 나와 있다. 각 단계에서의 지수는 ABI 검사에서와 같은 방법으로 측정한다. 한 단계에서 다음 단계로의 수치의 하락은 평가자로 하여금 폐쇄된 구역의 위치를 알게 해 준다.

분절 검사는 또한 맥박파형 지도(mapping)를 허락한다. 파형의 감쇠는 폐쇄성 동맥질환을 의미한다.

글상자 7.1 분절 압력 절차 : 도플러 초음파[10,14]

1. 환자를 바로누운 자세로 둔다; 다리는 무릎을 편 채로, 엉덩관절을 가쪽돌림 자세로 한다.
2. 팔동맥의 45–60° 위에서 혈압커프와 도플러 프로브를 사용하여 위팔의 수축기 혈압을 측정한다. 가장 높은 팔 동맥 압력을 기록한다.
3. 혈압커프를 발목에 채운다. 분절 압력을 측정하기 위하여, 커프를 무릎 아래의 정강이 중간쯤과 허벅지 위쪽에 둔다. 정확한 측정을 위해 커프는 팔다리 직경보다 약 20% 커야 한다.
4. 도플러 프로브를 혈관 위에 두고, 45°–60°로 둔다. 발등동맥 또는 뒤정강동맥의 압력을 기록한다.
5. 도플러의 마지막 가청신호에서 발목의 커프를 20–30 mmHg까지 부풀린다. 압력을 풀고 첫 번째 도플러 가청신호가 들리는지 관찰한다. 발목의 수축기 압력을 기록한다.
6. 정확성을 위해 3회 반복하여 측정하고, 발목 압력중 가장 높은 값을 사용한다(동맥 커프를 부풀릴 때는 압력으로부터 회복되는 시간을 주기 위해 측정 간에는 1분의 시간을 둔다.)
7. 발목위의 동맥에도 같은 방법을 적용한다.
8. 발목–팔 지수(ABI)를 결정한다. ABI는 가장 높은 발목 압력을 가장 높은 팔 압력으로 나눈 값이다.

그림 7.4에서는 정상과 비정상 상태에서 도플러 초음파성 파형의 예를 보여준다.[15]

맥박 체적 기록 (Pulse Volume Recordings)

맥박 체적 기록(PVR)은 동맥질환을 검사하는 또 다른 유용한 평가도구이다. PVR은 도플러 파형검사와 비슷하지만, 심장 주기[15] 동안 압력의 변화를 측정하기 위해 사지에 감은 압박커프를 통해 박동의 흐름을 감지한다(그림 7.5). 일반적으로 검사는 공기가 들어간 커프 안으로 정량화된 양의 공기를 주사하여 수행된다. 주입된 공기의 양은 정맥을 압박하기에는 충분하지만 동맥의 흐름은 압박하지 않는다. 그 후 커프를 통해 박동의 흐름을 감지하며, 신호는 등압(pressure contour) 파형으로 전환된다. 정상 검사에서는 PVR은 중복맥박패임의 신호인 날카로운 상승곡선 다음에 하강곡선으로 이어지는 표준적인 동맥 파형을 만든다. 이러한 신호가 무딘 것은 동맥 질환을 의미한다.[14]

경피성 산소분압 (Transcutaneous Partial Pressure of Oxygen; $TcPo_2$)

경피성 산소분압 검사도 동맥 순환을 평가하는 유용한 도구이다. 이 검사는 산소감응 프로브를 피부에 다양한 지점에 부착하여 수행한다. 프로브는 부착 고리를 사용하여 밀봉되도록 한다. 또한 프로브는 피부를 41~44℃ 사이로 따뜻하게 유지되도록 열구성요소를 포함한다. 열은 피부 아래의 모세혈관을 확장시켜 적절한 관류를 유지한다.

발 궤양이 있을 때, 프로브는 전형적으로 발의 발등쪽, 발가락에 가까운 쪽에 둔다. 표 7.2에서는 유의한 $TcPo_2$ 결과와 상처치유에 어떻게 영향을 미치는지를 설명하였다.

피부관류압 (Skin Perfusion Pressure)

$TcPo_2$의 측정을 통해 상처치유의 결과를 예견하는 것은 수년간 사용되어 왔으나, 피부관류압(SPP)은 더욱 최근 대중화되고 있다. 레이저 도플러 혈류측정기를 사용하여, SPP는 또 다른 비침습적인 방법으로 미세 순환 흐름을 측정하는 방법이다. SPP는 동맥의 석회화로 인해 ABI로는 정확히 측정할 수 없는 손가락과 발가락의 허혈 환자를 평가하는데 특히 좋다.[18] Sample 등에 의한 연구에서, SPP는 상처치유를 예견하는 비율이 65%인 $TcPo_2$에 비해 92% 정확도를 갖고 있다고 보고하였다($P<0.1$).[19]

비침습 방법 (Invasive Techniques)

동맥, 정맥, 림프 흐름을 측정하는데 다양한 비침습 방법들이 있다. 이러한 검사들은 염색약 또는 방사성 동위원소의 주사, 혈관 영상학적 연구들을 포함한다. 동맥조영술, 정맥조영술, 림프조영술 등의 검사들이 이 범주에 포함된다. 이러한 연구들에 대한 자세한 내용은 9장에 소개되어 있다.

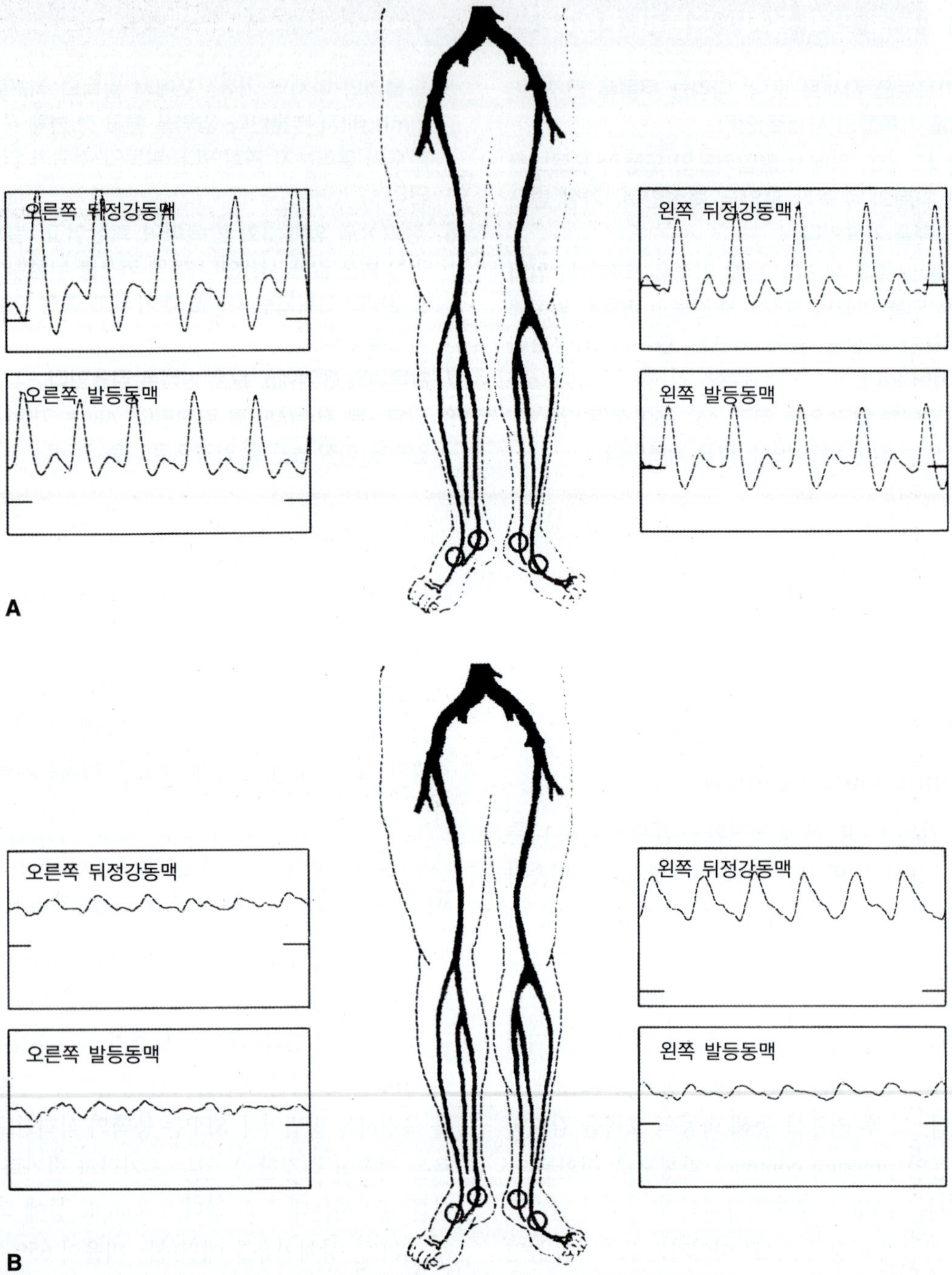

그림 7.4 *도플러 초음파 파형의 정상(A)과 비정상(B). (출처: Zink, M, Rousseau, P, Holloway, GA, et al: Lower extremity ulcers. In: Bryant, RA(ed): Acute and Chronic Wounds. St. Louis, Mosby, 1992, pp 176-177.)*

표 7-2 경피성 산소분압 (Transcutaneous partial pressure of oxygen; $TcPo_2$)[15-17]

$TcPo_2$	임상 의미
20 mmHg 이하	혈류 손상. 치유 가능성을 거의 기대할 수 없다. 발가락 근처의 경피성 산소분압이 30 mmHg 이하이면 발 궤양의 괴사조직 제거를 실시할 수 없다.
30 mmHg 이상	적절한 혈류; 치유 가능성이 있음. 상처의 관리는 괴사조직을 제거하는 것을 포함하여 일반적인 방법으로 한다.
40 mmHg 이상	정상 혈류

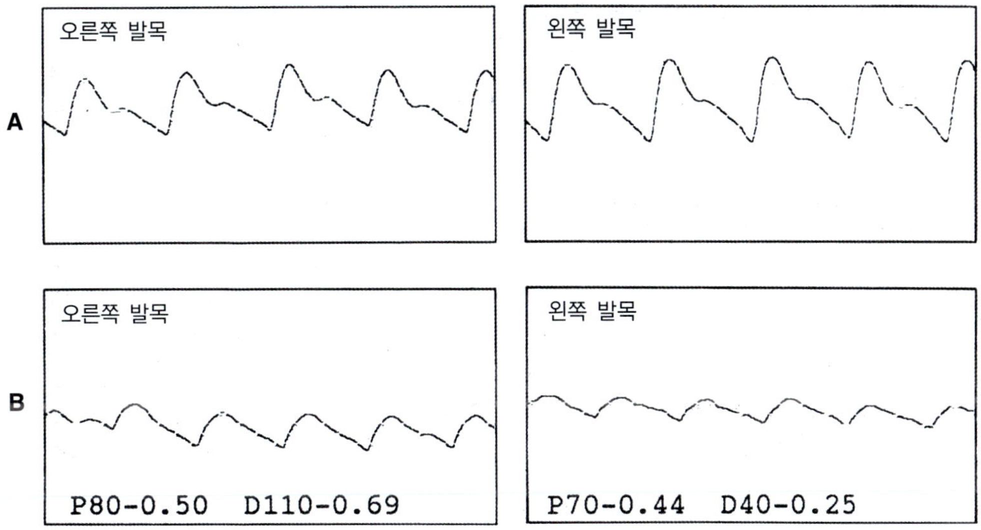

그림 7.5 *정상과 비정상 맥박 체적 기록. (A) 정상 트레이싱. (B) 동맥 협착성 질환으로 인한 비정상 트레이싱. (출처: Zink, M, Rousseau, P, Holloway, GA, et al: Lower extremity ulcers. In: Bryant, RA (ed): Acute and Chronic Wounds. St. Louis, Mosby, 1992, pp 176-177.)*

정맥흐름과 판막기능 (Venous Patency and Valvular Competence)

1994년 이전의 만성 정맥질환 분야는 정맥질환을 정확하게 설명할 수 있는 방법이 부족하였다. 그 당시 전문가들이 의사소통을 효율적으로 하기 위한 수단으로 CEAP 분류가 세계적으로 채택되었다. 임상(Clinical), 병인(Etiology), 해부학(Anatomy), 병리생리학(Pathophysiology)의 약어인 CEAP 분류는 미국 정맥 포럼의 국제 특별 위원회에서 만들어져 혈관외과학회(Society for Vascular Surgery)에서 추천되었다. 만들었던 시기에 처방체계는 고정된 것이 아니라, 과학적 기술적으로 변화할 수 있다고 하였다. 표 7.3에 2004년에 나온 분류체계가 제공되어 있다.[20]

CEAP 분류에 강조된 것처럼 많은 부분이 정맥계 시진을 통해 해부학, 병인, 병리생리학에 주의를 기울임으로써 배울 수 있다. 같은 맥락에서, 여러 간단한 신체검사 과정 기능적 상태에 대한 많은 정보를 제공할 수 있다. 이러한 검사들을 여기서 나타냈다.

타진 검사 (Percussion Test)

타진 검사는 표면층의 정맥 판막의 기능 상태를 평가하기 위한 촉진 검사이다. 정맥 판막이 적절히 작용할 때는 진동신호를 줄이기 위한 물침대의 소리울림판(baffle)처럼 작용한다. 선 자세에서, 두렁정맥(복재정맥, saphenous vein)에 한 손의 손가락으로 두드리는 동시에 다른 손으로 15~20cm 떨어진 곳을 두드리면 어떠한 촉진신호도 나타나지 않아야 한다. 그러나 반대로, 박동성 파형이 촉진되면 두 지점 사이의 판막의 부전이 있는 것이므로 전달이 되기 위해 진동을 해야 한다.

트렌델렌버그 검사 (Trendelenberg Test)

트렌델렌버그 검사는 발등의 먼쪽 얇은층 정맥이 재충만되는데 걸리는 시간을 측정하여 얇은층, 천공(perforator), 깊은층 정맥의 판막의 기능에 대한 정보를 제공한다. 이 검사는 환자를 바로누운 자세로 하여, 환자의 다리를 수동으로 올린다. 60초 후, 지혈대를 가까운쪽 허벅지 주위로 감고 환자를 선 자세로 보조하여 세운다. 검사자는 재빨리 발등에 있는 정맥에 혈액이 차는지 기록한다. 즉시 재충만되는 것은 천공계의 부전이 있는 것이다. 그 후 지혈대를 제거한다. 만일 발등에 있는 정맥에 추가적인 팽창이 있거나, 정맥이 처음 팽창되면 두렁넙다리문합(복재대퇴문합, saphenofemoral junction)이 원인이다. 이 검사를 너무 오랜시간 동안 진행하게 하면, 발등에 있는 정맥이 정상적인 동맥흐름으로 인해 채워질 수 있으므

표 7-3 개정된 2004 CEAP 분류[20]

C – 임상 분류
C0 – 정맥질환이 보이거나 촉진할 수 있는 징후가 없음
C1 – 모세혈관확장 또는 망상 정맥
C2 – 정맥류
C3 – 부종
C4a – 색소침착 또는 습진
C4b – 지방성 피부경화증 또는 백색위축(atrophie blanche)
C5 – 치유된 정맥성 궤양
C6 – 활성 정맥성 궤양
S – 증상(syptomatic), 통증, 조이는 느낌, 피부 염증, 둔함, 근육경련 그리고 정맥부전을 일으킬 수 있는 기타 다른 증상
A – 무증상(asymptomatic)
병인론 분류
Ec – 선천성
Ep – 원발성
Es – 이차성(혈전으로 인한)
En – 정맥성 원인이 확인되지 않음
해부학 분류
As – 얕은층 정맥
Ap – 천공성 정맥
Ad – 깊은 정맥
An – 정맥의 위치가 확인되지 않음
병리생리학 분류
기본적 CEAP – Pr–역류 Po–폐쇄 Pr,o–역류와 폐쇄
Pn–병리생리학적 분류가 확인되지 않음
발전된 CEAP – 기본적 CEAP에 더하여, 18가지의 다른 정맥 분절에 이름을 붙여 정맥의 병리적 위치를 명확히 하였다.

로 앞서 검사했던 정맥충만 시간 측정보다 빨리 수행해야 한다.

호만의 징후와 커프 검사 (Homan's Sign and Cuff Test)

장판지의 통증과 편측 부종이 있는 환자는 반드시 깊은 정맥혈전증(DVT)을 의심해야 한다. 여러 해 동안, DVT를 검사하기 위한 표준화된 임상검사기법으로 장판지를 쥐어짜 통증이 있는지를 살펴보는 호만의 징후가 있다. 이 검사의 주관적 본질은 DVT와 기타 근뼈대계 통증을 구별하기가 어렵다는 데 있다. 이 검사에 객관성을 제공하기 위한 방법으로 커프 검사를 실시한다. 커프 검사에서는 표준 혈압계 커프를 종아리에 두른 다음 조심스럽게 부풀린다. 장판지에 통증이 있다면, 커프 바람을 재빨리 빼고 확진을 위한 검사를 실시한다. 만일 커프 압력이 40 mmHg까지도 참을만하다면 DVT일 확률은 줄어들게 되지만 완전히 배제할 수는 없다.

DVT 환자는 일반적으로 압력이 40 mmHg까지 적용되기 전 통증을 느끼게 되므로 이 검사는 반정량적(semi-guantitatively)으로 주관적 증상의 기록 수단으로 사용된다.

도플러 평가 (Doppler Assessment)

환자가 정맥부전의 증상과 징후를 나타내면, 대부분의 환자가 동맥질환을 동시에 가지는 경우가 많으므로 동맥부전이 있는지도 알아보기 위해 ABI를 실시해야 한다. ABI가 0.8이면, 많은 임상가들이 어떠한 형태로든 압박치료에 대한 위험을 경고한다. 물론, ABI가 0.8인 많은 환자들이 아무런 어려움 없이 압박치료를 사용해왔으므로 이는 임상적으로 판단할 일이다.[22,23] ABI가 이 수준 이하로 내려가면, 긴 스트레칭 붕대(long stretch bandaging) 또는 강한 혈관압박(aggressive vasopneumatic compression)할 때 반드시 경고를 해 주어야 한다. 정맥질환의 압박치료는 30장에서 더 자세히 논의된다.

ABI를 알아보기 위해 도플러 초음파를 사용하는 것 외에도, 이 장비는 정맥 판막의 기능 및 정맥 폐쇄를 평가하기 위해서도 사용된다.[24] 정맥을 평가하기 위한 도플러 주파수 선택은 얇은층의 정맥에서는 8㎒, 깊은층의 정맥은 5㎒을 사용한다. 판막의 기능을 평가하기 위해, 도플러의 프로브는 정맥에 둔 채로 정맥신호를 얻는다. 정맥신호는 빠르고 짧고 날카로운 음과는 다르며 바람소리처럼 점점 감소하는 것으로 묘사된다. 신호가 처음 파악되면, 검사자는 10~15cm 가까운 쪽으로 정맥을 도수적으로 압박한다. 만일 도플러 프로브와 압박한 부위 사이의 판막이 이상이 있다면 정맥혈류가 역행하게 되어 도플러에서는 빈도가 증가된 소리가 나게 된다. 반대로, 혈액이 역류하려할 때 판막이 정상라면 가청신호가 갑자기 멈추게 되며 압박을 풀게 될 때 다시 시작된다. 마찬가지로, 도플러검사는 압박할 때 가까운 쪽에서는 잘 들리는데 먼쪽 정맥에서는 의심스러운 협착성 정맥질환을 평가하는 것에도 사용할 수 있다. 정맥통로가 정상이라면 정상적인 정맥신호의 갑작스러운 증가가 있어야 한다.

> **핵심 7.4**
>
> 정맥 먼쪽에 둔 도플러 프로브와 가까운 쪽의 정맥을 압박하는 동안의 소리를 들을 때 흐르는 신호가 더 커지는 것은 판막 기능부전으로 인한 환류를 의미한다.

공기 혈량측정법 (Air Plethysmography)

공기혈량측정법(APG)은 보행 시 정맥고혈압에 대한 양적 정보를 제공하며 정맥궤양이 이미 생겼거나 생기기 쉬운 환자의 질환 단계를 기록하는데 유용한 검사이다.[25,26] APG는 기록시스템을 사용하며 압력변환기와 마이크로프로세서가 내장된 압박커프를 사용하여 다리의 체적변화를 기록한다. 환자는 바로누워서 특수 커프를 장딴지를 따라 놓은 다음 환자가 일어서면 커프가 흘러내리지 않도록 충분한 압력을 주기 위해 공기를 넣는다. 검사의 첫 단계는 동맥의 유입을 평가하는 것이다. 혈압계커프를 허벅지의 가까운 쪽에 두른 다음 약 80mmHg의 압력이 되도록 공기를 넣는다. 이 압력은 동맥이 유입되는 동안 충분히 정맥의 순환을 폐쇄할 만큼이다. 정맥의 유출이 차단되었으므로 장딴지의 심부정맥과 정맥동의 혈류가 차오르기 시작한다. 기록계가 다리의 부피를 관찰하여, 동맥혈이 유입되는 속도를 기록한다. 혈류량이 일정하게 유지되면, 가까운쪽의 커프를 풀어준다. 정상적인 정맥 시스템에서는 1초 안에 부피가 40%까지 감소한다. 1초 안에 40%까지 부피가 감소하지 않으면 정맥기능이 손상된 것이다. 하지의 부피가 원래대로 되돌아오기까지 걸리는 총 시간은 양측 모두 측정해야 한다. 환자의 다리 순환이 정상적인 상태로 돌아오도록하기 위해 다음 검사를 시행하기까지 몇 분의 시간이 흐른다음 실시한다. 검사의 두 번째 부분에서는 환자의 종아리에 커프를 적용한 후 즉시 환자를 일으켜 세워 정맥충만시간을 측정한다. 종아리에 혈액이 다시 차는 속도를 기록한다. 2 mL/초의 속도는 정상 충만속도이다. 더 빨리 차는 것은 정맥혈이 역류하는 것을 막기 위한 밸브의 작용이 손상된 것을 의미한다. 다음, 종아리 박출계수를 환자를 발가락으로 서게 하여 측정하도록 한다. 정상적인 종아리 박출 부피는 종아리부피에서 60% 감소한다. 잔존 부피는 환자를 10발가락으로 서게 한 다음, 종아리 부피를 측정하여 기록한다. 보행성 정맥압은 잔존 부피와 일치한다. 상대적으로 쉬운 임상검사인 이 검사의 이점은 압박붕대를 감기 전과 후에 효율적으로 측정할 수 있다는 것이다.

광혈류측정기 (Photoplethysmography)

광혈류측정기는 정맥 충만시간의 측정을 통해 정맥 판막의 기능을 평가하는 또 다른 방법이다. 이 과정에서, 환자는 종아리의 정맥혈을 제거하기 위해 능동적으로 발목펌핑을 수행한다. 다음, 임상가는 발목 펌핑 후 정맥이 다시 차는 동안 정맥 혈류량을 알아내기 위해 적외선 등을 사용한다. 정상적으로 정맥이 다시 차는데 24초 이상이 걸린다. 판막이 손상된 경우 역류로 인해 더 빨리 차게 된다.[27]

정맥계를 평가하기 위한 여러 검사들은 판막 이상, 정맥역류 또는 DVT를 진단하기 위한 검사는 다음과 같다. 정맥을 시각적으로 보여주기 위한 영상기법을 이용한 정맥 도플러 초음파; 전기 임피던스를 이용한 혈관폐쇄와 정맥혈류의 변화를 진단하는 임피던스혈량측정법; 색 혈류 영상을 사용한 혈관초음파(duplex scanning); 방사선 동위원소 정맥촬영술(radionuclide venography); 정맥 방사선사진(radiograph). 자세한 내용은 9장을 참고 바란다.

감각기능의 평가 (Assessing the Sensory System)

감각 손상은 다리 손상 환자들에게서 흔히 볼 수 있는 증상 중의 하나이다. 특히, 당뇨환자의 평가 시에 더욱 그렇다. 당뇨로 인한 말초 신경병증은 잠행성(insidious)이고, 만성질환이므로, 관리하지 않을 경우 다리의 궤양과 절단을 야기할 수 있다.[28] 이상감각을 빨리 감지하는 것이 중요하며 임상가는 손상을 막기 위한 적절한 신발을 처방하도록 해야 한다. 신경전도 검사 등의 정교한 감각검사를 통해 말초신경계의 상태에 대한 중요한 정보를 제공할 수 있지만 모든 임상가들이 누구나 즉시 활용 가능한 것은 아니며, 본 장에서 다루지는 않는다. 대신 여기서는 대부분의 임상가들이 쉽게 수행할 수 있는 신뢰할 만하고 타당한 감각검사를 소개할 것이다.

촉감, 압박, 온도, 통증, 진동, 그리고 고유수용성감각은 모두 조직 손상을 예방하기 위해 필요하다. 감각 결손이 의심된다면, 임상가는 반드시 손상정도를 결정하기 위해 적절한 평가를 실시해야 한다.

가벼운 촉감 (Light Touch)

가벼운 촉감은 면봉 또는 부드러운 붓으로 평가할 수 있다. 환자는 눈을 감거나 검사하는 부위를 차단한 채로 있도록 한다. 다리의 다양한 부위 위로 가볍게 터치한 후 감각이 느껴질 때 "예" 또는 "지금"이라고 대답한다. 검사는 환자가 자극을 느끼고 반응하기에 충분한 시간을 두도록 천천히 수행하도록 하지만, 가벼운 촉감 대신 압력을 인지할정도로 지속적이거나 단단한 자극을 주지는 않도록 한다.

핀찌르기 (Pinprick)

통증 감각은 끝이 뾰족한 핀 또는 종이 클립을 피부 위에 눌러 검사하며 환자에게 자극에 대한 감각과 반대쪽으로 눌렀을때의 감각과 비교하도록 한다. 비교를 하는 것은 환자 다리의 변화를 빨리 감지할 수 있도록 도와준다. 핀찌르기감각과 가벼운 촉감은 검사가 어떻게 수행되었는지에 따라 검사자간 변이성(variability)의 문제를 내재하게된다. 그러나 Savic 등은 숙련된 검사자들 간의 핀찌르기 감각과 가벼운 촉각 검사에서 매우 높은 상관관계가 있으며 피어슨 상관계수와 등급내상관계수(intraclass correlation coefficient)가 0.96, $P<0.01$을 나타냈다고 보고하였다.[29]

위치감각 (Position Sense)

위치감각(고유감각)을 평가하기 위해, 임상가는 관절을 수동적으로 움직인다. 특히 발가락, 발목, 손가락, 또는 손목 등의 먼쪽 관절을 종종 사용한다. 임상가는 신체적 접촉을 최소화하도록 하여 다른 촉각 신호를 주어 결과를 교란시키지 않도록 해야 하며 검사가 진행될 동안 환자는 눈을 감도록 한다. 예를 들어, 임상가는 엄지발가락의 안쪽과 가쪽 면을 잡아 관절을 살짝 움직인 다음, 계속 잡고 있는 채로 즉시 환자에게 "위" 또는 "아래"인지 말하도록 지지한다. 운동 감각(movement sense or kinesthesia) 평가는 위치감각 검사와 비슷하다. 이 검사는 관절을 초기, 중간, 끝 범위로 움직여 검사한다. 관절이 움직이는 동안 "위" 또는 "아래"인지 환자가 답도록 지시한다. 여기에 설명된 모든 감각 검사방법은 환자가 온전한지, 손상되었는지, 또는 감각이 결여되었는지를 나타낸다.

이점 식별 감각 (Two-Point Discrimination)

이점 식별 감각 검사는 다리의 감각을 평가하는 데에는 잘 쓰이지 않으며 주로 손의 손상 시 종종 사용된다. 정적 검사와 동적 검사가 모두 수행된다. 정적 평가에서는, 끝이 두갈래로 갈라져 거리가 2~15 mm로 고정된 도구를 사용한다. 가벼운 촉각 감각이 온전한 피부에만 실시한다. 두갈래를 10~15 mm 떨어진 상태에서 시작하여 피부에 자극을 주지 않을 만큼의 가벼운 힘으로 터치한다. 하나 또는 두 개의 갈래를 사용하며 환자는 하나 또는 두 점이 닿는 것이 느껴지는지 상태를 말하도록 한다. 갈래의 수를 바꾸어주어, 환자의 대답에 대한 신뢰도록 증가시키도록 돕는다.[30]

동적 이점 식별 감각은 비슷한 방법으로 측정한다. 차이점은 갈래를 피부에 지속적으로 고정하여 두고 있는 것이 아니라, 짧은 거리로 이동하는 것이다. Dellon 등은 20명의 신경 손상환자에게 정적/동적 검사를 모두 실시하였다.[31] 동적 이점식별검사의 관찰자간 변이성은 93.3%, 정적 식별검사에서는 86.5%에서 1 mm 이하였다고 보고하였다.

진동감각 검사 (Vibratory Testing)

진동감각은 일반적으로 128㎐의 소리굽쇠(tatuning fork)를 사용한다. 소리굽쇠를 친 다음 손잡이 부분을 엄지발가락의 먼쪽 마디뼈사이관절에 둔다. 환자에게 자극이 느껴지는지 물어본 다음, 느껴진다면 더 이상 감각이 느껴지지 않을 때 얘기하라고 한다. 다음, 검사자는 환자가 진동을 계속 느끼고 있는지 봐야 한다. Dimitrakoudis와 Bril은 엄지발가락의 발등 쪽과 발바닥 쪽의 감각이 다르다고 보고하였다. 배쪽 부분이 자극에 대한 역치가 낮은 것으로 보고되었으며, 발등 쪽에는 거짓음성(false negative) 결과가 거의 없다고 보고하였다. 그러므로 검사 부위의 선택은 위 양성이 많은 높은 감각을 선택할 것인지, 거짓음성이 많은 낮은 감각을 선택할 것인지에 달려 있다.

Juma와 Mandal에 의한 최근 연구에서는 128㎐ 소리굽쇠와 512㎐ 소리굽쇠로 얻어진 결과 사이에 강한 상관

관계가 있다고 보고하였다.[33] 이러한 관점에서 그들은 더 작고 들고 다니기 편리하여 512㎐ 소리굽쇠를 추천하였다.

표준 양적 진동검사 외에, 질적 기법도 존재한다. Pestronk 등은 장딴지신경의 감각신경 활동전압과 비교한 양적 평가 사이의 강한 상관관계를 보고하였다.[34] 이는 다른 질적 검사보다 더욱 강한 관련이 있다. 이 검사는 Rydel–Seiffer 소리굽쇠(U.S. Neurologicals, Kirkland, WA)를 이용하여 실시한다. 이 장비는 한쪽 끝이 무거운 소리굽쇠로 128~64 ㎐ 사이로 전환된다. 강도가 줄어들기 시작하면, 소리굽쇠의 두 트라이앵글이 가까워지고 그 교차점이 올라간다. 환자가 진동을 더 이상 느낄 수 없게 되면 교차지점에 가까운 수를 기록한다.

보호감각 (Protective Sensation)

신경병증 환자에게 환자가 보호감각을 상실하였는지를 알아보기 위해 한 가지 검사를 실시한다. Semmes–Weinstein monofilament를 사용하여 발의 발바닥면의 보호감각의 유무를 평가한다.[35-38] 모노필라멘트(monofilament)는 1.65~6.65까지의 등급으로 나뉘어 발바닥에 갖다대어 힘을 주었을 때 모노필라멘트가 휘도록 한다. 모노필라멘트의 숫자가 높을수록 모노필라멘트가 휘는데 더 많은 힘이 필요한 것이다.

발바닥은 일반적으로 5.07 모노필라멘트를 사용한다. 이 모노필라멘트는 굽어지는데 10g의 힘이 필요하다. 검사를 수행하기 위해 검사자는 모노필라멘트의 끝을 환자의 발바닥에 댄다. 모노필라멘트가 휠 때까지 힘을 준 다음, 압력을 제거한다(그림 7.6). 눈을 감은 채로 환자는 압력이 언제, 어디에 느껴지는지를 인지한다. 환자는 꾀병을 부리는 것이 아니라 검사자를 기쁘게 하려고 노력한다. 이런 이유로, 때로 환자들은 감각이 실제로 느껴지지 않음에도 느껴진다고 한다. 그러므로 환자의 시야에서 가리도록 주의하고, 각각의 자극이 느껴질 때 언제 어디서 느껴지는지 물어보도록 한다.

검사는 궤양이 발생하기 쉬운 부위를 포함하여 실시한다. 이러한 부위는 엄지발가락과 1st와 5th 발허리뼈머리(metatarsal head)이다. 발바닥의 뼈융기부위 또는 엄지발가락위에서 5.07 모노필라멘트(10g 압력)을 느끼지 못하는 환자는 보호감각을 상실하였거나, 궤양이 생길 위험이 있는 것이다. 감각을 상실한 발에 반복적으로 체중이 부하되면 발바닥의 물렁조직 손상에 이르게 된다.

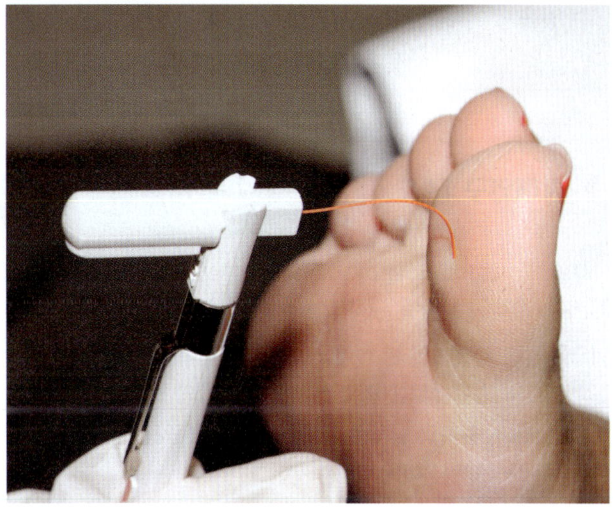

그림 7.6 *보호성 감각이 있는지 평가하기 위해 Semmes-Weinstein 검사를 실시하고 있다. 모노필라멘트가 휠만큼 적절한 압력을 주고 있다.*

> **핵심 7.5**
>
> 발바닥에 10g의 압력을 감지하지 못하는 환자는 발바닥 궤양이 발생할 위험이 높은 것이다.

Smieja 등은 발목반사, 핀찌르기, 위치감각, 진동감각 등의 전통적인 감각검사방법과 모노필라멘트 검사의 재현성과 정확성을 비교하였다.[39] 그 결과 모노필라멘트 검사와 발목 반사검사가 중등도의 일치도로 재현성이 가장 높았다(k statistic = 0.59). 핀찌르기, 위치, 진동감각은 양호한 동의(k=0.28–0.36)였다. 또한 그들은 발의 4부위만 검사하는 단순화된 모노필라멘트 검사가 비정상 환자의 90%를 감지하였다고 보고하였다. 이 4부위는 엄지발가락과 1st, 3rd, 5th 발허리뼈머리이다(감각이상으로 인한 상처에 대한 추가정보는 14장 참고).

요약 (Summary)

특히, 다리의 상처에 대한 검사는 순환계와 신경계의 평가를 포함해야 한다. 특히 당뇨로 인한 신경병증 상처가 있는 환자를 치료할 경우 더욱 그렇다. 이 장에서는 신뢰할만하고 수행하기 쉬운 다양한 검사들에 대한 개요에 대해 서술하였다. 추가로, 더욱 정교한 도구를 사용하는 평가방법에 대해서도 논의하였다. 6장에서 소개된 것과 함께 이 정보들은 치료에 대한 기초를 제공하는데 도움을 줄 수 있을 것이다. 환자를 평가하기 위해 이러한 모든 평가방법들을 수행하는 것이 현실적이지 못하더라도 임상가가 선별하기에 유용한 검사들을 찾아낼 것이다. 증상이 감지되면, 환자는 더 광범위한 평가를 의뢰할 수 있게 된다.

사례연구 7•1 제 2형 당뇨환자의 신경병성 궤양

사례: 73세의 백인여성이 왼쪽 엄지발가락의 바깥쪽 가장자리에 피부전층(Shea stage Ⅲ)의 궤양으로 상처관리센터를 방문하였다(그림 7.7). 환자는 몇 년 전에도 같은 부위에 비슷한 궤양을 경험한 적 있으나 습윤 상처관리와 비체중부하 등의 보존 치료를 통해 치료하였다. 환자의 병력은 4년 전 왼쪽 뇌혈관사고(CVA)로 인한 오른쪽 다리의 반신마비가 남은 것이다.

직업/고용: 전화교환원으로 일하다 퇴직하였으며, 대부분의 시간을 친구들과 카드게임을 하며 지내고 있다.

사회성 정보: 혼자 사는 미망인이다.

과거 병력: 병력은 앞서 언급한 CVA이다. 또한, 환자는 제 2형 당뇨, 고혈압, 혈관질환, 고지혈증, 울혈성 심부전, 경증의 신부전증이 있다.

상처 평가 : 상처는 표면이 1㎠, 깊이가 0.6㎝이다. 상처는 외관상 창백해 보인다. 뼈까지 침범한 것으로는 보이지 않으며 University of Taxas scale에 따른 Ⅱ-A 등급으로 분류된다. 상처 전체 주변으로 2mm의 둥근 잠식(undermining)이 보이며, 상처 주위의 유상조직(callus)은 중간정도이다.

방사선상 결과: 왼발의 방사선상에서 앞발의 부종이 나타났으며 대부분 엄지에 나타났다. 뼈는 정상이었으며, 관절공간 또한 잘 보존되어 있다. 뼈막의 손상이나 급성 골절은 없었다. 경증의 엄지발가락 가쪽 휨증이 나타났다.

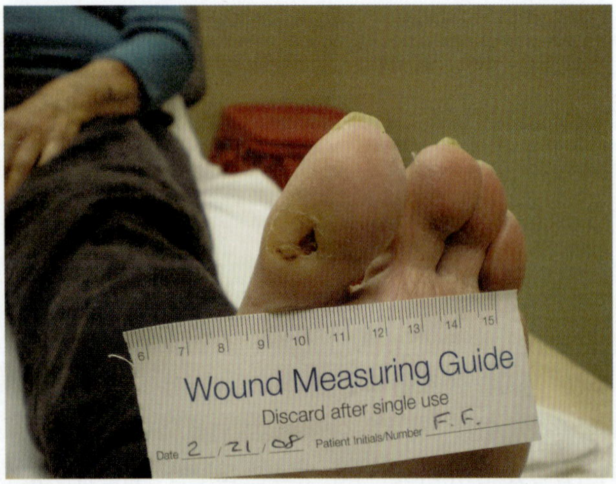

그림 7.7 *상처 관리 클리닉을 방문한 시점의 상처 모습.*

검사소견:

1. BUN (7-20 mg/dl) - 64 H
2. Creatinine (0.6-1.1 mg/dl) - 2.2 H
3. Glucose (80-115 mg/dl) - 126 H
4. Hemoglobin A_{1c} (3.9%-6.1%) - 6.4 H
5. Hemoglobin (11.3-15.4 g/dl) - 11.0 L (8.4 보다 4개월 빠르다)
6. Hematocrit (34%-46%) - 32.5 L (25.0 보다 4개월 빠르다)

혈관 상태: 다리의 맥박은 촉지 불가능하였으나 도플러를 통해 발등동맥과 뒤정강동맥에서 감지 가능하였다. 발목-팔 지수는 1.3 이상이었으며, 혈관의 비압축성으로 인해 불안정한 상태로 여겨진다. 발가락으로의 모세혈관 재충전은 지연되었다. 의존성 발적검사는 양쪽 모두 음성이었다. 양발에서 1+ 함요부종(pitting edema)이 있다.

감각 상태 : 10g Semmes-Weinstein 모노필라멘트 검사한 결과, 양쪽 발바닥 전체의 보호반사가 상실되었다. 상처 부위의 핀찌르기 감각은 정상이었다.

보행: 오른쪽 다리의 입각기 동안 왼쪽 골반 하강이 있는 불안정한 보행으로 오른쪽의 근 약화가 있다. 오른쪽 유각기가 약해져 왼다리의 입각기 동안 왼발의 엄지발가락으로 균형을 보상하기 위해 사용한다.

결론: 환자는 신경병성 무감각과 발가락의 가쪽휨 변형으로 인해 왼 엄지발가락의 압박성 궤양이 나타나고 있다. 상처치유는 약간의 빈혈, 울혈성 심부전과 관련 있는 부종, 신부전으로 인해 복잡하다. 도플러 소견 결과를 고려할 때, 더욱 확정적이고 비침습적 혈관검사가 필요하다. 현재의 치료는 약해진 근육의 신경근 재활, 신경학적 부목 고정, 치유를 위해 왼발의 엄지발가락의 부하를 제거하는 것 등이다.

참고문헌 (References)

1. American Diabetes Association: Peripheral arterial disease in people with diabetes. Diabetes Care 2003; 26:3333–3341.
2. Hiatt, WR: Medical treatment of peripheral arterial disease and claudication. N Engl J Med 2001; 344:1068–1621.
3. Blume, PA, Key, JJ, Sumpio, BE: How to detect peripheral arterial disease. Podiatry Today 2004; 17:38–43.
4. White, C: Intermittent claudication. N Engl J Med 2007; 356:1241–1250.
5. Brandsma, JW, Robeer, BG, van den Heuvel, S, et al: The effect of exercise on walking distance of patients with intermittent claudication: A study of randomized clinical trials. Phys Ther 1998; 78:278–286.
6. Hiatt, WR, Regensteiner, JG, Hargarten, ME, et al: Superiority of treadmill walking exercise versus strength training for patients with peripheral arterial disease. Circulation 1994; 90:1866–1874.
7. American College of Sports Medicine: ACSM's Guidelines for Exercise Testing and Prescription, ed. 6. Baltimore, Lippincott Williams & Wilkins, 2005, p 58.
8. Wills, SJ: Calculating the ankle-brachial index. Adv Skin Wound Care 2000; 13:86.
9. Robson, MC, Cooper, DM, Aslam, R, et al: Guidelines for the treatment of venous ulcers. Wound Repair & Regen 2006; 14:649–662.
10. Patterson, GK: Vascular evaluation. In: Sussman, C, Bates-Jensen, BM (eds): Wound Care: A Collaborative Practice Manual for Health Professionals. Baltimore, Lippincott Williams & Wilkins, 2007, p 184.
11. Lawrence, JP: Physics and instrumentation of ultrasound. Crit Care Med 2007; 35:S314–S322.
12. Sheehan, P: Peripheral arterial disease in people with diabetes: Consensus statement recommends screening. Clin Diabetes 2004; 22:179–180.
13. Bonham, PA: Get the LEAD out: Noninvasive assessment for lower extremity arterial disease using ankle brachial index and toe brachial index measurements. J Wound Ostomy Continence Nurs 2006; 33:30–41.
14. Gerhard-Herman, M, Gardin, JM, Jaff, M, et al: Guidelines for noninvasive vascular laboratory testing: A report from the American Society of Echocardiography and the Society for Vascular Medicine and Biology. Vasc Med 2006; 11:183–200.
15. Zink, M, Rousseau, P, Holloway, GA: Lower extremity ulcers. In: Bryant, RA (ed): Acute and Chronic Wounds. St. Louis, Mosby, 1992, p 164.
16. Oubre, CM, et al: Retrospective study of factors affecting non-healing of wounds during hyperbaric oxygen therapy. J Wound Care 2007; 16:245–250.
17. Kalani, M, Brismar, K, Fagrell, B, et al: Transcutaneous oxygen tension and toe blood pressure as predictors for outcome of diabetic foot ulcers. Diabetes Care 1999; 22:147–151.
18. Shigematsu, K: Skin perfusion pressure. J Japanese Col Angiology 2005; 45:294–298.
19. Sample, R, Takkin, L, Anholm, J, et al: Predicting wound healing outcome: Skin perfusion pressure vs. transcutaneous pO_2. Wounds 2003; 15:A23–A34.
20. Eklof, B, Rutherford, RB, Bergan, JJ, et al: Revision of the CEAP classification for chronic venous disorders: Consensus statement. J Vasc Surg 2004; 40:1248–1252.
21. Kunimoto, B, Cooling, M, Gulliver, W, et al: Best practices for the prevention and treatment of venous leg ulcers. Ostomy Wound Manage 2001; 47:34–36.
22. van Bemmelen, P, Char, D, Giron, F, et al: Angiographic improvement alter rapid intermittent compression treat for small vessel obstruction. Ann Vasc Surg 2003; 17:224–228.
23. Montori, VM, Kavros, SJ, Walsh, EE, et al: Intermittent compression pump for nonhealing wounds in patients with limb ischemia. The Mayo Clinic experience (1998–2000). Int Angiol 2002; 21:360–366.
24. Marquez, RR: Wound evaluation. In: Gogia, PP (ed): Clinical Wound Management. Thorofare, NJ, Slack, 1995, p 15.
25. Akram, M, Riha, AZ, Cameron, JD, et al: Quantitative assessment of chronic venous insufficiency using duplex ultrasound and air plethysmography. J Vasc Ultrasound 2006; 30:23–30.
26. Corabian, P: An assessment of air plethysmography. Annu Meet Int Soc Technol Assess Health Care Int Soc Technol Assess Health Care Meet 1998; 14:71.
27. Patterson, GK: Vascular evaluation. In: Sussman, C, Bates-Jensen, BM (eds): Wound Care: A Collaborative Practice Manual for Health Professionals. Baltimore, Lippincott Williams & Wilkins, 2007, p 190.
28. Perkins, BA, Olaleye, D, Zinman, B, et al: Simple screening tests for peripheral neuropathy in the diabetes clinic. Diabetes Care 2001; 24:250–256.
29. Savic, G, Bergstrom, EMK, Frankel, HL, et al: Inter-rater reliability of motor and sensory examinations performed according to American Spinal Injury Association standards. Spinal Cord 2007; 45:444–451.
30. Bexter, C, Salter, M: Assessment. In: Salter, M, Cheshire, L (eds.): Hand Therapy: Principles and Practice. Oxford, Butterworth-Heinemann, 1997, p 47.
31. Dellon, AL, Mackinnon, SE, Crosby, PM, et al: Reliability of two-point discrimination measurements. J Hand Surg 1987; 12:693–696.
32. Dimitrakoudis, D, Bril, V: Comparison of sensory testing on different toe surfaces: Implications for neuropathy screening. Neurology 2002; 59:611–613.
33. Juma, A, Mandal, A: Vibration sensitivity testing with tuning fork–256 Hz or 512 Hz? Eur J Plast Surg 2007; 30:5–6.
34. Pestronk, A, Florence, J, Levine, T, et al: Sensory exam with a quantitative tuning fork: Rapid, sensitive, and predictive of SNAP amplitude. Neurology 2004; 62:461–464.
35. Mayfield, JA, Sugarman, JR: The use of the Semmes-Weinstein monofilament and other threshold tests for preventing foot ulceration and amputation in persons with diabetes. J Fam Pract 2000; 49(suppl):S17–S29.
36. Dyck, PT: Evaluation procedures to detect, characterize, and assess the severity of diabetic neuropathy. Diabetic Med 1991; 8:48–51.
37. Bell-Krotoski, JA: Light touch-deep pressure testing using Semmes-Weinstein monofilaments. In: Hunter JM, Schneider, LH, Mackin, EJ, et al (eds): Rehabilitation of the Hand, ed. 3. St. Louis, Mosby, 1984, pp 585–593.
38. Wood, WA, Wood, MA, Werter, SA, et al: Testing for loss of protective sensation in patients with foot ulceration: A cross-sectional study. J Am Podiatr Med Assoc 2005; 95:469–474.
39. Smieja, M, Hunt, DL, Edelman, D, et al: Clinical examination for the detection of protective sensation in the feet of diabetic patients. J Gen Intern Med 1999; 14:418–424.

chapter 8 장

바이오버든의 관리와 평가

Assessing and Controlling Bioburden

급성 상처 치유는 염증기, 증식기, 재형성기의 연속적인 중복으로 설명된다. 상처는 1차 유합에 의해 급성 외과적 상처봉합이 되거나 수축, 육아조직, 상피화 등의 2차 유합에 의해 개방성 외상으로 남게 된다. 이러한 시기들은 상처의 기간, 부위, 크기, 상처의 깊이, 병인 요인, 상처를 지연시키는 공존질환, 나이, 정상 세포 진행을 방해하는 세균의 수 등에 따라 다양하게 나타날 것이다.[1]

인간이 피부는 인간유기체와 외부환경 사이의 경계로써, 세균의 오염으로부터 효과적인 방어막의 역할을 하며 조직으로의 침투를 막는다. 본질적으로, 피부는 스스로를 방어하는 역할을 한다.

핵심 8.1

인간의 피부는 인간과 외부환경과의 경계역할을 한다.

표면의 건조하고, 죽고, 각질화된 세포는 대부분의 미생물들 피부의 깊은 층으로 침투하는 것을 막아준다. 또한, 각질층(stratum corneum)의 세포는 매일 형성되고, 여기에 미생물이 부착되어 함께 떨어져 나간다.[2] 정상 피부의 pH는 4~6.5이다.[3,4] 피지샘(sebaceous gland)에서 분비되는 피지는 pH를 낮추어 미생물이 성장하기 힘든 환경을 만든다. 피지는 또한 지질이 많아 세균에 영양을 공급하기도 하지만, 지질에서 분리된 지방산은 독성성분을 만들어 병원성 박테리아의 성장을 억제한다. 땀 역시 낮은 pH와 고농도의 소금성분으로 인해 미생물을 억제한다.[2] 게다가, 적은 규모의 *표피포도상구균(staphylococcus epidermidis)* 같은 잔여 세균과 피부 *디프테로이드균(diphtheroids)*은 *황색포도상구균(staphylococcus aureus)* 같은 더욱 병원성인 세균의 군집화를 막도록 돕는다.[5] 이 구역이 파열되거나, 피부가 찢어지게 되면 두 병원성 균뿐만 아니라, 정상 피부 잔여물들이 더 깊은 조직으로 침투하여 온도와 수분을 제공하고, 산소의 감소와 세균이 증식하는데 필요로 하는 영양을 제공하게 된다.

개방성 상처 주변에 있는 세균의 역할은 지난 몇 십 년간 수많은 문헌의 대상이 되고 있다.[6] 임상가들은 상처치유와 비치유에서의 세균의 역할을 이해하여 적절히 평가하고, 알려진 단계에 맞는 임상 의사결정을 하고, 이러한 모든 정보의 통합에 근거한 치료를 결정해야 한다.

Rochester glossary 대학에 따르면, 바이오버든은 오염된 물체에 붙어있는 미생물의 수를 말한다.[6] *Stedman's Medical Dictionary*에 의하면 *bioburden*이라는 용어는 미생물 오염의 정도 또는 세균 부하(microbial load); 오염된 사물의 미생물 수로 정의된다.[7] 진정한 의미의 바이오버든은 대상에 비례하여 양을 추정한 상태이다. 상처관리와 상처치유의 일반적 용어인 바이오버든이라는 용어는 가끔 상처에 있는 세균의 존재 외에, 상처의 세균상태에 대한 질적인 설명으로도 설명된다. 결과적으로, 문서에 사용되는 용어가 되고 있고, 합리적이고 다양한 대체치료, 특히 드레싱과 살균, 항균 드레싱 등의 표면 상처의 세균에 영향을 준다고 알려진 장치들, 그리고 초음파 등의 생물리적 방법 등의 사용을 지지한다.

개방성 상처의 표면에 있는 출현은 당연한 것이며 상처가 봉합하고 궁극적으로 상처가 치유되는 것을 방해하지는 않는다.[1,8] 그러나, 이러한 미생물의 영향은 그 숫자와 독성, 다양한 종류의 존재, 숙주의 저항성 또는 이러한 미생물을 관리하는 능력과 직접적으로 관련이 있다.

세균에 대한 정의와 설명 (Defining and Describing Bacteria)

세균은 극히 작은, 단세포 유기체로서 세포구조가 원핵구조이므로 세포가 구획으로 나누어져 있지 않고, 그 DNA(흔히 원형)는 핵에서보다 원형질에서 발견된다. 또한 실제로 어디에나 존재한다.

비록 일부 세균들이 인간에게 전염성 질병을 가져오지만(예: 콜레라, 매독, 탄저균), 일부 세균은 유익한 것도 있다. 예를 들어, 소화관의 세균은 소화를 돕는다. 이스트와 곰팡이에 있는 유산균(lactobacillus)은 지난 수천 년간 치즈, 피클, 식초, 와인, 그리고 요거트 등의 발효음식에 사용되어 오고 있다.[9]

세균의 확인과 설명은 언어를 사용하는 미생물학적 절차로서 이를 정의하고 규명하는 일은 중요하다. 현미경을 통하여 세균의 종을 식별하는 수많은 방법이 있다. 임상에서는 사용하고 있는 언어적 공통점이 있어 매일의 임상에서 이해하기 위해 중요하다.

세균은 그 모양, 그람 염색의 결과, 산소의 필요 또는 산소부족, 그리고 성장 모드에 따라 식별되고 묘사된다.

모양 (Shape)

세균의 모양, 크기, 분포는 매우 다양하므로, 가장 흔한 세 가지 모양 중 하나로 설명한다: 둥글거나 공모양은 구균(coccus); 원통형(넓기보다는 긴) 것은 막대기 또는 간균(bacillus); 나선형의 원통형은 그 두께와 나선 또는 코일의 규칙성에 따라 *나선균(spirillum)* 또는 *스피로헤타(spirochete)*로 불린다. 이 설명은 방대하여 두 가지 모양이 조합되어 있을 때에는 다양하게 불린다. 예를 들어, 세균이 사슬 또는 무리로 발견되어 쌍으로 굽어 있거나 꼬인 형태일때 막대기가 짧고 통통한 모양인 경우, *구상간균(coccobacillus)*으로 불린다.

그람 염색법 (Gram Staining)

그람 염색법은 그람-양성과 그람-음성으로 세균을 분류하고 식별하기 위한 실험 방법으로 오래전부터 사용되고 있다. 이 방법의 가장 큰 장점 중 하나는 체액을 사용하거나 부검 시 세균을 실증적으로 관리하기 위한 기본적인 정보를 빠르게 제공해준다는 점이다.

이 방법은 덴마크의 과학자로 1884년 세균을 더욱 뚜렷한 하나의 표본으로 만들기 위한 기술을 개발한 Hans Christian Gram의 이름에서 유래하였다. 이것이 진단 또는 식별을 하기 위한 가장 확실한 도구는 아닐지라도, 여전히 오늘날까지도 병원과 임상병리실에서 널리 사용되고 있으며 두 가지 타입의 세포벽을 구별하기 위한 식별방법으로 사용되고 있다. 방법에 대한 가장 기본적인 설명은 세균배양의 작은 샘플을 채취하여 슬라이드 위에 바르고, 마른 후 몇 초간 열을 가한다. 다시 차가워지면, 도말을 크리스탈(crystal) 또는 젠티앙 바이올렛(gentian violet)으로 염색하고, 씻어낸 후, 요오드 용액(Gram's 요오드)으로 다시 염색한 다음, 다시 알콜이나 아세톤 등의 탈색제로 씻는다. 그 후 슬라이드를 다시 붉은 염색약(safranin 또는 fuchsin)으로 염색하고 마지막으로 씻어낸다. 마지막 건조 후, 슬라이드를 현미경 아래에 두고 세균의 세포벽이 보라색 염색(그람 양성)을 함유하고 있는지, 아닌지(그람 음성), 또는 보라색과 붉은색이 섞여 있는지(그람 부정)인지 검사한다. 일반적인 그람 양성 세균은 *연쇄상구균(streptococcus)*, *포도상구균(staphy-*

lococcus), *코리네박테리움*(cornybacterium), *리스테리아*(listeria) 속(genus)의 *종*(species)을 포함한다. 일반적인 그람 음성세균은 *슈도모나스*(pseudomonas), *프로테우스*(proteus), *대장균*(escherichia), *클렙시엘라*(klebsiella), *엔테로박터*(enterobacter), *세라티아*(serratia), *살모넬라*(salmonella), *쉬겔라*(shigella) 등 속의 종을 포함한다.[10-12]

산소 요구 (Oxygen Requirement)

세균은 산소가 있는 환경에서 생존하고 성장하거나(호기성 생물), 성장하는데 산소가 필요하지 않거나 산소가 있으면 죽을 수도 있으며(혐기성 생물), 또한 산소를 사용할 뿐만 아니라, 에너지 생산에 혐기성 방법을 사용할 수도 있는(조건혐기성생물) 세균으로 더욱 세분화된다.

성장 방법 (Mode of Growth)

임상가가 말하는 상처에서의 세균 성장, 배양의 결과, 세균 표적 항생제, 대부분의 국소 드레싱과 약품들에 대한 일반적 용어는 일반적으로 부유물질(free-floating) 또는 부유세균(planktonic bacteria)과 관련이 있다.

부유세균은 임상병리실의 플라스크나 접시에서 성장하는 자유생활 세균이다. 이들은 몇 세기간 상대적으로 친수성 표면을 갖고 있고, 숙주의 면역체계와 항균물질에 의해 박멸(eradication)하는 것에 더욱 민감하다고 알려져 왔다. 항생제에 대한 대부분의 지식은 플랑크톤 박테리아에 대한 연구에서 근거한다.[13] 성장의 다른 측면은 세균막(biofilm)으로 알려진 부착성 또는 고착성 성장 방법이다.

핵심 8.2

세균막(biofilm)은 고체 표면에 들러붙은 세균과 기타 미생물의 군락집단이다.

세균막은 고체 표면에 들러붙은 세균과 기타 미생물의 군락집단(complex community)이다. 이러한 군락집단은 다당류기질 또는 당질피질(glycocalyx)에 있으며 병원성 세균의 65%와 관련 있고, 인간의 만성감염 원인이 된다. 정상적인 환경에서, 모든 세균은 세균막을 만들 수 있다. 다음과 같은 환경에서 상처치유에 있어 문제가 된다.

(1) 세균막은 보호성 막을 침투하기 위한 식세포, 항생제, 항미생물제의 작용을 억제하여 우리의 면역 방어체계 외에, 항미생물제에 덜 민감하게 만든다.

(2) 항생제는 빠른 속도로 성장하고 분열하여 세포를 죽이는데 가장 효과적이므로 세균막 안에서 느리게 성장하는 세균에는 민감성이 감소한다.

(3) 세균막 내의 환경(pH, 산소량)은 변화되어 항미생물제의 작용을 감소시킨다.

(4) 세균 간의 교통은 신호분자(signaling molecule)의 생성을 통해 세균이 임계밀도(정족수)에 도달하면 환경에 반응하도록 한다. 이 커뮤니케이션은 *정족수인식(quorum sensing)*으로 알려져 있으며 세균의 생활양식의 조정을 통해 적절한 반응을 조장하여 항생제에 저항하는 역할을 한다고 기록되고 있다.[14-16]

Garth 등에 의한 연구에서, 급성 상처와 만성 상처에서 발견된 세균막의 존재에 대한 분석에서 만성 상처의 60%에서 오염된 세균막이 발견된 것에 비해 급성 상처에서는 6%만이 발견되어 세균막이 만성 상처에 많다는 근거를 제공하였다. 이 분야에 대한 추가 연구는 진행 중이며 근거가 있다.[17]

핵심 8.3

급성 상처와 만성 상처에서 발견된 세균막의 존재에 대한 분석에서 만성 상처의 60%에서 오염된 세균막이 있는 것으로 발견된 것에 비해 급성상처에서는 6%만이 발견되었다고 보고되었다.

만성 상처에서의 세균 부하의 상태 (States of Bacterial Load in Chronic Wounds)

상처의 나이에도 불구하고 모든 개방성 상처는 오염된 것으로 간주되는데 널리 동의된다. *오염(contamination)*은 세균 복제(replication)와 증식(multiplication)이 없고 임상적 숙주의 반응이 없는 상태의 상처표면의 세균의 존재로 정의된다.[18-20] 손상 시점에서의 세균 수준은 상처 복구에서 일어나는 정상적인 과정을 시작하기 위해 필요한 염증성 반응을 일으키는데 중요하다. 시간이 지남에 따라, 세균의 존재와 세균을 조절하는 숙주의 능력이 상처 치유에 영향을 미친다.

> **핵심 8.4**
>
> 상처의 나이에도 불구하고 모든 개방성 상처는 오염된 것으로 간주된다.

상처표면의 복제활동은 숙주와 세균 또는 미생물 사이에서 역동적으로 변화한다. 상처 표면의 환경은 세균의 성장, 복제, *군집화*를 위한 이상적인 환경으로 따뜻함, 습기, 산소 그리고 영양을 제공하여 숙주의 반응을 자극하지 않도록 한다.

표면에서 세균이 증식하여 상처치유를 방해하기 시작하는 시점은 *임계군집화(critical colonization)*라고 한다. 1996년 Davis에 의해 주장되었으며, 오늘날까지도 자세한 연구가 진행되고 있다.[21]

> **핵심 8.5**
>
> 표면에서 세균이 증식하여 상처치유를 방해하기 시작하는 시점은 *임계군집화*라고 한다.

상처가 감염이 되거나 또는 감염이 되지 않더라도 진단을 돕고 중요한 근거를 통해 임상가가 임상 결정을 하도록 돕기 위해 양적 임상병리실 검사를 통해 확인한다.[22-24] 숙주의 반응이 없는 경우, 병원성 균의 존재가 상처 치유를 지연시킨다는 믿음은 임계군집화의 개념을 이해하는 것과도 기초적으로 연결된다. 그러므로 임계군집화의 *임상적* 정의가 보편적으로 받아들여지지 않아, 임상가와 연구자들은 감염 관리의 고려성을 타당화하기 위해 명확한 특성이 있는 용어가 필요하다는 것에 일반적으로 동의하고 있다.[21]

임계군집화의 임상적 징후는 상처의 현재 치유 과정이 느려지거나 멈추어 상처 가장자리가 변화하지 않는 것이다. 또한, 임계군집화된 상처는 악취를 동반하는 상처의 삼출이 증가하고, 짓무르고, 때로는 피가 나기 쉬운 연한 붉은색의 육아종과 새로운 괴사지역으로 부풀어 오른다. 치유를 지연시킨다고 알려진 요인들은 세균유리 기질단백질분해효소(bacterial release of matrix metalloproteases; MMPs)와 기타 염증 매개체, 그람음성균의 세포벽이 용해되면서 방출된 내독소, 세균과 곰팡이로부터 나온 외독소, 산소와 영양분 등이다. 또한 세균은 혈관생성을 자극하여 기질의 부패 또는 결핍을 만든다. 임상에서, 항균 드레싱 또는 장치를 사용한 치료가 임상적으로 상처 치유에 효과가 있다는 것을 확인하기 위해 추정된 임계군집화를 통해 확인한다(그림 8.1).[21,25]

> **핵심 8.6**
>
> 상처의 *감염*은 복제된 세균이 조직과 상처의 깊은 곳으로 침투하여 숙주에게 손상과 질병을 일으키는 것이다.

상처의 *감염(infection)*은 복제된 세균이 조직과 상처의 깊은 곳으로 침투하여 숙주에게 손상과 질병을 일으키는 것이다. 상처의 위치와 숙주의 상태에 따라 나타나는 징후는 따로 나타날 수도 있고 심각할 수도 있다.

생검 조직에서 그램당 군집 형성 단위(CFU/g)가 10^5 보다 큰 양적 역치는 화상 감염,[8,26] 피부 이식 실패[27]를 예견하기 위해 사용한다. 그러나 만성 상처는 미생물 수가 조직에서 10^8 CFU/g 보다 크더라도 봉합을 진행한다고 보고되고 있다.[8] 상처의 감염은 세균부하라는 용어와 환자의 저항과 관련된 병원균의 독성으로도 정의한다. 만성 상처의 가장 중요한 것은 다균성감염이다. *황색포도상구균(S. aureus)*, *녹농균(pseudomonas aeruginosa)*, 베타성 용혈성구균(β-hemolytic streptococcus) 등의 특정 병원균은 상처의 치유를 지연시키고 감염 원인으로 가장 먼저 거론된다.[1] 만성 다리 궤양[28]에 대한 또 다른 연구에서 미생물이 전혀 없을 때 상처가 치유되는것에 더 유해하다고 하였다. 그러나, 4개 이상의 세균 그룹이 궤양에 존재할 경우, 치유되는 확률이 유의하게 낮는 것이 관찰되었다. 이는 미생물의 상호작용이 병원성 영향을 강화시키며, 미생물의 존재뿐만 아니라, 종류, 미생물의 병원성, 숙주와의 상호작용에 따라 만성 상처 치유에 영향을 준다는 것을 뜻한다. 세균이 거의 존재하지 않으면 감염의 위험이 크지 않으나 하나의 유독한 베타성 용혈성구균(β-hemolytic streptococcus)가 있더라도 중요하게 생략하고 적절한 치료를 시작해야 한다. 또한 여러 세균의 종(species)이 복합된 경우 서로간의 상호작용으로 이전에 무해했던 미생물이 독성으로 변해 숙주에 손상을 일으킨다. 예를 들어, 당뇨환자의 발 궤양에서 베타성 용혈성구균과 *황색포도상구균* 그룹은 상호작용을 통해 용혈성 작용을

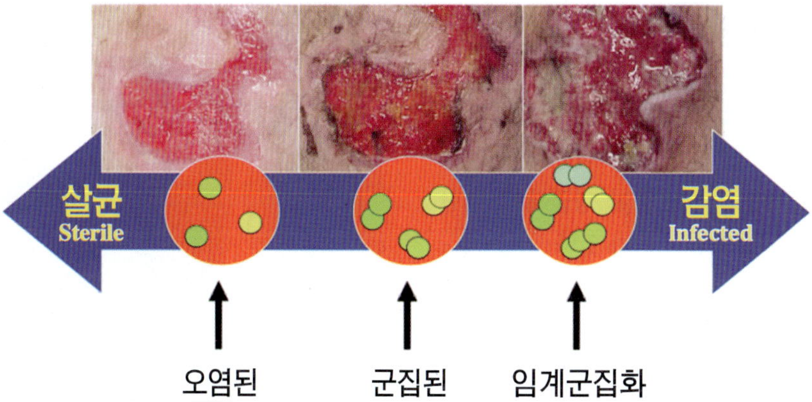

그림 8.1 *임계군집화의 징후.*

하며 *장구균*(enterococcus) 종이 있는 병원성균은 다른 병원성균과 함께 있을 때 숙주에 손상을 줄 수 있다.[29,30]

마지막으로, 특정 미생물을 표적하는 항균치료는 이러한 병원성을 전멸시켜 표적이 없는 세균을 더욱 힘들게 한다.

상처의 감염에서 세균의 숫자와 독성은 중요한 요소이며 숙주의 저항성 또한 중요하다. 숙주의 저항성은 세균의 침입과 손상에 대해 저항하기 위한 면역반응의 정도로 정의된다. 이 저항은 전체적이고 국소 요인들의 수에 영향을 받는다. 이러한 요인들을 완화시키는 능력은 상처와 조직 주변의 세균에 직접적으로 영향을 준다. 숙주의 저항에 잠재적으로 영향을 주는 국소 요인와 전신 요인에 대한 목록이 표 8.1에 나와 있다. 이러한 요인들을 제거하기 위한 임상 중재는 상처의 조직제거뿐만 아니라, 당뇨와 혈관 치료, 식이관리, 생활습관 변경에 대한 상담, 압박치료 등으로 동반된 질환을 개선시키고 국소 항생제, 음압상처치료, 고압산소치료 등의 발전된 상처관리 선택으로 조절할 수 있다.

상처의 평가 (Assessing the Wound)

상처의 감염이 있는지를 알아보는 것은 병리 검사의 결과로부터 시작한다. 미생물학적 검사의 결과가 나온 다음 의심되는 공격성 미생물의 존재를 확인하여 경험에 근거하여 그 미생물을 표적으로 한 적절한 항 세균성 제제를 처방한다. 그러나 임상 평가에만 의존하는 것은 상처의 감염 상태에 관해 안전불감증을 만들 수 있다. Serena 등[31]의 후향적 분석에서, 전향적인 IIB기, 무작위, 위약 대조 임상시험의 자료에서 정맥성 다리 궤양의 감염을 진단하기 위한 임상검사의 정확성을 결정하기 위해 검사를 실시하였다. 엄격한 기준에 의해 614개의 선별 생검을 만들어, 122개에서 10^6 이상의 군집을 발견하였다. 모두 352명의 환자가 실험에 참가하여 26%에서 임상 징후가 없음에도 감염성 궤양이 발견되어 임상 시험에서 감염의 발병률이 많이 과소평가되고 있다는 결론을 이끌어 내었

표 8-1 숙주의 저항에 영향을 주는 국소 요인과 전신 요인

국소적 (local)	전신적 (systemic)
크기, 위치, 상처의 나이	제대로 관리되지 않는 당뇨
괴사조직 또는 이물질	부적절한 혈관 관류
흉터의 존재	부종
방사선	면역 억제제
부적절한 국소치료	영양실조 술 및 담배 사용 백혈병

다. 오늘날, 대부분의 병원에서 입원환자의 감시-선별 상처배양을 실시한다; 그러나 가정관리에서와 외래환자의 경우 일반적인 원칙에 따른 선별검사가 이루어지지 않아, 임상 평가의 신뢰성이 정상으로 남는다. 통상적인 배양이 비 감염성 세균을 치료하여 항균제에 대한 저항성을 증가시킨다는 관습적인 우려가 있다.

핵심 8.7

상처에 감염이 있는지를 결정하는 것은 병리검사의 결과로부터 시작한다.

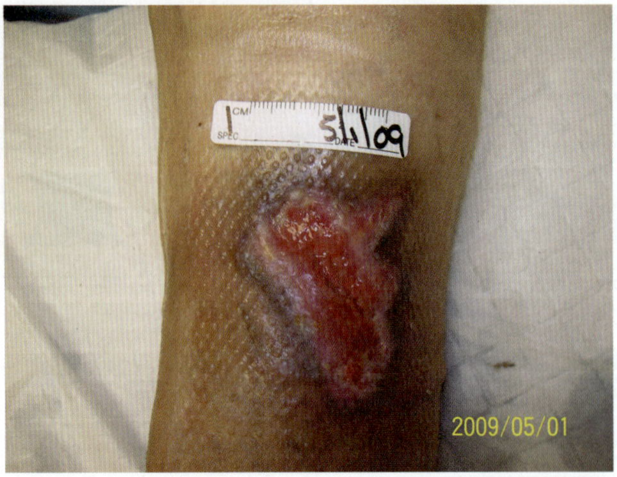

그림 8.2 *군집화된 상처의 예로서, 조직 표면의 삼출물과 괴사조직의 누적을 볼 수 있다.*

2006년 상처 치유 협회(Wound Healing Society)[32-35]에서 출판된 가이드라인에서는 도려낸 괴사조직에서 감염이 의심되거나 2주간의 적절한 압박, 압박의 완화, 부하 제거에도 불구하고 정맥성, 당뇨성, 압박성 궤양(압박성 궤양의 수축뿐만 아니라)의 가장자리에서 상피화가 있다면 조직검사 또는 타당한 양적 면봉 기술을 통해 감염의 종류와 단계를 반드시 알아내야 한다.

역사적으로, 감염 증상과 징후는 *발적*(붉어짐, 홍반), *발열*(따뜻함), *동통*(통증), *종기*(부종/종창)뿐만 아니라, 화농 등으로 설명한다. 이러한 고전적인 예비 증상은 만성 상처에서는 감소하거나 변화하지만 반대로, 만성 상처에서의 염증성 사이토카인이 증가되어 유발된 염증성 변화로 오해할 수도 있다. Gardner 등[36]에 의해 평가된 만성 또는 이차 상처의 또 다른 임상 징후와 증상은 염증과 함께 장액성 배농, 치유의 지연, 육아조직의 탈색, 무른 육아조직, 상처 기저부의 오목함, 악취, 상처 찢어짐 등이다. 다음 11개의 지표들은 숙주의 반응과 관련이 있어 실제적인 상처 감염을 예견할 수 있으나, 환자들은 상처의 통증의 증가, 짓무른 육아조직, 악취, 상처의 찢어짐을 철저한 평가와 관리를 통해 보증할 수 있고, 이 징후들과 증상들은 가장 큰 양성 지표값으로 사용될 수 있다. 임상적 예시를 위해 그림 8.2에서 8.5를 본다.

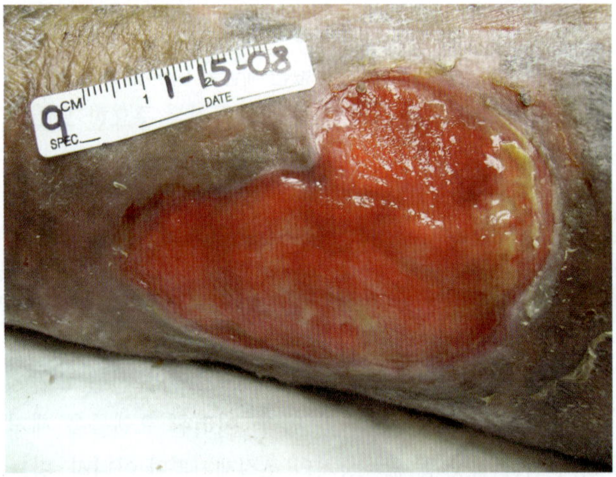

그림 8.3 *임계 군집화된 정맥성 궤양의 예로서, 이전에 육아되었으나, 현재는 부종, 무른 조직, 상피화의 진행, 가벼운 악취.*

상처 배양 (Wound Cultures)

상처의 평가에 앞서, 배양을 통해 임상 사진과 비교하기 위한 필요한 정보를 제공하고, 치료 계획을 확인하거나 적절한 변화를 줄 수 있다. 이전에 언급하였던 감염에 대한 임상 징후와 증상을 나타내는 환자는 정보에 근거하여 적절한 시간에 재빠른 치료를 요구하게 되고 보통 특정 상처의 종류에 따라 일반적인 병원균에 대부분 작용하는 항생체와 함께, 또는 상처에서 이전에 배양한 세균에 민감한 항생제로 치료를 시작한다. 상처의 배양에서 여러 종류의 세균에 양성으로 나타나면 치료가 현재의 경향에 맞는지 확인하기 위해 감염성 질환 전문가와의 협력이 필요하다.

핵심 8.8

상처의 평가에 앞서, 배양을 통해 임상 사진과 비교하기 위한 필요한 정보를 제공하고, 치료 계획을 확인하거나 적절한 변화를 줄 수 있다.

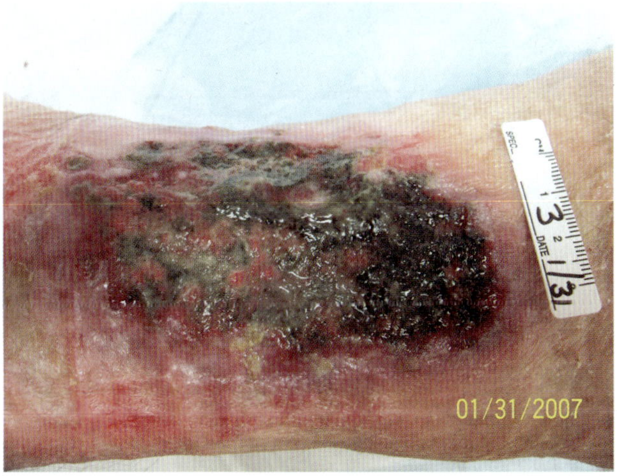

그림 8.4 *감염된 정맥성 궤양의 예로서, 삼출물과 악취가 증가되고, 이전 평가 시에는 나타나지 삼출물과 조직의 어두운 녹색으로의 색변화. 조직배양에서 녹농균에 4+ 양성 .*

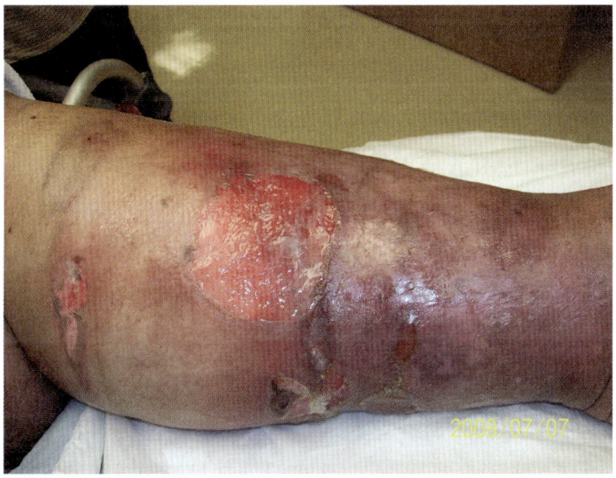

그림 8.5 *확산된 염증/봉와직염(cellulitis)의 예로서, 홍반, 수포성 발진이 나타나며, 따뜻하고 통증이 있다.*

상처에서 배양하는 적절한 방법은 널리 논의되고 있으며 몇 년간 논란이 있었다. 이러한 방법에도 불구하고 치료를 선택하기 위해, 정확성을 제공하는 정보에 필요한 표준화된 실험 배양의 결과를 얻기 위해서는 72시간이 필요하다. 일반적인 병원체의 내성이 증가하게 되면 추가 확인이 필요하다.

배양 방법의 용어 (The Terminology of Culturing Methods)

상처배양을 위해 사용되는 다양한 기법에서 얻어진 결과들의 정확성과 유용성의 비교정보는 널리 알려져 있다.[8, 36-39] 조직 생검에서 나온 양적 정보는 "황금 기준"으로 남아 있다; 그리고 이는 연구와 임상시험에서 대부분의 일반적인 방법으로 사용되고 있음에도 불구하고 임상현장에서는 거의 사용되고 있지 않다.

핵심 8.9

조직 생검에서 나온 양적 정보는 "황금 기준"으로 남아 있다; 그리고 이는 연구와 임상시험에서 대부분의 일반적인 방법으로 사용되고 있음에도 불구하고 임상현장에서는 거의 사용되고 있지 않다.

사용 절차에도 불구하고, 더욱 정확하고 가치 있는 정보를 산출하기 위한 두 가지 필수 요소가 있다. 첫 번째로, 표본을 임상병리실로 이동할 때의 적절한 시간 프레임을 알아야 한다. 집에서나 상처 관리센터 또는 요양시설 등의 임상 병리실이 없는 외부 병원 또는 기관에서 얻어진 배양은 세균의 성장을 촉진하거나 죽이는 것이 아니라, 세균을 안정시키고 고정시키도록 제작된 배양 표본 컨테이너와 튜브를 사용하여 전달한다. 절절한 수송 장비에 저장된 호기성 표본은 살아남을 수 있으며 그 장비는 성장을 촉진하지는 않는다. 특히 무산소성 배양으로 얻어진 표본은 반드시 환원시켜 무산소로 소독된 운동수단을 사용한다.[18] 두 번째는 첫 번째와 마찬가지로 중요한 것으로 조심스럽고 정확하게 표본을 채취하는 것이다.

2002년 미국에서 상처치유 전문가에 의한 배양 기술에 대한 연구가 있었다.[8] 34항목 설문지에 대한 345명의 응답자 중 79%가 등록된 간호사, 물리치료사, 의사였다. 응답자들은 상처치유 경력이 평균 11년이었으며, 직접적인 상처 치유 활동에 업무시간 64%를 차지하였다. 상처를 배양할 때, 54%는 일상적으로 면봉만을 사용하여 수집하였으며, 다른 42%는 면봉과 생검 표본 둘 다를 사용였으며, 상처에 따라 면봉 표본을 사용하여 빈도를 확인하였다. 전국적인 조사에 의한 결과에서, 상처 배양이 건강관리에서 충분히 활용하지 못하여 상처의 대부분(70%)이 한 번도 배양을 실시하지 않은 채로 치료되어 치료 후 배양을 하게 되었다고 하였다. 또한 12%의 응답자만이 치료를 시작하기 전 일상적으로 배양을 하였으며, 20%는 치료계획이 실패하였을 때 배양을 하였다. 마지막으로 응답자들은 배양한 상처의 79%가 임상병리실 결과에서 감염에 양성으로 나왔으며, 더욱 자주 상처를 배양해야 한다는 것을 강조하였다.

표본 얻기 (Obtaining the Specimen)

배양을 위해 표본을 얻는 임상가들의 목적은 최대한 오염이 되지 않도록 하는 것이다. 일반적인 규칙으로, 이상적인 표본은 다음과 같이 얻어진다.

- 상처 부위를 깨끗이 한 후 상처 부위를 방부제가 없는 식염수로 씻는다.
  근거: 오염 없이 상처의 가장 대표적인 실제 세균의 표본을 얻기 위해.
- 상처부위를 도려내는 것이 어려울 때에는 괴사조직이 가장 없는 곳의 상처 부위에서 얻는다.
  근거: 괴사조직은 상처 조직으로 침습할 수 없는 세균의 잠복처이다.
- 온전한 피부와 상처의 가장자리에서 먼 부위.
  근거: 상처주변에 있는 정상적인 피부의 세균 또는 미생물로 표본이 오염되는 것을 피하기 위해, 상처의 삼출물 또는 드레싱에 노출을 피하기 위해.
- 체계적인 항균 치료를 시작하기 전.
  근거: 항균치료를 시작한 이후의 표본은 민감한 세균의 수준을 거짓으로 낮추거나 존재하지 않는 것으로 산출되어 적절한 치료 약물을 대체 또는 변경하도록 만든다.

표본들은 다음의 세 가지 방법으로 얻어야 한다: 조직제거, 흡인, 면봉.

조직 제거(Tissue Removal)

제거방법은 표준 펀치 생검기구를 사용하여 생검조직을 얻는것과 수술용 메스 또는 큐렛 등의 기구를 사용해 얻은 조직을 포함한다(그림 8.6). 양적 측정을 위하여 표본을 보낼때에는 각각의 임상병리실에서 요구하는 표본의 사이즈에 대해 아는 것이 중요하다. 일반적으로 대부분의 임상병리실에서는 3-mm 표본을 사용한다.

세균 배양을 위한 조직 표본을 얻을 때 고려해야 할 사항은 일부 국소 주사 마취제의 사용이 세균의 생존에 영향을 줄 수도 있다는 것이다.[40,41] Berg 등[40]에 의한 생체

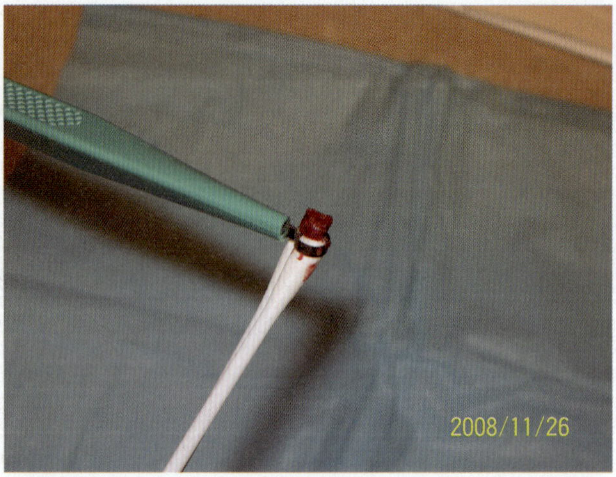

그림 8.6 *조직 표본. 상처의 세척과 괴사조직 제거 후 상처 기저부 조직에서 긁어낸 것이다.*

외 연구에서, EMLA®의 효과(국소 마취제의 혼합물; AstraZeneca, Wilmington, DE), 두 마취제를 포함하고 있는(리도카인 2.5%, 프릴로카인 2.5%), 일반적인 상처의 병원성 세균에 리도카인 한 가지 약물만 도포하였다. *황색포도상구균, 대장균, 녹농균, 화농연쇄상구균*을 연구하였다. EMLA는 빠르고 강력하게 항세균작용을 하므로 배양을 위한 조직표본을 얻기 전 사용해서는 안 된다. 방부제가 첨가되지 않은 리도카인 1% 용액을 주사로 주입한 것은 2시간 이내에 상처의 생검으로 사용하기에는 안전하다. 겔 또는 용액 상태의 리도카인을 국소적으로 도포하는 것은 이 연구에서 다루어지지 않았다. 보조노트에서, 조직을 깨끗이 하기 위한 임상 절차로 국소 마취를 위해 EMLA를 사용하는 것이 좋지 않다고 보고하였으며 의인성 세균 증식과 일시적 세균혈증의 위험을 최소화한다.

> **핵심 8.10**
> 일부 국소 도포제와 주사 마취제의 사용은 세균생존에 영향을 줄 수 있다.

배양을 위해 조직표본을 사용하는 것은 항세균 관리를 최적화하기 위해 상처표면에 침입한 미생물을 알아낼 수 있는 이점이 있다. 단점은 이 기법에 기술이 필요하므로 반드시 면허가 있는 의사, 족부정형의, 의료인들이 시행해야 한다. 안전한 가정(assumption)은 세균 배양은 침상, 가정 또는 시서에서 간호사에 의해 시행되어야 한다는 것이다. 이는 환자를 조직 배양이 가능한 장소로 옮기는

것에 비해 시기적절하게 배양을 하도록 한다. 침습적 절차이기 때문에 더욱 고통스러우며 국소 마취제가 필요하게 된다.

> **핵심 8.11**
> 배양을 위해 조직 표본을 이용하는 것의 이점은 항세균 관리를 최적화하기 위해 상처 표면에 침입한 미생물을 알아낼 수 있는 이점이 있다.

흡인(Aspiration)

상처에서 배양 샘플을 흡인하는 목적은 상처 바로 아래에서 체액를 얻어 표면의 오염을 피하는 것이다. 농양 또는 소포성 액체로부터의 표본에 더욱 자주 사용된다. 흡인을 실시할 부위에 포비돈요오드 용액을 뿌려 준비한 후 60초 간 건조한다. 22 게이지의 주사바늘이 있는 10 ml 주사기에 0.5 ml의 공기를 넣어 흡인할 피부에 삽입한다. 주사기의 플런저를 재빨리 주사기의 10 ml 표시가 된 곳까지 잡아당겨 흡인한다. 그 다음 주사기의 바늘을 조직 부위의 앞뒤로 움직인다. 그 후 플런저를 0.5 ml 표시가 있는 곳까지 밀어넣은 후 바늘을 제거한다. 그 후 주사기에 뚜껑을 씌운 후 임상병리실로 보낸다. 만일 주사기에 뚜껑을 씌우는 것이 치료 방침에 어긋난다면, 흡인된 체액을 소독된 용기로 부드럽게 주사한다음 이동한다. 생검과 마찬가지로, 흡인을 사용하여 배양을 얻는 것은 침습적인 방법이며 이 기술은 매우 중요하다; 간병인(bed-side care provider)에 의해 수행되는 것은 아니다. 대체로, 이 기술은 일반 의원에서는 좀처럼 사용되지 않는다.

면봉 채취(Swab)

면봉 배양은 역사적으로 피부의 오염과 상처 표면의 잠재적인 오염으로 인해 배양을 할 때 가장 적절하지 않은 방법으로 고려되고 있다. 그러나, 앞서 언급하였듯이 면봉을 사용하여 표본을 얻는 것은 가장 처음에 사용되는 방법이다. 이러한 사실 때문에, 표본을 얻을 때 의사가 기술을 사용하는 것이 반드시 필요하다. 최근의 상처 드레싱은 이상적인 치유환경을 유지하기 위해 상처의 습기를 유지하도록 하며 며칠간 그 자리에 그대로 둔다. 드레싱이 치료적으로 항균작용이 있지 않더라도 드레싱을 제거할 때 축적된 삼출물에 상처 표면과 피부 주변에 남아있는 세균이 함유되어 있을 것이다. 이 축적된 삼출물을 면봉에 묻히는 것은 세균의 숫자를 높일 뿐만 아니라, 음성적으로 상처에 작용하지 않는 체계적인 치료 목표로 이끈다. 표본을 얻기전, 상처표면에 식염수를 사용하여 상처에서 쉽게 제거할 수 있는 표면 조직, 드레싱 잔여물, 응괴 등의 물질을 제거하는 등 항 세균 세척제가 남아있지 않도록 씻어내야 한다. 또한 미생물이 많이 잠복하고 있는 괴사조직과 약화조직을 제거하기 위해 반드시 상처 표면 제거를 실시한다.

문헌에서 가장 많이 사용되고 있는 면봉 채취 방법은 Z-stroke와 Levine 방법의 두 가지이다. Z-stroke는 이름에서 보듯이, 상처의 맨 위에서 시작하여 면봉을 상처 표면으로 눌러 상처의 가장자리에서 가장자리까지 "Z" 패턴을 그리며 상처의 아래까지 내려온다. 이 방법의 문제점은 피부에 남아있는 세균뿐만 아니라, 상처 표면에 남아있는 약화조직의 세균으로 인해 면봉이 오염될 가능성이 있다는 것이다. 앞서 언급하였듯이, 이로 인해 항생제를 과다 사용하게 하여 환자에게 항생제 사용의 부작용을 일으키거나, 표면의 세균만을 전멸시켜 더 깊은 곳에서의 오염물질이 더욱 성장하고 수가 증가하게 될 수 있다.

1976년 Levine 등[43]은 상처 표면에서 호기성 세균의 생존 가능한 샘플을 얻기 위한 방법을 설명하였다. 이 방법은 상처표면을 철저하게 씻어내고 괴사조직이 없는 1cm을 만든다. 그 후 면봉을 상처 조직에서 체액이 흐를 만큼 충분히 강한 압력을 적용하며 돌려준다. 이 방법은 드레싱을 제거할 때 잔여 삼출물에서 면봉으로 채취하는 것보다 또는 Z-stroke 방법에 비해 더욱 정확한 결과를 산출할 수 있다.

배양 결과 평가 (Assessing the Culture Results)

일반적으로 상처 배양의 최종 결과는 72시간 내에 보고된다. 그람 염색법을 지시하였거나 임상병리실의 표준 절차를 수행하였다면, 몇 시간 내로 예비검사 결과를 활용할수 있으며 이 정보를 통해 미생물이 그람양성인지 그람음성인지를 알 수 있을 뿐만 아니라, 환자가 세균에 대한 염증성 반응을 하고 있는지를 알 수 있는 백혈구의 존재 등을 알 수 있어 초기 치료계획을 세우는데 도움을 줄 수 있다.

배양 결과는 정성(qualitative), 반정량(semiquantitative), 정량(quantitative)의 용어를 사용하여 나타낸다.

*정성 배양*은 고체 배지에 표본을 두고 미생물을 성장시켜 배양하는 것이다. *반정량 배양*은 고체 배지에 둔 다음 연속한 4개의 사분면에 줄무늬를 그린다. 결과는 1+, 4+로, 세균의 성장이 일어난 사분면의 숫자를 기록한다. *정량 배양*은 일반적으로 조직 표본에 실시하지만 면봉 표본으로도 사용할수 있다. 조직 표본을 균질화하여 접시에 두고 면봉 표본은 희석하여 접시에 둔다. 이 방법은 확인된 세균의 군집형성단위(colony forming unit: CFU) 수를 측정하여 상처 생검의 조직 그램당 CFU로, 면봉 배양의 제곱센티미터당 CFU로 기록한다. 앞서 언급하였듯이, 물렁조직 상처 감염은 조직의 제곱센티미터당 10^5 CFU 이상일 때이지만, 만성 상처의 경우, 이 숫자는 앞서 언급한 다른 임상 징후의 맥락과 함께 살펴봐야 한다.

이들 배양 방법 중 하나를 통해 확인된 특정 세균뿐만 아니라, 일상적인 환경, 임상병리실 또는 병원의 항생제와 세균 균주에 대한 항생체 민감도 검사를 실시해야 한다. 최종 보고서에는 미생물의 성장을 확인하고 항생제 검사에 대한 민감도(S) 또는 저항성(R), 항생제에 대한 발육저지 최저농도(minimum inhibitory concentration: MIC)를 기록한다. MIC는 항생제 검사의 접종물의 억제 또는 감소의 결과를 가져오는 항생제 검사의 낮은 농도로, 일반적으로 낮은 MIC는 더 효과적인 항생제 검사가 된다. 그러나 이러한 정보는 세균의 종류와 관련하여 고려해야 하며, 다른 종류가 확인되면 다른 효과가 있을 수도 있다. 그러므로, 감염질환 전문가의 자문을 통해 여러 종류의 미생물이 있을 때 일어날 수 있는 저항, 환자가 가지고 있거나 재발할수 있는 감염에 대해 확인한다.

골수염 (Osteomyelitis)

뼈의 감염 또는 골수염은 물렁조직으로부터 얻은 배양은 뼈로 침투한 세균을 정확하게 나타낼 수 없으므로 별개로 생각해야 한다. 골수염에 대한 완벽한 진단은 어려운 것으로 종종 값비싼 영상 장비 또는 침습적인 뼈 생검으로 이루어진다. 1995년 Grayson 등[44]은 75명의 족부 궤양환자의 76개의 감염된 궤양의 뼈에 스텐인레스 철 탐침을 사용하여, 89%의 양성 예측값(positive predictive value, PPV)과 56%의 음성 예측값(negative predictive value, NPV)을 보고하였다. 저자들은 당뇨환자에게 뼈 탐침(probe to bone: PTB)과 골수염이 매우 관련이 있어 골수염을 진단하기 위해 특수 방사선 영상과 핵검사가 굳이 필요하지 않다고 결론지었다. 이는 일반적 통념으로 "가난한 자들의 뼈 스캔"이라고 불려왔으며 오늘날까지도 지속되고 있다.

2005년 Shone 등[45]은 5주 이상 모두 104곳의 발 궤양이 있는 81명의 환자를 연구하였다. 궤양의 조직을 깨끗이 한 후 2명 중 1명의 족부의사가 탐침하였다. PTB 검사 결과를 모르게 한 채로 2명 중 1명의 당뇨전문의에게 골수염의 진단을 결정하게하였다. 뼈 손상에 대한 영상 검사와 함께 감염의 임상 징후에 근거하여 골수염을 진단하였으며 필요한 경우 MRI와 깊은 조직표본의 샘플을 실시하였다. 104개의 궤양 중 21개가 골수염으로 진단되었다. PTB 검사결과는 21개의 궤양 중 8개에서 양성이었으며, 83개중 7개는 뼈감염과 관련이 없어 53%의 PPV와 85%의 NPV의 결과를 나타냈다.

2007년 Lavery 등[46] 또한 발의 골수염을 진단하기 위한 PTB검사의 정확성을 평가하였다. 2년간의 대규모 연구에서 연구자들은 1,666명의 당뇨환자를 등록하여 정기적인 간격으로 검사자에 의해 표준화된 발검사를 실시하였다. 환자들에게 다리에 합병증이 발생하면 병원으로 오도록 지시하였다. 평균 27.2개월간, 247명의 환자에게 발에 상처가 생겼으며 151명의 환자가 199개의 발 감염이 발생하였다. 30명의 환자에게 골수염이 발생하였으며, 12%는 발 상처가 있으며, 20%는 발 감염이 있었다. PTB 검사는 높은 민감도(0.87%)와 특이도(0.91%)를 나타냈다. PPVsms 0.57%이었으나 NPVsms 0.98%였다. 저자들은 당뇨환자의 발 상처의 PTB 검사는 상대적으로 낮은 PPV를 나타내지만 음성 검사를 통해 진단을 제외할 수 있다고 결론내었다.

마지막 분석에서, 뼈 탐침이 임상에서 완전한 진단을 할 수 있는지에 대해 여전히 논란이 되고 있다. 의심할 여지 없이, 감염이 확실한 궤양에 뼈 탐침을 하여, 무르거나 부스러진 뼈가 있다면 골수염의 진단이 확실하다. 건강한 조직으로 밀어넣지 않고 뼈에 가깝도록 상처에 탐침을 할 때 압력에 주의해야 한다. 의료 신뢰도와 관련된 중요성이 높아지는 이 시기에, 환자, 상처, 영상 연구의 상태에 대한 전체적인 상황을 뼈 감염이 있는지 없는지 결과가 나올 때까지 지속한다.[47]

추가적인 골수염 진단의 문제는 압박궤양의 아래에 있다. 치유되지 않은 깊은 압박궤양이 있는 환자의 임상 평가는 골수염의 존재를 거의 예견하지 못한다. 임상검사 또는 방사선검사 중 어떤 것도 뼈감염에 대한 조직검사의 진단과 관련이 있지는 않다. 뼈 스캔은 가끔 혼란스러운 결과를 산출한다. 뼈 스캔이 높은 민감도(거의 100%)를 나타내지만, 핵분자가 압력변화로인해 손상받은 뼈부분에 집중되는 경향이 있고, 이소성 골화에 집중되어 특이도가 매우 낮다(33% 이하). 그러므로, 진단 시 낮은 PPV 보다는 골수염을 진단에서 제외하기 위해 일차적으로 NPV를 사용해야 한다. 압박 궤양 아래의 골수염을 진단할 때는 수술을 통한 뼈 조직검사가 필요하다. 이는 골수염이 국소 과정이므로 피부를 통한 생검은 감염된 뼈에서의 샘플을 얻을 수 없게 된다.[48]

바이오버든의 조절과 관리 (Controlling and Managing Bioburden)

바이오버든 조절의 기초는 만성 상처가 있는 환자의 치료의 세부적인 사항에 열중하여 시작한다. 감염에 대한 저항을 손상할 수 있는 요인들의 지지와 수정은 감염을 조절하기 위한 계획에서 필수적인 요소이다. 영양, 혈당조절, 혈액순환, 부종 관리, 외상과 압박 제거 등 세부적인 평가와 관리는 초기에 중점을 두고 계속 평가해야 한다.

> **핵심 8.12**
> 바이오버든 조절의 기초는 만성 상처가 있는 환자의 치료의 세부적인 사항에 열중하여 시작한다.

상처 기부 준비에 대한 개념은 상처를 치료하기 위한 준비를 위한 예비 치료부터 시작한다. 상처 기부 준비의 기초는—세척, 상처 가장자리의 손질과 괴사 조직의 제거, 감염의 관리 및 예방— 은 모든 상처의 일상적인 치료의 한 부분이 되어야 한다. 상처 기부 준비의 일부로서 상처의 세척과 괴사조직 제거는 이 책의 어디에서나 나와 있으나 상처 바이오버든 관리의 필수 요소는 아니다. 괴사조직은 세균성장의 병소가 되므로 반드시 적절한 관리를 통해 제거하도록 한다. 조직의 제거가 되지 않은 상처는 감염의 징후가 있는지 자주 살펴봐야 한다(가장자리의 배농, 홍반, 경화, 짓무름)

상처 세척(Wound Cleansing)

모든 상처는 드레싱을 교환할 때, 조직을 제거하기 전후에, 또는 오염이 일어났을 때, 중성의 오염되지 않고 독성이 없는 용액으로 세척해야 한다. 일상적인 세척은 화학적 및 기계적 외상을 최소화하여 실시한다.[22-24] 피부이식 또는 생체조직 이식을 한 경우, 예외로 하며 이런 경우는 피부 주변을 세척한다.

용액 또는 약물, 전달방법의 선택은 상처의 상태에 따라 다르다. 화상과 상처관리의 세척과 살균에 사용되는 다양한 용액의 독성과 관련된 수많은 문헌이 나와 있다. 비록 결정적인 연구는 부족하지만, 약물전달장치(delivery device)와 함께 무독성의 세척용액을 사용하면 건강한 조직에 손상을 주지 않고 표면의 파편을 제거하기에 충분한 역학적 힘을 줄 수 있다.[3]

> **핵심 8.13**
> 용액 또는 약물, 전달방법의 선택은 상처의 상태에 따라 다르다.

상처 세척의 결정은 상처 표면의 상태에 따라 달라진다. 과산화수소, 아세트산, Dakin 용액, 포비돈요오드액 등의 살균제 사용이 섬유아세포, 각질세포, 백혈구 등 상처 치유에 중요한 세포의 생존력에 환경 독성을 제공하는지에 대해 대한 몇 년간의 논쟁이 있었다. 1919년, Fleming[49]은 살균제가 상처에 있는 세균에는 생체외에서 세균에 작용하는 것처럼 효과적으로 작용하지 않는다고 보고하였다. 삼출물, 혈청, 또는 혈액은 세균 활동을 감소시키는 것으로 보인다. 실제 문제는 상처 세척에 사용하는 용액은 상처 표면의 괴사조직, 삼출, 상처의 응괴; 환자의 위생과 상태; 상처가 위치한 신체 부위; 요실금 등으로 인한 최근의 환경 또는 오염 등에 따라 선택한다.

기존의 상처 세척제는 상처 위로 용액을 분무하거나, 들이붓거나 닦아내어 기계적으로 씻어낼 수 있도록 오염물질과 상처 파편으로 침투하는 표면 활성제제를 함유하고 있다. 이러한 용액의 잠재적인 독성은 표면 조직과 오염물질을 제거하기 위한 더 강력한 제거제에 불리하게 작용한다. 정상적인 식염수는 상처 표면 조직을 제거하기에 충분한 압력으로 적용할 경우 상처 세척에 효과적으로 사용할 수 있다. 압력은 평당(psi) 4 파운드 아래의 압력은 괴사파편을 제거하기에 충분하지 않으며, 15 평당 초과하는 압력은 파편보다는 조직을 제거할 위험이 있다.[3]

항균제와 드레싱 (Antimicrobial Agents and Dressings)

최근 몇 년간 상처에 필요한 환경을 제공하기 위한 표적 용액과 드레싱을 사용한 상처표면의 세균 활동을 관리하고 조절하는 선택사항들이 급속하게 증가하고 있다. 이들의 사용과 관련있는 연구들은 다른 연구와 임상시험에서 사용된 기본적인 사례와 용량에 대한 정보 대신, 일반적으로 FDA가 요구하는 안전과 효율성 검사를 목적으로 한다. 이들 중 하나의 약물 또는 드레싱에 대한 선택은 상처 평가와 상처 치유를 방해하는 임계군집화에 따른다.

소독제와 상처 치료용액 (Antiseptics and Wound Treatment Solutions)

상처를 씻거나 치료하기 위한 용액의 선택은 치료의 목적에 따라 결정한다. 깨끗하고 새로운 조직이 생겨나 이전에 했던 드레싱이나 치료를 제거하기만 하면 되는 상처는 등장 식염수나 기타 비독성 용액 또는 세척제를 사용한다. 반대로, 악취가 있거나 조직의 색이 변하거나 삼출물 또는 임계군집화의 증상이 있거나 괴사조직이 있는 상처는 세균성장을 억제하거나 씻어낼 수 있도록 제조된 항균용액을 사용하는 것이 좋다. 결정할 때 가장 적합한 질문은 "이 치료의 목적이 상처를 씻는 것인가? 소독하는 것인가?"이다.

> **핵심 8.14**
> 상처를 씻거나 치료를 위한 용액의 선택은 치료의 목적에 따라 결정한다.

소독, 바이오버든의 감소, 일반적인 약물에는 과산화수소, Dakin 용액, 아세트산, 포비돈요드 용액이 포함되어 있다. 이들은 임상병리실에서 액체 배지를 통한 세균 시험을 거쳐 사용하고 있다. 만성 상처에서, 이 약물들은 미생물들을 한데 묶어 효과적으로 세균을 감소시킨다. 세균을 감소시킬 수 있는 효과적인 농도는 상처를 치료하는데 중요한 백혈구와 섬유아세포에도 독성이 있다고 알려져, 깨끗한 상처에 이를 사용하는 것은 피해야 한다.[50]

요실금환자 치료에 사용하는 피부 세척제는 상처 세척에 사용해서는 안 된다. 충분한 농도의 표면활성제의 사용으로 피부에 붙어있는 대변찌꺼기를 떼어내고 유화시키만, 개방성 상처에는 세포를 손상시키게 된다.

그러므로, 상처의 표면을 검사하여 군집화하였는지, 또는 이전에 언급하였듯이 삼출물, 악취, 피부색 변화, 표면의 괴사조직이 있으면, 항균제가 포함되거나 포함되지 않은 상처 세척제를 선택하여 사용한다. 앞서 언급하였듯이 상처 소독에 효과적인 대부분의 세척제는 생물학적으로 공격적이어서 상처부위의 필수적인 세포까지도 손상시켜 상처치유과정을 지연시키게 된다. 상처부위의 외부조직, 잠재적인 바이오버든, 상처 병원균을 반드시 제거해야 할 경우, 상처 세척제는 최적의 상처치유 환경을 만들어주기 위해 비독성인 것으로 선택해야 한다.

> **핵심 8.15**
> 상처부위의 외부조직, 잠재적인 바이오버든, 상처의 병원균을 반드시 제거해야 할 경우, 상처 세척제는 최적의 상처치유 환경을 만들어주기 위해 비독성인 것으로 선택해야 한다.

임상에서 최근 사용하고 있는 세척과 습윤 용액은 하이포염소산(hypochlorous acid: HOCl)이다. 스프레이 형태로, 임상에서 사용현장에 따라 전해질용액을 사용하여 전기분해를 통해 생산한다. 생산된 HOCl용액은 실온에서 불투명한 용기에 담아 72시간 사용할 수 있으며, 냉동시 14일간 보관한다.

HOCl는 인체의 백혈구에서 생산된 작은 분자이다. 인체 면역시스템의 중요한 특징은 병원균이 침입하였을 때 HOCl 같은 강력한 산화분자를 방출하여 재빨리 공격을 실시하게 하는 능력이다. 침입한 병원균을 완전히 장악하고 나면 호중구는 HOCl의 "산화물배출"을 방출하여 둘러싸고 있는 세균, 바이러스, 곰팡이를 빠르게 파괴한다. 호중구가 생산한 HOCl는 세균의 막투과성에 영향을 주고 세포막 구성요소와 결합하여 미생물을 죽인다. 이로 인해 세포막이 파괴되어 미생물세포가 붕괴된다.[51]

하이포염소산은 당뇨, 정맥성 궤양, 1단계에서 4단계의 압박궤양, 1도와 2도 화상에 사용하고 있다. 만성 궤양 치료에 대한 효율성도 증명되었다. 예비연구에서, Selkorn 등은 하이포염소산으로 치료한 환자의 궤양이 45% 치유되었으며 궤양의 통증도 매우 감소하였다고 하였다.[52] HOCI는 무자극, 무독성이다. 각질세포와 섬유아세포의 세포독성에 관한 시험관 연구에서도 부작용이 나타나지 않았다. HOCI의 pH는 적절한 5.4로, 피부의 자연적인 보호성 pH와 비슷하다. 임상적으로 HOCI는 악취를 감소 및 제거하고, 건조한 삼출물과 피부각질을 부드럽게 하며, 피부 괴사조직과 응괴를 없애 자극 없이 상처 표면에서 쉽게 제거할 수 있도록 한다.

국소 항생제 (Topical antibiotics)

전신 항생제와 마찬가지로 국소항생제의 사용은 특정 세균에 맞는 제품을 정해진 기간 동안 사용해야 한다. 국소항생제는 일차적인 피부 세균감염을 치료하고 예방하는데 중요한 역할을 한다. 국소항생제의 가장 좋은 사용은 피부의 얕은 상처의 감염을 예방하며 특히 상처를 덮는 드레싱을 할 때 함께 사용한다. 예방용 국소 항생제는 감염될 위험이 큰 상처(외상, 열상, 찰과상, 화상)에 특히 적합하다. 모든 외상은 감염될 위험이 있으므로 상처 감염을 예방하기 위해 국소항생제를 사용해야 한다.

> **핵심 8.16**
>
> 전신 항생제와 마찬가지로 국소 항생제의 사용은 특정 세균에 맞는 제품을 정해진 기간 동안 사용해야 한다.

피부의 얕은층의 세균감염 지료에 가장 많이 사용되는 국소항생제는 무피로신(mupirocin), 바시트라신(bacitracin), 폴리믹신 B(polymyxin b), 네오마이신(neomycin)이다.

무피로신 (Mupirocin)

세균의 단백질합성을 억제하는 무피로신은 일차적으로 그람 양성균, 특히 황색포도상구균과 연쇄상구균을 표적으로한다. 장 세균과 장구균 등의 다른 그람 음성균에는 영향을 주지 않는다. 피부의 정상 pH처럼 산성 환경(pH 5.5)에서 활동이 강해지나, 무피로신은 온도에 민감하다. 가장 흔하게 사용되는 것은 *황색포도상구균*과 *화농연쇄구균(S. pyogenes)*로 인한 국소 농가진과 외비공의 황색포도상구균을 박멸하는데 쓰인다. 단일 제제로 국소에 사용하거나 비강내 투여에 사용한다. *메티실린내성 황색포도상구균*(methicillin-resistant Staphyllococcus aureu: MRSA)와 *메티실린 감수성 황색포도상구균*(methicillin-sensitive Staphyllococcus aureus: MSSA)의 군집화가 되었거나 군집화될 위험이 있는 환자의 피부 상처에 널리 쓰인다.

바시트라신 (Bacitracin)

바시트라신은 세포벽합성을 방해하며 일차적으로 그람 양성균인 황색포도상구균과 연쇄상구균에 작용한다.[55] 대부분의 그람음성 세균과 이스트는 내성이 있다. 국소 바시트라신은 농가진, 부스럼증, 농피증 등의 피부 얕은층의 세균감염 치료에 효과적이다. 바시트라신은 상용되고 있는 많은 연고에 포함되어 있으며 단일제제로 또는 삼중 항생연고(triple antibiotic ointment: TAO)로 사용된다.

폴리믹신 B (Polymyxin B)

폴리믹신 B는 세균 세포막의 합성을 방해하고 세균세포 투과성을 증가시킨다. *녹농균, 엔테로박터, 대장균* 등의 그람 음성균에 널리 활용된다. 폴리믹신 B는 단일 제제로 사용되거나, 바시트라신과 혼합하건, TAO로 사용한다.

네오마이신 (Neomycin)

아미노글리코시드(aminoglycoside)계통 항생제 종류인 네오마이신은 세균의 단백질 합성을 방해한다. 호기성 그람 양성균과 그람 음성 간균(*황색포도상구균*과 *대장균*)에 의한 감염을 치료하는데 널리 쓰이며 얕은층의 찰과상 절상, 화상 감염을 예방하는데 사용한다. 단일 제제로 사용하거나 다른 항생제(바시트라신, 폴리믹신 B, 그라미시딘)와 혼합하거나 리도카인, 프라목신, 하이드로코르티손 등 다른 약제와 함께, 또는 TAO로 사용한다.

삼중항생연고 (Triple Antibiotic Ointment)

혼합 항생제의 개발은 약물에 첨가물이 혼합되거나 상호작용할 때의 상호보완적 또는 중복 항균 효과의 원리에 의한다. 그러므로 혼합제를 위한 약품의 선택은 각각 작용하는 표적 메카니즘에 영향을 주며, 각각 작용 메카니즘이 다른 혼합약물이 길항작용 없이 효과가 증대되어 작용한다는 가설에 근거한다.

바시트라신 아연, 폴리믹신 B 황산염, 네오마이신 황산염의 삼중 항생연고의 구성요소는 폭넓게 작용한다. 시험관 실험에서, TAO의 삼중 구성요소는 그람 양성(대부분의 피부 병원균인 *황색포도상구균*과 *화농연쇄상구균*)균과 그람 음성균(녹농균 등) 모두에 작용한다.

접촉성 피부염에 대한 내성, 민감성 등을 반드시 고려해야 한다. 문헌에 의하면 지역사회 MRSA뿐만 아니라, MRSA 위험이 있는 환자에게 널리 사용한 결과 무피로신의 내성증가가 나타났다.

항균 상처 드레싱 (Antimicrobial Wound Dressings)

감염과 임계군집된 상처의 관리와 치료는 약물 내성균에 의한 감염 증가에 대한 염려 때문에 사용빈도를 증가하는 것에 대한 딜레마에 직면하게 한다. 앞서 논의한대로, 상처 표면과 침입한 세균으로 인한 변화가 있는지 알아보기 위해 주의 깊고 빈번하게 검사하는 것이 중요하다. 이전에 치유된 상처의 초기 변화를 인지하는 것은 임상가들은 예전 상처치유의 초기 변화가 세균 존재의 초기 숙주 반응임을 깨달음으로서 세균 부하를 중재하고 감소시킬 수 있고, 깊은 조직으로 지속적인 복제와 potential 침습을 억제할 수 있다.

최근 몇 년간 국소 상처 바이오버든에 중점을 두는 동시에 삼출물, 습도 유지, 상처 주변 보호, 상처 공간을 채우고, 덮고, 보호하고, 보온처리를 하는 등의 상처에 필요한 환경을 만들어 주기 위한 여러 적절한 드레싱 제품이 증가하고 있다. 각각의 드레싱 제품들은 공통적으로 이러한 필요성에 맞게 사용하고 있다. 또한, Maillard와 Denyer[56]는 다음과 같이 이상적인 상균 드레싱의 특징의 목록을 작성하였다:

- 지속적인 항균 활동 제공
- 습윤 상처 치유 환경 제공
- 상처 전체 표면을 덮는 드레싱의 항균제를 골고루 전달
- 상처를 지켜볼 때 접촉을 최소화
- 삼출물 관리(문제가 된다면)
- 편안
- 적합
- 효과적으로 세균 방어막 제공
- 세균 흡수 및 함유
- 제거할 때 상처에 외상을 주지 않는 것

감별요소는 드레싱에 포함된 특정 항균제이다. 항균제는 드레싱 물질에 덧발라져 외부 오염으로부터 방어작용하며, 상처의 삼출물에도 작용하며 방어 효과를 강화하고 상처 표면의 세균 부하를 감소시킨다. 흔히 사용하는 약물은 카덱소머요오드, 꿀, polyhexamethylene biguanide (PHMB), pigment crystal violet, 메틸렌 블루이다.

카덱소머요오드(Cadexomer Iodine)

*Cadexomer iodine*이라는 용어는 상균 제보다는 전달 방법에 대한 설명이다. 요오드는 미생물과 중성구의 산화적 파괴와 세포벽, 핵의 파괴에 다양한 방법으로 작용한다.[57] 시험관 연구에서도 세포수준에서의 독성을 나타냈다.[58-60] 이 새로운 전달 체계에서, 요오드는 카덱소머 녹말기포에 함유되어있다. 상처의 삼출물이 생기면 카덱소머 기포에 들어가 천천히 부풀어 올라 요오드 분자를 방출시킨다; 상처치유에 무독성 수준인 정상상태에서는 0.9%를 유지한다. 요오드는 갈색이며, 요오드의 비활성상태인 요오드화물(iodide)은 무색이다. 드레싱이 갈색에서 무색으로 변화면 요오드가 사용되었으며 드레싱을 교체해야 하는 신호이다. 드레싱은 평균 72시간 지속되며 삼출물의 양, 상처의 크기, 드레싱/겔의 사용양에 따라 다르다. 카덱소머요오드는 생체 내/외연구에서 특히 *황색포도상구균*의 세균막에 효과적이라고 알려져 있다.

꿀 (Honey)

꿀은 개방성 상처의 치료로서 오랫동안 성경과 코란, 토라에 언급되어왔다. 기원전 2000년 이집트인들이 석고에 사용하였다는 기록이 있으며, 1932년 의료 기록에도 남겨져 있으며 최근 몇 년간 상처 치유에 있어 임상적 과학적 연구 주제로 관심이 거듭되고 있다. 주로 *렙토스페르뭄* 종에서 얻으며 의료용 꿀은 *클로스트리듐(clostridium)* 포자를 파괴하기 위해 감마선을 조사한다.

꿀의 항균작용은 높은 당 함유, 낮은 수분과 관련이 있으며 세균을 탈수시키는 삼투효과를 하여 pH 3.2~4.5

의 산성으로 세균성장을 억제한다. 이 삼투압 효과로 이동한 액체는 습윤의 상처치유 환경을 만들어 상처 표면이 건조되고 유착되는 것을 막아 드레싱을 제거할 때의 통증을 줄여준다. 벌꿀에 있는 당산화효소는 독성이 있는 과산화수소보다 1,000배는 독성이 덜하다. 꿀 드레싱은 알긴산염의 친수콜로이드 페이스트 형태로 이용될 수 있다.[61-66]

염산폴리헥사메칠렌 비구아니드 (Polyhexamethylene Biguanide)

Polyhexamethylene biguanide(PHMB)는 수년간 살균제로 사용되어 왔다. 상처 드레싱, 콘택트 렌즈세척 용액, 수술용 세척제, 수영장 세척제 등 다양하게 사용된다.[67,68] PHMB는 감염에 대항하기위한 염증성 세포에 의해 자연적으로 일어나는 분자 구조와 유사한 합성 물질이다. 세균의 세포막에 접착됨으로써, PHMB는 세균을 죽이는 구조적 변화를 일으킨다. 세균은 유출펌프를 사용하여 항균제를 세포밖으로 내보내어 저항하여 자기 자신을 보호한다. PHMB에 의한 구조적 변화는 세균이 살균제를 바깥으로 내보내기 위해 유출펌프를 사용하지 못하도록 만든다.[68,69] PHMB는 거즈 스폰지, 비접착성 드레싱, 거품, 생합성 섬유성 상처 드레싱 등에 포함되어 상처를 외부 오염과 세균 등으로부터 보호할 뿐만 아니라, 세균을 드레싱 제품으로 흡수시켜 효과적인 장벽을 제공한다. 거즈 스폰지는 음압 상처치료 장비의 경계면에도 널리 사용한다.

크리스탈 바이올렛과 메틸렌 블루 (Crystal Violet and Methylene Blue)

크리스탈 바이올렛과 메틸렌 블루는 지난 50년간 임상병리실 염색약으로 사용되어 왔으며 *메티실린내성 황색포도상구균*(methicillin-resistant Staphyllococcus aureu: MRSA) 등의 내성균처럼 다양한 임상적으로 관련 있는 세균의 세균증식 억제성분이 있는 항균제로 사용되고 있다. 폴리비닐 알콜 거품에 혼합되어 활용할 수 있으며 건조되면 부드럽고, 적절하게 상처를 메우고 드레싱에 붙어있다. 거품의 열린 세포구조는 활성제제가 미생물의 성장을 억제할 수 있도록 드레싱으로 상처의 삼출물을 제거하게 한다. 이러한 독특한 삼출물의 제거는 드레싱을 제거할 때 뚜렷히 나타나며 삼출물이 착색되어 거품의 색을 바래게 하며 드레싱을 바꿀 수 있도록 시각 정보를 준다. 임상에서, 거품은 과다과립조직을 감소시킬 뿐만 아니라, 상피 가장자리의 세포를 이동시켜 특히 다리의 정맥성 궤양의 상처 가장자리를 편평하게 한다. 드레싱은 2일에 한 번 또는 더 자주 교체하며 삼출물이 정도에 따라 다르다.[70]

은(Silver)

은(silver)은 몇 세기간 물을 보존하기 위한 그릇으로 사용되어 오다가 기원 후 750년 의료적으로 사용하였다는 기록이 있다. 국소 항균용 드레싱의 은이온의 사용에 대한 새로운 관심으로 세균의 증식과 감염을 억제시키고 감염을 관리하고 병원성 상처 감염의 위험을 줄일 수 있는지에 대한 연구가 이루어지고 있다. 이러한 새로운 관심은 낮은 농도로도 살균효과가 있으며 인간 세포에 상대적으로 독성이 낮기 때문이다. 은(silver)은 MRSA, 반코마이신 내성 장알균 감염(vancomycin-resistant enterococci infection: VRE) 등의 항균내성 세균의 항균작용이 증명되었다. 임상적 사용에 대한 새로운 관심으로 드레싱 재질의 형태로 약물을 전달하기 위한 은포화 방법과 폴리머기법이 발전하고 있다.[56]

기타 다른 항균 드레싱과 드레싱에 포함되는 항균제제와 비교하여 은의 사용에 관한 풍부한 정보가 출간되어 있다. 은(silver)은 수년간 상처관리에 사용되어 오고 있으며 실버설파다이진은 40년간 특히 화상관리에서 항균작용을 한다.[71] 실버 설파다이진 크림은 상대적으로 단시간으로 작용하며 화상으로 인한 딱지를 침투하기 어려워 그 위에 가상의 가피를 형성해 드레싱을 더욱 자주 교체해야 한다.

은(silver)은 수용성 상태인 Ag^+ 또는 Ag^0 일 때 생물학적으로 활성화된다. Ag^+은 이온상태로, 질산은, 실버설파다이진, 또는 다른 은이온 복합체이다. Ag^0은 나노크리스탈린 실버에 들어있는 금속 은의 비극성형태이다. 자유 은 양이온은 세포호흡을 차단하세균 세포막의 기능을 방해하여 즉각적으로 미생물을 파괴하는 강한 항균효과가 있다. 은 양이온이 조직 단백질과 결합할 때 세균 세포막의 구조적 변화를 일으키고 세포사를 초래하게 된다. 은 양이온은 또한 세균의 DNA와 RNA에 결합하고 변성을 일으켜 세포복제를 억제한다.[72]

은 드레싱의 사용에 대한 우려는 내성 발달의 가능성과 세포독성, 적절한 시간에 적절한 양의 은을 사용하는 것에 대한 것이다. Percival 등[73]은 당뇨성 발의 세균에 대한 은의 내성이 있는 것을 확인하였으며 이들 궤양에서의 은-내성 유전자가 낮으며 주요 상처 병원균이 아닌 장세균, 엔테로박터(enterobacter cloacae)에 국한되어 있는 것을 확인하였다. 이 연구에서는 *황색포도상구균*과 *녹농균* 등의 상처의 병원균에는 내성이 없는 것으로 밝혀졌다. 또한 이 연구에서는 은이 함유된 상처 드레싱을 사용할 때 은-내성 유전자가 있는 상처 세균의 일부가 죽는 것으로 밝혀졌다.[73]

세포와 조직에서의 은에 대한 독성은 연구중이다. 생체외 시험관 연구에서 1일 이내의 세포독성을 보였던 은 드레싱이 생체 내에서는 1주일 후 세포독성이 없어졌으며 이는 시험관에서의 세포독성이 생체내에서보다 더욱 민감하다는 것을 나타낸다. 이는 시험관에는 혈액순환, 조직 함유, 대사작용, 또는 희석효과를 통해 독성이 감소될 방법이 없기 때문이다.[71]

모든 드레싱 구성물(필름, 거품, 알긴산염, 하이드로화이버, 겔, 거즈, 접촉면, 합성물)에 은을 포함하여 사용할수 있다. 은의 "용량"에 따라 특정 종류의 드레싱이 더욱 좋다는 자료는 없다. 상처에 잘 접촉하도록 하는 것이 세균이 잘 자랄수 있는 공간 형성(죽은 공간)을 만들지 않고 성공적으로 드레싱을 하는 방법이다. 드레싱의 확실한 검사는 임상결과이다(즉, 실제로도 이 방법이 작용할까?).[71] 은(silver) 외에, 모든 항균 드레싱의 신중한 사용에 대한 계속되는 연구를 통해 상처의 병원균에 흔히 일어나는 잠재적인 내성패턴을 완화시켜야 한다.

핵심 8.17

은(silver)뿐만 아니라, 모든 항균 드레싱의 신중한 사용에 대한 계속되는 연구를 통해 상처의 병원균에 흔히 일어나는 잠재적인 내성패턴을 완화시켜야 한다.

요약 (Summary)

만성 상처에 영향을 주는 바이오버든(bioburden)에 대한 관리는 환자와 상처 모두를 조심스럽게 검사해야하며 상처의 적절한 관리에 대한 결정 또한 이 검사에 근거해서 결정해야 한다. 침습한 세균 감염에 대해 조심스럽게 주의를 기울여 항생제를 사용해 체계적으로 치료한다. 정량화한 후, 숙주에 주는 잠재적인 영향에 대해서도 약물요법의 선택으로 확인한다. 상처 표면의 시간대별 검사, 바이오버든의 증가를 의미하는 변화, 치유의 진행을 방해할 세균의 존재가 의심되면 국소 항균제와 드레싱을 신중하게 사용한다.

핵심 8-18

상처 표면의 시간대별 검사, 바이오버든의 증가를 의미하는 변화, 치유의 진행을 방해할 세균의 존재가 의심되면 국소 항균제와 드레싱을 신중하게 사용한다.

참고문헌 (References)

1. Martin, LK, Drosou, A, Kirsner, RS: Wound microbiology and the use of antibacterial agents. In: Falabella, AF, Kirsner, RS (eds): Wound Healing. Boca Raton, FL, Taylor & Francis Group, 2005, pp 83–101.
2. Cowan, MK, Talaro, KP: Infectious diseases affecting the skin and eyes. :In: Microbiology: A Systems Approach. New York, McGraw-Hill, 2006, pp 540–576.
3. Baranoski, S, Ayello, E, Tomic-Canic, M: Skin: an essential organ. In: Baranoski, S, Ayello, E (eds): Wound Care Essentials: Practice Principles. Ambler, PA, Lippincott Williams & Wilkins, 2008, pp 47–63.
4. Sussman, C: Assessment of the skin and wound. In: Sussman, C, Bates-Jensen, B (eds): Wound Care: A Collaborative Practice Manual for Health Professionals, ed. 3. Philadelphia, Lippincott Williams & Wilkins, 2007, pp 85–122.
5. Bowler, PG: The 10^5 bacterial growth guideline: Reassessing its clinical relevance in wound healing. Ostomy Wound Manage 49:44–53.
6. Wikipedia. Bioburden. Available at: http://en.wikipedia.org/wiki/Bioburden. Accessed 08/21/07.
7. Stedman, TL: Stedman's Medical Dictionary. Baltimore, Lippincott Williams & Wilkins, 2006.
8. Bamberg, R, Sullivan, PK, Conner-Kerr, T: Diagnosis of wound infections: Current culturing practices of US wound care professionals. Wounds 2002; 14:314–327.
9. Bacteria. Available at: http://www.biology-online.org/dictionary/Bacteria. Accessed 08/21/07.
10. Cowan, MK, Talaro, KP. Infectious diseases affecting the skin and eyesIn:Microbiology: A Systems Approach. New York, McGraw-Hill, 2006, pp 89–118.
11. Wikipedia. Gram staining. . Available at: http://en.wikipedia.org/wiki/Gram staining. Accessed 12/2/2007.
12. The Gram Stain. Available at: http://www.ncl.ac.uk/dental/oralbiol/oralenv/tutorials/gramstain.htm. Accessed 12/02/07.
13. Lee, EK, Lerner, BW: Plankton and planktonic bacteria. World of Microbiology and Immunology, 1: 2003. eNotes.com. Available at: http://www.enotes.com/microbiology-encyclopedia/plankton-planktonic-bacteria. Accessed 12/02/07.
14. Percival, SL, Bowler, PG: Biofilms and their potential role in wound healing. Wounds 2001; 16:234–240.
15. Bello, YM, Fallabella, AF, DeCaralho, H, et al: Infection and wound healing. Wounds 2001; 13:127–131.
16. Serralta, VW, Harrison-Balestra, C, Cazzaniga, AL, et al: Lifestyles of bacteria in wounds: Presence of biofilms? Wounds 2001; 13:29–34.
17. Garth, AJ, Swogger, E, Wolcott, R, et al: Biofilms in chronic wounds. Wound Rep Reg 2008; 16:37–44.
18. Landis, S, Ryan, S, Woo, K, et al: Infections in chronic wounds. In: Krasner, D.L., Rodeheaver, GT, Sibald, RG (eds): Chronic Wound Care: A Clinical Source Book for Healthcare Professionals, ed. 4. Malvern, PA, HMP Communications, 2007, pp 299–321.
19. Browne, A, Dow, G, Sibbald, RG: Infected wounds: Definitions and controversies. In: Falanga, V. (ed): Cutaneous Wound Healing. London, Martin Dunitz, 2001, pp 203–219.
20. Stotts, N: Wound infection: Diagnosis and management. In: Morison, MJ, Ovington, LG, Wilkie, K. (eds): Chronic Wound Care: A Problem-based Learning Approach. Mosby, 2004, pp 101–116.
21. White, RJ, Cutting, KF: Critical colonization—the concept under scrutiny. Ostomy Wound Manage 2006; 52:50–56.
22. Robson, MC, Cooper, DM, Aslam, R, et al: Guidelines for the treatment of venous ulcers. Wound Rep Reg 2007; 14:649–662.
23. Whitney, J, Phillips, L, Aslam, R, et al: Guidelines for the treatment of pressure ulcers. Wound Rep Reg 2007; 14:663–679.
24. Steed, DL, Attinger, C, Colaizzi, T, et al: Guidelines for the treatment of diabetic ulcers. Wound Rep Reg 2007; 14:680–692.
25. Schultz, GS, Sibbald, RG, Falanga, V, et al: Wound bed preparation: A systematic approach to wound management. Wound Rep Reg 2003; 11(suppl):S1–S28.
26. Robson, MC: Wound infection. A failure of wound healing caused by an imbalance of bacteria. Surg Clin North Am 1997; 77:637–680.
27. Robson, MC, Krizek, TJ: Predicting skin graft survival. J Trauma 1973; 13:213–217.
28. Trengove, NF, Stacey, MC, McGechie, DF, et al: Qualitative bacteriology and leg ulcer healing. J Wound Care 1996; 5:277–280.
29. Enoch, S, Harding, K: Wound bed preparation: The science behind the removal of barriers to healing. Wounds 2003; 15:213–229.
30. Dow, G, Browne, A, Sibbald, RG: Infection in chronic wounds: Controversies in diagnosis and treatment. Wounds 1999; 45:23–40.
31. Serena, T, Robson, MC, Cooper, DM, et al: Lack of reliability of clinic/visual assessment of chronic wound infection: The incidence of biopsy-proven infection in venous leg ulcers. Wounds 2006; 18:197–202.
32. Robson, MC, Cooper, DM, Aslam, R, et al: Guidelines for the treatment of venous ulcers. Wound Rep Reg 2006; 14:649–662.
33. Whitney, J, Phillips, L, Aslan, R, et al: Guidelines for the treatment of pressure ulcers. Wound Rep Reg 2006; 14:663–679.
34. Steed, DL, Attinger, C, Colaizzi, T, et al: Guidelines for the treatment of diabetic ulcers. Wound Rep Reg 2006; 14:680–692.
35. Hopf, HW, Ueno, C, Aslam, R, et al: Guidelines for the treatment of arterial insufficiency ulcers. Wound Rep Reg 2006; 14:693–710.
36. Gardner, SE, Frantz, RA, Doebbeling, BN: The validity of the clinical signs and symptoms used to identify localized chronic wound infection. Wound Rep Reg 2001; 9:178–186.
37. Bill, TJ, Ratliff, CR, Donovan, AM, et al: Quantitative swab culture versus tissue biopsy: A comparison in chronic wounds. Ostomy Wound Manage 2001; 47:34–37.
38. Ratliff, CR, Rodeheaver, GT: Correlation of semi-quantitative swab cultures to quantitative swab cultures from chronic wounds. Wounds 2002; 14:329–333.
39. Sullivan, PK, Conner-Kerr, TA, Hamilton, H, et al: Assessment of wound bioburden development in a rat acute wound model: Quantitative swab versus tissue biopsy. Wounds 2004; 16:115–123.
40. Berg, JO, Mössner, BK, Skov, MN, et al: Antibacterial properties of EMLA® and lidocaine in wound tissue biopsies for culturing. Wound Rep Reg 2006; 14:581–585.
41. Johnson, SM, Saint John, BE, Dine, AP: Local anesthetics as antimicrobial agents: A review. Sur Infect 2008; 9:205–213.
42. Lee, P, Turnidge, J, McKonald, PJ: Fine-needle aspiration biopsy in diagnosis of soft tissue infections. J Clin Microbiol 1985; 22:80–83.
43. Levine, N, Lindberg, R, Mason, A, et al: The quantitative swab culture and smear: A quick, simple method for determining the number of viable aerobic bacteria open wounds. J Trauma 1976; 16:89–94.
44. Grayson, ML, Gibbons, GW, Balogh, K, et al: Probing to bone in infected pedal ulcers. A clinical sign of underlying osteomyelitis in diabetic patients. JAMA 1995; 273:721–723.
45. Shone, A, Burnside, J, Chipchase, S, et al: Probing the validity of the probe-to-bone test in the diagnosis of osteomyelitis of the foot in diabetes. Diabetes Care 2006; 29:945; letter.
46. Lavery, LA, Armstrong, DG, Peters, EJG, et al: Probe-to-bone test for diagnosis diabetic foot osteomyelitis. Reliable or relic? Diabetes Care 2007; 30:270–274.
47. Steinberg, JS, Warren, JS: Point-counter point: Probe to bone: Is it the best test for osteomyelitis? Podiatry Today 2007; 20:5–54.
48. Gardner, SE, Frantz, RA: Wound bioburden. In: Baranoski, S., Ayello, E.A. (eds): Wound Care Essentials: Practice Principles, ed. 2. Ambler, PA, Lippincott Williams & Wilkins, 2008, p 107–109.
49. Fleming, A: The action of chemical and physiological antiseptics in a septic wound. Br J Surg 1919; 7:99–129.
50. Rolstad, BS, Ovington, LG: Principles of wound management. In: Bryant, RA, Nix, DP (eds): Acute & Chronic Wounds Current Management Concepts, ed. 3. Philadelphia, Mosby/Elsevier, 2007, p 420–421.
51. Drosou, A, Falabella, A, Kirsner, R.: Antiseptics on wounds: An area of controversy. Wounds 2003; 15:149–166.

52. Selkorn, FJ, Cherry, GW, Wilson, JM, et al: Evaluation of hypochlorous acid washes in the treatment of chronic venous ulcers. J Wound Care 2006; 15:33.
53. Wang, L, Bassiri, M, Najafi, R, et al: Hypochlorous acid as a potential wound care agent. Stabilized hypochlorous acid: A component of the inorganic armamentarium of innate immunity. J Burn Wounds 2007; 6:65–79.
54. Topical antibiotics. Available at: http://yenoh93.medceu.com/index/courses/dermanti.htm. Accessed 12/08.
55. Bonner, MW, Benson, PM, James, WD: Topical antibiotics in dermatology. In: In: Wolff K, Goldsmith LA Kats SI, et al, Fitzpatrick's Dermatology in General Medicine, ed. 5. New York, McGraw-Hill, 1999.
56. Maillard, JY, Denyer, SP: Focus on silver. EWMA Journal 2006; 6:5–7.
57. Cooper, ML, Laxer, JA, Hansbrough, JF: The cytotoxic effects of commonly used topical antimicrobial agents on human fibroblasts and keratinocytes. J Trauma 1991; 31:775–782.
58. Lineaweaver, W, Howard, R, Soucy, D, et al: Topical antimicrobial toxicity. Arch Surg 1985; 120:267–270.
59. Lineaweaver, W, McMorris, S, Soucy, D, et al: Cellular and bacterial toxicities of topical antimicrobials. Plast Reconstr Surg 1985; 75:394–396.
60. Akiyama, H, Oono, T, Saito M, et al: Assessment of cadexomer iodine against *Staphylococcus aureus* biofilm in vivo and in vitro using confocal laser scanning microscopy. J Dermatol 2004; 31: 529–534.
61. Ahmed, AKJ, Hoekstra, MJ, Hage, JJ, et al: Honey-medicated dressing: Transformation of an ancient remedy into modern therapy. Ann Plast Surg 2003; 50:143–148.
62. Eddy, JJ, Gideonsen, MD: Topical honey for diabetic foot ulcers (observations from practice). J Fam Pract 2005; 54:533–535.
63. Dunford, C, Cooper, R, Molan, P, et al: The use of honey in wound management. Nurs Stand 2000; 15:63–68.
64. Namias, N: Honey in the management of infections. Surg Infect 2003; 4:219–226.
65. Molan, PC: Potential of honey in the treatment of wounds and burns. Am J Clin Dermatol 2001; 2:13–19.
66. Lusby, PE, Coombs, A, Wilkinson, JM: *Honey*: A potent agent for wound healing? J Wound Ostomy Continence Nurs 2002; 29(6):295–300.
67. Mulder, GD, Cavorsi, JP, Lee, DK: Polyhexamethylene biguanide (PHMB): An addendum to current topical antimicrobials. Wounds 2007; 19:173–182.
68. Moore, K, Gray, D: Using PHMB antimicrobial to prevent wound infection. Wounds UK 2007; 3:96–102.
69. Cuttino, C, Mejza, B, Krause, S, et al. Balancing a dynamic wound environment: Multicenter experience with a novel antimicrobial foam dressing containing PHMB. Ostomy Wound Manage 2009; 55(3):4–22.
70. Hydrofera blue. Available at: http://www.hydrofera.com/hydro_blue.html. Accessed 10/08.
71. White, R, Cutting, K: Exploring the effects of silver in wound management—What is optimal? Wounds 2006; 18:307–314.
72. Fong, J, Wood, F: Nanocrystalline silver dressings in wound management: A review. Int J Nanomedicine 2006; 1(4):441–449.
73. Percival, SL, Woods, E, Nutekpor, M, et al: Prevalence of silver resistance in bacteria isolated from diabetic foot ulcers and efficacy of solver-containing wound dressings. Ostomy Wound Manage 2008; 54:30–40.

chapter 9 장

상처 치료에서 영상검사의 역할

The Role of Imaging in Wound Care

일반적으로, 방사선 영상은 합병증이 없는 상처를 치료할 때, 중요한 역할을 하지 않는다. 예상대로 치유되지 않은 상처는 부정적 기여요소를 확인하는데 영사검사로 조사될 수 있다. 혈관의 유입과 유출의 문제, 그리고 심부감염은 상처치유를 지연시키는 요인이 되며, 알 수 없는 이물질은 염증 또는 감염의 병소가 된다. 임상진단을 위해 많은 방사선 검사를 시행할 수 있으며 여러 검사방법을 함께 사용할 수도 있다. 모든 영상 기기는 각각의 장점과 단점이 있으므로 적합한 기계의 선택은 환자의 특징과 임상환경에 따라 결정된다.

본 장에서는 기술적인 부분과 임상적인 부분으로 나누어, 우선 일반적인 조영제의 처방과 주의점 등 방사선 연구에 대한 기본적인 이해를 돕는다. 상처치유에 적절한 혈관과 물렁조직 영상에 대한 임상 예를 제공하여 병적상태와 정상을 비교한다. 다리의 해부학을 묘사하고 제시된 영상 알고리즘을 보여준다.

물리학과 조영제 (Physics and Contrast)

장비의 물리학적 기초 (Physical Basis of Modalities)

X–ray

전통적인 방사선사진(x선)과 컴퓨터 단층사진에 대한 기본적인 전제는 x선 광선을 환자에게 투과하여 방사선이 수신기에 닿아 영상을 만든다는 것이다. 수용기는 한 장의 필름처럼 간단하거나 또는 다검출 컴퓨터 단층시스템의 데이터 획득 시스템처럼 복잡할 수 있으며, 영상을 만들기위해 환자를 투과하는 방사선의 양은 가로지르는 환자의 해부학적 구조의 밀도에 따라 결정된다. x선 광선은 이온화된 방사선의 형태로 잠재적인 발암물질이므로 진단용 영상을 위해서는 현명하게 사용해야 한다.

동맥조영도(Arteriograms)

카테터 동맥조영은 형광투시법으로 직접 시각화하여 수행하는 특수 기법의 방사선 기기로서, 지속적인 또는 "실시간", x선 시각화된 것이다. 환자는 x선 테이블 위에 누워 양쪽에 움직이는 x선 관과 검출기를 둔다. 주로 서타구니 부위의 혈관에 바늘로 찌르며, 카테터로 조영물질을 주사한다. 복잡한 경우, x선관을 짧은 시간에 여러 번 켜게 되어 방사선 노출이 몇 분간 지속될 수 있다.

초음파(Ultrasound)

초음파는 음파탐지기와 비슷하며, 초음파 변환기를 통해 맥동, 초점, 고빈도 초음파 빔을 전달하고 받는다. 조직의 종류, 진폭, 강도에 따라 빔이 일정하지 않게 흡수, 반사, 전달되며 변환기로 되돌아온 반사된 초음파에너지는 회색조단계(gray scale)의 초음파 이미지를 만든다. 혈관초음파는 혈류의 방향과 속도를 도플러 효과를 이용하여 보여준다. 움직이는 물체에 닿은 초음파 에너지는 혈류의 속도를 측정하기 위해 흘러간 시간과 그외의 알려진 수학적 변수와 연관이 있는 측정가능한 빈도의 변화가 나타난다(그림 9.1). 시각화를 돕기 위해 컬러 코드를 사용하여 흐름의 속도와 방향에 따라 혈류를 보여준다.

컴퓨터 단층 촬영(Computed Tomography)

CT는 예전에는 컴퓨터 체축 단층촬영(computed axial tomography: CAT 스캔)으로 불렸으며 이는 환자주변으로 빠른 속도로 x선 광선을 방출하는 x선 진공관과 정교한 탐지기, 탐지기에 닿은 방사선을 해부학적 영상으로 만들기위한 컴퓨터 시스템을 이용한 밀도기반 방사선 기술이다. 환자는 CT 테이블 위에 눕고 테이블은 스캔하는 동안 빠른속도로 원통을 통과하게 된다. 검사는 보통 몇 초면 완성되지만, 치료까지 가능한 카테터 동맥조영과는 달리 진단만이 가능하다. 투명한 혈액은 다른 조직들과 밀도가 비슷하므로, 밀도를 높여 혈관을 시각화하기 위해 멸균된 요오드 조영제를 정맥 내로 주입한다.

자기공명영상(Magnetic Resonance Imaging)

자기공명영상(MRI)는 앞서 설명한 기기들과는 전혀 다른 원리이다. 자기공명 스캐너는 큰 초전도 공명, 무선 주파수 전송기, 수신코일로 구성된다. 환자가 큰 자석 안에 들어가면 원자의 양성자는 자기장에 맞추어 정렬한다. 다양한 무선주파수 맥동의 전원이 빠르게 켜고 꺼지면, 원자에너지 상태에 변화가 일어나며 이를 감지하여 자세한 영상을 만들게된다. MRI는 물렁조직과 액체 사이의 물리적 차이에 매우 민감하며 해부학적 평면에 맞게 영상을 선택할수 있다. 가돌리늄(gadolinium) 조영제를 흔히 사용하며 검사의 임상 적응증과 검사되는 신체부위에 따라 선택할수 있으나 혈류의 경우, 스스로 고유의 신호를 발생하게 되어 어떤 경우에는 조영제 없이도 감지가 가능하다. 검사 시간은 CT보다 조금 길어 10분~20분 이상 걸리며 검사되는 부위에 따라 따라 강한 자기장으로 인해, 자기 공명실은 자기에 끌리지 않는 물질들로만 제한한다.

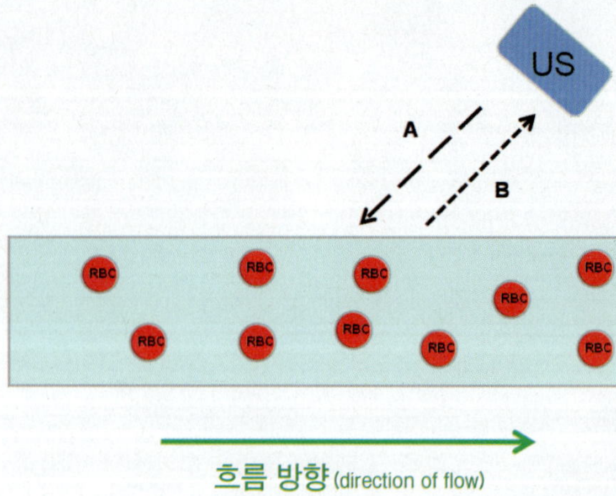

그림 9.1 *혈류에서의 도플러 효과 도식. 침투하는 초음파빔의 빈도(A)와 혈관에서의 반사(B)는 혈류의 속도와 방향에 따라 달라진다. US, 초음파 변환기; RBC, 적혈구. 혈관 직경은 푸른색으로 표현하였다.*

핵심 9.1

강한 자기장으로 인해, 자기공명실은 자기에 끌리지 않는 물질들로만 제한한다.

휠체어, 산소탱크, 세척장비는 특히 자기공명에 적합하도록 만들어야 하며 심장의 페이스메이커 등의 이식장치 또는 생명유지와 관련된 구조에 근접한 곳에 파편 손상이 있는 환자는 자기공명영상에 적합하지 않다. 스캔하기 전 설문지를 반드시 사용하여 이러한 환자, 예전의 손상병력을 알아내어 자기공명실에서 모두가 안전할 수 있도록 한다.

핵의학 (Nuclear Medicine)

핵의학은 의학영상과 환자치료에 대한 독특한 장비이다. 비록 핵의학 영상은 다른 장비들에서 얻은 것보다는 자세하고 결정적이지는 못하지만, 핵의학 검사는 기능적인 정보를 제공하여 x선, 초음파, CT, MRI로부터 얻은 해부학적 정보와 보완하여 사용할 수 있다. 방사선핵이 붕괴되면서 약한 방사선 활동신호를 발산하게 되고 이를 특수카메라로 감지한다. 뼈 스캔에 대한 핵의학의 예는 방사선 동위원소 표지 인산염인 방사선 의약품을 정맥내로 주입하여 혈관시스템을 지나 뼈대구조까지 전달하여 몇 분 또는 몇 시간 동안 뼈의 위치를 알아내게 된다. 환자가 테이블 위에 가만히 누워있는 동안 카메라가 신체 위로 천천히 움직여 소량의 방사선핵이 붕괴되는 것을 감지하여 영상을 만든다. 핵의학 검사는 소량의 이온화된 방사선을 환자에게 전달하므로 일반적으로 x 선 등의 다른 장비를 사용하는 것보다 무해하다.

조영제 (Contrast Agents)

방사선 영상에는 많은 조영제들이 사용된다; 여기에서 논의할 가장 적절한 두 그룹으로는 CT에 사용하는 혈관내 요오드 조영과 MRI에 사용하는 가돌리늄 혈관내 조영제이다.

혈관내조영제의 부작용은 흔한 것은 아니지만,[1] 증상이 가벼울 수도 있고 생명이 위태로운 경우도 있다. 어떤 환자는 방사선 조영물질에 부정적으로 반응하며 정확히 알 수는 없으나 심장 또는 신장질환이 있는 환자는 부작용의 위험이 높으며 천식, 알러지 또는 이전에 이상반응이 있던 환자들도 위험하다. 코르티코스테로이드의 예비투약으로 이를 감소시킬 수는 있으나 완전히 위험을 없앨 수는 없으므로 조영제 사용은 잠재적인 위험성보다는 얻어지는 정보의 이익이 클 때만, 조영제를 사용하지 않는 다른 영상장비로는 정보를 얻을 수가 없을 때 사용한다. 모든 방사선은 검사전 위험요소, 탈수상태에 대한 주의를 기울이며 응급장비를 즉시 활용 가능한 곳에서 사용한다.

요오드 조영제 투여의 신장에 대한 독성은 신부전에 상당한 영향을 미치게 되므로 검사전 신부전과 당뇨가 있는 환자는 주의를 해야 한다. 정상적인 신장기능을 하는 환자는 조영제로 인한 신장독성의 위험은 매우 낮으며 심장 또는 신장 질환의 잠재적인 위험이 있는 환자는 환자를 주의깊게 선별하고 적절한 수분공급, 새로운 조영제의 선택, 그리고 가능하다면 신장 질환의 위험성을 감소시키기 위한 예비투약으로 문제를 줄이도록 한다.[2]

통칭하여 멧포민이라는 항혈당 제제를 경구투약 중인 당뇨환자는 특별히 주의해야 한다. 멧포민은 신장에 의해 배출되므로, 신장기능이 악화되면 약물이 혈액 속에 높은 농도로 남게 되어 환자를 산성혈증에 빠뜨릴 휘험이 크다. 젖산이 혈액에 축적되면 사망률이 올라가므로, 방사선 조영제가 직접적으로 산성혈증을 유발하지 않더라도 당뇨 환자의 신장 기능부전을 유발할 수 있다는 것을 고려해야 한다. 이러한 이유로, 요오드화 혈관내 조영제를 사용하여 영상 검사를 진행할 환자는 일시적으로 멧포민 복용을 중단한 후 신장의 기능을 재검사하여 정상으로 기록된 후에 다시 복용한다(일반적으로 조영제 투입 48시간 후).

> **핵심 9.2**
>
> 요오드화 혈관내 조영제를 사용하여 영상 검사를 진행할 환자는 일시적으로 멧포민 복용을 중단한다.

가돌리늄 (Gadolinium)

가돌리늄 킬레이트(Gadolinium Chelate)는 MRI 조영제로 널리 사용되며 요오드 조영제와는 화학적 구성이 다르다. 일반적으로 가돌리늄 조영제는 CT에서 사용하는 조영제에 비해 내성이 크지만, 알러지 또는 예전에 조영제 부작용이 있던 환자는 가돌리늄의 부작용 위험도 크다. 또 다른 주의사항은 신장 손상환자에게 사용한 가돌리늄 조영제이다. 2006년, 신장 기능 손상환자에게 가돌리늄 MRI 조영제를 사용하여 피부가 부어오르고 조이는 희귀병이 처음으로 보고되었다.[3] *신원성전신섬유증 (nephrogenic systemic fibrosis)*이라는 용어로, 다른 기관도 손상시키고 진행성이며 치명적이다. 악효과에 대한 많은 사례가 축적될 때, 식약정은 보건자문과 약물경고를 제공하고 있다. 웹싸이트에서 업데이트되고 있다.[4]

혈관 검사 – 동맥계과 정맥계 (Vascular Assessment –Arterial and Venous Systems)

정상적인 동맥혈류 공급을 알아보고 정맥질환을 제외하기 위한 영상검사는 많다. 혈관질환은 진단이 가능하여 환자에 적절한 영상 및 수술 치료를 선택하여 실시한다.

동맥 평가 (Arterial Evaluation)

손상 또는 동맥경화로 인한 협착증 또는 동맥유입의 폐색 등의 혈관성 질환이 있으면 상처 부위로 혈류를 통한 산소의 전달이 제한된다. 다리의 동맥혈압이 적절한지 알아보기 위해 오랫동안 발목-팔 지수를 사용해 왔으며 혈량측정법을 통해 더욱 자세히 알 수 있다(추가 정보는 7장에서 나와 있다). 이러한 방법으로, 동맥 협착의 정도와 수준을 예상할 수는 있으나 실제 동맥 협착을 직접적으로 볼 수는 없다.

동맥 질환의 평가를 위한 황금기준은 형광투시법 또는 도관 혈관조영으로, 가는 관을 바늘 구멍을 통해 혈관으로 바로 주입하는 것이다. 도관을 혈관을 따라 진행하여 내강을 살펴보기 위해 조영제를 주입한다. 이 방법의 장점은 협착증이 보이면 풍선 확장으로 치료가 가능하며 카테터를 통해 약물을 직접적으로 주입할 수도 있다는 것이다. 그러나, 도관 혈관조영은 비용이 비싸고, 시간이 오래 걸리고 침습적이며 조영제와 절차로 인한 위험이 있다. 혈관 카테터의 잘 알려진 합병증은 혈관벽또는 상처에서 피가 나는 것이며, 1.73%~3.29%의 비율이며 혈관 접근에 따라 다르다. 협착증, 폐색, 풍선 혈관성형술 등에 대한 도관 혈관조영은 그림 9.2에서 9.4에 있다.

동맥 질환을 진단하는 안전한 방법으로는 초음파(US), CT, MRI 이다. CT와 MRI 등 교차 단면 영상이 많이 발전하여 큰 혈관 도관을 사용하지 않고도 말초 정맥에 혈관 조영제를 사용하여 비 침습적인 방법으로 동맥과 정맥을 직접적으로 볼 수 있게 되었다.

대동맥과 말초동맥에 초음파를 사용하여 동맥경화 플라그, 혈관직경 협착 등의 혈관벽을 검사할 수 있을 뿐만 아니라, 도플러 기술을 이용하여 혈류의 속도, 방향, 파형 분석이 가능하다. 정상적인 팔다리의 동맥은 균일한 벽을 가지고 있으며 점점 가늘어지면서 허벅지, 다리, 발로 더 작은 혈관으로 가지를 낸다. 휴식 시, 팔다리의 근육부분은 세동맥에 의해 혈류를 공급받으며, 활동 시 근육에 산소 공급과 혈류를 증가시키기 위해 팽창하지만 휴식 시 다시 수축한다. 이러한 높은 혈관저항으로 심장수축기의 동맥 파형은 짧고 앞으로 나아간다. 다음 심장 박동 이전의

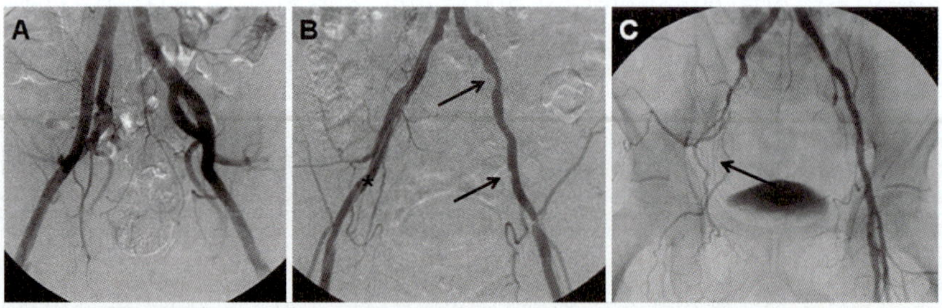

그림 9.2 3명의 환자의 카테터 골반 동맥조영도. A. 정상 엉덩동맥; B. 경도에서 중등도의 왼쪽 엉덩동맥의 협착(화살표). 오른쪽 엉덩동맥의 카테터는 희미하게 보인다(*). C. 오른쪽 엉덩동맥의 폐색(화살표).

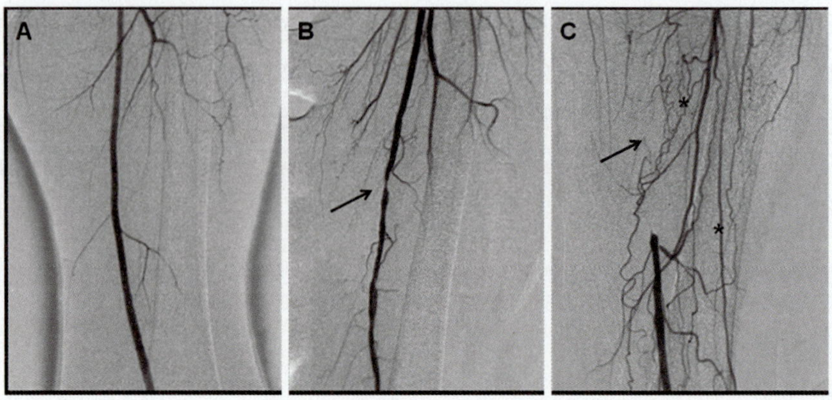

그림 9.3 3명의 환자의 넙다리동맥 카테터 조영도. A. 정상; B. 중등도의 질환(화살표); C. 긴 분절의 폐색(화살표). 협착을 우회하고 있는 많은 부수적인 혈관들(*).

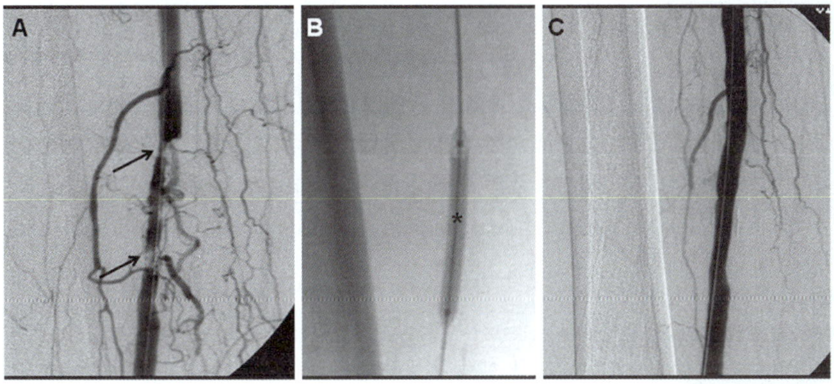

그림 9.4 넙다리동맥 성형술. 심각한 넙다리동맥 협착(A의 화살표)가 풍선(*) 확장성형술로 치료하여(B), 좋은 결과를 나타내고 있다(C).

앞으로 흐르는 작은 피크가 있은 후 심장 확장기 초기에는 세동맥의 탄성 코일로 인해 짧은 역흐름이 있다. 이 특징적 파형은 3번의 피크가 있어 이를 3상성이라 한다(그림 9.5). 동맥경화는 동맥벽을 따라 형성하는 플라그로 인해 발생하며 초음파상에서 동맥벽으로부터 돌출된 것을 볼 수 있다(그림 9.6). 동맥질환이 진행하면, 협착 또는 폐색된 주위로 혈류를 유지하기 위해 부수적인 혈관이 발달하지만, 이러한 대체 경로들은 정상적인 자가조절 능력을 상실하게 되며 도플러 파형에서 심장주기보다 앞서거나 낮은 속도를 나타낸다. 부수적인 동맥 또는 협착된 곳에서 먼쪽 동맥에서의 파형은 낮은 속도와 느려진 정점이 있어 저진폭-느린상승(tardus parvus) 파형이라 한다. 미세기포조영제를 정맥내로 주입하여 혈류를 잘 보이게 할 수 있지만 널리 사용하지는 않는다. 초음파의 장점은 이온화된 방사선이 없고, 증세가 심각한 환자의 침대 옆에서 휴대용으로 검사가 가능하다는 것이다.

핵심 9.3

초음파의 장점은 이온화된 방사선이 없고, 휴대용 검사가 가능하다.

다양한 평면의 영상이 가능하며, 검사 중 실시간으로 해부학적 구조를 볼 수 있으며 매우 얕은층의 구조물들도 검사가 가능하다. 깊은 구조물을 시각화하는 것의 어려움이 있으며, 비만환자는 광선 투과가 제한되며, 작동하는 기술에 따라 달라지는 것들이 이 기술의 잠재적인 단점이다. 정상과 비정상적인 동맥 벽, 공간, 파형에 대한 예가 그림 9.7에서 9.9에 있다.

CT 혈관영상(angiography)(CTA)은 빠르게 얻어지는 CT 영상에 이온화된 방사선 조영제를 정맥내 주입한 후 동맥 또는 혈관 영역을 보는 것이다. 팔 정맥에 주입하며 조영제는 강력주입기를 사용하여 밝은 혈관을 볼 수 있게

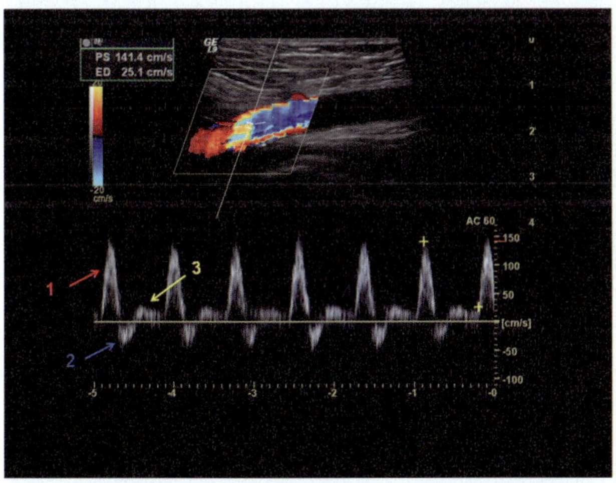

그림 9.5 정상 도플러 초음파 파형. (1) 수축기의 진행성 흐름, (2) 이 확장기초기의 혈류 역전과 (3) 확장기 후기의 전방흐름뒤에 나타난다.

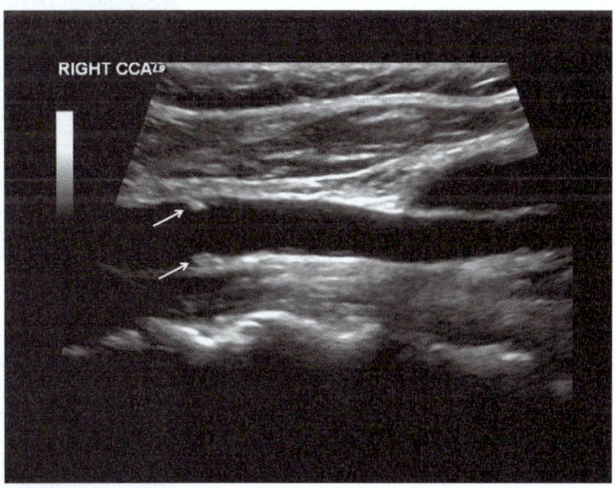

그림 9.6 동맥경화성 목동맥 초음파. 혈관벽이 불규칙적이며, 2개의 불연속적인 반점이 화살표로 나타난다.

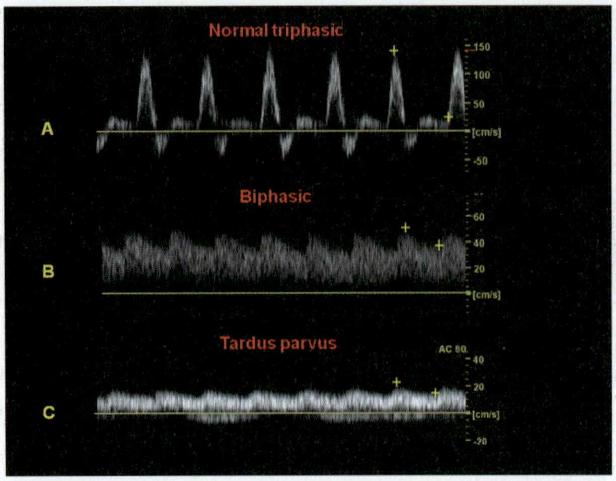

그림 9.7 *정상과 질병이 있는 팔다리 동맥 파형. 정상 3상(A). 동맥이 좁아지기 시작하면서, 말초 근육 세동맥이 확장한다. 파형은 고저항성 프로필과 역류 위상이 사라져 2상(B) 또는 속도가 감소된 1상이 된다. 중증이거나 협착이 되면, 먼쪽 동맥은 느린 상승(tardus)이 나타나고 피크가 감소한다(저진폭, parvus)(C).*

한다. 최첨단 기술의 CT 장비와 빠른 CT로 가슴, 배, 골반, 다리 동맥가지 등의 큰 해부학적 영역을 몇 초 안에 처리할 수 있다. 그 다음 영상을 동맥 정보에 맞게 재구성하여 영상을 얻고 보여주며 분석할 수 있게 된다. 다양한 소프트웨어를 통해 혈관의 벽과 직경을 가상으로 2,3차원 재구성하며 반자동기술로 뼈를 "제거"하여 동맥만 나타낼 수 있다(그림 9.10). 석회화, 비석회화된 동맥경화 플라그를 잘 보여주며, 정량적 소프트웨어를 이용하여 협착된 직경 또는 감소된 부위를 계산할 수 있다(그림 9.11). 혈관역동학적 병소에 90% 이상의 민감도와 특이도를 나타내며, CT 혈관영상의 활용은 급속히 확장되어 현재는 관상동맥 같은 매우 작은 혈관에도 사용할 수 있다. 비록, 동맥과 정맥계의 CT의 이점이 짧은 시간에 검사할 수 있다는 것과 비용이 적게 들고 침습적인 도관 혈관조영보다 위험이 적은 것이지만, 조영제로 인한 부작용과 이온화된 방사선의 잠재적인 발암작용은 여전히 고려해야 할 사항이다.

MRI도 혈관을 보기 위해 활용 가능하며 조영제 다양한 진동의 연속으로 조영제가 있든 없든 혈관을 검사할 수 있다. 자기공명혈관영상(MRA)은 CTA와 달리 영상을 얻기 위해 고유의 혈류 흐름만을 사용하지만 CTA의 과정에 설명하였듯이 강화된 혈관영상을 얻기 위해 대부분은 가돌리늄 킬레이트 정맥내 조영제를 주입한다. 복부, 골반, 다리의 혈관계 등 다양한 해부학적 구역에 적용할 수 있으나, MRI는 CT보다 시간이 오래 걸리며, 한 번의 검사로 같은 양의 해부학적 구조를 담을 수 없고, 석회화된 것을 찾기가 어렵다. 따라서 CT 혈관조영이 MR 혈관조영[7]보다 이점이 있지만, CT에 비해 MRI의 가장 좋은 점은 자기공명영상은 이온화된 방사선을 사용하지 않아 임산부나 소아환자 등 방사선에 특히 민감한 환자들에게 대안적인 검사가 될 수 있다.

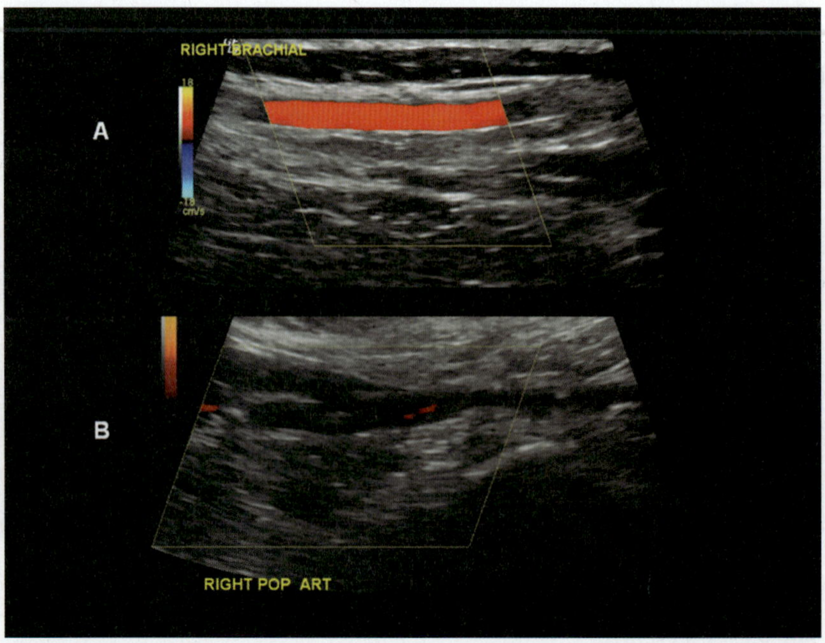

그림 9.8 *컬러 도플러 혈류. 정상 팔의 동맥에서 직경이 혈류가 가득차 있으며 방향과 속도가 색깔로 표시된다(A). (B) 심한 질환으로 인해 도플러 혈류의 색이 희미한 동맥.*

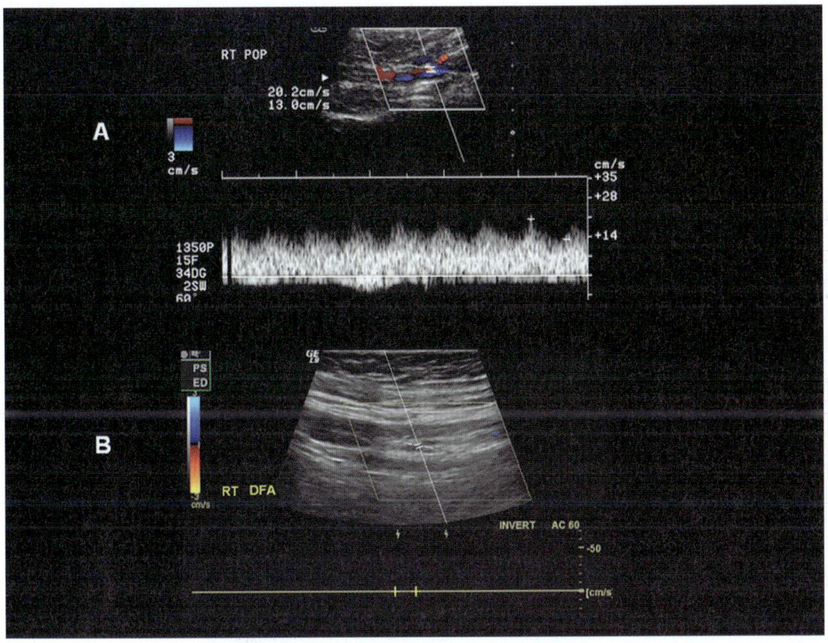

그림 9.9 *2명의 환자의 손상된 다리 동맥. (A) 컬러는 있으나, 파형이 비정상적인 2상이다. (B)에서의 환자는 깊은 넙다리동맥의 흐름이 보이지 않는다.*

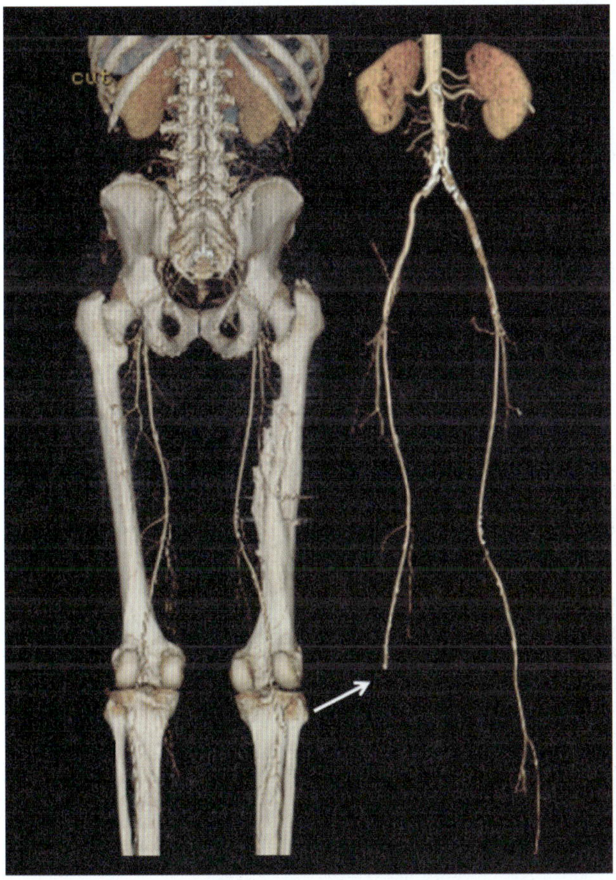

그림 9.10 *뼈감산 촬영이 있는 CT 동맥조영도의 3차원 영상의 뒷면. 뼈를 제거하면 왼쪽 오금동맥 협착이 더 잘 나타난다(화살표).*

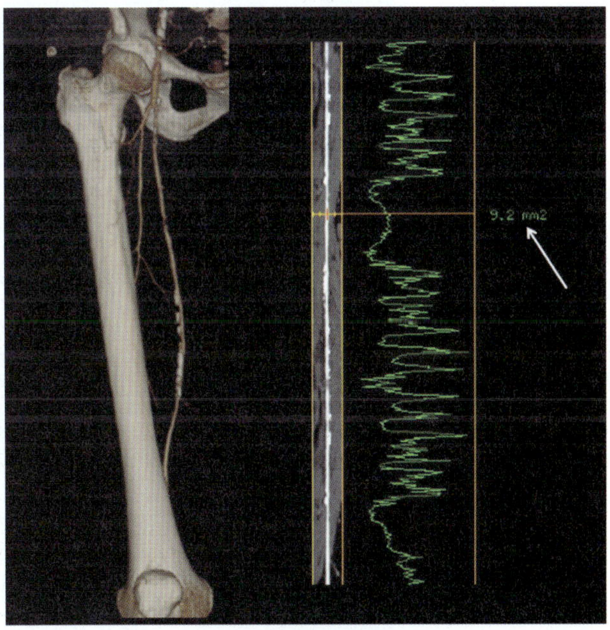

그림 9.11 *직경의 협착에 대한 양적 분석을 나타낸 3차원 오른 넙다리동맥의 CT 동맥 조영도. 불규칙한 동맥강 직경이 녹색으로 나타나며 혈관을 따라 차례로 측정이 가능하다(화살표).*

핵심 9.4

CT에 비해 MRI의 가장 좋은 점은 자기공명영상은 이온화된 방사선을 사용하지 않아 임산부나 소아환자에게 사용할 수 있다.

자기공명 스캔을 할 때 환자 선정의 주의점이 아래에 설명되어 있으며 CT와 MR 테이블 모두 중량제한이 있어 과다 비만환자에게 사용할 수 없다. 정상과 비정상 MR 혈관영상도의 예가 그림 9.12와 9.13에 있다.

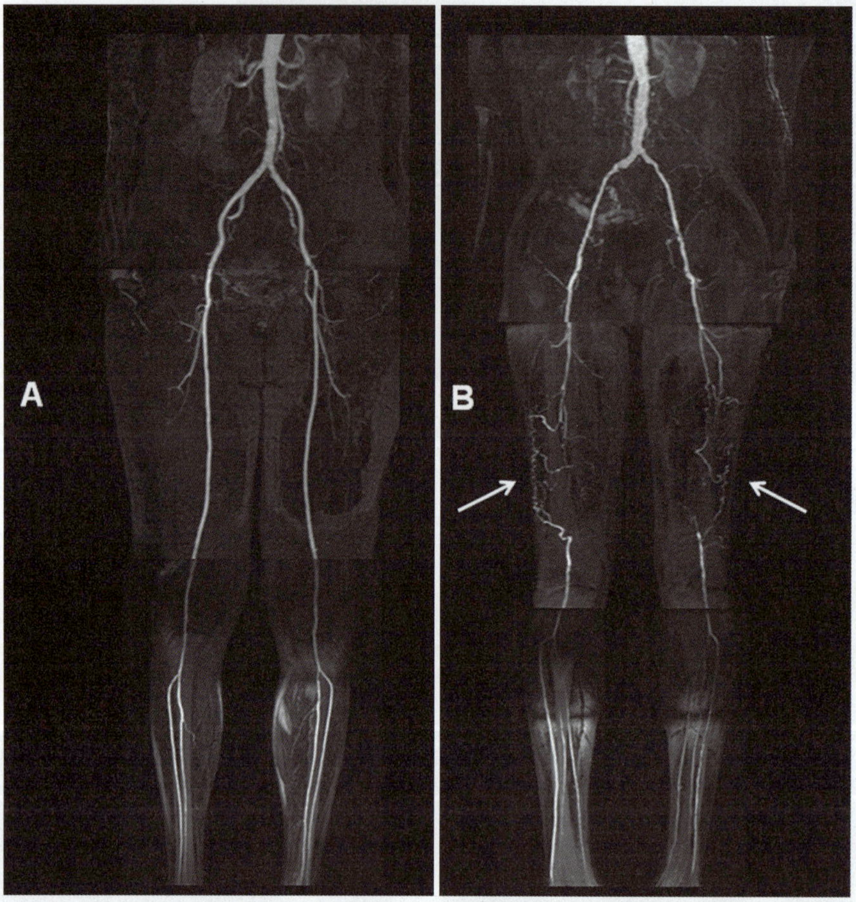

그림 9.12 *대동맥, 엉덩동맥, 다리 동맥의 자기공명 동맥조영도(MRA). 환자(A)는 경증의 동맥벽 불규칙성이 나타나지만 협착증은 없다. 환자(B)는 양측 얕은쪽 넙다리동맥의 폐색이 있으며 측부 혈류에 의해 오금동맥이 형성되었다(화살표). MR 테이블의 순차적 이동과 "pasted" 후의 3개의 분리된 영상을 통해 검사하였다.*

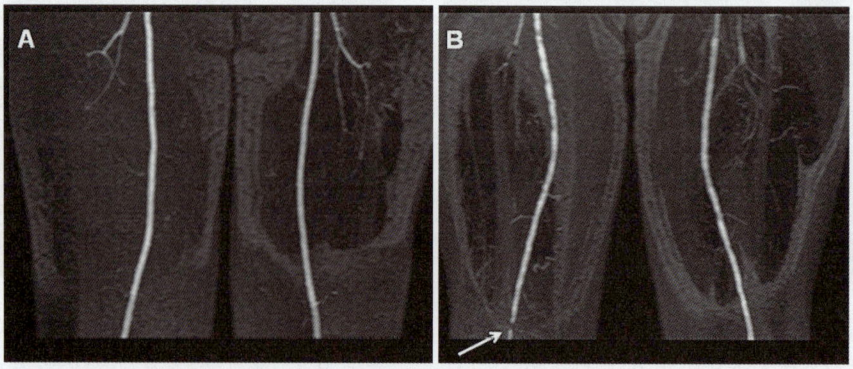

그림 9.13 *2명의 환자의 얕은층 넙다리동맥(SFA)의 MRA. 환자(A)는 동맥벽이 부드럽고 협착이 없다. 환자(B)의 동맥벽은 더 불규칙적이고 먼쪽 SFA에 단단한 협착 또는 짧은 폐색이 있다(화살표).*

정맥 검사 (Venous Evaluation)

정맥 질환은 정맥판막질환, 혈전증, 협착증 등으로 상처치유와 관련이 있다. 팔다리의 심부 정맥계를 평가하기 위한 기본적인 기기는 초음파이며, 혈류평가를 위해 도플러 검사로 보충한다. 동맥계와 마찬가지로, 정맥 벽과 공간 모두 검사하며, 정맥을 초음파 변환기로 눌러 일시적으로 공간을 없애 혈전증을 제외한다.

> **핵심 9.5**
>
> 팔다리의 심부 정맥계를 평가하는 기본 기기는 초음파이다.

정상적인 정맥은 얇은 벽에 완전히 압축되어 있으며 전방으로 흐른다(그림 9.14). 정상 정맥 혈류는 호흡에 따라 다르게 나타나, 흡기 시 심장 쪽으로 혈류가 증가되고, 호기 시 느려지며, 먼쪽 물렁조직에 수동적으로 압박을 주거나, 효과적으로 '쥐어짜면' 팔과 다리의 혈액이 정맥으로 흐른다(그림 9.15). 팔다리의 정맥은 판막이 있어 호기 시 거꾸로 흐르는 것을 막아주나 정맥류의 정맥 판막은 비정상으로, 혈류가 역행하게 하고 정맥이 확장되게 한다(그림 9.16). 정상 정맥 초음파의 검사에서 정맥의 이상이 의심되면 민감도를 증가시켜 비정상을 더욱 자세히 살펴보기 위해 선 자세에서 검사를 실시하거나, 발살바 기법으로 검사한다. 팔다리의 정맥 초음파 검사는 짧고, 비침습적이며 휴대용으로 환자 옆에서 검사가 가능하다.

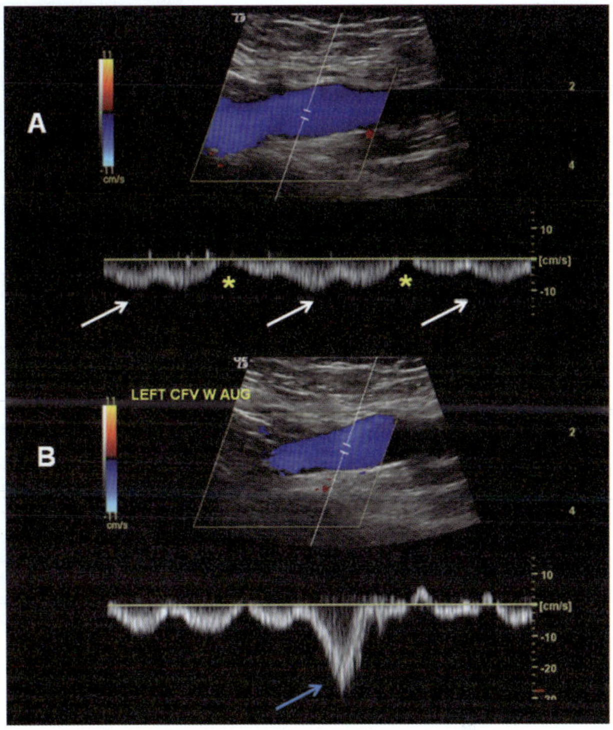

그림 9.15 정상 다리 정맥의 파형. 정상 호흡주기에 따라 위상의 변화가 나타난다(A). 흡기 동안 심장 혈류 복귀가 증가되고(화살표) 호기동안 감소한다(*). 먼쪽 다리를 쥐어짜면, 혈류는 환자의 정맥계에서 심장 쪽으로 복귀한다(B의 푸른 화살표).

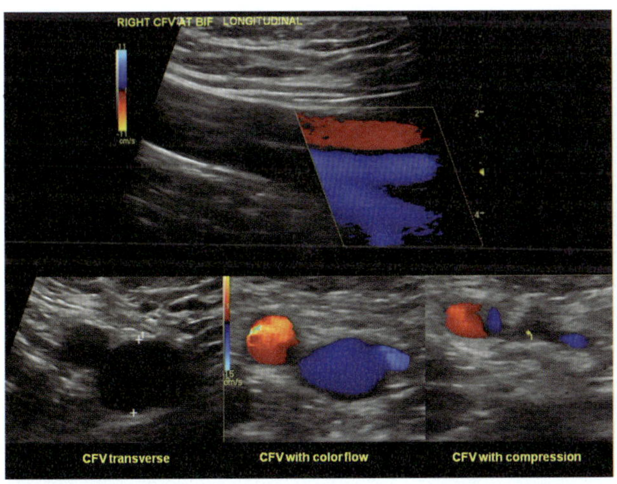

그림 9.14 컬러 도플러 초음파로 본 다리 정맥계. 정상 정맥강에는 내부의 에코 발생물질이 함유되어있지 않으며 컬러 도플러 혈류로 가득차 있어 완전히 압축성이 있다. 정맥(푸른색)과 동맥(붉은색)으로 혈류의 흐름에 따라 색이 정해진다. CFV, 총넙다리정맥.

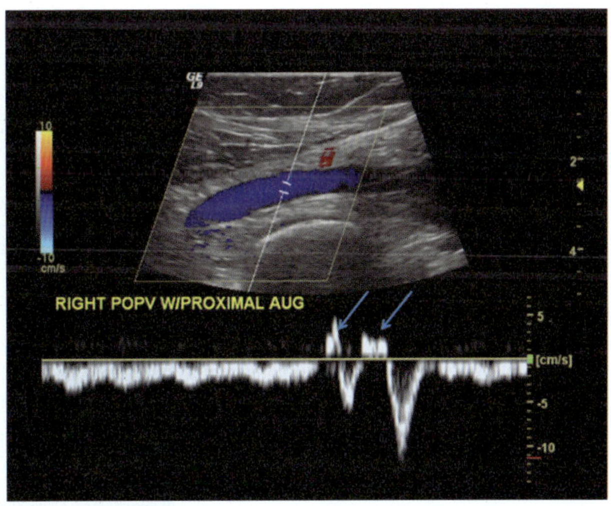

그림 9.16 정맥판막부전. 다리의 정맥을 쥐어짜면 정맥강내에서 흐름이 역류하여(푸른 화살표), 판막손상으로 인한 혈류의 역류를 나타낸다.

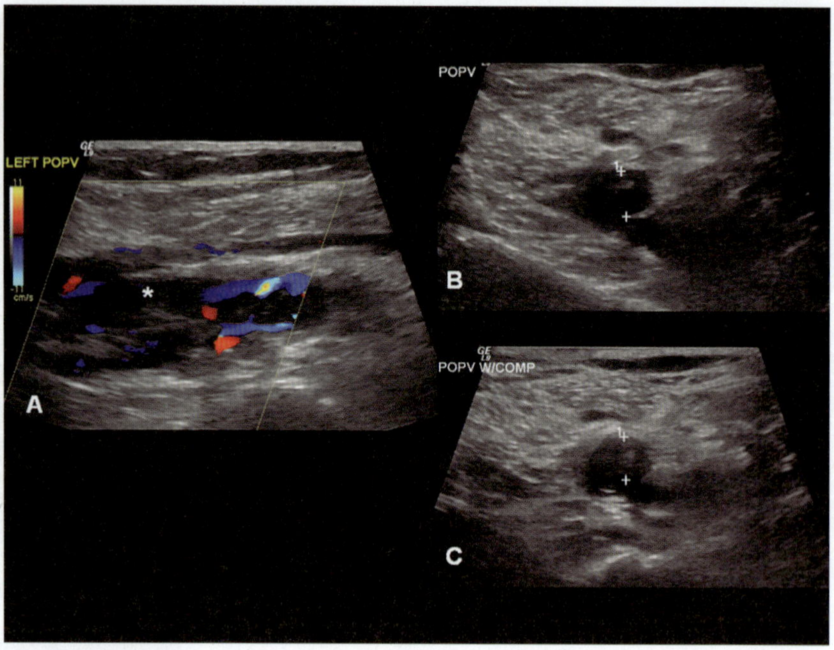

그림 9.17 (A–C) 다리의 깊은 정맥혈전증. 정맥강 내에 에코 발생물질이 있으며(*), 컬러가 나타나지 않고 압축성이 없다(C).

깊은정맥혈전(DVT)는 악성종양, 고정, 외상, 경구피임약의 사용, 그리고 임신 등의 많은 의료적 수술적 위험요인들로 인해 발생하는 잠재적으로 생명을 위협하는 질환이다. 정맥혈전은 혈액이 심장으로 되돌아가는 것을 막아, 팔다리의 부종을 발생시키며 혈전은 심장을 지나 이동하여 폐색전(PTE)을 만들 수도 있다. 정맥혈전은 초음파를 이용하여 정맥벽을 완전히 압축하면 진단할 수 있다. 정맥혈전에는 컬러 도플러 흐름이 불완전하거나 사라져, 혈전은 정맥의 공간에서 낮은 수준의 에코(echo)로 보여진다(그림 9.17) 흐름이 약하거나 사라지고 호흡의 위상이 사라지면 혈전이 있다는 간접적인 증거이므로 도움은 되지만 특이적인 징후는 아니다. 초음파는 몸쪽 다리의 깊은 정맥혈전증을 찾아내는데 매우 뛰어나지만, 종아리에서는 민감도가 떨어지며,[8] 샅고랑인대 위의 골반정맥은 초음파기술로는 잘 볼 수가 없다.

CT 정맥조영(CTV)은 CT 혈관조영의 한 형태로 정맥내 조영제를 사용하며 정맥계를 스캔한다. CTV는 혈전의 협착 또는 비협착을 알아볼 수 있으며(그림 9.18),

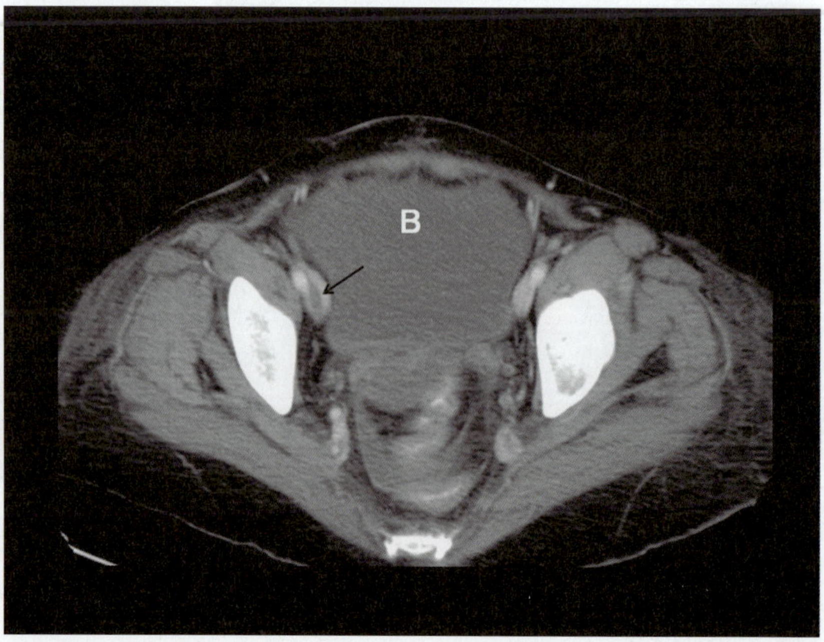

그림 9.18 CT 정맥조영도. 조영제 주입 2~3분 후 CT를 수행하여 초음파로 볼 수 없던 부위의 엉덩정맥혈전(화살표)을 발견하였다. B. 방광.

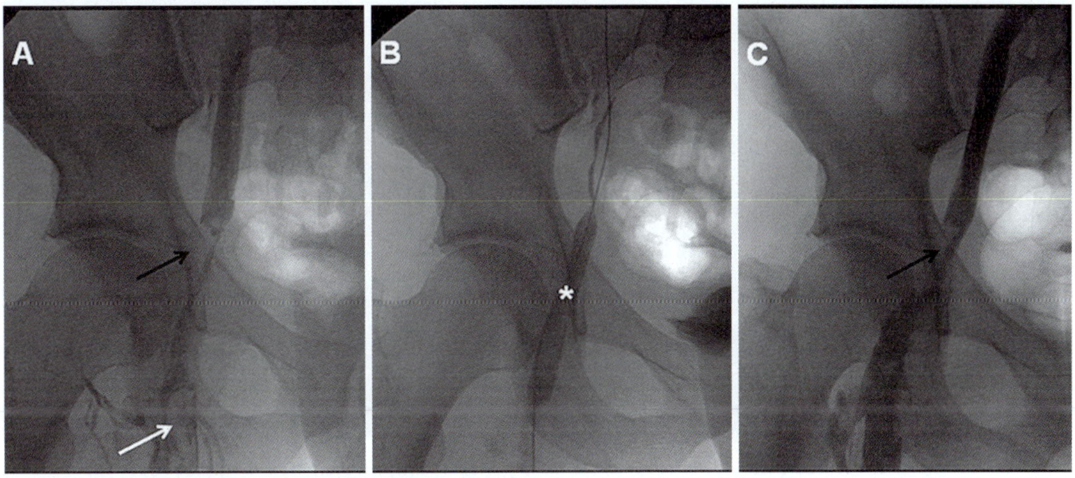

그림 9.19 카테터 정맥조영을 통한 치료.
(A) 혈전으로 인해 확장된 넙다리정맥 직경(흰 화살표)과, 먼쪽의 국소적 협착(검은 화살표)이 나타난다. 풍선(*) 확장(B)으로 협착을 개선할 수 있다. (C) 일부 경우에 스텐트를 삽입한다.

폐동맥의 CT 혈관조영과 함께 사용하여 PTE나 다리의 DVT가 의심될 때 포괄적인 평가를 하기 위해 사용한다. CT 정맥조영도는 초음파보다 골반 정맥의 혈전을 확인하거나 제외하는데 더 좋지만, 휴대용으로 이동할 수 없으며 CTA와 동일한 단점이 있다.

MR 동맥조영과 마찬가지로 정맥조영(MRV)에도 MRI를 사용할 수 있다. 그러나 초음파처럼 널리 활용하지는 않으며 검사시간이 오래 걸리고 비용이 비싸다.

직접적으로 도관을 삽입하는 베노그램(venogram) 기술은 요즘의 방사선 현장에서 자주 사용하는 진단은 아니지만, 다른 검사의 결과가 미심쩍거나 혈전 용해, 협착의 확장, 스텐트 삽입 등의 치료가 필요할 때는 적절히 사용한다(그림 9.19).

물렁조직 감염 (Soft Tissue Infection)

외상을 입거나, 혈관화가 충분하지 못한 조직은 손상, 감염, 농양이 발생할 위험이 크다. 요즘 영상기술로 상처 치유가 지연된 다양한 원인을 진단할 수 있으며 농양의 배농, 생검 등 치료적인 절차로도 많이 활용하고 있다. 이 섹션에서는 골수염 등 이물질이 깊은 물렁조직의 감염을 일으키는 등 상처 합병증의 여러 원인에 대해 나열한다.

이물질 (Foreign Bodies)

인체에 삽입된 이물질은 급성 감염의 원인이 되며 만성 감염에도 영향을 미치게 되며 흔히 손과 발에 존재하는 경우가 많다. 나무 가시, 유리, 바늘 등이 흔한 이물질이며, 이러한 물체들은 고유의 밀도에 따라 방사선상에서 식별할 수 있다(그림 9.20). 금속물질은 쉽게 인식 가능하며(그림 9.20C) 유리조각은 방사선상에서 알아볼 수 있으나 나뭇가지로 된 이물질은 x 선만으로는 찾기 힘들어 식별하기 위해 세심한 주의가 필요하다. 초음파는 피부, 피부밑지방, 근육 등 해부학적 구조물이 초음파 광선을 반사 또는 차단하지 않는 피부 얕은층에 위치한 이물질을 찾는데 매우 뛰어난 장비이다. 이물질은 초음파에 밝게 반사되어 나타나고(그림 9.21), 2.5 mm 보다 작은 나무로된 이물질에 대한 민감도와 특이도가 90%와 96.7%이다.[9] 그러나, 초음파 광선은 깊은 조직을 침투하지 못해, 뼈의 골수강은 초음파검사로는 분석할 수 없다. CT 또는 MRI를 사용하여 만성 상처 또는 배농된 상처를 평가할 때 의심스러운 이물질을 찾을 수 있으며 둘다 사례별로 선택할 수 있다. 그러나, 방사선 또는 초음파에 비해 훨씬 비싸다. CT와 MRI상의 이물질의 모습은 물체의 밀도와 구성에 따라 다양하게 나타나며 둘러싸고 있는 염증성 물렁조직의 반응도 볼 수 있다. 방사선상의 이물질의 모습을 그림 9.22에 나타내었다.

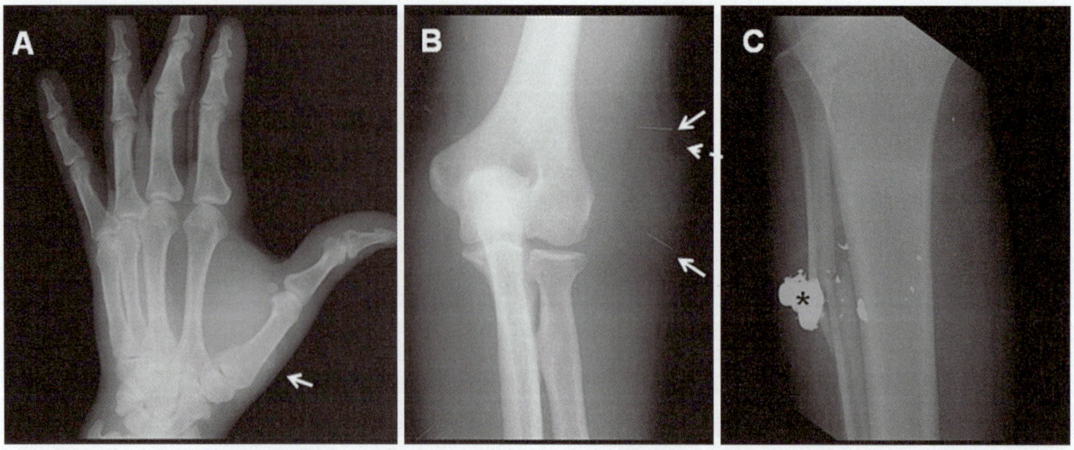

그림 9.20 *3명의 환자의 이물질. (A) 뱀에 물린 후, 손 x ray에 독치아가 희미하게 나타난다(화살표). (B) 방사선상 2개의 바늘이 나타나고 작은 가스 집합(부러진 화살표)이 최근의 물렁조직 외상 또는 농양과 일치한다. (C) 총알과 총알파편(*)이 금속의 높은 밀도로 인해 방사선상에서 쉽게 나타난다.*

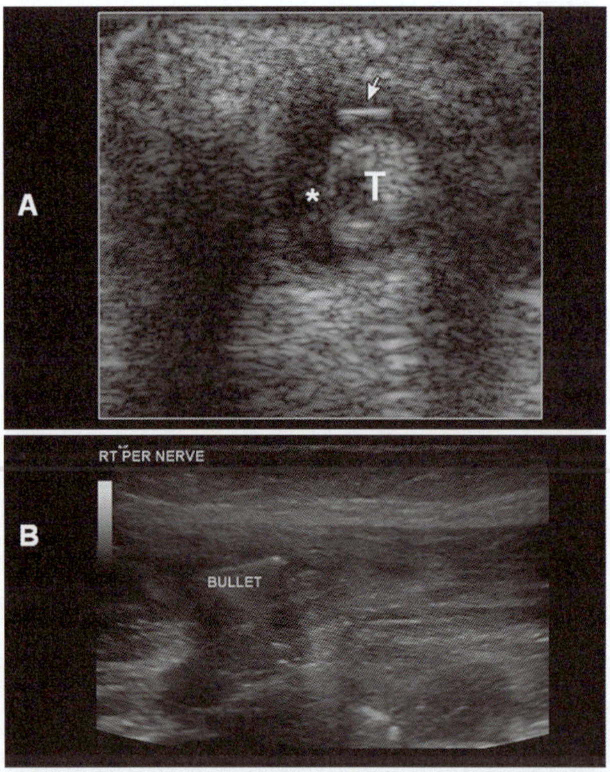

그림 9.21 *초음파 상의 이물질. 2명의 환자의 표층의 이물질. (A) 손가락의 횡단 영상. 긴 손가락 건의 근접면에서의 작은 선상의 에코(T)(화살표)는 이물질을 나타낸다. 건초내의 어두운 흐름이 나타난다(*). (B) 그림 9.20과 같은 환자. (C) 다리의 종축 영상. 총알이 초음파 빔의 밝은 선상의 반사체로 나타난다(주석).*

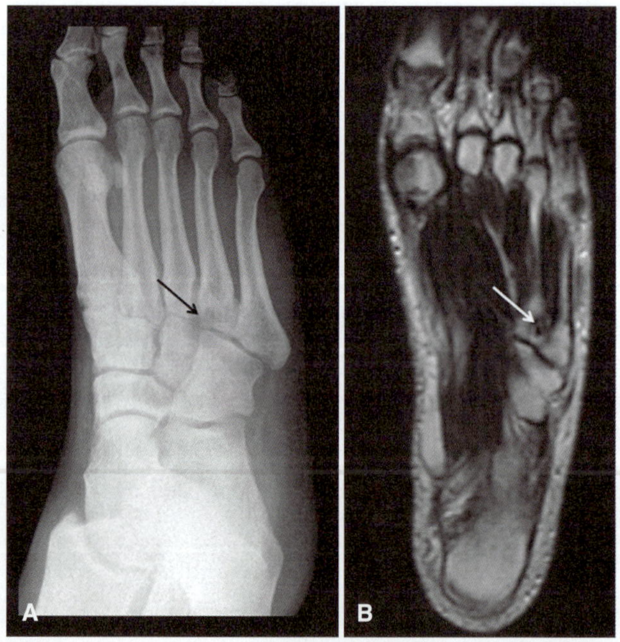

그림 9.22 오른 발의 방사선상 횡단면(A)과 축성 MRI(B). *4번째 발허리뼈바닥과 인접한 쐐기뼈(cuneiform)과 입방뼈(cuboid)의 뼈 파괴(검은 화살표). MR상에서 나타난 작은 양의 밝은 액체로 둘러싸인 미확인된 선상(linear)의 낮은 신호(low-signal)가 있는 이물질(화살표).*

깊은 물렁조직 감염 (Deep Soft Tissue Infection)

물렁조직의 부종과 궤양을 진단하는 것에 방사선 연구가 임상적으로 꼭 필요한 것은 아니지만(그림 9.23), 염증과정과 조직의 침투 여부를 더욱 자세하게 평가할 수 있게 도와준다. 통증과 홍반 등의 국소적 증상이 일반적으로 나타나며, 깊은 물렁조직 감염은 주로 화농성 또는 농양의 국소적 집중된 형태로 나타난다. 감염에 의한 조직의 부종은 알아보기 힘들며 피부밑조직의 공기가스형성 또는 농양을 형성하여 방사선상에 나타난다(그림 9.20B). 배농상처 또는 동굴통로(sinus tract)에 조영제를 주입하여 직접적으로 x선으로 직접 보는 누관조영도 *(fistulogram)*라 불리는 검사를 통해 농양이 아래의 뼈와 관련 있는지 확인하고 제외할 수 있다(그림 9.24). 초음파는 빠르고, 값이 싸며, 표면에 고인 액체를 알아보기 위해 즉시 활용할 수 있으며 진단을 위한 흡인 또는 치료를 위한 배농 시 실시간으로 보여준다(그림 9.25). 물렁조

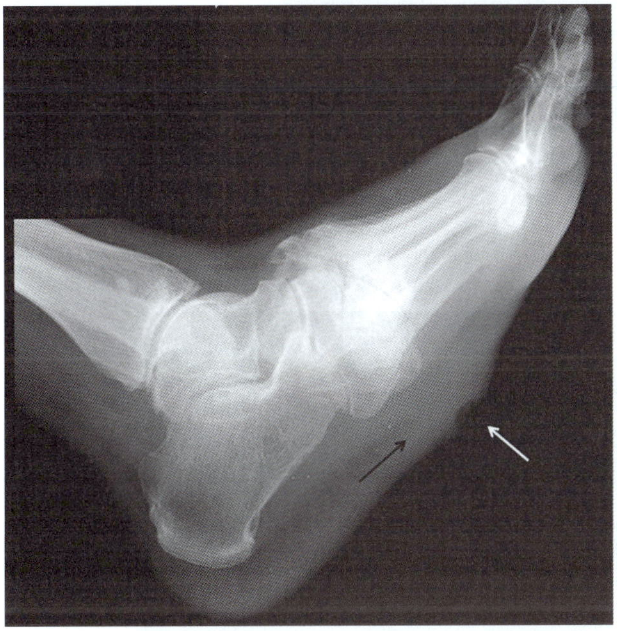

그림 9.23 *발의 가쪽 면의 방사선. 물렁조직 궤양이 중간발 바닥 표면에 뚜렷하다(흰 화살표). 기저부의 피부밑 지방 밀도가 증가되었으며, 부종 또는 염증과 일치한다(검은 화살표; 발뒤꿈치 패드의 지방과 비교).*

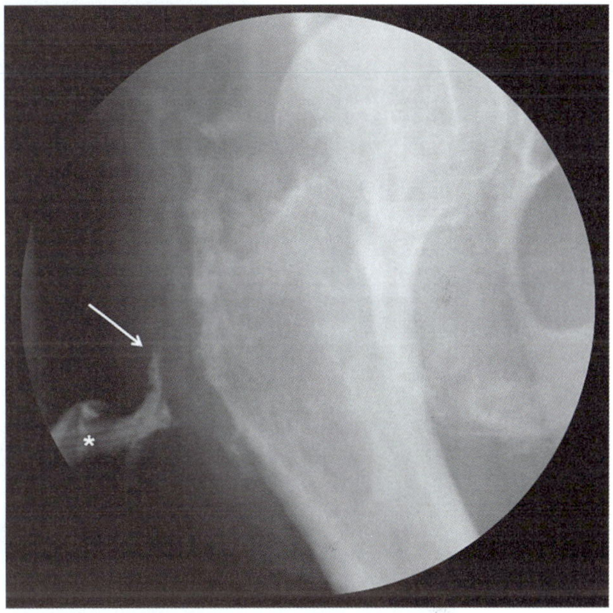

그림 9.24 *누관조영도. 카테터(*)를 사용하여 배농상처 또는 동굴통로(sinus tract)에 조영제(화살표)를 주입하였다. 이 경우, 아래의 넙다리뼈와의 교통(communication)이 나타나지 않는다.*

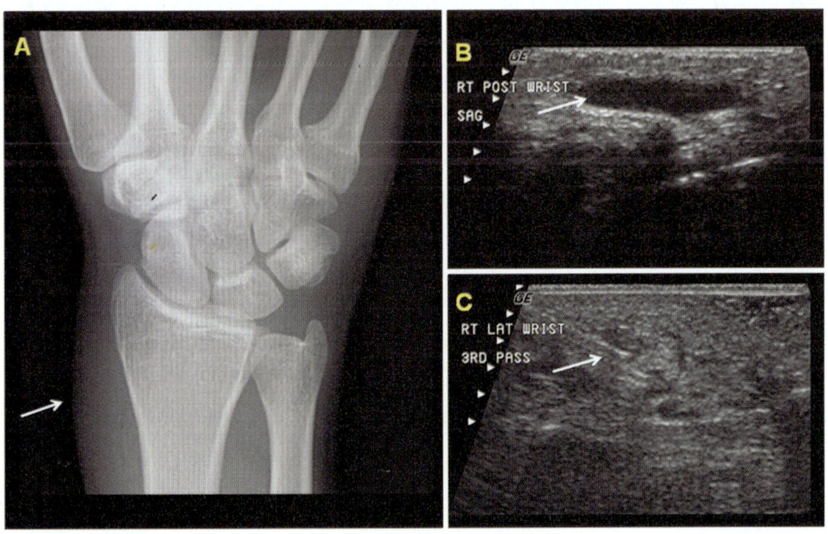

그림 9.25 *물렁조직 감염의 진단과 치료를 위한 초음파. 환자는 동물에 물린 후 항생체 치료에도 불구하고 지속적인 부종, 홍반, 통증이 나타났다. 방사선상(A) 물렁조직 부종(화살표)가 있으며 초음파상에서 체액의 집합이 확인되었다(화살표 B). 흡인을 통해 고름 액체를 제거하여 모든 농양이 제거되었다(C). 화살표는 주사바늘을 의미한다.*

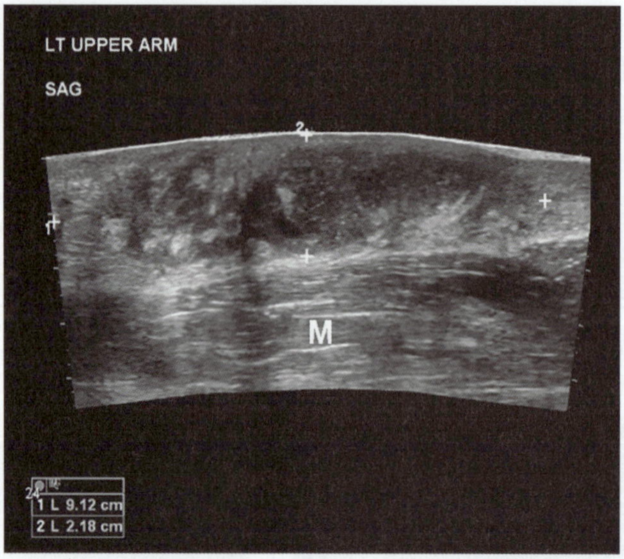

그림 9.26 *물렁조직 농양의 종축 초음파 영상. 외측 팔의 피부 깊은 곳과 얕은 근육층(M)에 다양한 에코발생 부위와 큰 불규칙한 집합이 있다. 수술적 절개와 배농으로 황색포도상구균의 농양을 확인하였다.*

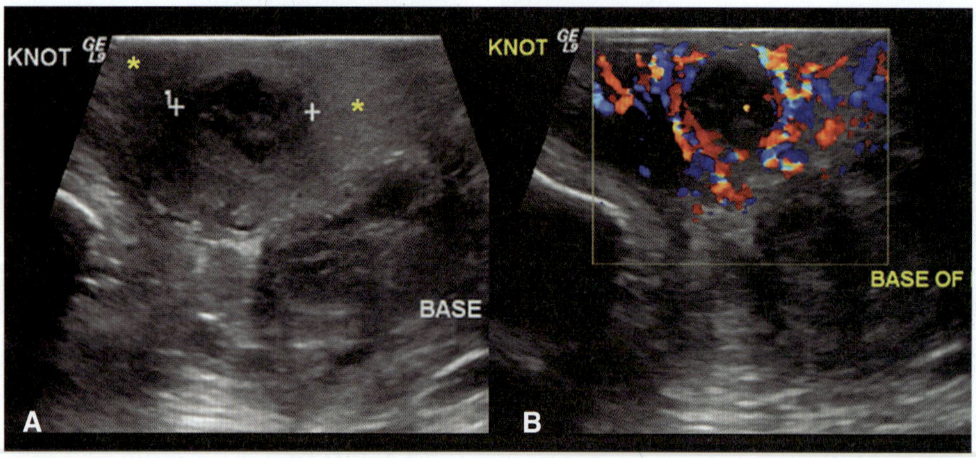

그림 9.27 *음낭(scrotal) 물렁조직 농양의 횡단 초음파영상. 음낭벽이 비후되고(*), 작은 혼합성 에코집합이 측정된다(A). 컬러 도플러에서, 충혈로 보이는 뚜렷한 혈관분포가 있다(B). 배농과 배양으로 메티실린내성 황색포도상구균(MRSA)로 밝혀졌다.*

직 농양의 초음파의 특징은 다양하며 전형적인 모양은 불규칙한 테두리의 복잡한 음향(그림 9.26)이며, 때로 내부 잔해, 중격 그리고 둘러싸고 있는 영역의 혈관화 증가가 있다(그림 9.27). 더 깊고 초음파로 처리할 수 없는 감염의 경우에, 혈관내 조영제를 사용한 CT를 통해 불규칙하거나 작은 공간의 액체 밀도 등의 가장자리를 더 잘 나타낼 수 있다(그림 9.28). CT를 사용하면 수술을 하는 것보다 최소한의 비침습 방법으로 깊은 곳에 위치한 농양을 배액할 수 있도록 한다.

물렁조직 평가에는 CT 보다 MRI가 좋으며 아주 작은 농양까지도 확인할 수 있다. 정상적인 지방은 MRI상에서 밝게 나타나며 근육은 중간정도의 회색, 겉질뼈는 가능 검은 선으로 나타난다. 외상 또는 감염으로 인해 염증이 발생하면, 피부밑조직과 골수의 지방의 정상적인 신호가 변화하며, 깊은 감염일 때 근육의 신호가 변화된다. 농양이 있으면, 화농성 물질은 피부밑조직 또는 근육과 구별할 수 있으며(그림 9.29, 9.30). 피부, 피부밑조직, 근막, 근육, 뼈막, 피질, 골수 등에 대한 침범 깊이 또한 모두 볼 수 있다. MRI는 CT의 단점인 방사선의 누적 없이 치료의 효율을 높이기 위해 반복해서 검사할 수 있다.

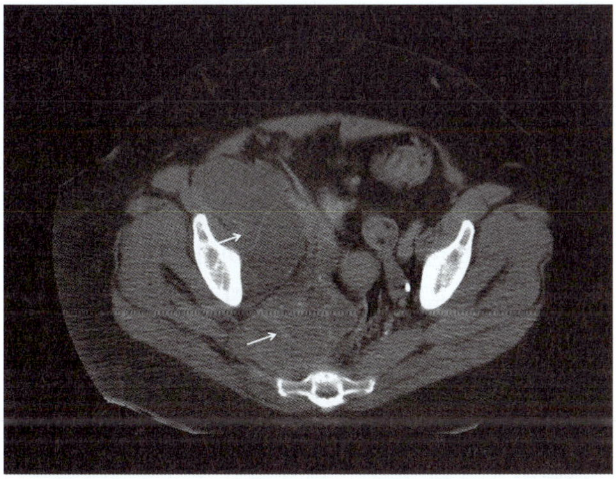

그림 9.28 물렁조직 농양의 CT. 신체 깊은 부위는 초음파로 분석할 수 없으므로, 컴퓨터 단층촬영을 통해 농양을 연구할 수 있다. 소포성 액체 밀도 집합(화살표)가 중격 또는 염증성 변화를 둘러싸고 있어 흡인하여 진단하고 카테터 배농을 통해 경피적으로 치료한다.

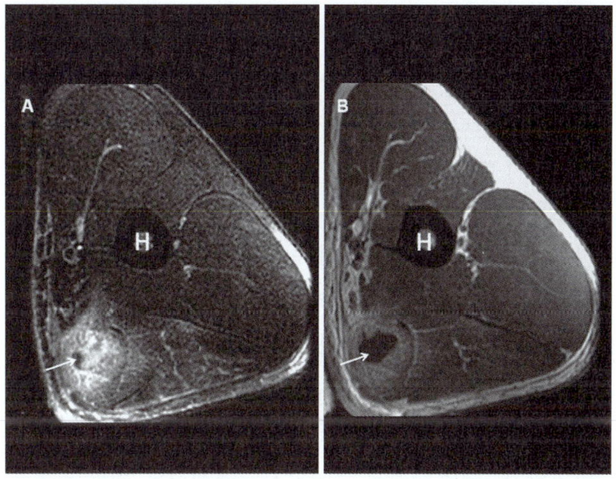

그림 9.30 근육 감염의 MR. T2/T1 조영증강 펄스시퀀스의 팔의 축/횡단면 영상. (A) 위팔세갈래근을 침범한 가장자리가 불투명한 비정상적인 밝은 신호(화살표)와 T1(B의 화살표)에서의 중앙의 낮은 신호와 증강이 있다. 바늘 흡인으로 황색포도상구균으로 진단하였다. 위팔뼈의 정상적인 골수 신호와 어두운 피질(H)이 나타난다.

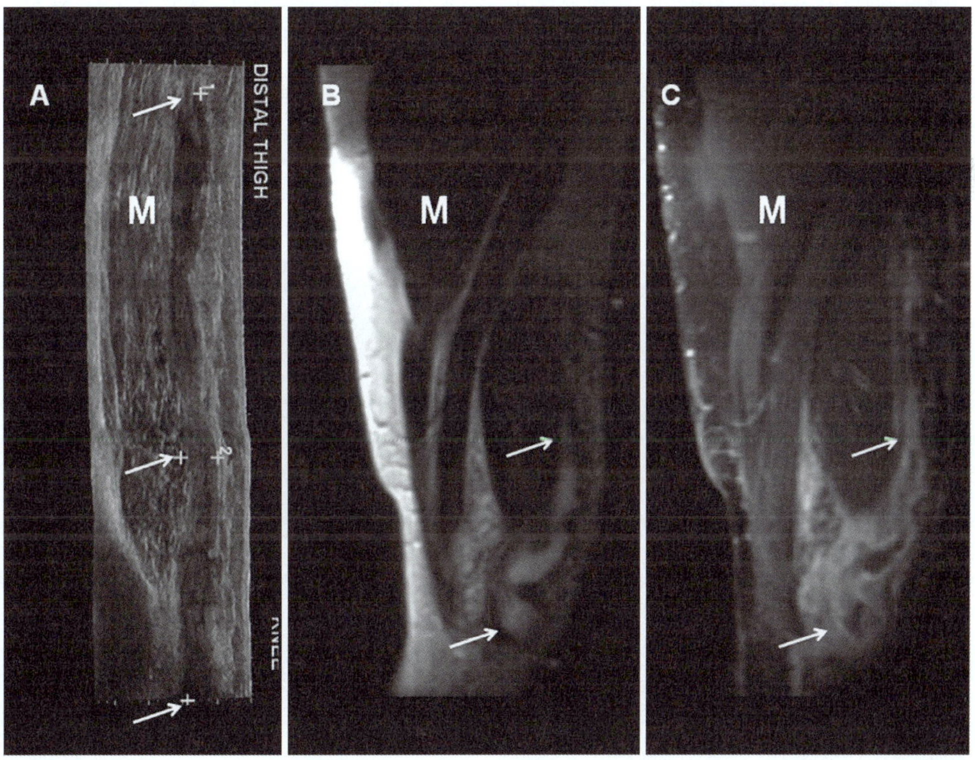

그림 9.29 물렁조직 농양(abscess)의 초음파(A)와 자기공명(B) 사진. 영상은 모두 종단면 또는 시상면이다. 초음파 두께(화살표)는 허벅지부터 무릎까지의 깊은 피하지방의 복합체를 표시한다. T2 강조 자기공명영상은 밝은 신호/체액집합을 보여주며(B) 조영제 투입 후의 T1 영상에서 광범위하게 둘러싸인 강조영상에서 중앙으로 낮은 신호로 나타난다. M, 근육.

골수염 (Osteomyelitis)

골수염은 뼈와 골수의 감염을 뜻하는 것으로 여러 경로를 통해 일어난다. 대부분, 인접한 물렁조직의 감염으로부터 미생물이 뼈로 퍼지면서 일어나지만, 깊은 손상 또는 수술에 의해 뼈로 직접적으로 주사하여 일어날 수도 있으며 혈류를 지나 골수강에 닿아 일어나기도 한다. 외상, 허혈, 당뇨, 이물질 등이 골수염의 원인이 되며, 열, 통증, 부종, 홍반, 상처의 배농 등이 나타나면 일반적으로 감염의 증거라고 본다. 급성 골수염을 일으키는 가장 흔한 세균은 *포도상구균*이며, 정맥용 약물남용자 또는 겸상적혈구빈혈환자, 면역억제제 투여환자들에게서도 세균들과 곰팡이로 인해 발생할 수 있다. 상처의 배양을 통해 원인성 병원균을 확인하고 감염을 없애기 위한 적절한 항균제를 결정할 수 있다. 당뇨와 욕창환자는 골수염의 위험이 특히 높다. 당뇨환자는 일반적으로 혈액순환과 감각이 손상되어 발에 주로 일어나며, 욕창환자는 궁둥뼈와 엉치뼈의 욕창으로 인해 발생한다. 이런 경우, 물렁조직 손상으로 뼈구조 아래까지 노출이 되며, 감염이 인접한 뼈에 확장하여 오염이 일어난다.

감염의 초기에는, 침범된 부위의 x선으로 물렁조직의 궤양 또는 부종을 볼 수 있으나, 처음의 방사선은 정상일 수도 있다. 골막반응과 뼈의 부식은 일반적으로 10일~14일정도 지나야 발생한다(그림 9.31) 뼈 감염을 발견하기 위한 방사선의 민감도는 아직 한계가 있다.

> **핵심 9.6**
>
> 골막반응과 뼈의 부식은 일반적으로 10일~14일 정도 지나야 발생한다.

뼈의 항생제 치료는 물렁조직 감염의 치료시보다 훨씬 공격적이로 오랜시간 지속되어야 하기 때문에, 확진하는 것이 임상적으로 매우 중요하다. CT는 뼈의 침식과 골막반응 등을 알아보기에 단순 방사선 촬영보다 훨씬 민감하며, 컴퓨터 단층촬영은 또한 물렁조직 농양이나 이물질을 식별하는 것도 가능하다. 뼈의 세부적인 사항을 평가하는 것에는 CT가 더 좋지만, 뼈의 감염 초기 증상은 골수의 부종과 염증이며 초기 골수염을 알아보기 위한 가장 좋은 장비는 자기공명영상과 핵의학 뼈스캔이다.

> **핵심 9.7**
>
> 초기 골수염을 알아보기 위한 가장 좋은 장비는 자기공명영상과 핵의학 뼈스캔이다.

자기공명영상에서 골수염 징후는 비정상적인 고수의 증가에 대한 신호이다. 골수 부종과 염증에 대한 증거는 감염을 명확히 하지는 않지만, 광범위한 골수 신호변화와 골막반응으로 골수염의 진단을 확진할 수 있다. 동굴통로, 농양, 피질 파괴도 일어날 수 있다(그림 9.32).

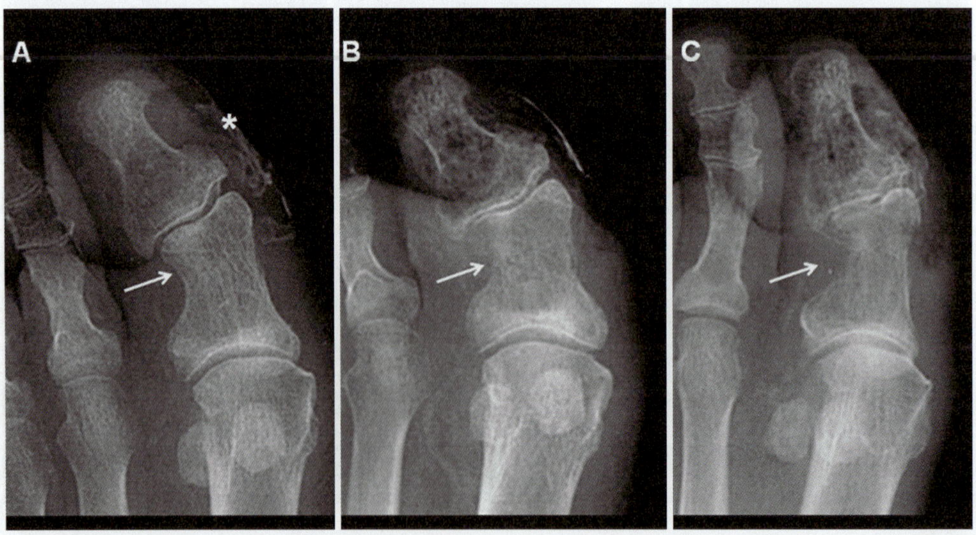

그림 9.31 *당뇨성 발의 물렁조직 궤양에 대한 연속적인 방사선 사진. 초기 x-선(A)에서는 엄지발가락 위로 붕대(*)가 보이며, 완전한 먼쪽 마디뼈 걸질뼈가 있다(화살표). 2주간의 코스 후(B와 C), 물렁조직의 가스가 발생하여 겉질뼈의 파괴가 나타났다(화살표).*

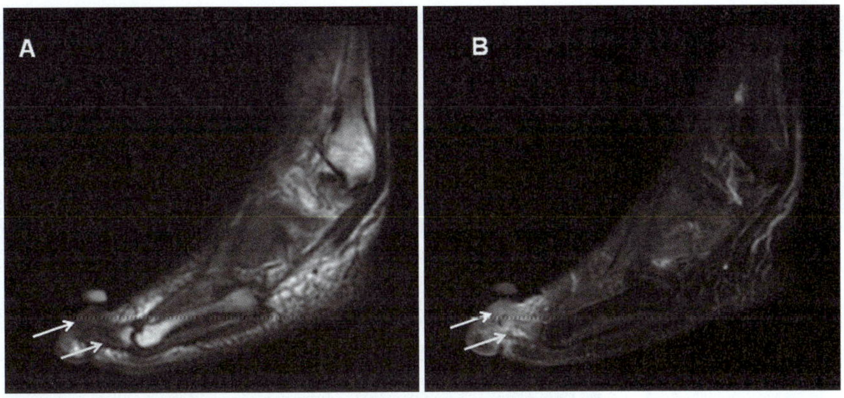

그림 9.32 *(A와 B) 물렁조직 감염이 있는 당뇨환자의 다섯 번째 발가락 자기공명 영상. 물렁조직(화살표)과 골수의 신호의 변화가 뚜렷이 나타난다. 마디뼈 겉질뼈의 비정상적인 증강(노란색 화살표)과 뼈 감염으로 적합한 피질 신호의 상실이 있다.*

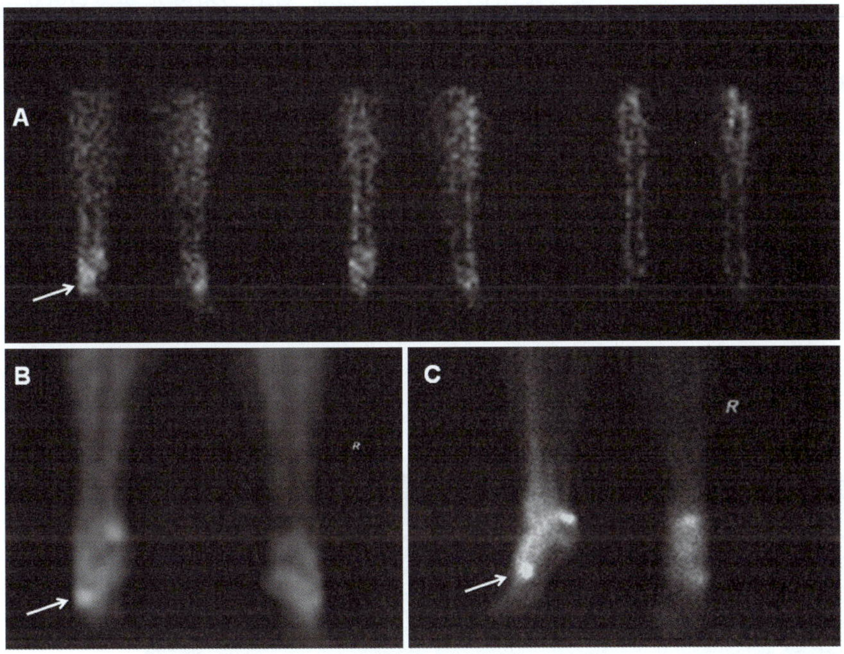

그림 9.33 *핵의학 3단계 뼈스캔. 방사선 의약품이 왼발에 비대칭적으로 전달(flow phase A)되었으며, 물렁조직 단계(혈액 고임 B)에 5번째 발허리뼈의 가쪽면을 따라 국소적인 비정상을 나타내고 있다. 시간이 흐른 후, 지연 단계(C)에는 방사선의약품이 뼈로 집중되어 증가되어(화살표) 골수염과 일치한다.*

신호 강도의 패턴과 위치는 중요한 단서이다. 발의 골수염의 결과는 인접한 연속적인 감염으로 일어나며 대부분 5번째와 첫 번째 손허리손가락관절에 일어난다.[10] 골수염 영상의 특징은 신경병성 관절병증과 중복되어 진단이 어려우며 당뇨성 신경병증 발 질환과 감염을 구별하기가 어렵다.

뼈까지 전달되는 방사선의약품을 사용하는 핵의학 영상은 세 가지 기간으로 나뉘어 뼈와 물렁조직의 염증성 변화를 구별하도록 돕는다. 방사선의약품이 주입된 직후에 손상된 영역에서 얻어진 영상은 혈관 공급 또는 혈관조영을 보여주며 혈액이 고인(또는 물렁조직 단계) 것을 몇 분 뒤 보여주며, 몇 시간이 경과한 후 지연된 영상(뼈 단계)을 보여준다. 충혈 또는 증가된 혈류는 방사선 약물이 염증지역으로 비정상적으로 많이 전달되어 반사되며, 물렁조직 염증은 몇 초 내에 또는 혈액 고인 단계에 활동이 증가된다. 지연기에 증가된 뼈 활동은 다양한 상태에서 볼수있으며 딱히 특징적이지는 않다. 그러나 처음 두 기간에 흡수가 증가하는 것은 지연기에 뼈로의 방사선의 학품의 비정상적인 축적이 있는 것으로, 골수염과 같다(그림 9.33). 핵의학 3단계 뼈스캔은 신경병증 뼈 변성 또는 최근 골절이 있으면 가성양성이 일어날 수 있어 감염이 일어난 후 24시간~72시간까지는 비정상일 수도 있다. 환자의 백혈구는 방사선핵으로 표지를 할 수 있으며 정맥내로 재주입할 수도 있다. 염증 병소로의 백혈구의

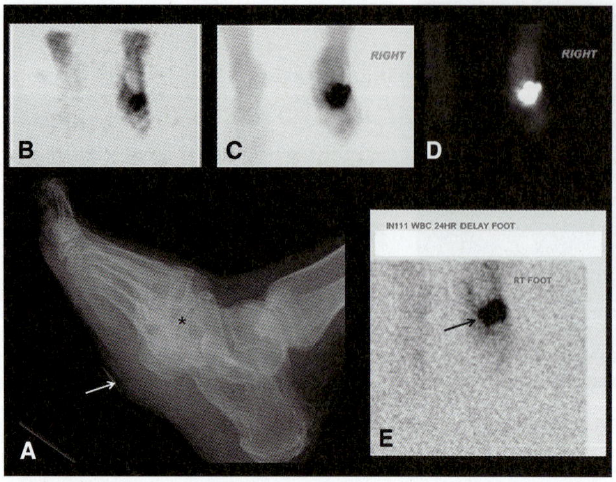

그림 9.34 *(A) 발의 방사선 사진, (B-D) 핵의학 뼈 스캔, (E) 표지된 백혈구 스캔. 중간발의 염좌가 있는 당뇨환자의 만성 상처로인해 발바닥의 물렁조직의 부종과 가스형성(화살표). 3단계 뼈스캔(B-D)이 양성이다. 특이도를 높이기 위해 표지된 백혈구(E)는 방사선의약품이 중간발에 집중되는 것으로 나타나 활성 감염(화살표)과 일치.*

이동 같은 방사선 활동이 물렁조직이나 뼈로 집중된 것을 식별할 수 있어 특이도를 높인다(그림 9.34).

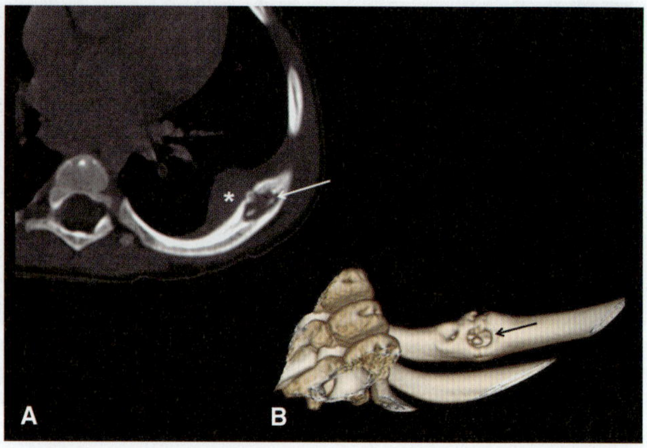

그림 9.35 *CT의 부골편(sequestrum). 왼쪽 가슴벽의 축(A)과 3차원(B) 재건 CT 영상. 왼쪽 갈비뼈가 확장되었으며, 작은 뼈 파편이 공간 안에 들어있다(화살표). 둘러싸고 있는 물렁조직은 두꺼워졌다(*). 절개를 통한 생검에서 메티실린 내성 황색포도상구균에 양성이었다.*

6주 이상 지속된 감염은 만성 감염이며, 경화와 겉질뼈의 비후, 부골편(죽은 뼈에서 떨어져 남아 있는 작은 뼈) 또는 비틀려진 구조로 영상의 단순촬영으로 알 수 있다(그림 9.35, 9.36).

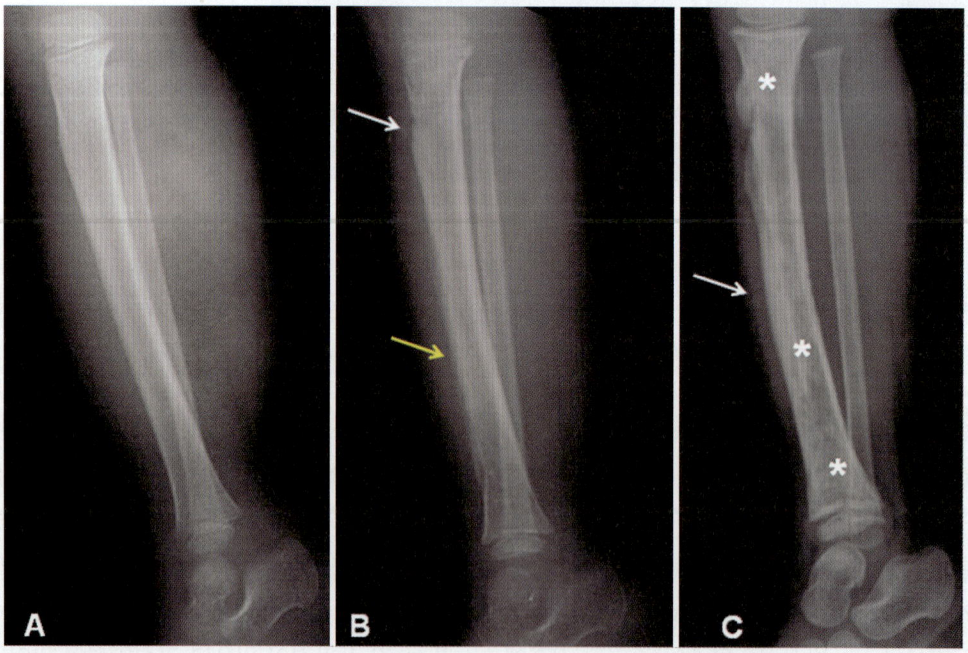

그림 9.36 *4주간의 연속적인 다리 방사선 사진. 첫 번째 사진(A)에서는 물렁조직의 부종이 상당히 퍼져 있다. 정강뼈는 정상이다. 12일 후(B), 앞쪽 정강뼈에 골막반응인 불규칙한 병소가 발달하였으며(노란색 화살표) 뼈가 부서지고 있다(흰 화살표). 1개월 후(C), 앞정강뼈의 피질이 두꺼운 골막반응(화살표)에 의해 가려졌으며, 정강뼈 골수공간이 얼룩덜룩하고(*), 물렁조직은 위축되었다.*

요약 (Summary)

방사선 영상은 치유되지 않은 상처를 평가하기 위한 중요한 의료기구이다. 정맥, 동맥, 물렁조직에 대한 검사를 비침습적으로 실시함으로써 협착, 혈전, 심부 감염, 이물질 등의 원인을 알아볼 수 있으며, 혈관과 근뼈대계의 치료적 기술을 통해 영상을 보며 치료를 할 수 있다.

영상기기의 선택은 환자의 전체적인 상태, 신체상태, 의심되는 병리상태에 따라 다르다. American College of Radiology(ACR)에서는 관련 의사들과 건강관리 제공자들을 도와 가장 적절한 영상을 만들거나 치료를 결정하기위한 전문가들의 근거중심 가이드라인을 출시하였다. 방사선 검사를 임상 상황과 각 기구들이 환자에게 전달하는 상대적인 방사선 레벨(RRL)에 따라 타당하게 숫자로 순위를 매겼다. 동맥 질환/파행, 정맥혈전 의심, 당뇨 환자의 골수염에 대한 ACR 기준을 표 9.1~9.3에 나타내었다.[11] 많은 검사들이 추가정보를 제공하며 각각의 도구들에는 고유의 장점과 제한점이 있다. 장비의 유용성은 영상기법의 선택에 영향을 줄수 있으며 특정 방사선 검사의 나당성에 따른 최종 신댁은 싱황에 따라 방사선전문의와 의사가 결정하게 된다. 종합적인 연구에 의하면 적절한 결과를 얻기 위해서는 포괄적인 환자관리와 직접적인 치료 역시 필요하다. 특히 복잡하거나 독특한 환자사례에서는 주의점, 금기증, 조영제에 대한 방사선전문의와의 상담이 필요하다.

표 9.1 American Collage of Radiology:ACR 적응 기준: 임상 상태: 혈관 의심 파행 원인

영상 검사 절차	비율	코멘트	RRL
분절 압박 도플러 US	9	본 임상 시나리오에서 운동과 함께 수행되어야 한다.	없음
다리 혈관촬영술	7	혈관 진단이 SDP-PVR, 비침습 영상 및 신체 검사 등에 의해 설정되면 중재를 가이드 한다.	낮음
조영제를 이용한 다리 MRA	8	"anticipated exceptions" 아래에 있는 내용에서 조영제와 관련 진술을 참고하기 바란다.	없음
다리 CTA	8		중간
다리 도플러 US	6		없음

비율 척도: 1은 최소값, 9는 최대값

RRL: Relative Radiation Level, SDP: segmental Doppler presuure, PVR: Pulse volume recodings, MRA: magnetic resonance angiography, CTA: computed tomography angiography, US: ultra sound.

출처: American Collage of Radiology에 의해 허용됨. American Collage of Radiology의 허용없이는 이 자료의 다른 표현은 인가되지 않는다. 여러분은 ACR 적응 기준의 최신 버전을 알고 싶으면, ACR 웹싸이트 www.acr.org.ac를 접속해야 한다.

표 9.2 American Collage of Radiology:ACR 적응 기준: 임상 상태: 의심되는 하지 깊은정맥혈전증

영상 검사 절차	비율	코멘트	RRL
압박을 이용한 다리 두플렉스 도플러 US	9		없음
골반 정맥 조영술	6	다른 연구가 애매하거나, 중재를 계획할 때	NS
다리 정맥 조영술 MRI	6	유용하지만, 불충분한 데이터 지지	없음
조영제를 이용한 골반 CT	6	의심되는 PE를 위해 수행된 CTP의 부가적 방법	중간
다리 정맥 조영술	5	다른 연구가 애매하거나, 중재를 계획할 때	중간
다리 정맥 조영술 CT(팔 주사 이후)	5	의심되는 PE를 위해 수행된 CTP의 부가적 방법	중간
다리 동위원소 정맥 조영술	3		중간
다리 X 선	2		최소
연속 파장 도플러 US(비영상)	1		없음

CTPA: computed tomography pulmonary angiography, PE: pulmonary embolism, NS: 특별하지 않음.

출처: American Collage of Radiology에 의해 허용됨. American Collage of Radiology의 허용없이는 이 자료의 다른 표현은 인가되지 않는다. 여러분은 ACR 적응 기준의 최신 버전을 알고 싶으면, ACR 웹싸이트 www.acr.org.ac를 접속해야 한다.

표 9.3 American Collage of Radiology:ACR 적응 기준: 임상 상태: 당뇨병 환자에게서 의심되는 골수염

변량 1: 신경관절병리이나 궤양이 없는 물렁조직 부종

영상 검사 절차	비율	코멘트	RRL
발 X선	9	초기 연구. 방사선과 MRI는 보완적 검사이다. 양쪽 모두가 적응증이다.	최소
조영제를 이용한 발 MRI	9	초기 연구. 방사선과 MRI는 보완적 검사이다. 양쪽 모두가 적응증이다. 수술전에 무기력한 영역을 위한 맵핑에 유용하다.	없음
조영제를 이용하지 않은 발 MRI	9	초기 연구. 방사선과 MRI는 보완적 검사이다. 양쪽 모두가 적응증이다.	없음
NUC Tc99m 3-phase bone scan과 발 In 111 WBC scan	4	MRI가 금기증이면,	높음
NUC Tc99m 3-phase bone scan foot	1		중간
NUC In 111 WBC scan과 Tc99m sulfur colloid marrow scan foot	1		높음
NUC In 111 WBC scan과 In 111 WBC scan Tc99m sulfur colloid marrow scan foot	1		높음
발 US	1		없음
조영제를 이용하지 않은 발 CT	1		최소
발 FDG-PET	1		높음

비율 척도: 1은 최소값, 9는 최대값

RRL: Relative Radiation Level, NUC: nuclear, WBC: white blood cell, FDG-PET: fluoro-deoxyglucose position emission tomography, Tc: technetium, In: indium.

출처: American Collage of Radiology에 의해 허용됨. American Collage of Radiology의 허용없이는 이 자료의 다른 표현은 인가되지 않는다. 여러분은 ACR 적응 기준의 최신 버전을 알고 싶으면, ACR 웹싸이트 www.acr.org.ac를 접속해야 한다.

비율 척도: 1은 최소값, 9는 최대값

RRL: Relative Radiation Level

출처: American Collage of Radiology에 의해 허용됨. American Collage of Radiology의 허용없이는 이 자료의 다른 표현은 인가되지 않는다. 여러분은 ACR 적응 기준의 최신 버전을 알고 싶으면, ACR 웹싸이트 www.acr.org.ac를 접속해야 한다.

추가문헌 (Further Resources)

Middleton, WD, Kurtz, AB, Hertzberg, BS (eds): Ultrasound: The Requisites. St. Louis, Mosby, 2004.

Mettler, FA, Guiberteau, MJ (eds): Essentials of Nuclear Medicine Imaging, ed. 3. Philadelphia, WB Saunders, 1991.

PA Kaplan, CA Helms, R Dussault, et al: Musculoskeletal Infection. In: Musculoskeletal MRI. Philadelphia, WB Saunders, 2001, pp 101–122, http://mrsafety.com

Resnick, D: Diagnosis of Bone and Joint Disorders, ed 4. Philadelphia, WB Saunders, 1995.

참고문헌 (References)

1. American College of Radiology. Manual on Contrast Media. Available at: www.acr.org/SecondaryMainMenuCategories/quality_safety/contrast_manual.aspx. Accessed 10/19/09.
2. Gleeson, TG, Bulugahapitiya, S: Contrast-induced nephropathy. Am J Roentgenol 2004; 183:1673–1689.
3. Grobner, T: Gadolinium—A specific trigger for the development of nephrogenic fibrosing dermopathy and nephrogenic systemic fibrosis? Nephrol Dial Transplant 2006; 21:1104–1108.
4. Available from: http://www.fda.gov/Drugs/DrugSafety/PostmarketDrugSafetyInformationforPatientsandProviders/ucm142911.htm accessed 11/8/09.
5. Hessel, SJ, Adams, DF, Abrams, HL: Complications of angiography. Radiology 1981; 138:273–281.
6. Heijenbrok-Kal, MH, Kock, MCJM, Hunink, MGM: Lower extremity arterial disease: Multidetector CT angiography—Meta-analysis. Radiology 2007; 245:433–439.
7. Ouwendijk, R, de Vries, M, Pattynama, PMT, van Sambeek, MRHM, et al: Imaging peripheral vascular disease: A randomized controlled trial comparing contrast-enhanced MR angiography and multi-detector row CT angiography. Radiology 2005; 236:1094–1103.
8. Kearon, C, Julian, JA, Math, M, et al. Noninvasive diagnosis of deep venous thrombosis. Ann Intern Med 1998; 128:663–677.
9. Jacobson, JA, Powell, A, Craig, JG, et al: Wooden foreign bodies in soft tissue: Detection at US. Radiology 1998; 206:45–48.
10. Ledermann, HP, Morrison, WB, Schweitzer, ME: MR image analysis of pedal osteomyelitis: Distribution, patterns of spread, and frequency of associated ulceration and septic arthritis. Radiology 2002; 223:747–755.
11. American College of Radiology. ACR appropriateness criteria. Available at: http://www.acr.org/SecondaryMainMenuCategories/quality_safety/app_criteria.aspx. Accessed 10/19/09.

chapter 10 장

비전형적인 상처의 확인과 관리

Identification and Management of Atypical Wounds

서론 (Introduction)

만성 상처의 원인은 다양하고, 의료환경에서 흔히 볼 수 있다. 이러한 만성 상처는 오래된 당뇨환자(당뇨성 발 궤양), 불충분한 동맥 공급(동맥성 궤양), 정맥부전(정맥성 다리궤양), 신경학적 결손(신경학적 궤양), 그리고 지속되는 압박(압박성 궤양 또는 욕창)에 의해 발생한다.[1] 비전형적인 상처는 흔하지 않는 원인으로 발생한 상처이며, 드문 편이고 복잡하다. 비전형적인 상처는 염증 과정, 혈관병증, 감염성 질병, 대사성 질환, 유전질환, 종양, 외상 또는 상처 등의 병인론이 있다.[2] 미국에만도 500,000명 이상의 다리 궤양이 있는 것으로 추정되며, 그 중 10%는 비전형적이거나 특이한 병인에 의해 일어난다.[1] 그러므로 모든 건강전문가가 특이한 상처의 치료를 포함한 이러한 의료적 문제에 대해 잘 알고 있는 것이 필요하다.

상처의 비전형적인 병인은 다음과 같은 상황일 때에는 감별진단을 해야 한다. (1) 상처의 위치가 일반적인 만성 상처와 달리 다양하다. (2) 임상 양상이 독특하며, 일반적 만성 상처와 다르다. 또는 (3) 표준적인 치료방법으로는 치료가 되지 않을 것으로 의심된다.[2,3] 대부분의 비전형적인 상처가 서로 비슷하게 나타나는 경향이 있으므로, 눈으로 보는 것만으로 진단을 확정하는 것은 어려워 진단을 확진하기 위해서는 병소의 생검이 필요하다. 상처가 비전형적인 것으로 의심되면 적절하게 평가하기 위해 특수염색, 조직배양, 면역 형광염색법 등의 조직병리 검사 등이 필수적이다. 또한 정확하게 상처의 원인을 진단하기 위해서는 포괄적인 병력과 신체 검사 역시 중요하다. 정밀검사를 시행할 때 고려해야 할 환자의 병력은 다음과 같다: 전염병의 노출, 가족력, 개인의 또는 특이한 습관, 취미활동, 근무경력, 최근의 여행지, 성경험, 약물남용, 전신질환의 병력, 면역억제제 투여상태, 실험실의 혈액 검사.[3-5]

핵심 10.1

상처의 비전형적인 병인은 다음과 같은 상황일 때에는 감별진단을 해야 한다. (1) 상처의 위치가 일반적인 만성 상처와 달리 다양하다. (2) 임상 양상이 독특하며 일반적인 만성 상처와 다르다. 또는 (3) 표준 치료방법으로는 치료가 되지 않을 것으로 의심된다.

핵심 10.2

상처가 비전형적인 것으로 의심될 때는 적절하게 평가하기 위해 특수염색, 조직배양, 면역 형광염색법 등의 조직병리 검사 등이 필수적이다.

염증의 병인 (Inflammatory Etiologies)

기본적으로 모든 피부의 궤양은 염증성 요소를 가지고 있다. 하지만, 염증성 궤양은 피부를 파손시키고 궤양을 일으키는 직접적인 원인이다. 근본적으로, 모든 피부궤양은 염증 부분을 가져야 하지만, 염증성 궤양은 직접적으로 피부파괴와 궤양형성을 초래하는 것으로 정의된다.[6] 고유의 염증성 궤양과는 완전히 다른 비전형 상처가 다양하게 있으며 이는 혈관염, 농포성 괴저이다. 이 장에서는 비전형적 염증성 궤양을 일으키는 요인들에 대해서도 자세히 논의할 것이다.

혈관염 (Vasculitis)

*피부 혈관염*은 혈관구조의 괴사와 장기의 손상을 일으키는 세동맥, 모세혈관, 세정맥의 혈관성 염증과는 구분되는 숙주 질환의 포괄적인 용어로서 혈관구조의 괴사와 기관 손상을 일으킨다. 모든 병인과 마찬가지로, 피부 혈관염은 임상 양상이 매우 다양하고 뚜렷하게 나타난다. 전형적인 타입은 백혈구 파괴성 혈관염이며 촉진 가능한 자반증이 있다. 그러나, 임상 상태는 장기의 침범에 따라 다르다(그림 10.1).[7,8] 임상적으로, 손상된 혈관의 크기에 따라 혈관염의 양상이 달라진다. 얕은층의 피부 혈관망이 손상되면 그물모양의 홍반성 패턴이 나타나며(그물울혈반), 더 크고 깊은 혈관의 염증은 궤양성 자반증과 괴사가 넓게 나타나는 경우가 많다. 의사는 반드시 피부 손상이 신장계, 호흡계, 중추신경계, 위장관계 등의 종말기관의 혈관염을 드러내는 것이라는 것을 알고 있어야 한다.[9,10]

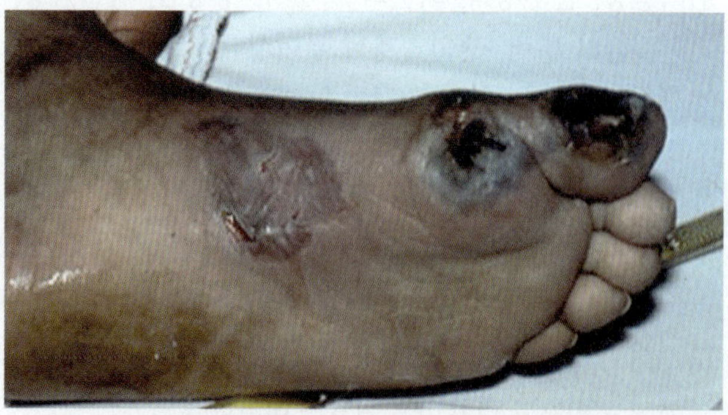

그림 10.1 *혈관염. 이 환자는 백혈구파괴성 혈관염으로 인한 출혈성, 괴사성 궤양이 있다.*

특정 종류의 혈관염을 평가를 위해 조직검사가 필요하며 병소가 발달하기 시작하는 초기, 예를 들어, 18~48시간 이내에 표본을 구해야 한다.[10] 백혈구 파괴성 혈관염 병소의 알맞은 조직병리적 검사에서, 혈관중추성 분절염증, 피브리노이드 괴사와 혈관벽 주위의 중성구 침윤과 적혈구 유출이 나타난다.[7] 생검 표본은 초기에 이루어져야 할 뿐아니라, 더욱 정확한 진단을 얻기 위해 생검을 실시할 때는 유력한 염증성 세포를 알아보고 어떤 혈관이 손상받았는지를 알기 위해 피하세포까지 생검해야 한다.[11] 순환성 면역 항원-항체 복합체는 여러 종류의 혈관염의 원인이다.[12] 이러한 복합체는 혈관벽에 부착하므로 필요시에는 특수 혈청검사, 조직병리 특수 염색, 면역형광투시법을 실시한다.[10] 상처 진행과정의 늦은 때에 생검을 실시하면 상처에 나타나는 면역성 세포 등의 면역반응으로 볼 수 없을 수도 있다.[3]

임상병리에 의해 진단이 확진되면, 원인에 중점을 두고 치료한다. 많은 경우에 피부 혈관염의 병인이 밝혀지지않지만, 의사는 비전형적 상처의 원인이 되는 약물, 바이러스후 증후군, 종양, 일차 혈관염, 결합조직 손상의 가능성을 살펴보아야 한다. 혈관염을 인한 상처에 대한 최종 진단은 완전한 병력과 신체검사뿐만 아니라, 항체검사, 바이러스성 혈청, 보체 계산, 면역글로불린에 대한 연구, 완전한 혈구계산, 피부생검을 확실히 해야 한다.

피부에 국한된 질환은 적절한 상처치료 드레싱, 따뜻함, 체지의 올림(거상) 등의 치료가 도움이 된다. 콜히친, 뎁손, 항히스타민제, NSAID 등의 최소한의 부작용이 있는 약물 또한 증상에 따라 사용한다. 난치성 또는 피부에 널리 퍼진 증상이 전신성 맥관염과 함께 나타나는 환자는 적극적으로 치료해야 하며 전신성 스테로이드, 항염증성 제제, 면역 억제제를 사용하며 주의 깊게 치료를 살펴보아야 한다.

핵심 10.3

피부 혈관염은 혈관구조의 괴사와 장기의 손상을 일으키는 세동맥, 모세혈관, 세정맥의 혈관성 염증과는 구분되는 숙주 질환의 포괄적인 용어로서 혈관구조의 괴사와 기관 손상을 일으킨다.

농피성 괴저 (Pyoderma Gangrenosum)

농피성 괴저(PG)는 1930년에 처음 설명된 염증성 궤양성 질환이다.[14] 처음에는 위장관계 또는 호흡계에서 피부로 퍼져나가는 세균성 감염질환으로 생각되었다. 오랜 시간의 연구 후, PG는 실제로는 잘못된 이름인 것으로 드러났다; 감염도 아니고,[15] 질병을 일으키는 괴저도 아니었다.[16] 현재까지는, PG의 병인이 완전히 밝혀지지 않았지만, 독립적인 자가 염증성 질환이며, 대부분의 환자에서 기타 전신성 질환의 단순한 피부합병증도 아니다.[17] 현재는 농피성 괴저와 관련된 유전자가 확인되어, PG의 병리에 대한 추가연구가 분자수준에서 진행되고 있다.

PG는 염증성 모낭중심성 농포(folliculocentric pustule) 또는 파동성 결절(fluctuant nodule)이 하나씩 또는 집단으로 수포와 함께 나타나기도 하며, 전형적으로 중년 성인의 다리에 나타난다. PG의 초기는 궤양으로 급격하게 나빠진다. 그러므로 임상가가 피부를 자세히 시진하여 적절한 치료를 실시하는 것이 중요하다(그림 10.2). 농포성 PG는 일반적으로 염증성 장질환(inflammatory bowel disease: IBD) 환자에서 볼 수 있으며, 수포성 PG는 잠재성 골수이형성증(myelodysplastic disease)의 단서가 되기도 한다.[19] 이러한 질환들은 더욱 전형적인 궤양으로 악화되며, PG는 경계가 뚜렷하여 구별하기 쉬우며 푸른 빛이 도는 가장자리와 홍반으로 둘러싸여 있다. 초기에는 궤양의 가운데에는 출혈성으로 나타나며 후기에는 가운데가 노란색의 섬유성 삼출물이 나타난다. 궤양은 빠르게 성장하고 열, 불편감(malaise), 근육통, 관절통 등으로 확대되며 사망률을 증가시킨다. PG 병소가 치료되면 소공질 반흔(cribriform scar)이 남게 된다.[14,19,20] PG의 다른 임상 특징은 식물성 유형과 기문주변형(peristomal)을 포함한다.[22] 기계론적으로 취약한 환자에게는 자극성 항진 검사가 PG 병소를 발전시킬 수도 있다.[20,23,24] 자극성 항진은 손상이 있는 부위의 발달을 유도하는 것이다. 거의 25%의 PG 환자가 자극성 항진 현상을 나타내었다.[25]

PG는 다른 원인을 배제하는 진단이다. 그러므로 의사는 궤양을 일으키는 다른 국소적 또는 전신적 원인을 완전히 제외해야 한다. PG는 또한 IBD, 관절염, 단일클론성 감마병증(monoclonal gammopathy), 간질환, 혈액학적 이상 등의 다른 질환과도 관련이 있다.[3,20] 또한, PG는 PAPA 증후군(화농성 관절염[pyogenic arthritis], 괴저성 농피증[pyoderma gangrenosum], 여드름[acne]), 1997년에 설명한 유전성 피부병의 주요 요소이다.[26] 비록 많은 질병과 관련이 있지만, PG는 25%~50%의 경우, 특발성으로 진단된다. 조직병리학으로는 일반적으로 특징적인 염증을 나타내며, 이는 주로 다른 감별 진단을 제외하기 위해 사용한다.[20]

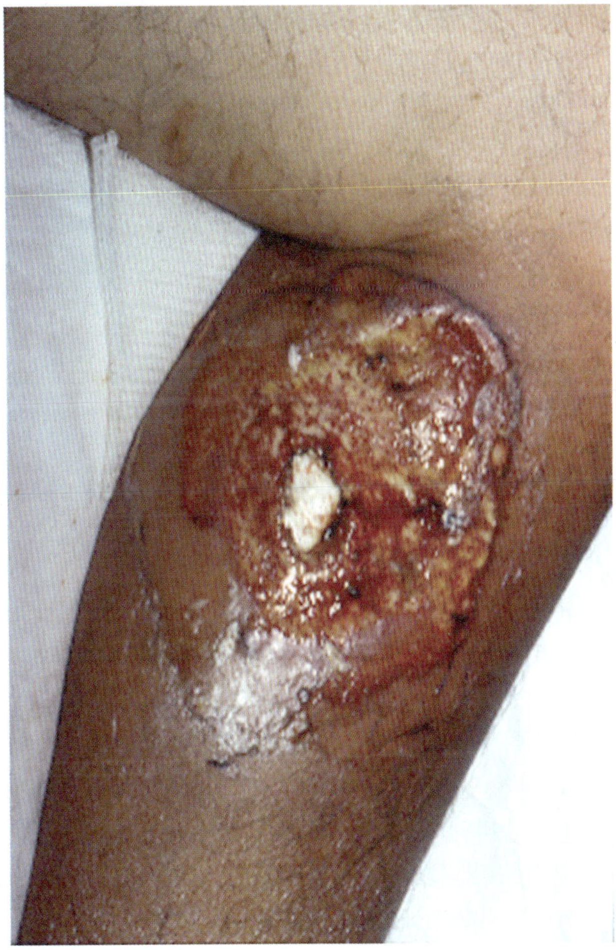

그림 10.2 *괴저성 농피증. 괴저성 농피증으로인해 염증으로 손상된 다리의 궤양.*

PG 치료는 힘든 작업이며 때론 완전히 치료하기가 어렵다. 그러나, 국소 및 전신성 면역억제제 사용하여 치료에 중요한 결과를 나타낸 연구가 많아지고 있다. 국소 및 한정된 부위에는 국소 및 병변 내 스테로이드 주사를 일반적으로 사용한다. 질환이 심하고 광범위하면 전신치료를 실시해야 하지만, 잠재적 부작용으로 약물 사용을 제한해야 한다. 설파제(sulfonamides), 설폰(sulfone), 다프손(dapsone), 또는 코르티코스테로이드 등을 일반적으로 사용하지만, 새로운 생물학적 치료제제를 PG 치료에 새롭게 사용하기 시작하고 있다.[3,20] 사이클로스포린(cyclosporine), 미코페놀레이트 모페틸(mycophenolate mofetil),[27] 인플릭시맙(infliximab),[28] 에터너셉트(etanercept)[29] 등의 다양한 약물로 치료한 성공적인 사례들이 보고되고 있지만, 이러한 치료 도구의 효과를 평가하기 위해서는 대규모 무작위 임상시험(RCT)를 실시해야 한다. RCT에서 효과가 입증된 치료는 항종양괴사인자 알파(Anti-tumor necrosis factor(TNF)-α) 제제인 인플릭시맙(infliximab) 뿐이다. 폭넓은 PG의 임상 특징으로 인해, 치료는 개개인에 맞추어 환자의 질병에 맞게 실시해야 한다.

궤양성 편평 태선 (Ulcerative Lichen Planus)

궤양성 편평태선(ulcerative lichen planus: ULP)는 발의 미란성 편평태선(erosive lichen planus)으로도 알려져있으며 편평태선의 흔하지 않은 변종이다. 일반적으로 중년의 여성에게 나타나며, 진단이 어려워 진단하기전 거의 10년간 만성적인 상태로 남아있는 경우도 있다.[31] ULP는 손바닥과 발바닥에 주로 나타나며, 각화된 단단한 구진, 결절, 플라크 등이 나타난다. 일반적으로 이러한 병소들은 피부 아래에 위치하며, 자연적으로 위축되거나 경화된다. ULP 병소는 흔히 손바닥과 발바닥의 주변 가장자리에서 발견된다. 그후 궤양이 지속적으로 발생하여, 부드러워진다. 발톱의 영양실조가 일어나 발톱이 빠지는 경우도 있으며 익상편(pterygium formation)이 부수적으로 나타나기도 한다. 환자는 구강/생식기 점막의 침식과 두피, 겨드랑 및 치골 부위의 반흔성 탈모(cicatricial alopecia)가 나타난다.[19,31,32] ULP와 류마티스성 관절염,[33] 건조증후군(sicca syndrome),[34] 쇼그렌 증후군[35] 등의 자가면역질환과의 관계 또한 문헌으로 보고되고 있다.

UL의 치료는 만성적이고 치료하기 힘든 특성 때문에 문제가 된다. 타크로리무스(tacrolimus) 등의 국소 치료제를 사용한 ULP의 관리가 드물게 보고되고 있다.[19,36] 에트레네이트(etretinate)와 사이클로스포린(cyclosporine) 등의 전신성 치료제를 사용한 성공적인 사례가 더 많이 보고되고 있지만, 가장 장기간의 결과를 위해서는 수술적 제거와 이식이 고려된다.[38] 궤양성 ULP에는 편평세포암종이 생길수도 있다. 그러므로, 의사는 난치성 ULP의 표준 치료, 피부이식 등을 실시하여 암을 제외할 수 있도록 해야 한다.

궤양성 지방성 괴사 (Ulcerative Necrobiosis Lipoidica)

당뇨성 지방성 괴사는 1932년 처음 설명되었으며,[40] 현재는 염증성 궤양성 과정으로 간주된다. 후에, 당뇨와 아무 관련 없이 이러한 질환을 가진 환자가 많아, "당뇨성"이라는 표현은 이름에서 삭제되었다.[41] 현재 이 질환은 지방성 괴사(necrobiosis lipoidica: NL)로 불린다. 비정상적인 글루코스 대사를 가진 환자는 전형적으로 1형 당뇨이다.[42] 일반적으로, 젊은 중년 여성의 좌우 앞정강 부위에 NL 병소가 위치한다. 병소는 원형과 타원형의 다양한 반점들이 푸른 빛이 도는 보라색으로 가장자리가 뚜렷하게 나타난다. 가운데는 갈색에서 노란색으로, 위축되어 보인다(그림 10.3).[19] 가끔 혈관이 병변을 가로지르는 것을 볼 수 있다.

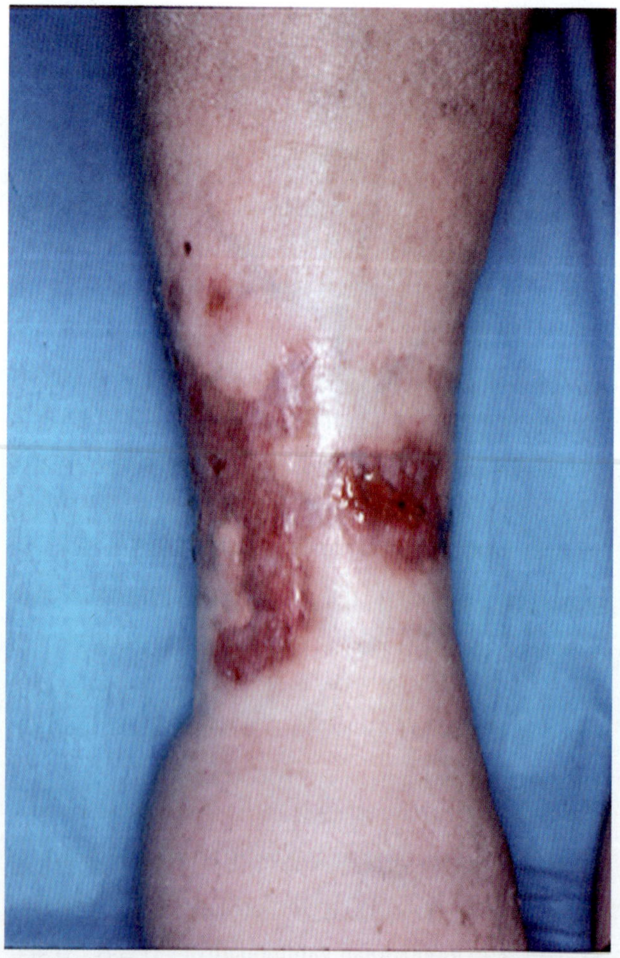

그림 10.3 *그림은 궤양성 지방성 괴사로 다리의 앞쪽 면에 위축과 윤기나는 노란색 중심부가 있는 궤양이 있다.*

NL은 큰 병소에서 궤양으로 발전하게 된다. 문헌에 의하면 35%의 환자가 통증이 있는 궤양성 NL이 있었다.[43] 일부 경우에, NL 병소에서 악성 변형이 나타나기도 했다고 보고하였다.[44-51] 의사들은 반드시 기저성 편평세포암종을 의심하여 이러한 경우 생검이 필수적이다.

NL의 치료는 어렵다. 국소 및 병변내 코르티코스테로이드를 초기 치료에 고려할 수 있으나, 장기간의 사용으로 위축이 생길수 있다. 여러 다양한 종류의 치료방법의 효과에 대해 문헌에 종합되어있다. 전신 코르티코스테로이드, 국소 미코페놀레이트 모페틸, 페릴레시오날 헤파린(perilesional heparin), 스타노졸롤(stanozolol), 니코틴산 이노시톨(inositol niacinate), 니코푸라노스(nicofuranose), 티클로피딘(ticlopidine), 펜톡시필린(pentoxifylline), 인플릭시맙(infliximab), 나이아신아미드(niacinamide), 전신성 사이클로스포린(cyclosporine), 클로파지민(clofazimine), 피오글리타존(pioglitazone), PUVA(psoralen plus ultraviolet light), 항혈소판제, 절제와 이식, 그리고 생체공학 피부의 적용 등이 있다.[19,42,52,53]

궤양성 유육종증 (Ulcerative Sarcoidosis)

유육종증(sarcoidosis)은 만성 육아종성 전신성 염증성 질환으로 처음에는 피부와 호흡계를 침범한다.[54] 유육종증의 정확한 병인은 아직 알려지지 않았지만, 강한 T_H1-형 사이토카인이 육아종의 성장에 영향을 준다.[55] 또한 이 질병은 자가면역 질환의 결과이며, 염증성 반응은 취약한 환자의 감염성 항원에서 비롯된다고 가정되지만, 이론적으로 증명되지는 않았다.[54] 유육종증은 모든 나이, 인종, 성별에 관계없이 나타난다. 일반적으로 두 연령대에서 흔한데, 25~35세와 45~65세 사이이다.[42]

유육종증환자의 25%~33%가 피부 증상을 가진다.[42,54] 피부 유육종증은 임상적 양상이 "광범위한 피부질환" 중 하나이다.[56] 피부 유육종증은 노란색, 갈색, 붉은색 또는 보라색의 반구진, 구진, 결절 또는 플라그처럼 생긴 병소 등의 특징이 있으며 얼굴, 팔다리, 엉덩이, 몸통에 나타날 수 있다. 홍반성 결절, 동창성 루프스(lupus pernio) 병소, 오래된 상처나 흉터에서의 유육종증 침윤, 반흔성(scarring) 탈모증으로 인한 유육종증 등이 다양하게 나타난다. 유리압진법(diascopy)에 의하면, 얇은 유리로 압력을 가하여 창백하게 하면, 병소의 색이 변해 "사과 젤리(apply jelly)"의 색이 된다.[42]

궤양성 유육종은 유육종증의 변이로, 1899년 Boeck에 의해 처음으로 설명되었다.[57] 1990년대 이전에는 소수의 사례만 있었으며 유육종 병소에서 생긴 궤양이었다.[58,59] 유육종증의 궤양성 본질은 Albertini 등에 의해 처음으로 자세히 검사되었으며, 흑인여성의 초중년기에 가장 흔하였다. 일반적으로, 궤양은 피부성 육종 병소에서 시작하지만, 외상에 의해 새롭게 나타나기도 한다. 또한 이 질병은 다리에서 흔히 나타나며 명확한 진단을 위해서는 피부 생검이 필요하다. 코르니코스테로이드가 가장 효과적인 치료법으로 사용되며 메토트렉사트(methotrexate)는 난치성인 경우에 성공적으로 사용되었다.[60] Albertini의 초기의 연구결과와도 비슷한 최근의 연구에서, 147명 중 7명의 환자가 궤양성 위축성 육종 병소가 있었으며, 모든 환자는 흑인으로, 5명은 여성, 2명은 남성이었다. 궤양은 모두 다리의 앞정강 부위에 있었으며 진단을 목적으로 생검이 필요하였다. 환자의 대부분은 항말라리아, 저용량 프레드니손, 탈리도마이드 또는 미코페놀레이트 모페틸(mycophenolate mofetil) 등의 면역 대체치료를 통해 궤양이 완전하게 재상피화가 되었다.[61] 아달리무맵(adalimumab) 등의 TNF-α 억제제 사용에 대한 또 다른 최근의 연구로, 난치성 유육종 궤양의 효과적인 치료를 입증하였다.[62]

> **핵심 10.4**
>
> 유육종증의 궤양성 본질을 자세히 검사하면, 흑인여성의 초중년기에서 가장 많이 발생한다.

궤양성 웨그너 육아종증 (Ulcerative Wegener's Granulomatosis)

웨그너 육아종증(WG)는 전신성 혈관염, 상 하 호흡기의 괴사성 육아종성 염증, 사구체신염(glomerulonephritis)의 3개 증상이 나타난다. 병리는 아직 발견되지 않았찌만, WG는 알려지지 않은 내재적 환경적 항원에 대한 공격적이고, 확장된 세포매개 반응이라고 가정하고 있다. WG는 남녀 모두에 비슷하게 발생하며 미국에서 100,000 중 3명에 나타나며, 진단한 평균나이는 거의 40대이다. 피부성 WG는 초기단계의 WG 환자의 20% 정도지만, 40%의 WG 환자가 결국 피부증상을 나타내게 된다.[63] WG는 전형적으로 임상 증상과 실험실 결과로 진단하며, 단백질분해효소(proteinase) 3(c-ANCA)에 대항하는 순환성 항중성구 세포질 항체(antineutrophil cytoplasmic antibody)가 나타난다.[64]

점상 출혈이 있는 촉진 가능한 자반이 일반적으로 나타나며, 통증성 피하 결절, 구진, 소포 등이 피부에 나타나기도한다.[65] 비록 궤양성 WG가 전형적으로 나타나지 않더라도, 거의 10%~15%에서 피부 증상이 나타나며 PG와 비슷한 증상이 나타난다. 궤양은 얼굴과 코, 팔꿈치, 팔과 다리, 등, 회음부에 나타난다.[65-67] 표준 WG 치료는 사이클로포스파마이드(cyclophophamide) 등의 코르티코스테로이드와 세포독성 약물의 혼합물의 사용이다. 증상의 완화가 시작되면, 세포독성 약물은 메토트렉사트 등의 독성이 덜한 약물로 대체하여 증상을 조절하고 치료한다. WG는 5년 내 50%의 환자가 재발하므로 계속 지켜보는 것이 매우 중요하다.[68]

혈관병증성 병인 (Vasculopathic Etiologies)

혈관병증성 병소는 작거나 중간크기의 혈관이 폐색되어 일어나며, 일반적으로 이상(aberrant) 응고로 인해 발생한다. 흔히, 폐색은 혈전 또는 색전에 의해 일어나며 응고 경로 조절인자에 대한 직접적인 항체의 침전으로 발생한다. 폐색의 크기와 시간에 따라 다르게 나타나며 직접적으로 둘러싼 조직에 저산소증을 일으켜 결과적으로 괴사가 일어난다. 임상적으로 그물울혈반(livedo reticularis), 점성출혈(petechiae), 자반, 또는 궤양이 나타난다.

한랭 섬유소원혈증(Cryofibrinogenemia)

한랭 섬유소원혈증 Cryofibrinogenemia은 환자의 섬유소원, 섬유소, 피부리노넥틴(fibrinonectin), 알부민, 또는 면역글로불린과 기타 혈장 단백질의 한랭침전으로, 흔하지 않은 질병이다. 이러한 짐전물은 작은 크기에서 중간크기의 동맥에 혈전성 색전 협착을 일으키며 흔히 먼쪽 팔다리에 일어난다.[69,70] 본질적인, 원발성, 특발성 한랭 섬유소원혈증은 건강한 사람에게도 발생할 수 있으나, 이차 한랭 섬유소원혈증은 기저성 감염성 과정, 염증성 질환,

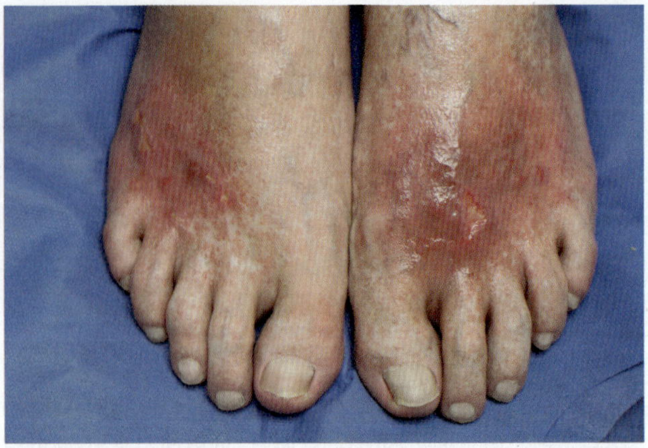

그림 10.4 *이 환자는 한랭 섬유소원혈증으로 인한 궤양이 있다. 그림은 위축성 창백이 있는 먼쪽 궤양이다(도자기 같은 흰 흉터, 모세혈관확장증, 색소침착이상).*

종양, 당뇨, 자가면역 콜라겐 혈관성 질환, 또는 혈전성 색전 질환과 함께 발생한다.[3,69] 한랭 섬유소원혈증으로 진단받은 환자는 차가운 날씨에 노출되었거나,[69] 증상이 발병하였을 때 냉에 노출되어 섬유소원이 냉에서 젤처럼 변하게 된다.[70] 한랭섬유소원 혈전은 39.2°F(4℃)에서 침전되며 98.6°F(37℃)에서 용해된다.[69]

한랭 섬유소원혈증의 주요 징후는 자반이 나타나는 몸의 먼쪽 부위의 통증이 있는 괴사성 궤양이다. 또 다른 증상들은 레이노드 현상, 말단 청색증, 반상출혈(ecchymosis), 그물울혈반, 괴저등이 있다(그림 10.4).[70] 진단을 목적으로, 혈액을 구연산나트륨(sodium citrate)과 함께 항응고 관에 수집하여 섬유소원 소비와 응고를 막기 위해 37℃에서 원심분리한다. 생검도 함께 실시하여, 작은 혈관을 막는 것처럼 섬유소원 침전이 생기는지 관찰한다. 실제로 침전하면 헤마토-에오진(H&E) 염색으로, 염증으로 인해 호산성 혈관내 침전물이 보인다.[71] 궤양이 일어난 병소는 통증이 심하며 주로 다리에 일어난다. 치료가 가능하지만, 자주 재발하게 된다. 증상적 치료를 사용하여 치료할 뿐만 아니라, 이차성 한랭 섬유소원혈증이 의심되면 기저성 질환도 치료한다. 스타노졸롤 등의 섬유소원 용해 제제가 통증을 줄이고 임상 증상을 개선한다고 연구되고 있다.[3,72]

한랭 글로불린혈증 (Cryoglobulinemia)

한랭 글로불린은 순환성 면역글로불린과 단백질 복합체로, 차가우면 침전하게 되고 따뜻하면 용해한다. 한랭

글로불린혈증은 이러한 혈전의 복합체이며, 결국 혈관을 막아 임상 증상을 일으킨다.[63] 전형적인 정의에 의하면, 세 가지 종류의 한랭 글로불린혈증이 존재한다. 이들 중 1/3은 전형적으로 피부 혈전증을 일으킨다. 이러한 유형을 유형 1이라 하며, IgG 또는 IgM의 한 가지 종류에 의한다. 이러한 유형은 골수종 등의 악성종양 또는 발덴스트롬 마크로글로불린혈증(Waldenström's macroglobulinemia) 등의 양성 림프세포증식(lymphoproliferative)에서 볼 수 있다. 나머지 두 유형은 일반적으로 혈관염을 일으킨다. 2형은 다세포군의 IgG와 단세포군의 IgM이 더해진다. 이 유형은 감염성 또는 염증성 질환에서 흔하지만, 악성종양에서는 보기 드물다. 3형은 다세포성 IgG와 다세포성 IgM의 혼합형이다. 이 유형은 C형 간염(HCV)과 HIV 감염과 크게 관련이 있다.[63,73] 혼합형 한랭 글로불린혈증은 IgG와 IgM 모두로 구성되어,[63] 2형 또는 3형으로 분류되며 일반적으로 혈관염을 일으키고 심각한 피부괴사를 만든다.[73]

중요한 피부 특징은 비소양증 촉진 가능한 자반증(2형과 3형에서)이며, 한랭글로불린 환자의 25%에서 나타난다. 이러한 증상은 일반적으로 먼쪽 팔다리에 일어나며 다리에 일어난다.[63] 차가운 곳에 노출된 채로 오랫동안 앉거나 서 있는 경우 증상이 더욱 심해진다. 그 외의 피부의 특징은 말단청색증, 레이노드 현상, 그물울혈반, 피부색소침착, 한랭두드러기, 발가락의 궤양 또는 괴저 등이다. 한랭글로불린 혈증의 피부 이외의 특징은 다발성 관절통, 활액막염, 신경병증, 사구체신염 등의 신장염이다.[63,74] 진단을 위해서, 피부 생검을 통해 확인하고 다른 원인들을 제외할수 있다. 일반적으로 2형과 3형의 조직학적 패턴은 백혈구세포파괴성 혈관염이며, 1형은 비염증성 혈관성 색전이 많다. 추가 연구가 필요한 경우, 전기영동법을 통해 침착된 면역 복합체와 보체를 확인할 수 있으며 특수염색으로 추가적인 병리학적 감별진단을 할 수 있다.[74]

치료는 직접적으로 조직학적 결과뿐만 아니라, 한랭글로불린혈증의 가저 원인에 적용해야 한다. 진행이 중단된 종양, 자가면역질환, 감염성 질환을 반드시 검사하여 진단에서 제외할 수 있도록 하고 한랭글로불린혈증의 유형에 따라 치료한다. HCV가 병인에서 중요한 역할을 하므로, 감염의 치료에는 인터페론 알파와 ribabirin을 혼합하여 치료의 표준 프로토콜에 따른다.[63,75] 혈장반출과 면역억제제 또한 비 HCV 치료에 사용한다. 일부 사례에서, 궤양을 포함하여 복잡한 반응이 있는 어려운 사례에 rituximab을 사용하기도 한다. 그러나 이러한 치료의 효과를 평가하기 위한 대규모의 무작위 임상시험은 아직 실시하지 않고 있다.[75]

핵심 10.5

세 가지 종류의 한랭 글로불린혈증이 있다. 이들 중 1/3은 전형적으로 피부 혈전증을 일으킨다. 이러한 유형을 유형1이라 하며, IgG 또는 IgM의 한 가지 종류의 세포에 의한다. 이러한 유형은 골수종 등의 악성종양 또는 왈덴스트롬 로글로불린혈증 등의 양성 림프세포증식(lymphoproliferative)에서 볼 수 있다. 나머지 두 유형은 일반적으로 혈관염을 일으킨다. 2형은 다세포군의 IgG와 단세포군의 IgM이 더해진다. 이 유형은 감염성 또는 염증성 질환에서 흔하지만, 악성종양에서는 보기 드물다. 3형은 다세포성 IgG와 다세포성 IgM의 혼합형이다. 이 유형은 C형 간염(HCV)과 HIV 감염과 크게 관련이 있다.

항인지질 항체 증후군 (Antiphospholipid Antibody Syndrome)

항인지질 항체 증후군(APS)은 정맥 및 동맥성 혈전, 저혈소판증, 그리고 재발성 유산 등이다. 항인지질 항체(aPLs)는 IgG, IgM 또는 두 가지 모두로 구성된 면역글로불린이다. APS는 항카르디올리핀(anticardiolipin) 항체, 항 $\beta 2$ 당단백질 I 항체 등의 항인지질항체와 양성 루프스 항응혈 검사와 관련이 있다. PAS는 원발성 질환으로도 나타날 수 있으며 전신성 홍반성 루프스 등의 자가면역 질환, 악성감염, 감염성 질환 등으로 인해 이차성으로 나타날 수도 있다. 이 증후군은 허파, 중추신경계, 위장관계, 간, 신장, 내분비계 피부계 등의 모든 기관계에 영향을 주어 쇠약하게 만드는 특징이 있다.[76,77]

PAS의 가장 흔한 피부의 특징은 그물울혈반이다. 혈관구조안의 혈전으로 인해 궤양, 팔다리 먼쪽 괴저, 선상출혈, 표피성 정맥혈전, 혈소판감소성자반증, 피부경색, 피부위축증이 발생한다(그림 10.5). 피부궤양은 다리에 흔히 나타나며, 임상적으로 괴저농피증과 비슷하다.[76,78] 치료는 장기간의 항응고에 초점을 두고 기저질환을 치료한다. 임신한 여성은 아스피린과 헤파린의 조합으로 치료해야 한다. 심각하고 극발성인 사례에서는 치료는 복잡하

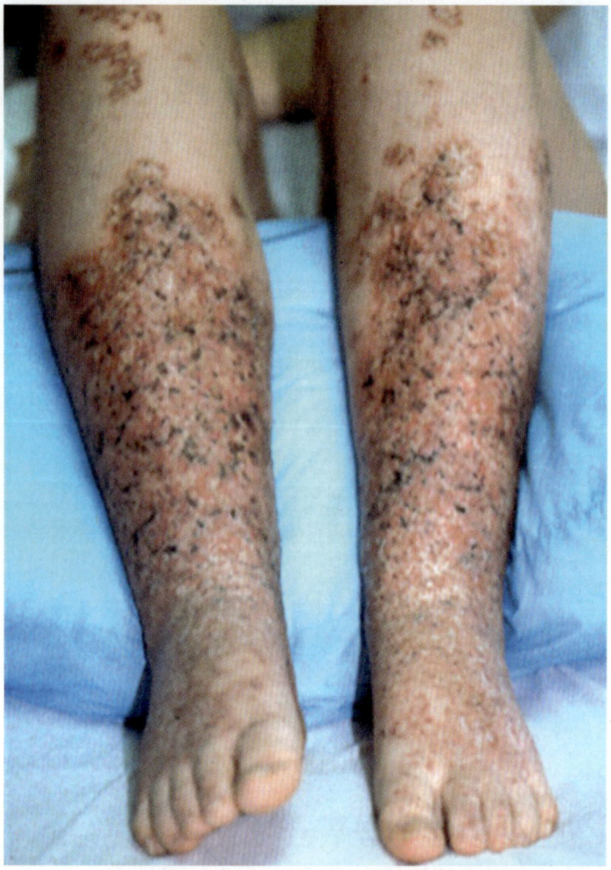

그림 10.5 *이러한 환자는 항 인지질 항체 증후군이 있어 종종 작은 혈관의 혈전증으로 인해 양 다리에 다발성 괴사성 궤양이 나타난다.*

고 성공하기 어렵기도 하다. 정맥내 고용량의 스테로이드와 공격적인 항응고제를 정맥내 감마글로불린과 혼합하고 반복적인 신선 냉동 혈장으로 혈장 교체를 일찍 실시하면 질병의 진행을 막을 수도 있다.[76,77]

핵심 10.6

항인지질 항체 증후군(APS)는 정맥 및 동맥성 혈전, 저혈소판증, 재발성 유산 등이다.

겸상 적혈구성 궤양 (Sickle Cell Disease Ulcers)

겸상적혈구 질환(SCD)는 1910년 Herrick에 의해 처음으로 설명되었으나 새로운 질환인지 아니면, 존재하고 있는 질환의 특징으로 나타나는 것인지는 알려지지 않았다. 거의 50년 후, 정상적인 헤모글로빈과 돌연변이 헤모글로빈의 차이가 단일 아미노산 대체인 것으로 발견되었다.[80] SCD는 β헤모글로빈 사슬에서 발린이 글루타믹산으로 아미노산 대체가 일어나 저 산소 영역의 헤모글로빈 분자의 중합반응을 이끌어 산소가 없는 환경에서 적혈구를 낫모양으로 만든다.[81] SCD는 만성 피부사를 일으키며 발병률은 다양하다. SCD 궤양은 자메이카인 환자에서는 50%~70%이며,[82] 다른 지역에서는 5%~10%으로 나타난다.[83] 다리 궤양이 가장 흔하며, 점차적으로 나타나지만, 정맥성 궤양 등의 다른 병인으로 인한 궤양에 비해 3배~16배 이상 치유속도가 느리다.[84] 활성 궤양이 있는 환자는 다른 궤양이 생길 위험이 146배이다.[85] 겸상 적혈구 궤양은 다루기 어렵고 의학적 문제뿐만 아니라, 사회적인 문제도 가져온다.

SCD 궤양의 병인에 대한 많은 이론들이 있지만, 정확한 병인은 완전히 이해되지 않았다. 많은 이론들이 겸상 적혈구의 단단하고 구부러지지 않는 모양이 작은 혈관에서 혈관의 폐쇄를 일으킨다는 것에 초점을 두고 있다. 이러한 폐쇄는 조직 손상을 일으키고 신체의 본래의 염증성반응을 조절하고, 추가적인 차단을 일으킬 수 있는 혈소판의 응집과 기타 점착물질들을 불러일으킨다. 이 조직손상과 염증성 요인의 조절 순환이 계속되면 결과적으로 조직의 궤양과 괴사를 일으키게 된다.[83,85-87] 대부분의 SCD 환자는 저산소성 상태와 괴사를 촉진하는 빈혈로 장기간 고통받는다. 유전적인 요인도 중요하게 작용하며, HLA가 SCD와 궤양과 관련이 있다고 알려져 있다. HLA-B35와 HLA-Cw4를 모두 가지고 있는 SCD 환자는 이러한 항체가 없거나 이 중 하나의 항체만 가지고 있는 대조군의 SCD 환자에 비해 17배나 다리궤양의 위험이 높았다.[88] SCD 다리궤양 환자는 나이와 성별이 맞는 궤양이 없는 SCD 대조군 환자에 비해 낮은 헤모글로빈 수치와 높은 수준의 젖산 탈수효소, 빌리루빈, 아스파르트산 아미노기전달효소, 망상적혈구가 있었다.[89]

SCD 궤양은 일반적으로 다리의 앞정강 부위, 발등 부위, 뒷꿈치, 안쪽/가쪽 복사뼈에 나타난다. 이러한 부위는 혈류가 감소되어 궤양화 되기 쉽다. 전형적으로 궤양은 부드럽고, 둥글고, 구멍이 난 것처럼 보이며, 말초의 갈색 침착이 있기도 한다(그림 10.6 A,B). 가장자리가 솟아오르고, 궤양의 기저부는 매우 깊다. 궤양의 주변에 괴사성 딱지가 존재하기도 한다. 이러한 궤양은 때로 정맥성 괴양과도 비슷하다.[85]

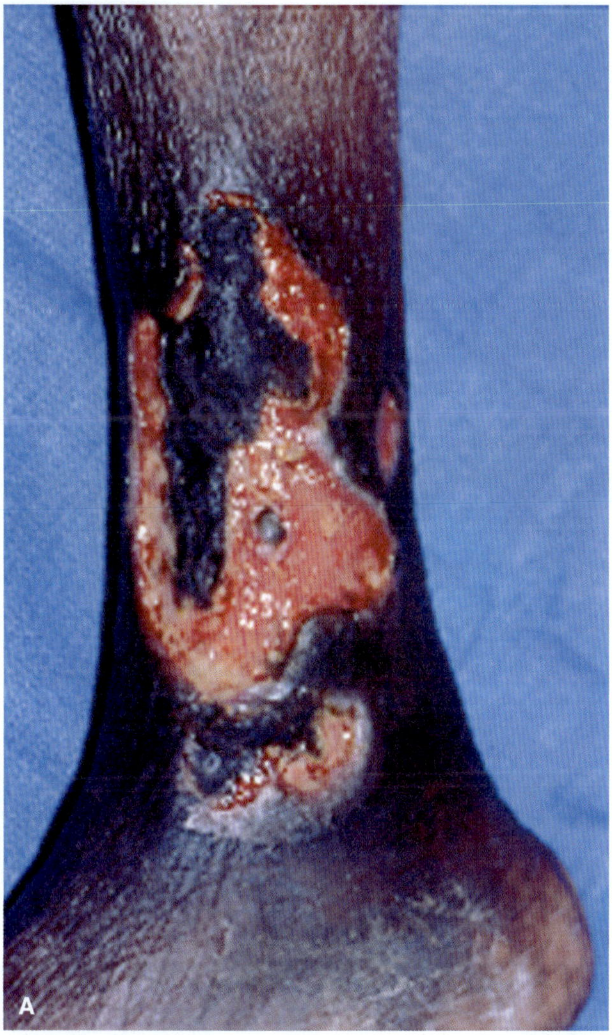

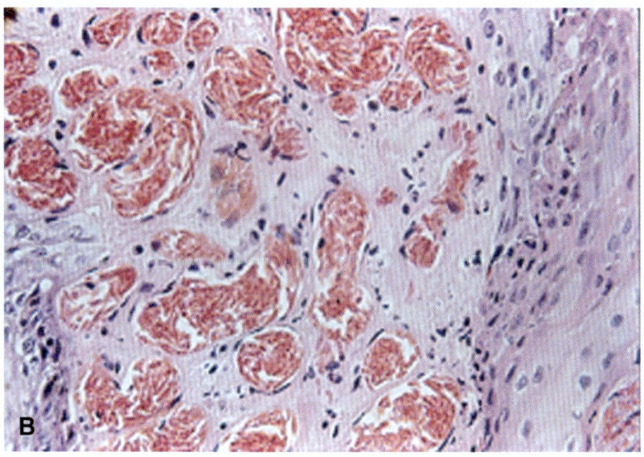

그림 10.6 *(A와 B) 겸상적혈구 궤양이 있는 이 환자는 임상 양상과 조직학적 특징을 통해 진단하였다. 환자는 다리에 괴사성 조직이 있는 궤양이 있으며, 생검을 통해 피부 혈관에 겸상 적혈구세포가 발견되었다.*

진단을 위해, 반드시 말초의 도말과 헤모글로빈 전기영동법으로 헤모글로빈 A, S, F 수치, 질병의 심각성을 알아본다.[87] 생검을 통해 조직학적으로 피부의 혈관에서 겸상 적혈구세포를 찾아볼 수도 있다.[90] SCD 궤양의 치료는 바로 예방하는 것이다. 약간의 외상과 작은 상처도 궤양을 형성할수 있으므로, 잘맞는 신발을 신고, 벌레에 물리는 것을 피하며, 작은 찰과상과 멍 등도 중요하게 관리해야 한다. 정맥성 또는 림프성 질환의 위험이 있는 환자에게는 다리의 부종 또한 궤양을 악화시키므로 압박 스타킹을 사용하고 다리를 편안하게 들어올리고 나트륨이 없는 식이요법을 추천한다. 환자가 건조하고 갈라지고 벗겨지는 피부를 가지고 있다면, 두꺼운 연화제를 자주 적용하여 약한 피부에 습기를 더해주도록 한다.[85-90]

활성 궤양의 치료는 국소 드레싱, 수술, 전신성 치료 등이있다. 삼중항생연고와 합성 드레싱이 많은 만성 사례에서 효과가 있다고 입증되었다.[91] Unna 부츠, 아연이 첨가된 거즈, 압박 포장 등이 부종과 SCD를 더 빠른 시간에 조절한다고 한다.[85] DuoDerm,® Solcosery,® Collistat,® Apligral® 등이 모두 합성, 전달 드레싱으로, 일부 사례에서 효과적이었으나, SCD 궤양을 위한 효과를 입증하기 위해서는 대규모의 임상시험이 필요하다.[84,85,92,93]

근피부 플랩(flap)과 같은 수술 중재는 근피부 플랩이 자기만의 혈관 공급을 가지고 성장할 수 있기 때문에, 자가 조직성 분리-두께 이식을 선호한다. 궤양 부위가 본질적으로 낮은 혈관 공급을 갖고 있기 때문에, 이식의 대부분은 실패한다. 그러므로 풍부한 혈관의 플랩이 더 높은 생존 가능성을 가질 것이다.[94-96] 체계적 치료에 대해, 수혈(trnasfusion)이 난치성 치료 부위가 치유되는 도움을 줄 수 있다고 한다. 치료 혈액 수준의 목적은 헤모글로빈을 10g/dL로 유지하는 것이고, 헤모글로빈 S를 30% 미만으로 감소시키는데 있다.[85,86] Pentoxifyline, Hydroxyures, Erthropoietin과 같은 표준 SCD 전신성 인자가 난치성 궤양에 적합한 것으로 보고 되었고, 또 어느 정도 성공을 했다.[85] 통증 치료를 간과해서는 안 되는데, 그 이유는 통증 치료가 환자의 치료방법으로서 아픈 세포에 중요한 역할을 하기 때문이다. NSAIDs, 아편성 약물 및 항우울제 등도 처방될 수 있다.[90]

감염성 질병의 원인 (Infectious Disease Etiologies)

비전형적 감염의 원인은 다양하여 세균, 바이러스, 곰팡이, 항원충 미생물 등이 있다. 병인체는 일반적으로 특정 위치에 있는 특정 미생물로 인해, 환자가 위치한 지리학적 위치에 따라 달라진다. 환자의 취미 또는 직업 또한 감염의 원인에 중요하며, 특정한 활동에 다양한 종류의 미생물에 직접적으로 노출되기도 한다. 면역 무방비상태의 환자는 흔하거나 드문 감염성 질환, 특히 건강한 사람에게는 해를 끼치지 않을 미생물에도 취약하기 때문에 환자의 면역억제상태 또한 하나의 요소로 고려해야 한다.

비전형적 미코박테리아 감염 (Atypical Mycobacterial Infections)

비전형적 미코박테리아는 잘 알려지지 않은 비결절성, 비나병성 미코박테리아으로, 1950년대부터 피부와 폐에 질병을 일으키게 되며 인간의 병원체로 알려지기 시작하였다.[97-99] *"일반적이지 않다"*는 용어는 Pinner에[100] 의해 처음 만들어졌으며, 최근 *Mycobacterium* 속의 종이 96개가 보고되었다. 비전형적 미코박테리아는 가늘고 자동력이 없으며 산에 의해 퇴색하지 않는(acid fast) 병원균으로 세계 도처에 존재한다.[101] 이 미생물은 AIDS 유행과 면역억제제의 사용으로 인해 감염성 질병을 일으키는 흔하고 중요한 원인이 되고 있다.[102]

비전형적 미코박테리아는 피부와 물렁조직 질환을 일으킬 뿐만 아니라, 허파감염, 림프절염, 혈액감염, 카테터-관련 감염, 근골격계의 만성 육아종성 염증을 일으킨다(그림 10.7 A,B).[103] 피부감염의 위험요인은 외상, 면역억제, 또는 만성질환 때문이다. 대부분의 모든 비전형적 종(species)은 피부 질환을 일으킨다. 미국과 유럽에서 가능 흔한 종류는 마이코박테리움 마리눔(Mycobacterium marinum)이며, 다음은 *마이코박테리움 압세수스(M. abscessus)*, *마이코박테리움 폴튜툼(M. fortuitum)*, *마이코박테리움 첼로네(M. chelonae)*이다.[102] *M. marinum*은 특히 가정용 수족관에 노출된 환자 또는 물고기와 관련된 직업구의 환자에서 최근 보고되고 있다.[101] 피부의 병소가 특징적이지 않고 광범위하게 나타나며 사마귀 모양의 구진, 결절, 반점, 동굴통로(sinus tract) 확산된 연조직염, 얕고 큰 궤양이 나타나며 특정 비전형적 미코박테리아의 종에 따라 다르다.[97]

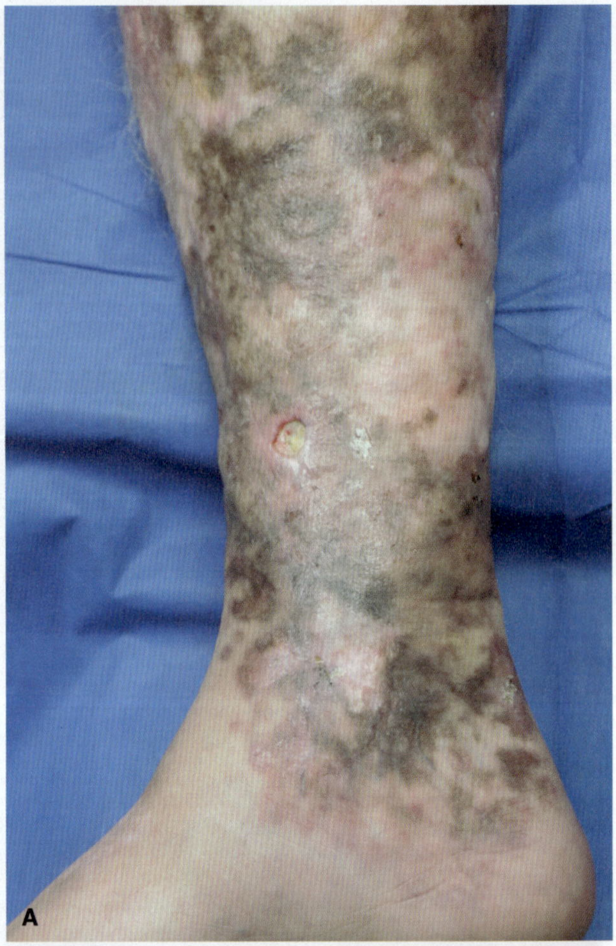

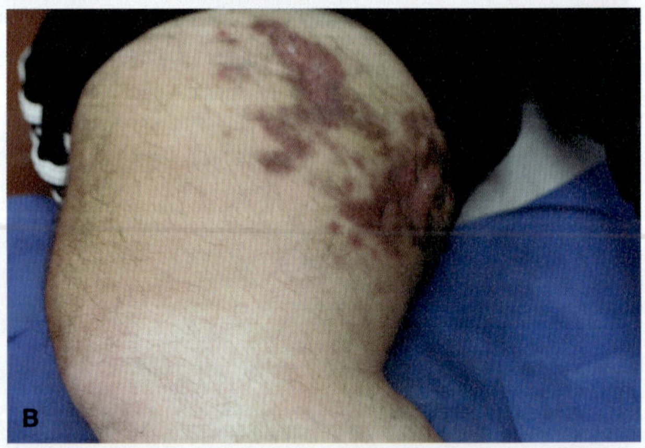

그림 10.7 *(A와 B) 이 환자는 비전형적인 미코박테리아 감염으로 인한 궤양이 있으며 다리와 허벅지에 피부 궤양과 깊은 육아종성 염증이 있다.*

임상 양상이 비특이적으로 나타나기 때문에 조직 배양과 조직하 연구를 위해 피부생검을 해야 한다. 중합효소연쇄반응(PCR) 기술로 진단을 서둘러 할 수 있으나, 이로써 세균의 항균성 특이도 패턴을 알 수는 없으므로 부수족인 진단 기법으로 조직배양을 해야 한다. 치료는 항생체에 대한 민감성이 다양하기 때문에 원인균에 달라진다. 현재는, 클래리스로마이신(clarithromycin)이 비전형적 미코박테리아 감염의 치료에 우선적으로 사용되지만, 깊고 까다로운 상처는 여러 치료를 복합적으로 사용하는 것이 좋다. 감염 재발을 피하기 위해서는 최소한 3개월간 지속적으로 약물을 사용하도록 권고한다.[101] 어려운 궤양으로 수술적 절세, 국소 열치료, 고압산소지료 역시 성공적이었다.[97]

깊은 진균성 감염 (Deep Fungal Infections)

깊은 진균감염은 일반적으로 두 개의 범주로 나뉜다: 피하와 전신 진균. 피부밑 진균은 흔히 감염성물질이 외상 또는 도구에 의해 표피와 피부밑조직으로 들어갔을 때 발생한다. 표피 아래에 이식하게 되면, 곰팡이는 국소 궤양성 감염으로 급격히 증식하여 결국 림프 또는 드물게는 혈류를 따라 전신으로 널리 퍼지게 된다. 피부밑 진균의 대부분의 사례들은 중앙 및 남부 미국에서 발견된다.[104] 전신성 감염에서는, 호흡을 통해 호흡계가 처음으로 균이 들어오게 되고 국소 폐 감염을 만든다. 이 감염은 진균성 유기체로 급격히 증식하여 림프와 혈류로 퍼져 피부 등의 다른 기관으로 번진다.[105] ADIS 환자처럼 면역 무방비 상태의 환자들은 전신성 진균감염에 더욱 취약하다.[104]

Chromomycosis, phaeohyphomycosis, sporotrichosis, entomophthoramycosis, lobomycosis, rihnosporidiosis의 미생물은 일반적으로 피부밑 진균을 일으키는 미생물이다. Paracoccidioidomycosis, coccidioidomycosis, histoplasmosis, cryptococcosis는 전신성 진균증을 일으키는 가장 흔한 미생물이다.[105]

특정힌 깊은 진균감염은 특정지역에 국한된나. 그러므로, 환자의 여행 경력, 최근의 지리학적 위치, 특정한 노출 등이 진단에 도움이 된다. 흔하지 않은 직업을 가진 환자 또한 위험이 높아, 세세한 직업 경력 또한 필요하다.

> **핵심 10.7**
>
> 깊은 진균감염은 일반적으로 두 개의 범주로 나뉜다: 피하 진균과 전신 진균. 피부밑 진균은 흔히 감염성물질이 외상 또는 도구에 의해 표피와 피부밑조직으로 들어갔을 때 발생한다. 전신성 감염에서는 호흡을 통해 호흡계가 처음으로 균이 들어오게 되고 국소 폐 감염을 만든다.

색소효모진균증(Chromoblastomycosis)

색소효모진균증은 피하진균으로, chromomycosis, cladosporiosis, verrucous dermatitis, phaeosporotrichosis, Pedroso's disease, Fonseca's disease로도 알려져 있다. 이 깊은 곰팡이 감염은 곰팡이 침착에 의해 발생한다; *Cladosporium carrionii*, *Fonsecaea compacta*, *Fonsecaea pedrosoi*, *Phialophora verrucosa*, *Fhinocladiella aquaspera*. 색소효모진균증은 세계적으로 열대지방과 온화한 기후에 흔하며, 진균은 흔히 흙, 식물, 나무에서 발견된다. 시골에서 농사를 짓거나 탄광산업에 종사하는 사람에게 위험이 특히 높다. 다리의 외상으로 인해 이러한 감염이 발생하게 된다.[104]

처음에는 감염부위에 구진 또는 결절이 발생하며 사마귀모양 또는 육아종성 반점 같은 병소로 서서히 발전한다. 이러한 병소들 중 일부가 유합하여 큰 덩어리의 형태가 되거나, 분리되어 남기도 한다. 피부가 벗겨지거나, 반흔, 궤양, 껍질 등이 나타나기도 한다. 조직 구조상의 증상은 피부성 색소표모진균증과는 다르다. 수산화칼륨(KOH) 20%로 피부를 긁어내고 조직 배양과 조직학적 소견을 위해 생검을 하여 진단을 완성한다.[104] "구리동전(copper pennies)"라고도 불리는 둥근 색소체가 진피에 보이기도 한다. 이것은 색소모세포진균증의 질병 특징적인 것으로, "Medlar bodies" 또는 "균핵체(sclerotic bodies)"라 하기도 한다.[106]

색소표모진균증의 치료는 어려워 성공률이 매우 낮다. 경구 항진진균제의 경우, 두 가지 종류의 약을 조합하며 한 가지보다 더욱 효과가 있다; 암포테리신 B와 5-fluorocytosine, itraconazole과 5-fluorocytosine, itraconazole과과 terbinafin의 조합이 상대적으로 성공적이다.[107,108] 수술적 절제, 레이저치료, 국소열치료, 냉치료 등의 내체치료도 보고되고 있다.[109] 어렵고 불가능한 경우에는 절단 등의 radical 수술을 하기도 한다.[110]

균종 (Mycetoma)

균종은 피하의 깊은 진균감염으로 마두라 발(Madura foot) 또는 마두라진균증(maduromycosis)로 알려져 있다. 균종은 원인에 따라 3가지로 하위분류된다: actinomycotic mycetoma, eumycotic mycetoma, botryomycosis. 이 감염은 인도, 아프리카, 중앙과 남부 미국 등의 열대와 아열대 지역에 흔히 나타난다. 전형적으로 균종은 오염된 흙에 노출되었을 때, 영양실조 등의 위험요인, 피하 손상으로 인한 노출, 신발의 이상 등에 의한다. 발, 손, 가슴, 두피 등이 가장 감염되기 쉬운 부위이다.[104,111]

균종은 처음에는 자각증상이 없는 구진으로 나타나다가 점점 부종이 있는 화농성 배출굴(draining sinus), 누공(fistulae), 농양 등을 형성한다. 배농은 특히, 질병 특징적인 과립으로 독특하게 구성되어 균핵(sclerotia)로 알려진 진균군집을 형성한다. 균종의 국소화된 병소는 피부밑조직을 통해 근육과 뼈로 침투하여 공동(cavitation)을 일으킨다. 환자의 병력, 임상 양상, 피부 생검의 결과를 통해 진단을 내린다. 수산화칼륨(KOH) 20%로 긁어내고, 배액을 그람 염색하고 세균과 진균 조직을 배양하여 진단을 돕기도 한다. 조직학적으로 특수 염색을 통해 균종의 분류를 확인한다. 조직학적으로 볼 때 병원특징적 균핵(sclerotia) 또한 나타난다.[104,111] 치료는 어려우며 장기간의 아졸(azole) 치료와 복합하여 가장자리를 넓게 수술적으로 절제하는 것이 최상의 결과를 제공한다. 뼈까지 침투한 크고 깊은 감염에는 절단만이 가능성 있는 치료 방법이 된다.[112]

스포로트리큄증 (Sporotrichosis)

스포로트리큄증은 정원사 질병(gardener's disease)으로도 알려져 있으며, 양형 곰팡이 유기체인 *스포로트릭스 쉔키(Sporothrix schenckii)*로 인한 피부밑 진균증이다. 이 질병은 곰팡이가 피부 깊숙한 곳으로 외상으로 인해 침투하여 일어나며, 대부분 오염된 장미가시에 찔려 발생한다. 그러나, 면역이 억제된 환자들은 흡입을 통해 균이 호흡계로 침입하여 다른 기관으로 퍼지게 된다. 이 진균의 병인은 전세계적으로 흔하며, 흙, 나무, 식물에 많다.[104]

임상 양상은 초기에는 고립성 구진이 외상 부위에 트나난다. 이 초기 병소는 결국 궤양화되고 배농이 생긴다. 감염 후 몇 주간 나타나는 스포로트리큄 감염의 특징적인 피부 형태는 림프관염과 손상된 팔다리의 림프성 맥관구조를 따라 피부밑 결절이 산재한다. 림프성 혈관을 따라 나타나는 퍼턴이 전형적이며, 이를 "스포로트리코이드 패턴"이라 한다.[113]

스포로트리큄증의 원인은 병리검사에서 드물게 나타난다. 하지만, 보이게 되면, 시거(cigar) 모양이다. periodic acid-Scheiff(PAS)와 은 염색을 통해 조직학적으로 볼 수 있다. 치료에는 전신성 투약이 필요하다. 국소치료는 전혀 효과가 없다. 요오드화칼륨 포화용액, intraconazole, 암포테리신 B이 효과적이며 감염의 정도에 따라 다르다.[104]

파라콕시디오이데스 진균증 (Paracoccidioidomycosis)

파라콕시디오이데스 진균증은 남미 분아균증(blastomycosis) 또는 브라질리언 분아균증으로 알려져 있으며, 전신성 진균증으로 이형 균류인 *브라질 파라콕시디오이디즈(Paracoccidioides brasiliensis)*에 의해 발생한다. 중앙 아메리카와 남 아메리카 국가에서 발생하였으며 흔히 흙과 썩은 식물에서 발견된다. 이러한 진균 질환은 균류의 분생(donidia)을 흡입하여 걸리게 된다. 폐질환은 일반적으로 가벼운 편이나, 다른 기관으로 전파된다. 감염이 점진적으로 퍼져나가면서 심각한 피부점막질환이 나타난다. 얼굴, 구강점막, 코점막이 일차적으로 침범되어 통증, 궤양, 사마귀 모양의 병소가 나타난다. 림프성으로도 퍼져나가, 일반적으로는 목부위에 국소적인 림프절병증을 일으킨다. 흡입뿐만 아니라, 피부나 몸의 점막에 직접적으로 외상을 통해 접촉하여 발생하기도 한다.[104,114]

현미경 검사와 조직배양을 통해 미생물을 확인하여 진단한다. "mariner' s wheel"과 비슷한 narrow based bud를 볼 수 있다. 치료는 암포테리신 B, ketoconazole, intraconazole, sulfonamide 등의 전신성 투약을 만성으로 사용한다.[115]

비브리오 패혈증 (Vibrio Vulnificus Infection)

*비브리오 불니피쿠스균(V. vulnificus)*은 그람 음성균으로 호염균이며, 전세계의 바다와 큰 강에서 발견된다. *V. vulnificus*는 또한 농어(sea bass), 숭어(mullet), 굴(oysters), 게, 대합조개, 홍합(mussel) 등의 물고기와 조개에서도 발견된다. 심한 세균성 피부감염과 패혈증을 일으킨다.[116] V. vulnificus 감염은 면역무방비상태의 환자 또는 간염 당뇨, 신장질환자에게 흔히 발생한다. 세균성 미생물은 세포외 단백질분해, elastolytic 효소, 콜라겐분해효소를 만들어 인간의 조직을 파괴하고 침투하며 피부 바깥에서 침투하거나 소장 점막으로 들어온다.[117]

임상적으로, 감염은 상처의 감염과 패혈증과 비슷하게 나타난다. 패혈증은 사망률이 50% 이상이다.[116] 피부 감염은 V. vulnificus이 표피의 방어막을 뚫어 몸속으로 들어오게되며, 전형적으로 낚시 또는 스포츠활동 등의 야외 수중활동중에 팔다리에서 일어난다.[117] 증상 발병은 세균에 처음 노출된 후 몇 시간 또는 며칠 후 시작한다.[116] *V. vulnificus*의 피부에 나타나는 특징은 매우 다양하다. 출혈성 물집, 자반증, 혈관성 병소, 괴사성 궤양, 괴사성 근막염, 괴저, 두드러기, 다형홍반, 림프관염, 림프절염, 연조직염, 근육염이다.[116,117] 환자의 임상 양상과 조심스러운 환자의 과거력, 바다 및 날 해산물의 섭취 등을 고려하여 진단을 내린다. 조기 치료가 중요하며, 일부 경우에는 사망률이 매우 높다. 테트라사이클린 또는 독시사이클린을 가장 먼저 투여하고, 두 번째 치료로 cefotaxime 또는 ciprofloxacin을 함께 사용한다. 국소의 상처는 반드시 상행제를 사용하여 치료하고 조심스럽게 괴사조직을 제거한다.[116]

핵심 10.8

불니피쿠스 감염은 면역무방비상태의 환자나 간염 당뇨, 신장질환자에게 흔히 발생한다.

헤르페스 바이러스 감염 (Herpes Virus Infection)

헤르페스는 헤르페스 단순 바이러스 타입 1(HSV-1)과 헤르페스 단순 바이러스 타입 2(HSV-2)에 의해 가장 흔히 발생하는 흔한 바이러스 감염이다. HSV-1은 주로 구강과 얼굴에 흔하며, HSV-2는 생식기 헤르페스를 일으킨다. 그러나, 두 균 모두 구강과 얼굴 그리고 생식기 헤르페스를 일으킬 수 있다.[118]

임상적으로 HSV는 전형적으로 입술, 구강점막, 생식기에 나타난다(그림 10.8 A,B). 타는 듯한 감각 또는 찌르는 듯한 감각이 있으면 전형적인 물집 생기는 것을 알 수 있다. 전형적인 피부의 특징이 나타나기 며칠전 신경병성 감각이 발생한다. 초기 헤르페스성 병소는 큰 반점 또는 구진처럼 나타나며, 특징적인 물집으로 발달하여 보기 싫고 통증이 있는 궤양으로 발달하게 된다. HSV 치료는 크게 항바이러스성 관리에 초점을 두게 되며 국소제제를 처방전 없이도 흔히 살 수 있다. 그러나, 이는 상처의 치료에 초점을 둔 것이 아니다. 최근, HSV가 부분층 상처를 일으키고 신피로 침투한다고 증명되었다. 이러한 중요한 정보와 이전의 연구를 통합하여, 다루기 힘든 HSV 상처의 치료에 가장 좋은 방법은 폐색치료라고 결론을 내리고 있다.[119] 또한 전형적인 국소 상처치료, 진통제, 추가 감염의 감독 또한 HSV 상처를 치료할 때 반드시 필요하다.

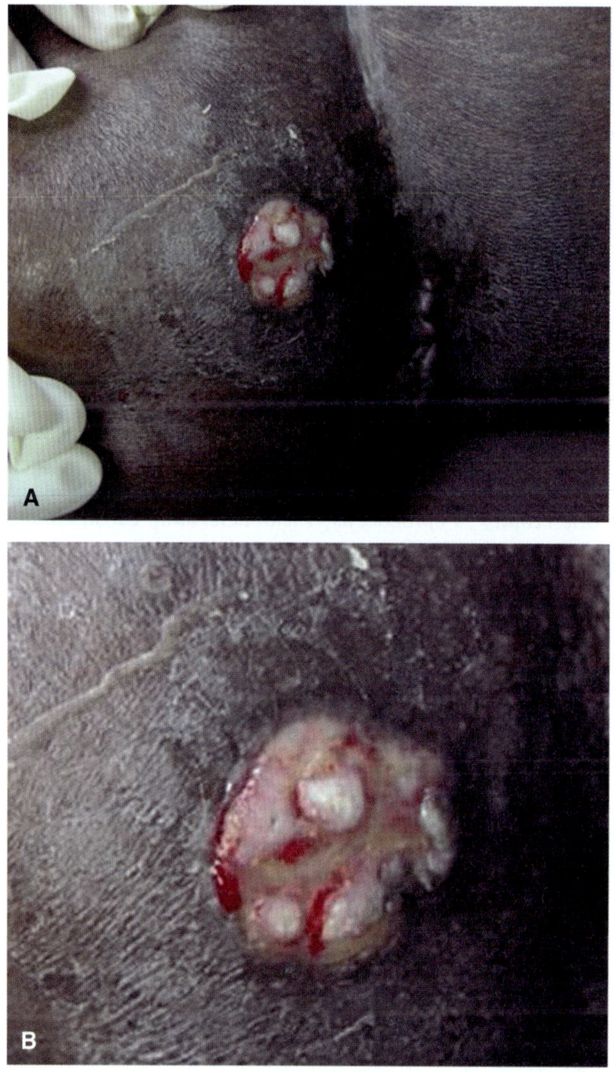

그림 10.8 *(A와 B) 단순 헤르페스 감염이 있는 환자는 그림처럼 상처에 부분 비후가 발생할 수 있다. 이 환자는 단순 헤르페스로 인해 엉덩이에 치유되지 않는 궤양이 있다.*

핵심 10.9

최근, HSV가 부분층 상처를 일으키고 진피로 침투한다고 증명되어 HSV 상처의 치료에 가장 좋은 방법은 폐색치료라고 결론을 내리고 있다.

괴사성 근막염 (Necrotizing Fasciitis)

괴사성 근막염(NF)는 드물지만 치명적 피부와 물렁조직 세균감염이다. 염증성 과정이 급속하게 퍼져나가 피부, 피부밑조직, 근막에 괴사를 일으킨다. 이 질병은 치료하지 않을 경우, 이환률과 사망률이 70% 이상으로 매우 높다.[120] NF에 취약한 환자는 암과 AIDS 환자, 면역무방비 상태의 환자이다.[121] 화상 및 기타 손상 등에 심각하거나 약한 피부 외상을 입은 환자들도 NF의 위험성이 있다.[120]

NF는 전형적으로 1형과 2형으로 분류되며, 상처에서 배양된 세균성 병인에 따라 다르다. 1형 NF는 다음의 호기성과 혐기성 세균에 의한 여러 균 감염이다: *Bacteroides, Peptococcus, Fusobacterium, Clostridium, Corynebacterium, Streptococcus (not group A), Escherichia, Enterobacter, Proteus, Klebsiella, Serratia, Eikenella, Pseudomonas, Candida, Cryptococcus, Histoplasma, Vibrio, Staphylococcus, Shigella, Neisseria, Pasteurella, Salmonella* 종이다. 2형 NF는 그룹 A *연쇄상 구균(S. pyogenes)*으로 *포도상구균*이 함께 있기도 하다.[120]

NF는 급성, 아급성, 또는 급발성으로 몸의 어떤 부분에도 일어날 수 있으나 흔히 팔다리에서 볼 수 있다. 처음에는 연조직염과 비슷하게 나타난다; 윤기가 나고 팽팽한 피부위로 경계가 뚜렷한 부종과 홍반이 나타난다. 초기에는 더욱 특징적으로, 임상적 특징이 전혀 없이 통증을 나타낸다. 이는 침습적인 심부감염이 있다는 경고 증상이며, 가능한 한 빨리 치료를 시작해야 환자의 생존확률이 높아진다. 치료하지 않을 경우, 괴저가 발생하고 피하세포층과 근막조직 사이로 깊게 번진다. 화농과 근육괴사가 점차적으로 일어나며, 진행한 후에는 림프관염, 림프절염, 소리(crepitatio), 혈관의 혈전 등을 볼 수 있다. 다른 기관으로도 전이되어 급발성의 경우 다양한 기관의 손상을 초래한다.[120,122]

NF의 관리는 수술적 제거, 정맥내 항균치료에 초점을 둔다. NF의 유형을 알아보기 위해 조직 배양, 그람 염색, 민감도 검사를 실시한다.[122] 여러 세균성 NF 관리는 호기성과 혐기성 둘 다를 치료해야 하므로, ampicillin-sulbactam과 clindamycin과 ciprofloxacin을 배합한다.[123] 그룹 A *연쇄상구균* NF는 clindamycin과 페니실린으로 치료해야 한다. *슈도모나스(Pseudomonas)*를 위해서는 imipenem-cilastatin을 혼합하면 효과적이다.[122] 정맥내 면역글로불린(IVIG)는 보호성 항체의 수가 낮은 환자의 사망률을 줄이는데 효과적이나 이러한 치료는 무작위 임상시험으로 증명되지 않았다.[123] 국소 상처치료 또는 IV 항생체 지료에 잘 반응하지 않는 경우는 수술적 제거, 근막절제, 피부와 근육이식 등을 다음 치료방법으로 고려한다. 극단적인 경우, 환자의 생명을 살리기 위해 손상된 팔다리를 절단해야 하는 경우도 있다.[122]

대사장애 병인 (Metabolic Disorder Etiologies)

대사장애는 심각한 피부질환과 만성 상처를 일으키는 흔하지 않은 질병이다. 대사장애, 특히 칼시필락시스calciphylaxis는 만성투석중인 말기 신부전증(ESRD) 환자에서 볼 수 있다. 이들 환자는 이차적인 부갑상샘항진증이 발생하여 결국 칼슘을 물렁조직과 혈관에 침착하여 조직을 죽게만들고 독특한 피부 질환을 일으킨다.[124] 인체에 적절한 영양공급을 하지 못하는 당뇨 등, 그 외의 대사장애 또한 독특한 피부 상처를 나타낸다.

칼시필락시스 (Calciphylaxis)

1898년 처음 보고된 칼시필락기스는 말기 신부전환자에게 진행성 피부 괴사성 질환을 일으키는 흔하지 않은 질환이다.[125] 이 질병의 또 다른 이름은 석회성 요독 세동맥병증(calcific uremic arteriolopathy) 이다.[124] 칼시필락시스는 투석환자의 1~4%에 영향을 미친다.[126]

가장 흔한 유발인자인 이차성 부갑상샘 항진증은 칼슘 인산 생성을 높여 피부, 피부밑조직, 혈관의 칼슘화를 만든다. 피부에서는 홍반으로 시작하여 보라색 반점을 만들며 곧 몸의 어디에나 나타나게 되고 종종 대칭적인 패턴으로 나타난다. 이러한 반점들이 점점 괴사성, 괴저성으로 딱지를 형성하게 된다(그림 10.9). 수포와 출혈성 물집들이 이러한 반점 주위로 나타나게 된다. 치료하지 않고 둘 경우, 이러한 반점들이 궤양화되어 손가락 또는 팔다리를 저절로 절단하게 된다. 통증이 극심하게 나타나는 것이 특징이며 근골격병증으로 쇠약하게 된다.[124,127]

칼시필락시스의 진단은 말기 신부전증 환자의 임상양상에 근거하게 된다. 칼슘과 인산의 혈청 검로 진단을 보조한다. 부갑상샘호르몬의 증가, 방사선상의 파이프 관모양의 석회화, 조직학적 소견 등으로 환자의 진단을 확진한다.

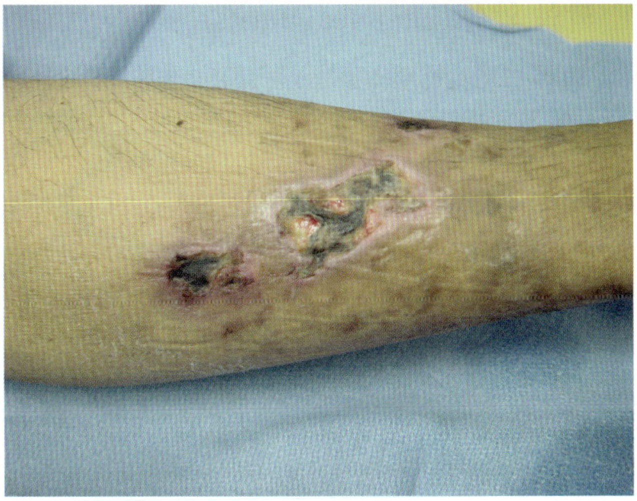

그림 10.9 칼시필락시스는 여기 보이는 것처럼 다리에 괴사성 궤양이 나타날 수 있다.

칼시필락시스 병리에는 동맥중간막 석회화, 내막증식, 지방세포 석회화 또는 염증성 세포의 침윤 등이 있다.[124,127]

칼시필락시스의 치료와 관리는 지지관리(supportive care)이다. 식이요법, 약물, 부갑상샘 절제 등을 통해 비정상적인 칼슘과 인의 수치를 정상화시킨다. 감염이 있을 경우 조직 배양을 통해 항생제치료를 실시한다. 추가적인 상처의 감염을 막기 위해 국소 상처의 관리와 괴사조직의 제거를 실시한다. 고압산소치료도 칼시필락시스로 인한 피부궤양에 효과적이라고 입증되었다.[124,127]

종양성 병인 (Neoplastic Etiologies)

만성 상처와 악성 종양은 여러 가지로 복잡하게 연결되어 있다. 만성 상처는 점진적으로 악성종양으로 퇴행하여 흔히 편평세포암종으로 발전하게 된다. 악성종양 역시 궤양성 만성 열린상처로 변하여 경우에 따라 큰 바닥세포암종이 된다. 또한 혈관염 또는 PG에 의한 이차적인 만성 상처는 악성종양과도 관련이 있다.

마졸린 궤양 (Marjolin Ulcer)

Jean-Nicholas Marjolin 박사는 1828년 처음으로 만성궤양이 사마귀 모양의 악성종양처럼 변하는 것을 보고하였다. *마졸린 궤양*이라는 용어는 처음으로 DaCosta에 의해 문헌으로 보고되었으며,[129] 화상, 정맥성 부족 궤양, 욕창, 예방접종 부위, 누공(fistulas), 흉터, 동상, 뱀에물린상처, 골수염, 털덩이 농양(pilonidal abscesses), 화농성 한선염(hydradenitis suppurativa), 헤르페스 조스터, 피부이식부위, 개에 물린 상처, 칼에 찔린 상처, 총상 등이 악성으로 변하는 것에 사용된다.[130] 상처가 악성종양으로의 변하여 편평세포 암종(SCC)가 되는 것은 20년~50년간 만성 상태를 유지한 중년에서 노년의 남성에게서 흔하다.[131] 악성종양으로의 변화에 대한 병인은 알려져 있지 않으며, 논쟁의 여지가 있다. 그러나, 상처의 치유과정에서 지속적으로 자극을 받거나, 만성적인 환경에 노출되거나, 처음의 상처부위에 지속적으로 손상이 주어질 때 비정상적으로 일어난다고 가정하고 있다.[130]

마졸린 궤양의 관리와 치료는 암종의 위치에 따라 다르지만 국소 부위를 넓게 도려내거나, Mohs 마이크로그래피 수술(Mohs micrographic surgery) 등의 수술적 치료를 하게 된다. 암이 조직에 유착되어 있거나, 절개가 너무 커 봉합이 어렵거나, 뼈의 괴사가 일어나거나, 절개를 함으로써 신체부위를 기능적으로 사용할 수 없게 될 때는 절단 또한 고려할 수 있다.

외상성 병인 (Traumatic Etiologies)

비전형적인 상처의 외상성, 외재적 요인은 절지동물의 공격, 화학약품 만성 방사선 노출, 외상, 인위적인 상처 등이다. 최근과 예전의 노출을 포함한 자세한 환자의 병력, 여행 경력, 특이한 활동 또는 취미, 임상 검사 등을 통해 외재적 요인으로 인한 만성 상처의 원인을 알아낼 수 있다.

거미 물림 (Spider Bites)

지구상에는 국소적 또는 전신적인 의학적 손상을 일으킨다고 보고되고 있는 수많은 종류의 거미가 있다. 그러나, *Loxosceles*와 *Latrodectus* 거미 종(species)은 미국에서 피부괴사와 궤양을 일으키는 가장 흔한 종류이다.

갈색 은둔 거미로도 알려진 *Loxosceles reclusa*의 공격은 처음에는 통증이 없어 무시하기 쉽다.[133] 대부분의 경우, 물린상처가 진행하지 않으나, 10%의 환자에서 뚜렷한 상처로 발달하게 된다.[134] 이러한 환자들은 초기의 증상이 날카로운 타는듯한 통증이 물린 부위에서 2~8시간 지속된다. 이 부위는 곧 홍반과 수포가 발생한다. 며칠이 지나면 손상부위가 가운데가 단단해지면서 거무스름한 푸른빛이 도는 보라색이된다. 대부분의 물린상처는 6~8주 후 저절로 치유되지만 일부의 경우, 이러한 상처가 피부밑조직과 근육조직으로 침투하여 괴사와 궤양이 일어난다. 궤양이 일어나면, 치유는 매우 느려져 완전히 낫는데 6개월이 걸린다. 으스스한 느낌과 열, 두통, 관절통 등의 신체 증상이 이러한 피부 증상과 함께 나타난다.[133]

록소셀레즈 거미 물림증(loxoscelism) 진단을 위해, 피부 생검을 하며 진피의 부종, 혈관 상피의 비후, 백혈구 침윤, 혈관내 응고, 혈관확장, 혈관벽 파괴, 적혈구 삼출을 볼수 있다.[135] 초기치료는 팔다리를 들어올리고 고정하며 상처에 얼음을 대고, 상처치료, 파상풍 예방, 진통제 등의 일반적인 응급처치이다. 전신 스테로이드의 사용은 괴사 부위의 진행을 예방할 수 있어 성인의 표준 치료에 20년 이상 다프손을 추천하고 있다.[133]

검은 과부거미로 알려진 *Latrodectus mutans*는 전세계에서 볼 수 있으며, 복부의 밝은 붉은색 모래시계모양이 있어 구별할 수 있다. 물리게 되면 통증이 없으며 거의 알아보기 쉽지 않다. 하지만, 물린 부위에 곧 심한 통증, 부종, 압통이 시작된다. 두통, 구역질, 고혈압, 신경근 연축, 복부 통증, 복부 강직 등의 전신 증상이 시작되어 3일간 지속된다. 냉치료, 상처치료, 칼슘 글루콘산염 등의 치료를 실시한다. 항 뱀독소의 인간에 대한 효과 또는 가장 적절한 치료법에 대한 확실한 증거는 현재까지도 없다. 효과적인 항뱀독소의 사용방법과 용량을 알기 위한 무작위 임상시험이 실시되고 있는 중이다.[136]

화학 화상 (Chemical Burns)

피부에 손상을 일으킬수 있는 다양한 종류의 화학물질들이 있으며 다음의 산과 알칼리성 물질이 있다; 플루오르화수소산(hydrofluoric acid), 포름산, 무수암모니아(anhydrous ammonia), 시멘트질(cement), 페놀, 백린(white phosphorus), 엘리멘탈 금속(elemental metals), 질산염(nitrate), 탄화수소(hydrocarbons), 타르(tar) 등이다. 이러한 부식성 화학물질은 직접 및 간접적인 접촉으로 피부의 손상을 일으키며 한 번의 노출로도 통증이 있는 궤양을 일으킬 수 있으며 진단 및 치료가 어렵다. 알칼리성에 의한 상처는 산성 손상에 비해 더욱 중증이다. 그러나 가장 중요한 것은 화학물질의 농도와 처음과 지속적인 접촉 기간으로인한 피부 손상의 정도이다.[138] 화학물질에 화상을 입었을 때는 소금물로 30분 이상 화학물질에 노출된 모든 부위를 충분히 씻어주는 것이 일차 표준치료방법이다. 특정 화학물은 그 독특한 성분으로 인해 추가 치료가 필요하다. 플루오르화수소산에 의한 화상은 25% 마그네슘 황산염을 적용해야 한다. 만일 크롬산에 노출되면 가능하다면 손상 부위를 절제하는 것이 가장 좋으며, 페놀에 노출된 경우, 폴리에틸렌글리콜과 에탄올을 2:1로 섞은 것을 적용해야 한다.[139]

핵심 10.10

화학물질에 화상을 입었을 때는 소금물로 30분 이상 화학물질에 노출된 모든 부위를 충분히 씻어주는 것이 첫 번째 표준 치료방법이다. 특정 화학물은 그 독특한 성분으로 인해 추가 치료가 필요하다. 플루오르화수소산에 의한 화상은 25% 마그네슘 황산염을 적용해야 한다. 만일 크롬산에 노출되면 가능하다면 손상 부위를 절제하는 것이 가장 좋으며, 페놀에 노출된 경우, 폴리에틸렌글리콜과 에탄올을 2:1로 섞은 것을 적용해야 한다.

방사선 피부염 (Radiation Dermatitis)

방사선 치료는 종양환자의 치료수단으로 널리 이용된다. 모든 의료 절차가 그렇듯이, 여기에도 부작용이 있어 방사선 치료를 받은 환자의 95%가 즉시, 급성이나 후에 방사선에 대한 얕은 반응이 나타나게 된다. 피부 반응의 강도는 총 노출용량과 방사선의 종류뿐만 아니라, 위치, 치료부위의 부피에 따라 다르다.[140] 10 Gy를 초과하는 이온화된 방사선에 노출된 후, 국소 피부 반응이 시작된다. 국소 홍반, 부종, 가려움증이 전형적으로 나타나는 초기의 가벼운 증상이다. 다른 특징으로는 박피, 색소 침착 변화, 탈모, 발한작용의 감소 및 상실, 모세혈관확장, 부종, 물집, 궤양, 흉터 등이 있다(그림 10.10). 방사선 치료를 중단한 후 시간이 지나면 증상은 가라 앉는다. 손상된 부위를 반드시 깨끗하고 습기를 유지하며 다른 손상으로부터 보호하도록 해야 한다. 또한 환자는 접착성 커버, 거친 화학물질 또는 태양의 노출을 피하여 피부가 손상되지 않도록 보호해야 한다. 타는 듯하거나 가려운 증상을 동반하는 가벼운 손상은 국소 하이드로겔 또는 저 효능 스테로이드 크림이 도움이 된다. 그러나, 궤양이 있는 경우, 수술 절제, 국소 상처 치료, 고압산소치료 등이 추천된다.

인공피부염/인위적 피부염 (Dermatitis Artefacta / Factitial Dermatitis)

인공피부염 또는 ***인위적 피부염***은 다른 피부질환으로 착각하기 쉬우나 스스로 만든(self-imposed) 질환이다. 임상 양상이 매우 다양하며 만성궤양이 나타날 수 있다. 임상적으로 이러한 궤양들은 날카로운 가장자리로 분명히 나타나며, 팔다리, 복부, 또는 앞 가슴부위에 흔하다. 이러한 부위에 흔한 이유는 스스로 손상을 가할 수 있기 때문이다. 관리는 정신과 전문의와의 협조를 통해 여러 전문가가 함께 해야 하며, 정신과 질환의 완전한 평가와 치료가 있어야 한다. 또한 환자를 주의깊게 관찰하여 손상 부위를 만질 수 없게 해야 한다(그림 10. 11). 두꺼운 드레싱 또는 석고등으로 추가 손상을 막는다.

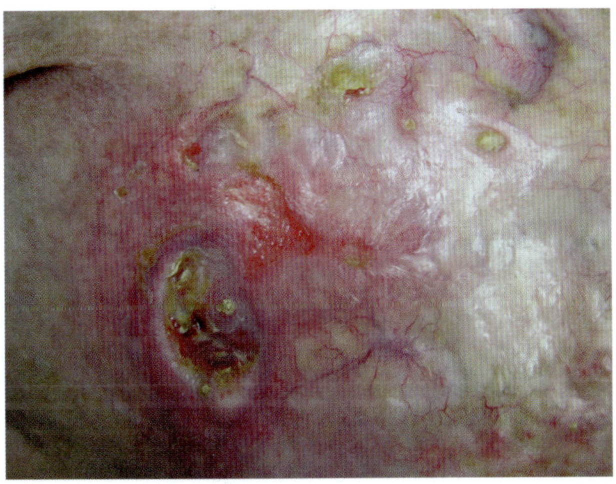

그림 10.10 *유방암 환자의 수술과 방사선 치료 후 가슴벽에 치유되지 않는 궤양이 있다.*

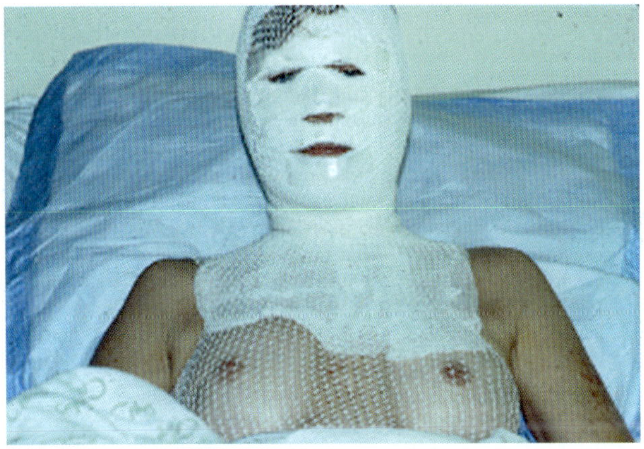

그림 10.11 *얼굴에 인위적 피부염이 있어, 질병 부위에 손이 닿지 않도록 드레싱을 하고 있다.*

요약 (Summary)

일반적으로 비전형 상처는 기저 질환으로 인해 발생하게된다. 그러므로 관리의 첫걸음은 원인이 되는 질환을 진단하고 치료하는 것이다. 성공적인 치유를 위해서는 상처에 대한 추가 치료가 필요하며, 항균약품, 수술 치료, 항염제 등도 사용해야 할 수 있다. 국소 상처의 치료는 또 다른 중요한 요소이므로, 상처의 습기를 유지하고 압박 드레싱과 상처를 거상하는 것도 중요하다. 치유를 위해서는 신체를 최상의 컨디션으로 유지하며 영양상태의 부족과 혈구숫자의 이상을 바로 잡는 것도 필수적이다. 많은 경우에서, 비전형 상처의 진단과 치료는 복잡하므로 많은 건강전문가들 사이의 다학문적인 접근이 필요하다.

참고문헌 (References)

1. Phillips, TJ, Dover, JS: Leg ulcers. J Am Acad Dermatol 1991; 25:965–987.
2. Falabella, A, Falanga, V: Uncommon causes of ulcers. Clin Plast Surg 1998; 25:467–479.
3. Araujo, T, Kirsner, RS: Atypical wounds. In: Baranoski, S, Ayello, EA (eds.): Wound Care Essentials: Practice Principles. Philadelphia, Lippincott Williams & Wilkins, 2003, pp 381–398.
4. Anderson, J, Hanson, D, Langemo, D, et al: Atypical wounds: Recognizing and treating the uncommon. Adv Skin Wound Care 2005; 18:466, 468–470.
5. Panuncialman, J, Falanga, V: Basic approach to inflammatory ulcers. Dermatol Ther 2006; 19:365–376.
6. Kerdel, FA: Inflammatory ulcers. J Dermatol Surg Oncol 1993; 19:772–778.
7. Iglesias-Gamarra, A, Restrepo, JF, Matteson, EL: Small-vessel vasculitis. Curr Rheumatol Rep 2007; 9:304–311.
8. Lotti, T, Ghersetich, I, Comacchi, C, et al: Cutaneous small-vessel vasculitis. J Am Acad Dermatol 1998; 39:667–687.
9. Gibson, LE: Cutaneous vasculitis: Approach to diagnosis and systemic associations. Mayo Clin Proc 1990; 65:221–229.
10. Russell, JP, Gibson, LE: Primary cutaneous small vessel vasculitis: Approach to diagnosis and treatment. Int J Dermatol 2006; 45:3–13.
11. Carlson, JA, Chen, KR: Cutaneous vasculitis update: Neutrophilic muscular vessel and eosinophilic, granulomatous, and lymphocytic vasculitis syndromes. Am J Dermatopathol 2007; 29:32–43.
12. Jennette, JC, Falk, RJ: Small-vessel vasculitis. N Engl J Med 1997; 337:1512–1523.
13. Scott, DG, Watts, RA: Systemic vasculitis: Epidemiology, classification, and environmental factors. Ann Rheum Dis 2000; 59:161–163.
14. Brunsting, LA, Goeckerman, WH, O'Leary, PA: Pyoderma (echthyma) gangrenosum: Clinical and experimental observations in five cases occurring in adults. Arch Dermatol Syphilol 1930; 22:655–680.
15. Crowson, AN, Nuovo, GJ, Mihm, MC Jr., et al: Cutaneous manifestations of Crohn's disease, its spectrum, and its pathogenesis: Intracellular consensus bacterial 16S rRNA is associated with the gastrointestinal but not the cutaneous manifestations of Crohn's disease. Hum Pathol 2003; 34:1185–1192.
16. Greenbaum, SS: Phagedaena geometrica (Brocq). Inoculation studies with viable bacteria cultured from lesions of phagedaena geometrica (Brocq) (chronic burrowing ulcer and pyoderma gangrenosum). Arch Dermatol Syphilol 1941; 43:775–801.
17. von den Driesch, P: Pyoderma gangrenosum: A report of 44 cases with follow-up. Br J Dermatol 1997; 137:1000–1005.
18. Wise, CA, Gillum, JD, Seidman, CE, et al: Mutations in CD2BP1 disrupt binding to PTP PEST and are responsible for PAPA syndrome: An autoinflammatory disorder. Hum Mol Genet 2002; 11:961–969.
19. Hoffman, MD: Inflammatory ulcers. Clin Dermatol 2007; 25:131–138.
20. Callen, JP: Pyoderma gangrenosum. Lancet 1998; 351:581–585.
21. Langan, SM, Powell, FC: Vegetative pyoderma gangrenosum: A report of two new cases and a review of the literature. Int J Dermatol 2005; 44:623–629.
22. Sheldon, DG, Sawchuk, LL, Kozarek, RA, et al: Twenty cases of peristomal pyoderma gangrenosum: Diagnostic implications and management. Arch Surg 2000; 135:564–568.
23. Wolf, R, Lotti, T, Ruocco, V: Isomorphic versus isotopic response: Data and hypotheses. J Eur Acad Dermatol Venereol 2003; 17:123–125.
24. Papi, M, Didona, B, Chinni, LM, et al: Koebner phenomenon in an ANCA-positive patient with pyoderma gangrenosum. J Dermatol 1997; 24:583–586.
25. Powell, FC, Schroeter, AL, Su, WP, et al: Pyoderma gangrenosum: A review of 86 patients. Q J Med 1985; 55:173–186.
26. Lindor, NM, Arsenault, TM, Solomon, H, et al: A new autosomal dominant disorder of pyogenic sterile arthritis, pyoderma gangrenosum, and acne: PAPA syndrome. Mayo Clin Proc 1997; 72:611–615.
27. Hohenleutner, U, Mohr, VD, Michel, S, et al: Mycophenolate mofetil and cyclosporin treatment for recalcitrant pyoderma gangrenosum. Lancet 1997; 350:1748.
28. Tan, MH, Gordon, M, Lebwohl, O, et al: Improvement of pyoderma gangrenosum and psoriasis associated with Crohn's disease with anti-tumor necrosis factor alpha monoclonal antibody. Arch Dermatol 2001; 137:930–933.
29. Charles, CA, Leon, A, Banta, MR, et al: Etanercept for the treatment of refractory pyoderma gangrenosum: A brief series. Int J Dermatol 2007; 46:1095–1099.
30. Brooklyn, TN, Dunnill, MG, Shetty, A, et al: Infliximab for the treatment of pyoderma gangrenosum: A randomized, double blind, placebo-controlled trial. Gut 2006; 55:505–509.
31. Cram, DL, Kierland, RR, Winkelmann, RK: Ulcerative lichen planus of the feet. Bullous variant with hair and nail lesions. Arch Dermatol 1966; 93:692–701.
32. Sonnex, TS, Eady, RA, Sparrow, GP, et al: Ulcerative lichen planus associated with webbing of the toes. J R Soc Med 1986; 79:363–365.
33. Micalizzi, C, Tagliapietra, G, Farris, A: Ulcerative lichen planus of the sole with rheumatoid arthritis. Int J Dermatol 1998; 37:862–863.
34. Zijdenbos, LM, Starink, TM, Spronk, CA: Ulcerative lichen planus with associated sicca syndrome and good therapeutic result of skin grafting. J Am Acad Dermatol 1985; 13:667–668.
35. Tsuboi, H, Katsuoka, K: Ulcerative lichen planus associated with Sjögren's syndrome. J Dermatol 2007; 34:131–134.
36. Meyer, S, Burgdorff, T, Szeimies, RM, et al: Management of erosive lichen planus with topical tacrolimus and recurrence secondary to metoprolol. J Eur Acad Dermatol Venereol 2005; 19:236–239.
37. Joshi, RK, Abanmi, A, Jouhargy, E, et al: Etretinate in the treatment of ulcerative lichen planus. Dermatology 1993; 187:73–75.
38. Patrone, P, Stinco, G, La Pia, E, et al: Surgery and cyclosporine A in the treatment of erosive lichen planus of the feet. Eur J Dermatol 1998; 8:243–244.
39. Crotty, CP, Su, WP, Winkelmann, RK: Ulcerative lichen planus. Follow-up of surgical excision and grafting. Arch Dermatol 1980; 116:1252–1256.
40. Urbach, E: Beitrage zu einer physiologischen und pathologischin chemi der hant: Eine enue diabetische stoffwechsel dermatose, nekrobiosis lipoidica diabeticorum. Arch Dermatol Syph 1932; 166:273–285.
41. O'Toole, EA, Kennedy, U, Nolan, JJ, et al: Necrobiosis lipoidica: Only a minority of patients have diabetes mellitus. Br J Dermatol 1999; 140:283–286.
42. Howard, A, White, CR Jr.: Non-infectious granulomas. In: Bolognia, JL, Jorizzo, JL, Rapini, RP (eds.): Dermatology. New York, Mosby, 2003, pp 1455–1469.
43. Lowitt, MH, Dover, JS: Necrobiosis lipoidica. J Am Acad Dermatol 1991; 25:735–748.
44. Clement, M, Guy, R, Pembroke, AC: Squamous cell carcinoma arising in long-standing necrobiosis lipoidica. Arch Dermatol 1985; 121:24–25.
45. Kossard, S, Collins, E, Wargon, O, et al: Squamous carcinomas developing in bilateral lesions of necrobiosis lipoidica. Australas J Dermatol 1987; 28:14–17.
46. Beljaards, RC, Groen, J, Starink, TM: Bilateral squamous cell carcinomas arising in long-standing necrobiosis lipoidica. Dermatologica 1990; 180:96–98.
47. Gudi, VS, Campbell, S, Gould, DJ, et al: Squamous cell carcinoma in an area of necrobiosis lipoidica diabeticorum: A case report. Clin Exp Dermatol 2000; 25:597–599.
48. Imtiaz, KE, Khaleeli, AA: Squamous cell carcinoma developing in necrobiosis lipoidica. Diabet Med 2001; 18:325–328.

49. Santos-Juanes, J, Galache, C, Curto, JR, et al: Squamous cell carcinoma arising in long-standing necrobiosis lipoidica. J Eur Acad Dermatol Venereol 2004; 18:199–200.
50. McIntosh, BC, Lahinjani, S, Narayan, D: Necrobiosis lipoidica resulting in squamous cell carcinoma. Conn Med 2005; 69:401–403.
51. Lim, C, Tschuchnigg, M, Lim, J: Squamous cell carcinoma arising in an area of long-standing necrobiosis lipoidica. J Cutan Pathol 2006; 33:581–583.
52. Boyd, AS: Treatment of necrobiosis lipoidica with pioglitazone. J Am Acad Dermatol 2007; 57:S120–S121.
53. Stuart, L, Wiles, PG: Management of ulcerated necrobiosis lipoidica: An innovative approach. Br J Dermatol 2001; 144:901–922.
54. English, JC 3rd, Patel, PJ, Greer, KE: Sarcoidosis. J Am Acad Dermatol 2001; 44:725–743.
55. Kataria, YP, Holter, JF: Immunology of sarcoidosis. Clin Chest Med 1997; 18:719–739.
56. Fernandez-Faith, E, McDonnell, J: Cutaneous sarcoidosis: Differential diagnosis. Clin Dermatol 2007; 25:276–287.
57. Boeck, C: Multiple benign sarkoid of the skin. J Cutan Genitourin Dis 1899; 17:543–550.
58. Neill, SM, Smith, NP, Eady, RA: Ulcerative sarcoidosis: A rare manifestation of a common disease. Clin Exp Dermatol 1984; 9:277–279.
59. Verdegem, TD, Sharma, OP: Cutaneous ulcers in sarcoidosis. Arch Dermatol 1987; 123:1531–1534.
60. Albertini, JG, Tyler, W, Miller, OF 3rd: Ulcerative sarcoidosis. Case report and review of the literature. Arch Dermatol 1997; 133:215–219.
61. Yoo, SS, Mimouni, D, Nikolskaia, OV, et al: Clinicopathologic features of ulcerative-atrophic sarcoidosis. Int J Dermatol 2004; 43:108–112.
62. Philips, MA, Lynch, J, Azmi, FH: Ulcerative cutaneous sarcoidosis responding to adalimumab. J Am Acad Dermatol 2005; 53:917.
63. Hannon, CW, Swerlick, RA: Vasculitis. In: Bolognia, JL, Jorizzo, JL, Rapini, RP (eds.): Dermatology. New York, Mosby, 2003, pp 381–402.
64. Rao, JK, Weinberger, M, Oddone, EZ, et al: The role of antineutrophil cytoplasmic antibody (c-ANCA) testing in the diagnosis of Wegener's granulomatosis. Ann Intern Med 1995; 123:925–932.
65. Francès, C, Du, LT, Piette, JC, et al: Wegener's granulomatosis. Dermatological manifestations in 75 cases with clinicopathologic correlation. Arch Dermatol 1994; 130:861–867.
66. Fiorentino, DF: Cutaneous vasculitis. J Am Acad Dermatol 2003; 48:311–340.
67. Szõcs, HI, Torma, K, Petrovicz, E, et al: Wegener's granulomatosis presenting as pyoderma gangrenosum. Int J Dermatol 2003; 42:898–902.
68. Bacon, PA: The spectrum of Wegener's granulomatosis and disease relapse. N Engl J Med 2005; 352:330–332.
69. Amdo, TD, Welker, JA: An approach to the diagnosis and treatment of cryofibrinogenemia. Am J Med; 2004; 116:332–337.
70. Piette, W: Cutaneous manifestations of microvascular occlusion syndromes. In: Bolognia, JL, Jorizzo, JL, Rapini, RP (eds.): Dermatology. New York, Mosby, 2003, pp 365–380.
71. Lin, P, Phillips, T: Ulcers. In: Bolognia, JL, Jorizzo, JL, Rapini, RP (eds.): Dermatology. New York, Mosby, 2003, pp 1631–1649.
72. Kirsner, RS, Eaglstein, WH, Katz, MH, et al: Stanozolol causes rapid pain relief and healing of cutaneous ulcers caused by cryofibrinogenemia. J Am Acad Dermatol 1993; 28:71–74.
73. Rallis, TM, Kadunce, DP, Gerwels, JW: Leg ulcers and purple nail beds. Essential mixed cryoglobulinemia. Arch Dermatol 1995; 131:342–343, 345–346.
74. Braun, GS, Horster, S, Wagner, KS, et al: Cryoglobulinaemic vasculitis: Classification and clinical and therapeutic aspects. Postgrad Med J 2007; 83:87–94.
75. Tedeschi, A, Baratè, C, Minola, E, et al: Cryoglobulinemia. Blood Rev 2007; 21:183–200.
76. Asherson, RA, Francès, C, Iaccarino, L, et al: The antiphospholipid antibody syndrome: Diagnosis, skin manifestations, and current therapy. Clin Exp Rheumatol 2006; 24(suppl):S46–S51.
77. Gezer, S: Antiphospholipid syndrome. Dis Mon 2003; 49:696–741.
78. Schlesinger, IH, Farber, GA: Cutaneous ulceration resembling pyoderma gangrenosum in the primary antiphospholipid syndrome: A report of two additional cases and review of the literature. J La State Med Soc 1995; 147:357–361.
79. Herrick, JB: Peculiar elongated and sickle-shaped red blood corpuscles in a case of severe anemia. Arch Int Med 1910; 6:517–521.
80. Ingram, VM: Abnormal human haemoglobins. The comparison of normal human and sickle-cell haemoglobins by fingerprinting. Biochim Biophys Acta 1958; 28:539–545.
81. Ingram, VM: Abnormal human haemoglobins. The chemical difference between normal and sickle cell haemoglobins. Biochim Biophys Acta 1959; 36:402–411.
82. Serjeant, GR: Leg ulceration in sickle cell anemia. Arch of Intern Med 1974; 133:690–694.
83. Koshy, M, Entsuah, R, Koranda, A, et al: Leg ulcers in patients with sickle cell disease. Blood 1989; 74:1403–1408.
84. Gordon, S, Bui, A: Human skin equivalent in the treatment of chronic leg ulcers in sickle cell disease patients. J Am Podiatr Med Assoc 2003; 93:240–241.
85. Eckman, JR: Leg ulcers in sickle cell disease. Hematol Oncol Clin North Am 1996; 10:1333–1344.
86. Steinberg, MH: Predicting clinical severity in sickle cell anaemia. Br J Haematol 2005; 129:465–481.
87. Frenette, PS, Atweh, GF: Sickle cell disease: Old discoveries, new concepts, and future promise. J Clin Invest 2007; 117:850–858.
88. Ofosu, MD, Castro, O, Alarif, L.: Sickle cell leg ulcers are associated with HLA-B35 and Cw4. Arch Dermatol 1987; 123:482–484.
89. Nolan, VG, Adewoye, A, Baldwin, C, et al: Sickle cell leg ulcers: Associations with haemolysis and SNPs in Klotho, TEK and genes of the TGF-beta/BMP pathway. Br J Haematol 2006; 133:570–578.
90. Trent, JT, Kirsner, RS: Leg ulcers in sickle cell disease. Adv Skin Wound Care 2004; 17:410–416.
91. Baum, KF, MacFarlane, DE, Maude, GH, et al: Topical antibiotics in chronic sickle cell leg ulcers. Trans R Soc Trop Med Hyg 1987; 81:847–849.
92. La Grenade, L, Thomas, PW, Serjeant, GR: A randomized controlled trial of solcoseryl and duoderm in chronic sickle-cell ulcers. West Indian Med J 1993; 42:121–123.
93. Reindorf, CA, Walker-Jones, D, Adekile, AD, et al: Rapid healing of sickle cell leg ulcers treated with collagen dressing. J Natl Med Assoc 1989; 81:866–868.
94. Richards, RS, Bowen, CV, Glynn, MF: Microsurgical free flap transfer in sickle cell disease. Ann Plast Surg 1992; 29:278–281.
95. Khouri, RK, Upton, J: Bilateral lower limb salvage with free flaps in a patient with sickle cell ulcers. Ann Plast Surg 1991; 27:574–576.
96. Spence, RJ: The use of a free flap in homozygous sickle cell disease. Plast Reconstr Surg 1985; 76:616–619.
97. Groves, R: Unusual cutaneous mycobacterial diseases. Clin Dermatol 1995; 13:257–263.
98. Timpe, A, Runyon, EH: The relationship of atypical acid-fast bacteria to human disease: A preliminary report. J Lab Clin Med 1954; 44:202–209.
99. Runyon, EH: Anonymous mycobacteria in pulmonary disease. Med Clin North Am 1959; 43:273–290.
100. Pinner, M: Atypical acid-fast microorganisms. Am Rev Tuberc 1935; 32:424–445.
101. Dodiuk-Gad, R, Dyachenko, P, Ziv, M, et al: Nontuberculous mycobacterial infections of the skin: A retrospective study of 25 cases. J Am Acad Dermatol 2007; 57:413–420.
102. Wagner, D, Young, LS: Nontuberculous mycobacterial infections: A clinical review. Infection 2004; 32:257–270.
103. Petitjean, G, Fluckiger, U, Scharen, S, et al: Vertebral osteomyelitis caused by non-tuberculous mycobacteria. Clin Microbiol Infect 2004; 10:951–953.
104. Sobera, JO, Elewski, BE: Fungal diseases. In: Bolognia, JL, Jorizzo, JL, Rapini, RP (eds.): Dermatology. New York, Mosby, 2003, pp 1171–1198.
105. Rivitti, EA, Aoki, V: Deep fungal infections in tropical countries. Clin Dermatol 1999; 17:171–190.
106. Lokuhetty, MD, Alahakoon, VS, Kularatne, BD, et al: Zeil Neelson

and Wade-Fite stains to demonstrate medlar bodies of chromoblastomycosis. J Cutan Pathol 2007; 34:71–72.
107. Bonifaz, A, Martinez-Soto, E, Carrasco-Gerard, E, et al: Treatment of chromoblastomycosis with itraconazole, cryosurgery, and combination of both. Int J Dermatol 1997; 36:542–547.
108. Gupta, AK, Taborda, PR, Sanzovo, AD: Alternate week and combination itraconazole and terbinafine therapy for chromoblastomycosis caused by Fonsecaea pedrosoi in Brazil. Med Mycol 2002; 40:529–534.
109. Santos, AL, Palmeira, VF, Rozental, S, et al: Biology and pathogenesis of Fonsecaea pedrosoi, the major etiologic agent of chromoblastomycosis. FEMS Microbiol Rev 2007; 31:570–591.
110. Elgart, GW: Chromoblastomycosis. Dermatol Clin 1996; 14:77–83.
111. Welsh, O, Vera-Cabrera, L, Salinas-Carmona, MC: Mycetoma. Clin Dermatol 2007; 25:195–202.
112. Ahmed, AA, van de Sande, WW, Fahal, A, et al: Management of mycetoma: Major challenge in tropical mycoses with limited international recognition. Curr Opin Infect Dis 2007; 20:146–151.
113. Ramos-e-Silva, M, Vasconcelos, C, Carneiro, S, et al: Sporotrichosis. Clin Dermatol 2007; 25:181–187.
114. Lupi, O, Tyring, SK, McGinnis, MR: Tropical dermatology: Fungal tropical diseases. J Am Acad Dermatol 2005; 53:931–951.
115. Menezes, VM, Soares, BG, Fontes, CJ: Drugs for treating paracoccidioidomycosis. Cochrane Database Syst Rev 2006; 19:CD004967.
116. Borenstein, M, Kerdel, F: Infections with *Vibrio vulnificus*. Dermatol Clin 2003; 21:245–248.
117. Serrano-Jaen, L, Vega-Lopez, F: Fulminating septicaemia caused by *Vibrio vulnificus*. Br J Dermatol 2000; 142:386–387.
118. Whitley, RJ, Roizman, B: Herpes simplex virus infections. Lancet 2001; 357:1513–1518.
119. Patel, AR, Romanelli, P, Roberts, B, et al: Treatment of herpes simplex virus infection: Rationale for occlusion. Adv Skin Wound Care 2007; 20:408–412.
120. Trent, JT, Kirsner, RS: Diagnosing necrotizing fasciitis. Adv Skin Wound Care 2002; 15:135–138.
121. Gannon, T: Dermatologic emergencies. When early recognition can be lifesaving. Postgrad Med 1994; 96:67–82.
122. Salcido, RS: Necrotizing fasciitis: Reviewing the causes and treatment strategies. Adv Skin Wound Care 2007; 20:288–293.
123. Gabillot-Carré, M, Roujeau, JC: Acute bacterial skin infections and cellulitis. Curr Opin Infect Dis 2007; 20:118–123.
124. Guldbakke, KK, Khachemoune, A: Calciphylaxis. Int J Dermatol 2007; 46:231–238.
125. Bryant, JH, White, WH: A case of calcification of the arteries and obliterative endarteritis, associated with hydronephrosis, in a child aged six months. Guys Hosp Rep 1898; 55:17–20.
126. Angelis, M, Wong, LL, Myers, SA, et al: Calciphylaxis in patients on hemodialysis: A prevalence study. Surgery 1997; 122:1083–1089.
127. Oh, DH, Eulau, D, Tokugawa, DA, et al: Five cases of calciphylaxis and a review of the literature. J Am Acad Dermatol 1999; 40:979–987.
128. Marjolin, JN: Ulcère: Dictionnaire de Medécine 1828; 21:31–50.
129. DaCosta, JC: Carcinomatous changes in an area of chronic ulceration, or Marjolin's ulcer. Ann Surg 1903; 37:496.
130. Hatzis, GP, Finn, R: Marjolin's ulcer: A review of the literature and report of a unique patient treated with a CO(2) laser. J Oral Maxillofac Surg 2007; 65:2099–2105.
131. Goldberg, DJ, Arbesfeld, D: Squamous cell carcinoma arising in a site of chronic osteomyelitis. J Dermatol Surg Oncol 1991; 17:788–790.
132. Kirsner, RS, Spencer, J, Falanga, V, et al: Squamous cell carcinoma arising in osteomyelitis and chronic wounds. Treatment with Mohs micrographic surgery vs amputation. Dermatol Surg 1996; 22:1015–1018.
133. Swanson, DL, Vetter, RS: Loxoscelism. Clin Dermatol 2006; 24:213–221.
134. Smith, DB, Ickstadt, J, Kucera, J: Brown recluse spider bite: A case study. J Wound Ostomy Continence Nurs 1997; 24:137–143.
135. Futrell, JM: Loxoscelism. Am J Med Sci 1992; 304:261–267.
136. Isbister, GK, White, J: Clinical consequences of spider bites: Recent advances in our understanding. Toxicon 2004; 43:477–492.
137. Edlich, RF, Farinholt, HM, Winters, KL, et al: Modern concepts of treatment and prevention of chemical injuries. J Long Term Eff Med Implants 2005; 15:303–318.
138. Bates, N: Acid and alkali injury. Emerg Nursing 1999; 7:21–26.
139. Newcomer, VD, Young, EM Jr.: Unique wounds and wound emergencies. Dermatol Clin 1993; 11:715–727.
140. Hunter, S, Langemo, D, Thompson, P, et al: Radiation wounds. Adv Skin Wound Care 2007; 20:438–440.
141. Caccialanza, M, Piccinno, R, Beretta, M, et al: Results and side effects of dermatologic radiotherapy: A retrospective study of irradiated cutaneous epithelial neoplasms. J Am Acad Dermatol 1999; 41:589–594.
142. Kwon, EJ, Dans M, Koblenzer, CS, et al: Dermatitis artefacta. J Cutan Med Surg 2006; 10:108–113.
143. Gupta, MA: Somatization disorders in dermatology. Int Rev Psychiatry 2006; 18:41–47.

단원 III

상처의 일반적인 관리 원칙

General Management Principles in Patients with Wounds

chapter 11 장

상처 기부 치료준비/ 죽은 조직제거

Wound Bed Preparation/ Débridement

상처 기부 치료준비 (Wound Bed Preparation)

지난 수년간, 상처의 죽은 조직제거는 확고한 원리를 가지고 있다. 상처의 괴사조직을 제거하고, 상처의 세균 부하를 줄이고 비정상적인 상처 치유를 바로 잡는 것으로 상처 치유의 연속적인 단계를 촉진시키는 것이다.

1990년대의 생체공학 피부와 혈소판 유래 성장인자 등의 "발전된" 상처치유가 소개되었지만, 상처치유를 위한 좋은 환경이 없다면 이러한 치료들은 효과적일 수 없다는 것이 명확해졌다.[1] 2000년부터, *상처 치료의 준비*는 상처의 관리를 위한 접근에 초점을 두었으며, 결과적으로 만성 상처 환자를 효과적으로 치료하기 위해서는 죽은 조직제거가 더욱 중요하게 되었다. Falanga와 Sibbald는 처음으로 *상처 기부 치료준비*라는 용어를 만든 후 지금까지 수많은 종류의 저널에서 모델에 대한 각각의 개념들을 정의하였다.[1,2] 모델 핵심은 상처의 죽은 조직제거, 세균 조절, 적절한 습기 유지의 중요성이다. 이 3가지 주안점은 상처 치유의 환경에 도움을 주기 위해서 최소한으로 필요한 것들이다.

Falanga의 공헌으로 TIME 틀을 만들어 국제상처기부 치료준비 자문위원회(International Wound Bed Preparation Advisory Board)를 설립하였다. 이는 또한 상처 평가의 필수 요소를 확인하고 표적 치료를 보장하기 위한 수단으로 유럽 상처관리협회(European Wound Management Association：EWMA)로 발전하였다. TIME은 조직 관리(tissue management), 감염 또는 염증(infection or inflammation), 수분 균형/불균형(moisture balance/imbalance), 상피화 또는 가장자리 발달(epithelial or edge advancement)의 머리글자이다.[3] 조직 관리는 생존 가능한 상처 바닥에 전체적인 임상결과를 가져오기 위해 다양한 죽은 조직제거술을 적절히 적용하는 것이다. 감염은 결과적으로 세균 부하를 감소시켜 만성 염증을 가져오는 과도한 염증성 사이토카인과 단백질 분해효소의 존재 등의 치유를 방해하는 세포과정의 적절한 평가를 필요로 한다. 습도 평가는 상처를 계속 검사해야 하며 건조한 환경이나 지나치게 습기가 많은 환경을 막기 위해 습도 조절이 가능한 드레싱을 사용해야 한다. 마지막으로, 상처의 가장자리를 정기적으로 검사하여 비정상적인 것들이 존재하는지, 또는 발전된 치료가 상처가 줄어드는데 효과적인지 알아봐야 한다.

상처 치료준비에 대한 종합적인 개념은 발전을 계속하여 더욱 전체적으로 접근하게 되어 "내부로부터의 치유를 촉진하거나 다른 치료방법의 효과를 촉진시키기 위한 상처의 전체적인 관리"를 강조한다.[4] 이 용어의 사용은 또한 만성 상처는 치유에 있어 급성 상처와는 다르며 특별한 접근법을 필요로 한다는 뜻도 포함되어 있다.[1] 상처 치료준비는 상처기부 자체를 검사하는 것 외에, 여러 가지 포괄적인 요소가 포함되어 있다는 개념에 전문가들도 동의하고 있다(표 11.1). 처음의 목적은 환자의 "치유력"[2] 또는 치유하는 능력을 알아보기 위한 것이다. 성공적인 결과를 위해서 환자의 상처 외에, 공존질환, 혈액 공급, 영양 등의 요인 등에 대해 환자를 철저하게 연구한다. 상처 치료준비는 환자 중심의 접근법을 강조하여 각각의 환자의 조직 치유에 영향을 미치는 요인을 고려해야 한다. 환자는 이 과정에서 더욱 능동적인 역할을 하도록 격려해야 한다. 각각의 상처의 특징이 대한 검사를 통해 상처의 병력뿐만 아니라, 치유되는 능력도 알 수 있다. 상처 주위, 또는 주변 피부를 주의 깊게 관찰하여 치유 잠재력을 높이도록 돕는다.

상처 치료준비를 위한 권고사항 중에서 4번째는 치유 가능한 상처의 괴사조직을 도려내는 것이다.[2] 상처 기부의 괴사조직은 치유를 지연시키고 신체의 자연스러운 방어체계의 염증성 반응을 지연시킨다. 또한 세균의 군집화에 대한 이상적인 생활환경을 만들어 반복되는 조직 파괴 사이클을 만든다. 신체는 내부효소를 사용하여 괴사조직을 없애도록 돕는다. 그러나, 괴사조직을 제거함으로써 더욱 빠른 치유를 도와줄 수 있다. 가끔 괴사조직을 제거

표 11-1 상처 기부 치료준비의 원칙[1-4]

원인 규명	상처의 치유 또는 비치유에 영향을 줄 수 있는 혈액공급 또는 기타 숙주의 요인에 대한 철저한 검사를 실시한다. 문제를 바로잡고 치유 능력을 결정한다.
환자 중심의 접근	치유 과정에 환자를 포함한다. 능동적인 참여와 교육, 지지를 통해 치유를 촉진한다.
상처 평가	병력과 임상적 특징(위치, 크기, 조직 구성, 잠식정도, 삼출, 상처주변, 손상조직의 두께, 통증)에 대한 철저한 평가를 실시한다.
죽은 조직제거	치유가 가능한 상처에서 괴사 또는 감염된 조직을 제거하기 위해 수술, 도구를 이용한 도구, 기계적 방법, 자가용해, 효소 또는 구더기를 사용하여 죽은 조직을 제거한다.
세균 조절	세균 버든과 감염을 평가하고 조절한다. 적절한 항 염증, 항균, 항생제 치료를 통해 감염의 증상과 징후를 치료한다.
수분 유지	건강한 조직에 독성이 없는 세척제를 선택한다. 상처에 수분 균형을 유지(너무 건조하거나, 너무 습하거나) 할 수 있고 새로운 조직 성장을 자극할 수 있는 드레싱을 선택한다.
치유 속도 관찰	상처가 치유되는 속도를 지속하여 관리하고 치유가 꾸준히 일어나지 않을 경우 치료방법을 수정한다. 진행이 느릴 때는 보조치료방법과 발전된 상처 치료제를 고려하여 치료를 돕는다.

하는 동안 괴사 또는 화농성 액체를 제거하게 되면 조직 손상의 깊이가 드러나게 된다. 이러한 부위의 괴사를 제거하고 나면, 상처는 건설적인 방향으로 반응하게 되고 만성 상처에서 급성 상처로 바뀌어 더욱 빨리 치유된다.

괴사조직이 제거는 세균을 조절하고 감염을 예방하는 첫 걸음 중 하나이다. 모든 세균의 제거가 실제적으로 어려울지라도, 바이오버든을 줄여주게 되면 추가적인 상처의 손상을 매우 낮출수 있다. 지속된 바이오버든은 오염과 임계 군집화 사이의 균형을 무너뜨리게 되어 감염을 일으킨다. 이러한 상황에서, 상처/숙주는 세균에 압도되어, 상처 기부는 본질적으로, 치유가 일어나는 대신 질병이 일어나게 된다. 임계 군집화된 상처는 치유가 정지상태로써 더 나빠지지도 더 좋아지지도 않는 상태이다. 감염이 일어나면, 미생물 또는 그 독성의 수가 숙주의 저항성을 능가할만큼 충분해진다. 세균 균형이 좋지 않은 상태의 병인-숙주환경은 끊임없는 염증반응과 세포반응을 일으키며 새로운 육아조직과 상피세포가 생기는 것을 방해한다.

수분 유지는 상처 기부 치료준비의 또 다른 주요 요소이다. 1960대 이후부터, 습식 상처 치유의 개념은 상처를 건조시키거나 공기 중에 열어두는 것보다 더 효과적이라로 여겨지고 있다.[5] 수분을 유지하고 있는 드레싱의 선택은 섬유아세포와 상피세포의 이주와 증식을 위한 적절한 환경을 제공하게 된다. 다양한 드레싱 종류 중에서 선택을 할 때 상처 기저부의 특징을 잘 관리할 수 있는 것으로 선택하는 것이 중요하다. 적절한 상처치유를 위한 준비를 위해 수분 균형을 이루기 위한 전체적인 목적은 반드시 과도한 삼출물을 흡수하면서도 너무 *건조되지 않는 드레싱*을 선택하는 것이다. 삼출물의 적절한 조절을 통해 상처 주변을 보존하고 보호할 수 있다. 치유 과정 중에서 여러 가지 종류의 드레싱을 선택해야 한다. 임상가는 반드시 각각의 과정에서 드레싱의 수분 균형을 평가하여 상처이 특징이 변화하게 되면 치료 접근방법을 변경해야 한다. 12장에서 드레싱의 선택과 활용에 대해 더 자세히 설명할 것이다.

최근의 기술로 유사피부를 통해 전체적인 진행이 늦어질 때, 상처 치유준비를 강화하기 위한 이러한 제품들의 역할을 알아보았다. 상처가 전혀 치유되지 않거나 앞서 설명했던 기타 요인들에 대해 중점을 두기 위해서 한 번쯤은 반드시 생물학적 드레싱을 사용해야 한다. 다양한 생물학적 드레싱과 약품들이 있어 성장인자를 공급하고 콜라겐 기질을 제공하거나 세포 성장을 도와 상처 치유를 위한 준비를 도와주고 있다. 그러나, 괴사조직을 적절히 제거하거나, 세균을 조절하고 수분 균형을 유지할 수 없다면 이러한 값비싼 드레싱을 적용하는 것들이 모두 쓸모없는 일이 된다. 이러한 이유로, 상처의 괴사조직을 제거하는 것은 상처 치유를 준비하기 위한 종합적이며 필수적인 단계이다.

핵심 11.1

상처 치유를 위해 준비하는 것은 다음의 세 가지 주요 원칙을 포함한다: 상처 조직제거, 세균 조절, 수분 유지

상처 조직제거 (Dé bridement)

상처의 죽은 조직을 제거하는 것은 상처의 치유를 방해하는 괴사나 감염된 조직을 제거하는 것이다. 그러나 문헌을 검토해보면, 소량의 질 좋은 연구만이 조직제거에 대한 과학적인 근거를 제공하고 있다.[6-8] 예를 들어, 당뇨 환자의 족부 궤양의 조직제거에 대한 2002년의 코크란 리뷰에서는, 적합한 논문이 겨우 5편의 무작위 임상시험으로 발표되었다.[9] 완전한 치유 또는 치유의 속도를 측정한 연구의 수가 너무 적어 여러 가지의 조직제거방법사이의 효과를 평가에 대한 의견의 일치가 없는 실정이다. 원칙적으로, 종합병원에서는 상처의 실제 특성을 알고 괴사조직을 제거하고 만성 상처를 급성 상처로 전환시키기 위한 목적으로 괴사조직을 제거하고 있다.[2,10,11] 무작위 임상시험의 결과와 표준 임상환경에서의 차이에도 불구하고, 괴사조직을 제거하는 것은 여전히 상처 관리에 있어 중요한 요소로 받아들여지고 있다.

괴사조직의 제거는 상처의 부분두께 또는 전층(full-thickness)에 수행한다. 괴사조직을 제거하는 것에는 여러 가지 방법이 있다. 방법을 선택할 때, 의사는 반드시 효과, 환자의 인내력, 환자의 의학적 상태, 비용, 그리고 제공자의 숙련도를 고려해야 한다. 가끔, 상처가 절차를 시행하기 전보다 더 커보일 수 있으며, 특히 수술적 조직제거를 시행했을 때 더욱 그렇다. 이러한 것은 환자 중심의 교육과 전체적인 화합을 위해 괴사조직을 제거하기 전에 환자에게 철저하게 설명해야 한다.

본 장에서는 조직 확인의 중요성에 대해 논의할 것이다. 각각의 다른 조직제거 방법에 대해 요약한다: 수술, 도구를 이용한, 기계적, 자가용해, 효소/화학, 구더기 조직제거방법이 있다. 이들 각각의 방법의 적응증과 금기증, 주의점 외에, 절차상의 고려점에 대해 논의할 것이다. 조직제거에 대한 주요 요소에 대해 논의하고 임상 사례에 초점을 두어 다리의 상처에 완전한 재상피화를 돕기 위한 여러 가지 괴사조직 제거방법에 대해 설명할 것이다.

조직 확인 (Tissue Identification)

괴사조직의 제거는 생존가능하거나 건강한 조직에 해를 끼칠 수 있는 여러 위험요인을 갖고 있다. 의사는 반드시 조직의 해부학과 조직 종류를 구별할 수 있는 중요한 지식을 알고 있어야 한다. 치료에 의해 발생하는 외상과 불필요한 출혈을 예방하기 위해 생존 가능한 조직과 생존 불가능한 조직의 미묘한 차이를 알아보는 것이 조직제거 수행에 필수적이다. 다음은 생존가능한 조직과 생존불가능한 조직에 대한 다양한 조직 종류에 대한 검토와 설명이다.

피부 (Skin)

피부는 인체에서 가장 큰 기관이다. 피부는 외부로부터의 보호 및 차단, 온도조절, 비타민 D 생성, 감각 입력을 촉진한다. 또한 이 기관은 우리의 전체적인 외관을 책임지고 있어 정신적으로도 정서적으로 중요한 기능을 하고 있다. 조직을 복구할 수 있는 능력이 있어 피부의 세포층은 매일 얕고 깊은 상처로부터 주기적으로 복구하고 있다. 피부의 3개의 층—표피, 바닥층, 진피—는 보호와 외피 복구를 위해 각각 다른 기능을 하고 있다.

표피(epidermis) 또는 각질층(stratum corneum)은 가장 바깥층으로서 대부분 죽은 각질세포로 구성되어 있다. 이 층에는 혈관이 없으며 신체 전체에 다양한 두께로 존재한다. 30일 안에 바닥층에서부터 발달하여 표면으로 이동하게 되는 새로운 각질세포로 탈락하게 된다. 표피는 깊은 조직의 방수 기능을 하여 약간의 수분을 흡수할 수 있도록 하여 신체에서 수분을 잃지 않도록 한다.

*바닥층(basement membrane)*은 표피 바로 아래에 있으며 각질세포의 변화가 일어나는 곳이다. 바닥층은 표피와 진피층 사이의 물결층을 형성하여 두 층을 연결하고 한 층이 다른 층 위로 미끌어지는 것을 방지한다. 젊은 사람은 파동(undulation)이 많아 더욱 빠른 세포 증식과 치유를 가능하게 한다. 나이가 들면서, 바닥층은 편평해지고 연접부위의 면적이 좁아지고 세포의 변화가 줄어들며 두 층 사이의 유착이 줄어든다. 이로 인해 노인층에서 표피가 얇아지고 잘 찢어지게 된다.

*진피(dermis)*는 피부의 깊은 혈관층으로, 바닥층에 영양과 지지를 제공한다. 진피는 섬유아세포에 의한 콜라겐이 풍부하다. 섬유아세포는 상처의 복구와 재생에 필수적일 뿐 아니라 피부 전체의 장력을 제공한다. 혈관, 모낭, 땀샘, 신경이 진피에 위치하고 있다.

피부밑조직층 (Subcutaneous Layer)

피부밑층은 전피 바로 아래에 있으며 절연체와 쿠션을 제공한다. 기본적으로 지방세포로 구성되지만, 얕은 혈관, 피부신경, 림프성 혈관 역시 함유하고 있다. 피부밑층은 개인마다, 신체의 부위에 따라 두께가 다양하다.[12]

이 층은 감염이나 압박에 의해 쉽게 손상받는다. 지방은 흔히 창백하고 누르스름한 흰색의 동그란 조직이다. 손상받게 되면, 지방조직은 짙은 노란색을 띄게 된다.

근막 (Fascia)

근막은 윤기가 나는 흰색의 치밀 결합조직으로 피부밑층 아래에 있으며 근육과 기관을 둘러싸고 있다.[12] 뼈대근의 평활근막층을 따라 감염이 쉽게 퍼질 수 있으므로 근막 가까이의 괴사조직을 제거할 때는 주의해야 한다. 근막의 조직제거 시 세균이 깊은 구조물로 침투하게 될 수도 있다.[12]

뼈대근 (Skeletal Muscle)

뼈대근은 뼈대계의 기능과 지지를 담당하고 있다. 건강한 근육은 풍부한 혈관공급으로 인해 밝은 붉은 색으로 나타난다(그림 11.1). 열린 상처로 볼 수 있게 되면 근육의 건강한 수축성 구조를 관찰할 수 있다. 근육이 괴사하면 거무스름한 색깔이나 무혈관성 반응이 관찰된다.

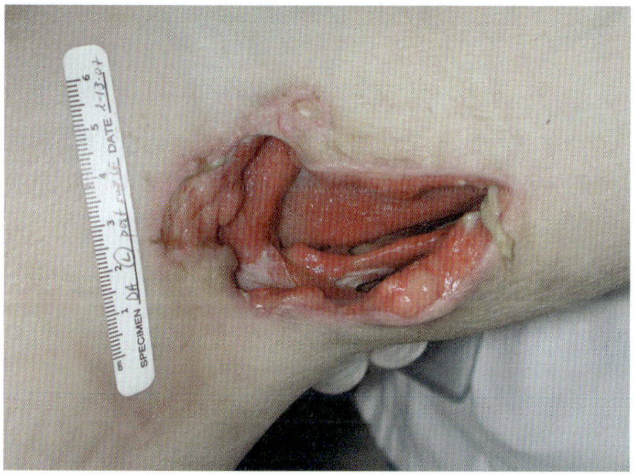

그림 11.1 *개방된 건강한 근육.*

힘줄 (Tendon)

힘줄과 인대는 대부분이 물로 되어 있으며, 나머지는 콜라겐(collagen)과 글리코스아미노글리칸(glycosamino-glycan)으로 구성된 섬유성 결합조직의 치밀밴드이다. 근육과 뼈, 뼈와 뼈에 부착하는 중요한 조직이지만, 이 구조들은 감각과 혈관 공급이 적다. 관절을 움직일 때 힘줄을 볼 수 있으며, 힘줄말이집 안에서 힘줄이 활주하는 것을 볼 수 있다. 건강한 힘줄은 윤기나는 흰색이다. 힘줄이나 힘줄말이집이 손상받게 되면 혈관공급이 제한되어 있기 때문에 심각한 위험에 처하게 된다. 힘줄은 건조하거나 탈수되면 괴사가 일어난다(그림 11.2). 그러므로 노출된 힘줄의 수분을 유지하기 위해 관리를 잘해야 한다. 수분이 적절히 유지되면, 힘줄은 옆의 모세혈관으로부터 영양을 공급받아 새살이 돋게 된다(그림 11.3). 초기의 고정기간 동안 콜라겐의 재정렬이 일어나게 되고 기능적인 가동성(mobility)이 회복된다.[13] 노출된 힘줄을 과도하게 세척하게 되면 힘줄말이집이 붓고 손상받을 수 있으므로 피해야 한다. 괴사된 힘줄은 반드시 의사에 의해 괴사조직을 제거해야 한다. 힘줄을 상실하게 되면 관절 기능을 상실하는 것이다.

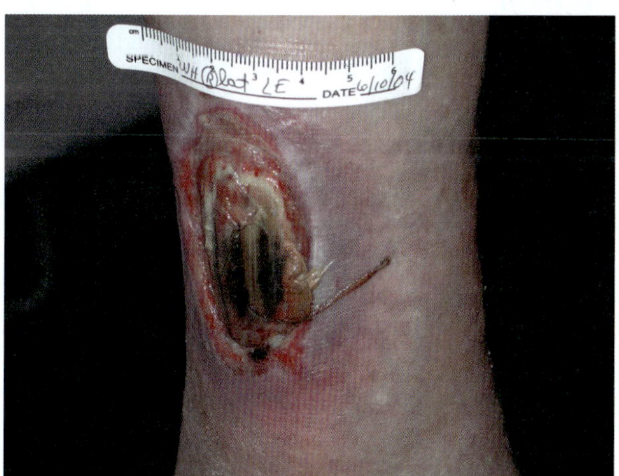

그림 11.2 *괴사된 힘줄(tendon).*

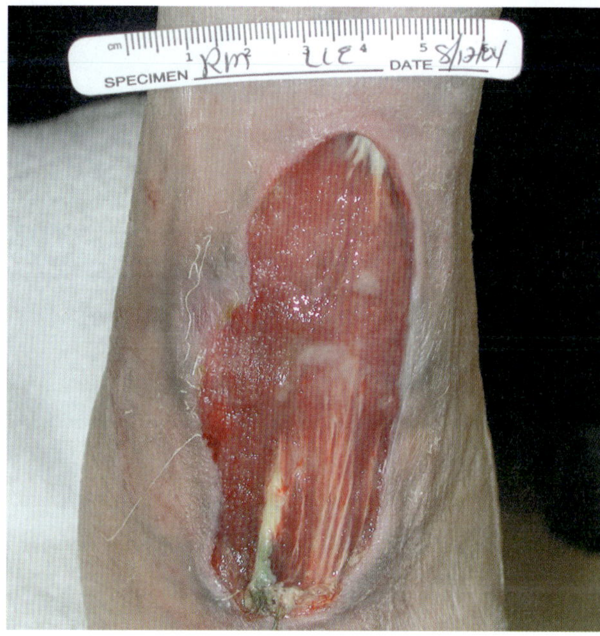

그림 11.3 *육아조직으로 둘러싸인 건강한 힘줄.*

뼈 (Bone)

뼈는 신체의 기관을 보호하고 골격을 제공하는 단단하고 살아있는 결합조직이다. 건강한 상태에서는 단단한 하얀색이다(그림 11.4). 뼈의 외부를 덮여있는 *골막(periosteum)*은 뼈 조직에 영양을 공급하고 새로운 연골과 골 형성이 되는 부위이다.[12] 혈관 공급이 골막을 통해 형성되며 골막은 수분을 유지하고 있다. 그러나, 골막이 건조되면, 뼈는 노란색으로 변하며 생존할 수 없게 된다. *치밀뼈(compact)*와 *해면(trabecular)*(스폰지) 뼈 조직이 내층에 형성되며 두께와 양이 뼈의 기능에 따라 달라진다. 노출이 일어나면 이러한 뼈 조직의 내층이 쉽게 건조

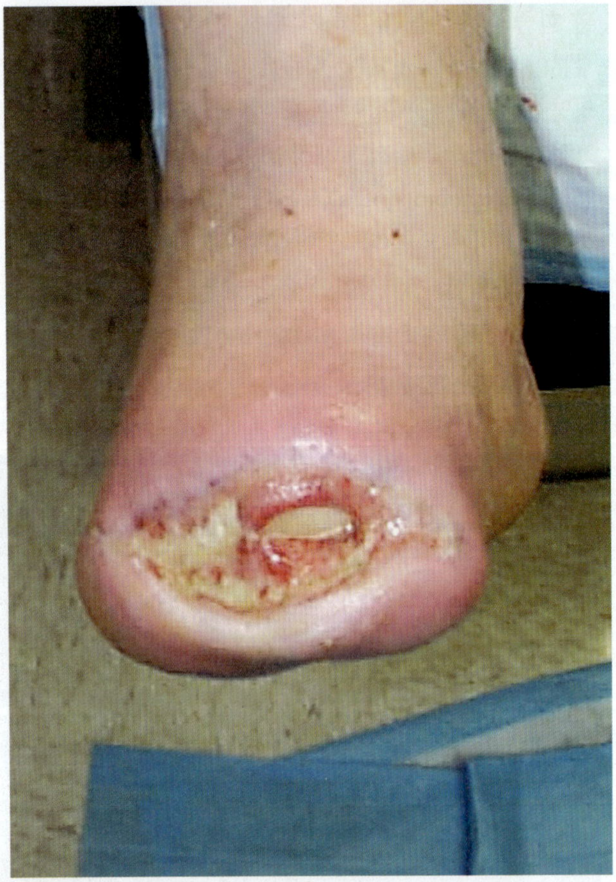

그림 11.4 *노출된 발허리뼈*.

해져 육아조직이 형성할 수 없으며 감염이 퍼지기 쉽다. 골막이 제거된 뼈는 죽게 된다.[12]

*관절(joint)*은 둘 이상의 뼈가 결합된 것이다. 윤활성 활액을 함유하고 있는 인대성 낭으로 둘러싸인다. 괴사조직을 제거할 때 세균이 안으로 침투할 수 있으므로 의사에게 반드시 즉시 보고해야 한다.

연골 (Cartilage)

관절은 ***관절연골***(뼈의 끝), ***섬유성연골***(반월판과 건과 인대의 부착부), ***탄성연골***(황색인대, 외이, 후두개)의 여러형태이다.[13] 연골의 주요 목적은 뼈나 다른 관절면을 둘러싸 활차처럼 작용하여 관절과 인대에서 뼈를 덮어 쿠션을 제공하는 것이다. 관절연골은 유리연골과 콜라겐으로 구성된다. 신경과 혈관이 없어 한 번 손상받으면 잘 재생되지 않는다.[12]

혈관 (Blood Vessels)

혈관은 동맥, 세동맥, 모세혈관, 정맥, 세정맥이 있다. 이러한 혈관은 조직과 기관에 혈액을 공급하고 있다. 혈관 근처에 조직제거를 할 때에는 순환계와 중요한 동맥과 정맥의 위치에 대한 지식이 필요하다.

괴사조직, 수복 조직, 상처 배농 (Necrotic Tissues, Reparative Tissues, and Wound Drainage)

괴사조직은 생존불가능한 조직이다. 이는 괴사 섬유소, 가피, 딱지 등으로도 표현한다(표 11.2). 괴사 섬유소는 노란색에서 황갈색이며, 느슨하게*(딱지)* 붙어있을 수도 단단하게 부착*(섬유소)*되어 있을 수도 있다(그림 11.5, 11.6). 딱지는 마른 섬유소로 구성되며 일반적으로 단단하게 부착되어 있다. 딱지는 수분의 함유에 따라 부드럽거나 단단하다(그림 11.7). 딱지의 제거는 ***크로스해칭*** *(cross-hatching)*에 의해 또는 수술용 칼로 표면에 선을 긋거나 하여 촉진하여 효소 조직제거제가 넓게 침투하여

표 11-2 괴사성 조직의 종류

	섬유소/부드러운 피부딱지	가피(Eschar)	딱지(Scab)
기질(Nature)	습기 있음	습기가 있거나 마른 섬유소	탈수된 체액
유착상태(Adherence)	느슨함-굳음	굳음	느슨함-굳음
모양(Appearance)	끈적함	오목	볼록
감촉(Texture)	부드럽고 두꺼움	부드러움-딱딱함, 가죽 같음	거칠다
색(Color)	노란색, 황갈색, 회색	노란색, 갈색, 검은색	노란색, 갈색, 검은색

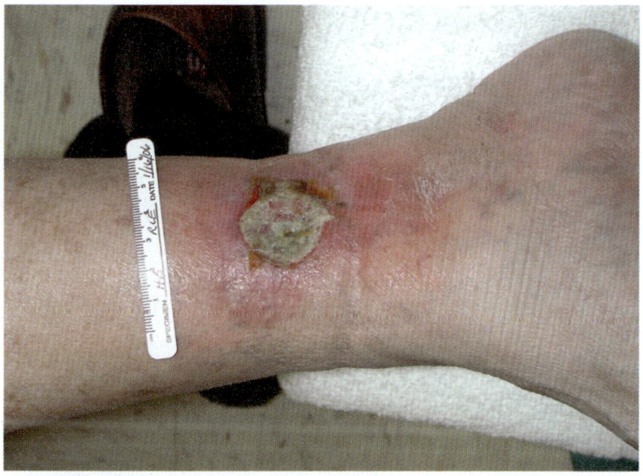

그림 11.5 *느슨하게 부착된 피부딱지.*

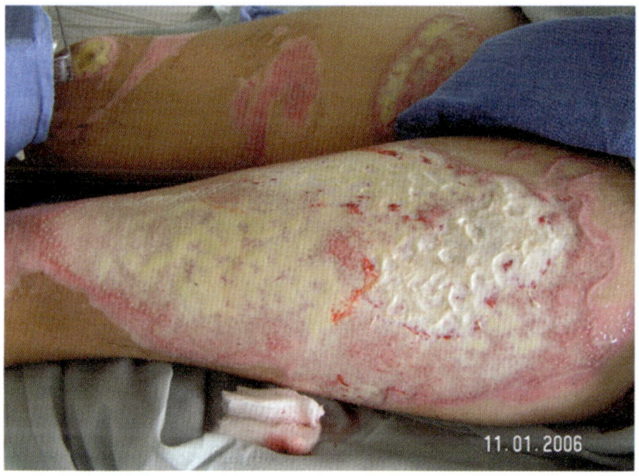

그림 11.6 *딱딱하게 부착된 섬유소.*

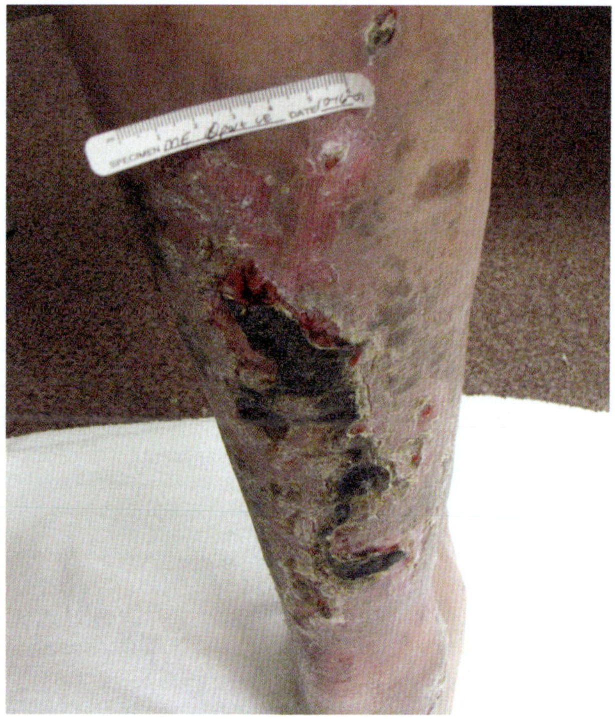

그림 11.7 *다리 뒷면의 건조되고 탈수된 가피(eschar).*

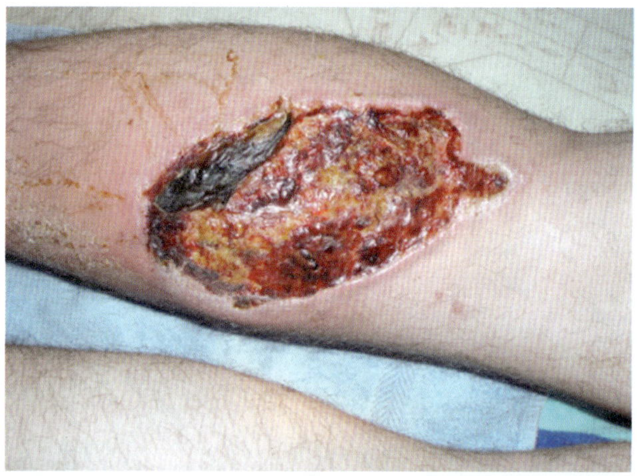

그림 11.8 *육아조직, 피부딱지, 괴사성 지방, 가피가 혼합된 상태인 외상성 상처.*

수분을 제공할 수 있게 한다. *딱지(scab)*는 개방된 부위의 혈액과 체액이 건조될 때 발생한다. 가운데가 움푹한 가피(eschar)와는 달리, 딱지는 피부 표면 위에 볼록하고 거칠게 형성된다. "생물학적 밴드에이드"인 딱지는 얕은 상처를 보호하고 딱지 아래의 수분을 유지하여 상피세포가 천천히 이주할 수 있도록 해준다. 또한 딱지의 재수화(rehydration)는 건조된 상처에 유화작용을 하여 더 빨리 치유된다. 상처는 종종 괴사조직과 함께 존재한다(그림 11.8).

*육아조직(granulation tissue)*은 섬유아세포단계(fibroblastic phase)에서 상처가 회복된다는 표시이다. 건강한 육아조직은 혈관 조직의 구성과 풍부한 콜라겐으로 인해 "밝은" 붉은색이다(그림 11.9). 육아조직은 상처의 패인 곳을 채우게 된다. 건강하지 못하거나 무른 육아조직은 어두운 붉은색이며 출혈이 쉽게 일어난다. 무른 육아조직은 국소 감염에 대한 임상 증상 중 하나이다.

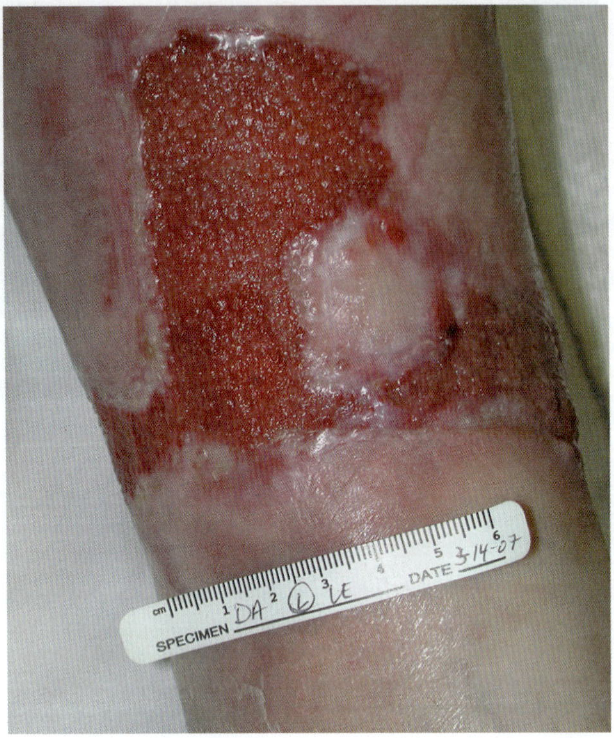

그림 11.9 *건강한 육아조직.*

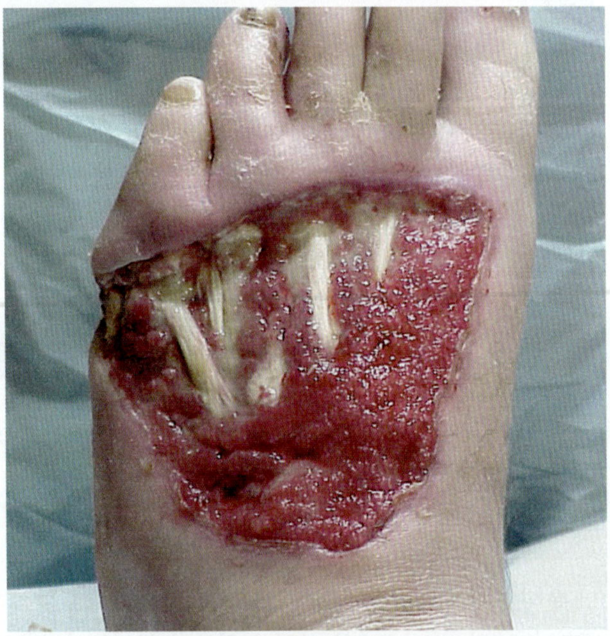

그림 11.10 *노출된 힘줄의 가까운 쪽의 과육아형성된 조직.*

경우에 따라 상처에 *과다육아(hypergranulation)가* 나타나게 된다. 이는 섬유아세포와 새로운 모세혈관의 성장이 과도하게 일어나 육아조직이 상처주변에 비해 솟아오르거나 돋아오르는 것이다(그림 11.10). 과다육아는 화학적 소작, 은 질산염의 사용 또는 실리콘이나 폼 드레싱의 사용으로 관리한다.[14] 과다육아 부위는 재상피화가 일어나기 전에 반드시 관리해야 한다.

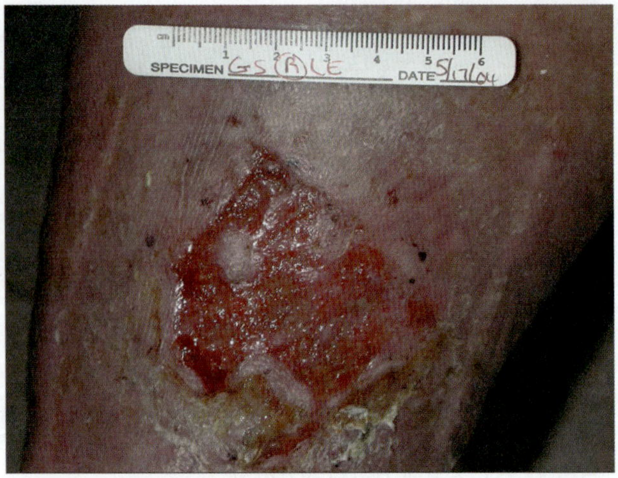

그림 11.11 *육아조직의 상피성 새살.*

*상피 조직(epithelial tissue)*은 육아된 상처 기저 부위로 상처의 표면을 다시 덮게 된다. 옅은 분홍색의 모습으로 보인다. 상피세포는 상처 가장자리에서부터 생겨나거나 육아된 기저부의 가운데에서 새로운 피부 조각처럼 나타난다(그림 11.11). 이러한 조각들은 상처의 수축을 자극하여 상처 전체를 다시 덮을 때까지 계속된다. 한 번 표면을 덮게 되면, 상처는 재상피화가 일어나며 표면 아래에서 상처 치유의 재형성기(remodeling phase)가 일어나 몇 달간 지속된다.

치유 조직(healing tissue)은 기저 조직과 구조물의 수분으로 인해 배농이 일어난다. *장액성(serous)* 배농인 *여출액(transudate)*은 맑거나 황갈색으로 수분과 0.9%의 전해질로 구성된다. 핏빛을 띄게 되면 여출액은 *장액혈액(serosanguineous)*으로 간주한다. *삼출액(exudate)*은 배농이 더욱 점성을 띤 것으로 혈장단백질, 중성구, 그리고 죽은 세포를 함유하고 있다. 중성구와 죽은 세포의 수가 증가될수록 배농은 더욱 점성을 띄거나 진해진다. 결과적으로, 배농은 노랗고 황갈색 또는 갈색을 띄게 된다. 화농(고름)이라는 용어는 끈적하고 노란색에서 갈색이거나 녹색인 배농이다. 이는 종종 악취가 나며 국소 감염과 관련이 있다.

조직제거 전략 (Dé bridement Strategies)

이 부분에서는 다양한 조직제거 방법에 대해 논의할 것이다. 표 11.3에 각 방법에 대한 전체적인 전략에 따른 괴사성 조직 제거와 조직제거술의 방법에 따른 예를 요약하였다.

수술적 조직제거(Surgical Débridement)

*수술적 조직제거*는 무균의 도구를 이용한 도구를 사용하여 생존가능한 조직과 생존 불가능한 조직을 제거하는 것이다.[11] 괴사조직을 제거하기 위한 가장 빠르고 효과적인 방법이다. 괴사조직 전략에 대한 코크란 공동 고찰연구에서는 당뇨병성 발 궤양에 대한 수술적 조직제거방법에 대한 연구는 전통적인 비수술적 조직제거 방법에 비해 단지 하나의 무작위 임상시험이 있을 뿐이다.[9] 이 연구에서는 전통적인 방법으로 관리된 궤양은 79%인데 비해, 수술적으로 괴사조직을 제거한 경우 치유가 95%였다고 보고하였다.[15] 비록 수술적 조직제거방법이 당뇨성 신경병증 발 궤양의 치료에 널리 사용되고 있지만,[5,8] 코크란 리뷰에 의하면 자료가 충분하지는 않다.[8,9]

적응증, 금기증, 주의점 (Indications, Contraindications, and Precautions)

상처치료를 위한 준비와 감염 및 괴사된 조직을 완전히 제거하기 위해서는 상처의 가장자리 경계를 넘어서 생존가능한 조직의 제거를 포함한 넓은 절제가 필요하다. 이는 만성 상처를 급성 상처로 전환할 수 있다.[2,11,16] 또한 손상된 부위가 보이지 않을 때도 실시한다. 그리고 수술적 조직제거는 금속물질, 괴사된 뼈, 근육, 힘줄을 제거하기 위해 사용한다. 이 방법은 의학적으로 불안정한 상태 또는 적절한 치유를 위한 혈관공급이 부족한 환자에게는 금기이다. 항응고제를 복용하고 있는 환자에게 수술적 조직제거를 할 때는 극도로 주의해야 한다.[11]

핵심 11.2

수술적 조직제거는 의학적으로 불안정한 상태 또는 적절한 치유를 위한 혈관공급이 부족한 환자에게는 금기이다. 항응고제를 복용하고 있는 환자에게 수술적 조직제거를 할 때는 극도로 주의해야 한다.

표 11-3 조직제거 전략

조직제거 전략	선택적 또는 비선택적 조직제거	방법
수술적	비선택적	도구를 이용한 도구
도구를 이용한	선택적	도구를 이용한 도구
기계적	비선택적	부드러운 마찰 습건식(wet-to-dry) 회전욕 주사기와 바늘권주 분사세척(jet lavage), 흡인을 사용한 맥동성 세척(pulsatile lavage) 음압 상처치료
자가용해성	선택적	습윤식 드레싱 폐쇄성 드레싱
효소성	선택적	화학적 콜라겐분해효소 섬유소용해효소 단백질용해 효소
구더기	선택적	소독한 애벌레

절차상의 고려사항 (Procedural Considerations)

수술적 조직제거는 의사 또는 공인된 의료인만이 수행할 수 있다. 생존 가능한 조직의 절개로 인해 기타 다른 임상가들의 훈련 분야에 포함되지 않는다. 수술적 조직제거는 통증과 출혈이 심할 수도 있다. 출혈은 성장 인자의 유리를 촉진하는 유익한 것으로 생각된다.[11] 환자는 종종 치료 전 경구, 국소, 정맥내 통증제 또는 마취제를 요구하게된다. 수술적 조직제거는 침상에서보다는 수술실 또는 외래환자 클리닉에서 수행한다.

도구를 이용한 조직제거 (Sharp Débridement)

*도구를 이용한 조직제거*는 소독된 메스, 집게 또는 가위를 사용하여 생존불가능한 조직을 제거하는 유일한 방법이다.[16] 조직 제거는 더욱 보존적인 방법으로, 괴사조직의 얇은 가장자리만을 남겨두어 생존가능한 조직에 해를 미치지 않는다. 괴사조직과 세균 부하를 제거하는 것은 상처 치료의 준비와 만성상처를 급성 상처로 전환하는 것을 돕는데에도 유용하다고 여겨진다. 수술적 제거방법처럼, 여기에도 과학적 근거는 적다. 그러나, 상처 관리에서 표준 절차로서 널리 쓰이고 있다.

적응증, 금기증, 주의점 (Indications, Contraindications, and Precautions)

도구를 이용한 조직제거는 가피(eschar), 느슨한 딱지(slough), 또는 유착된 섬유소를 제거하는데 효과적이다. 조직제거의 두 번째 방법으로 전체적으로 괴사조직을 제거하기 위한 효과적인 방법이다. 예를 들어, 수술용 메스로 가는 선을 교차하여 그어 건조된 딱지에 국소 효소와 습기를 더욱 효과적으로 침투하게 하여 조직제거를 돕는다.

도구를 이용한 조직제거는 해부학적 지식, 적절한 혈액 공급의 평가, 적절한 응고 기전에 관해 수술적 조직제거와 마찬가지로 앞서 언급한 주의점을 고려해야 한다. 또한 다음과 같은 상황에서는 금기이다. 예를 들어, 감염되지 않은 마른 딱지로 덮힌 뒤꿈치의 욕창은 도구를 이용한 조직제거를 실시하는 것보다 압력을 제거하고 주의깊게 관찰하는 것이 좋다. 죽은 조직의 제거는 딱지가 무르거나 감염의 임상적 징후가 있을 때 적응증이 된다. 도구를 이용한 조직제거는 건조한 괴저가 있는 환자, 동맥 혈류가 심각하게 손상받은 환자, 또는 응고 기전에 손상받은 환자에게는 금기이다. 농피성 괴저로 인한 궤양은 상처의 크기가 커지고 염증반응이 심해져 치유를 지연시키므로 도구를 이용한 조직제거를 해서는 안 된다.[3,17] 주의점으로는 굴(tunnel), 파인곳에 괴사조직을 제거할 때 주의해야 하며 생존 가능한 조직과 생존불가능한 조직사이의 가장자리를 쉽게 알 수 없을 때 주의해야 한다. 또한 항응고치료를 받고 있거나 혈소판 수치가 낮은 환자에게도 주의해야 한다.

> **핵심 11.3**
>
> 농피성 괴저로 인한 궤양은 상처의 크기가 커지고 염증반응이 심해져 치유를 지연시키므로 도구를 이용한 조직제거를 해서는 안 된다.[3,17]

절차상의 고려사항 (Procedural Considerations)

도구를 이용한 조직제거를 실시하는 의사는 관련된 해부학에 대한 지식과 출혈을 조절할 수 있어야 하며 조직제거에 대한 제한점들을 알고 있어야 한다.[15] 이는 수술적 조직제거의 자격이 있는 의사뿐만 아니라, 물리치료사, 간호사 등 적절한 교육과 기술 자격을 갖추고 그 실력에 대한 서면 승인을 받은 건강전문가라면 실시할 수 있다.

미국 물리치료협회(APTA)는 상처의 관리를 물리치료의 한 분야로 명백하게 인정하고 있다. 또한 이를 *물리치료사 교육의 표준 모델(Normative Model to Physical Therapist Education)*, 물리치료의 모델정의(Model Definition of Physical Therapy), 물리치료면허심사연방(Federation of State Boards of Physical Therapy's: FSBPT's), 실습모델 활동(Model Practice Act), *물리치료 직무지침(Guide to Physical Therapy Practice)* 등의 핵심 문서로 뒷받침하고 있다. 물리치료 교육 인정 위원회(Com-mission on Accreditation of Physical Therapy Education: CAPTE)에 의하면, 공인된 물리치료 교육 프로그램에 상처 관리를 커리큘럼에 반드시 포함시키도록 하고 있다. APTA 주 정부 사무실에 의하면, 물리치료사가 상처 치료 또는 도구를 이용한 조직제거를 실시하는 것을 인정하지 않는 법률 또는 법칙은 없다.[18] 여러 주에서는 물리치료가 상처의 괴사조직을 제거하는 것에 대한 법률적 권한을 명시하고 있다. 이들 주는 아칸소, 애리조나,

캘리포니아, 콜로라도, 하와이, 캔자스, 몬태나, 뉴 햄프셔, 뉴맥시코, 노스캐롤라이나, 사우스 다코타, 테네시, 텍사스, 유타, 그리고 워싱턴 주이다. 상처 관리 또는 도구를 이용한 조직제거에 대한 물리치료사의 업무에 대한 언급이 없는 주에서는 공인된 물리치료 교육 프로그램을 졸업한 물리치료사가 상처의 괴사조직을 제거하는 것에 대해 제한을 두지 않는다.[18]

도구를 이용한 조직제거 도구
(Sharp Débridement Instruments)

도구를 이용한 또는 수술적 조직제거에는 무균처리된 집게, 수술용 칼, 가위 등을 가장 흔히 사용한다. 조직제거도구는 일회용 또는 재사용 가능한 스텐레스스틸을 사용하며 가압증기멸균기 또는 냉동멸균기로 소독한다. 봉합 제거 도구는 조직을 자르기에 적합하지 않으므로 도구를 이용한 또는 수술적 제거에 사용해서는 안 된다.

조직 집게, 에디슨 핀셀(Adson forceps)라고도 하며, 톱니가 있을수도 있다. 일반적으로 조직제거에는 조직을 정확하게 잡기 위해 "톱니"가 있는 집게를 사용하는 것이 더욱 좋다. 수술용 칼 또는 가위를 사용하여 괴사조직을 제거할 때 집게로 괴사조직을 집어 떼어낼 수 있다(그림 11.12).

일회용 수술용칼에는 날이 부착되어 있다. 일회용이 아닌 수술용칼은 일회용 날을 스텐리스 스틸 손잡이에 교체하여 사용할수 있다. 가장 흔히 사용하는 수술용칼날은 #10, #11, #15이다(그림 11.13). #10 날은 두꺼운 굳은살(callus)이나 과다각화된 조직을 제거하기위해 사용한다. 또한 넓은 절게, 수술적 조직제거에도 좋다. #11 날은 일반적으로 얕은 층의 농양을 절개하고 배농하기 위해 사용한다. #15날은 성교하게 제거하거나 가는 선을 긋기 위해 선택하는 날이다.

상처 관리에는 여러 가지 종류의 가위를 사용한다. 밴드 가위에는 끝이 무디며 테이프, 스폰지 또는 기타 드레싱 재료를 자르는데 사용한다. 그러나 조직 제거에는 사용하지 않는다. 조직용 가위는 일직선이거나 굽어 있으며 일반적으로 끝은 매우 날카롭다. 해부용 가위는 끝이 무디며 두꺼운 조직을 제거하는데 사용한다(그림 11.14).

일회용으로 사용하는 수술용 칼과 도구들은 한번 사용 후 적절한 용기를 사용하여 처리해야 한다(그림 11.15). 재사용하루 있는 스텐레스 스틸 도구는 고압증기멸균기

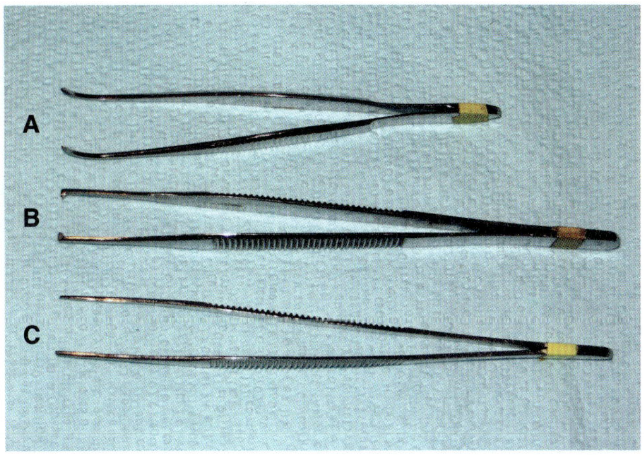

그림 11.12 *굽어 있거나, 톱니가 있거나, 표준형의 집게.*

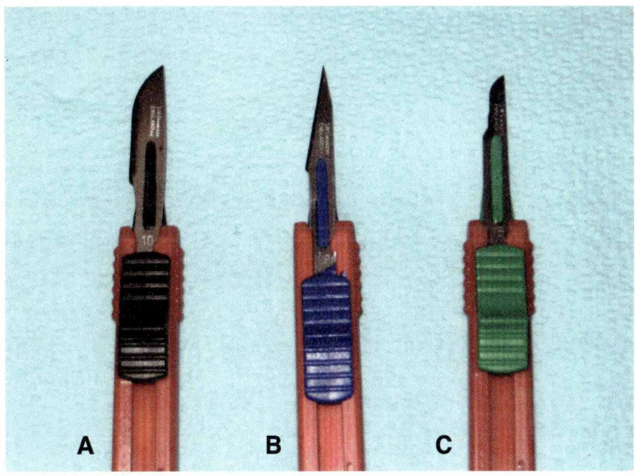

그림 11.13 *#10(A), #11(B), #15(C) 수술용칼날의 모양의 차이.*

또는 냉동멸균기로 멸균해야 한다. 임상가들은 멸균을 위해 멸균기 제조사의 지시에 반드시 따라야 한다. 냉동 멸균기는 도구를 붓으로 청소한 후 고정용 용기에 담아야 한다. 그 후 차가운 멸균 용액에 서의 10시간을 두어야 하며, 용액은 28일간 재사용할 수 있다.[19]

스텐레스 스틸, 수술 등급의 도구(수술용 칼날을 제외한)는 필요한만큼 날카롭게 해야 한다. 대부분의 병원에서 수술실 감독관은 정기적으로 칼날을 가는 일정을 정해둔다. 병원 밖에서 사용할 때는 도구들을 철저히 관리해야 한다.

재사용할 수 있는 도구는 소독하기 전까지 용기에 담아 효소용액에 두어야 한다. 오염된 도구의 웅반을 위해 직업안전 및 보건관리국(Occupational Safety and Health Administration: OSHA)에서 승인한 꼭 맞는 뚜껑이 있으

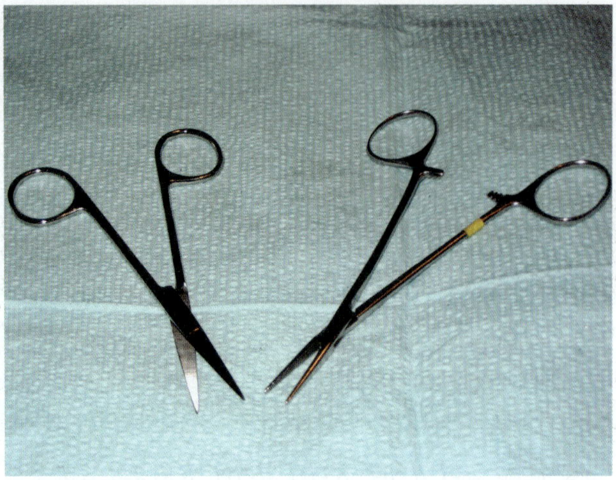

그림 11.14 *톱니가 있는 해부용 가위와 톱니가 없는 해부용 가위.*

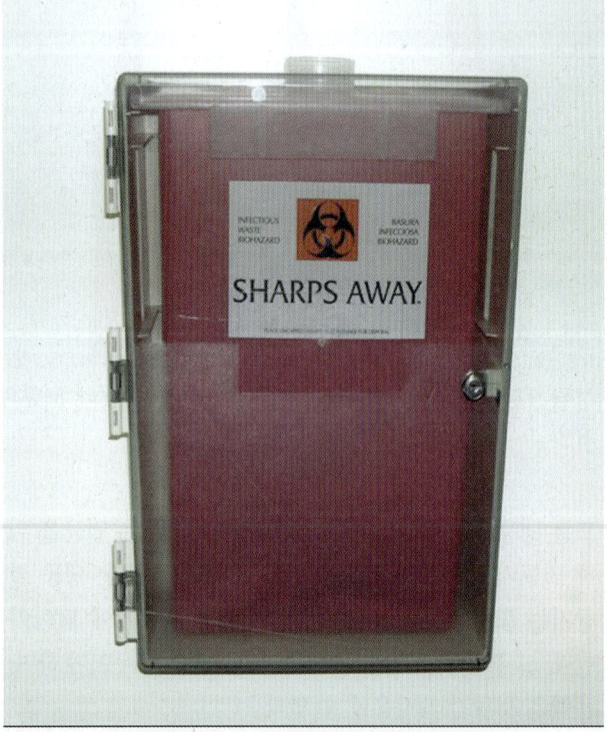

그림 11.15 *일회용 도구를 이용한 기구는 적절한 용기함에 보관해야한다.*

며 구멍이 잘 안뚫리는 플라스틱(plastic puncture-resistant) 용기도 있다.[19]

도구를 이용한 조직제거의 준비와 기술 (Preparation and Technique for Sharp Débridement)

시작하기 전, 시술 장소는 적절한 밝기로 모든 도구들이 쉽게 손에 닿을 수 있어야 한다. 기본적인 장치는 멸균장갑, 멸균 집게 한쌍, 가위, 원하는 날이 들어있는 수술용 칼이다. 출혈이 발생할 때를 대비하여 충분한 거즈 또는 지혈제가 있어야 한다. 더러운 드레싱은 깨끗한 장갑을 사용하여 제거한다. 멸균장갑을 사용하여 상처에 추가적인 감염이 발생하지 않도록 한다.

적절한 개인용 보호용구(personal protective equipment: PPE)로는 얼굴 보호대 또는 고글, 마스크, 방수 가운, 머리덮개 등이 있다. 일반 폐기물 컨테이너와 감염성 폐기물 컨테이너도 준비해야 한다. 개인용 보호장비는 환자가 바뀔 때마다 교체해야 한다.

환자는 편안한 자세로 압력을 적절히 제거한 후 상처부위를 드러내도록 한다. 치료하는 의사 또한 편안한 자세로 적절한 신체역학을 이용하여 괴사조직을 제거할 수 있도록 해야 한다.

해부학적 구조와 조직 종류에 대한 지식은 도구를 이용한 조직제거에 앞서 가장 중요한 것이다. 어디와 무엇을 잘라내야 할 것인지 아는 것이 가장 중요하기 때문이다. 도구를 이용한 조직제거는 죽은 조직만 제거하는 것이므로, 의사는 생존 가능한 조직에서 분리된 괴사조직의 가장자리를 잘 살펴야 한다(그림 11.16). 조직제거는 천천히 주의 깊게 진행하여 조직을 상처에 평행한 얇은 층으로 제거해야 한다. 통증이 있거나 출혈이 일어나면 멈추어야 한다. 가능한 한 많은 느슨한 괴사조직을 제거하고, 잔존 괴사조직은 수분 함유 드레싱을 사용하여 다음의 제거를 촉진하기 위해 재수화(rehydrate)시킨다. 딱딱한 딱지가 있으면 수술용 칼을 사용하여 선을 그은 다음 딱지를 부드럽게 하기 위해 효소 각질제거제 또는 수분함유 드레싱으로 덮어둔다.

핵심 11.4

도구를 이용한 조직제거는 천천히 주의 깊게 진행하여 조직을 상처에 평행한 얇은 층으로 제거해야 한다.

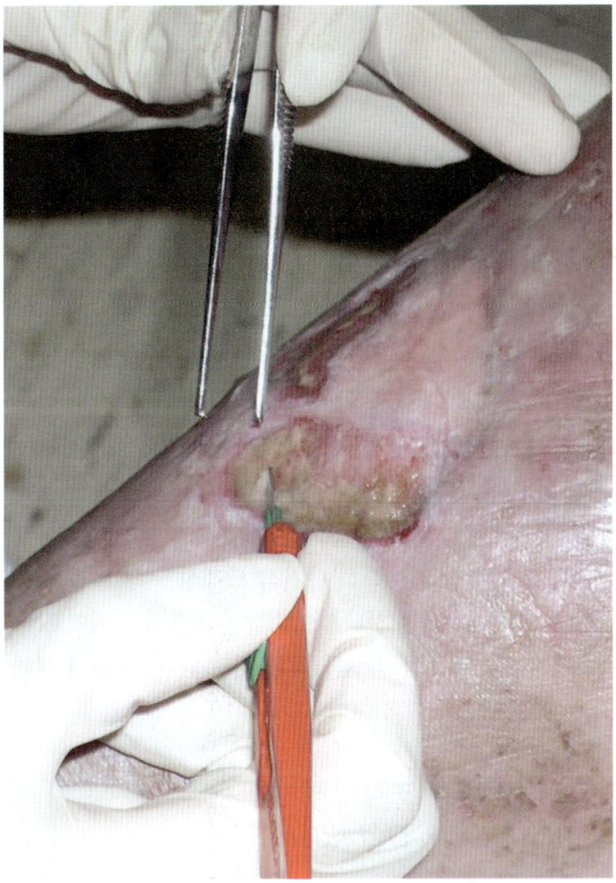

그림 11.16 느슨한 괴사성 딱지를 제거하기 위한 집게와 수술용 칼날의 사용.

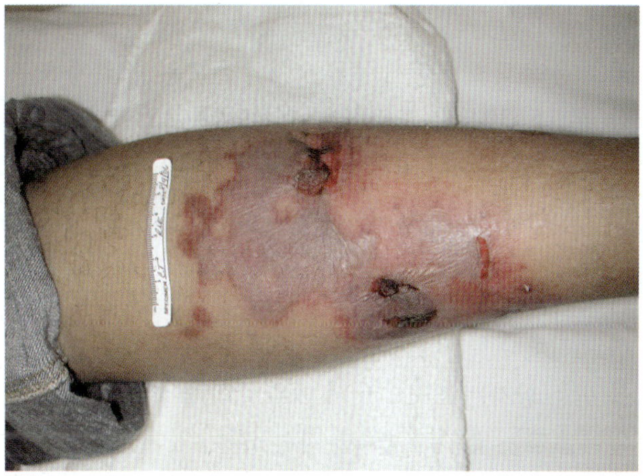

그림 11.17 도구를 이용한 조직제거를 실시하기 전의 부분두께 화상의 물집.

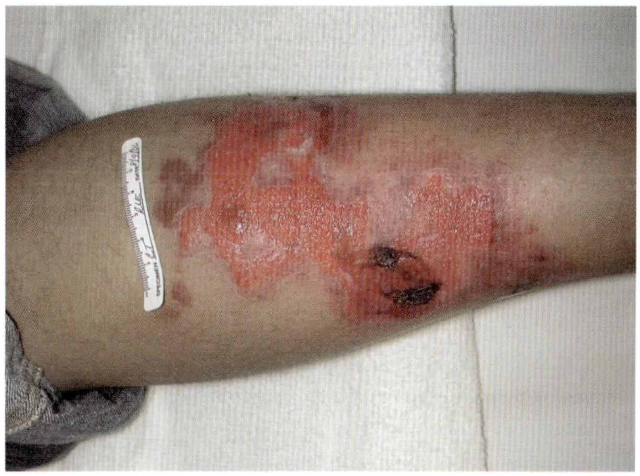

그림 11.18 도구를 이용한 조직제거 후의 부분두께 화상.

집게를 잡는 좋은 방법은 엄지와 집게손가락으로 잡는 것이다. 다른 도구를 동시에 사용할 때는 집게를 우세손 또는 비우세손으로 잡는다. 수술용 칼은 반드시 우세손을 사용하여 연필처럼(엄지, 검지, 중지의 끝으로) 잡아야 한다. 딱딱한 딱지에 선을 그을 때를 제외하고, 죽은 조직을 절제하기위해 수술용 칼을 사용하는 모든 절세는 상처의 표면과 평행하게 한 방향으로 실시한다. 칼날이 깊고 건강한 조직에 닿을 수 있으므로 상처에 톱질을 하는 것은 피해야한다. 조직 가위는 우세손을 사용하여 엄지와 약지로 잡는다. 집게손가락을 날을 따라 잡아자르는 동안 유지할 수 있도록 한다. 잘 보이지 않는 부위로 도구가 찌르지 않도록 주의한다. 괴사후의 크기가 더 커질 수도 있으나 실제 상처의 기저부와 가장자리는 시술 후 더욱 뚜렷해진다(그림 11.17과 18). 상처는 정상 식염수를 사용해 세척한다. 멸균장갑과 오염된 괴사조직은 제거한 후 깨끗한 것으로 다시 드레싱한다.

도구를 이용한 조직제거가 생존 가능한 조직으로 침투할 때는 두 가지 중요한 징후가 있다. 통증과 출혈이다. 생존가능한 조직의 제거는 물리치료사와 간호사의 범위 밖의 일이므로 반드시 피해야 한다. 도구를 이용한 조직제거 시 이러한 일이 일어나면 의사의 치료가 필요하다.

이론적으로는 도구를 이용한 조직제거는 죽은 조직을 제거하는 것이므로 통증이 없다. 그러나 괴사조직이 주변의 건강한 조직에 단단하게 유착되어 있을 때는 시술 중 자극을 줄 수 있다. 괴사조직을 제거하는 동안 환자를 편안하게 돕기 위해 사전 투약을 할 수도 있다. 일반적으로 시술 30분 전 경구 투약을 실시한다. 필요 시 근육내 주사를 시술 10분 전에 줄 수도 있다. 정맥내 주사는 시술 직전에 주게 된다.[19] 엠라(EMLA®) (astraZeneca Pharmaceuticals,

Wayne, PA), 리도카인(Xylocaine®) (AstraZeneca) 4% 국소 용액 국소 통증제 등을 상처의 두꺼운 층 위에 도포한 후 15~30분간 드레싱으로 차단하기도 한다. 통증 조절방법은 환자의 의학적 상태와 절차에 대한 참을성에 따라 다르다.

죽은 조직을 제거하는 것은 출혈이 일어나지 않아야 한다. 그러나, 죽은 조직이 생존 조직과 근접한 경우, 건강한 조직이나 혈관이 시술 중 침범될 수 있다. 항응고 치료를 받는 환자는 조직제거 시 매우 주의해야 한다. 출혈이 일어날 때는 몇 가지 중요한 지시사항이 있다.

적은 양의 출혈에는, 출혈 부위를 최소 10분간 단단히 압박하게 되면 일반적으로 적절히 응고가 일어난다. 압박 시에는 출혈이 멈추었는지 확인하기 위해 드레싱이나 장갑을 낀 손가락을 들어올리지 않고 10분간 계속 압박하고 있어야 한다. 출혈이 진정되면, 드레싱한 부위에 거즈를 댄다. 출혈이 10분 이상 지속되면 응고를 위해 질산은 또는 젤폼(Gelfoam®) 드레싱 등의 지혈제를 사용한다. 이러한 방법들은 의사의 지시가 필요하지만 압박에 반응하지 않는 얕은 모세혈관의 출혈을 효과적으로 막을 수 있다.

핵심 11.5

괴사조직을 제거하는 동안 출혈이 일어나면 팔다리를 들어올리고 출혈이 멈추었는지 확인하기 위해 드레싱이나 장갑을 낀 손가락을 들어올리지 않은채 10분간 압박한다. 그 후 거즈로 다시 드레싱한다.

앞서 설명한 방법에도 출혈이 멈추지 않을 경우, 의사 Wethe는 봉합 등의 다른 치료가 필요한지 결정해야 한다 (Wethe, J: Unpublished material, 1997). 지혈방법과 관계 없이 거상과 압박은 가능한 한 계속해야 한다.

도구를 이용한 조직제거의 목적은 외상이나 패혈증의 위험이 없다. 주의 깊은 의사 조차도 가끔은 생존 조직을 제거할 수도 있다. 그러므로 이 기술을 전문적으로 적용하기위해서는 해부학적 지식과 구조를 감별할 수 있는 능력이 필요하다.

상처의 가장자리가 분명하지 않고 확인 가능한 해부학적 구조가 눈에 보이며 출혈이 쉽게 멈추지 않고 출혈의 원인을 찾지 못할 때는 도구를 이용한 조직제거를 종료해야 한다.[20] 이러한 상황에서는 의사에게 즉시 보고한다. 또한, 의사가 긴장하거나, 시술절차에 확신이 없을 때는 시술을 멈추고 상처를 더욱 주의 깊게 평가하기 전까지는 보존적인 접근으로 치료한다.

기계적 조직제거 (Mechanical Débridement)

*기계적 조직제거*는 죽은 조직에 직접적으로 기계적인 힘을 사용하여 괴사조직을 제거하는 것이다. 기계적 조직제거는 거즈 또는 면봉, 습건식(wet-to-dry) 드레싱, 수치료, 음압 상처치료 등의 부드러운 마찰 제거이다. 다른 형태로는 항균 용액, 하이포염소산(HOCL), 저빈도 초음파의 사용으로 28장에서 설명할 것이다. 기계적 조직제거의 장점은 괴사조직을 부드럽게 하거나 제거하는 것이다. 중요한 단점은 특히 습건식 드레싱, 수치료를 적용할 때, 괴사조직을 비선택적으로 잘못 적용하게 되어 상처의 기저부에 통증과 외상을 입힐 수도 있다. 여기에 대해서는 추가로 논의할 것이다.

부드러운 마찰 조직제거 (Soft Abrasion Dé bridement)

적응증, 금기증, 그리고 주의사항 (Indications, Contraindications, and Precautions)

부드러운 마찰 조직제거는 거즈 스폰지 또는 알긴산칼슘 처리된 면봉을 사용해 괴사조직을 제거하는 것이다. 유착되지 않은 조직과 습기가 있는 괴사조직을 제거하는데 효과적이다. 일반적으로 딱딱하고 마른 가피나 유착된 섬유소성 괴사조직에는 효과적이지 않다. 부드러운 마찰을 육아조직 위에 적용하면 통증이 발생할수도 있다.
부드럽게 괴사조직을 제거할때의 주의사항으로는 항응고 치료제를 복용 중인 환자에게 거즈나 면봉으로 강하게 마찰을 적용하게 되면 출혈을 일으킬 수도 있다.

절차상의 고려사항 (Procedural Considerations)

이 방법은 상처의 세척 과정에서 매일 사용하게 된다. 상처에 느슨하고 습기가 있는 괴사조직이 더 이상 존재하지 않거나 괴사조직이 마르고 딱딱해지면 중지해야 한다. 거즈를 상처의 가장자리를 따라 마찰시키는 부드러운 조직제거와 진행성 상피세포(advancing epithelial cells)는 상처 모서리부분이 충분히 차오를 때까지 마모를 막도록 도와준다. 이는 통증이 있으므로 진행성 상피세포가 충분해질 때까지 하루에 한 번만 실시한다.

습건식 드레싱(Wet-to-Dry Dressing)

습건식(wet-to-dry) 드레싱은 조직제거의 비선택적인 방법이다. 적절하게 행해진다면, 괴사조직은 습식 거즈 드레싱에 부착되어, 드레싱이 건조되면 거즈에 유착되어 거즈를 상처에서 세거할 때 떨어져나온디. 이러한 형태의 조직제거방법에는 단점이 많이 있다. 육아조직이 있을 때 이방법을 쓰면 괴사조직뿐만 아니라, 육아조직의 일부까지 함께 제거된다. 이러한 기계적 조직제거로인해 짓무름, 출혈, 통증등이 발생할 수도 있다. 그러나, 한 소규모의 연구에서, 큰 기공(pore)의, 100% 면으로 된 부직포 스폰지를 사용하면 작은 기공의 스폰지로 괴사조직을 제거하는 것보다 더욱 효과적이라고 제안하였다. 또 하나의 단점은 습식 상처치유와 상처 치료준비에 금기가 되는, 상처의 건조이다. 또한 이 방법은 다른 조직제거방법에 비해 더욱 시간집약적이며 비용이 비싸다.

적응증, 금기증, 그리고 주의사항 (Indications, Contraindications, and Precautions)

습건식 드레싱은 괴사조직을 제거하는 것의 이점이 해로운 건강한 조직의 위험보다 클 때 사용한다. 이는 괴사조직이 직물 거즈에 잘 부탁될 수 있을 때 더욱 효과적이다. 상처의 기저부에 육아조직이 50%이상 자라게 되면 추천하지 않는다. 또한 항응고 치료중인 환자에게도 사용하지 않는다. 건강한 육아조직에 손상을 주기 때문에, 대부분의 전문가는 다른 방법의 조직제거와 드레싱을 선택하도록 권고한다.

절차상의 고려사항 (Procedural Considerations)

시술 시 통증을 조절하고 환자의 인내를 위해 전투약(premedication)이 필요하다. 습건식 드레싱은 일반적으로 매 12시간마다 교환하거나 드레싱이 건조하면 교환한다. 이러한 드레싱 방법을 대체하기 위해 매 8시간마다 드레싱을 교체하여 습기가 남아 있어 제거할 때 통증을 덜하도록 한다. 제거하기 전에 드레싱에 다시 수분을 더하거나, 습윤(wet-to-moist) 드레싱의 방법을 사용하여 통증을 최소화하고 상피세포와 육아조직의 손상을 줄여준다. 하지만, 기계적 조직제거는 효과적이지 못하며 상처주변이 짓무를 수 있다.

수치료(Hydrotherapy)

기계적 괴사조직의 범주 안에는 여러 형태의 수치료가 있다. 이러한 방법에는 회전욕(whirlpool), 주사와 바늘 관주(irrigation), 분사세척(jet lavage), 흡인을 사용한 맥동성 세척(pulsatile lavage) 등이 있다.

회전욕 (Whirlpool)

역사적으로 상처를 ***회전욕***에 담그는 것은 상처의 조직제거를 위해 가장 흔히 사용하는 수치료 방법이다(그림 11.19). 지난 10년간 그 근거가 부족하고 더욱 새롭고 효과적인 관주 시스템과 기계적 조직제거방법이 있어 사용이 감소하고 있다. 회전욕은 물이 채워진 수조(tank)에 손상된 신체 부분을 침수시키는 것이다. 터빈이 물을 휘젓기 위해 공기와 물을 혼합하게 된다. 따뜻한 회전욕이 순환을 증가시킨다고 알려져 있지만, 회전이 강하면 육아조직에 좋지는 않다. 가능하다면, 상처를 터빈의 공기에 직접적으로 노출시키는 것은 피하도록 한다.

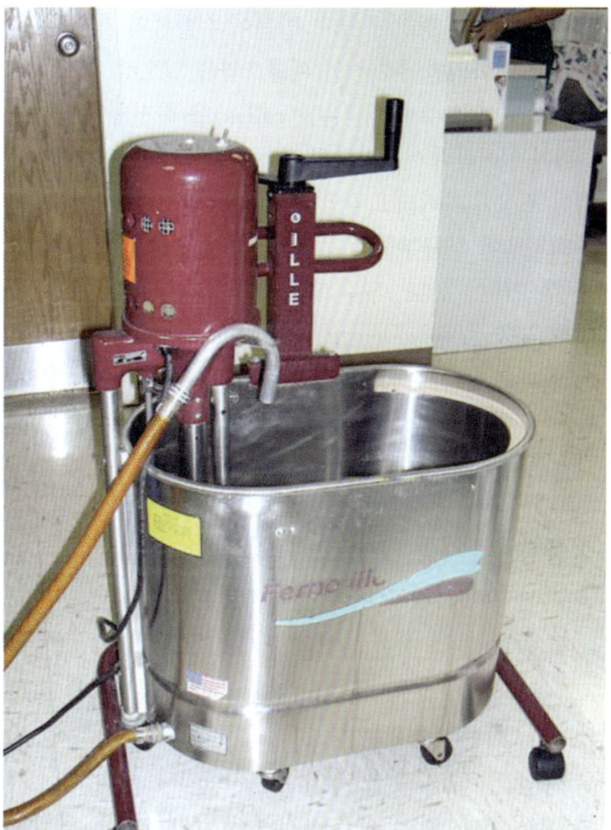

그림 11.19 *팔다리용 회전욕.*

회전욕의 가장 큰 단점은 터빈에서 나오는 힘과 상처에 가해지는 압력을 조절할 수 없다는 것이다. 1994년 보건정책 및 연구기관(Agency for Health Care Policy and Research: AHCPR)은 안전한 관주 충격 압력을 4–15 평방인치당 파운드(pound per square inch: psi)로 정하였다.[22] 수치료 탱크 안의 신체에 터빈이 생산하는 정확한 힘은 알수 없으나, 이를 넘지 않도록 추정하며 특히 팔다리가 터빈에 접촉하지 않도록 한다. 동물 연구에 따르면, 15psi 이상의 힘은 세균이 조직 안으로 더 깊게 침투할 수 있다고 하였다.[23] 회전욕은 생존할 수 있는 조직과 생존 불가능한 조직 모두에 잠재적으로 영향을 미칠 수 있어 조직제거의 비선택적 방법으로 고려한다.

회전욕을 사용하는 수치료의 또 다른 단점은 팔다리가 중력에 의존한 위치로 두어야 한다는 것이다. 이러한 자세는 먼쪽 팔다리의 부종이 있는 환자에게는 역효과를 가져온다. 이러한 환자들에게는 주사기와 바늘 관주 또는 맥동성 세척을 사용하는 다른 방법들이 더욱 분별 있는 방법이다.

회전욕은 상처와 주변피부에 수분을 과다하게 주거나 짓무르게 하는 경향이 있다. 발톱이나 발톱의 기저부, 틈새등이 연화되면 추가적인 세균오염을 일으킬 수 있다.[11] 신경병성 궤양 주변의 굳은살(callus)을 회전욕에 담그면 연화가 일어나며 이로인해 못 아래에 습기가 과도하게 축적되어 조직이 파괴되고 감염까지 일으킬 수 있다.

회전욕이 세균부하를 감소시키기는 하지만, 교차감염을 우려해야 한다. 많은 연구에서 회전욕의 사용으로 인해 *녹농균(pseudomonas aerugainosa)*의 감염의 우려가 있다고 한다.[24-26] 오염 위험은 나이, 질병 피부의 온도, 증가된 수분 등과 관련한 숙주의 감수성에 영향을 미친다.[24-26]

적응증, 금기증, 그리고 주의사항 (Indications, Contraindications, and Precautions)

회전욕의 기본적인 목적은 괴사조직의 악취를 제거하고, 침수시켜 느슨하게 하고 유착조직을 부드럽게 하는 것이다. 회전욕 치료는 상처에 느슨한 유착 괴사조직, 삼출물, 조직파편이 있을 때 탁월한 치료이다. 또한 화상 치료 시 두꺼운 국소연고를 제거할 때도 사용한다. 유착된 괴사, 가피, 또는 섬유소성 조직에는 효과적이지 않다. 괴사조직을 부드럽고 느슨하게 하기 위한 회전욕은 도구를 이용한 조직제거, 효소, 또는 자가용해 조직제거 등의 다른 형태의 제거방법 후에 사용한다.

회전욕은 심혈관계 또는 호흡계 기능의 손상 환자, 급성 정맥염 또는 신부전, 인지장애, 무반응성, 혼수상태의 환자들에게는 금기이다. 또한 건성 괴저를 습식 괴저로 바꾸어 감염을 퍼뜨릴 위험이 커 금기이다. 또한 기능과 감각기능이 손상된 신경병성 발을 담그는 것도 금기이다. 신경병성 발을 물에 담그면 굳은살(callus)이 연화되어 감염의 위험이 커진다. 중증의 동맥부전 또는 허혈로 인한 상처는 회전욕에 두면 안 된다. 상처 주변의 피부가 짓무르거나 팔다리의 부종이 있는 환자도 회전욕 치료에는 금기이다. 그리고 장과 방광의 요실금이 있는 환자에게도 전신 회전욕 치료는 금기이다(표 11.4)

다음 환자에게 회전욕을 사용할 때는 주의해야 한다. : 깨끗하고 육아중인 상처 또는 상피조직, 새로운 피부이식, 새로운 피부판(flap), 정맥부전이 있는 환자를 팔다리에 부종이 심해질 수 있는 위치로 두는 것. 감각손상이 있는 환자도 화상의 위험이 있다.

> **핵심 11.6**
>
> 회전욕 치료는 심혈관 또는 허파기능, 건성 괴저, 허혈성 상처, 신경병성 상처에는 금기이다.

절차상의 고려사항 (Procedural Considerations)

회전욕은 크기에 따라 다양하며, 환자의 팔다리용이 있고 또 환자의 전신을 위해 리프트를 사용할 만큼의 큰 회전욕도 있다. 침수하기에 충분할 만큼 크기도 하다. 회전욕은 수돗물로 채워야 한다. 수조는 사용할 때마다 승인된 소독제를 사용하여 철저하게 소독한다. 첨가제는 필요하지 않으나 가끔 처방하기도 한다. 포비돈 요오드, 클로라마인 T(Chlorazine®), 치아염소산 나트륨(sodium hypochlorite) 등의 회전욕 첨가제는 건강한 조직에 세포독성이 있어 권장하지는 않는다.[22] 살균제의 사용에 대해서는 본 장의 뒷부분의 효소와 화학 조직제거에서 논의할 것이다.

물의 온도는 반드시 미온(tepid, 80–92℉)에서 중온(92–96℉)으로 한다. 미온의 범위는 팔다리의 혈관수축과 관련이 있어, 상처에 냉기를 주고 응고와 치유를 늦춘다.[27]

표 11-4 회전욕을 이용한 조직제거의 금기증과 주의사항

금기증	주의사항
심혈관계 또는 허파계 기능 손상	깨끗하고 육아된 상처
급성 정맥염	새로운 피부이식 또는 피판
신부전	정맥 이상이 있는 상처
인지 손상, 무반응 또는 혼수상태	먼쪽 팔다리의 부종
건성 괴저	감각 손상
신경병성 발	당뇨성 궤양/굳은살
중증 동맥성 질환/허혈	
이미 짓무른 조직	
요실금 (전신욕 시)	

이는 정맥성 질환을 가진 환자들에게 더욱 적절한 온도로, 따뜻한 온도는 과도한 혈관확장을 일으키기 때문이다. 온도가 신체의 중심 온도(98°F)에 유지될 때는 세포 기능이 강화되고 적절한 조직 치유가 일어난다.[28] 회전욕 치료를 받는 환자들은 온도에 대한 전신 반응이 있는지 주의 깊게 관찰한다. 열반응은 심박수와 호흡률을 증가시키고 진정작용, 진통, 근육 이완 등이다. 98°F를 넘는 온도는 심혈관 기능이 좋지 않은 환자에게는 너무 많은 스트레스를 줄수 있으므로 피해야 하며 특히 전신을 침수하는 것은 좋지 않다. 따뜻한 온도는 감각기능 손상환자와 심혈관기능 손상환자 또한 열을 효과적으로 방산할 수 없으므로 피해야 한다. 환자는 정신 상태나 두통이 발생하는지 관찰해야 한다.

회전욕을 설치하고 소독할 때는 노동이 많이 드는 일이다. 팔다리용 수조는 30 갤런 이상의 물이 필요하며 전신치료용 수조는 425갤론 이상의 물이 필요하다. 한 번 물을 배수하고 나면, 삼출물이나 떨어져나온 조직들이 수조 가장자리 주변에 보인다. 수조는 소독제로 철저하게 청소해야 한다. *녹농균* 등의 특정 균이 보이는 것은 교반기, 파이프, 배수구 등의 구성물에 적절한 세척을 하지 않았다는 것이다. 교반기가 작동하는 동안 회전욕에서 발생하는 수증기를 통해 의자, 마룻바닥, 씽크대 등의 주변 환경이 오염될 수도 있다.

물 근처의 전기제품의 안전을 확인하는 것은 치료실가까이에 있는 직원들이 명심해야 할 사항이다. 환자와 의사들이 회전욕에 드나들 때는 마룻바닥이 미끄러워 위험할 수 있으므로 주의해야 한다.

빈도와 기간 (Frequency and Duration)

회전욕 치료는 5–20분간 적용하며 환자의 의학적 상태와 상처의 종류에 따라 다르다. 회전욕치료는 일반적으로 상처를 세척하고, 악취제거 및 조직제거를 위해 하루에 한 번이면 충분하다. 회전욕을 사용하여 더욱 자주 세척하고 괴사조직을 제거하는 것은 내인성 효소와 치유조직을 방해할 수 있다. 치료는 수일에서 수주간 지속하지만 상처의 바닥부가 50% 이상 육아되거나 치유의 징후가 나타나지 않을 때는 중단한다.

감염 통제 (Infection Control)

표준 OSHA 주의점과 감염 통제 정책을 따라야 한다. 회전욕의 진동으로 발생하는 물방울의 흡입을 막기 위해 마스크를 착용하는 것이 적절하다. 방수가 되는 가운, 머리덮개, 신발커버, 장갑, 안면 보호대를 사용하여 회전욕을 청소하거나 치료를 관리할 때 보호하도록 한다. 모든 개인용 보호장비(PPE)는 각 환자와의 접촉 후에는 교환하거나 소독해야 한다.

주사기와 바늘 관주 (Syringe and Needle Irrigation)

역학적 조직제거를 위한 수치료에는 19게이지의 바늘이 있는 35 ml 주사기 또는 혈관 카테터를 사용한다. 바늘 또는 카테터는 상처를 씻어내고 표면의 세균오염을 줄이기 위해 90°로 잡는다. 중력에 의한 주사기 배출로 식염수 또는 기타 국소 관주제를 사용한다.

적응증, 금기증, 그리고 주의사항 (Indications, Contraindications, and Precautions)

이 방법은 깨끗한 상처, 작은 감염상처 그리고 느슨한 딱지가 있는 상처에 사용한다. 딱딱한 가피가 있거나 유착성 섬유소가 있는 상처에는 이러한 조직을 침투하기에는 가해지는 압력이 너무 낮기 때문에 적절하지 않다.

절차상의 고려사항 (Procedural Considerations)

조심스럽게 위치를 잡아, 관주액이 떨어져 환자의 침대를 젖게 하지 않기 위해 대야를 사용한다. 이 방법은 일반적으로 상처의 느슨한 딱지나 괴사조직이 완전히 사라질 때까지 하루에 한번 실시한다. 주요 단점은 관주 압력이 거의 8 psi로 침식이 일어난 부위에는 추천하지 않는다. 또한 이 치료에는 흡인(suction)이 없다. 앞서 언급하였듯이, 물이 튈 수 있으므로 적절한 개인용 보호장비의 사용과 감염조절에 대한 주의사항이 필요하다.

분사세척 (Jet Lavage)

분사세척은 WaterPik®(Fort Collins, CO) 등의 장비를 사용하여 관주액에서 나온 압력이 있는 증기를 사용하여 상처에 관주하는 것이다. 앞서 언급한 기계적 조직제거방법처럼, 이 장비의 목적도 세척, 악취제거, 괴사조직을 제거하는 것이다. 단점은 압력을 조절하는 능력이 가장 낮아 15 psi 이상의 충격압력을 줄 위험이 있다. 기계적 조직제거를 위해 이 장비의 사용이 증가하고는 있지만 이는 물렁조직 상처의 조직제거와 관리를 위해 가장 초기에 사용하는 장비 중의 하나이다. 또한 맥동성 세척(pulsatile lavage)으로 시스템을 변경해 나가야 한다는 것을 기억해야 한다. 새로운 장비들을 통해 충격 압력과 오염비말을 조절하는 능력을 증진시키고, 진공 석션 메커니즘으로 육아조직 형성을 자극시켜 분사세척의 많은 단점들을 줄이고 있다.

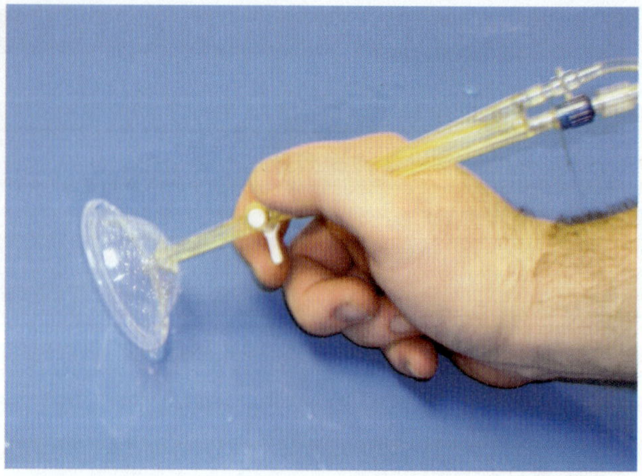

그림 11.20 *Jetox-ND 기구. (Courtesy of DeRoyal, Powell, TN)*

분사세척은 또한 압력과 함께 산소와 식염수를 사용한다. Jetox-ND®(DeRoya, Powell, TN) 장비에는 유연성 컵모양의 끝부분이 있어 식염수를 모아 수증기의 형태로 상처를 덮어(그림 11.20) 상처 기저부를 부드럽게 세척하고 괴사조직을 제거한다.

Versajet®(Smith & Nephes, London, UK) 등의 높은 속도의 분사세척 시스템은 유착된 딱지와 섬유소를 제거하기 위한 hydrosurgery에 사용한다. 이러한 시스템은 1,500에서 2,000 psi의 수압으로 조직을 절게 하고 오염조직을 제거한다.

적응증, 금기증, 그리고 주의사항 (Indications, Contraindications, and Precautions)

WaterPik는 구강 세척기로 사용하기 쉬우나, 오염된 느슨한 괴사조직을 기계적으로 제거하기위해서도 사용하고 있다. 딱딱한 가피나 유착된 섬유소를 제거하거나 부드럽게 하기에는 적당하지 않다. Jetox-ND는 당뇨성 욕창, 정맥성 궤양, 화상 등의 조직제거와 세척에 적당하다.

절차상의 고려사항 (Procedural Considerations)

WaterPik 장비는 압력을 6 psi 정도인 1번 세팅으로 가장 낮게 하여 사용해야 하는 것이 가장 중요하다. 3번 세팅에서는 42 psi이며, 5번 세팅에서는 50 psi 이상이다.[19] 연구에서는 높은 압력에서는 육아조직과 상피조직이 손상 받을 수 있으며, 세균이 상처 깊이 침투할 수도 있다.[23] 이 장비에는 흡인 장치가 없다. 그러므로 앞서 언급하였

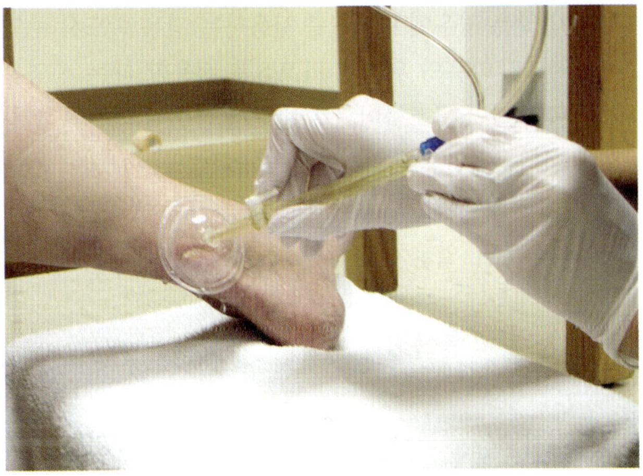

그림 11.21 *분사세척(jet lavage)장비의 관주 압력을 변화하는 것은 산소의 압력변화로 조절한다.*

던 개인보호장비(PPE)를 사용하여 비말의 위험에 대비한다. 또한 이 장비들은 환자의 치료 후 정기적으로 소독하여 교차감염을 피한다.

Jetox 장비의 압력은 산소의 공급으로 인한 압력의 변화에 따라 조절할 수 있다(그림 11.21). 예를 들어, 9 L/min은 4 psi와 같으며, 15 L/min은 12 psi와 같다. DeRoyal 역시 Jetox-HDC®로 분류하며, 산소와 식염수를 흡인 장치와 함께 제공하게 된다. 이 장비에는 효용성과 분무에 대한 연구가 아직 나와 있지 않다.

흡인을 동반한 맥동성 세척 (Pulsatile Lavage with Suction)

흡인을 동반한 맥동성 세척(PLWS)은 역학적 에너지를 조직제거술에 사용하는 것으로, 세척과 조직제거에 수압을 이용하며 동시에 진공(흡인)을 사용하여 관주용액, 삼출물, 미생물, 부스러기 등을 제거하는 것이다. 이 장비는 1980년대 수술절차시 관주를 할 때 수술실에서 의사들이 처음 사용하였다. 1990년대말, PLWS는 물리치료이며 압력이 있는 관주와 흡인을 함께 적용하여 가피를 제거하고 상처 가장자리의 세균과 삼출물을 제거하였다.

상처 치유에서의 PLWS의 장점 중 하나의 원리는 관주에서 나오는 양압은 상처를 세척하고 음압은 흡인을 하여 육아조직 형성을 돕는다는 것이다. Haynes 등에 의한 중요한 연구에서, 회전욕 치료를 받은 환자에게서는 육아조직이 4.8% 증가하였으며, PLWS를 받은 환자는 육아조직 형성이 12.2% 증가하였다고 보고하였다. 비록 대상자의 수가 적고(13명) 상처의 폐쇄 속도에 영향을 주는 많은 변수에 대해 인용하였지만, 연구자들은 회전욕 치료를 받은 그룹에 비해 PLWS를 받은 그룹이 평균적으로 상처의 폐쇄속도가 빨랐다고 결론을 내렸다.[29] 이러한 사실에 대해서는 추가 연구가 필요하다.

상처치유 준비를 위한 PLWS의 장점에 관한 또 다른 그럴듯한 이론은 역학적 관주가 상처표면의 미생물 숫자를 낮춘다는 것이다.[30] 물렁조직과 뼈를 세척함으로써 세균이 감소된다는 문헌이 일부 존재한다. Bhandari 등은 관주가 맥동으로 적용하는 것이 물렁조직에 자극을 주게 되고 그로인해 미립자와 세균이 이동하게 된다는 이론을 세웠다.[31] 또 다른 이들도 관주의 압력에 의해 세균이 효과적으로 감소한다고 믿었다.[32] Anglen 등은 세균 제거의 효과가 관주 시스템과 상처의 환경, 그리고 세균의 종류에 따라 상호작용하게 된다고 결론지었다.[30] 그러나, 연구자들은 압력이 너무 높으면 숙주의 면역력을 손상시켜 높은 면역 잠재력을 이끌게 된다고 하였다.[23] 이 분야에 대한 많은 연구들이 정형외과 분야를 근거로 하였으며 인간의 상처 대신 동물시험을 실시한 것이다. 문헌에 의하면 맥동성 세척이 압력을 통해 관주 용액을 전달하는 것이라고 하였으나 대부분의 연구에서 충격압력 또는 흡인을 구체적으로 표시하지는 않았다.

Hassinger 등은 맥동성 세척의 사용을 통한 세균의 증식에 대한 효과와 고압의 맥동석 세척과 저압의 중력 흐름 세척 후의 물렁조직으로의 세균침투 깊이에 대해 연구하였다. 그 결과 각 세척 그룹 모두 대조군에 비해 침투 깊이가 증가하였다($P<0.05$).[23] 고압 세척은 저압의 세척보다 침투 깊이가 더욱 증가되었다($P<0.05$).[23] 이 연구에서, 저압은 3 psi였고, 고압 맥동성 세척의 압력은 일정하지 않았다.

상처 관리를 위한 세척 시 현재의 가이드라인은 적절한 조직제거를 위한 효과적인 압력 수준은 15-25 psi라고 한다.[33-34] 1 psi의 관주 시 48.6%의 세균을 제거하는 것에 비해 15 psi의 관주는 오염된 상처의 84.8%의 세균을 제거하게 된다.[33-34] PLWS에 대한 연구의 대부분은 사례연구의 형태로 무작위 임상시험이 더욱 필요할 것이다. 추가로 연구가 발표될 때까지는 안전한 충격압력은 4-15 psi로 정해둔다.[22]

PLWS의 기계적 효과로서 음압 상처치료는 세균 부하를 상당히 줄여주는 것으로 나타났다.[35-36] Morykwas 등은 겨우 4일만의 음압 상처치료 후 돼지의 조직 박테리아의 수가 상당히 감소한 것을 증명하였다(P<0.05). PLWS에 의해 생성되는 것과 비슷한 진공압력을 사용한 결과(60-100 mmHg), PLWS의 흡인 효과가 관주보다 더욱 효과적으로 상처의 세균 부하를 감소시키는 것으로 나타났다.

Morykwas 등에 의한 추가연구에서 음압상처치료에서 보여지는 흡인압력의 효과는 흡인보조 폐쇄치료법(vaccum-assisted closure: V.A.C)(KCI, San Antonio, TX)처럼, 더욱 빨리 상처의 육아조직을 형성한다.[36] 이론적으로, PLWS에 사용하는 흡인 또는 진공압력은 육아조직 형성을 촉진한다고 한다.[36-37]

적응증, 금기증, 그리고 주의사항 (Indications, Contraindications, and Precautions)

PLWS는 정맥부전 궤양, 신경병성 궤양, 욕창, 수술 후 상처, 감염된 상처, 부분 두께 피부이식술, 근막절개술 등에 사용한다.[38] PLWS는 감염상처, 괴사 상처, 육아중인 상처에도 적절하다. PLWS 장비의 특수 국소장치를 사용하여 관 또는 움푹 파인 곳 등을 관주할 때 더 안전하고 효과적으로 사용할 수 있도록 하였다.[38] 회전욕 치료에 비해 PLWS 장점은 팔다리를 적절히 올려서 사용할 수 있으며 세척을 특정 부위에만 사용할 수 있다는 것이다. 특히 부종이 있는 팔다리 또는 정맥부전 궤양이 있는 환자에게 좋다. PLWS는 엉치뼈 궤양처럼 전신을 침수하지 않고는 회전욕을 사용하기 힘든 경우에 좋다. 또한 회전욕과 마찬가지로 상처를 관주하기 위한 수치료 방법의 선택은 열이있거나 요실금 또는 인지기능이 퇴화된 환자에게는 금기이다. PLWS는 당뇨, 구축, 모니터 장비가 있는 경우, 격리주의 중인 환자 등 상처의 세척이 어려운 환자에게도 사용할 수 있다. 또한 병실이나 침실에서도 사용할 수 있다.

PLWS에는 금기증은 알려져 있지 않다. 경험 있는 의사는 누관(fistula), 노출된 강 안층(cavity lining), 체강 안으로 긴 터널이 있는 상처 등의 복합 상처를 치료하기 위해 사용한다.

PLWS를 사용할 때는 많은 주의사항이 있다. 다른 조직제거방법과 마찬가지로, 시술 전 해당부위의 해부학을 반드시 알고 있어야 한다. 감각이 없는 부위, 항응고제를 복용중인 환자, 상처에 터널이 있거나 패여 있어 완전히 보이지 않는 경우에 PLWS를 사용하는 경우 반드시 주의해야 한다. 다음의 위치에 PLWS를 적용할 때는 생명유지에 필수적인 구조물이므로 반드시 숙련된 의사를 배치해야 한다; 강 안층에 가까울 때(심장막 또는 배막); 최근의 바이패스 부위; 노출된 뼈, 힘줄, 또는 혈관; 최근의 피부이식부위; 얼굴 상처.

절차상의 고려사항 (Procedural Considerations)

물리치료사는 해부학과 생리학에 대한 지식 기반이 확고하므로, 상처 준비와 조직제거를 위해 PLWS를 사용하기에 이상적이다. 그럼에도 불구하고, 복잡한 상황에 처음으로 관주를 할 때는 의사를 배치할 것을 권고한다. 치료는 환자가 시술 시 통증이 증가할 경우 중단해야 한다. 또한 치료시 출혈이 있을 경우 중단한다.

Davol Inc, Stryker Instruments, Zimmer Inc.의 3회사가 현재 흡인이 있는 맥동성 세척 기구를 만들어 판매하고 있다(그림 11.22, 11.23, 11.24). 각 제품은 그 테크닉, 장치, 결과가 조금씩 다르다. 세 장비 모두 손잡이 조절장치, 배터리, 튜브, 식염수 주머니로 구성된다. 상처를 치료하는 시기에는 전원이 공급되거나 휴대용 흡인장치,

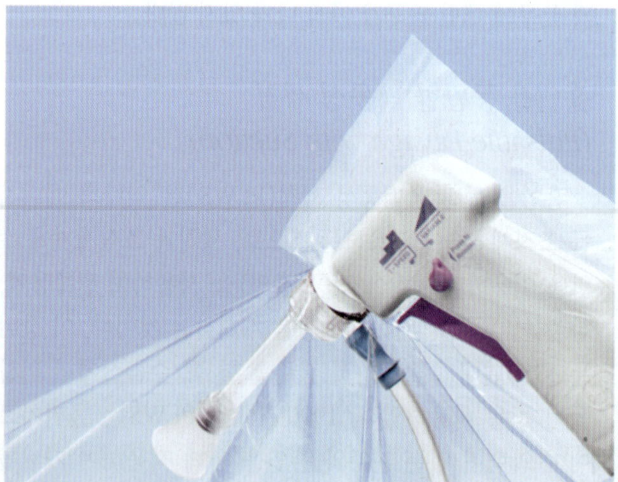

그림 11.22 *비말 보호막이 있는 Simpulse®, Varicare® System. (출처: davol Inc., cranston, RI)*

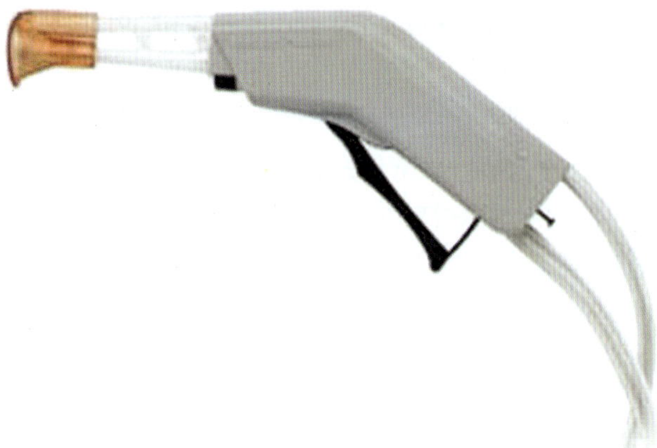

그림 11.23 *SurgiLav. (출처: Stryker Instruments, Kalamazoo, MI)*

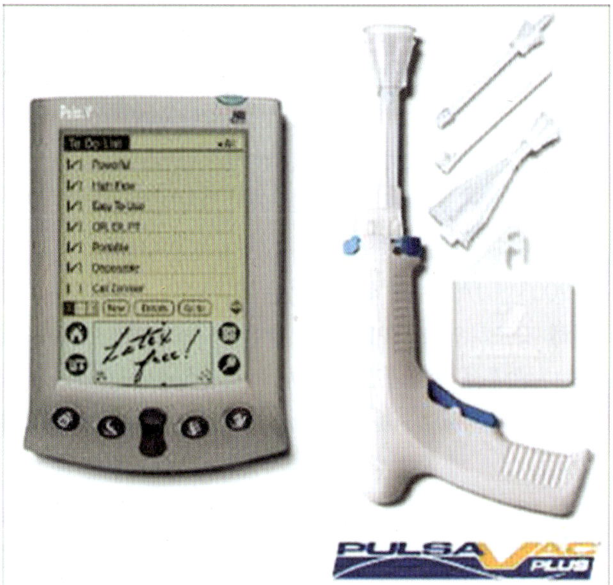

그림 11.24 *Pulsavac Plus. (출처: Zimmer, Inc., Warsaw, IN)*

조절기, 식염수(0.9% 염화나트륨), 그리고 치료 시술 시 물받이 등이 필요하다.

평방인치당 파운드(pound per square inch: psi)**의 충격압력.** PLWS를 사용할 때 중요하게 고려해야 할 사항은 치료 시 관주의 압력을 조절할 수 있는가이다. 이상적인 충격압력은 1 psi씩 증가시킬 수 있어야 한다. 보건 정책 및 연구기관(Agency for Health Care Policy and Research: AHCPR) 가이드라인에서는 안전한 관주압력을 4–15 psi라고 권장하고 있다.[22] 대부분의 상처는 8–12psi 정도면 충분히 세척되고 괴사조직을 제거할 수 있다.[19] 굴(tunnel)은 압력을 2–6 psi로 하여 더욱 조심스럽게 치료해야 한다.[19] 감염된 상처의 세균 수준을 감소시키기 위해서는 12–15 psi로 적용한다. 또한 삼출물이나 괴사조직이 많을 경우에도 12–15 psi로 적용한다.[19] 15 psi 이상의 관주압력이 필요한 경우는 의사를 배치해야 한다. 의료기록에 충격압력을 기록하는 것이 중요하다.

핵심 11.7

보건 정책 및 연구기관(Agency for Health Care Policy and Research: AHCPR) 가이드라인에서는 안전한 관주압력을 4–15 psi라고 권장하고 있다. 대부분의 상처는 8–12 psi 정도면 충분히 세척하고 괴사조직을 제거할 수 있다.[19] 관(tunnel)은 압력을 2–6 psi로 하여 더욱 조심스럽게 치료해야 한다.[19] 감염된 상처의 세균 수준을 감소시키기 위해서는 12–15 psi로 적용한다. 또한 삼출물이나 괴사조직이 많을 경우에도 12–15 psi로 적용한다.[19]

관주 전달물질(Irrigation delivery). 선호하는 관주 용액은 생리식염수(0.9% 염화나트륨)이다. 의사의 판단에 따라 항생제 또는 항균 용액을 첨가할 수도 있다. 식염수는 39–41℃로 데워야 한다. 사용하는 생리식염수의 개수는 상처의 크기와 세척하는 양과 조직제거가 필요한 만큼에 따라 달라진다.

PLWS 장비를 사용하기 위해 각각의 기구에는 치료 도구의 팁(tip)을 다양하게 교환할 수 있다. 대부분의 장비는 수술실에서 의사가 사용한다. 물리치료사도 상처 표면을 치료하기 위한 비말 보호용 팁과 굴(tunnel)과 패인 곳의 상처를 위한 길고 유연한 팁을 사용하여 환자의 상처를 효과적으로 세척하고 괴사조직을 제거할 수 있다. 비말보호용 팁을 사용할 때는 원하는 만큼의 흡인 효과와 음압효과를 얻기 위해 상처에 완전히 접촉 유지하는 것이 중요하다. 치료하는 동안 팁은 치료사의 손가락을 사용하여 상처의 윤곽에 맞추도록 한다(그림 11.25). 치료사는 흡인이 한 부위에 너무 강하게 적용될 때는 흡인을 줄여야 한다. 길고 유연한 팁은 굴(tunnel)과 강 내로 삽입하여 사용한다. 지속적으로 삽입하여 삼출물과 느슨한 괴사조직들을 흡인해야 한다. 길고 유연한 팁은 시술 시 삽입한 깊이를 알기 위해 센티미터 단위로 표시가 되어 있다. 한 번의 치료 세션에 한 환자의 여러 상처에는 같은 팁을 사용할 수 있다. 이러한 경우, 괴사조직이 가장 적은 상처

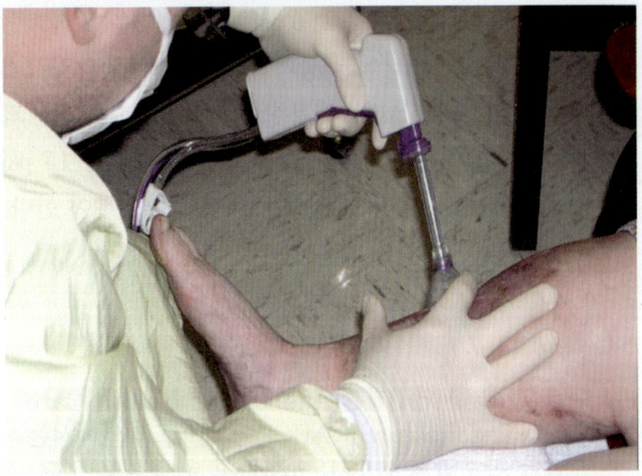

그림 11.25 *PLWS 치료 중 상처표면 전체에 완전히 접촉하기위해 물리치료사의 손가락으로 윤곽을 맞추고 있다.*

부터 먼저 치료하도록 한다.

흡인(suction). 흡인 조절기는 지속모드에서 60-100 mmHg로 세팅되어있다. 상처가 혈관, 굴(tunnel), 움푹 패인 부위 또는 강 안쪽에 있을 때는 낮은 범위의 흡인을 사용한다. 출혈이 있거나 환자가 통증이 증가한다고 호소하면 흡인을 줄여야한다.

일회용(single use only). FDA와 OSHA에서는 의사가 PLWS를 실시할 때 "일회용으로 사용할 것(single use only)"을 지시하고 있다. 제품이 한번이상 사용되면, PLWS는 조사를 해야 하며 보상도 부라능하다. Davol과 Stryker에 의한 흡인 전환기를 제외한 모든 흡인 장비는 1회용으로 사용한 후 일회용 비닐가방에 생물학적 위험 표시를 하여 폐기한다. 일회용 흡인통은 폐기하기전 비우도록 한다.

Davol과 Stryker에 의한 흡인 전환기는 같은 환자에게 여러번 사용할수 있도록 핸드피스가 달려 있으며 각 치료 회기마다 새로운 팁을 달아준다. 이것이 가능한 이유는 이 흡인 메커니즘이 상처의 유출물을 핸드피스의 내부를 통하지 않도록 하기 때문이다. 핸드피스를 반드시 깨끗이 닦아 환자의 이름을 표시한 후 다음 치료 시까지 적당히 담아 보관한다. 같은 장비를 재사용하는 것은 5회 또는 1주일까지로 권고하지만 이는 병원의 감염 조절정책에 따라 다양하다. 배터리가 감소하면 진공 압력의 효과[38]도 감소하게 된다.

일회용 장비의 일부는 재사용이 가능하다.[19] 비닐 용구함과 잠금핀은 재사용할 수 있다. 배터리는 핸드피스에서 제거하여 다른 장비에 쓸 수 있다.

빈도와 기간(Frequency and duration). 이상적으로 괴사조직이 50% 이하인 상처는 매일 PLWS로 치료하도록 한다.[19] 생존할 수 없는 조직이 50% 이상이거나 삼출물이 많을 경우는 PLWS를 주 2회 실시한다.[19] 상처의 기저부가 완전히 육아되면 치료는 주 1~2회로 감소한다. 숙련된 임상가의 연구에 의하면 적절히 사용하는 경우, PLSW는 육아조직을 파괴하지는 않는다고 한다. 이에 대해 추가연구가 필요할 것이다. PLWS는 1주일 후에도 괴사조직이 감소하지 않거나 육아 또는 상피조직이 증가하지 않을 경우는 중단해야 한다.[19]

감염조절(Infection control). PLWS 관리 동안에는 모든 OSHA 감염 조절 가이드라인과 시설정책을 따라야 한다. 시술 전,후에는 손씻기를 올바르게 해야 한다.

2002년 Loehne 등은 PLWS 동안의 미생물의 분무에 대해 설명하였다. PLSW 치료 후 치료실 내에서 8 feet까지 떨어진 곳까지 미생물이 발견되었다고 한다.[39,40] 결과적으로, 환자를 치료할 때는 문과 벽으로 닫혀 있는 1인실에서 실시하도록 한다. 커텐으로 되어 있거나 열려 있는 공간은 허용하지 않는다.[40]

2003년 JAMA의 연구에서는 PLSW와 세균의 분무에 대해 강조하였다.[41] PLWS를 받은 환자의 코호트 연구에서 *다제내성 아시네토박터 바우마니균(multidrug-resistant acinetobacter baumannii)*의 발생이 미국 병원에서 일어났다.[41] 세균의 전염은 적절하지 못한 개인용 보호용구와 맥동성 세척 시술과정 동안의 세균의 분무와 관련이 있다. 그 결과, 질병관리 및 예방 본부(CDC)에서는 이 기술을 사용할 때 감염이 병원내 전파하는 것을 예방하기 위한 엄격한 감염조절 가이드라인을 내세웠다(글상자 11-1). 새로운 가이드라인 이후, 추가적 세균의 전파는 보고되지 않고 있다.

치료 중에는 승인된 직원만이 치료실 내에 허락된다. 가족 및 친지는 시술기간 중 나가 있도록 한다. 직원들은 적절한 개인보호용구인 얼굴 마스크, 머리커버(귀를 덮는), 긴소매가 있는 방수 가운, 방수가 되는 신발커버, 가운의 소매를 덮는 장갑을 사용한다. 새로운 가이드라인에는 환자들을 위한 수술용 마스크를 사용하도록 한다. 치료절차 중에는 치료실 내의 모든 다른 물품은 수건으로 덮어 두어야 한다. 분무된 혈액이나 체액에 노출된 모든 린넨은 모두 폐기한다. 치료에 사용된 모든 평지, 들것, 휠체어, 카트는 치료 후에는 소독제로 청소해야 한다.

글상자 11.1 흡인을 동반하는 맥동성 세척(pulsatile lavage)시의 감염 통제 가이드라인

- 환자를 치료할 때는 벽과 문이 닫힌 1인실에서 치료한다.
- 치료실 내의 모든 다른 물품과 환자의 소지품은 수건으로 덮어둔다.
- 치료하지 않은 상처도 덮어둔다.
- 환자에게 수술용 마스크를 착용하도록 한다.
- 흡인을 동반하는 맥동성 세척(PLWS) 치료 동안에는 가족과 방에 있을 수 없다.
- 직원들은 얼굴 마스크, 머리커버, 방수가운, 방수가 되는 신발커버, 장갑 등의 적절한 개인용 보호장비(PPE)를 작용하도록 한다.
- 기구와 오염된 린넨은 적절한 용기에 처분한다.
- 일회용 물품을 재사용하지 않는다.
- 치료 후에는 평지, 들것, 휠체어, 카트는 철저하게 소독한다.

핵심 11.8

PLWS 치료는 문과 벽으로 닫혀있는 1인실에서 실시하도록 한다. 커텐으로 되어 있거나 열려있는 공간은 허용하지 않는다.[40]

음압 상처치료 (Negative-Pressure Wound Therapy)

기계적 치료의 또 다른 형태로는 *음압상처치료(NPWT)*가 있다. 이는 컴퓨터화된 진공펌프를 통해 거즈드레싱으로 직접 상처 기저부에 음압을 적용하는 것이다. 음압 드레싱 시스템은 폐색되거나 봉합된 상처 아래의 습윤상처환경의 괴사조직을 제거하거나 배농을 돕는다. NPWT를 조직 *관류*를[36] 도와 육아조직 형성을 향상하고,[36,37] 세균오염을 감소한다.[35,36] 이 장비에 대한 연구가 최근 증가하여, 이러한 형태의 조직제거는 31장에 따로 다룰 것이다.

자가용해 조직제거 (Autolytic Débridement)

자가용해성 조직제거 또는 자가용해는 괴사조직으로 붕괴된 곳에 신체의 스스로 내인성 효소를 촉진시키기 위한 습윤함유 드레싱을 사용하는 것이다. 자가용해는 신중하게 선택해야하며 최소한의 기술을 필요로한다. 적당한 환경에서는 정상적으로 상처의 체액에 존재하는 대식세포, 중성구, 기타 대식세포가 단백질과 콜라겐 분해효소를 방출하여 죽은 세포를 소화한다. 드레싱은 하이드로겔, 하이드로콜로이드, 투명 필름(transparent film), 알지네이트(alginate) 등을 포함한 적절한 환경을 만들어준다. 이러한 형태의 조직제거는 통증이 없다. 조직제거 방법에 대한 코크란 고찰에서는 당뇨성 궤양을 치료하는 것에는 하이드로겔의 사용이 거즈를 사용하는 것보다 통계적으로 더욱 효과적이라고 하였다.[8,9] 전체적으로 자가용해성 괴사는 모든 괴사조직 방법 중에서 가장 느리며 감염 징후를 면밀히 검사해야 한다.

적응증, 금기증, 그리고 주의사항 (Indications, Contraindications, and Precautions)

자가용해성 조직제거는 보존적인 방법으로, 건조 또는 습윤 괴사상처에 적응이며 다른 집중적인 형태의 조직제거를 참지 못하는 환자에게 좋다. 장기간의 치료시 이상적이며 또는 병원에 자주 방문할 수 있는 가정치료환경 또는 간병인이 쉽게 드레싱을 적용하고 감염의 증상이나 징후를 관찰할 수 있는 경우에 좋다.

자가용해를 위한 폐쇄 드레싱의 사용은 감염의 임상 징후와 증상이 있는 경우는 금기이다. 감염의 연속적인 과정이 나타나면 자가용해성 괴사 조직제거를 중단해야 한다.[42] 습윤 드레싱을 사용하는 자가용해성 조직제거는 건성 괴저가 있는 상처에도 금기이다. 건성 괴저를 습성 괴저로 전환하게 되면 더 깊은 감염이 일어날 위험이 있다. 건성괴저는 건조한 채로 유지해야 한다. 또한 건조하고 동맥부전성 궤양이 있는 환자에게도 주의해야 한다.

절차상의 주의사항 (Procedural Considerations)

딱지 또는 건조한 가피를 재수화하는 것은 하이드로콜로이드 또는 투명필름 등의 습윤함 유드레싱을 적용하여 촉진할 수 있다. 자가용해성 조직제거는 도구를 이용한 조직제거를 위해 딱딱한 가피를 부드럽게 하기 위해 교차

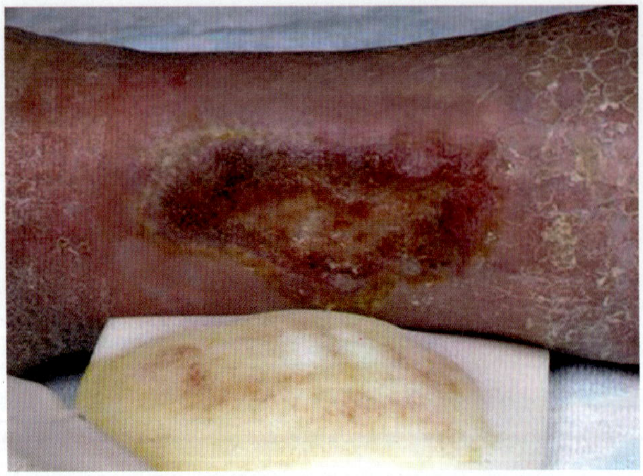

그림 11.26 *자가용해성 조직제거 후 폼드레싱으로 용해한 피부딱지와 삼출물.*

선을 긋는 등의 다른 조직제거방법과 함께 사용하는 경우도 있다. 자가용해성 조직제거의 또 다른 예는 당뇨성 궤양의 습윤환경을 유지하기 위해 하이드로겔을 사용하는 것이다. 자가용해되어 가피가 용해되고 배농 등의 삼출물이 "진한" 삼출물이 되어 드레싱을 제거할 때 희미한 혐기성 악취가 나기도 한다(그림 11.26). 부드럽게 세척하면 느슨한 물질들은 상처에서 쉽게 떨어져 나온다. 투명필름 또는 하이드로콜로이드 등의 수분함유 드레싱을 사용하는 환자와 보호자는 감염의 증상과 징후를 알아볼 수 있도록 교육하여 이러한 증상이 나타나면 바로 의사에게 알리도록 한다. 자가용해 괴사조직 제거를 적용한 후 72시간 후에도 괴사조직에서 변화가 나타나지 않으면 다른 형태의 조직제거방법을 고려해야 한다.[2,11]

효소/화학적 조직제거 (Enzymatic/Chemical Débridement)

*효소 조직제거*는 국소 효소제제를 사용하여 상처 표면의 죽은 조직을 유화하는 것이다. 효소제제는 콜라겐분해효소, 섬유소용해효소, 파파인-요소(papain-urea) 같은 단백질 분해효소 등이 있다. 효소의 종류는 임상적인 상처의 양상에 따라 결정한다. 콜라겐 분해효소는 콜라겐을 선택적으로 소화하여 죽은 조직을 상처의 기저부로 내보낸다. 섬유소 용해효소는 섬유소원을 비활성 상태로 만들어 상처 기저부의 혈관을 팽창시키도록 도움으로써 염증성 반응을 촉진한다. 파파인과 요소는 함께 작용하여 단백질을 변성시키고 상처기저부의 섬유소 소화를 돕는다.[11]

소규모의 여러 연구에서 이러한 각 효소제들의 효과에 대해 비교하였으나 어떤 효소가 가장 효과적인지에 대한 결과가 일치하지는 않는다. 동물 연구에서 섬유소 용해효소를 콜라겐 분해효소와 비교하여 둘다 괴사조직을 감소시키는것에 더욱 효과적이라고 하였다. Alvares 등은 욕창이 있는 21명의 환자에게 콜라겐 분해효소와 단백질용해 효소의 임상효과를 비교하였다. 파파인-요소 효소를 적용한 그룹에서는 콜라겐분해효소를 적용한 그룹에 비해 검은 가피와 섬유소의 양이 더욱 효과적으로 감고한 것으로 나타났다(3주 째 86.5% vs 37.3%, 4주째 95.4% vs 35.8%).[44] 두 효소 모두 섬유소딱지보다는 검은 가피에 더욱 효과적이었다.[44] Ayello 등은 콜라겐 분해효소와 단백질 분해효소에 대한 연구를 요약하여 콜라겐 분해효소는 상처의 기저부에서 작용하기 때문에 효과가 더 느린 것으로 보인다고 하였다.[42] 파파인-요소 제제는 상처의 표면에서 괴사조직을 제거하기 때문에 초기에 더욱 빨리 작용하는 것처럼 보인다.

일반적으로, 효소를 사용한 조직제거는 도구를 이용한 또는 수술적 방법보다 느린 방법이지만, 자가용해성 조직제거방법보다는 더욱 빠르다. 또한 기계적 방법보다 통증이나 외상이 덜하다.

적응증, 금기증, 그리고 주의사항 (Indications, Contraindications, and Precautions)

효소를 사용한 조직제거방법은 상처 기저부의 단백질과 콜라겐 조직을 변성함으로써 넓은 괴사부위를 연화하는데 효과적이다. 효소제는 감염된 상처에도 사용할 수 있다. 그러나 이 방법은 수술적 제거방법보다 상당히 느리기 때문에 면밀히 관찰해야 한다.

이 방법의 금기증은 효소를 비활성시키는 화학약품이나 중금속이온과 함께 사용하는 것이다. 과산화수소와 은 같은 중금속은 파파인-요소와 같은 단백분해효소와 함께 사용하면 안 된다. 은과 아연이 함유된 드레싱은 효소의 pH를 변화시키므로 콜라겐분해효소와 함께 사용할 수 없다.[42] 효소제제는 배농이 심한 상처에는 씻겨나가 버리기 때문에 효과적이지 못하다. 일반적인 주의사항으로는, 일부 환자들은 효소제제를 사용할 때 상처주변의 홍반, 통증, 일시적인 자극 등이 나타나기도 한다. 배농이 심하거나, 연고를 너무 많이 적용할 경우 상처주변이 짓무를 수 있다. 파파인-요소를 포함한 모든 효소들은 괴사조직을 유화시키기 때문에 삼출물이 더많이 생성될 수 있으므로 상처주변의 자극이나 짓무름에 더 주의해야 한다.

절차상의 고려사항
(Procedural Considerations)

이 조직제거방법은 효소제제에 대한 의사의 지시와 처방이 필요하다. 일반적으로 콜라겐분해효소는 석유계(petroleum base)를 사용한다. 콜라겐분해효소의 예로는 Santyl® 연고(Healthpoint, Fort Worth, TX)가 있다. 파파인 요소 제품은 주로 친수성 연고이다. 그 예로는 Ethezyme®(예전 Ethex Corp에서 제조되었음. St. Louis, MO)와 Accuzyme®(Healthpoint)가 있다. 단백분해효소는 악취를 조절하고 육아형성을 증진시킨다고 보고되고 있는 엽록소-구리 복합물(chlorophyllin-copper complex)을 함유하고 있다.[45] 엽록소-구리 복합물을 함유하고 있는 연고는 어두운 녹색을 띄고 있다. 이러한 제품의 예로는 Panafil®(Healthpoint), Ziox 405® 연고(stratus Pharmaceuticals, Miamim FL)(그림 11.27). 그러나, 2008년 11월에 파파인 함유 제품은 안선성 우려로 인해 FDA로부터 리콜을 받았으며 그 이후 더 이상 제조되거나 판매되지 않고 있다. 콜라겐분해효소는 리콜에 포함되지 않았다.

효소를 사용하기 전, 상처는 정상 식염수로 세척한다. 약물은 치료면적을 더욱 넓히기 위해 크로스해치하면 잘 침투한다. 설압자를 사용하여 효소성 약물을 상처의 괴사된 부분에 직접 얇게 펴바른다. 정상 식염수로 습윤된 거즈 드레싱을 통해 효소를 활성화시키는 것을 돕고 조직에 습기를 제공한다.

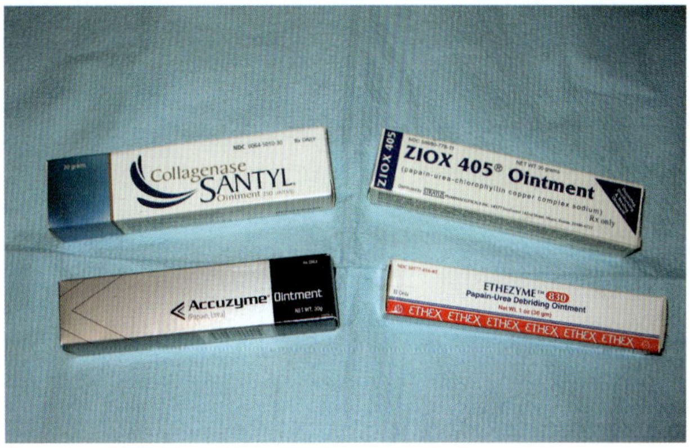

그림 11.27 *효소성 조직제거 약품들.*

핵심 11.9

약물은 치료면적을 더욱 넓히기 위하여 크로스해치하면 잘 침투한다.

콜라겐 분해효소는 보통 하루에 한 번 사용한다. 파파인-요소를 함유하고 있는 단백질 분해제제는 반드시 하루 1-2회 적용한다. 단백질 분해제제는 작용속도가 느리며 효소를 사용한 조직제거는 며칠에서 몇 주가 걸리게 된다. 괴사조직이 사라지면 그만두어야 한다. 많은 업체에서 엽록소 구리 복합체가 함유된 파파인 요소 제품을 상처가 폐쇄되기 전까지 사용하고 있지만, 이에 대한 임상연구는 나와 있지 않다. 석유계 연고를 지속적으로 사용하게 되면 비전도성 유송 매개체가 생리학적 가쪽 전압의 변화(lateral voltage gradient)를 방해하여 상처 가장자리에서 상피세포의 이주(migration)에 영향을 주기 때문에 결과적으로 상처 치유를 방해하게 된다. 상처에 괴사조직이 없거나 육아조직 진행에 부족함이 없을 때에는 효소의 사용을 중단한다.

*화학적 조직제거*에는 세균, 이물질, 괴사조직을 제거하기위한 소독제, 질산은 등의 비선택적 화학물질을 사용하는 것이다. 화학적 제제는 표백제, 붕산(Dakin's solution), 과산화 수소, 아세트산, 포비돈 요오드(Betadine®), 크로라민T(Chlorazene®), 클로헥시딘(chlorhexidine gluconate)(Hibiclens®) 등이 있다. AHCPR 가이드라인에서는 생존가능한 세포에 세포독성 효과가 있으므로 상처에 세척제 또는 소독약을 사용하는 것을 추천하지 않는다.[22] 그러나, AHCPR 가이드라인은 1994년에 만들어진 것이다. 그 이후, 실험관 연구에서 일부 항생제는 그 전보다 독성이 덜한 것으로 알려지고 있다. 2007년 Kloth

등은 실험관 연구를 통해 클로라민 T가 *포도상구균*, 메티실린 내성 *황색포도상구균*, 반코마이신 내성 장내구균 등의 그람-양성균에 섬유아세포의 손상없이 100% 효과적인 것으로 밝혀졌다. 클로라민 T는 또한 섬유아세포에 최소한의 손상만을 주면서 대장균의 성장을 감소시키는데 매우 효과적이다. 그러나 *녹농균(P. aeruginosa)*의 감소에는 효과적이지 않다.[46] 실험실 연구에서 클로라민 T 등의 소독제의 농도와 노출시간 등에 대한 부작용에 대해서는 결론을 내리지 않았다. 섬유아세포에 대한 세포독성 손상 없이 미생물을 죽일 수 있는 충분한 수준에 대해서는 생체 연구가 추가적으로 필요하다. 또한 추가 연구에서, 수치료와 PLWS 등의 기계적 조직제거방법과 혼합하여 사용할 수 있는 적절한 농도의 특정 소독제의 사용에 대해서도 연구되어야 한다.

적응증, 금기증, 그리고 주의사항 (Indications, Contraindications, and Precautions)

소독제는 세균 내성이 발생할 위험이 없이 세균 오염을 감소시키기 위해 항생제의 대안으로 사용한다. 그 효과는 괴사조직을 제거하는 것 이상으로 세균을 감소시킨다고 보여진다.

일반적으로, 화학 약품은 건강한 육아조직이나 짓무른 조직이 있을 때는 금기증이다. 굴(tunnel)과 잠식(undermining)에는 용액이 고이게 되어 화학물질의 독성을 증가시키게 된다. 이전의 연구에서 만성 상처에 이러한 화학약품을 사용하였을 때 표면의 세균 수가 감소하였다고 결론적으로 나타났다. 과산화수소의 기포는 다른 조직제거방법에 비해 괴사조직을 제거하는것에 효과적이지는 않다. 대부분의 전문가들은, 희석을 하더라도, 이러한 화학물질은 육아조직에 해를 끼친다고 생각한다.[3]

화학적 조직제거의 한 방법으로는 소작술(cauterization)이 있으며 이는 과다육아조직이 뚜렷할 때 상처 표면과 표면의 윤곽을 맞추기 위해 사용한다.

절차상의 고려사항 (Procedural Considerations)

질산은을 사용하는 화학적 소작법은 과다 육아조직이 회색 또는 숯처럼 보일 때까지 실시한 다음 상처를 씻거나 재 드레싱 한다. 화학적 소작은 염증성 반응을 촉발시키는 경향이 있으므로 의사와 환자는 상처의 배농이 증가된 것을 볼 수 있다. 절차는 일반적으로 통증이 없으며 그 결과는 한 두번의 치료후에 볼 수 있다. 이러한 형태의 조직제거에는 의사 지시가 필요하다.

구더기 조직제거 치료 (Maggot Débridement Therapy)

구더기 조직제거치료(MDT)는 애벌레 치료, 구더기증(myiasis), 생물요법(biotherapy), 생물치료(biosurgery)로도 알려져 있다. 이 치료의 기원은 16세기 이전으로 올라가지만, 1930년에 처음으로 미국에서 상처치유의 목적으로 소독한 구더기를 사용한 사람은 William Baer[47]이다. 구더기를 사용하는 것은 1940년대에 감소하였으나 현재는 다시 구더기가 상처의 항생제 내성 세균을 줄이는데 효과적이라는 임상적 증거가 제시되고 있다.

이 형태의 조직제거에는 소독된 금파리(greenbottle fly)인 *구리금파리(Phaenicia [Lucilia] sericata)*의 애벌레를 상처 표면에 적용한다. 애벌레는 괴사조직을 선택적으로 삼키고 단백분해효소를 배설하여 괴사조직을 더욱 변성시킨다.[47] 생물학적 조직제거는 암무니아의 분비가 상처의 pH를 높여 항균작용이 있는 것으로 생각된다.[48,49] 상처의 pH는 산성에서 중성으로 또는 살짝 알칼리성인 pH 7-8로 증가한다. MDT의 항균 효과는 구더기의 세균 소화 때문이다.[49] 연구에 의하면 구더기의 내장은 조직제거 이후 세균으로 인해 매우 오염된다고 한다.[47] 이러한 조직제거의 또 다른 장점은 악취의 감소와 절차 시 통증이 적은 것이다.

현재의 연구는 육아조직 증가를 설명하기 위해 섬유아세포세포와 성장인자, 그리고 사이토카인 방출[51]에 대한 구리금파리[50]의 효과에 초점을 두고 있다. 또 다른 근거로는 구더기가 "미세맛사지" 효과[16,47]를 통해 육아조직을 자극한다는 것이다. MDT는 지금까지 농피성 괴저의 치료에 성공적으로 사용되고 있다.[52] Sherman 등은 21명의 치유되지 않는 상처가 있는 외래환자를 연구하였다.[53] 8명의 환자가 절단을 권고 받았지만, MDT 치료 후, 3명의 환자만이 절제 수술을 받았다.[53] 11명의 환자는 다른 치료 없이 완전히 치유되었다. 구더기 치료는 또한 욕창으로 인해 전통적인 치료를 받고있는 환자와 비교하였을 때 나은 치료 결과를 가져왔다.[54]

이러한 조직제거 방법은 세포독성 또는 알러지 반응이 보고되지 않았다. 그러나, 일부 환자의 경우, 저림감(tingling), 가려움, 또는 가벼운 불편감을 보고하였다. 출혈

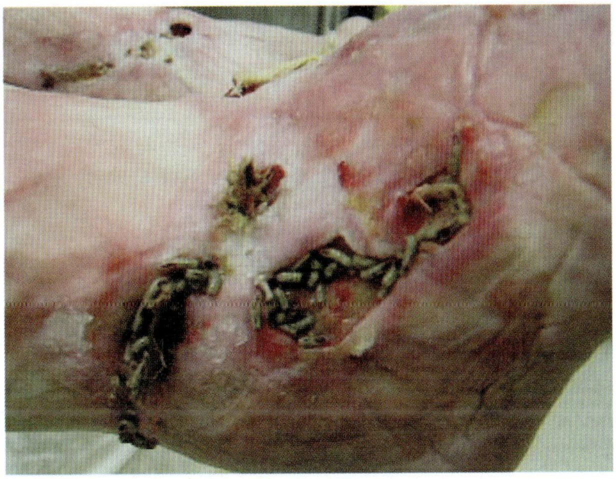

그림 11.28 *제거해야 할 완전히 성장한 애벌레.*
(출처: Luther Kloth)

이 일어나는 것은 극히 드물게 보고되었다. 비록 구더기가 괴사물질을 빠르게 소화시키지만, 이러한 조직제거방법은 수술적 또는 도구를 이용한 조직제거방법보다는 느리다. 대규모의 전향적인 무작위 임상시험은 자금과 심미적 문제로 인해 곤란한 실정이다.

적응증, 금기증, 그리고 주의사항 (Indications, Contraindications, and Precautions)

MDT 조직제거는 느슨한 딱지(slough)가 있거나 다른 괴사조직이 있는 모든 치유되지 않은 상처에 적용할수 있다. 또한 수술적 또는 도구를 이용한 조직제거가 금기증인 농피성 괴저의 괴사조직을 제거하는 대체치료로 사용한다.[52] MDT는 심각한 감염이 있을 때, 상처에 부적절한 혈액 공급이 있을 때 또는 환자가 출혈의 위험이 클 때에는 금기이다.

절차상의 고려사항 (Procedural Considerations)

금파리 애벌레는 구더기의 형태로만 치료적으로 조직제거를 위해 사용할 수 있다. 적용하는 애벌레의 수는 상처 크기에 따라 다르다. 다양하지만, 일반적인 권고사항은 제곱 센티미터당 10마리를 넘지 않으며 괴사조직이 적으면 적게 사용한다. 촘촘한 소독된 그물망이 있는 드레싱에 애벌레를 넣어 사용한다. 그물망을 하이드로콜로이드 드레싱으로 상처부위를 충분히 덮은 다음 1–3일간 그대로 둔다. 애벌레는 틈 사이로 파고 들지만 육아조직을 먹지는 않는다. 제거할 때의 애벌레는 확실히 더 커 보인다. 애벌레가 다 자란 상태가 되면, 상처 표면 바깥으로 나와 쉽게 제거할 수 있게 된다(그림 11.28). 드레싱과 남아있는 애벌레는 반드시 2번 싸서 소각처리한다. 상처의 크기와 괴사조직의 양에 따라 소독한 애벌레를 여러 번 적용해야 할 수도 있다.

조직제거의 기록 (Documentation of Débridement)

상처의 조직제거에 대한 적절한 기록은 법적, 임상적 관점에서 필수적이다. 조직제거에 대한 기록에는 조직제거방법의 선택, 조직 제거의 설명, 절차시의 환자의 인내력(진통제의 필요유무), 의사의 주의가 필요한 부작용에 대한 설명 등이 포함되어야 한다. 그 외 필요한 추가정보로는 괴사 조직 제거절차를 실시한 부위, 관주의 종류, 적용 가능한 괴사조직 전략의 변수(즉, 효소의 종류 또는 수치료 절차시의 충격과 진공압력)이다. 마지막으로, 조직제거 후의 조직의 재평가에는 상처 기부 구성, 상처 주변, 배농, 추후 드레싱 치료, 환자 또는 보호자의 교육을 설명해야 한다.

조직제거의 코딩 (Coding for Débridement)

의료행위분류체계(CPT®)는 미국의학협회(AMA)에서 나온 것이며, 다양한 치료중재 코드에 대한 청구 기준을 제시하고 있다. 2006년 1월, 의사나 의사가 아닌 의료인에 의한 적극적 상처 관리 처치(AWCM)에 대한 조직제거 코드는 97597, 97598, 97602.55 이다. 이들 코드에

표 11.5 조직제거 코드

CPT 코드	설명[55]
97597	선택적 조직제거로서 마취(예: 흡인과 관계없는 고압 분사세척과 가위, 메스 포셋 등의 도구를 이용한 조직제거)를 하지 않거나, 국소 도포, 상처 평가 및 계속적인 관리 교육 등의 유무와 없이 상처 부위의 죽은 조직을 제거하는 방법이다. 치료 때 회전욕을 이용할 수도 있다. 총 상처 면적은 20 ㎠ 이하이다.
97598	총 상처 표면적은 20 ㎠ 이상이다.
97602	비선택적 조직제거로서 마취(예: 습윤 드레싱, 효소 드레싱, 마찰 드레싱)를 하지 않거나, 국소 도포, 상처 평가 및 계속적인 관리 교육 등으로 상처 부위의 죽은 조직을 제거하는 방법이다.

핵심 11.10

CPT 코드는 PLWS 또는 도구를 이용한 조직 제거를 할 때만 이용된다. 1회 방문 때 다발 상처를 조직제거 했다면, 총 상처 면적이 20 ㎠ 이상인지 아니면, 이하인지를 결정하기 위해 총 면적을 계산해야 한다.

대한 설명은 표 11.5에 제시되어 있다. 선택적 조직제거에 대한 이전의 코드인 97601은 삭제되었다. 첫 두 개의 AWCM 코드는 도구(흡인의 유무나 마취제의 사용과 관계없이 가위, 메스, 포셋 또는 고압 분사 세척을 이용한)를 이용한 조직 제거를 할 때만 이용된다.[55] 코드는 정기적인 것은 아니고, 환자와 임상가 사이의 1:1 접촉이나 직접적인 접촉을 요구한다. 임상가는 요구된 기술 수준이 절차 코드의 설명을 충족할 때만 보험회사 등에 제출해야 한다. 만약 1회 방문 때 다발 상처를 조직제거했다면, 총 상처 면적이 20 ㎠ 이상인지 아니면, 이하인지를 결정하기 위해 총 면적을 계산해야 한다. 코드는 국소 도포, 상처 평가 및 환자 교육 등을 포함한다.[55] 회전욕(월풀)이 의료행위에 포함될 수 있지만, 분리 청구가 되지 않을 수도 있음을 숙지한다.

의료행위 코드 97602는 비선택적 조직제거로서, 자가용해 조직제거, 화학적 조직제거, 효소식 조직제거 등으로 이루어질 수 있다. 조직제거 방법의 결과로서 괴사조직에서 변화의 근거가 있을 때 이 코드를 사용한다. 코드에는 국소 도포, 상처 평가 그리고 드레싱이나 관리에 대한 환자 교육 등이 포함되어 있다.[55]

의사만이 11040에서 11044 범위까지의 조직제거 의료행위 코드를 사용할 수 있다. 이들 코드는 적출성 조직제거를 반영하고, 피부나 피부밑조직의 여러 두께 레벨의 수술적 조직제거를 할 수 있다는 것이다. 그들은 97597, 97598, 또는 97602.55와 함께 청구되지 않을 수도 있다.

요약 (Summary)

이 장에서는 상처기부 치료준비에 대한 전체적인 개념에 대해 논의하였다. 하지만, 기본적으로는 조직제거측면에 초점을 두었다. 해부학적 지식은 모든 형태의 조직제거방법에서 다른 무엇보다 중요하다. 그러므로 의사에게 그 중요성을 깨닫게 하기 위해 조직과 괴사조직의 차이에 대한 논의가 포함되었다. 각 조직제거방법의 결과에 대한 적합성과 효과에 대한 비교를 통해 근거를 제공하였다. 가장 효과적이고 효율적인 조직제거방법을 결정하기 위한 가이드라인도 설명하였다. 조직제거방법의 선택은 의사의 훈련과 숙련도, 상처의 모양, 괴사조직의 종류, 감염의 유무, 환자의 통증 내성, 사용할 수 있는 자원에 따라 달라진다.

사례연구 11●1 발의 압착 손상에 대한 조직제거 (Débridement of a crush injury of the foot)

병력(History)

McG 씨는 46세의 남성으로 왼쪽 발바닥에 궤양이 있다(그림 11.29). 이 환자의 병력은 고혈압 외에는 특별한 것이 없다. McG 씨는 혼자 살고 있다. 직업으로 트럭을 운전하고 있느나 현재는 할 수가 없는 상태이다. 그는 1달 전, 트럭 운전석에서 나오다 실수로 발에 굴착기를 왼발로 밟았다. 그때 그는 스틸이 달린 부츠를 신고 있었다. McG 씨는 곧바로 응급실로 달려갔다. 그 후 방사선상 골절이 아닌 것으로 알고 병원에서 퇴원하였다. 양다리의 맥박은 정상이었다. 개방형 상처가 없었다. 1주일 후, 왼 발바닥의 발적이 심해졌다. 의사는 바시트라신과 거즈로 발을 치료하였다. 그는 다른 상처 치료 클리닉으로 의뢰될 때까지 3주간 치료받았다.

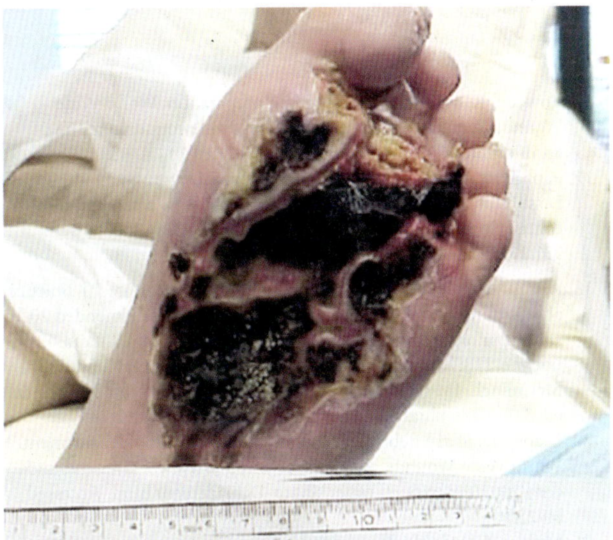

그림 11.29 *상처의 초기평가 시의 MgG 씨의 왼발 임상 양상.*

신체계통 리뷰(Systems Review)

피부 : 상처는 왼발 발바닥의 먼쪽 2/3 지점에 위치한다; 발가락은 손상되지 않았다. 크기는 13.6 cm x 8.8 cm x 깊이 알 수 없음. 상처 기저부는 10%는 붉고, 20%는 괴사성 노란 지방, 70%는 건성 검은 가피로 구성되었다. 상처 주변의 홍반이 전체 상처를 둘러싸고 거의 2 cm까지 확장되어 있다. 악취가 없는 중등도의 장액혈액상의 배농이 있다.

신체 특성: 왼발의 둘레는 오른발에 비해 발허리뼈와 발활이 2 cm 더 컸으며; 키는 5 ′ 11 ″, 체중은 172 lb 이다.

관절 형태, MMT, ROM, 자세: 다리의 근력, ROM은 정상범위(WNL)이다. 왼발의 ROM만 중간보다 감소하였다. 발등굽힘은 양호하다. 발바닥의 압통으로 인해 발등굽힘의 도수근력검사(MMT)를 실시할 수 없었다. 선 자세와 앉은 자세는 정상이다.

통증: 환자는 왼발에 통증이 있으며 가끔 박동성 통증(throb-bing)이 있다. 그는 시각적 통증 척도상에서 자신의 통승늘 4섬으로 평가하였으며, 특히 드레싱을 교환할 때와 보행이 길어질 때 통증을 호소하였다. 환자는 처방전 없이 살 수 있는 통증완화제를 사용하였으며, 통증이 2로 줄어 들었으나 완전히 사라지지는 않는다고 하였다.

환기, 호흡, 순환: 환자는 분당 16회의 정상 호흡음이 있으며, 안정 시 맥박은 분당 72회, 혈압은 138/82이다. 정맥 또는 동맥성 질환은 없으며, 발등동맥과 뒤정강동맥의 맥박이 양측 모두 촉진 가능한 3+이다.

감각과 반사 상태: 반사는 정상이다. 상처 주변과 발가락의 가피와 압통이 있는 부위의 감각이 감소하였다. 발등과 다리의 나머지 부위의 가벼운 감각은 정상이다.

운동기능, 보행, 균형: ADL에는 독립적이다. 패행성 보행을 하며 발가락으로 걷는 경향이 있고 왼발 뒤꿈치를 완전히 내리지 않는다. 균형은 정상인 것으로 보이나, 보호가 필요하다.

보조기, 의지, 지지, 보조, 재활보조기구: 환자는 왼발은 캐스트슈즈와 오른발은 정상 스니커즈를 신고 있다.

유산소 능력과 지구력: 기능적이다.

자조관리: 현재의 드레싱과 상처 치료에는 독립적이다. 환자는 2층 집에서 독립적으로 살고 있다.

직업과 커뮤니티: 그는 트럭 운전기사이지만 현재는 일을 하지 못하고 있다.

검사와 측정(Tests and Measures)

1. 둘레 측정
2. 상처 측정
3. 상처 배양

권장된 치료(Recommended Interventions)

상처관리: 복합적인 치료전략이 추천된다: 도구를 이용한 조직제거(가위, 수술용 칼, 집게)와 효소를 사용한 조직제거(파파인-

계속

사례연구 11•1 발의 압궤 손상에 대한 조직제거 – 계속

요소 효소), 흡인을 동반하는 맥동성 세척을 사용하여 생존할 수 없는 조직을 제거하고 세균의 부하를 줄인다. 감염을 처리하기 위해 항생제를 사용하고, 왼발과 다리 부종을 감소하기 위해 압박 스타킹으로 15-20 mmHg의 압박을 주고, 전기자극과 습윤 상처 치료를 혼합하여 상처 폐쇄를 촉진하고, 왼발의 부하를 완전히 제거하고, 감염의 증상과 징후에 대해 교육한다.

운동과 재활: 목발을 제공하여 치유되는 동안 왼쪽 다리에 완전히 체중을 부하하지 않기 위해 목발 훈련을 한다; 왼쪽 다리의 부종을 감소하고 왼쪽 발목의 근력을 회복하기 위한 다리 운동프로그램을 실시한다; 그리고 발목의 ROM을 증가시키기 위해 아킬레스힘줄을 신장한다.

교육상 고려사항: 환자의 교육에는 다음과 같은 사항을 포함한다: 상처치료, 자가관리 쟁점, 감염 통제, 부종 관리.

기타 고려사항: 환자는 괴사조직이 제거되고 육아조직이 형성되고 나면 피부이식 대상자로 고려될 수 있다. 새롭게 치유된 조직에는 습윤을 제공하고, 상처가 재상피화되면 적절한 신발을 신도록 평가해야 한다.

참고문헌 (References)

1. Falanga, V: Classifications for wound bed preparation and stimulation of chronic wounds. Wound Repair Regen 2000; 8:347–352.
2. Sibbald, RG, Williamson, D, Orsted, HL, et al: Preparing the wound bed—Debridement, bacterial balance, and moisture balance. Ostomy Wound Manage 2000; 46:14–35.
3. Sibbald, RG, Schultz, GS, Falanga, V, et al: Preparing the wound bed: Focus on infection and inflammation. Ostomy Wound Manage 2003; 49:24–51.
4. Falanga, V: Wound bed preparation: Future approaches. Ostomy Wound Manage 2003; 49(suppl):30–33.
5. Winter, GD: Formation of the scab and the rate of epithelialization of superficial wounds in the skin of the young domestic pig. Nature 1962; 193:293–294.
6. Steed, DL, Donohoe, D, Webster MW, et al: Diabetic ulcer study group: Effect of extensive debridement and treatment on the healing of diabetic foot ulcers. J Am Coll Surg 1996; 183:61–64.
7. Bale, S: A guide to wound debridement. J Wound Care 1997; 6:179–182.
8. Smith, J, Thow, J: Update of systematic review on debridement—wound care. Diabetic Foot 2003; 6:12–16.
9. Smith, J.: Debridement of diabetic foot ulcers. Cochrane Database Syst Rev 2002; CD003556.
10. Edmonds, M, Foster, A: Stage 3: The ulcerated foot. In: Edmonds, M, Foster, A (eds): Managing the Diabetic Foot. London, Blackwell Science, 2000, pp 45–76.
11. Schultz, GS, Sibbald, R, Falanga, V, et al: Wound bed preparation: A systematic approach to wound management. Wound Repair Regen 2003; 11:1–28.
12. Moore, KL, Dalley, AF: Introduction to clinically oriented anatomy. In: Clinically Oriented Anatomy. Baltimore, Lippincott Williams & Wilkins, 2006, pp 2–73.
13. Tepper, SH, McKeough, DM: Injury, inflammation, and healing. In: Goodman, CC, Fuller, KS, Boissonnault, WG (eds): Pathology: Implications for the Physical Therapist. Philadelphia, Saunders, 2003, pp 120–152.
14. Sussman C: Assessment of the skin and wound. In: Sussman, C, Bates-Jensen, B (eds): Wound Care: A Collaborative Practice Manual for Health Professionals. Baltimore, Lippincott Williams & Wilkins, 2007, pp 85–122.
15. Piaggesi, A, Schipani, E, Campi, F, et al: Conservative surgical approach versus non-surgical management for diabetic neuropathic foot ulcers: A randomized trial. Diabetic Med 1998; 15:412–417.
16. Vowden, K, Vowden P: Wound bed preparation. World Wide Wounds. Available at: http://www.worldwidewounds.com/2002/april/Vowden/Wound-Bed-Preparation.html
17. Papageorgiou, KI, Matthew, RG, Kaniorou-Larai, MG, et al: Lessons of the week: Pyoderma gangrenosum in ulcerative colitis: Considerations for an early diagnosis. BMJ 2005; 331:1323–1324.
18. APTA State Government Affairs: APTA review of state PT practice acts: Wound care/debridement. Unpublished, 2002, amended 2006. www.apta.org, contact Director of State Government Affairs.
19. Loehne, HB: Wound debridement and irrigation. In: Kloth, LC, McCulloch, JM (eds): Wound Healing Alternatives in Management, ed. 3. Philadelphia, FA Davis, 2002, pp 203–231.
20. Leaper, D: Sharp debridement technique for wound debridement. World Wide Wounds. Available at: http://www.worldwidewounds.com/2002/december/Leaper/Sharp-Debridement.html. Accessed 10/23/09.
21. Mulder, GD: Evaluation of three non-woven sponges in the debridement of chronic wounds. Ostomy Wound Manage 1995; 41:62–67.
22. Bergstrom, N: Treatment of Pressure Ulcers. Clinical Practice Guideline. Quick Reference Guide for Clinicians. No. 15, Pub. No. 95–0652. Rockville, MD, U.S. Department of Health and Human Services, Public Health Service, Agency for Health Care Policy and Research, 1994.
23. Hassinger, SM: High-pressure pulsatile lavage propagates bacteria into soft tissue. Clin Ortho & Related Res 2005; 439:27–31.
24. Jacobson, JA: Pool-associated *Pseudomonas aeruginosa* dermatitis and other bathing-associated infections. Infect Control 1985; 6:398–401.
25. Solomon, SL: Host factors in whirlpool-associated *Pseudomonas aeruginosa* skin disease. Infect Control 1985; 6:402–406.
26. Shankowsky, HA, Heather A, Callioux, LS, et al: North American survey of hydrotherapy in modern burn care. J Burn Care Rehabil 1994; 15:143–146.
27. Sussman, C: Whirlpool. In: Sussman, C, Bates-Jensen, B (eds): Wound Care: A Collaborative Practice Manual for Health Professionals. Baltimore, Lippincott Williams & Wilkins, 2007, pp 644–664.
28. Kloth, LC, Berman, JE, Dumit-Minkel, S, et al: Effects of normothermic dressing on pressure ulcer healing. Adv Skin Wound Care 2000; 13:69–74.
29. Haynes, LJ, Brown, MH, Handley, BC, et al: Comparison of Pulsavac and sterile whirlpool regarding the promotion of tissue granulation

(abstr). Phys Ther 1994; 74(suppl):S4.
30. Anglen, J, Apostoles, PS, Christensen, G, et al: Removal of surface bacteria by irrigation. J Orthop Res 1996; 14:251–254.
31. Bhandari, M, Adili, A, Schemitsch, EH, et al: The efficacy of low-pressure lavage with different irrigating solutions to remove adherent bacteria from bone. J Bone Joint Surg 2001; 83A:412–419.
32. Bahrs, C, Schnabel, M, Frank, T, et al: Lavage of contaminated surfaces: An in vitro evaluation of the effectiveness of different systems. J Surg Res 2003; 112:26–30.
33. Rodeheaver, GT, Pettry, D, Thacker, JG, et al: Wound cleansing by high pressure irrigation. Surg Gynecol Obstet 1975; 141:357–362.
34. Wheeler, CB, Rodeheaver, GT, Thacker, JG, et al: Side effects of high pressure irrigation. Surg Gynecol Obstet 1978; 143:775–778.
35. Morykwas, MJ, Argenta, LC: Use of negative pressure to decrease bacterial colonization in contaminated open wounds. Abstract presented at: the annual meeting of the Federation of American Societies for Experimental Biology Annual Meeting, New Orleans, LA, March, 1993.
36. Morykwas, MJ, Argenta, LC, Shelton-Brown EI, et al: Vacuum-assisted closure: A new method for wound control and treatment: Animal studies and basic foundation. Ann Plast Surg 1997; 38:553–562.
37. Morykwas, MJ, Argenta, LC: Use of negative pressure to increase the rate of granulation tissue formation in chronic open wounds. Abstract presented at: Federation of American Societies for Experimental Biology Annual Meeting, New Orleans, LA, March, 1993.
38. Loehne, HB: Pulsatile lavage with suction. In: Sussman, C, Bates-Jensen, B (eds): Wound Care: A Collaborative Practice Manual for Health Professionals. Baltimore, Lippincott Williams & Wilkins, 2007, pp 665–682.
39. Loehne, HB, Streed, SA, Gaither, B, et al: Aerosolization of microorganisms during pulsatile lavage with suction (abstr). Ostomy Wound Manage 2002; 48:75.
40. Streed, S: Aerosolization of microorganisms during pulsatile lavage. Presented at: The 1999 APIC Annual Educational Conference and International Meeting, Baltimore, MD, June, 1999.
41. Maragakis, LL, Cosgrove, SE, Song, X, et al: An outbreak of multidrug-resistant *Acinetobacter baumannii* associated with pulsatile lavage wound treatment. JAMA 2004; 292:3006–3011.
42. Ayello, EA, Cuddigan, JE: Debridement: Controlling the necrotic/cellular burden. Adv Skin Wound Care 2004; 17:66–75.
43. Mekkes, J, Zeegelaar, JE, Westerhof, W, et al: Quantitative and objective evaluation of wound debriding properties of collagenase and fibrinolysin/deoxyribonuclease in a necrotic ulcer animal model. Arch Dermatol Res 1998; 290:152–157.
44. Alvarez, OM, Fernandez-Obregon, A, Rogers, RS, et al: Chemical debridement of pressure ulcers: A prospective, randomized, comparative trial of collagenase and papain-urea for pressure ulcer debridement. Wounds 2000; 12:15–25.
45. Brett, DW: Chlorophyllin—A healer? A hypothesis for its activity. Wounds 2005; 17:190–195.
46. Kloth, LC, Berman, JE, Laatsch LJ, et al: Bactericidal and cytotoxic effects of chloramine-T on wound pathogens and human fibroblasts in vitro. Adv Skin Wound Care 2007; 20:3312–3345.
47. Nigam, Y, Bexfield, A, Thomas, S, et al: Maggot therapy: The science and implication for CAM—history and bacterial resistance. Evid Based Complement Alternat Med 2006; 3(Pt 1):223–227.
48. Thomas, S, Andrews, AM, Hay, NP, et al: The anti-microbial activity of maggot secretions: Results of a preliminary study. J Tissue Viability 1999; 9:127–132.
49. Nigam, Y, Bexfield, A, Thomas, S, et al: Maggot therapy: The science and implication for CAM—Maggots Combat Infection. Evid Based Complement Alternat Med 2006; 3(Pt 2):303–308.
50. Horobin, AJ, Shakesheff, KM, Pritchard, DI, et al: Maggots and wound healing: An investigation of the effects of secretions from *Lucilia sericata* larvae upon the migration of human dermal fibroblasts over a fibronectin-coated surface. *Wound Repair Regen* 2005; 13:422–433.
51. Mumcuoglu, K, Miller, J, Mumcuoglu, M, et al: Destruction of bacteria in the digestive tract of the maggot of *Lucilia sericata* (Diptera: Calliphoridae). *J Med Entomo* 2001; 38:161–166.
52. Rozin, A, Balbir-Gurman, A, Gilead, L, et al: Combined therapy for pyoderma gangrenosum. Ann Rheum Dis 2004; 63: 888–889.
53. Sherman, RA, Sherman, J, Gilead, L, et al: Maggot debridement therapy in outpatients. Arch Phys Med Rehabil 2001; 82:1226–1229.
54. Sherman, RA, Wyle, FA, Vule, M, et al: Maggot debridement therapy for treating pressure ulcers in spinal cord injury patients. J Spinal Cord Med 1995; 18:71–74.
55. American Medical Association: Current Procedural Terminology-CPT® 2007. American Medical Association 2006; pp 52, 416.

chapter 12 장

드레싱과 피부 대체물
Dressings and Skin Substitutes

서론 (Introduction)

본 장은 만성 상처 처치를 위해 개발된 상처 드레싱뿐만 아니라, 피부 대체물로 알려진 흔한 제품들의 개요를 설명하고 있다. 얼핏 볼 때, 하나의 장에서 상처 드레싱과 피부 대체물을 다룬다는 것이 이상하게 보일지도 모른다. 그러나 누군가가 이 두 등급들의 제품을 정의하려고 한다면, 유사성이 있을 것이다. 상처 드레싱은 다양한 상처 유형과 상태의 국소 관리에 도움이 되는 합성물질이고, 이종물질의 의료장비로서, 그것의 구성물질은 매우 다양할 뿐만 아니고 작용 기전도 다르다. 피부 대체물은 다양한 상처에 일시적이거나 영구적으로 피부를 폐쇄시키는데 도움을 주는 생물학적이면서 이종의 물질이다. 이 물질들의 구성과 작용기전도 매우 다양하다. 이들 두 범주 사이의 차이점은 그들의 합성물질과 작용 기전이다. 어떤 사람들은 피부 대체물을 실제로 드레싱 기술의 자연적인 진전으로 보고 있다. 임상에서, 이 두 범주의 제품들은 상처 처치 과정에서 동시에 사용되거나, 아니면 순차적으로 사용된다.

우리는 다양한 제품의 구성과 기능 및 상처 환경에서의 작용 기전을 살펴봄으로서 상처 드레싱 범주와 피부 대체물의 검사를 시작으로 본 논의를 하고자 한다. 그 다음, 건강관리 환경에서 그들의 효능과 이용도에 대한 논의도 한다. 본 장이 개별 상처 관리 제품을 광고할 의도가 없음을 알아주기 바라고, 몇몇 제조사와 일반적인 제품의 목록을 본 장의 부록 1에 수록하였다.

상처관리를 위한 드레싱 (Dressings for Wound Care)

현재, 미국에서는 상업적으로 상처 처치에 이용되는 제품이 400 개 이상이다(표 12.1). 상처관리를 위한 드레싱은 제품의 구성, 크기 또는 제품이 주변 유착 경계를 포함하고 있는지에 따라 배상을 위한 의료서비스 센터에 의해 분류되고 있다. 이들 배상 범주는 표 12.2에 제시되어 있다. 보다 직무적으로, 드레싱은 상처 환경 즉, 치유 과정을 촉진하는 제품의 기능을 토대로 보건 전문가에 의해 분류된다(표 12.3).

상처 환경에서 드레싱의 첫 번째 역할은 조직의 수분을 관리하는 것이다. 그러나 이것은 상처 드레싱의 역사 관점에서 볼 때 새로운 기대이다. 1970대 후반까지 상처처치를 위한 드레싱은 상처의 노출된 피부 조직의 표면을 건조시키는 것이었다. 온전한 조직은 표피의 죽은 층(각질층)에서만 건조한 상태를 유지한다. 안쪽의 살아있는 조직과 세포는 습윤 환경에서 기능을 하는데, 이런 조직의 수분은 온전한 각질층과 피부 지방에 의해 유지된다. 연구에 따르면, 개방성 상처는 수분 증발이 높다는데, 이것은 병인보다는 상처 깊이와 더 관련이 있다고 한다.

표 12-1 상업적으로 이용되는 상처 드레싱의 종류

드레싱 물질과 구성	브랜드의 수*
알긴산 드레싱	25
콜라겐 드레싱	10
혼합 드레싱	28
접촉 층	13
포말형 드레싱	76
거즈, 스며들지 않는	44
거즈, 스며드는	23
하이드로콜로이드 드레싱	46
하이드로콜로이드 드레싱, 거즈-스며드는	18
하이드로겔 드레싱, 시트 종류	23
하이드로겔 드레싱, 무정형	40
특별한 흡수 드레싱	19
투명 필름	27
운드 필러	10
항균 드레싱	60

*According to Kestrel Health Information: WoundSoure: The Kestral Wound Product Sourcebook. Hinesburg, VT, kestral Health Information Inc., 2007.

표 12-2 의료보험에 따른 드레싱의 범주

HCPCS Code	드레싱 물질과 구성	드레싱 크기
A6010	콜라겐 중심의 운드 필러, 건조형	그램당
A6011	콜라겐 중심의 운드 필러. 젤/페이스트	그램당
A6021	콜라겐 드레싱	≤ 16 sq in
A6022	콜라겐 드레싱	> 16≤48 sq in
A6023	콜라겐 드레싱	> 48 sq in
A6024	콜라겐 드레싱 운드 필러	per 6 in
A6196	알긴산 또는 다른 섬유 젤성 드레싱	≤16 sq in
A6197	알긴산 또는 다른 섬유 젤성 드레싱	> 16 ≤48 sq in
A6198	알긴산 또는 다른 섬유 젤성 드레싱	> 48 sq in
A6199	알긴산 또는 다른 섬유 젤성 드레싱, 운드 필러	per 6 in
A6200	합성 드레싱, 유착 경계 없음	≤ 16 sq in
A6201	합성 드레싱, 유착 경계 없음	> 16 ≤48 sq in
A6202	합성 드레싱, 유착 경계 없음	> 48 sq in

계속

표 12-2 의료보험에 따른 드레싱의 범주

HCPCS Code	드레싱 물질과 구성	드레싱 크기
A6203	합성 드레싱, 유착 경계	≤16 sq in
A6204	합성 드레싱, 유착 경계	> 16≤48 sq in
A6205	합성 드레싱, 유착 경계	> 48 sq in
A6206	접촉 층	≤16 sq in
A6207	접촉 층	> 16≤48 sq in
A6208	접촉 층	> 48 sq in
A6209	포말형 드레싱, 유착 경계 없음	≤16 sq in
A6210	포말형 드레싱, 유착 경계 없음	> 16≤48 sq in
A6211	포말형 드레싱, 유착 경계 없음	> 48 sq in
A6212	포말형 드레싱, 유착 경계	≤16 sq in
A6213	포말형 드레싱, 유착 경계	> 16≤48 sq in
A6214	포말형 드레싱, 유착 경계	> 48 sq in
A6215	포말형 드레싱, 운드 필러	그램당
A6216	거즈, 스며들지 않는, 무소독, 유착 경계 없음	≤16 sq in
A6217	거즈, 스며들지 않는, 무소독, 유착 경계 없음	> 16≤48 sq in
A6218	거즈, 스며들지 않는, 무소독, 유착 경계 없음	> 48 sq in
A6402	거즈. 스며들지 않는, 소독, 유착 경계 없음	≤16 sq in
A6403	거즈. 스며들지 않는, 소독, 유착 경계 없음	> 16≤48 sq in
A6404	거즈. 스며들지 않는, 소독, 유착 경계 없음	> 48 sq in
A6219	거즈, 스며들지 않는, 접촉면	≤16 sq in
A6220	거즈, 스며들지 않는, 접촉면	> 16≤48 sq in
A6221	거즈, 스며들지 않는, 접촉면	> 48 sq in
A6222	거즈, 스며드는 (물 이외의), 평균 염분, 또는 하드로겔, 접촉면 없음	≤16 sq in
A6223	거즈, 스며드는 (물 이외의), 평균 염분, 또는 하드로겔, 접촉면 없음.	> 16≤48 sq in
A6224	거즈, 스며드는 (물 이외의), 평균 염분, 또는 하드로겔, 접촉면 없음	> 48 sq in
A6228	거즈, 스며드는, 물 또는 평균 염분, 접촉면 없음	≤16 sq in
A6229	거즈, 스며드는, 물 또는 평균 염분, 접촉면 없음	> 16≤48 sq in
A6230	거즈, 스며드는, 물 또는 평균 염분, 접촉면 없음	> 48 sq in
A6231	거즈, 스며드는, 하이드로겔	≤16 sq in
A6232	거즈, 스며드는, 하이드로겔	> 16≤48 sq in
A6233	거즈, 스며드는, 하이드로겔	> 48 sq in
A6234	하이드로콜로이드 드레싱, 접촉면 없음	≤16 sq in
A6235	하이드로콜로이드 드레싱, 접촉면 없음	> 16≤48 sq in
A6236	하이드로콜로이드 드레싱, 접촉면 없음	> 48 sq in
A6237	하이드로콜로이드 드레싱, 접촉면	≤16 sq in
A6238	하이드로콜로이드 드레싱, 접촉면	> 16≤48 sq in
A6239	하이드로콜로이드 드레싱, 접촉면	> 48 sq in

표 12-2 의료보험에 따른 드레싱의 범주 - 계속

HCPCS Code	드레싱 물질과 구성	드레싱 크기
A6240	하이드로콜로이드 드레싱, 운드 필러, 페이스트	온스당
A6241	하이드로콜로이드 드레싱, 운드 필러, 건조형	그램당
A6242	하이드로겔 드레싱, 접촉면 없음	≤16 sq in
A6243	하이드로겔 드레싱, 접촉면 없음	> 16≤48 sq in
A6244	하이드로겔 드레싱, 접촉면 없음	> 48 sq in
A6245	하이드로겔 드레싱, 접촉면	≤16 sq in
A6246	하이드로겔 드레싱, 접촉면	> 16≤48 sq in
A6247	하이드로겔 드레싱, 접촉면	> 48 sq in
A6248	하이드로겔 드레싱, 운드 필러, 겔	온스당
A6251	특수 흡수 드레싱, 접촉면 없음	≤16 sq in
A6252	특수 흡수 드레싱, 접촉면 없음	> 16≤48 sq in
A6253	특수 흡수 드레싱, 접촉면 없음	> 48 sq in
A6254	특수 흡수 드레싱, 접촉면	≤16 sq in
A6255	특수 흡수 드레싱, 접촉면	> 16≤48 sq in
A6256	특수 흡수 드레싱, 접촉면	> 48 sq in
A6257	투명 필름	≤16 sq in
A6258	투명 필름	> 16≤48 sq in
A6259	투명 필름	> 48 sq in
A6261	운드 필러, 젤/페이스트, 어디에도 분류되지 않은	온스당
A6262	운드 필러, 드라이 형, 어디에도 분류되지 않은	그램당

표 12-3 기능성에 의한 상처 드레싱의 분류

상처 드레싱의 목적	드레싱 범주
수분 유지	투명필름 하이드로콜로이드
수분 흡수	포말 알긴산
수분 첨가	하이드로겔
박테리아 감소(항균)	은함유 드레싱 요오드함유 드레싱
프로테아제 수준 감소	콜라겐 드레싱 콜라겐-ORC 드레싱
냄새 감소	활성화된 목탄 첨가 사이크로덱스트린 첨가
통증 감소	Ibuprofen 함유 드레싱 부드러운 실리콘 드레싱

수분손실의 비율은 평균 22mg/cm^2/day인 정상 피부와 비교해 볼 때 정맥 궤양에서는 표피의 수분손실이 없을 때의 9배를 나타내는 평균 188mg/cm^2/day으로 측정되었다.[2]

1960년대의 중추적인 Winter와 Maibach의 연구는 동물실험과 사람 적용에서 다음가 같이 입증했다: 수분 손실이 있는 상처는 조직 건조를 초래한 수분 소실의 상처보다 빠르게 치유되는 폐쇄 필름을 방해한다고 했다.[3,4] 이런 *습윤상처치유*의 개념이 수용된 후, 다양한 드레싱 제품이 시중에 나오게 되었다. 셀루로즈(거즈) 이외의 제품이 상처 드레싱으로서 연구되고 활용되기 시작했다. 이상적으로, 상처 드레싱은 상처 조직에서 상처를 입지 않은 조직이나 상처 이진의 조직과 비슷한 수분 균형을 설정하고 유지해야 한다. 균형의 개념은 중요한데, 그 이유는 상처 삼출물 누적에 의한 과도한 수분 수준이 조직의 약화와 파괴를 촉진할 수 있기 때문이다. 부족한 수분 수준이 조직 건조와 세포사를 일으켜 치유 과정을 방해하듯이 이런 조직의 약화와 파괴도 치유 과정을 방해할 것이다. 조직 수분 수준의 균형을 유지하는 국소 상처 드레싱은 *"습윤상처치유 드레싱"* 또는 간단하게 *"심화 드레싱"* 으로 간주된다.

핵심 12.1

"습윤상처치유"의 개념은 수분소실이 최소일 때 상처 치유가 더 빠르게 일어난다는 사실에 근거한다.

상처 환경에서의 수분 균형 (Balancing Moisture in the Wound Environment)

수분 유지를 제공하는 관점에서, 드레싱은 이론상으로 3가지 기능적 범주로 분류될 수 있다: 적절한 수분을 유지하는 드레싱, 과도한 수분을 흡수하는 드레싱(삼출액) 그리고 필요한 수분을 제공하는 드레싱. 상처가 시간의 경과에 따라 변하는 역동적 존재이기 때문에, 다중 기능 범주를 가진 드레싱은 전반적인 치유 과정 동안, 단일 상처에 적절할 것이다.

핵심 12.2

드레싱은 과도한 수분을 흡수해야 하고, 건조한 경우에는 수분을 보충해야 하고, 그리고 기존의 수분을 균형있게 유지해야 한다.

국소 드레싱이 조직의 수분을 유지하기 위해서는, 상처 조직으로부터 수분이 증발되는 것을 막아야 한다. 드레싱은 수분을 제거하거나 추가하기 보다는 조직내의 수분을 유지해야 한다. 이들 기준을 충족하는 드레싱에는 2 종류가 있다: 투명 필름 드레싱과 하이드로콜로이드 드레싱이다. 투명 필름 드레싱은 폴리우레탄과 같은 탄성 중합체의 얇고, 깨끗한 시트이다. 필름은 물과 세균을 통과시키지 않지만, 공기는 통과할 수 있다. 투명 필름 드레싱은 수분을 흡수하거나 더하는 능력은 없지만, 상처 표면의 수분을 유지할 수 있도록 도움을 줄 수 있다. 하이드로콜로이드 드레싱은 웨이퍼(wafer) 유형의 드레싱이며, 탄성 중합체, 점착성과 젤 형태의 복합 물질이다. 이런 기본 물질은 개구수술 장벽 제품으로부터 유래되었다. 하이드로콜로이드는 조직의 수분을 유지할 뿐만 아니라, 적절한 흡수 능력도 갖고 있다. 하이드로콜로이드는 수분을 빠르게 흡수할 수 없지만, 느린 속도로 흡수하고 낮은 양에서 높은 양으로의 이동이 있는 삼출물이 있을 때, 가치를 가진다. 필름 드레싱과 하이드로콜로이드 드레싱은 시중에서 판매되는 상처 드레싱의 초기 유형이다.

핵심 12.3

투명한 필름 드레싱과 하이드로콜로이드 드레싱은 상처의 수분 수준 유지를 하는 대표적인 2가지 유형이다.

하이드로콜로이드는 다른 드레싱 유형과 비교하여 가장 광범위하게 평가된 드레싱 중의 하나이다. 그러나 그들은 상처 치유 결과에 있어 유의한 향상을 보여주지 못했다. 31명의 다리 정맥궤양 환자를 대상으로 한 연구는 다른 드레싱보다 하이드로콜로이드 드레싱이 상처 폐쇄에서 통계학적으로 유의한 향상을 보였다.[5] 그러나, 하이드로콜로이드 드레싱과 다른 드레싱 유형을 비교한 체계적 리뷰에 따르면, 상처 폐쇄에서 뚜렷한 차이가 없었다고 한다.[6]

흡수가 뛰어난 드레싱 범주의 예로는, 폴리머 폼 뿐만 아니라, 알긴산 칼슘과 기타 젤성 파이버 드레싱 등이 있다. 알긴산 칼슘이 가루 형태로 존재하지만, 해조류에서 나온 biopolymers 이며, 일반적으로 섬유 중심의 드레싱이다. 알긴산 섬유들은 팽창함으로서 삼출액을 흡수하고, 그 다음 상처 표면으로부터 체액을 물리적으로 제거하면서 이 수분 환경을 유지하기 위해 젤 형태를 띤다. 이런 젤화는 알긴산 칼슘과 나트륨(상처 삼물액) 사이에서 일어난 이온 교환의 결과이다.[7]

핵심 12.4

알긴산 칼슘 드레싱은 alginated fiber의 젤성 특성을 통해 흡수와 유지에 도움을 준다.

알긴산 폴리머는 2개의 monomer subunits인 β-D-mannuronic acid(M 형)과 α-L-guluronic acid(G 형)의 혼합으로 구성된다. M 형과 G 형의 비율은 다양할 수 있다: M 형과 G 형의 비율이 같을 수도 있고, 아니면 어느 한쪽이 높을 수도 있다. M형이나 G형 단일체(monmoer)의 양을 기준으로, 일반적으로 알긴산 드레싱은 습윤 온전(wet integrity) 드레싱이나 습윤 분산(wet dispersible) 드레싱으로 분류될 수 있다. 습윤 온전 드레싱은 상처 체액에서 팽창이 거의 없는 G 형 비율이 높고, 한 조각에서 제거 될 수 있는데, 그 이유는 섬유는 큰 크기로 겔화 되지 않고, 구조적 온전성이 유지되기 때문이다.[8] 습윤 분산 드레싱은 상처 체액에서 팽창할 수 있는 M 형의 비율이 높고, 원래 섬유젤 형이고, 구조적 온전성을 잃어버린다. 이런 유형의 차이점이 임상가의 선호도와 사용에 영향을 미치지만, 다른 알긴산은 통제군 실험을 비교했을 때, 상처 치유의 효과에 있어 다른 점을 보이지 않는다.[9]

일반적으로 알긴산은 굴처럼 생긴 상처나 잠식된 상처 안으로 층을 이루어 들어가거나, 접혀서 들어가거나, 뭉쳐서 들어갈 만큼, 좋은 유연성을 가진 거즈 드레싱이다.

그들의 젤 양상은 거즈가 하는 것보다 상처 조직에 덜 접착하도록 만든다. 상처 공간을 감싸는 것에 대한 알긴산 드레싱과 염분이 함유된 젖은 거즈 드레싱을 비교했을 때, 알긴산 드레싱이 통증 없이 쉽게 제거될 수 있었고, 또 임상가들이 쉽게 사용할 수 있었다.[10] 알긴산 드레싱의 잠재적 문제점은 그들의 젤화 양상에도 불구하고 상처 기부를 건조시키고, 그 쪽에 상처 기부에 달라 붙을 수 있다는 것이다. 알긴산 드레싱 사용에서의 중요한 이슈는 젤화 상태를 유지하기 위해 2차 드레싱을 선택해야 한다는 점이다.

폼은 과도한 상처 수분과 삼출물의 관리를 위한 다른 선택이고, 주로 polyurethane이나 polyvinyl alcohol과 같은 open-celled polymers로 구성된다. 폼 드레싱은 다양한 브랜드를 가지고 있고, 폼 중심 이외에 다음과 같은 성분으로 구성된다: 방수 top coatng이나 film, 부착을 위한 접착 가장자리, 그리고 표면에 대한 완전한 접착성 코팅 등이다. 폼 드레싱이 삼출물 흡수에는 좋은 효과를 가지고 있지만, 알긴산 드레싱 만큼의 유연성을 가지고 있지 않아서, 그들의 "메모리" 특성 때문에 커다란 상처 깊이, 잠식 부위 및 굴과 같은 상처를 채우는데 한계가 있다. 여기에서 "메모리"는 폼을 접거나 압박할 수 없는 능력을 말한다. 즉, 변화된 형태를 유지할 수 없음을 의미한다. 그러나 깊은 상처 부위에 이용될 수 있도록, 짧게 썬 형태의 폼으로 채워진 다공성 주머니나 작은 덩어리 구조를 유지할 수 있는 압축 가능 폼 층으로 구성된 몇몇 특정 폼 제품이 개발되었다.

핵심 12.5

많은 폼 드레싱의 "메모리" 특성 때문에 특정 상처 공간 안에 폼 드레싱을 넣을 수 없다.

알긴산과 마찬가지로, 여러 폼 드레싱의 임상 비교는 임상이나 환자의 선호도와 사용 사이의 차이점을 확인시키지만, 치유 결과의 차이점을 보여주지 못했다.[11,12]

6,000명 이상 환자를 대상으로 한 광범위한 시장 조사를 한 결과, 전통적인 드레싱과 비교했을 때 폼 드레싱은 1차 관리에서 삼출물을 흡수하는데 큰 효과를 보였다.[13]

수분 공여는 조직이 건조해지거나 특정 시간 때 건조해지길 원할 때, 국소 드레싱이 원하는 특성이다. 수분 공여를 하기 위해서는, 드레싱이 수분을 유지해야 한다. 하이드로겔 드레싱은 다양한 고분자 행렬의 복합체인 물을 다량 포함하는 복합 구성으로 존재한다. 하이드로겔은 무정형의 젤, 3차원 시트, 또는 무정형의 젤 거즈나 다른 철망 장벽으로부터 스며드는 형식을 띨 것이다. 주의점은 이들 드레싱이 상처에서 약해지지 않아야 한다. 다양한 하이드로겔 드레싱을 비교했지만, 그들은 상처 치유에서 뚜렷한 효과의 차이점을 갖지 못했다.[14]

핵심 12.6

조직의 건조가 있거나 건조될 것으로 예상될 때 상처 부위에 수분을 "공여하는" 드레싱의 능력이 필요하다.

일반적으로, 진화된 2종류의 드레싱이 무작위 통제군 실험에서 비교되었을 때, 치유에 대한 효과에서 차이점이 발견되지 않았다. 다른 유형의 폼 드레싱들이 서로 비교되었고,[15] 또 하이드로 콜로이드 드레싱이 폼 드레싱[6-20]과 비교되었고, 하이드로겔 드레싱이 하이드로콜로이드 드레싱과 염분 거즈 드레싱과 비교되었다.[21] 이런 비교는 통계학적으로 치유 결과에서 유의한 차이를 보이지 못했다;

그러나 종종 사용의 용이함, 많은 드레싱 변화, 또는 치료 비용과 같은 결과에서는 차이점을 보였다. 이런 각각의 결과는 실제로 있었고, 다른 상황을 구분지는데 중요할 수 있다. 사용의 용이함과 가정 치유 시설이나 자가 치유 수행, 그리고 치유 비용의 측면에서 환자에게 중요한 이슈가 될지 모르는 빈번한 드레싱 변화는 특히 건강 관리 지불의 측면에서 특히 적절할 것이다.

정맥성 다리 궤양, 압박성 궤양(욕창) 및 수술 상처 치유에 대한 전통적인 드레싱과 진화된 드레싱의 효과 비교와 진환된 드레싱 끼리의 효과 비교를 한 무작위의 체계적 리뷰와 최근 다양한 메타 분석에 따르면, 상처 치유 향상에 대한 일치성과 뚜렷한 향상이 없었다고 한다.

Chaby는 완전한 치유, 통증과 합병증의 방지, 사용의 용이함, 건조 유지, 감염 예방 및 치유 비용을 포함한 다중 결과의 관점에서 오늘날의 진화된 드레싱의 임상 효과를 연구했다.[22] 그는 급성 상처와 만성 상처를 가진 99명을 대상으로 했지만, 화상환자는 배제시켰다. 연구는 증거 수준을 A, B, C로 분류했다. A 수준의 연구는 없었다 ("A"는 크고 파워가 있고 무작위 통제 실험이다). 전반적으로 연구의 방법론이 형편없었는데, 그 이유는 통계학적으로 힘이 없었고, 많은 환자를 포함시키지 않고, 객관성, 정의 및 평가 맹검이 부족했고, 오프-로딩(부하 제거)과 압박과 같은 중요한 부속 치료를 분류하지 않았기 때문이다. 연구는 만성 상처에서의 하이드로콜로이드 드레싱은 완전한 치유를 함에 있어서 염분과 거즈보다 우수하다는 몇몇 증거를 보고했고, 그것은 알긴산이 상처부위 감소를 함에 있어 다른 진화된 드레싱보다 우수하다는 것이다. 급성 상처에서는 의미 있는 근거가 발견하지 못했다. 전반적인 결론으로는 진화된 드레싱이 급성기나 만성기 상처에서 다른 어떤 것보다 더 우세한다는 설득력과 파워(검정력)가 있다는 근거는 없었다.

다른 리뷰는 특정 상처 병인에 대한 드레싱 효율을 평가하는데 초점을 두었다. 최근 메타 분석은 정맥성 궤양의 관리에서 이용되는 압박의 목적으로 사용되는 드레싱에 대한 무작위의 실험을 조사하였다.[23] 42번의 실험은 기준을 충족하고, 3,001명의 대상자와 3,037개의 궤양 부위를 포함하였다. 실험은 하이드로콜로이드 드레싱, 폼 드레싱, 하이드로겔 드레싱을 다른 드레싱들과 비접착성 드레싱과 비교를 하였다. 실험은 통계학적으로 궤양 치유에 있어 다른 것 이상의 유의한 결과를 보여주지지 못했다.

대부분의 경우, 특정 드레싱의 비교는 낮은 통계적 파워(검정력)를 가졌다. 즉, 그것들은 차이점을 감지할 만큼 크고 충분한 예시를 제공하지 못했다. 그러나 한 특정한 비교인 하이드로콜로이드 드레싱과 비접착성 드레싱에서는 충분한 파워가 있었다 – 총 700명의 환자 –, 그리고 치유의 이점이 관찰되지 않았다. 이 연구는 정맥성 다리 궤양에서 드레싱 효과에 대한 초기 체계적 리뷰의 소견과 동일하다.[6,24] 유사한 체계적 리뷰가 압박성 궤양의 관리를 대상으로 하이드로콜로이드 드레싱과 전통적인 염분 거즈 드레싱을 비교했다.[25] 진화된 드레싱의 어떤 다른 유형도 전통적 드레싱보다 치유 효과가 좋다고 말할 만한 근거는 충분하지 않았다. 게다가, 진화된 드레싱의 유형이 다른 것보다 더 효율적인 것으로 고려하기도 불충분하다.

수술적 상처 치유 관리에 대한 드레싱의 체계적 리뷰에서, 13개 평가 실험은 폼 드레싱, 하이드로콜로이드 드레싱, 알긴산 드레싱, 거즈와 같은 드레싱을 포함해서 정의했다.[26] 분석은 비록 실험이 질적으로 약할지라도, 어떤 드레싱 화합물이 한 상처에서의 유의한 차이점을 발견하지 못했다. 그들은 통증을 줄이고 간호 시간을 줄임에 있어서 유리한 진화된 드레싱의 유의한 차이점을 기록했다. 거즈와 진화된 드레싱의 비교에서 중요한 점은 같은 치유 결과가 나타나는 것이다.

핵심 12.7

다양한 드레싱을 사용해도 치유 속도에서 어떤 차이점도 없었지만, 통증을 줄이고 제공 시간의 감소가 있었음을 알 수 있었다.

최근의 다른 리뷰는 진화된 드레싱과 거즈의 치유 결과뿐만 아니라, 비용의 효율성도 고려했다.[27] 비용 효율성이 포함되어졌을 때, 많은 유형의 진화된 드레싱이 개당 높은 단가에도 불구하고 염분 거즈에 비해 비용을 절약하는 경향이 나타났다. 비용을 절약하기 위한 비결은 노동 비용에 대한 감소 뿐만 아니라, 대부분의 더 나은 또는 유사한 치유 결과를 이루기 위해 전반적인 재료 비용의 감소에 좌우된다. 이런 결과의 유형은 사실상 모든 치료시설에서 지불 환경에 관심을 가지고 있다.

흥미롭게도, 진화된 드레싱에 관한 상처 병인은 지속적으로 거즈에 대한 급성 상처 관리에서 임상적 이익을 설명했다. 중간층 피부 이식 공여 위치의 관리에 대한 촉촉한 상처 치유 드레싱의 관점이 58명의 무작위 통제 실험을 포함하고, 촉촉한 상처 치유 제품이 치유, 통증/안정, 그리고 감염비율 면에서 가장 우수했다.[28]

드레싱을 선택하는 방법 (How to Make Dressing Choices)

데이터가 부족할 때, 임상가들은 드레싱을 어떻게 선택하는가? 최근 연구는 이 질문과 씨름하고 있다. 6개의 수술 병동을 가진 3차 병원의 의사, 간호사와 환자들이 특성에 대한 지불 의지 뿐만 아니라, 특정 드레싱 특성에 대한 선호도를 평가하는 설문지에 참여했다.[29] 6개의 드레싱 특성과 이런 특성에서 2~3개의 서로 다른 성능 수준의 특성을 확인했다. 다음을 포함한다: 완전한 상처 치유를 위한 필요 시간, 드레싱의 빈번한 교체, 상처 치유의 비용, 입원기간 동안에 요구되고 외래 환자 상처 치유를 위해 필요한 도움 등. 수행 수준에 의한 6개의 드레싱의 다양한 조합의 컴파일은 18개의 다른 제품 비네트를 만들었다. 참가자는 각 제품 비네트를 10에서 1까지 숫자를 선택함으로써 많거나 적은 생각으로 평가하도록 요구받았다. 각 기여에 대한 지불의지는 별도로 평가되었다.

모든 드레싱 기여는 비네트의 판단에 크게 영향을 받는 것으로 밝혀졌다. 모든 3 그룹에 의해 가장 높은 점수로 매겨진 3개의 기여는 유사했다: 드레싱 교체시의 통증 감소, 입원기간의 감소, 짧은 치유 시간 등. 그러나 각 기여에 대한 지불 의지에 의한 개별 순위는 3개 참가 그룹에서 크게 차이가 났다. 의사는 짧은 입원 기간에 높은 점수를 줬고, 간호사는 드레싱 교체 시 통증 감소에 높은 점수를 주었고, 환자는 가장 귀중한 제품 기여를 빠른 치유 시간에 높은 점수를 주었다. 이들 소견은 빈번한 드레싱 교체와 상처 관리의 독립성이 참가자 선호도에서 가장 덜 중요한 요소로 매겨졌지만, 드레싱 조제사가 가장 관심을 갖는 기여라는 점에서 흥분가 있다. 다른 흥미로운 소견은 환자가 드레싱 교체 때 느끼는 통증보다 통증 없는 드레싱 교체에 대한 간호사의 높은 점수이다. 이 연구의 잠재적 제한점은 대다수의 상처가 수술후 상처나 외상성 상처이었기 때문에, 만성 상처에 대한 환자와 관리의 어려움을 제대로 표현하지 못했다.

개별 임상가는 수용되고 있는 드레싱의 특성을 바탕으로 드레싱을 선택할 것이지만, 그들의 선택이 다른 임상가와 비슷하다. Vermeulen은 의사 집단과 간호사 집단에 의한 드레싱 선택을 연구함으로서 전문가 패널 뿐만 아니라, 서로에 대한 동의에 대해 이런 질문을 조사했다.[30] 3차 진료 병원의 수술실에 있는 29명의 의사와 63명의 간호사가 동일한 개방성 상처 사진 18개를 봤고(다양한 상처 유형과 질환을 나타나는 90개 그룹), 잠재적 선택의 2그룹에서 가장 1차 상처 드레싱으로 적절한 상처가 무엇인지를 선택하도록 주문을 받았다. 첫 번째 그룹에는 3개의 거즈 유형이 포함되어 있었고, 두 번째 그룹에는 5개 진화된 드레싱이 포함되어 있었다. 그리고 모든 것이 시설에서 이용될 수 있었다. 전문가 패널인 한 명의 의사와 3명의 간호사가 양쪽 그룹에서 표준화된 선택의 기준을 만들었고, 18개 병동을 위한 만장일치의 선택을 이끌어 냈다. 관찰자내(intrabserver) 동의를 판단하기 위해, 참가자들은 상처를 위한 드레싱의 선택을 2번 하도록 요구를 받았다. 관찰자간(interobserver) 동의, 전문가 패널의 동의, 그리고 관찰자내 동의의 수준을 측정하기 위해 kappa 수치가 컴퓨터로 계산되었다. Kappa 수치는 0–1의 범위이고, 0.8 이상이면 "매우 좋은" 동의이고, 0.6–0.8이면 "좋은" 동의이고, 0.4–0.6 미만이면 "중등도" 동의이고, 0.4 미만이면 "나쁜" 동의이다.

거즈 드레싱이나 진화된 드레싱의 선택에 대한 의사와 간호사 사이의 동의는 kappa 수치가 0.07–0.23으로 나쁜 동의에 포함되었다. 간호사 간의 동의는 의사 간의 동의보다 좋지 않았고, 이것은 간호사가 의사보다 드레싱 특성에 더 친숙하다는 일반적인 믿음을 저버리는 것이다. 의사와 전문가 패널 사이의 드레싱 선택에 대한 동의도 비슷하게 나쁜 편이었다. 그러나 간호사와 전문가 패널 사이의 드레싱 선택에 대한 동의는 의사때 보다는 약간 높은 편이었다. 2번 드레싱 선택을 한 의사의 경우, 관찰자내 동의는 거즈 드레싱에서 중등도로 나타났고, 진화된 드레싱에서는 나쁜 동의를 보였다. 2번 드레싱 선택을 한 간호사의 경우도, 관찰자내 동의는 거즈 드레싱에서 중등도로 나타났고, 진화된 드레싱에서는 나쁜 동의를 보였다. 의사나 간호사의 임상 경험 수준과 상처 드레싱 선택 사이에서의 동의에는 상관관계가 없었다.

병원에서 상처 드레싱 선택의 초기 유사 연구는 적절한 선택이 오직 48%의 경우에서만 만들어졌다는 것을 밝혀

냈다.[31]

보고된 근거를 중심으로 수행된 현재 상처 치유의 일관성에 대한 더 최근 평가는 미국에서 지리학적으로 완전히 떨어진 4개의 장소에서 만성 상처에 대한 드레싱 선택의 결과를 초래한다. 장소는 상처 치료 센터, 가정 자가-치료 시설, 요양원 그리고 입원환자를 포함한 다양한 치료에서 상처 환자의 의학적 기록을 검사했다. 욕창, 당뇨성 궤양 그리고 정맥성 궤양에 대해 확인된 근거 중심 기준선은 드레싱의 추천되는 특정 범주보다는 오히려 "수분 드레싱 사용"과 같은 드레싱에 대해서 폭넓게 추천되었다. 그러나 이런 폭넓은 추천에도 불구하고, 임상에서는 거의 동의가 없다. 400개 이상의 의료 기록에서 드레싱 선택을 검토하자마자, 진화된 드레싱이 오직 42%만 당뇨성 궤양에 대한 드레싱으로 구성되었고, 욕창은 44%, 정맥성 궤양은 59%인 것을 밝혀졌다.

상처 드레싱의 사용과 선택에 대한 더 나은 임상가 교육에 대한 것뿐만 아니라, 그러한 연구는 진화된 드레싱의 이익과 효율에 관하여 더 증거가 되는데 필요하다고 나타내는 것 같다. 우리가 예상한 것보다 일찍 진화된 드레싱 범주 사이와 그 안에서 뿐만 아니라, 진화된 드레싱과 전통적 드레싱 사이의 비교 연구도 다른 것에 비해 드레싱의 유형이 최상의 치유 수행의 결정적인 증거라고 말하지 못한다.

상처 드레싱을 위한 임상 근거에서 발생하는 일반적인 어려움 (General Challenges in Generating Clinical Evidence for Wound Dressings)

만성 상처가 치유하고자 하는 주요 문제가 아니지만, 피부 파괴에서 나타나는 다중 전신성 질환과 국소 질환이나 그 질환의 증상들이다. 그러므로 국소 드레싱은 상처 치유에 영향을 줄 수 있는 치료의 한 측면이다. 예를 들어, 당뇨성 다리 궤양을 위한 드레싱의 임상 실험에서, 감염된 다리의 부하 제거는 치료에서 필수 사항이다. 부하 제거와 다이어트를 준수하지 않은 환자는 국소 드레싱에 의해 제공된 어떤 치유의 이점을 가질 수 없을 것이고, 전반적으로 치유 연구 결과에 나쁜 영향을 미칠 것이다.

> **핵심 12.8**
>
> 국소 드레싱은 상처 관리의 한 측면일 뿐이다. 그러나 질환의 복잡한 특성은 1차 관심사이어야 한다.

환자 집단은 특히 상처를 치유할 때 치유에 영향을 주는 다양한 국소적 요소와 전신적 요소에서 크게 다를 것이다. 만성 상처의 치유는 장시간의 과정일 것이고, 상처 치유는 일반적으로 8-24주 동안 시행될 것이다. 상처 발병시에는 환자의 균질성을 확보하기 어려울 것이다. 임상가와 연구자에 의해 개발된 특정의 교육도구는 44개의 국소적 요소, 환경적 요소, 전신적 요소 그리고 생화학적 요소에서 확인되었고, 상처 치유 과정에 유의한 영향을 줄 것이다.[33,34]

드레싱은 상처 관리의 중요한 요소이다; 그러나 상처 치유에 영향을 주는 국소적 요소, 전신적 요소와 사회적 요소로부터 그들의 특정 효과를 고립시키기는 어려울 것이다.

현재, 폼 드레싱, 하이드로콜로이드 드레싱, 알긴산 드레싱과 하이드로겔 드레싱과 같은 포괄적인 범주로부터 '최상의' 드레싱의 선택을 지지하는 것도 한 물질의 범주에서 특정 드레싱은 특정 상처 유형을 위한 다른 범주에서의 하나 보다 더 좋다는 것을 지지하는 것을 비교한 증거는 거의 없다. 다양한 드레싱 유형의 철저한 비교가 없었고, 몇몇 유형은 다른 감각을 만들지 않았고, 또 심지어 상처의 같은 유형에 사용되었다. 예를 들어, 알긴산 드레싱과 투명 필름을 비교하지 않았다.

임상 실험에서, 복합적인 드레싱 사용이 단일 상처를 관리하는데 필요하다. 적합한 드레싱의 선택과 함께 조직 수분 균형의 유지와 습득은 기술이고, 상처와 그것의 국소적 요소와 전신적 요소에 영향을 주는 환경 사이의 동적 균형에 좌우된다. 따라서 상처 치유 과정 동안 하나의 드레싱 사용은 극히 드문 일이다. 사실 상처는 특성을 바꾸는 것과 함께 동적인 독립체이고, 그것은 시간이 지남에 따라 정확히 다른 드레싱의 선택을 필요로 한다. 그러나 표준 무작위 통제 실험은 3주에서 24주까지 어디서든지 드레싱의 단일 유형으로 상처의 정적 치료를 요구하고, 완전한 상처 폐쇄에 초점을 둔다. 이것은 실제의 임상 실험을 반영하지 않았고, 이 프로토콜과 완전한 치유의 초기 결과도 환자 관리에 있어 가치가 있고 드레싱 수행을 비교하는 최상의 방법이 될 것이다. 그것이 논리적인 이슈이지만, 상처 상태 변화에 적절한 드레싱을 비교한 실험이 바꿀 수도 있다.

> **핵심 12.9**
>
> 상처 관리 계획에서 완수까지 하나의 드레싱만으로 치유할 설계를 세우지 않는다. 상처 치유는 동적이어서, 임상가는 상처의 변화에 맞게 관리 계획을 바꾸어야 한다.

상처 치유 연구에서, 우리는 어떻게 많은 상처가 치유되었고 폐쇄되었는지, 그리고 어떻게 많은 상처들이 그렇게 되지 않는지에 대해 논리적으로 알기 원한다. 이것은 양적인 결과이다: 우리는 그것을 셀 수 있다. 상처 폐쇄는 이분적이지 않다. 상처는 크게 감소할 수 있지만, 완전히 폐쇄되지 않을 수 있다. 이런 크기의 감소는 비록 기술적인 폐쇄가 아닐지라도 항상 환자에게 이득이 되기 때문에, 양적인 결과는 종종 원래 상처의 양과 부분의 감소의 비율이라는 면에서 보고되었다. 치유 자료도 또한 그것이 상처 폐쇄에 도달하기 위해, 또 예를 들어, 50%의 폐쇄가 특정 부분에 도달하기 위해 걸리는 시간의 측면에서 보고될 것이다. 만약에 상처가 유의하게 작아지면, 그것은 환자가 자신의 집에서 상처를 자가-마사지를 할 수 있거나, 치료 방법을 바꿀 수 있다는 의미가 된다.

점점 더, 상처 연구는 그들의 디자인과 결과에서 질적 결과를 포함한다—구분되지 않겠지만, 그럼에도 중요하다. 상처 치유의 중요한 질적 결과의 예는 환자가 받아들이는 통증의 변화, 환자 삶의 질적 변화, 많은 상처와 관련된 합병증 변화 또는 상처 재발에 있어서의 변화와 같은 변수를 포함하고, 임상가나 환자에 의한 사용의 용이함 사이에서 다를 수 있다. 이런 유형의 질적 차이는 대개 Likert 척도를 사용한 설문지에 의해 측정되었다.

빠른 시간(2–4주) 내 상처 부위 감소, 상처 치유속도 또는 상처 치유 궤도 등과 같은, 새로운 상처 치료의 효율성을 평가하기 위한 시도에서, 대체 결과나 다른 결과를 고려하려는 의사 사회의 요구들이 있다.

다른 치료에 관해 진화된 드레싱의 임상 수행을 평가하는 보다 나은 방법론이나 보다 현실적인 프로토콜의 부재는 드레싱의 종말을 초래할 것이다. 점점 더, 건강 기술 평가 그룹, 병원 위원회, 그리고 심지어 보험회사들이 접근에 관한 결정, 그리고 진화된 드레싱을 포함한 새로운 기술에 대한 배상을 만들기 위해 상대적인 근거를 기대한다. 상처 관리 드레싱에 대한 환자의 접근과 새로운 상처 관리 드레싱과 다른 국소 치료의 개발도 이런 근거의 부족에 의해 제한될 수 있다.

수분 균형을 넘어서: 상처환경에서의 박테리아 균형 (Beyond Moisture Balance: Balancing Bacteria in the Wound Environment)

가장 인기 있는 최근의 드레싱 기술 중 하나는 수분 균형 이외의 다른 목표를 달성하기 위한 부가적인 재료의 합병이다. 인기 있는 부가적인 목표는 국소 살균이다. 앞에서 논의된 드레싱의 어느 범주도 항균성을 갖고 있다. 상처 박테리아 균형과 항균성 드레싱에 대한 더 왕성한 논의는 8장에서 다루어졌다. 여기에서는 간단히 내용만을 다룰 것이다.

최근, 새로운 기술은 상처 표면에 항균제의 전달과 혼합을 위해 적용되어 왔고, 그들의 사용을 향상시킬 것이고 승인할 것이다. 이 기술은 종종 충분한 조직 수분 수준을 유지하면서, 천천히 그리고 지속적인 항균제의 유리를 이루는 것이다. 항균제의 방출은 숙주세포에서 더 큰 항균 효과와 낮은 독성에 대한 낮은 활성을 가능토록 한다. 단연코 상처 드레싱으로 통합된 가장 일반적인 항균제는 은(silver)이다. 은(silver)은 넓고 다양한 상처 접촉 층, 폼, 필름, 알긴산, 하이드로콜로이드, 하이드로젤과 섬유로 통합되어 왔다. 은은 항균 은 이온의 지속적인 방출을 제공하기 위해 삼출액에서 산소와 상호작용하는 드레싱의 몇몇 면이 금속 피복의 유형으로 통합될 것이다. 그 대신에, 삼출액과 은 이온 화합물을 분리하는 은 화합물처럼 통합될 것이다. 은을 함유하고 포함하는 많은 상처 드레싱은 은 통합의 방법 또는 그들을 함유한 또는 심지어 은 이온을 방출한 비율인 은의 양과는 다를 것이다; 그러나 그럼에도 불구하고 어떠한 다른 점도 임상 수행 면에서 차이점을 얻어내지 못했다.[38]

핵심 12.10

은(silver)은 상처 드레싱에서 이용되는 가장 흔한 항균인자 중의 하나이다.

요오드, 폴리헥사메틸렌구아디닌 비구아니드, 메틸렌 블루 그리고 겐티아나바이올렛트와 같은 다른 항균제들이 수분 균형 드레싱에 이용되었다. 오늘날까지, 특정의 은 드레싱과 비항균 드레싱을 비교한 많은 임상 실험들이 있어 왔고, 또 silver sulfadiazine이나 silver nitrate 등과 같이 은을 함유한 국소제를 많이 비교했다. 그러나 항균 드레싱끼리 비교한 실험은 없었다. 항균 드레싱의 연구가 어려운 점은 세균의 문제 수준을 가진 상처를 의도적으로 사용하기가 어렵기 때문이고, 또 동일한 세균의 숫자와 유형을 가진 2개의 치료 그룹을 확보하기가 어렵기 때문이다. 그리고 부가적으로 실험 결과로서 세균에 대한 효과를 측정하기가 어렵다. 오히려 면적 감소의 측면에서 상처 치유에 대한 효과를 측정한다. 그러나 항균 드레싱이 치유를 방해하기 위해 고안되고(숙주가 조절할 수 있는 것 이상의 세균수준), 예를 들어, 삼출물 수준과 조직질의 변화에서 항균 드레싱의 초기 장점 징후가 양적 보다는 질적으로 우세하다. 항균 드레싱의 사용 기간을 맞추기도 힘들다. 세균 수준의 감소를 초과해서 지속적으로 항균 드레싱을 사용하면, 오히려 숙주 세포에 대한 부정적 효과를 일으켜 치유의 지연을 일으킬 수 있다.

비교한 임상 데이터가 부재할 때, 임상가들은 체외 실험에 의해 표준화된 데이터를 기반으로 드레싱의 항균 활동을 설정하고, 또 일치성, 흡수성, 사용의 용이함과 같은 드레싱의 다른 수행 특성을 기반을 통해 하나의 항균 드레싱을 선택한다.

상처 환경에서 수분 이외의 화학 물질의 균형 (Balancing Chemicals Other than Water in the Wound Environment)

습윤 또는 수분은 개방성 상처의 치료과정 동안 안정되기 위한 필수 요소이고, 또한 중재 균형을 요구할지 모르는 만성 상처의 조직과 액에서 화학약품에서도 중요한 요소이다. 예를 들어, 산소는 화학물질로서 잘 알려져 있다. 산소는 맥관 구조를 통해서 조직으로 운반되고, 우리는 충분한 혈액공급이 없다면 상처가 치유되지 않음을 잘 알고 있다. 우리는 경피적 산소 포화도 측정법과 혈관 검사와 같은 다양한 도구와 함께 산소 수준을 평가해 왔다. 우리는 현재 재혈관화나 고압산소치료를 통해 불충분한 산소 수준을 회복시킨다. 단백질은 치료를 촉진하는 균형을 위한 또 다른 화학 물질 대상이다. 우리는 단백질이 부족할 때 증가를 위한 다양한 영양 공급과 환자의 전체에 영향을 미칠 단백질 수준을 평가하는 복합적인 방식을 가지고 있다. 지난 10년 동안, 기본 연구는 치료되지 않은 상처에 비해 상처를 치유의 생화학적 환경을 연구했고, 치유 과정을 촉진시키기 위해 균형이 목표가 될 것인 다양한 다른 화학 물질을 확인했다. 상처 드레싱의 새로운 시대에서, 기술은 최근에 인식된 이런 화학 물질의 몇몇 불균형이라고 알려진 능력과 함께 발달되어 왔다.

Matrix metalloprotease(MMP)와 elatase와 같은 다양한 가수분해 효소의 국소적 수준은 치료되지 않은 상처의 많은 병인에서 상승되었음이 발견되었다.[39,40] Matrix metalloprotease는 세포외에서 세포 이동을 촉진하기 위한 효소와 관련된 구조상의 구성원이고, 또한 치료의 염증 단계에서 대식세포에 의해 가수분해에 영향을 미칠 것이다. Matrix metalloprotease의 정상 수준은 낮은 기준치로부터 증가하고, 치료의 염증 단계 동안에 정점을 찍는다. 그리고 그 후에 기질화와 상피화가 진행될 때 감소한다. 치료되지 않은 상처에서, matrix metalloprotease는 더 높은 수준에 정점을 찍기 위해 나타나고, 계속 높게 지속하고, 치료 조정에 필수적인 다양한 성장 요소 단백질의 감소뿐만 아니라 궁극적으로 콜라겐, 점다당질 그리고 프로테오글리칸과 같은 새로운 세포외 기재 구성품으로 보증되고, 기존의 저하는 조절되지 않는 결과를 초래한다. 상처는 국부 상처 환경에서 조절되지 않은 국소의 가수분해 결과로써 치료의 염증단계에서 막기 위해 임상적으로 나타날 것이다. Matrix metalloprotease의 증가 수준은 상처 환경에서 반복적인 외상과 괴사가 있는 상처에서 박테리아의 높은 수준을 포함한 다양한 원인 때문에 발달한다고 생각한다.[41]

치료되지 않은 상처에서 matrix metalloprotease의 국소적 수준 감소가 목표인 한 드레싱은 55%의 bovine collagen과 45%의 oxidized regenerated celluose(ORC)의

균일 혼합물이다. 상처가 있을 때, 드레싱은 matrix metalloprotease의 어떤 구성원인지 가려져 있고, 치유하고 있는 상처에서 다양성을 발견하므로서 그들을 효력없게 만든다. 궁극적으로 육아조직의 축적과 재상피화가 일어나도록 만든다.

Matrix metalloprotease에 대한 주요 드레싱의 효과는 치료되지 않은 만성 상처로부터 모이는 삼출액을 사용하여 체외 실험에서 입증되어 왔다. 작용 기전이 collagen moiety가 protease를 위한 희생 기질(substrate)로 작용하는 것처럼 주장되어 왔고, 한편 다중 음전하를 가진 ORC moiety는 효소에서 양전하 금속이온을 제거한다. 금속이온의 소실은 protease의 3차원 형태를 파괴하여 어떤 기질(substrate)과 오랫동안 결합할 수 있도록 만든다.[42] 보다 최근에, 생체내 실험에서 콜라겐 ORC 드레싱이 빠른 치유 과정을 보였고, 측정가능한 변화가 protease에서 간단하게 감소되지 않았고, protease와 그들의 억제제의 비율이 감소하였다.[43]

> **핵심 12.11**
>
> 콜라겐 ORC 드레싱은 만성 상처에서 matrix metalloprotease의 수준을 감소시키는데 효율적인 것으로 밝혀졌다.

체외실험에서 콜라겐 ORC 물질이 MMP에 의해 퇴화됨으로서 성자인자를 보호할 수 있음이 밝혀졌다. 그러므로 protease-modulating 드레싱은 추가적인 방법을 통해 치유에 영향을 준다: 상승된 protease 수준을 조정하는 방법과 국소 성장인자의 생존능력을 보호하는 방법. 최근에 protease를 결합하고 비활성화 능력을 가진 sulfonated polymers 드레싱이 체외 실험에서 ORC-콜라겐 물질과 비교하기 위해 수행되었다.[44]

Elastase는 만성 상처에서 상승되는 또 다른 protease이다. 만성 상처에서 elastase의 주요 근원은 호중구이고,[45] 이것은 세균에 의해 생성된다.[46] Elastase는 펩티드 성장인자[47]의 1차 파괴자인 MMP과 비슷하게 상처의 기질 발달에서 결정적인 효과를 가진다. 그리고 elastase는 섬유아세포와 같은 세포에 대해 음성 효과를 가진다.[46] ORC-콜라겐 물질이 elastase에 대항하는 활동을 보이고 있고,[43] 화학적으로 수정된 면으로 된 상처 드레싱도 체외실험에서 elastase 수준에 반대하는 활동을 보였다.[48]

Nitric oxide(NO)는 국소 드레싱에 의해 조정되는 또 다른 생화학적 물질이다. NO는 매우 반응적인 짧은 기간 존재하는 가스이고, 효소인 Nitric oxide synthase(NOS)에 의해 적절한 전구물질 분자로부터 생성된다. 아미노산 L-argine가 가장 흔한 전구물질이다. NOS 효소는 신경세포, 내피세포, 혈소판, 호중구, 대식세포, 림프구, 상처 섬유아세포, 증식중인 케라틴 형성 세포 등과 같은 여러 세포에서 생성된다.[49] iNOS의 생성은 IL-1β, TNF-α, interferon-γ 등과 같은 염증성 cytokines에 의해 이들 세포에서 유도된다. NO가 생성되면, 신체에서 생존하는 시간이 매우 짧은데, 그 이유는 자유 라디칼이면서 매우 반응성 좋은 화학물질이기 때문이다. NO가 몇초 이내에 nitrate(NO3)와 nitrate(NO2)로 대사된다. nitrate와 nitrite의 수준은 NO 합성물로서 오줌, 혈장 또는 상처 체액에서 측정된다.

NO가 모든 상처 치유 단계에서 일정한 형태로 관련되는 것으로 밝혀졌다. 전구체로부터 NO를 생성하는 유도 효소에 대한 면역염색이 대식세포, 상처 가장자리와 모낭에 있는 케라틴 형성세포, 상처조직의 섬유아세포에서 무거운 염색으로 나타냈지만, 정상 조직의 섬유아세포에서 무거운 염색으로 나타나지 않았다.[50] iNOS가 제거된 쥐를 이용한 상처 치유 연구는 이들 쥐가 통제군 쥐에 비해 31% 상처 지연이 있었음을 발견했다.[51] iNOS가 제거된 쥐가 adenoviral vector를 통해 iNOS를 공급받을 때, 지연이 역전되었다. 쥐를 이용한 다른 상처 연구에 따르면, NO 생성이 억제되었을 때 콜라겐 침착과 상처 파괴 강도가 감소되었다고 한다.[52] 이들 데이터는 NO가 치유의 몇몇 단계 뿐만 아니라, 국소 NO를 증가시키는 치료적 접근에도 관련하고 있다는 것을 의미한다.

국소 상처의 NO 수준을 조정하기 위한 NO 전구물질 분자를 이용한 드레싱 기술의 초기 노력은 전구물질 자체와 운반체 때문인 것으로 생각되는 국소 독성을 초래했다.[49] 상처 표면에서 NO의 국소 유리를 위해, 하이드로겔 상처 드레싱 안에 여러 종류의 NO 전구물질을 이용한 나중의 실험시도가 체외 실험과 생체내 실험 모두에서 이루어졌다.[53] NO-유리 하이드로겔로 배양된 섬유아세포는 하이드로겔 매개물에서 배양된 것보다 세포외기질 단백질의 높은 생성을 보였다. 부가적으로 NO 하이드로겔로 치료된 당뇨병 쥐의 상처는 하이드겔 매개물로 치료된 것보다 두꺼운 육아조직과 상처 면적의 감소를 보였다.

만성 상처는 상처 치유의 염증 상태에서 고착된다. 생화학적 연구에 따르면, 정맥성 궤양과 다른 병인에서 염증성 cytokines과 반응성 산소 중개 물질(대식세포 활동과 호중구의 화학 부산물)의 상승되고 지속된 수준이 나타났다고 한다.[54] 이들 두 형태의 화학물질은 드레싱에 의한 조정에 부가적인 표적을 나타낸다. 현재에는 만성 상처에서 산화 스트레스를 줄이는 항산화제 성분(세포에 의한 산소 생성을 감소시키고 이미 존재하던 자유 라디칼의 청소)을 가진 드레싱 물질이 이용되고 있다.

핵심 12.12

생화학적 연구는 염증성 cytokines의 수준 증가에 의해 근거되었듯이 치유의 염증 단계에서 만성 상처의 개념을 지지한다.

최근, iodine 함유 하이드로겔은 체외 실험에서 자유 래디컬 활동 뿐만 아니라, 다양한 반응성 산소 종(species)의 인간 호중구 생성 억제를 보였다. 다양한 꿀과 금속이온 용액과 구연산도 hydroxyl radicals과 hypochlorite anions 반응성 산소 종에서 호중구의 생성을 감소시키는 것으로 밝혀졌다.[56,57] 최근에 이들 두 물질이 상처 드레싱 물질과 결합되었다.

상처 통증(ibuprofen를 함유하거나 조직 친화성 접착제)을 감소시키고, 상처의 악취(활동성 charcoal나 cyclodextrin additives를 함유한)를 흡수하는 특수 드레싱이 있다. 이들 드레싱은 상처 치유 과정에 자체적으로 영향을 주면서 실제 치유 과정을 덜 다루고 환자의 경험을 더 중시하는 변수를 가진다. Ibuprofen를 함유한 폼 드레싱을 이용한 초기 임상 실험은 상처 치유에 대한 역효과 없이 상처 통증을 감소시킨 것으로 밝혀졌다.[58]

상처 환경에서 수분 이외의 다른 변수를 확인하는 값의 증거 (Evidence for the Value of Addressing Parameters Other than Water in the Wound Environment)

상처 조직을 관찰할 때 수분 함량이 상대적으로 평가되었고, 새로운 드레싱에 의해 영향을 받는 다른 변수는 쉽게 평가되지 않는다: 즉, 우리는 세균, 기타 세포, 효소 및 화학물질들을 볼 수 없다. 흥미로운 변수/세포/화학물질이 연구 실험을 통해 측정되는 동안, 우리가 드레싱을 사용하기 이전과 이후에 특별한 변수를 빠르게 측정하는 침상의 진단은 존재하지 않을 것이다. 그러므로 우리는 시중에 판매되는 드레싱 중에서 상처 환경에 특별히 이슈가 되는 많은 드레싱을 살펴보듯이, 그들이 언급하는 조건이 존재하는지에 대한 교육된 추측을 만들기 위해, 그리고 언급한 조건이 무엇인지를 결정하기 위해 반드시 우리는 의문을 가져야 한다. 또 우리는 특정 조건에서는 측정되지 않아야 할 것을 고려하고, 상처가 좋아지고 있는지(예를 들어, 상처가 작아지고, 악취가 감소하고, 조직의 질이 좋아지는)를 고려해야 한다. 이것은 앞에서 논의된 것 이외에, 진화된 드레싱의 근거를 새롭게 만들어내는 어려움을 겪게 된다.

여러분은 상처에서 효소나 반응성 산소 매개물질의 수준을 어떻게 측정하는가? 특정 환자나 상처 치유 동적 과정의 특정 지점의 정상이 무엇인지를 어떻게 알 수 있는가? 최소한으로, 우리는 세균, 효소나 다른 화학물질을 감소시키는 드레싱이 최상의 조건 아래에서 실제로 그 작용을 달성하는지에 대한 근거를 요구해야 한다. 예를 들어, 작용기전이 체외 실험과 생체내 실험에서 이루어지는지를 알아야 한다. 그러나 많은 경우, 이들 화학물질을 측정하는 기준이 체외실험로부터 나오지 않았다. 여러 회사들이 다양한 검사를 이용하기 때문에 결과가 혼동된다. 이것들을 더욱 복잡하게 하기 위해, 임상가들은 매우 특별한 드레싱을 사용할 것이지만, 만성 상처에서 평상시 임상 실험 과정보다 더 짧은 기간 동안에 증가할 것이고, 다른 드레싱과 기술과 나란하고 또 순차적으로 그들의 사용이 증가할 것이다. 제품의 장점을 알아내기가 더욱 어려워질 것이고 또 새로운 작용 기전에 대한 장점도 알아내기가 어려워질 것이다.

드레싱으로서의 기질 단백질 (Matrix Proteins as Dressings)

국소 상처 드레싱의 또 다른 일반적인 범주는 긍정적인 치유 효과를 갖는 세포 반응을 일으키기 위해, 생물학적 기원의 물질을 이용한다. 살아있는 조직의 세포는 다양한 단백질과 글라이코스아미노글라이칸 등으로 구성된 3차원의 세포외기질에서 살아가고 있다. 조직의 세포외기질은 상처 치유과정에서 다음과 같은 중요한 역할을 하는 것으로 간주된다: 화학물질의 저장소로 작용하고, 세포사이물질의 의사소통을 조절하고, 세포 이주를 위한 지지대를 제공한다. 기질 구성 성분을 가진 드레싱은 세포외기질의 역할을 모방함으로서 치유를 가속시키는 역할을 한다.

콜라겐 드레싱은 흡수 드레싱으로서 시중에 판매되고 있었지만, 그들은 단순히 수분을 관리하는 것보다 더 많은 역할을 하고 있다. 소가죽, 소와 닭의 힘줄과 돼지의 내장 등 동물에서 나온 콜라겐은 상처 드레싱으로서 다양한 형태로 사용되고 있다. 콜라겐 단백이 동물로부터 추출되면, 그것은 정교한 신체 처리 과정을 통해 젤, 페이스트, 파우더, 과립, 시트 및 스펀지 등으로 다양하게 처리될 것이다. 이런 신체 처리 과정을 따라, 콜라겐 드레싱이 삼출물을 흡수할 수 있게 된다; 그러나 흡수가 콜라겐 기반 드레싱의 주요 기능이 아니다. 콜라겐은 재흡수되는 물질이고, 상처 환경에서 기질로 작용할 수 있다. 그리고 상처 치유 과정에서 주요 세포에 대한 주화성 물질이다. 부가적으로, 콜라겐은 상처 환경에서 metalloprotease를 위한 희생 기질로서 작용할 수 있다. 콜라겐의 이들 기능은 상처 삼출물 수준에 의지하지 않는다. 상처 삼출물의 관리는 적절한 2차 드레싱으로 관리되어야 한다. 콜라겐 드레싱 제품은 다양한 임상 실험에서 보존적 드레싱과 비교되면서 평가되었고, 만성 상처와 급성 상처에서 긍정적인 효과를 가진 것으로 밝혀졌다. 콜라겐 위에 적용된 2차 드레싱은 상처의 삼출물 수준에 영향을 받는다.

핵심 12.13

소가죽, 소나 닭의 힘줄, 그리고 돼지의 창자 등을 포함한 다양한 동물 자원에서 나온 콜라겐은 젤, 페이스트, 파우더, 과립, 시트 및 스펀지 등과 같은 드레싱의 다양한 형태로 추출되고 처리되어 왔다.

최근에 소개된 다른 기질 중심의 드레싱은 propylene-glycol alginate carrier에서 amelgohenin 단백질의 점성 용액(돼지 이빨 에나멜에서 나온 세포외기질 단백질)이다. 이런 드레싱은 세포 부착과 이주를 위해 임시적인 세포외기질을 제공하는 것으로 간주된다. 정맥성 궤양을 가진 83명의 대상자를 12주간 실험한 압박치료와 함께 amelgohenin 드레싱은 압박치료만으로 이루어진 실험과 비교되었고, 결과적으로 상처 통증보다 상처 면적을 더 크게 감소시켰다.[63] 상처 치유와 통증에서의 이들 차이점은 원래 연구 이후 추가로 12주간 연구된 실험에 관리되었다.[64]

콜라겐 이외의 다른 기질 물질도 국소 상처 드레싱으로서 연구되었다. hyaluronan은 세포외기질에 있는 우세한 글라이코스아미노글라이칸 중의 하나이고, 세포의 증식과 이주에 중요한 역할을 하는 것으로 생각된다. hyaluronan 기반의 드레싱은 정맥성 궤양과 당뇨성 궤양에서 평가되었고, 상처 치유와 상처 면적 감소의 측면에서 긍정적인 결과를 보였다. Hyaluronan ester로 구성된 드레싱도 체외실험에서 고유한 항독소성을 보였다.[68]

피부 대체물과 국소 상처관리 (Skin Substitutes and Topical Wound Management)

원래 피부 대체물은 화상이나 상처 부위에 환자 자신의 피부에서 채취된 자가이식를 대체하기 위해 고안된 것이다. 많은 경우에서 환자 자신의 피부를 채취할 만큼 손상되지 않는 피부가 충분하지 않기 때문이거나, 또는 자가이식의 채취가 자신의 피부를 치료할 수 있도록 만들기 때문에, 과학자는 공여 부위 상처를 만들지 않고 자가이식과 동일한 효과를 제공할 수 있는 방법을 찾으려고 비자가 피부 이식 방법(환자 피부를 대신하는 대체물)을 연구하고 있다.

정상 피부는 여러 층, 세포, 세포외기질 단백질, 그리고 기타 화학물질로 되어 있을 뿐만 아니라, 모낭, 땀샘, 피지샘, 혈관 및 신경 등을 포함하고 있다. 오늘날까지 정상 피부를 완전하게 대체할 수 있는 피부 대체물은 존재하지 않는다. 대부분의 피부 대체물은 다양한 방법으로 구성된 기질 성분과 세포를 가지고 있다. 본 장의 앞부분에서 공부했듯이, 상처 드레싱은 기질 물질(콜라겐, hyaluronan)을 이용하는 쪽으로 발전하고 있다. 그 결과로서, 피부 대체물은 자연스런 드레싱 기술의 발전으로서, 여러 방면에서 검토되고 있다.

핵심 12.14

오늘날까지, 정상 피부를 대체할 수 있는 피부 대체물은 존재하지 않는다.

오늘날 이용되고 있는 피부 대체물은 생물분해 가능성

표 12.4 피부 대체물의 종류

종류	구성	예
상피 대체물 (epidermal)	조직 배양이나, 운반 필름이나 기절에서 성장된 자가, 동종의 케라틴 형성 세포	Epicel®
진피 대체물 (dermal)	필름이나 생분해가 가능한 기질과 같은 지지 구조물에서 성장된 동종 피부 세포 (대개 섬유아세포)	Dermagraft®
	세포외기질 단백이나 화학물질	Integra® Alloderm®
피부 대체물 (bilayer)	필름이나 기질에서 성장된 동종 상피세포와 피부세포	Apligraf®

이 있는 기질에 의해 지지되는 진피세포, 상피세포, 또는 전체 피부세포로 구성되고 있다(표 12.4). 세포나 기질의 근원에 따라, 피부 대체물은 자가물질(환자 자신의 물질), 동종물질(환자가 아닌 다른 사람의 물질), 또는 이종물질(다른 종의 물질)로 간주될 수 있다.

여기에서 우리의 논의는 동종 피부이식물에 초점을 맞출 것이다. 종종 이런 물질의 피부 대체물은 생의용공학적 조직 제품으로 간주되고 있고, 이들은 기질만으로 구성된 것과, 기질과 상피세포로 구성된 것, 기질과 진피세포로 구성된 것, 그리고 기질과 상피세포와 진피세포로 구성된 것이다. 살아있는 피부 대체물에 대한 기본 레시피는 다음과 같다: 3차원 기질이나 지지대가 콜라겐이나 봉합물질(polyglycolic acid와 polylactic acid)와 같은 생흡수 물질로부터 생성된다. 진피세포와 상피세포 또는 양쪽 모두가 기질에 첨가된다. 이들 세포는 주로 신생아 태줄로부터 파생된다. 적절한 영양분과 환경도 기질 내부나 기질 위쪽(체외 실험에서 조직 배양된)에서 세포에 의해 공급된다. 진피세포와 상피세포로 구성된 제품은 *이중층* 제품으로 불리고, 이들 제조사는 하나의 단계로 병합시켰다. 즉, 상피층이 층을 이루도록 허용되고, 공기와 액체의 경계면에 노출되는 동안 각질층으로 발전하게 된다. 최종 세포성 제품은 쉬핑(shipping)과 환자 적용 사이의 제한된 시간기간 동안 세포가 살 수 있도록 유지하기 위해 적절한 영양분으로 통제된 온도에서 사용 직전에 쉬핑을 위해 냉으로 보존된다. 비세포성 제품은 덜 엄격한 온도와 긴 유효기간을 가질 것이다.

임상 사용에서, 피부 대체물 제품은 정확한 상처 크기로 절단되고, 깨끗한 상처기부에 적용된다. 특정 제품과 적용에 따라, 피부 대체물은 표면적 범위를 증가하고 삼출물을 배액하기 위해 사용 전에 망사 형태로 처리될 수 있다. 피부 대체물은 봉합, 스탬플, 또는 압박 드레싱 등과 같은 다양한 방법으로 상처 부위에 부착될 수 있다. 피부 대체물은 세포의 생존과 기능을 위해 수분 환경을 필요로 한데, 이것은 앞에서 설명된 드레싱에 의해 제공되고 관린될 수 있다.

살아있는 인체 세포를 함유한 피부 대체물은 10년 이상 연구되고 발전되어 왔다. 시중에 여러 제품이 공급되고 있다. 이들 제품의 이름 대부분은 *이식(graft)*이라는 단어를 가지고 있다; 그러나 이것은 피부 대체물이 자가이식의 측면에서 이식되지 않는다는 점에서 잘못 이해될 수 있다.

초기에 피부 대체물은 환자의 치유된 조직 안으로 동종 세포가 통합되는 것으로 믿겨져 왔다. 그러나 피부 대체물로 치료된 급성 상처와 만성 상처의 연구들은 피부 대체물이 취해지지 않았음을 나타났다. 급성의 깊은 피부 상처를 검사한 한 연구는 자가피부 이식이나 이중층 피부 대체물로 치료되었음을 보고했다.[69] 치유는 4–9주가 걸렸고, 상처의 생검은 치유기간에 걸쳐 수행되었고, 동종세포의 Y 염색체를 감지하기 위해(신생아의 포피에서 유래된), 면역조직화학적 기법과 polymerase chain reaction 기법으로 조직을 분석했다. 첫 4주 동안 치료된 피부 상처에서 동종의 DNA가 감지되었다. 6주 때 생검 결과를 제외하고, 나머지 모든 시기에는 음성 결과가 나타났다. 정맥성 다리 궤양의 한 연구는 이중층 피부 대체물로 치료된 10명의 환자를 대상으로 3주까지 여러 시점에서 동종 DNA를 감지하기 위해 비슷한 기법을 사용했다.[70] 이식

후 4주 때 2명의 환자에게서 동종 DNA가 감지되었고, 8주 때는 어떤 환자에게서도 동종 DNA가 감지되지 않았다.

피부 대체물의 살아있는 세포들은 상처 세포를 활성화 시키는 성장인자(이주와 증식을 위한)와 기타 화학물을 생성함으로써, 상처 가장자리로부터 치유를 자극했다. 그러므로 피부 대체물은 세포 수준에서 상처 환경과 실제 상호작용하는 스마트한 드레싱으로 작용하고 있고, 또 상처에 대한 약물 효과를 가지고 있다. 이런 이론은 이중층 피부 대체물에 의해 15개의 다른 성장인자와 cytokines가 생성되었음을 밝혀낸 연구들에 의해 지지되고 있다.[71,72] 피부 대체물이 치유를 촉진하는 작용 기전은 아직 완전하게 이해되지 않고 있다.

핵심 12.15

피부 대체물은 얻어지는 것이 아니라 환자 자신의 치유를 자극하는 자극제로서 작용하고 있는 것을 실증되었다.

몇몇 연구들은 이중층 제품에서 섬유아세포의 중요성을 부각시켰다. 하나의 특정 세포 배양 연구는 상피화에 대한 섬유아세포의 효과를 검사했다.[73] 콜라겐 기질에 케라틴 형성 세포를 심었던 연구는 섬유아세포 증가를 보였고, 또 2주간의 배양 기간 동안 상피 구조를 검사하기 위해 기질을 공기-액체 경계면 위에 올려놓았다. 섬유아세포가 부재할 때, 3개층이나 4개층으로 상피세포가 층을 이루게 되었지만, 섬유아세포가 존재할 때는 케라틴 형성세포의 증식과 단층화가 증가되었다. 상피의 형태학적 향상이 더욱 뚜렷해졌고, 한 주 동안과 하룻밤 사이에서 섬유아세포가 기질에서 성장할 때 기저막이 발달하기 시작했다. 다른 연구는 피부 대체물의 치유 효과에서 섬유아세포 근원을 중요한 요소로서 검사했다. 이 연구는 유두 피부에서 파생된 섬유아세포와 지방조직에서 파생된 섬유아세포로 기질을 심음으로서 피부 대체물을 준비했고, 또 2주 동안 그들을 배양했다. 2주 후의 기질 분석에 따르면, 지방 섬유아세포의 기질이 유두 피부 섬유아세포의 기질보다 더 많은 콜라겐과 더 적은 글라이코스아미노글라이칸, 그리고 더 많은 상처 수축이 있었음을 알 수 있었다. 이들 기질이 쥐의 완전두께 상처에 적용되었다. 3주 후, 지방 섬유아세포 기질로 치료된 상처만이 완전한 상피화를 이루었고, 유두 섬유아세포 기질로 치료된 상처보다 혈관화가 더 좋았다. 지방에서 파생된 섬유아세포는 유도 피부 섬유아세포와 형태학적으로 다른 것으로 알려져 왔고, 상처 수축에서 중요한 역할을 하는 근섬유아세포 표현형의 표시인 액틴 섬유를 표현하고 있다.

상처 치유 과정에 대한 피부 대체물의 효과는 살아있는 세포의 기질 물질과 녹기 쉬운 매개체의 표현뿐만 아니라, 상처에서 살아갈 수 있는 제한된 기간 동안 살아있는 세포의 근원과 특정 활동에 대해 좌우된다. 피부 대체물은 화상의 치료 뿐만 아니라, 당뇨성 궤양과 정맥성 궤양 치료에서 성공적으로 사용되어 왔다. 이들 상처에 대한 상대적 효과의 메타 분석과 체계적 리뷰는 피부 대체물의 다양성을 방해했다.[75]

유망한 것으로 보여지는 피부 대체물의 영역은 "스마트" 드레싱이고, 특별한 성장인자를 상처 부위에 전달할 수 있다. 사전 연구는 피부 대체물의 세포가 성장인자와 같은 표적 분자를 과도하게 표현하기 위해 유전적으로 수정될 수 있음을 보여 왔다. 이 성장인자들은 상처 환경에 일시적으로 전달될 수 있다. 이런 유전치료의 접근법은 피부 대체물 세포가 상처 부위에서 결국 사망한 것으로 알려진 이후로 관심을 끌고 있다. 그리고 이것은 비통제된 세포 성장의 두려움을 제거해 준다(토착 세포가 수정되는 이론적인 위험). 초기의 한 연구는 혈소판에서 유래된 성장인자(PDGF)를 표현하기 위해 케라틴 형성 세포와 섬유아세포를 수정하는 레트로바이러스 변환 기술을 사용했고, 그 다음 이중층 피부 대체물의 3 유형을 만들기 위해 양쪽 유형(섬유아세포로 변환되는 정상 케라틴 형성세포와 정상 섬유아세포로 변환된 케라틴 형성 세포)의 변환된 세포로 콜라겐 기질을 살게 함으로써 이 세포들을 사용했다.[76] 피부 대체물은 2주 동안 배양되었고, 배양기간 내내 PDGF를 표현해 왔다. 피부 대체물은 수술 후 2주 동안 PDGF의 계속된 생성이 있는 무흉선의 쥐에 있는 상처에 적용되었다.

보다 최근에 피부 대체물은 상처 치유 이상으로 전달 시스템으로서 유망한 것으로 밝혀졌고, 또 질환의 상태 관리에서도 효과적인 것 같다. 인슐린을 생성하기 위해 사람의 상피세포가 유전적으로 수정되어 왔다. 수정된 세포가 바닥층에서 인슐린을 분비했던 상피 대체물을 만들기 위해 사용되었고, 이것은 인슐린을 생성하는 피부 이식을 만들기 위해 환자의 자가 상피세포를 이용함으로써 당뇨병 치료를 위한 인슐린 유도 수단으로써 유망할 것이다.

요약 (Summary)

상처를 위한 국소제의 특성과 다양성은 제조사의 물질과 상처 치유에 대한 그들의 효과와 역할이라는 일정한 궤적 위에서 움직이고 있다. 이런 궤적은 소실된 조직을 조직수복이 아닌, 조직 생성을 일으키는 국소제로 "완벽하게" 대체시킬 목적으로 이루어진다. 상처 드레싱은 상처를 덮는 국소제의 일종이고, 단순히 상처를 덮는 것에서부터 조직의 수화와 치유되지 않는 만성 상처의 환경에서 불균형을 이루지 못한 화학물 관리를 위해 삼출물을 흡수하는 것까지 다양하다. 특정 드레싱 기법은 임상가가 국소 관리에 보내는 시간이 감소되는 부수적인 장점과 함께, 세균 조절, 효소 조절, 자유 라디칼의 억제와 심지어 통증관리를 돕는 것으로 진화되어 왔다. 드레싱과 피부 대체물의 논리적 합병이 있어 왔다. 드레싱과 피부 대체물은 서로를 보강해 주는 역할하고, 공통된 임상 목표를 가지고 있다. 심지어 몇몇 경우에서는 공통된 물질로 구성되어 있다. 피부 대체물은 치유중인 조직세포와 세포외기질의 역할과 기능을 그대로 모방하는 것이고, 상처를 위해 국소 덮개 안으로 조직 요소의 파괴와 패키지에 대한 초점을 맞추고 있다. 그러나 피부 대체물은 상처 드레싱의 효과로부터 장점을 가지고 있고, 상처 드레싱은 피부 대체물의 여러 세포 구성분의 운반체로 작용한다: 드레싱과 피부 대체물의 장점은 전반적으로 충돌하고 있다.

상처 덮개의 정교함에 관계없이, 상처 덮개는 상처 치유에 관련된 요소의 크기를 확인해 줄 수 없다; 그러므로 다양한 상처 드레싱과 피부 대체물은 적절하게 선택되고 순차적인 방법으로 이용되며, 치유되지 않는 상처를 가진 환자를 관리하는 귀중한 도구이다. 드레싱과 피부 대체물의 작용 기전과 폭넓은 기능적 범주에 대한 이해는 효율적인 상처관리와 최상의 상처 관리를 촉진한다.

사례연구 12•1 임상의사결정: 드레싱 (Dressings)

시골 너싱홈은 예산과 직원의 감소에 직면하고 있다. 그들은 주로 욕창단계 II와 II단계의 상처 환자를 효과적으로 관리하기 위해 유연함을 유지하는 동안에 상처 폐쇄의 규정을 통합하는 프로젝트에 착수했다. 어떤 최소한의 드레싱 조합이 유연성을 제공할 수 있는가?

이런 환자의 요구를 충족하기 위한 적절한 드레싱의 선택을 위해, 의사결정자들은 먼저 본 장의 각 드레싱 유형의 고유한 성질을 알아야 한다. 장기간 환자의 상처를 제자리 유지하기 위한 드레싱 사용으로 달성될 수 있는 비용 효율성 이외에 각 드레싱이 삼출물 조절을 어떻게 하고, 조직제거를 어떻게 촉진하고, 퇴하로부터 상처를 어떻게 보존할 것인지를 고려해야 한다.

하이드로콜로이드 드레싱은 더 얕은 II단계의 궤양 관리에 있어서 효과적이고, 삼출물의 수준에 따라 2-3일마다 드레싱 교체를 허용한다. 또한 하이드로콜로이드는 꺼칠꺼칠하게 되기 시작해 얕아지게 될 때, III 단계의 궤양 치료에서도 사용될 수 있다. 상처에 대한 적절한 수분 유지를 제공하는 것 이외에, 하이드로콜로이드 드레싱은 높은 폐쇄 작용과 외부 오염에 대한 훌륭한 장벽을 제공한다.

흡수 능력과 상처 공간을 채우는 알긴산 드레싱의 능력은 또 다른 유용한 드레싱 타입이 될 것이다. 알긴산은 염분 거즈가 갖는 동일한 반응을 가지고 있지 않고, 최소한의 외상을 가진 상처에서 쉽게 제거될 수 있다. 흡수력 때문에, 이런 드레싱은 종종 거즈보다 더 오랫동안 그 위치에 남아 있을 수 있고, 높은 비용 효율을 제공할 것이다.

표준 알긴산 드레싱 이외에, 은 알긴산은 소중한 선택이 될 것이다. 은(실버) 알긴산은 일반적인 알긴산처럼 적절한 흡수성의 같은 유형을 제공할 뿐만 아니라, 상처의 바이오버든을 조절하는데 도움을 줄 것이다.

참고문헌 (References)

1. 2007 Buyer's Guide. Ostomy Wound Manage 2007; 53:85–140.
2. Wu, P, Nelson, EA, Reid, WH, et al: Water vapour transmission rates in burns and chronic leg ulcers: Influence of wound dressings and comparison with in vitro evaluation. Biomaterials 1996; 17(14):1373–1377.
3. Winter, GD: Formation of scab and the rate of epithelialization of superficial wounds in the skin of the young domestic pig. Nature 1962; 193:293–294.
4. Hinnman, CD, Maibach, HI: Effect of air exposure and occlusion on experimental human skin wounds. Nature 1963; 200:377–378.
5. Límová, M, Troyer-Caudle, J: Controlled, randomized clinical trial of 2 hydrocolloid dressings in the management of venous insufficiency ulcers. J Vasc Nurs 2002; 20(1):22–32.
6. Palfreyman, SJ, Nelson, EA, Lochiel, R, et al: Dressings for healing venous leg ulcers. Cochrane Database Syst Rev 2006; 3:CD001103.
7. Thomas, S: Alginate dressings in surgery and wound management. J Wound Care 2000; 9(Pt 1):56–60.
8. Simpson, NE, Stabler, CL, Simpson, CP, et al: The role of the CaCl2-guluronic acid interaction on alginate encapsulated betaTC3 cells. Biomaterials 2004; 25(13):2603–2610.
9. Limová, M: Evaluation of two calcium alginate dressings in the management of venous ulcers. Ostomy Wound Manage 2003; 49(9):26–33.
10. Dawson, C, Armstrong, MW, Fulford, SC, et al: Use of calcium alginate to pack abscess cavities: A controlled clinical trial. J R Coll Surg Edinb 1992; 37:177–179.
11. Vanscheidt, W, Sibbald, RG, Eager, CA: Comparing a foam composite to a hydrocellular foam dressing in the management of venous leg ulcers: A controlled clinical study. Ostomy Wound Manage 2004; 50:42–55.
12. Franks, PJ, Moody, M, Moffatt, CJ, et al: Randomized trial of two foam dressings in the management of chronic venous ulceration. Wound Repair Regen 2007; 15(2):197–202.
13. Diehm, C, Lawall, H: Evaluation of Tielle hydropolymer dressings in the management of chronic exuding wounds in primary care. Int Wound J 2005; 2(1):26–35.
14. Eisenbud, D, Hunter, H, Kessler, L, et al: Hydrogel wound dressings: Where do we stand in 2003? Ostomy Wound Manage 2003; 49(10):52–57.
15. Banks, V, Harding, EF, Harding, K, et al: Evaluation of a new polyurethane foam dressing. J Wound Care 1997; 6(6):266–269.
16. Seeley, J, Jensen, JL, Hutcherson, J: A randomized clinical study comparing a hydrocellular dressing to a hydrocolloid in the management of pressure ulcers. Ostomy Wound Manage 1999; 45(6): 39–44, 46–47.
17. Banks, V, Bale, S, Harding, K: The use of two dressings for moderately exuding pressure sores. J Wound Care 1994; 3(3):132–134.
18. Banks, V, Harding, K: Comparing two dressings for exuding pressure sores in community patients. J Wound Care 1994; 3(4):175–178.
19. Thomas, S, Banks, V, Bale, S, et al: A comparison of two dressings in the management of chronic wounds. J Wound Care 1997; 6(8):383–386.
20. Bale, S, Squires, D, Varnon, T, et al: A comparison of two dressings in pressure sore management. J Wound Care 1997; 6(10):463–466.
21. Mulder, G, Altman, M, Seeley, J, et al: Prospective randomized study of the efficacy of hydrogel, hydrocolloid, and saline-moistened dressings on the management of pressure ulcers. Wound Rep Reg 1993; 1:213–218.
22. Chaby, R, Senet, P, Vaneau, M, et al: Dressings for acute and chronic wounds. Arch Dermatol 2007; 143(10):1297–1304.
23. Palfreyman, S, Nelson, EA, Michaels, JA: Dressings for venous leg ulcers: Systematic review and meta-analysis. BMJ 2007; 335:244.
24. Bouza, C, Muñoz, A, Amate, JM: Efficacy of modern dressings in the treatment of leg ulcers: A systematic review. Wound Repair Regen 2005; 13(3):218–229.
25. Bouza, C, Saz, Z, Muñoz, A, et al: Efficacy of advanced dressings in the treatment of pressure ulcers: A systematic review. J Wound Care 2005; 14(5):193–199.
26. Vermeulen, H, Ubbink, DT, Goossens, A, et al: Systematic review of dressings and topical agents for surgical wounds healing by secondary intention. Br J Surg 2005; 92(6):665–672.
27. Jones, AM, San Miguel, L: Are modern wound dressings a clinical and cost-effective alternative to the use of gauze? J Wound Care 2006; 15(2):65–69.
28. Wiechula, R: The use of moist wound-healing dressings in the management of split-thickness skin graft donor sites: A systematic review. Int J Nurs Pract 2003; 9:2, S9–S17.
29. Vermuelen, H, Ubbink, D, de Zwert, F, et al: Preferences of patients, doctors and nurses regarding wound dressing characteristics: A conjoint analysis. Wound Rep Reg 2007; 15:302–307.
30. Vermeulen, H, Ubbink, D, Schreuder, S, et al: Inter- and intra-observer (dis)agreement among physicians and nurses as to the choice of dressings in surgical patients with open wounds. Wounds 2006; 18:286–293.
31. Bux, M, Malhi, JS: Assessing the use of dressings in practice. J Wound Care 1996; 5:305–308.
32. Jones, KR, Fennie, K, Lenihan, A: Evidence-based management of chronic wounds. Adv Skin Wound Care 2007; 20(11):591–600.
33. Johnson & Johnson: Core Healing Principles: A Systemic Approach to Wound Care. Pocket guide. Available at: http://www.regranex.com/content/backgrounders/www.regranex.com/www.regranex.com/CHP_Pocket_Guide.pdf. Accessed 10/26/09.
34. Available at: http://www.vnaa.org/vnaa/g/?h=html/Wound_Healing_principles.html. Accessed 03/03/08.
35. Sheehan, P, Jones, P, Giurini, JM, et al: Percent change in wound area of diabetic foot ulcers over a 4-week period is a robust predictor of complete healing in a 12-week prospective trial. Plast Reconstr Surg 2006; 117(suppl):239S–244S.
36. Steed, DL, Hill, DP, Woodske, ME, et al: Wound-healing trajectories as outcome measures of venous stasis ulcer treatment. Int Wound J 2006; 3(1):40–47.
37. Robson, MC, Hill, DP, Woodske, ME, et al: Wound healing trajectories as predictors of effectiveness of therapeutic agents. Arch Surg 2000; 135(7):773–777.
38. Ovington, LG: The truth about silver. Ostomy Wound Manage 2004; 50(suppl):1S–10S.
39. Trengove, NJ, Stacey, MC, MacAuley, S, et al: Analysis of the acute and chronic wound environments: The role of proteases and their inhibitors. Wound Repair Regen 1999; 7:442–452.
40. Wysocki, AB, Staiano-Coico, L, Grinnell, F: Wound fluid from chronic leg ulcers contains elevated levels of metalloproteinases MMP-2 and MMP-9. J Invest Dermatol 1993; 101(1):64–68.
41. Ovington, LG: Overview of matrix metalloprotease modulation and growth factor protection in wound healing. Ostomy Wound Manage 2002; 48(Pt 1, suppl):3–7.
42. Cullen, B, Watt, PW, Lundqvist, C, et al: The role of oxidised regenerated cellulose/collagen in chronic wound repair and its potential mechanism of action. Int J Biochem Cell Biol 2002; 34(12):1544–1556.
43. Schönfelder, U, Abel, M, Wiegand, C, et al: Influence of selected wound dressings on PMN elastase in chronic wound fluid and their antioxidative potential in vitro. Biomaterials 2005; 26(33):6664–6673.
44. Vachon, DJ, Yager, DR: Novel sulfonated hydrogel composite with the ability to inhibit proteases and bacterial growth. J Biomed Mater Res A 2006; 76(1):35–43.
45. Barrick, B, Campbell, EJ, Owen, CA: Leukocyte proteinases in wound healing: Roles in physiologic and pathologic processes. Wound Repair Regen 1999; 7:410–422.
46. Schmidtchen, A, Holst, E, Tapper, H, et al: Elastase-producing *Pseudomonas aeruginosa* degrade plasma proteins and extracellular products of human skin and fibroblasts, and inhibit fibroblast growth. Microb Pathog 2003; 34(1):47–55.
47. Yager, DR, Chen, SM, Ward, SI, et al: Ability of chronic wound fluids to degrade peptide growth factors is associated with increased levels of elastase activity and diminished levels of proteinase inhibitors.

Wound Repair Regen 1997; 5:23–32.
48. Edwards, JV, Howley, PS: Human neutrophil elastase and collagenase sequestration with phosphorylated cotton wound dressings. J Biomed Mater Res A 2007; 83(2):446–454.
49. Bauer, JA, Rao, W, Smith, DJ: Evaluation of linear polyethyleneimine-nitric oxide adduct on wound repair: Therapy versus toxicity. Wound Repair Regen 1998; 6:569–577.
50. Paulsen, SM, Wurster, SH, Nanney, LB: Expression of inducible nitric oxide synthase in human burn wounds. Wound Repair Regen 1998; 6(2):142–148.
51. Yamasaki, K, Edington, HD, McClosky, C, et al: Reversal of impaired wound repair in iNOS deficient mice by topical adenoviral mediated iNOS gene transfer. J Clin Invest 1998; 101(5):967–971.
52. Schaffer, MR, Tantry, U, Gross, SS, et al: Nitric oxide regulates wounds healing. J Surg Res 1996; 63(1):237–240.
53. Masters, KS, Leibovich, SJ, Belem, P, et al: Effects of nitric oxide releasing poly(vinyl alcohol) hydrogel dressings on dermal wound healing in diabetic mice. Wound Repair Regen 2002; 10(5):286–294.
54. Wlaschek, M, Scharffetter-Kochanek, K: Oxidative stress in chronic venous leg ulcers. Wound Repair Regen 2005; 13(5):452–461.
55. Beukelman, CJ, van den Berg, AJ, Hoekstra, MJ, et al: Anti-inflammatory properties of a liposomal hydrogel with povidone-iodine (Repithel) for wound healing in vitro. Burns 2008; 34(6):845–855; Epub ahead of print.
56. van den Berg, AJ, van den Worm, E, van Ufford, HC, et al: An in vitro examination of the antioxidant and anti-inflammatory properties of buckwheat honey. J Wound Care 2008; 17(4):172–174, 176–178.
57. Van den Berg, AJ, Halkes, SB, van Ufford, HC, Hoekstra, MJ, Beukelman, CJ: A novel formulation of metal ions and citric acid reduces reactive oxygen species in vitro. J Wound Care 2003; (10):413–418.
58. Gottrup, F, Jørgensen, B, Karlsmark, T, et al: Less pain with Biatain-Ibu: Initial findings from a randomised, controlled, double-blind clinical investigation on painful venous leg ulcers. Int Wound J 2007; 4(suppl):24–34.
59. Gao, ZR, Hao, ZQ, Li, Y, et al: Porcine dermal collagen as a wound dressing for skin donor sites and deep partial skin thickness burns. Burns 1992; 18(6):492–496.
60. Di Mauro, C, Ossino, AM, Trefiletti, M, et al: Lyophilized collagen in the treatment of diabetic ulcers. Drugs Exp Clin Res 1991; 17(7):371–373.
61. Donaghue, VM, Chrzan, JS, Rosenblum, BI, et al: Evaluation of a collagen-alginate wound dressing in the management of diabetic foot ulcers. Adv Wound Care 1998; 11(3):114–119.
62. Van Gils, CC, Roeder, B, Chesler, SM, et al: Improved healing with a collagen-alginate dressing in the chemical matricectomy. J Am Podiatr Med Assoc 1998; 88:452–456.
63. Vowden, P, Romanelli, M, Price, P: Effect of amelogenin extracellular matrix protein and compression on hard-to-heal venous leg ulcers. J Wound Care 2007; 16(5):189–195.
64. Romanelli, M, Kaha, E, Stege, H, et al: Effect of amelogenin extracellular matrix protein and compression on hard-to-heal venous leg ulcers: Follow-up data. J Wound Care 2008; 17(1):17–18, 20–23.
65. Taddeucci, P, Pianigiani, E, Colletta, V, et al: An evaluation of Hyalofill-F plus compression bandaging in the treatment of chronic venous ulcers. J Wound Care 2004; 13(5):202–204.
66. Colletta, V, Dioguardi, D, Di Lonardo, A, et al: A trial to assess the efficacy and tolerability of Hyalofill-F in non-healing venous leg ulcers. J Wound Carc 2003, 12(9):357–360.
67. Vazquez, JR, Short, B, Findlow, AH, et al: Outcomes of hyaluronan therapy in diabetic foot wounds. Diabetes Res Clin Pract 2003; 59(2):123–127.
68. Moseley, R, Walker, M, Waddington, RJ, et al: Comparison of the antioxidant properties of wound dressing materials—carboxymethylcellulose, hyaluronan benzyl ester and hyaluronan, towards polymorphonuclear leukocyte-derived reactive oxygen species. Biomaterials 2003; 24(9):1549–1557.
69. Griffiths, M, Ojeh, N, Livingstone, R, et al: Survival of Apligraf in acute human wounds. Tissue Eng 2004; 10:1180–1195.
70. Phillips, TJ, Manzoor, J, Rojas, A, et al: The longevity of a bilayered skin substitute after application to venous ulcers. Arch Dermatol 2002; 138(8):1079–1081.
71. Brem, H, Young, J, Tomic-Canic, M, et al: Clinical efficacy and mechanism of bilayered living human skin equivalent (HSE) in treatment of diabetic foot ulcers. Surg Technol Int 2003; 11:23–31.
72. Spiekstra, SW, Breetveld, M, Rustemeyer, T, et al: Wound-healing factors secreted by epidermal keratinocytes and dermal fibroblasts in skin substitutes. Wound Repair Regen 2007; 15(5):708–717.
73. el-Ghalbzouri, A, Gibas, S, Lamme, E, et al: Effect of fibroblasts on epidermal regeneration. Br J Dermatol 2002; 147(2):230–243.
74. Wang, HJ, Pieper, J, Schotel, R, et al: Stimulation of skin repair is dependent on fibroblast source and presence of extracellular matrix. Tissue Eng 2004; 10(7-8):1054–1064.
75. Pham, C, Greenwood, J, Cleland, H, et al: Bioengineered skin substitutes for the management of burns: A systematic review. Burns 2007; 33(8):946–957.
76. Supp, DM, Bell, SM, Morgan, JR, et al: Genetic modification of cultured skin substitutes by transduction of human keratinocytes and fibroblasts with platelet-derived growth factor-A. Wound Repair Regen 2000; 8(1):26–35.
77. Lei, P, Ogunade, A, Kirkwood, KL, et al: Efficient production of bioactive insulin from human epidermal keratinocytes and tissue-engineered skin substitutes: Implications for treatment of diabetes. Tissue Eng 2007; 13(8):2119–2131.

제조업체와 상처 제품

AcryMed Inc.

12232 SW Garden Place
Portland, Oregon 97223
(503) 624-9830 or (888) ACRYMED
Fax: (503) 639-0846
Website: www.acrymed.com

SilvaSorb™
FlexiGel™

C.R. Bard Inc., Bard Medical Division

8195 Industrial Blvd.
Covington, Georgia 30014-2655
(770) 784-6100 or (800) 526-4455
Fax: (770) 784-6218
Website: www.bardmedical.com

Biolex™ Wound Gel
Vigilon® Wound Dressing

Bertek Pharmaceuticals Inc. (UDL Laboratories)

1718 Northrock Court
Rockford, Illinois 61103
(800) 848-0462
Fax: (815) 282-9391
Website: www.udllabs.com

BIOBRANE®
FLEXZAN™
Hydrocol®
SORBSAN™

BioCore Medical Technologies Inc.

1605 SW 41st St.
Topeka, Kansas 66609
(800) 577-4801
Fax: (785) 267-1900
Website: www.biocore.com

Medifil™ Pads
Medifil™ Particles
Medifil™ Gel

Carrington Laboratories Inc.

2001 Walnut Hill Lane
Irving, Texas 75038
(800) 527-5216
Fax: (972) 518-1020

CarraFilm™ Transparent Film Dressing
CarraDres™ Clear Hydrogel Sheet
CarraGauze® Hydrogel Wound Dressing Pads
CarraGauze® Packing Strips
CarraSmart™ Film Dressing
CarraSmart™ Foam Dressing
CarraSmart™ Hydrocolloid
CarraGinnateSorb™ H Calcium Alginate Wound Dressing
CarraSorb™ M Freeze-Dried Gel Wound Dressing
Carrington Bordered Gauze

Coloplast Corp.

1955 West Oak Circle
Marietta, Georgia 30062
(770) 281-8400 or (800) 533-0464
Fax: (770) 281-8501
Website: www.coloplast.com

Biatain™ Foam Dressing
Comfeel® Plus Clear Dressing
Comfeel® Plus Contour Dressing
Comfeel® Plus Pressure Relief Dressing
Comfeel® Plus Triangle Dressing
Comfeel® Plus Ulcer Dressing
Comfeel® Powder
Contreet®
Purilon Gel
Comfeel® Ulcer Care Dressing
Seasorb™ Alginate Dressing
Woun'Dres® Natural Collagen Hydrogel Wound Dressing

ConvaTec

100 Headquarters Park Dr.
Skillman, New Jersey 08558
(800) 422-8811 (clinic) or (800) 582-6514 (customer service)
Fax: (800) 523-2965
Website: www.convatec.com

AQUACEL™ Hydrofiber Wound Dressing
AQUACEL™ Hydrofiber Wound Packing (rope), Sterile
CombiDERM™ ACD Absorbent Dressing, Sterile
CombiDERM™ Non-Adhesive Absorbent Dressing, Sterile
DuoDERM® CGF® Control Gel Formula Border Dressing, Sterile (squares)
DuoDERM® CGF® Control Gel Formula Border Dressing, Sterile (triangles)
DuoDERM® CGF® Control Gel Formula Dressing, Sterile
DuoDERM® Extra Thin CGF® Dressing, Sterile
DuoDERM® Hydroactive®, Sterile
DuoDERM® Sterile Hydroactive Paste
SignaDRESS™ Sterile Dressing
Versiva®

Derma Sciences Inc.

214 Carnegie Center, Ste. 100
Princeton, NJ 08540
(609) 514-4744
Fax: (609) 514-0502
Website: www.dermasciences.com

Algicell™ Ag
MediHoney™

DeRoyal Industries Inc., DeRoyal Wound Care

200 DeBusk Lane
Powell, Tennessee 37849
(423) 938-7828 or (800) 251-9864
Fax: (423) 362-1230
Website: www.deroyal.com

Algidex AG®
Covaderm® Adhesive Wound Dressing
Covaderm Plus® Adhesive Barrier Wound Dressing
Covaderm Plus® Tube Site Dressing
Covaderm Plus® V.A.D.
Multidex® Maltodextrin Wound Dressing
Multipad™ Non-Adherent Wound Dressing
Polyderm™ Border with COVADERM® Tape Hydrophilic Polyurethane Foam Dressing
Sofsorb®
Stretch Net™ Tubular Elastic Dressing
Transeal® Transparent Wound Dressing

Ferris Mfg. Corp.

16W300 83rd Street
Burr Ridge, Illinois 60521-5848
(630) 887-9797 or (800) POLYMEM
Fax: (630) 887-1008
Website: www.polymem.com

PolyMem® Adhesive Dressings
PolyMem® Alginate Dressings
PolyMem® Non-Adherent Dressings
PolyWic™ Wound Filler
PolyMem® Wound Measuring Grid

HEALTHPOINT

2600 Airport Fwy
Fort Worth, Texas 76111
(817) 900-4000 or (800) 441-8227
Fax: (817) 900-4100
Website: www.Healthpoint.com

CURASOL™ Gel Wound Dressing
CURASOL™ Hydrogel Saturated 4 × 4
HYROFERA BLUE™
IODOFLEX™ Pad Wound Cleaning Dressing
IODOSORB® Gel Wound Cleaning Dressing
OASIS® Wound Matrix

Hollister Inc.

2000 Hollister Drive
Libertyville, Illinois 60048
(847) 680-1000 or (800) 323-4060
Fax: (847) 918-3994
Website: www.hollister.com

Restore™ Calcium Alginate Dressing
Restore™ Calcium Alginate Dressing with Silver
Restore™ Contact Layer Dressing
Restore™™ Contact Layer Dressing with Silver
Restore™ Hydrocolloid Dressing
Restore™ Extra Thin Hydrocolloid Dressing

Johnson & Johnson Medical, Inc.

2500 Arbrook Blvd.
Arlington, Texas 76014
(800) 255-2500
Fax: (817) 262-4129
Website: www.jnjgateway.com

ACTISORB™ Dressing
BIOCLUSIVE™ MVP Select Transparent Dressing
BIOCLUSIVE™ Select Transparent Dressing

BIOCLUSIVE™ Transparent Dressing
FIBRACOL™ Collagen Alginate Wound Dressing
FIBRACOL™ PLUS Collagen Wound Dressing with Alginate
PROMOGRAN™ PRISMA Matrix Dressing

Kendall Healthcare Products Co.

15 Hampshire Street
Mansfield, Massachusetts 02048
(508) 261-8000 or (800) 962-9888
Fax: (508) 261-8271
Website: www.kendallhq.com

Aquaflo® Hydrogel Dressing
Conform® Stretch Bandages
Curafil® Gel Wound Dressing
Curafil® Hydrogel Impregnated Gauze
CURAFOAM® Hydrophilic Foam Wound Dressing
CURAFOAM PLUS® Foam Dressing
CURAGEL® Hydrogel Island Wound Dressing
CURAGEL® Hydrogel Wound Dressing
Curasorb® Calcium Alginate Dressing
Curasorb® Zinc
CURITY® Packing Strips, Iodoform
CURITY® Packing Strips, Plain
KERLIX® Bandage Rolls
KERLIX® AMD Roll
Polyskin® II Transparent Dressing
TELFA® Dressings
TELFA® Island Dressing
ULTEC® Hydrocolloid Dressings
ULTEC® PRO Alginate Hydrocolloid Dressing
Vaseline® Petroleum Gauze
Xeroform Petroleum Gauze
XEROFLO® Gauze Dressings

Medline Industries Inc.

One Medline Place
Mundelein, Illinois 60060
(800) 633-5463
Fax: (847) 949-3012
Website: www.medline.com

Arglaes Antimicrobial Barrier Film
Avant Gauze™ Non-Woven Gauze
Bulkee II™ Gauze Bandage
Bulkee™ Super Fluff Sponge
Derma-Gel Hydrogel Wafer
Exuderm™ Hydrocolloid
Exuderm LP™ Hydrocolloid
Exuderm RCD™ Hydrocolloid
Exuderm Ultra Hydrocolloid
Exuderm Sacrum Hydrocolloid
Maxorb™ Hydrofiber Alginate
Medfix Dressing Retention Roll
Medline ABD Pad
Medline Bordered Gauze
Medline Oil Emulsion Dressings
Medline Packing Strips
Medline Petroleum Dressings
Medline Xero-Form Dressing
SilvaSorb® Gel
SkinTegrity™ Hydrogel
SkinTegrity™ Hydrogel Impregnated Gauze
StrataSorb™ Composite Island
SureSite™ Transparent Film
TenderWet™ Active

Molnlycke Health Care

5550 Peachtree Parkway, Ste. 500
Norcross, Georgia 30092
(678) 250-7900 or (800) 882-4582
Fax: (678) 250-7984
Website: www.molnlycke.com

Alldress® Absorbent Film Dressing
Hypergel®
Mefix®
Mefilm™
Melgisorb™
Mepiform™
Mepitel®
Mepilex™
Mepore™
Mesalt®
MitraflexR Plus
Normlgel®

MPM Medical Inc.

801 Stadium Drive, Ste. 109
Arlington, Texas 76011
(817) 861-8570 or (800) 232-5512
Fax: (817) 861-8531
Website: www.mpmmedicalinc.com

MPM Conductive Gel Pad™
MPM DermaSeal™
MPM Excel Gel™
MPM Excel™ Hydrocolloid
MPM Flex-Gel™
MPM GelPad™
MPM Hydrogel Dressing™
MPM Multi-Layered Dressing
MPM Regenecare™
MPM Sof-Foam
MPM Wet Dressing (Sterile Saline)
MPM WoundGard
Repel Wound Dressing

Smith & Nephew Inc., Wound Management Division

11775 Starkey Road
P.O. Box 1970
Largo, Florida 33779-1970
(727) 392-1261 or (800) 876-1261
Fax: (727) 392-6914 or (727) 392-0797
Website: www.snwmd.com

Acticoat™
Algisite™ M
Allevyn™
Allevyn™ Adhesive
Allevyn™ Cavity Wound Dressings
Allevyn™ Island Dressing
CICACARE™
Conformant 2® Wound Veils
CovRSite™
DRYNET® Wound Veils
EXU-DRY®
EXU-DRY® Wound Dressing
Flexigel Hydrogel Sheet
Flexigel Strands Absorbent Wound Dressing
IntraSite™ Gel
Iodoflex® Pad
OpSite™ Flexigrid
OpSite™ Flexifix
OpSite™ Plus
OpSite™ Post-Op
OpSite™ Transparent Dressing
PRIMAPORE™
RepliCare™
RepliCare™ Absorbent Paste
RepliCare™ Thin
SoloSite™ Gel Conformable Wound Dressing

Southwest Technologies Inc.

1746 Levee Road
North Kansas City, Missouri 64116
(816) 221-2442 or (800) 247-9951
Fax: (816) 221-3995
Website: www.swtechinc.com

Elasto-Gel™
Elasto-Gel™ Cushions/Pressure Pads
Elasto-Gel™ Island
Elasto-Gel™ Plus
HyCure™ Collagen Wound Filler

3M Health Care

3M Center, Building 275-4E-01
St. Paul, Minnesota 55144-1000
(612) 736-1723 or (800) 228-3957
Fax: (612) 737-7678
Website: www.3m.com/healthcare

3M™ Microdon™ Soft Cloth Adhesive Wound Dressing
3M™ Reston™ Self-Adhering Foam Pad & Roll
3M™ Tegaderm™ Ag Mesh
3M™ Tegaderm™ Alginate Dressing
3M™ Tegaderm™ Transparent Dressing
3M™ Tegaderm™ +Pad Transparent Dressing with Absorbent Pad
3M™ Tegaderm™ Hydrocolloid
3M™ Tegagel™ Hydrogel Wound Filler
3M™ Tegagel™ Hydrogel Wound Filler with Gauze
3M™ Tegagen™ HG (High Gelling) Alginate Dressing
3M™ Tegagen™ HI (High Integrity) Alginate Dressing
3M™ Tegapore™ Wound Contact Material
3M Tegasorb™ Hydrocolloid Dressing
3M Tegasorb™ Thin Hydrocolloid Dressing

chapter 13 장

국소제

Topical Agents

국소제는 국소 만성 상처 치료에 선택되지만, 그것은 환자 치료의 전신적 접근법 없이는 완전한 효과를 보기 어려울 것이다. 만성 상처는 종종 복잡하고 치유되기 어렵고, 근본적인 질병의 진행이나 합병증 때문에 수개월 또는 수년 동안 지속될 지도 모른다. 무작위 통제 실험에서 통제된 집단으로부터의 결과물에 따르면, 4주 후에 30% 보다 더 적지 않은 상처는 12주 후에 대개 치료된다고 한다.[1,2] 형편없는 상처 치유에 기여하는 정확한 메커니즘은 애매하게 남아 있지만 국소적 요소 그리고 전신적 요소를 포함하는 것 같다. 상처 기부치료의 준비(WBP) 모델은 통계학적으로 만성 상처를 관리하기 위해 그리고 최대한 환자의 결과를 좋게 성취할 수 있게 하기 위해서 Sibbald 등[3-5]에 의해 제안되었다(그림 13.1).

국소 치료 선택은 고칠 수 있는 상처와 고칠 수 없는 상처에 따라 다르다. 비록 완전한 치유가 대부분 환자에게 있어 타당한 목표가 되는 것처럼 보일지라도, 몇몇 상처는 불충분한 맥관구조 때문에 치유 능력을 가질 수 없고, 그것은 치료할 수 없거나 치유 과정에 금기시하는 의학적 상태/약이 공존하도록 유발한다. 치유 가능한 상처는 충분한 조직 관류를 가지고, 원인은 치료와 함께 보상되어 왔거나 수정되어 왔다. 게다가, 이러한 상처를 가진 환자는 상처에 의학적 상태(예: 악성 종양), 단백질의 불균형,

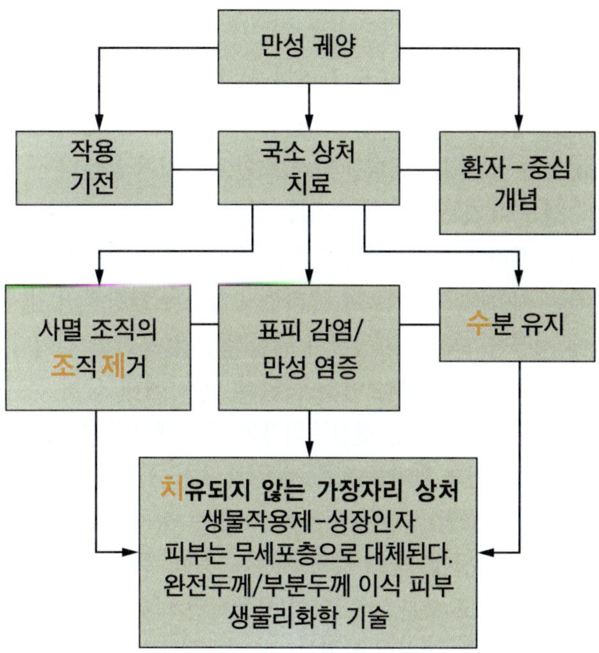

그림 13.1 *상처 기부 치료준비 모델.*

표 13-1 치유 능력에 따른 상처 분류

상처 예후	원인 치료	혈액 공급	의학적 상태/약 공존
치유가능	네	충분	치유를 막지 않음
유지	아니오*	충분	치유 막기 가능
치유 불가 또는 일시적 처방	아니오	대체적으로 불충분	치유를 막을 것

*자원의 접근을 방해하는 환자 유착이나 건강 인자의 부족으로 치유될 수 없는 원인.

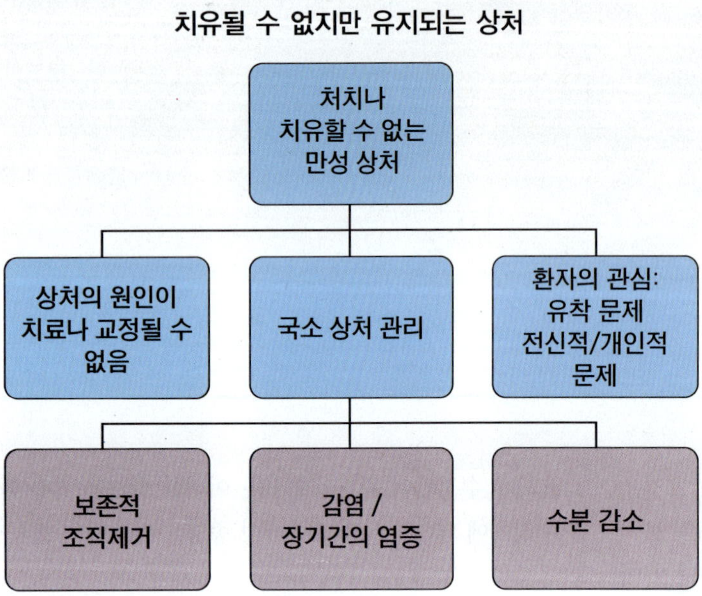

그림 13-2 *치유될 수 없지만 유지되는 상처.*

진화된 악성 빈혈 또는 상처의 정상적인 치유를 막는 정해진 약(예: 면역억제제 약들)이 공존하는 것을 포함한 치유가 금기되는 어떠한 다른 요인도 가지지 않는다.

상처 유지는 치유할 수 있는 상처나 치유할 수 없는 상처에 따라 다르다. 상처 유지는 치료능력을 가졌지만 환자는 지속적으로 치료에 들러붙지 않거나 건강관리 체계에 적절한 자원을 제공하기 위한 접근을 제한할 것이다. 의미 있는 문맥에서 이것을 밀어 넣기 위해 상처 분류 체계의 유형은 흔한 현실주의자의 결과 목표를 확인하기 위한 의료인과 환자를 도울 것이다(표 13.1).

수분 상호적 치유는 치유할 수 없는 상처에서 금기증이었다. 대신에, 국소 상처 치료는 출혈 유발, 박테리아 감소, 그리고 수분 감소 없이 보존적인 박리를 포함한다(그림 13.2). 이러한 상처는 치유가 즉시 이루어지지 않거나 박테리아가 조직의 독성보다 더 큰 영향을 미칠 때 소독제와 함께 치료하는 것이 가장 좋다.

핵심 13.1

치유할 수 없지만 유지되는 상처의 국소 항방부제는 표층 세균의 수를 감소할 것이고, 살아있는 깊은 조직으로 침투를 일으킬 수 있다(표 13.2).

국소 항방부제 (Topical Antiseptic Agents)

물과 같은 용액에서 10%의 포비돈요드(PVP-I)로 구성된 과거 배타딘 연고(Purdue Frederick, Norwalk, CT)가 가장 광범위하게 사용되는 국소 항방부제이다. 포비돈요드분자로부터 방출된 것인지 자유 아이오딘은 단백질의 티록신 잔유물과 함께 비가역적으로 결합함으로써, 아미노산과 뉴틀케로이드 -SH 그룹을 산화시키고 불포화지방산에서 반응함으로써 하이드로겔 결합의 형성을 방해

표 13-2 상처 치료에 가장 흔하게 사용되는 항방부제

작용 물질등급	행동	치유의 효과	세균에 대한 효과	코멘트
알콜 에틸 알콜 [sopropy] 알코올	지질을 녹이고 단백질 건조시킨다.	세포독성이 그대로 피부건조와 자극을 일으킬 있다.	살균의살(殺) 바이러스제	그대로 피부에 살균제로 사용. 따가움. 개방피부에 사용하면 화상.
Biguanidcs (당뇨치료용물질) 0.02%~0.05%의 클로르헥시딘(소독약)	세포막 손싱에 의한 행위.	상대석으로 안전. 거의 상처 치유에 영향. 독성-작은 문제에 효과	그람 양성생물에 대한 높은 살균	손 세척 약품과 수술용 세척 약품으로 매우 효율적임. 각질층과 결합하고 잔재효과를 가짐.
할로겐 화합물 나트륨 차아 염소 산염 (예: Hygeol, Eusol, Dakin의 솔루션)	세포벽을 세포의 용해	화학 조직제거와 같은 행위는 치유의 조직으로 중단되어야 한다.	Dakin의 솔루션과 유솔(버퍼 준비)은 그람 음성 미생물을 선택할 수 있다.	높은 산도는 피부에 자극을 초래한다.
1% Iodine (포비돈) (예: 베타딘)	특히 세포 성분, 단백질의-SH 그룹, 요오드 단백질을 산화하고 그들을 비활성화한다.	포비돈-요오드세포 독성은 희석에 따라 달라집니다. 농도 및 노출에 관한 생체 내의 잠재적인 독성.	상처의 박테리아 성장을 방지하고 제어합니다. 저항은 보고되지 않았다.	독성이 큰 영역을 넘는 장시간 사용. 갑상선 독성에 대한 가능성과 응용 프로그램에 대한 관심이다.
유기산 아세트산 (0.25% -1%)	표면 산도를 낮춰 준다.	체외에서 세포독성, 생체내의 독성에 이 농도에 의존한다.	녹농균에 대한 효과. 기타 그람 음성 막대와 *S.구균*하는데 유용할 수 있다.	신청서에 자주 화상 및 따가움.
과산화수소 3%	산화 손상에 의해 세포 죽음을 유도할 수 있다.	깊은 부비강에 포장면 공기색전에서 건강한 과립조직을 해칠 수 있다.	항균 활성을 결석이 매우 조금 생김.	화학혈전을 조직제거와 연화허물처럼 행동해 공기색전증의 보고서로 인해 깊은 상처에 안전 우려.
*틴크제*의 겐티아나 바이올렛 (아닐린 염료의 일종)	매우 약한 항방부제	잠재적인 발암물질과 세포 독성. 특히 점액점막에 침식, 궤양이나 괴사의 영역을 일으킬 수 있다.	그람 양성 생물과 같은 칸디다 같은 일부 효모를 죽이고 높은 산도에서 더 효과 있지민 그림 음성 미생물의 전면에 선택할 수 있다.	높은 짜증 잠재력 및 비정기 알레르기.
머큐로크롬	행동과 매우 약한 항방부제는 유기 파편의 존재에 저해.	표피 세포 독성	부족 데이터가 없다.	알레르기항원과 자극에 문의; 국소 응용 프로그램을 통해 체계적인 독성 및 드물게 사망; 가능재생불량성 빈혈.
세트리미드(암모늄)	세포막을 방해, 일부 단백질을 비활성화할 수 있다.	조직에 높은 독성.	그람 양성 및 그람 음성 생물.	좋은 합성세제이지만, 개방성 상처에 매우 자극적.

ⓒSibbald and Woo 2008에 의해 수정됨.

함으로써 항균성과 분투한다.[6] 이러한 산화 반응은 유사분열과 신진대사에 대한 해로운 효과를 생산하고 결국에는 세포사멸을 이끈다. 시험관 내에서 낮은 집중에 의해 희박했을 때 포비돈요드는 인체의 섬유아세포에 유독성이다.[7] 만성 하지 궤양의 연구[8]에서, 포비돈요드는 실버설파다이아진과 클로헥시딘디글루코네이트와 함께 비교되었다. 포비돈요드 사용 후 치유비율은 4%~18%까지 향상되었고, 시간은 2주에서 9주로 감소되었다. Woo 등[9]이 검토한 42명의 환자 차트 보고에 따르면, 치유할 수 없고 유지되는 상처를 가진 대다수의 환자는 국소 포비돈요드로 치료되었고, 향상되었다; 완전한 폐색이 이루어진 28% 그리고 더불어 45%는 그들의 지속되는 치유가 낮은 것임에도 불구하고 상처의 크기는 줄어들었다. 이 상처의 마지막 표면부는 환자의 만성 상처 코호드 연구에서의 초기 측정보다 현저히 작았다.

Polyhexamethylen biguanide(PHMB)는 흔히 chlorhexidine과 관련된 또 다른 항생제로 사용되었다. 또한 polyhexanide와 polyaminopropyl biguanide와 같은 양이온 분자로 잘 알려져 있다. 세포 구성의 침전과 사멸을 유발시키는 박테리아 세포질의 막의 완전성에 지장을 준다. PHMB는 부유 상태에서의 각 박테리아 대항한 효과뿐만 아니라, 생물막에서 박테리아가 고착되는 것을 제안한다. Motta 등은 PHMB의 스며들지 않는 거즈가 상처의 유기질 숫자를 감소시켰음을 알아냈다.[11] 생체외실험 내에서, PHMB는 사람의 상처액에 존재하는 *슈도모나스(Pseudomonas)*를 죽였다.[12] Mulder 등은 26명의 만성 환자를 대상으로 PHMB 함침 드레싱 연구를 보고하였다.[13] 반정량법에 의해 얻어진 박테리아 가이거는 7주의 연구기간 이상에서 감소하였다. 평균 상처 크기는 6.79~4.57 cm^2로 25% 정도 감소하였다. 실버 코팅 드레싱과 달리 시험관 내에서 제한된 항균 활동을 제한한 억제 구역을 만들 수 없었던 PHMB는 주변부에 방출되었다.[14] PHMB 드레싱이 돼지 모델에서 오염된 상처에 대해 적용되었을 때, 오직 20%만이 실버 코팅 드레싱의 95% 와 비교하여 21일 이상 완전한 재상피하를 이루었다.[14]

아세틱 산은 상처 표면에 염기를 낮추고, 이것은 *슈도모나스*의 확상을 막는다. 식초는 5%의 아세틱 산이고 이것은 타고 쏘는 것을 덜 유발시킬 것 같은 낮은 집중화를 이루기 위해물과 함께 1:5 또는 1:10로 희석될 수 있다. 또 다른 아세틱 산과 관련된 효과와 개념은 표 13.2에 요약했다.

국소 통증 치료제 (Topical Pain Agents)

만성 상처 환자에서 통증은 흔히 발생한다. 이 통증은 종종 치료와 드레싱 변경 또는 다른 절차에 의해 악화되는 제안이지만, 환자의 상당한 비율도 휴식 시 상처와 관련된 통증을 경험, 연관된 통증(WAP)은 그림 13.3에 있다.

드레싱 제거는 바짝 마른 재료, 공격적인 접착제, 점착성 육아조직/기질 생산으로 모세관 루프 성장, 탈수 또는 겉껍질이 있는 삼출물의 아교 성격으로 인해 고통스러울 수도 있다.

> **핵심 13.2**
>
> 거즈 드레싱의 제거는 외상과 거품,[16] 알긴산염[17,18] 및 하이드로콜로이드 드레싱[19]을 포함한 기타 고급 수분 유지 드레싱보다 더 고통스러운 것이다.

"비외상" 드레싱 사용은 상처표면 외상과 환자 통증을 피하기 위해 가장 중요한 전략으로 간주된다. 비접착성 층은 또한 상처에 드레싱 접착력을 감소 및 제거에 대한 지역의 피해와 통증을 예방을 위해 효과적으로 사용될 수 있다.[20-23] 상처와 관련된 통증이 더 심층인 범위는 22장을 참조하기 바란다.

전신 부작용을 최소화하기 위해, 국소제는 유망한 결과를 보여주는 비스테로이드 항염증제와 캡사이신으로 유용한 대안을 제공한다. 여러 무작위 통제 실험이 상처 통증의 치료를 위해 이부프로펜 – 공개 발포체(2009년 기준으로 미국에 없는 유럽과 캐나다에서 라이센스가 있지만)의 효과를 평가하기 위해 실시되었다.[24,25] 환자 드레싱의 적용 후 저녁시간 등 국소적 부상–연관된 통증의 상당한 감소를 경험했다. 이것은 국소적 부상에 의한 삼출물에 대한 통증과 감염의 부재에 대해서만 효과 드레싱을 한 것이다.

국소 모르핀의 조사에서는 가능한 사용에서 몇몇 학문에 있는 긍정적 결과를 설명했다; 그러나, 이 정립은 상업적으로 이용 가능하지 않고 약리학 데이터의 부족으로 현재로서는 이 화합물의 일상적인 임상 사용을 제외했다. 통증을 감소시키기 위해서, 국소 마취약은 고통스러운 간헐적인 절차 이전에 사용을 위해 적당할지도 모른다.

리도카인과 프릴로케인, EMLA® Cream(아스트라 제네카 제약, 윌밍턴, DE)의 공용 혼합물 사용은 정맥 다리

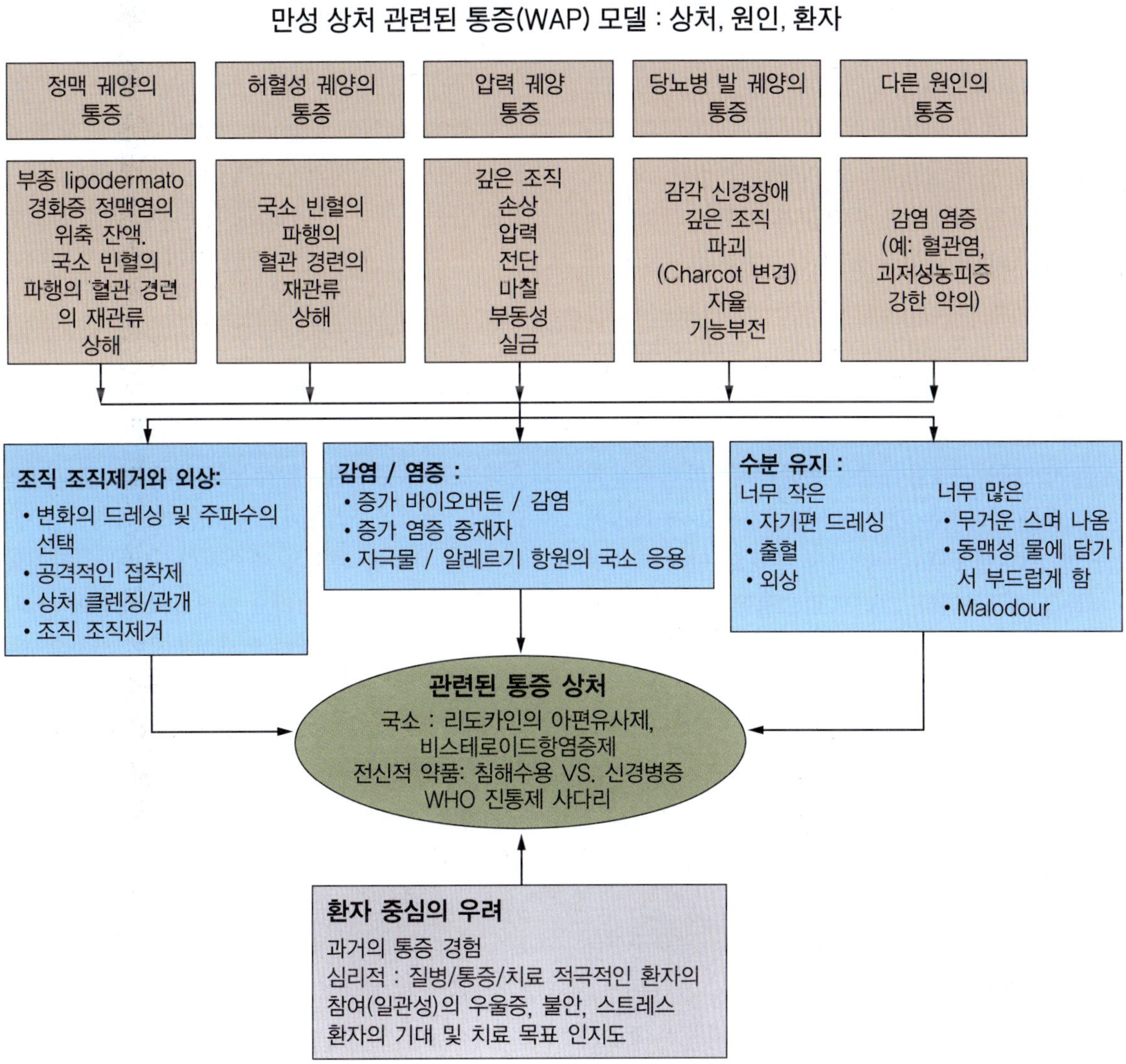

그림 13.3 *만성 상처 – 관련 통증 모델입니다.* ©Woo 및 Sibbald 2007.

궤양의 조직제거 동안 효과적으로 통증이 완화되었다.[26] 이 제품에는 미국에 있는 직접적인 궤양 신청을 위해 허용되지 않으며, 캐나다와 유럽에 이 표시를 위한 승인이 있다.

국소 조직제거 약품 (Topical Débridement Agents)

조직제거는 박테리아 전염증성 근원과 성장 매체 역할은 죽은 조직을 제거하여 상처 치유를 준비하는 중요한 단계이다.[27] 세균성 metalloproteases 및 기타 전염증성 매개체 역할로서 더욱 조직 손상과 죽은 조직의 형성을 일으킬 수 있다.[28,29] 그러므로 지연 상처 치유를 촉진할수록 늙은 세포와 바이오 필름을 조직제거 약품의 감소를 가지는 만성 상처에서 일반적이다.[30] 몇몇 연구 결과는 상처 치유촉진에 도구를 이용한 조직제거의 가치를 증언하지만, 조직제거의 이 방법은 항상 잠재적 비용과 임상 전문 지식 부족, 그리고 출혈과 통증으로 인해 가능하지 않을 수 있다.

그 대신에, 자가용해 조직제거는 포식 세포는 조직제거 과정을 가속하는 콜라겐, 스트렙토키나아제, 스트렙토도르나아제, trypsinchymotrypsin 피파인-우레아 및 식물성 효소(무화과, 파인애플)를 포함 단백질 가수분해 효소와 같은 외인성 추가로 제공한다.[32-34] 이 비교 연구는 효소

조직제거의 선택적 이점을 기록했으며 무작위 통제 실험이 부족하지만 잘 설계했다.

Glasser[35]에 의해 1940년 조직제거의 일원으로 설명하고 사용되었다. 그 이후 피파인-우레아-클로로필린의 결합은 임상 사용을 위해 상업적으로 이용할 수 있다. 소화제는 파파야 나무의 열매에서 추출한 효소이다. 그것은 넓은 pH의 범위(pH 3-12)를 통해 시스테인 잔여물을 포함하는 단백질을 파괴함으로써 괴사조직제거를 용이하게 한다. 적당한 농도(10%~25%)에서, wreahas humectant와 보습 효과로 사용되었다. 높은 농도에서는 이 효소 조합 sreas 역할은 수소 채권 타겟 조직의 이황화 다리를 이어주는 시스테인 구조를 노출을 통해 피파인의 단백질 가수분해 조치를 강화하는 것이다.[36] 마찬가지로 제 11장에서 언급한 2008년 FDA는 안전성 우려로 인해 피파인 함유 제품을 리콜하였다. 그러므로 그들은 더 이상 제조 또는 배포하지 못하고 있다.

핵심 13.3

Collagenase, papain-urea, polycrylate 습윤 드레싱은 효소 조직제거와 자가용해 조직제거를 촉진한다.

콜라겐은 피부의 기본 물질이며, 수분을 제외한 75%로 구성되어 있다. 콜라겐효소는 콜라겐을 젤라틴으로 바꾸며, 박테리아를 통해서 얻어지는 수용성 단백질 분해효소이다.[38] 이전의 논문에서는 콜라겐효소, 파페인효소는 특성이 안바뀐 단백질보다 특성이 바뀐 단백질에 더 반응을 보였다고 한다.[39] 욕창을 가진 환자를 대상으로 한 연구에서는 파페인효소가 들어간 연고가 콜라겐 효소보다 더 효과(P <0.0167)를 보였다고 한다. 주 1회마다 평가를 실하였다.[40] 파페인효소가 들어간 제품은 국소 통증이나 기존의 통증을 증가시킬 수 있고, 만약 발생 시 상처 부위에 대한 감염을 주의해야 한다.

브로멜라닌은 자연의 파인애플에서 추출한 것이고, 다수의 단백질분해효소인 항응고제와 섬유성성질을 갖고 있다. 쥐를 실험으로 삼았을 때, 국소의 브로멜라닌은 2일 안에 흉터 안의 죽은조직의 완전한 괴사를 촉진하였고, 반대로 10일 때는 콜라겐효소를 요구했다.[41] 섬유소는 서로 엉긴 덩어리를 형성하고, 대식세포에 의해 형성된 흉터를 가능하게 한 재료를 녹여버린다. DNA 효소는 상처난 피부를 깨끗하게 하기 위해 디옥시리보뉴클리프로틴과 디옥시리보핵산을 분해한다. 이 약제는 살아있는 조직에 서로 작용하지 않게 하고, 치유를 더디게 하지 않는다. Peter 등은 fibrinolysin-DNAase arteriolar 및 모세관 수준에서 상처 혈액 공급을 개선하여 치유를 촉진 또한 할 수 있다고 실증했다.[42] 이전의 연구에서는 괴사조직을 넘는 우월한 것을 입증 못했다.[43,44] Falabella는 무작위로 시도했다.
3주 연구기간 동안 만성적인 다리 궤양 환자에게 위약 연고와 fibrinolysin DNAase 조합 사이의 화농성 삼출 또는 괴저성 물질 제거에 큰 차이를 발견하지 못했다.[45] 두 그룹은 비슷한 결과를 보였다.

만성 궤양 환자에게 무작위(n = 42)로 21일 동안 링거 용액으로 일시적 위안을 주는 콜라겐 효소를 사용하며 비교했다. 폴리아클리에이트는 MMP와 박테리아 세포벽을 감싸며, 치유의 촉진을 일으킨다. 상처는 딱지와 진창(deslughing)의 양, 그리고 과립화의 치유와 상피조직화의 정도를 매주 평가했다.[46] 상처조직의 진창은 폴리아클리에이트 19%로 된 젖은 드레싱에 의해 줄어들었고, 9% 콜라겐효소를 포함한 것은 14일째에서 첫 번째로 감소했다. 이에 따른 결과는 통계적으로 상당한 차이는 없었다.

진창은 상처의 pH 감소를 촉진한다. 그러나 유기체와 비유기체산 그리고 화학요소의 사용은 잠재적인 상처의 시작을 방해한다. 전염성 세균에 의한 생화학적 괴사는 괴사조직의 삼출을 증가시킨다. 구더기치료법의 잠재적인 이익에도 불구하고, 이 치료법은 독이 없으며, 국소통증 반응은 공통적으로 일어나지 않았다.[47,48] 일부 kilohertz 초음파 기술 및 Versajet™ hydrosurgery 시스템(Smith & Nephew, Largo, FL)를 포함시키는 것은 아마 무통증과 관계가 있을 것이다. 그러나 일부 상처 치료 사례에 이러한 장치의 수용 대신 외래 임상 설정 수술실의 필요한 비용 의해 몇 가지 경우에 못하게 된다.[49]

국소 항균제
(Topical Antimicrobial Agents)

만성 상처는 결국에 복잡한 생태계를 대표하는 미생물에 의해 군집화된다. 사실, 만성상처의 90% 이상이 무리의 다중미생물에 궤양당 박테리아종은 1.6~4.4 범위에 포함된다.[50] 증가된 표면 박테리아 균 또는 결정적인 증식이 상처치유에 해가 될 수 있다. 박테리아는 세포성 상처 미소환경에 독소를 제공하는 내독성(endotoxin)과 외독성(exotoxin)을 생산한다. 초기 상처에서는 그람양성미

표 13-3 만성 상처 세균성과 감염의 구획 모델

4 S의 박테리아와 피부		
층	**세균 상태**	**치료**
표면 (surface)	● 오염	감염 관리 : 알코올 린스 및 손씻기
표층 (superficial)	● 군집형성	국소 항균제
	● 주요 군집형성(증가된 세균성 부담, 국소적 감염, 위장 감염)	
주변조직과 심층 (surrounding & deep)	● 감염	전신적 약품
전신적 (systemic)	● 부패	비경구요법

ⓒWoo and Sibbald 2008에 의해 수정됨.

생물들이 지배적이지만 다른 미생물은 일반적으로 만성 상처로 인식이 된다(그람양성미생물들과 조직 생명을 빼앗은 혐기성 미생물들). 나쁜 상처 치유가 4개 이상의 세균종의 존재와 관련되어 있다.

생물막의 생산과 교환 독성 요인들을 생산하는 이러한 미생물의 총 함께 시간이 지남에 따라 제거하는 것이 더욱 어려워지게 된다. 상처 감염 관리를 위한 치료제와 계획을 고려할 때 만성 상처환경은 4 단계 또는 구획으로 나눌 수 있다: 표면(surface), 표층(superficial), 주변조직 심층(surrounding and deep), 전신적(systemic). 이 개념은 임상 세균 손상 정도를 평가하고 바이오버든을 해결하기 위해 가장 적절한 치료 양상을 선택할 수 있다(표 13.3).

모든 만성 상처는 첫 번째 수준, 표면에서 박테리아와 함께 대량 서식되고, 그러나 철저한 감염 관리는 교차 오염을 피하기 위해 운동해야 한다. 이차 드레싱은 일시적인 도움을 받을 수 있다. 상처의 등장으로부터 오염물질을 차단하는 장벽으로서 기능을 할지도 모른다. 여러 층의 거즈 드레싱을 통해 박테리아는 침투할 수 있는 능력이 있다는 것을 기억해야 한다. 두 번째 레벨에서 표피상의 구획, 상처 표면 아래 1~3mm로 가까이 확장한다. 일부 박테리아는 표피상에서 혈중 산소 감소의 상처 환경에 관련되어 아슬아슬하게 대량 서식하고 있다. 모든 종이 그러한 것은 아니지만 깊은 구획까지 공격을 하기 위해서 독성을 갖고 있다. 드레싱의 많은 활성 성분은 상처 표면 구획으로 나오게 된다. 하지만 그것들은 상처에 오일을 필요로 하거나 조직주위에 삼출물을 가지고 있다. 또는 박테리아들이 비활성화될 수 있다. 그리고 드레싱의 미세 구조물로부터 분리될 수 있다.

세 번째 구획은 만성 상처 주위의 깊은 구획으로 간주된다. 국소 부위의 깊은 구획에 침투할 수 없기 때문에 조직의 약품은 일반적으로만 권장된다. 효과적인 국소 항균은 여전히 혈액 순환을 최적 미만으로 수개의 다른 곳에 여과 박테리아를 제거하는 것으로 간주된다. 마지막으로, 온몸에 감염이 퍼지게 된다면, 조직의 비경구의 구성들이 고려해야 한다.

피상적인 구획 깊이의 참여와 분리와 분출의 임상 징후에 초점을 맞춤으로서(표 13.4),[51] 임상가는 증가된 세균을 통해 상처를 확인하고 구분할 수 있다. 세균은 국소 항균제와 반응할 뿐만 아니라, 전신 항균제를 필요로 하는 깊은 감염에도 반응한다(표 13.3).

절단과 기타 기준과 함께 붉은 부스럼, 터부룩한 과립, 증가된 고름 및 새로 나타난 약화된 조직의 증거가 감염과 관련된다.[52] Gardiner의 연구에서는 목록에서와 같은 내용에서 보면 통증의 증가, 상처의 확대, 새로운 오염 및 냄새 등의 검증, 그리고 증상 및 감염의 흔적을 바탕으로 책정되었다.[53] 당뇨병 환자에서 뼈 속까지 증명된 골수염와 연관된 것으로 간주되는 상처는 다르게 증명될 때이다.[54] 그리고 개별 판독과 증상이 독립적으로 안정된 상처 감염을 식별할 수 있는 증거가 없다.[55]

문헌 검토에 기초한 Sibbald, Woo, Ayello의 글을 바탕으로 세균성 손상이나 감염의 두 가지 수준을 분류하기 위해 기억을 돕는 장치 NERDS와 STONEES를 만들었다.[51] 이러한 징후의 유효성 연구는 다리와 발의 궤양과 111명의 환자에게서 실시되었다.[56] 각 기호에 대한 민감도와 특이도는 표 13.5에 제시되어 있다. 그것은 이러한

표 13.4 NERDS 와 STONEES

표층과 심층 : 주요 군집형성과 감염

표층 : 몸에 붙이는 치료

N. E. R. D. S.

- **치**유되지 않은
- **삼**출물 증가
- **붉**은색과 출혈
- **부**스러기
- **냄**새

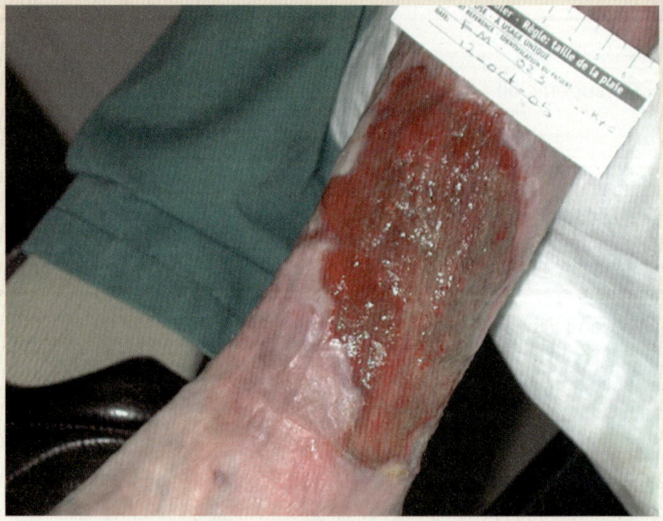

심층 : 침투하는 치료

S.T.O.N.E.E.S.

- **크**기가 큰
- **온**도 증가
- **뼈**(뼈에 탐침)
- **새**로운 붕괴
- **삼**출물 증가
- **홍**반, 부종
- **냄**새

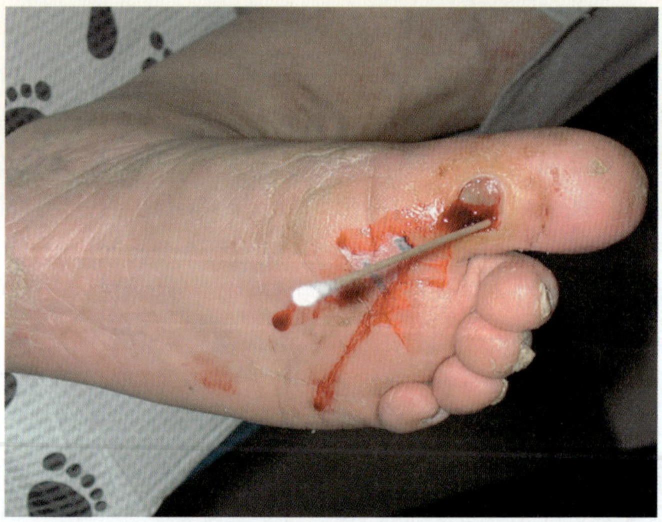

징후가 진단을 위해 확인하는 것을 권장한다. 2~3개의 증가된 삼출물과 악취가 있으면 피해받는 저항력이 일반적으로 사용되는 항생제, 국소 항균물질 증가의 사용을 위한 현명한 선택이 될 수 있는 세균의 발생으로, 피상적인 깊이, 또는 두 가지의 경우, 추가 징후를 결정하는데 필요한 지방 상처 치료를 선택했다.

세균의 출현은 선택한 일부 상처 치료를 위해 국소 항균물질이 일반적으로 항생제 사용이 증가된다.

핵심 13.4

Silver는 (오래된 수성 이온화) 입증되었다. 광범위한 스펙트럼 항균제로서 효모, 곰팡이, 그리고 그람양성균 및 그람음성균, 호기성균, 그리고 여러 항생제에 저항력이 있는 종자의 다수에 대한 효율성 등 *methicillin-resistant Staphylococcus oureus* (MRSA)과 vancomyoin-resistant enlerococci (VRE).

표 13-5 표층과 심층의 세균과 관련된 징후와 증상의 민감도와 특이도의 요약

	징후와 증상	민감도, %(Woo)[57]	민감도, %(Grayson)[54]	특이도, %(Woo)[57]	특이도, %(Grayson)[54]
	***표층** (superficial)*				
N	치유하지 못하는	32	81	47	64
E	삼출물	70	18–55	64	64–72
R	붉은 무른 조직	45	82	86	76
D	부스러기(변색)	62	64	78	56
S	냄새	37	36	86	88
	***심층과 주변** (deep and surrounding)*				
S	크기 증가	50	평가하지 않음	83	평가하지 않음
T	온도 (>4°F) 체온	76	18	71	84
O	뼈(뼈에 탐침)	40	평가하지 않음	81	평가하지 않음
N	새로운 붕괴	37	46	89	100
E	홍반	87	55–64	44	68–72
E	삼출물	70	18–55	64	64–72
S	냄새	37	36	86	88
	통증	평가하지 않음	36	평가하지 않음	100

널리 사용되는 1%의 silver sulfadiazine(SSD) 크림은 효과적인 항균물질이지만, WBP 패러다임 중심적인 자기분해 조직제거 수분 유지 속성을 촉진하지 않으면 죽는다. 이 국소 크림은 활성 이온화된 silver이 전신적으로 흡수된다. 비이온화 형태의 실버금속의 큰 양이 상대적으로 빈약한 양이다.[58] 실버와 외상 치료 재료의 조합은 항균 속성에 대한 책임 및 외상 치료 알러지가 있는 사람은 피해야 한다. 또한, 반복 응용 프로그램은 상처 표면에 가짜가 피 같은 잔해의 큰 침전물을 남기는 경향이 있다수년 동안 다양한 농도, 양식, 수단, 기능의 silver에 근거한 드레싱이 과잉 도입되었다. 드레싱에서의 차이점은 만성 상처 관리를 위한 이상적인 silver 특성과 관련된 많은 분쟁을 일으켰다(글상자 13.1).

글상자 13.1 Silver 드레싱의 선택을 위한 주요 고려사항

SILVER을 언제 어떻게 사용하는지

S – 증가된 박테리아 의무의 징후
L – 이온화된 농도
I – 시간이 지나면서 감소 (죽는 시간)
V – 수분 유지를 위한 수단
E – 실용적 세포에 미치는 영향
R – 저항

©Woo and Sibbald 2007

시험관내 연구 Castellano 외에는 8개의 항균 특성 실버 충만 드레싱에 반하여 *포도상구균*, *황색포도상구균 faecalis*, *모나스 박테리아*, 그리고 *에스케리키아 콜라이*에 대한 드레싱을 평가와 비교한다.[59] 모든 드레싱은 세균 성장을 억제하기 위해 자신의 능력을 보여준다. 잠복 후 72 시간 후 정량 분석은 네 가지 박테리아가 가장 낮은 silver 농도와 드레싱에 덜 취약했다고 지적했다. 우리는 임상실습에 대한 생체외 데이터 해석에 주의해야 한다.

만성 상처의 silver 드레싱과 무작위 통제 실험은 중간 릴리스 silver 거품 드레싱(Contreet™, Coloplast Corp, Minneapolis, MN)으로 수행되었다. 효험 연구[60]에서 정맥 질환과 복합(동맥과 정맥) 질환 환자들은 압박을 받는 실버 거품을 방출하거나 거품 드레싱 양식은 무작위로 실시하였다. 삼출물 증가, 통증 증가, 냄새, 또는 표면에 비정상 과립조직. 4주 후 Silver 발포 집단에서 45%의 상처 크기 감소가 있었고, 발포에서 25%의 궤양크기 감소가 있었다(P = 0.05). 더불어 적은 누설과 악취 및 삼출물 관리 눈에 띄는 개선이 있었다. 결과는 전 세계 80개의 상처 클리닉에서 619명 환자를 등록하고 동일한 실버 발포 드레싱과 최고의 현지 방식의 드레싱 로밍에 비해 더 큰 효율성 RCT에서도 이용할 수 있다.[61] 궤양 크기의 4주 후 상대적 감소는 silver 발포에서 50% 이었고, 최상의 국소 치료의 34%와 비교된다(P<0.01). 또한 중요하고 빠른 속도로 감소하고 순서대로 상처로 인한 출혈도 감소하였다. 이러한 결과는 만성적인 "감염된" 상처에 되한 국소의 실버 드레싱 시스템적 검토와 일치하였다.[62] 실버를 포함한 거품 드레싱은 궤양의 크기 감소를 촉진하지만, 완전한 상처폐쇄 증가가 나타나지 않았다.

Bergin과 Wraight는 코크런의 리뷰를 통해 발 궤양의 치료를 위한 실버 드레싱의 사용과 관련된 모든 연구를 찾는데 실패했다. Chamber 등은 다리 궤양을 위한 실버 치료를 검토했다. 리뷰에 포함된 3개 연구는 실버 설파디아진 연고와 함께 불활성 드레싱 비교를 하고 있다.
치유에 있어 중요하게 다른 점은 나타나지 않았다.

실버 드레싱 이외에, 국소 항생제 및 향균제들은 상피 세균을 방지하기 위해 사용할 수 있다(표 13.6). 한 연구에서, 폴리마이엑신 B 황산염은 3%의 과산화수소, 1%의 포비돈 요오드, 0.25% 아세트 산 그리고 0.5%의 나트륨 하이드로 클로라이드는 *S. aureus*와 함께 주사해 실험적으로 유도된 물집 상처와 비교되었다.[65] 두 가지의 물질 네오 마이신 polymyxin B-bacitracin의 조합에 의해 박테리아는 제거되었다. 아무런 항상제 그리고 어떤 치료도 받지 않은것보다 트리플 항상제를 처치한 오염된 물집상처가 매우 빠르게(기간=9일) 치유되었다. 다른 무작위 실험은 경구 세팔렉신과 무피로신 크림에 대한 열상이나 마모로부터 감염된 상피상처의 치료에 대하여 비교하였다. 이 중재의 치료결과는 두그룹이 비슷하였다(83%). 국소적인 무피로신 크림은 경구 세팔렉신만큼 2차 감염 상처의 치료를 위해 효과적이었다.

주목을 증가시키는 것은 향균제로서 삼투 활동, 낮은 pH, 과산화수소의 생산, 특정 식물생산 및 기타 알 수 없는 특성에 의한 꿀을 특히 고려하고 있다. Molan은 상처 드레싱으로서 꿀의 사용을 위한 임상적 증거를 재검토했다. 17번의 무작위 통제 연구가 만성 상처 환자를 포함한 2번의 연구로 확인되었다. 대부분의 연구는 유리한 결과를 보여주지만, 방법론적인 결함이 있다.

> **핵심 13.5**
>
> 상처 감염의 진단은 임상 징후에 근거하고 있다.
> NERDS와 STONEES를 고려한다.

국소 항염증제 (Topical Anti-Inflammatory Agents)

지연된 만성 상처의 대부분은 염증세포 증가 활동을 눈에 띄게 보여줬고 관련 중재자가 반복되는 조직외상에 의해 영구화되었다(예: 압박, 박테리아 성장, 백혈구 트래핑, 또는 허혈 재관류 상해). 염증세포들은 죽은 조직을 제거하기 위해 그리고 과립조직을 허용하고 필요로 했지만 이러한 장기와 불필요한 염증반응은 해로울 수가 있다.

> **핵심 13.6**
>
> 염증세포가 혈관투과성을 증진시키고 세포의 이동을 촉진, 초과삼출의 결과로 시토킨을 분비한다. 이러한 상태에서 상처치유는 종종 지연된다. 왜냐하면, 세포외기질과 성장인자의 저하가 그들의 합성, 상처의 증식하는 위상과 궁극적인 재상피화의 진행을 방해 보다 더 빠르게 발생하기 때문이다.

Matrix metalloproteinases(MMPs)는 metal-dependent 효소의 일원이다. 세포외기질의 저하에 관련된 많은 수의 프로테아제를 포함한 확인된 23 MMPs 또는 기질이 있다. 기질환경을 바탕으로, MMPs는 콜라겐, 젤라틴, 스트로멜리신, 기질로 그룹화된다. 만성적 상처에 preteolytic효소의 과도표현은 재형성 과정 저하를 통해 절묘한 균형을 교란시킬 수 있다.

Trengove 등은 여러 형태의 상처에 대한 프로테아제의

표 13-6 일반적으로 사용되는 국소 항생제 제품들

약품	수단	황색 포도상구균	연쇄상구균	슈도모나스균	혐기성생물	코멘트
젠타마이신 황산염* 크림/연고	알콜 크림 바세린연고	√	√	√		*그램음성균에 대한 넓은 대역이 좋음. *국소적인 사용이 저항을 증가할 수 있다.
메트로니다졸 겔/크림/용액	왁스글리세린 크림 그리고 카보겔 940/프로플린 글리코겔				√	혐기성균에 좋음. 범위와 상처 방취제.
무피로신2% 크림 연고/ 나졸 연고	폴리에틸렌 글리콜(연고) 파라핀/ 글리세린 (나졸연고)	√	√			*MRSA에 좋음. *국소 침투가 훌륭함 *관 주위와 콧물군집에 대부분 사용된다.
폴리마이신 B 황산염 바시트라신 아연**	백색 바셀린 연고	√	√	√		넓은 사용대역. 저가.
폴리마이신B 황산염 바시트라신 아연, 네오마이신	백색 바셀린 연고	√	√	√		네오마이신은 강한 증감하고, 다른 아미노글리코사이드와 약 40%의 사례에서 교차 반응할 수 있다.
폴리믹신/ 그라미시딘 크림		√	√	√		넓은 사용 대역 범위
실버 포도상균 (SSD)	Water-혼합 크림	√	√	√		*황산염과 개별적으로 사용하지 말 것 *짧은 반감기. 호중구 감소 가능 *상처 위에 슈도스코어를 남길 수 있다.

*전신적으로 이용됨; **일반 민감제 포함.
©Sibbald and Woo 2007.

활동을 비교했다. 그들은 수술(유방절제술) 받은 후에 만성적인 상처와 혼합된 혈관질환, 당뇨궤양, 압박궤양이 있는 환자로부터 상처 삼출액을 추출했다. 만성 상처의 평균 프로테아제의 수준은 급성에 비하여 거의 60배 수준이었다(59.9ug MMP Eq/mL vs. 0.75ug MMP Eq/mL; $P<0.001$). 만성 상처의 삼출액의 프로테아제의 수준은 급성 샘플에 비해 표피 성장인자에 비해 상대적으로 높은 저하(평균 28.1%)를 차지하는 것으로 관찰되었다(평균 0.6%, $P<0.001$). 더 중요한 것은 모든 정맥궤양으로 진단받은 대상들의 포르테아제 수준은 정류되었고, 병원

치료 2주 후에 49%로 대폭 감소되었다. 전반적으로, 만성 상처의 삼출액 분석은 치유되지 않는 상처가 낮은 수준의 mitogenic 활동, 시토킨의 높은 농도, 높은 수준의 프로테아제 그리고 낮은 프로테아제 억제제가 나타났다.

은(silver)은 항염증 특성을 가지고 있는 것으로 밝혀졌다. 무작위 통제 연구에서, 619명의 만성 상처 환자가 은 발포 드레싱이나 최상의 국소 치료로 간주되는 드레싱을 받았다. 상처 체액의 양은 염증 조직의 간접적인 측정 방법이다. 결론적으로 모든 환자는 중등도의 삼출 수준을 보였다. 치료 후 4주경에, 은 드레싱을 받은 환자는 뚜렷한 상처 체액 감소를 보였다($p=0.0055$).

일련의 생검이 정맥 궤양 연구에서 수행되었다(12주에 걸쳐 12명의 환자가 평가되었음). 생검 표본은 정량적 미생물학과 조직학으로 분석되었다. 결과는 S. aureus 숫자를 감소시키는 것과 관련된 호중구를 감소시키고, 높은 유리성 은 드레싱의 선택적 항염증 작용을 보였다. 이 연구에서의 정맥 궤양은 12주에 걸쳐 94% 작아졌고, 9주 동안 4개의 궤양이 완전히 치유되었다.

요약 (Summary)

심각한 손상을 대비할 방법은 고질적인 손상을 사람에게 판단하여 치료법에 유기적으로 접근하는 것이다. 이것은 항상 새로운 논쟁에 접근해 보면 손상과 관련 있는 통증을 얼마나 잘 참을 수 있는지에 영향을 주기 때문이다.

이 방법론(paradigm)은 고질적인 손상을 고칠 수 없는 손상은 지속된다는 고찰을 바꾸었다. 이 상황에서 조직제거를 유지하면 수분과 세균에 의해 변형되지만 특히 포비돈 요오드와 클로르헥시딘(PHMB) 파생으로 멸균 대신 사용을 돕는다.

고칠 수 있는 상처에는 조직제거에 유효한 논제의 치료법은 지속적인 염증, 수분균형 그리고 정지된 고질적인 손상의 표면을 멸균 강화시키는 것이다(마지막 두 개는 다른 장에서 논할 것이다). 국소 괴사제거는 효소의 중재와 자가융해 조직제거술의 성질인 칼슘 삼출물 흡수제, 하이드로겔, 하이드로 콜로이드, 접착성 있는 필름을 선택할 수 있다. 증가한 박테리아는 표면구획 안에 있는 고질적인 깊고 얕은 손상 시 살균에 영향을 주는데 필요하다. 우리는 NERDS와 STONEES 연상기호로 보건 의료인이 임상적 판단을 돕게 했다. 표면에 증가한 박테리아는 이완화된 은이 결합되어 수분 유지 요소가 다르게 결합된다(손상의 형질에 맞게 필요로 함). 표면에 증가한 박테리아는 순서에 맞게 유효한 실버 드레싱 중 다른 농도에서 이온화된 결합된 다른 수분균형 요소이다. 논쟁의 항생물질은 많은 치료상황에서 덜 바람직하다. 왜냐하면 그것들은 수분유지를 제공하지 않기 때문에 과민한 신체적 반응 현상이 되거나 세균 저항이 유발된다면 해도 괜찮다.
우리는 또한 고질적인 손상은 아마도 염증을 일으키는 단계에서 정지되고 그것은 항염증에 중재 번호가 실버를 포함한 그것은 논제에서 쓸 수 있다고 깨달았다.

임상가는 몇몇 국소제의 도구를 이용하여 표에서 보여지듯 본 장의 외래환자를 최대한 좋게 만들 수 있는 임상 의사결정을 한다.

참고문헌 (References)

1. Tallman, P, Muscarc, E, Carson, WH, et al: Initial rate of healing predicts complete healing of venous ulcers. Arch Dermatol 1997; 133:1231–1234.
2. Margolis, DJ, Allen-Taylor, L, Hoffstad, O, et al: The accuracy of venous leg ulcer prognostic models in wound care systems. Wound Repair Regen 2004; 12:163–168.
3. Sibbald, RG, Williamson, D, Orsted, HL, et al: Preparing the wound bed: Debridement, bacterial balance, and moisture balance. Ostomy Wound Manage 2000; 46:14–35.
4. Sibbald, RG, Orsted, H, Schultz, GS, et al: International Wound Bed Preparation Advisory Board. Canadian Chronic Wound Advisory Board. Preparing the wound bed 2003: Focus on infection and inflammation. Ostomy Wound Manage 2003; 49:23–51.
5. Sibbald, RG, Orsted, HL, Coutts, PM, et al: Best practice recommendations for preparing the wound bed: Update 2006. Adv Skin Wound Care 2007; 20:390–405.
6. Banwell, H: What is the evidence for tissue regeneration impairment when using a formulation of PVP-I antiseptic on open wounds? Dermatology 2006; 212(Suppl):66–76.
7. Balin, AK, Pratt, L: Dilute povidone-iodine solutions inhibit human skin fibroblast growth. Dermatol Surg 2002; 28:210–214.
8. Fumal, I, Braham, C, Paquet, P, et al: The beneficial toxicity paradox of antimicrobials in leg ulcer healing impaired by a polymicrobial flora: A proof-of-concept study. Dermatology 2002; 204(suppl):70–74.
9. Woo, K, Etemadi, P, Coelho, S, et al: The use of Betadine in nonhealing wounds. Poster presentation at: European Wound Management Association, Glasgow, UK, 2007.
10. Gilbert, P, Das, JR, Jones, MV, et al: Assessment of resistance towards biocides following the attachment of micro-organisms to, and growth on, surfaces. J Appl Microbiol 2001; 91:248–254.
11. Motta, GJ, Milne, CT, Corbett, LQ: Impact of antimicrobial gauze on bacterial colonies in wounds that require packing. Ostomy Wound Manage 2004; 50:48–62
12. Werthen, M, Davoudi, M, Sonesson A, et al: *Pseudomonas aeruginosa*-induced infection and degradation of human wound fluid and skin proteins ex vivo are eradicated by a synthetic cationic polymer. J Antimicrob Chemother 2004; 54:772–779.
13. Mulder, GD: Polyhexamethylene biguanide (PHMB): An addendum to current topical antimicrobials. Wounds 2007; 19:173–182.
14. Wright, JB, Lam, K, Olson, ME, et al: Is antimicrobial efficacy sufficient? A question concerning the benefits of new dressings. Wounds 2003; 15:133–142.
15. Vermeulen, H, Ubbink, DT, Goossens, A, et al: Systematic review of dressings and topical agents for surgical wounds healing by secondary intention. Br J Surg 2005; 92:665–672.
16. Meyer, LJM: Randomized comparative study of Cutinova cavity dressing for the treatment of secondary healing wounds after abdominal surgery and abscess cavities in comparison with traditional therapy. The Cochrane Central Register of Controlled Trials. In: The Cochrane Library, Issue 1. Chichester, UK, John Wiley, 2003.
17. Guillotreau, J, Andre, J, Flandrin, P, et al: Calcium alginate and povidone iodine packs in the management of infected post operative wounds: Results of a randomized study. Br J Surg 1996; 83:861.
18. Cannavo, M, Fairbrother, G, Owen, D, et al: A comparison of dressings in the management of surgical abdominal wounds. J Wound Care 1998; 7:57–62
19. Viciano, V, Castera, JF, Medrano, J, et al: Effect of hydrocolloid dressings on healing by second intention after excision of pilonidal sinus. Eur J. Surg 2000; 166;229–232.
20. Meaume, S, Van de Looverbosch, D, Heyman, H, et al: A study to compare a new self adherent soft silicone dressing with a self adherent polymer dressing in stage II pressure ulcers. Ostomy Wound Manage 2003; 49(9):44–51.
21. Viamontes, L, Temple, D, Wytall, D, et al: An evaluation of an adhesive hydrocellular foam dressing and a self-adherent soft silicone foam dressing in a nursing home setting. Ostomy Wound Manage 2003; 49:48–52.
22. Gleaves, JR, Eldridge, K: Silicone sheeting as an alternative to elastic bandages in dressing lower extremity amputations. Ostomy Wound Manage 2004; 50:8, 10.
23. White, R: The benefits of honey in wound management. Nurs Stand 2005; 20:57–64.
24. Sibbald, RG, Coutts, P, Fierheller, M, et al: A pilot (real-life) randomised clinical evaluation of a pain-relieving foam dressing: (ibuprofen-foam versus local best practice). Int Wound J 2007; 4(suppl):16–23
25. Gottrup, F, Jorgensen, B, Karlsmark, T, et al: Less pain with Biatain-Ibu: Initial findings from a randomised, controlled, double-blind clinical investigation on painful venous leg ulcers. Int Wound J 2007; 4(suppl):24–34.
26. Briggs, M, Nelson, EA: Topical agents or dressings for pain in venous leg ulcers. Cochrane Database Syst Rev 2003; 1:CD001177.
27. Landis, S, Ryan, S, Woo, K, et al: Infections in chronic wounds. In: D Krasner, G Rodeheaver, RG Sibbald (Ed.), Chronic Wound Care: A Clinical Source Book for Healthcare Professionals, ed 4. Malvern, PA, HMP Communications, 2007, pp 299– 321.
28. Bergan, JJ, Schmid-Schonbein, GW, Smith, PD, et al: Chronic venous disease. N Engl J Med 2006; 355:488–498.
29. Medina, A, Scott, PG, Gahary, A, et al: Pathophysiology of chronic nonhealing wounds. J Burn Care Rehab 2005; 26:306–319.
30. Brem, H, Sheehan, P, Rosenberg, H, et al: Evidence-based protocol for diabetic foot ulcers. J Plast Reconstr Surg 2006; 117:193S–209S.
31. Weir, D, Farley, KL: Relative delivery efficiency and convenience of spray and ointment formulations of papain/urea/chlorophyllin enzymatic wound therapies. J Wound Ostomy Continence Nurs 2006; 33:482–490.
32. Klasen, HJ: A review on the nonoperative removal of necrotic tissue from burn wounds. Burns 2006; 26:207–222.
33. Bott, R, Crissman J, Kollar, C, et al: A silicone-based controlled-release device for accelerated proteolytic débridement of wounds. Wound Repair Regen 2007; 15:227–235.
34. Falabella, AF: Débridement and wound bed preparation. Dermatol Ther 2006; 19:317–325.
35. Glasser, ST: A new treatment for sloughing wounds: A preliminary report. Am J Surg 1940; 50:320.
36. McCallon, S: Enzymes for wound healing and débridement. Extended Care Product News 2007; 120:30–35.
37. Brett, DW: Chlorophyllin-A healer? A hypothesis for its activity. Wounds 2005; 17:190–195.
38. Zacur, H, Kirsner, RS: Débridement: Rationale and therapeutic options. Wounds 2002; 14:2s–6s.
39. Hebda, PA, Lo, CY: The effects of active ingredients of standard debriding agents—papain and collagenase—on digestion of native and denatured collagenous substrates, fibrin, and elastin. Wounds 2001; 13:190–194.

40. Alvarez, OM, Fernandez-Obregon, A, Rogers, RS, et al: A prospective randomized comparative study of collagenase and papain-urea for pressure ulcer debridement. Wounds 2002; 14:293–301.
41. Klaue, P, Dilbert, G, Hinke, G: Tierexperimentelle Untersuchungen zur enzymatischen Lokalbehandlung subdermaler Verbrennungen mit Bromelain. Therapiewoche 1979; 29:796–799.
42. Peter, FW, Li-Peuser, H, Vogt, PM: The effect of wound ointments on tissue microcirculation and leucocyte behaviour. Clin Exp Dermatol 2002; 27:51–55.
43. Fischer, H, Gilliet, F, Hornemann, M, et al: Enzymatic debridement in venous ulcus cruris. Report of a multicenter clinical comparative study with various enzyme preparations. Fortischr Med. 1984; 102:293–293.
44. Pullen, R, Popp, R, Volkers, P, et al: Prospective randomized, double-blind study of the wound-debriding effects of collagenase and fibrinolysin/deoxyribonuclease in pressure ulcers. Age Ageing 2002; 31:126–130.
45. Falabella, AF, Carson, P, Eaglstein, WH, et al: The safety and efficacy of a proteolytic ointment in the treatment of chronic ulcers of the lower extremity. J Am Acad Dermatol 1998; 39(Pt1):737–740.
46. Konig, M, Vanscheidt, W, Augustin, M, et al: Enzymatic versus autolytic debridement of chronic leg ulcers: A prospective randomised trial. J Wound Care 2005; 14:320–323.
47. Steenvoorde, P, Budding, T, Oskam, J: Determining pain levels in patients treated with maggot debridement therapy [erratum J Wound Care 2006; 15(2):71]. J Wound Care 2005; 14:485–488.
48. Kitching, M: Patients' perceptions and experiences of larval therapy. J Wound Care 2004; 13:25–29.
49. Attinger, CE, Janis, JE, Steinberg, J, et al: Clinical approach to wounds: Debridement and wound bed preparation including the use of dressings and wound-healing adjuvants. Plast Reconstr Surg 2006; 117(suppl):72S–109S.
50. Gibbins, B: The antimicrobial benefits of silver and the relevance of microlattice technology. Ostomy Wound Manage 2003; 49:4–7.
51. Sibbald, RG, Woo, K, Ayello, EA: Increased bacterial burden and infection: The story of NERDS and STONES. Adv Skin Wound Care 2006; 19:447–461.
52. Cutting, KF, Harding, KG: Criteria for identifying wound infection. J Wound Care 1994; 3:198–201.
53. Gardner, SE, Frantz, RA, Doebbeling, BN: The validity of the clinical signs and symptoms used to identify localized chronic wound infection. Wound Repair Regen 2001; 9:178–186.
54. Grayson, ML, Gibbons, GW, Balogh, K, et al: Probing to bone in infected pedal ulcers. A clinical sign of underlying osteomyelitis in diabetic patients. JAMA 1995; 273:721–723.
55. Nelson, EA, O'Meara, S, Craig, D, et al: A series of systematic reviews to inform a decision analysis for sampling and treating infected diabetic foot ulcers. Health Tech Assess 2006; 10:iii–iv, ix–x, 1–221.
56. Woo, K, Alavi, A, Botros, M, et al: A transprofessional comprehensive assessment model for persons with lower extremity leg and foot ulcers. Wound Care Canada 2007; 5(suppl):s34–s47
57. Woo, KY, Sibbald, RG: A Cross-sectional validation study of using NERDS and STONEES to assess bacterial burden. Ostomy Wound Manage 2009; 55(8):40–48.
58. Woo, KY, Ayello, EA, Sibbald, RG: SILVER(c) versus other antimicrobial dressings: best practices! Surg Technol Int 2008; 17:50–71.
59. Castellano, JJ, Shafii, SM, Ko, F, et al: Comparative evaluation of silver-containing antimicrobial dressings and drugs. Int Wound J 2007; 4(2):114–122.
60. Jorgensen, B, Price, P, Andersen, KE, et al: The silver-releasing foam dressing, Contreet foam, promotes faster healing of critically colonised venous leg ulcers: A randomised, controlled trial. Int Wound J 2005; 2:64–73.
61. Munter, KC, Beele, H, Russell, L, et al: Effect of a sustained silver-releasing dressing on ulcers with delayed healing: The CONTOP study. J Wound Care 2006; 15:199–206.
62. Vermeulen, H, van Hattem, JM, Storm-Versloot, MN, et al: Topical silver for treating infected wounds. Cochrane Database of Sys Rev 2007; 1:CD005486.
63. Bergin, SM, Wraight, P: Silver based wound dressings and topical agents for treating diabetic foot ulcers. Cochrane Database of Syst Rev 2006; 1:CD005082.
64. Chambers, H, Dumville, JC, Cullum, N: Silver treatments for leg ulcers: A systematic review. Wound Repair Regen. 2007; 15:165–173.
65. Leyden, JJ, Bartelt, NM: Comparison of topical antibiotic ointments, a wound protectant, and antiseptics for the treatment of human blister wounds contaminated with Staphylococcus aureus. J Fam Pract 1987; 24:601–604.
66. Lusby, PE, Coombes, A, Wilkinson, JM: Honey: A potent agent for wound healing? J Wound Ostomy Continence Nurs 2002; 29:295–300.
67. George, NM, Cutting, KF: Antibacterial honey (medihoney): In vitro activity against clinical isolates of MRSA, VRE, and other multiresistant gram-negative organisms including *Pseudomonas aeruginosa*. Wounds 2007; 19:231–236.
68. Molan, PC: The evidence supporting the use of honey as a wound dressing. Lower Ext Wounds 2006; 5:40–44.
69. Hanson, D, Langemo, D, Thompson, P, et al: Understanding wound fluid and the phases of healing. Adv Skin Wound Care 2005; 18:360–362.
70. Trengove, NJ, Stacey, MC, MacAuley, S, et al: Analysis of the acute and chronic wound environments: The role of proteases and their inhibitors. Wound Repair Regen 1999; 7:442–452.
71. Menke, NB, Ward, KR, Witten, TM, et al: Impaired wound healing. Clin Dermatol 2007; 25:19–25.
72. Sibbald, RG, Contreras-Ruiz, J, Coutts, P, et al: Bacteriology, inflammation, and healing: A study of nanocrystalline silver dressings in chronic venous leg ulcers. Adv Skin Wound Care 2007; 20:549–558.

단원 IV

상처 관리의 병인적 고려사항

Etiological Considerations in Wound Management

chapter 14 장

당뇨성 발 궤양

Diabetic Foot Ulcerations

서론 (Introduction)

미국에는 당뇨병 환자가 인구의 약 7.8%인 대략 2천 3백 60만명 정도가 있는 것으로 추정된다.[1] 비록 전체 인구 8% 미만이지만, 비외상성 하지 절단환자의 60% 이상이 당뇨병 환자인 것으로 간주된다. 2004년에 약 71,000건의 비외상성 사지절단이 당뇨병 환자에게 수행되었다.[2] 2004년 당뇨병의 총 연간 경제적 비용은 $174 달러로 추정된다.[1] 당뇨병의 주요 합병증 중 하나는 궤양 형성으로 인한 하지 절단이다. 많은 요소들이 발 문제를 일으키기 때문에, 합병증의 원인을 파악하기가 쉽지 않다. 당뇨병 환자의 숫자와 당뇨병과 관련된 발 합병증의 숫자가 계속 높아지기 때문에, 궤양을 초래하는 요소들의 이해는 물론, 궤양을 치료하는 전략에 대한 이해도 더 중요해질 것이다.

본 장은 당뇨성 발 궤양의 관리를 설명할 것이다. 당뇨성 발 합병증의 원인과 당뇨성 발의 평가와 관리도 본 장에서 다룰 것이다. 치료는 합병증의 관리와 예방에 초점을 맞춘다.

감각신경병리 (Sensory Neuropathy)

당뇨성 발 궤양의 발달을 이해하려면, 당뇨병과 신경병리 사이의 일반적인 관계를 이해해야 한다. 당뇨와 관련된 신경병리는 다중신경병리로 간주되는데, 그 이유는 감각신경, 운동신경 및 자율신경이 침범되기 때문이다. 신경손상은 일반적으로 대칭적으로 일어나고, 발에서부터 시작하지만, 손도 영향을 받을 수 있다. 신경병리는 먼쪽에서 몸쪽으로 진행하여, 양말과 장갑처럼 생긴 감각신경 분포를 띤다. 감각신경병리는 당뇨성 발 궤양의 주된 원인으로 간주된다. Boyko 등의 전향적 연구에 따르면, 보호성 감각 소실(LOPS)은 발 궤양의 위험과 독자적으로 관련된다고 한다.[4] 감각이 없는 사람은 감각을 가진 사람보다 발 궤양의 위험이 훨씬 높다. 몇몇 연구에 따르면, LOPS가 발 상처를 가진 당뇨병 환자의 80% 이상에서 나타났다고 한다.[5] 당뇨병의 신경병리는 여러 요소에 의해 일어나는 것 같다. 이러한 변화에 대한 근거는 고혈당증과 관련된 것으로 보인다. 혈당 증가가 신경을 직접적으로 손상시키는 것 같고, 신경으로의 혈류 감소에 의해 간접적으로 신경이 손상되는 것 같다. 신경 손상에 대한 증거는 당뇨병 환자가 비당뇨병 환자보다 훨씬 뚜렷한 비정상을 가졌음을 신경전도 속도에 의해 입증되었다.

감각 검사 (Sensory Examination)

당뇨성 발의 보호성 감각을 평가하는 쉽고 간단한 방법으로는 모노필라멘트, 튜닝 포크, bioesthesiometers 등을 이용한 검사들이다. 이들 검사는 7장에서 자세히 설명되었다.

운동신경병리 (Motor Neuropathy)

당뇨병에 영향을 받는 2번째 말초신경은 운동신경이다. 발 내재근의 위축이 당뇨병에서 흔하고, 당뇨성 신경병리의 무증상 단계 동안에 MRI 상으로 나타난다.[8,9] 근위축은 말초신경 기능의 측정과 강한 상관관계를 나타나는데, 이것은 근위축과 당뇨성 신경병리 사이의 연결을 나타낸다.[9] 운동신경병리와 관련된 문제로는, ROM 감소, 근력 감소, 균형 등이 있다. 첨족(발활이 높은 발), 갈퀴발가락, 망치발가락, 발바닥굽힘된 레이 및 엄지외반증 등이 운동신경병리와 관련된 당뇨성 발에서 나타난다. 발 근육의 탈신경은 근질량 소실과 보행 시 족압의 증가와 연결되어 있다.[10] 몇몇 연구는 근위축과 신경병리 사이의 관계를 연구했다. Anderson 등은 횡단면 MRI를 이용하여 신경병리를 가진 당뇨병 환자와 신경병리를 갖지 않은 당뇨병 환자, 그리고 비당뇨성 환자의 발 내재근의 체적을 검사했다. 신경병리를 가진 그룹은 다른 두 그룹의 환자에 비해 근육의 체적이 절반밖에 되지 않았다. 그리고 신경병리를 갖지 않은 당뇨병 환자와 비당뇨병 환자사이에는 유의한 차이가 없었다.[8] 발 내재근 위축에 대한 근거는 Bus 등에 의해 지지되었다. 그들은 신경병리 환자 그룹이 비신경병리 환자 그룹보다 발 내재근의 횡단면이 작았음을 밝혀냈다.[11] 이런 근질량의 소실은 내재근의 근력에도 영향을 미칠 수 있고, 이것은 두 대항근 사이의 근불균형을 초래한다. 가장 흔한 사례 중 하나는 발가락 굽힘근과 발가락 폄근 사이의 불균형인데, 이것이 갈퀴발가락을 만든다.[12] 갈퀴발가락 기형은 몸쪽마디뼈사이관절(PIP)가 굽힘되고, 먼쪽마디뼈사이관절(DIP)가 폄된 것이다(그림 14.1).

굽힘근과 폄근의 불균형은 첨족(pes cavus)에 영향을 준다. 정상 발에서, 발허리뼈 지방 패드는 발허리뼈머리를 과도한 압박으로부터 해방시켜 준다. 발가락 폄근이 발가락 굽힘근보다 강할 때, 이 지방 패드는 발가락의 고랑 안쪽으로 당겨지게 된다. 이 자세일 때는 발허리뼈머리가 보호를 받지 못하게 되고, 체중부하를 할 때 더 강한 압박이 발허리뼈머리에 가해지는데, 그 이유는 지방 패드가 힘을 분산시키지 못하기 때문이다.[13] 궁극적으로, 체중부하이 높은 압력으로 인해 궤양이 발생할 수 있다. 흔히 파손

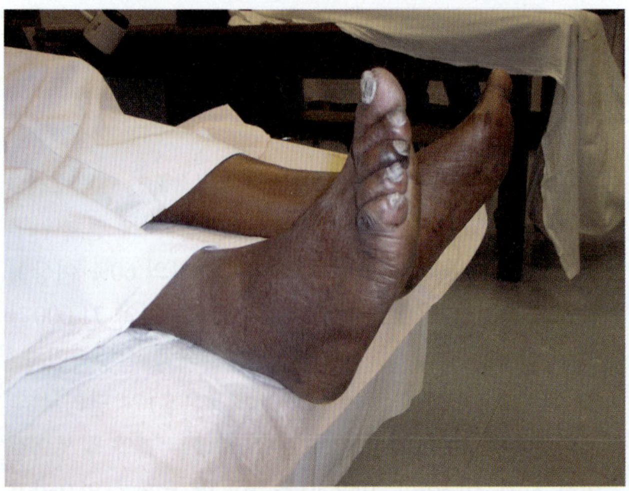

그림 14.1 *갈퀴발가락 기형을 가진 당뇨병 환자.*

되는 영역은 몸쪽마디뼈사이관절의 등쪽과 발톱 아래에 있는 먼쪽마디뼈의 먼쪽 부위이다.[13] 체중부하로 인해 발생하는 유사한 문제로는 망치발가락과 Mallet 갈가락이 있다. 망치 발가락은 PIP의 굽힘과 DIP의 폄이 일어나는 것이고, Mallet 발가락은 PIP의 폄과 DIP의 굽힘이 일어나는 것이다. 이들 영역에서 굳은살이 빠르게 형성되기 때문에, 관리를 하지 않으면, 궤양이 초래될 수 있다.

핵심 14.1

발허리뼈머리의 몸쪽에 압박을 가함으로서 지방 패드의 먼쪽 변위를 감소시킬 수 있다. 이것은 지방 패드를 발허리뼈머리 위에 재정렬시키고, 갈퀴발가락 변형을 감소시킨다. 만약 지방 패드가 움직일 수 있다면, 발허리뼈 막대가 환자의 신발에서 유용할 수 있다.

당뇨성 발 궤양의 대다수는 발앞쪽(forefoot)에서 일어난다.[14] 정상 보행 동안, 체중의 50%가 입각기 때 첫 번째 레이를 통해 전달되고, 나머지 50%는 나머지 4개의 레이로 분산된다. 정상 보행의 변화는 발의 힘 분산 패턴을 변화시킨다. 많은 힘이 가해지거나 장시간 동안 가해지는 힘은 조직 손상의 위험을 증가시킨다. 근질량의 감소도 앞에서 설명된 것과 비슷하게 지방 패드의 변위에 영향을 줄 것이다. 그것은 발허리뼈머리와 지면 사이의 쿠션 작용을 덜 하게 만들 것이다. 체중부하하는 전체 면적이 감소되더라도, 동등한 크기의 힘이 여전히 나타날 것이고, 특정 부위에 높은 압력이 가해지도록 만든다. 이런 압력의 증가는 신경병리성 상처 발달의 주된 원인이다. 근질량의 변화 이외에도, 궤양의 위험을 증가시키는 당뇨병과 관련된 구조적 변화가 있다. 이들 변화사이에는 발앞쪽-발뒤쪽 압력 비율의 증가와 발등굽힘의 감소가 있다.[10,15] 발등굽힘의 감소는 발앞쪽의 압력 증가와 관련이 있고, 엄지발가락과 첫 번째 발허리뼈 쪽으로 체중이 이동되는 경향을 띤다.[16,17] 엄지 제한증, 엄지외반증, Charcot 관절병리(본 장의 후반부에서 설명됨) 등과 같은 관절 가동성의 다른 문제들도 신경병리성 궤양 위험을 증가시킬 것이다.

운동검사 (Motor Examination)

신경병리와 관련된 운동 변화의 임상 검사는 3가지 기본 섹션으로 나누어진다: 근력검사, ROM 검사, 그리고 변형의 확인 등이다. 앞에서 언급되었듯이, 근위축은 발의 정상 스트레스를 변화시킴으로서 발 궤양의 위험을 증가시킨다. 피부온도 상승, 굳은살의 정도와 지방 패드의 변위를 평가하기 위해 발허리뼈머리를 촉진하는 것이 중요한데, 그 이유는 이들이 발 궤양의 위험을 증가시키는 요소이기 때문이다. 운동검사 동안 발 내재근과 외재근의 근력도 평가해야 한다.

발과 발목의 ROM 제한도 당뇨병 환자에게서 나타난다. 엉덩관절과 무릎관절이 완전 가동범위로 움직일 수 있다고 가정했을 때, 정상 보행 패턴이 일어나려면 발목은 적어도 25°의 발바닥굽힘과 7°의 발등굽힘을 가져야 한다. 만약 발이 발등굽힘을 할 수 없다면, 보행주기의 밀기 단계(push-off)에서 경직된 지렛대를 가질 것이다.[18] 이런 현상은 압력을 증가시켜, 발앞쪽 궤양이 일어날 위험을 증가시킬 것이다. 압력은 과도한 엎침과 같은 기형으로 더욱 악화될 것이고, 이것은 엄지 궤양을 초래할 것이다.[19] 발 자체에서, 엄지 제한증으로 알려진 첫 번째 발허리발가락관절의 폄 제한도 보행 시 엄지 궤양의 위험을 증가하고, 또 압력도 증가시킬 것이다. 엄지 궤양을 가진 당뇨병 환자는 현저한 엄지 가동범위의 감소를 가질 것이다.[19]

신체검사는 특정 기형은 물론, 건막류, 엄지외반증, 튀어나온 발허리뼈머리, 그리고 Charcot 관절병리 등과 같은 튀어나온 부위를 확인해야 한다. 이런 변형 중의 하나와 피부의 무감각이 동반되면, 발 궤양의 위험성이 더욱 증가하게 된다(표 14.1).

표 14.1 선택된 기형과 관련된 높은 위험 부위

기형	궤양의 위험 부위
갈퀴발가락	발가락 등, 발가락의 먼쪽 끝부위 발허리뼈머리 (MTH)
망치발가락	발가락 등, 발허리뼈머리
Mallet 발가락	발가락의 먼쪽 끝부위
과도한 엎침	발앞쪽의 안쪽면
과도한 뒤침	발앞쪽의 가쪽면
엄지강직증	1번 발허리뼈머리, 엄지 발가락
엄지외반증	1번 발허리뼈머리의 등쪽/안쪽
Charcot 발	발중간
첨족	발허리뼈머리, 발뒤꿈치
과거의 절단	인접한 체중부하 부위

MTH: metatarasl head.

자율신경병리 (Autonomic Neuropathy)

교감신경과 부교감신경으로 구성된 자율신경계는 말초신경계의 한 부분이다. 발에서의 자율신경계는 수분 균형, 혈류, 피부 온전성, 털과 발톱의 성장을 조절하는 것을 도와준다. 자율신경의 손상(손상으로 인한 변화)은 당뇨병 환자의 발에서 나타난다: 피부와 발톱의 변화, 건조함, 갈라짐, 흔한 피부 균열 등이 여기에 포함된다(그림 14.2). 이런 비정상이 일어나는 이유 중 하나는 피지샘과 땀샘에 의해 수행된 피부 윤활의 감소이다. 땀샘은 자율신경병리에서 위축으로 알려져 있다.[20] 건조한 피부가 되는 두 번째의 이유는 혈류를 조절하는 자율신경계의 역할과 관련된다. 발바닥은 자율신경계에 의해 통제되는 동정맥 문합을 가지고 있다. 신경병리가 있으면, 발바닥의 혈액 순환이 제대로 이루어지지 않는데, 그 이유는 문합이 팽창되기 때문이다. 그리고 발바닥의 피부가 건조해진다.[20]

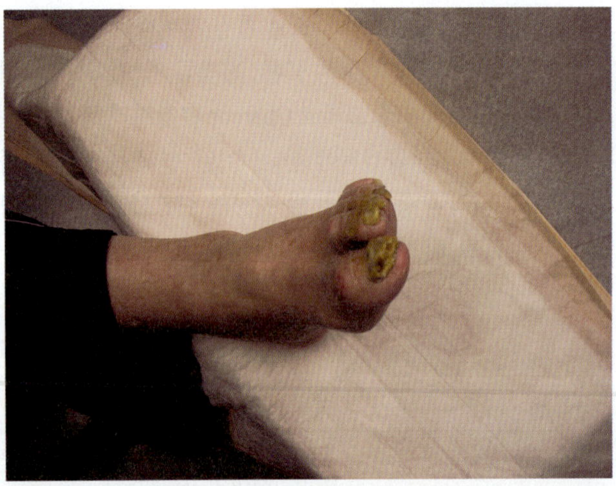

그림 14.2 *당뇨병과 관련된 자율신경성 변화들.*

> **핵심 14.2**
>
> 당뇨병 환자에게 적어도 하루에 한 번 이상 자신의 발을 윤활시키도록 교육한다. 환자는 알콜성이 없는 크림을 사용해야 하고, 발가락 사이에는 바르지 않아야 한다. 당뇨병 환자는 발을 젖게 해서는 안 되는데, 그 이유는 발이 더욱 건조해지고 갈라지기 때문이다.

피부검사 (Examination of the Skin)

Aye와 Masson에 따르면, 대략 30%의 당뇨병 환자가 당뇨병과 관련된 여러 가지 피부 문제를 가질 수 있다.

피부에 균열, 발적, 절개나 찰과상, 짓무름, 굳은살 증가 및 감염의 징후가 있는지를 평가해야 한다. 비당뇨병 환자 발에서의 균열과 갈라짐은 발꿈치에 가장 많이 일어나지만, 발의 어느 부위에서도 일어날 수 있다. 이들이 발 감염의 전조 현상이다. 곰팡이균의 감염(무좀) 때문에, 발가락 사이에서 특별한 주의를 요한다. 굳은살이 있는 경우에는 발 궤양이 있는지를 평가하기 위해, 그리고 압력을 줄이기 위해 굳은살을 제거해 주어야 한다.

혈관성 합병증 (Vascular Complixations)

비록 신경병리가 당뇨성 발 궤양을 일으키는 주된 원인이지만, 상처가 제대로 치료되는 지는 혈관상태에 의해 크게 영향을 받는다. 말초혈관질환이 있는 당뇨병 환자는 말초혈관질환이 없는 당뇨병 환자보다 궤양이 발생한 이후, 절단 속도가 5년 이상 빨라지고, 발 감염의 위험이 크게 증가된다. Ebskov와 Josephsen은 당뇨병 괴저로 인한 사지 절단의 18.8%가 4년 이내 동측 하지의 절단을 초래할 수 있다고 보고했다. 심지어 더 놀라운 것은 당뇨성 괴저로 인한 동측 절단 이후 4년 이내에 반대쪽 하지 절단이 일어나는 경우도 44.3%였다고 한다. 최근 연구는 절단에 대한 독립 위험 인자로서 말초혈관질환을 발견했다고 한다. 발 궤양을 가진 당뇨병 환자에서의 혈관 문제는 흔한 일이고, 대개 다리에서 확인된다. 무릎 이하의 동맥에서 가장 심하다.

혈관계의 검사는 환자가 궤양을 가지고 있는지에 관계없이 모든 당뇨병 환자에게 일률적으로 이루어져야 한다. 이런 과정은 7장에 자세히 설명되었다.

신발 평가 (Footwear Evaluation)

철저한 당뇨성 발 검사는 신발 평가를 포함해야 한다. 적절한 신발은 당뇨병과 관련되는 LOPS, 발 기형, 혈관 문제 때문에 중요하다. 적절한 신발에 대한 체크는 체중부하상태에서 이루어지는 것이 가장 좋고, 장시간 선 자세를 취함으로써 부종이 발생할 수 있기 때문에 오후에 체크하는 것이 좋다. 특히 신경병리를 가진 환자의 경우에는 신발을 세심하게 측정해야 한다(글상자 14.1). 왜냐하면, 이 환자들은 편안함에 대한 피드백을 제대로 전달하는데

글상자 14.1 적절한 신발 맞추기

- 신발의 형태가 발의 형태와 알맞아야 한다.
- 신발의 끝부분과 가장 긴 발가락 사이에 여유 공간이 1/3~1/2인치되어야 한다.
- 첫 번째 발허리발가락관절이 신발의 가장 넓은 부분에 위치해야 한다.
- 신발의 발가락 부분이 깊어야 하고, 발가락의 움직임과 간격이 충분해야 한다.
- 구두끈과 스트랩은 발등에 적합하도록 조정되어야 한다.
- 발꿈치 부분이 적합하게 덮여야 한다.

제한을 갖기 때문이다. 잘 맞는 신발은 보행 동안 발을 제대로 지지해 주어야 하고, 또 발을 보호해야 한다. 만약 이런 조건들을 충족할 수 없다면, 신발이 궤양을 초래할 수 있는 원인이 될 수 있다.

궤양을 초래하는 국소 요소 (Local Factors Leading to Ulceration)

대부분의 당뇨성 발 궤양은 감각신경, 운동신경, 자율신경, 그리고 혈관 등의 문제가 결합되어 일어난다. 건성 괴저와 같은 혈관성 상처가 없을 때는, 대부분의 이 요소들이 궤양을 발달시키기 위해 외부 자극을 필요로 한다. 예를 들어, 감각소실을 가진 사람은 자동적으로 궤양을 발달시키지 않는다. 그들은 느낌을 느낄 수 없기 때문에 과도한 압박이 궤양을 발달시킨다. 압박의 증가와 같은 국소 요소들이 종종 궤양 발달의 전구물질이다. 종종 겪게 되는 국소 요소로는, 감염, 부적절한 신발, 과거 손상 지점, 그리고 신경병리성 골절 발달 등이 있다.

감염 (Infection)

당뇨병 환자는 일반 사람들보다 발 감염 위험도가 높다.[24] Lavery 등은 2년 동안 외래 클리닉에 등록한 1,600명 넘는 당뇨병 환자들을 종적으로 연구했다. 그 기간 동안, 발 감염 환자는 입원환자의 55배 이상이었고, 절단 환자의 150배 이상이었다.[24] 고혈당증도 당뇨병 환자에게 감염의 수를 증가시키는 원인의 요소로 증명되었다.[27,28] 당뇨병 환자의 고혈당증은 백혈구의 효과를 줄임으로써 감염과 싸우는 신체의 능력에 악영향을 준다.[27] 정상 면역 반응이 있다면, 발열과 오한의 임상 증상 이외에, 많은 백혈구의 숫자가 있어야 한다. Amstrong 등은 약화된 면역 반응 때문에, 백혈구 숫자가 정상 범위 내에 있다고 보고했다.[29] 감소된 면역 반응은 감염 병원체와 싸우는 신체 능력을 제한하고, 빠르게 사지를 위협하는 문제로 전환된다. 이런 손상된 반응도 당뇨성 발에서 감염의 존재를 진단하는 임상가의 능력에 영향을 준다. 감염의 징후로는 통증, 발열, 오한, 및 높은 백혈구의 수 등이 있다.[30] 감염 징후의 예민성 때문에, 감염을 놓치지 않도록 임상 검사를 철저하게 수행해야 한다. 발가락 사이 부위, 건조한 부위, 갈라진 부위에 집중해야 하는데, 그 이유는 세균과 곰팡이가 그 부위를 통해 인체 안으로 들어가기 때문이다. 당뇨성 발을 평가하는 동안 관심을 가져야 할 것은 궤양의 깊이이다. 궤양이 더 깊어지고 아래쪽 조직까지 침범되기 때문에, 절단의 위험이 증가한다. 감염이 존재할 때, 절단의 비율은 얕은층 감염이나 비감염된 깊은 궤양보다 더 높다.[31]

얕은층 당뇨성 발 궤양의 병원균 감염은 주로 그램-양성 호기성 세균의 경향을 띤다. 깊은 감염은 복합균(polymicrobial) 경향을 띠고, 호기성과 혐기성 세균이 관여하고, 병원균의 내성 변종을 가질 수 있다.[27,32] 자주 간과되는 감염의 한 측면은 곰팡이의 역할이다. 곰팡이 감염은 세균 감염보다 낮게 나타난다.[33,34] 감염부위가 발가락 사이나 발톱 밑과 같은, 일반적인 부위가 아닐 때 곰팡이균의 감염을 고려해야 한다.[34] 적절한 항균치료와 국소 상처 관리를 해도 치유가 잘 되지 않는 상처에 곰팡이균의 감염을 고려해야 한다.[34]

깊이(depth)와 감염 사이의 관계를 검사한 이들 연구를 바탕으로 했을 때, 가장 중요한 상처 평가의 한 측면은 상처의 깊이이다. 치료의 선택은 감염의 다른 징후와 관계없이 상처의 깊이에 따라 달라질 수 있다. 예를 들어, 전체 접촉 캐스트는 높은 감염의 가능성을 갖고 있기 때문에 뼈에 프로브를 적용하지 않는다. 궁극적으로, 상처는 뼈 감염, 즉 골수염을 일으킬 정도로 깊은 곳에서도 발생할 수 있다.

골수염의 진단 (Diagnosis of Osteomyelitis)

골수염은 뼈의 염증으로, 대개 세균의 감염으로 발생한다. 심한 팔다리 감염의 위험성을 가진 사람의 2/3에서 골수염이 발생하고, 특히 당뇨병으로 입원한 환자의 주요 원인이다.[35] 대부분의 감염은 물렁조직에 국한되지만, 많은 감염이 골수염으로 진행할 수 있다. 골수염 진단의 황금 기준은 뼈 생검이고, 몇몇 임상시설에서는 이루어지지 않는다.[36] 골수염이 존재하는지를 결정하기 위해 뼈를 제거하는 것 이외에, 첫 2주 동안 감염이 방사선 상으로 나타나지 않아서, 골수염 진단이 어려울 수 있다. MRI, 3단계 뼈 스캔, 라벨 백혈구 스캔 등을 포함한 다른 영상 모달리티도 골수염 진단의 이용에 되어 왔다. 그러나 이 장비들은 너무 비싸고, 결과를 분석하는데 전문가의 숙련된 기술이 필요하다.[36] 종종, 단순한 뼈 프로브 검사법이 임상적으로 골수염을 진단하는데 이용된다. 뼈가 환경에 노출되고 무균 도구에 의해 감지된다면, 세균이 뼈에 도달할 수 있다는 것이 뼈-프로브 검사법의 기초이다. 프로브에 의해 뼈나 골막이 탐지되면 이 검사는 양성으로 간주된다.[37] 이 검사는 단순하고 클리닉에서 쉽게 수행될 수 있다. 몇몇 연구자들은 골수염의 진단 도구로서 프로브-뼈 검사법의 유용성을 연구해 왔다. Lavery 등은 뼈 배양을 가진 당뇨병 환자의 골수염을 진단하기 위해 프로브-뼈 검사의 정확성을 비교한 종적 코호트 연구를 수행했다. 프로브-뼈 검사법의 양성 예측 수치는 낮은 것으로 밝혀졌고, 음성 예측 수치는 높은 것으로 밝혀졌다. Shone 등의 결과는 이런 높은 음성 예측 수치와 낮은 양성 예측 수치의 결론을 지지하고 있다.[38]

이들 결과는 음성 검사(뼈가 접촉되지 않는)가 골수염의 진단에서 배제하는데 효과적일 수 있다는 것을 제시했다. 양성 검사(프로브가 뼈에 접촉될 수 있는)는 골수염이 반드시 존재한다는 것을 의미하지 않는다. 앞에서 언급된 2 연구의 양성 예측 수치는 53-62%였고, 이것은 양성 검사가 골수염 진단과 어느 정도 관련있음을 의미한다. 결과적으로, 진단은 임상 검사와 방사선 검사와 관련되어야 한다. 해면뼈에는 통증 섬유가 거의 없고 또 감각신경병리의 가능성 때문에 통증이 뚜렷하지 않을 것이다. 신체검사가 어려울 수 있는데, 그 이유는 당뇨병 환자가 면역반응에 무딜 수 있고, 감염의 임상 징후를 보이지 않기 때문이다. 검사는 국소 감염의 징후를 검사해야 하고, 혈액검사와 조직 배양 이외에 감각 검사와 혈관 검사를 포함해야 한다.

골수염 진단이 일단 이루어졌다면, 즉각 치료가 이루어져야 한다. 치료 과정은 감염의 범위와 기간에 따라 달라질 수 있다. 치료로는 항생제 치료, IV 치료와 경구용 치료 등이 포함된다. 일반적으로 항생제 치료 과정은 물렁조직 감염의 치료보다 더 길 것이다: 최소 6주에서 최대 12주까지.[39] 항생제 치료가 효과적이지 않거나 절단이 더 나은 선택이라면, 치료의 목표는 기능을 최대로 유지하기 위해 치유를 방해하지 않은 범위에서 발을 잘 관리해야 한다.

Charcot 관절병증 (Charcot Arthropathy)

Charcot 관절병은 한센병, 매독, 알코올 중독, 그리고 당뇨병을 포함한 여러 가지 말초신경질환에 걸린 사람들에 영향을 줄 수 있는 비교적 드문 질환이다.[40-42] 당뇨병에서 극적인 상승과 한센병(이전에 나병)과 매독에서의 감소의 결합은 당뇨병 환자에게 일어나 Charcot 신경병리를 초래한다. Rajbbandari 등은 다른 연구와 비슷하게 당뇨병 환자의 0.1- 0.4%에서 Charcot 신경병리가 발생한다고 보고했다.[40,43] 말초신경질환과 혈관질환과 같은 합병증과의 비교가 드물지라도, 당뇨성 발 궤양의 발달에 대한 독립 위험요소로서 Charcot 기형이 확인되었다.[4]

Charcot 발은 1868년에 Jean-Martin Charcot에 의해 처음으로 설명되었다. 처음에 그는 파괴 과정의 원인으로서 Charcot 발을 설명하였다. 이런 이론에서, 자율신경의 손상은 혈관이 여전히 팽창되어 있기 때문에 증가된 혈액 공급을 이끈다. 연이어, 이것은 뼈파괴세포에 의한 뼈 재흡수를 이끌어 뼈를 약화시키고 파괴시킨다.[40,44] Shapiro 등은 발등동맥들의 정상적인 수축인 혈관운동에 대한 Charcot 신경병리의 효과를 조사하였다. 그들은 당뇨성 신경병리에서 혈관운동이 손상되었음을 발견하였지만, 건강한 사람이나 Charcot 관절병증을 가진 당뇨병 환자에게서는 혈관운동이 온전하였음을 발견했다.[45] 부가적으로, 혈류(량)는 통제군과 Charcot 그룹에서 체온을 증가시켰다. 그러나 신경병리 그룹에서는 체온이 증가되지 않았다. 적은 수의 사람을 대상으로 한 연구에도 불구하고, 이들 소견적 의미는 신경병리를 동반한 혈류의 감소가 뼈

흡수를 방지함으로써 Charcot 관절병증으로부터 발을 보호한다는 것이다.[45]

두 번째 이론은 Charcot 발의 발달이 반복된 외상성 사고에 의해 일어난다는 것이다.[44] 감각 부족 때문에 손상을 입을 때까지 환자는 이런 외상성 사고를 완전히 인지하지 못한다. 결과적으로, 환자는 즉각적인 주의를 하지 못할 것이고, 압박의 완화가 없다면 침범된 다리로 보행을 할 수 없을 것이다. 손상된 관절에 가해지는 지속적인 압박은 염증 과정을 연장시킬 것이다. Gough 등은 이미 급성 염증단계가 뼈 흡수를 촉진하여 결국에 골절이 초래될 수 있다는 것을 증명했다.[46] Charcot 관절병증의 진짜 원인은 이들 두 가지 이론이 결합된 것처럼 보인다. 두 이론이 공통으로 가지고 있는 것은 양쪽 모두가 신경병리성 관절을 가지고 있다는 점이다.[41,44] 통증 감각을 느낄 수 있는 사람들은 관절에 대한 스트레인을 감소시키고 또 염증 단계를 가라앉도록 하기 위해 그들의 운동 역학을 변화시킨다. 그러나 감각을 가지지 않은 사람은 운동 역학을 변화시키지 않는다(그림 14.3).

급성 Charcot 발의 잠재적인 주된 치료 요소는 손상과 치료 시작 사이의 기간이다.[40] 즉, 초기에 치료받는 사람이 더 좋은 결과를 가질 것이다. 감각 소실로 인해 환자가 의료적 치료를 빈번하게 받지 못하기 때문에, 손상과 치료 시작 사이의 시간이 지연되기도 한다. 심지어 환자가 치료를 받는다하더라도, Charcot 관절병증의 진단이 잘못 될 수도 있어, 비효율적인 치료 계획을 세우기도 한다. 이런 경우, 환자는 적절한 치료를 하기 전에 이미 기형으로 진행되었을 수도 있다. 진단의 지연이 Charcot 발의 결과에 어떤 영향을 줄 수 있는지를 알아보려면, 다음의 사례연구를 참고하기 바란다.

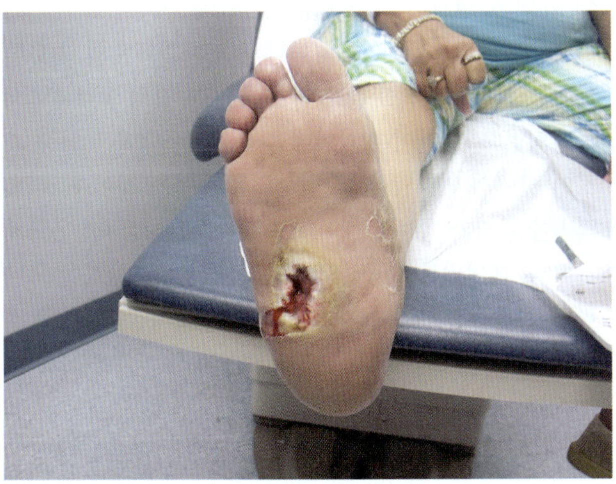

그림 14.3 *Charcot 관절병증로 초래된 발중간의 궤양.*

사례연구 14●1 진단 지연으로 인한 Charcot 관절병증

Mrs. W는 58세의 백인 여성이고, 지난 2주 전부터 오른쪽 발에 통증과 부종을 가졌다. 그녀의 과거력은 2형 당뇨병을 13년 동안 앓았고, 고혈압, 과지혈증, 골다공증을 갖고 있었다. 또한 그녀는 매일 담배를 피었다. 그녀는 발이 비틀리고 꼬였던 당시를 기억하기 못하기 때문에 상처의 원인을 알지 못하였다. 그녀는 10일 전에 응급실을 방문했고, X-RAY 촬영했고, 가벼운 봉와직염의 진단을 받았다. 그녀는 항생제 치료를 받았지만, 통증과 발적, 부종 등이 개선되지 않았다.

신체검사할 당시, Mrs. W는 보조장비 없이, 통증성 보행 패턴을 하고 있었다. 오른발에 온감이 있고, 발목과 발등 부위에 발적이 나타나고 있다. 그녀는 발 위치에 대한 감각검사에서 10g 모노필라멘트를 느낄 수 없었다. 양쪽 발등동맥의 맥박은 촉진되었지만, 오른쪽 맥박이 왼쪽 맥박보다 훨씬 강했다. 발목관절의 가동성이 손상을 받았다: 발목의 수동 발등굽힘은 2°로 측정되었다. 적외선 온도 측정은 오른발이 왼발보다 6~8℉ 정도 더 높게 나타났고, 발목뼈의 등쪽 부위에서 가장 큰 차이를 보였다.

Charcot 관절병증의 진단 (Diagnosis of Charcot Arthropathy)

사례 연구에서도 나타나듯이, Charcot 관절병증은 종종 봉와직염, 골수염, 그리고 다양한 염증성 질환으로 오진될 수 있다.[42] 임상가는 진단될 때까지 charcot 발인 것처럼 개방성 상처를 갖지 않은 부종과 온감이 있는 신경병리성 발을 신중하게 치료해야 한다. 상처가 존재한다면, 물렁조직 감염의 가능성 증가나 골수염 때문에, 진단이 더 복잡해질 것이다.

핵심 14.3

무감각의 발에 통증이 있으면, 적신호임을 임상가는 알아야 한다. 무감각의 발 통증은 다른 것으로 밝혀지기 전까지 병리상태로 간주될 수 있는데, 그 이유는 종종 Charcot 관절병증이나 감염처럼 보이기 때문이다.

사례연구에서 봉와직염이 의심되는 경우라도, 부하 제거(off-loading)와 관절 고정을 수행해 왔다. 만약 관절 고정과 부하 제거가 이루어졌다면, 염증이 덜 할 것이고, 보다 중요하게 환자는 지난 10일 이상 관절을 보호하지 않고 보행을 했을 때도 손상을 당하지 않을 것이다. Chanteleu와 Seabold와 동료들에 의해 제공된 정보를 토대로, 신경병리성 발에 대한 이런 신중한 접근법은 초기 단계에서 charcot 골절을 감지하는 방사선의 낮은 능력에 의해 정당화될 수 있다.[47,48] Charcot 골절이 치료하기 더 어려워질 때까지, 방사선 촬영만으로 charcot 골절을 진단하기 어려울 수 있다. MRI가 초기 charcot 변화를 감지하는데 더 정확할 수 있다.[40,47] MRI는 비용이 비싼 편이지만, 임상 시설에서 미세한 골절을 확인하는데 많이 사용되고 있다. 결과적으로, 기능적 결과를 더 초래할 수 있는 초기 진단은 방사선 검사 이외에, 철저한 병력 체크와 신체검사를 함께 포함해야 한다.[40]

임상 평가는 과거 병력, 당뇨병의 기간, 말초신경병리의 존재, 골다공증 및 발의 외상 등을 포함한 철저한 병력 체크로부터 시작해야 하고, 그들 모두가 Charcot 발의 원인이 될 수 있음을 고려해야 한다.[40,42,49] 중요한 것은 감각 소실 때문에 외상에 대한 환자의 주관적 이력이 신뢰성이 떨어질 수 있다는 것이다. Charcot 관절병증의 진단을 이끌어내는 신체 소견은 보호성 감각 소실과 부종, 홍반, 국소 온도 증가, 혈관 이상, 그리고 발 통증 등을 포함할 수 있다.[44,47] 감각검사에 대한 정보를 위해서라면, 7장에 있는 감각신경계 단락의 평가를 참고하기 바란다. 급성 charcot 과정 동안, 국소 온도가 반대쪽보다 상승될 것이다. 체온에 대한 질적 평가가 손등의 촉진으로 수행될 수 있지만, 정확한 평가는 적외선 온도계[50,51]의 이용으로 얻어질 수 있다(그림 14.4).

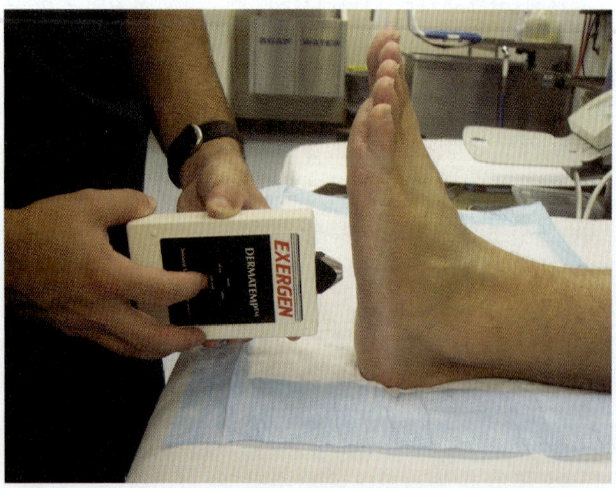

그림 14.4 *온도 측정을 위한 적외선 온도계.*

의료용 적외선 온도계의 눈금은 0.1 ℉이나 0.1 ℃로 표시되어 있다. 적외선 온도계는 피부와 접촉할 필요가 없고, 적절한 중재를 결정하는데 도움을 주기 위해 양적 데이터를 만들 수 있는 훌륭한 선택이다. 이론적으로, 국소 온도의 평가는 스트레스 받은 조직에 대한 정보를 제공해 줄 것이다. 이런 생각은 국립 한센 질병 센터에서 실시한 연구에서 확인되었다.[52] 온도 측정의 가변성을 제한하기 위해, 온도를 측정하기 전에 10분간 양쪽 신발을 벗어야 한다. 그런 다음 양쪽 발끔치, 발중간, 발앞쪽의 발바닥 온도과 발등 온도를 기록한다. 무엇이 양쪽 발 사이의 온도 차이를 뚜렷하게 만드는지를 결정하는 지침이 아직 없다. 본 저자는 3℉ 이상의 온도 차이를 비정상이라고 간주한다. 이 값은 Amstrong 등에 의해 보고된 수치와 일치한다.[43,53] 온도 수치로 치료의 진행을 모니터링하고 그들이 시각적으로 확인되기 전에 관심 영역을 식별하는데도 사용할 수 있다.[53] Charcot 골절 환자는 온도 수치가 반대쪽 발의 같은 부위에서 3℉ 이내로 안정화되기 전까지 전체 접촉 캐스트(TCC)에 부분 체중부하를 유지한다. 중요한 것은 높은 온도가 charcot 관절병증의 진단이 아니라는 것이다. 단지 높은 온도는 염증성 과정이 일어나는 있는 곳을 의미할 뿐이다.

종종 뚜렷하게 나타나는 다음 임상 징후는 튀는 맥박(bounding pulse)이다. 튀는 맥박은 자율신경병리 때문에 외상 후 혈관이 팽창된 상태로 남아 있는 결과로 일어난 것이다.[44] 급성 charcot 발에서 뼈파괴세포의 과도한 활동을 의미하는 과도한 혈액 흐름은 본 장의 앞부분에서 설명되었다. 시간이 경과함에 따라, 튀는 맥박은 염증 과정이 발에서 가라앉을 때 정상으로 돌아올 것이다. 비록 맥박을 환자가 방문할 때마다 측정하지만, 적외선 온도계가 양적 데이터를 제공하기 때문에 중재의 효율성을 모니터링할 때 적외선 온도계를 사용하는 것이 더 정확할 것이다.[51]

당뇨성 발 궤양의 위험 감소 (Risk Reduction for Diabetic Foot Ulcerations)

Ben Franklin은 "1 온스의 예방이 1 파운드의 치료 가치가 있다"고 했다. 그의 말이 당뇨성 발 관리와 연관된 것은 아니지만, 여기에서도 적용가능하다. 위험 감소의 주요 구성 요소로는 교육, 일상적인 발 관리와 적절한 신발 등이 포함된다. 당뇨성 발 궤양의 예방을 위한 교육의 내용을 자세히 알고 싶으면, 15장을 참고하기 바란다.

일상적인 발 관리와 검사는 당뇨병 환자의 모든 요구를 해결하기 위한 종합적인 접근을 필요로 한다. 망막 병증, 콩팥병리, 당뇨성 발 합병증 등을 포함한 당뇨병과 관련된 대부분의 합병증은 혈당 수준의 증가와 연결된다.[54] 미국 당뇨 협회는 글리코실 헤모글로빈 수치가 당뇨병 합병증과 관련되어 있기 때문에, 7% 이하의 목표를 위해 모든 당뇨병 환자에게 최소 일 년에 두 번씩 헤모글로빈 검사를 권장하고 있다.[54] 적절한 의료적 관리 이외에, 모든 당뇨병 환자는 문제가 발생하기 전에 궤양의 위험을 확인하기 위해 최소 1년에 1회씩 발 검사를 받아야 한다.[54] 발톱이 피부 안으로 파고들지 않도록 하기 위해 발톱의 양쪽 가장자리를 둥글게 깎지 않고 일자로 깎아야 한다. 발톱과 굳은살이 궤양의 위험을 증가시킬 수 있기 때문에, 굳은살과 발톱의 생육을 방지하기 위해 신발을 잘 맞추거나 직접적으로 발톱과 굳은살을 자주 관리해 주어야 한다. 환자들은 특별한 발 검사를 하지 않더라도 의사를 방문할 때마다 발을 검사하기 위해 신발을 벗도록 교육받아야 한다. 각 검사는 혈관 평가와 신발 평가와 함께 감각신경병리, 운동신경병리 및 자율신경병리의 징후를 위해 육안 검사와 촉진으로 구성되어야 한다. 발가락 사이의 무좀과 짓무름에 대해 검사할 뿐만 아니라, 피부가 갈라져 있는지에 대해 특별히 관심을 가져야 하는데, 그 이유는 그 곳을 통해 병원균이 피부 안으로 들어가기 때문이다.

일상의 발 관리도 환자가 클리닉에 방문할 때 수행되어야 한다. 굳은살과 발톱의 문제가 있는데도 관리를 하지 않으면 그것들이 궤양을 초래할 수 있기 때문에, 굳은살과 발톱도 관리해야 한다. Young 등은 당뇨병 환자의 굳은살을 제거했을 때 최대 족압이 뚜렷하게 감소되었음을 발견했다.[21] 굳은살은 이물질로 작용하여 침범된 부위의 족압을 증가시키는 것으로 간주된다. 굳은살의 제거는 신발에서 돌을 제거하는 것과 거의 동일한 압력 완화 효과를 가질 것이다. 중요한 것은 굳은살을 집에서 제거할 때 위험이 따를 수 있다는 것이다. 굳은살 제거는 무균 도구를 사용하는 숙련된 전문가에 의해 이루어져야 한다. 감각병리, 나쁜 시력, 혈류 감소, 비후성 발톱을 가진 환자는 스스로 굳은살을 제거해서는 절대로 안 된다. 표준 발톱 관리 도구로 발톱을 손질할 수 없을 만큼 발톱이 비후되어 있다면, 발톱깎기(nail clipper)와 회전 도구(rotary tool)로 관리되어야 한다.

> **핵심 14.4**
>
> 발톱이 피부 안으로 파고들지 않도록 하기 위해 발톱의 양쪽 가장자리를 둥글게 깎지 않고 일자로 깎아야 한다. 발톱과 굳은살이 궤양의 위험을 증가시킬 수 있기 때문에, 굳은살과 발톱의 생육을 방지하기 위해 신발을 잘 맞추거나 직접적으로 발톱과 굳은살을 자주 관리해 주어야 한다.

적합한 발 관리 이외에, 위험을 감소시키는 중요한 요소는 보호용 신발을 권장하고 맞추는 것이다. 갈퀴발가락과 같은 가벼운 기형이나 과거 발가락 절단을 가진 환자는 기성품 보조기와 built-in rocker sole을 가진 extra-depth shoes로 제작될 수 있다. Brodsky 등은 보조기에 사용되는 5가지 일반 물질의 효과를 비교했다.

그들은 soft-grade Plastazote®(Zotefoams, Croydon, UK), medium-grade Pelite®(Inoac Corp, Gifu, Japan), Spenco®(Spenco Medical Corp., Waco, TX), PPT® (Langer Inc, Deer Park, NY), Sorbothane® (Sorbothane Inc, Kent, OH)에 대한 압박, 전단-압박의 결합, 힘 분산을 분석했다. 모든 재질은 10,000번 압축되었는데, Plastazote에서 가장 높은 압력을 보였다. 재질 두께의 일부 반발은 Plastazote 및 Pelite에서 언급되었지만, 다른 재료는 아니었다. 재질이 스트레스 받았다면, 순차적으로 더 빠르게 압축된다. 전단-압박 검사 동안, Plastazote가 검사된 5가지 재질 중에서 가장 큰 압박을 가졌지만, 압박 검사에서 했던 것처럼 압박을 가지지 않았다. 저자들도 전단-압박이 평가되는 가장 중요한 변수가 될 것이라고 지적했는데, 그 이유는 그것이 보행을 자극하기 때문이다. 반면 수직 방향의 압박만 선 자세를 시뮬레이션 한다. 스펙트럼의 다른쪽 끝단에서는 PPT가 모든 상태아래에서 압축되지 않는다. 분석된 세 번째 변수는 힘의 분산이었다. 낮은 레벨에서는 재질 사이에서 뚜렷한 차이가 없었지만, 힘이 증가되었을 때는 Pelite가 가장 효율적으로 것으로 발견되었고, 그 다음 Plastanzote, Spenco, PPT, Sorbothane 순으로 효과를 보였다.[55] 신경병리성 발 관리를 위한 부드러운 물질의 장점은 단단한 보조기에서는 이용될 수 없는 성형성(moldability)이다. Plastazote와 같은 보조기의 부드러운 재질은 초기의 압력을 줄이는데 효과적일 수 있지만, 이런 부드러운 재질의 교환은 딱딱한 보조기보다 자주 검사하고 교체시킬 필요가 있다. 완벽한 인서트 소재는 내구성이 있어야 하고, 압력을 줄이는 동시에 발에 안정성을 제공해야 한다. 이것을 달성하기 위해, 한 개 이상의 재질이 여러 층 보조기를 제작하는데 이용될 수 있다. 궤양이 폐쇄된 후 부하제거 장치에서 당뇨병 신발까지 전환되는 문제를 피하려고 시도할 때, 많은 종류의 보조기가 클리닉에서 비교적 빠르게 제작될 수 있다. 치유된 궤양 지점에 부하를 제거하기 위해 보조기를 제작할 때, 압박 완화를 증가시키기 위해 보조기의 안쪽면에 부가적인 재질을 적용할 수 있다. 보조기 안쪽면에 가해진 재질은 물집과 비정상 압박의 위험을 감소시킬 수 있다.

핵심 14.5

관심 부위에 부하를 제거하기 위해 재질을 올바른 지점에 확보시키기 위해 립스틱을 사용한다. 신발 안에 보조기를 배치하고, 폐쇄된 궤양 지점을 표기하기 위해 립스틱을 사용한다. 환자에게 신발을 신고 선 자세를 취하도록 주문하고, 보조기에 남겨진 자국(imprint)이 적절하게 보호되도록 그들을 제거한다.

보조기가 일단 제작되면, 최대 이점을 제공하기 위해 적절한 신발 안에 그것이 제대로 맞아야 한다. 당뇨병 환자용 신발은 발앞쪽과 발뒤쪽의 압박을 줄여야 하고, 발 중간의 압박을 증가시켜야 하는데, 그 이유는 대다수의 당뇨성 발 궤양이 발앞쪽에서 주로 일어나기 때문이다.[56] 치료용 신발은 압력을 분산할 만큼 견고한 재질로 구성되어야 하고, 손상을 예방할 만큼 충분히 부드러워야 한다. 발가락 박스의 깊이는 인서트와 갈퀴발가락과 같이 발등에 대한 압박을 증가시키는 기형을 조정할 만큼 충분한 공간을 가져야 한다(그림 14.5).

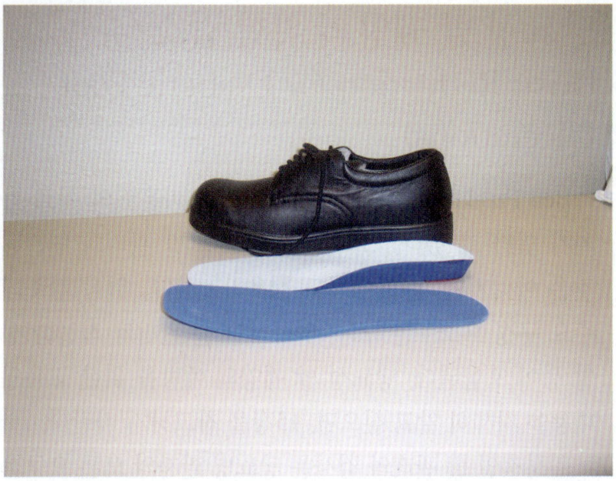

그림 14.5 *흔들의자바닥형 신발바닥과 제거할 수 있는 인솔을 가진 당뇨병 환자용 신발.*

비슷하게, 신발의 꼭대기(top)를 구성하는 재질도 중요하다. 전통적으로 가죽이 선택되는 재질인데, 그 이유는 신발의 형태에 적용하는 능력 때문이다. 그러나 스판덱스(spandex)와 같은 물질인 Zennon™(Dr. Zen Inc., Heathrow, FL)과 같은 새로운 물질이 더 많이 선택되고 있다. 부적절한 신발이 발 궤양과 하지가 절단되는 원인의 21-76%에 해당한다.[57] 비록 신발이 적절히 맞춰졌다 하더라도, 환자들이 신발을 신고 있지 않으면 쓸모가 없을 것이다. 보호성 감각이 부족한 환자에 있어서, 순응(컴플라이언스)가 종종 수행되기 어려운데, 그 이유는 그들이 고유수용성 피드백이 부족하기 때문이다. 따라서 적절한 신발 맞춤의 이점을 깨닫지 못할 것이다. 궤양을 예방하는 당뇨병 환자용 신발의 효율성에 대한 혼동된 데이터가 존재한다. Chantelau과 Ucciolo은 당뇨병 신발이 궤양을 예방한다는 것을 지지하였고, 신발을 신는 것과 신지 않을 것을 비교하여 궤양이 예방된다는 것을 발표하였다.[58,59] Hsi 등은 대상자의 정상 신발과 비교하여 흔들의자바닥을 적용한 신발을 신고 보행을 했을 때 발앞쪽과 발뒤쪽에서 압력의 감소가 일어났음을 보고했다.[56]

Cavanaugh에 의한 연구 리뷰에 따르면, 많은 연구들은 당뇨병 신발을 신을 기준이 없다는 것과 신발을 제작하는데 사용되는 재질이 의문시된다고 했다.[57]

문헌들의 일반적인 일치된 의견은 흔들의자바닥(rocker bottom)처럼 생긴 신발 밑창을 적용했을 때 발앞쪽의 압력이 감소되는 효과를 갖는다는 것이다. Rocker bottom shoe는 보행주기에서 발꿈치 닿기에서 부하반응기를 지연시킨다. 그것은 보행 동안 발허리뼈를 통한 압력과 전단력을 모두 감소시키기 위함이다. Rocker bottom 축의 정확한 위치는 발 궤양을 일으키는 위험성이 가장 높은 부위를 토대로 결정되어야 한다. Van Schie 등은 발허리뼈 압력을 감소시키는 rocker bottom 축의 가장 효율적인 지점이 신발길이의 55–60% 지점에 있음을 밝혀냈다. 발가락에 대한 가장 최적의 위치는 신발 길이의 65 %가 되는 지점임을 밝혀냈다.[60] Nawoczenski 등은 신발 길이의 50%에 해당되는 축이 발앞쪽 전체를 부하제거하는 지점이라고 보고했다.[62] 전통적인 rocker bottom 신발은 발끝치를 높이고, 신발의 발앞쪽을 30° 정도 상승시킨다. 이런 디자인은 보행의 종말입각기 때 발앞쪽의 밀기를 예방하기 위한 것이다. 신발의 발앞쪽 각도가 상승되는 지점은 보행 시 신발이 돌림하는 축이 된다. 이 축이 더 뒤쪽에 위치할수록, 발앞쪽이 지면에 닿는 것을 막기 위해 더 두꺼워진다. Rocker bottom이 더 효과적으로 되려면, 신발 바닥은 더 견고해질 필요가 있다. 신발 바닥이 견고하지 않으면, 보행을 할 때 신발이 휘어질 수 있고, 발앞쪽이 효과적으로 부하제거되지 않을 것이다. 전통적인 rocker bottom 신발의 어색한 모습이 문제가 될 수 있는데, 그 이유는 그것이 환자의 순응을 감소시킬 수 있기 때문이다. 낮은 로커 슈즈는 순응을 증가시킬 기능과 스타일 사이의 균형을 제공할 것이고, 궁극적으로 궤양의 위험을 감소시킬 것이다. 당뇨병 신발은 전통적인 rocker bottom shoe보다 덜 뚜렷한 곡선으로 휘어져 제작된다. 환자가 걸을 때, 신발은 둥근 바닥 위에서 앞쪽으로 구르고, 발끔치 앞쪽으로 체중을 천천히 이동시켜 보다 정상 보행 패턴을 만든다.[62] 보조기와 신발을 적절하게 맞춘 후에는, 환자에게 정규적으로 발을 체크하도록 교육을 시켜야 하고, 보조기가 발에 맞도록 적절하게 설정해야 한다.

당뇨성 발 궤양의 관리 (Management of Diabetic Foot Ulcerations)

여기까지 우리는 당뇨성 발을 궤양의 위험으로 빠뜨리는 많은 요인을 확인해 왔다. 이들 효소로는, 감각신경병리, 운동신경병리, 자율신경병리, 혈관의 변화, 감염, 그리고 고위험 조직에 가해지는 반복적인 스트레스 등이 있다.

표 14.2 Wagner 척도

등급	설명
0	온전한 피부
1	표층 궤양
2	심층 궤양
3	비감염의 심층 궤양
4	발 일부 괴저
5	발 전체 괴저

향상된 교육 프로그램과 고위험성 발을 확인하기 위해 모든 당뇨병 환자들은 매년 발 검사를 받아야 한다는 미국 당뇨병 협회의 권고에도 불구하고, 당뇨성 발 궤양이 주요 건강관리의 문제로 계속 남아 있다. Crawford 등에 의한 리뷰에 따르면, 당뇨병 환자에서 발 궤양의 발병률이 8~17%로 보고됐다.[63] 당뇨성 발 궤양 관리에서 가장 귀중한 부분 중의 하나는 처음부터 궤양 형성의 기회를 줄일 수 있는 적절한 교육이다.

궤양이 발생한 경우에는, 그것을 보존적으로 관리할 것인지 아니면, 수술적 중재의 필요성 여부를 결정해야 한다. 여러 상처 관리 평가 도구들이 임상가의 결정을 돕기 위해 사용되고 있다. 당뇨성 발 상처에 대한 등급은 Wagner 척도(표 14.2)와 텍사스 대학의 분류 시스템으로 분류될 수 있다.[31,64] 텍사스 대학 분류 시스템의 단계는 당뇨성 발 상처의 궤양 깊이를 기반으로 하여 상처가 감염됐거나, 허혈성 또는 두 가지 모두인지의 여부이다. 이 분류 시스템은 6장에서 자세히 설명되었다(표 6.14 참고).

상처 평가는 발의 혈관검사와 감각검사로 구성되고 있으며, 상처 깊이가 포함된 정확한 측정과 삼염 징후가 있는지를 평가해야 한다. 상처 감염과 허혈성이 없는 것으로 판단될 때, 치료 초기에 조직제거술을 통해 생존할 수 없는 조직을 제거하는데 초점을 맞춰야 한다. 적절한 변연절제술(조직제거술)의 전략에 대한 자세한 내용은 11장을 참조하기 바란다. 당뇨성 발에서, 굳은살은 과도한 압박을 일으키기 때문에 상처로부터 굳은살을 제거해야 한다. 적절한 변연절제술과 세척으로 상처를 치료한 후, 멸균 드레싱으로 상처를 드레싱해야 하고, 습한 상처의 치유를 촉진하고 부하제거 장치의 효율성을 감소하지 않도록 해야 한다(그림 14.6).

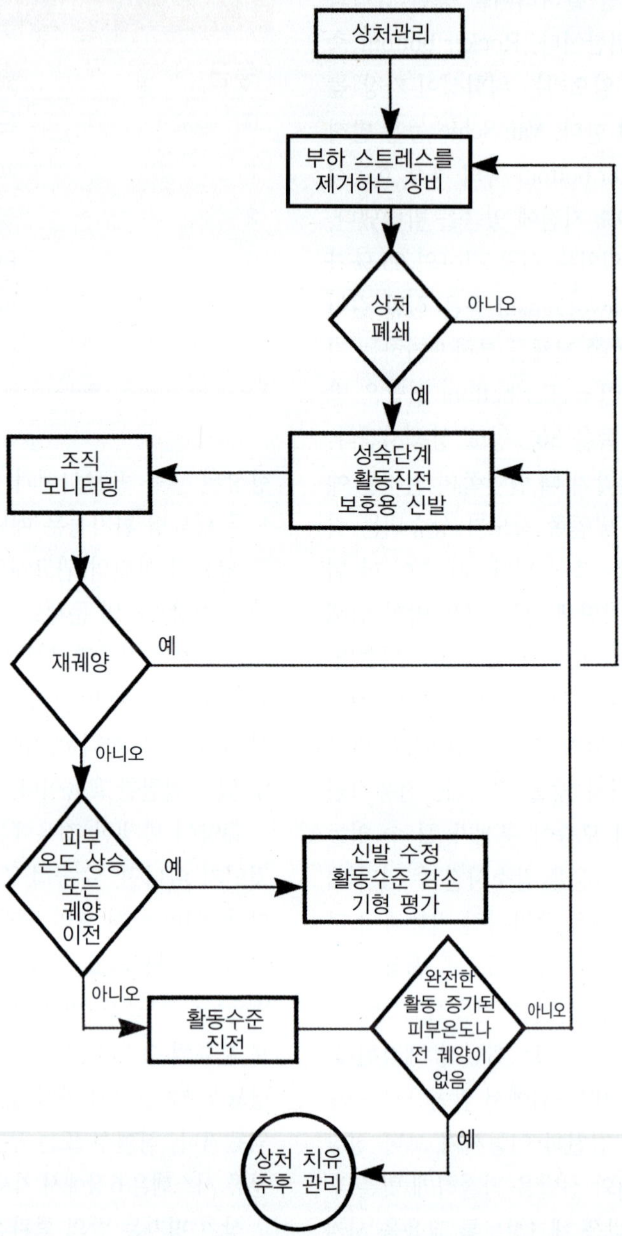

그림 14.6 *발 궤양의 관리(management of foot ulcerations).*

부하제거 장치 (Off-Loading Devices)

체중부하 부위에서 궤양을 관리하는 주된 요소는 궤양을 일으킨 스트레스의 원인을 제거하는 것이다. 특수한 침대가 엉치뼈 궤양의 원인이 되는 체중부하의 스트레스를 변경시킬 때 사용되듯이, 다양한 장치들이 보행 시 가해지는 스트레스를 줄이기 위해 사용된다. 부하제거 방법은 환자 신발 안쪽에 오려 붙이는 방법에서부터 전체 접촉 캐스트까지 다양하다.

전체 접촉 캐스트 (Total Contact Cast)

전체 접촉 캐스트는 한센병으로 인한 신경병리성 발을 치료하기 위해 Paul Brand 박사에 의해 미국에서 최초로 사용된 이후로, 당뇨성 발앞쪽 궤양에 부하를 제거하는 표준 방법이 되었다. 전체 접촉 캐스트는 캐스트를 통해 체중을 전달하기 위해 다리의 형태에 맞도록 만든다는 점에서 고정을 위한 석고 캐스트와 다르다. 손상을 방지하거나 이물질로부터 발가락을 보호하기 위해 발가락을 감싸야 한다. 전체 접촉 캐스트의 목적은 압력을 감소시키는 것인데, 이것은 적용되는 힘의 면적을 증가시키거나 적용되는 힘을 감소시킴으로서 이루어질 수 있다. 전체 접촉 캐스트는 2가지 장점을 가진다. 지면과 접촉되는 동안 캐스트의 표면적이 크면 특정 지점에 가해지는 압박을 줄일 수 있다. 또 캐스트가 발의 형태에 잘 맞게 만들어지면, 체중의 일부가 캐스트로 전달되어 발에 부하가 덜 가해질 것이고, 결과적으로 상처에 가해지는 압력을 줄일 수 있다.[66] 이런 두 기전의 복합 효과가 캐스트로 하여금 발에서 압력을 줄이는 효과적인 방법으로 만든다. 초창기의 전체 접촉 캐스트는 최소한의 패딩으로 이루어졌고, 상처를 완화하는 영역을 갖지 못했다. 시간이 지남에 따라 전체 접촉 캐스트가 많이 수정되었고, 지금은 발가락과 상처 부위에 폼 패딩을 적용하고 있다. Birke 등은 진짜 전체 접촉 캐스트와 패딩된 캐스트에서 비슷한 압력 결과를 보고했다.[67] 부가적으로, 복사뼈, 발배뼈, 정강뼈 등을 포함한 손상이 의심되는 부위는 펠트로 채워졌다. 발 및 다리의 나머지 궤양의 위험을 줄이기 위해, 면으로된 물질을 캐스트 안에 채웠다.[68] 상처 부위의 패딩이 상처 주변부에 과도한 압력을 초래할 수 있다는 우려가 있지만, Petre 등은 상처를 분리했을 때 압력 감소의 향상을 발견했다.[69] 임상적으로, 상처 가장자리에서 큰 압박 경사를 피하기 위해 패딩의 가장자리를 비스듬하게 짜름으로써 파손의 위험을 감소시킬 수 있다.

전체 접촉 캐스트가 발앞쪽 궤양의 압력을 줄이는 효과가 있지만, 적절하게 사용하지 않으면 위험을 증가시킬 수도 있다. 전체 접촉 캐스트는 Wagner 1 등급과 2 등급의 궤양에서만 사용되어야 한다. 이것을 감염 존재, 동맥질환, 깊은 상처, 또는 변동성 부종에 사용해서는 안 된다.[68,70] 또 종아리신경이 종아리뼈머리에 충돌하지 않도록 주의해야 한다. 캐스트를 잘못 적용하는 경우에는, 궤양의 위험이 증가하기 때문에 숙련된 임상가에 의해 캐스트가 적용되어야 한다. 캐스트를 적용하기 전에, 위에 목록된 금기증에 상처가 해당되는지를 확인하기 위해 상처를 미리 평가해 보아야 한다. 필요하다면 상처를 세척하거나 제거해야 한다. 적절한 드레싱으로 상처를 드레싱해야 한다. 드레싱을 선택할 때, 드레싱의 적용 시간을 고려하는 것이 중요하다. 상처를 드레싱한 후에는, 짓무름을 방지하기 위해 발가락과 어린 양의 울을 분리해야 하고, 발, 종아리, 심지어 무릎까지 스톡키네트(stockinet)를 적용해야 한다. 앞에서 설명했듯이, 발과 종아리에 패딩을 적용한다. 발가락에 패딩을 적용할 때, 체중부하할 발 부위를 증가시키기 위해 발허리뼈머리까지 적용하기 보다는 발가락 고랑에서 패딩을 끝내는 것이 좋다(그림 14.7A). 그런 다음, 발과 종아리에 플라스터 층(석고)을 적용하는데, 대개 다리의 크기에 따라 2-3회 정도 감고, 그 다음 섬유유리를 3회 정도 감는다(그림 14.7B). 전통적인 전체 접촉 캐스트와 비슷하게 섬유유리로만 캐스트했을 때도 발바닥 압력을 줄일 수 있다는 근거들이 있다. 모든 섬유유리 캐스트의 장점은 캐스트를 적용한 후 첫날에 비체중부하 상태를 유지할 필요 없이, 건조시간이 빠르다는 것이다. 섬유유리 캐스트의 단점은 석고 캐스트보다 발과의 친밀한 접촉을 얻기 어렵다는 점이다. 이들 두 가지 방법이 갖는 공통점은 캐스트를 적용하는 동안 발목을 중립위로 유지하거나 약간의 발등굽힘으로 유지해야 한다는 것이다. 만약 환자가 발바닥굽힘 상태로 캐스트할 경우, 보행시 초기접촉이 발 앞쪽에서 일어나는데, 이것은 무릎의 젖힘을 초래할 것이다. 이것은 앞쪽정강뼈의 궤양과 무릎관절에 손상을 일으킬 수 있다. 중립위로 발목을 유지시키는 가장 쉬운 방법은 캐스트 동안 무릎을 90° 로 굽힘하고, 환자를 엎드린 자세로 위치시키는 것이다. 이것은 발등굽힘을 막는 장딴지근의 타이트니스를 일으킨다. 캐스트가 적용된 후에, 로커 바닥이나 캐스트 신발이 보행을 돕기 위해 캐스트의 발바닥에 적용될 수 있다 (그림 14.7C).

캐스트가 젖지 않도록 해야 하고, 냄새 증가, 배농, 불편, 캐스트의 부적합 캐스트 위에서 과도한 부종의 징후가 있으면 임상가에게 알리도록 교육시켜야 한다. 집에서 캐스트를 자르거나 캐스트 안에 물체를 집어넣지 못하도록 환사에게 교육을 시켜야 한다. 캐스트가 부분체중부하의 의도를 가지고 있기 때문에, 지팡이나 목발과 같은 보조장비를 환자가 사용하도록 권장해야 한다.

Piaggesi 등은 캐스트 이후에 신경병리성 발 상처에 대한 조직검사를 실시했다. 그들은 캐스트를 하지 않은 그룹에 비해 20일 동안 전체 접촉 캐스트를 한 경우에서, 신경병리성 발 궤양에서 존재하는 많은 양의 섬유아세포와 염증 세포가 감소했음을 발견했다.[72] 조직학적 향상은 캐스트에 의한 압력 감소와 상처 치유 촉진 사이의 연결을 설명하는데 도움을 주었다.[66,67,72,73]

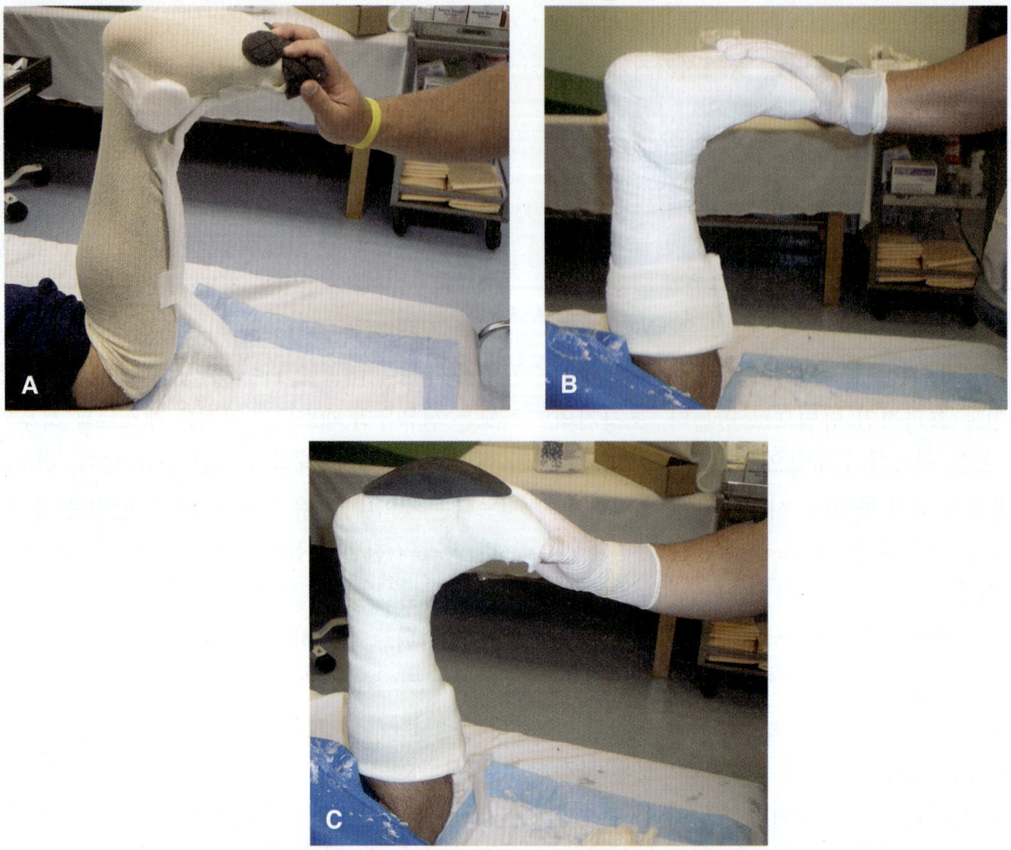

그림 14.7 *전체 접촉 캐스트. (A) 패딩. (B) 플라스터 적용. (C) 흔들의자바닥형의 바닥을 가진 완성된 캐스트.*

워킹 스플린트 (Walking Splints)

전체 접촉 캐스트가 부하제거의 표준으로서의 일반적인 수용과 많은 근거에도 불구하고, 전체 접촉 캐스트는 널리 사용되고 있지 않다. 캐스트가 금기시되는 경우에는, 맞춤형 스프린트를 대안으로 한다. 맞춤형 스플린트는 전체 접촉 캐스트와 유사한 방식으로 제조된다. 캐스트에서처럼, 스플린트도 발바닥에 궤양이 있을 때, 기성의 맞춤과 최소한의 패딩 때문에 부하제거하기가 좋다. 양쪽 모두 접촉층으로서 스톡키넷을 이용하고, 고위험 부위의 피부 파손을 막기 위해 패딩을 선택적으로 사용한다. 스플린트는 상처 부위, 발가락, 발꿈치 뒤쪽에 폼으로 패딩을 한다. 양쪽 복사뼈에는 패딩을 하지만, 발등이나 정강뼈능선에는 패딩을 하지 않는다. 그 이유는 그들이 스플린트로 덮여지지 않기 때문이다. 그런 다음 얇은 캐스트 패딩으로 종아리를 가볍게 패딩한다. 모든 패딩이 이루어지면, 환자는 캐스트가 제작되는 동안 엎드린 자세를 취해야 하는데, 이것은 발등굽힘을 유지하는데 좋은 자세이다. 캐스트 스트립을 발바닥과 종아리 뒤쪽면에 적용한다. 캐스트 대신에 스플린트가 선호되는데, 그 이유는 상처 부위를 확인하고, 씻고, 드레싱할 때 스플린트를 쉽게 제거할 수 있기 때문이다. 감염이나 허혈이 있을 때도, 상처 부위를 쉽게 볼 수 있고, 또 항균 드레싱을 쉽게 치료할 수 있기 때문에 스플린트를 선호한다. 압박 완화는 캐스트에서처럼 효과적이지 못한데, 그 이유는 워킹 스플린트가 종아리와 잘 맞을 수 없고, 또 스플린트에서 이동이 허용되기 때문이다. 딱 맞는 맞춤은 상처 부위의 압력을 감소시키는데 도움을 줄 것으로 생각된다. 스플린트가 효율적으로 되려면, 환자는 항상 착용해야 하고, 적절한 보조 장비를 사용해야 한다. 사실 집에서 환자에 의해 제거될 수 있는 스플린트는 치유에 영향을 미칠 수 있고, 스플린트가 제 위치에 놓이지 않아도 환자는 체중부하를 할 수 있다. 캐스트로 100% 부하제거를 할 수 있지만, 스플린트로는 100% 부하를 제거할 수 없다. 스플린트와 캐스트의 또 다른 단점은 숙련된 임상가를 필요로 하고, 적절하게 적용하는데 많은 시간이 소요된다.

조립식 캐스트 워커 (Prefabricated Cast Walkers)

시간 절약과 쉽게 사용할 수 있는 부하제거 기전에 대한 임상가의 요구에도 응하기 위해, 다양한 종류의 조립식 장치가 개발되었다. 이런 조립식 장치가 캐스트나 맞춤형 스플린트보다 더 일반적으로 더 많이 사용되는데, 그 이유는 고도의 기술과 빠른 적용이 필요없기 때문이다. 제거가 가능한 조립식 캐스트 워커는 많은 연구로부터 압력을 감소하는데 효과적이었다.[75-77] 견고한 락커바닥 밑창이 달린 워킹 부츠(walking boot)는 발앞쪽으로 체중을 이동하지 않고도 자연스런 보행 패턴을 촉진하는데 도움을 준다.[14] 고정된 발목도 보행 시 발앞쪽으로 이동하는 체중의 양을 줄이는데 도움을 준다. 그림 14.8에서 볼 수 있듯이, Royce Active Walker® (Ossur North America, Aliso Viejo, CA)와 같은 워킹 부츠는 상처의 압력을 감소시키기 위해 조절될 수 있는 수정 가능한 인서트를 갖고 있다.

Lavery 등은 이 부츠가 캐스트 워킹 부츠 중에서 가장 효율적임을 알아냈고, 부하제거의 측면에서 전체 접촉 캐스트와 비교될 수 있다고 했다.[76] Royce Active Walker는 Poron® (Rohers Corporation, Rogers, CT), ethylene vinyl acetate와 또 다른 Poron으로 구성된 3층의 인솔을 가지고 있다.[70] 이들 층은 발의 특정 지점에 압박을 완화하기 위해 부츠 밖으로 당길 수 있는 제거가능한 6각형으로 구성되어 있다. 특정 부위의 부하를 제거하기 위해 6각형을 제거할 때, 완화지점와 그의 이웃 부위로부터 압박 경사를 줄이기 위해 가장자리를 잘라낸다.

6각형 페그를 제거함으로서 생긴 구멍을 메우는데, Sifoam® (Knit-Rite Inc., Kansas City, KS)와 같은 부드러운 폼을 이용하는 것이 유용하다. 이것은 나머지 페그를 제자리에 유지시킴으로서 부츠의 수명을 연장하는데 도움을 주고, 발이 바닥에 닿지 않도록 해 준다. 몇몇 연구는 캐스트 만큼 압박 완화에 효과적인 여러 브랜드의 워킹 부츠를 보여 주었다.[70,76-79] 제거 가능한 워킹 부츠와 비교해, 상처 치유의 좋은 방법으로서 캐스트를 확인해 준 많은 연구들이 있었음을 문헌으로 확인할 수 있다.[66,67,72,73,80,81]

캐스트와 제거 가능한 워커 모두가 상처 지점에서 압력을 완화하는 능력을 가지고 있고 또 발을 고정하기 때문에, 전체 접촉 캐스트에서 나타난 향상된 결과는 그것이 환자에 의해 제거될 수 없다는 사실과 관련된다고 했다. Katz 등의 연구는 전체 접촉 캐스트와 제거가능한 캐스트 워커의 효능을 비교했다. 이 연구에서, 제거할 수 없는 캐스트 워커로 치료를 받은 사람의 80%가 12주 이내에 치유되었고, 전체 접촉 캐스트로 치료받은 사람의 74%와 비교했을 때 두 집단 사이는 통계학적으로 뚜렷한 차이가 없었다.[77] 그들은 양쪽 집단에서 비교할 수 있는 합병증 비율을 가지고 있음을 보고 했다. Armstrong 등에 의한 비슷한 연구도 당뇨성 발 궤양 환자를 대상으로 전체 접촉 캐스트로 치료된 경우와 제거를 방지하기 위해 석고 붕대를 가진 캐스트 워커로 치료된 경우의 치유 시간을 비교했다. 캐스트 워커로의 전환이 제거 가능한 워커 그룹보다 치유시간을 뚜렷하게 감소시켰다.[82] 만약 발의 부하

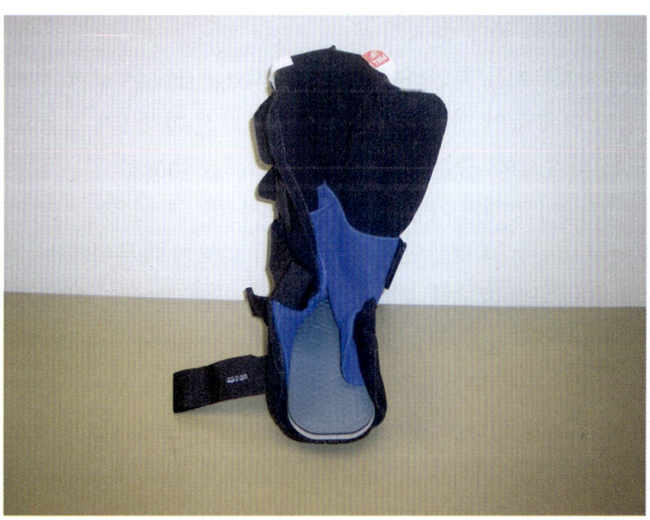

그림 14.8 *제거할 수 있는 캐스트 워커(Royce Active Walker).*

제거를 위해 제거할 없는 장비를 사용했다면, 전체 접촉 캐스트과 같은 금기증을 고려해야 하는데, 그 이유는 클리닉을 방문할 때마다 발을 검사할 수 없기 때문이다. 주요 기형이 나타나지 않으면, 캐스트 워커는 신경병리성 발 궤양을 위해 캐스트의 대안 방법이 될 수 있다. 기형이 나타나면 캐스트를 선호하는데, 그 이유는 기형에 대한 순응이 제거할 수 없는 워커에서 제한되기 때문이다.

다른 부하제거 장치 (Other Off-Loading Devices)

종아리 전체를 덮는 캐스트나 워커 보다 덜 성가신 많은 장비드이 궤양의 치료를 위해 개발되어 왔다. 사용되는 장비의 종류에 관계없이, 상처 치유를 촉진하기 위해 압박을 줄이는 일반적인 원칙은 그대로 남아 있다. 적절한 장비를 선택할 때, 장비를 안전하게 사용하는 환자의 능력과, 상처 위치, 상처의 심각도 및 환자 순응도도 고려해야 한다. 발앞쪽을 부하제거하는 일반적인 장비로는 Darco의 Ortho Wedge® shoe(Darco International, Huntington, WV) 르코(다르코 인터내셔널, 헌팅턴, WV)이다(그림 14.9). 이 신발은 신발 뒤쪽에 비해 발가락 부위를 높게 만들었고, 발중간과 발꿈치 부위로 체중을 이동시킬 수 있도록 설계되었다.

이런 신발의 적절한 맞춤은 그 신발이 효과적으로 만드는데 매우 중요한 역할을 한다. Ortho Wedge shoe는 발허리뼈 먼쪽으로부터만 부하를 제거하도록 설계되어 있다. 적절한 맞춤이 이루어졌다면, 부하가 제거되는 영역은 지면과 접촉되는 바닥 부위보다 먼쪽이어야 하고, 발가락이 신발 앞쪽에 의해 보호를 받아야 한다. 환자의 보행 분석은 보행이 균형되게 이루어지는지를 확인하기 위해 수행되어야 한다. 보행의 밀기 단계 동안 신발의 먼쪽 끝단이 지면과 접촉되지 않도록 하기 위해 충분히 작은 단계들을 가져야 한다. 두께가 10 ㎜이고 제거 가능한 인솔이 있다하더라도, Ortho Wedge shoe는 비교적으로 견고한 체중부하 부위를 가질 것이다. 이런 견고한 표면의 장점은 정상 보행 동안 발뒤쪽에서 발앞쪽으로 체중을 이동하는 것을 제한한다. 단점은 상처부위에서 발앞쪽의 다른 부위까지 매우 적은 압력의 차이가 있다는 것이다. Birke 등은 이 문제를 다루었고, 부드러운 인서트와 완화 영역으로 수정된 wedge shoe를 사용했을 때, 부드러운 인서트이지만 완화 영역을 갖지 않은 wedge shoe를 사용

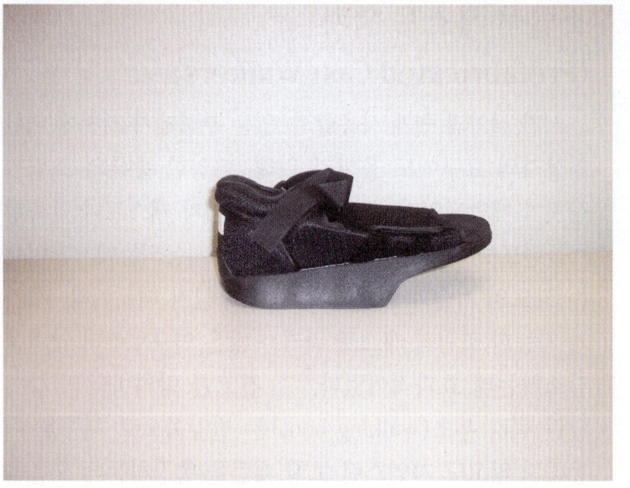

그림 14.9 *Ortho Wedge shoe (Darco).*

했을 때, 그리고 수정되지 않은 wedge shoe를 사용했을 때 엄지발가락에서의 압력완화 효과를 평가했다. 그들은 부드러운 인서트와 발가락 완화를 가진 Ortho Wedge shoe가 부드러운 인서트를 가진 wedge shoe보다 발가락을 완화하는데 매우 효과적이었음을 알아냈다. 가장 효과가 적은 것은 Ortho Wedge shoe만 사용할 때임을 알아냈다.[83] 부드러운 인서트와 발가락 완화를 가진 Ortho Wedge shoe는 주위 조직에 비해 과도한 체중부하가 발앞쪽에서 일어나는 발앞쪽 궤양에 자주 이용된다. 그것은 Ortho Wedge shoe의 강직도를 손상시키지 않고 의도된 지점에 부하를 간단하게 제거할 수 있다. 발에 직접 적용되는 접착성 펠트 폼 드레싱과 wedge shoe의 결합은 wedge shoe만 적용했을 때보다 부하제거를 더욱 증가시켰다.[84]

Wedge shoe는 균형 문제를 가진 환자나 양쪽 발에 상처를 가진 환자에게 착용하기 어려울 수 있다. 장시간 동안 wedge shoe를 신는 많은 환자들도 허리의 문제를 호소하는데, 그 이유는 침범된 쪽과 침범되지 않은 쪽의 높이가 다르기 때문이다. 이런 경우에는 낮은 굽의 신발이 더 유익할 것이다. 이런 종류 신발 중의 하나가 Royce Medical co에서 개발한 DH® shoe(Ossur North America, Aliso Viejo, CA)이다. 이 신발의 바닥은 앞에서 언급된 제거가능한 캐스터 워커와 동일하고, 궤양을 조정하기 위해 제거될 수 있는 Velcro® (Velcro USA, Manchester, NH) peg을 가지고 있다. 캐스터 워커와는 달리, 이 신발은 발목을 고정하는 견고한 셀(shell)을 가

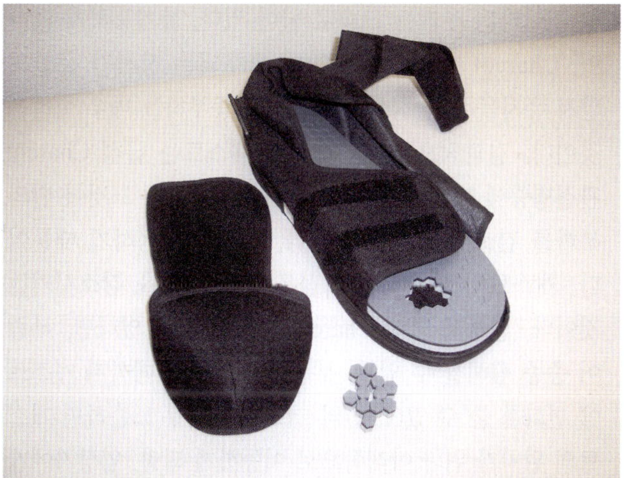

그림 14.10 *DH wound-healing shoe (Royce Medical).*

지고 있지 않고, 또 발앞쪽 부하 압력을 줄일 수 있는 로커 바닥도 없다. 일반적으로 이 신발은 균형 문제를 가진 환자나 양쪽 발에 궤양을 가진 환자에게 적절하다. 부가적으로, 이것은 발가락 박스가 깊기 때문에, 커다란 드레싱을 한 발에 사용될 수 있다. 신발의 인솔이 전체 면적에 페그를 가지고 있기 때문에, DH shoe는 wedge shoe에서처럼 발앞쪽 문제를 치료할 때 커다란 제한이 없다. wedge shoe와는 달리, DH shoe는 보행 동안 먼쪽 체중이동을 허용하는 유연성 아웃터 솔(outer sole)을 가지고 있다. 비록 이것이 정상 보행 패턴을 촉진한다 하더라도, 보행주기의 마지막 입각기 단계 동안 발앞쪽 궤양에 압박을 증가시킬 수 있다. 제거가능한 캐스트 워커에서처럼, 신발의 어느 부분도 환자에 의해 제거될 수 있어, 환자의 순응도에 대한 관심이 올라간다(그림 14.10).

궤양의 부하 제거를 위해 캐스터보다 덜 성가신 기술을 사용했지만, 신발이 조정 펠트 패딩을 갖고 있기 때문에 제거하기가 더 어렵다. 접착성 패딩은 상처 주변 피부에 직접 적용되고, 환자는 상처 부위를 위해 절단된 신발을 신는다. 맨발 보행할 때에 비해 조정 펠트 드레싱이 궤양 부위의 최대 압력을 감소시키는 것으로 보인다. Wedge shoe에 드레싱을 결합하면 wedge shoe만 적용했을 때보다 압력을 감소시킬 수 있음을 알아냈다. 조정 펠트 패딩의 치유 속도는 궤양의 너비와 위치를 고려할 때 전체 접촉 캐스트와 비교할 수 있는 것으로 밝혀졌다.[85] 조정 펠트 패딩은 몇몇 경우에서 선호되는데, 그 이유는 조립식 장비에 비해 비용이 저렴하고, 궤양의 위치와 크기를 근거로 했을 때 임상가가 패딩에 더 친숙하기 때문이다. 드레싱이 발에 직접 적용되고, 항상 제자리에 유지한다는 사실은 전체 접촉 캐스트를 적용하기 어려운 환자에게 적용하기 유용한 방법이다.

보행 전략 (Walking Strategies)

어떤 환자는 영원히 캐스팅할 수 없고, 제거가능한 장비로 치료하는 동안 환자가 반드시 어느 지점에서 맨발로 걸어야 하기 때문에, 발앞쪽의 압력을 줄이는 효율적인 보행 전략의 교육은 매우 유용하다. Kwon 등은 정상 보행에서 압력 감소를 위해 시도된 몇 가지 다른 변화를 검사했다.[86] 이용된 전략 중의 하나는 보행내내 발바닥을 지면에 붙이고 걷는 보행을 함으로서 발앞쪽으로 힘의 전달을 제한하기 위해 고안된 서플링(shuffling) 보행 패턴이었다. 이런 패턴은 환자의 정상 보행과 비교했을 때 첫 번째 발가라과 두 번째 발가락 아래의 발바닥 최대 압력을 크게 감소시켰다.[87] 힘 감소의 일부는 서플링 보행 패턴 때문이고, 다른 감소의 일부는 느린 보행 속도 때문이다. 몇몇 학자들은 보행 속도와 발앞쪽에 가해지는 힘 사이의 관계를 연구했다. 손상의 유무와 관계없이, 느린 보행 속도가 보행시 더 작은 지면반발력을 보였다.[88-90] 제안된 다른 보행 패턴은 발목으로부터의 밀기(push off)를 감소시키고, 보행 동안 다리를 앞쪽으로 당기기 위해 엉덩관절의 굽힘을 증가시키는 환자의 훈련과 관련이 있다. Muller 등도 이것이 당뇨병 환자에게서 발바닥굽힘근 토크를 감소시킨다는 소견을 바탕으로 하고 있다. 당뇨병과 말초신경병리를 가진 7명의 환자를 대상으로 이런 패턴을 검사했고, 발앞쪽 최대 압력이 27%가 감소되었음을 알아냈다.[91]

대부분의 경우, 지팡이, 목발, 또는 워커 등과 같은 보조 장치가 부하제거 장치로서 사용된다. 목발이나 워커로 걸을 때, 체중부하 없이 발에 부하를 완전하게 제거할 수 있다. 지팡이를 반대쪽 손으로 사용할 때, 압력감소가 가장 크게 나타냈다. 반대쪽 손으로 지팡이를 사용할 때, 발앞쪽의 안쪽보다 가쪽에서 더 크게 압력이 감소되었다.[92] 동일한 연구에 따르면, 지팡이를 사용할 때 건측 발의 엄지발가락과 첫 번째 발허리뼈에서 압력이 증가되었다고 한다. 건측 발에 대한 궤양의 잠재적 원인은 부하제거 방법을 결정할 때 고려되어야 한다.

내구성이 좋은 신발 (Permanent Footwear)

적합한 부하제거, 적절한 상처 관리, 그리고 환자 순응도의 결합은 대부분의 당뇨성 발 궤양의 상처 폐쇄를 이끌어낸다. 환자가 높은 활동을 전이하고 덜 제한된 신발을 신기 때문에 폐쇄된 상처를 그대로 유지하는 일은 결코 쉬운 일이 아니다. 환자가 비보호된 발로 걷는 동안 치료 장비의 사용과 내구성이 좋은 신발을 맞추는 것 사이에 시간 간격을 둘 필요가 없다. 신발이나 보조기를 제작할 때, 신발 착용 스케줄과 정규적으로 발을 체크하는 중요도에 대해 환자와 의논할 필요가 있는데, 이것들이 재발성 궤양의 위험을 감소시키기 때문이다. 과거의 궤양 부위가 미래의 궤양에 대한 위험요소이다. 그러므로 환자는 앞에서 거론되었듯이 내구성이 좋은 신발을 맞추어야 한다.[54] 심한 기형이 있는 경우, 기성 제품의 인서트보다는 기성 제품의 신발이 발을 조정하는데 더 필요할 것이고, 또 미래의 문제에 대한 위험성을 감소시킬 것이다.

> **핵심 14.6**
>
> 빠르게 풀어질 수 있는 신발은 자다가 화장실을 사용하고자 하는 환자에게 순응성을 증가시킬 것이다. 클리닉에서 기성 제품의 샌들을 제작할 수 있으며, 이것은 집 안에서 짧은 거리를 보행하는 대안 신발로서 매우 좋다.

Charcot 관절병증의 관리 (Management of Charcot Arthropathy)

Charcot 관절병증의 관리는 임상가에게 있어 어려운 일이다. 급성 경우에는, 발의 불안정성과 염증 둘다 문제가 될 수 있다. 초기 치료는 관절의 고정에 초점을 맞추고, 또 염증을 멈추기 위해 체중부하를 감소시키는 것에 초점을 맞춘다. 가장 흔한 관리 방법으로는 발의 고정과 부하제거를 위한 전체 접촉 캐스트이다. 이 단계 동안 캐스트로 체중부하를 허용하는지에 대한 논란은 그대로 남아 있다.[93,94] 엄격한 체중부하의 억제가 침범된 다리에 대한 스트레인을 덜 일으킬 것이지만, 비체중부하와 관련된 뼈밀도 변화 뿐만 아니라, 건측 다리에 과도한 스트레스를 가할 것이라는 우려는 그대로 남아 있다. 불가능하지 않다면, Charcot 발을 치료하는데 요구되는 장시간 동안의 환자 유지를 위한 침상 안정과 비체중부하는 매우 어려울 것이다. 결과적으로, 전체 접촉 캐스트는 급성 Charcot 관절병증에 대한 치료 선택인데, 그 이유는 그것이 발의 부하를 감소시킬 뿐만 아니라, 관절을 고정하기 때문이다. 캐스트의 부가적인 이점은 발의 부종을 감소시키는 것이다. 환자가 급성 Charcot 발을 가지고 있다면, 부종이 종종 심해질 수 있고, 부종이 안정화될 때까지 캐스트에 변화를 줄 수 있다. 만약 캐스트가 너무 느슨하면 캐스트의 위치가 위나 아래쪽으로 이동하게 되면, 임상가에게 연락하도록 환자를 교육해야 한다. 캐스트 움직임에 의한 의원성 궤양의 위험 이외에, Charcot 발에 대한 느슨한 캐스트가 문제가 되는데, 그 이유는 관절을 효과적으로 고정할 수 없고 기형의 진전을 구속할 수 없기 때문이다.

캐스트가 이용된다면, 반대쪽 비교해 피부 온도가 정상화되고, 부종이 감소되고, 치유의 방사선 증거가 나타날 때까지 1-2주마다 캐스트를 교체해야 한다. 문헌에 따르면, 비체중부하일 때는 8-12주, 부분 체중부하일 때는 18주, 그리고 특정 부위에 Charcot 골절을 가지고 있을 때는 12개월 이상 동안 덜 제한된 신발로 돌아오기 전까지 캐스트해야 한다고 보고되고 있다.[40,93,95-97] 캐스트를 포함한 성공적인 치료 과정은 보호성 신발로 환자가 걸을 수 있을 만큼 매우 작은 기형을 가진 치유된 골절을 초래한다. 골절의 심각성과 치료의 지연 때문에, 기형이 치유를 어렵게 만드는 궤양을 유발시킬 것이다.

Charcot 관절병증의 치료에 이용되는 부하제거 장비는 Charcot restraint orthotic walker(CROW)이다(그림 14.11). 이 장비는 발을 완전히 덮고 있는 이중 밸브 장비로, 발목-발 보조기로 기능을 한다. 바깥 셀(shell)은 polypropylene으로 만들어지고, 발을 중립위로 유지하는 기능을 한다. 안감은 폼 플라스틱으로 만들어지고, 바닥면은 Platazote 인서트 층으로 되어 있다. CROW는 여러 개의 벨크로 스트랩에 의해 제자리에 유지되고, 다리의 형태에 잘 맞도록 만든다. 이런 견고한 맞춤은 통제 아래서 발과 발목의 부종을 유지하는데 도움을 준다. 부츠의 아웃터 솔은 발목을 고정하여 정상 보행 패턴을 촉진하는 로커 바닥(rocker bottom)이다. CROW는 캐스팅 후에는 자주 사용되고 급성기 동안 초기에 사용된다. 침범된 부위의 온도와 반대쪽 다리의 해당 부위가 연속 2주 동안

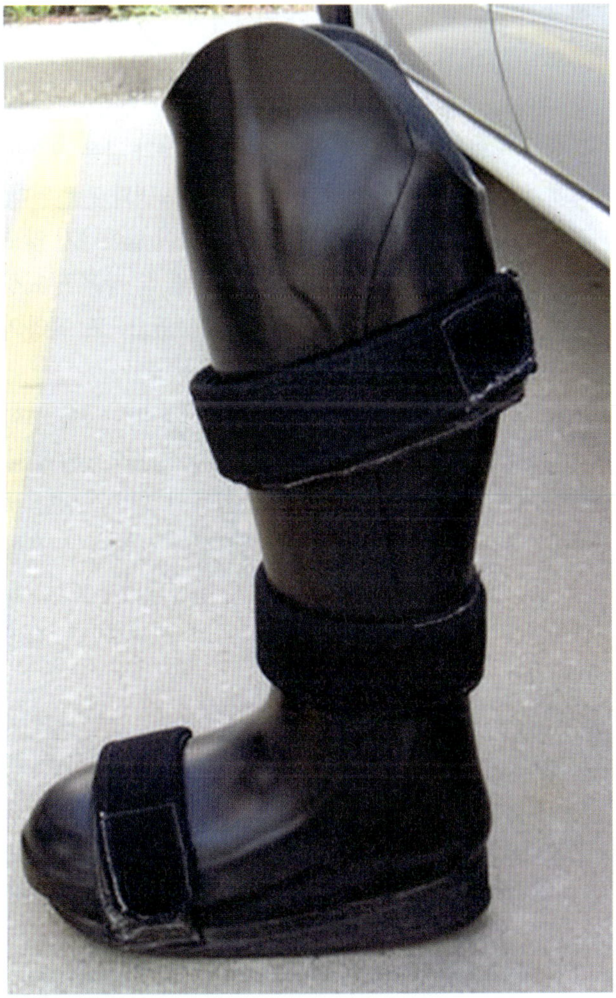

그림 14.11 *Charcot restraint orthotic walker (CROW).*

1℃가 될 때까지 캐스터에서 CROW 또는 다른 제거가능한 캐스트 워커로의 전환이 일어나서는 안 된다.[95] 이런 전환은 일반적으로 환자들에 의해 수용되고, 환자들은 캐스트에 비해 CROW에서 더 큰 만족감을 보이고 있다.[96] 장점으로는 목욕할 때나 잠을 잘 때 부츠를 벗는 능력과 쉬운 부츠의 부탈착이 있다. 환자가 영구용 신발로 돌아오기 전에 장시간 동안 CROW를 사용할 수 있고, 기간을 결정하는 중요한 요소는 Charcot 손상의 위치와 환자의 순응이다. Morgan 등은 심한 환자에게 초기 캐스트를 적용한 후 3년이 지난 후 CROW가 사용된다고 보고했다. CROW 사용 시 1개월 동안 온도가 1℃로 안정화되었을 때, 환자는 신발 처방으로 전환될 수 있다. 신발 처방으로도 보호될 수 없는 심한 기형이 있고, 수술이 생존가능의 선택이 아닐 때, CROW 장비가 영구적인 장비로서 사용될 수 있다. 궤양에 대한 위험으로서 발에 기형이 있거나 궤양이 보존적 치료로 치유될 수 없다면, 일반적으로 재건술이 수행되어야 한다. Charcot 관절병증의 외과적 조치에 대한 자세한 내용을 알고 싶으면 24장을 살펴보기 바란다.

다른 보존적 관리 전략으로는 맥동전자기장, 전기자극와 낮은 강도의 맥동 초음파 등이 포함된다. 이들 치료의 목표는 골절 부위에 뼈 형성을 자극하는 것이다. Strauss와 Gonya는 동물과 사람 둘 다를 대상으로 치유되지 않은 골절에 대한 초음파의 사용에 대한 연구를 거론했다. 초음파는 골절 부위를 자극하여, Wolff 법칙에 의해 제안된 방법과 비슷한 뼈 성장을 촉진한다. 여기에서 Wolff 법칙이란 스트레스에 대한 반응으로서 뼈가 성장한다는 것이다.[44] 뼈 치유에 대한 모달리티의 효과를 검사한 연구들은 많이 있지만, Charcot 골절의 치유에 대한 연구는 거의 없었다. 낮은 강도 초음파의 효과를 검사했던 한 연구에 따르면, 이전 치료가 실패한 후 Charcot 관절병증을 가진 29명 중 28명에서 성공적인 치료가 나타났다고 한다. Hanft 등은 캐스트만 한 것에 비해 자기장 자극과 캐스트를 결합했을 때, Charcot 관절에서 더 짧은 치유 시간을 가진다는 것을 발견했다.[99] 이런 뼈 자극 장비의 장점은 관절을 고정하는 캐스트와 함께 사용될 수 있다는 것이다. 중요한 것은 초음파치료가 부수적인 치료이고, 고정이 Charcot 발을 치료하는 1차적인 치료임을 명심하는 것이다.

Charcot 관절병증의 관리에서 유용한 부가적인 치료 측면은 Charcot 과정과 치료 동안 장기간의 체중부하 제한과 관련된 골다공증에 대한 의학적 관리이다. 다른 조직과 마찬가지로, 뼈도 스트레스에 반응할 것이다. 스트레스가 적절한 수준이라면, 뼈의 밀도를 증가시킬 것이다. 캐스트에서처럼 뼈가 부하를 받지 않으면, 뼈 밀도가 감소하기 시작한다. 당뇨병은 콩팥 기능의 소실 때문에 낮은 뼈 밀도를 갖게 되는 고위험 인자로 간주된다. 급성 Charcot 과정 동안, 자율신경계의 기능부전은 혈관을 팽창시켜 과도한 뼈 흡수를 초래한다.

이들 모든 요소는 뼈무기질과 관련된 합병증의 고위험을 가진 Charcot 골절 환자에서 결합될 수 있다. 잠재적 합병증은 환자가 보행을 하려고 할 때 일어나는 재발성 골절을 포함하고, 또 내적 고정으로 인한 뼈가 약화되는 잠재적인 합병증이다. Bisphosphonate는 뼈파괴성 뼈 흡수를 억제하기 때문에 종종 골다공증과 Paget 질환의 치료에 이용된다. 2가지 다른 연구는 Charcot 관절병증의 관리에 대한 bisphosphonate medication pamidronate (Norarits Pharmaceutical Corp., East Hanover, NJ)의 효과를 검사했다. 양쪽 연구는 pamidronate를 한번 주입했고, 그것이 뼈 흡수를 뚜렷하게 감소시킨다고 결론을 내렸다.[100,101] 양쪽 연구의 저자들은 bisphosphonates이 Charcot 골절과 연관된 뼈 소실을 줄인다는 결과를 보고했지만, 그들은 이 환자 그룹에 대한 약물의 진정한 효능을 확인하는 인구가 더 많이 필요하다고 지적했다.

요약 (Summary)

당뇨성 발 합병증을 가진 환자의 효과적인 관리는 발의 정상 생체역학와 당뇨병으로 인한 변화에 대한 이해로부터 시작해야 한다. 효율적인 치료와 예방 전략은 합병증의 심각성을 제한하는 환자와 임상가의 철저한 발 검사에 좌우된다. 비정상적인 압력과 감각 소실의 결합이 당뇨성 발 궤양의 소인일 수 있다. 일단 궤양이 존재하면, 감염, 무감각 발의 지속적인 보행, 혈류 감소 등과 같은 요인에 의해 치유가 지연될 수 있고, 이것이 당뇨병과 관련된다. 결과적으로, 가장 효과적인 치료는 궤양이 일어나지 않도록 하는 적절한 교육과 예방적 조치이다. 본 장은 당뇨성 발에 대한 평가를 개괄적으로 다루고 있고, 또 궤양의 예방과 치료에 대한 전략을 다루고 있다.

감각신경병리, 운동신경병리, 자율신경병리 등을 포함한 당뇨성 발의 평가뿐만 아니라, 혈관 상태와 신발에 대한 평가도 본 장에서 다루어졌다. 활동성 궤양을 위한 부하제거 기법과 궤양 예방을 위한 적절한 신발 등을 포함한 예방과 치료의 전략도 본 장에서 설명되었다. Charcot 관절병증의 평가와 관리에 대한 특별한 고려사항도 제공되었다.

참고문헌 (References)

1. American Diabetes Association. American Diabetes Association home page. Available at: www.diabetes.org/diabetes-basics/diabetes-statistics. Accessed 11/11/09.
2. National Center for Chronic Disease Prevention and and Health Promotion. Diabetes Public Health Resource. National diabetes fact sheet 2005: General information and national estimates on diabetes in the United States. Available at: www.cdc.gov/diabetes/pubs/pdf/ndfs_2007.pdf. Accessed 11/11/09.
3. Steeper, RA: Critical review of the aetiology of diabetic neuropathic ulcers. J Wound Care 2005; 41:101–103.
4. Boyko, E, Ahroni, J, Stensel, V, et al: A prospective study of risk factors for diabetic foot ulcer: The Seattle diabetic foot study. Diabetes Care 1999; 22:1036–1042.
5. Armstrong, D, Lavery, L: Diabetic foot ulcers: Prevention, diagnosis, and classification. Am Fam Physician 1998; 57:1325–1332.
6. Park, T, Park, J, Baek, H: Can diabetic neuropathy be prevented? Diabetes Res Clin Pract 2004; 66:53–56.
7. Vinik, A, Kong, X, Megerian, J, et al: Diabetic nerve conduction abnormalities in the primary care setting. Diabetes Technol Ther 2006; 8:654–662.
8. Anderson, H, Gjerstad, M, Jakobsen, J: Atrophy of foot muscles: A measure of diabetic neuropathy. Diabetes Care 2004; 27:2382–2385.
9. Greenman, R, Khaodhiar, L, Lima, C, et al: Foot small muscle atrophy is present before the detection of clinical neuropathy. Diabetes Care 2005; 28:1425.
10. Mueller, M, Hastings, M, Commean, P, et al: Forefoot structural predictors of plantar pressures during walking in people with diabetes and peripheral neuropathy. J Biomech 2003; 36:1009–1017.
11. Bus, S, Yang, Q, Wang, J, et al: Intrinsic muscle atrophy and toe deformity in the diabetic neuropathic foot: A magnetic resonance imaging study. Diabetes Care 2002; 25:1444–1450.
12. van Schie, C, Vermigli, C, Carrington, A, et al: Muscle weakness and foot deformities in diabetes: Relationship to neuropathy and foot ulceration in Caucasian diabetic men. Diabetes Care 2004; 27:1668–1673.
13. Laing, P: The development and complications of diabetic foot ulcers. Am J Surg 1998; 176:11S–19S.
14. Reiber, G, Vileikyte, L, Boyko, E, et al: Causal pathways for incident lower-extremity ulcers in patients with diabetes from two settings. Diabetes Care 1999; 22:157–162.
15. Caselli, A, Pham, H, Giurini, J, et al: The forefoot-to-rearfoot plantar pressure ratio is increased in severe diabetic neuropathy and can predict foot ulcerations. Diabetes Care 2002; 25:1066–1071.
16. Mandato, M, Nester, G: The effect of increasing heel height on forefoot peak pressures. J Am Podiatr Med Assoc 1999; 89:75–80.
17. Zimny, S, Schatz, H, Pfohl, M: The role of limited joint mobility in diabetic patients with an at-risk foot. Diabetes Care 2004; 27:942–946.
18. Olney, S: Gait. In: Levangie, P, Norkin, C (eds): Joint Structure and Function: A Comprehensive Analysis, ed. 4. Philadelphia, FA Davis, 2005, p 527.
19. Nube, V, Molyneaux, L, Yue, D: Biomechanical risk factors associated with neuropathic ulceration of the hallux in people with diabetes mellitus. J Am Podiatr Med Assoc 2006; 96:189–197.
20. Aye, M, Masson, E: Dermatological care of the diabetic foot. Am J Clin Dermatol 2002; 3:463–474.
21. Young, M, Cavanagh, P, Thomas, G, et al: The effect of callus removal on dynamic plantar foot pressures in diabetic patients. Diabet Med 1992; 9:55–57.
22. Zimny, S, Schatz, H, Pfohl, M: Determinants and estimation of healing times in diabetic foot ulcers. J Diabetes Complications 2002; 16:327–332.
23. Moulik, P, Mtonga, R, Gill, G: Amputation and mortality in new-onset diabetic foot ulcers stratified by etiology. Diabetes Care 2003; 26:491–494.
24. Lavery, L, Armstrong, D, Wunderlich, R, et al: Risk factors for foot infections in individuals with diabetes. Diabetes Care 2006; 29:1288–1293.

25. Ebskov, B, Josephsen, P: Incidence of reamputation and death after gangrene of the lower extremity. Prosthet Orthot Int 1980; 4:77–80.
26. Graziani, L, Silvestro, A, Bertone, V, et al: Vascular involvement in diabetic subjects with ischemic foot ulcer: A new morphologic categorization of disease severity. Eur J Vasc Endovasc Surg 2007; 33:453–460.
27. Gallacher, S, Thomson, G, Fraser, W, et al: Neutrophil bactericidal function in diabetes mellitus: Evidence for association with blood glucose control. Diabet Med 1995; 12:916–920.
28. Joshi, N, Caputo, G, Weitekamp, M, et al: Infections in patients with diabetes mellitus. N Engl J Med 1999; 341:1906–1912.
29. Armstrong, D, Perales, T, Murff, R, et al: Value of white blood cell count with differential in the acute diabetic foot infection. J Am Podiatr Med Assoc 1996; 86:224–227.
30. Gleckman, R, Shakeri, M: Infection in the diabetic foot: What to look for and how to treat. Consultant 1997; 37:2396–2398.
31. Armstrong, D, Lavery, L, Harkless, L: Validation of a diabetic wound classification system: The contribution of depth, infection, and ischemia to risk of amputation. Diabetes Care 1998; 21: 855–859.
32. Fung, H, Chang, J, Kuczynski, S: A practical guide to the treatment of complicated skin and soft tissue infections. Drugs 2003; 63:1459–1480.
33. Mlinaric Missoni, E, Vukelic, M, de Soy, D, et al: Fungal infections in diabetic foot ulcers [letter to the editor]. Diabetic Med 2005; 22:1124–1125.
34. Heald, A, O'Halloran, D, Richards, K, et al: Fungal infections of the diabetic foot: Two distinct syndromes. Diabetic Med 2001; 18:567–572.
35. Grayson, M: Diabetic foot infections—Antimicrobial therapy. Infect Dis Clin North Am 1995; 9:143–161.
36. Bonham, P: A critical review of the literature: Diagnosing osteomyelitis in patients with diabetes and foot ulcers. J Wound Ostomy Continence Nurs 2001; 28(Pt 1):73–88.
37. Lavery, L, Armstrong, D, Peters, E, et al: Probe-to-bone test for diagnosing diabetic foot osteomyelitis—reliable or relic? Diabetes Care 2007; 30:270–274.
38. Shone, A, Burnside, J, Chipchase, S, et al: Probing the validity of the probe-to bone test in the diagnosis of osteomyelitis of the foot in diabetes. Diabetes Care 2006; 29:945.
39. Bonham, P: A critical review of the literature: Antibiotic treatment of osteomyelitis in patients with diabetes and foot ulcers. J Wound Ostomy Continence Nurs 2001; 28(Pt 2):141–149.
40. Rajbhandari, S, Jenkins, R, Davies, C, et al: Charcot neuroarthropathy in diabetes mellitus. Diabetologia 2002; 45:1085–1096.
41. Chantelau, E, Onylee, G: Charcot foot in diabetes: Farewell to the neurotrophic theory. Horm Metab Res 2006; 38:361–367.
42. Slowman-Kovacs, S, Braunstein, E, Brandt, K: Rapidly progressive Charcot arthropathy following minor joint trauma in patients with diabetic neuropathy. Arthritis Rheum 1990; 33:412–417.
43. Fabrin, J, Larsen, K, Holstein, P: Long-term follow-up in diabetic Charcot feet with spontaneous onset. Diabetes Care 2000; 23:796–800.
44. Strauss, E, Gonya, G: Adjunct low intensity ultrasound in Charcot neuroarthropathy. Clin Orthop Relat Res 1998; 349:132–138.
45. Shapiro, S, Stansberry, K, Hill, M, et al: Normal blood flow response and vasomotion in the diabetic Charcot foot. J Diabetes Complications 1998; 12:147–153.
46. Gough, A, Abraha, H, Li, F, et al: Measurement of markers of osteoclast and osteoblast activity in patients with acute and chronic Charcot neuroarthropathy. Diabet Med 1997; 14:527–531.
47. Chantelau, E, Richter, A, Schmidt-Grigordiadis, P, et al: The diabetic Charcot foot: MRI discloses bone stress injury as trigger mechanism of neuroarthropathy. Exp Clin Endocrinol Diabetes 2006; 114:118–123.
48. Seabold, J, Flickinger, F, Kao, S: Indium-111-leukocyte/technetium-99m-MDP bone and magnetic resonance imaging: Difficulty of diagnosing osteomyelitis in patients with neuropathic osteoarthropathy. J Nucl Med 1990; 31:549–556.
49. Young, M, Marshall, A, Adams, J, et al: Osteopenia, neurological dsyfunction, and the development of Charcot neuroarthropathy. Diabetes Care 1995; 18:34–38.
50. Hastings, M, Sinacore, D, Fielder, F, et al: Bone mineral density during total contact cast immobilization for a patient with neuropathic (Charcot) arthropathy. Phys Ther 2005; 85:249–256.
51. Armstrong, D: Monitoring healing of acute Charcot's arthropathy with infrared dermal thermometry. J Rehabil Res Dev 1997; 34:317–321.
52. Beach, R, Thompson, D: Selected soft tissue research: An overview from Carville. Phys Ther 1979; 59:30–35.
53. Armstrong, D, Lavery, L, Liswood, P, et al: Infrared dermal thermometry for the high-risk diabetic foot. Phys Ther 1997; 77:169–177.
54. American Diabetes Association. Position statement: Standards of medical care in diabetes—2007. Diabetes Care 2007; 30:S4–S41.
55. Brodsky, J, Kourosh, S, Stills, M, et al: Objective evaluation of insert material for diabetic and athletic footwear. Foot Ankle 1988; 9:111–116.
56. Hsi, W, Chai, H, Lai, J: Comparison of pressure and time parameters in evaluating diabetic footwear. Am J Phys Med Rehabil 2002; 81:822–829.
57. Cavanaugh, P: Therapeutic footwear for people with diabetes. Diabetes Metab Res Rev 2004; 20:S51–S55.
58. Uccioli, L, Faglia, E, Monticone, G, et al: Manufactured shoes in the prevention of diabetic foot ulcers. Diabetes Care 1995; 18:1376–1377.
59. Chantelau, E, Haage, P: An audit of cushioned diabetic footwear: Relation to patient compliance. Diabet Med 1994; 11:114–116.
60. van Schie, C, Ulbrecht, J, Becker, M, et al: Design criteria for rigid rocker shoes. Foot Ankle Int 2000; 21:833–844.
61. Busch, K, Chantelau, E: Effectiveness of a new brand of stock 'diabetic' shoes to protect against diabetic foot ulcer relapse. A prospective cohort study. Diabet Med 2003; 20:665–669.
62. Nawoczenski, D, Birke, J, Coleman, J: Effect of rocker sole design on plantar forefoot pressures. J Am Podiatr Med Assoc 1988; 78:455–460.
63. Crawford, F, Inkster, M, Kleijnen, J, et al: Predicting foot ulcers in patients with diabetes: A systematic review and meta-analysis. QLM 2007; 100:65–86.
64. Lavery, L, Armstrong, D, Harkless, B: Classification of diabetic foot wounds. Foot Ankle Surg 1996; 35:528–531.
65. Steed, D, Attinger, C, Colaizzi, T, et al: Guidelines for the treatment of diabetic ulcers. Wound Repair Regen 2006; 14:680–692.
66. Leibner, E, Brodsky, J, Pollo, F, et al: Unloading mechanism in the total contact cast. Foot Ankle Int 2006; 27:281–285.
67. Birke, J, Sims, D, Buford, W: Walking casts: Effect on plantar foot pressures. J Rehabil Res Dev 1985; 22:18–22.
68. Birke, J, Patout, C: The contact cast: An update and case study report. Wounds: A Compendium of Clinical Research and Practice 2000; 12:26–31.
69. Petre, M, Tokar, P, Kostar, D, et al: Revisiting the total contact cast: Maximizing off-loading by wound isolation. Diabetes Care 2005; 28:929–930.
70. McGuire, J: Pressure redistribution strategies for the diabetic or at-risk foot. Adv Skin Wound Care 2006; 19(Pt 2):270–277.
71. Hartsell, H, Brand, R, Frantz, R, et al: The effects of total contact casting materials of plantar pressures. Foot Ankle Int 2004; 25:73–78.
72. Piaggesi, A, Viacava, P, Rizzo, L, et al: Semiquantitative analysis of the histopathological features of the neuropathic foot ulcer. Diabetes Care 2003; 26:3123–3128.
73. Myerson, M, Papa, J, Eaton, K, et al: The total contact cast for management of neuropathic plantar ulceration of the foot. J Bone Joint Surg Am 1992; 74:261–269.
74. Coleman, W, Brand, P, Birke, J: The total contact cast: A therapy for plantar ulceration on insensitive feet. J Am Podiatr Med Assoc 1984; 74:548–552.

75. Beuker, B, Van Deursen, R, Price, P, et al: Plantar pressure in off-loading devices used in diabetic ulcer treatment. Wound Repair Regen 2005; 13:537–542.
76. Lavery, L, Vela, S, Lavery, D, et al: Reducing dynamic foot pressures in high-risk diabetic subjects with foot ulcerations: A comparison of treatments. Diabetes Care 1996; 19:818–821.
77. Katz, I, Harlan, A, Miranda-Palma, B, et al: A randomized trial of two irremovable off-loading devices in the management of plantar neuropathic diabetic foot ulcerations. Diabetes Care 2005; 28:555–559.
78. Hartsell, H, Fellner, C, Saltzman, C: Pneumatic bracing and total contact casting have equivocal effects on plantar pressure relief. Foot Ankle Int 2001; 22:502–506.
79. Lawless, M, Reveal, G, Laughlin, R: Foot pressures during gait: A comparison of techniques for reducing pressure points. Foot Ankle Int 2001; 22:594–597.
80. Armstrong, D, Lavery, L, Kimbriel, H, et al: Activity patterns of patients with diabetic foot ulceration: Patients with active ulceration may not adhere to a standard pressure off-loading regimen. Diabetes Care 2003; 26:2595–2597.
81. Armstrong, D, Nguyen, H, Lavery, L, et al: Offloading the diabetic foot wound: A randomized clinical trial. Diabetes Care 2001; 24:1019–1022.
82. Armstrong, D, Lavery, L, Wu, S, et al: Evaluation of removable and irremovable cast walkers in the healing of diabetic foot wounds: A randomized controlled trial. Diabetes Care 2005; 28:551–554.
83. Birke, J, Lewis, K, Penton, A, et al: The effectiveness of a modified wedge shoe in reducing pressure at the area of previous great toe ulceration in individuals with diabetes mellitus. Wounds: A Compendium of Clinical Research and Practice 2004; 16:109–114.
84. Birke, J, Fred, B, Krieger, L, et al: The effectiveness of an accommodative dressing in offloading pressure over areas of previous metatarsal head ulceration. Wounds: A Compendium of Clinical Research and Practice, 2003; 15:33–39.
85. Birke, J, Pavich, M, Patout, C, et al: Comparison of forefoot ulcer healing using alternative off-loading methods in patients with diabetes mellitus. Adv Skin Wound Care 2002; 15:212–215.
86. Kwon, O, Mueller, M: Walking patterns used to reduce forefoot plantar pressures in people with diabetic neuropathies. Phys Ther 2001; 81:828–835.
87. Zhu, H, Wertsch, J, Harris, G, et al: Foot pressure distribution during walking and shuffling. Arch Phys Med Rehabil 1991; 72:390–397.
88. Cook, T, Farrell, K, Carey, I, et al: Effects of restricted knee flexion and walking speed on the vertical ground reaction force during walking. J Orthop Sports Phys Ther 1997; 25:236–244.
89. Andriacchi, T, Ogle, J, Galante, J: Walking speed as a basis for normal and abnormal gait measurements. J Biomech 1977; 10:261–268.
90. Zhu, H, Harris, G, Wertsch, J: Walking cadence effect on plantar pressures. Arch Phys Med Rehabil 1995; 76:1000–1005.
91. Mueller, M, Sinacore, D, Hoogstrate, S, et al: Hip and ankle walking strategies: Effect on peak plantar pressures and implications for neuropathic ulceration. Arch Phys Med Rehabil 1994; 75:1196–1200.
92. Wertsch, J, Loftsgaarden, J, Harris, G, et al: Plantar pressure with contralateral versus ipsilateral cane use. Arch Phys Med Rehabil 1990; 71:772.
93. Frykberg, R, Mendeszoon, E: Management of the diabetic Charcot foot. Diabetes Metab Res Rev 2000; 16:S59–S65.
94. Armstrong, D, Lavery, L: Acute Charcot's arthropathy of the foot and ankle. Phys Ther 1998; 78:74–80.
95. Armstrong, D, Todd, W, Lavery, L, et al: The natural history of acute Charcot's arthropathy in a diabetic foot specialty clinic. Diabet Med 1997; 17:357–363.
96. Morgan, J, Biehl, W, Wagner, W: Management of neuropathic arthropathy with the Charcot Restraint Orthotic Walker. Clin Orthop Relat Res 1993; 296:58–63.
97. McCrory, J, Morag, E, Norkitis, A, et al: Healing of Charcot fractures: Skin temperature and radiographic correlates. The Foot 1998; 8:158–165.
98. Kristiansen, T: The effect of low power specifically programmed ultrasound on the healing time of fresh fractures using a Colles' model. J Orthop Trauma 1990; 4:227–228.
99. Hanft, J, Goggin, J, Landsman, A, et al: The role of combined magnetic field bond growth stimulation as an adjunct in the treatment of neuroarthropathy/Charcot joint: An expanded pilot study. J Foot Ankle Surg 1998; 37:510–515.
100. Jude, E, Selby, P, Burgess, J, et al: Bisphosphonates in the treatment of Charcot neuroarthropathy: A double-blind randomised controlled trial. Diabetologia 2001; 44:2032–3037.
101. Anderson, J, Woelffer, K, Holtzman, J, et al: Bisphosphonates for the treatment of Charcot neuroarthropathy. J Foot Ankle Surg 2004; 43:285–289.

chapter 15 장

당뇨병과 상처 관리
Diabetes and Wound Care

세계보건기구(WHO)와 국제당뇨연합(IDF)은 전 세계적으로 당뇨 발병률이 급격한 비율로 증가하고 있다고 주장했다. 국제당뇨연합은 2010년에는 세계적으로 285백만 명 이상의 사람들이 당뇨를 갖고 있고, 이 수치는 2030년이면 438백만 명이 넘을 것이라고 추측했다.[1] 미국에서는, 제 2형 당뇨(T2DM)가 우리 신체의 효율적인 지지를 위한 건강 시스템 보다 더 빠르게 증가하고 있다. 현재 국가 통계는 약 23.6백만 명이 당뇨가 있고, 약 5.7백만 명이 확진되지 않은 제 2형 당뇨를 가졌을 것으로 추측한다.[2, 3]

당뇨 요인은 신체 전반으로 광범위하다. 당뇨병은 성인 실명, 하지 절단, 신장 질병 그리고 신경 손상을 야기한다. 더욱이 당뇨가 있는 환자의 2/3이 심장질환이나 뇌졸중으로 인해 사망한다. 급격한 당뇨 발병을 넘어, 57백만 명이 신진대사 문제뿐만 아니라, "당뇨 발병 위험 요인"이라 불리는 것과 제 2형 당뇨[3] 발달에 영향을 미치는 위험요인과 큰 혈관 질병을 급격히 증가시키는 환경적 요인들을 고려한다. 더 어린 나이에 더 심한 발현을 가진 뇌졸중, 관상동맥 질병, 그리고 말초혈관 질환 발병 요인이 증가하고 있다. 분명히, 당뇨는 전반적인 건강에 부정적인 영향을 미친다. 본 장은 당뇨에 대한 상처치유과정의 특정한 부정적 영향에 대해 언급할 것이다.

당뇨의 정의와 개요 (Definition and Description of Diabetes Mellitus)

당뇨(DM)은 인슐린 분비, 인슐린 작용이나 둘 다의 결함에 의해 야기되는 고혈당증 특징을 보이는 신진대사성 질병이다. 만성 고혈당증 당뇨는 정맥 장기 특히, 눈, 신장, 신경, 심장, 혈관의 부재와 장기간 손상, 기능부전과 연관이 있다.[4] 당뇨의 원인은 병리생리적으로 매우 다양하다. 하지만, 이것은 당뇨의 병인학과 병리생리적으로 복잡할 뿐만 아니라, 자료를 완전히 이해하는 것이 중요하다. 당뇨의 형태로 가장 빈번한 3가지는 제1형 당뇨(T1DM), 제 2형 당뇨(T2DM), 임신성 당뇨(GDM)가 있다.

제1형 당뇨는 이런 질병의 가진 사람들 중 약 5~10%가 영향을 받으며, 이전에 '인슐린-의존형 당뇨' 또는 '청소년기-발병 당뇨' 라고 불린다. 제 1형 당뇨는 인슐린 분비의 완전한 결여로 야기되어 췌장 베타 세포의 자가면역 손상의 형태로 발생한다.[4] 생명을 유지하기 위해, 제 1형 당뇨인 사람은 매일매일 인슐린을 관리해야 한다. 제 1형 당뇨는 주로 청소년기나, 젊은 성인에게서 발생하지만, 어느 연령대에서도 발생할 수 있다. 위험 요인은 자가면역 손상, 유전적/환경적 요인들을 포함한다.

제 2형 당뇨는 이런 질병을 가진 사람들 중 약 90%~95%가 영향을 받으며, 이전에는 '비인슐린-의존형 당뇨' 또는 '성인-발병 당뇨' 라고 불렸다. 제 2형 당뇨는 다른 호르몬 결핍과 손상뿐만 아니라, 위 내분비물의 생산물의 감소와 부적절한 글루카곤의 분비, 간에서의 포도당 생성의 비억제, 췌장에서의 인슐린 분비의 점진적 감소, 지방 조직과 근육에서 인슐린 저항과 같은 기관에서 복합적인 결함이 공존함으로써 나타나는 결과와 신진대사 장애가 함께 나타나 야기된다.[5]

임신성 당뇨(GDM)는 임신기간 동안 포도당 과민증의 감소로서 정의된다. 이 정의는 인슐린 때문인지 생활 환경의 변화인지 아닌지가 고려되어야 하고, 이를 통해 치료가 적용되어야 하고 또 임신 후에 상황이 지속되는지 아닌지도 고려되어야 한다.[4] 임신 기간 동안, 치료는 혈액의 포도당 수치를 정상화하기 위해 엄마와 아기의 금기증을 피해야 한다. 임신성 당뇨는 평생 제 2형 당뇨의 위험요인을 전달하고, 이러한 전이가 있는 후 5~10년이 가장 발병할 위험이 있다. 과거 임신성 당뇨가 있었던 여성일 경우, 심지어 10년 동안 출생 후 지속될 수 있고, 임신성 당뇨가 없었던 여성들과 비교해 볼 때 약 70% 이상이 당뇨가 발생할 위험도가 더 크다. 과거 임신성 당뇨가 있었던 여성의 아이도 다른 아이들에 비해 당뇨와 비만의 위험도가 증가했다.[6]

다른 당뇨의 정류는 베타세포 기능의 선천적 결함, 인슐린 작용의 선천적 결함, 이자의 외분비계의 질병, 그리고 약물 또는 화학적 작용(장기이식 또는 에이즈의 치료를 위한)의 손상과 같은 원인에 의해 발생한다.[4]

병리생리적의 부분에서, 만성 과혈당증으로부터 야기되는 당뇨의 엄청난 영향이 모든 건강관리 분야에서 일하는 사람들에게 대두되었다. 심장, 대뇌 그리고 말초 혈관질환; 큰 혈관 질병, 망막증, 신증, 그리고 신경병증; 감염;과 같은 큰 혈관 질환을 포함한 당뇨의 만성 합병증은 상처 치유와 정형외과적 비정상으로 어려움을 준다, 게다가, 연구에 따르면, 같은 나이 군에 비해 당뇨가 있는 환자는 인지 기능이 감소하는 것을 보여줬다. 인지의 손상은 당뇨의 자가 관리의 필요성과 복합적인 관계들을 봤을 때 중요한 요인이다. 의약과 영양 관리의 복합적인 고려는 많은 개인이 직면하고 있고, 생명을 유지하는데 필요하다.[7,8]

당뇨로부터 발생한 합병증과 손상을 완화시키기 위해서 혈액 포도당 수치를 가능한 한 "정상"으로 유지하는 것이 중요하다. 앞에서 언급한 것과 같이 혈액 포도당 수치는 호르몬, 음식 소비의 양과 종류, 신체활동의 종류와 양들 사이에서 균형이 규제되어야 한다. 광범위한 교육과 행동 변화는 그들의 포도당을 성공적으로 조절하기 위해 필수적이고 그런 기술과 지식을 획득하는 것이 요구된다. 만약 환자가 약과 음식 준비를 관리하는 것이 불가능 하다면 매일 당뇨 관리를 위해 환자 또는 돌봄이가 요구된다. 현재, 당뇨의 진단과 당뇨의 발병 요인, 정상적인 혈액 포도당의 진단적 기준, 최상의 혈액 포도당 수치를 평가할 수 있게 잘 확립되어 있다.(표 15.1) 급성 포도당 손상과 포도당 저항력 손상은 심혈관계 질환과 앞으로의 당뇨의 위험한 요소이다.[4,9]

상처 치유에 대한 당뇨의 영향 (Impact of Diabetes Mellitus on Wound Healing)

상처 치유의 문제는 당뇨 합병증으로 잘 알려져 있다. 하지만, 당뇨와 치유 부전 사이의 병리생리적 관계는 복잡하고 상호적으로 영향을 미친다. 정상 상처 치유는 세포 활동과 활성화 요인의 성장과 조직 형성의 연결 사이의 상호작용의 협동이 포함되는데, 당뇨병 환자는 부정적 영향을 가진다. 게다가, 미세혈관과 큰 혈관, 신경학적, 면역 기능, 생화학적, 그리고 호르몬 비정상은 각각 조직에 당뇨나 과혈당증이 있는 환자의 조직 회복 과정에 변화를 준다. 당뇨와 관련된 치유 결함의 정확한 발병원인은 아직 정확하게 밝혀지지 않았다. 하지만, 연구자들은 몇몇 기능부전의 기전이 환자에게서 경미하며 자동으로 상처치유가 되는데 의문이 있다는 것을 알아냈다. 하지

표 15-1 성인의 당뇨와 위험요인을 증가시키는 진단을 위한 기준[4]

단계	급성 혈장 포도당 검사*	평상시 혈장 포도당 검사† 또는 Alc 검사	경구 포도당 저항력 검사‡
정상	< 100 mg/dL		2-h PPG < 140 mg/dL
당뇨의 위험요인 (포도당 저항력 손상)	≥ 100~125 mg/dL	Alc 5.7-6.4%	2-h PPG ≥ 140-199 mg/dL
당뇨	≥ 126 mg/dL	≥ 200 mg/dL (증상 없음)	2-h PPG ≥ 200 mg/dL
당뇨		A1C > 6.5%**	

PPG, postprandial glucose.

†평상시 혈장 포도당 검사는 마지막 식사 이후의 시간과 관계 없이 하루 중 어느 때나 검사하는 것을 의미한다: 증상은 다뇨증, 번갈다음, 설명할 수 없는 체중감소 등이 있다.

‡"Fasting"은 8시간 이내에 칼로리를 섭취하지 않는다는 의미이다.

**A1C는 NGSP가 DCCT 분석으로 표준화되고 자격을 갖춘 방법을 이용하여 임상 병리실에서 수행되어야 한다.

만, 당뇨병 환자는 혈당 관리, 단백질 합성 영향, 백혈구 기능, 산소 이동과 활용, 그리고 유용한 요인의 성장 등의 요인들을 특별히 잘 대처해야 한다.[10]

이러한 논의를 구체적으로 하는 목적은 당뇨와 과혈당증과 연관 있는 기능부전을 받아들이고 상정하며, 상처 치유 단계에서 울혈, 염증, 확산, 개조의 단계라는 것을 받아들여 특정한 영향에 의해 전반적인 신체 건강의 영향에 따라 조직화하는 것이다.(표 15.2) 2장에 정상 상처 치유 과정에 대해 이미 언급했다.

일반적인 생리적 영향 (General Physiological Effects)

상처치유 과정의 문제와 당뇨병 환자의 피하조직과 피부에서 미세순환 문제가 존재한다. 미세순환의 기능은 조직의 영양화, 불순물 생성의 제거, 염증반응의 개시, 그리고 온도 조절을 위해 필요하다; 그러므로, 미세혈관 시스템의 방해는 상처치유에 부정적인 영향을 미친다.[11] 큰 혈관 변화는 상처치유의 부정적인 영향 뿐만 아니라, 당뇨로부터 야기된다. 사실, 큰 혈관 변화는 당뇨의 진단 아래, 혈액 포도당 수치 변화의 시작이다. 이런 혈관 변화는 저산소증으로 인해 상처 치유가 지연된다.

만성 과혈당증은 세포와 조직 수준에서 둘 다 기저 세포막이 다량으로 두꺼워지는데 기여한다.[11] 기저 세포막의 두꺼워지는 것은 상처 치유 동안 심각한 합병증을 유발하고 충혈을 제한하고 혈관의 활동을 손상시킨다. 두꺼워지고 단단해진 기저 세포막은 세포 손상으로부터 정상적인 저산소증에 대한 반응을 제한하고, 저산소증을 야기한다. 게다가, 이것은 세포막의 변화에 따라 일치하도록 변화하는 모세혈관 투과성에 영향을 미친다. 과혈당증의 지속은 혈관내피세포 내에서 소르비톨을 포도당으로 전환하는 것을 촉진하고, 세포막 통과를 저해하여 세포 부종을 야기한다. 이러한 부종엔 신진대사적 변화, 세포막 기능의 변화 그리고 추가적인 기저막 두께의 변화를 야기한다.[11]

연구와 학문들은 초기 당뇨 백내장과 말초신경적 기전 아래에서 세포의 기능에서 세포들 사이의 과혈당증의 부정적인 영향에 대해 제안했다.[12] 더욱이, 과혈당증은 세포막의 구멍을 통해 포도당 확산을 방해하고, 탈수현상을 만든다. 세포외액에서 삼투압의 증가는 세포 밖으로 물의 이동을 야기한다; 삼투 이뇨에 의해 소변을 통해 포도당의 소실. 소변을 통한 이러한 물과 전해질의 소실은 세포핵과 세포 간 탈수 둘 다를 야기한다.[13] 탈수는 몇몇 관점에서 상처 치유의 문제에 영향을 주는데, 상처로 산소와 영양공급 운반의 감소로 몸의 혈액 부피가 감소하는 것을 포함한다. 물은 세포로부터 영양 공급에 필수적이다; 그러므로, 탈수는 세포 기능을 방해하고 이러한 운반 시스템을 지연시킨다.[14]

표 15-2 상처 치유 단계에서 당뇨와 과혈당증의 영향

단계	세포	정상 기능	정상 결과	당뇨로 인한 손상	당뇨로 인한 결과
응고/울혈	혈소판	혈소판의 집약과 응괴 요인, 성장인자, cytokines(PDGF), TGF-β의 방출	응괴형성; 염증 반응의 섬유소 초기 혈액 응고 관리	섬유소원 형성 지연 성장요인과 대식세포의 방출의 지연/감소 손상된 미세혈관이 혈액 역동성 비정성적인 혈관 자가 조절 용적	혈소판 이상 섬유소원 형성 지연 개방성 상처의 지연 국소 성장인자와 cytoine 생산 감소 염증 세포의 집중 감소 야기
염증단계	중성호구와 대식세포	초기: • 중성호구에 의한 손상된 조직, 박테리아, 물질들 제거 후기 : • 대식세포의 대식작용 과정의 지속 • 더 많은 PDGF와 TGF-β의 방출	주화성, 유착, 중성구와 대식세포에 의한 식작용 죽은 세포내 조직제거 증식기를 시작하는 신호	큰 대식세포와 중성호구로부터 cytokines과 성장요인 방출 감소 중성호구와 큰 대식세포에 의한 이동과 강화 손상 비후된 동맥 기저막	염증 반응 지연 나쁜 만성 염증 상태 바이오버든의 증가 환자 감염율 증가
증식단계	섬유아세포 내피증식 근섬유아세포 형성 각질형성세포 이동	섬유아세포 이동, 재형성 성장요인과 기질 단백질 방출 콜라겐 합성 혈관생성 성장요인 생성 근섬유아세포 수축 각질형성세포 증식, 이동	육아조직 형성 임시적인 세포외질 대체 섬유소 기질 재상피화 상처 폐쇄	성장인자와 chemokinase에 대한 나쁜 세포 반응. 손상된 섬유아세포 증식, 이주 및 기능 protease의 과도한 활동 근육섬유아세포의 손상된 수축	혈관 생성 감소 과립 손상 손상된 조직 형성 상처 수축의 제한 육아조직의 기능저하 만성 염증 상태에서의 상처 축적
성숙단계	섬유아세포 각질형성세포	콜라겐 생산, 변화 기질, 제2형 섬유의 제1형 섬유로의 변화	상처 ~80% 인장력 형성	비효율적인 기질 교체율	콜라겐 기질의 교차 연결 비효율적인 기질 교체율 수복 조직의 감소된 최종 강도

PDGF, platelet-derived growth factor; TGF-β, transforming growth factor-β

연구자들은 과혈당 환경에 있는 뼈 세포의 소멸세포 증가는 잠재적으로 샤르코 발 증후군과 연관이 있다고 밝혔다. 뼈세포의 소멸세포 증가는 뼈 형성을 넘어 뼈 재흡수로 벼를 감소시키는 결과를 낳는다.[15, 16] 게다가 당뇨 환자의 상처 치유 기간 동안 혈관 내피세포 성장인자와 혈소판 성장인자와 같은 세포 중재의 손상은 상처치유의 결함을 야기하고 이러한 결함의 원인이 되기도 한다.[17]

최종당화산물 (Advanced Glycation End Products)

과혈당증이 존재하는 동안, 알도오스 당류 결합 이후 단백질 또는 지질이 산화됨으로써 비효소적 당화반응이 발생한다. 비효소적 당화반응에서, 포도당은 화학적으로 단백질의 아민 그룹과 붙고, 단백질의 순환, 구조, 세포막의 표면을 축적하면서 안전한 분자를 만들어 낸다. 이 단계에서 이러한 분자는 아마도리당화산물이라고 불리는 분자인데, 그들은 안정적이고, 아직 가역성이다. 하지만, 장시간 동안 과혈당증 환경은 더욱더 단백질과 지질의 당화반응을 발생시키고, 이는 아마도리당화산물에서 분자 재배열을 야기시켜 일반적으로 비가역물질인 최종당화산물을 만든다.[12, 18]

최종당화산물은 정상적인 노화 과정 동안에 발생하지만, 탈수된 환경에서 가속된다. 최종당화산물 과정은 당뇨와 노화 과정 모두의 혈관 질환의 생리적 기여에 영향을 주는 기전이다.[19, 20]

세포 손상은 최종당화산물의 형성에 의해 야기되었고 세포사이 단백질과 콜라겐과 같은 외세포 단백질 구조의 변형을 포함한다.[20] 또 다른 단백질 최종당화산물 변형에 의한 기전은 최종당화산물 수용기와 같은 수용기의 가장자리에서 세포 기능이 변화하고, mitogen-activated protein kinase(MAPK) 전달계의 활동과 같은 세포 신호전달을 연속적으로 생산하여 세포의 기능부전을 야기한다.[18] 최종 당화 작용은 활성산소종(reactive oxygenn species, ROS)를 생산하고 세포 수용기 표면의 특정 부분을 결속시키고 조직의 교차 결합을 형성한다.

최종당화산물의 영향은 상처치유에서 많은 요인을 가지고 있고, 염증기, 증식기, 치유기 동안 효과적인 증거이다. 염증기에서, 최종당화산물의 존재는 조직의 산소운반이 변화했고,[21] 성장인자의 활성 변화나 제한을,[22-24] 그리고 혈관 구조와 기능부전에 변화를 가져온다.[25]

울혈/응고 단계에 대한 당뇨의 영향 (Effects of Diabetes on the Hemostatic/ Coagulation Phase)

2장에서 논의되었듯이, 정상 상태에서 응고 단계는 상처부위에 혈소판이 집중할 때 즉각적인 섬유소 플러그 형성이 일어난다. 혈소판은 시토카인과 바이러스 성장인자를 방출하고, 이것은 염증 세포가 집중되는 것을 야기한다. 하지만, 과혈당의 환경이 되었을 때, 섬유소 플러그 형성이 연결되어 형성되는 것이 지연되고, 상처는 개방된 상채로 남아 오염되며 더욱이 시토카인과 성장인자의 방출이 감소하거나 지연되어 염증 세포의 집중이 잘 이루지지 않을 수 있다.[26] 염증세포의 도착이 지연되었을 때, 상처는 상당히 감염에 노출된다. 염증 반응이 지연되기 때문에 당뇨와 과혈당증이 있는 환자는 더 심한 감염과 더 빈번한 더 높은 위험율이 있다.[27]

염증단계에 대한 당뇨의 영향 (Effects of Diabetes on the Inflammatory Phase)

상처의 염증단계는 다핵세포의 기능, 주화성, 유착, 식세포, 그리고 상처 부위의 호중구의 세포 간 식균작용의 도입으로 마지막 3일에서 7일을 통한 상처 회복 단계이다. 상처 치유의 다음 단계(증식)의 시작에 다양한 성장인자를 분비하고 불필요한 세포 구성은 제거하는 세포용해가 중요하다.[27, 28]

당뇨가 있는 환자는 과혈당증과 호중구 수치 제어가 어렵고, 주화성(염증의 이동), 유착, 식균세포의 식작용(박테리아의 섭취), 프로테아제(protease) 용해의 방출, 활성 산소 종의 생산, 그리고 세포소멸(세포사멸이 프로그램화 된)을 포함하는 거의 모든 염증반응의 기능은 결함이 생긴다. 유사하게, 당뇨가 있는 환자의 단핵 백혈구는 식세포의 식균작용과 주화성 둘 다의 손상을 나빠지게 한다.[29-32]

상처 조직으로 염증 세포의 유입이 지연되는 것은 염증 세포가 만성 염증 상태로 남도록 만들고, 염증세포 그 사리에 버물며 확립된다. 강한 염증성은 특정한 당뇨가 환경에서 증가하게 만들고 조직-파괴성인 기질 metalloproteinases(MMPs) 와 tumor necrosis factor(TNF)가 포함된 proinflammatory cytokines의 발생이 유지되게 한다. 또한 기질 metalloproteinases(MMPs)는 억제제로 줄기세포성장인자(TIMPs)라고도 불린다. MMP와 줄기세포성장인자는 세포외기질의 생산을 위한 가능하게 하는 정상적 환경을 만들기 위해 함께 작용한다. 정상 MMP와 줄기세포 성장인자 균형 파괴는 선천적인 당뇨의 상처 제거뿐만 아니라, 상처 삼출물과 만성 당뇨의 상처를 야기한다. 이 프로테아제는 단백질 가수분해 활동을 증가시켰고, 새로운 세포외기질의 형성의 방해를 야기한다. 게다가, 이러한 환경은 세포가 다시 손상 받았을 때, 세포의 적절한 지지대의 부족 때문에 세포 증식의 자극에 잠재적인 감소를 가져온다.[26] 역시, 상처 환경으로부터 염증 세포의 유출을 예방하기 위해 AGEs에서 연합조직 기질의 이탈이 일어나고, 만성적, 국소적 염증 사이토카인 생산의 악화가 발생한다. 이러한 염증 단계에서 점진적인 기질 퇴적(증식단계)과 변형 단계에서 원형질 기질 성숙을 예방한다.[20, 22]

더욱이, 연구자들은 호중구와 단핵구의 살균기능의 결핍은 박테리아 감염 발달의 중요한 요인이고, 당뇨가 있는 환자에게 병적 상태와 죽음에 이르게 하는 기여 인자이다.[29, 33, 34]

증식단계에서 당뇨의 영향 (Effects of Diabetes on the Proliferative Phase)

당뇨에서 단백질과 지방 및 탄수화물의 신진대사의 손상인 인슐린의 결핍 또는 부재는 잘 확인되었다. 상처 치유와 관련하여, 신진대사 작용은 세포활동과 조직 합성을 위해 필수적이다. 인슐린은 세포 내부로 포도당이 이동하는데 요구된다. 포도당은 상처치유 동안 다핵 백혈구(PMN) 활성과 섬유아세포를 위한 에너지를 공급한다. 다욘와 같은 경우로 포도당 신진대사에 변화가 있을 때, 정상적인 상처 치유를 위해 필요한 다핵 백혈구 활성/섬유아세포가 감소하고, 신진대사에 이용되는 영양에 결핍을 통해 상처 치유에 손상이 온다.[11]

결합조직 세포는 콜라겐 축적을 위해 작용하는데, 섬유아세포 기능은 치유조직 손상에 필수적이다. 섬유아세포 활동의 측면에서 특정 손상이 콜라겐 합성과 증식, 혈관생성 성장인자의 결핍, 염증단계의 지속, 프로그램화된 세포 사멸 비율의 현저한 증가,[35] 그리고 상처의 단축과 손상된 세포 이동을 포함한 조직 회복에 얼마나 중요한지 상당한 양이 증거물들을 보여준다.

어떤 연구에서는 세포 이동이 손상 받았을 때, *db/db* 당뇨가 있는 쥐로부터 섬유아세포가 획득되는데, MMP-9가 과도하게 노출되었고, 당뇨 섬유아세포는 저산소에 반응하거나 또는 기본 수치에서 혈관 내의 성장인자(VEGF)의 정상 수치만큼 생산이 가능함을 알아냈다. 게다가, 연구자는 섬유아세포에서 혈관생성 성장인자 요인 표출을 감소하기 위해 어떻게 포도당과 저산소 사이에서 상호작용하는지 더 많은 이해를 알아가고 있다.[36] 다른 *db/db* 당뇨가 있는 쥐는 박테리아로 손상된 결합조직이 최고 절정의 치유기간에 당뇨는 특정 섬유아세포 사멸이 있다는 것을 관찰했다. 새로운 결합조직 배열의 형성도 현저하게 감소했고, 콜라겐 Ⅰ과 Ⅲ 노출도 감소되었고, 섬유아세포 수치가 감소되는 결과가 나왔다.[37] 결합조직 배열과 콜라겐 손상은 혈관 생성과 육아조직 형성 손상의 결과를 야기했다.

BoyKin과 Baylis 에 의해 혈관 생성의 중재,[38] 육아조직 형성 그리고 콜라겐 침착, 급격한 이동, 그리고 미세혈관 항상성을 통한 상처 치유 동안 일산화질소의 중요성이 연구에 의해 확립되었다. 중재하지 않은 혈관 조절의 강화는 역시 국소 조직 생존 위기와 저산소-재관류 손상 이유 피부혈관의 기능적 회복에 미치는 요인에 연루되었다. 최적의 일산화질소 활동은 혈소판 운반 성장인자와 혈관 내피성장인자의 상향조절 수용기와 와전한 노출에 필수적이어야 한다. 당뇨와 같이 일산화질소 생산이 감소된 상태는 상처 치유에 손상이 온다고 기록되어있다. 게다가, 일산화질소 감소에 대한 증거는 원형질 축적 감소와 상처 인장력, 원형질 노출의 제 Ⅰ형, Ⅲ형, 혈관 내피성장인자 노출, 육아조직 형성, 그리고 미세혈관 관류 손상과 연관된다고 제안했다. 또한, 당뇨를 가진 환자 중 환자의 만성 궤양을 위한 성공적인 혈소판 운반 성장인자 재조합 치료의 중요한 것은 일산화질소 생산에 완전 의존적이다. 멀지 않은 미래에, 이것은 상처 삼출물의 일산화질소를 이용하여 상처에서 일산화질소 생체 활동을 평가하는 임상 접근이 되고 또한 만성 상처의 치유를 촉진하고, 치유를 확인하기 위한 진단 수단으로써 실현 가능할 것이다.[38]

이전의 임상 연구에 의하면 증가된 호모시스테인 수치는 현저한 일산화질소 생체 활동 상처 감소에 의해 상처 치유의 위험 요인이 된다고 나타낸다. 게다가, 급격히 증가된 호모시스테인 수치는 당뇨 없이 하지 궤양만 있는 환자보다 신경학적 궤양과 당뇨 둘 다 가진 환자에게 더 높은 것으로 나타났다. 더욱이 연구자들은 일산화질소 생산과 생체 일산화질소 생리적 활동, 그리고 잠재적 상처 기질 형성의 상태가 어떻게 호모시스테인 수치를 증가시키는지 평가하는 것이 필요하다고 했다.[38]

재형성 단계에 대한 당뇨의 영향 (Effects of Diabetes on the Remodeling Phase)

재형성 단계는 상처치유의 가장 마지막 단계이고, 아마 길게는 2년, 그 이상이 걸릴 수도 있다. 2장에서 언급했듯이, 흉터 조직은 절대로 원래의 장력강도를 다시 얻지 못한다. 당뇨에서, 원형질 합성은 현저하게 감소되고, 결과적으로 만성 결합조직 합병증이 야기된다. 당뇨에서 원형질 신진대사의 결함은 이식 후 원형질 저하의 변형뿐만 아니라, 원형질 펩티드 생산 수치에 영향을 미친다.[17] 앞에서 언급했듯이, 인슐린의 낮은 수치와 인슐린 호르몬 기능의 손상은 상처 치유 성숙단계와 전 범위에 걸쳐 원형질 합성의 결함에 영향을 준다. 게다가, 강화된 AGEs 생산 과정과 산화질소 손상, 그리고 염증성 세포분열 모두는 성숙단계 동안 변화된 콜라겐 재형성 과정에 상당한 기여를 한다.[22-26]

당뇨환자의 혈당관리 (Glycemic Control in Persons with Diabetes)

포도당 수치가 개선되면 만성 상처나 당뇨를 가진 환자의 성과를 강화시킬 것이다. 포도당 수치는 면역 방어를 정상에 가깝게 강화시키고, 대혈관과 미세혈관 질병 둘 다 발생할 수 있는 요인을 줄이며, 환자를 위해 "건강"의 전반적인 중점을 두어야 한다.

당뇨병을 가질 확률이 높은 사람을 위한 검사와 진단 (Screening and Diagnosis for Individuals at Risk for Diabetes)

상당히 많은 당뇨를 진단받지 않은 미국인들은 이러한 질병의 위험요인과 초기 발견과 치료가 긴급하고, 미국에서는 급격하게 당뇨환자의 수가 증가하고 있다. 현재 당뇨병의 위험을 가진 환자들은 당뇨병 환자만큼 의학적 관심을 덜 갖고 있지만, 의학계가 이 단계에서 발생하는 후유증으로, 2형 당뇨병을 초래하는 손상과 기능부전에 더 많은 관심을 갖게 되면, 당뇨병의 위험을 가진 환자들의 인식도 변하게 될 것이다. 국가 건강 기구에 따르면, 당뇨의 발병율이 있는 사람들의 혈당 수치는 정상보다 높고, 이것은 다른 중재가 없다면 10년 안에 질병으로 발달할 것이다. 이러한 신진대사 상태를 발병요인 범주로 묘사했고, 혈당 수치가 증가했을 때 당뇨의 진단을 위해 사용될 것이다. 당뇨뿐만 아니라, 당뇨를 넘어선 개인적인 다른 발병 요인들의 범주도 나타내었다.[4, 5] (글상자 15-1)

앞 단락에서 언급했듯이, 제 2형 당뇨는 진행성이다. 당뇨 등으로 인해, 정상적인 혈당 수치로부터 개인적인 변화는 있고, 마침내 상당히 진행된 당뇨가 된다. 당뇨로부터 합병증 예방을 위한 초기의 중재는 제 2형 당뇨, 제 1형 당뇨, 임신성 당뇨, 그리고 다른 질병보다 더 병태생리적으로 고려되어지는데, 예방의 핵심은 미세혈관, 대혈관 합병증이다. 미국 임상 내분비학자 연합(AACE)는 30세

글상자 15.1 당뇨의 위험요인

- 당뇨의 가족성
- 심혈관계 질환
- 과체중 또는 비만
- 좌식형태의 생활양식
- 라틴/히스패닉계, 히스패닉계가 아닌 흑인, 아시아 아메리칸, 아메리칸, 또는 태평양 섬 민족
- 과거의 혈당저항의 손상 또는 단식으로 인한 혈당 손상
- 고혈압
- 지방 콜레스테롤의 고밀도의 낮은 집중, 중성지방 수치의 증가
- 임신성 당뇨
- 출생 체중이 9 파운드 이상인 유아의 출생 이력
- 다낭성 난소 증후군
- 심리적 질병

출처: AACE Diabetes Mellitus Clinical Practice Guidelines Task Force. American Association of Clinical Endocrinologists medical guidelines for clinical practice for the management of diabetes mellitus. Endocr Pract 2007; 13(suppl 1):1-68.
Used with permission.

또는 그 이상의 제 2형 당뇨 위험이 있거나 이미 발달한 사람을 대상으로 해마다 관찰했다. 원형질 포도당 농축의 임상적 의의는 표 15.1에 있다. 미국 당뇨 협회는 이전에 지금껏 당뇨 진단을 위해 A1C의 사용을 권한 적이 없었는데, 평가의 표준의 결핍 때문에 이용한다. 하지만, A1C 평가는 이제 매우 높은 수준의 표준이 되었다. 국제 전문 위원회들은 당뇨 진단을 위해 A1C 검사의 사용은 한계점이 ≥ 6.5%라고 언급했다. 미국 당뇨 협회는 진단을 위한 인증된 방법인 국제 당 헤모글로빈 표준 프로그램(NGSP), 표준화되어 있는 당뇨관리와 합병증 연구(DCCT)를 사용하기를 권고한다. 현재 시점에서 A1C검사는 진단을 위한 목적으로 사용하기에는 정확성이 충분하지는 않다.[4]

당뇨 관리 (Diabetes Care)

당뇨의 제어를 위한 평가 (Assessment of Diabetes Control)

당뇨와 만성 상처 둘 다 가진 환자를 돌보는 상처 관리 전문가 또는 임상가로서, 이를 어떻게 관리할 것인지 알아내는 것은 그 무엇보다 중요하다. 가장 쉽게 알려져 있고, 추천되어지는 당뇨의 성공적인 관리 프로그램 방법은 당화헤모글로빈 검사(A_{1C})이다. A_{1C}검사는 전반적인 혈당 제어의 수치를 제공한다. 이것은 보통 2~3달 전의 평균 혈당이다. 혈관 생성과 미국 임상 내분비계 협회, 그리고 국제 당뇨 연합회의 목표 혈당은 표 15.3에 제시되어 있다.[5, 39–41] 새로운 당화헤모글로빈 검사의 방법이 개발되었고, 환자의 혈액 포도당 감시 결과와 더 근접하다. 이 검사는 평균포도당측정(eAG)mg/dL 라고 불린다(표 15.4). 당뇨를 가진 환자는 그들의 당뇨가 어떤지 매일 관리하기 위해서 혈액 포도당 자가-모니터링(SMBG)를 사용한다. 그들은 이 모니터링 기계를 하루 중 언제 혈액 포도당을 주시해야 하는지 알아보기 위해 사용한다. 이 혈액 포도당을 지속적으로 감시하는데, 그들은 음식, 활동, 병, 스트레스 영향의 차이점 결정해야 하고, 그들은 최적의 건강을 유지하는데 자기 스스로가 제일 잘 알기 때문에, 본인의 관점에서 어떤 결정을 할지 몇몇 객관적인 정보도 준다. 게다가, 최근 동안 포도당의 지속적인 감시를 하는 기기는 시중에서 판매되고 있다.[39]

당뇨 관리는 복잡하고 복합적이고, 환자-중심의 팀 구성원이 요구된다. 의사와 전문-간호사는 의학적 팀의 리더가 되어 교육서비스를 제공하고 건강 관리 제공자로부터 치료를 받으며, 또한 관리는 당뇨환자 본인(또는 환자가 스스로 하기에 너무 손상이 심할 때 돌봄이)들에 의해 매일 제공되어야 한다. 팀의 모든 구성원들은 처음에 환자의 자가-관리에 기여해야 한다. 팀은 아마 내과의사, 전문-간호사, 의사 보조사, 간호사, 영양사, 약사, 정신적 건강 전문가, 그리고 재활과 운동 전문가 포함될 것이다(그림 15.1). 환자-집중 관리에 내재된 중요한 두 가지 개념은 (1) 당뇨를 가진 사람은 본인이 관리하겠다는 능동적인 활동이 있어야 하고, (2) 관리는 개별화되어야 한다. 마지막으로, 복합적인 전력과 기술은 당뇨 관리의 측면에서 필수적인 교육과 문제-해결 기술의 발달을 제공해야만 한다. 이러한 관리는 당뇨 자가-관리 교육이 포함되어야만 한다(DSME).[39, 42]

당뇨의 자가-관리 교육 (Diabetes Self-Management Education)

당뇨의 자가-관리 교육은 당뇨 자가-관리 트레이닝으로 알려져 있고, 계속 진행 중으로 정의되며, 당뇨를

표 15-3 혈당 조절의 목표

	미국당뇨협회(ADA)[4]	국제당뇨협회(IDF)[56]	미국당뇨교육협회(AACE)[5]
당화헤모글로빈	< 6.5%	< 6.5% [제2형 당뇨] 7–7.5% [제1형 당뇨]	< 6.5%
단식	70–130 mg/dL	< 110 mg/dL	< 110 mg/dL
식후 (1~2시간 후)	< 180 mg/dL	< 145 mg/dL	< 140 mg/dL

ADA, American Diabetes Association; IDF, International Diabetes Foundation; AACE, American Association of Clinical Endocrinologists.

표 15-4 평가된 평균 포도당 (eAG)[57]

%	평균 혈당 (mg/dL)	eAG (mg/dL)
12	298	380
11	269	310
10	275	240
9	240	212
8	205	183
7	170	154
6	135	126
5	100	97

ADA, American Diabetes Association; IDF, International Diabetes Foundation; AACE, American Association of Clinical Endocrinologists.

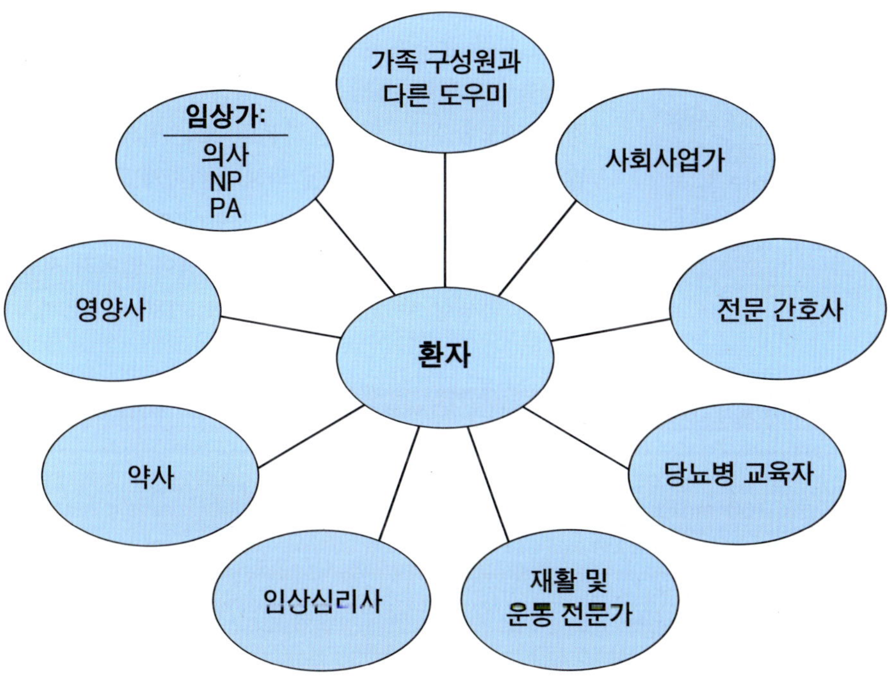

그림 15.1 *당뇨병 환자를 위한 환자 중심 관리의 다영역간 모형. 당뇨병 환자를 치료하는 의사로는, 가정의학과 전문의, 내과의사, 내분비계 전문의, 심장 전문의, 족부의사, 재활 전문의 등이 있다. 모든 환자가 여기에 제시된 모든 전문 서비스를 받지 않겠지만, 여기에 제시되지 않는 다른 건강 전문가들도 환자에 따라 구성 팀 안에 포함될 수 있다.*

가진 사람(또는 돌봄이 또는 가족)과 당뇨 교육자를 포함한 공동 과정이다. 비록 공동 과정이라고 할지라도 배우는 사람은 지식과 기술, 그리고 이 질병과 관련된 상황들과 성공적인 자가-관리와 바꿔야 할 행동들을 얻어야 한다. 당뇨 자가-관리 교육의 전반적인 목적은 당뇨 환자가 정상적인 건강 상태가 되도록 돕는 것이고, 그들의 삶의 질을 개선하고, 비싼 건강 관리 비용을 줄이는 것이다. 결과적으로 미국 당뇨 교육 협회(미국 당뇨 교육 협회)는 당뇨 자가-관리 교육을 위한 7가지 핵심 자가-관리 행동이 있다(글상자 15.6).[43] 더욱이, 당뇨 교육자들은 건강한 생활 패턴을 유지하고 확립하기 위한 전략적 행동을 포함한 당뇨 환자의 심리사회학적 지지와 제공해야 한다.

당뇨 자가-관리 교육의 4가지 단계 :

1. 개별화된 전문적인 교육 필요성의 평가
2. 개별화된 전문적인 당뇨 자가-관리 목표의 판별
3. 판별된 자가-관리 목표의 개인적인 성취를 돕기 위해 직접적인 교육 중재
4. 판별된 자가-관리 목표의 개인적인 성취의 평가[43]

미국 의학 내분비학자 협회(AACE)에 의하면, 당뇨 자가-관리 교육은 환자의 상태와 치료계획에 충분한 변화가 있더라도 중재는 계속적으로 진행되어야 한다.[5]
자가-관리 기술의 개요와 교육의 지속은 상처를 포함한 당뇨로부터 합병증이 있는 환자에게는 매우 중요하다. 종종 환자들은 특히 상처치유와 같은 당뇨 합병증 악화로 자가-관리를 좌절하게 된다.

핵심 15.1

만성으로 회복되지 않는 상처를 가진 환자들은 그들의 종종 당뇨 자가-관리 기술을 지지해줄 더 많은 사람과 과정들을 원한다. 당뇨 자가-관리 프로그램 제공자 또는 당뇨 교육자는 그들의 환자가 이런 어려운 시간 동안 지지하여 돕기를 원한다. 이러한 많은 사람들은 상처치유과정동안 그들의 당뇨 관리가, 특히 감염부위가 관리 되길 원한다.

당뇨와 노화 (Diabetes and Aging)

우리는 작은-그리고 큰 수준이든 "노화"와 연관되어 있고, 당뇨로 인한 손상은 실질적으로 노화의 증상에 의해 가려져 있다. 당뇨가 있으면서 노화 과정을 겪는다면, 나이 든 환자는 젊은 나이 때부터 확연히 심한 전신적인 증상들이 나타난다.

혈당 관리 (Glycemic Management)

관리의 목표 (Goals of Management)

미국 당뇨병 학회와 미국 임상 내분비계 협회는 혈당 조절을 위한 특별한 추천을 가지고 있다.[4, 5, 44] (표 15.5) 당뇨관리 계획은 환자가 임상적인 저혈당을 유도해 가능한 정상에 가까운 혈당 수치에 성공할 수 있도록 지시해야 한다. 저혈당은 혈액의 포도당 수치가 50~70 mg/dL 까지 떨어지거나 또는 빈번히 저혈당 상태가 되면 발생한다. 이런 감소는 혼란, 두통, 피로, 비협조성, 그리고 약화를 야기한다. 혈당은 나쁜 식습관이나, 식사를 그를 경우, 과도한 운동, 인슐린 과분비, 또는 일회 섭취량보다 많은 갑작스런 경구용 약에 의해 급격하게 떨어진다.(표 15.6) 또한, 만성적인 고혈당인 사람이 짧은 시간에 급격하게 달리기를 할 경우, 급격하게 혈당이 떨어져 저혈당 증상이 발생할 수 있다.(350mg/dL~180mg/dL까지)[3]

표 15-5 당뇨 치료 관리의 목표(비임신성 환자)

식사 전 혈당	90-130 mg/dL (정상 < 100 mg/dL)* < 100 mg/dL** 100-125 mg/dL***
식사 2시간 후 혈당	< 180 mg/dL* (최고) < 140 mg/dL**
취침 시 혈당	110-150 mg/dL* (정상 < 110 mg/dL)
오후 3:30 혈당	목표 = 100 mg/dL*
운동 전 혈당	100 mg/dL* 100 mg/dl 라면 운동 전에 간식을 먹는다 (30분마다 1 회당 탄수화물 (15g). 제 1 형 당뇨병 (혈당치 >250 mg/dl) 이라면, 운동 주의, 케톤 체크, 물 마시고 의사에게 알린다. (인슐린을 늘려야 할 수도 있음)
당화헤모글로빈	< 6.5%*,**, ***
ketones	– (Negative)
혈압	≤ 130/80 mmHg*, **, *** 만약 ≥ 1g 단백뇨, ≤ 125/75 mmHg
중성지방	< 150 mg/dL

표 15-5 당뇨 치료 관리의 목표 (비임신성 환자) — 계속

LDL 콜레스테롤	< 100 mg/dL
HDL 콜레스테롤	≥ 40 mg/dL
Microalbuminuria	< 30 mg/24 hr
eGFR	≥ 60***
체지방지수(BMI)	< 25 (과체중 25-29.9; 비만 ≥ 30)

*American Diabetes Association. Clinical practice recommendations. Diabetes Care 2008; 31(suppl 1):
**AACE Diabetes Mellitus Clinical Practice Guidelines Task Force. American Association of Clinical Endocrinologists medical guidelines for clinical practice for the management of diabetes mellitus. Endocr Pract Vol 13 (Suppl 1), May/June 2007:1-68.
***Diabetes Tool Kit, Fifth Edition (2009). Available at: http://www.dshs.state.tx.us/diabetes/hctoolkt.shtm. Accessed 1/17/10.

표 15-6 혈당수치에 영향을 주는 약물

작용	↑혈당	↓혈당	주의
Allopurinol		×	감소된 chlorpropamide의 신장분비
Androgens/anabolic steroid		×	알려지지 않음.
Anticoagulants,oral		×	tolbutamide, chlorpropamide 신진대사의 방해
Asparaginase I	×*	×**	인슐린 작용의 억제로 인한 고혈당 가끔 저혈당이 기록됨
Aspirin		×	
Beta-adrenergic antagonists	×	×	저혈당-고혈당이 둘 다 나타남. 생리학적, 실험적 증상, 저혈당, 등에 따라 변화. 인슐린으로 조직의 민감성이 감소 또는 방출로 고혈당 감소
Calcium channel blockers	×	×	verapamil로 인한 저혈당 diltiazem, nifedipine 으로 인한 고혈당
Cholestyramine	×*	×**	Cholestyramine은 투여한 약물의 흡수를 감소시킨다. Cholestyramine은 acarbose의 효과를 증가시킨다. 다른 약물을 복용한 후 2시간 이내에 Cholestyramine을 복용하면 상호작용이 일어날 것이다.
Chloramphenicol		×	간의 신진대사 감소/ tolbutamide, chlorpropamide의 대체로 단백질 결합의 감소
Chloramphenicol		×	알려지지 않음.
Cimetidine/possible other H_2 antagonist		×	
Clofibrate		×	
Corticosteroids	×		gluconeogenesis의 증가;일시적인 인슐린 저항
Cyclosporine	×		
Diazoxide	×		인슐린 작용의 억제
Dicumarol		×	tolbutamide, chlorpropamide의 간에서 신진대사의 억제

계속

표 15-6 혈당수치에 영향을 주는 약물 - 계속

작용	↑혈당	↓혈당	주의
Disopyramide		×	가장 예민함: 초기 또는 환자의 신장이나 간의 손상 시.
Diuretics	×		
Estrogen products	×		알려지지 않음.
Ethanol	×*	×**	만성 알코올 중독은 sulfonylurea의 신진대사 증가. 알코올 섭취, 특히 cargohydrate-based drinks는 고칼로리. 본질적으로 저혈당 효과: 글리코겐 분해 손상과 인슐린 분비 증가. 만약 음식 없이 알코올만 소비되면 잠재적인 효과는 빨라진다.
Fluoxetine	×	×	저혈당과 고혈당에 사용
Gemfibrozil		×	
Guanethidine		×	본질적으로 당 효과. 특정 sulfonylureas의 Protein-binding displacement.
NSAIDs	×		본질적으로 저혈당 효과
			Protein-binding displacement
Monoamine oxidase inhibitors		×	
Isoniazid	×		글리코겐 분해 증가
Nicotinic acid	×		급격하게 낮아질 경우 의존적으로 사용. 현저한 비타민 공급 효과
Octreatide	×	×	저혈당과 고혈당에 사용
Oral contraceptives	×		고혈당에 대한 효과는 알려지지 않음.
Pancrelipase/Pancreatic enzymes	×		acarbose와 함께 현저 승인되지 않음.
Pentamidine	×	×	초기 저혈당: 초기 치료 이후 고혈당이 수일/몇 달 지속 시
Phenothiazines	×	×	저혈당에서는 phenothiazine와 함께, 고혈당에서는 다른 것.
Phenytoin	×		인슐린 감소
Probenecid		×	
Protease inhibitors	×		
Rifampin	×*	×**	*chlorpropamide, glyburide, tolbutamide의 신진대사 증가. **본질적으로 저혈당 효과
Salicylates		×	chlorpropamide, glyburide, tolbutamide에 바이러스 효과: Protein-binding, 비뇨기 감소, 신진대사 변화로 대체
Sympathomimetics	×		글리코겐 분해 증가
Tacrolimus	×		
Thyroid products	×		정상 갑상선 기능에 도달하면, 당뇨 약물은 갑상선 생성을 위한 보상에 적응하려 한다.
Urinary acidifiers		×	chlorpropamide 배설의 방해

종종 이러한 상황은 환자의 몸이 만성적인 고혈당에 길들여지게 된다. 정상 범위보다 혈당 수치가 더 떨어 졌을 때, 환자의 몸은 저혈당 증상을 경험하게 된다. 비록 혈당 수치가 정상범위보다 높더라도, 환자는 저혈당 증상을 경험하게 되는 것이다. 그래서, 이것은 혈당 수치는 오랜 시간에 걸쳐 점진적으로 감소시켜야 한다는 중요성을 가진다.

사람들은 종종 당뇨의 관리는 혈당조절 뿐이라고 생각한다. 하지만, 여기에는 혈당관리에 중요한 추가적인 고려사항과 목표들이 있다.(표 15.5 참고)[4, 5, 44]

의학적 영양 치료 (Medical Nutrition Therapy)

당뇨관리의 초석은 의학적 영양 치료(MNT)이다. 미국당뇨병학회에 의하면 의학적 영양 치료의 목표는 당뇨를 가진 개개인에게 다음과 같이 적용하는 것이다:

1. 성취와 유지
   - 정상범위의 혈당 수치 또는 가능한 한 안전한 정상에 가까운 혈당 수치
   - 혈관계 질환의 위험요인 감소시킬 지질과 지질단백질
   - 정상범위의 혈압 수치 또는 가능한 안전한 정상에 가까운 혈압 수치
2. 예방, 또는 생활양식과 영양섭취 변화에 의한 당뇨의 만성적 합병증의 발달 지연
3. 개인의 필요한 영양, 섭취 량, 선호하는 문화, 그리고 꺼리는 변화들의 연설
4. 오직 과학적 증거가 제시된 제한된 음식선택과 섭취의 기쁨 유지[45]

많은 사람들이 보통 생활양식의 변화를 두려워 한다. 약간의 변화는 혈당 조절에 효과가 있다. 환자에게 점진적인 영양식단으로 변화를 장려하면 받아들일 것이다. 점진적인 변화는 습관을 만들고 이것은 생활양식 변화에 더 영구적으로 기여할 것이다.

미국 당뇨병 협회(ADA)는 이러한 과정을 쉽게 만든다. 2006년 9월, 미국 당뇨병 협회는 당뇨를 가진 사람이 개인적으로 음식 계획을 선택하는 것을 돕기 위해 새로운 음식 가이드라인을 만들었다. 미국 당뇨병 협회는 과체중, 당뇨 예방, 제 1형 당뇨와 제 2형 당뇨인 사람, 임신기간인 사람, 합병증 예방, 저혈당 수치 치료중인 자들에게 이 가이드라인을 제공했다. 가이드라인은 최신의 탄수화물, 지방, 단백질을 고려했으며, 저-탄수화물 섭취를 위하도록 만들었다.[45] 여기서 중요한 것은 저-탄수화물(CHO) 식단은 신진대사 증후군, 식수 저혈당증, 체중 감량에 효과적이다는 사실이 증명됨을 보여준다. 게다가, 주의 깊게 감시하다 보면, 탄수화물이 혈당 수치에 가장 큰 영향을 미치고, 역시 낮은 혈당은 혈당 수치를 개선하는 것을 돕는다. 전반적으로, 저-탄수화물 식단 중재는 더 효과적이고, 적어도 단기간에 체중을 줄이며, 현저한 심혈관계에 영향을 주지 않으면서 인슐린의 민감성도 효과가 있다. 하지만, 현재 논란이 되고 해결이 필요한 제 2형 당뇨의 고혈압, 혈당 관리, 저-탄수화물 식단에 의한 체중 감소 효과를 평가하고 안내하기에는 더 많은 의학적 시행이 필요하다.[46]

의학적 영양 관리는 복잡하고, 개인에 맞는 관리가 필수적이다. 영양사는 이러한 환자에게 더 많은 도움을 줘야 할 것이다. 당뇨로 인해 상처나 특수한 상황이 혼합되었을 때, 단백질과 비타민, 그리고 미네랄이 충분히 제공되어야 한다 – 환자 관점에서 이러한 것은 반드시 포함되어야 한다.[45, 47, 48]

신체활동 (Physical Activity)

운동은 당뇨를 가진 사람들에게 혈당 조절과 인슐린 활동, 혈압과 지질 조절, 그리고 심혈관 피트니스의 증가, 정신건강, 그리고 일반 체력을 포함한 많은 건강에 이득이 있는 것으로 알려져 왔다. 초기에 언급했듯이, 제 2형 당뇨는 점진적인 질병이다. 그러므로 미국당뇨병협회에서 생활양식 중재, 제 2형 당뇨에서 당부하(IGT)손상으로 인한 점진적 발병 요인의 감소의 중요성을 알려 왔고, 당 부하가 있는 사람에게 체중 감소, 제 2형 당뇨의 발병율 감소하고 신체 활동을 증가시키는 것에 주목해야 하는 증거라고 말한다.[49] 신체 활동의 건강 이득은 유산소와 저항 운동 둘 다 제 2형 당뇨를 감소시키는데 연관이 있는 것으로 보여진다.[50]

최근 Cochrance의 리뷰에 따르면, 운동은 몸무게 감소 없이 많은 부분적인 근육을 만들고, 제 2형 당뇨환자에서 현저하게 혈당을 개선시키고, 인슐린에 대한 신체 반응을 개선하며, 복부 심부 지방과 중성지방을 감소시키는 것을 발견했다.[51] 제 1형 당뇨와 제 2형 당뇨 둘 다를 가진

사람에게서, 신체 활동은 관리의 3가지 요소 중 식사 계획과 그리고 약물치료와 같은 하나의 요소이다; 하지만, 주로 좌식의 생활양식은 일반인들에게 문제가 된다. 제 2형 당뇨가 있는 사람에게는 신체 활동을 추천한다. 개인의 의지와 능력을 기본으로 하여 운동은 점진적으로 진행해야 하고, 개인화된, 전문적인 그리고 이룰 수 있게 해야 한다. 신체 활동의 규칙은 빈도와 주기를 일주일에 3일~5일, 시간은 30~45분으로 증가하는 것을 제안한다. 인슐린을 포함한 약물치료를 하고 있는 제 1형 당뇨와 제 2형 당뇨 환자는, 그들의 약물 적용만을 하든지 또는 신체 활동의 기간 동안 계획된 탄수화물을 먹든지 특정한 지시를 주어야 한다.[52] 그럼에도 불구하고, 영양 관리가 중요한 것은 신체활동이 증가함으로써 당뇨 환자에게는 운동의 변화는 종종 힘든 일이기 때문이다; 하지만, 당뇨 관리의 3가지 중 효율적인 하나의 방법을 제거하는 것은 치료계획을 쉽게 약화시킨다.

미국 당뇨 교육협회는 최근 그들의 일상생활에서 신체적인 일(집안일, 걷기, 정원꾸미기, 마당 일)을 더 많이 수행할 수 있는 환자들에게 장려하고, 또 신체 활동을 더 증진시키는 접근법을 알리고 있으며, 운동을 할 의지가 있는 사람들에게 환자들에게 올 수 있는 장벽과 문제를 해결하고, 돕는 것의 중요성을 인용하고 더 효율적인 운동을 할 수 있게 인식시키고 있다. 하지만, 미국 당뇨 교육 협회는 특정한 운동 규정을 위한 충고를 만들지 못했다. 그러한 충고에는 운동 시 빈도, 시간, 운동의 종류가 없었고, 본 단락의 범위를 넘어선 요인이라 논의 하지 않았다. 하지만, 이것은 흥미롭게 한 바우트의 운동 후 24에서 72시간 후에 인슐린의 민감도에 효과가 있었고, 활동의 구조에 의존적이었다.[54] 훌륭한 운동의 알고리즘은 텍사스 당뇨 협회에 의해 출간되었고, 그리고 의학 스포츠의 미국 대학과 미국 건강 협회에서도 제 2형 당뇨를 포함한 성인의 신체 활동을 위한 충고를 출판했다.[55] 미국 당뇨 협회는 유산소, 저항, 그리고 신장 운동의 결합을 추천했다. 위험 요인을 최소화하기 위해서, 운동에 참여하기 전에 운동의 중재와 적절한 신체 활동의 결정을 도울 의학적 평가가 수행되어 져야 한다. 운동은 부작용과 합병증을 줄여주고, 발병 요인을 감소시키는 의약 요법과 같은 측면에서 치료되어져야 되는 강력한 형태이다.

미국 당뇨 협회는 빠른 활동 보다는 더 정확한 신체활동의 프로그램이 선행되어야 하고, 당뇨가 있는 사람은 운동에 참여함으로써 예측할 수 있는 손상이나 심혈관 질병(심한 자율신경계 신경병증, 심한 말초혈관 신경병증, 증식 전 또는 증식 망막병증)의 증가가 있을 수 있으니 상황을 평가해 봐야 한다. 환자의 신체활동에서 기본 수준과 나이는 역시 고려해야 한다.[54] 당뇨는 만성적 진행성 질병으로, 약물치료와 같이 신체활동도 지속적으로 수행해야 하고, 관리 계획의 요소가 있어야 한다. 전반적인 최종 목적은 환자의 생활양식을 변화시키고, 신체 활동의 협응을 장려하는 것이다. 요약해서, 신체 활동 중재는 당뇨가 아닌 사람이든, 당뇨인 환자이든, 아니면 당뇨로 인한 합병증이 있는 사람은 운동이 포함되어야 하고, 항상성, 지방 관리, 그리고 전반적인 웰빙의 감각을 개선하는데 효과적이다.

약물 관리 (Medication Management)

당뇨 환자를 위한 혈당 조절의 모든 약물은 실패 확률이 더 크고, 당뇨와 연관된 손상을 더 크게 할 수 있다. 약물 치료와 약의 차이점은 병태생리적 기전이 다르다. 제 1형 당뇨에서, 약물의 식이는 인슐린 섭취를 해야만 생존 가능한 사람들의 그룹과 간단히 비교했다. 그들은 그들의 일생동안 인슐린 치료를 가져가야 하고, 그들이 탄소, 수소, 산소의 섭취 시 제한된 인슐린을 매일 측정해야 하며, 그들의 신체 활동 그리고 혈당을 모니터링해야 한다. 외인성 인슐린은 췌장의 죽은 β세포의 기능을 대신한다. 가능한 정상에 가까운 혈당을 흉내내기 위해 "타이트한 통제"로 불리게 매일 동안 일정한 시간 동안 제한된 인슐린을 섭취해야 한다.[5](표 15.7)

제 2형 당뇨는 더 복합적인 요인에 의해 나타나기 때문에, 더 심각한 장기와 조직 손상을 유발할 수 있으므로 더 주의해야 한다. 다른 분류의 약들은 다른 종류의 손상을 목표로 한다. 게다가, 제 2형 당뇨는 진행성이기 때문에 약물 요법의 변화가 요구되고, 혈당 수치를 정상적으로 유지하기 위해서는 중복도 요구된다. 진행성 제 2형 당뇨는 한 가지의 약으로 치료하기 더 어렵다. 혈당 관리에 있어 한 가지 단일 치료에 실패했다면, 다음 복합적 치료 단계가 필요하다.[5](글상자 15.2) 제 2형 당뇨 치료를 위해 이용 가능한 약물의 중요한 분류에서, 약물 작용의 기전에서 보면, 그들은 종종 개인의 환자에 있어 복합 치료가 이용된다. Sulfonylueas와 glinides는 둘 다 베타 세포에

표 15-7 이용 가능한 인슐린 조재의 약물동력학

인슐린 이름	발생	최고	효과기간
급격한-활동			
Insulin aspart injection (NovoLog®)	5-15min	30-90min	< 5hr
Insulin lispro injection (Humalog®)	5-15min	30-90min	< 5hr
Insulin glulisine injection (Apidra®)	5-15min	30-90min	< 5hr
Insulin human (rDNA origin) inhalation powder (Exubera®)[2]	5-15min	30-90min	5-8hr
Short-acting			
Regular	30-60min	2-3hr	5-8hr
Intermediate, basal			
NPH	2-4hr	4-10hr	10-16hr
Ling-acting, basal			
Insulin glargine injection (Lantus®)*, †	2-4hr	없음	20-24hr
Insulin detemir injection (Levemir®)*, †, 3	3-8hr	없음	5.7-23.2hr
Premixed			
75% Insulin lispro protamin suspension/25% Insulin lispro injection (Humalog Mix 75/25)	5-15min	이중	10-16hr
50% Insulin lispro protamin suspension/50% Insulin lispro injection (Humalog Mix 50/50)[4]	5-15min	이중	10-16hr
70% Insulin lispro protamin suspension/30% Insulin aspart injection (NovoLog Mix 70/30)	5-15min	이중	10-16hr
70% NPH/30% regular	30-60min	이중	10-16hr

NPH, neutral protamine Hagedorn

*1형 당뇨 환자에게 하루에 2번 주사할 수 있다.

†Assumes 0.1-0.2 U/kg per injection. 시작과 기간은 주사지점에 따라 크게 달라질 수 있다.

†상태를 유지하는 시간.

출처: AACE Diabetes Mellitus Clinical Practice Guidelines Task Force. American Association of Clinical Endocrinologists medical guidelines for clinical practice for the management of diabetes mellitus. Endocr Pract 2007; 13(suppl 1):1-68.

서 인슐린 분비 증가로 작용하지만, 둘의 주요 차이점은 Sulfonylueas은 혈당 수치에 영향을 미치지만, glinides는 오직 저혈당일 때, 서서히 잠재적으로 식후 혈당 조절에 작용한다. Thiazolidinediones는 인슐린의 민감성으로 근육으로 당을 옮겨 증가시킨다. Biguanides는 간에서 당 생산을 억제시켜 혈당이 급격하게 변화하는 것을 막는다. alpha-glucosidase 억제제는 sulfonylueas, thiazolidine thiazolidinediones, 또는 biguanides로 전반적인 혈당 감소의 영향을 미친다; 하지만, 그들은 식후 혈당이 급격히 감소하는 것에 유용하고, 그들은 장에서 혈당을 옮기는 것을 지연시켜 당 흡수를 억제한다.[56-59] (표 15.8)

복합치료의 목표는 둘 또는 그 이상의 약이 A_{1C} 수치에 고안된 것에 도달하게 복합 효과를 내는 것이다. 이상적인 것은 다른 두 기전을 가진 두 약이 합쳐져 인슐린을 자극하고, 인슐린의 민감성도 개선하는 것이다. 몇몇 가장 좋은 조합이 있다.[5](글상자 15.2)

1. sulfonyluea와 biguanide (metformin)
2. metformin과 thiazolidinedione
3. sulfonyluea와 thiazolidinedione[5]

만약 혈당이 조절되었다면, 경구용 약물만을 추천하지 않고, 다음 단계를 효과적으로 하기 위해 식이요법과 인슐

표 15-8 제2형 당뇨를 위한 현대의 약물

분류	브랜드 명	목표기관	활동	%↓in A_{1c}*	부작용	제한 / 금지 사유
Metformin/ biguanides	Glucophage®, Glucophage XR®, Fortam®, Riomet®	간, 근골격계, 지방조직	↓간 포도당 생산 ↓말초 인슐린저항	0.8–3.0	메스꺼움/ GI 발생, 설사 (5~10%)	신장 손상에 부작용; 심장 손상, 간 손상 주의
Glyburide Glipizide Glimepiride/ sulfonylureas/ secretagogues (second generation)	Diabeta® Glucotrol® Amaryl®	이자	Na/K 터널 활동을 통한 인슐린의 자극	09.–2.5/ 0.6–1.9	저혈당증/ 체중 증가	
Acarbose Miglitol/ alpha-glucosidase 억제	Precose® Glyset®	작은창자, 이자	α-글루코시다아제 억제	0.4–1.3	GI 방해	용인이 좋지 않고 제한적
Pioglitazone Rosiglitazone/ thiazolidinediones	Actos® Avandia®	말초조직, 간	PPAR-gamma 활동	1.1–1.6	체중 증가, 체액정체	심장 손상에 부작용; IHD가 있을 때 추천 안 함
DPP-IV 억제	Januvia®	간	↓ 식후의 간 포도당생산	0.6–0.8	피부 발적과 SU가 동반된 저혈당증	
Exenatide	Byetta®	위, 간, 이자, 뇌	GLP-1과 GIP SLP-1의 의정과 인슐린 자극의 억제를 통한 인크레틴의 활성도 강화	~ 1.0	메스꺼움, 구토, 피부 발적과 SU가 동반된 저혈당증	주사용
인슐린	See insulin chart	인슐린 수용기	인슐린 수용기에 직접 작용	다양함	저혈당증/ 체중 증가	주사용

출처: Sodium-Glucose Transporter 2 Inhibitors: New Therapeutic Targets, New Therapeutic Options in the Treatment of Type 2 Diabetes Mellitus CME Release Date: March 31, 2008; Available at: http://www.medscape.com/viewprogram/9072_pnt.

*출처: Inzucchi SE. Oral antihyperglycemic therapy for type 2 diabetes: Scientific review. JAMA. 2002:287:360 72; Inzucchi SE, McGuire DK. New drugs for the treatment of diabetes: Incretin-based therapy and beyond. Circulation 2008;117(Pt 2):574-584.

글상자 15.2 제 2형 당뇨 치료를 위한 약리학 목표의 예시

제 2형 당뇨 환자의 단일 약물학적 치료

HbA_{1c} 수치가 6~7%일 경우, 단일 치료 적용 포함 사항:

- Metformin
- Thiazolidinediones
- Secretagogues
- Dipeptidyl-peptidase4 억제제
- Alpha-glucosidase 억제제

약물 모니터링과 감시 2-3개월.

2-3개월 후 목표 혈당이 안 될 경우 복합 치료 고려.

HbA_{1c} 수치가 7~8% 일 경우, 복합 치료 적용 포함 사항:

- Secretagogues + Metformin
- Secretagogues + Thiazolidinediones
- Secretagogues + Alpha-glucosidase 억제제
- Thiazolidinediones + Metformin
- Dipeptidyl-peptidase4 억제제 + Metformin
- Dipeptidyl-peptidase4 억제제 + Thiazolidinediones
- Secretagogues + Thiazolidinediones
- 한 가지의 약물 고정 치료
- Thiazolidinediones(pioglitazone) + Metformin
- Thiazolidinediones(rosiglitazone) + Metformin
- Thiazolidinediones(pioglitazone) + Secretagogue (glimepiride)
- Thiazolidinediones(rosiglitazone) + Secretagogue (glimepiride)
- Secretagogues(glyburide) + Metformin

신속한 인슐린 섭취 또는 미리 혼합된 인슐린 섭취는 특별한 상황에서 사용될 수 있다.

인슐린의 섭취는 단일 치료 또는 복합 치료에서 경구용은 장시간 인슐린 활동을 하게 한다.

인슐린-경구용 : 모든 경구용 약은 인슐린과 복합형이다. 복합적인 치료는 환자의 혈당의 자가 관리가 기본이다.

처음/강도 있는 복합 치료의 사용은 식후의 HbA_{1c} 혈당이 8-10% 일 때 사용한다.

처음/강도 있는 복합 치료의 사용은 HbA_{1c} >10%의 수치. 포함 사항 : 급격한 인슐린 활동 또는 인슐린 섭취는 인슐린의 장시간 활동 또는 NPH 가 인슐린과 혼합되게 한다.

제 2형 당뇨 환자의 현재 치료되었던 약물학

단일 치료의 환자를 위한 복합 치료의 적절성을 치료했던 약리학을 나타내었다.

Exenatide는 환자가 목표 혈당에 도달하지 못했을 때, 경구용으로 혼합된 것이다. 승인된 Exenatide + 경구용 혼합

- Exenatide + Secretagogue (sulfonylueas)
- Exenatide + Metformin
- Exenatide + Secretagogue (sulfonylueas) + Metformin
- Exenatide + Thiazolidinediones

pramlinitide는 아마 식사와 같이 복합되어 사용된다.

부가적으로 인슐린 치료는 치료의 최대가

HbA_{1c} 수치 6.5-8.5%이다.

HbA_{1c} 수치가 >8.5%인 환자에게는 인슐린 치료의 사용을 고려해야 한다.

출처: AACE Diabetes Mellitus Clinical Practice Guidelines Task Force. American Association of Clinical Endocrinologists medical guidelines for clinical practice for the management of diabetes mellitus. Endocr Pract 2007; 13(suppl 1):1-68.

린을 함께 추가되어야 한다. 종종, 환자에서 인슐린 저항이 변하거나, 점진적으로 베타세포가 실패한다면 인슐린의 약물치료는 필수적이다(글상자 15.3).

만성 상처와 당뇨를 가진 환자와 임상가의 도전 (Challenges for the Clinician and Patient with Diabetes and Chronic Wounds)

이러한 환자를 치료하는데 어려움이 있다. 당뇨와 상처를 가진 사람은 그들의 당뇨를 관리하기 위하고 또한 상처의 자가-관리를 위해서 적절한 지식을 필요로 한다. 우리의 많은 환자들은 만성 상처와 당뇨를 가지고 있지만, 그들의 적절한 당뇨 관리에 대한 정보가 없고, 특히 만성 상처와 상처 부위의 스트레스에 직면해 있다. 당뇨 자가-관리의 좌절은 매우 해롭고, 상처 치유를 위해서 많은 도전이 필요하다. 또한 상처 관리와 그들의 당뇨 관리로부터 드는 약물 치료는 경제적 고려와 상황도 상당히 중요한 요인이다. 그리고 마지막은 극심한 피로이다. 당뇨가 있는 환자는 당뇨가 진행되므로 살아있는 동안이 계속 "극심한 피로"이다. 상처 관리 팀은 이러한 환자의 피곤한 상태를 도와야 하며, 상처 관리 계획에서 환자가 당뇨 자가-관리 동안 "대충실시"가 되지 않게 지켜보고,

글상자 15.3 상처관리 팀의 책임

상처 관리 팀의 책임은 환자의 당뇨 관리 계획을 적절하게 허용하여 상처 치유가 최고의 기회를 가지게 하는 것이다. 동반되는 것으로, 최소한 혈당 패턴은 증가해야 하고 약물의 검토, 어떠한 타당한 연구의 가치를 검토해야 한다. 전반적인 관리에 대한 평가로 가장 좋은 방법은 최근 A_{1c}를 이용해 얻는 것이다. 만약 환자의 혈당 수치가 상처 치유를 하기 위한 범위를 벗어났다면, 상처 관리 의사 또는 임상가가 개입되어야 한다. 특히 다른 요인으로부터 또는 상처와 관련된 감염에 직면한 경우 혈당 수치의 상승은 매우 중요하다. 당뇨가 있는 환자에게서 흔히 발생할 수 있는 것은 혈당 수치 안정화와 인슐린 분비의 해결이다. 내분비 의사는 당뇨 관리 계획의 중요성 또는 당뇨에 대한 최신 자가-관리 전략에 대한 교육을 적절히 제공해야 한다.

글상자 15.4 당뇨와 상처가 있는 환자의 치료 고려사항

- 관리를 위해 혈당을 타이트하게 관리함
- 괴사조직과 기능부전의 세포를 제거함
- 허혈성 혈관 관리
- 감염 제어
- 습한 상처 치유 원리
- 뼈돌출 부위와 상처 조직에 부하가 가해지지 않도록 함

글상자 15.5 과혈당증에 의한 상처와 당뇨 환자를 위한 혈관생성 치료

- 성장인자들
- 괴사조직 제거
- 생물공학기술로 제조된 조직
- 전기 자극
- 초음파 에너지
- 고압 산소
- 음-압 상처 치료
- 사진 치료

글상자 15.6 미국당뇨교육협회 당뇨 자가-관리 교육의 7가지 자가-관리 행동

1. 건강한 식이요법
2. 활동하기
3. 감시하기(모니터링)
4. 약물 복용
5. 문제 해결
6. 건강 다루기
7. 발병요인의 감소

출처: American Association of Diabetes Educators. Diabetes education. Available at: http://www.diabeteseducator.org/export/sites/aade/_resources/pdf/Diabetes_Education_Definition.pdf. May 28, 2008.

좌절하지 않게 도와야 한다. 사회심리학적인 면에서 당뇨는 생활을 외롭게 변화시킨다. 또 빈번한 질병은 보기 흉하게, 냄새나게, 상처의 관리가 어렵게 만드는 것들을 포함한 만성적 합병증을 동반하고, 환자는 이러한 것들이 왜 가능한지를 이해하야 하고, 의사는 이러한 어려운 일을 돌보아야 한다. 여기에는 간단한 답이 없고 또는 이런 도전을 격려해야 한다. 관리를 제공하는 사람은 그들에게 최선을 다해야 하며, 환자들의 가족과 이러한 환자를 위해 최선의 지지를 해야 한다.

요약 (Summary)

현재까지 당뇨에 대한 증거로 시토카인과 성장요소의 효율적인 감소와 더불어 상처 손상에 반응하는 일차적인 세포의 기능 손상을 통한 상처 치유의 모든 단계의 억제를 보여주었다. AGEs의 축적으로 인슐린의 사용과 인슐린의 저항이 감소하고, 호모시스테인 수치는 상처치유에 영향에 복잡한 손상을 기여하는 변화를 야기했고, 질산화산소의 기능부전이 나타났다. 사람과 동물을 대상으로 한 연구에 따르면, 이러한 많은 분자 수준의 변화들이 상처 치유를 지연하는데 기여한다고 한다; 하지만 당뇨에서 완전한 조직 손상이 어떻게 기여하는지에 대한 완전한 이해와 더 많은 연구가 필요하다. 임상적으로 우리는 당뇨와 과혈당증이 있거나 두 가지 다 만족할 때 상처 회복의

점진적 과정이 이루어짐을 보았다. 분명한 병태생물적 비정상과 분명한 요인들을 합하여 치유의 지연이나 변화에 기여할 수 있는 더 복잡한 미세환경을 만들어 봐야 한다.[60]

자료 (Resources)

Following are some important websites related to diabetes.

American Diabetes Association:
http://www.diabetes.org

American Association of Clinical Endocrinologist:
http://www.aace.com

American Association of Diabetes Educators:
http://www.aadenet.org

International Diabetes Federation: http://www.idf.org

Diabetes: http://www.noah-ealth.org/en/endocrine/diabetes/. This is a part of New York Online Access to Health (NOAH).

Diabetes Directory: http://www.mendosa.com/diabetes.htm

Diabetes Monitor: http://www.diabetesmonitor.com. This is one of the most valuable websites for people with diabetes.

Juvenile Diabetes Research Foundation International:
http://www.jdf.org/

The National Diabetes Information Clearinghouse:
http://diabetes.niddk.nih.gov/

National Institute of Diabetes and Digestive and Kidney Disease: http://www.niddk.nih.gov

Texas Diabetes Council: http://www.dshs.state.tx.us/diabetes/

참고문헌 (References)

1. 2009 International Diabetes Federation: atlas@idf.org; 166 Chaussée de la Hulpe, B-1170 Brussels, Belgium.
2. National Institute of Diabetes and Digestive and Kidney Diseases (NIDDK), National Institutes of Health, U.S. Department of Health and Human Services: National Diabetes Statistics, 2007. NIH Publication No. 08–3892. Available at: http://diabetes.niddk.nih.gov/dm/pubs/statistics/#estimation. Accessed 11/18/09.
3. U.S. Department of Health and Human Services, Centers for Disease Control and Prevention. National diabetes fact sheet: General information and national estimates on diabetes in the United States, 2005. Available at: http://apps.nccd.cdc.gov/DDTSTRS/template/ndfs_2005.pdf. Accessed 11/30/08.
4. Diagnosis and classification of diabetes. . Diabetes Care 2010; 33:S11–S61. Available at: http://care.diabetesjournals.org/content/33/Supplement_1/S11.full#sec-1
5. Rodbard, HW: American Association of Clinical Endocrinologists medical guidelines for clinical practice for the management of diabetes mellitus. Endocr Pract 2007; 13(suppl):1–68.
6. Overview of diabetes in children and adolescents. National Diabetes Education Program (NDEP). U.S. Department of Health and Human Services. Available at: http://ndep.nih.gov/diabetes/youth/youth_FS.htm#Gestational. Accessed 01/17/10.
7. Arvanitakis, Z, Wilson, RS, Li, Y, et al: Diabetes and function in different cognitive systems in older individuals without dementia. Diabetes Care 2006; 29:560–565.
8. Sinclair, AJ, Girling, AJ, Bayer, AJ: Cognitive dysfunction in older subjects with diabetes mellitus: Impact on diabetes self-management and use of care services: All Wales Research into Elderly (AWARE) Study. Diabetes Res Clin Pract 2000; 50:203–212.
9. Nathan, DM, Davidson, MB, DeFronzo, RA, et al: Impaired fasting glucose and impaired glucose tolerance: Implications for care. Diabetes Care 2007; 30:753–759.
10. Vowden, P, Vowden, K: The management of diabetic foot ulceration. In: Falanga, V (ed): Cutaneous Wound Healing. London, Martin Dunitz, 2001, pp 319–341.
11. Ekmektzoglou, KA, Zografos, GC, Kourkoulis, SK, et al: A concomitant review of the effects of diabetes mellitus and hypothyroidism in wound healing. World J Gastroenterol 2006; 12:2721–2729.
12. Khan, MN: The influence of diabetes on wound healing. The Diabetic Foot 2005; 8:144,146,148,150,152–153.
13. Ferguson, M, Cook, A, Rimmasch, H, et al: Pressure ulcer management: The importance of nutrition. Medsurg Nurs 2000; 9:163–175.
14. Posthauer, M: Hydration: Does it play a role in wound repair? Adv Skin Wound Care 2006; 19:97–102.
15. He, H, Liu, R, Desta, T, et al: Diabetes causes decreased osteoclastogenesis, reduced bone formation, and enhanced apoptosis of osteoblastic cells in bacteria stimulated bone loss. Endocrinology 2004; 145:447–452.
16. Chau, D, Edelman, S: Osteoporosis and diabetes. Clin Diabetes 2008; 20:153–157.
17. Dinh, T, Pham, H, Veves, A: Emerging treatments in diabetic wound care. Wounds 2002; 14:2–10.
18. Sheetz, M, King, G: Molecular understanding of hyperglycemia's adverse effects for diabetic complications. JAMA 2002; 288:2579–2588.
19. Kislinger, T, Fu, C, Huber, B, et al: N(epsilon)-(carboxymethyl)lysine adducts of proteins are ligands for receptor for advanced glycation end products that activate cell signaling pathways and modulate gene expression. J Biol Chem 1999; 274:31740–31749.
20. Goldin, A, Beckman, JA, Schmidt, AM, et al: Advanced glycation end products; sparking the development of diabetic vascular injury. Circulation 2006; 114:597–605.
21. Watala, C, Golanski, J, Witas, H, et al: The effects of in vivo and in vitro non-enzymatic glycosylation and glycoxidation on physicochemical properties of haemoglobin in control and diabetic patients. Int J Biochem Cell Biol 1996; 28:1393–1403.
22. Goova, MT, Li, J, Kislinger, T, et al: Blockade of receptor for advanced glycation end-products restores effective wound healing in diabetic mice. Am J Pathol 2001; 159:513–525.
23. Duraisamy, Y, Slevin, M, Smith, N, et al: Effects of glycation on basic fibroblast growth factor induced angiogenesis and activation of associated signal transduction pathways in vascular endothelial cells: Possible relevance to wound healing in diabetes. Angiogenesis 2001; 4:277–288.
24. Twigg, SM, Joly, AH, Chen, MM, et al: Connective tissue growth factor/IGF-binding protein-related protein-2 is a mediator in the

induction of fibronectin by advanced glycosylation end-products in human dermal fibroblasts. Endocrinology 2002; 143:1260–1269.
25. Ido, Y, Chang, KC, Lejeune, WS, et al: Vascular dysfunction induced by AGE is mediated by VEGF via mechanisms involving reactive oxygen species, guanylate cyclase, and protein kinase C. Microcirculation 2001; 8:251–263.
26. Blakytny, R, Jude, E: The molecular biology of chronic wounds and delayed healing in diabetes. Diabet Med 2006; 23:594–608.
27. Baum, CL, Arpey, CJ: Normal cutaneous wound healing: Clinical correlation with cellular and molecular events. Dermatol Surg 2005; 31:674–686.
28. Werner, S, Grose, R: Regulation of wound healing by growth factors and cytokines. Physiol Rev 2003; 83:835–870.
29. Hatanaka, E, Monteagudo, PT, Marrocos, MS, et al: Neutrophils and monocytes as potentially important sources of proinflammatory cytokines in diabetes. Clin Exp Immunol 2006; 146:443–447.
30. Gupta, S, Koirala, J, Khardori, R, et al: Infections in diabetes mellitus and hyperglycemia. Infect Dis Clin N Am 2007; 21:617–638.
31. Waltenberger, J, Lange, J, Kranz, A: Vascular endothelial growth factor-A-induced chemotaxis of monocytes is attenuated in patients with diabetes mellitus: A potential predictor for the individual capacity to develop collaterals. Circulation 2000; 102:185–190.
32. Katz, S, Klein, B, Elian, I, et al: Phagocytotic activity of monocytes from diabetic patients. Diabetes Care 1983; 6:479–482.
33. Joshi, N, Caputo, G, Weitekamp, M, et al: Infections in patients with diabetes mellitus. N Engl J Med 1999; 341:1906–1912.
34. McManus, L, Bloodworth, R, Prihoda, T, et al: Agonist-dependent failure of neutrophil function in diabetes correlates with extent of hyperglycemia. J Leuko Biol 2001; 70:395–404.
35. Al-Mashat, HA, Kandru, S, Liu, R, et al: Diabetes enhances mRNA levels of proapoptotic genes and caspase activity, which contribute to impaired healing. Diabetes 2006; 55:487–495.
36. Lerman, OZ, Galiano, RD, Armour, M, et al: Cellular dysfunction in the diabetic fibroblast. Impairment in migration, vascular endothelial growth factor production, and response to hypoxia. Am J Pathol 2003; 162:303–312.
37. Liu, R, Desta, T, He, H, et al: Diabetes alters the response to bacteria by enhancing fibroblast apoptosis. Endocrinology 2004; 145:2997–3003.
38. Boykin, JV, Baylis, C: Homocysteine—A stealth mediator of impaired wound healing: A preliminary study. Wounds 2006; 18:101–116.
39. American Diabetes Association Position Statement: Standards of Medical Care in Diabetes, 2008. Diabetes Care 2008; 31(suppl):S12–S54.
40. Silink, M, Mbanya, J: Global standardization of the HbA_{1c} assay—The consensus committee recommendations. Diabetes Voice 2007; 52:33–34.
41. IDF Clinical Guidelines Task Force: Glucose control levels. In: Global Guidelines for Type 2 Diabetes. Brussels International Diabetes Federation, 2005. Available at: http://www.idf.org/Global_guideline. Accessed 10/31/09.
42. American Diabetes Association: Report of the task force on the delivery of diabetes self-management education and medical nutrition therapy. Diabetes Spectrum 1999; 12:44–47.
43. American Association of Diabetes Educators. Diabetes education. Available at: http://www.diabeteseducator.org/export/sites/aade/_resources/pdf/Diabetes_Education_Definition.pdf. Accessed 05/28/08.
44. Texas Diabetes Council: Diabetes Tool Kit, Fifth Edition (2009). Available at: http://www.dshs.state.tx.us/diabetes/hctoolkt.shtm. Accessed 1/17/10.
45. ADA. Nutrition recommendations and interventions for diabetes: A position statement of the American Diabetes Association. Diabetes Care 2008; 31(suppl):S61–S78.
46. Worth, J, Soran, H: Is there a role for low carbohydrate diets in the management of type 2 diabetes? QJ Med 2007; 100:659–663.
47. Nielsen, JV, Joensson, EA: Low-carbohydrate diet in type 2 diabetes: Stable improvement of bodyweight and glycemic control during 44 months follow-up. Nutr Metab Lond 2008; 5:14.
48. Stern, L, Iqbal, N, Seshadri, P, et al: The effects of low-carbohydrate versus conventional weight loss diets in severely obese adults: One year follow-up of a randomized trial. Ann Intern Med 2004; 140:778–785.
49. Sigal, RJ, Kenny, GP, Wasserman, DH, et al: Physical activity/exercise and type 2 diabetes. A consensus statement from the American Diabetes Association. Diabetes Care 2006; 29:1433–1438.
50. Warburton, DER, Nicol, CW, Bredin, SSD: Health benefits of physical activity: The evidence. CMAJ 2006; 174:801–809.
51. Thomas, DE, Elliott, EJ, Naughton, GA: Exercise for type 2 diabetes mellitus. Cochrane Database Syst Rev 2006; 3:CD002968.
52. Clinical Guidelines Task Force, International Diabetes Federation: The IDF 'Global guideline for type 2 diabetes': background and methods. Diabetes Voice, 2006; 51:S2–S4.
53. American Diabetes Association position statement. Diabetes and exercise. Diabetes Educ 2008; 34:37–40.
54. American Diabetes Association consensus statement. Physical activity/exercise and type 2 diabetes. Diabetes Care 2006; 29:1433–1438.
55. Nelson, ME, Rejeski, WJ, Blair, SN, et al: Physical activity and public health in older adults. Recommendation from the American College of Sports Medicine and the American Heart Association. Circulation 2007; 116:1094–1105.
56. American Diabetes Association: ADA-SAP™ Module 1: Basic principles of management of type 2 diabetes 2007. Available at: http://www.proevalinc.com/medical/diabetes/ADASAP1.php. Accessed 1/17/10.
57. Sodium-glucose transporter 2 inhibitors: New therapeutic targets. New therapeutic options in the treatment of type 2 diabetes mellitus. Available at: http://www.medscape.com/viewprogram/9072_pnt. Accessed 1/17/10.
58. Inzucchi, SE: Oral antihyperglycemic therapy for type 2 diabetes: Scientific review. JAMA 2002; 287:360–372.
59. Inzucchi, SE, McGuire, DK: New drugs for the treatment of diabetes: Incretin-based therapy and beyond. Circulation 2008; 117(Pt 2):574–584.
60. Falanga, V: Wound healing and its impairment in the diabetic foot. Lancet 2005; 366:1736–1743.

chapter 16 장

정맥부전과 궤양

Venous Insufficiency and Ulceration

미국에서는 만성 정맥 질병이나 동 · 정맥부전의 복합에 의해 1년에 약 600,000명이 약 90%에 이르는 수가 하지 궤양이 있는 것으로 추정된다.[1] 게다가, 전 세계의 5~8%의 인구는 정맥혈 질병에 영향을 받고, 이는 경제적인 면과 개인적 삶의 질에 있어 상당한 경제적 문제들을 야기한다.[2-4] 개인의 연령에 따라 궤양의 발병율은 기하급수적으로 증가한다.[5] Anderson 등은 70세 이상 노인에게서 1%가, 90세 이상 노인에게서는 5% 이상의 하지 궤양이 발생한다는 것을 알아냈다.[6] 65세 이상 환자의 경우, 하지 궤양의 82%는 이차적인 정맥부전을 가진다. 이러한 발견은 정맥성 궤양을 지적한 다른 80~90%의 선행 논문에 연관성이 잘 나와 있다.[7]

본 장에서는 정맥성 궤양으로부터 생긴 상처의 발병과 관리에 대한 정보를 보여준다. 좋은 규칙으로 정맥계통 기능에서 림프계통 활동과 몇몇 측면에서 림프계통의 생리학적인 면도 포함될 것이다. 림프 질병과 치료에 대한 논의 사항들은 18장에서 더 자세히 언급될 것이다.

정맥 림프계통의 해부학과 생리학의 개요 (Overview of Anatomy and Physiology of the Phlebolymphatic System)

혈관은 중요한 5가지 요소로 구성되어 있다: 내피세표, 기저막, 탄력조직, 평활근, 콜라겐. 내피세포는 모든 혈관과 림프관의 형태이다.[8] 왜냐하면 혈액과 림프 및 조직의 구성 액체 사이에 위치하고 있고, 내피세포는 혈관의 항상성 유지의 능력을 가진다.[9] 완전한 내피세포의 형태는 정상적인 혈액 흐름에 필수적이다. 혈관의 형태는 사고로 인한 혈액 세포의 협착, 갑작스러운 응괴 형성 등의 결과로 손상 받는다.

동맥처럼 모든 정맥은 바깥, 중간, 안쪽으로 층이 있고, 각 층은 각각 조직에 따라 다른 비율을 가진다. 전반적으로 정맥의 벽은 상당히 얇다. 평활근과 탄력성을 가진 정맥의 벽은 동맥의 벽에 비해 덜 발달되었다. 정맥의 외막은 비교적 더 두껍다.[10] 정맥의 벽은 동맥보다 더 큰 팽창성을 가졌지만, 혈액 부피와 혈액 저장량의 변화에 따라 정맥혈을 더 많이 수용해야 한다. 사실, 사람의 혈액 용적의 60% 이상이 정맥과 세정맥에 머무른다.[11] 동맥과 다르게, 정맥은 판막을 갖는데 심장을 향해 흐르는 혈류 방향을 조절한다.

하지에서, 관통 정맥은 근막을 관통하여 깊고 얕은 정맥 사이에 연결되어 제공한다. 판막은 하지의 얕고 깊은 정맥으로부터 혈류를 직접 닿는다. 정맥의 유동은 종아리의 정맥과 근육 사이 복잡한 정맥으로 형성된 정맥과 장딴지 근육의 정맥과 합쳐져 형성된다. 대조적으로, 발에 위치한 정맥의 판막은 깊고 얕은 정맥으로부터 혈액이 직접 유입된다. 그래서 어떻게 모세혈관에 직접적 접촉 없이 혈액이 채워지는지 설명할 수 있다.[12]

하지에서, 판막 때문에 혈류는 뼈대근의 근육 수축에 의해 지지된다. 이런 기능은 뼈대근의 펌프로 잘 알려져 있다. 대조적으로 복부와 가슴에서의 혈류는 가로막의 움직임에 의해 지지된다. 이런 기능은 호흡 펌프로 잘 알려져 있다.[13]

림프계의 얇은 벽은 혈액의 순환 시스템의 일부가 아닌 투과성 혈관이다. 림프계는 분산된 플라즈마 단백질과 같은 구성요소나 액체들 사이를 통하기 때문에 끝을 볼 수 없다. 이런 액체는 허리 아래의 빈 큰 림프혈관으로 운반된다. 그래서, 림프는 혈류와 등의 공간 사이에서 액체들을 운반하기 때문에 정맥계통과 연관이 많다.

큰 림프계는 작은 림프의 문합에 의해 형성된다. 비록 그들은 정맥의 구조와 매우 유사하지만 중간막이 덜 발달되어 있다.[14] 정맥처럼 림프관은 판막을 갖고 있어 정맥을 향해 흐르는 림프의 흐름을 지지한다. 수 많은 빈 림프들은 모여 림프절이 되고, 림프 터널에 의해 관통하고, 조직의 연결에 의해 림프들이 합쳐져 모아진다.

림프 혈관은 정맥에서 림프액의 제거를 위해 문합에서 활동한다. 정맥 또는 림프 혈관에서 어떠한 폐쇄는 조직액의 축적을 야기한다(부종). 이러한 문제의 관리는 18장과 30장에 자세하게 기재되어 있다.

정맥부전 (Venous Insufficiency)

발병 (Pathogenesis)

정맥의 혈압은 사람이 기립자세를 취할 때 다리 정맥에서 측정되는데, 심장의 오른쪽 면과 발 사이의 혈액 기둥의 높이와 비례한다. 일반적으로, 압력은 60~90mmHg의 범위이다.[15] 하지에서 발과 다리의 수축은 보행, 근육 펌프에 의해 일어나고, 이로 인해 보행성 정맥 압력이 감소한다. 장딴지 근육의 펌프 실패에 따라, 정맥 압력이 증가하고, 종양이란 결과가 생긴다. 보행성 정맥의 과도한 긴장은 일반적으로 정맥성 궤양의 일차적 원인으로 받아들여진다.[16, 17]

> **핵심 16.1**
>
> 장딴지근육의 펌프는 하지에서 혈액의 흐름에 굉장히 중요하다. 장딴지근육의 펌프의 부재는 현저한 정맥 고혈압을 야기한다.

이것은 Nicholaides에 의해 약 십년 전부터 증명되어 왔으며, 궤양을 가진 환자들 모두가 90 mmHg 보다 상당히 높은 혈압을 가진 것과 연관이 있다.[18] 궤양 발달의 위험 요인과 압력 증가는 같은 수직선상으로 연관성이 있는 것으로 나타난다. 왜냐하면 증가된 압력은 피부에서 이해하기 힘든 미소 순환계의 손상을 초래했다. 다양한 이론들이 제시되었다: 예를 들어, 활성 백혈구에 의해 모세혈관의 플러그와 모세혈관 주위의 섬유소 끝동의 발달이다.

높은 보행성 정맥 혈압은 다양한 원인으로부터 야기된다. 네 가지의 큰 파괴적인 기전은 정맥 혈전, 폐쇄, 팽창, 출혈이다. 게다가, 만약 림프계의 배수의 손상이 발생 시 만성 미소순환계의 상당한 변화를 야기할 수 있다.[19]

정맥 혈전 (Venous Thrombosis)

정맥 혈전은 혈소판이 내피 벽에 붙음으로서 시작된다. 지속적인 집합의 결과로 섬유소 그물망의 침적이 일어나고, 혈소판의 부착은 더 촉진된다. 정맥강(lumen) 만큼 완전한 폐색이 일어나고, 심각한 일이 뒤따른다. 의학적으로, 환자는 부종, 발열, 하지의 통증이 나타나기 시작한다. 폐쇄가 얼마 지나지 않아, 섬유소용해소가 혈전과 색전의 개개별 요인을 제거하기 위해 활동하기 시작한다.

비록 색전은 발병하든, 발병하지 않든, 혈관 벽에는 염증이 남는다. 불행하게도, 이러한 연쇄적인 일 동안, 일반적으로 판막도 손상되고, 미래에 정맥 문제들의 위험 요인에 환자를 두게 된다.[20, 21]

정맥 폐쇄 (Venous Obstruction)

정맥 폐쇄는 보행성 정맥의 고협압에 근원한 어떠한 형태로 나타난다. 어느 정도까지의 폐쇄는 현저한 기능부전을 야기하고 궤양은 폐쇄의 해부학적 위치와 기간의 의지한다.

핵심 16.2

정맥 폐쇄는 현저한 기능부전을 야기하는데 이는 폐쇄의 위치와 기간에 의해 결정된다.

명백한 것은 폐쇄의 지속이 길어질수록, 더 길고 더 높은 압력이 유지되게 하며, 더 고통스러운 피해를 준다. 얕은 정맥의 폐쇄나 수술적 제거는 드물게 궤양이 많은 부수적인 혈관이 손상을 받는 것을 야기한다. 하지만, 깊은 정맥의 폐쇄는 큰 말초혈관 문제를 야기한다. 부종은 폐쇄의 직접적인 정도에 따라 나타나는 임상적 증상 중 하나이다.

정맥 팽창 (Venous Dilatation)

정맥 팽창, 또는 정맥 종창은 원인보다는 정맥성 고혈압의 증상이다. 정맥류성 정맥은 불변적으로 확장되고, 근막상, 상행성 정맥이다. 비록 지속적인 높은 정맥 혈압의 결과이더라도, 정맥류는 역시 유전적일지도 모르고, 청소년기 이후에 나타난다. 판막, 정맥 벽, 또는 둘 다의 결합인지는 완전히 알 수 없다.[22] 정맥류는 상대적으로 유전이나 폐쇄 때문인지 아닌지에 의존해서 일반적으로 첫 번째와 두 번째로 하위 분류한다.

출혈 (Hemorrhage)

정맥부전과 궤양에 기여하는 마지막 요소는 출혈이다. 출혈은 이전의 명백한 어떠한 상태와 함께 현재 공존 가능한 문제가 고려될 수 있다. 혈종은 어느 출혈 이후 발달하거나, 또는 명백한 혈액 손실이 될 수 있다.

정맥성 궤양 발병 (Venous Ulcer Pathogenesis)

비록 이것은 피부와 피하조직의 불충분한 순환의 결과인 정맥부전성 궤양으로 받아들여질지라도, 궤양을 정확한 병리학적으로 정의하자면, 몇몇 혼동스러운 요소가 남아있다. Ennis와 Meneses는[23] 정맥 질환보다 동맥 질환의 진단과 치료를 하는데 더 많은 상당한 집중력이 관계가 있다고 언급했다. 이를 위한 이유는 많지만, 죽상동맥경화증과 심장 질병의 일반적인 인식과 혈관 수술의 관심을 포함한다. Dalsing에 의해 불려진 또 다른 주요 요인은 정맥 질병 연구를 위한 적당한 동물 모델의 부족이다.[24]

정맥성 궤양 발병은 완전히 이해되지 않았지만, 건강한 정맥계통을 위한 적정한 기능적 장딴지 펌프가 중요하다는 의견 일치는 있다.[25] 장딴지 펌프는 가자미근과 장딴지근 수축에 의해 장딴지의 깊은 정맥을 비우는 것을 일컷는다. 이 과정은 명백하게 보행에 의해 촉진될 것이고, 근위축, 혈관 불완전성 또는 혈류 배출의 폐쇄로 위태롭게 된다. 일반적으로 보행은 휴식기 정맥 혈압의 감소를 야기한다. 하지만 이전에 언급된 문제가 현재에 존재할 때, 보행성 정맥 고혈압의 결과이고, 궤양 가능성을 증가시킨다.

핵심 16.3

판막은 적절한 기능을 가져야 하고, 일반적으로 보행시 하지의 적절한 정맥 혈압을 유지하는 것을 돕는다. 하지만, 판막의 손상, 유출 폐쇄, 또는 근육의 약화는 정맥 고혈압과 궤양의 위험요인이 증가한다.

Homan의 이론 (Homans' s Theory)

John Homans는 정맥 질병과 관련된 비슷한 이름이다. 가장 먼저 학생들을 가르치기 위해 깊은 정맥 혈전을 평가한 실행은 그의 이름을 남겨, Homans' 징후라고 한다.[26] Homans는 정맥성 궤양의 원인으로서 정맥 문합의 판막의 무능력에 의해 일어나는 활동을 처음으로 학생들에게 개개인적으로 기록하도록 알렸다.[23, 27] 그는 “울혈”의 개념과, 산소공급의 저조로 혈류에 침체로 인해 실질적으로 궤양의 발달하는 상태를 논의했다. Dormandy에 의해 다음 작업은 정맥혈액이 정상일 때, 만약 증가하지 않으면, 산소의 수준은 정상이란 것을 증명했다.[28] 이러한 새로운 이해가 있음에도 불구하고, “정맥 울혈”의 용어는 오늘날 흔하게 사용되어져 오고 있다.

> **핵심 16.4**
>
> 비록 정맥성 궤양의 원인으로 울혈의 개념이지만 확실히 입증되지 않았고, 일반적으로 "정맥 울혈"이란 용어로 사용한다.

섬유소 끝동(Fibrin Cuff)

1982년 2명의 영국인 연구자, Browse와 Burnand는 상당한 흥미에 직면했는데, 이들은 정맥 질병을 가진 사람에게 정맥의 모세혈관 주위에 섬유소 끝동이 있음을 발견했다.[29] 그들은 정맥 고혈압이 내피 구멍을 통한 혈장단백질과 섬유소 침전의 결과로 섬유소원의 중합 감소율이 증가한 결과로 이차적인 장딴지근육의 펌프 기능부전을 가져오는 것을 제안했다. 섬유소 끝동은 조직과 피부 피하에 산소의 방산을 제한하기 위해 준공된 결과이다.

이러한 과정은 그림 16.1에 도표로 나타내었다.

Michiels와 Falanga에 의해 이후에 이루어진 작업은 이 이론에 도전했다.[9, 30] Michiels는 만약 혈액 응괴에서 보이는 유사한, 5%의 섬유소를 함유한 섬유소 층이 산소 운반의 현저한 손상은 없을 것이라고 제안했다. 게다가, Falanga 등은 섬유소 끝동이 존재하는 동안, 그들은 모세혈관 주위에 불연속적으로 있으며, 끝동이 존재하더라도 정맥성 궤양을 치유했는 것을 보여줬다.

> **핵심 16.5**
>
> 주변모세혈관 커프를 하고 있는 동안, 그들은 정맥성 궤양 발병에 기여하는 것의 제거는 커프가 기여하지 않는 것인지, 산소 운반 장애가 완전하지 않은 것인지 의문이다.

백혈구 폐색(Leukocyte Trapping)

1988년 Coleridge-Smith 등은 정맥성 궤양의 발병의 또 다른 이론을 상정했다.[31] 백혈구 폐색으로 알려진 이 이론은 처음 Moyses에 의해 제시되었다.[32] 이 이론은 후모세관정맥에서 백혈구의 폐색을 야기하는 것과, 모세혈관상의 동맥과 정맥 사이의 차이가 정맥 혈압이 증가하는 것을 바꾼다고 제안했다.[23, 33, 34] 근거는 정맥성 궤양의 발병에서 내피세포와 백혈구 사이에 정상적인 상호작용에 의해 나타나는 중심적인 활동이 지지한다.[35-37] 백혈구수의 증가는 관상동맥, 대뇌, 그리고 말초혈관 질병과 깊은 연관성이 있다.[38-40] 만성 정맥 질병은 하지의 세포에 부골화와 활동이 발생한다 (그림 16.2). 활동하는 동안, 그들은 단백질분해효소를 방출하고 순차적으로 활성산소의 형성을 야기한다. 모세혈관에서의 활성산소 손상은 그들이 더 큰 분자가 투과하게 만들고, 부가적인 백혈구 폐색을 허용한다.[31] 더욱이, 폐색된 세포는 산소와 영양소의 확산하는데 장벽으로써 활동한다.[41]

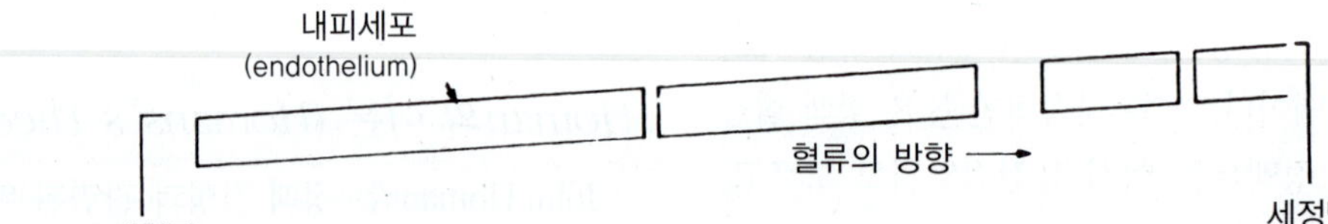

그림 16.1 *정맥의 끝에서 간질액으로 피브로노겐을 누출하는 커다란 구멍을 보여주는 모세혈관의 그림이고, 섬유소층을 형성하기 위해 중합한다(출처: Browse와 Burnand: The cause of venous ulceration. Lancet 1992; 2:244).*

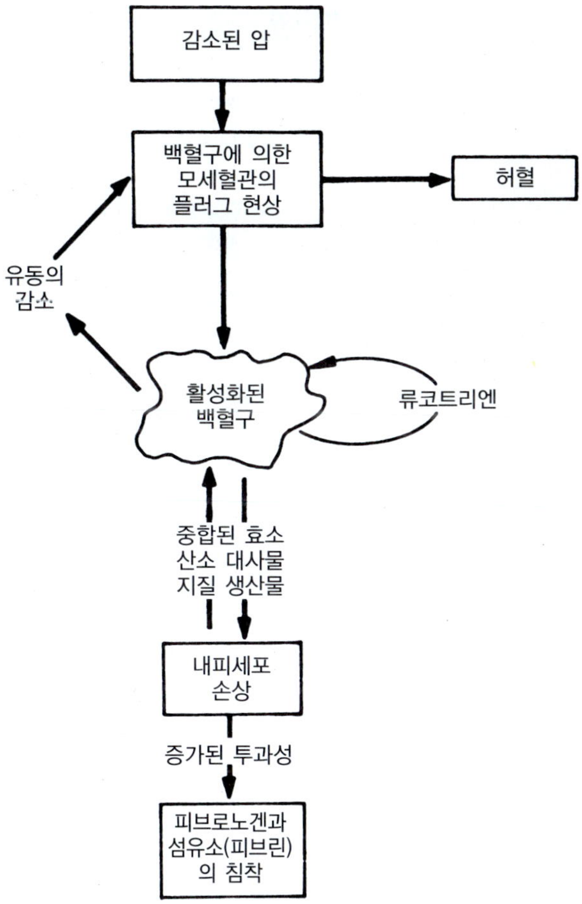

그림 16.2 *말초순환에서의 백혈구 세포 트래핑(덫)이 정맥성 궤양의 형성을 초래한다는 기전(출처: Coleridge Smith, P et al: Causes of venous ulceration: A new hypothesis. Br Med J. 1988; 295:172).*

백혈구는 다리가 매달린 자세에서 움직임이 없을 때 폐색이 되는 경향이 있다.[32] 순환 백혈구의 약 5%는 다리가 종속위치로 의존적일 때 개인적으로 정상적인 폐색이 된다. 이와 대조적으로 정맥부전을 가진 개인은 약 30%가 폐색된다.[42, 43] 폐색된 세포는 내피의 부착과 형성에 좋지 않다.

백혈구 폐색은 제어 가능한 현상을 나타낸다. 예를 들어, 다리가 위로 올려져 있을 때, 백혈구의 순환은 최고로 되돌아온다. 또한, 백혈구 폐색은 개개인의 사지를 감소시켜 압축시킨다.[38]

핵심 16.6

하지의 의존적으로 걸어두는 것은 약 5%가 백혈구 순환이 정상에서 방해 받는다. 다행스럽게도, 하지 거상은 세포의 순환에 가장 빨리 되돌아오게 한다.

허혈-재관류 이론 (Ischemia-Reperfusion Theory)

이전에 언급했던 Coleridge-Smith의 처음 작업에 의하면,[31, 34] Greenwood 등은 정맥성 궤양의 중요 원인으로써 허혈-재관류의 발상을 제안했다.[35] 그들은 만성 정맥부전을 가진 환자는 아마 낮은 수준이고, 이차적으로 장기간 손상으로 허혈-재관류가 있을 것으로 상정했다. 이러한 상황은 피부 궤양 전 수 개월, 수 주 동안 지속되어 왔을 것이라고 생각된다. 그들은 두 연구를 통해 가설을 조사했다. 첫 번째 연구는 활성산소와 다른 허혈-재관류를 평가했다. 이것은 다리가 매달린 자세에 있을 때 사지의 정맥부전으로 허혈이 야기되는 것을 보여주었다. 사지를 올렸을 때, 조직은 다시 관류시켰지만, 활성산소의 방출은 더 크게 관류되었다.

이것은 관류가 조직의 생존을 위한 명백하게 필수적 일 때 세포학적 손상을 야기하는 조직의 재관류를 제안하기 위해 가장 반 직관적으로 나타낸다. 하지만 조직 이식,[44, 45] 대뇌 혈관 질환,[46] 심근 경색,[46, 47] 그리고 다른 상황들이 부작용으로 나타났다.[48-50]

허혈-재관류 손상에 의한 기전은 모든 조직 시스템과 유사하다.[50] 산소 신진대사의 반응과 염증은 과정의 요소에 핵심이다. 하지만, 만성 정맥부전이 있을 때, 상황은 더 복잡해진다. 만성 정맥부전을 가진 개인은 허혈-재관류의 단계를 반복적으로 경험한다. 하지에서 종속상태, 부종의 결과, 조직 허혈이 야기된다. 재관류는 사지가 올려져 있거나 또는 압박되었을 때 이루어진다. 보행성인 환자는 이러한 반복적인 일이 불가피하다.

Vanscheidt 등에 의해 작업은 만성 정맥부전인 순환 백혈구를 가진 개개인은 활동과 폐색에 대하 더 민감한 경향을 보인다고 제안했다.[51] 더욱이, 백혈구 폐색과 허혈-재관류의 과정이 국소 염증반응뿐만 아니라, 계통의 하나라는 것을 발견했다.[49, 50, 52] 병태생리적 허혈-재관류 손상의 다양한 관리 전략의 발달에 이어, 항염증 의약을 포함한 항산화제, 그리고 복합적인 치료의 이해가 더 필요하다.[49, 50]

정맥 질병의 임상적 미래 (Clinical Features of Venous Disease)

초기 진단과 발견, 활동성 궤양의 예방이 있다면, 정맥성 궤양의 명백한 상태뿐만 아니라, 이러한 과정들은 필수적이지 않을 것이다. Chen과 Rogers는 서로 세 가지의 중복되는 전략을 포함한 질병의 진행을 나타냈다:[53] 궤양 전기, 궤양발생, 치유단계.

궤양발생 전기(preulceration) 단계는 피부의 개방상처로 육안으로 보이지 않는 기간이지만, 존재는 하는 단계이며, 중재는 없지만 궤양의 결과는 있을 것이다. 이 단계에는 산화 스트레스의 지표와 섬유원 조직의 급증이 증거이다. 섬유경화증의 악화로, 피부는 *경화성 지방층염(lipodermatosclerosis)*이라 불리는 피부의 질이 단단해지는 것을 겪게 된다. 이러한 급성 염증 단계에서, 박테리아성 세포염과 실수를 할 수 있다.[16] 피부 색소는 혈철증(hemosiderosis)으로 증거가 될 수 있고, 부종은 있을 수도 있고, 없을 수도 있다.

> **핵심 16.7**
>
> 급성 염증 단계에서, 경화성 지방층염은 세균성 봉와직염과 헷갈릴 수 있다.

혈철증은 모세혈관으로부터 붉은 혈액 세포의 결핍 시 발생하는데, 모세혈관 주위의 조직과 세포용해의 폐색이 발생하고, 헤모글로빈으로부터 혈철소 색소의 방출을 야기할 수 있다.

치료적 접근법은 이 단계 동안 전형적인 평가, 압축, 운동, 그리고 가능한 정맥 수술을 포함한다. 몇몇 성공적인 사례는 asprin, escin, hydroxyethylrutoside, Daflon®, 그리고 pentoxifylline과 같은 제약 관리를 이용한 방법들이 있다.[53-56]

조직의 손상이 먼쪽으로 향한 손상과 섬유원 급증 사이의 균형을 이루는 점이 증가하는 염증단계일 때 정맥 질병의 궤양 단계이다. 이것은 Chen과 Roger에 의해 지속적인 불균형과 세포 퇴적의 증가로 조직의 파괴 때문에 활동성 궤양은 만성이 되기 쉽다고 제안했다.[53] 이전의 정맥궤양 개요는 발의 안측 부위를 포함했고, 가장자리로 정의되는 곳은 모양이 불규칙적이다.[57] 궤양 깊이는 부분적으로 깊고, 그리고 가장자리는 홍색을 띈다. 피부 상처 치유의 과색소침착은 궤양 발병 전 단계부터 지속되어 유지

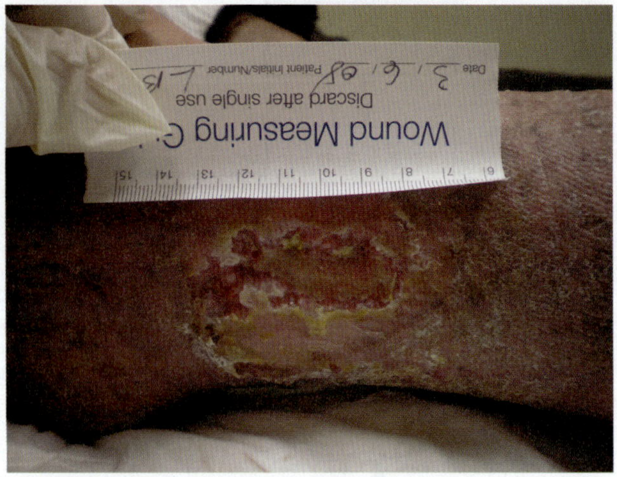

그림 16.3 *섬유소 침착을 가진 정맥성 궤양.*

된다. 상처는 회선상 모양으로 보이고, 육아조직은 급증하기 시작한다. 궤양 발달과 삼출물에 의존적인 단계에는 섬유소가 상처에서 제거되어야 한다(그림 16.3).

정맥성 궤양은 일반적으로 궤양의 크기와 비교하여 허혈보다 덜 고통스럽고, 더 얕다. 크기는 상당히 다양하고 비록 근막과 깊은 구조일지라도 일반적으로 노출되지 않는다. 가장자리에는 지방인데, 가장자리에 치유됨으로써 구멍이 얕고 질척한 표피를 볼 수 있다. 높은 삼출 단계 동안, 상처 치유 전 피부는 촉촉해지고 습해진다(그림 16.4).

정맥성 궤양은 서서히 진행되고, 수년 동안 심지어 십년 이상이 지속되는 경향이 있다. 감염의 증상과 조직염이 반복되고, 림프계통의 손상과 일련적인 림프 부종의 결과적으로 나타난다. 게다가, 뼈 강직과 섬유증으로 인해 발목관절의 기능의 상실이 발생한다.[7]

모든 안쪽 복사뼈 궤양은 이러한 질병에 의해 야기되는 것은 아니다. Sindrup 등은 안쪽 복사뼈 궤양이 있는 환자의 50% 이상이 질병에 활동적인 동맥 요인을 가진 것을 증명했다.[58] 혈관염, 한랭섬유소원혈증, 기저 세포와 편평세포암, 그리고 항인지질항체증후군과 같은 다른 상황은 비슷한 궤양의 결과로 발생한다.[59, 60] 다른 궤양은 적절한 보존치료가 최종적인 진단을 획득하기 위해 생검을 하지는 않는다.

만성 정맥부전의 세 번째 단계는 Chen과 Roger에 의해 치유단계라고 언급된다. 이 단계는 등 쪽으로 축적되는 불균형을 없애는 것이 요구된다. 현재 근거는 이런 발생을 하기 위해 절대적인 만성 상처 환경은 개선되어야만 한다고 제안한다. 이것을 성취하기 위해, 여러 학문에 걸친

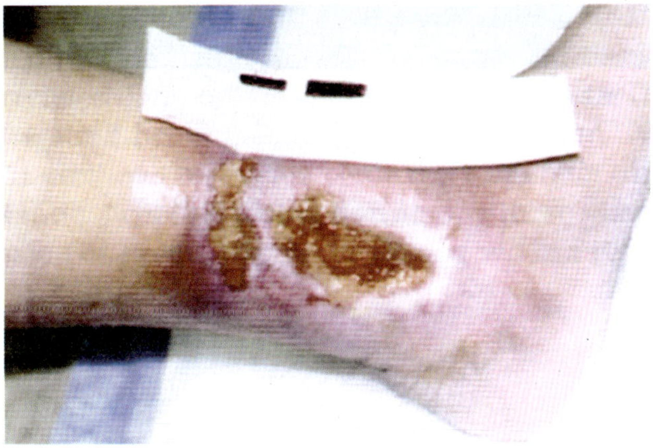

그림 16.4 입원 당시의 정맥부전성 궤양.

종합적인 접근법이 장려되어야 한다.[61] 액체 상처의 관리, 사지의 부종 관리, 그리고 정맥계통의 가능한 수술적 관리가 포함되어야 한다.

정맥성 궤양의 관리 (Venous Ulcer Management)

만성 정맥부전과 궤양을 위한 관리의 중심은 압축 치료이다. 주제 근거의 중요성은 이것은 독자적으로 29장에서 논의할 것이다. 게다가, 압축 치료는 궤양의 관리를 위한 직접적이며, 다른 장딴지 근육 펌프 기능의 영향에 압축이 의미가 있기 때문에 집중해야 한다.

드레싱 (Dressings)

정맥성 궤양을 위한 적절한 드레싱을 선택하는 것은 다른 어떠한 종류의 상처를 위한 드레싱의 선택과 다른 차이점이 없다. 드레싱을 선택하기 위한 원리는 항상 상처에 적절한 습도의 균형을 유지하는 것이다. 드레싱의 선택은 상처의 크기와 삼출물에 완전히 의존적이다. 정맥성 궤양은 일반적으로 매우 습한 경향이 있다. 특히 더욱이 만성 단계의 질병과정은 궤양이 더 크다. 이러한 예를 들어, 두꺼운 형태, 칼슘 알긴산 섬유, 또는 하이드로화이버와 같은 높은 흡수력을 가진 드레싱이 종종 지시된다. 현재, 섬유원이 현저하게 급증한 상태라면, 하이드로콜로이드 드레싱은 아마 자가 괴사조직 제거하는데 유용할 것이다. 모든 경우처럼, 드레싱의 선택은 압축 치료와 함께 협력하여 사용되어야 한다. 다른 드레싱에 대한 세부사항은 12장에 나타냈다.

운동 (Exercise)

이전에 말한 것과 같이, 장딴지 근육 펌프의 기능부전은 정맥성 궤양의 발달에 중요한 원인이 되는 요인이다. 장딴지근 펌프기능을 감소시키는 질환은 정맥 궤양의 문제에 영향을 준다.

재활 형태의 관점에서, 심각한 몇 가지는 고려해야만 한다. 첫 번째는 발목관절의 관절가동범위이다. Belcczak에 의해 알려졌듯이, C6 질병인 환자는 다른 환자군과 비교하여 발목관절에 가동성이 현저하게 감소되어 있다.[62] 운동 감소는 장딴지 근육 펌프 기능부전을 야기하거나 또는 그로 인한 다른 결과를 남긴다. 하지만, 이것은 명백해야 하고, 제한된 발목의 운동성을 양쪽 보폭의 변화를 야기하고 장딴지근육의 구축에 효과적이어야 한다. 환자를 걷게 하고, 신장시키는 프로그램은 유용할 것이다.

몇몇 연구자들은 장딴지근육 기능 개선의 운동이 효과적이라고 밝혔다. Yang은 환자는 한 보폭에 5cm 이상 발을 들어 올리는 연속의 뒤꿈치 들기가 포함된 집중적인 6주 운동 프로그램을 시행했을 때 장딴지근의 박출계수는 증가되고 산존계수는 감소되는 것을 알아냈다.[63] 비록 장딴지근육 기능이 개선되었더라도, 정맥 환류에는 변화가 없었다.

Padberg는 역시 장딴지근육 펌프 기능과 연관된 운동의 영향에 대해 연구했다.[64] 31명의 환자는 무작위로 통제(n=13)과 운동 군(n=18)으로 분류했다. 모든 환자는 압축 양말을 공급 받았다(30~40mmHg). 운동 그룹은 등장성 운동으로 구성된 물리치료를 실시했다. 장딴지근육 펌프의 기능은 개선되었고, Yang에 의해서도 비슷하게 알려졌다. 게다가, 동적 장딴지근 강화는 6개월 동안 프로그램 이후 개선되는 것으로 보여졌다.

사례연구 16•1 정맥부전으로 인한 궤양 (Ulceration secondary to venous insufficiency)

그림 16.4는 왼쪽의 발목의 안쪽에 궤양을 가진 42세 백인 여성이다. 궤양은 몇 달 동안 진행되었고, 환자는 부종을 위해 탄력담요와 거즈붕대를 그리고 배농 관리를 시도했다. 환자는 같은 위치에 과거 궤양을 경험한 적이 있었고, 그들은 치유되었고, 심한 경우로 재발되었다. 궤양의 통증은 3/10으로 기록되었다. 이것은 지속적인 서 있는 자세는 약간 악화시키고, 다리 거상과 침상 안전이 개선된다. 가장 최근에 환자는 백화점 직원으로 새로운 직업을 시작했기 때문에 증상이 악화되기 시작했다. 환자의 직업상 많은 시간을 서 있는 것이 요구되었다.

상처로부터 배농의 관리는 상당히 무겁고, 조직 드레싱 전에 이것을 부드러워지게 한다. 현재까지 감염은 없었고, 동맥 손상 또는 깊은 정맥 혈전의 징후도 없다. 부종은 왼쪽 하지에 있었고, 장딴지 근육의 둘레는 오른쪽 보다 왼쪽이 2cm 더 크다. 왼쪽 발목 관절 가동범위는 발바닥 굽힘의 구축으로 5° 정도 제한되었다.

치료로 첫 번째 노력은 다리의 부종을 줄이는 것이 목적이었다. 이것은 간헐적 공기 압축(50 mmHg로 30분 시행)으로 이루어졌고, Unna boot와 하이드로화이버 드레싱의 적용에 의해 주마다 바꾸어 실시했다. 병원에 내원했을 때, 상처는 흡입이 있는 맥동세척을 통해 깨끗했고, 새로운 드레싱과 압박담요를 적용했다. 2주 이내, 배농은 상당히 감소했고, 상처 이전에 부드러워지기 시작했다. 발목의 관절가동범위는 트레드밀 걷기 프로그램과 신장운동을 통해 개선되었다.

그림 16.5는 압축 치료의 4주 적용 후 하지의 사진이고, 궤양은 완벽히 제거되었다. 중요한 것은, 환자는 꼭 맞는 압박지지 스타킹을 착용하도록 지시 받았고, 궤양 재발의 방지를 위해 6~12달 동안 스타킹 착용을 반복했다.

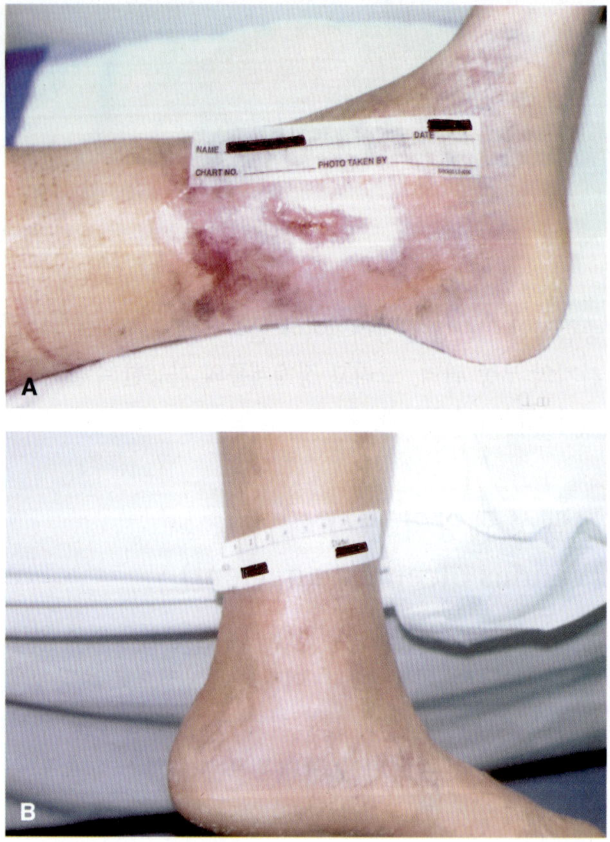

그림 16.5 *(A) 압박 치료 후 몇 주가 지났을 때의 다리 모습. (B) 치유되었을 때의 다리 모습.*

요약 (Summary)

정맥성 궤양의 병인학을 논의할 때, 이것은 질병으로 생각하는게 아니라, 상처로 생각하는 것이 가장 옳지만, 질병의 증상은 있다. 질병은 실질적으로 진행성이지만 궤양 이전에서 발전하여 증상이 나타나기 까지는 "잠행성"이다. 적절한 중재가 없다면, 환자는 피부 궤양을 겪을 수도 있다.

본 장에서는, 정맥부전과 연관되어 알려진 가장 흔한 이론들을 전반적으로 소개했다. 궤양 발전의 단계는 논의되어져야만 하며, 빈번한 궤양을 해결하기 위한 압축된 효과적인 치료가 결합된 중재의 윤곽도 역시 논의 되어져야 한다.

정맥성 궤양의 자연적 만성은 특정한 환자를 위한 전문적인 건강관리가 포함되어야 하는 것을 의미한다. 상호규제의사소통은 팀 접근성을 위해 필수적이고, 상처 관리 교육의 협력이 핵심이다. 성공적인 상처의 폐쇄가 있을 때, 환자는 질병이 치유되었다고 생각해서는 안 된다. 이것은 적절한 관리로 유지될 수 있는 평생의 질병 관리를 필요로 한다.

참고문헌 (References)

1. Trent, JT, Falabella, A, Eaglstein, WH, et al: Venous ulcers: Pathophysiology and treatment options. Ostomy Wound Manage 2005; 51:38-53.
2. Samson, H, Showalter, D: Stockings and the prevention of recurrent venous ulcers. Dermatol Surg 1996; 22:373-376.
3. Vanhoutte, P, Corcaud, S, DeMontrion, C: The demographics of venous disease of the lower limbs. Angiology 1997; 48:557-558.
4. Ruckley, C: Socioeconomic impact of chronic venous insufficiency and leg ulcers. Angiology 1997; 48:67-69.
5. Margolis, DJ, Bilker, W, Santanna, J, et al: Venous leg ulcer: Incidence and prevalence in the elderly. J Am Acad Dermatol 2002; 46:381-386.
6. Anderson, E, Hansson C and Swanbeck G: Leg and foot ulcer prevalence and investigation of the peripheral arterial and venous circulation in a randomized elderly population: An epidemiological survey and clinical investigation. Acta Derm Venereol Suppl (Stockh) 1993; 73:57-61.
7. Phillips, T, Dover, J: Leg ulcers. J Am Acad Dermatol 1991; 25:965-987.
8. Van De Graaff, K: Human Anatomy, ed. 3. Dubuque, IA, William C. Brown, 2002, p 805.
9. Michiels, C, Arnould, T, Janssens, D: Interactions between endothelial cells and smooth muscle cells after their activation by hypoxia: A possible etiology for venous disease. Int Angiol 1996; 15:124-130.
10. Grollman, S (ed): The Human Body: Its Structure and Physiology, ed. 2. New York, Macmillan, 1969, p 191.
11. Starr, C (ed): Basic Concepts in Biology, ed. 4. Pacific Grove, CA, Brooks/Cole, 2000, p 565.
12. Lofgren, E: Chronic venous insufficiency. In: Spittel, J (ed): Clinical Vascular Disease. Philadelphia, FA Davis, 1983, p 135.
13. Oates, C: Cardiovascular Haemodynamics and Dopple Waveforms Explained. New York, Cambridge University Press, 2001, p 192.
14. Moore, K, Dalley, A: Clinically Oriented Anatomy. Philadelphia, Lippincott Williams & Wilkins, 2006, p 1248.
15. Hannson, C: Optimal treatment of venous (stasis) ulcers in elderly patients. Drugs Aging 1994; 5:323-334.
16. Coleridge-Smith, P: Pathogenesis of chronic venous insufficiency and possible effects of compression and pentoxifylline. Yale J Biol Med 1993; 66:47-59.
17. Niren, A, Bergan, J: Chronic venous ulcer. BMJ 1997; 314:1019-1022.
18. Nicolaides, AN, Hussein, MK, Szendro, G, et al: The relation of venous ulceration with ambulatory venous pressure measurements. J Vasc Surg 1993; 17:414-419.
19. Whiston, R, Hallett, MB, Davies, EV, et al: Inappropriate neutrophil activation in venous disease. Br J Surg 1994; 81:695-698.
20. Johnson, B, Manzo, R, Bergelin, R, et al: Relationship between changes in the deep venous system and the development of the postthrombotic syndrome after an acute episode of lower limb deep vein thrombosis: A one-to-six-year follow-up. J Vasc Surg 1995; 21:307-313.
21. Kahn, S, Ginsberg, J: Relationship between deep venous thrombosis and the postthrombotic syndrome. Arch Intern Med 2004; 164:17-26.
22. Regan, B, Folse, R: Lower limb venous dynamics in normal persons and children with varicose veins. Surg Gynecol Obstet 1971; 132:15-18.
23. Ennis, W, Meneses, P: Standard, appropriate, and advanced care and medical-legal considerations: Venous ulcerations. Wounds 2003; 15(Pt 2):107-122.
24. Dalsing, M, Ricotta, J, Wakefield, T, et al: Animal models for the study of lower-extremity chronic venous disease: Lessons learned and future needs. Ann Vasc Surg 1998; 12:487-498.
25. Browse, NL, Burnand, KG, Irvine, AT, et al (eds.): Physiology and functional anatomy. In: Diseases of the Veins. London, Arnold Publisher, 1999, pp 49-65.
26. Baker, W: Diagnosis of deep venous thrombosis and pulmonary embolism. Med Clin NA 1998; 82:459-476.
27. Homans, J: The etiology and treatment of varicose ulcers of the leg. Surg Gynecol Obstet 1917; 24:300-311.
28. Dormandy, J: Pathophysiology of venous leg ulceration-an update. Angiology 1997; 48:71-75.
29. Browse, N, Burnand, K: The cause of venous ulceration. Lancet 1982; 2:243-245.
30. Falanga, V, Kirsner, R, Katz, MH, et al.: Pericapillary fibrin cuffs in venous ulceration: Persistence with treatment and during ulcer healing. J Dermatol Surg 1992; 18:409-414.
31. Coleridge-Smith, P, Thomas, P, Scurr, JH, et al: Causes of venous ulceration: A new hypothesis. BMJ 1988; 296:1726-1727.
32. Moyses, C, Cederholm-Williams, S, Michel, C: Haemoconcentration and the accumulation of white cells in the feet during venous stasis. Int J Microcirc Clin Exp 1987; 5:311-320.
33. Cheatle, TR, Scott, HJ, Scurr, JH, et al: White cells, skin blood flow, and venous ulcers. Br J Dermatol 1991; 125:288-290.
34. Coleridge-Smith, P: The causes of skin damage and leg ulceration in chronic venous disease. Int J Low Extrem Wounds 2006; 5:160-168.
35. Greenwood, J, Edwards, A, McCollum, C: The possible role of ischemia-reperfusion in the pathogenesis of chronic venous ulceration. Wounds 1995; 7:211-219.
36. Nash, G, Shearman, C: Neutrophils and peripheral arterial disease. Crit Ischemia 1992; 2:15-20.
37. Nicolaides, A: Chronic venous disease and the leukocyte endothelium interaction: From symptoms to ulceration. Angiology 2005; 56(suppl):s11-s19.
38. Bradbury, A, Murie, J, Ruckley, C: Role of the leukocyte in the pathogenesis of vascular disease. Br J Surg 1993; 80:1503-1512.
39. Jackson, M, Collier, A, Nicoll, JJ, et al: Neutrophil count and activation in vascular disease. Scott Med J 1992; 37:41-43.
40. Greenberg, D, Simon, R, Aminoff, M: Clinical Neurology, ed. 7. New York, McGraw Hill, 2005, p 297.
41. Franzeck, U, Bollinger, A, Huch, R, et al: Transcutaneous oxygen tension and capillary morphologic characteristics and density in patients with chronic venous incompetence. Circulation 1984; 70:806-811.
42. Thomas, P, Nash, G, Dormandy, J: White cell accumulation in the dependent legs of patients with venous hypertension: A possible mechanism for trophic changes in the skin. BMJ 1992; 296:1693-1695.
43. Loosemore, T, Dormand, J: Etiology and Pathophysiology of Leukocyte Adhesion. Oxford, Oxford University Press, 1995, p 447.
44. Ng, C, Wan, S, Yim, A: Pulmonary ischaemia-reperfusion injury: Role of apoptosis. Eur Respir J 2005; 25:356-363.
45. Kupiec-Weglinski, J, Busuttil, R: Ischemia and reperfusion injury in liver transplantation. Transplant Proc 2005; 37:1653-1656.
46. Schaller, B, Graf, R: Cerebral ischemia and reperfusion: The pathophysiologic concept as a basis for clinical therapy. J Cereb Blood Flow Metab 2004; 24:351-371.
47. Moens, A, Claeys, M, Timmermans, J, et al: Myocardial ischemia/reperfusion-injury, a clinical view on a complex pathophysiological process. Int J Cardiol 2005; 100:179-190.
48. Kong, S, Biennerhassett, L, Heel, K: Ischaemia-reperfusion injury to the intestine. Aust N Z J Surg 1998; 68:554-561.
49. Eltzschig, H, Collard, C: Vascular ischaemia and reperfusion injury. Br Med Bull 2004; 70:71-86.
50. Mustoe, T, O'Shaughnessy, K, Kloeters, O: Chronic wound pathogenesis and current treatment strategies: A unifying hypothesis. Plast Reconstr Surg 2006; 117:35S-41S.
51. Vanscheidt, W: Leg ulcer patients: No decreased fibrinolytic response but white cell trapping after venous occlusion of the upper limb. Phlebology 1992; 7:92-96.
52. Calam, M: Arterial disease in chronic leg ulceration: An underestimated hazard. Lothian and Forth Valley leg ulcer study. BMJ 1987; 294:929-931.
53. Chen, W, Rogers, A: Recent insights into the causes of chronic leg

ulceration in venous diseases and implications on other types of chronic wounds. Wound Rep Regen 2007; 15:434–449.

54. Layton, A, Ibbotson, SH, Davies, JA, et al: Randomised trial of oral aspirin for chronic venous leg ulcers. Lancet 1994; 344:164–165.
55. Flick, R: Three treatments for chronic venous insufficiency; escin, hydrosyethylrutoside, and Daflon. Angiology 2000; 51:197–205.
56. Jull, A, Waters, J, Arroll, B: Pentoxifylline for treatment of venous leg ulcers: A systematic review. Lancet 2002; 359:1550–1554.
57. Zimmet, S: Venous leg ulcers: Modern evaluation and management. Dermatol Surg 1999; 3(suppl):S1–S12.
58. Sindrup, J, Groth, S, Antrop C, et al: Coexistence of obstructive arterial disease and chronic venous stasis in leg ulcer patients. Exp Dermatol 1987; 12:410–412.
59. Falanga, V: Venous ulceration. J Dermatol Surg Oncol 1993; 19:764–771.
60. Phillips, T, Salman, S, Rogers, G: Nonhealing leg ulcers: A manifestation of basal cell carcinoma. J Am Acad Dermatol 1991; 25:47–49.
61. Schultz, G, Sibbald, R, Falanga V, et al: Wound bed preparation: A systematic approach. Wound Rep Regen 2003; 11(suppl):S1–S28.
62. Belczak, C, Cavalheri, G, Jr, de Godoy, JMP, et al: Relationship between talocrural joint mobility and venous ulcer. Jornal Vascular Brasileiro 2007; 6:2.
63. Yang, D, Vandongen, Y, Stacey, M: Effect of exercise on calf muscle pump function in patients with chronic venous disease. Br J. Surg 1999; 86:338–344.
64. Padberg, F, Johnston, M, Sisto, S: Structured exercise improves calf muscle pump function in chronic venous insufficiency: A randomized trial. J Vasc Surg 2004; 39:79–87.

chapter 17 장

동맥성 궤양의 보존적 관리

Conservative Management of Arterial Ulceration

심한 만성 궤양 관리의 어려운 환경에서 효율적이기 위해서는, 임상가는 동맥 질환의 특성과 관리에 대한 철저한 지식을 가지고 있어야 한다. 개발도상국에서 다리 궤양의 대부분은 정맥성 문제로 간주된다(80–90%). 정맥 부전과 동맥 부전을 모두 가진 사람이 그들 집단 중에서 약 25% 정도로 추정된다.[1,2] 본 장은 동맥성 궤양의 평가와 치료에 대한 틀을 제공하고자 한다.

동맥 부전의 병태생리학과 병인학 (Pathophysiology, Etiology of Arterial Insufficiency)

산소는 우리가 숨을 쉬고, 또 대부분 세포의 기본 과정에서 필수적인 물질이다. 산소는 수많은 생리적 수준을 통해 삶을 유지시킨다. 허혈, 즉 신체 조직에 혈액 공급이 부족한 상태는 동맥 부전(AI; arterial insufficiency)을 가지는 기본 문제이다. 동맥 부전, 동맥질환, 말초혈관질환 (PVD; peripheral vascular disease), 말초동맥질환 (PAD; peripheral arterial disease) 등의 용어들은 일반적으로 상호교환되어 사용될 수 있다. 말초혈관질환(PVD)은 정맥질환과 동맥질환으로 나누어질 수 있기 때문에 덜 사용되는 용어이고, 일반적으로 "AI"과 "PAD"란 용어들이 임상적으로 더 많이 사용된다.

허혈은 어떤 신체 조직에도 영향을 줄 수 있다. 허혈은 중추성, 장기성, 또는 본 장의 관심사인 말초성으로 분류될 수 있다. 중추성 허혈은 뇌혈관사고(CVA)나 혈전성 뇌졸중으로 자주 발생하고, 장기성 허혈은 소화계 장기인 허혈성 창자와 심장에서 발생하는 심근경색으로 주로 이어진다. 말초성 허혈 또는 말초동맥질환(PAD)은 파행이나 다리 궤양으로 나타난다.

말초동맥질환은 팔다리의 혈류 감소를 일으키는 많은 질환을 총칭해서 사용되는 보편적인 용어이다. 증상은 동맥 내강이 50% 이상 좁아졌을 때 나타난다. 내강이 50% 이상 좁아져도, 증상을 자각하지 못하는 환자들도 있다.[3] 그래서 철저한 검사는 질환을 발견하는 핵심이 된다. 내강

표 17.1 말초동맥질환 등급 체계인 Fontaine 시스템

단계	설명
I	무증상
II a	경한 파행
II b	중등도-심한 파행
III	허혈성 안정시 통증
IV	궤양이나 괴저

표 17.2 말초동맥질환 등급 체계인 Rutherford 범주

등급	범주	설명
0	0	무증상
I	1	경한 파행
I	2	중등도 파행
I	3	심한 파행
II	4	허혈성 안정시 통증
III	5	경미한 조직 소실 - 치유되지 않는 궤양
III	6	심한 조직 소실 - 발허리뼈 위의 괴저

의 좁아짐은 죽상경화성 플라그 형성, 1차 또는 2차 염증 상태, 혈전, 또는 이들의 복합 상태로 일어난다. PAD의 심각성은 Fontaine 시스템(환자 증상으로 심각성을 판단하는)이나 최근의 Rutherford 범주와 같은 등급체계를 통해 정량될 수 있다.[4,6,7] Rutherford 범주는 임상 사용에 적합한 전통적인 등급을 제공할 뿐만 아니라, 임상 연구에도 사용될 수 있는 범주를 제공한다. 이들 도구를 사용할 때, 대다수 분류는 조직 소실, 궤양과 괴저 등을 나타낸다(표 17.1과 표 17.2).

> **핵심 17.1**
>
> 어떤 말초동맥질환 환자는 50% 이상이 막히더라도, 무증상일 수 있다.

조직 허혈은 민감성과 원인에 따라 분류될 수 있다. 첫째, 허혈 상태는 과도한 압력(구획증후군)으로 인한 혈전, 색전, 협착을 통해 일어날 수 있다. 급성 허혈은 의학적으로 매우 위험한 상태이다. 반대로, 죽상경화성 폐쇄와 같은 만성 원인은 수 년에 걸쳐 발달할 것이다. 70세 이상의 노인들 중 20%가 말초동맥질환을 가질 것으로 추정된다. 놀랍게도, 이들 환자 중의 약 70~80%는 아무런 증상을 가진다. 이런 무증상의 이유는 개인 특성이나 막힌 부위 주변으로 혈류 공급이 일어나기 때문인 것으로 설명될 수 있다. 이런 무증상이 만성 동맥질환과 급성 동맥질환을 구분하는 요소이기도 하다.[3]

말초동맥질환의 분류 (Classes of PAD)

급성과 만성의 분류 이외에, 많은 원인들이 동맥질환에 영향을 줄 수 있다. 가장 흔한 분류는 폐쇄성, 염증성, 혈관운동성이다.[14] 종종, 이들이 중첩되기도 하지만, 이해를 위해 반드시 구분되어야 할 것이다. 다른 분류는 기질성과 기능성이다. 동맥질환의 기질성 원인은 조직 손상이나 만성 염증으로 인한 막힘과 같이, 폐쇄를 초래할 수 있는 구조적 변화이다. 반면 기능성 원인은 Raynaud 병에서 일시적으로 나타날 수 있는 혈관 경련과 같은 단기적인 비구조성 변화이다.[15]

폐쇄성 질환은 주로 죽상경화증으로부터 발생된다: 예로는, 동맥경화성 폐쇄, 동맥 혈전, 동맥 색전 등. 이들은 *기질성 PAD*로 분류된다. 종종 맥관염으로 간주되는 *염증성* 질환들은 결절성 다발성 동맥염, 혈관염, 과민성 혈관염, Takayasu 동맥염, 혈전혈관염 등을 포함한다. 전신성 홍반 루퍼스(SLE)이나 피부근염과 같은 전신성 염증 상태도 사지 문제와 동맥 부전을 초래할 수 있다.

임상적으로 가장 흔한 *혈관운동성* 문제는 Raynaud 증후군, 복합부위 통증증후군(RSD), 말단청색증, 홍색 팔다리 통증 등이다. 이런 집단의 질환들은 환경에 반응하여 교감신경성 혈관운동을 조절하는 *기능성* PAD로 분류된다.[14] 본 장의 목적 때문에 동맥류도 혈관운동성 질환으로 분류되지만, 앞에서 언급된 질환들과 비교해 볼 때, 조직 괴사를 일으킬 개연성이 낮기 때문에 팽창성 질환으로 정의된다. 표 17.3은 보다 자세히 분류를 요약하고 있다.

동맥 경화성 폐색증 (Arteriosclerosis Obliterans)

동맥경화성 폐색증은 가장 흔한 폐쇄성 질환으로서 PAD의 95%에 해당한다.[3,14] 이 질환은 궤양 발생의 측면

표 17.3 동맥 부전의 분류

방해성(기질성) (obstructive)	염증성(기질성) (inflammatory)	혈관운동성(기능성) (vasomotor)
동맥경화성 폐쇄	폐색성 혈전혈관염	Raynaud 병
폐색성 혈전혈관염*	혈관염	말단청색증
겸상적혈구병	• 결절성 다발성 동맥염	홍색 팔다리 통증
급성 막힘	• 전신성 홍반 루퍼스	
• 색전	• Takayasu 동맥염	
• 혈전		
• 구획증후군		

*폐색성 혈전혈관염은 방해성과 염증성으로 분류될 수 있다.

에서도 가장 흔한 질환이다.[16] 폐색의 근원적 원인은 동맥경화증이다.

핵심 17.2

동맥경화증과 죽상경화증은 종종 상호교환적으로 사용된다. 이런 현상이 종종 받아들여지지만, 구분할 필요가 있다. 동맥경화는 단순히 동맥이 딱딱해져 동맥벽의 탄력이 소실되는 것이다. 동맥경화의 가장 흔한 형태인 죽상경화는 지방의 축적인 플라그 또는 "죽공"이라 하고, 이것이 동맥의 내막을 형성한다.

죽상경화증은 지방이 내피혈관벽에 쌓임으로서 점진적으로 발달한다. 많은 요소들이 이런 현상에 영향을 준다. 먼저, 동맥벽 손상이 고혈압의 물리적 스트레스나 혈액의 독성 물질에 의해 일어난다. 그 다음 콜레스테롤과 같은 혈액으로부터 큰 분자가 그 부위 안으로 들어와서 쌓여, 내벽이 더욱 두터워진다. 이와 동시에, 혈소판 응집 반응이 손상 지점에서 작용하여 동맥벽을 막히게 할 것이다. 이 물리적 폐쇄가 형성하는 동안, 생화학적 변화가 폐쇄의 위험을 증가시킬 것이다. 이런 변화는 염증반응을 통한 백혈구의 끌어당김에 의해 발생한다. 형성된 플라그는 안정되거나 불안정될 수 있다. 안정된 혈병은 동맥 내강을 막아서 먼쪽 조직의 관류를 감소시킬 것이다. 불안정한 혈병은 궁극에 혈전으로 바뀌어 먼쪽의 작은 혈관을 막게 될 것이다. 미국심장학회(American Heart Association)에 따르면, 혈전은 혈관 안이나 심장 공간에서 형성된 혈병이고, 색전은 혈류를 통해 이동하는 혈병으로, 좁은 혈관을 막거나 순환을 차단할 때까지의 혈병이다.[18]

PAD에서 발견되는 플라그의 병태생리는 관상동맥질환(CAD) 발생의 병태생리와 동일하다. 이것의 의미는 말초동맥질환으로 진단받은 사람은 관상동맥질환이나 심장문제에 상당한 위험성을 가질 수 있다는 것이다. 부가적으로, PAD는 심혈관 합병증과 죽음에 대한 독립 예측변수로 알려져 왔다.[19,20] 이러한 상관관계는 의료 종사자들이 반드시 알아야 하는 내용이다. 관상동맥질환 병력을 가진 PAD 환자를 치료할 때, 의심과 주의가 꼭 필요하다. 반대의 경우도 마찬가지이다: 관상동맥질환이 없는 PAD 환자를 치료할 때도, PAD와 관상동맥질환과의 상관관계뿐만 아니라, 위험요소에 대해 교육해야 한다.[3,4] PAD의 위험요소 중 변경할 수 있는 요소로는 흡연, 당뇨병, 고혈압, 고지혈증 등이 있다. PAD에서 추가적으로 확인해야 할 요소는 표 17.4에 요약되어 있다.[4]

이들 집단에 위협이 되는 중요한 것으로서 많은 사람들이 절단을 의심할 수 있지만, 기대수명에 대한 실제 위험은 심장발작과 뇌졸중과 같은 심혈관사고나 뇌혈관사고이다.[13] 2003년 프랑스에서 이루어진 ATTEST 연구와 같은 대규모의 연구들은 이런 잘못된 개념을 확인시켜 주었다. 죽상경화증으로 알려진 환자 집단에서, 심혈관 위험이 경시되었고, 오히려 PAD 환자 그룹에서 절단의 위험이 과도하게 인시되고 있었다.[26]

연구에 의하면, PAD 환자 중 84–90%가 현재 또는 과거에 흡연자로 알려져 있다.[27,28] 흡연은 평활근에 화학적 효과를 주고, 또 전신성 혈관수축과 염증을 일으키기 때문에 동맥질환과 밀접한 연관성이 있다.

표 17.4 말초동맥질환의 위험 요소

변경될 수 없는 요소	변경 가능한 요소
70세 이상의 연령	흡연
남성	당뇨병
당뇨병*	고혈압
과다응고상태	고지혈증
고호모시스테인혈증	비만

*가족력 때문에 당뇨병의 위험이 있을 수 있지만, 2형 당뇨병의 시작은 다이어트나 운동과 같은 요소에 의해 영향을 받을 수 있다.

핵심 17.3

순환은 흡연 중단 후 4주 안에 향상될 것이다. 1년 안에, 관상동맥질환과 심장마비의 위험이 절반으로 감소될 것이다.

당뇨병도 이들 집단에서 흔한 경우이다. Framingham Heart Study에 따르면, 당뇨병과 포도당 내성이 CAD나 CVA 보다 파행에 더 큰 영향을 미친다고 알려져 있다.

당뇨병 환자는 비당뇨병 환자보다 PAD의 위험이 3-4배 이상 높다. 죽상경화성 플라그 발달에서처럼, 고혈압도 PAD의 위험을 증가시킬 것이고, 고혈압이 높을수록, PAD의 발생 위험도 높아질 것이다.[19,23,24]

혈관 수술이 이들 집단에서 먼쪽 흐름을 보존하기 위해 적용될 수 있다. 본 장은 선택사항으로, 바이패스 이식, 스텐팅, 혈관형성술, 혈전 용해 절차와 같은 개방성 혈관 내 기법을 포함한다.

간헐성 파행 (Intermittent Claudication)

간헐성 파행은 동맥 부전의 전형적인 증상이다. 파행은 특정 활동 특히 보행에 의해 장딴지, 허벅지, 궁둥이 부위에서 경련이 일어나는 것으로 정의되고, 만약 환자가 휴식을 취하면 5분-10분 멈추게 된다.[29] 증상은 발목의 수축기 흐름과 팔의 흐름을 비교한, 환자의 발목-팔 수치(ABI)와 상관관계가 있다. 이들 소견은 예후와 질환이 매우 심각하다는 것을 의미한다. 간헐성 파행은 환자의 ABI 수치가 0.8 미만일 때 나타나기 시작한다.[30]

파행성 통증은 정확히 무엇인가? 보행 동안, 혈류가 심장으로 다시 돌아가도록 하는 장딴지 근육의 펌핑을 생각해 본다. 이것은 온전한 정맥 기능이다. 각 수축으로 혈액은 작용하는 근육으로부터 빠져 나온다. 건강한 상태일 때, 동맥은 산소와 영양분과 함께 작용 근육을 연소시키기 위해 동등한 효율성으로 새로운 혈액을 펌핑한다. 동맥 부전 상태에서 계속 근활동을 진행하면, 동맥 충전 단계는 정맥 환류와 일치하지 않을 것이다. 근육으로의 입력 혈액량이 출력 혈액량보다 작기 때문에, 그 근육이 이용할 수 있는 전체 혈액양과 산소량이 감소할 것이다. 허혈 상태는 근육이 꽉 조여지는 느낌이 들고, 피가 통하지 않아 심한 통증을 유발시킨다. 국소 감각수용기가 젖산과 다른 대사물의 축적으로 활성화된다. 휴식은 동맥시스템을 회복시키고, 근육에 혈액을 다시 채울 것이다. 이로 인해 통증이 완화될 것이다. 근육의 대사물이 파행 발생을 일으킬 것이고, 계단이나 경사로에서의 강한 근 활동은 빠르게 통증을 유발시킬 것이다.

핵심 17.4

허혈 질환에서 운동은 실제로 "공급과 수요"의 불균형을 감소시키는데 도움을 줄 것이다.

활동에 의해 유발되지 않고 오히려 휴식 때 유발되는 경련성 통증은 안정시 통증으로 간주되고, ABI 수치가 0.5 미만일 때 일어난다.[30] 통증은 일정할 수 있지만, 종종 밤에 더 심해진다. 환자는 다리를 침대 측면에 배치하고 잠을 자거나, 항중력 자세를 유지하기 어렵다고 말할 것이다. 운동성 스트레스가 없는 신체 계통을 그려 본다; 동맥은 여전히 근육의 산소 요구를 유지할 수 없을 것이다. 이것은 다리에 허혈성 문제가 있음을 의미한다. 이 시기에, 수술적 상담이 필요한데, 그 이유는 안정 시 통증을 가진 환자는 수술이나 절단으로 진전될 수 있기 때문이다.[32]

파행성 통증이 해부학적 폐쇄 지점에서 발생한다는 것을 임상가는 알아야 한다. 궁둥이와 허벅지의 통증은 대동맥엉덩동맥질환(aortoiliac disease), 즉 Leriche 증후군 때문인데, 이것은 남성에서 주로 발생한다. 온엉덩동맥으로 갈라지는 대동맥의 아랫부분이 막히거나 좁아진 것이다.[30] 장딴지 통증은 넙다리동맥-오금동맥의 폐쇄와 관련될 것이고,[32] 발과 발활의 통증은 발바닥동맥과 정강동맥의 먼쪽 폐쇄와 관련된다.

파행이 의심되면, 척추협착증과 같은 다른 원인을 배제하기 위해 근육뼈대계 검사를 수행해야 한다. 협착증의 경우는, 당연히 다리 통증은 발생하지 않지만, 회복하는데 오래 걸릴 것이고, 휴식을 취하기 위해 앉은 자세를 취하게 될 것이다. 구멍의 공간이 허용되면 굽힘된 보행 자세를 취하게 되는데, 그 이유는 이런 자세를 취할 때 통증이 발생하지 않기 때문이다.[33] 정맥 부전을 가진 환자는 독특한 활동 패턴을 가질 것이다. 표 17.5는 파행의 감별진단을 요약하고 있다.

약물과 운동에 의한 파행 치료는 삶의 질을 향상시킨다. 파행성 통증은 일상의 삶을 방해하는 것으로 알려져 있다.[34-36] HRQOL(삶의 질과 관련된 건강)을 반영하는 표준화된 척도는 파행을 가진 환자의 기능 평가(SF-36과 WIQ)에 합당하다. SF-36는 의료 결과 연구이고, WIQ는 보행 손상 설문지이다.[35,37,38]

통제된 운동은 파행의 주요 치료로서 잘 알려져 있다; 이것은 20개 이상의 무작위 통제 연구에서 나타났다. 그리고 통제된 운동은 약물 치료보다 더 좋은 결과를 가진 것으로 알려져 있다.[5,34,36] 이런 근거가 있다하더라도, 3 지불자의 배상, 환자 편의성, 그리고 병원중심 프로그램 동기 부여 등이 부족하기 때문에 운동 프로그램이 잘 수행되지 않는다.[5] 주당 3회 이상의 운동 프로그램을 권장하고, 50-60분 동안 트레드밀에서 보행하도록 하고, 최대 보행 거리와 보행 시간을 모니터링한다. 구축된 운동은 향상된 산소 대사, 측부 순환을 위한 혈관생성, 향상된 혈액 점성, 경제적인 보행 때문에 이점을 제공한다.[35] 매일 활동과 보행을 증가시키는 운동보다 통제된 운동 프로그램이 더 효과적인 것을 밝혀졌다. 한 연구에 따르면, PAD 환자들이 장딴지 근육의 높은 활동 수준을 선호하기 때문에 보행이나 활동에 대한 매일의 조언이 꼭 필요하다.[39]

폐색성 혈전혈관염 (Thromboangiitis Obliterans)

폐색성 혈전혈관염(TOA) 또는 Buerger 질환은 동맥 폐색질환에서 두 번째 많이 발생하는 질환이다. 이 질환은 매년 10만명당 12-20명이 진단받는 것으로 알려져 있다. 주요 위험군은 20-45세 사이의 남성 흡연자이다.[41,42] 이 질환은 죽상이 폐색의 주요 원인이 아니라는 점에서 동맥경화성 폐색(AO)과 다르다. 팔과 다리의 먼쪽 허혈은 작은 동맥이나 중등도 크기의 동맥과 정맥의 염증이나 혈관수축과 관련되는데, 이런 폐쇄는 혈전 형성에 의해 일어날 수 있다.[14]

핵심 17.5
비흡연자에서는 폐색성 혈전혈관염이 거의 발병하지 않는다.

표 17.5 다리 통증과 파행의 감별진단

	간헐성 파행	척추협착증	정맥 부전
통증 유형	경련/욱신거림	약증과 함께 화끈거림이나 심한 통증	무거움과 쑤시는 듯한 통증
통증 위치	장딴지, 허벅지, 궁둥이	피부절을 따라 다리 아래쪽으로 분포함	허벅지와 사타구니 통증이 일반적이고, 가끔 장딴지 통증이 있음
시작	예측가능한 보행거리 경사로/계단 보행을 할 때	보행 후; 보행거리를 예측할 수도 있음 경사로에서는 더 멀리 보행할 수 있음	장기간 매달린 자세를 취하거나 보행을 할 때
이완 요소	휴식과 다리의 매달린 자세	앉은 자세 구부정한 자세 장시간의 휴식	다리를 거상함
기타	재생가능한 보행거리. 강한 활동으로 발생함 기타 동맥 징후를 가짐	척추 각도의 변화 없이 휴식만으로 향상되지 않음	정맥 부전의 다른 징후, 부종과 정맥류를 가짐

전통적으로, 이들 환자는 2개 이상 팔다리 병변을 가질 것이다. 임상 특성은 발바닥동맥과 정강동맥 문제로 인해 발활에서 발생하는 파행성 통증과 함께 시작할 것이다.[33] 중요한 것은 족저근막염과 이것을 구분하는 것이다. 족저근막염은 아침에 심한 통증을 유발하고, 족저근막이 부착되는 발꿈치에서 심한 통증이 나타난다.[43] 폐색성 혈전혈관염은 초기에 다발성 먼쪽 병변과 괴저를 가진다. TOA가 의심되면, 양쪽 팔과 다리의 동맥조영술이 유용할 것이다. TOA의 동맥조영술은 "나선형 모양의 측부동맥"이나 폐쇄 지점 주위의 작은 측부순환을 보여줄 수 있다. 일반적으로 이런 측부순환은 동맥경화증에서와 마찬가지로, 증상과 괴사를 방지할 만큼 효과적이지 못하다. 동맥조영술은 몸쪽 혈류의 보존과 먼쪽 혈류의 폐쇄를 잘 보여줄 것이다.[41]

TOA 진단을 받은 많은 환자들은 여러 부위의 절단을 경험하게 된다. 위험 감소, 질병 진전의 예방 및 절단 예방을 위한 유일한 방법은 흡연을 중단하는 것이다. 만약 환자가 계속 흡연을 한다면 TOA 환자의 장기간 주요 위험은 절단이다; 동맥경화성 폐색에서와 마찬가지로, 이것은 기대수명에 직접적으로 영향을 주지 않는다.[41] 일반적으로 혈관수술이 적응적이지 못한데, 그 이유는 우회이식과 스텐트를 받을 만큼 먼쪽 혈관이 충분한 온전성을 갖지 못하기 때문이다.

겸상적혈구병 (Sickle Cell Disease)

겸상적혈구병은 동맥과 정맥 모두에 영향을 주는 폐쇄성 혈관질환으로 분류될 수 있다. 이런 집단에서 다리 상처의 유병률이 높다. 모세혈관 수준에서 낫모양의 헤모글로빈이 산소와 분리될 때 적혈구가 강직화된다.[16] 이런 겸상적혈구가 움직이지 못하게 되어, 모세혈관을 물리적으로 폐쇄하게 되고, 또 국소 조직 허혈을 일으키는 생화학 변화를 초래한다.[44] 이런 폐쇄는 피부와 장기에서 일어날 수 있다. 피부의 미세혈관 변화 때문에 피부에 만성 저산소증이 나타난다. 그리고 폐에서 폐쇄가 일어나면, 전신성 저산소증이 초래될 수 있다. 섬유화와 장기 허혈이 질환 과정의 후유증이기 때문에, 호흡계가 상처 치유에 영향을 줄 수 있다.[44,45] 비록 허혈 상태가 이들 상처의 요소이지만, 정맥 부전의 징후도 함께 나타날 수 있다. 그러므로 이들 상처의 관리는 부종 조절에 좌우되고, 임상 검사 소견과 함께 정맥 부전의 관리 지침을 따라야 한다. 겸상적혈구병 통증이 있을 때, 침상 안정과 거상을 추천한다.[46]

급성 폐쇄 (Acute Occlusion)

팔다리로 가는 혈액의 급성 폐쇄는 의학적으로 매우 위험한 상황이다. 혈관 막힘은 몸쪽 원인인 색전이나 국소 혈전에 의해 발생할 수 있다. 이런 사례에서 팔다리의 예후는 손상에서 재관류 사이의 시간에 크게 의존할 것이다. 색전은 5 P의 징후를 가질 것이다: Pistol shot(급성 발병), Pale(창백), Painful(통증), Pulseless(무맥), Paresthesis(감각이상). 종종 팔다리가 주변 온도보다 차가워지는 것을 의미하는 6번째 P인, *Poikilothermia*(변온성)가 첨가되기도 한다.[47] 과거에 PAD는 없었지만 관상동맥 병력을 경험한 환자에게서도 색전이 일어날 수 있다. 한편 혈전증은 급성 동맥 허혈의 가장 흔한 원인이고, 과거에 파행을 가진 환자에게서 흔하게 나타난다. 이미 좁아진 동맥내강의 위쪽 부분에서 혈전이 막히기 때문에 빠르게 혈류가 감소한다. 이것은 만성 허혈의 급성 단계로 간주된다. 불행하게도, 혈전증은 우회 이식 이후의 급성 이식 폐쇄와 관련이 있다.[48]

> **핵심 17.6**
>
> 혈관 막힘으로 인해 감각이상이 발생한 후 6–8시간 내에 순환이 회복되지 않으면, 절단의 위험이 높아진다.

만약 신경병리성 문제가 있다면, 의학적 관리로서 색전절제술이나 개방성 재혈관술이 이용될 수 있다. 다른 선택로는 국소 혈관에 대해 높은 항혈전성 용량을 유도하는 경피 사지관류(PILP)와 카테터를 이용한 혈전용해술이 있다.[49]

구획증후군에서 보듯이, 외상도 먼쪽 관류와 사지 생존능력에 나쁜 영향을 줄 수 있다. 구획증후군은 다리골절이나 발목염좌의 외상으로 나타나기도 하고, 또 운동선수들의 노력성 스트레스에 의해서도 나타날 수 있다.[50–52]

구획증후군은 급성 동맥 폐쇄나, 정맥 부전, 부종이나 높은 압력에 의한 압박 등과 구분되어야 한다. 의심이 들면, 맥박, 감각, 운동기능의 평가를 통해 다리 문제를 예측할 수 있다. 수술적 관리로는 근막절개술이고, 후속의 상처 관리가 합당하다(그림 17.1).

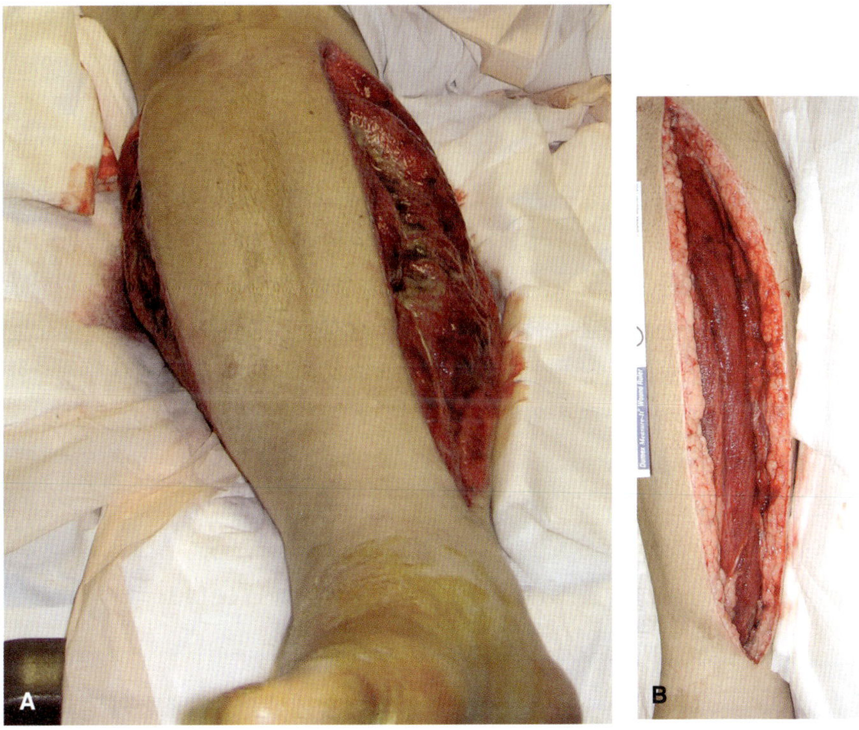

그림 17.1 *2구획 근막절개술 이후의 흔한 다리 상처. 오른쪽 다리(A)에서 부종과 근힘살의 볼록함이 보여진다. 부종 감압이 치유에 도움을 줄 것이다. 왼쪽 다리(B)는 부종의 정상화를 보여준다. 상처가 오른쪽 다리보다 빨리 폐쇄될 것이다.*

혈관염 (Vasculitides)

말초허혈의 염증성 원인은 매우 다양하다. 각 괴사성 혈관염은 다양하게 나타나고, 독특한 전신성 장기 문제를 가진다. 일반적으로 *혈관염*이란 용어는 염증성 질환으로 폭넓게 정의되며, 신체 어느 부위의 동맥이나 정맥에서 일어날 수 있는 혈관벽의 괴사이다.[53]

혈관염에 대한 특정 진단 기준과 관리가 본 교재의 범위를 벗어나는 것이기 때문에, 가장 흔한 질환에 대해서만 간략하게 설명할 것이다. 모든 종류의 혈관염은 다리 괴사를 가질 수 있고, 상처 치유가 어렵다. 그러므로 환자 주치의와의 협력은 상처 관리에 있어 매우 중요한 변수가 된다.

결절성 다발성 동맥염은 대부분의 장기에 있는 작은 크기의 혈관에서 발생하는 염증이다. 주호소는 1개 이상의 장기에 영향을 준다는 것이다: 예를 들어, 근육뼈대계 문제로는 근육통과 관절통이 있다. 전신성 홍반 루퍼스(SLE; systemic lupus erythematosus)는 여러 장기에 영향을 미치는 만성 자가면역성 질환이다. 이 질환은 악화와 완화를 반복한다. 피부 병변은 작은 혈관의 염증과 관련된다. 피부 병변이 존재하면, 장기에서도 뚜렷한 염증반응이 일어나고 있다는 것을 의미한다.[16,54] 이들 환자는 만성 순환 병변과 재발성 점막 병변을 가질 수도 있다(그림 17.2).[32] 부가적으로, 염증성 궤양은 자주색 가장자리를 가질 수 있고, 혈관염을 유발하는 그물울혈반도 가질 수 있다.[54,55]

이들 염증성 질환의 임상 관리에는 어려움이 있는데, 바로 약물 중재이다. 약물 중재에는 코티코스테로이드가 포함되는데, 항염증성 효과 때문에 대부분의 환자들은 치유

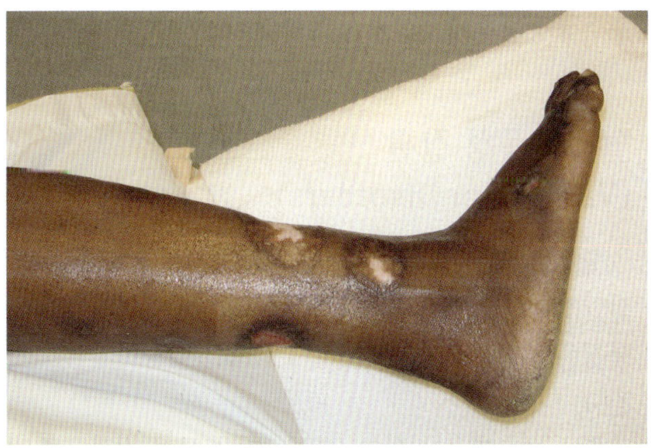

그림 17.2 *전신성 홍반 루퍼스를 가진 환자의 여러 상처 부위. 종아리와 발가락 쪽에 있는 활동성 상처와 함께 치유된 여러 상처를 관찰할 수 있다. 환자는 심한 통증과 동맥과 정맥의 징후와 증상을 가지고 있다. 환자는 습윤 반폐쇄성 드레싱과 가벼운 압박치료에 잘 반응했다.*

의 지연을 경험하게 된다. 스테로이드는 모든 수복 과정에서 치유를 지연시킨다.[56,57] 비록 직관에 반하겠지만, 스테로이드의 사용과 관련된 위험과 치유 지연은 약물이 갖는 효과보다 비중이 더 크다. 다른 사람에 의한 기록[58]과 마찬가지로, 본 저자의 경험에 따르면, 그것이 괴사의 원인일 수 있기 때문에 염증을 *엄격하게* 잘 관리되었을 때 어떤 환자에게서 더 빠른 치유 속도가 나타났다. 이것은 많은 사람에게 나타나는 현상이 아닐 것이다. 그 이유는 스테로이드가 식작용, 콜라겐 합성, 그리고 혈관생성 등을 억제하는 것으로 알려져 있기 때문이다. 적절한 스테로이드의 선택은 만성 염증 상태를 예방하는 한편, 모든 치유 단계를 거쳐 혈류를 조절하는데 도움을 줄 것이다.[58] 상처 기부에서 이들의 효과를 이끌어내기 위해 국소 비타민 A와 전신 비타민 A 섭취를 권장한다.[56]

핵심 17.7

가장 효율적인 용량과 비타민 A의 유도 방법에 대해 아직 약간의 논란이 있다. 항상 가장 최근의 연구와 임상 직주를 확인해야 한다.

Takayasu 동맥염(TA)은 흔한 편이 아닌 또 다른 혈관염의 한 종류이다. Takayasu 동맥염은 대동맥과 가타은 큰 동맥에 영향을 준다. 이들 사례에서의 염증은 폐쇄나 확장(대동맥류)을 유발시킨다. Takayasu 동맥염은 젊은 여성에게 주로 영향을 미치지만, 심각한 사지 궤양의 원인은 아니다. 오히려 Takayasu 동맥염은 파행을 포함한 중추성 증상과 말초성 증상을 모두 가진다.[59,60]

혈관운동성 질환 (Vasomotor Disorders)

혈관운동성 질환 또는 기능적 FAD로는 Raynaud 병, 말단청색증, 홍색 팔다리통증 등이 있다. 이들의 공통된 특징은 교감신경계의 변화로서 동맥을 확장하고 수축시킨다.

Raynaud 병은 원인을 모르는 매우 드문 질환으로서, 손가락, 발가락, 코 등과 같은 신체 말단 부위에서 빠르고 단기간의 혈관경련을 일으킨다. 비병리적 측면에서, 장기간의 냉은 장기의 먼쪽 관류를 손상시킬 수 있는 혈액 흐름을 바꿀 수 있다. 이것은 극심한 온도에서 동상을 초래하는 자연스런 반응이다. Raynaud 병이 있으면, 짧은 기간의 낮은 온도에 노출되거나, 정서적 스트레스를 받아도 이런 반응이 일어날 것이다.[61]

말단 청색증은 얕은 혈관의 경련으로 인해 다리와 손과 같은 부위에 피부가 푸르스름하게 변하는 것이다. 홍색 팔다리통증은 피부의 얕은 세동맥의 팽창으로 발생되며, 열에 타는 듯 한 감각, 통증, 그리고 피부 발적이 나타난다. 이들 질환이 사지 상처를 일으키는 원인이 아니지만, 장기간 그리고 반복적으로 발병되면 조직 괴사가 발생할 수도 있다.[9]

동맥성 궤양의 임상 특징 (Clinical Features of Arterial Ulcerations)

동맥성 궤양과 괴저는 앞에서 언급된 질환의 결과로서 발생할 수 있다. 언급되었듯이, 궤양의 주요 임상 사례는 동맥경화성 폐색이다. 동맥 부전의 원인과 궤양의 다른 원인을 감별진단하는 광범위한 지식은 상처관리 분야에서 필수적이다. 임상가는 철저한 병력 체크, 검사 및 평가 과정을 이용하여 동맥 징후를 알아내는 능력을 갖추어야 한다. 동맥 부전이 환자 진단의 한 요소일 때, 다음 단락들은 검사에서 흔하게 나타나는 소견들을 설명하고 있다.

병력 (History)

사지 상처의 감별진단은 철저한 병력 체크로부터 시작한다. 상처 센터와 클리닉으로의 의로는 "다리 상처를 가진 70세 이상의 환자에게는 흔한 일이다. 그러므로 효율적이고 안전한 관리는 정확한 진단에 좌우된다. 발병 원인의 체큰도 중재의 적응증과 금기증을 설정하는데 필수적이다. 철저한 혈관 검사는 임상가로 하여금 안전한 치료 선택을 할 수 있게 만들 것이다. 순환 상태를 확보하고자 할 때 가장 중요한 중재는 도구를 이용한 조직제거와 압박치료의 사용이다. 정맥 부전 관리에서 이용되는 압박치료도 동맥 부전 환자의 치유와 다리 보존에서 중요한 역할을 할 것이다. 상처기부 준비의 주요 요소인 조직제거술도 동맥 부전을 가진 사람의 생명과 다리 절단에 영향을 줄 것이다.

핵심 17.8

엄지의 법칙: "가보기 전에 알고 있다." 진단과 관계없이 혈액 순환 상태를 선별검사한다.

환자 검사(6장)에서 논의되었듯이, 과거 병력, 과거의 수술, 약물 처방 기록 이외에, 현재의 상처 진전과 양상도 동맥 부전을 배제하는데 중요한 역할을 한다. 질문을 통해, 과거와 현재의 느리고 나쁜 치유의 경향을 일으키는 상처 기간을 알아내야 한다. 통증 양상과 자세 취하기의 영향 외에 상처가 시작되는 유형도 매우 중요하다.

병력 (Medical History)

연령, 성별, 당뇨병(DM), 고지혈증, 고혈압과 관상동맥질환과 같은 환자 요인을 고려해야 하는데, 그 이유는 이들 요소가 PAD의 위험 증가와 관련이 있기 때문이다.[13,30,41] 다소 덜 위험한 요소로는 과다응고상태와 고호모시스테인혈증 등이 있다. 임상가는 이 동반질환들의 존재를 통해 동맥 부전의 가능성을 알아야 한다. 통제되지 않은 당뇨병이 있는 경우, 환자의 임상 특징이 파행과 관련되지 않을 수도 있고, 신경병리와 가동성 손상이 존재할 때 통증이 나타난다. 그러므로 신경병리성 궤양을 가진 환자도 순환 상태를 항상 측정해야 한다. Sumpio 등의 연구 고찰에 따르면, 고위험 당뇨병 집단에서 조직제거술, 재혈관화 및 상처 관리 절차를 통해 좋은 결과가 나타났다고 한다.[62]

사회적 이력 (Social History)

본 장의 병태생리적 단락에서 설명되었듯이, 흡연이 상처 치유의 가장 해로운 요소이고, PAD 발생의 가장 위험한 요소이다.[63] 흡연은 전신성 혈관수축을 증가시키고, 섬유아세포의 이동을 느리게 하고, 상피의 온전성을 감소시킨다.[64] 적절한 음주와 적절한 신체 활동은 동맥 부전의 발달을 예방하는 요소가 된다.[21,65,66]

핵심 17.9

알콜 섭취의 주요 핵심은 적당성이다. 약간의 혈관을 얇게 만드는 효과는 폐쇄성 질환에 유익하지만, 너무 과도하면 면역을 떨어뜨리고 치유를 더디게 만든다.

상처 나이 (Wound Age)

동맥 부전 환자는 종종 찰과상이나 미미한 상처로도 나빠질 수 있다. 이것은 발과 다리의 치유를 더디게 만들 것이다. 상처나 작은 손상이 예상 시간 내에 치유가 되지 않을 때, 동맥 부전(AI)이 있는지를 확인해야 한다. 2장에서 설명된 치유 경로를 따라 치유되지 않는 궤양은 만성으로 진행할 수 있다.

발병시작 (Onset)

외상으로도 상처가 발병할 수 있지만, 이런 "외상"은 대개 심하지 않다; 식탁에 정강이나 발가락이 부딪혀 발생할 수 있다. 그러나 동맥 부전이 있으면, 궤양이 잘 치유되지 않는다. 부종이나 뚜렷한 조직 스트레스로 더디게 발병하는 정맥성 상처와는 달리, 동맥성 궤양은 빠르게 발병된다. 부가적으로 동맥 부전을 가진 당뇨병 환자는 신경병리성 상처를 흔하게 동반할 것이다.

통증 패턴 (Pain Patterns)

환자는 동맥성 상처와 관련된 심한 통증을 호소할 것이다. 동맥성 상처의 통증은 정맥성 상처보다 일반적으로 더 심할 것이다. 통증은 상처 지점과 다리에 국한되어 발생한다. 다리를 매달린 자세로 취할 때 통증의 완화가 일어나고, 반면 중립위로 다리를 안정시키거나 거상을 하면 통증이 악화된다. 환자는 앉은 자세에서 통증을 완화하기 위해 중력의 도움을 이용하기 위해 사지를 매달아 늘어뜨리는 전략을 사용할 것이다: 이것은 항중력 자세의 통증을 피하고, 앉은 자세에서의 수면을 유도한다. 이들 환자에게 있어 부종은 복합적인 요소이다. 활동 감소와 장기간의 매달린 자세를 취할 때 부종이 일어나기 때문이다. 환자는 발의 차가운 느낌과 종아리와 발의 둔감을 호소한다. 임상가는 이를 통해 신경병리와 허혈을 모두 배제할 수 있다. 앞에서 언급했듯이, 환자를 예측된 보행 거리를 보행할 때 심한 경련과 작열통이 발생하기 때문에 간헐적 파행이 나타나는 것으로 보고된다. 안정 시 통증은 이 질환이 악화된 상태임을 의미한다. 파행과 함께, 환자는 운동 시 둔감, 차가움 및 저림을 호소할 것이다. 이런 증상은 말초신경의 허혈 때문이다. 말초신경에서 허혈이 일어나는 이유는 최대로 확장된 근육의 세동맥이 작용하는 근육의 수요를 충족시키기 위해 피부신경과 말초신경으로부터 혈액을 훔쳐가기 때문이다.[67]

검사 소견 (Examination Findings)

궤양 형태 (Ulcer Appearance)

동맥성 상처는 정강뼈 앞쪽, 다리 가쪽 또는 먼쪽 발가락과 같은 신체 표면에서 나타날 것이고, 미세한 외상으로 의심될 것이다. 부가적으로, 상처는 심장으로부터 멀리 떨어진 발가락이나 발목과 같은 더 먼쪽에서 종종 발생하고, 죽상경화성 변화의 효과가 작은 먼쪽 혈관에서 일어난다. 먼쪽 혈관과 모세혈관은 몇 대 안되는 차량에 의해서도 쉽게 정체되는 복잡한 도시의 거리처럼 작용할 것이다. 폭이 넓은 도로(대동맥, 몸쪽 동맥)가 정체되려면, 더 많은 차량이 필요할 것이다; 그러므로 먼쪽 허혈이 동맥경화증이 있는 몸쪽 허혈보다 더 흔할 것이다. 특히 신경병리 환자, 가동성이 제한된 환자, 침상 환자에게서 상처가 압박부위에서도 발생할 것이다. 가쪽복사뼈와 발꿈치에서 가장 많이 발생할 것이다.

괴저가 나타날 수 있고, "건조한 괴저"와 "습한 괴저"로 분류될 수 있다. 건조한 괴저는 조직의 신경병리와 함께 완벽한 허혈로서 특히 발가락 부위에 미라처럼 바짝 마른 형태의 괴저를 가진다(그림 17.3). 괴저의 가장자리는 살아 있는 조직과 괴사 조직에 의해 구분이 명확할 것이다. 많은 경우, 발가락이 자동적으로 절단된다. 만약 감염의 징후가 없다면, 그 부위를 건조한 상태로 보호해야 하고, 국소제나 조직제거술로 그 부위를 치료해서는 안 된다. 반면 습윤 괴저의 경우는, 깊은 감염, 또는 패혈성 혈관염을 가진 신경허혈이다. 그것은 습하고 악취가 심한, 전신성 패혈증을 가질 것이다. 습한 괴저가 의심되면, 긴급한 혈관 상담이 필수적이다.[68] 임상적으로 살아있는 조직과 괴사조직 사이의 경계가 뚜렷하지 않을 것이고, 농이나 나쁜 삼출물이 나올 것이고, 상처 주변에 부종과 홍반이 나타날 것이다. 종종 독특한 달콤함과 톡 쏘는 듯 한 냄새가 이런 변화와 동반될 수 있다.

핵심 17.10

상처의 냄새는 글로서 표현하기 어렵다. 여러분이 괴저나 슈도모나스균의 냄새를 한 번 맡아 보면 냄새가 어떠한지를 알게 될 것이다.

동맥성 궤양은 산소 부족을 초래한다. 그러므로 그들은 창백해지고, 건조해지고, 약간의 배액이나 딱지가 있고,

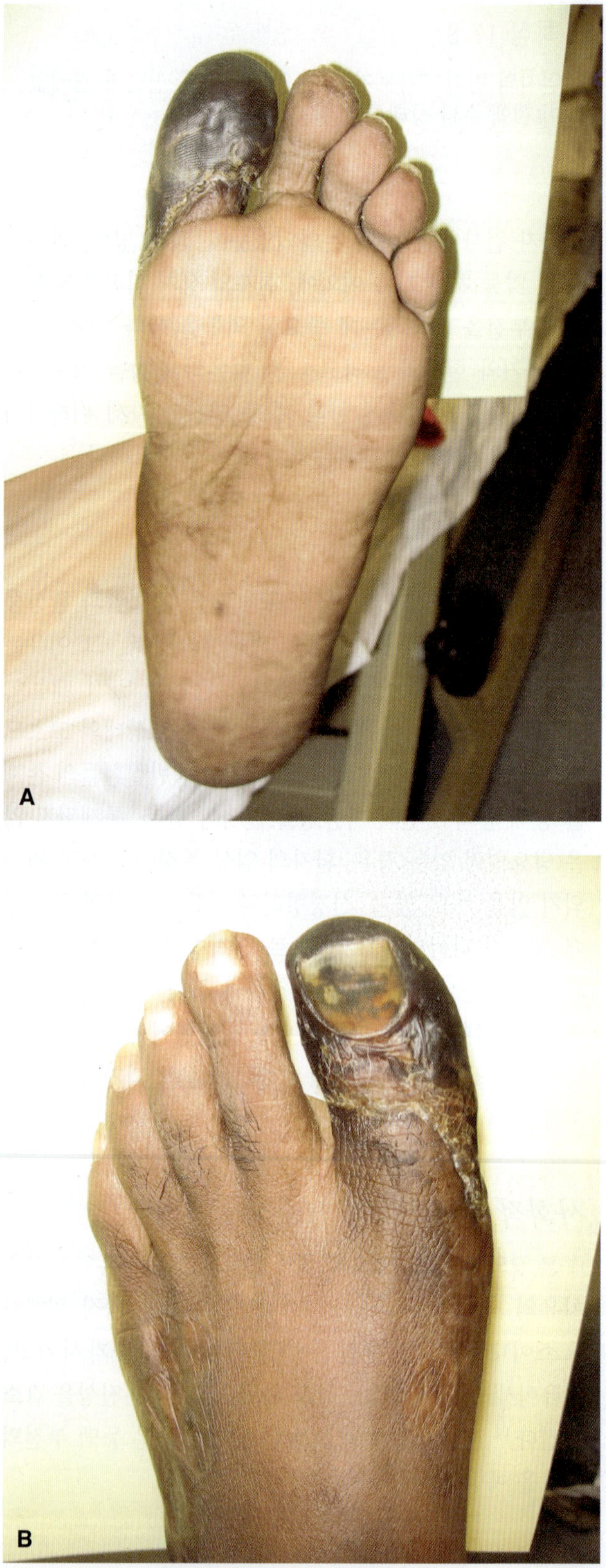

그림 17.3 *엄지발가락의 건조성 괴저(A와 B). 부종, 배액, 그리고 관련된 봉와직염이 없기 때문에, 이 지점은 안정하다. 살아있는 조직이 미라처럼 생긴 괴사조직과 만나는 지점에서 경계선이 쉽게 관찰된다.*

상처와 주변 피부 사이의 경계가 분명하다(그림 17.4). 동맥성 궤양은 다양한 크기와 깊이를 가지고, 일반적으로 정맥성 궤양보다 더 깊은 편인데, 그 이유는 괴사가 피부와 얕은 조직까지 침범되고, 힘줄, 인대 및 뼈까지 노출되기 때문이다.[1,16] 조직이 허혈되면, 조직이 일반적으로 괴사하게 되고, 해부학적 구조물의 색깔이 어두워질 것이다(표 17.6). 동맥성 궤양이 있으면, 육아조직이 창백해질 것이고, 상피의 성장이 일어나지 않을 것이다. 온전한 피부 주위에 홍반과 봉와직염이 나타날 수 있다. 이들 상처 주위 피부 변화의 구별은 국소 드레싱이나 제품에 대한 알러지 반응이나 피부염과는 반대로, 감염을 진단하기 위해 꼭 필요한 것이다.

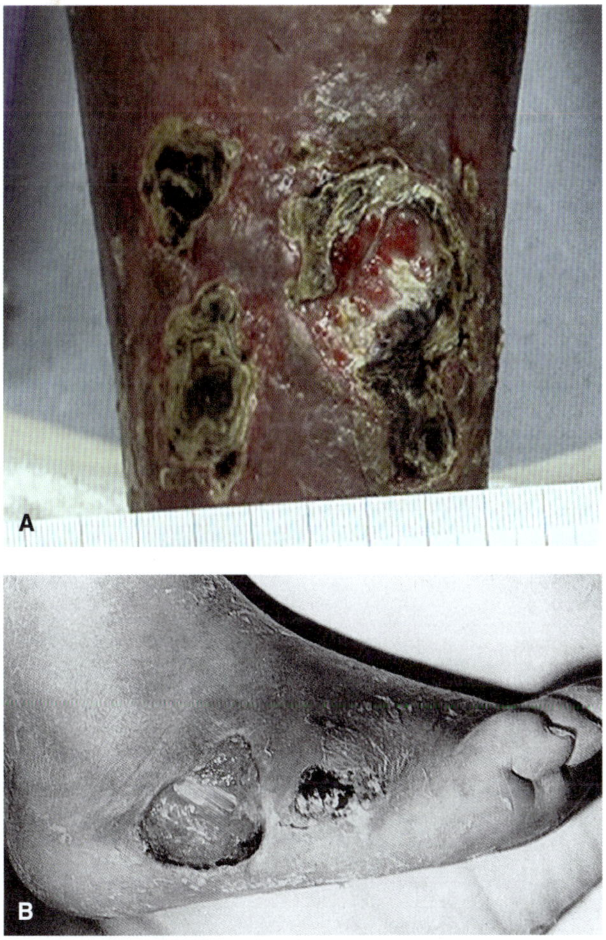

그림 17.4 *경계선이 뚜렷하고 건조한 딱지와 근조직까지 침범된 완전두께 괴사와 주위 홍반을 가진 정강뼈 앞쪽의 동맥성 궤양(A). 약간의 부종은 동맥과 정맥의 특징이 혼합된 모습을 보여주고 있다. 건조한 상처기부와 노출된 힘줄을 보여주는 전형적인 동맥성 궤양이 발의 가쪽면에 위치한다(B).*

검사 (Examination)

침범된 사지의 관찰 (Observation of the Involved Limb)

이런 동맥질환은 하지 피부의 얇고 창백한 증상을 가질 것이다. 피부의 ***위축 변화***는 발톱 성장 부전, 머리카락 손실, 피부 팽창, 좋지 못한 영양 상태와 탈수에 의해 피부와 근육의 위축증; 얇아짐, 건조, 비늘로 덮힌 듯한 피부를 포함한 형태가 될 것이다(그림 17.5).

피부의 온도와 색깔도 동맥 부전의 영향을 받는다. 피부는 촉진 시 차가운 느낌이 드는데, 몸쪽보다 먼쪽에서 더 차갑다. 심장으로 정맥혈이 환류하고 동맥계가 중력으로 인해 재충만할 수 없기 때문에, 다리를 거상할 때 발바닥이 창백해진다.

> **핵심 17.11**
> 어두운 피부색에서는 피부 색깔의 변화를 감지하기 어렵기 때문에, 발바닥의 피부색을 관찰해야 한다.

근력과 둘레를 평가해야 한다. 동맥 폐색이 진행함에 따라, 손과 발에서 근육 약화와 위축을 흔하게 발견할 수 있다. 먼저 먼쪽에서 약증과 근소모가 나타날 것이다. 파행성 통증과 궤양이 기능을 제한하기 때문에, 기능적 근력이 복합적으로 감소할 것이다.

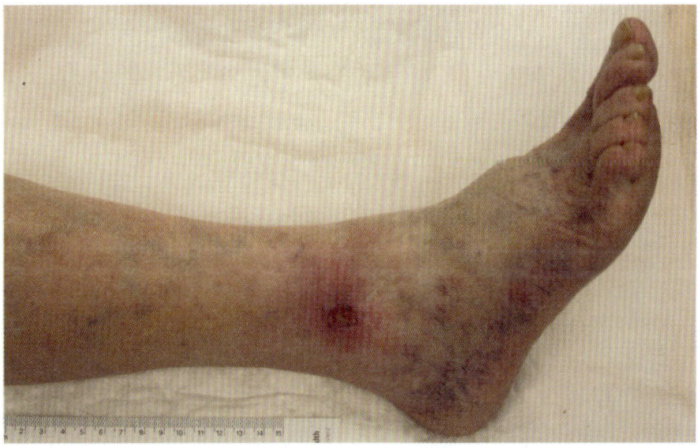

그림 17.5 *노화(90 이상)와 동맥 부전과 관련된 다리의 영양 변화. 피부는 반짝반짝해지고 창백해질 것이다. 그리고 다리에 털이 사라질 것이다. 발의 내재근이 위축되어 갈퀴발가락이 발생할 것이다.*

표 17.6 살아 있는 조직과 괴사 조직의 질적 특성

	건강한 조직	괴사조직	의미
피부(skin) 표피/진피 (epidermis/ dermis)	분홍색/압박 적용시 하얗게 변함 (+모세혈관 재충만) 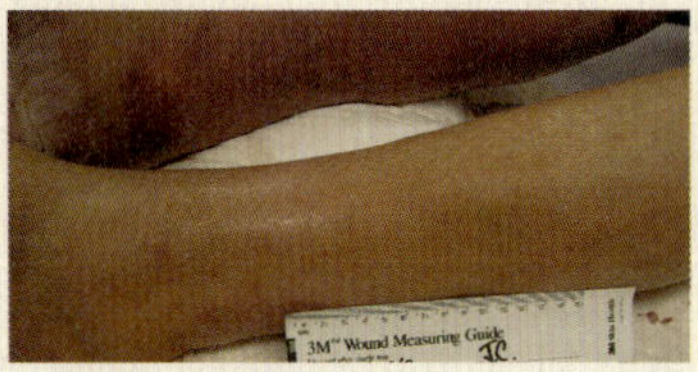	자주색/어두운 밤색(깊은 괴사) 압박을 적용해도 피부가 하얗게 변하지 않음 (얕은 괴사와 깊은 괴사) 팽대가 나타날 수 있음 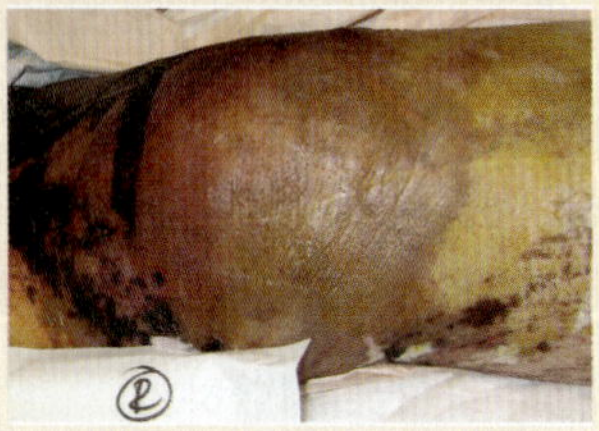	상처 주변의 피부색을 관찰함(특히, 외상성 상처 지점). †LE 외상 이후에 *팽대와 심한 반상출혈이 일어남.
피부밑 지방조직 (subcutaneous fat)	옅은 황색 스펀지 온전한 개별 세포 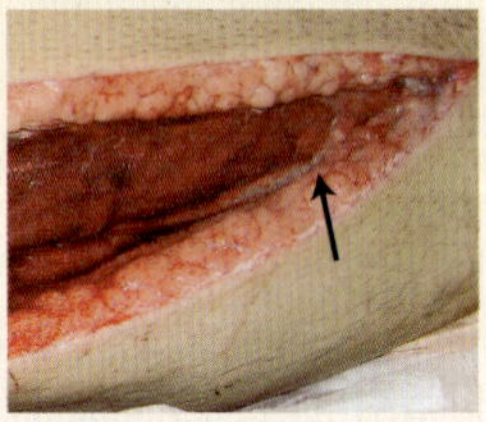	밝은 황색. 갈색, 녹색 끈적거림 오일성 배액이 나옴 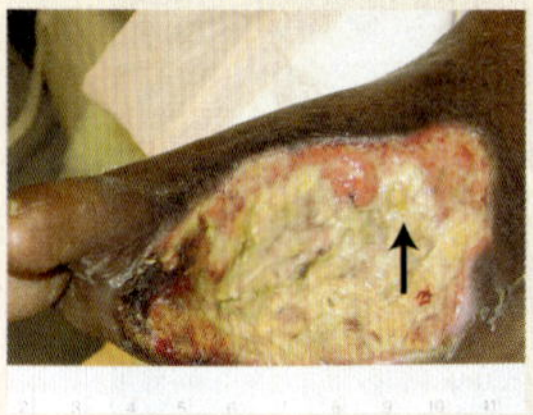	잠식 평가. *신경허혈성 발에서 부분 발 앞쪽 절단 실패
근막 (fascia)	백색 거칠고, 얇은 섬유 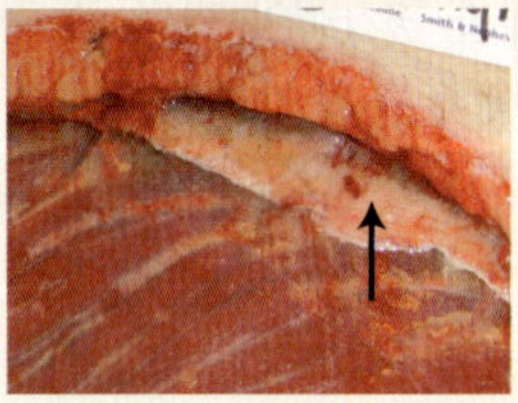	회색/황색 느슨하게 유착됨/가동성이 좋은 편 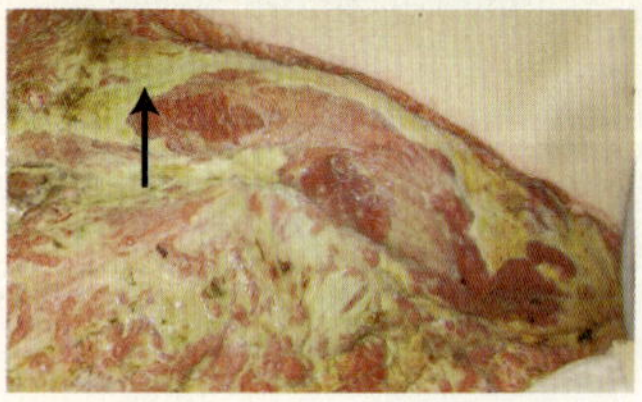	"멈추고 생각해 보는 층" 얕은층과 깊은층의 분리 *Fournier 괴저의 광범위한 제거 이후에 오는 근막 괴사
근육 (muscle)	적색 촉진 시 스프링처럼 탄력이 있음 드레싱 제거 시 출혈이 발생함 수축함 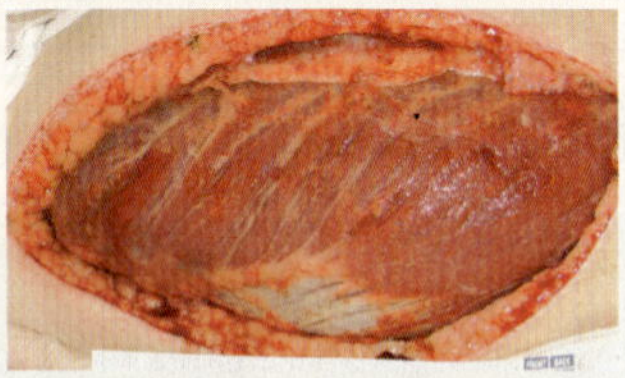	거무스름하고 어두운 적색/밤색, 갈색, 검은색 촉진 시 부드럽고 무른 느낌 나쁜 출혈 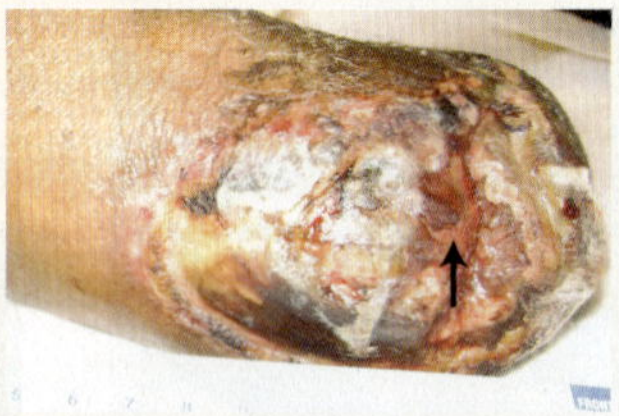	완전 두께 소실 만약 광범위한 괴사가 있다면, 살아있는 조직을 효율적으로 남겨두기 위해 수술적 조직제거술을 권장한다. *허혈 시 종아리 횡단 절단을 한다.
힘줄 (tendon)	백색 힘줄주위막이 완전할 때 얇은 혈관망이 표면에서 보인다. 다발내의 강한 섬유 유착 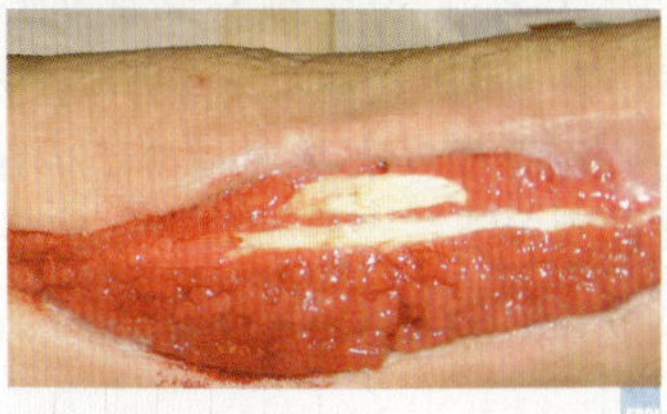	황색/회색 심줄 같음/촉진 시 느슨한 섬유/조직제거 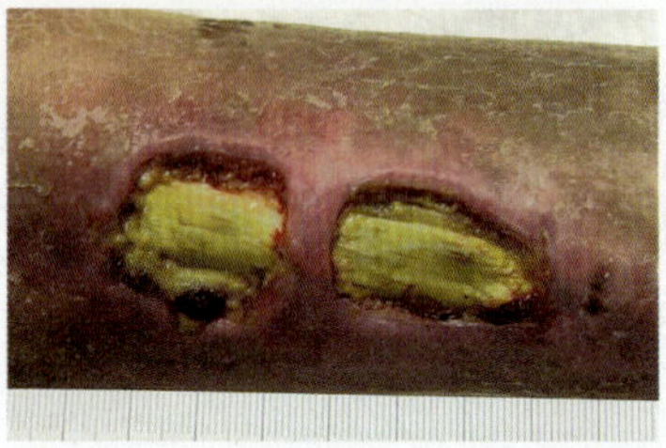	완전 두께 소실. *괴사성 정강뼈 앞쪽 힘줄에서 분명하지 않는 경계가 있다.

표 17.6 살아 있는 조직과 괴사 조직의 질적 특성 —계속

	건강한 조직	괴사조직	의미
뼈 (bone)	아이보리색/골막이 온전할 때 옅은 분홍색 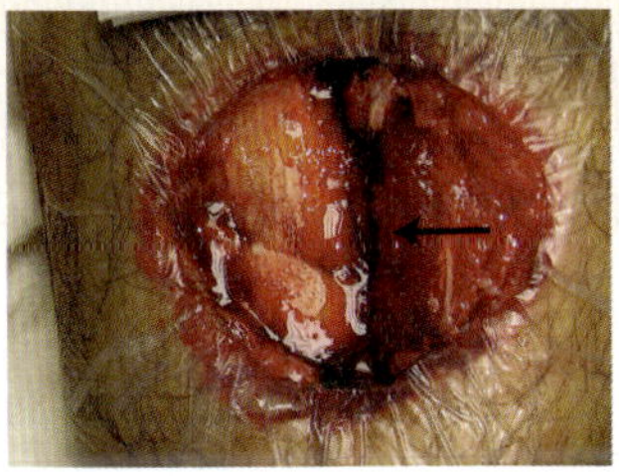	건조/거무스름한 회색 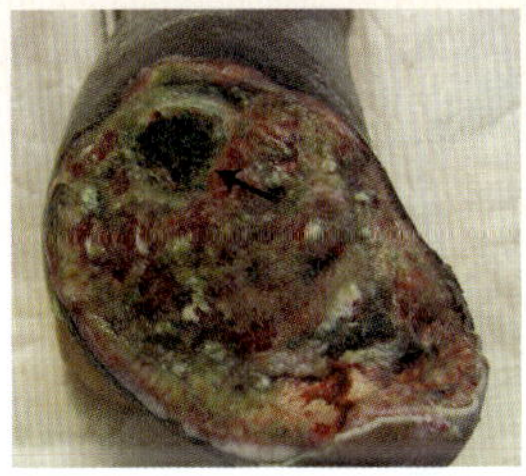	*뼈가 노출될 때 골수염의 위험이 높아진다.[68] ‡DM2 환자에게 발허리뼈 횡단 절단을 한 경우. *녹색 잔존물은 효소성 조직제거 연고이다.

해당 사진을 참고한다. †LE = 다리, ‡DM2 = 2형 당뇨병

검사와 측정 (Tests and Measures)

철저한 병력 체크와 객관적인 검사 이외에, 임상 시설에서 비침습적인 혈관검사가 수행되어야 한다. 글상자 17.1에 요약되어 있듯이, 부가적인 검사 모달리티가 혈액검사나 외과적 검사에 이용될 수 있다. 임상가의 손과 관찰 기술 이외에 다른 도구가 필요없는 검사로는 맥박 촉진, 매달린 자세를 취할 때의 발적(의존성 발적), 모세혈관 재충만, 정맥 재충만 시간 검사 등이 있다. 복합 혈관 병인이 있는지를 확인하기 위해 부종을 평가해야 한다; 이것은 16장에서 자세히 설명되었다. ABI(발목-팔 지수), TBI(발가락-팔 지수), 그리고 TcPo2(경피성 산소의 부분 압력) 검사를 포함하는 기타 비침습성 검사도 수행될 수 있다. 이 검사의 실행에 대한 절차는 7장에서 자세히 설명되었다.

환자들은 의존성 발적 검사에서 긍정적인 소견을 가질 것이다; 거상 이후의 창백에서 매달린 자세로 바꿀 때 발바닥에 밝은 적색/짙은 보라색이 나타날 것이다. 동맥 문제가 있을 때는 정맥 재충만이 15초 이상 지연되고, 모세혈관 재충만은 3초 이상 지연된다.

말초맥박의 감소가 이 환자에게서 기대된다. 맥박 촉진은 넙다리동맥, 오금동맥, 뒤정강동맥, 발등동맥에서 측정하도록 권장한다. 어떤 사람은 선천적으로 발등맥박이 없기 때문에, 뒤정강동맥의 측정을 단독으로 권장한다.[69,70] 맥박 촉진만으로는 진단으로서 불충분한데, 그 이유는 동맥 부전을 확인하는 여러 연구에서 맥박이 존재하지 않은 경우가 많았다.[71,72] 기본적인 임상 검사 소견은 표 17.7에 요약되어 있다.

글상자 17.1 말초 동맥혈관질환의 진단에 이용되는 검사와 측정

임상 검사: 임상가에 의해서만 이루어짐
- 맥박 촉진
- 모세혈관 재충만
- 정맥 재충만
- 의존성 발적 (매달린 자세를 취할 때 나타나는 발적)

혈액 검사: 비침습성
- 발목-팔 지수 (ABI)*
- 발가락-팔 지수 (TBI)*
- 경피성 산소 부분 압력 ($TcPo_2$)*
- 분절 도플러 초음파
- 듀플렉스 도플러 영상
- 맥박 용량 파형 기록

침습성 검사
- 혈관 조영술
  MRA
  CTA

*혈관조영술과 같은 침습성의 영상 검사는 수술적 중재가 계획된 환자나 이미 진단을 받은 환자에게만 적용되는 것이 좋다. 혈관조영술에는 MRA와 CTA가 있다. 이들 영상 진단은 9장에서 자세히 설명되었다.

맥박이 촉진되지 않을 때, 도플러와 발목-팔 지수 검사를 적절할 것이다. 몇몇 학자들은 ABI가 PAD 진단에서 높은 특이도와 민감도를 가지고 있다고 말한다.[4,30,73] 고위험 환자의 후향적 연구인 2007년 보고서는 발목-팔 지수가 독립적으로 예측 타당도를 가지고 있음을 발견했다.[19] 발목-팔 지수의 한 가지 제약은 당뇨병에서 나타나는 비압축성 동맥이 존재할 때 거짓 상승하는 것이다. 이런 상황

표 17.7 동맥성 궤양의 임상 특징

위치	신체 먼쪽 발가락, 가쪽복사뼈 발등/작은 외상의 노출
형태	창백 약간의 배농이 있지만 건조한 편 경계가 명확함. 괴사, 가피, 또는 조직괴사 나쁜 상피세포 이주
사지 특징	근육 위축을 동반해 가늘어짐 피부 창백 머리카락 성장의 감소 발톱 성장의 영양실조 탈수 촉진 시 저온 회복기의 부종
기본 임상 검사 결과	맥박: 감소하거나 유지 의존성 발적: + 모세혈관 재충만: > 3초 정맥의 재충만 시간 : > 15초 발목팔 지수(ABI): ≤0.8

ABI: ankle-brachial index

일 때는 발가락 수치를 권장한다.[69] 부가적으로, 휴식과 운동 직후에 검사가 수행될 때나 검사로서 발의 동맥을 사용할 때 일관성이 떨어지는 것으로 나타난다.[24]

경피 산소긴장을 측정함으로써, 즉, $TcPo_2$ 검사를 이용할 때 국소 피부 관류에 대한 추가적인 정보를 얻을 수 있다. 이 검사는 치료 확률과 허혈 범위에 대한 선형 예측요소로 확인되었다.[74] 치유에 대한 예후는 표 17.8에 요약된 검사들로 설정될 수 있다. 검사시 환자가 이들 수치를 가지고 있다면, 재혈관화가 없다면 치유가 일어나지 않을 것이다.

어떤 검사가 비정상적인 소견을 나타냈을 때 비침습적인 혈액 검사가 적절할 것이다. 비침습 검사로는 분절

표 17.8 진단 검사로서 나쁜 치유 예후를 알려주는 지표

검사	결과
발목-팔 지수(ABI)	<0.4[41]
발가락 압력	<30mm Hg[1,69]
$TcPo_2$	<40mm Hg[75,76] <20-30mm Hg[73,77-79]
발목 수축기 혈압	<50mm Hg[12]

도플러 수축기 압력검사와 맥박 용량 파형 기록(PVR)이 있다.[30,80] 이들 검사는 질환 심각도와 해부학적 위치에 대해 자세한 정보를 제공할 것이다.

동맥성 궤양의 치료 (Treatment of Arterial Ulcers)

동맥성 궤양의 보존적인 관리는 어떤 시설에서든 건강관리 전문가에게 있어 어려운 일이다. 앞에서 설명되었듯이, 효율적인 관리는 포괄적 검사와 평가 이후에 이루어진다. 치유를 달성하는 핵심 요소는 *국소 관리*(상처 치유 준비, 드레싱 선택, 물리치료, 감염에 대한 관리/예방), *사지 보호*(침상안정, 압력 감소), 그리고 *위험요인 감소* 등이다. 이들 관리 요소 이외에, 약물적, 수술적, 영양학적, 그리고 사회 서비스의 협력이 효율적인 타학문간의 접근을 통해 이런 복잡한 사례를 잘 해결하기 위해 적절하게 이루어져야 한다. 의사, 간호사, 물리치료사, 작업치료사이든 간에 치료하는 임상가들은 보존적 관리가 충분하지 않을 때와 재혈관화, 집중적인 의학적 관리나 절단을 고려해야 할 때를 잘 인지해야 한다.

핵심 17.12

사지 보호는 단체적인 노력을 필요로 한다. 특히 입원 시설을 갖춘 병원에서 더욱 그렇다. 명확한 의사소통과 모니터링이 필요하다.

이들 상처가 잘 관리되지 않을 때, 임상가와 환자의 인내심이 매우 중요하다. 우리의 노력이 희망적인지가 않을 때를 어떻게 우리는 아는가? Marston 등의 2005년 연구는 이 질문에 답을 했다. 미국 북부캘리포니아 상처 관리 센터에서 예상한 경우들이 모여졌는데, 그들은 동맥 부전(ABI가 0.7 미만이거나 발가락 압력이 50mmHg 미만일 때)을 가진 142명의 환자 중 169개 사지의 보존치료의 결과를 경험했다. 환자들은 "합병증이 없는, 안정성 사지 궤양" 환자들이 포함되었고, 병원을 퇴원했다; 그러므로, 그들의 소견에는 급성, 감염된, 입원 환자들은 적용되지 않았다. 그들의 자료는 12개월 동안 진행되었고, 환자의 23%가 절단되었고, 환자의 52%는 성공적인 상처 치유를 경험했다. 안정적이고 효과적인 관리를 받았던 경우에는, 상처 치유가 가능하고, 재혈관화가 이루어지지 않았을

때, 의사와 환자는 느린 진전을 기대할 것이다.

임상가는 기억해야 한다. 상처가 기본적으로 치유될 수 없다면 가장 발전된 상처관리 직무, 드레싱, 모달리티로도 충분하지 않을 수도 있음을 기억해야 한다. Sibbald 등은 다음과 같이 정의했다. 적절한 혈액 공급과 좋은 숙주 효과를 가지고 있다면 상처 기부가 적절하게 준비되어 있을 때 치유가 촉진될 것이라고 했다.[78] 진전된 모달리티와 좋은 관리에 의해 치유가 많은 냉혹한 예후에서 이루어지기 때문에, 이런 균형은 모순적인 것처럼 느껴진다. 환자와 상처 요소의 일정한 재평가는 좋은 결과를 초래할 것이다. 심각한 치유 사례에서도 적용될 수 있는 심화된 치료 전략은 다음 단락에서 소개될 것이다. 그들은 특히 수술이 선택되지 않을 때 비수술적인 상처 관리의 접근법이다.

국소 관리 (Local Care)

상처 기부 준비 (Wound Bed Preparation)

동맥 상처에 대한 상처 기부의 준비는 만성 또는 급성 상처에서 개요된 것처럼, 좋은 상처 관리를 따른다. 여기에는 치유를 촉진시키기 위한 괴사조직의 제거, 적절한 세척과 관개, 적절한 드레싱의 선택과 부수적 치료 등이 있다.

괴사조직을 제거하든 그렇지 않던 간에, 그것이 의문이다. 괴사조직의 정확한 확인과 안정된 제거는 동맥 문제가 있을 때 복잡해질 수 있다. 괴사조직 제거를 위한 상처관리 의뢰는 폐쇄한 안정된 딱지에서부터 배액이 나오는 개방성 상처에 이르기까지 다양하고, 그 범위는 의사결정 과정에서 확실하게 이해되어야 한다. 치유를 촉진하고 감염을 예방하기 위해서는 감염되지 않은 개방성 상처와 드레싱을 괴사조직으로부터 제거되어야 한다. 상처조직의 완전한 괴사, 특히 동맥 혈류의 감소로 인한 괴사는 치유가 치료의 목표이라면 수술적 조직제거술이 적당할 것이다. 수술적 절차는 그림 17.6에서 보여지듯이, 종종 연속적으로 이루어질 것이다. 환자는 현재 잘 조절되지 않는 2형 당뇨병과 0.25의 ABI를 가지고 있다. 보존적 관리가 부분 발앞쪽 절단 부위에 시도되었다. 초기 수술적 조직제거술이 수행된 다음, 추가적으로 발허리뼈의 절제가 이루어졌다. 올바른 상처 관리에도 불구하고, 계속 괴사가 진행되었고, 환자가 넙다리오금동맥의 우회 이식 수술과 상처 제거술을 받은 결과, ABI는 0.6 이상이었고, 상처

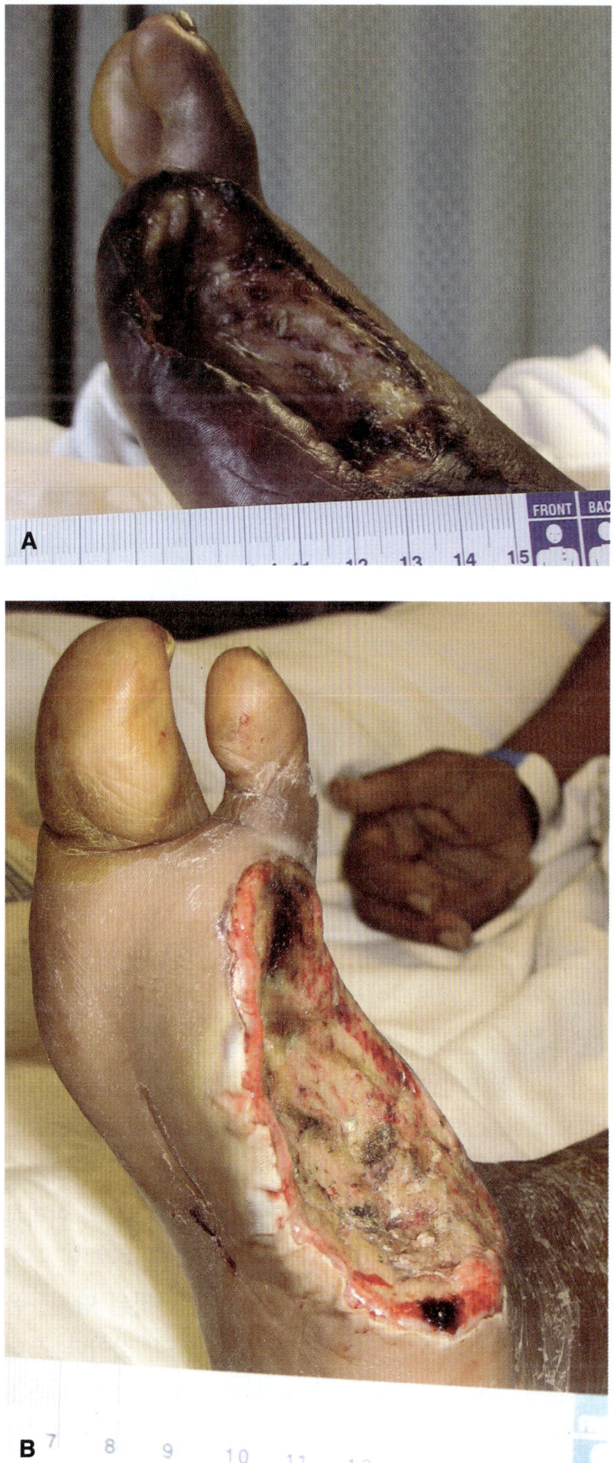

그림 17.6 *2형 당뇨병과 동맥 부전을 가진 환자에서 발앞쪽 절단 이전의 상태(A와 B)와 넙다리오금동맥의 우회 이식 이후의 상태(C).*

조직이 크게 좋아졌다. 분리층 이식과 적절한 신발 사용으로 환자의 상태는 완벽하게 치유되었다.

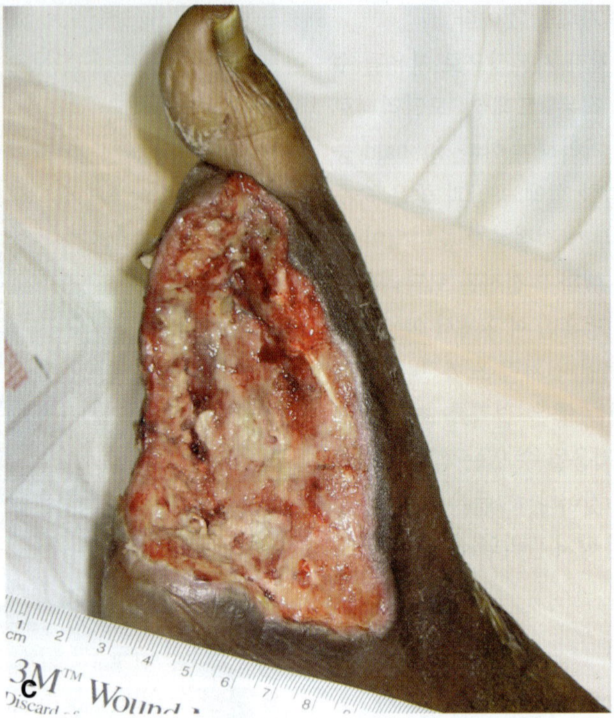

그림 17.6 *계속 - 넙다리오금동맥의 우회 이식 이후의 상태(C).*

안정적인 피부 딱지는 치유가 가능하고 관류가 확보될 때까지 결코 제거되어서는 안 된다. 여기에서 안정적이라는 의미는 건조한 가장자리이고, 주위에 봉와직염이 없고, 전신성 감염의 진단을 받지 않는 것을 의미한다. ABI가 0.8 미만일 때, 치료의 목표는 안정된 딱지를 유지하고, 압박, 마찰, 감염으로부터 보호하고, ABI가 더 떨어지지 않도록 매일 모니터링을 하는 것이다. 이들 목표와 여러분의 합리성에 대해 환자와 관리에 참여하는 다른 팀 구성원들을 교육하는 것이 중요하다. 이들 안정된 딱지들은 피부를 온전하게 만드는 장벽으로서 작용할 것이다. 특히 기능적 가동성이 나쁘거나 동반질환을 가지고 있으면, 안정된 딱지의 제거는 치유되지 않는 상태로 만들 수 있다. 이들 딱지에 대한 의사결정에 대한 지침을 알고 싶으면, 그림 17.7을 참고하기 바란다.

핵심 17.13

엄마 그것을 잡으면 안돼! 손톱이 눈에 보이지 않는 많은 양의 세균을 운반할 것이고, 그것은 상처에게 감염의 위험을 일으킬 것이다.

불안정한 딱지는 상처 가장자리에서 지붕이 분리된 것처럼 보인다. 이것은 삼출물, 화농, 악취, 주변의 봉와직염을 가질 것이다. 불안정한 딱지 또는 부드러운 딱지는 동맥 문제를 의미하는 것으로서, 수술적 상담을 고려해야 한다. 이런 경우, 상처 부위가 감염되지 않고 치유가 가능할 때는 비수술적 조직제거가 적절할 수 있다. 그러나 치유되지 않을 위험이 크고, 절단이나 혈관 수술이 적응적이기 때문에, 그 효과를 결정하기 위해 협력된 결정을 하도록 권장한다.

드레싱 선택 (Dressing Selection)

동맥 상처를 위한 드레싱 선택은 복합 상처와 동일한 의사결정과정을 따른다. 환자–환자 시나리오에서 근거가 존재하면, 이들 집단의 치료에 있어서 어떤 드레싱이 다른 드레싱보다 우위에 있다는 근거가 거의 없다. 무작위 통제군 실험이나 동맥 상처에 대한 임상적 통제군 실험에 의한 증거로서 2006년 코크란 리뷰가 드레싱 선택의 우선순위를 결정하기 위해 이루어졌다. 그들은 37개의 잠재적 연구를 배치했고, 그중 2개 연구만이 기준을 충족했다. 리뷰는

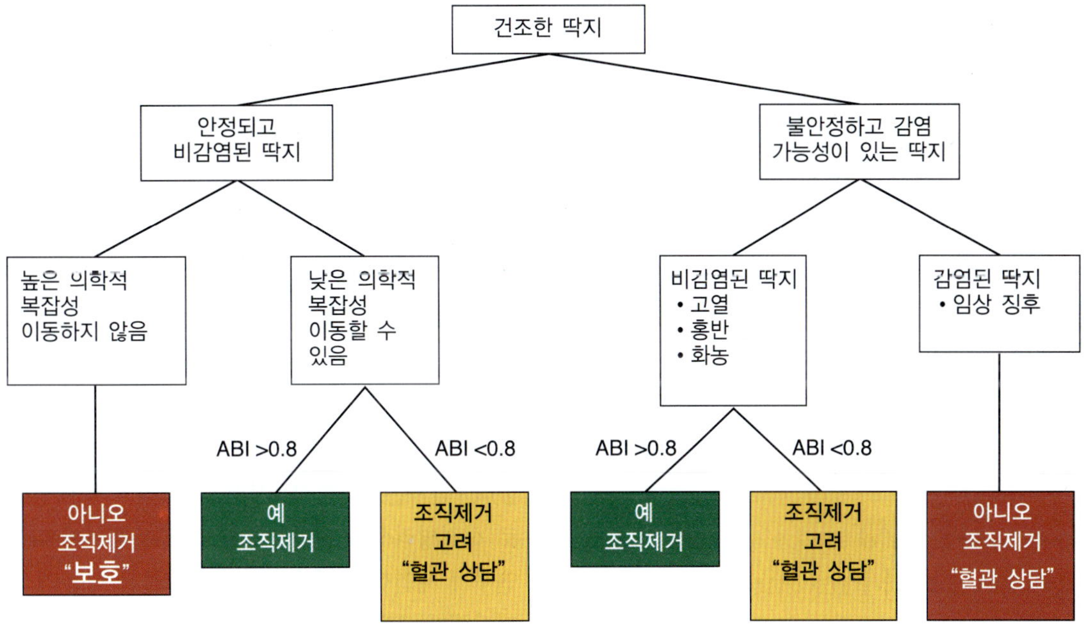

그림 17.7 *폐쇄된 딱지 경우의 결정 트리. "조직제거"는 괴사조직의 제거를 의미하고, 상황에 맞게 도구나 효소, 자가융해를 이용할 수 있다. 수술적 조직제거술은 수술 의뢰 범위 내의 경우로 간주된다. 녹색은 "진행"을 의미하고, 적색은 "멈춤"을 의미하고, 황색은 주의를 요하면서 진행하는 것을 의미한다.*

다음과 같이 결론을 내렸다: 동맥 부전으로 인한 상처를 위해 특정 드레싱을 권장할 만한 근거가 없다라고 했다. 좋은 관리는 국소 상처 요소와 전신성 상처 요소에 맞는 적절한 드레싱 선택을 포함한다. 동맥성 궤양이 일반적으로 건조하기 때문에, hydrogels, hydrocolloids, 스며들 수 있는 젤 등과 같이 습기를 유지하고 공여할 수 있는 1차 드레싱이 가장 좋은 것일 수 있다. 알긴산 드레싱과 하이드로파이버 드레싱은 삼출물이 많은 상처에 적절하고, 본 저자의 경험을 볼 때, 이 드레싱은 습윤 환경을 제공하기 위해 염분(saline)과 소독된 H_2O로 미리 습윤화될 수 있다.

2차 드레싱을 선택할 때, 주위 조직의 상태이나 취약성을 고려하는 것이 중요하다. 강한 유착제나 자극제를 사용하지 않으면, 논쟁 중에 있지만 상처 주위에 발생할 수 있는 새로운 외상으로부터 환자를 보호할 수 있다. 저자의 경험으로 볼 때, 폐쇄 환경이 필요할 때는 비록 유착제가 금기증이지만, 2차 드레싱의 선택을 신중하게 해야 한다. 스며드는 Petroleum 거즈가 이런 상태에서 반폐쇄 환경을 유지하는데 유용할 수 있다. 이런 환자 집단에서는 빈번한 드레싱 교체를 권장한다. 특히 허혈이 심한 경우나 재혈관화 수술 이후에, 변화가 빠르게 일어나기 때문에 모니터링이 필요하다. 감염과 점진적인 허혈의 징후를 평가해야 한다. 감염이 동맥 부전 환자에게 큰 위험을 줄 수 있기 때문에, silver, iodine, polyhexamethylene biguanide(PHMB)와 같은 항균성을 가진 드레싱이 자주 이용된다.

> **핵심 17.14**
>
> 만약 약한 피부를 가진 환자의 치료에 있어서 접착성 드레싱이 가장 좋은 선택이라면, 상처 가장자리로부터 멀리 떨어진 부위의 견본 추출 검사(spot test)가 접착성 제품에 대한 기본적인 내성을 설정하는데 유용할 것이다.

환자의 연령에 맞게 건강관리에서 상처 관리에 대한 성장 필요성이 주어지면, 무한정의 드레싱 선택이 임상가에 의해 이용될 수 있다. 이들 복잡한 상처에 대한 드레싱을 선택할 때, 상대적 비용 효율성, 쉬운 적용, 통증과 관련된 보고, 치유 결과를 고려하는 것이 중요하다.

환자는 동맥과 정맥의 혼합 병인을 가질 수 있다. 먼저 동맥 부전을 치료할 때 드레싱이 권장되고,[82] 그 다음 환자의 ABI 수치에 따라 압박 치료의 사용을 고려할 때 주의를 해야 한다. 이런 결정은 보행 상태와 매달린 다리 자세에서 그 다리를 수평으로 들어올릴 수 있는 능력과 같은 환자의 요소를 고려해야 한다. 임상가는 정적 탄력 압박을 추가하지 않고, 이 사례에서 부종의 진행을 지연시키는 비탄력 압박장비를 사용할 때의 이점을 결정할 수 있다.

ABI가 0.8 이상되는 환자의 경우에는 이들 압박 장비의 사용을 권장한다. 어떤 학자들은 0.6–0.8의 ABI 환자에게 경한 압박 수준의 주의깊은 사용을 보고했고, 또 0.5 미만의 ABI는 압박치료의 금기증이라고 보고했다.[1,74,83]

감염의 관리와 예방 (Management and Prevention of Infection)

허혈성 궤양의 가장 위험한 발병 요인은 감염이다. 이것은 종종 절단의 근본 원인이기도 하다. 괴사조직의 소인은 감염으로 인한 민감한 허혈성 상처를 만드는 중요한 발병요인 중의 하나로서, 다른 무엇보다 동맥성 궤양을 건조하게 해 괴사조직을 제거하는 변수이기도 하다. 조직의 저산소화도 유산소성 세균과 무산소성 세균이 활동하는 환경을 만든다.[84] 첫 번째 해결책은 항생제 치료이지만, 아직 동맥질환이 진행 중 일 때는, 정맥내 투여의 효과가 의문시된다. 선택된 약이 목표지점(감염된 상처 부위)에 도달하는 양은 하지로 혈액을 보내는 환자의 운송 능력에 좌우된다. 낮은 혈액 관류는 상처치유의 잠재성 제한 요인이다. 해결책으로서 가능한 것은 전기치료나 드레싱을 통한 관리와 집중 항균제 치료이다. 깊은 감염 부위에서는 국소 항균제가 큰 효과를 보지 못할 것이다. 감염이 상처 가장자리로 번지거나 뼈까지 침범하면, 전신성 항균제가 적절할 것이다.[85]

항균 드레싱을 사용함으로써 박테리아를 감소시켜 치유환경을 안전하게 증진시키고 균형을 유지하는 것이 중요하다. 항균 드레싱은 세포독성이 낮고, 조직의 손상 발병률을 낮출 것이다. 많은 국소 항균제들도 이런 효과를 보여준다: 그들은 세균의 국소 군집을 감소시켜, 상처 폐쇄를 촉진시킨다. 세포독성 수준을 낮추는 국소 항생제로는 ionic silver와 nanocrystalline silver, silver sulfadiazine, polyhexamethylene biguanide (PHMB), 그리고 cadexomeriodine 등이 있다.[78] 만약 상처가 치유가 될 수 없거나 세포독성 보다 더 큰 항부패 효과가 요구되면, 더 많은 인자를 적용해야 한다. 예를 들어, 환자가 혈관재건술을 통해 안정화되길 기다리는 동안이나 노인의 경우에는 과감한 수술을 집행하지 않는 것이 좋고, 임상가는 sodium hypochlorite, hydrogen peroxide, crystal violet, quaternary ammonium, chlorhexidine, acetic acid (0.5%–5%) 이나 povidone iodine 등을 사용해야 할 것이다.[78]

당뇨성 궤양과 허혈이나 정맥의 감염 위험과 관련된 중요성은 2000년 Schmidt의 연구에서 밝혀졌다. 그는 4개월 동안 “심각한, 치유되지 않는 하지 궤양”을 가진 63명의 환자를 비교하여 점진적인 치유 과정과 배양검사를 이용했다. 환자는 “허혈성, 정맥성, 그리고 당뇨성(세부적으로 신경병리성와 허혈성 당뇨)”로 분류되어 나누어졌다. 연구가 제안했던 질문들으로서 그들은 다음과 같은 말을 제시했다: “궤양의 형태 차이에 따라 치유 과정에 긍정적인 상처 흡수가 결과적으로 일어났는가?” 그들의 결과는 매우 강력했다.[84] 복합적 결론들은 표 17.9에서 환자에 의해 언급된 논의와 가장 관련 있는 것들을 요약했다.

이런 단일의 작은 규모 연구에서는 결과가 중요한데, 그 이유는 결과들이 사지 허혈만이 감염 요인이 아니기 때문이다. 특히 동맥 질환과 당뇨병을 동반한 그룹에서 더 많은 감염이 일어났다. 당뇨병와 허혈을 가진 환자를 당뇨와 정맥성 질환이 없는 환자와 비교하였을 때 절단의 위험과 감염 발병이 현저하게 높았다.

모달리티 (Modalities)

재혈관화, 상처기부 준비, 드레싱 선택 및 위험 요소 감소 등을 포함한 표준 관리가 치유의 성공을 이루지 못했을 때, 부수적인 모달리티 치료를 고려해야 한다. 저산소 상태로부터 괴사가 증가하기 때문에 임상가는 허혈성 궤양에서 상처 크기의 증가를 예상해야 한다.[77,78] 이런 경우에도 가장 먼저 인식해야 할 것은 적절한 시간 틀 안에서 진행성 보존 관리를 관찰하는 것이다. 그 다음 단락은 전기자극, 음압상처치료, 초음파, 고압산소치료, 순환장비, 간헐적 압박장비 등을 포함한 모달리티의 사용을 간략하게 설명하고 있다. 이 모달리티들은 본 교재의 전반에 걸쳐 자세히 설명되고 있다. 이 모달리티들은 치료 증대를 위해 제안되지만, 혈관수술을 대신할 수 없다. 부가적으로 흡인을 동반한 맥동 세척(PLWS; pulsed lavage with suction)과 UVC 치료도 유익할 수 있다.

표 17.9 배양, 상처 치유 및 절단과 임상 감염사이의 관계

모든 유형	허혈성	정맥	당뇨-신경병리성	당뇨-허혈성
배양검사 시 임상 감염이 될 확률(%)				
55%	69%*	22%*	67%	75%*
임상 감염 시 상처 치유될† 비율				
기록없음	20%‡	100%‡	50%‡	기록없음
임상 감염과 관련된 상대적 절단 위험				
58%	67%	0%	50%	80%

*정맥성 궤양, 허혈성 궤양, 그리고 당뇨성 궤양 사이에서 통계학적인 유의성이 있었다(p=0.015).

†3개월 동안 상처 크기가 15% 이상 감소되었음.

‡정맥성과 허혈성 또는 당뇨-허혈성 상처 사이에서 통계학적으로 유의성이 있었다(p=0.007).

출처: Schmidt K et al: Bacterial population of chronic crural ulcers: Is there a difference between the diabetic, the venous, and the arterial ulcer? VASA 2000; 29:62-70.

전기자극 (Electrical Stimulation)

전기치료는 많은 연구에서 상처 치유에 긍정적인 결과를 가지는 것으로 알려져 왔다. 사실, 전기자극은 상처 관리에 적절한 부수적인 치료로서 임상적으로 널리 사용되어 왔다.[86] 특히, 고전압 맥동전류(HVPC)는 상처 주위 조직의 관류 증가와 허혈성 상처의 치유와 미세혈액순환의 증진을 보여 주었다.[76,87,88] 호중성구, 대식세포, 섬유아세포 및 상피세포를 적절한 상처 치유 단계로 끌어내기 위해 전류와 극성의 위치를 설계했다.[89] 오그마래 허혈성 상처를 연구한 2004년 연구를 통해, Goldman 등은 고전압맥동전류가 동맥의 혈관확장과 진피 혈관 생성을 가능하게 한다고 제안했다.[87] 그들도 상처 주변 조직의 산소 분압이 현저하게 증가함을 제안했다. 고전압 맥동전류의 사용은 정상범위 보다 제한된 산소분압(>30-40mmHg)의 필수적인 수치만큼 회복시킨다고 예측했다.[77]

동맥성 궤양의 감염 위험은 초기부터 강조되어야 한다. 저전압맥동전류가 최근 체외 그램-양성균과 그램-음성균에 효율적인지를 평가했다. 이런 모델에서는 양극이 박테리아 감소에 효과적이다.[90]

음압상처치료 (Negative Pressure Wound Therapy)

상처치료를 위한 음압의 사용은 20년 전부터 미국에서 실행되었다. 1995년 Kinetic Concepts inc.에 의해 V.A.C® 장비가 도입되었고, 이는 급성기, 만성기, 수술 후, 그리고 당뇨 상처인 경우 폐쇄시켜 진공을 유지하는 것을 증진시키기 위해 사용되었다.[91,92] 그 이후로, 다른 장비들이 음압상처치료로서 시중에 판매되기 시작했다. 이것은 음압상처치료가 조직의 혈관 재생을 위해 산소의 운반을 증진시키고, 미세 혈액 순환을 회복하며, 국소 상처 삼출물을 감소시켰다.[93] 이런 효과는 허혈성 상처와 관련이 있다. 저자의 경험에서 볼 때, 음압상처치료는 0.6 음압상처치료 이하의 동맥 부전 환자에게는 사용을 주의해야만 하고, 상처에 적절한 혈류가 흐르도록 관류를 증가시킬 것이다; 이것은, 재혈관화를 대신할 수는 없지만, 상처치유 기간을 감소시키는 부수적인 혈관 치료방법으로서 훌륭하다. 게다가, 미미한 경우나 수술의 위험으로 할 수 없을 때, 그리고 상처의 낮은 삼출물, 입증되지 않은 증거는 낮은 압력(75-100㎜Hg), 드레싱 교환의 빈도를 높이고, 습도 균형의 유지를 위한 hydrogel의 요인들을 동반한 음압 상처 치료를 제안한다. 조직괴사가 진행되고 있거나 상처 기부에 건조가 일어나면, 음압상처치료를 중단해야 하고, 또 삼출물이 없는 건조한 조직에서도 음압상처치료를 적용하지 않아야 한다. 부가적으로, 이것은 스태프 교육뿐만 아니라, 튜빙 배치 전략이나 패딩을 사용함으로써 강직된 튜빙으로 초래하는 압박 괴사로부터 환자를 보호하는 것이 중요하다.

핵심 17.15

음압상처치료를 사용 했을 때, 드레싱 장비의 엑스트라 폼은 뼈 돌출 부위를 보호하기 위해 튜빙이 지나가는 경로 밑에서 작은 쿠션 역할을 제공한다.

초음파 (Ultrasound)

비접촉식 저빈도(40kHz) 초음파는 만성 상처의 괴사와 청결을 위한 적절한 치료로 알려져 있다. MIST® 치료(Celleration Inc., Eden Prairie, MN)는 초음파 파형의 전달을 위한 적절한 염분 미스트(mist)로 사용된다. 긍정적인 치유 결과는 복합적인 작은 규모의 임상적 연구에 의해 나타난다.[94-97] 효과적인 방법은 상처 부위에 미세 혈액순환을 증가시키는 것이다. Kavros는 심각한 사지 허혈과 치유되지 않는 궤양을 가진 70명의 환자를 무작위로 분류하였고, 연구는 표준 치료로만 12주 동안 일주일에 3번씩 받은 그룹과 표준 치료에다 MIST 치료를 받은 환자 그룹으로 나누어 연구했다. MIST 치료 그룹의 63%는 표준 치료만 받은 그룹의 29%와 비교하여 12주 동안 상처의 크기가 50%나 더 많이 감소했음을 보고했다. 그들은 기본 산소 분압이 상처 치유와 잠재적인 관계가 있다는 것을 발견했다.[98]

고압산소치료 (Hyperbaric Oxygen Therapy)

고압산소치료(HBOT)는 대기 산소 분압 수치의 2~3배되는 환경으로서 100% 산소의 흡입을 통해 국소 조직의 산소 운반을 증가시키는 것을 목표로 하고 있다.[98] 이 치료는 허혈 상처와 치유가 잘 되지 않는 환자에게 권장한다. 고압산소치료가 고비용으로 알려져 있기 때문에, 소비시간과 산소로 인한 독성 효과와 기압 장애의 위험 가능 요인과 환자에게 어떠한 효과가 있는지 아는 것이 매우 중요하다. 고압산소의 이용은 산소 분압이 100%인 방에서 호흡을 하게 하여 기본 수치로부터 산소 분압이 10㎜Hg 이상 증가하는 것을 볼 수 있다.[88,99] 허혈 상처를 위한 고압산소의 기전은 적절하다. 작용 기전은 저산소증 상태를 간단하게 역전시키는 것 이상의 목표를 갖는다. 이것은 저산소증 상태가 성장인자의 생성 뿐만 아니라, 유전적 기능과 변화의 신호를 쉽게 알아차릴 수 있게 하는 것으로 제안된다.[100] 고압 산소의 유용성은 무작위 통제군 기준을 제공하기에 효과가 부족할 수도 있지만 매우 유망한 방법이다. 허혈 상처 환자 그룹에게 고압산소치료를 하는 동안 적절한 감시가 이루어진다면, 상당히 효과가 있다고 증명되었다.[99,102]

간헐적 압박장비 (Pneumatic Compression Devices)

압박장비는 일반적으로 동맥과 정맥의 문제가 혼합된 병인을 가진 환자에게는 주의가 요구되며, 정맥 부전 관리를 위한 장비이다. 간헐적 공기압식 발 압박 장비(IPC)는 하지의 혈액 흐름을 증가시키는 좋은 치료라고 알려져 있다.[103,104] 안정된 간헐적 파행을 가진 환자의 발과 장딴지의 압박은 보행거리와 이차적 혈액순환 증가의 결과를 야기된다.

외부 압력 수준이 확장기 혈압을 초과하지 않을 때와 손상된 동맥 흐름을 수축기 혈압이 방해하지 않을 때, 장딴지 근육 펌핑을 이론적으로 모방하고 있다.[78] ArtAssis® 장비(ACI medical, San Marcos, CA)가 포함한 이 모델은 가정에서 종종 이용되도록 처방된다.[34] Konstantinos는 통제군과 압박장비 치료를 4.5 개월 동안 치료한 그룹을 비교하여 보행거리가 110% 증가되었음을 보고했다. 그들은 운동 후 동맥 부전과 휴식 시 동맥 부전이 개선되었음을 알아냈다. 파행을 가진 환자의 경우, 이런 시간적 희생은 가치가 있는 것으로 밝혀졌다. 이런 결과를 능가하는 다른 모달리티는 보행 중재 방법이다; 더 많이 걷게 하는 비감독성 장비는 임상적으로 가치가 없는 것으로 밝혀졌다.[35,36,105]

핵심 17.16

비록 증명되지 않았지만, 추천되는 일반 활동은 비만, 고혈압, 당뇨 위험, 그리고 파행과 관련된 모든 것을 완화해서, 신체 피트니스를 촉진할 것이다.

보호 (Protection)

피부 손상이 없는 활동성 동맥성 궤양의 사지 보호와 예방 전략은 매우 중요하다. 첫째, 환자가 동맥 질환의 증상을 심하게 나타내면, 그들은 피부와 다리의 궤양을 예방하기 위한 교육을 받아야 한다. 좋은 피부 관리는 상처딱지의 제거를 피하고 긁히고 약간의 배농을 보존해야 한다. 환자는 건조한 피부에 습도를 유지하는 방법을 배워야 하고, 건조로 인한 피부의 찢어짐을 예방하기 위해 유연성을 유지하는 방법을 배워야 한다. 부가적으로 발이 흠뻑 젖는 것을 피해야 하는데, 그 이유는 그것이 피부의 건조를 증진시키기 때문이다. 피부와 발톱의 관리도 중요하게 다루어져야 한다. 특히, 발톱의 비후를 동반한 당뇨성 신경병리에 겪게 되면, 환자는 물리치료사나 족부의사의 전문적인 치료를 받아야 하고, 발톱 관리와 굳은살의 관리도 필요하다. 신말의 선택도 중요하다. 환자는 작은 신발을 신지 않아야 하고, 마찰 때문에 물집이 발생하지 않게 하기 위해 적절한 깊이와 넓이를 가진 신발을 선택해야 하다. 끝으로, 스타킹과 꽉 죄이는 옷은 압박을 제공하기 때문에 절대로 입지 않아야 한다.

핵심 17.17

건조를 치료하고자 할 때, 환자는 알코올을 함유한 로션을 발라서는 절대로 안 된다. 그 이유는 그것이 오히려 건조를 유발시킬 수 있기 때문이다.

적극적인 의학적 관리는 심한 경우에는 침상 안정을 권장한다. 자세 관리는 필요하며, 능동관절 가동범위와 함께, 관절 가동성 유지와 고정으로 인한 구축을 예방해야 한다. 매트리스 선택도 환자의 기능적 가동성에 따라 고려되어야 하고, 다른 민감한 부위의 압력으로 인한 괴사의 예방뿐만 아니라 진행성 궤양을 제거해야 하다. 발과 발가락의 등쪽 부위가 무거운 담요 때문에 손상을 입을 수 있기 때문에 마찰을 예방해야 한다. 침대 끝쪽에 있는 시트를 들어올리는 장치가 이런 목적에 유용하다. 그리고 심장을 다리보다 높게 하는 침대 머리의 거상 장치도 먼쪽 관류를 향상시키는 좋은 장치이다.[33]

다리를 보호하는 장치들이 많이 있다. 임상가의 중요한 전략 중의 하나는 발꿈치를 예방하는 것이다. 발꿈치 들기 부츠(Heel-lift boots)가 환자의 요구와 적절한 맞춤을 위해 선택되어야 한다. 단단한 스플린트나 발목발보조기(AFOs)를 제작할 때 주의가 필요하다. 이들 장비들은 플라스틱이나 금속으로 제조되며, 너무 꽉 맞으면 압박으로 인해 조직괴사가 발생할 수 있다. 가장 안전한 장치는 부드러운 재질로 만들어지는 가쪽 지지대이며, 이것은 복사뼈를 보호하고 부드러운 재질이 발뒤꿈치에 걸쳐 지도록 만들어져야 한다. 여기에는 많은 선택이 가능하다. 시중에서 판매되고 있으며, 양모로 안감되어 있고 발꿈치를 안전하게 보호하고, 보온 기능을 하고, 또 보행에 도움을 주는 장비는 Rooke Boot® (Osborn Medical, Utica, MN)이다. 이런 디자인은 사지의 교감신경 감소를 통해 산소분압에 긍정적 영향을 미친다는 것으로 많은 연구에 의해 보고되고 있다.[106]

위험요소 감소 (Risk Factor Reduction)

다양한 동맥 질환에 맞게 환자 스스로 제어하는 환자 교육은 질병관리에 있어서 매우 중요하다. 혼돈 상황에서 의학적 관리와 약물 관리에 따라, 환자는 금연, 체중 관리, 그리고 운동에 대한 정보를 얻어야 한다. 흡연에 의한 니코틴은 혈관을 강력하게 수축하고, 치유 동안 섬유아세포의 이동을 억제한다. 담배 안에는 많은 화학 성분이 들어 있어서, 동맥경화증과 관련된 LDL 수치의 증가를 촉진한다. 체중 관리와 운동은 심혈관계와 혈액순환의 질병 요인을 감소시키는 것으로 많은 연구들이 보고하고 있으며, 이들은 콜레스테롤과 혈당수치, 혈압, 그리고 혈액 순환에 영향을 준다고 알려져 있다. 환자는 건강관리팀으로부터 의학적 관리와 외과적 관리에 대한 교육을 받아야 하고, 그들의 나쁜 생활양식 선택도 효과적으로 이루어져야 한다. 환자는 "팀"의 중요한 구성원이다.

핵심 17.18

임상가는 지역 지지 그룹과 친숙하게 지내야 하고, 금연 관련 자료들은 흡연을 중단하는데 큰 도움을 준다.

의학적 관리와 약물 관리 (Medical and Pharmacological Management)

초기 의학적 관리와 약물 치료의 목표는 심혈관 질환 발병요인의 감소와 보행거리의 증가, 그리고 사지의 허혈의 예방이다.[109] 최적의 사지 궤양 관리는 이미 설명되있듯이, 매우 중요하다.[110] 염증단계나 다른 병적인 요인을 동반했을 때, 이것은 먼저 주치의에 의해 관리되는데, 환자의 몸이 상처 치유 환경에 성공적으로 적응하도록 해야 한다. 고혈압, 당뇨, 고지혈증과 같은 병적 요인이 공존할 때, 이들 관리에 대한 주치의와 협력은 말초동맥질환을 치료하는데 있어 매우 중요하다. 혈당 수치는 식이요법과 운동과 같은 생활 양식의 변화뿐만 아니라, 약물치료로 관리되어야 한다.

말초동맥질환을 위한 약물적 접근은 전 세계 의약 시장이나 문헌을 통해 확인할 수 있다. 텔레비전을 통해 심장과 혈관 건강을 위한 새로운 약이 광고되고 있다. 여기서 환자를 위한 약의 작용과 이점을 이해해야 하는 질문과 답이 필요하다. 흔하게 논의되는 말초동맥질환 약물의 다양한 결과들은 파행 환자들을 대상으로 평가되고 있다. 연구는 이런 약물 사용을 이용한 상처 치유의 효과가 불충분함을 증명하고 있다. 문헌에 따르면, statin, angiotensin converting enzyme(ACE) 억제제, antiplatelet 약물, 그리고 vasodilators 등을 포함한 보행 개선을 위한 약물이 가장 폭넓게 알려져 있다. 이런 약물의 작용은 약품의 이름을 통해 간단히 알 수 있다. 이런 예시에는 예외가 없다.

고혈압과 고지혈증은 심각한 동맥질환과 가장 밀접한 관련성을 가진다. atrovastatin과 같은 statins, 그리고 simvastatin, rosuvastatin은 고지혈증을 위한 약으로서 가장 많이 팔리는 약 중의 하나이다. 그들은 신체의 콜레스테롤 생산을 억제하고, 3-hydroxy의 활동을 억제하여 LSL 수치를 감소시킨다. Iisinopril과 같은 ACE 억제제는 말초저항을 감소시켜 말초혈관의 확장으로 고혈압의 관리에 도움을 준다. ACE의 작용이 막히게 되면, 강한 혈관 수축이 일어난다. 이런 것에 따라 약은 사지의 혈액 흐름을 개선하고 파행으로부터 처방되는 것을 목표로 한다. Clopodogrel은 당단백질 Ⅱb/Ⅲa의 통로를 통해 혈소판의 ADP 수용기를 막음으로써 혈소판 활동을 감소시켰다.[28] Caprie 연구에 의하면, Clopidogel은 asprine과 비교하여 clopidogel을 더 선호하며, 복용자에서 심혈관 질환의 발병(허혈성 뇌졸중, 심근경색, 혈관괴사)이 낮게 발견되었다.[28] Pentoxiflylline은 phosphdiesterase 억제제로, 적혈구의 이동성을 개선하고, 그로 인해 혈류 흐름을 개선시키고 혈액 점성을 감소시킨다. Cilostazol은 phosphodiesterase Ⅱ 억제제로, 혈소판 응집을 감소시키고, 혈관 확장을 증진시킨다.[35,36] 혈관 내피성장요인(VEGF)와 같은 성장인자와 L-arginne과 같은 공급원은, 산화질소의 선구체로 밝혀졌다.[5,36]

수술적 선택 (Surgical Options)

재혈관화 수술은 폐색성 말초동맥질환을 가진 환자에게 고려되지만, 염증성 질환과 혈관염을 가진 환자에게는 고려되지 않는다. 수술 예정자는 동맥조영술을 통해 정확한 해부학적 위치가 파악되어야 하고, 수술의 위험 요인들을 받아들여야 하고, 또 보행을 해야 한다. 그들도 최소한 다음 증상 중의 하나를 가진다: 휴식 시 통증, 파행이나 치유되지 않는 궤양 등.[32] Norman 등은 "불확실한 진단"과 현재 현저한 경동맥 괴사 또는 동맥류 질환도 경고해야 한다고 언급했다.[13] 수술적 절차만이 대부분의 폐색성 말초동맥질환의 막임을 해결할 수 있다; 이 수술로는 새롭게 막힘 부분을 해결할 수 없다. 수술 예정자는 알 수 없는 위험요인의 변화와 이식의 실패에 대해 교육을 받아야 한다.[41]

혈관 이식의 선택은 혈관형성술, 혈관확장술, 또는 스텐트를 포함한 혈관 내피 수술과 혈관우회수술과 같은 개방성 수술 등을 모두 포함한다. 혈관우회수술은 먼쪽 혈관을 새 방향으로 돌리고, 질환이 있는 혈관 주위로 우회하는 것이다. 수술 전 혈관 촬영은 먼쪽에 연결할 혈관의 위치와 구조에 대한 내용을 제공할 것이다. 흔히 이용되는 해부학적 노선은 넙다리오금동맥, 넙다리먼쪽정강동맥 또는 넙다리종아리동맥, 겨드랑넙다리동맥, 대동맥넙다리동맥 등이다. 우회 이식은 환자 본인의 두렁정맥을 이식 부위로 이용한 경우에서 가장 높은 성공률이 보였다. 이런 경우가 불가능한 경우에는 polytetrafluorethylene(PTFE 또는 Gore-Tex®; Gore & Associates, Flagstaff, AZ)과 같은 합성 이식재를 사용한다.[66] 혈관성형술(PTA)은 풍선도관에 의한 선의 통과를 포함하는 과정으로서, 넙다리동맥에서 시작해 래로 내려가 폐색된 자리를 찾아간다. 도관이 한번 자리를 잡으면, 풍선은 납작히 눌려 있던 동맥벽에서 부풀어 오르게 만들고, 결국에는 동맥 내강을 넓힌다. 스텐트는 보철의 관을 위치시켜 그물이 혈관의 얇아진 부분에 삽입되고, 그물이 넓어지도록 팽창시킨다.[112] 죽상경화증은 "Roto-Rooter" 절차로서 간주되는데, 그 이유는 카테터를 이용한 제거와 플러그 제거이기 때문이다. 2007년 연구는 재혈관 수술의 선택으로서 개방형 절차 선택이나 내피혈관 절차가 당뇨병 환자의 결과에서 더 좋은 결과를 얻었다. 연구자들은 이들 선택이 첫 번째 선택과 같았다고 결론을 내렸지만, 더 중요한 결론은 초기에 재혈관화를 하는 것이라고 언급했다.[113]

말초동맥질환의 수술적 중재에 대한 논의는 절단에 대한 언급 없이는 완전한 것이 아니다. 우리는 만성혈관질환, 특히 급성이 아닐 때 절단을 언급하는데, 그것은 심리적 단계도 유사하다. 절단이 기대수명을 위협하는 중요한 요소가 현재는 아니고, 오히려 심혈관 사고가 PAD 환자의 생명을 더 위협할 것이다. 부가적인 요인으로 당뇨가 있는 경우, 신경병리성 병인을 가지게 되면, 현저한 발병 요인가 되고, 절단을 고려해야 한다.[114] 절단의 결정은 일차적으로 혈관의 결합 수술에 의해 이루어지는데, 치유가 되지 않고 감염이 환자의 생명을 위협할 때 절단이 이루어진다. 환자의 희망에 의한 절단은 치유과정에 매우 "심한 통증"에 부딪히게 될 것이다. 통증과 스트레스는 종종 치유의 달성을 더 어렵게 하고, 신체적으로나 정신적으로 환자를 힘들게 하여 더 많은 관리가 요구될 수도 있다. 환자는 심한 상처와 사지 통증이 허혈과 관련되어 있고, 절단 이후에 사라진다는 것을 앎으로서 이점을 얻는다. 이것은 보조기나 휠체어 기능 수준의 충분한 지지로서 환자가 건강해짐을 보이는 긍정적 단계이다. 통증이 사라지면, 환자들은 삶을 다시 시작할 수 있는 더 좋은 기회를 가질 것이다.[114] 심리적으로 분명한 요인은 절단에 직면한 만성 상처를 가진 환자와 의견을 나누는 역할이다. 개방적 의사소통과 전문가의 상담은 개인의 감정 상태에 매우 유익하다. 심리학자들은 절단 전후의 중요성에 대해 언급해 주어야 한다.

요약 (Summary)

동맥 부전은 상처관리 전문가가 겪는 어려운 문제이다. 관리 핵심 중의 하나는 인식이다. 이것은 타 분야의 치료와 의사소통을 필요로 한다. 성공적인 치유과정은 임상가의 결정 능력과 함께, 사회적, 의학적, 약물적, 예방적, 교육적 요인들이 함께 아우러져야 이루어질 수 있다. 많은 보존 치료는 예후가 좋은 경우에 치유를 촉진할 수 있다. 그러므로 낙관적이고 현실적인 중요성은 잘 반응하지 않은 사례 뿐만 아니라, 비수술적 접근으로도 이용될 수 있음을 인식해야 한다. 임상가는 이런 복잡한 상황에서 최상의 결과가 나올 수 있도록 팀에게 확신을 심어 주어야 한다. 그리고 환자 교육, 특히 금연과 당뇨로 인한 위험 요소의 예방과 관리에 대한 교육이 중요함을 인식해야 한다 (그림 17.8).

핵심 17.19

혼자 가지 마라! 다른 분야의 협력적 관리가 성공적인 결과를 얻는 지름길이다.

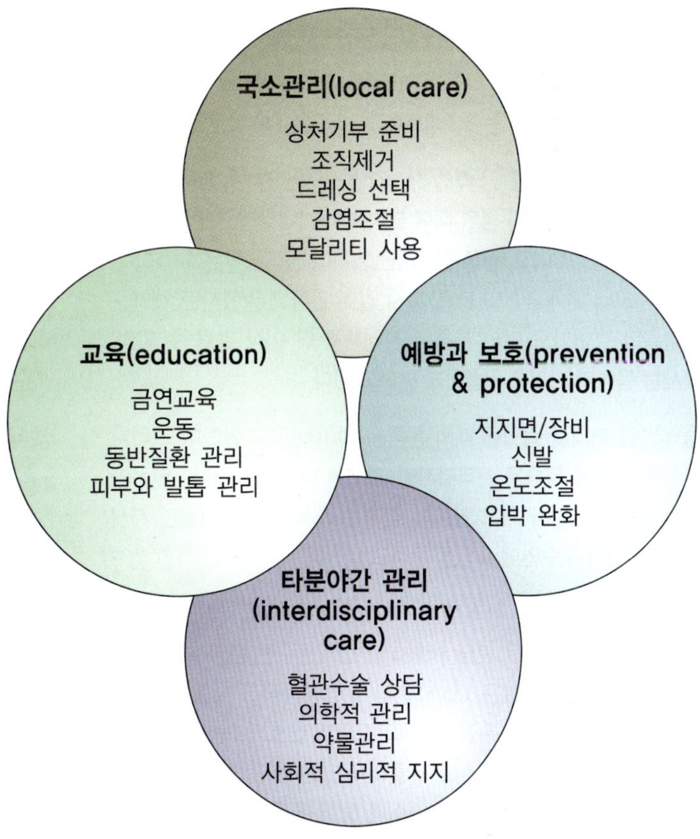

그림 17.8 *동맥 부전의 보존적 관리의 고려사항.*

사례연구 17●1 동맥 부전 (Arterial Insufficiency)

Jodeph P.는 80세 남성으로, 불빛이 밝지 않은 헛간에서 실수로 걷다가 콘크리트 슬라브에 정강이를 부딪혔고, 그 후로 7주간 치유되지 않는 왼쪽 정강이 궤양이 있다. 그의 병력으로는 3년된 신부전과 저염분 다이어트와 ACE 억제로 조절하고 있는 고혈압이 있다. 최근 자주 신경질적인 신경과민을 보이고 있다. 그는 보통 정도의 음주를 하고, 60년 동안 하루에 1갑(20개피)의 담배를 피워 온 흡연자이다. 그는 4년 전에 목동맥 내막절제술을 받았고, 5년 전에 백내장 수술을 받았다. 그 이외의 의학적 병력은 뚜렷하지 않다. 현재 그는 상태가 더 나빠지고 더 지속되는 것 같아서, 왼쪽 다리의 절단에 대한 관심을 보이고 있다. 현재까지 그는 치료를 구하지 못했는데, 그 이유는 작은 상처처럼 보이기 때문이다. 그는 삼중 항생제 연고로 치료하고, 커다란 유착성 붕대로 상처 부위를 덮고 있다.

신체 계통 리뷰 (Systems Review)

피부: 양쪽 다리는 창백해지고, 털 성장이 거의 없다. 발톱이 비후해지고 노랗게 변하고, 피부가 약해 보인다. 왼쪽 정강이에 부분 두께의 3×1.4㎝ 상처가 있고, 앞쪽 정강 힘줄이 노출되어 있다. 상처 기부는 섬유소가 유착되어 있고, 상처 가장자리에 창백한 육아조직이 있다. 그리고 장액성혈액성 삼출물이 존재한다. 2㎝의 둥근 홍반과 함께 악취가 나고, 상처 지점에 매우 민감해져 있다.

인체계측 특성: 양쪽 다리는 가늘어져 있고, 높은 발활과 갈귀발가락을 보인다. 그의 키는 5.7 피트이고, 체중은 140 파운드이다.

관절 온전성, 도수근력검사, 가동범위, 자세: 양쪽 다리의 관절 가동성은 기능적 범위 내에 있다. 넙다리네갈래근과 뒤넙다리근의 근력은 5-/5이고, 양쪽 장딴지근/가자미근의 근력은 4+/5이다. 환자는 코너 가게(약 10 블록)까지 걸어 간다고 말했지만, 현재는 4 블록만 걸어가도 다리 통증이 심해져서 더 이상 걸을 수 없다. 자세는 몸통과 다리를 굽힘하게 취하고 있다.

통증: 먼 거리를 걸었을 때의 통증은 10/10이라고 말한다. 그러나 휴식을 취하면 통증은 사라지지만, 경우에 따라서는 "통증 때문에 잠을 잘 잘 수 없다"라고 말한다. 잠자는 자세를 뒤로 기울인 자세인데, 이 자세가 수면에 도움을 준다고 말한다.

환기, 호흡, 순환: 아래 엽에서 나는 가벼운 탁탁거리는 호흡소리가 들린다. 호흡률은 분당 16회이다. 심박동수는 분당 82회이고, 약물로 통제되는 혈압은 155/85이다. 뒤정강동맥과 발등동맥에서 맥박이 잡히지 않는다. 뒤정강동맥의 도플러 신호가 희미하게 들리지만, 발등동맥에서는 그 신호가 들리지 않는다. 혈액 검사로서 다음 주에 ABI 검사가 이루어질 것이다. 보행 통증이 나타나면, 그의 최종 신경과 의사와 상담할 계획이다.

감각과 반사 온전성: 양쪽 다리의 보호성 감각은 정상이다. 아킬레스힘줄과 무릎 반사가 활발하다.

운동기능, 보행, 균형: 그는 일상생활동작을 거의 대부분 독립적으로 수행하고 있다. 그의 아내는 요리를 하고, 그는 집안 청소를 돕고, 손재주가 필요한 일을 한다. 그는 다리가 더 나빠지기 전까지 개와 산책을 했고, 현재는 아주 가끔씩 산책을 하지만, 3-4개 블록을 걷지 못하고, 심한 다리 통증을 호소한다. 균형과 고유수용성 문제는 없다.

보조기, 의수족, 지지 장비: 그는 보조 장비를 사용하지 않고 있다. 그는 아내의 지팡이를 사용하고 있지만, 다리 통증에 큰 도움을 주지 못한다.

유산소 능력과 지구력: 그는 기능적 유산소 능력을 가지고 있다. 그는 보행할 때 "패닉 발작"을 호소하고, "호흡이 사라지고 가슴이 쬐여 오는 느낌"을 가진다. 휴식을 취하면 증상이 사라지지만, 가끔 더 이상을 숨을 쉬지 못할 것 같은 두려움을 느끼고, 숨을 돌리는데 오랜 시간이 걸린다.

일과 지역사회: 주당 20시간씩 지역사회에서 셔틀 운전기사로 일하고 있다.

검사와 측정:

1. 맥박 측정
2. ABI
3. 의존성 발적(매달린 자세를 취할 때 일어나는 발적 검사)
4. 가슴 통증과 짧은 호흡과 걱정을 배제하기 위해 심장 부하 검사
5. 파행 거리
6. 백혈수 숫자를 포함한 혈액 화학 검사

추천 중재 (Recommended Interventions)

상처관리:

- 동맥 상태와 감염의 존재를 알아보는 혈관 상담과 병리 검사를 초기에 시작한다.
- 백혈구 숫자가 올라가면, 전신성 항생제를 처방해야 한다.
- 매일 드레싱을 교체할 때 은 하이드로겔 드레싱이나 폼 드레싱을 사용해야 한다.
- 상처가 개방성이거나, 세균이 군집할 것 같거나, 또는 감염이 있으면, 내성 범위내에서 궤양을 제거해야 한다. 순환 상태가 결정되면, 이상적인 치유 예후를 설정한다.

사례연구 17●1 동맥 부전 (Arterial Insufficiency) – 계속

- 환자 요소가 치유 가능한 병변을 보이고, 좋은 상처관리를 시작할 때 다음과 같은 보존적 관리를 그대로 유지한다:
  - 부수적인 모달리티 치료로서 비접촉식 초음파나 전기자극을 이용하여 주당 3-5회 치료를 수행한다.
  - 힘줄이 노출되면, 보행 부츠를 이용한 상대적인 고정 기법이 치유를 촉진할 것이다.
  - 감염이나 괴사가 보이거나 진행되거나, 또는 먼쪽 관류가 치유을 지지하는데 부적절한 것처럼 느껴지면, 재혈관화 수술을 고려해 본다.

운동과 재활: 파행에 대한 보행 프로그램을 시작하기 위해 물리치료사에게 의뢰함.

교육: 환자 교육의 주제는 금연, 상처관리, 영양 지지 서비스 등이다.

기타 고려사항: 금연 유지, 걱정에 대한 심리적 지지 그리고 건강 상태의 최근 변화 등이 제공될 것이다. 말초동맥질환과 심장 문제가 밀접한 관련성을 가지고 있기 때문에, 심혈관 검사를 철저히 해야 한다.

참고문헌 (References)

1. Bonham, PA: Assessment and management of patients with venous, arterial, and diabetic neuropathic lower extremity wounds. AACN 2003; 4:442–456.
2. Bradley, NEA: Dressings and topical agents for arterial leg ulcers (review). The Cochrane Collaboration, London, John Wiley, 2002, pp 1–16.
3. Cassady, SL: Peripheral arterial disease: A review of epidemiology, clinical presentation, and effectiveness of exercise training. Cardiopulm PT 2004; 15:6–12.
4. Omran, AK: Diagnosis and risk assessment of lower extremity peripheral arterial disease. J Endovasc Ther 2006; 13(suppl II): II-10–II-18.
5. Nehler, MR, Wolford, HW: Natural history and non-operative treatment of chronic lower extremity ischemia. In: Rutherford, RB (ed): Vascular Surgery, ed. 6. Philadelphia, Elsevier Saunders, 2005, pp 1083–1094.
6. Suggested Standards for Reports Dealing with Lower Extremity Ischemia. Prepared by the Ad Hoc Committee on Reporting Standards, Society for Vascular Surgery/North American Chapter, International Society for Cardiovascular Surgery. J Vasc Surg 1986; 4:80–94.
7. Dayal, R, Kent, KC: Standardized reporting practices. In: Rutherford, RB (ed): Vascular Surgery, ed. 6. Philadelphia, Elsevier Saunders, 2005, pp 41–52.
8. Rutherford, RB, Baker, DJ, Ernst, C, et al: Recommended standards for reports dealing with LE ischemia: Revised version. J Vasc Surg 1997; 26:517–538.
9. The Merck Manual of Medical Information, Home Ed. 2. Whitehouse Station, NJ, Merck & Co., 2003, Chapters 31–34.
10. Newman, AB, Shemanski, L, Manolio, TA, et al: Ankle-arm index as predictor of cardiovascular disease and mortality in the cardiovascular health study. Arterioscler Thromb Vasc Biol 1999; 19:538–545.

11. Diehm, C, Schuster, A, Allenberg, JR, et al: High prevalence of PAD and comorbidity in 6880 primary care patients: A cross-sectional study. Atherosclerosis 2004; 172:195–205.
12. Baumgartner, I, Redha, F, Baumgartner, RW, et al: Management of PVD. Annu Rev Med 2005; 56:249–272.
13. Norman PE, Eikelboom, JW, Hankey, GJ, et al: Peripheral arterial disease: Prognostic significance and prevention of atherosclerotic complications. Med J Aust 2004; 181:150–154.
14. Goodman, CC: The cardiovascular system. In: Goodman, CC, Boissonnault, WG (eds): Pathology: Implications for the Physical Therapist. Philadelphia, WB Saunders, 1998, pp 318–326.
15. Hirsch, A, Haskal, Z, Hertzer, N: ACC/AHA Guidelines for the management of peripheral arterial disease. Circulation 2006; pp 1487–1488.
16. McCulloch, JM: Management of wounds secondary to vascular disease. In: McCulloch, JM, Kloth, LC (eds): Wound Healing Alternatives in Management, ed. 3. Philadelphia, FA Davis, 2002, pp 418–424.
17. Garcia, LA: Epidemiology and pathophysiology of lower extremity peripheral arterial disease. J Endovasc Ther 2006; 13(suppl II): 11–3–9.113–119.
18. Heart and Stroke Encyclopedia. American Heart Association. Available at: www.americanheart.org. Accessed 08/18/07.
19. Thatipelli, MR, Pellikka, P, McBane, R, et al: Prognostic value of ankle-brachial index and dobutamine stress echocardiography for cardiovascular morbidity and all-cause mortality in patients with peripheral arterial disease. J Vasc Surg 2007; 46:62–70.
20. Criqui, MH, Langer, RD, Fronek A, et al: Mortality over a period of 10 years in patients with peripheral arterial disease. N Engl J Med 1992; 326:381–386.
21. Dormandy, J, Rutherford, RB: Management of peripheral arterial disease. TASC Working Group. Trans-Atlantic Intersociety Concensus (TASC). J Vasc Surg 2000; 31:S1–S296.
22. Gordon, T, Kannel, WB: Predisposition to atherosclerosis in the head, hearts, and legs. The Framingham Study. JAMA 1972; 221:661–666.
23. Fowkes, FGR, Housley, E, Cawood, EHH, et al: Edinburgh artery study: Prevalence of asymptomatic and symptomatic peripheral arterial disease in the general population. Int J Epidemiol 1991; 20:384–392.
24. Hiatt, WR, Hoag, S, Hamman, RF, et al: Effect of diagnostic criteria on prevalence of peripheral artery disease. The San Luis Valley Diabetes Study. Circulation 1995; 91:1178–1479.
25. Murabita, JM, D'Agostino, RB, Silbershatz, H, et al: Intermittent claudication. A risk profile from the Framingham Heart Study. Circulation 1997; 96:44–49.
26. Blacher, J, Cacoub, P, Luizyet, F, et al: Peripheral arterial disease versus other localizations of vascular disease: The ATTEST Study. J Vasc Surg 2006; 44:315–318.
27. Smith, GD, Shipley, MJ, Rose, G: Intermittent claudication, heart disease risk factors, and mortality. The Whitehall Study. Circulation 1990; 82:1925–1931.
28. CAPRIE Steering Committee. A randomized blinded trial of clopidogrel versus aspirin in patients at risk of ischemic events (CAPRIE). Lancet 1996; 348:1329–1339.
29. Berkow, R, Beers, MH (eds): The Merck Manual of Medical Information Home Edition. Whitehouse Station, NJ, Merck & Co, 1997, pp 130–136.
30. Federman, DG, Bravata, DM, Kirsner, RS: Peripheral arterial disease: A systemic disease extending beyond the affected extremity. Geriatrics 2004; 59:26–36.
31. Dormandy, J, Heeck, L, Vig, S, et al: The fate of patients with critical leg ischemia. Semin Vasc Surg 1999; 12:142–147.
32. Rubano, JJ, Kerstein, MD: Arterial insufficiency and vasculitides. J Wound Ostomy Continence Nurs 1998; 25:147–157.
33. Kisner, C, Colby, LA (eds): Therapeutic Exercise: Foundations and Techniques Philadelphia, FA Davis, 2002, pp 622–624, 708–715.
34. McCulloch, J: Physical modalities in wound management: Ultrasound, vasopneumatic devices, and hydrotherapy. Ostomy Wound Manage 1995; 41:30–37.
35. Lumsden, AB, Rice, TW: Medical management of peripheral arterial disease: A therapeutic algorithm. J Endovasc Ther 2006; 13(suppl II): 19–29.
36. Regensteiner, JG, Stewart, KJ: Established and evolving medical therapies for claudication in patients with peripheral arterial disease (Review). Nat Clin Prac 2006; 3:604–610.
37. Regenister JG, Steiner, JF, and Hiatt, WR, et al: Exercise training improves functional status in patients with peripheral arterial disease. J Vasc Surg 1996; 23:104–115.
38. Regenister JG, Ware, JE, McCarthy, WJ, et al: Effect of Cilostasol on community-based walking ability and health related quality of life in patients with peripheral arterial disease: Results of six randomized controlled trials. J Am Geriatr Soc 2002; 50:1939–1946.
39. McDermott, MM, Greenland, K, Liu, JM, et al: Physical activity, walking exercise, and skeletal muscle characteristics in patients with peripheral arterial disease. J Vasc Surg 2007; 46:87–93.
40. Lie, JT: The rise and fall and resurgence of thromboangiitis obliterans (Buerger's disease). Acta Pathol Jpn 1998; 39:153–158.
41. deWolfe, VG: Chronic occlusive arterial disease of the lower extremities. Cardiovasc Clin 1983; 13:15–35.
42. Lazarides, MK, Georgiadis, GS, Papas, TT, et al: Diagnostic criteria and treatment of Buerger's disease: A review. Int J Low Extrem Wounds 2006; 2:89–95.
43. Al Shami, AM, Souvlis, T, Coppieters, MW, et al: Biomechanical evaluation of two clinical tests for plantar heel pain: The dorsiflexion-eversion test for tarsal tunnel syndrome and the windlass test for plantar fasciitis. Foot Ankle Int 2007; 28:499–505.
44. Hamm, R, Rodrigues, J, Weitz, IC: Pathophysiology and multidisciplinary management of leg wounds in sickle cell disease: A case discussion and literature review. Wounds 2006; 18:277–285.
45. Eckman, JR: Leg ulcers in sickle cell disease. Hematol Oncol Clin North Am 1996; 10:1333–1344.
46. Sickle cell anemia. Department of Health and Human Services, National Institute of Health. Available at: http://www.nhlbi.nih.gov/health/dci/Diseases/Sca/SCA_WhatIs.html. Accessed 09/30/07.
47. Whitman, B, and Foy, C: Management of acute leg ischaemia. In: Beard, JD, Murray, S. (eds): Pathways of Care in Vascular Surgery. Shrewsbury, UK, tfm Publishing, 2002, pp 99–105.
48. Rajagopalan, S, Mckay I, Ford, I, et al: Platelet activation increases with the severity of peripheral arterial disease: Implications for clinical management. J Vasc Surg 46:2007; 485–484.
49. Ali, AT, Kalapatapu, VR, Bledsoe, S, et al: Percutaneous isolated limb perfusion with thrombolytics for severe limb ischemia. Vasc Endovascular Surg 2005; 39:491–497.
50. Ashworth, MJ, Patel, N: Compartment syndrome following ankle fracture-dislocation: A case report. Orthop Trauma 1998; 12:67–68.
51. Zachariah, S, Taylor, L, Kealey, D, et al: Isolated lateral compartment syndrome after Weber C fracture dislocation of the ankle: A case report and literature review. Injury 2005; 36:345–346.
52. Freidericson, M, Wun, C: Differential diagnosis of leg pain in the athlete. J Am Podiatr Med Assoc 2003; 93:321–324.
53. Fries, JF, Hunder, GG, Bloch, DA, et al: The American College of Rheumatology 1990 Criteria for the Classification of Vasculitis. Arthritis Rheum 1990; 33:1065–1067.
54. Panuncialman, J, Falanga, V: Basic approach to inflammatory ulcers. Dermatologic Therapy 2006; 19;365–376.
55. Pullen, RL: Managing cutaneous vasculitis in a patient with lupus erythematosus. Dermatol Nurse 2007; 19:21–26.
56. Sussman, C, Bates-Jensen, BM: Wound healing physiology: Acute and chronic. In: Sussman, C, Bates-Jensen, BM (eds): Wound Care: A Collaborative Practice Manual for Health Professionals, ed. 3. Philadelphia, Lippincott Williams & Wilkins, 2007, pp 21–51.
57. Stotts, N, Wipke-Tevis, D: Co-factors in impaired wound healing. In: Krasner, D (ed): Chronic Wound Care: A Clinical Sourcebook for Health Professionals, ed. 2. Wayne, PA, Health Management Publications, 1997, pp 64–71.
58. Fellows, J: Pyoderma gangrenosum and leg ulcers associated with vasculitis: Importance of addressing the underlying disease process when treating inflammatory wounds. J Wound Ostomy Continence Nurs 2006; 33:81–82.

59. Teravaert, JW, Kallenburg, C: Neurologic manifestations of systemic vasculitides. Rheum Dis Clin North Am 1993; 19:913–940.
60. What you need to know about Takayasu's arteritis: The Vasculitis Clinical Research Consortium. Cleveland Clinic, July 7, 2006; Available at: http://my.clevelandclinic.org/disorders/Takayasus_Arteritis/hic_Takayasus_Arteritis.aspx Accessed 08/10/07.
61. Hillegass, EA: Cardiovascular diagnostic tests & procedures. In: Hillegass, EA, Sadowsky, HS (eds): Essentials of Cardiopulmonary Physical Therapy, ed. 2. Philadelphia, WB Saunders, 2001, pp 370–373.
62. Sumpio, BE, Lee, T, Blume, P, et al: Vascular evaluation and arterial reconstruction of the diabetic foot. Clin Podiatr Med Surg 2003; 20:689–708.
63. Fowler, B, Jamrozki, K, Norman, P, et al: Prevalence of peripheral arterial disease: Persistence of excess risk in former smokers. Aust NJZ Pub Health 2002; 26:219–224.
64. Wong, LS, Martins-Green, M: First hand cigarette smoke alters fibroblast migration and survival: Implications for impaired healing. Wound Repair Regen 2004; 12:471–484.
65. Camargo, CA, Stampfer, MJ, Glynn, RJ, et al: Prospective study of moderate alcohol consumption and risk of peripheral arterial disease in US male physicians. Circulation 1997; 95:577–580.
66. Housley, E, Leng, GC, Donnan, PT, et al: Physical activity and risk of PAD in the general population. Edinburgh Artery Study. J Epidemiol Commun Health 1993; 47:475–480.
67. Black, JM: Management of clients with vascular disorders. In: Black, JM, Hawks, JH (eds): Medical Surgical Nursing Clinical Management for Positive Outcomes, ed. 7, vol 2. Philadelphia, Elsevier Saunders, 2005, pp 1509–1545.
68. Gough, S, Bradbury, A: The diabetic foot. In: Beard, JD, Murray, S (eds): Pathways of Care in Vascular Surgery. Shrewsbery, UK, tfm Publishing, 2002; pp 39–46.
69. Bonham, P: A critical review of the literature: Diagnosing osteomyelitis in patients with diabetes and foot ulcers. J Wound Ostomy Continence Nurs 2001; CN28(Pt 1):73–78.
70. Criqui, M, Fronek, A, Klauber, MK, et al: The sensitivity, specificity, and predictive value of traditional clinical evaluation of PAD: Results from non-invasive testing in a defined population. Circulation 1985; 71:516–522.
71. Lundkin, M, Wikson, J, Perakyla, T, et al: Distal pulse palpation: Is it reliable? World J Surg 1999; 23:252–255.
72. Moffiatt, C, O'Hare, B: Ankle pulses are not sufficient to detect impaired arterial circulation in patients with leg ulcers. J Wound Care 1995; 4:134–138.
73. Khan, NA, Rahim, SA, Anand SS, et al: Does the clinical examination predict lower extremity peripheral arterial disease? JAMA 2006; 295:536–546.
74. Padberg, FT, Back, TL, Jr., Thompson, PN, et al: Transcutaneous oxygen ($TcPo_2$) estimates probability of healing in the ischemic extremity. J Surg Res 1996; 60:365–369.
75. Bonham, P, Flemster, B: Guidelines for management in patients with lower extremity arterial disease. J Wound Ostomy Continence Nurs, 2002; WOCN clinical practice guideline series; no. 1.
76. Ballard, J, Eke, CC, Bunt, TJ, et al: A prospective evaluation of transcutaneous oxygen measurements in the management of diabetic foot problems. J Vasc Surg 1995; 22:485–492.
77. Goldman, R, Brewley, B, Zhou, L, et al: Electrotherapy reverses inframaleolar ischemia: A retrospective, observational study. Adv Skin Wound Care 2003; 16:79–89.
78. Sibbald, RG, Orsted, H, Schultz, GS, et al: Preparing the wound bed: Focus on infection and inflammation. Ostomy Wound Manage 2003; 49:24–51.
79. Vella, A, Carlson, LA, Blier, B, et al: Circulator boot therapy alters the natural history of ischemic leg ulceration. Vasc Med 2000; 5:21–25.
80. Kohler, TR, Andros, G, Porter, JM: Can duplex scanning replace arteriography for lower extremity disease? Ann Vasc Surg 1990; 4:146–161.
81. Marston, WA, et al: Natural history of limbs with arterial insufficiency and chronic ulceration treated without revascularization. J Vasc Surg 2006; 44:108–114.
82. Vijayaraghavan, KS, et al: Chronic non-healing ulcer of the lower limb with mixed arteriovenous pathology. Int J Low Extrem Wounds 2004; 3:47–48.
83. Ghauri, AS, Nyamekye, I, Grabs, AJ, et al: The diagnosis & management of mixed arterial/venous leg ulcers in community-based clinics. Eur J Vasc Endovasc Surg 1998; 16:350–355.
84. Schmidt, K, Debus, ES, Jeberger, S, et al: Bacterial population of chronic crural ulcers: Is there a difference between the diabetic, the venous, and the arterial ulcer? VASA 2000; 29:62–70.
85. Wheat, LJ, Allen, SD, Henry, M, et al: Diabetic foot infections: Bacteriologic analysis. Arch Intern Med 1986; 146:935–940.
86. Kloth, LC: Physical modalities in wound management: UVC, therapeutic heating and electrical stimulation. Ostomy Wound Manage 1995; 41:18–27.
87. Goldman, R, Rosen, M, Brewley, B, et al: Electrotherapy promotes healing and microcirculation of infra-popliteal ischemic wounds: A prospective pilot study. Adv Skin Wound Care 2004; 17:284–290, 292–294.
88. Petrofsky, J, Schwab, E, Lo, T, et al: Effects of electrical stimulation on skin blood flow in controls and in and around stage III and IV wounds in hairy and non-hairy skin. Med Sci Monit 2005; 11:CR309–316.
89. Hess, CL, Howard, MA, Attinger, CE: A review of mechanical adjuncts in wound healing: Hydrotherapy, ultrasound, negative pressure wound therapy, hyperbaric oxygen, and electrostimulation. Ann Plast Surg 2003; 51:210–218.
90. Daeschlein, G, Assadian, O, Kloth, LC, et al: Antibacterial activity of positive and negative polarity low-voltage pulsed current (LVPC) on six typical gram-positive and gram-negative bacterial pathogens of chronic wounds. Wound Repair Regen 2007; 15:399–403.
91. Argenta, LC, Morykwas, MJ: Vacuum assisted closure: A new method for wound control and treatment: Clinical experience. Ann Plast Surg 1997; 38:562–576.
92. Vuerstack, JDD, Vainas, T, Wuite, J, et al: State-of-the-art treatment of chronic leg ulcers: A randomized controlled trial comparing vacuum-assisted closure (VAC) with modern wound dressings. J Vasc Surg 2006; 44:1029–1038.
93. Clare, MP, Fitzgibbons, TC, McMullen, ST, et al: Experience with vacuum assisted closure negative pressure technique in the treatment of non-healing diabetic and dysvascular wounds. Foot Ankle Int 2002; 23:896–901.
94. Leidl, DA, Kavros, SJ: The effect of mist ultrasound transport technology on cutaneous microcirculatory blood flow. Presented at Symposium on Advanced Wound Care, 2001.
95. Schenck, EC, Kavros, SJ: The use of mist ultrasound transport technology for the promotion of chronic wound healing. Presented at Symposium on Advanced Wound Care, 2001.
96. Kavros, SJ: The use of low-frequency ultrasound in the treatment of chronic foot and leg ulcerations: A 51 patient retrospective analysis. Presented at Symposium on Advanced Wound Care, 2005.
97. Ennis, WJ, Valdes, W, Gainer, M, Meneses, P: Evaluation of clinical effectiveness of mist ultrasound therapy for the healing of chronic wounds. Adv Skin Wound Care 2006; 19:437–446.
98. Kavros, SJ, Miller, JL, Hanna, SW: Treatment of ischemic wounds with non-contact low-frequency ultrasound: The Mayo Clinic experience: 2004–2006. Adv Skin Wound Care 2007; 20:221–226.
99. Grolman, RE, Wilkerson, DK, Taylor, J, et al: Transcutaneous oxygen measurements predict a beneficial response to hyperbaric oxygen therapy in patients with non-healing wounds and critical limb ischemia. Am Surg 2001; 67:1072–1080.
100. Davidson, JD, Mustoe, TA: Oxygen in wound healing: More than a nutrient [editorial]. Wound Repair Regen 2001; 9:175–177.
101. Roeckl-Wiedmann, I, Bennett, M, Kranke, P: Systematic review of hyperbaric oxygen in the management of chronic wounds. Brit J Surg 2005; 92:24–32.
102. Markus, YM, Bell, MJ, Evans, AW: Iscemic scleroderma wounds successfully treated with hyperbaric oxygen therapy. J Rheumatol 2006; 33:1694–1696.
103. Delis, KT, Nicolaides, AN, Wolfe, JH, et al: Improved walking ability and ankle brachial pressure indices in symptomatic peripheral

vascular disease with intermittent pneumatic foot compression: A prospective controlled study with one-year follow-up. J Vasc Surg 2000; 31:650–661.

104. Ramaswami, G, D'Ayala, M, Hollier, LH, et al: Rapid foot and calf compression increases walking distance in patients with intermittent claudication: Results of a randomized study. J Vasc Surg 2005; 41:749–801.

105. Kakkos, SK, Geroulakos, G, Nicolaides, AN, et al: Improvement of the walking ability in intermittent claudication due to superficial femoral artery occlusion with supervised exercise and pneumatic foot and calf compression: A randomized controlled trial. Eur J Vasc Endovasc Surg 2005; 30:164–175.

106. Rooke, TW, Hollier, LH, Osmundson, PJ: The influence of sympathetic nerves on transcutaneous oxygen tension in normal and ischemic lower extremities. Angiology 1987; 38:400–410.

107. Wong, LS, Martins-Green, M: Effects of second hand smoke that can lead to impaired healing and fibrosis. Mol Biol Cell 2003; 14:355.

108. Kelly, SP, Gough, MJ: Risk factor modification. In: Beard, JD, Murray, S (eds): Pathways of care in vascular surgery, ed. 1. Shrewsbury, UK, tfm Publishing, 2002, 9–18.

109. Duprez, DA: Pharmacological interventions for peripheral arterial disease. Expert Opin Pharmacother 2007; 8:1465–1477.

110. Mohler, ER: Therapy insight: Peripheral arterial disease and diabetes—From pathogenesis to treatment guidelines. Nat Clin Pract Cardiovasc Med 2007; 4:151–162.

111. Peripheral Vascular Disease Index. Available at: http://www.medicinenet.com/peripheral_vascular_disease/page6.htm#toci. Accessed: 08/24/07.

112. Derubertis, BG, Faries, PL, McKinsey, JF, et al: Shifting paradigms in the treatment of lower extremity vascular disease: A report of 1000 percutaneous interventions. Ann Surg 2007; 246:415–422.

113. Dick, F, Diehm N, Galimanis A, et al: Surgical or endovascular revascularization in patients with critical limb ischemia: Influence of diabetes mellitus on clinical outcome. J Vasc Surg 2007; 45:751–761.

114. Neilsen, CC: Etiology of amputation. In: Lusardi, MM, Neilsen, CC (eds): Orthotics and Prosthetics in Rehabilitation. Woburn, MA, Butterworth-Heinemann, 2000, 327–336.

chapter 18 장

림프부종 치유

Lymphedema Complicating Healing

서론 (Introduction)

림프부종은 림프계통의 해부학적 변화로 인한 체액의 비정상적인 축적이고, 만성적이면서 불치의 질환이다.[1] 세계적으로 30명 중에 한 사람이 림프부종을 앓는 것으로 알려져 있다.[2] 림프부종은 특별한 기능부전, 피부질환, 통증, 심리학적인 문제들을 야기할 수 있다. 이 질병의 정확한 확인은 중재를 허용할 것이고 기능적 및 감각적 성과와 환자의 삶의 질을 향상시킬 것이다. 본 장은 림프계의 기능과 림프부종의 병리에 대해서 서술할 것이다. 기능의 손실과 복구, 그리고 다른 표피와 관련된 합병증을 포함한 림프부종과 관련된 장애에 대한 검사와 중재, 그리고 예방법을 설명할 것이다.

병인학 (Etiology)

림프계통은 두 가지 중요한 기능을 가지고 있다. 하나는 생성, 유지, 그리고 림프구의 분배를 통해 질병과 감염으로부터 몸을 보호함으로써 중요한 면역기능을 제공하는 것이다. 두 번째 기능은 세포간 조직으로부터 혈류로 돌아가는 체액수송을 촉진하는 것이다. 이 체액수송은 정상적인 혈류량을 유지시키고 간질액에서의 화학적인 불균형을 제거해 준다. 림프계통에 의해 수송되는 물질은 '*림프 부하(lymphatic loads)*' 라고 불리고, 단백질, 물, 세포 잔해, 그리고 지방(소화계통으로부터의)으로 구성된다. 이 림프 부하는 정맥혈로의 재진입에 앞서 국소와 중앙의 림프절에 의해 걸러진다.

림프계통의 시작점인 *림프 모세혈관(lymphatic capillaries)*은 중추신경계와 각막[3]을 제외한 전신에 걸쳐 연속적인 네트워크를 형성하는 진피-표피 이음부의 피부에서 아주 많다(그림 18.1). 내피세포의 연속적인 세관을 구성하는 모세혈관과는 달리, 림프 모세혈관은 표피 세포와 겹쳐진다. 림프 모세혈관들 주위에 배열된 *고정 필라멘트(anchoring filaments)*의 주변섬유망은 이 모세혈관들이 높은 조직압력[4]일지라도 열려 있도록 한다(그림

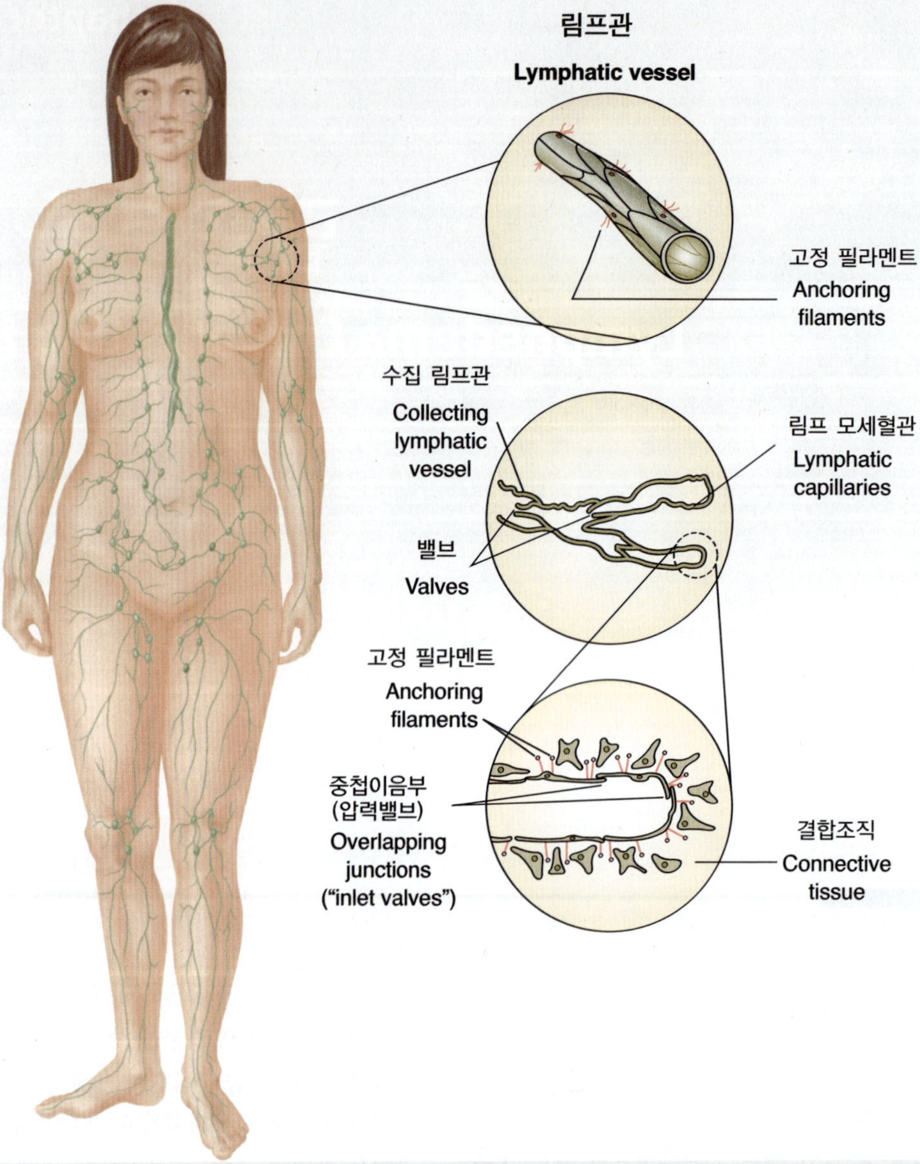

그림 18.1 *림프계통의 조직도.*

18.2). 림프 부하는 림프 모세혈관과 *전수집관(precollector)*이라고 불리는 큰 림프관으로의 흐름에 의해 수집되고, 그 다음 *수집관(collectors)*으로 *배수*된다. 림프 수집관들은 림프 수집관에서 2개의 밸브 사이인 '*림프 관(lymph angions)*'이라고 불리는 부분을 가진다. 밸브들은 6~20 mm마다 위치되어 있고, 휴식 상태에서 림프관들의 수축 빈도는 분당 6~10번의 수축을 한다.[5] 각각의 관에서 평활근 수축은 림프관을 따라서 림프 흐름이 일어나게 하는 추진력(*림프관이동력, lymphangiomotoricity*)을 발생시킨다. 이것은 림프의 한 방향으로의 흐름을 가능하게 하는 많은 수집관 입력 밸브의 도움을 받는다. 그 추진력은 걸러질 국소와 중앙의 림프절로의 림프액을 바로 연결시킨다(그림 18.3). 궁극적으로, 림프액은 왼쪽과 오른쪽 정맥모서리를 통해 혈관계통으로 흘러든다. 왼쪽과 오른쪽 정맥각은 빗장뼈의 위치에서 빗장밑 정맥과 목정맥 사이의 연결지점이다.

림프계통에 의해 수송되는 림프 부하의 양은 모세혈관에서 혈액을 나아가게 하는 같은 힘에 달려 있다. *스탈링 균형 방정식(Starling equilibrium equation)*(표 18.1)은 모세혈관 여과와 재흡수의 균형을 설명한다.[4,6] 혈액 모세혈관 막을 통한 체액 수송은 네 가지 변수, 즉 혈액 모세혈관 압력, 혈장 단백질의 교질 삼투압, 세포간조직에

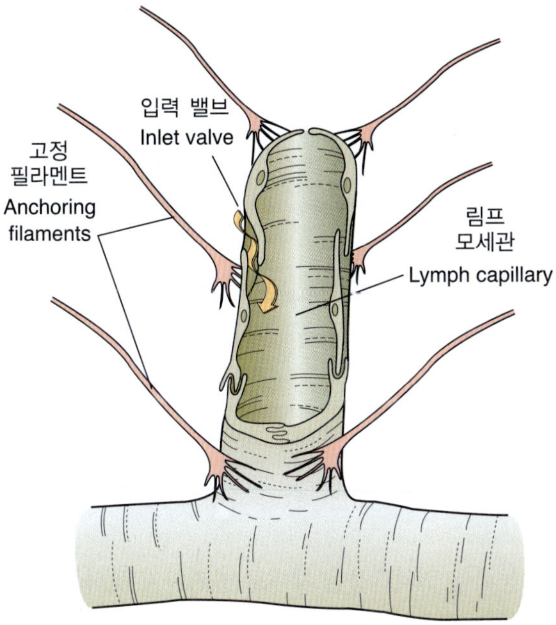

그림 18.2 *고정 필라멘트의 조직도.*

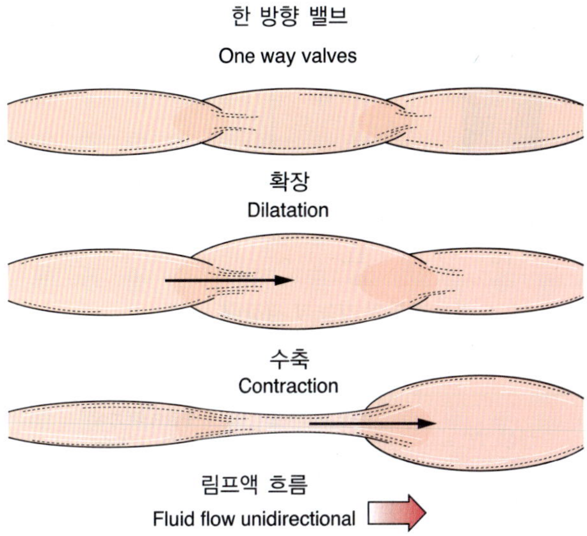

그림 18.3 *림프관 이동력의 조직도.*

위치한 단백질의 교질 삼투압, 그리고 조직 압력에 달려 있다(표 18.1). ***한외여과(Ultrafiltration)***는 혈액 모세혈관 압력이 혈장 단백질의 교질 삼투압보다 크다고 간주된다. ***재흡수(reabsorption)***는 혈장 단백질의 교질 삼투압보다 작은 혈액 모세혈관 압력에 의해 정해져 있다.[4]

한외여과의 증가(염증이나 정맥혈압의 상승에서 일어나는 것과 같은)로의 스탈링 균형 이동 또는 감소된 교질 삼투압(저단백혈증과 연관된)은 림프계통의 많은 짐을 차지하는 림프 부하의 증가된 양을 초래할 수 있다. 건강한 림프계통은 일반적으로 만성 부종의 양을 예방하거나 감소시킬 수 있다. 림프계통의 정상 상태 아래의 수송 능력은 림프 부하의 생리적인 양보다 거의 10배 더 크다. 이것은 ***림프계통의 기능적인 저장***으로 알려져 있다.[4](그림 18.4) 림프 부하가 림프계통의 수송 능력보다 작으면, 림프 보상은 성공적이다. 림프 부하가 수송 능력을 넘어서면, 부종이 발생한다. 이것을 림프계통의 ***동적 불충분***이라 한다; 림프관은 접촉하지만 압도된다(그림 18.5). 그 결과는 올림, 내림, 그리고 충혈 제거 운동(근육 펌프를 촉진

표 18-1 스탈링 균형 (Starling Equation)

$$J_v = K_f\,[P_c - P_{if} - \sigma\,(\pi_p - \pi_{if})]$$

기호(Symbol)	정의(definition)
$P_c - P_{if}$	정수압 경사 (hydrostatic pressure gradient)
$\pi_p - \pi_{if}$	교질 삼투압 경사 (colloid osmotic pressure gradient)
K_f	물과 작은 용질의 투과성 (permeability of water and small solutes)
σ	혈장 단백질의 투과성 (permeability of plasma proteins)
J_v	모세혈관 여과 (capillary filtrate)
J_L	림프 회복 (lymphatic return)
$J_v > J_L$	부종 (edema)

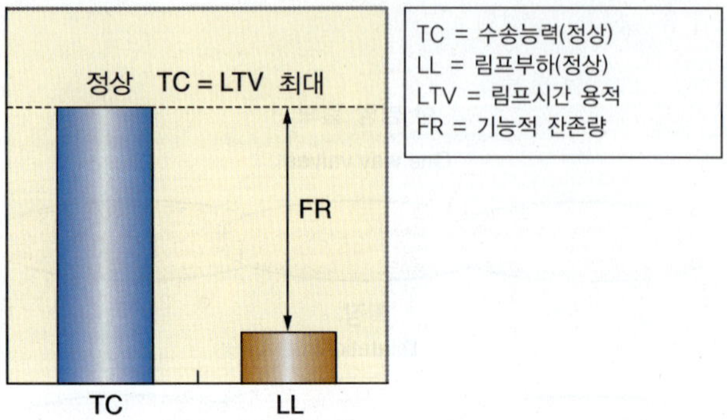

그림 18.4 *림프계통의 기능적 저장량.*

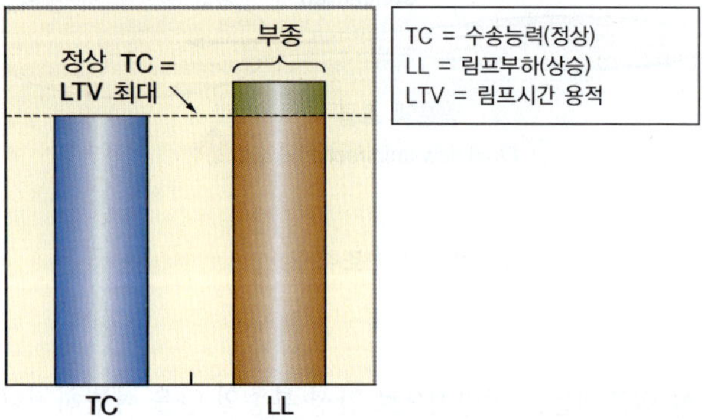

그림 18.5 *동적 불충분. TC 수송능력 LL 림프부하, LTV 단위 시간 당 림프용량.*

시키는 특정의 기본운동)으로 성공적으로 치료할 수 있는 부종이다.[4]

림프 부종은 ***기계적인 불충분***(*mechanical insufficiency*) 또는 림프계통의 ***낮은 양의 불충분***(*low-volumn insufficiency*)에 의해 발생한다. 수송 능력은 림프 부하의 생리적 수준 이하로 떨어진다(그림 18.6). 이것은 림프계통이 세포간 조직을 깨끗하게 청소할 수 없고, 그리고 높은 단백질 액의 축적을 의미한다. 이것은 *림프부종* 또는 *림프체류 부종*으로 알려져 있다.[4] 사실상 림프부종의 모든 다른 부종들과의 결정적인 차이점은 간질액에서의 많은 양의 혈장 단백질이다. 시간이 지나면(몇 달에서 몇 년 후에), 이것은 모든 영향을 받은 조직 구조의 섬유형성을 초래할 수 있고, 감촉과 관련된 외피의 탄성에서 쉽게 확인할 수 있다(그림 18.7).

때때로 부종의 병인학은 부정확하고 림프부종과 다른 종류의 부종 사이에 의학적 구별이 명확하지 않다. 몇몇의 붓기는 림프계통의 기능적인 저장이 과도하거나 림프

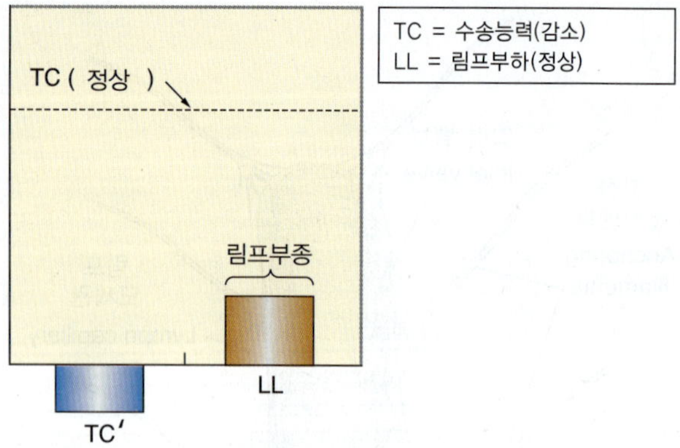

그림 18.6 *기계적 불충분.*

수송 능력이 면역반응을 제대로 발휘하지 못하는 것으로서 부종과 림프부종의 혼합일 수 있다.[8] 환자의 "무기력(heaviness)"과 치유되지 않는 부종을 처음으로 인식할 때부터 비가역적인 섬유화가 될 때까지의 림프부종의 진행에는 시간이 많이 소요된다. 연관된 피부 변화를 표준화하기 위한 노력으로, 단계와 분류체계는 발달되어 왔다. 단계적인 체계는 주관적이고 객관적인 외피 변화를 설명하기 위해서 임상적으로 사용되고 있다. 분류체계는 한쪽 팔다리 병변에 사용되고 팔다리 둘레측정을 근거로 한다. 표 18-2와 표 18-3은 림프부종에 대한 단계와 분류체계를 나타낸 것이다. 초기의 정확한 진단, 환자 교육 그리고 적절한 치료는 팔다리 위축, 피부 변화, 종합적인 개선 또는 기능의 회복을 달성하기 위해서 필요한 시간을 줄이도록 해 줄 것이다.[3]

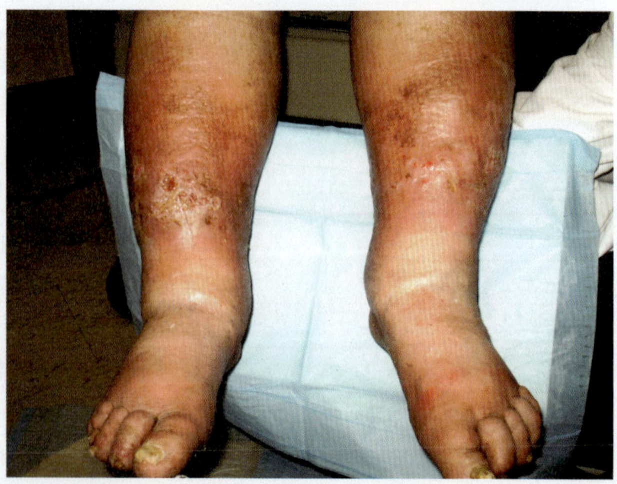

그림 18.7 *섬유증을 동반한 양측 림프부종.*

핵심 18.1

건강한 림프계통은 일반적으로 예방할 수 있고 급성 부종의 양을 감소시킬 수 있다. 정상적인 상태에서 림프계의 수송능력은 림프 부하의 생리적인 양 보다 약 10배 더 크다.

핵심 18.2

림프부종과 사실상 모든 종류의 부종은 조직액에 있는 혈장단백질의 고함유량이다.

림프부종의 병인은 현재 2개의 주요한 범주, 즉 *일차 부종과 이차 부종*으로 분류된다. 일차적 부종은 유전적 또는 선천적인 둘 중 하나인 상황에 의해 야기된다. 미국에서, 어림잡아 약 200만 명은 일차 림프부종을 겪고 있다.[9] 일차 림프부종 경우의 83%는 35세 이전(*림프부종 치매*)에 나타났고 17%는 35세 이후(지연 림프부종)에 나타났다.[10] 일차 림프부종의 발병은 태어났을 때 발생할 수 있다.(Milroy's disease 또는 Meige's disease), 그러나 대부분 흔히 시작은 사춘기나 약 17살이다. 일차 림프부종의 모든 경우의 87%는 여성에게서 발생했고 다리는 다른 신체 부분보다 더 자주 발생된다.[11]

이차 부종은 림프체계에 대한 몇 몇의 알아볼 수 있는 손상에 의해 야기된다.[11] 이차 림프부종 병인은 염증, 감염, 방사선 치료, 수술, 필라리아증(기생충에 의한 감염), 외상, 의인 변경, 인위적인 자기 유도의 림프부종, 양성의 또는 악성의 종양 성장 또는 만성 정맥 부전을 포함한다.[11] 미국에서 약 2백 5십만에서 3백만 명은 이차 림프부종이라고 진단받았다.[9]

부차적인 유방암으로 유방절제술(림프절의 절제)을 받은 환자의 3분의 1은 팔의 이차 림프부종을 겪는다.[12] 전립선암의 방사선 림프절 절제술은 70% 이상의 경우에서 한쪽 또는 양쪽 다리의 림프부종과 종종 생식기에서

표 18-2 림프부종의 단계

림프부종의 단계	설명
임상 이하 단계 (잠재성의)	환자는 사지에서 '무기력함'을 느끼기 시작한다. 섬유증의 변화와 체액 축적이 부기와 오목형성이 눈에 보이기 전에 발생할 수 있다.
단계 1	가역적인 림프부종: 고단백질 체액의 축적, 부기의 감소. 조직은 압력자국을 남긴다.
단계 2	자발적으로 되돌릴 수 없는 림프부종 : 단백질은 섬유아세포 형성을 자극한다. 결합조직과 반흔 조직이 급증한다. 최소화된 패인자국은 적당한 부기를 동반한다.
단계 3	림프울혈의 상피병 : 진피조직의 경화, 피부의 유두종, 코끼리 같은 조직의 모양 (모두 이 단계로 진전을 보이는 것은 아니다.)

출처: Casly-Smith, JR, Casley-Smith, JR : Modern Treatment for Lymphoedema, 5th edition. Malvern, South Australia, Australia, The Lymphedema Association of Australia, Inc, 1997 ; Kelly, DG : A Primer on Lymphedema. Upper Saddle River, NJ, Prentice Hall, 2000

표 18-3 림프부종의 분류

림프부종에 대한 분류	설명
경증 (mild)	영향 받은 사지와 받지 않은 사지 사이의 차이가 3cm보다 적다.
중등도 (moderate)	영향 받은 사지와 받지 않은 사지 사이의 차이가 3-5cm이다.
중증 (severe)	영향 받은 사지와 받지 않은 사지 사이의 차이가 5cm 이상이다.

출처: Casly-Smith, JR, Casley-Smith, JR : Modern Treatment for Lymphoedema, 5th edition. Malvern, South Australia, Australia, The Lymphedema Association of Australia, Inc, 1997 ; Kelly, DG : A Primer on Lymphedema. Upper Saddle River, NJ, Prentice Hall, 2000

림프부종을 유발한다.[13] 이차 림프부종은 종종 한쪽에서 생기지만 양쪽 사지에서 나타날 수도 있다. 그러나 사지의 병변과 부종의 출현은 일반적으로 대칭적이지 않다는 점을 알아두는 것이 중요하다. 한쪽 팔다리에서는 더 크게 나타날 것이므로 먼저 중재전략을 수립하야만 한다.

림프부종은 건강과 관련된 정서적인 문제를 많이 이끌 수 있다. 중요한 것은 특히, 중재를 받지 않은 환자들에게 감염의 고위험과 만성적인 림프부종과 관련된 피부의 변화이다. 조직의 체액 축적은 병원균의 성장과 세포염, 그리고 정맥 유형 궤양(특히, 하지)이 림프부종 환자들에게 흔한 발생할 수 있도록 하는 이상적인 매개체이다. 환자들은 또한 증가된 사지의 크기, 불편함, 약해진 움직임과 침범 받은 팔 또는 다리의 기능, 그리고 옷이나 신발은 입고 벗을 때의 어려움, 삶의 질을 손상할 수도 있는 어떤 것들 때문에 당황함과 사회적 장벽을 경험한다.[8]

검사 (Examination)

철저한 인체의 검사는 림프부종을 정확히 진단하는데 중요하다.[14] 림프부종의 진단은 용적(체적)측정 또는 허리둘레 측정과 같은 환자 병력, 계통별 고찰, 검사, 촉진 그리고 몇몇 선택된 비침습적인 테스트에 의해 대부분의 경우 달성된다. 현재, 림프부종을 진단하는데 믿을 만하고 타당한 방법으로 보여지는 임상시험은 *스티머의 징후* (*Stemmer's sign*)이다.[15, 16] 이것은 관련된 사지의 발가락이나 손가락의 몸쪽 마디뼈 위의 피부가 두꺼워지거나 '텐트징후' 또는 피부를 집어 올릴 때 무력감이다(그림 18.8). 만약 양성이라면 그것은 림프부종의 확실한 징후이고, 만약 음성이라면 그것의 부재는 확실하지 않다(즉, 이차 림프부종은 넙다리에서 시작될 수 있으나 발쪽으로 진행되지 않는다.)[17] *스티머의 징후*가 음성이라면 올림, 휴식, 압박의 전통적인 중재로 부종을 치료하는 것이 적절하다. 부종이 일반적인 중재에 반응하지 않는다면, 그 원인을 점검해야만 하고, 그리고 정규적인 재평가는 근본적인 병리학이 초기 림프부종일지도 모르기 때문에 실시되어야만 한다. 철저한 이력검사는 림프부종을 정확히 확인하는데 필수적이다. 이력은 다음과 같은 내용을 포함해야만 한다.

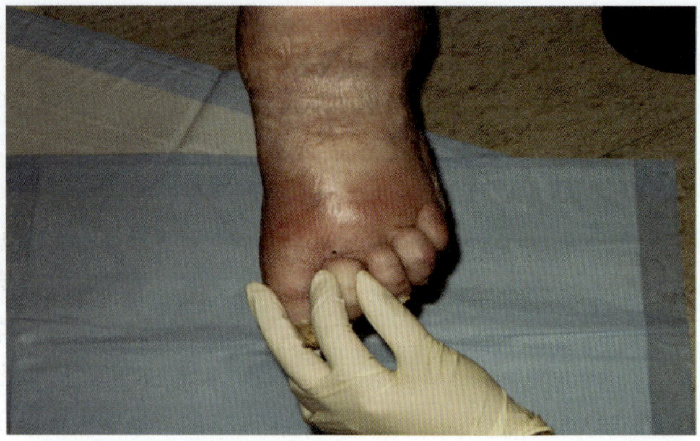

그림 18.8 *스티머의 징후.*

- *증상.* 증상의 발병(팔다리의 부기, 무기력함), 초기 발병 이후의 기간, 그리고 촉발되는 시간(즉, 벌침, 발목 염좌, 최근의 수술이나 외상) 등은 알고 있는 한 포함시켜야만 한다.
- *외상과 수술을 포함한 현재 그리고 과거 병력.* 이것은 또한 최근 약물치료, 건강-위험 요소, 공존하는 문제(즉, 암 진단, 비만, 심장문제, 정맥부전) 및 가족력을 모두 포함해야만 한다.
- *통증 및 또는 관련된 불편함.* 심한 통증은 부가적인 시험을 요구할 수도 있고, 정맥 또는 동맥 절충물 또는 근본적인 정형외과의 질환과 같은 이차적인 문제가 존재한다면 결정하기 위해서 측정을 요구할 수도 있다. 림프부종을 가진 대부분의 환자들은 조직에 있는 체액의 많은 양 때문에 통증 부위(위치)에서 무기력함 그리고 관련된 불편함을 호소했다.
- *기능적인 상태와 활동 수준.* 환자는 부종 때문에 일상생활동작을 할 때 기능 손실이나 어려움을 호소했는가? 어떤 형태의 활동에서 환자는 얼마나 활동적인가 또는 비활동적인가? 그리고 그 사람은 어떤 형태의 활동에 참석하는가 또는 즐기는가?
- *흡연, 식습관, 운동, 체중관리전략과 같은 사회적 습관의 점검.* 림프부종을 위한 식단은 존재하지 않지만 좋은 음용과 영양습관이 결합한 저염분식단이 추천된다.
- *과거의 치료과 중재 이력.* 부적절한 압박, 공기 압박 펌프의 단독사용, 열 요법 또는 심부마사지와 같은 몇몇 중재는 증상의 악화를 이끌 수도 있다.[18]

이력에 따라서, 간단한 신체계통 리뷰가 수행되어야만 한다. 특히, 심폐, 피부, 뼈대 그리고 신경근 체계 검토는 임상가가 다른 건강전문가에게 의뢰를 요구할지도 모르는 건강문제를 분별하는데 도움이 될 수도 있고, 특별 검사들과 측정들이 철저한 환자평가를 완료하는데 사용되도록 도울지도 모른다. 게다가, 진단과 중재전략을 최적화하기 위해서 환자의 정서, 인지, 언어 그리고 학습방식을 검토하는 것은 중요하다.

림프부종을 가진 환자 또는 림프부종이 발달할 위험이 있는 환자를 위해 포함되어야 하는 시험과 측정은 아래와 같다.[19] 림프부종에서 흔히 발견되는 특징을 제시했다.

1. *피부의 온전성 :* 평가는 질감(거칠고 오렌지 껍질 같은); 색깔(빨강, 갈색, 사람의 내추럴컬러(천연색)보다 더 어두운); 패인자국 상태(느리고 또는 딱딱함); 온도(관련된 사지는 촉진으로 더 따뜻함을 느낀다.); 피부 주름의 심각함(피부는 고무밴드 효과와 유사한 발목과 손목 관절을 접지를 지도 모른다.); 손톱의 질(두꺼워진 그리고 퇴색된); 스티머의 징후검사(Stemmer's sign test); 그리고 낭포/누공, 유두종, 또는 궤양의 존재(병변 또는 양성의 성장과 같은 외피의 결함)를 포함하는 광범위한 촉진과 검사로 구성된다.(그림 18.9)
2. *인체측정의 특성 :* 관련된 그리고 관련되지 않은 사지의 둘레 부분을 비교한 물의 대체량과 허리둘레 측정을 사용한 부피측정은 림프부종인 사지의 가장 흔한 비침습성의 평가이다.[20] 만약 병변이 양쪽에 있다면 기준치 측정은 차후(나중)의 압박을 위해 양 사지를 떠 맡는다. 압력기(조직 기형의 기록에 따른 유체 유동성의 측정) 그리고 생체 전위의 임피던스 해석(세포외수분과 총 수분의 함량의 양)은 잠재적인 림프부종을 발견하는 것을 돕는 보다 새로운 방법이다.[21, 22]
3. *관절 온전성과 가동성, 근육 수행력, ROM과 자세 :* 림프부종을 가진 환자는 과도한 유체의 부하로부터의 사지의 무기력함 때문에 도수 근력 검사(manual muscle strength test)와 각도측정(관절가동범위)에서 커다란 제한을 나타낼 것이다. 보행 편위와 관련되지 않은 사지의 과사용과 같은 생체역학의 보상은 관절과 자세에 부정적인 영향을 끼칠 수 있다.
4. *통증 :* 통증은 불편함과 무기력함과 구별되어야만 한다. 만약 통증이 림프부종 또는 다른 문제와 관련되어져 있다면, 그 부위는 결정하는데 중요하다. VAS의 사용은 환자의 통증반응과 불편함에서의 통증을 구별하는 것을 도와준다. 통증은 다른 환자의 동반질병, (즉, 말초혈관 질환, 정형외과적 또는 신경근육 병리) 또는 감염(예: 세포염)의 지표와 관련될지도 모른다. 게다가, 평가는 통증의 진정한 본질을 찾아야한다. 따라서 적절한 중재가 시행될 수 있다.
5. *각성, 정신작용, 인지 :* 환자교육과 준수가 성공한 관리를 위해 우선함에 따라, 이러한 평가들의 결과는 중요하다. 환자들은 림프부종을 어떻게 관리하고 약화, 관련된 문제를 예방하는 것을 배우기 위해 대규모의 교육과 지지가 필요하다. 말의 지시, 논증, 환자의 적절한 문헌은 림프부종을 가진 환자가 할 수 있는 권한을 주는데 도움이 될 것이다.
6. *환기, 호흡, 순환 :* 하지가 관여될 때 발목 상완 지수, 맥동을 평가하는 손바닥 크기의 초음파 도플러(Doppler)의 사용을 포함하는 혈관 검사는 정맥과 동맥의 완전함을 결정하는데 중요하다. 폐의 검토는(체계 검토의 일부) 림프부종의 중재 요소인 심호흡과 저항 심호흡(resisted breathing)에 대한 환자의 내성을 결정할 것이다.
7. *감각과 반사 통합 :* 이러한 특성들은 더 많은 부상을 인식하고 예방하기 위하여 당뇨병과 순환의 문제와 같은 관련된 합병증에 특히 중요하다. 5.07- 또는 10g Semmes-Weinstein monofilament로 측정되는 발의 보호감각의 소실은 확인되어야만 하고, 그래서

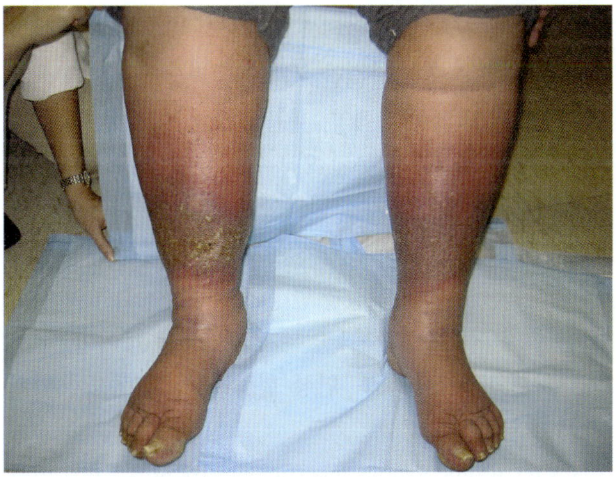

그림 18.9 *한쪽 림프부종.*

교육과 적절한 구두와 구두삽입물이 제공될 수 있도록 해야 한다.

8. *운동 기능, 보행, 운동 능력 및 균형* : 환자의 기능적인 기저선을 설정하는 것은 순응도와 긍정적인 결과를 도우면서 개별화된 운동처방을 촉진시킬 것이다. 임상 직무에서 더 큰 림프 부종성의 사지, 더 흔하고 증진된 보상과 장애가 운동기능과 보행, 운동 능력, 균형에서 존재함을 알 수 있다.
9. *보조기, 의지, 지지 장비와 보조와 적응 장비* : 요구의 확인은 치료의 재활과 예방요소를 안전함을 개선시키고 독립을 촉진시킴으로써 도울 것이다.
10. *유산소 능력과 지구력* : 기준선을 설정하는 것은 순응도와 개선된 결과를 돕는 개별화된 운동 처방을 증진시킬 것이다.
11. *자기-관리와 가정에서의 관리* : 치료 중재를 효과적으로 시행하기 위해서 환자의 욕구를 알아보는 것은 중요하다. 참여하는 것에 대한 환자의 능력 또는 그 능력의 결여는 관리의 과정, 특히 부종의 자기-관리에 직접 영향을 줄 것이다.
12. *공동체, 직장/학교의 통합 또는 복구 그리고 환경, 집, 직장/학교의 장벽* : 환자와 가족 교육, 생활양식의 변형 그리고 유지와 예방 전략은 최상의 결과를 위해서 환자의 집, 직장 그리고 학교 생활이 고려되어야 한다.[18]

핵심 18.3

림프부종의 진단은 용적(체적)측정 또는 허리둘레측정과 같은 환자의 병력, 계통별 고찰, 검사, 촉진 그리고 몇몇 선택된 비침습적인 테스트에 의하여 대부분의 경우에서 만들어진다.

상처 관리 중재 (Wound Care Interventions)

세심한 피부와 손톱 관리는 림프부종의 중재와 예방의 중요한 부분이다. 중재의 목표는 피부퇴화와 감염을 예방하는 것이다. 그러나 많은 환자들은 피부 병변을 만성적인 림프부종의 파괴적인 성질과 조직들에 가해지는 과도한 유체(체액)의 양 때문이라고 표현한다(그림 18.10).

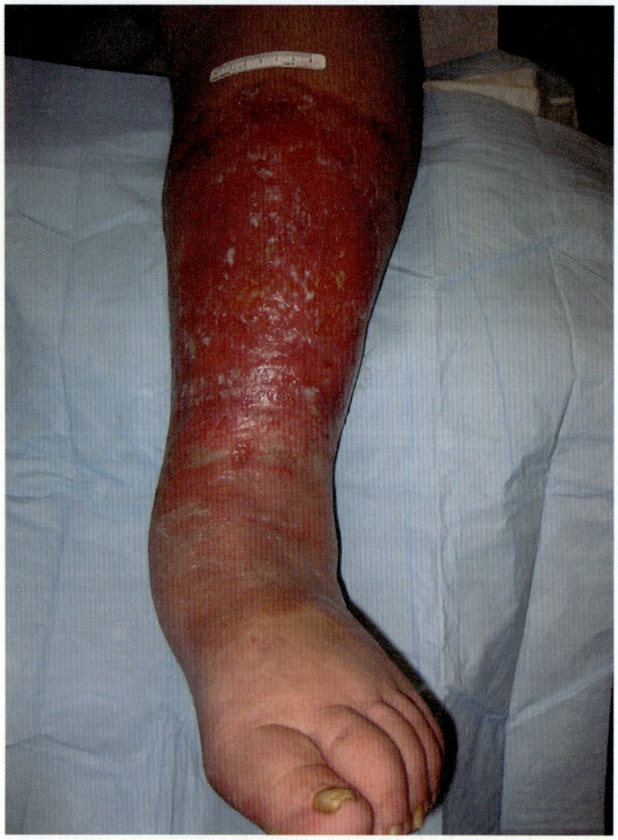

그림 18.10 *림프부종과 피부퇴화.*

흔히 만성 림프부종과 관련된 여분의 유체는 확산거리를 증가시키며, 이 확산거리는 산소와 영양소들 그리고 혈액이 모세혈관에서 피부의 세포와 조직들로 이동하도록 요구되어진다. 조직들에 가해지는 과도한 유체의 양은 침체된 유체가 병원균의 성장을 위해 존재하기 때문에 전신감염을 초래할 수 있다. 손상된 림프 혈관의 시스템 또는 다른 중복이환질환(comorbid conditions)으로 인한 림프부종과 같은 조직 병변들은 복잡한 병인을 가진 여러 가지의 궤양에 대한 단순한 표피의 찰과상으로 나타날 것이다. 혈관 및 염증성 궤양, 세균성 상처, 방사선 화상, 가벼운 충격, 그리고 잘못된 외과수술 부위(failed surgical sites)는 림프부종을 가진 환자에게서 나타나는 잠재적인 피부 병변이다. 림프부종과 상처치유의 관계를 알기 위해서 의사들은 정맥의 궤양과 만성 정맥부전에 대하여 자신들이 얼마나 이해를 하고 있는지 재검토를 해야만 한다. 왜냐하면 병태생리학과 임상 현상은 서로 관련이 있기 때문이다.[1]

CVI(Chronic venous insufficiency)에서, 부종은 림프계가 증가된 정맥압을 상쇄하는 한 발전되지 않는다.

림프계가 제압될 때 국소정맥과 림프관의 조합된 운반능력이 조직에서 유체의 생성을 통제할 수 없다는 의미를 가진 정맥림프선결핍증(phlebolymphatic insufficiency)이라는 질환이 생긴다.[5] 변화된 림프계의 생리학은 부종의 병인론, 만성적인 다리 궤양, 만성적인 고혈압에서 중요한 역할을 한다.

먼저, 2차 림프부종의 한 형태인 림프부종과 안전판 결핍이 원인인 림프관들의 물리적인 파괴로 생기는 *림프동적불충분*(lymphodynamic insufficiency)이 생긴다.

상처는 통상 이러한 임상적 형태이며, 림프순환과 압박은 궤양의 정상을 감소시킬 수 있다.[1] 궤양 주위의 특정한 림프순환과 연관된 적절한 상처 관리는 세포잔해의 상처와 독소를 제거하는 것을 돕는다. 관리는 상처의 혼잡을 예방하기 위하여 액체를 궤양으로부터 빼내면서 이루어져야 하고 추가적인 배수 기술들은 국소적 림프절들 쪽으로 림프의 흐름을 촉진하기 위해 몸쪽 팔다리에 사용되어져야 한다. (특정한 배수 기술들은 림프부종 중재에 관한 절에서 다루었다.)

봉와직염(cellulitis, erysipelas)은 일차 림프부종과 이차 림프부종의 가장 흔한 합병증이다. 봉와직염은 국소 홍반의 확장으로, 증상 중의 50%에서 감지 가능한 국소 림프절들로 확장하는 것으로서, 그리고 열과 오한을 일으키는 것으로 알려져 있는 물렁조직의 통증성 염증이다.[13] 급성 연쇄상구균(streptococcus)에 의한 작은 상처는 국소적 또는 전신 감염을 유도하는 박테리아 침투의 문이 될 수 있다.봉와직염의 70%는 베인 상처, 찰과상, 벌레물린 곳, 국소 화상 및 손가락사이의 진균증(interdigital mycosis)에 의해 초래된다. 치료는 예방을 위한 방법에 관하여 환자에게 교육시키는 것과 함께 림프수송 능력을 더욱 더 제한시킴으로서 재발이 빈번하기 때문에 국소 항생제 또는 지속적인 전신 항생제 치료를 필요로 한다.[13] (그림 18.11)

국소적 상처 감염은 습하거나 눅눅한 환경이 병원균의 성장에 도움을 주기 때문에 일반적인 상처 감염이다. 치료는 적절한 전신, 그리고 국소 항생제를 이용하여 기본 감염을 다루는 것을 포함한다. 국소 상처치료는 적절한 압박을 유지하면서 종종 풍부한 삼출물을 관리하는 것을 포함해야 한다. 수용성섬유(hydrofibers), 알긴산염과 다른 흡수성 상처치유 용품은 액체 따위가 흘러나오는 상처가 있을 때 사용되어야 한다. 4겹의 붕대 시스템들(즉,

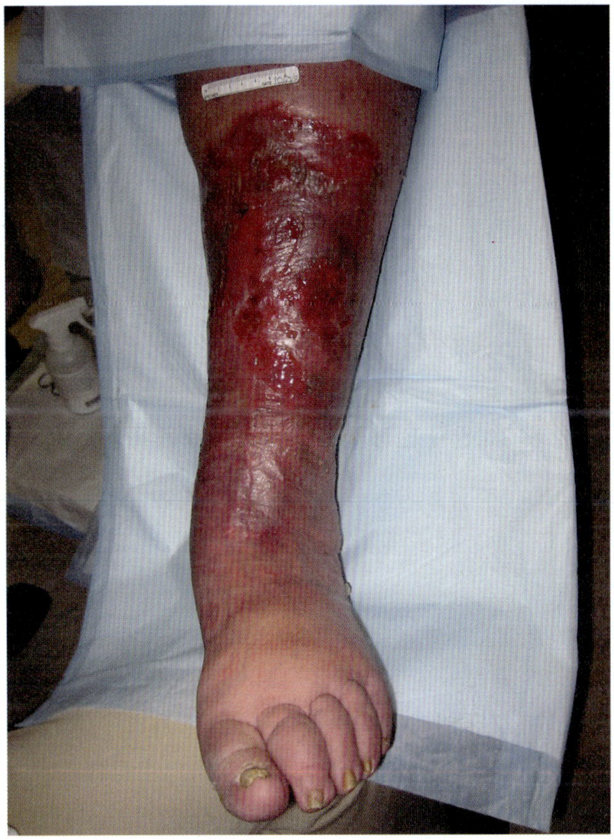

그림 18.11 *림프부종과 감염.*

Profore™, Smith & Nephew, Largo; Dyna-Flex™, Johnson & Johnson, New Brunswick, NJ)은 과도한 배수를 흡수하는 데에 효과적이고 필수적이며 중요한 압박을 제공한다. 압박과 림프부종의 제어와 함께 관련된 상처는 대부분의 경우에 치유될 것이다.[1] 전신 또는 국소 감염이 해결된 이후에, 구체적인 림프부종 중재(수동의 림프 배수, 압박, 운동 그리고 피부와 손톱관리)는 시작되거나 재개되어야 한다.

압박은 림프부종 치료의 초석이라 할 수 있다. 이때 종창의 정도, 피부퇴화의 존재, 당뇨병, 동맥 부전(arterial insufficiency) 그리고 만성적인 울혈성 심부전은 고려되어져야 한다.[1] Unna boot(붕대이름), 짧은 신축성 밴드, 긴 신축성 밴드, 면 패딩(cotton padding), 자가부착성 크레이프 붕대(self-adherent crepe dressing)와 복합 랩(combination wraps)은 림프부종 치료에 사용되는 압박붕대의 다양한 종류들이다. 압박붕대를 할 때, 수시로 다리의 상태를 재평가(다리 사이즈의 감소에 관해)하는 것과 환자의 진단과 상처의 상태에 맞게 드레싱을 사용하는

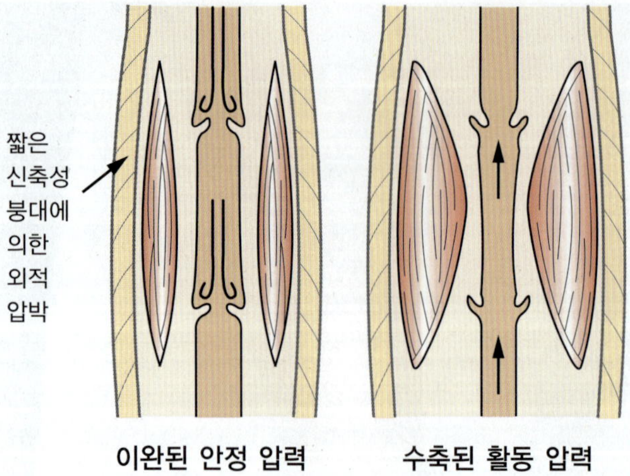

그림 18.12 *짧은 신축성 붕대에 의한 활동 압력.*

것은 중요하다.[1]

압박에 사용되는 붕대는 탄력성과 신장성에 있어서 다양하다. 붕대는 또한 다양한 양의 안정 압력(resting pressure)과 활동 압력(working pressure)을 가진다. 안정 압력은 환자가 움직이거나 또는 근육 펌프가 활성화되건 아니건 간에 고무밴드에 의해 피부에 가해지는 압력이다. 활동 압력은 수축된 근육이 압박붕대에 대항하여 밀어 붙일 때 피부에 가해지는 압력이다(그림 18.12). 짧은 신축성 밴드는 높은 활동 압력과 안정 압력을 가진다. 짧은 신축성 밴드(예: Comprilan®, BSN-Jobst Inc., Charlotte, NC)는 원래길이의 190%까지 신장시키는 긴 신장 밴드(즉, 탄성 랩들)와 비교하여 원래 길이의 20%를 신장한다. 팔다리가 안정 상태에 놓여 있을 때, 짧은 신축성 밴드는 편안한 지지도를 제공한다. (지혈대의 효과 없이) 그러나, 근수축이 고정된 저항에 대항할 때에 전체 압력은 상당한 증가를 보인다. 이것은 효과적이고 간헐적인 마사지를 만드는데, 이 마사지는 세포사이질액을 기능적 림프 수집관들(functioning lymph collectors)로 강제로 이동시킨다. 그러므로 압박붕대(compression wrap)는 상처 치료 또는 림프부종을 가진 환자를 치료하는데 있어서 역동적인 부분이 된다.[1]

핵심 18.4

손상된 림프 혈관의 시스템 또는 다른 중복이환질환들(comorbid conditions)로 인한 림프부종과 같은 조직 병변들은 복잡한 병인을 가진 여러 가지의 궤양에 대한 단순한 표피의 찰과상으로부터 나타날 것이다.

핵심 18.5

압박은 림프부종 치료의 초석이라 할 수 있다.

림프부종 중재들 (Lymphedema Interventions)

일단 림프부종에 대한 진단이 내려지면 환자의 손상을 다루기 위한 적절한 중재의 사용은 필수적이다. 치료는 림프부종, 표피, 상처관리 전략과 기능손상의 재활을 위한 명확한 중재를 포함해야만 한다. 장기적인 관리는 악화와 감염, 그 외 관련이 있는 손상들에 대한 위험을 줄이기 위한 예방과 유지전략을 필요로 한다.

림프부종은 올바른 치료와 중재로 관리할 수 있는 질병이다. 림프부종 치료의 목표는 그들의 진단 단계 또는 분류와 상관없이 질병의 증상이 없는 또는 잠복 시기로 환자를 복귀시키는 것이다. 대부분의 경우 림프부종 치료의 목표는 *CDT*(*complete decongestive therapy*, 완전 충혈 제거 치료)로 쉽게 달성할 수 있다. 림프부종과 관련하여 2단계로 이루어진 중재인 CDT는 비침투 치료이며 고효율적이고 비용이 저렴하며 팔다리 사이즈를 줄이거나 유지할 수 있다.[23-25] CDT의 제안된 이점들은 심부 림프에 의해 펌핑을 증가시키면서 부수적인 림프 배수로를 여는 것과 섬유질을 감소시키고 망가트리는 것을 포함한다.[14, 24]

첫 번째 단계 즉, 집중 단계는 피부와 손톱의 세심한 관리, MLD(도수 림프 드레니지, manual lymphatic drainage), 붕대감기, 운동(붕대를 감았을 때), 압박 의복의 사용(첫 번째 단계의 마지막에)을 포함한다. 두 번째 단계 즉, 자가 관리 단계에서 낮 동안에는 환자가 압박 의복를 입고 밤에는 붕대를 감는 것, 운동(의복을 착용한 상태 또는 붕대를 감은 상태에서), 세심한 피부와 손톱의 관리, 필요에 따른 자가 MLD를 포함한다.

도수 림프 드레니지(manual lymph drainage)는 림프 흐름과 림프관 공동화의 생리학적 원리에 근거한 전문화되어진 도수 기법이다. MLD는 자연흐름 패턴에 대항해서 림프액을 이동시킴, 그리고 수집관들, 문합들과 림프절 단일판 부위 쪽으로의 흐름을 약간 차단시킴으로써 즉, 수송되는 림프액 양을 증가시키고, 림프 수집관의 압력을 증가시키며, 림프 수송 능력을 향상시키고, 동맥류의 흐름을 잠재적으로 향상시킴으로써 림프계에 영향을 준

다.[24, 26-32]

유럽에서 CDT 1단계는 평균 4~6주 동안 매일 2회의 방문치료를 허용한다. 미국에서(의료 서비스 때문에) CDT는 상지에서는 3~4주 동안, 하지는 4~6주 동안의 방문치료로 제한된다.[25] 1단계가 끝났을 때(매주 허리둘레 측정을 표시함으로서 사지 감소에 안정기가 보일 때) 2단계는 시작되고, 그것은 CDT 시작 후에 18개월까지 계속될 수도 있다. 치료의 강도와 기간은 림프 부종의 임상 단계에 의존한다. 단계 1과 2, 약하고 적당한 림프부종은 심한 부종 또는 3단계 보다 더 쉽게 관리되어진다. 환자 수락은 가장 중요하고 관리는 장기과정이다. 단계와 분류는 건강관리 전문가들이 치료의 강도뿐만 아니라, 잠재적인 중재계획을 결정하도록 도와 준다.

기능적인 제한들은 환자의 요구에 따라서 조절되어져야 한다. 종종 사지의 크기가 줄어들고 기능이 증진된다. 그러나 환자들은 종종 심장혈관의 건강과 굴곡성, 힘을 개선하기 위해 기초 운동 처방이 요구된다.

몇몇 다른 중재들은 그들이 부종성과 림프 부종성 팔다리의 관리에 도움이 되기 때문에 논의할 가치가 있다. 이 다음, 압박펌프, 이뇨제, 생리학적 기술 등을 포함한다.

핵심 18.6

CDT는 비침입성, 고효율적이며, 사지의 크기를 유지하고 줄일 수 있는 경제적인 림프부종의 두 형태의 중재이다.

간헐적인 공기 압축 (Intermittent Pneumatic Compression)

간헐적인 공기 압축펌프는 환자가 부적절하게 사용했을 때 림프부종 환자에게 해로울 수 있다. 이들 펌프는 성공적으로 유체를 이동시키지만 단백질은 감염된 조직에 유지될지도 모른다. 단백질은 친수성이고 더 큰 섬유성의 지역을 유발시킴으로써 이것은 더 많은 체액 축적을 야기할 수 있다. 만약 펌프가 MLD 없이 사용된다면 이동된 체액은 상지로부터 몸통으로 또는 하지로부터 샅 부위로 수집될 수 있다. 이 펌프는 MLD 함으로써 림프액의 루트를 변경시킬 수 없다. 그래서 CDT(complete decongestive therapy)를 MLD와 조합한 단계 2의 끝지점에서 단지 하나의 펌프로 사용할 것이 권장된다. 이 펌프는 충혈을 제거하는데 사용하지 말아야만 하나 오히려 CDT의 이익을 유지한다. 기체 압박에 대한 더 많은 정보는 압박을 다룬 제30장을 참조하라.

이뇨제 (Diuretics)

두 번째 치료의 고려사항은 이뇨제의 사용이다. 이뇨제는 또한 영향을 받은 구역에서 밖으로 체액을 이동시키고, 그리고 혈액량을 증가시킨다. 하지만 단백질은 최종적으로 더 많은 섬유증을 초래하는 물을 흡수하면서 손상을 받은 조직에서 남아있다. 몇몇 환자들은 출혈성 심장결핍, 신장 질환, 고혈압과 같이 이뇨제의 사용을 필요로 하는 중복이환(comorbidities, 한 환자가 두 만성 질환을 동시에 앓는 상태)을 가질 수도 있다. 의사가 이뇨제를 필요로 하는 특수 질환 환자를 관리하기 때문에 이뇨제는 지속적으로 사용되어야만 한다. 만약 이뇨제가 단독으로 림프부종을 관리하는데 사용된다면 의사와 함께 CDT와 같은 다른 치료 옵션을 토론하는 것과 이뇨제의 사용이 중단되어야 한다고 제안하는 것이 중요하다.

생물리학적 기술 (Biophysical Technologies)

전기자극은 림프부종을 가지고 있는 환자에게 추천되지 않는다. 전기자극은 활동적 충혈을 초래시키는 국소 혈류를 증가시킬 수 있다. 활동적 충혈은 림프부종을 유발하고 악화시킨다. 활동적 충혈에 관하여 열치료, 냉치료, 기본적인 치료마사지는 림프부종성 팔다리에 사용해선 안 된다. 비록 널리 통증 치료가 사용될지라도 림프부종과 관련된 불편의 관리를 위해 TENS(transcutaneous electrical nerve stimulation)의 사용을 지지할 충분한 증거가 없다. 일화로, TENS의 전통적인 세팅은 림프부종과 관련된 불편에 이용되어 왔다. 양상을 이용하고 전하균형 파형을 이용한 전통적인 TENS는 전기자극의 다른 형태로써 국소 충혈을 일으키지 않는다. 그리고 유해 억제에 의해 통증이 줄여진다고 믿어지고 있다. 완만한 스트레칭 운동과 도수견인은 통증증상을 또한 감소시킨다.

예방을 위한 접근법들 (Approaches for Prevention)

환자는 예방할 수 있는 조치와 현재 이해되고 있는 위험한 요소에 대해 반드시 교육받아야만 한다. 환자는 손상받은 부위에 림프계의 단백질량 ,불필요한 림프 용액의 증가, 림프혈관의 수송능력 감소를 유발하는 활동을 피해야 한다.[18]

림프부종은 다음 요소에 의해 유발되거나 악화되어질 수도 있다(이 요소들은 객관적인 전문가 의견과 입증되지 않은 증거에 기초되었다.):

- 감염, 피부손상, 애완동물의 갈퀴과 같은 상해와 관련된 보호, 벌레의 물림, 타박상, 주입, 정맥내의 배관삽입, 인조 손톱의 사용, 좋지 못한 발 치료, 활동적이고 반복적인 가사노동, 사지와 관련된 혈압관리와 같은 통합에 대한 피부의 위협 등을 피해야만 한다.
- 비만과 체액량의 변동은 림프부종의 발달과 연관되어 시작된다. 다른 영향을 주는 요소는 임신, 체중증가, 만성적 정맥 부전, 처방, 체중 증가, 체액 보존을 초래하는 다른 건강 문제와 관련된 합병증을 포함한다. 이들 요소들은 림프부종을 만드는 림프관을 영구적으로 손상시키거나 신장시킬 것이다.
- 나이는 발병, 피로, 영향력이 있고 덜 효율적으로 만들면서 림프계를 약화시키는 노화와 관련된 몸계통의 구조적 변화 후에 림프부종의 진행에 영향을 미친다. 특히 약화되고 병든 표피, 심폐, 뼈대계는 림프계의 직접적인 손상뿐만 아니라, 근육펌프 활동, 호흡, 비효율적 순환에 의한 림프 추진력을 돕는 무능으로 부터도 손상을 받는다.
- 연관된 팔다리 조직의 충혈의 원인이 되는 체계적이고 국소적인 사건은 림프부종을 모두 유발시키고 악화시킨다. 이것들은 포함되지만 핫 팩, 핫 튜브, 여름 날씨, 일광욕, 뜨거운 음식처리, 강력한 마사지, 연관있는 사지의 남용, 감염, 물렁조직의 염좌와 압박에 제한되지는 않는다.
- 항공여행, 스쿠버 다이빙, 위험 부위 전반에 걸쳐 타이트한 의복의 장기 착용, 오랜 기간 동안의 사지에 위험이 있는 수면은 피해야 할 활동들이다. 감지하기 힘든 압박변화는 스탈링 평형상태와 림프부종을 유발하거나 악화시킨다. 만약 항공여행이 필수적이라면 비행 동안에 붕대, 의류압박의 사용은 피할 수 없다.[11]

어떤 활동은 팔다리 림프부종 환자에게 고위험이, 중위험이, 또는 이득이 될지도 모른다. 림프연구학회(The Academy of Lymphatic Studies)는 림프부종환자들을 위한 운동-위험 지침을 이슈화해왔다(표 18.4).

환자는 적절히 그들을 수행하기 위해 안정적이고 효율적인 일상생활동작과 운동에 관해서 교육을 받아야만 한다. 운동의 목표는 림프의 유동을 약화된 림프의 체계에 불필요한 스트레스 추가 없이 개선하는 것이다. 운동프로그램은 설명되어져야만 하고, 협력을 이끌어 내야하며, 필요하다면 점검되어지고 변화되어지는 운동의 효과를 가능하게 만들어야만 한다. 개인의 운동프로그램은 환자의 적정수준에서 균형이 잡혀져야만 하며 림프부종 금기증, 위험 요소, 운동 진행의 지식을 갖춘 치료사 또는 임상가에 의해서 지도되어져야만 한다.

보호전략과 프로그램을 유지하기 위한 노력은 차후의 림프부종과 감염을 초래하는 외상과 악화의 위험을 감소시키기 위해 필수적이다.

> **핵심 18.7**
> 운동의 목표는 악화된 림프체계의 추가의 과도한 스트레스 없이 림프흐름을 개선하기 위한 것이다.

흔한 기능적 손상과 이들의 회복을 위한 권장사항 (Common Functional Impairments and Recommendations for Restoration of these Impairments)

림프부종은 삶의 질과 환자의 기능적인 상태에 상당한 영향을 미친다. 림프부종은 점진적인 질병이기 때문에 초기 중재와 질병 확인은 환자성과를 개선시키는데 중요하다. 일단 기능 제한과 연관된 CDT를 성취해 온 사지 감소는 다루어져야만 한다.

심한 다리 림프부종 때문에 환자는 종종 보행과 기초 이동성 과제와 균형에 어려움을 가진다. 지역사회의 활보와 계단과 커브의 보행은 다리 림프부종 환자에게는 어려

표 18.4 림프부종 팔다리의 고위험운동, 중위험운동 및 유익한 팔과 다리운동

팔의 고위험운동	팔의 중위험운동	유익한 팔운동
원예	조깅/달리기	수영
라켓 스포츠	자전거타기(최소 악력)	부종운동(근펌프를 줄이기 위한 부드러운 운동)
골프	StairMaster®, *(최소 악력)	걷기
눈 삽질하기	NordicTrack™, †(최소악력)	자가 MLD
가구 이동	일반적인 무게 들어올리기	요가
무거운 짐 옮기기		수중에어로빅
식료품 옮기기		
닦아내기		
팔과 함께 무게 들어올리기		
쥐기 활동		
다리 고위험운동	**다리 중위험운동**	**유익한 다리운동**
달리기	가벼운 조깅	걷기
격렬한 자전거타기	30분 이상의 자전거 타기	10–20분 가볍게 자전거 타기
가구 이동	20분 이상의 스케이팅	림프부종운동
축구	골프	10–15분 가볍게 스케이트
하키	배구/테니스(쉬운)	수영
오랜시간 앉고 서기	상체 들어올리기	Calf pumps
다리와 함께 무게 들어올리기	15분 이상의 NordicTrack	NordicTrack 5–10분
15분 이상의 StairMaster	15분 이상의 StairMaster	깊은 심호흡 운동
비틀기	쉬운 산등성 타기	요가
강렬한 스포츠 활동		수중 에어로빅

MLD: 도수 림프 배농
출처: the Academy of Lymphatic Studies Course Manual, 2001. Academy of Lymphatic Studies, Sebastian, FL.
*Nautilus Inc., Vancouver, WA.
†CON Health & Fitness, Logan UT.

운 일이다. 사지 크기와 무게의 증가와 더불어 축적된 체액부하를 보상하기 위해 환자는 그들의 보행 패턴과 보행과 관련된 생체역학을 수정할지 모른다. 환자는 넓은 지지면에 존재하고 균형 불일치의 보상, 팔다리 림프부종에 적응하기 위해 발을 바깥쪽으로 회전한다. 포함되지 않는 사지의 변화와 남용은 사람의 동적상태를 더욱 악화시킨다. 만약 환자가 양측 다리 림프부종이 있다면 이 보상들은 더욱 악화될 수도 있다. 게다가 환자는 종종 건강을 손상시키고 심혈관 내구성의 제약을 가진다. 사지 크기를 감소시키기 위해 개시되는 CDT는 걸음걸이와 보행 활동을 촉진한다. 환자에게 적당히 도움이 되는 계획을 제공하는 것은 안정성을 강화시키고 생체역학 보상과 관련된 복잡성을 감소시킨다. 심혈관 내구성과 힘을 위한 기초운동처방은 가능성 과제에 전반적인 개선을 제공하고 집과 지역사회 보행능력을 강화시킨다.

림프부종과 관련된 다른 손상은 움직임의 범위의 제한(대량의 체액량 때문에), 감소된 힘(감소된 사용과 연관된)을 포함하고 림프부종이 손이나 팔에 나타날 때 상지 기능과 일상생활동작에 어려움을 가진다. ROM은 팔다리 양이 감소함으로써 개선될 것이다. ROM과 치료적 운동을 포함하는 개별 운동처방은 회복범위와 소운동과 대운동 활동을 위한 회복 범위와 힘에 의해 개선될 것이다. 하루 동안의 짧은 기간에 활동이 빈번하게 발생된다면, 운동처방이 갖는 순응도가 개선된다. 게다가, 생활방식

변경과 압박치료 적용은 기능적 성과를 높일 것이다.

림프부종은 종종 숨겨진 전염병으로 언급된다. 하지만 이것은 관리하기 쉬운 병이다. 특정 단계에서 동정과 중재는 기능적, 심미적 성과를 개선시킬 것이다. 림프부종과 관련된 손상을 다루고 인지하는 것은 성과와 환자 만족을 향상시킬 것이다. 부가적인 치료와 함께 환자교육과 지구력은 이 질병의 성공적인 관리를 위해서 매우 중요하다.

사례연구 18•1 전립선암수술 이후의 림프부종의 평가와 관리

병력 (History)

Mr. H는 양측성 다리 2차 림프부종으로 2년의 병력을 가진 52살의 남성이다. 그의 치료 이력은 미시의 절제술과 함께 전립성암, 8년 동안 2형 당뇨병과 고혈압이 주목할 만하다. Mr. H는 조심성이 있고 지향적이다. 그리고 그는 진전된 다발성 경화증이 있는 아내를 돌보고 있다. Mr. H는 전립선암 중재 후에 림프부종이 3개월 발전되었다고 말한다. 그는 해결되지 않은 점진적인 종창과 다른 유발하는 문제를 생각하지 않는다. 과거와 현재 치료는 지난 4월 동안 일주일에 두 번 다리 올리기, 탄성 랩 그리고 공기압박 펌프의 사용을 포함한다.

신체계통 리뷰 (Systems Review)

피부: Mr. H는 양성 스티머 징후(Stemmer's sign) 양측성 하지; 섬유경화성 피부 변화: 심한 요흔성 부종; 손톱 변화; 임상적으로 감염된 것을 나타내는 엄청난 장액을 빼낸 앞 왼쪽다리에 12cm x 12cm 부분 두께(partial-thickness) 종양; 오른쪽보다 왼쪽의 발목 격자에 피부 주름살의 발달

인체계측의 특징: 왼쪽 다리는 오른쪽 다리 보다 거의 2cm 더 크다. 키는 5'11", 몸무게는 240 파운드이다.

관절 통합, MMT, ROM, 자세: 환자는 양측 발목에 고유수용성감각, 다리 굽힘근과 폄근에 있어서의 양호한 근력, 양측성 발목과 무릎에서의 과도한 부종 때문에 ROM이 제한되었다. 환자는 200 피트 이상 보행하는 것과 계단 오르기가 어렵다고 말한다. 그의 자세는 넓은 기저면을 하고 바깥쪽으로 회전하는 발, 약한 복부 근육조직과 과장된 허리뼈 앞굽음증이 현저하다.

통증: 환자는 다리의 무거움과 고통을 알렸다. 상처난 부위의 통증은 VAS로 3/10 이다.

환기, 호흡, 순환: 환자는 1분당 14번의 심호흡인 정상의 호흡을 가지고 있다. 그의 휴식기 심박수는 1분당 78 비트이고, 약물치료와 함께 혈압은 140/80이다. 그는 정맥과 동맥 질병에 음성이다. 도플러 맥박(Doppler pulses)을 나타내고 뒤정강동맥, 발등동맥과 오금동맥, 양측성에 결합이 있다.

감각과 반사의 상태: 그는 양발에서 보호감각의 손실이 있지만 반사에서는 손실이 없다.

운동기능, 보행, 균형: 그는 일상생활동작에서 독립적이다. 그는 보행에 있어서 넓은 지지면을 가지며, 팔다리의 피로 때문에 20분 또는 200피트 이상 걷는 것에 어려움을 가진다. 안전과 정위반사는 자세와 이동성에 근거한다.

지지대, 보철장비, 지지장비, 보조장비 그리고 적응장비 : 사용되지 않는다.

유산소 능력 및 지구력: 기능적이지만 아직까진 감소함.

자가 치료와 가정에서의 관리 : 그는 자가 치료에 있어서 독립적이다. 그는 집에 머물러 있으면서 허약한 부인을 돌본다. 그의 딸은 붕대를 새것으로 바꾸고 탄력 랩을 감는 것을 하면서 그를 돕는다.

직장과 지역 사회: 그는 컴퓨터 분석가로 근무하고 있다.

테스트 및 측정

1. 허리둘레 측정
2. Semmes-Weinstein monofilament
3. 휴대용 도플러
4. 스티머 징후 (Stemmer's sign)
5. 혈액의 화학적 분석 (당화 혈색소 검사 포함)

권장 중재법 (Recommended Interventions)

상처의 관리: 감염을 다루기 위해 국소 및 전신 항생제를 사용했다. 흡수성 2차 드레싱과 압박을 위한 4겹의 붕대 시스템을 하기에 앞서, 1차 드레싱은 은포화드레싱(silver-impregnated dressings), hydrofibers 또는 alginates를 포함할 수도 있다.

사례연구 18•1 전립선암수술 이후의 림프부종의 평가와 관리 – 계속

림프부종의 관리 : 감염이 다루어진 후에 CDT를 이용해서(훈련되어진 치료사에 의해) 오른쪽 하지를 치료하기 전에 왼쪽 하지의 치료: 치료순서는 아마도 1단계 오른쪽 하지의 치료를 시작하고 있는 동안에 1단계와 2단계 왼쪽 하지를 치료하고 2단계 오른쪽 하지의 치료를 할 것이다. 1단계 동안(부종 감소기), 피부와 상처치료(필요에 따라), 도수 림프 드레니지, 붕대감기, 교육을 결합한 매일의 치료는 사지가 안정될 때까지 필수적이다. 일단 사지 둘레 치수의 측정이 안정기에 도달하면, 환자는 1단계에서 얻은 결과를 유지, 관리 및 개선을 위해 책임을 지는 단계인 2단계(자가 관리 단계)에 원활하게 접어든다.

운동과 회복: 심혈관 조절 및 강화에 대한 일반적인 개별화된 프로그램이 처방되어야 한다. 그는 체중 관리와 당뇨병 교육을 위해 영양사 및 공인된 당뇨병 교육자와 상담해야 한다.

교육적인 고려: 교육은 림프부종 관리, 상처 치료, 자가 치료 문제, 당뇨가 있는 발 치료 및 당뇨병 관리를 위해 이뤄져야 한다.

기타 고려사항: 그는 조절된 삽입물이 부착된 맞춤형 신발, 지역사회 보행을 위한 single-prong 지팡이, 기본적인 가족의 욕구와 관련된 가정 건강 보조를 위한 지역사회의 서비스 컨설턴트. 그리고 북미의 림프부종 협회(LANA, Wilmette, IL)를 통하여 림프부종 서포트 그룹 의뢰 등을 받아야만 한다.

참고문헌 (References)

1. Macdonald, JM: Wound healing and lymphedema: A new look at an old problem. Ostomy Wound Manage 2002; 47:52–57.
2. Casely-Smith, JR, Casley-Smith, JR: Frequency of lymphedema. In: Casley-Smith, JR, Casley-Smith, JR (eds.): Modern Treatment for Lymphoedema. Malvern, Australia, The Lymphedema Association of Australia, 1997, pp 81–84.
3. Kelly, D: Anatomy and Physiology of the Lymphatic System with Clinical Implications. A Primer on Lymphedema. Upper Saddle River, NJ, Prentice Hall, 2002, pp 3–27.
4. Zuther, J: Understanding lymphedema. PT & OT Today 1997; 18–22.
5. Weissleder, H, Schuchhardt, C: Physiology. In: Weissleder, H, Schuchhardt, C (eds.): Lymphedema Diagnosis and Therapy. Koln, Viavital Verlag, 2001, pp 25–34.
6. Kramer, GC, Lund, T, Herndon, D: Pathophysiology of burn shock and burn edema. In: Herndon, D (ed.): Total Burn Care. New York, WB Saunders, 2002, pp 78–87.
7. Weissleder, H, Schuchhardt, C: Pathophysiology. In: Weissleder, H, Schuchhardt, C (eds.): Lymphedema Diagnosis and Therapy. Koln, Viavital Verlag, 2001, pp 35–48.
8. Weiss, J, Spray, B: The effect of complete decongestive therapy on the quality of life of patients with peripheral lymphedema. Lymphology 2002; 35:46–58.
9. Chikly, B: Lymphedema: An Overview. Silent Waves: Theory and Practice of Lymph Drainage Therapy. Scottsdale, AZ, International Health & Healing, 2001, pp 168–170.
10. Casely-Smith, JR: Alterations of untreated lymphedema and its grades over time. Lymphology 1995; 28:174–185.
11. Kelly, D: Lymphedema. A Primer on Lymphedema. Upper Saddle River, NJ, Prentice Hall, 2002, pp 29–41.
12. Weissleder, H, Schuchhardt, C: Primary lymphedema. In: Weissleder, H, Schuchhardt, C (eds.): Lymphedema Diagnosis and Therapy. Koln, Viavital Verlag, 2001, pp 98–117.
13. Weissleder, H, Schuchhardt, C: Secondary lymphedema. In: Weissleder, H, Schuchhardt, C (eds.): Lymphedema Diagnosis and Therapy. Klon, Viavital Verlag, 2001, pp 118–246.
14. Rockson, SG: Workgroup III: Diagnosis and management of lymphedema. Cancer 1998; 83:2882–2885.
15. Stemmer, R: Ein Klinisches Zeichen Zur Fruhund Differential Diagnose Des Lymphoedemas. VASA 1976; 5:261–262.
16. Foldi, E: Uber Das Stemmersche Zeichen. Vasomed 1997; 9:189.
17. Casely-Smith, JR, Casley-Smith, JR: Diagnosis of lymphedema and implications for treatment. In: Casely-Smith, JR, Casley-Smith, JR (eds.): Modern Treatment for Lymphedema. Malvern, Australia, The Lymphedema Association of Australia, 1997, pp 94–97.
18. Kelly, D: Patient Management. A Primer on Lymphedema. Upper Saddle River, NJ, Prentice Hall, 2002, pp 45–62.
19. APTA.: Guide to physical therapist practice. Model definition of physical therapy for state practice acts. Phys Ther 1997; 77:1178.
20. Stanton, AB, Badger, C, Sitzia, J: Non-invasive assessment of the lymphedematous limb. Lymphology 2000; 33:122–135.
21. Chen, HC, O'Brien, B, Pribaz, JJ, et al: The use of tonometry in the assessment of upper extremity lymphoedema. Br J Plast Surg 1988; 41:399–402.
22. Cornish, BH, Chapman, M, Hirst, C, et al: Early diagnosis of lymphedema using multiple frequency bioimpedance. Lymphology 2001; 34:2–11.
23. Boris, M, Weindorf, S, Lasinski, G: Lymphedema reduction by noninvasive complex lymphedema therapy. Oncology 1994; 8:95–106.
24. Hwang, JH, Kwon, J, Lee, KW, et al: Changes in lymphatic function after complex physical therapy for lymphedema. Lymphology 1999; 32:21.
25. Kelly, D: Complete Decongestive Therapy. A Primer on Lymphedema. Upper Saddle River, NJ, Prentice Hall, 2002, pp 65–99.
26. Franzeck, UK, Spiegel, I, Fischer, M, et al: Combined physical therapy for lymphedema evaluated by fluorescence microlymphography and lymph capillary pressure measurements. Vasc Res 1997; 34:306–311.
27. Foldi, E, Foldi, M, Clodius, L: The lymphoedema chaos: A lancet. Ann Plast Surg 1989; 22:505–515.
28. Casley-Smith, JR: Varying total tissue pressures and the concentration of initial lymphatic lymph. Microvasc Res 1983; 25:369–379.
29. Mortimer, PS: The measurement of skin lymph flow by isotope clearance reliability, reproducibility, injection dynamics, and the effect of massage. J Invest Dermatol 1990; 95:677–682.
30. Olszewski, WL, Engeset, A: Intrinsic contractility of prenodal lymph vessels and lymph flow in human leg. Am J Physiol 1980; 239: H775–H783.
31. Smith, A: Lymphatic drainage in patients after replantation of extremities. Plast Reconstr Surg 1987; 79:163–168.
32. Eliska, O, Eliskova, M: Are peripheral lymphatics damaged by high pressure manual massage? Lymphology 1995; 28:21–30.

chapter 19 장

압박성 궤양의 예방과 치료

Prevention and Treatment of Pressure Ulcers

*압박성 궤양*은 피부나 피부밑조직에서 생기는 것으로 뼈가 돌출된 부위에서 생긴다. 결과적으로 압박력이나 전단력과 마찰력에 의한 압박으로 인하여 발생한다.[1] 압박성 궤양은 대부분의 경우 예방하기 쉽기 때문에, 압박성 궤양은 예방할 수 있는 궤양 중의 하나이고, 종종 심각한 상처를 일으킨다. 발생 위험이 높은 신체부위와 예방방법은 환자가 침대나 의자에 있을 때 적절한 자세를 취하도록 하는 것뿐만 아니라, 침대와 의자이 바닥면을 적절히 선택하고 어떻게 사용하는지를 알아두는 것은 운동장애가 있는 환자에게 있어서 굉장히 중요하다. 또한 신발이나 보조기와 같은 맞춤형 보호 장구를 적용하거나, 잦은 자세 바꾸기, 고위험 부위의 압박 경감을 일으키는 포지셔닝, 적절한 영양분 섭취와 위생관리 등을 통해서 압박성 궤양의 발생이나 재발을 획기적으로 줄일 수 있다.

진피성 압박성 궤양의 경우에서처럼, 가장 중요한 원칙은 압박성 궤양의 근본 원인을 치료하는 것이다. 국소성 약물을 사용하거나 드레싱과 생물리학 힘을 사용하는 것만으로는 압박성 궤양을 완전히 치료할 수 없다.[2] 반드시 궤양 부위에 가해지는 압박을 제거해야 한다. 불행하게도 이런 원칙을 적용하는 일은 쉬운 일이 아니다. 왜냐하면 압박성 궤양은 체중부하가 일어나는 모든 신체 부위에서 흔히 발생하고, 앉아 있거나 환자가 선호하는 자세인 누운 자세를 취할 때도 발생하기 때문이다. 압박성 궤양을 예방하고 치료하려면 압박이나 전단력, 열, 습기, 마찰과 같이 압박성 궤양을 유발할 수 있는 압력이 신체 부위에 가해지지 않도록 하는 것이고, 또 최적의 자세를 취하는데 도움을 주는 도구를 이용하는 것이다.

본 장은 운동장애환자와 같이, 압박성 궤양의 위험이 높은 환자를 다룰 때 간병인이 반드시 숙지해야 하는 모든 요소의 정보를 제공하고 있다. 또한 본 장에서는 환자에게 적절한 자세를 취하게 하고, 침대 표면이나 의자 쿠션을 어떻게 선택하는지에 초점을 맞추고 있다. 부가적으로, 피부와 다른 신체계통에 대한 부적절한 자세의 효과를 설명하고 있다.

압박성 궤양의 문제점 (The Pressure Ulcer Problem)

발병률과 유병률 (Incidence and Prevalence)

압박성 궤양에 대한 보고된 발생률과 유병률은 이런 진단이 건강, 삶의 질과 의료비용에 얼마나 중대한 영향을 미치는지를 보여준다. The Centers for Medicare and Medicaid Services(CMS)는 회계 연도 2006년도에, 323,000 노인 의료 보험 수용체가 2차 상태로서 압박성 궤양의 진단을 가지고 있었고, 이런 사람이 병원비용으로 평균 40,381달러를 지불했다고 보고했다.[3] 압박성 궤양으로 115,000명이 사망을 했고, 매년 550억 달러의 비용이 들었다.[4] 물론, 압박성 궤양에 대한 비용은 의료실비를 초과했다. 비활동으로 인한 개인적 비용과 사회적 비용과 놓쳐 버린 교육, 직업, 여가활동도 의료비용보다 훨씬 앞지른다.

2001년 National Pressure Ulcer Advisory Panel는 이전 10년간의 변화를 통해 압박성 궤양의 발병률과 유병률을 정의하기 위한 시도로 광범위한 문헌 리뷰를 수행했다. 이런 노력은 다른 관리시설과 진단을 다루는 연구의 순응도를 초래했다. 발병률과 유병률의 연구와 비용 평가의 연구는 다양한 접근법과 방법을 이용하고 있는데, 이것은 시간에 따른 데이터의 명확한 비교와 교차 연구를 방해한다. 그럼에도 불구하고, 보고된 데이터는 광범위한 문제와 관련된 사회비용의 명확한 그림을 그린다.

장기 관리시설(LTC)에서의 연구는 기존 데이터베이스의 분석, 의료 차트의 후향적 분석과 전향적 연구 등을 포함한다. MDS(minimum data set)와 같은, 커다란 데이터 목록을 이용하는 연구들은 LTC 시설에서 2.3-12 %에 해당하는 유병률을 발견했다.[6-8] Braden 척도를 이용한 Horn 등은 109개 LTC 시설에서 압박성 궤양의 위험성을 가진 것으로 생각되는 2400명의 거주자를 대상으로 연구했다.[9] 연구 과정 동안 대상자의 50% 이상에서는 궤양이 발생하지 않았고, 19 %에서는 새로운 궤양이 발생했고, 22 %는 기존의 압박성 궤양이 존재했었고, 6 %는 기존 궤양과 함께 새로운 압박성 궤양이 발생했다. 1996년, Xakellis와 Frantz는 입원 비용을 포함한 장기관리시설에서의 압박성 궤양 등급 Ⅲ과 Ⅳ의 치료 비용으로서 10185 달러의 경비가 드는 것으로 계산했다. 이때 표준편차는 27635달러이었다.[10] 그들은 합병증 병원 치료를 포함한, 자연적으로 발생되는 것들에서 그들의 초기 발생으로부터 장기간의 모든 단계 Ⅰ에서 Ⅳ 압박성 궤양을 위한 처리의 비용을 계산했을 때, 한 궤양 치료를 끝내기 위한 평균 비용은 12,184달러이고 표준편차는 2,731달러인 것을 알아냈다.

Whittington와 Briones은 6년간 급성 관리시설에서 일어나는 발병률과 유병률을 연구했다.[11] 유병률은 14%(2001-2002)에서 17%(1999)이고, 발병률은 7%(2001, 2003, 2004)에서 9%(2000년)였다. 분리 경제 분석에 따르면, 2,500,000의 압박성 궤양이 매년 급성 관리시설에서 치료되었는데, 그 비용은 22억-36억 달러로 추정된다.[12] Allman 등은 급성 관리시설에서 발생되는 압박성 궤양과 관련된 비용을 연구했다. 평균 병원비용은 13,924달러에서 37,288달러로 2.7배 증가했고 (p=0.0001), 입원기간도 12.8일에서 30.4일로 2.4배 증가했다(p=0.0001).[13] Allman의 37,288 달러는 초기에 CMS에 의해 보고된 40,381달러에 매우 근접했다.

압박성 궤양은 국제적인 문제이다. Woodbury와 Houghton은 2004년 캐나다에서 발생하는 유병률을 다음과 같이 보고했다: 급성 관리시설에서 25.1%, 비급성 관리시설에서 29.9%, 복합 의료시설에서 22.1%, 그리고 지역사회 간호시설에서 15.1%가 발생했다. 캐나다 전역의 모든 의료 기관에서 압박성 궤양의 유병률의 전반적인 예상은 26.0%였다.[14]

척수 손상(SCI)은 multicenter Model Spinal Cord Injury System에 의해 수집된 최상의 압박성 궤양 데이터를 가지고 진단되었다. National Spinal Cord Injury Database의 최근 데이터에 따르면, SCI 환자의 24%가 재활병원에서 머무는 동안 압박성 궤양을 경험했고, 15%는 손상당한 첫해에 궤양을 경험했다고 한다.[15,16] 연구자들은 SCI를 가진 환자의 5-85%가 자신의 일생 동안 한 번 이상 압박성 궤양을 경험할 것으로 추정했다.[17-19] 2005년 Chen 등은 9개 Model Spinal Cord Injury System을 포함한 다중심 코호트 연구를 통해, 최근 몇 년 동안 압박성 궤양의 유병률이 뚜렷하게 증가하고 있는 추세를 보였다(1994-2004년 vs. 1984-1993년).[15] 압박성 궤양의 위험이 손상 후 첫 10 년 동안 안정적으로 유지되는 것처럼 나타나지만, 15년 후부터 증가했다. 미국에서 매년 척수손상환자의 압박성 궤양 치료비용은 그들의 치료 비용중

25%를 차지하고 있으며, 약 1,300,000,000에 달한다고 한다.[20]

핵심 19.1

Model Spinal Cord Injury System은 척수손상환자의 압박성 궤양에 대한 광범위한 데이터를 수집한다. 가장 최근의 데이터에 따르면, SCI를 가진 환자의 24%가 재활병원에 머무는 동안 압박성 궤양을 경험했고, 15%는 손상 당한 첫해에 압박성 궤양을 경험했다고 한다. 그리고 그들의 50-85%는 평생 동안 한 번은 압박성 궤양을 경험했다고 한다.

척수손상과 척추이분증과 같은 질환을 가진 사람은 장시간 앉은 자세를 취하고 있어야 한다. 그들의 약 75 %가 피부손상을 경험할 것이라고 추정된다. 해당 그룹의 75 %가 다시 피부손상을 입게 될 것이다.[2,21-24] 만성 비치유성 궤양은 근육피부판을 통해 상처 폐쇄 수술을 받을 필요가 있지만, 몇몇 연구에 따르면, 근육피부판 수술의 실패 비율은 76-91%였다고 한다.[21-23] 그 결과, 외과 의사는 피부판 수술 대상자를 고려할 때 보다 신중해질 필요가 있다.

원인 (Causative Facotrs)

압박성 궤양(pressure ulcer)은 많은 요인들에 의해 영향을 받는다. 정의를 하자면, 조직에 부하나 피부에 가해지는 외부력은 압박성 궤양을 유발하는 주된 요인이다. 그리고 부하를 이겨내는 조직의 능력 감소도 압박성 궤양의 원인으로 간주된다. 치료사는 이런 요인들을 이해함으로써 압박성 궤양을 예방하는 전략을 얻고, 이들을 수행할 때 도움을 얻는다. 위험 인자로는 외재성 요인(즉, 정상적인 압력, 마찰력, 전단력, 습기)과 내재성 요인(즉, 영양상태, 의학 지식, 노화와 관련된 피부 변화, 조직 온도, 혈관 문제)으로 구분될 수 있다. 이런 요인들의 몇몇을 거론할 것이다.

핵심 19.2

압박이 압박성 궤양을 유발하는 주된 원인이지만, 전단, 마찰, 습기도 조직을 나쁘게 만드는데 영향을 준다.

압력의 크기와 기간 (Magnitude and Duration of Pressure)

연구에 따르면, 압박의 손상 효과는 압박의 크기와 기간과 관련되어 있다고 한다. 조직은 장시간 보다 짧은 시간 동안에 높은 압박을 더 잘 이겨낼 수 있다. Kosirak은 개의 큰뼈돌기와 궁둥거친면에 부하를 가함으로써 이런 특징을 최초로 증명했다.[25] 짧은 기간의 높은 부하와 장시간의 낮은 부하가 궤양을 유발했다. 시간과 압력은 반비례 관계의 곡선을 그렸다. Reswick과 Rogers[26]는 척수손상을 가진 사람을 대상으로 연구하여 동일한 시간-압박 곡선을 보였고, 이런 중요한 개념을 잘 보여주는 친숙한 그림을 만들어냈다.

압력과 시간의 관계는 조직에 가해지는 외부 부하에 대한 유용한 지침을 임상가에게 제공한다. Kosirak 연구의 연장선으로 조직 손상을 일으키지 않는 "안전한" 역치가 정의되었다.

오늘날까지 몇몇 연구들은 조직 손상과 압력의 크기와 기간 사이의 상관관계를 확인해 왔지만, 허혈을 일으키는 부하 역치를 결정하지 못했다. 몇몇 연구들은 조직으로 가는 혈류를 차단하는 압력을 결정하기 위해 통제된 실험을 이용해 왔다. Lassen과 Holstein은 압력이 심장의 순환단계에서 확장기 혈압과 가까워질 때 혈관의 교합이 이루어진다는 것을 발견했다.[27] Holloway는 외부압력에 의해 혈액의 흐름이 감소하는 것을 발견하는데, 이때 동맥압과 폐쇄압은 120㎜Hg에 이른다는 결과를 얻었다.[28] Ek 등은 부하 동안의 혈류와 수축기 혈압사이에 '약한 양성 관계'를 발견하였다.[29] Sangeorzan 등은 "부드러운" 지점을 지나가는 혈관을 폐쇄하는데 71㎜Hg가 필요하다는 것을 결정했지만, "딱딱한" 지점을 지나가는 혈관을 폐쇄하는데는 42㎜Hg만이 필요하다는 것을 밝혀냈다.[30] Bennett 등은 정상인들이 "낮은 전단력" 상태에서는 혈관을 막는데 필요한 압력은 100-120㎜Hg이고, "높은 전단력"에서는 60-80㎜Hg이 필요하다는 것을 알아냈다.[31] 이들 연구의 결과를 리뷰할 때, 하나의 결론은 외부하중에 대한 조직의 내성이 사람마다 다르고, 부하가 가해지는 해부학적 지점에 따라 다르다는 것이다. 이 결론을 이해한다면, 압박성 궤양의 예방 전략은 개개인에 따라 반영되어야 하고, 임상적 부분과 부하 상태에서의 조직 온전함과 같은 생리학적 상태를 잘 이해하고 반영해야 한다.

핵심 19.3

많은 연구들은 피부에 압박을 적용해 왔고, 혈액의 변화를 측정했다. 그 결과, 외부의 힘에 따른 조직의 내성은 부하가 가해지는 해부학적 지점과 사람에 따라 다르다는 결론이 나왔는데, 이런 결론은 압박성 궤양의 예방 전략은 개인의 평가를 바탕으로 해야 한다는 것을 의미한다.

마찰과 전단 (Friction and Shear)

마찰과 전단은 압박성 궤양의 위험한 요인으로서 동일한 의미를 갖는 것으로 혼동되어 사용되었다. *마찰*은 두 표면의 경계에 대한 서로 반대되는 방향으로 움직이는 저항이다.[32] 몸을 바닥 위에서 활주를 할 때, 마찰력은 조직에 찰과상을 입힐 수 있다. 결과적으로 피부의 유두상 조직이 노출되고 염증 반응이 생성되는데, 이는 손상부위로부터 삼출액이 새어나오는 결과를 낳는다. 이후에 피부 손상을 야기한 마찰이 아래 조직을 압박이나 전단, 짓무름에 의해서 굉장히 쉽게 손상시키며, 이로 인해 감염을 유발하는 병원체가 신체로 유입되는 갈라진 틈 사이를 만들게 된다. 마찰은 많은 조건 하에 피부에 대한 접선 방향의 힘이나 전단력이라 쓰인다.

조직손상의 위험 증가에도 불구하고, 마찰은 자세 안정성의 유지를 필요러 한다. 마찰이 없다면, 사람들은 침대나 휠체어에서 미끄러질 것이다. 그러므로 치료사들은 마찰 및 유해한 영향을 최소화 시키기 위해 마찰에 대해 잘 알고 있어야 한다. .

쿠션과 지지면은 마찰을 관리하는 또 다른 방법이다. 특정 구조와 커버 재질도 몸에 맞게 생산되어 마찰을 최소화 시킬 수 있도록 설계되어야 한다. 나일론으로 된 공기 쿠션은 염화비닐로 된 공기 쿠션보다 적은 마찰력은 제공한다. 폼으로 구성된 쿠션은 납작한 쿠션보다 클라이언트로 하여금 좌석에 잘 안착되도록 만든다. 그러나 이런 안정성의 증가 일부는 신체와 지지면 사이의 마찰력 증가에 의해 제공되기 때문에, 어떤 환자에게는 바람직한 현상이 아닐 수 있다.

전단력은 물체의 면적과 접선 방향으로 작용하는 힘인 전단스트레스로 간주될 수 있고, 또 전단스트레스에 반응한 변형인 전단 스트레인으로도 간주될 수 있다.[32] 침대에 앉거나 누울 때, 볼기 조직의 변형을 일으키는 모든 힘(중력에 의한 정상적인 힘, 전단 스트레스, 신체-지지면 사이의 마찰력 등을 포함한)으로부터 전단 스트레인이 유발될 수 있다. 연구에 따르면, 조직에 대한 전단 스트레스의 존재는 정상 부하를 이겨내는 조직의 능력을 감소시킨다.[33-35] 즉, 조직은 전단력의 존재로 인해 크게 손상을 입을 수 있다.

핵심 19.4

전단력은 근막층을 따라 조직의 왜곡을 일으킨다. 이것은 개방성 상처 주위의 피부밑 조직에 손상을 일으켜 조직을 잠식하거나 구멍을 생기도록 만든다. 그러므로 조직손상은 궤양을 넘어서서 확장될 수 있다.

치료사는 환자를 지지면으로부터 편안한 자세를 취하게 하거나 안정적인 자세를 취하게 해 줌으로써 전단 스트레스를 줄이는데 도움을 줄 수 있다. 침대에서 미끄러지는 것을 방지하려면, 침상 머리를 올리는 높이를 제한하면 된다. 침대를 기울일 때, 몸은 아래쪽으로 미끄러지는 경향을 띠게 되고, 이것은 엉치뼈를 전단과 마찰에 노출시킨다. 무릎 거상과 머리 거상의 결합은 그 사람으로 하여금 보다 기능적인 자세를 취할 수 있도록 하여 이런 미끄러짐의 경향을 감소시킬 수 있다. 앉은 자세에서의 미끄러짐 감소도 피부의 온전성과 기능에 있어 매우 중요하다. 휠체어에 앉은 사람이 앞쪽으로 미끄러질 때, 골반은 뒤쪽경사하게 되는데, 이것은 꼬리뼈와 엉치뼈를 손상부하에 노출시키는 것이다. 게다가 앞쪽 미끄러짐이나 미끄러짐에 대한 저항도 볼기 전체에 전단 스트레인을 유발시킨다. 미끄러짐 감소는 휠체어의 좌석-등받이 각도의 조절이나 휠체어의 좌석 크기를 조절함으로서도 이루어질 수 있다. 의자 등받이가 너무 수직이거나, 좌석이 너무 길거나 짧으면, 앉는 자세가 불안정해져 미끄러질 수 있다.

핵심 19.5

좌석과 등받이의 치수와 각도가 자세 안정성에 영향을 준다. 수직 등받이와 수평 좌석은 사람을 앞쪽으로 활주시켜 척추 뒤굽음 자세를 만들 것이다. 비슷하게, 좌석이 너무 길거나 짧아도 뒤굽음 자세를 일으킬 것이다. 뒤굽음된 앉은 자세는 엉치뼈와 꼬리뼈를 압박과 마찰력에 노출시킨다.

온도와 습기 (Temperature and Moisture)

피부의 온도와 습기는 지지면을 평가할 때 조직의 미세 기후와 관련된다. 이런 2개의 변수는 서로 연결되는데, 그 이유는 피부 온도가 상승할 때 발한이 일어나서 피부 수분량이 증가하기 때문이다. 물론, 피부 온도는 습기의 증가 없이도 올라갈 수 있고(낮은 습기나 높은 환기 상태), 또 습기는 고온 없이도 올라갈 수 있다. 그럼에도 불구하고, 양쪽 인자는 압박성 궤양(욕창)의 예방에서 고려되어야 한다.

100년 전에, 조직 온도가 10℃ 상승할 때마다 국소 조직의 대사가 2-3배 증가한다고 van' t Hoff가 가정했다.[36-38] 후속 검사에 따르면, 피부 온도의 1℃ 상승은 조직 대사를 10% 증가시키는 것으로 나타났다.[38] 외부 부하로 피부의 열 상승이 일어날 때, 조직 부하는 혈액과 영양분의 전달을 동시에 방해한다. 조직 온도와 조직 부하에 대한 최근의 연구는 매우 흥미로운 결과를 만들었다. Patel 등은 양쪽 압력과 온도가 혈류에 영향을 주는 영향을 연구했다.[39] Kokate는 압박성 궤양 형성이 조직 온도가 25℃로 감소되었을 때 돼지에게서 예방되었다는 것을 알았다.[40] Lachenbruch는 흥미로운 검토 및 온도와 부하의 이차 분석을 발표했다.[41] 그는 게시된 데이터를 사용하여 간단한 분석을 수행했고 다음과 같은 관계를 제안했다: 피부 온도의 8℃ 감소는 경계면의 압력을 29% 감소시키는 것과 같다. 이 관계의 구체적인 내용이 확인되는 동안, Lachenbruch는 올바른 피부 온도에 주의하도록 주장하고 있다.

조직 수분에 관한 연구도 압박성 궤양 예방에 적용되는 정보를 생산하고 있다. 몇몇 연구에 따르면, 피부의 마찰 계수는 수분과 함께 증가하는 것으로 나타났다.[42-44] 과도한 습기는 피부를 짓무르게 하여, 외부 부하를 이겨내는 능력을 감소시킨다. 이런 결과는 임상가가 건조한 피부를 찾아내야 한다는 것을 의미하지 않지만, 그것은 조직의 온전성을 해결하면서 피부 수분을 이해하고 모니터링할 필요가 있음을 의미한다.

임상가, 간병인과 클라이언트는 조직에서 과도한 열과 습기 상승을 이겨내기 위해 적절한 단계를 거쳐야 하는데, 그 이유는 압박성 궤양이 있거나 압박성 궤양을 초래할 수 있기 때문이다. 이와 같은 단계로는 약물 조절, 조직 환기를 위한 주기적인 포지셔닝, 그리고 피부의 과도한 습기를 제거하는 피부 크림 사용 등이 있다. 지지면, 좌석 쿠션, 자세 조절장비(발꿈치 보호장비와 쐐기 등)의 의료 장비가 열분산에 대한 평가를 받아야 한다.[41,45,46]

지지장비와 그들의 커버들도 습기를 관리하는데 대해 영향을 미친다. 통기성 커버 및 쿠션 소재를 이용해 통풍이 잘 되는 쿠션은 그렇지 않은 것보다 수분을 분산하는 것이 더 좋다. 일부 "요실금용" 커버는 통풍이 잘 되는데, 이들은 수분의 흐름을 차단하지만 공기의 흐름을 좋게 하는 패브릭 소재로 만들어진다. 이들은 공기와 수분 흐름을 모두 차단하는 장점을 가지고 있지만, 그 만큼 가격이 비싼 편이다.

침대와 의자의 적절한 위치설정은 온도와 습기의 향상을 악화할 수 있다. 또한 침대와 휠체어에 대한 사람의 적절한 위치는 향상된 기능 움직임과 활동을 강화시킨다. 들기를 통한 압박 완화와 기울이는 활동을 통한, 정기적인 부하 감소 활동도 쿠션 표면으로부터 열을 분산하는데 도움을 준다. 사람이 침대나 휠체어에서 기능적 자세를 취하게 하는 것은 움직임을 촉진시켜, 열과 습기의 분산을 더욱 좋게 만든다. 반대로 매우 활동성이 좋은 사용자는 높은 활동성을 보여 땀을 더욱 발생시킬 수 있다. 만약 사람이 침대의 특정 지지면이나 휠체어 쿠션에서 땀을 많이 흘린다면, 현명한 임상적 지침으로서 다른 선택들이 연구되어야 한다.

핵심 19.6

온도와 습기는 조직 손상에 영향을 줄 수 있다. 침대와 휠체어의 적절한 위치설정과 함께, 지지면, 쿠션과 장치의 배치들도 온도와 습기의 향상을 완화할 수 있다. 들기를 통한 압박 완화나 기댄 자세나 위치 변화를 통해 정기적인 체중부하 감소를 통해 열과 수분을 분산할 수 있다.

기타 물리적 요인 (Other Physical Factors)

장비와 관련된 외부 요인도 압박성 궤양의 형성에 영향을 줄 수 있다. 침대 표면(종종 지지 면으로 불리는), 의자와 휠체어의 좌석과 좌석 쿠션, 등받이, 보조기 등과 같이 올바르게 맞지 않는 부적절한 장비는 피부와 피부밑 조직에 과도한 압박을 일으킬 수 있다. 꽉 끼이는 옷이나 신발, 리프트 장비, 벨트이나 제한장치, 휠체어 부분, 그리고 카테터와 같은 이물질 등도 압박성 궤양의 형성에 영향을 줄 수 있다.

내재성 요인 (Intrinsic Factors)

외적 물리적 요소 이외에, 몇 가지 내재성 요인이 피부에 가해지는 압박의 효과를 증대시킬 수 있다. 오히려 내재성 요인이 외재성 요인보다 압박성 궤양 발달에 더 민감할 수 있다. 내재성 요인으로서 근위축, 약물치료, 동반질환 등이 아래에서 기술된다.

근위축 (Muscle Atrophy)

노화, 신체 탈컨디셔닝 또는 신경근 질환에 의한 근위축은 잘 발달된 혈관화와 뼈돌출부위와 피부 사이의 물렁조직 덩어리의 자연스런 패딩을 감소시킨다. 피부와 지방조직 이외의 어느 조직도 흡수되지 않고, 압박력을 분산시킨다. 그래서, 압박은 작은 궤양에 집중되고, 압박성 궤양의 발달을 증가시킨다.

약물치료 (Medications)

스테로이드, 안티프로스타글라딘, 항종양제, 항염증제와 같은 약물들은 상처 치유에 부정적 효과를 가지고 있는 것으로 알려져 있다. 화학 요법과 방사선 치료도 조직 수복 과정을 방해함으로서 상처치료에 영향을 줄 수 있다. 항응고제는 초기 염증 반응을 억제하고, 상처 치유에 악영향을 주는 세포자살을 증가시킨다.[47]

영양실조 (Malnutrition)

단백질 칼로리 영양부족은 압박성 궤양의 발병률 증가, 좋지 못한 상처 치유, 흉터조직의 좋지 못한 장력강도 등을 포함하는 심한 건강 문제와 관련된다. 특정 물질은 상처 치유에서 중요한 역할을 한다. 알부민은 주요 혈장 단백질이며, 많은 기능을 제공한다. 그것은 혈장 존재의 압력을 유지시킨다; 혈류에서 물질 대사 산물, 효소, 약물과 호르몬을 위한 운반자로서 작용한다; 그리고 간외 조직 합성을 위한 아미노산 공여자이다. 구리, 칼슘, 비타민 C와 비타민A 등을 포함한, 많은 영양분이 상처 치유 동안 콜라겐 합성에 관련한다. 섬유아세포의 증식과 상피화의 확산은 단백질, 아연과 비타민 A의 정상적인 식이요법 수준과 관련된다.

2.5 g/dL 이하의 혈청 알부민 수준은 일반적으로 영양실조에 대한 벤치마크로 사용된다.[48] 232개 너싱홈의 거주자에 대한 연구에서, Pinchcofsky-Devin과 Kaminsku는 압박성 궤양과 영양실조의 발병률 사이에 직접적인 상관관계가 있음을 발견했다.[49] 2.3g/dL 이하(정상 범위, 3.5-5.0g/dL)의 혈청 알부민 수준과 1080 이하의 전체 림프구 숫자를 가진 사람들, 즉 심각한 영양실조를 가진 모든 대상자들이 압박성 궤양을 가졌다. 상처의 유무와 관계없이, 관으로 음식을 섭취하는 150명에 대한 전향적 연구에서, Pompeo는 상처를 가진 사람이 상처를 갖지 않은 사람보다 보다 높은 수준의 단백질을 요구했고, 단백질에 대한 요구가 상처의 크기와 심각성에 영향을 받는다는 것을 밝혀냈다.[50] 게다가, 그는 상처를 가진 사람에서 프리알부민 수준을 향상시키기 위해, 일반적으로 권장되는 수준보다 높은 수준의 단백질이 필요하다는 것을 발견했다.

> **핵심 19.7**
>
> 연구자는 압박성 궤양과 영상실조의 발병률 사이에 연관성이 있음을 증명했다. 2.5g/dL 미만의 혈청 알부민 수준은 일반적으로 영양실조에 대한 벤치마커로서 사용된다. 상처를 가진 사람들에 있어, 일반적으로 권장되는 수준보다 노은 단백질 수준이 낮은 프리알부민 수준을 향상시키는데 필요하다.

질환 (Medical Conditions)

AIDS, 당뇨병, 류마티스 관절염, 암, 특정 피부질환과 같은 질환은 조직 치유를 악화시키는 면역성 문제를 일으킨다. 무수히 많은 질환과 관련되는 부종은 간격을 신장시킴으로서 높은 내적 조직압을 일으키고, 피부에 대한 장력을 초래한다. 염증으로 인한 부종은 조직 저산소증을 일으키는 작은 혈관을 압박함으로서 압박성 궤양 치유를 방해한다. 또한 부종은 세포사이질 안으로 피브리노겐과 적혈구의 누출을 일으켜 혈관성 궤양에 영향을 준다.
이것은 조직의 저산소증을 유발한다.

척수손상과 같은 중추 신경계의 손상도 손상된 척수 레벨 이하에서 조직의 뚜렷한 변화를 일으킨다. 보호성 감각의 소실은 앉은 자세나 누운 자세에서 장시간 동안 뼈돌출부에 대한 압박을 완화시키지 못한다. 병변 수준 이하의 근위축은 뼈 돌출부에서 자연스럽게 발견되는 물렁조직 패딩을 점진적으로 감소시켜, 뼈돌출부에 가해지는 압박을 증가시킨다.

의존된 앉은 자세와 가동성 감소도 앉은 자세의 생활과 전반적인 탈컨디셔닝을 일으켜, 여러 가지 합병증의 위험에 신체를 노출시킨다. 사지의 운동 부족은 순환을 느리게 하고, 혈관의 구조물과 조직 관류의 변화에 영향을 준다. 혈관운동성 긴장이 나빠져, 혈관이 확장되고 혈압이 떨어져 결국에는 조직으로 가는 관류가 감소된다. 악화된 관류의 결과로서, 조직으로 가는 산소와 영양분이 감소된다. 자율신경계의 손상은 피부를 건조하게 만들고 열 조절을 소실시킨다. 현미경적으로, 피부 콜라겐이 비후되고, 탄력성이 떨어진다. 상피도 위축된다.

압박성 궤양 발생의 위험을 가진 모든 사람은 압박성 궤양 예방 기술을 교육받아야 한다. 글상자 19.1에 중요한 교육 요점이 기술되어 있다.

글상자 19.1 압박성 궤양의 고위험을 가진 환자를 위한 피부관리 교육 프로그램

위생 (hygiene)
- 피부를 깨끗이 하고 건조를 유지해야 한다. 땀, 오줌과 과도한 물에 의한 습기가 피부를 짓무르게 하고, 압박성 궤양을 초래시킬 수 있다.

피부 체크 (Skin Checks)
- 피부 손상, 파손이나 민감성을 체크하기 위해 아침과 저녁에 하루 2번씩 무감각한 피부 부위를 체크한다. 뒤쪽 부위를 보여주기 위해 손거울을 이용하여 피부 체크를 독자적으로 수행하고, 훈련된 간병인에게 도움을 청한다.
- 손가락으로 눌렀을 때 붉은 피부가 희어지지 않거나 하루새 붉은기가 사라지지 않는지를 관찰한다.

좌석 쿠션 (Seat Cushions)
- 척수손상(SCI)을 전문으로하는 재활 센터에서 앉기 전문가는 자세와 압박을 조절하는데 도움을 주는 쿠션을 선택하는데 도움을 줄 수 있다.
- 체중이 균등하게 분포되도록 하고, 가장 위험성이 높은 뼈 돌출부로부터 체중부하를 제거하기 위해 좌석 쿠션을 사용한다.
- 체중에 의해 발생하는 압박의 객관적 적용증을 제공하기 위해 압박 맵핑 연구를 함으로서 압박을 줄이는 몇몇 좌석 쿠션의 능력을 비교해 본다.

체중 이동 (Weight Shifts)
- 15–30 분마다 적어도 1분 동안 볼기 피부의 압박을 완전히 완화하도록 노력한다.

수면 자세와 지지면 (Sleeping Positions and Surfaces)
- 잠자는 동안 자세를 여러 번 바꿔 준다. 신체 뒤쪽 부피에 장시간 동안 압박을 완화시키기 위해 옆으로 눕거나 바로 누운 자세를 취한다.
- 발적된 피부없이 아침에 일어날 수 있게 하는 매트리스 오버레이와 매트리스를 찾는다. 낮은 궤양의 위험성을 가진 SCI 환자나, 자주 움직이는 SCI 환자, 또는 잘 먹고 좋은 위생을 가진 SCI 환자는 매트리스 오버레이만 필요로 한다. 높은 궤양의 위험성을 가진 SCI 환자나, 밤 동안 자세 변화를 할 수 없는 SCI 환자나 또는 체중부하 부위에 발적이 잘 생기는 SCI 환자는 치료용 대치 매트리스를 필요로 할 것이다.

영양 (Nutrition)
- 균형 잡힌 식사를 한다.
- 피부를 유지하기 위해 카페인이 없는 것을 마시고 비알콜 음료를 마신다.

안전대책 (Safety Measures)
- 무감각이 없는 부위가 뜨거운 물체에 닿지 않도록 한다. 예를 들어, 뜨거운 자동차 실내 장식이나 뜨거운 목욕물에 앉지 않도록 한다.
- 뜨거운 물이나 히터 파이브 부위나 근처에 무감각한 피부가 닿지 않도록 한다.
- 무릎에 뜨거운 냄비, 팬, 또는 컵을 놓지 않는다.

의류 (Clothing)
- 꽉 끼이는 옷을 피한다: 가능하면, 납작한 솔기를 가진 옷을 입는다.
- 주름, 리벳이나 두꺼운 솔기 위에 앉지 않는다.

보조 (Assistance)
- 24시간 동안 발적 부위가 사라지지 않으면 즉시 훈련되거나 잘 알려진 도움을 구한다.

가장 높은 위험성을 가진 환자 (Those at Highest Risk)

압박성 궤양의 높은 위험을 가진 사람의 일반적인 특징은 다음과 같다:

- 신경병리나 뇌혈관사고, 척수손상 또는 외상성 뇌손상 등과 같은 중추신경 문제의 결과로 보호성 감각소실.
- 신경학적 결손, 정형외과적 문제, 혼수상태의 결과로 초래된 비가동.
- 노인, 집에서 생활하는 사람, 수입이 적은 사람 등과 같은 영양 상태가 나쁜 사람.
- 요실금이나 통제되지 않는 땀, 그리고 피부를 짓무르게 하는 습기.
- 뼈 돌출부위를 더욱 두드러지게 만드는 근위축과 피부위축.

몇몇 사람의 집단이 압박성 궤양 형성의 높은 위험성을 갖고 있는 것으로 확인되었다. 이들은 다음을 포함한다:

- *SCI나 다른 중추신경계 손상환자.* Bryant는 몇 가지 연구를 통해서 척수손상환자의 압박성 궤양 발병률이 25–40% 사이라고 보고하였다.[53] Salzberg 등은[54] 조사 분석을 통해 응답한 척수손상환자 467명 중 71.5%가 한 번 이상 압박성 궤양을 경험했다는 사실을 밝혀냈다. 이는 브라질과 독일, 아이슬랜드에서 실시된 연구에서 50% 이상의 발생률이 나타났다는 그들의 연구조사 결과와 일치한다.
- *노인.* Bryant[27]는 노인에서 이 발병률이 나타났다는 몇 개의 연구결과도 발표했다. Clark와 Kadhorn은 70세 미만의 환자에서 6%의 발병률[55]이 나타났고, 반면 70세 이상의 환자에서 11.6%의 발병률이 나타났다는 것을 발견했다.
- *정형외적으로 고정된 사람.* 급성 관리병원의 정형외과 치료실에서는 24% 정도의 압박성 궤양 발병률이 나타났다.[53] 이 수치는 엉덩관절 골절을 당한 환자의 64%에서 압박성 궤양의 발병률이 나타났다.[56]
- *중환자실 환자.* 중환자실은 35%의 발병률을 보고했고, 개별 보고의 범위는 17–56% 사이이다.[57]

비록 압박이 압박성 궤양의 주요 원인이라 하더라도, 다양한 다른 요인들도 압박성 궤양의 재발을 일으킬 수 있다. 그래서 압박성 궤양이 발생할 확률이 높은 환자의 경우, 궤양의 발생을 방지하기 위해 상처관리팀이 여러 단계를 거쳐야 하고, 필요하다면, 발생된 궤양을 위해 최상의 관리를 제공해야 한다.

불가피한 압박성 궤양 (Unavoidable Pressure Ulcers)

최상의 관리로도 발생하는 모든 압박성 궤양을 막을 수 없다.[58] 피부는 가장 큰 몸의 기관이고 다른 기관이 기능상실을 하는 것처럼 피부도 기능을 상실한다. 노인 환자나 몸이 아프기 시작한 사람, 다양한 장기 부전을 가진 사람은 업무 중에 많은 생리적 요소 때문에 압박성 궤양을 입을 수 있다. 노화와 장기 부전은 모세혈관의 밀도와 혈액의 흐름을 감소시키는데, 이것은 독소의 청소를 느리게 하고 압박성 궤양의 위험을 증가시킨다. 진피–표피 이음부의 납작함은 표피와 진피 사이의 접착을 감소시키고 산소 수송도 감소시킨다. 파치니안 소체와 마이스너 소체의 수가 줄어들고, 체온조절을 위한 에크린 한선의 기능과 수가 줄어들고, 피부밑지방도 없어지고, 피부의 콜라겐의 수와 탄력이 줄어들고 모세혈관 벽이 얇아지며 반상출혈이 증가하는 원인이 될 것이다. 상처 치유는 근섬유아세포의 숫자 감소에 의해 억제된다.[59]

치료사는 올바른 방법, 체위변경, 영양 상태, 수화작용 등의 개선을 위한 약물치료, 위생 등 모든 가능한 중재방법을 기록해야 하고 "불가피한" 궤양이 되기 전에 다양한 선택을 검토해야 한다.

특성과 위치 (Features and Locations)

다른 유형의 만성 상처들처럼, 압박성 궤양도 독특한 특성을 가진다. 뼈 돌출부위에 체중이 가해질 때, 돌출된 부위는 피부에 직접적으로 높은 국소의 압력을 받게 된다. 이런 형태는 특히 둥근 모양을 띠며, 가장자리가 균일한 분화구 형태를 이루고 있다. 불규칙한 면을 지닌 압박성 궤양은 정상의 압력과 전단력이 혼합되어 생기는 것이다.

얕은층 잠식이나 깊은 잠식, 그리고 터널링은 궤양의 가장자리를 넘어서서 까지 연장될 수 있다. 잠식은 근막을 따라 피부와 나란하게 발생되는 전단력에 의해 일어나는 것으로 간주된다. 압박성 궤양의 단계로 정의될 수 있으며, 깊이와 방향으로서 기록되기도 하고, 상처 자체로 묘사된다.

근육과 물렁조직은 피부보다 압박에 더 민감하다. 따라서 압박성 궤양은 피부에서 나타나기 이전에 피부밑에서 먼저 나타난다. 그림 19.1은 압박성 궤양이 잘 발생하는 해부적 지점을 나타내고 있다. 이러한 부위는 앉아있거나 기댄 자세 동안 골반 부위에 가해지는 과도한 압력에 가장 빈번하게 노출되는 부위이며, 궁둥뼈패임, 엉치뼈, 꼬리뼈, 척추뼈의 가시돌기 등이 여기에 속한다. 바로 누운 자세나 Fowler 자세를 취할 때는 등과 머리, 엉치뼈/꼬리뼈, 발꿈치 등이 압박으로 인하여 욕창이 발생할 수 있다. 옆으로 누운 자세를 취할 때는 바닥과 닿는 큰뼈돌기와 가쪽복사뼈, 종아리뼈머리 등에 압박이 가해질 수 있다. 또한 옆으로 누운 자세를 취할 때, 위쪽 다리 또는 반대쪽 다리의 1번째 발허리뼈머리와 안쪽복사뼈, 그리고 안쪽넙다리뼈관절융기 부분에서도 피부 손상이 일어날 수도 있다. 드문 경우지만, 귀나, 어깨뼈, 팔꿈치에서도 압박성 궤양이 발생할 수도 있다.

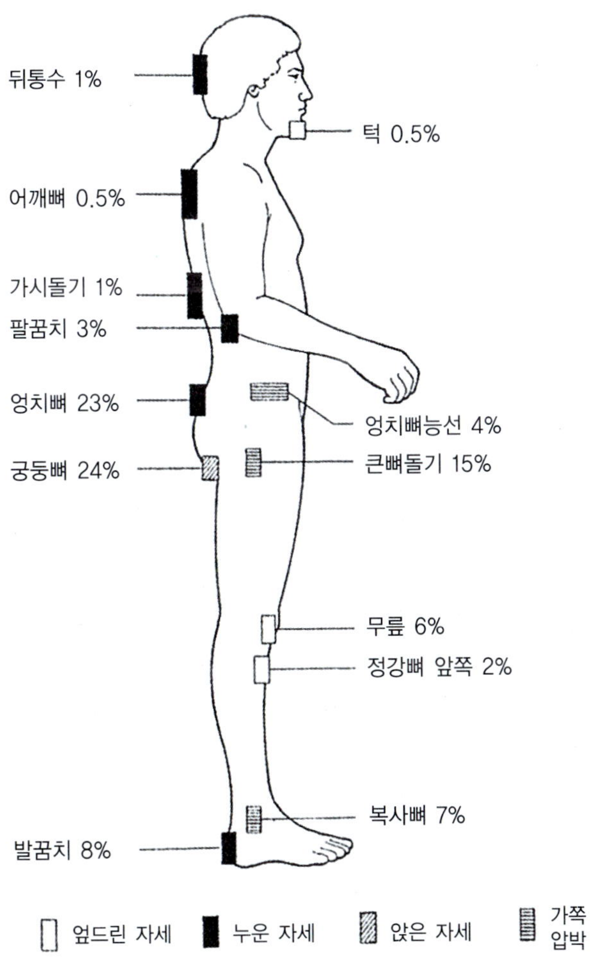

그림 19.1 *압박성 궤양이 발생되는 흔한 해부적 위치(출처: Bryant, R: Acute and Chronic Wounds: Nursing Management. CV Mosby, st. Louis, 1992).*

엉치뼈 위의 물렁조직이 압박성 궤양에 가장 취약한 부분이다. 엉치뼈 위에 형성된 압박성 궤양은 침대머리를 높이고 누운 자세에서 일어나고, 기대 누운 자세가 엉치뼈에 체중을 집중시키는 역할을 한다. 이는 특히 침대머리가 30° 이상 높여졌을 때 나타난다.[56] 앉은 자세를 취하면, 골반이 뒤쪽경사되어 체중이 엉치뼈나 꼬리뼈에 체중이 가해지게 되고, 엉치뼈이나 꼬리뼈에 높은 압박이 직접 가해진다.

핵심 19.8

엉치뼈 위의 물렁조직은 압박성 궤양에 가장 취약한 부분이다. 엉치뼈에 대한 손상성 압박은 침대머리를 높게하고 누운 자세를 취하거나, 골반을 뒤쪽경사시키는 앉은 자세를 취할 때 일어난다.

몇몇의 평가도구는 압박성 궤양의 심각성을 기록하는 목적으로 수년에 걸쳐 개발되었다. 2007년 National pressure Ulcer Advisory Panel에서는 "압박성 궤양"을 재정립하였는데, 압박성 궤양을 총 네 단계로 나누었고, "깊은조직손상"과 "등급화될 수 없는 등급" 범주가 추가되었다.[1] 이것은 표 19.1에 잘 표현되었다. 이 평가방법은 해부적 깊이와 조직이 파괴된 정도만을 포함시켰다; 치료결정에 영향을 줄 수 있는, 삼출물과 홍반, 냄새 등과 같은 다른 상처의 특성을 고려하지 않았다. 이것은 육아조직이 상처 부위에 채워질 때 상처의 치유를 트래킹하는 방법으로 잘못 사용되기도 한다. 하지만 손상 받은 조직의 양이 항상 같은 수준으로 남아있고, 육아조직이 원래의 조직과 동일하지 않기 때문에, 압박성 궤양의 등급은 역전되지 않는다. 등급 Ⅲ의 압박성 궤양은 언제나 등급 Ⅲ이고, 등급 Ⅱ로 바뀔 수 없고, 그 다음에는 등급 Ⅰ로 바뀔 수는 없다. 이런 등급은 오로지 압박성 궤양에만 적용된다. 다른 원인으로 발생한 궤양은 압박성 궤양의 등급에 맞지 않다.

핵심 19.9

압박성 궤양은 조직의 깊이와 관련되어 등급이 나누어진다. 파괴된 동일 조직으로 궤양이 치료되지 않기 때문에, 궤양의 등급이 역전되지 않고, 오히려 가장 높은 단계의 궤양을 유지한다. 예를 들어, 치유되고 있는 등급 Ⅲ의 궤양은 상처기부의 X% 위에 육아조직을 가진 치유중인 등급 Ⅲ가 될 것이다. 상처부위가 폐쇄되면, 그 부위는 폐쇄된 등급 Ⅲ의 궤양으로 기록될 것이다.

표 19.1 NPUAP 압박성 궤양의 등급 기준

등급 Ⅰ	온전한 피부를 가지고 있고, 국소 부위(대개 뼈 돌출부)에 비창백성 발적을 가지고 있다. 어둡게 색소침착된 피부는 창백성 발적을 가지고 있지 않을 것이고, 그 색깔이 주변 부위에 다를 수 있다. **추가 설명:** 그 부위는 인접한 부위에 비해 통증, 딱딱함, 온감이나 차가운 감각을 가질 수 있다. 등급 Ⅰ은 어두운 피부톤을 가진 사람에게서는 확인하기가 어렵다. 그래서 그들이 위험을 가진 사람(위험징후를 가진 사람)으로 간주될 수 있다
등급 Ⅱ	붉은색-핑크색의 상처 기부를 가진 얕은층 욕창으로서, 부분두께 손상을 보인다. 피부는 온전하거나 파열된 장액성 수포를 가지고 있다. **추가 설명:** 딱지나 멍 없이 건조하거나 빛이 나는 궤양을 가진다. 멍은 깊은 조직 손상을 의미한다. 이 등급은 피부 열상, 가벼운 화상, 회음부 피부염, 짓무름, 찰과상 등이 나타나지 않는다.
등급 Ⅲ	완전두께 소실. 피부밑조직이 보이지만 뼈, 힘줄, 근육은 보이지 않는다. 깊은 패임이 나타나지만, 조직 소실의 깊이가 흐릿하다. 잠식과 터널링이 나타날 수 있다. **추가 설명:** 등급 Ⅲ의 압박성 궤양의 깊이는 해부학적 부위에 따라 다양하다. 코, 귀, 뒤통수뼈 및 복사뼈에는 피부밑조직이 없어서, 등급 Ⅲ의 궤양이 얕은 편이다. 반대로 충분한 지방층을 가진 조직에서는 등급 Ⅲ의 궤양이 깊은 편이다. 뼈/힘줄이 보이지 않거나 뚜렷하지 않다.
등급 Ⅳ	뼈, 힘줄, 근육 등이 보이는 완전두께 소실. 딱지나 건조 가피가 상처주위에 나타난다. 종종 잠식과 터널링이 나타난다. **추가 설명:** 등급 Ⅳ 압박성 궤양의 깊이는 해부학적 지점에 따라 달라질 수 있다. 코, 귀, 뒤통수뼈와 복사뼈에는 피부밑조직이 없고, 얕은 궤양만 있다. 등급 Ⅳ 궤양은 근육이나 지지구조물(근막, 힘줄, 관절주머니)까지 포함한다. 골수염을 유발시킬 수 있다. 뼈/힘줄이 보이고, 뚜렷하다.
등급화할 수 없는 등급	완전두께 소실이 발생하고, 궤양 기부가 딱지(황색, 황갈색, 회색, 녹색, 갈색)에 의해 폐쇄되어, 건조 가피(황갈색, 갈색, 검은색)가 나타난다. **추가 설명:** 많은 딱지나 건조가피가 상처를 노출시키기 위해 제거될 때까지 진정한 깊이와 단계를 결정할 수 없는 단계이다. 깊이와 범위는 단단해 지지 않는다. 발꿈치에 대한 안정된 딱지(건조, 밀착, 홍반, 변동이 없는)는 제거되어서는 안되는 신체의 자연스런 덮개로서 작용할 것이다.
깊은조직손상이 의심되는 등급	압박이나 전단에 의한 물렁조직의 손상 때문에, 혈액성 수포나 자주색이나 밤색의 피부 변색이 있음. 이들 부위는 주위 조직과 비교해 통증, 딱딱함, 무름, 습함, 온감이나 차가운 느낌이 들 것이다. **추가 설명:** 어두운 피부톤을 가진 사람에게서는 깊은 조직손상을 확인하는 것이 쉽지 않다. 어두운 상처 기부위에 얇은 수포가 발달할 수 있다. 상처는 더욱 진화되어 건조 가피로 덮일 수도 있다. 진화가 빨라져, 최적의 치료를 하더라도 조직층이 노출될 것이다.

NPUAP, National pressure Ulcer Advisory Panel

이상적인 자세와 포지셔닝의 원칙 (Ideal Positions and Positioning Principles)

사람의 몸은 장시간 동안 앉은 자세나 선 자세처럼 한 자세를 취하도록 설계되어 있지 않다. 그 대신, 사람은 기능과 조직의 건강을 위해 앉은 자세나 기댄 자세처럼 특정 자세에 순응한다. 예를 들어, 앞에서 언급되었듯이, 골반을 뒤쪽경사하고 앉은 자세를 취하면, 엉치뼈를 손상시킬 수 있는 압박이 가해진다. 쿠션, 지지면 및 자세 보조장비 등이 기능적 자세를 유지하고자하는 사용자를 돕거나 뼈 돌출부를 보호하기 위해 사용된다.

앉은 자세 (Sitting)

휠체어, 침대옆 의자, "geri 의자"(너싱홈에 있는 비닐 패딩으로 된 의자), 거실 소파, 자동차, 또는 스쿠터 등 특정 환경에서 앉은 자세를 취할 때 올바른 자세를 취하고 있는지를 고려해야 한다. 이런 앉기 선택을 무시하면, 피부 손상이 초래할 수 있고, 궤양의 치유를 지연시킬 수 있다. 피부 파손의 잠재적 원인을 조사할 때, 임상가들은 개인이 앉는 모든 면을 고려해야 하는데, 그 이유는 그들이 모두 평가해야 하기 때문이다.

앉기 자세는 편안해야 하고, 안정되어야 하며, 또 기능적이어야 한다. 똑바른 자세를 달성하기 위해서는, 골반과 몸통의 자세 조절이 중요하게 요구된다. 불행하게도 몸통과 골반의 조절은 많은 휠체어 사용자에게서 종종 손상될 수 있고, 그래서 앉기 시스템에 의해 적절한 지지가 세공되어야 한다. 똑바른 앉기 사세의 경우, 허리뼈와 등뼈의 만곡이 유지되어야 하고, 이렇게 되면 똑바른 머리를 취할 수 있다. 똑바른 앉기 자세의 경우, 중력선은 등뼈 앞쪽으로 통과하여 기저면(특히 궁둥뼈거친면) 안에 떨어진다(그림 19.2A). 결과적으로, 앞쪽 또는 굽힘 모멘트가 발생하고, 똑바른 자세를 유지하기 위해서는 몸통 뒤쪽 근육이 수축하여 굽힘 모멘트에 반작용해야 한다. 높은 수직 등받이를 가진 의자에 앉았을 때 이런 일정한 노력이 쉽게 경험된다. 이런 경우, 편안한 안정성을 얻는 유일한 방법은 궁둥 부위를 좌석 앞쪽으로 이동시켜 앉는 것이다.

궁둥부위를 앞쪽으로 이동시켜 앉는 것은 많은 휠체어 사용자가 안정성을 얻는 방법이다. 구부정한 자세는 골반을 뒤쪽 경사시키고, 등뼈 뒤굽음을 일으키고, 머리를 앞

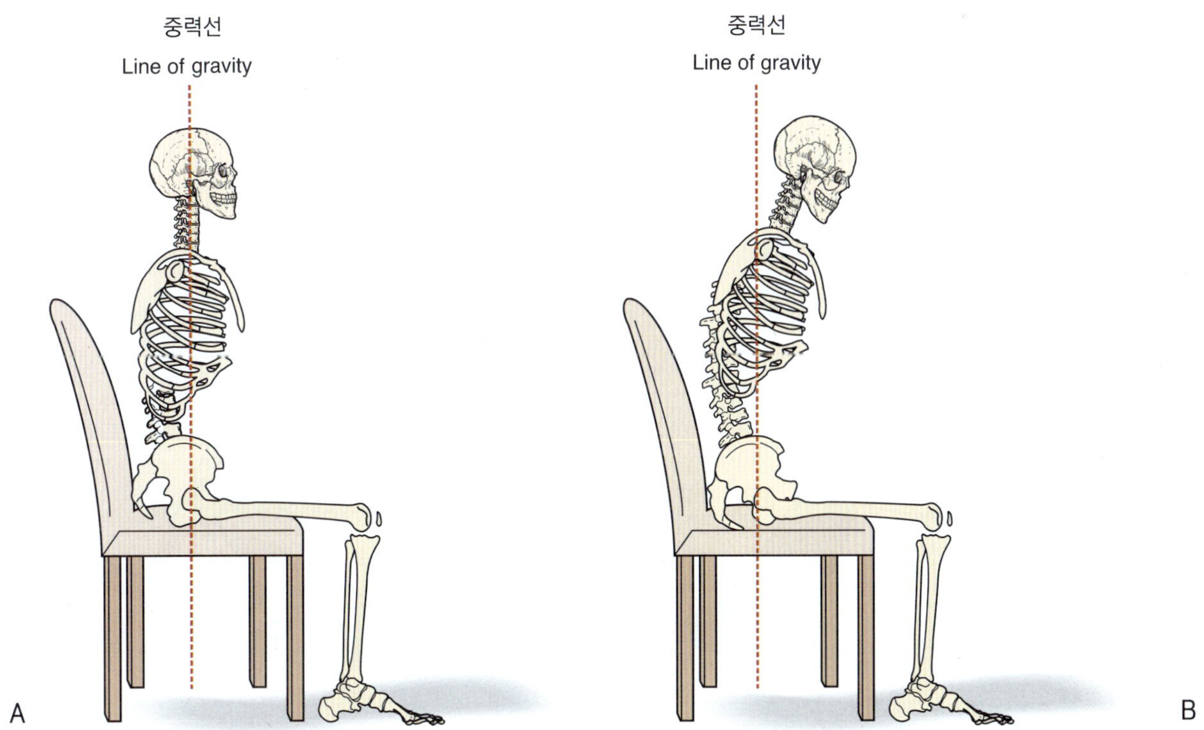

그림 19.2(A) *똑바로 곧게 앉은 자세에서, 중력선은 귀와 봉우리돌기를 통과하고, 등뼈의 앞쪽을 지나, 큰뼈돌기를 통과하여 궁둥뼈 뒤쪽으로 떨어진다. (B) 구부정한 자세 또는 뒤굽음 자세.*

쪽으로 이동시킨다(그림 19.2B). 골반의 뒤쪽 돌림은 기저면을 더욱 안정화시키고, 중력중심을 낮춘다. 휠체어 사용자들은 균형을 향상시키기 위해 이런 자세에 순응한다.

그러나 이런 자세의 단점은 체중부하가 꼬리뼈와 엉치뼈부터 가해져, 엉치꼬리 부위의 조직에 부하가 증가되고 압박성 궤양의 위험을 증가시킨다. 더욱이 구부정한 자세는 허리뼈 앞굽음의 감소와 등뼈 뒤굽음의 증가, 그리고 목뼈 앞굽음의 증가를 일으킨다. 등허리 뒤굽음의 증가는 호흡 기능을 감소시킬 수 있다.[60,61] 부가적으로, 이것은 뒤세로인대와 척추사이원반에 하중을 가하여 통증을 유발시킬 수 있다.[60,62]

앉은 자세에서 똑바른 자세를 유지하기 위해 몇 가지 기본 원리를 고려해야 하는데, 여기에는 좌석 깊이, 좌석 넓이, 좌석 높이, 발판 높이, 등받이, 그리고 좌석과 등받이의 각도 등이 있다.

좌석 깊이 (Seat Depth)

적절한 좌석 깊이는 환자의 엉덩이가 등받이에 닿는 지점에서부터 굽힘된 무릎의 오금 주름으로부터 약 1-1.5 인치 떨어진 지점까지의 거리로 측정된다(그림 19.3). 이런 좌석 깊이는 양쪽 넙다리뼈에 최대 안정성을 제공하고, 체중 분산을 적절하게 만들고, 이상적인 앉기 자세로 신체를 유지하는데 도움을 준다. 좌석 깊이가 너무 짧으면, 넙다리뼈몸통을 완벽하게 지지할 수 없다. 이런 지지가 없다면, 신체는 구부정한 자세를 취해 할 것이고, 미끄러짐이 발생할 수 있다. 만약 좌석의 깊이가 너무 길면, 여러분의 다리 뒤쪽면이 좌석에 닿게 될 것이다. 이것은 오금에 있는 동맥이나 신경을 압박시킬 수 있어, 불편이나 통증이 발생한다. 그런 다음, 사람은 앞쪽으로 이동하여 앉게 되어 구부정한 자세를 취하게 된다.

좌석 넓이 (Seat Width)

좌석 넓이는 휠체어 사용자를 편안하게 맞추어야 한다. 큰뼈돌기가 휠체어 측면 가드나 팔걸이에 부딪혀서는 안 된다(그림 19.4). 환자와 측면 가드 사이가 너무 넓으면, 사용하기가 불편해질 것이고, 기동성이 떨어지고, 바퀴를 추진하는데 많이 힘이 요구될 것이다. 이상적인 좌석의 폭은 측면 가드와 넙다리뼈 측면 사이에 손가락 하나가 자유롭게 정도가 좋다. 환자를 정면에 두고 봤을 때, 휠체어 손잡이의 윗부분이 어깨벌림 없이 쉽게 닿을 수 있어야 한다. 이것은 최소의 근력으로 휠체어를 추진하게 할 수 있는 효율적인 이점을 가진다.

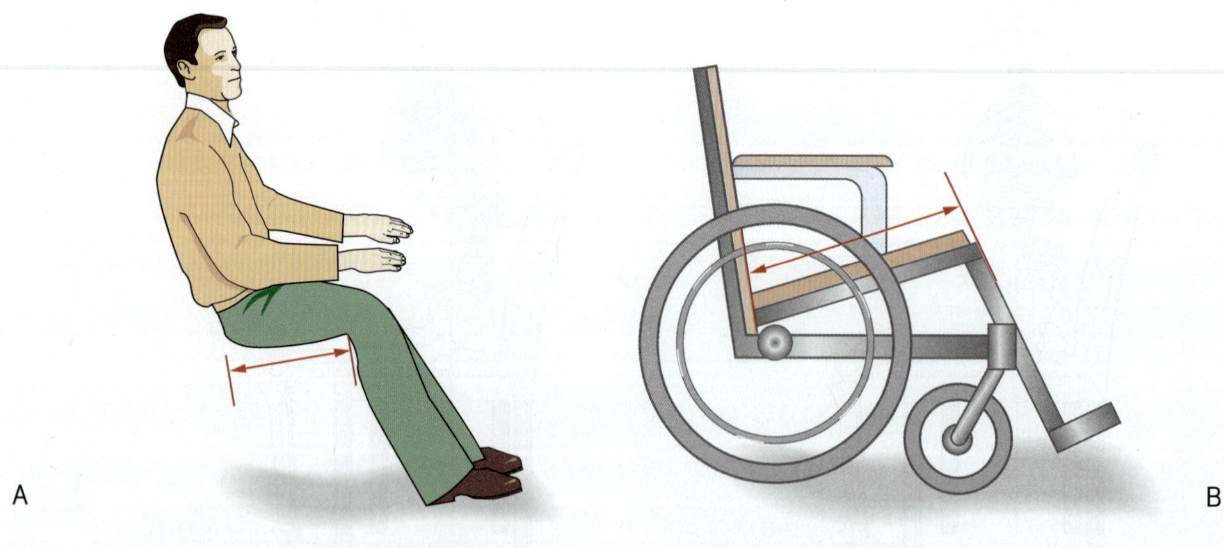

그림 19.3(A) *좌석 깊이는 궁둥이의 뒤쪽면에서 오금 뒤쪽으로 1-1.5 인치 떨어진 지점까지의 거리이다. (B) 휠체어에서 측정된 좌석 깊이.*

좌석 높이 (Seat Height)

좌석 높이를 측정하기 위해서는 바닥에서부터 좌석쿠션 상판까지 높이를 잰다. 휠체어 앉기에서, 최소한의 좌석 높이는 바닥과 발판 사이의 간격이 2인치 정도 떨어여져 한다(그림 19.5). 좌석 높이는 휠체어의 upholstery까지의 높이가 아니라, 쿠션 까지를 잰다. 이것은 휠체어의 좌석높이를 측정하는데 약긴의 혼란을 줄 수 있는데 바닥에서부터 좌석쿠션 꼭대기의 높이를 측정하면 된다. 그러므로 치료사들은 휠체어의 좌석 높이(휠체어를 주문할 때)와 개별 환자를 위한 좌석 높이(사용자를 위해 만들 때, 쿠션의 높이까지 포함)를 잘 구별해야 한다. 휠체어와 좌석 쿠션을 함께 주문해야 한다. 휠체어 좌석높이는 좌석 쿠션을 선택한 이후에 고려되어야 한다. 발판이 달려있고, 팔로 휠체어를 추진하는 표준 휠체어 좌석 높이는 $19\frac{1}{2}$ 인치이다.

휠체어 사용자가 한 발이나 양쪽 발을 이용해 휠체어를 추진한다면, 좌석 높이가 약간 낮아야 한다. 이런 경우의 좌석 높이는 발꿈치에서 무릎 오금까지의 길이를 측정하고, 그 다음 1–2 인치를 뺀다. 이것은 앉은 사람으로 하여금 발을 앞쪽으로 움직이도록 다리를 뻗을 수 있도록 한다. 그것은 생체역학적으로 똑바른 앉은 자세(궁둥이가 좌석 뒤에 유지되고, 몸통이 똑바른 자세를 취할 수 있도록)를 유지하고, 발을 이용해 휠체어를 앞쪽으로 당길 수 있도록 한다.

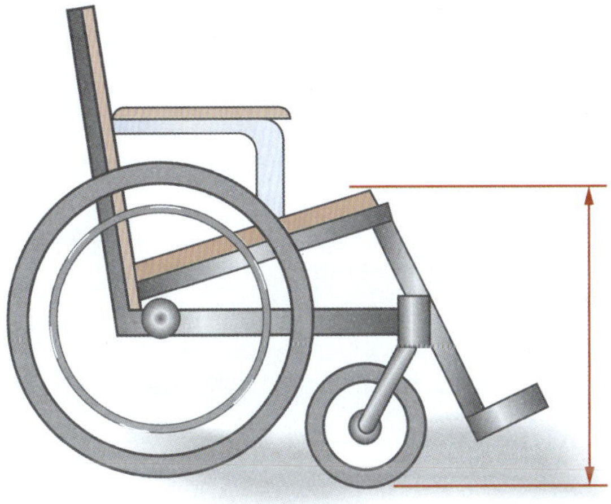

그림 19.5 *최소 좌석 높이는 쿠션 위쪽부분에서 바닥까지 측정되며, 발판이 지면으로부터 2 인치정도 떨어져 있어야 한다.*

낮은 좌석높이를 가진 휠체어는 환자가 발을 이용하여 앞쪽으로 추진할 수 있도록 한다. 드롭 좌석(drop seat)의 사용은 낮은 휠체어 좌석 높이의 대용으로 이용될 수 있다. 드롭 좌석은 판 측면에 2개의 갈고리가 달린 딱딱한 판을 가진다(그림 19.6). 좌석덮개를 좌석 가로대에서 제거하고 드롭 좌석을 가로대에 설치한다. 사람이 좌석

A

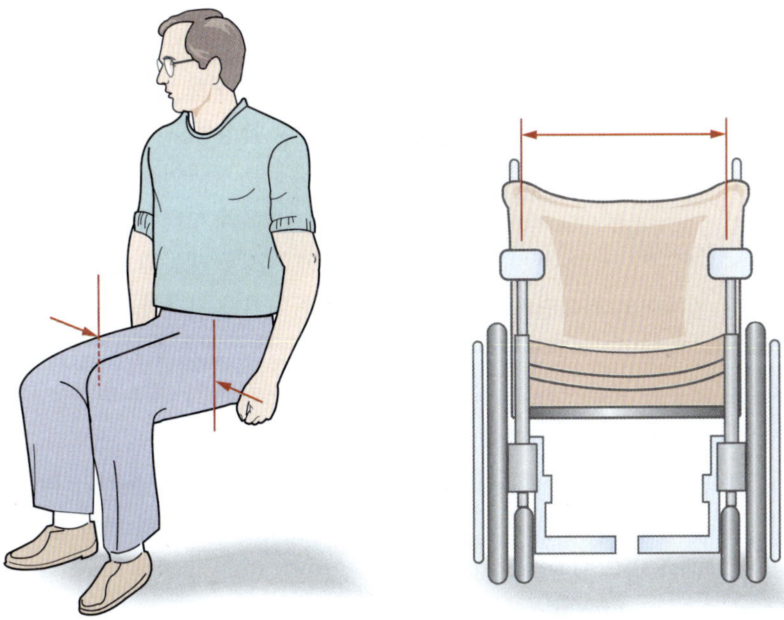

B

그림 19.4(A) *좌석 넓이는 사용자의 엉덩이 넓이보다 약간 넓어야 하다. (B) 휠체어에서 측정된 좌석 넓이.*

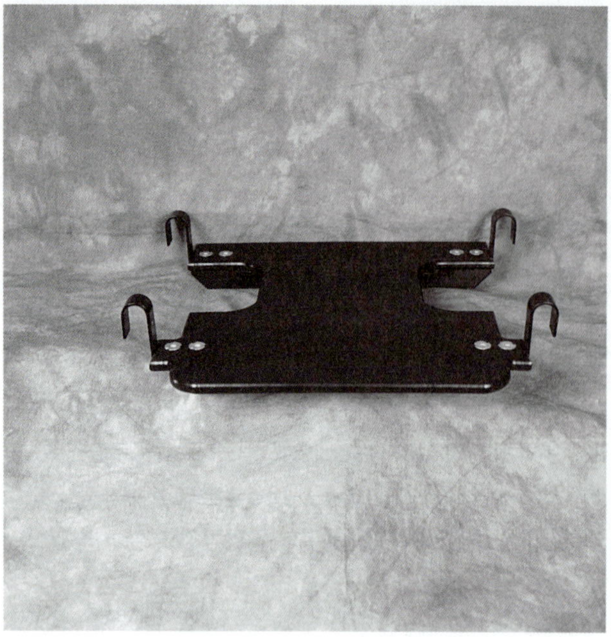

그림 19.6 *앉은 자세와 가동성을 최적하기 위해 좌석 높이를 낮추는데 이용되는 드롭 좌석(출처: Postioning Solutions, Colorado Spings, CO).*

표 19.2 너무 높은 좌석 또는 너무 낮은 좌석

너무 낮은 좌석

- 이동 문제 (앉기–서기, 높은 면으로 가쪽 이동)
- 접근성의 문제 (탁자 상판에 닿거나, 머리 위의 물체에 닿음)
- 낮은 좌석 높이가 발판과 바닥 사이에 부적절한 간격을 띄우면, 고르지 못한 지면에서 발판이 지면에 닿게 되거나 경사 바닥에 부딪혀서 휠체어가 넘어질 수 있다.
- 포지셔닝이 어려워짐 – 무릎이 엉덩관절보다 높게 위치할 경우, 구부정한 자세가 초래된다.

너무 높은 좌석

- 지면에 도달하기 위해 발 프로펠러가 앞쪽으로 활주하여 구부정하고 뒤굽음된 자세를 만들 수 있다.
- 이동의 문제 (앉기–서기, 낮은 면에서 가쪽 이동)
- 접근성의 문제 (예를 들어, 자동차 안에 들어가기에 너무 높거나 탁자 밑으로 들어가지 너무 힘들다).
- 중력중심이 높아져, 의자의 안정성이 떨어지고, 휠체어가 넘어질 위험성이 증가한다.

가로대보다 더 낮게 앉을 수 있도록 딱딱한 판을 조절할 수 있다. 실제로 이것은 좌석높이를 낮춘다. Drop 좌석에는 2가지 문제점이 있다. 하나는 좌석이 낮아지는 것이 1 $\frac{1}{2}$ 인치로 제한되고, 의자를 접기 전에 인서트를 제거해야 한다. 드롭 좌석은 적절한 좌석높이를 획득하는 마지막 수단으로만 사용되어야 한다. 즉, 정확한 높이의 좌석 upholstery로 디자인된 적절한 휠체어에는 사용할 수 없다. 표 19.2는 좌석 높이가 너무 낮거나 높은 것에 대한 내용을 알려주고 있다.

발판 높이 (Footrest Height)

발판은 넙다리뼈몸통이 휠체어의 좌석면과 평행될 수 있도록 위치되어야 한다. 발판은 넙다리뼈몸통을 따라 체중을 분산하고, 돌출부로터 체중을 재분산하고, 안정성을 제공한다. 만약 발판이 너무 높으면, 넙다리뼈를 제대로 지지하지 못하게 되어, 엉덩관절의 벌림과 가쪽돌림이 일어날 것이다. 그리고 엉치뼈, 꼬리뼈, 궁둥뼈거친면에 압박이 증가할 것이다. 만약 발판이 너무 낮으면, 발이 발판 위에 안정되게 배치되지 않을 것이고, 허벅지 뒤부분에 압력이 증가되어 불편해지고, 하지에 부종이 생길 수 있다. 게다가, 발판이 너무 낮으면 몸을 앞쪽으로 낮추어 구부정한 자세를 취하게 된다. 그리고 엉치뼈와 궁둥이의 피부가 비틀리게 되고, 나쁜 자세를 초래하게 된다.

등받이 (Back Support)

등받이의 높이는 상지의 가동범위와 운동성이 가능할 수 있을 정도로 낮아야 하지만, 앉은 자세의 몸통에 대한 적절한 안정성을 제공해야 한다. 일반 의자나 휠체어에서의 대부분 등받이는 부드러운 upholstery로 구성된다. 이것은 등뼈와 허리뼈의 해부학적 만곡을 유지하는데 부적절한 지지를 제공해 준다. 등뼈와 허리뼈의 조정 없이 등뼈 꼭대기를 지나서 까지 올라간 등받이는 몸통이 굽힘되도록 밀 수 있고, 연이어 나쁜 자세를 촉진하고 가시돌기에 압박을 가하고, 피부 파손을 증가시킨다. 임상가는 허리뼈 지지, 척추 만곡의 정렬과 가시돌기 보호에 관심을 기울여야 한다. 만약 환자가 팔을 이용해 휠체어를 추진할 수 있다면, 어깨뼈와 팔의 움직임이 자유롭도록 제한받지 않아야 한다. 반면에, 너무 낮은 등받이가 몸통 안정성을 충분히 유지할 수 없다면, 환자는 몸통을 곧게 유지하기 위해 지속적으로 노력해야 하고, 종종 상지를 이용해 지지를 제공한다. 그림 19.7A는 상지를 방해하지 않고, 몸통

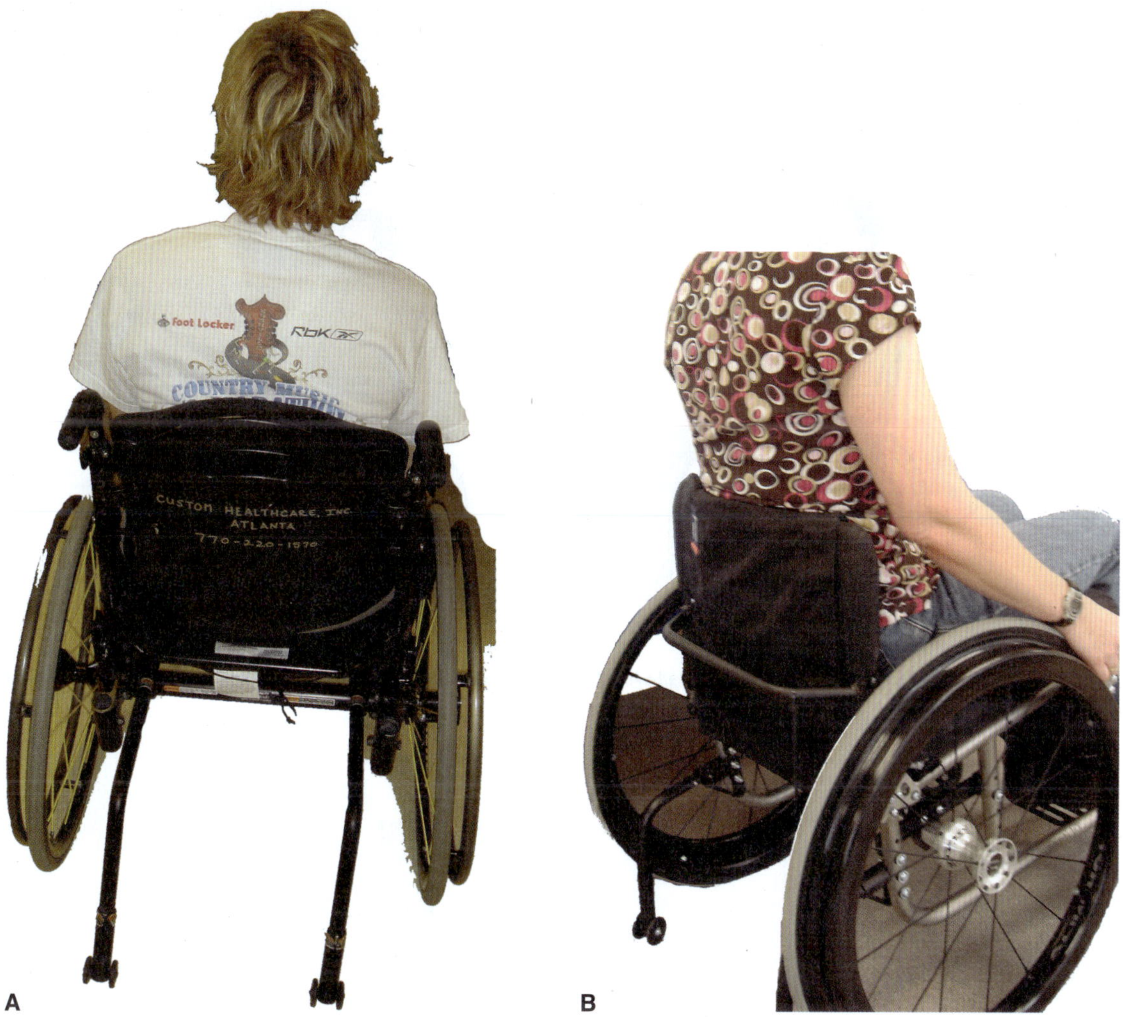

그림 19.7 *등받이. (A) 어깨뼈 아래까지 올라온 등받이. (B) 몸통 안정성을 가진 활동성이 좋은 환자를 위한 낮은 등받이.*

을 지지하는 전형적인 휠체어 등받이의 높이를 보여주고 있다. 그림 19.7B는 몸통 조절을 잘 하는 환자용 낮은 등받이를 보여주고 있다.

기울어지는 좌석, 젖혀지는 등받이, 그리고 좌석-등받이 각도 (Seat Tilt, Backrest Recline, and Seat-to-Back Angle)

의자와 휠체어의 좌석과 등받이는 거의 대부분이 수평이나 수직이 아니다. 오히려, 좌석과 등받이가 약간 기울어져 있거나 뒤로 젖혀져 있다. *좌석 기울기*는 수평면과 좌석 표면 사이의 각도를 말하고, *등받이 각도*는 수직에서 뒤로 기울어진 각도를 말한다(그림 19.8). 좌석과 등받이의 각은 엉덩관절굽힘 각도로도 불린다. 이 각도는 얼굴이 수직선에 있고, 눈은 수평을 응시하고 있는 동안 환자의 엉덩관절 굽힘과 척추 가동범위에서 허용되는 편안한 각도와 일치되어야 한다. 대부분의 휠체어들은 0–7°의 좌석 경사각도를 가지고 있다. 약간의 좌석 기울기는 앉았을 때 안정성을 용이하게 제공할 수 있다. 하지만 좌석에서 일어나 다른 곳으로 이동하려고 할 때 힘이 들 수도 있다. 대부분의 사람들은 엉덩관절굽힘 각도가 90°보다 클 때 도움이 된다. 등받이는 수직으로부터 뒤로 10–15° 정도 기울어져야 한다: 이 각도는 100–105°의 엉덩관절굽힘 각도로도 묘사될 수 있다(그림 19.9). 생산적인 연구에서, Anderson 등은 등받이가 10° 뒤로 기울어지면, 등 근육 근전도(EMG)가 감소한다는 것을 알아냈다.[63] 이런 관절운동범위의 제한은 좌석과 등받이의 각도를 다르게 사용할 필요가 있다는 것을 의미한다. 등뼈

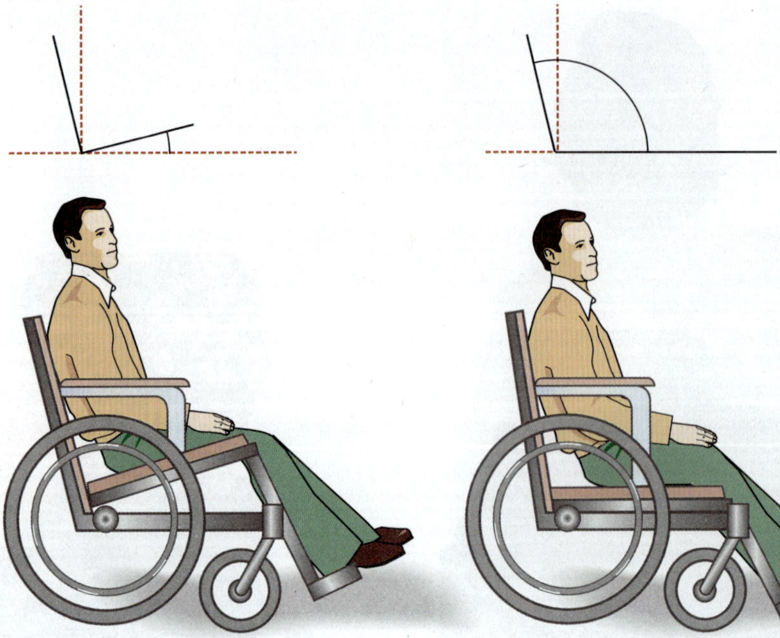

그림 19.8 경사진 휠체어와 뒤로 젖혀지는 휠체어: 경사진 휠체어: 엉덩관절 각도가 변하지 않는다. 뒤로 젖혀지는 휠체어: 엉덩관절 각도가 변하고, 등받이가 뒤로 젖혀진다.

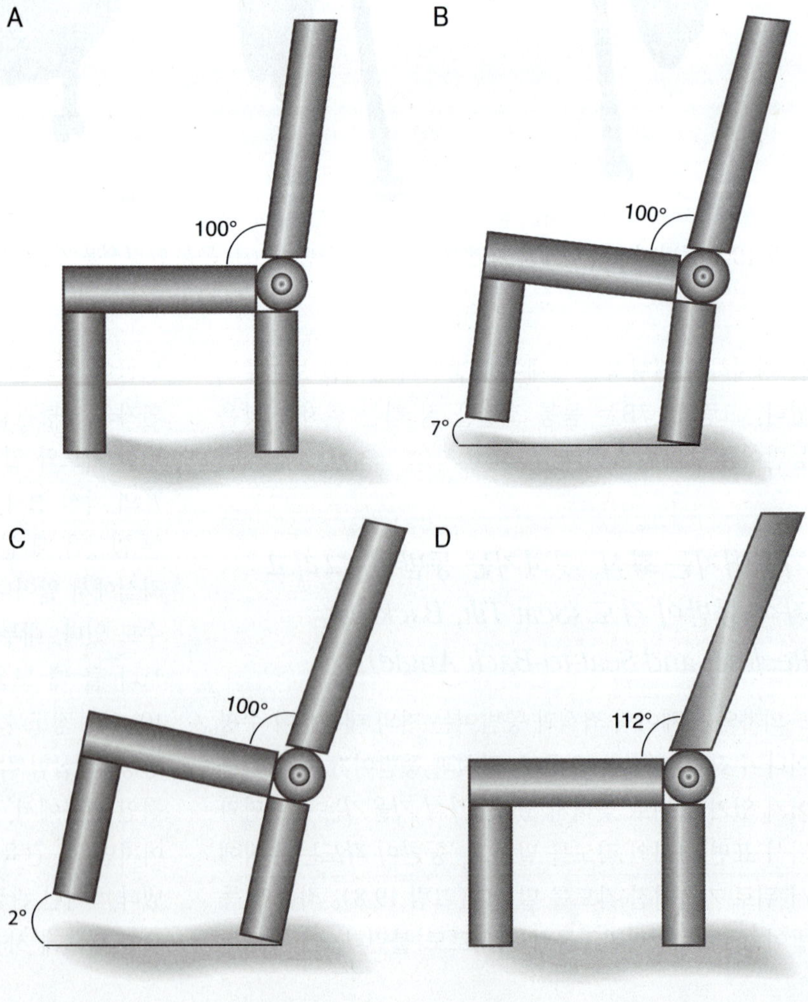

그림 19.9 기울어지는 좌석, 뒤로 젖혀지는 등받이, 그리고 좌석-등받이의 각도: (A) 0°좌석 경사와 100°의 좌석-등받이 각도. (B) 7°좌석 경사와 100°의 좌석-등받이 각도. (C) 12°좌석 경사와 100°의 좌석-등받이 각도. (D) 0°좌석 경사와 112° 좌석-등받이 각도.

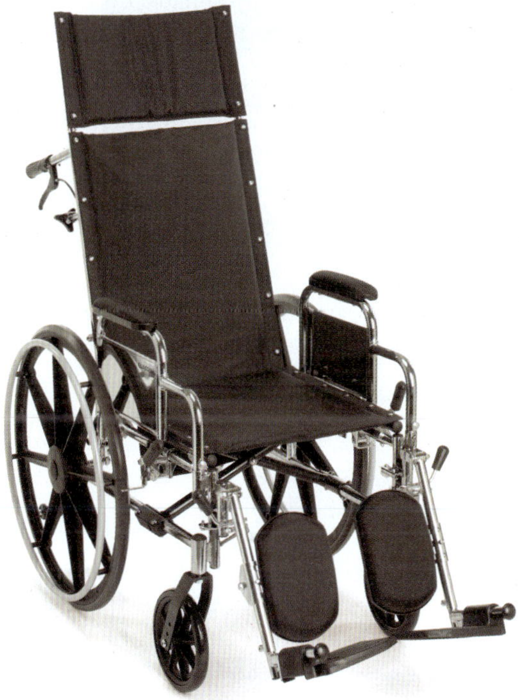

그림 19.10 *뒤로 젖혀지는 높은 등받이의 휠체어.*

뒤굽음과 엉덩관절의 움직임이 90° 보다 작게 제한되어져 고정되면(0°는 똑바로 세워져 있는 것을 의미한다), 일반적으로 등받이를 뒤로 기울어서, 엉덩관절 굽힘 각도를 다른 의자들보다 크게 해야 한다. 등받이가 뒤로 기울어진 휠체어는 이런 환자들을 위한 하나의 선택 사항이 된다(그림 19.10). 좌석에 대한 등받이의 각도는 엉덩관절을 가능한 90°에 가까이 하고, 몸통과 넙다리뼈몸통을 완전히 지지한 상태로 환자가 허용하는 엉덩관절 굽힘 각도와 일치시키기 위해 등을 기울이게 해야 한다. 그러나 등받이가 뒤로 기울어지면 궁둥이가 앞쪽으로 미끄러지는 성향이 증가하기 때문에, 골반의 안정성을 유지하기 위해 주의를 요해야 한다. 등받이가 기울어지는 원하는 사람에게는 쐐기 쿠션을 배치하여 궁둥이가 앞쪽으로 미끄러지는 것을 막아줄 수도 있다. 이런 좌석 기울기와 등받이 기울기의 조합은 많은 사용자에게 매우 효과적인 자세를 만들어 준다.

핵심 19.10

휠체어 사용자는 수평의 좌석과 수직의 등받이를 가진 의자에 적절하게 앉을 수 없다. 약간 경사진 좌석과 100–105°의 좌석-등받이 각도가 보다 큰 안정성을 제공하고, 편안하고, 기능적인 좌석을 제공해 준다.

기댄 자세 (Recumbent Postures)

클라이언트가 몸을 뒤로 젖힐 때 몸의 만곡과 자연스런 관절 각도의 지지는 편안함과 조직의 온전성에 있어서 필수적이다. 관절 각도 변화와 체중부하 표면을 포함한 클라이언트의 빈번한 자세 변화는 가능하면 정기적으로 수행되어야 한다. 포지셔닝은 지지면에서 수행되는 것을 확보하는데 필수적이고, 또 지지를 유지하고, 뼈 돌출부 위의 압박을 감소시키는 것으로 기대된다.

누운 자세 (Supine Position)

누운 자세를 취하려면 간병인은 머리밑에 베개를 두도록 하고, 목과 위쪽 등뼈를 굽힘된 자세로 만든다. 이런 방법에서 머리와 위쪽 등뼈의 거상은 뒤굽음증의 발달을 증가시키고, 엉치뼈와 꼬리뼈에 대한 압박 증가를 일으킨다. 누운 자세의 해부학적 휴식 자세는 중립위이다(즉, 굽힘이나 폄이 되지 않은). 만약 사용자의 척추 가동성이 중립위를 허용한다면, 척추의 휴식 자세와 중립위가 유지될 수 있도록 머리 밑의 베개 사용은 최소화되어야 한다. 목뼈의 굴림(rolling)과 뒤통수뼈의 지지가 뒤통수뼈를 보호하고, 목과 위쪽 등뼈를 중립위로 유지하기 위해 사용될 수 있다.

가시돌기보다 엉덩뼈에 압박을 재분배하기 위해 작은 타월을 감아서 골반의 한쪽 아래에 배치하여 엉치뼈 가시돌기의 피부를 보호할 수 있다(그림 19.11). 엉치뼈로부터 오는 경계면 압박을 재분산시키고 바닥 닿기를 보호하는 지지면을 선택함으로서 엉치뼈를 보호할 수도 있다. 바닥 닿기(bottoming out)는 다음과 같이 결정된다:

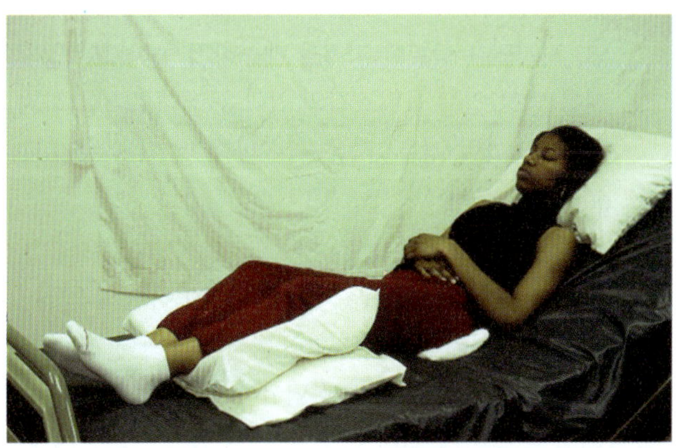

그림 19.11 *궁둥뼈와 큰뼈돌기 사이의 타월 배치는 엉치뼈 가시돌기에 가해지는 압박을 감소시키고, 이런 취약부위로부터 압박을 재분산시킨다.*

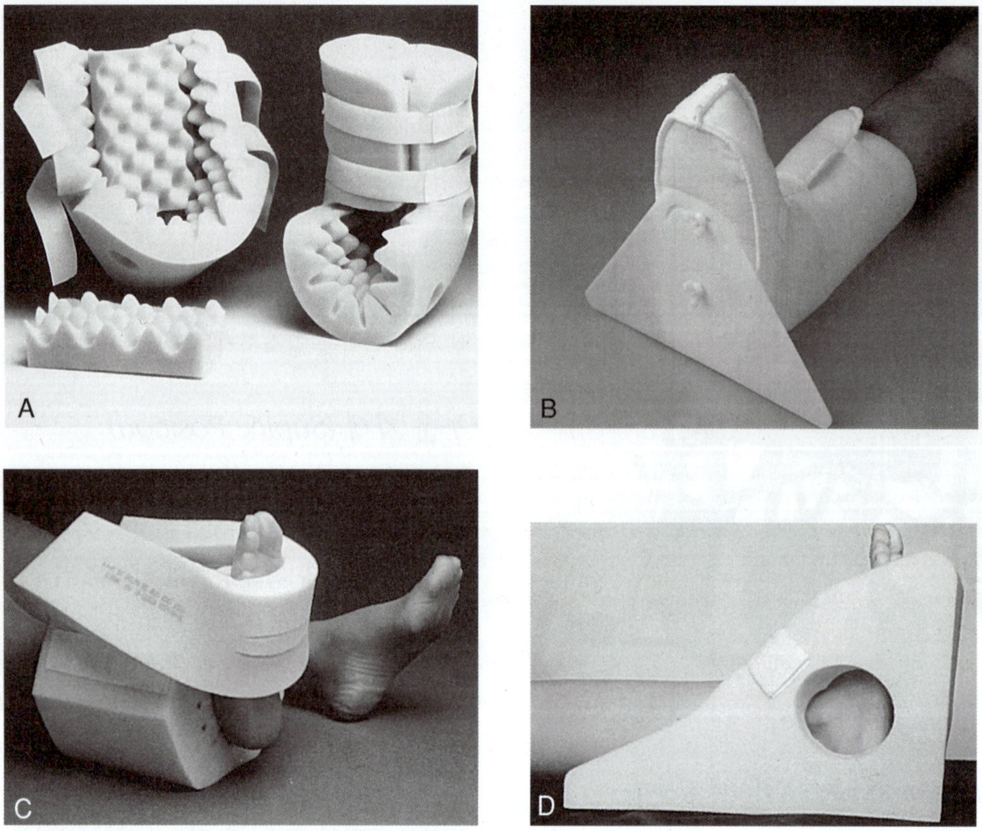

그림 19.12 *발꿈치 보호 장비. (A) Heellift Suspension Boot(DM System Inc., Evanston, IL). (B) Lunax boot with stablilizer(Lunax Boot, Auburn Hills, MI). (C)Foot-drop-stop(출처: Span-America Medical Systems Inc., Greenville, SC). (D) Cradle boot(출처: Span-America Medical Systems Inc., Greenville, SC).*

1. 사용자는 누운 자세로 편안하게 자세를 취한다.
2. 임상가는 치료 지지면 밑에 손을 배치하여 엉치뼈의 촉진을 시도한다.
3. 만약 임상가가 엉치뼈를 만지기 전에 지지면을 통해 손가락을 위쪽으로 1 인치 미만으로 움직일 수 있다면, 지지면은 충분한 지지를 제공하지 못하거나 엉치뼈를 덮고 있는 물렁조직의 압박을 제대로 완화하지 못한다. 이런 경우, 사용자는 ***바닥 닿기***(bottoming out)라고 한다.

지지면이 부족한 것으로 간주되면, 이런 사람의 압박-재분산의 효과를 위해 지지면은 조정되어야 한다.

발꿈치는 거상됨으로서 보호되어야 한다. 이것은 시중에 판매되는 장비에 의해 이루어질 수 있고, 그림 19.12에서 보여지듯이 몇 종류가 디자인되어 시중에서 판매되고 있다. 발꿈치는 장딴지 밑, 무릎 밑, 그리고 허벅지 밑에 베개를 배치함으로써 지지면으로부터 완전히 들어올려질 수 있다. 발꿈치 밑에 배치된 베개는 보호작용을 할 수 없는데, 그 이유는 여전히 압박이 발꿈치에 가해지기 때문이다. 발꿈치 밑에 배치된 베개는 무릎 젖힘을 유발하여, 불편이 초래될 것이다.

누운 자세에서 엉덩관절과 무릎관절의 적절한 안정 자세는 약 25–30°의 굽힘 자세이다. 이 자세에서는 완전한 폄이 강조되지 않는다. 엉덩관절/무릎관절의 굽힘을 강조하는 폼 다리 거상 장치는 많은 클라이언트에게 편안함을 제공한다(그림 19.11). 이 장치는 발꿈치가 침대로부터 들어 올려지는 동안, 엉덩관절과 무릎관절의 무릎 구축에 순응할 수 있다. 그러나 엉덩관절 굽힘이 누운 자세에서 증가됨에 따라, 허리뼈도 굽힘되고, 나중에는 엉치뼈의 압박이 증가된다. 모든 클라이언트는 한정된 시간 동안에만 이 자세를 취해야 한다.

핵심 19.11

엉치뼈와 발꿈치는 돌출된 뼈 부위로서 누운 자세를 취할 때 피부 손상의 위험이 증가된다. 이들 돌출부는 포지셔닝나 보조 장비를 통한 비체중부하된 자세를 취함으로써 보호되어야 한다.

30° 옆으로 누운 자세 (Side-Lying Position)

30° 옆으로 누운 자세는 지지면과 등, 어깨 및 골반이 수평면이 이루는 각도이다. 고전적인 90° 옆으로 누운 자세와는 달리, 30° 옆으로 누운 자세(그림 19.13A)는 큰뼈돌기에 가해지는 체중부하를 제한한다. 30° 폼 쐐기(그림 19.14)는 등 뒤에 베개를 배치하는 것보다 자세를 유지하는데 도움을 준다. 베개는 쉽게 압박하고 이동할 수 있고, 모든 간병인이 베개의 정확한 수와 적당한 배치를 일관되게 사용하는 것이 거의 불가능하다. 쐐기는 이 자세에서 어깨와 골반을 완전히 지지해 주어야 한다. 조절의 주요 지점인 어깨와 골반이 제대로 지지되지 않으면, 몸은 비틀리게 될 것이다. 부가적으로, 양쪽 다리 사이에 베개를 배치하여 다리를 분리해야 하고, 무릎과 발목 사이에도 폼 장치를 사용한다. 무릎만 분리된다면, 위쪽 발이 무릎 밑에서 매달린 자세가 되어 부종을 유발할 수 있고, 1번 발허리뼈의 안쪽면과 안쪽복사뼈에서 압박이 증가될 것이다. 앞에서 언급되고 그림이 보여진, 발 보호장치들이 양쪽 발목을 서로 분리시키고 뼈 돌출부를 보호하기 위해 사용될 것이다. 위쪽 팔 밑에 배치되는 베개나 쐐기는 편안한 자세로 어깨를 유지하는데 도움을 준다. 즉, 이 팔이 몸통으로부터 약 25° 벌림된다.

150° 옆으로 누운 자세 (Side-Lying Position)

150° 옆으로 누운 자세는 압박 완화를 위해 30° 옆으로 누운 자세의 대안으로서 종종 이용된다. 위쪽 가슴에서 골반까지 이르는 긴 30° 쐐기가 이 자세를 위해 필요하다(그림 19.13B). 양쪽 무릎과 양쪽 발목을 분리시키기 위해 그리고 편안함을 위해 엉덩관절을 약간의 굽힘과 벌림 자세로 만들기 위해 다른 종류의 쐐기나 베개가 위쪽 다리 밑에 배치될 수 있다. 발 보호장치는 복사뼈를 보호하고 피부의 파손을 막기 위해 양쪽 발목을 분리시키는데 사용될 수 있다. 이런 자세는 대개 위쪽 어깨관절의 중립위 또는 안정 자세(55° 벌림, 35° 가로모음)를 유발시킨다. 침대에 닿는 어깨가 불편해질 수 있지만, 클라이언트가 90° 옆으로 누운 자세 때보다 불편하지 않다.

핵심 19.12

30° 옆으로 누운 자세와 15° 옆으로 누운 자세 모두는 엉치뼈와 가쪽 뼈돌출부의 압박을 완화하는데 매우 유용하다. 그러나 이들 자세는 체중부하된 아래쪽 다리의 뼈 돌출 부위에 부하를 가한다. 그러므로 한쪽 부위에만 가해지는 압박을 방지하기 위해 정기적인 자세 변화가 필요하다.

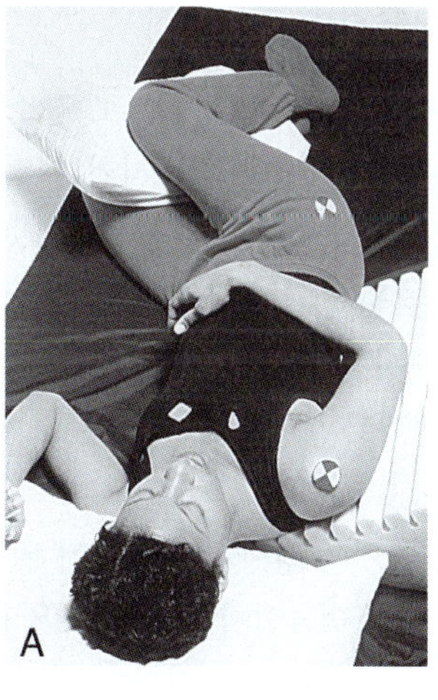

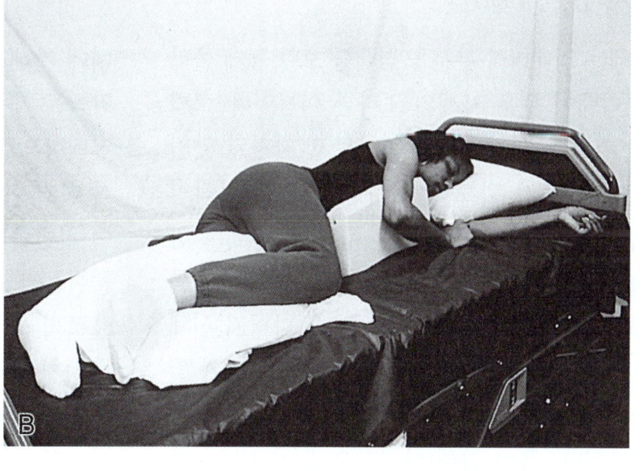

그림 19.13 옆으로 누운 자세. *(A) 30°옆으로 누운 자세. 이 자세를 유지하기 위해 골반과 어깨를 포함한 전체 몸통을 지지하는 30°쐐기는 사용된다. 무릎의 뼈 돌출부에 쿠션을 주기 위해 양쪽 다리 사이에 베개를 배치한다. (B) 150°옆으로 누운 자세. 몸통 전체를 지지해 주기 위해 동일한 30°쐐기를 사용한다. 150°옆으로 누운 자세를 취할 때 골반을 지지하고, 뼈돌출부에 쿠션을 제공하기 위해 다리 사이에 또다른 쐐기를 적용할 수 있다(출처: Span-America Medical Systems Inc., Greenville, SC).*

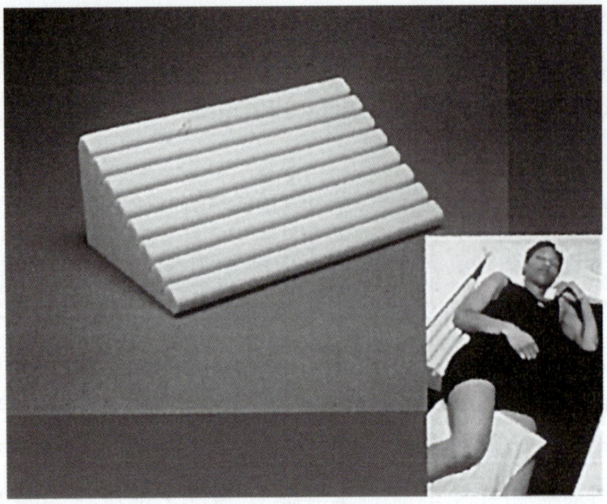

그림 19.14 *30°Body Aligner(출처: Span-America Medical Systems Inc., Greenville, SC).*

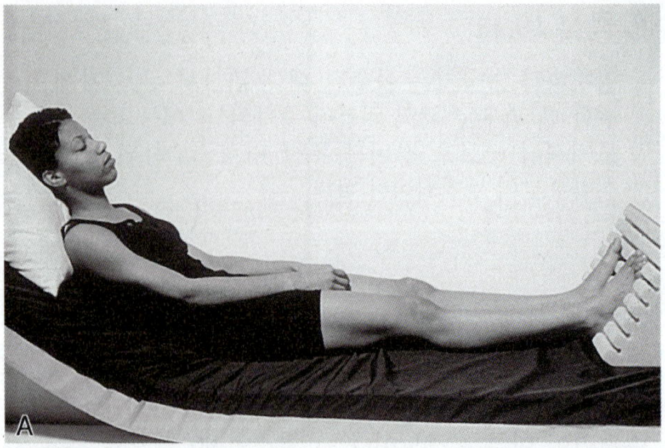

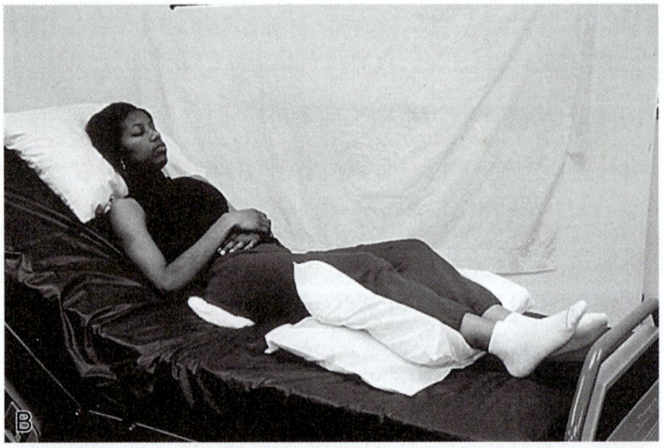

그림 19.15 *Fowler 자세. (A) 엉덩관절은 침대가 굽힘되는 부위와 일치해야 된다. 그리고 엉치뼈의 압박을 감소시키기 위해 무릎을 쭉 뻗고, 몸이 미끄러지는 것을 막기 위해 발 밑에 지지물을 배치한다. (B) 편안함을 제공하기 위해 무릎 밑에 베개를 배치하고, 엉치뼈 가시돌기에 압박을 완화시키기 위해 그리고 취약한 부위에 가해지는 압박을 감소시키기 위해 한쪽 골반 밑에 타월을 감아서 배치한다(출처: Span-America Medical Systems Inc., Greenville, SC).*

엎드린 자세 (Prone Position)

이 자세는 대부분의 환자들이 취하기 어려운 불편한 자세이고, 환자 혼자서 이 자세를 취하기 어렵다. 이 자세는 노인 환자, 특히 뒤굽음증을 가진 환자나 머리를 90°로 돌렸을 때 호흡하기 어려운 사람에게 더욱 그러하다. 머리와 가슴 밑의 베개는 얼굴을 베개 가장자리에 배치할 때 호흡을 촉진하는데 도움을 줄 것이다. 이 자세를 할 때, 양쪽 무릎과 양쪽 발이 압박되는지를 잘 모니터링해야 한다. 부종을 감소시키기 위해 양 발을 베개, 폼 블록, 또는 쐐기 위에 올려놓을 수 있다.

Fowler 자세 (Position)

Fowler 자세는 침대머리 부분을 침대틀 보다 높게 올라놓고 절반쯤 기대어 누운 자세의 또다른 이름이다(그림 19.15A). 이 자세는 의자에서의 똑바르고 지지된 앉기 자세의 대체 자세로서 과도하게 사용된다. 전형적인 Fowler 자세는 30°-60°의 엉덩관절 굽힘을 필요로 한다. 무릎관절의 굽힘은 침대 다리쪽을 올림하거나 베개를 무릎 밑에 배치함으로써 이루어질 수 있다. 나머지 신체 부위는 폄된 자세를 취한다. 결과적으로 볼 때, 문제가 일어날 수 있는데, 그 이유는 엉치뼈에 과도한 양의 부하가 가해지기 때문이다. 몸이 침대 다리쪽으로 미끄러질 때 엉치뼈가 높은 전단력에 노출되는데, 그것은 몸통이 지지되지 않고, 발쪽으로 미끄러지는 것을 막아 주는 어떤 장치도 없기 때문이다. 전단과 체중부하에 의해 발생하여 엉치뼈에 가해지는 힘은 3가지 방법으로 감소될 수 있다: (1) 압박을 재분산하고 전단을 감소시키는 적절한 지지면을 선택함으로써, (2) 엉치뼈 가시돌기가 체중부하되지 않도록 하기 위해, 타월을 감아만 후, 엉덩뼈 날개밑에 배치하여 골반을 경사시킴으로써, (3) 침대 머리 부분을 최소로 들어올리고, 환자가 이 자세를 취하는 시간을 최소로 함으로써.

엉치뼈 가시돌기를 경사지도록 하기 위해서는, 길이가 8-12인치 되고, 폭이 4인치 되도록 목욕 타월을 여러 번 접어서 골반을 가쪽으로 경사시킨다. 골반을 약간 기울이기 위해 그리고 가시돌기에 가해지는 직접적인 압박을 줄이기 위해 타월을 감아말아서 한쪽 엉덩뼈 밑(엉치뼈와 엉덩관절 사이)에 배치한다(그림 19.15B). 발바닥 밑에 배치된 보드 형태, 폼 쐐기 형태나 블록 형태의 지지물도 사용자를 고정하는데 도움을 주고, 또 미끄러지는 것을 막는데 도움을 준다. 침대 머리 부분을 들어올리기 전에, 엉덩관절을 침대 틀의 경첩부위와 일치되게 배치해야 한다. 그 이유는 몸과 침대가 동일 지점에서 굽혀져야 하기 때문이다.

> **핵심 19.13**
> 한쪽 골반 밑에 배치된 타월은 엉치뼈 가시돌기에 압박이 가해지지 않도록 몸을 경사시킬 수 있고, 취약한 부위를 보호해 줄 수 있다.

진단 과정 (Diagnostic Process)

미국 물리치료사협회에 의한 현재의 가르침은 물리치료사로 하여금 평가를 수행할 때 진단 과정을 따르는 것을 권장하고 있다. 진단 과정으로는, 병력 체크, 신체 계통 검사, 수집된 정보의 평가, 진단과 예후의 공식화, 중재의 결정, 그리고 결과의 평가 등이 있다.[64] 이 과정은 상처를 가진 환자를 전반적으로 검사하는 것이지, 물리치료사가 상처 자체에만 집중하는 것을 권장하지 않는다.

병력 (History)

적절한 병력은 다음을 포함해야 한다:

- 클라이언트와 간병인의 목표(그들의 목표가 임상가의 목표와 동일하지 않을지도 모른다).
- 1차 진단(CVA SCI, 다발성 경화증, 당뇨병, 신생물, 신장 기능부전, 또는 후천성 면역 결핍증과 같은)
- 2차 진단(동맥부진이나 정맥부진, 신경병리, 또는 압박성 궤양과 같은).
- 외과적 병력(과도한 압력을 일으킬지도 모르는 뼈대계 변화를 포함함). 예를 들어, 궁둥뼈절제술은 앉을 때 골반에 불균등하게 힘이 분산되어, 나머지 궁둥뼈에 압박이 증가된다.
- 영양 상태(삼키기와 자가 음식 섭취가 어려운 경우도 포함)
- 치유과정을 방해할 수 있는 약물치료와 의학적 중재(스테로이드 화학요법, 방사선 요법, 항염증제, 항프로스타글란딘 등)
- 병리검사와 진단 검사의 결과(알부민, 프리알부민, 글루코스 및 헤마토크릿 포함)
- 환경 문제(삶의 방식, 집안의 장벽, 간병인 안정성).

검사와 평가 (Examination and Evaluation)

검사는 궤양의 원인과 치료에 영향을 주는 임상 징후와 증상을 임상가에게 제공한다. 철저함을 보장하기 위해 검사 소견은 신체 계통 양식 안에서 표준화된 양식으로 기록되어야 한다.

근육뼈대계 상태 (Musculoskeletal Status)

ROM, 근력, 뼈대계 구조와 생체역학적 기형, 위축, 자세, 및 기능적 손상과 가동성 손상을 검사한다.

가동범위 제한 (Range-of-Motion Limitations)

구축은 완전 가동범위를 제한하고, 이상적인 포지셔닝을 방해한다. 각 구축이 *고정형 구축*(움직일 수 없는 또는 교정될 수 없는)인지 아니면 *유연형 구축*(가동될 수 있는, 또는 중재로 교정될 수 있는)인지가 결정되어야 한다. 고정형 구축은 정복될 수 없고, 제한된 가동성과 기능 소실에 적응할 수 있는 적절한 지지를 필요로 할 것이다. 유연성 구축은 신장과 포지셔닝에 의해 정복될 수 있다: 보조장비와 자세 장비를 유연성 구축에 적용함으로서 이상적인 자세로 만들 수 있다. 그래서 완전한 기능 회복과 부분 기능 회복이 이상적인 목표이다. 예를 들어, 만약 엉덩관절의 최대 굽힘이 75°로 고정된 것으로 결정되었다면(완전 폄은 0°), 좌석-등받이 각도가 90°인 의자는 부적질할 것이다. 이런 경우, 구축에 적응할 수 있도록 좌석-등받이 각도를 70°로 줄어야 한다. 그러나 만약 엉덩관절의 굽힘이 75°인 것으로 확인되지만 유연성 구축이라면, 임상가의 의견으로서 엉덩관절 굽힘을 더 얻을 수 있다. 그런 다음, ROM이 향상됨에 따라 좌석-등받이 각도를 변화시킬 수 있도록 좌석-등받이 각도를 조정해야 한다.

흔한 실수는 다양한 요소(근 유연성, 경직, 약증, 비의도된 운동조절)가 불쾌, 인지 퇴화, 신중한 의도의 결과인 것으로 잘못 인지하는 것이고, 또 좌석에 엉덩이 뒷부분을 잘 유지할 수 없고, 똑바른 앉기를 할 수 없는 환자의 무능력이다. 그러나 앉은 자세에서 부정정렬의 원인은 이들 다른 요소보다 엉덩관절의 ROM 손상이다. 다른 한편, 대부분의 경우, 90°의 엉덩관절 굽힘이 이용되지 않는다. 90°의 좌석-등받이 각도를 가진 표준 휠체어에서 기능적 앉기를 필요로 한다.

실제 엉덩관절 굽힘의 측정은 누운 자세에서 클라이언트를 이완상태에서 이루어진다. 검사자는 클라이언트의 한쪽 다리를 0°까지 완전히 폄시키고, 엄지를 ASIS에 배치하고, 가운데손가락을 PSIS에 배치한다. 이것은 검사자로 하여금 골반이 중립위를 벗어나 뒤쪽으로 돌림하기 시작하는 지점을 확인하도록 한다. 골반의 중립위는 ASIS가 PSIS보다 약간 아래쪽에 위치하는 것으로 확인된다. 검사자의 손가락을 ASIS와 PSIS에 배치한 채, 무릎을 굽힘하고 다리를 들어올림으로써 엉덩관절을 수동으로 굽힘시킨다. 굽힘하는 동안 특정 지점에서 골반이 뒤쪽으로 돌림하기 시작한다. 즉, ASIS가 PSIS와 높이가 동일해지거나 약간 위쪽에 위치하게 된다. 골반이 뒤쪽으로 경사질 때, 반대쪽 다리의 골반이 바닥으로부터 떨어지기 시작한다. 골반이 돌림하기 시작하는 시점에서 일어나는 엉덩관절의 굽힘 각도가 진짜 엉덩관절 굽힘 각도이다(그림 19.16). 경험이 많은 검사자는 보조 없이 이런 측정을 수행할 수 있다: 경험이 부족한 검사자는 손가락으로 표시하고, 다리를 유지함으로서 측정의 이득을 얻을 수 있다.

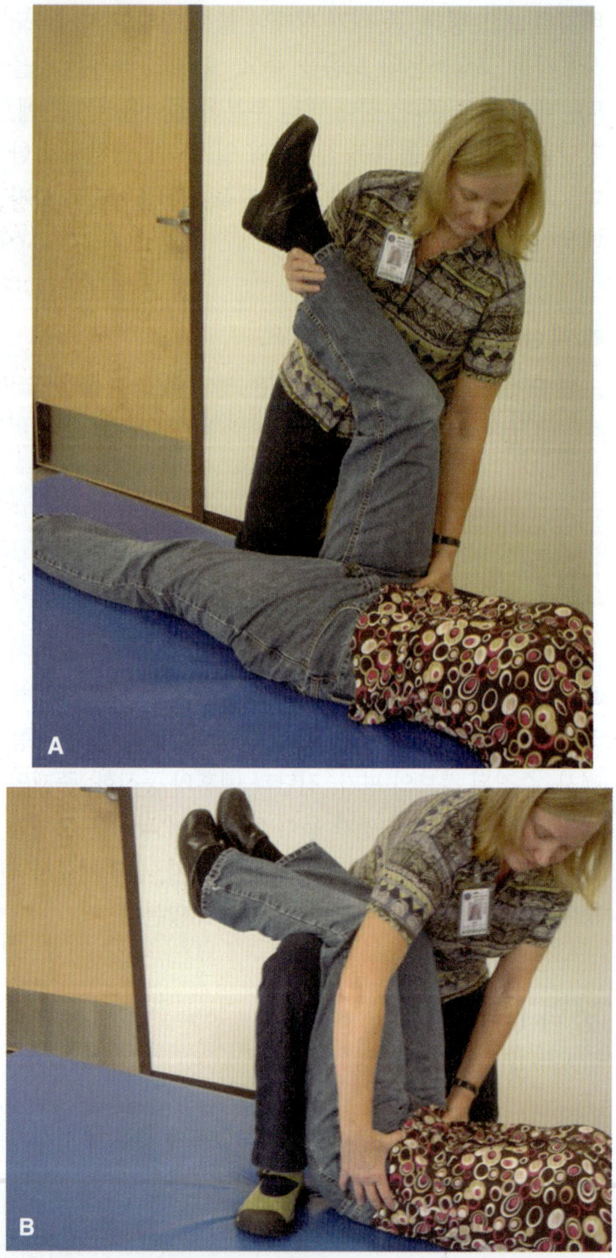

그림 19.16 *진짜 엉덩관절 굽힘 측정. (A) 한쪽 다리를 쭉 뻗게 한 후, 반대쪽 다리를 수동으로 굽힘한다. 골반이 뒤쪽으로 경사되기 시작하는 지점을 체크한다. (B) 양쪽 다리를 수동으로 굽힘하면서, 골반이 뒤쪽으로 경사되기 시작하는 엉덩관절의 각도를 체크한다.*

> **핵심 19.14**
>
> 엉덩관절의 제한된 굽힘과 등뼈의 제한된 폄, 그리고 고정된 구축이 나쁜 앉기 자세의 흔한 이유이다. 이들 상태는 제한을 조정해 주는 장비를 필요로 할 것이다. 90° 좌석-등받이 각도의 표준 휠체어가 모든 사용자에게 적합할 것으로 기대된다.

근력 (Muscle Strength)

주요 근육군의 근력소실은 똑바른 앉기 자세나 기대 누운 자세를 유지할 수 있는 클라이언트의 능력을 손상시킬 것이고, 또 독자적인 가동성을 제한할 것이다. 만약 독립적인 침상 가동성이 근약증으로 제한된다면, 클라이언트는 다른 사람의 도움을 통해서만 압박을 완화하는 포지셔닝을 할 수 있을 것이다. 스스로 재포지셔닝을 할 수 있는 사람은 기본적으로 압박 완화를 할 수 있고, 피부 파손을 경험하지 않을 것이다.

만약 척추주위근, 배근육, 또는 다른 몸통근육이 약하거나 기능을 할 수 없으면, 그 사람은 한쪽으로 기울어지게 될 것이고, 이로 인해 한쪽 궁둥뼈에 과도한 압박이 가해져서 피부 손상을 경험하게 될 것이다. 게다가, 원하지 않는 경향이 근 약증을 가진 사람에게 나타날 것이다. 즉,

엉덩관절이 앞쪽으로 이동하는 구부정한 자세를 취하게 되어, 앉는 부위가 궁둥뼈가 아닌 엉치뼈로 변할 것이다: 이 자세는 꼬리뼈와 엉치뼈 가시돌기에 과도한 압박이 가해질 것이다. 만약 나쁜 자세가 엉덩이를 앞쪽으로 이동시켜 발이 지면에 닿게 되면, 꼬리뼈에서 압박력과 전단력이 발생하게 되어, 피부 파손을 초래시킬 것이다. 팔의 약증도 기본 일상생활 동작(예: 식사하기, 화장실 사용하기, 물건 들기, 수동 휠체어 움식이기, 무삼삭한 부위의 피부 체크하기)의 수행을 어렵게 만들 것이다.

뼈대 구조와 근육 구조 (Skeletal and Muscular Structure)

뼈대계 평가의 일부로서, 위험한 뼈 돌출부의 확인을 포함해야 한다. 어떤 사람은 다른 사람보다 뾰족한 가시돌기를 가지고 있다. 뾰족한 가시돌기를 가진 사람은 위험이 더 높고, 평편하고, 매끈한 조직보다 더 많은 압박이 가해지는 좁은 영역을 가질 것이다. 뼈대계의 기형도 피부 파손이 일어날 수 있는 고위험 지역이 될 수 있다. 예를 들어, 고정된 옆굽음증이나 뒤굽음증은 갈비뼈와 가시돌기에서 피부 손상의 위험이 증가된다.

뼈 돌출부를 덮고 있는 뼈대근의 위축도 물렁조직의 쿠션 효과를 감소시킴으로써 압박성 궤양의 위험을 증가시킨다. 이들 지점은 클라이언트가 자세를 취하거나 보호용 장비를 적용할 때 주의를 해야 한다. 좌석 쿠션이나 지지면을 이용한 적절한 압박의 재분산은 이들 클라이언트의 압박성 궤양에 있어 중요한 요소가 될 것이다.

자세 (Postures)

앉거나 기대어 누운 자세에서 환자가 선호하는 자세를 체크해야 한다. 부가적으로, 각 자세에서 보내는 시간도 피부 파손의 위험을 평가할 때 체크되어야 한다. 본 책의 앞부분에서 설명되었듯이, 이들 자세가 이상적인 자세가 아닐 때, 뼈 돌출부를 보호하고, 이상적인 자세를 취하도록 하는 중재가 꼭 필요하다. 예를 들어, 옆으로 누운 자세를 선호하는 사람은 큰뼈돌기의 압박을 유발하는 90° 옆으로 누운 자세보다 30° 옆으로 누운 자세를 촉진시키기 위해 쐐기로 지지면을 지지하고 압력을 재분산해 주어야 한다. 이런 변화에 대한 가장 효율적인 기록은 중재 전후에 환자가 취하는 자세를 촬영한 사진이다. 이런 사진은 지불의 근거로서 장비의 필요성과 처방된 권장 사항을 제대로 보여주게 되고, 또 중재에 의해 달성되는 효과를 잘 보여준다.

> **핵심 19.15**
>
> 중재 전후로 촬영된 자세 사진은 처방된 장비의 필요성과 장비의 적절한 사용을 잘 보여줄 것이다.

기능과 가동성의 손상 (Functional and Mobility Impairments)

압박성 궤양은 기능적 가동성(휠체어 가동성, 자가 재위치의 능력, 그리고 앉은 자세나 누운 자세에서 안정하고 기능적인 위치의 달성 등을 포함한)의 손상에 의해 일어날 수 있다. 가동성은 Braden, Norton, Waterlow, Gosnell과 Allman 등을 포함한 자주 사용되는 위험 평가 점수의 세부 척도로서 포함된다. 휠체어 가동성과 침상 가동성을 독자적으로 할 수 있는 사람은 피부 파손의 위험이 낮을 것이다. 기능 손상의 리뷰와 함께 신체 계통에 대한 철저한 검사는 손상의 원인을 결정하는 요구되는 정보와 치료, 포지셔닝, 장비 처방 등을 통한 기술의 향상에 대한 정보를 치료사에게 제공할 것이다. 지지면과 좌석 쿠션과 같은 장비도 압박 관리의 측면에서 평가되어야 하고, 또 독자적으로 움직일 수 있는 사용자의 능력을 향상시키는 특징으로서도 평가되어야 한다.

신경근육 상태 (Neuromuscular Status)

감각 (Sensation)

감각의 철저한 평가는 외상과 압박성 궤양을 가질 수 있는 몸의 해부학적 부위를 결정하는데 도움을 줄 것이다. 감각이 떨어지는 피부 영역은 외상이나 압박으로 인한 피부 파손의 위험이 높은 부위이다. 예를 들어, LE 먼쪽 감각신경병리에 의해 발에서 보호성 감각소실된 사람은 압박성 궤양의 위험이 매우 높거나 체중부하하는 발위에 외상과 관련된 궤양의 위험이 매우 높을 것이다. 보호성 신발이 이런 환자에게 매우 중요한데, 그 이유는 그들이 매우 심각한 보호성 감각 소실을 가졌기 때문이다. 아래쪽 몸통의 감각소실이나 결손을 가진 사람은 엉치뼈, 꼬리뼈, IT, 큰뼈돌기, 넙다리뼈안쪽관절융기, 종아리뼈머리, 복사뼈 및 발의 뼈 돌출부 등에서 발생할 수 있는 높은 피부 파손의 위험을 가질 것이다. 간병인과 클라이언트의 교육에 이들 부위의 보호와 매일의 검사가 포함되어야 한다.

반사와 경직 (Reflexes and Spasticity)

병태적 반사와 경직은 환자의 몸을 불수의적 자세와 움직임 패턴을 만들어 앉기와 누운 자세를 취할 수 없게 만든다. 이들 비정상적인 자세는 엉덩관절 모음근에 경직이 있을 때 넙다리뼈 안쪽관절융기와 같은 뼈 돌출부위에 과도한 경계면 압박을 일으킬 수 있다. 경직이 있을 때, 반복적이고 불수의적 운동이 뼈 돌출부의 물렁조직에 전단력을 일으킬 수 있고, 환자의 독자적 기능 가동성을 크게 제한할 수 있다. 예를 들어, 머리 손상 환자는 발꿈치에서 전단과 마찰을 일으킬 수 있는 다리의 굽힘근 경직을 가질 것이고, 발꿈치가 지지면을 압박하거나 근육을 수축과 이완하면서 지지면 위를 반복적으로 움직일 것이다.

치료적 포지셔닝은 강력하고 동적인 구축 관리 전략으로서 이용될 수 있고, 또 이용되어야 한다. 일관적이고 점진적인 포지셔닝과 구축 관리 프로그램을 받지 않으면 비가역적이고, 쇠약하고 생명을 위협하는 구축이 병태적 반사와 경직을 가진 사람에게서 일어날 수 있다.[65–67] 반사와 경직이 어떻게 유발되는지를 결정하거나, 앉은 자세나 누운 자세의 다양한 자세로 억제된다면, 기능과 안정성을 위한 선호 자세를 설정하는데 도움이 될 것이다. 예를 들어, 머리와 목의 턱 당김을 촉진하고 지지함으로서 몸통과 팔다리의 폄근 경직을 억제할 수 있고, 환자가 휠체어에서 기능적이고 똑바른 앉기 자세를 취할 수 있도록 촉진하고 도움을 수 있다. 가능하다면, 반사 억제 자세를 경직을 억제하는데 이용해야 한다.

누운 자세에서 엉덩관절과 무릎관절의 굽힘을 일으키는 경직성 환자는 발꿈치와 엉치뼈 위에서 압박성 궤양의 고위험을 가질 것이다. 굽힘은 양쪽 다리를 분리시키고 30° 옆으로 누운 포지셔닝에 의해 억제될 수 있다(그림 19.17과 그림 19.18).

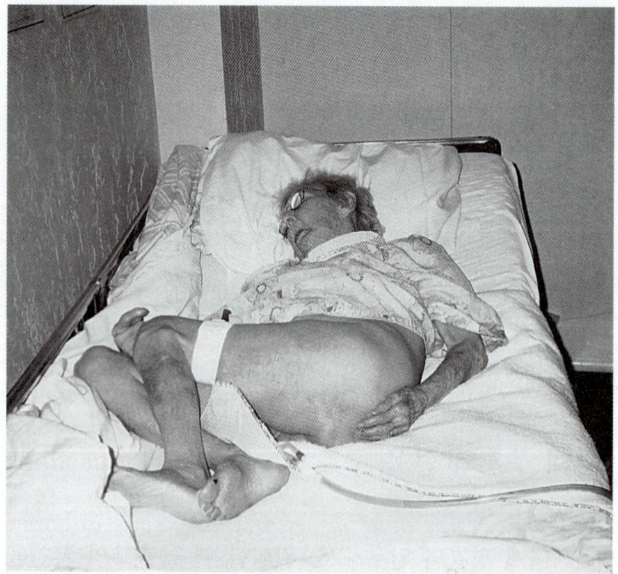

그림 19.17 *중재 이전에 포지셔닝을 억제하는 병태적 반사와 경직을 가진 환자(출처: Positioning Solution, Colorado, Spring, Co).*

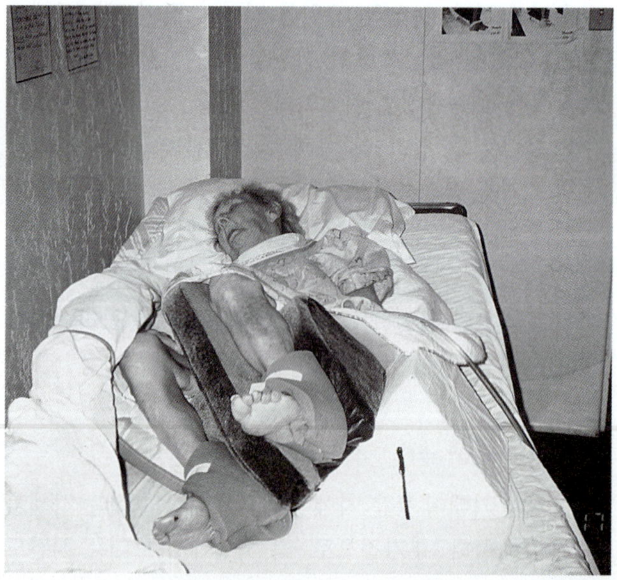

그림 19.18 *굽힘근 톤을 억제하고, 구축의 진전을 억제하고, 발꿈치 압박을 제거하는 병태적 반사와 경직을 가진 환자의 중재 이후의 자세(Bedleg Positioning Cushion; 출처: Positioning Solution, Colorado, Spring, Co).*

시야 결손 (Visual Field Deficits)

시야 결손은 뇌졸중과 뇌손상 환자에게 있어 안전한 자가 가동성을 손상시킬 수 있다. 예를 들어, 환자가 왼쪽 시야 결손을 가지고 있다면, 그가 시야 결손을 보상하는 방법을 배울 때까지 안전하게 휠체어를 독자적으로 추진할 수 없을 것이다. 환자가 선호하는 침대의 누운 자세도 시야 결손에 의해 영향을 받을 수 있다. 그들은 시야를 제한하는 자세를 취하지 않으려고 할 것이고, 시야가 확보되는 자세를 선호할 것이다.

신경혈관 상태 (Neurovascular Status)

신경혈관계는 심장근, 평활근 그리고 외분비샘을 지배하는 자율신경계(ANS)에 의해 통제된다. 자율신경계는 순환, 소화, 콩팥 기능, 온도 조절 및 체액 균형(구성, 분포 및 부피)을 통해 내적 항상성을 유지한다. ANS는 동맥과 세동맥의 혈관운동성 긴장을 조절하여, 혈압과 조직 관류, 혈액 부피를 위한 혈관 공간을 조절한다. 증발을 통해 열을 분산하는 땀샘도 ANS에 의해 통제된다.[51] 혈관 확장과 혈관 수축, 열조절, 발한에 대한 자율신경의 조절이 부족한 환자는 피부 손상의 위험을 크게 가질 것이다.

심폐계 상태와 순환계 상태 (Cardiopulmonary and Circulatory Status)

혈액, 산소 및 영양분을 피부로 전달하는 혈관계의 능력은 심폐계와 혈관계의 손상에 의해 직접 영향을 받는다. 선천성 심부전, 죽상동맥성 심장 질환, 만성 폐쇄성 폐질환, 말초 허혈 혈관성 질환 등에서 일어나는 작은 혈관 관류의 문제를 가진 사람은 압박성 궤양의 높은 위험을 가진다.[68] 만약 앉은 자세나 누운 자세를 교정하지 않으면, 이들 환자는 치유되는데 더 많은 시간이 소요되는데, 그 이유는 부적절한 관류와 잘못 정렬된 자세 때문이다.

심폐계의 손상은 등뼈 뒤굽음증과 같이 가슴 확장과 호흡 패턴에 영향을 줄 수 있는 근육뼈대계 기형에 의해서도 초래될 수 있다. 부가적으로, 가로막호흡을 약화시킬 수 있는 호흡보조근의 약증은 폐분비물 운동 침체하는 부동과 함께, 폐렴의 위험과 호흡부전의 위험을 증가시킬 수 있다. 예를 들어, 고정된 뒤굽음증을 가진 환자는 똑바른 앉기 자세를 취할 수 없지만, 뒤로 젖혀지는 등받이에 뒤굽음증이 순응되면 머리와 목을 똑바른 자세로 만들 수 있고, 또 가슴을 완벽하게 확장할 수 있다.

적절한 침대 지지면이나 머리나 위쪽 등뼈 밑에 배치되는 폼 쐐기와 같은 자세 보조 장비에 적응이 이루어지않는 한, 고정된 뒤굽음증을 가진 환자는 머리를 지지하는 장비없는 똑바른 누운 자세를 취할 수 없을 것이다. 이런 이유 때문에, 피부나 물렁조직에 압박성 궤양의 위험이 있는지를 결정하기 위해 등뼈 가시돌기 위의 경계면 압박을 평가해야 한다. 그래서 등뼈 뒤굽음증을 가진 환자를 위해, 앉은 자세나 누운 자세에서 가슴이 완전하게 확장될 수 있도록, 그리고 중력이 기형이 허용되는 만큼 가슴 확장을 이룰 수 있도록 뒤굽음증에 대한 순응이 이루어져야 한다. 이런 순응은 기형을 진행시키기 보다는 뒤굽음증을 유지하는데 도움을 줄 것이다.

어떤 사람들은 특별한 머리 거상과 발 거상의 조건을 가질 것이다. 예로, 만성 폐쇄성 폐질환이나 선천성 심부전을 가진 사람은 호흡의 용이성과 효율성을 촉진하기 위해 침대 머리의 거상을 필요로 할 것이다. 침대머리의 거상은 지지면과 엉치뼈와 IT 피부사이의 전단력을 증가시킬 것이고, 이들 소식을 완화하기 위해 옆으로 누운 자세를 취하는 능력을 최소화할 것이다. 정맥 부전 환자는 정맥 환류를 증가시키기 위해 팔다리를 심장보다 높이 들어올릴 필요가 있다. 침대에서의 다리 거상은 엉치뼈 위의 경계면 압박을 증가시킬 수 있다. 바람직한 자세가 달성되면, 임상가는 물렁조직 파손의 위험이 없는 것을 확인하기 위해 뼈 돌출부의 압박 재분산을 평가해야 한다.

소화계 상태 (Gastrointestinal Status)

소화계의 손상과 관련될 수 있는 의학적 진단의 예로는 늘어증, 식도 역류 및 영양실조 등이 있다. 소화계의 장애는 영양 섭취에 대한 부정적인 영향을 미칠 것이다. 압박성 궤양은 영양 상태가 좋은 사람에게는 잘 발생하지 않는다.[70,71] 기존의 압박성 궤양이 있는 사람의 경우, 영양실조를 가진 사람과 느린 치유 속도 사이에 강력한 상관관계가 있다.[50,71,72] 사람의 영양 상태는 자가 섭취[73] 능력에 직접 영향을 받고, 또 그 환자의[49] 특별한 식이요법에 영향을 받는다. 테이블, 음식 및 음료 등에 쉽게 접근할 수 있도록 하는 앉은 자세나 누운 자세에 대해 작업치료사와 상담을 해야 한다. 이런 상담에는 자가 음식 섭취의 용이성과 효율성에 필요한 장비, 성공을 보장하는 신체적 지원과 모니터링 등이 포함되어야 한다. 환자의 특정 식이요법을 평가하고 설정하는데 영양사가 매우 중요하다. 적절한 음식과 음료 섭취에 대한 일관성을 얻고, 또 흡인없이 안전한 삼키기를 위한 머리와 목의 올바른 자세에 대한 조언을 얻기 위해 언어치료사와 상담도 꼭 필요하다.

장기를 통해 음식물을 섭취하는 사람에게는, 폐안으로 타액의 흡인이 일어나지 않도록 하고, 식도 역류를 방지하는데 있어 적절한 머리, 목 및 몸통의 자세가 가장 중요하다.[74] 최소한 30°의 머리 거상이 식도 역류를 방지하는데 도움을 준다. 엉치뼈와 꼬리뼈의 경계면 압박이 이 자세에서 지지면의 효율성을 결정하기 위해 평가되어야 한다. 흡인을 방지하기 위해 머리와 목을 약간 굽히고, 턱을 당겨야 한다.

사람의 창자 기능, 절제 및 습관에 대한 평가는 기능, 절제 또는 독립성을 촉진하는 앉은 자세나 기대 누운 자세를 결정하는데 있어 꼭 필요하다. 예를 들어, 신경근육계 손상이 침상에서의 창자 관리 프로그램의 수행이 필수적인 것으로 만들면, 누운 자세의 지지면과 포지셔닝도 이런 과정을 촉진해야 한다. 창자 프로그램이 화장실에서 수행되도록 한다면, 욕실로의 이동 용이성과 안정성을 촉진하는 것이 중요하고, 창자 프로그램의 용이성을 촉진하고, 또 압박성 궤양을 방지하기 위한 변기 좌석에 패딩을 철저하는 것도 중요하다.

생식비뇨계 상태 (Genitourinary Status)

환자가 변비를 가지고 있는지를 결정해야 하고, 변비에 좋은 중재가 무엇인지를 결정하는 검사를 해야 한다. 요실금 패드와 옷을 사용자와 쿠션이나 지지면 사이에 배치할 수 있다. 그리고 지지면이 침식되지 않도록 함으로서 장비의 압박 재분산 특성을 감소시킨다. 환자가 실금에 대한 적절한 제품을 착용하고 있다면, 부가적인 요실금 패드를 의자 쿠션이나 침대에 배치할 필요가 없다. 만약 실금 패드가 필요하다면, 가능하면 지지면 안으로 신체가 침식되지 않도록 하기 위해 하나의 패드 층만 사용해야 한다. 환자가 요실금이 있다면, 지지면이나 휠체어 쿠션의 덮개가 오염으로부터 장비를 보호하기 위해 적용되어야 한다. 의료기록도 요실금과 변실금에 의해 피부가 자극되거나 파손되지 않도록 피부를 청결하게 유지하고, 수화하고 보호하는데 이용되는 중재를 기록해야 한다.

가동성 기반(휠체어)과 관련된 자세 보조 장비는 화장실로의 이동에 대한 효율성, 안정성 독립성을 촉진해야 한다. 그리고 카테터/다리 주머니의 비움을 촉진해야 하고, 또 오줌, 개인 위생과 옷 입기와 옷벗기의 용이성을 촉진시켜야 한다.

자세와 지지면에 대한 제안을 돕고, 파트너와의 성적 쾌락과 편안함을 촉진시키는 자세 등을 포함한 성적 기능에 대해서도 클라이언트나 가족과 함께 토의되어야 한다.

핵심 19.16

포지셔닝과 내구성 있는 의료 장비들이 피부계와 근육뼈대계에 영향을 주는 것으로 흔히 알려져 있다. 그러나 그들은 신경근육계, 신경혈관계, 심폐계, 순환계, 소화계, 생식비뇨계 등을 포함한 모든 신계 계통에 영향을 준다.

피부계 상태 (Integumentary Status)

앉은 자세나 기대어 누운 자세에서 압박에 취약한 피부의 검사는 피부 팽창, 색깔, 피부결, 탄력성과 같은 몇몇 질적 상태를 확인할 수 있다. 상처나 흉터조직, 홍반, 반상출혈, 피부염, 찰과상 등과 피부조직 사이의 온도 차이를 확인할 수 있다. 나쁜 팽창을 가지고 있는 얇고 부서지기 쉬운 피부는 피부 열상과 압박성 궤양을 쉽게 당할 것이고, 적절한 간병인의 도움과 도구의 도움에 의해 잘 보호될 수 있다.

병력이나 검사가 압박이나 수술적 절차에 의한 재발성 피부 외상이 뼈 돌출부 위에 존재하는 것을 밝혀내고 흉터조직이 재발했다면, 포지셔닝과 장비를 통한 지속적인 흉터조직의 보호가 매우 중요한데, 그 이유는 흉터의 감소된 장력 강도가 쉽게 파손되기 때문이다.

경계면 압박 (Interface Pressures)

경계면 압박은 지지면(좌석 또는 매트리스)과 피부 사이의 압박이다. 이 압력은 현미경 수준에서 확인되는 모세혈관 폐쇄 압력과 동일하지 않고, 깊은 조직의 압력과 동일하다. Landis의 초기 연구에 근거한 Kosiak의 연구는 모세혈관 폐쇄 압력이 32 ㎜Hg이었다고 제안했다.[25,77]

32 ㎜Hg란 수치는 12–48 ㎜Hg의 평균 수치이고, 모든 사람에게 적용될 수 있는 것은 아니다. 부가적으로 경계면 압박이 모세관 폐쇄 압력과 동일하지 않기 때문에, 32라는 수치는 경계면 압박의 측량에 적용되어서는 안된다.

경계면 압박은 손 체크를 통해 매우 주관적으로 평가되고 있다. 임상가는 자신의 손을 매트리스나 쿠션 밑에 넣고서, 뼈 돌출부 밑에 제대로 배치되어 있는지를 체크한다. 만약 지지 물질이 바닥에 닿아 있으면, 치료사는 뼈 돌출부에 도달하기 전에 1인치 이상 움직일 수 없을 것이다. 이런 접근 방법은 몇몇 매트리스나 쿠션 디자인에서 잘 이루어질 것이다. 예를 들어, 좌석 쿠션은 침식되는 것을 방지하고 압박을 분산시키기 위해 젤성 주머니를 가진 견고한 틀로 구조되어 있다. 치료사는 쿠션 바닥 밑보다는 젤성 주머니 밑에 손가락을 넣어야 한다. 이런 이유 때문에, 센서가 경계면 압박을 측정하는 일반적인 객관적 도구로서 점차 이용되고 있다.

센서는 단일 패드 센서에서부터 커다란 압력 맵핑 장비들이 침대나 휠체어에서 사용될 수 있도록 설계되어 있다(그림 19.19). 이들 압력 매트는 동시에 전체 표면에서 발생하는 압력의 양을 측정하기 위해 수 십개에서 수 백개의 센서를 사용하고 있다. 이 객관적인 도구는 환자에 대한 지지면의 적절성을 평가하는데 있어 매우 귀중한 도구이다. 물론, 경계면 압력은 가동성, 이동성, 자세, 신체 자세를 유지하는 안정성, 사용의 용이성, 적절한 가격성과 같은, 고려되어야 할 많은 요소 중의 하나이다. 한편, 경계면 압박 수치는 도구 선택에서 결정인 요소는 아니다.

환사를 완전하게 평가하려면, 경계면 압박 측정(IPM)은 앉은 자세나 기대 누운 자세에서 모든 뼈 돌출부위에 기록되어야 한다. 이것은 압박성 궤양에 가장 위험한 부위가 어느 돌출부위인지를 확인할 수 있고, 지지면이 그 사람의 경계면 압박을 이루는데 지지면이 효율적인지를 결정되는데 도움을 줄 수 있다. 만약 환자가 높은 압박성 궤양의 위험을 가진 것으로 결정하거나 이미 압박성 궤양을 가지고 있다면, 경계면 압박은 가능한 낮아야 할 것이고, 신체의 체중부하 영역에 넓게 분산되어야 한다. 절대 압박 기록은 압박에 대한 피부 취약성을 나타내는 좋은 예측인자가 아니다. 그러나 상대적 압박 비교, 즉 여러 지지면 위에 환자의 동일 뼈 돌출부위에 대한 기록 비교나 신체의 부하-내성 면적에 대한 압박 분산의 검사는 임상가를 위한 유용한 의사결정 정보를 산출해 낼 것이다. 선택되는 시시변은 그 사람의 최대 압력을 가상 잘 삼소시키는 것이다.[78] 불행하게도, 연구들은 "안전한" 경계면 압박 역치를 확인하지 못했다. 비록 이것이 IPM의 용이성을 제한하는 것처럼 보이지만, 그것은 사실과 다르다.

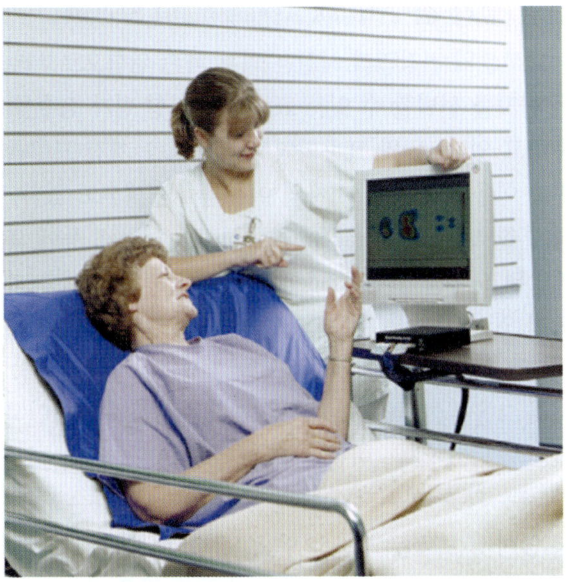

그림 19.19 *경계면 압박 매핑 장비.*

클라이언트가 허혈성 홍반을 가지고 있다면, 쿠션과 지지면의 평가가 적절할 것이다. IPM은 그 사람의 개별화된 역치를 정의하는데 이용될 수 있고, 또 다양한 제품에 대한 그 클라이언트를 위한 압력 분산을 비교하기 위해 이용될 수 있다. 그들이 앉은 자세를 취할 때 큰뼈돌기에서 홍반을 가지면, 큰뼈돌기의 IPM은 그 사람에게 수용될 수 없고, 다른 쿠션 선택이 조사되어야 한다. 또 다른 예는 궤양 발생 위험지점으로 알려진 지점에 관심이 있다. IPM가 침대에 있는 사람에 수행되고 엉치뼈와 발꿈치에서 최대 압박을 가진 나쁜 압박 분산이 보인다면, 더 나은 압력 분산이 필요할 것이다. 마지막으로, IPM는 포지셔닝과 압박 완화에 대한 클라이언트와 간병인의 교육에도 효과적일 것이다. IPM의 시각적 특성은 궁둥이에 효율적으로 비체중부하기 위해 앞쪽으로 기울인 사람을 정확하게 나타내는 유용할 수 있고(그림 19.20), 또 자세변화에 따른 압력의 변화를 보여주는데도 유용할 수 있다. 예로, 침대머리를 거상시키면, 엉치뼈에 대한 압력이 증가할 것이다.

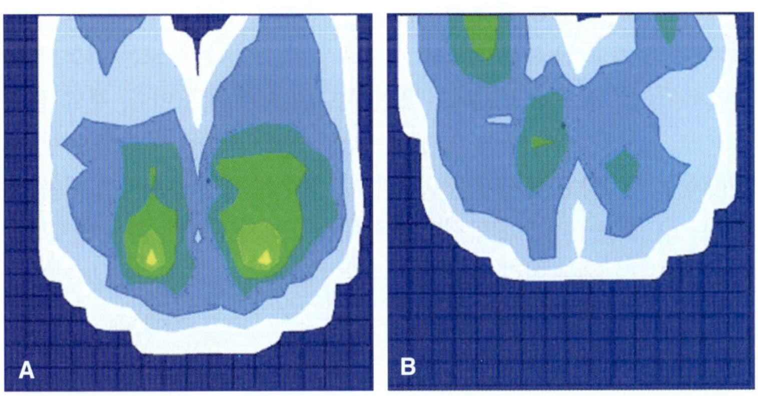

그림 19.20 *똑바로 앉은 자세에서의 경계면 압박(A)과 앞쪽으로 기울인 자세에서의 경계면 압박(B). 앞쪽으로 기울인 자세에서 궁둥뼈에 가해진 압박이 크게 감소되었다.*

핵심 19.17

경계면 압박 측정(IPM)은 여러 지지면에 배치되는 동일 환자를 평가하는데 이용되는데, 이것은 특정 움직임 동안에 압박의 증가와 감소를 보여주고 있고, 또 특정 뼈돌출부위에 대한 "안전한" 압박을 추정하는데 이용된다. 이것은 모든 사용자에 대한 지지면의 효율성을 예측하는데는 이용되지 않는다.

경계면 압박의 측정과 관계없이, 지지면과 쿠션의 효율성은 체중부하되는 뼈 돌출부 위의 피부를 주의깊게 평가함으로서 이루어질 수 있다. 피부 체크는 그 사람이 지지면이나 쿠션 위에서 장시간 자세를 취한 후에 이루어져야 한다. 지방화한 홍반은 postischemic 응답을 표시하고 표면이 충분하게 그 특정 시간에 짐을 재분배할 수 없다는 것을 나타낸다. 홍반이 출석하는 경우에 경우, 지원 표면이 바뀌어야 돌거나 다른 장소로 옮기는 계획은 증가되어야 한다. 홍반은 가볍게 색칠한 피부로 스스로 검출하기 매우 쉽다는 것을 유의한다. 홍반은 melanin에 의해 스스로 어둡게 색칠한 피부에 복면될지도 모르고 수시로 색깔에서 빨갛게 보이지 않는다. 좋은 점화는 어둡게 색칠한 피부를 검사할 때 근본적이다. 추가로, 이 홍반이 지속적이고, nonblanchable 경우라면, 단계 I 압박성 궤양의 존재를 나타낼지도 모른다. 반응성 충혈로 인한 홍반 조직은 체중 부하였던 기간의 1/2~3/4에서 해결될 것입니다.[56,79,80]

핵심 19.18

민감한 충혈로 인한 홍반 조직은 체중 부하였던 기간의 1/2~3/4에서 해결될 것이다. 과도한 압력으로 인한 홍반이 이 시점에서 해결되지 않는다면 조직 손상을 고려해서 해결해야 할 것이다.

압박성 궤양이 존재하거나 폐쇄되었을 때의 포지셔닝 (Positioning When Pressure Ulcers Are Present or Closed)

압박성 궤양 치료의 이상적인 중재는 환자를 궤양으로부터 떨어뜨리는 것이다.[81] 지지면과 자세 보조 장비는 이들 자세를 달성하고, 또 체중부하 뼈 돌출부위로부터 압박을 재분산시키는데 이용된다. 궤양 지점으로부터 벗어나는 자세의 요구는 많은 자세를 제한하고, 클라이언트를 피부 손상의 위험에 빠뜨린다. 궤양이 큰뼈돌기 위에 있다면, 그쪽으로의 포지셔닝은 금기시된다. 궤양이 엉치뼈 위에 있다면, 클라이언트는 의자나 침대에서 그 부위에 압박이 가해지는 것을 피해야 한다. 만약 궤양이 IT에 위치한다면, 상처 폐쇄를 강화하는 최상의 환경은 압박 제거이고 이것은 올바른 좌석 쿠션이나 적절한 침상 안정 자세에 의해 이루어진다. 궤양이 발꿈치에 있다면, 의자와 침상의 모든 자세에서 압박이 제거되어야 한다. 압박성 궤양이 폐쇄된 후에도, 새로운 치유 조직이 성숙되고 재형성되는 동안에는 상처가 악회되는 것을 방지하기 위해 흉터 지점에 비부하가 계속 이루어져야 한다. 그러므로 기존의 압박성 궤양이나 2년 미만의 상처 폐쇄를 가진 사람은 포지셔닝에 계속 집중해야 하고, 최상의 압박 분산을 일으키는 진화된 지지면을 필요로 할 것이다.

위험 평가 점수 (Risk Assessment Score)

대부분의 건강관리 시설은 피부 파손 위험으로부터 모든 환자를 선별할 수 있는 표준화된 위험 평가 점수를 사용하고 있다. 몇몇 표준화되고 타당성을 가진 도구들이 현재 이용되고 있고, 저자의 이름따서 명명되고 있다. 가장 흔한 도구로는 Braden, Norton 및 Gosnell 등에 의해 개발된 도구들이다. Braden 척도는 신뢰도와 예측 타당도에 있어서 가장 우수한 도구이다.[82] 그러나 위험 평가 척도는 특정 중재를 알려주도록 설계되어 있지 않다; 오히려 그들은 개별 중재 계획을 요구하는 환자를 확인하도록 설계되어 있다. 이런 이유 때문에, 영양 상태, 피부의 질(예 : 건조, 파손되기 쉬운), 과거의 피부 파손, 침대에서 앉아서 보내는 시간의 양, 이용할 수 있는 기술과 자원, 그리고 자가관리에 대한 열망 등과 같은 다른 요소를 평가하는데 임상적 판단이 요구된다. 위험 평가 척도에 대한 자세한 내용은 6장에서 설명되었다.

위험 평가 척도는 습기, 가동성, 감각 등과 같은 요소를 가진 세부 척도를 가지고 있다. 가동성은 모든 위험 평가 점수에 포함되어 있는 하나의 세부 척도이다. 개별 점수가 고위험을 의미하는 세부 척도의 경우, 예방을 위한 처방된 중재가 필요하다. 총 점수는 상처 중재와 도구 선택에 대한 일반적인 계획을 유도하지 않아야 하는데, 그 이유는 이런 일반적인 계획이 환자의 특정 요구를 보여주지 못하기 때문이다.[83]

위험 평가 점수의 평가는 휠체어나 침대에서 이용될 수 있는 지지면과 자세 장비를 선택하는데 도움을 준다. 압박성 궤양에 대한 중등도에서 높은 점수를 가진 사람은 피부를 잘 보호하기 위해 지지면에 대한 평가를 매우 신중하게 받아야 한다. 사실, 지지면 처방에 대한 위험 평가의 용이성을 보여주기 위해 2개의 연구가 이루어졌다. 양쪽 경우에서, 특수화된 지지면의 사용과 비용이 감소되었고, 긍정적인 임상 결과가 증가되었다.[84,85]

의류 (Clothing)

옷 재질과 맞춤에 대한 평가는 압박성 궤양 형성과 재발의 예방에 있어 필수적이다. 환자 옷의 평가는 지지면이 효율적이려면 그 물질이 신장되지 않아야 한다. 많은 합성 재질은 열 소실을 허용하지 않고, 환자가 호흡을 잘 할 수 없도록 하고, 과도한 수분으로부터 피부 손상을 야기시킨다. 주름, 포켓 및 두꺼운 솔기가 압박 지점으로 작용할 수 있다. 잘 맞지 않는 의수족, 보조기, 또는 신발 등도 조직 파손을 초래할 수 있다.

심리사회적 상태 (Psychosocial Status)

철저한 검사는 우울, 근심, 움츠림, 무기력, 소극성, 분노, 불안, 실패, 반대 행동 등과 같은 심리사회적 정보를 수집해야 한다. 현재 상황에 대한 현재 행동과 함께, 의료기록 평가와 간병인과 클라이언트의 반응이 잘 나타날 수 있다. 압박성 궤양이 존재할 때 많은 사람이 침대 안에서 국한된다. 침대 지지면과 함께 궤양으로부터 체중부하를 제거하는 근거들이 상처를 치유하는 치료이다. 침상 안정은 사회적 고립을 일으키고, 분노, 움츠림, 식욕상실, 무기력감, 의존성, 낮은 자존감, 삶에 대한 의지 감소 등을 초래할 것이다.[86] 이들 행동은 종종 환자를 비순응석으로 만들고, 침상 안정과 함께 의도적인 혼란을 야기시킨다. 대부분의 그들은 그것을 피함으로써 침상 안정의 부정적 파생효과에 반응하게 된다.

압박성 궤양이 존재할 때, 많은 시간과 에너지가 상처를 해결하는데 필요하다. 종종 이것은 비싼 비용으로 처리되고, 다른 일상활동의 희생이 된다. 예를 들어, 상처 관리 노력이 재활 과정을 방해하거나 의료 서비스를 충족시키는 환자 계획을 방해할 수 있다. 여가활동과 사회적 활동도 제한되거나 사라지게 된다. 부가적으로, 상처 관련 통증은 일정한 곤란을 야기시킨다; 감염과 같은 합병증이 발생할 수 있고, 이것이 생명을 위협할 수 있다. 침상 안정은 환자와 간병인의 생활 스타일을 완전히 붕괴시킨다. 그래서 궤양을 가진 개별 환자 대신에, 궤양 치료에 대한 의사 사회의 관점이 심리적으로 통렬할 지도 모른다.

진단과 예후 (Diagnosis and Prognosis)

진단은 이상적인 앉은 자세나 기대어 누운 자세의 달성을 방해하는 요소들을 확인하는 것으로 간주된다. 진단은 검사와 평가 과정에서 수집된 정보에 근거된다.

배상은 의학적 진단보다는 오히려 그들을 교정하는 중재와 *기능적 진단*에 의해 종종 이루어진다. 기능적 진단의 예는 " 클라이언트가 왼쪽 궁둥뼈거친면의 피부가 손상되었기 때문에 침상에서 생활해야만 한다"는 것이고, *의학적 진단*의 예는 "왼쪽 궁둥뼈거친면 위의 등급 Ⅲ의 압박성 궤양을 가지고 있다는 것이다".

*예후*는 중재 이후 이상적인 앉은 자세나 기대어 누운 자세를 얼마나 달성할 수 있는지에 대한 예측이다.

- 목표를 달성하는데 요구되는 시간의 틀. 예를 들어, "2주 안에 X는 할 것이다".
- 특별하고 객관적이어야 한다.
  예를 들어, 클라이언트는"똑바로 앉을 수 있거나 자세 보조장비로 1시간 동안 지지된 자세를 유지할 수 있을 것이다".
- 기능 상태 변화를 강조한다. 예를 들어, "IT의 압박이 감소될 것이고, 등급 Ⅳ의 압박성 궤양의 치유가 측정가능할 것이다".
- 몸 체계를 통해 순차적으로 진술되어야 한다.[64]

중재 (Interventions)

압박성 궤양에 대한 치료 중재는 상처 부위의 압박을 최소화하고 주변 조직의 물리적 왜곡을 최소화하기 위해 적당한 드레싱과 생물리적 기술, 지지면의 선택, 그리고 앉은 자세와 기대어 누운 자세에서의 포지셔닝 등으로 상처를 직접적으로 치료한다.

상처 부위의 치료
(Treatment of the Wound Site)

상처 부위의 치료에 대한 지침은 11장과 12장에 수록되어 있다. 궤양은 대개 피부 표면에 가깝고 체중부하가 가해졌을 때 손상 당하기가 더 쉬운 뼈 돌출부위에서 일어난다. 그러므로 일반적인 상처 치료 지침 이외에, 임상가는 압박성 궤양을 치료할 때 아래 사항을 체크해야 한다:

1. 얇고, 유연한 드레싱이 선호될 수 있는데, 그 이유는 이런 드레싱이 뼈 돌출부의 형태에 잘 맞게 적용될 수 있고, 주름이 생기지 않아 추가적인 손상을 일으키지 않는다.
2. 추가적인 손상이나 상처 수축을 방해하는 압박이 일어나지 않도록 하기 위해, 잠식 부위나 터널 부위를 채울 수 있도록 관리되어야 한다.
3. 사타구니와 엉덩이 부위에 장벽 크림을 적용할 수 있는데, 그 이유는 오줌이나 변이 피부를 자극하고 압박의 크기를 증대시키고, 상처 감염을 일으키기 때문이다.
4. 매끄러운 가층 표면을 드레싱이 드레싱을 방해하지 않고 쉽게 옷을 입을 수 있도록 만들고, 또 자세를 다시 취할 때도 드레싱이 움직이지 않고 제자리에 위치된다.
5. 피부에 잘 접착되고, 피부를 벗기지 않고 잘 제거될 수 있는 드레싱이 선호된다.
6. 음압치료도 큰 압박성 궤양에 이용될 수 있다. 치료사는 흡인을 할 때 상처 내부 물질(폼이나 거즈)이 더욱 딱딱해져야 함을 알아야 한다. 음압치료를 적용하는 동안, 상처 부위에 자세를 취하면, 상처 기부와 주변 조직에 과도한 압박을 일으킬 수 있다.

압력 재분산 (Redistributing Pressure)

장시간에 걸쳐 가해진 압박이 압박성 궤양 발달의 주요 원인이다. 그러므로 궤양 부위의 압박을 제거하는 것이 주요 궤양 치료방법 중 하나이다. 압박은 많은 지지면과 좌석 쿠션에 의해 감소될 수 있고, 또 이상적 자세나 그에 가까운 자세를 취함으로써도 감소될 수 있다. 표 19.3은 앉은 자세나 기대어 누운 자세를 취할 때 흔하게 파손되는 지점과 적절한 중재를 요약하고 있다.

그러나 다른 변수인 시간도 매우 중요한 요소이다. 뼈 돌출부위에 가해지는 압박의 시간을 줄여줌으로써, 조직 파손의 위험을 감소시킨다. 자세 변화와 압박완화 스케줄도 침상의 압박성 궤양을 예방하는 전형적인 방법이다. 어떤 사람들은 매 2시간마다 자세를 바꾸어 주는 것만으로도 충분하다고 하지만, 다른 사람들은 2시간마다 바꾸는 것이 적절하지 않다고 말한다. 자세 변화 스케줄은 환자의 압박에 대한 조직 반응에 따라 개별화되어야 한다. 압박 완화는 휠체어 사용자에게 있어 특별히 중요하다. 휠체어 사용자와 간병인에 대한 교육은 압박 완화 방법과 빈도에 대한 내용을 포함시켜야 한다.

휠체어 사용자는 압박완화를 환자 힘으로 하거나 간병인이나 도구의 도움으로 수행할 수 있다. 휠체어 사용자는 압박완화를 15–30분 마다 수행해야 한다.[56,87] 빈도 이외에, 완화하는 시간도 중요하다. 조직의 재관류가 일어날 수 있도록 1분 이상 압박완화를 해야 한다.[88,89]

독자적인 압박완화는 푸쉬–업, 몸통의 앞쪽 숙임, 몸통의 옆쪽 기울임 등과 같은 다양한 방법으로 수행될 수 있다. 푸쉬–업 방법은 휠체어의 팔걸이를 잡고 좌석 쿠션으로부터 몸을 완전히 들어올리는 방법이다. 이 방법은 매우 유용한데, 그 이유는 궁둥이에 가해지는 압박을 완전히 제거할 수 있기 때문이다. 이런 방법은 몸통의 안정성과 팔 근력을 필요로 하고, 60초 이상 거상된 자세를 유지할 수 있어야 한다. 그러나 많은 휠체어 사용자는 60초 이상 이 푸쉬–업을 할 수 없다. 앞쪽으로 몸을 숙이는 방법도 효과적인 것으로 알려져 있고, 궁둥뼈거치면에 가해지는 압박이 78% 감소된다.[90] 옆으로 몸을 기울이는 방법은 팔을 팔걸이나 등받이에 걸고서 수행될 수 있으며, 안전성을 유지하면서 최대로 몸을 옆으로 기울인다. 이 방법은 기울이는 반대쪽의 압박을 완화시키는 방법이다. 기울이는 방향인 양쪽이기 때문에, 다른 방법보다 2배 정도 시간이 더 소요된다.

궁둥이의 압박을 완화하기 위해 자세를 바꿀 수 있는 자세 변화 휠체어(variable–position wheelchair)도 이용될 수 있다. 전동이나 수동의 틸트–인 스페이스 휠체어나 리클라인 휠체어도 이용될 수 있다. 전동 휠체어는 사용자에 의한 독자적인 위치 변화를 허용한다. Consorium for Spinal Cord Medicine는 전동 자세 변화 휠체어 사용자는 15–30분마다 체중을 이동하고, 1분 이상 그 자세를 유지하는 것을 권장하고 있다.[87]

몇몇 연구는 틸트 휠체어나 리클라인 휠체어를 이용하여 경계면의 압박 변화를 연구했다.[90–93] 놀랍지도 않게, 모든 연구는 경계면의 압력 감소가 경사지는 크기에 직접

표 19.3 제안된 비품과 자세 중재

아래 지점에 궤양이 있다면,	다음 방법을 고려해야 한다.	
	기대어 누운 자세	**앉은 자세**
엉치뼈 (Sacrum)	1. 누운 자세를 피하거나 엉치뼈의 압박을 줄이기 위해 한쪽 골반 밑에 타월을 감아서 배치한다. 2. 지지면에 대한 누운 자세에서의 엉치뼈 압박을 평가하고, 그들을 최소화한다. 3. 자세 원칙 이후에 30°와 150°의 옆으로 누운 자세를 장려한다. 4. 엎드린 자세를 권장한다.	1. 가능하다면, 골반의 뒤쪽경사에서 중립위로 움직인다. 2. 엉치뼈의 압박을 피한다; cut-out back를 사용한다(그림 13.16B 참고). 엉덩뼈능선을 충분히 지지할 수 있을 만큼 등받이가 낮은 것을 확보한다. 3. 기울인 자세나 뒤로 젖힌 자세에서, 엉치뼈 압박을 피한다.
발꿈치 (Heel)	1. 발꿈치 밑에 패드를 적용하지 않는다. 보호장비로 발꿈치를 들어올리거나 장딴지나 다리 밑에 베개를 배치한다. 2. 발꿈치 압박을 최소화하는 지지면을 사용한다:기울어진 지지면이나 부드러운 재질. 휴대용 측정기로 압력을 측정한다. 3. 누운 자세를 피한다; 30°나 150°의 옆으로 누운 자세를 취한다. 4. 부종이 있으면, foam limb elevator를 이용하여 발을 심장보다 높이 들어올린다.	1. 발을 중립위로 유지하는 동안, 발꿈치 압박을 제거하는 보호 장비를 사용한다.
궁둥뼈거친면 (Ischial tuberosities; ITs)	1. Fowler 자세나 올림된 자세를 취한다. 2. 침상안정이 필요하다면, 나머지 피부를 보호하고(손이나 압력 측정기를 이용해 뼈 돌출부를 평가한다), 환자의 움직임을 허용할 만큼 견고한 지지면을 사용한다.	1. ITs에 가해지는 압력을 제거한다. 넙다리뼈로 부하를 이동하고 ITs의 압박을 제거하는 좌석 장비를 이용한다(그림 13.16A 참고). 2. ITs 부위를 환기시킨다. 3. 똑바른 자세나 올바른 자세로 환자를 지지한다. 4. 움직임으로 인한 전단을 피하기 위해 자세를 안정화시킨다.
복사뼈 (Malleoli)	1. 모든 자세에서 보호장비(복사뼈의 압박을 제거하는 foam protector)를 사용한다. 2. 90°옆으로 누운 자세를 취한다.	1. 보호 장비를 사용한다. 2. 휠체어나 다른 가동성 바닥과 접촉되는 것을 피한다. 3. 안전한 이동 기술을 가르친다.
큰뼈돌기 (Trochanter)	1. 궤양에 압박을 가하는 모든 옆으로 누운 자세를 취한다. 2. 옆으로 누운 자세를 피할 수 없다면, 압박을 최소화한다. 손이나 압력측정기를 큰뼈돌기 밑에 배치하여 지지면에 대한 압력을 평가한다.	1. 침상 안정을 피한다. 휠체어가 잘 맞춰졌다면, 가능한 많이 앉는다. 이때 넙다리뼈가쪽이 팔걸이나 가쪽 가드에 접촉되어서는 안 된다.
가시돌기 (Spinous processes)	1. 누운 자세를 피한다. 2. 30°나 150°의 옆으로 누운 자세를 권장한다. 이때 척추의 압박을 최소화하고 자세를 유지하기 위해 어깨와 엉덩관절 밑에 지지를 배치한다.	1. 궤양 부위의 압박을 제거하는 등받이를 사용한다. 2. 부드러운 유연한 재질로 이루어진 등받이를 사용하여 궤양 부위에 압박과 전단력을 최소화한다. 3. 몸을 똑바로 앉기 자세로 지지한다; 가시돌기가 등받이에 걸리지 않도록 한다.

관련된다. 이것은 궁둥이에 대한 최대 완화를 깨닫기 위해 사용자가 자세 변화를 해야 한다는 것을 의미한다. 만약 완전범위 자세 변화가 불가능하다면, 사용자는 적어도 35° 기울이거나 45° 뒤로 젖혀야 한다는 것을 배워야 한다. Henderson은 등받이를 35° 기울였을 때, 궁둥뼈의 압박이 27% 감소되었고, 65° 기울였을 때 궁둥뼈 압박이 47% 감소되었음을 보고했다.[90]

이 3가지 방법들 중 어느 것도 100% 압박을 완화시키는 푸쉬-업 방법보다 좋지 않았다. 푸쉬-업은 체중을 완전히 들어올려야 하고, 적어도 1분 이상 푸쉬-업 자세를 유지해야 한다. 앉은 자세에서 뒤쪽으로 하강할 때는 천천히 통제되면서 이루어져야 하는데, 그 이유는 조직 손상이 초래될 수 있기 때문이다.

> **핵심 19.19**
>
> 침대에서의 포지셔닝과 앉은 자세에서 이루어지는 여러 가지 압박완화 방법이 조직 파손의 위험을 줄이는데 이용된다. 침대에서는 2시간마다 자세를 바꾸는 것이 일반적인 법칙이고, 앉은 자세에서는 15-30분마다 압박완화하는 것이 적절하다.

침상안정 (Bedrest)

압박성 궤양을 가진 사람은 궤양이 치유될 때까지 침상안정을 취해야 한다. 광범위한 문헌 리뷰를 통해 Norton 등은 우울, 무력감, 인지 변화 및 피로 등을 포함한 침상안정의 인지적 문제와 심리사회적 문제를 다루었다.[86] 부가적으로, 신체적 합병증으로는 골다공증, 요로 감염, 감소된 심장 예비력, 감소된 1회 박출량, 직립성 저혈압, 폐색전증, 심부정맥 혈전증 및 폐렴 등이 포함될 수 있다.

다른 학자들은 감소된 혈류량과 헤모글로빈 농도, 감소된 최대산소소비, 콩팥결석과 감염을 초래하는 콩팥의 체액 정체, 증가된 휴식 시 심박동률 등을 체크했다.[69] 장기간의 누운 자세나 비활동도 식욕을 감소시켜, 영양 부족 문제를 초래할 수 있다.

> **핵심 19.20**
>
> 비록 침상안정이 궤양에 대한 압박을 감소시킬 수 있지만, 그것은 무수히 많은 부정적인 심리사회적 문제를 야기한다. 임상가는 이런 결과를 이해해야 하고, 침상안정을 최소화하기 위해 클라이언트와 함께 치료에 임해야 한다.

기대어 누운 자세에서 머리와 목을 적절한 자세로 취하는 것은 매우 어려운 일이다: 그러므로, 흡인(aspiration)의 위험이 더욱 커진다. 음식이나 음료 뿐만 아니라 침의 삼키기도 어렵다. 삼키기는 식사할 때를 제외하고, 하루 종일 일어난다. 침상 환자와 의자에 국한된 환자를 위해, 효율적이고 안전한 삼키기를 확보하는 머리, 목 그리고 몸통의 적절한 포지셔닝은 중요한 기능적 결과이다. 언어치료사와의 상담도 구강 운동 문제와 해결을 확인하는데 도움을 준다. 이것은 비디오 바륨 삼키기 검사로 환자를 검사할 때 특히 중요하고, 흡인을 피할 수 있는 안전한 삼키기를 강화하는데 요구되는 특정 자세를 결정하는데 도움이 된다.

침상 환자나 의자에 국한된 환자의 똑바른 포지셔닝은 가능한 빨리 시작되어야 한다. 포지셔닝이 적절할 때, 포지셔닝은 다음과 같은 긍정적인 장점을 가진다; 가로막이 크게 확장된다; 호흡 패턴과 깊이가 향상된다(혈액의 산화 향상); 폐 분비물을 가동시킨다.[94] 궁둥뼈거친면, 엉치뼈, 꼬리뼈에 압박성 궤양을 가진 환자를 위해 의자에서 이루어지는 안전하고 기능적인 똑바른 앉기 자세는 적절한 좌석과 등받이로 효율적인 자세 지지를 하면서 침범된 뼈 돌출부위의 압박을 제거함으로서 이루어진다. 안전하고 기능적인 앉기 자세를 제공함으로써, 자가 가동성과 기능적 독립성을 촉진한다. 게다가, 심장 기능과 관류도 향상되고, 압박성 궤양의 치유와 상처 폐쇄에 걸리는 시간을 감소시킨다.

포지셔닝과 지지를 위한 장비들 (Equipment for Positioning and Support)

압박성 궤양 예방의 목적은 압박의 크기와 기간을 줄여줌으로서 고위험 조직을 보호하는 것이다. 압박성 궤양 환자의 목표는 기능적 가동성의 회복과 함께 상처 폐쇄와 완전한 치유이다. 이런 목표를 달성하기 위해 적절한 기구를 선택하여 뼈 돌출부의 압박을 분산시키고, 기존 궤양 부위의 압박을 제거하고, 전단, 열, 습기 등을 최소화해야 한다. 안전한 장비도 기능과 가동성을 허용할 뿐만 아니라, 독자적인 앉기, 보행, 이동 및 적절한 앉기와 기대어 누운 자세를 허용한다.

압박 관리를 위해, 장비는 고위험 부위 압박이나 압박성 궤양 부위를 제거하거나 감소시켜야 한다. 위험 위치 압박성 궤양 위치의 선적을 감소시키거나 삭제해야 한다. 압박성 궤양을 방지하는 치료적 중재는 궤양을 치료하는데 종종 적절하지 않을 수도 있다. 압박성 궤양 치료 동안의 기본 목표는 압박의 제거이다. 궤양 지점의 외적 압박을 제거하거나 최소화시키는데 적절한 지지와 포지셔닝이 요구된다. 몇몇 포지셔닝 방법은 이미 앞에서 설명되었다. 부가적으로, 압박성 궤양으로부터 압박을 *제거하는* 특징 좌석 쿠션과 등받이는 기본 싱처 치료를 따라야 하고, 압박성 궤양의 "치료"에 대한 치료 제품으로 간주될 수 있다.

앉은 자세에서 가동성과 지지에 이용된 장비로는 휠체어와 스쿠터, 그리고 좌석 쿠션, 등받이, 팔, 몸통, 머리와 목을 위한 부속지지 장비 등이 있다. 침상 장비로는 매트리스, 매트리스 오버레이, 특수 침대와 자세보조 장비 등이 있다.

휠체어 (Wheelchairs)

좌석과 등에 가해지는 가동성의 적절한 피팅은 사용자의 기능과 안전성에 있어 큰 도움을 준다. 많은 휠체어의 선택과 크기가 환자 개인의 기능적 요구를 충족하기 위해 이용될 수 있고, 많은 휠체어 쿠션이 피부 보호와 적절한 포지셔닝을 얻는데 이용될 수 있다. 이들 두 요소는 특정 사용자를 위한 휠체어와 앉기 시스템을 만들어내기 위해 함께 작용한다.

휠체어 쿠션 (Wheelchair Cushions)

휠체어 쿠션은 휠체어 사용자들에게 있어 가장 중요한 장비 중의 하나이다. 그 이유는 쿠션이 궁둥뼈거친면(ITs), 엉치뼈(sacrum), 꼬리뼈(coccyx) 등과 같이 압박성 궤양 형성에 취약한 부위를 보호하기 때문이다. 쿠션은 사용자를 기능적 자세로 정렬되는데 도움을 주는 자세 지지를 제공한다.[95] 쿠션은 피부에 대해 압박 효과를 증대시키는 열과 습기를 분산시키는데도 도움을 준다.[95] 250개 이상의 쿠션이 시중에서 판매되고 있다. 어떤 임상가도 모든 제품을 알 수 없기 때문에, 디자인과 수행의 기본적인 이해가 휠체어 사용자가 적절한 쿠션을 선택하는데 도움을 줄 것이다. 휠체어 쿠션 연구의 특성은 기억해야 할 중요한 원칙이 있는데, "모든 사람에게 최고인 쿠션은 어디에도 없다"는 것이다.

> **핵심 19.21**
>
> 많은 종류의 쿠션이 시중에 판매되고 있고, 디자인과 재질이 다양하다. 쿠션의 적절한 선택은 철저한 평가에 의해 수행된다. 쿠션의 효율성에 대해 광범위 연구가 이루어지는 동안, 명확한 하나의 결론은 "모든 사람에게 최고인 쿠션은 어디에도 없다"는 것이다.

쿠션은 자세, 상지 기능, 편안함, 이동, 열과 습기, 기타 요소를 포함한 일상생활동작을 할 때, 많은 기능적 측면에 영향을 준다. 부가적으로, 사용 환경, 사용량, 그리고 사용자의 활동 수준이 쿠션 선택에 영향을 주어야 한다. 하루에 16시간 동안 휠체어에 앉아 있는 사람은 하루에 4시간 동안 휠체어에 앉아 있는 사람과 다른 필요성을 가진다.

일반적으로, 쿠션은 피부를 보호하고 포지셔닝을 위해 설계된다. 쿠션의 디자인과 구조는 쿠션의 목적을 반영해야 한다. 휠체어 쿠션은 다양한 재질로 만들어지고, 많은 디자인을 반영한다. 4종류의 재질로 한정될 수 있다: 폼/유연성 재질, 점액성 재질, 공기 및 젤성 재질. 대부분의 쿠션은 쿠션 수행을 최대로 하기 위해 각 재질의 효율성을 극대화하거나 극소화하는 복합 재질을 사용한다. 그림 19.21은 다른 재질로 제작된 다양한 쿠션을 보여주고 있다.

피부 보호 쿠션 (Skin Protection Cushions)

피부 파손 위험을 가진 사람에게 있어 피부 보호는 매우 중요하다. 가동성과 감각의 부족은 압박성 궤양 형성에 있어 매우 중요한 요소이다. 피부 보호를 위한 설계된 쿠션은 궁둥이-쿠션 경계면에서 피부에 대한 부하와 온도 및 습도의 관리를 목적으로하고 있다.

앉은 자세에서, 궁둥이에 대한 부하는 조직 손상에 가장 큰 영향을 미치는 것으로 나타난다. 쿠션은 궁둥뼈거친면, 잉치뼈, 꼬리뼈 등과 같은 뼈 돌출부에 집중되는 입력의 재분산을 시도한다. 두 가지 일반적인 기술이 적용한다: 봉입(envelopment)과 방향 전환 또는 부하제거.

*봉입*은 신체 형태를 따라 감싸는 지지면의 능력으로 정의된다.[96] 봉입형 쿠션은 궁둥이 형태, 주머니속의 물건 또는 옷 등 불규칙한 형태를 균등한 압력으로 감싸야 한다. 봉입형 쿠션은 궁둥이가 재질 안으로 침식하지 않도록 자신의 형태를 변형할 수 있어야 한다. 납작한 쿠션은 오목한 좌석면을 나타내는 쿠션을 보다 빗겨나야 한다. 앉은 자세를 취할 때 궁둥뼈가 구조적으로 넙다리뼈의 아래

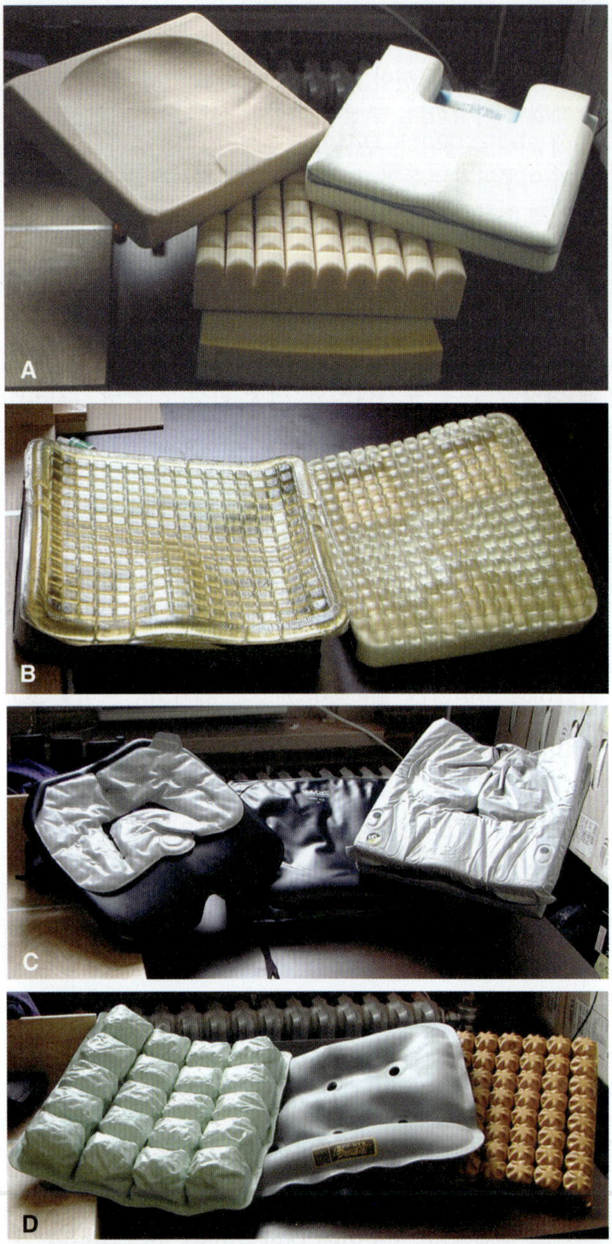

그림 19.21 *(A) 폼 쿠션, (B) 젤 쿠션, (C) 점액성 젤 쿠션, (D) 공기 쿠션.*

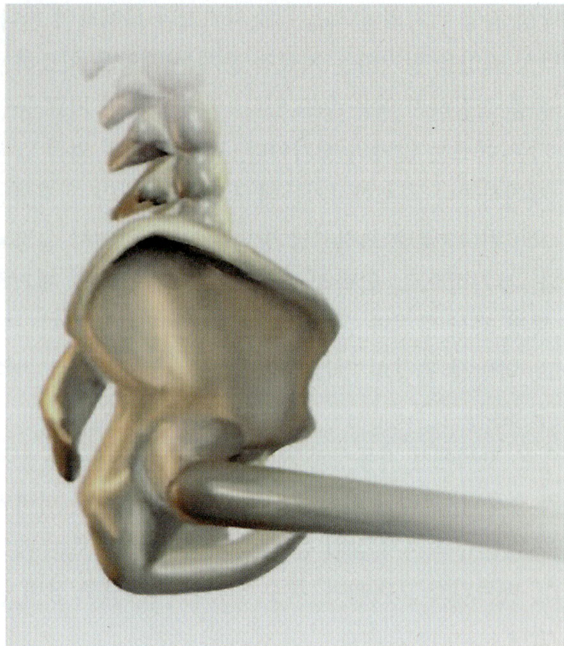

그림 19.22 *골반의 시상면. 넙다리뼈 뒤쪽에서 궁둥뼈 꼭대기까지의 간격이 약 4.5㎝이다.*

쪽에 위치하기 때문에, 궁둥과 골반의 형태에 적절하게 맞으려면 4-5㎝의 침식이 요구된다(그림 19.22). 2.5-4㎝(1-1.5 인치) 두께의 납작한 쿠션은 압박을 충분하게 분산시킬 수 없다. 이들 쿠션은 피부 보호보다는 편안함을 추구하기 위해 사용되어야 한다.

*방향 전환 또는 부하 제거의 쿠션*은 뼈 돌출부위로부터 힘의 방향을 재설정하기 위해 설계된 쿠션을 의미한다. 어떤 쿠션은 궁둥뼈거친면 밑에 부드러운 재질을 배치하고, 넙다리뼈밑에 딱딱한 재질 배치함으로써 궁둥뼈 거친면에 가해지는 부하를 부분적으로 제거할 목적으로 설계된다. 어떤 쿠션은 궁둥뼈 부하를 완전하게 제거한다. 쿠션은 쿠션면을 절제하거나 이완함으로써 완벽한 부하 제거를 달성한다. 부하의 방향을 바꾸는 쿠션은 쿠션이 그 사람에게 잘 맞도록 하기 위해 사용자에 맞게 제작된다. 목표가 뼈 돌출부위로부터 부하의 방향을 바꾸는 것이기 때문에, 일반적으로 이들 쿠션은 사람이 특별한 방법으로 쿠션에 앉도록 요구한다. 이런 요청사항은 쿠션의 적절한 사용을 위해 클라이언트에게 잘 설명되어야 한다.

압박을 완전히 제거하는 쿠션은 궁둥뼈 궤양이 치유 중인 환자나 과거에 궁둥뼈 궤양을 갖고 있던 사람에게 처방되어야 한다. 이런 쿠션의 한 예는 Isch-Dish® Pressure Relief Cushion(Span-America, Greenville, SC)[75,97] (그림 19.23A). 압박성 궤양의 관리와 예방에 대한 궁둥뼈거친면의 부하제거의 이점은 잘 입증되어 있다.[24,26,75,97-105]

어떤 사람에게는 앉은 자세가 치유 동안에는 금기시되기도 하지만, 가끔 피할 수 없는 상황에 놓일 수도 있다. 예를 들어, 침실에서 욕실로 이동하거나, 의사와 만나야 하거나, 일정한 침상 안정으로부터 심리적 완화가 있을 때이다. 본 장의 앞부분에서 다루어진 침상 안정의 부정적 효과를 참고하기 바란다.

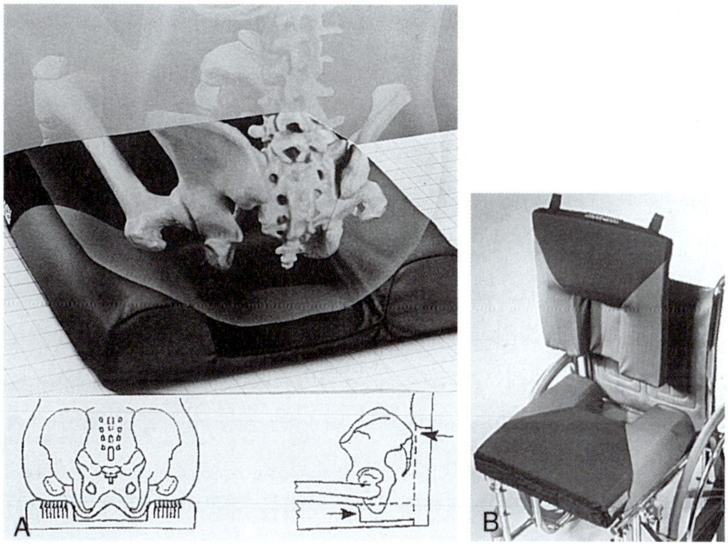

그림 19.23 *(A) Cut-out, pressure-elimination seat cushion(Isch-Dish®). (B) Sacral cut-out back cushion(출처: Span-America Medical System, Greenville, SC).*

경계면 압박 측정은 궁둥이의 압박을 관리하는 쿠션의 능력을 판단하기 위해 이용될 수 있다. 앞에서 설명한 것과 같이, 경계면 압박 측정은 다른 평가 기술을 통해 이용할 수 없는 정보들을 제공하고, 자세와 압박완화를 사용자에게 교육할 때 매우 유용할 수 있다. 앉은 자세의 경계면 압박 측정은 본 장의 범위를 벗어나기 때문에, 2가지 요점을 고려해야 한다: 모든 사람에게 최상의 경계면 압박을 제공하는 쿠션은 어디에도 없고, 압박 수치가 모든 사람의 유해한 역치를 결정하지 않는다는 것이다.

포지셔닝 쿠션 (Positioning Cushions)

자세 지지는 쿠션 선택에 있어 중요한 요소이다. 왜냐하면 휠체어 사용자가 거의 대부분의 활동을 앉은 자세에서 하기 때문이다. 쿠션은 자세 안정성을 강화하는 포지셔닝의 특성을 제공한다. 만약 포지셔닝이 필요하다면, 임상가는 정렬, 조정, 교정이 필요한지를 결정해야 할 것이다. 정렬을 제공하는 쿠션은 특정 자세에서 신체를 지지하기 위해 설계되고, 다음중 하나 또는 모든 것을 포함한다: 엉덩이 형태에 맞게, 골반 가쪽지지, 허벅지 안쪽이나 가쪽 지지(그림 19.24). 자세 조정은 클라이언트가 안정되고 대칭적인 자세를 취할 수 없을 때 요구된다. 그래서 쿠션은 변형을 조정할 수 있어야 한다. 역으로, 만약 비대칭이 유연하고 교정될 수 있는 것이라면, 클라이언트의 자세를 위해, 그리고 대칭적인 자세로 클라이언트를 지지하기 위해 쿠션이 이용될 수 있다. 요구되는 자세 유형이 무엇인지를 결정하기 위해 ROM, 긴장도, 기능적 평가를 포함한 평가가 이루어져야 한다.

어느 누가 언급했듯이, 자세 지지형 쿠션의 특성은 사용자에게 잘 맞아야 한다. 이것은 특정의 앉는 부위를 이끌어낸다. 즉, 사용자가 올바르게 쿠션에 앉아야 한다는 것

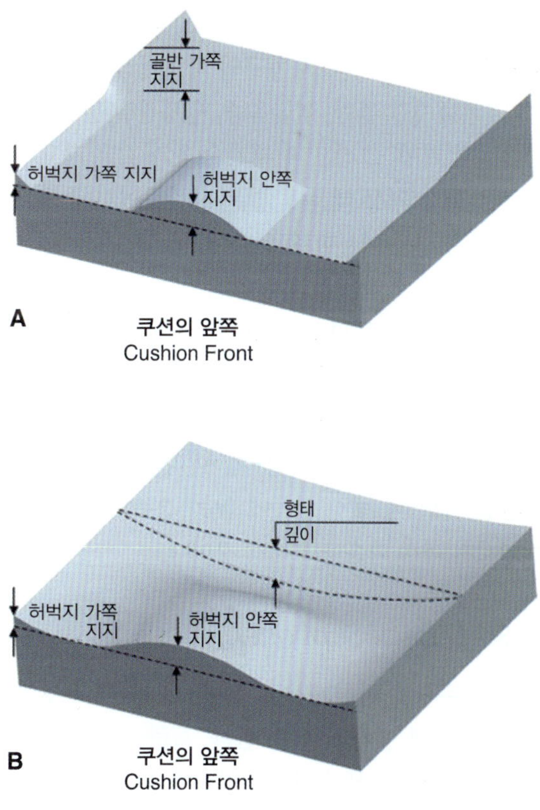

그림 19.24 *납작형 쿠션과 윤곽형 쿠션의 그림. (A) 허벅지 지지를 가진 납작형 쿠션. (B) 골반 형태를 가진 윤곽형 쿠션.*

을 의미한다. 예를 들어, 너무 쿠션 앞쪽에 앉으면, 그 사람은 허벅지 안쪽 지지나 안장머리에 앉게 될 것이다. 이것은 지지의 포지셔닝 능력을 제거하지 못하고, 그것은 지지의 포지셔닝 능력을 제한 시킬 뿐만 아니라, 쿠션의 기능에 나쁜 영향을 줄 것이다. 임상가는 적절한 사용을 보장하기 위해 포지셔닝 쿠션에 대한 내용을 사용자에게 알려주어야 하고, 또 적절하게 앉은 자세를 취할 수 있도록 훈련시켜야 한다. 끝으로, 포지셔닝 쿠션은 드레싱과 언드레싱과 같은 활동과 이동을 방해할 수 있는 독특한 특징을 가지고 있다. 안장머리와 가쪽 지지를 가진 윤곽형 쿠션은 포지셔닝에 필요할 수 있지만, 환자가 자유롭게 이동할 수 있다면 이들 포지셔닝을 확보하기 위한 평가가 이루어져야 한다.

요약해 보면, 많은 휠체어 쿠션이 시중에서 판매되고 있다. 많은 선택사항은 임상가와 클라이언트에게 도움을 줄 것이지만, 선택을 할 때 혼란이 발생할 수 있다. 쿠션 재질과 디자인에 관한 앉기 목적의 반영은 임상가와 클라이언트의 세련된 결정을 이끌어낸다.

맞춤형 쿠션 (Customized Cushions)

맞춤형 쿠션은 환자의 체구와 체형에 맞게 제작되어야 한다. 삐뚤어진 골반, 옆굽음증, 엉덩관절 탈구, 골반 및 넙다리뼈 기형, 그리고 뼈 제거술 등과 같은 자세 이상이나 해부학적 이상 때문에, 많은 사람들이 시중에 판매하는 일반 쿠션을 이용할 수 없다. 이런 맞춤형 쿠션은 환자의 해부학적 형태를 토대로 제작되고, 골반, 궁둥뼈거친면, 허벅지 등의 뒷면과 가쪽면을 전체 접촉한다. 이런 전체 접촉은 사용자가 정확한 자세를 취하는 동안에는 압력을 균등화하고 분산시킨다. 이런 자세로부터 편위(이동하거나 일상생활동작을 할 때, 머리와 몸통을 돌릴 때, 골반을 돌릴 때 쿠션 앞쪽에 앉는 경우)는 압박 분산을 변화시켜 피부 파손을 초래할 것이다.

등받이 (Back Supports)

좌석 쿠션과 마찬가지로, 등받이도 피부 보호와 포지셔닝 둘 다에 영향을 줄 수 있다. 특히, 뒤굽음증 환자는 가시돌기 위의 피부가 과도한 압력에 취약하다. 나쁜 자세는 좌석 위에서 앞쪽으로 미끄러지거나, 정상적인 압박, 전단, 마찰에 조직의 노출을 초래한다. 뒤굽음증이나 불안한 몸통 안정성을 가진 사용자를 위해 고안된 등 쿠션과 등받이가 휠체어의 추가적인 선택으로 이용될 수 있다.

가장 흔한 등받이는 휠체어에 있는 sling upholstery이다. 이 지지는 이마면상에서 볼 때 좌우로 휘어져 있지만, 척추를 따라 시상면에서 지지를 제공하지 못한다. 등받이가 사람의 등(특히 허리뼈) 형태가 아니기 때문에, sling upholstery은 등뼈 뒤굽음증을 유발할 수 있다. 일반적인 등받이는 짧은 시간 동안 휠체어를 사용하는 사람에게 적절할 것이고, 장시간 또는 하루종일 휠체어를 사용하는 사람에게는 좋은 중재 방법이 아닐 수 있다.

Sling upholstery보다 더 나은 몸통 지지를 위해 추가적인 등 지지물이 처방되기도 한다.

부가적인 패딩과 몸통 지지를 제공하기 위해 등 인서트가 추가적으로 고안되기도 한다. 이들 등 인서트는 추가적인 패딩과 몸통 지지를 제공한다. 이런 지지물의 하나인 Sacral Dish®(Span-America, Greenville, SC)은 엉치뼈 압박에 의한 궤양의 예방과 치유를 위해 엉치뼈의 압박을 제거한다(그림 19.23B). 또 다른 형태인 Jay Care® backrest는 Colorado 주에 있는 Sunrise medical in Longmont의 제품으로서 등뼈 뒤굽음증으로 인한 부하를 줄이기 위해 제작되었다. 다른 등받이는 등받이 upholstery를 대체하기 위해 고안되었다. 이런 견고한 등받이는 납작형이거나 윤곽형이며, 튼튼한 틀과 부드러운 지지물질(폼, 젤, 또는 점액성 젤 등)로 구성되어 있다(그림 19.25). 많은 종류의 윤곽형 등받이는 가쪽 지지는 물론 허리뼈와 등뼈를 위한 지지를 제공하기 위해 고안되었다. 몇몇 견고한 등받이는 휠체어 틀을 변화시키지 않고, 뒤굽음된 등뼈를 조정할 수 있는 각 조절 장치를 제공한다. 등받이의 부속장치는 휠체어를 접기 전이나 사용자가 훈련을 요구할 때 휠체어로부터 제거될 수 있다.

몸통 지지장비 (Trunk Supports)

척수손상, 다발성 경화증, 등뼈와 골반의 기형으로 인한 몸통 근육의 약증은 독자적인 똑바른 앉기 자세를 위해 외적 지지를 필요로 한다. 몸통 지지물은 몸통의 가쪽 안정성을 제공하기 위해 등받이나 휠체어에 부착될 수 있다.

발판 (Footrests)

휠체어 발판은 다양한 스타일로 되어 있다. 대부분의 발판 디자인은 옆으로 돌아가거나 제거될 수 있도록 고안되었다. 발판은 높이조절이 가능하고, 이동(transfer)시

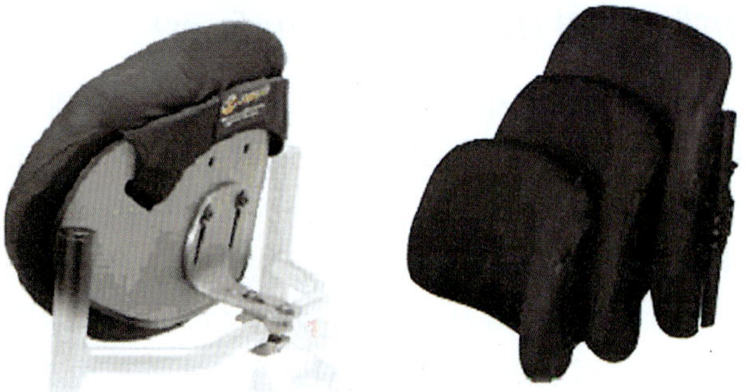

그림 19.25 *견고한 등받이.*

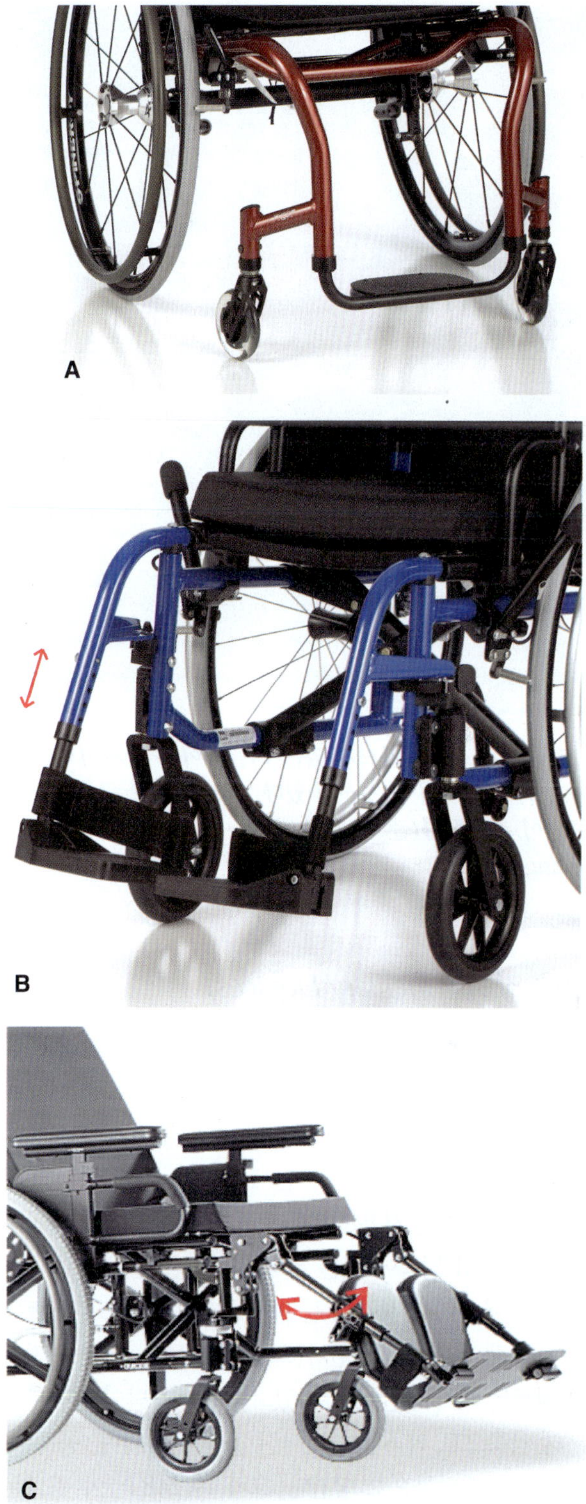

그림 19.26 *발판(A)은 튼튼한 휠체어 틀에 가드 효과를 가진다. (B)는 높이 조절이 가능하다. (C)는 올림형 발판이다.*

제거될 수 있다(그림 19.26B). 발판이 제거될 수 있기 때문에, 사용자의 지지에 필수적인 장비가 아니다고 잘못 오인될 수 있고, 또 소모품이라고 생각될 수 있다. 올바른 발판 사용은 모든 관리시설의 원칙이다.

고정식 발판은 휠체어의 영구적인 일부이다. 접이식 휠체어에 부착된 고정식 발판은 발판을 잃어버리지 않기 위함이다. 고정식 발판은 사용자에게 친숙한 발판이 아닌데, 그 이유는 이동과 환경 접근을 어렵게 만들기 때문이다. 강직한 휠체어 틀에 달린 고정식 발판은 휠체어의 역학적 구조물의 일부이다. 어떤 휠체어에는 발판이 없지만, 그 휠체어는 높이 조절이 가능하다(그림 19.26A). 고정식 발판은 발 프로펠라에 대한 좋은 선택이 아닌데, 그 이유는 추진과 조작을 방해하기 때문이다.

올림형 발판은 성가신 부분이 있다. 왜냐하면 발판이 휠체어의 연장부분이고, 돌림과 이동을 어렵게 만들기 때문이다(그림 19.26C). 이들은 다리 올림이 부종을 감소시킬 수 있다는 잘못된 가정 아래에서 선택될 수 있다. 그러나 올림형 발판은 절대로 부종을 감소시킬 수 없다. 아래로 축 늘어뜨려진 다리와 발의 자세가 통증이나 불편을 일으킬 때, 올림형 발판이 이용될 수 있다.

머리와 목의 지지장비 (Head and Neck Supports)

머리와 목의 적절한 자세를 유지하고, 적절한 시야을 확보하고, 삼키기를 도와주고, 반사 자세를 억제시키기 위해서는 특별한 지지물이 필요하다(그림 19.27). 그림 19.27의 사진은 간단한 머리 지지물을 보여주고 있다. 머리와 목을 감싸는 맞춤형 지지물은 보다 정확한 포지셔닝을 취하는데 이용될 수 있다.

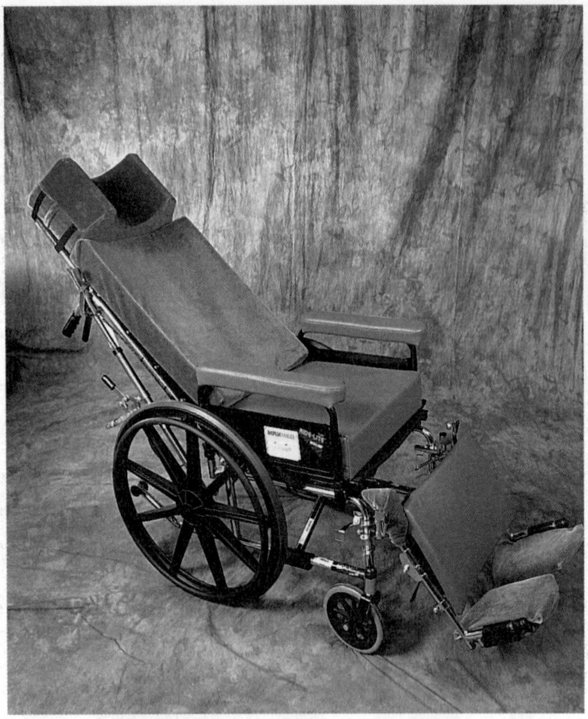

그림 19.27 *몸통 가드가 있는 리클라이닝 휠체어의 머리 지지물. 24인치의 등 쿠션이 있다. 그리고 좌석 쿠션과 머리 쿠션이 존재한다(출처: Positioning Solution, Colorado, Spring, Co).*

부속 장치 (Ancillary Devices)

부속 장치로는 좌석 벨트와 포지셔닝 벨트, 허리 트레이 등이 있고, 이들은 종종 휠체어 사용자의 포지셔닝에 도움을 준다. 허리 벨트는 골반 안정성의 유지에 도움을 주고, 좋은 앉기 자세를 만드는데 도움을 준다. 정확한 허리벨트의 위치는 사용자에게 편안하고 안락함을 제공해 준다. 의자의 뒤쪽에 있는 허리벨트는 골반만 고정하고, 배 위로 올라가면 통증이 불편이 초래될 수 있고, 벨트의 기능을 잘 수행하지 못한다(그림 19.28A). 몇몇 포지셔닝 벨트는 의자 난간에 붙어 있고, 좌석-등받이 이음부로부터 앞쪽으로 약 6인치 떨어진 곳에 위치하며, 몸쪽 허벅지를 아랫방향으로 당긴다(그림 19.24B). 이 벨트는 배 위로 올라가지 않는다. 하지만 좌석에서 엉덩이가 앞으로 미끄러지는 것을 거의 예방할 수 없다. 무릎 트레이는 사용자가 책읽기나 먹기와 같은, 기능적 움직임을 잘 수행할 때 안정된 표면을 제공한다. 제한장치로서 벨트와 허리 트레이의 사용은 불법적이다; 그들은 오직 포지셔닝이나 기능적 도구의 용도로만 사용되어야 한다.

침대 지지면 (Bed Support Surfaces)

시중에 다양한 지지면이 판매되고 있다. 몇 백개의 매트리스와 오버레이가 선택되고 있고, 효율성에 대한 제조사의 주장에도 불구하고, 그에 대한 확실한 연구는 없다. 압박성 궤양을 예방하는 지지면의 효율성을 평가한 무작위 통제 실험의 체계적 리뷰를 근거로, Cullum은 다음을 발견했다: (1) 움푹들어가는 부위와 밀도와 같은 고품질 사양의 폼으로 만들어진 매트리스는 병원의 표준 매트리스와 비교해 볼 때 압박성 궤양의 발병률을 감소시킨다; (2) 교대 압박과 높은 기술의 상대적 장점과 일정한 낮은 압박의 지지면에 대한 장점은 명확하지 않다; (3) 근거는 좌석 쿠션, limb protector, 여러 종류의 낮은 압박 장비의 수치에 관한 결론을 이끌어내는데 불충분하다.[104] 이런 결론은 압박 감소 지지면에 대한 연구를 요약한 2개의 문헌을 지지하고 있는 것 같다. Whittemore와 Maklebust 둘다는 다음과 같은 결론을 내렸다: 연구 사이에 일치성이 없었고, 연구와 임상 사이에서도 일치성이 없었다.[105,106]

피부 파손을 예방하고 피부 파손의 치료에 도움을 주는데 있어 다른 지지면 제품보다 우위에 있는 지지면은 없다. 전동 지지면은 임상적으로 피부 파손의 치료에 사용되는 한편, 압박성 궤양의 치유에 있어 정적 지지면과 동적 지지면 사이의 차이점은 통계학적으로 유의하지 않았다.

그래서 임상가는 클라이언트를 위해 최상의 선택을 해야 할 책임이 있다. 좋은 결정은 제품 범주에 대한 기본 지식, 각 범주의 장점과 단점, 지지면을 사용해 왔던 클라이언트의 특성, 그리고 지지면을 비교하는 다른 방법 등을 기반으로 이루어질 수 있다. 객관적 방법은 전단의 효과를 줄이고, 열과 습기를 줄이고, 뼈 돌출부위의 압박을 재분산하기 위해, 구성요소의 질, 보증, 관리 요구, 지지면의 능력 등을 포함해야 한다. 전동 지지면과 비교해, Hasty 등은 다음 특징의 검사를 권장했다: (1) 지지 구조물을 환자의 해부학적 형태에 맞춘다; (2) 습도와 온도 조절; (3) 기관과 편리시설; (4) 환자의 편안함; (5) 운동학적 요인.[107]

침대 지지면은 외적으로 적용된 압박이 균등할 때 그것을 봉입하고 지지면 안으로 사용자가 침식되도록 함으로서 피부와 피부밑조직을 보호한다. 지지면은 바닥닿기를 방지할 만큼 신체를 충분히 지지해 주어야 한다. 제공된 견고함은 사용자에게 침대에서 몸을 돌리거나 움직일 때 안전한 지지면을 제공하여 기능적 가동성을 회복시킨

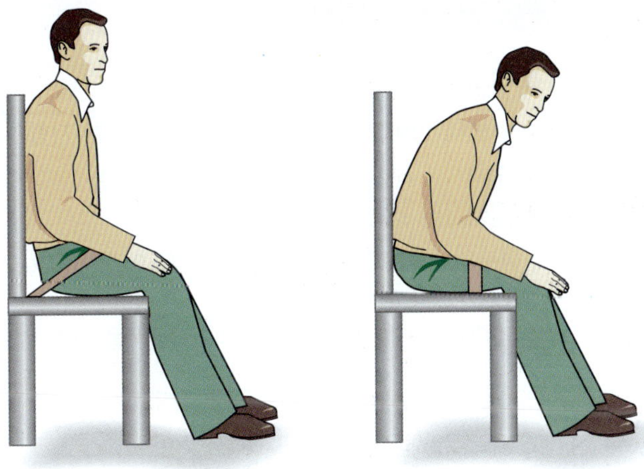

그림 19.28 좌석벨트를 45°(표준형)로 적용할 수 있고(왼쪽), 또 90°로 적용할 수 있다(오른쪽).

다. 지지면으로의 침식과 봉입의 균형은 지지면을 보호하고 기능적으로 만들어 줄 것이다. 너무 심한 침식은 사용자가 움직일 때 불안정을 줄 수 있다. 그러나 강한 지지를 제공한 견고한 지지면은 신체 조직에 유익하지 않을 수도 있다. 지지면 가장자리에 있는 폼 볼스터는 사용자에게 안정된 앉기를 제공한다. 지지면을 선택할 때 고려해야 할 다른 사항들로는 (1) 일정한 사용의 용이성, (2) 적절한 가격, (3) 쉬운 청소와 관리, (4) 보증, (5) 다양한 신체 크기에 대한 적응성 등이 있다.

임상가는 압박 재분산이 적절한지를 평가하기 위해 클라이언트가 지지면에 누워 있을 때 개별적으로 평가해야 한다.경계면 압박 맵핑은 본 장의 앞부분에서 다루어졌고, 비록 그것이 한계점을 가지고 있지만, 전체 지지면에 대한 환자의 압박 분포를 검사하는 가장 객관적인 방법이다. 경계면 압박 맵핑을 이용할 수 없다면, 바닥닿기를 위한 검사에 의해 주관적 결정이 이루어져야 한다. 이것은 누운 자세에서 이미 설명되었다. 만약 클라이언트가 바닥닿기를 하면, 클라이언트를 위해 바닥 닿기가 되지 않는 것이 밝혀질 때까지 다른 지지면을 검사해야 한다.

침대 지지면의 선택은 피부를 보호하는 제품의 능력을 기반으로 이루어져야 한다. 그러나 결정하는 사람은 클라이언트의 안락감, 기능적 움직임 그리고 독립성을 계산해야 한다. 지지면은 피부 관리의 생리적 측면을 도와주지만, 이들 요소에는 한계가 있고, 사용자의 건강 요구의 일부만 충족시킨다. 만약 압박성 궤양 관리가 질환 과정의 발현으로서 심각해지고 적대시되면, 가동성, 편안감, 독자성 등을 포함한 모든 관리 측면이 장비의 선택에 고려되어야 한다.

압박성 궤양의 치료는 대개 궤양 부위의 압력을 제거하는 것이다. 그러므로, 궤양 치료에 있어 지지면의 효율성은 궤양이 체중 부하를 허용할 때만 적절하게 토의된다. 만약 궤양이 치료 동안 자세 선택에 제한을 가지기 때문에, 나머지 체중부하 부위도 보호되어야 한다. 본 장의 후반부에서 설명되는 압박 재분산과 다른 특징이 설명될지라도, 나머지 신체 부위에 대한 파손의 방지를 돕기 위해 지지면이 이용될 수 있다.

정의 (Definitions)

2007년 Support Surface Standard Initiative of the National Pressure Ulcer Advisory Panel은 지지면의 기준에 이용되는 정의에 대한 새로운 목록을 출간했다. 이 정의는 표 19.4에서 볼 수 있다.

특히 "압박 감소"와 "압박완화"라는 용어는 "압박 재분산"이라는 용어로 대체될 수 있다. 감소와 완화에 대한 오래전 정의는 지지면이 신체에 32㎜Hg 미만의 압력을 제공하는지에 근거를 둔다. 그러니 이런 수치는 모든 사람과 조직에게 적용할 수 있는 것은 아니고, 또 모든 궤양에 대해 동일 경계면 압박을 제공하는 지지면의 능력은 비현실적이다.

"능동성(active)"와 "반응성(reactive)"이란 추가적인 설명이 요구된다. 반응성(reactive)은 압력이 재분산되는 지지면을 말하지만, 클라이언트가 지지면에 누워 있을 때 그 용어를 사용한다; 그들은 체중의 부하에 반응한다. 이것은 폼, 공기와 젤, 공기 매트리스와 같이 지지면에 균등한 압박을 제공하는 정적 지지면을 기술할 때 사용되는 용어이다. 능동성(active)은 클라이언트가 그 지지면에

표 19.4 NPUAP 지지면의 용어와 정의

용어	정의
지지면과 관련된 물리적 개념	
마찰(마찰력)	두 물체의 공통된 경계면에서 서로 평행하게 반대 방향으로 작용하는 움직임에 대한 저항
마찰계수	두 면사이에서 존재하는 마찰의 양에 대한 수치
봉입	불규칙한 신체 표면이 잘 맞도록 지지면에 일치하는 능력
피로	지지면의 능력 감소나 또는 수행하는 구성성분의 능력 감소. 이런 변화는 의도에 관계없이 사용의 결과이고, 또는 화학, 열 및 물리적 힘에 장시간 노출된 것의 결과이다.
힘	신체 자세를 유지하거나 변화시킬 수 있는 것으로, 크기(양)와 방향(압박과 전단)을 가진 밀고 당기는 벡터이다.
침식	지지면 안으로 가라앉는 깊이
기대수명	제품이 지지된 목적를 효과적으로 채울 수 있는 기간
역학적 부하	지지면에 작용하는 힘의 분포
압력	표면에 수직으로 작용하는 단위면적당 힘이다.
압박 재분산	신체의 접촉 면적 위로 부하를 분산하는 지지면의 능력. 이 용어는 압박 감소와 압박완화이라는 용어를 대체하는 용어이다.
압박 감소	이 용어는 더 이상 지지면의 등급을 나타내는데 사용되지 않는다. 용어는 압박 감소이다: 위를 참고한다.
압박완화	이 용어는 더 이상 지지면의 등급을 나타내는데 사용되지 않는다. 용어는 압박 감소이다: 위를 참고한다.
전단(전단스트레스)	표면과 평행하게 작용하는 단위면적당 힘이다.
전단스트레인	전단 스트레스의 결과로 발생하는 조직의 비틀림이나 변형이다.
지지면의 구성 요소	
공기	흐름에 최소의 저항을 가진 낮은 밀도의 체액
셀/주머니	지지 매개체를 감싸는 수단
점탄성 폼	적용된 무게의 비율에 맞는 다공성 폴리머 물질의 종류이다. 이 물질은 탄성 폼보다 느리게 반응하기 때문에 공기가 높은 밀도 때문에 셀 폼 안으로 느리게 들어가고 나간다(메모리 폼).
탄성 폼	적용된 무게의 비율에 맞는 다공성 폴리머 물질의 종류이다. 공기가 높은 밀도 때문에 셀 폼 안으로 빠르게 들어가고 나간다(비메모리 폼).
닫힌 셀 폼	셀 사이에 장벽이 있는 비투과성 구조물로서, 폼을 통해 기체와 액체가 통과할 수 없다.
열린 셀 폼	셀 사이에 장벽이 없는 투과성 구조물로서, 폼을 통해 기체와 액체가 통과할 수 있다.
젤	반고체 물질로서 고체 집합체, 교질 분산, 그리고 탄성을 보이는 폴리머 등이 그물처럼 구성되어 있다(단단한 젤에서 부드러운 젤까지 있음).
패드	편안함, 보호 및 포지셔닝을 위해 사용되는 쿠션과 같은 부드러운 물질이다.
점액	체액의 흐름에 대해 상대적으로 높은 저항을 가진 체액
elastomer	적어도 원래 길이의 2배 정도 반복적으로 신장될 수 있는 물질: 이완시 신장된 물질이 원래 길이대로 되돌아간다.
고체	스트레스 아래에서 흐름이 일어나지 않는 물질.
물	흐름에 대한 중등도의 저항을 가진 중등도 밀도의 체액
지지면의 특성	
공기유동	침식과 봉입의 특성과 같이, 구슬을 통해 공기에 의해 생성된 체액같은 매개물을 통해 압박 재분산을 제공하는 지지면의 특성
교대 압박	변화의 빈도, 기간, 진폭 및 속도의 특성과 같이, 부하와 비부하의 주기적 변화를 통해 압박 재분산을 제공하는 지지면의 특성.

표 19.4 NPUAP 지지면의 용어와 정의 – 계속

가쪽 돌림	환자의 돌림 정도, 기간 및 빈도의 특성과 같이, 세로축에 대한 돌림을 통해 압박 재분산을 제공하는 지지면의 특성.
low-air-loss	피부의 열과 습도의 관리에 도움을 주기 위한 공기의 흐름을 제공하는 지지면의 특성.
영역	단일 압박 재분산 능력을 가진 분절
다중 영역 표면	다양한 압박 재분산 능력을 가진 여러 분절의 표면
지지면의 범주	
반응성 지지면	적용된 부하에 반응할 때만 부하 분산의 능력을 가진 전동 지지면과 비전동 지지면
능동성 지지면	적용된 부하의 유무와 관계없이, 부하 분산의 능력을 가진 전동 지지면
통합 침대 시스템	침대 프레임과 지지면이 하나의 단위체로 결합된 것. 표면이 기능적으로 분리될 수 없음.
비전동식	작동을 위해 외적 에너지를 필요로 하지 않거나 사용하지 않는 지지면
전동식	작동을 위해 외적 에너지가 필요하거나 사용하는 지지면
오버레이	기존 지지면 위에 직접 배치되도록 설계된 추가적인 지지면
매트리스	기존 프레임 위에 직접 배치되도록 설계된 지지면

NPUAP, National pressure Ulcer Advisory Panel

있을 때 압박 재분산의 특성을 변화시키는 전동 지지면을 의미한다. 능동성 매트리스 특성의 변화는 클라이언트가 그 지지면 위에 있지 않더라도 나타날 수 있다. 교대 공기 매트리스와 가쪽 돌림 매트리스가 능동성 지지면의 한 예이다.

오버레이 (Overlays)

오버레이는 일반 침대나 병원 매트리스 위에 놓이는 지지면이고, 대개, 폼, 공기, 젤로 만들어지며, 비싼 편이 아니다. 오버레이는 얇아야 하는데, 그 이유는 매트리스의 전체적인 높이가 높아지기 때문이다. 오버레이의 필요성은 일어날 수 있는 침식이나 봉입을 제한한다. 바다닿기는 흔한 편이다. 부가적으로, 과외 높이는 침대 난간의 안전 요소를 무효화시킨다. 가장자리 앉기가 종종 어려울 것이다. 특히 발이 바닥에 닿지 않는 사람에게 더욱 그러하다.

가장 흔한 오버레이의 종류는 젤이나 폼이 들어있는 비닐이나 고무로 만들어졌다. 돌돌말은 폼(계란말이)은 편안함만을 위한 제품으로 간주된다. 일반적으로 오버레이는 추가적인 편안함을 필요로 하고, 좋은 가동성을 가지고, 낮음에서 중등도의 압박성 궤양 위험을 가진 클라이언트에게 적응적이다. 오버레이에 대한 19개의 연구를 인용한 Whittemore는[105] 2 인치의 폼 오버레이는 압박 감소 효과가 없고, 반면 4인치의 폼 오버레이는 제조사와 폼의 물리적 특성에 따라 좌우되지만 좋은 보호를 제공한다고 결론을 내렸다. 딱딱하고 자르지 않는 4인치의 폼 오버레이의 경우, Krouskop와 Garber가 4 인치의 깊이, 피트당 1. 파운드 밀도, 그리고 30 파운드의 함입부하수치(ILD이나 IFD)를 권장한다.[108] 무작위 통제의 한 연구는 특정 윤곽을 가진 비교적 값싼 폼 오버레이를 발견했고, 고위험 클라이언트에게 궤양을 예방하는데 효율적이었고, 등급 Ⅳ의 궤양을 가진 사람을 치료함에 있어 낮은 공기 소실 침대와 거의 같은 효과를 가지는 것을 밝혀냈다(그림 19.29).[109]

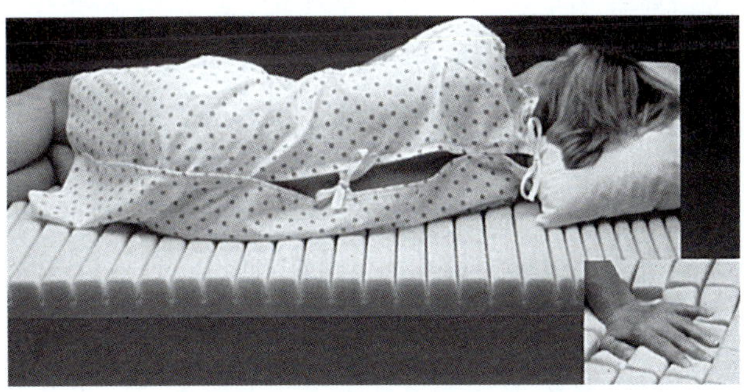

그림 19.29 *Geo-Matt overlay(출처: Span-America Medical Systems Inc., Greenville, SC).*

반응성 치료 매트리스 (Reactive Therapeutic Mattress Replacement)

각 클라이언트에게 적용되는 새로운 오버레이의 비용이 비싸기 때문에, 많은 장기관리 시설과 급성 관리시설이 치료용 매트리스 대용품에 투자하고 있다. 이런 범주의 지지면 매트리스는 다양한 재질(여러 층의 폼, 하나의 단일 폼)로 만들어진다(그림 19.30A). 또한 공기주머니나 원통, 폐쇄된 관, 젤이 차 있는 주머니, 그리고 위쪽, 끝단, 측면에 있는 폼 셀로 둘러 쌓여 있는 복합 장치로 만들어진다(그림 19.30B). 이런 지지면 그룹에서는, 시스템 안에 있는 지지물의 양이 동일하게 남아 있고, 부하에 반응하여 압박을 재분산한다.

이런 정적 지지면과 동적 전동 지지면은 치료적 효과를 가지려면 적어도 5인치의 두께를 가져야 한다. 이들 지지면은 표준 병원 매트리스에 발생하는 수준 이하로 뼈 돌출부에 가해지는 압박을 감소시키는 목적으로 설계되어 있다. Jester와 Weaver에서 보여지듯이, 대부분이 이것을 달성한다. Krouskop는 사용 2-3년 이내 폼 매트리스가 2개 신체 부위(엉치뼈와 발꿈치)에서 강직도가 40% 소실되었음을 발견했다. 폼 매트리스가 압박 관리에 유용하지만, 그들은 압박후 원래 형태로 돌아오는 탄성의 부족, 폼의 조각, 체중부하 부위의 강직성 변화, 습기에 의한 오염 등의 퇴화 징후를 모니터링해야 한다. 대부분이 폼 제조의 향상 때문에 5년 이상의 보증 기간을 수용하고 있고, 또 딱딱한 폼 위에 부드러운 폼을 배치하여, 폼 매트리스의 기대 수명을 더한다.

반응성 지지면은 사용자의 편안함을 향상시키기 위해 사용되고, 중등도 위험에서 높은 위험을 가진 환자, 적어도 3 가지 자세를 취할 수 있는 환자, 침대에 머무는 동안 자주 자세를 바꿀 수 있는 환자 등을 위한 압박성 궤양 프로그램의 일부로 간주된다. 부가적으로, 만약 사용자가 궤양 지점으로 압박을 제거하거나 빈번하게 자세를 바꿀 수 있다면, 반응성 지지면이 궤양 치료 동안에 적절할 수 있다.

일반적으로, 균등한 압박의 반응성 정적 지지면은 중등도에서 고위험을 가진 환자에게 예방용 매트리스로서 고려될 수 있다. 긴급 관리시설의 환자나 피부판 수술이나 이식수술을 받은 환자처럼, 고위험군 환자는 능동성 전동 지지면(다음 단락 참고)에 배치된다. 그러나 Ooka 등은 중환자의 조직 파손을 예방할 목적으로 반응성 정적

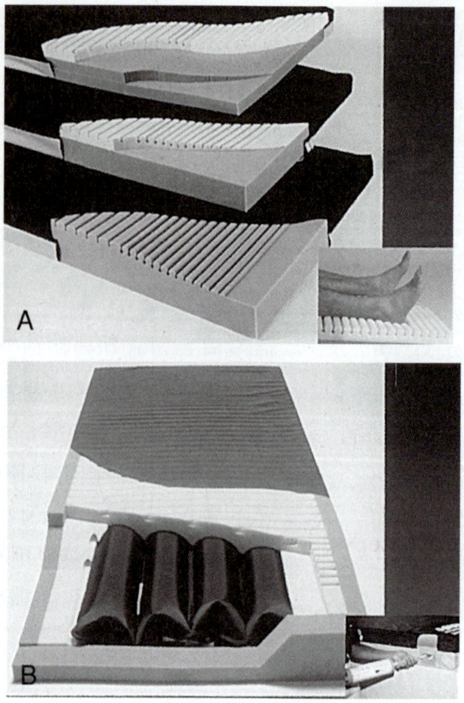

그림 19.30 *Static mattress replacements. (A) All-foam mattress(Geo-Mattress®). (B) Foam-Air mattress(Pressure-Guard Renew®)(출처: Span-America Medical Systems Inc., Greenville, SC).*

폼 매트리스 뿐만 아니라, 능동성 전동 동적 공기 매트리스를 수행했다.[113] 그들에 따르면, 움직이지 않는 정적 지지면 대신, 전동 지지면에 참여한 사람들은 제한된 프로토콜이나 배상 스케줄을 사용하기 보다는 객관적으로 지지면 처방을 살펴볼 필요가 있다고 했다. 비록 매트리스가 예방의 중요한 일부이지만, 위생, 정기적인 자세 변화 스케줄, 그리고 영양과 같은 좋은 관리 기준도 동등하게 중요하다. 조직 파손을 예방하는 목적은 매트리스에만 의존될 수 없다.

핵심 19.22

지지면은 압박성 궤양의 예방과 치료의 한 요소일 뿐이다. 압박성 궤양의 예방과 치료의 목적은 매트리스에만 의존될 수 없다.

비전동식 매트리스의 작은 그룹도 상처 치유에 도움을 주는 것으로 확인되었다. 등급 Ⅱ - 등급 Ⅳ 2의 압박성 궤양의 치료에 있어, 이들 "비전동식 압박감소 매트리스"가 효율적이고 배상적이라는 것이 Medicare에 의해 밝혀

졌다. 이들 그룹의 매트리스는 비전동식 지지면의 편리성과 전동 또는 능동성 지지면에서 기대되는 결과를 함께 제공한다. Branom은 이런 지지면을 low-air-loss 장비와 비교했을 때 노인의 등급 Ⅲ-등급Ⅳ 압박성 궤양의 치유속도가 향상되었음을 보여주었다.[115] Ross는 중환실에서 18개월 동안 low-air-loss 도구 대신 이들 지지면을 사용했을 때 압박성 궤양이 발생하지 않았다고 보고했다.[116]

일반적으로 반응성 지지면은 돌아눕기와 같은 사용자의 독자적인 움직임을 도와주는 안정된 기반을 제공한다.

능동성 전동 매트리스 (Active Powered Mattress Replacements)

시스템으로부터 공기가 소실되기 때문에(low-air-loss), 이들 능동성 매트리스는 공기 대신에 전기 펌프에 의해 작동된다. 그리고 이것은 사용자 아래에 있는 각 구획을 순차적으로 또는 교대적으로 팽창과 축소를 일으키도록 프로그래밍화되어 있다(교대 압박과 가쪽돌림을 일으킨다). 이들 지지면은 대부분의 반응성 지지면보다 비싼 편이다.

*Low-air-loss 매트리스*는 과도한 땀과 열을 제거해 주기 위해 사용된다. 대부분의 low-air-loss 매트리스는 하나의 큰 공기주머니와 여러 개의 작은 공기주머니로 구성되어 있고, 작은 구멍이 뚫린 표면을 가지고 있다(그림 19.31A). 발포 투과형 커버가 매트리스 위에 덮여 있고, 이로 인해 커버와 매트리스 사이의 공간 즉, 미세환경이 형성되고 있다. 사용자가 지지면 위에 누울 때, 공기는 작은 구멍을 통해 밖으로 나가서 아래쪽의 미세 환경 안으로 들어간다. 반면, 사용자에 의한 증기는 커버를 통과하여 미세환경을 들어간다. 공기의 움직임은 미세환경으로부터 증기를 제거하여, 사용자의 열조절을 돕는다. 작은 구멍 밖으로 누출된 공기는 펌프에 의해 일정하게 대체되고, 이것은 사용자 관리에 요구되는 침식과 지지의 균형을 맞춰 준다. 몇몇 제조사들은 "true loss-air-loss"이라는 용어를 사용해 왔고, 펌프에 의해 공급되는 공기의 양에 대한 정의를 기반으로 했다. 어떤 제조사들은 매트리스의 질이 공기를 불어넣는 장치나 펌프의 크기, 즉 매트리스를 통과해 순환되는 공기의 양에 의해 결정된다고 주장한다. 다른 정의를 기반으로 하는 것은 없다. Figliola는 사용자가 할 수 있는 양과 독립적인 펌프 능력 측정하는 low-air-loss 매트리스 구조물을 따라 큰 분산을 보여주었다. Weaver와 Jester는 low-air-loss 매트리스가 폼 매트리스나 정적 매트리스에 비해 낮은 경계면 압박을 일으킨다는 것을 보여 주었다. 그러나, Marklebust가 리뷰한 8개 연구에 따르면, low-air-loss 매트리스가 예방의 차원에서는 효율적인 지지면이지만, 치료적인 측면에서는 완벽한 효과를 보여주지 못했다고 한다. 이들 장비는 클라이언트가 침대에 누워 있을 때 발생하는 피부의 추가적인 파손을 예방하기 위해 이용되었다.

*교대압박 매트리스*는 모터와 펌프, 그리고 이들 사이에 연결된 여러 개의 관으로 구성되어 있다(그림 19.31B). 특정 시간 때 관의 절반은 팽창되어 있고, 나머지 절반의

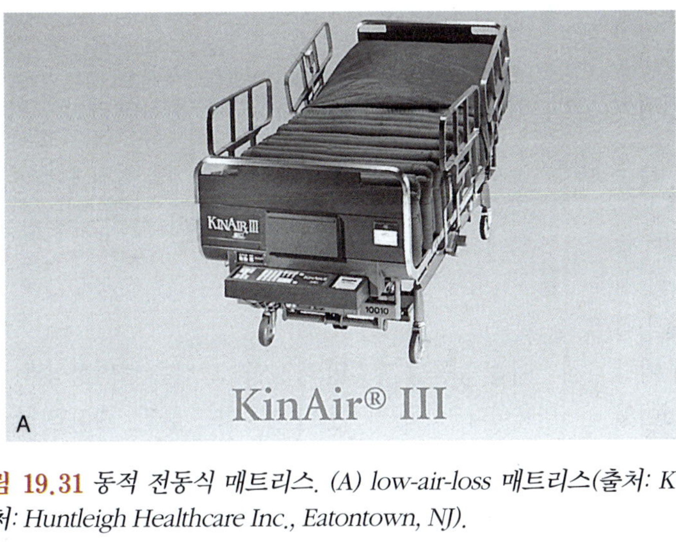

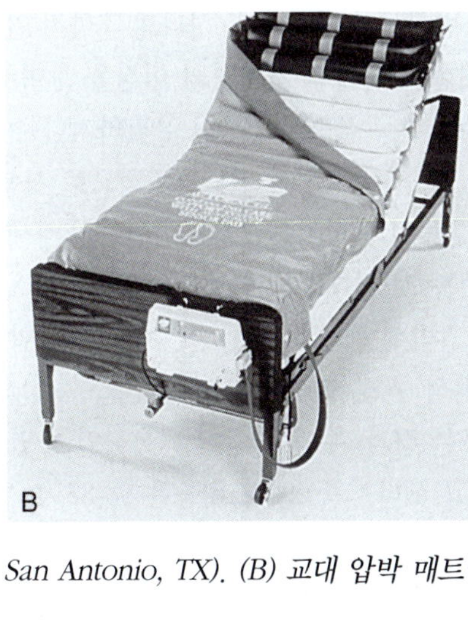

그림 19.31 *동적 전동식 매트리스. (A) low-air-loss 매트리스(출처: KCI, San Antonio, TX). (B) 교대 압박 매트리스(DFS; 출처: Huntleigh Healthcare Inc., Eatontown, NJ).*

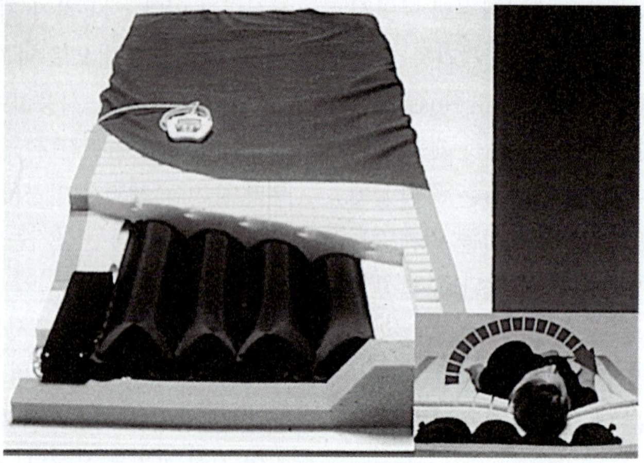

그림 19.32 *돌림성 지지면(PressureGuard Turn Select;출처: Span-America Medical Systems Inc., Greenville, SC).*

관은 축소되도록 프로그래밍화 되어 있다. 시간에 따라 관의 팽창과 축소가 교대로 일어나도록 프로그램되어 있다. 관안의 일정한 압박 변화는 사용자의 몸으로부터 발생하는 일정하게 변하는 압력을 가진 지지면을 만들어 낸다. 비록 교대압박 매트리스가 3 지불자에 의해 치료용 매트리스로 간주되고 있지만, 이들 지지면이 압박성 궤양의 치유 속도를 빠르게 향상시킨다는 근거는 없다.

*가쪽돌림 매트리스*는 20–40°로 오른쪽과 왼쪽으로 주기적으로 기울어지도록 프로그램되어 있다(그림 19.32). 원래는 신체계통(호흡계, 비뇨기계. 혈관계, 그리고 심폐계)의 비가동으로 인한 부정적 효과를 줄이기 위해 사용되었지만, 이들 지지면은 피부 손상의 예방과 치료에 효과적이라는 것이 입증되었다. 왜냐하면, 교대 압박 매트리스처럼, 체중부하되는 지지면의 압박이 규칙적인 시간 간격으로 변화하기 때문이다. 하나의 후향적 연구는 상처 치료에 대한 가쪽돌림 지지면의 이점을 보여주고 있다. 부가적으로, 수동 돌림이 통증을 유발하거나 수동 돌림이 불가능할 때 돌림식 지지면도 효과적으로 사용될 수 있다. 그러나 돌림식 지지면이 클라이언트의 자세를 수동을 만들어 주는 것을 대신하지 못한다. 1955년 Xakellis 등은 4가지 압박성 궤양 예방 방법(수동 돌림, 압력완화 매트리스, 좌석 쿠션, 그리고 기타 예방 도구 등)의 가격 비용을 연구한 결과, 수동 돌림이 비용적인 측면에서 가장 저렴하다고 했다.[4] 즉, 매일 비용은 $8.83 ± $1.66이었다. 이 연구의 저자들은 수동 돌림은 도구를 이용한 비싼 압박 관리 방법보다 비용을 감소시킨다고 제안했다.

침대 지지면에 대한 배상 지침이 1980년 후반에서 1990년대 초반 때 개발되었고, 능동성 지지면이 "치료용" 지지면으로 알려지게 되었다: 즉, 사람이 압박성 궤양을 치료하기 위해 이들 지지면에 누우면, 의료비가 지불된다. 대개 능동성 지지면은 기존 궤양 환자를 치료하기 위해 이용되고 있다. 그러나 여기에서 치료는 이들 지지면 중 하나를 적용했을 때 궤양 부위에 체중을 부하할 수 있다는 것을 의미하지 않는다. 비록 능동성 지지면이 반응성 지지면보다 기술적으로 진보된 것이지만, 여전히 압박성 궤양 치료 프로토콜은 가능하면 궤양 부위에 체중을 부하하지 않는 클라이언트의 포지셔닝을 필요로 한다. 능동성 지지면은 여러 경우에서 예방의 목적으로 이용되고 있다: 예를 들어, 영양 결핍, 동반질환 등과 같은 조직 파손 고위험 환자.

핵심 19.23

교대압박, low-air-loss 그리고 가쪽돌림 매트리스 등이 압박성 궤양의 치료나 고위험 환자의 예방을 위해 일반적으로 처방된다. 그러나 압박성 궤양 부위로 눕는 것이 허용되지 않고, 자주 자세를 바꿔 주어야 한다; 능동성 매트리스도 이런 책임을 간병인이나 환자에게서 배제하지 못한다.

이들 능동성 지지면의 2가지 단점은 불안정성과 비싼 비용이다. 이들 지지면이 작동하는 동안, 지지면 물질의 동적 변화는 비가동성 지지면에 누워 있을 때보다 자가 가동성과 자세 유지를 더욱 어렵게 만든다. 환자가 지지면 위에서 구르거나 앉으려고 할 때, 능동성 지지면은 신체를 지지하는 것보다 움직이는 것을 더 어렵게 만들 것이다. 몇몇의 환자들은 능동성 지지면 위에서 잠자기가 어렵다고 불평을 한다. 왜냐하면 움직임이 지속적으로 일어나기 때문이다. 공기 컨테이너 위의 폼 층은 환자의 안정성과 가동성을 돕는다. 부가적으로 능동성 지지면은 반응성 지지면보다 구입하거나 빌리는데 드는 비용이 더 비싼 편이다.

공기 유동 침대 (Air-Fluidized Beds)

훌륭한 압박 재분산 침대로 알려진 공기 유동 침대는 전단력을 감소시키는 것으로 알려져 있다. 이들 침대는 모래처럼 생긴 세라믹 구슬을 가진 컨테이너로 구성되어 있다. 구슬이 넣어 있는 공간의 표면은 환자와 함께 움직이는 느슨한 폴리에스테르 필터 시트로 구성되어 있다. 공기는 펌프를 주입되고, 구슬을 통해 안팎으로 이동한다. 공기는 폴리에스테르 필터 시트로 움직이고, 마치 액체처럼 작용한다. 환자는 시트 위에 떠 있는 느낌을 갖게 되고, 공기와 아래쪽의 구슬의 움직임에 의해 지지를 받는다. 렌탈도 가격이 비싸기 때문에, 이들 구슬은 대개 피부판 수술이나 이식수술 직후의 환자, 또는 매우 제한된 가동성 때문에 기대어 누워야 하는 피부 궤양 환자 등과 같은 고위험 환자에게 적용된다.

이런 유형의 침대도 몇가지 단점을 가지고 있다. 특히 옆으로 누운 자세를 취하기가 어려운데, 그 이유는 실리콘 구슬을 통한 공기의 움직임으로 인해 환자가 움직이는 동안 지지면이 일정하게 이동하기 때문이다. 침대에서 움직이거나, 안전하게 침대 안팎으로 이동하는 것이 어려울 수 있는데, 그 이유는 움직일 때 안정성이 떨어지거나, 몇몇 모델에서 높은 침대 가장자리를 가지고 있기 때문이다. 공기유동 펌프가 작동하는 동안, 침대에서 안전성이 떨어지기 때문에 간병인이 환자를 움직여 주는 것도 매우 어려운 일 수 있다. 침대 지지면과 환자 피부사이의 일정한 공기 움직임도 환자의 피부를 건조하게 만들 수 있다. 기본 대사에 영향을 줄 수 있는 과도한 온도에 환자의 피부가 손상될 수 있기 때문에 따뜻한 공기 조절 장치의 정기적인 보정도 수행되어야 한다.

요약 (Summary)

압박성 궤양 환자의 치료는 초학문적 접근을 필요로 한다. 궤양을 치유하거나 궤양 발생을 예방하는 안전한 자세 뿐만 아니라 환자에 대한 적절한 앉기 장비와 매트리스 장비를 평가함에 있어 물리치료사, 작업치료사, 간호사의 역할은 상처 치료의 모든 측면에 영향을 준다. 적절한 장비를 구입히는데 드는 비용과 환자, 가족, 간병인의 교육에 소요되는 시간도 상처 관리 프로그램에 반드시 고려되어야 한다. 모든 건강관리 비용을 고려해, 적절한 앉기 시스템과 매트리스 장비, 적절한 사용 방법 등을 이용하면 이들 장비의 가격보다 몇 더 좋은 재정적 이득을 가져다 줄 것이다.

앉은 자세에 대한 추가적인 문헌 (Additional Readings on Seated Positioning)

Cook A, Hussey S: Assistive Technologies: Principles and Practice. St. Louis, Mosby, 1995.

Engstrom B, Tryck B: *Ergonomics: Wheelchairs and Positioning*. Sweden, Posturalis, 1993.

Rader J, et al: Individualized Wheelchair Seating: For Older Adults. A two-part manual and videotape, published by a not-for-profit institute. Mt. Angel, OR, Benedictine Institute for Long Term Care, 1998. (503) 845-9495.

Falk A, et al: Positioning for Function: Wheelchairs and Other Assistive Technologies. Valhalla, NY, Valhalla Rehabilitation Publications Ltd., 1990.

Trefler E, et al: Seating and Mobility for Persons with Physical Disabilities: Therapy Skill Builders. Memphis, TN, University of Tennessee, 1993.

사례연구 19●1 오른쪽 궁둥뼈 궤양과 복합 자세 편위를 가진 환자를 위한 휠체어와 포지셔닝 (Wheelchair and Positioning Needs for an Individual with a Right Ischial Pressure Ulcer and Complex Postural Deviations)

병력 (History)

Mr B는 60세로 2002년 8월에 발병된 만성 오른쪽 궁둥뼈에 상처가 있다. 어렸을 때 그는 소아마비를 앓았다. 2002년 3월 그는 척추 협착증, 목뼈척수신경병리, 척추 문제로 인한 사지마비를 갖게 되었다. 그는 비인슐린 의존성 당뇨병도 가지고 있다. 그는 방광 카테터를 차고 있다. Mr B는 입원과 외래를 통해 상처 치료를 받았고, 현재 그의 앉기 시스템이 부적절하기 때문에, 2007년 5월 앉기 자세와 포지셔닝의 평가를 위해 직업재활전문가에게 의뢰되었다. 그는 하루에 12시간 의자에 앉아서 풀 타임의 일을 하고 있다.
그는 틸팅 압박완화를 위해 불규칙적으로 입원하고 있다.

신체계통 리뷰 (Abbreviated Systems Review)

근육뼈대계: 그는 팔에 뚜렷한 약증을 가지고 있고, 다리에는 근력이 완전히 없고, 몸통 조절 능력이 poor-fair 수준이었다. 손목관절을 제외한 나머지 대부분의 주요 관절에서 ROM 제한이 이었다. 그의 목뼈, 등뼈, 허리뼈 및 엉치뼈의 척추 만곡은 오른쪽으로 볼록해져 있는데, 이것이 오른쪽 골반을 왼쪽 골반보다 아래쪽으로 내려가도록 만들었고, 또 다리가 왼쪽으로 윈드스윕되는 자세로 만들었다. 그의 골반은 왼쪽으로 이동되어 있다. 그의 옆굽음증과 골반의 삐뚫어짐이 어느 정도 유연하기 때문에, 적절한 장비를 처방함으로써 어느 정도 교정될 수 있을 것 같다. 그의 가슴우리는 큰 편이고, 배가 앞으로 나와 있다.

신경근육계: 그의 감각은 젖꼭지선에서 발까지 손상을 입었다. 그는 엉덩이와 다리에 통증과 불편을 느낄 수 있다. 오른쪽 눈의 실명으로 인해 시야에 문제가 있다.

신경혈관계: 그는 하지정맥류의 과거력이 있고 그의 왼쪽 다리에 부종과 통증을 가지고 있다.

피부계: 오른쪽 궁둥뼈 압박성 궤양으로 2002년 8월부터 치료를 받았다. 그 당시 상처의 크기는 19㎝ × 15㎝ × 6㎝의 크기였다. 최근 평가에서 그의 상처는 2.7㎝ × 1.3㎝ × 0.3㎝의 깊이였고, 2시 방향으로 2.4㎝ 깊이의 침식이 있다. 상처는 알긴산 칼슘으로 치료를 했고, 상처주변 장벽, 그리고 흡수성의 커버 드레싱 치료를 하였다: 드레싱은 매일 교체되었다.

휠체어 장비와 자세 (Wheelchair Equipment and Posture)

초기: 그의 휠체어는 맞춤형으로써, 등받이, 왼쪽의 가쪽 엉덩이 가드, 공기식 쿠션, 왼쪽에 납작한 팔 패드, 그리고 조절가능한 하드웨어로 된 머리받침대로 구성되어 있다. 그의 자동차에 잘 접근할 수 있도록 하기 위해 오른쪽 발판을 제거하고, 주문제작된 왼쪽 발판 위에 양 발을 올려놓고 있다.

그의 앉기 자세 분석에 따르면, 몸통이 오른쪽으로 치우쳐 있고, 이를 보상하기 위해 머리가 왼쪽으로 치우쳐 있다고 한다. 그의 오른쪽 넙다리뼈는 모음되어 있고, 약간의 윈드스윕을 보인다. 오른쪽 골반이 아래쪽으로 떨어져 있고, 오른발이 왼발보다 약간 아래에 위치한다. 좌석 쿠션 뿐만 아니라 등받이에서도 전단력이 발생하고 있었다.

평가 당시, 그는 오른쪽 옆구리와 오른쪽 팔꿈치의 통증을 호소하였는데, 그것은 오른쪽으로 자세가 무너진 것으로 인한 부적절한 가쪽 등뼈 지지물과 오른쪽 팔에 가해지는 과도한 체중부하인 것 같다. 그는 이런 불편함 때문에, 맞춤형 등받이 가슴우리 지지물의 오른쪽 구성요소 일부를 제거했다. 그는 휠체어에서 미끄러지는 것을 호소했는데, 이것은 등과 엉덩이에서 발생하는 전단력의 원인이다. 척추 만곡 이외에 가슴우리 모양도 지지의 적응을 어렵게 만들고 있다.

중재: 힘을 분산하고, 비대칭 척추에 순응하고, 통증과 불편함을 감소시키기 위해 등과 오른쪽 가슴우리에 보다 넓은 접촉면적이 필요하다고 결정을 내렸다. 이런 문제들은 편안함을 위한 다양한 폼과 오른쪽 가슴우리에 알맞은 지지물을 갖춘 등받이를 새롭게 맞춤으로서 해결되었다. 가쪽 엉덩이 가드도 골반이 왼쪽으로 이동하는 것을 막아주기 위해 제공되었다. 그는 엉덩관절의 불편과 물렁조직의 타이트니스 때문에 오른쪽 넙다리뼈의 벌림근에 힘을 제대로 줄 수 없었다. 오른쪽 허벅지의 정렬을 향상시키고, 자동차로의 접근을 용이하게 위해 발판을 중심에 배치시켰다.

그의 좌석 쿠션은 만성 상처 치료를 위해 전동식 교대압박 쿠션으로 교체되었다. 쿠션의 견고함도 그의 삐뚤어진 골반을 평편하게 하는데 도움을 주었다.

결과: B는 똑바른 앉은 자세를 취하고, 그의 오른쪽 궁둥뼈의 압박이 감소하였다. 통증은 분명하게 감소되었다. 10주 후 상처 크기는 1.2 cm × 0.2 cm × 0.2 cm이고, 잠식이 1.6 cm으로 감소하였다. 치유는 포지셔닝과 장비 변화에 영향을 준다. 장비 적용하기 전에서 장비 적용 후 10주까지 드레싱은 일정하게 유지되었다.

사례연구 19•1 오른쪽 궁둥뼈 궤양과 복합 자세 편위를 가진 환자를 위한 휠체어와 포지셔닝 – 계속
(Wheelchair and Positioning Needs for an Individual with a Right Ischial Pressure Ulcer and Complex Postural Deviations)

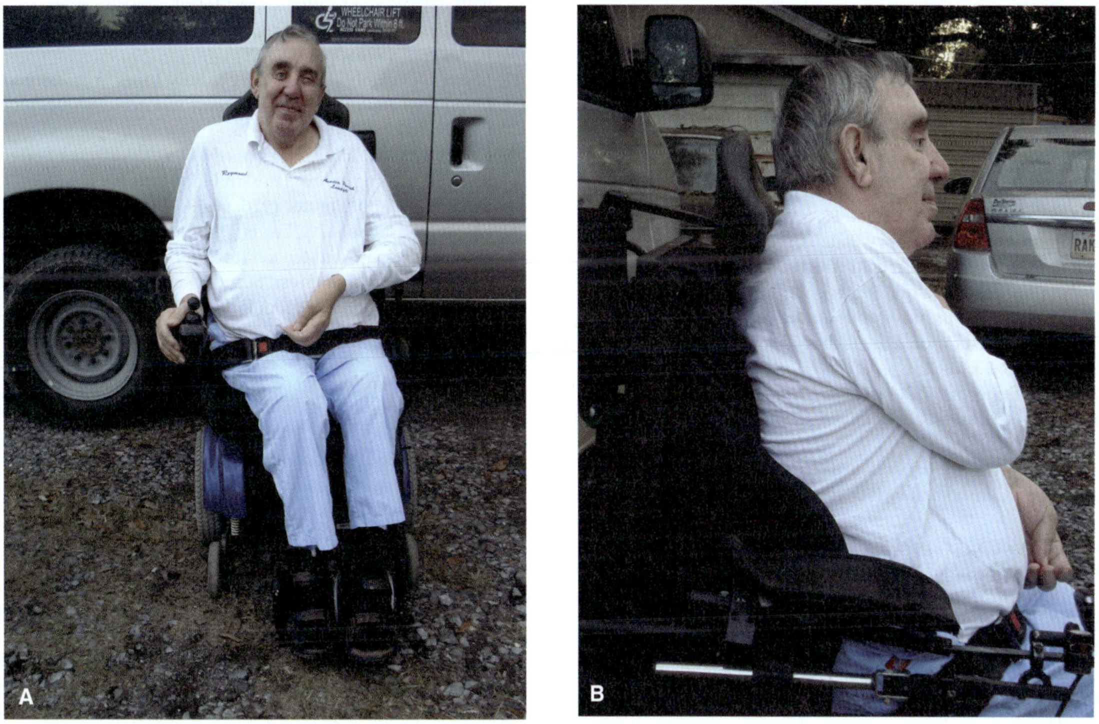

그림 19.33 *B의 오랜 휠체어. (A) 앞면, (B) 측면.*

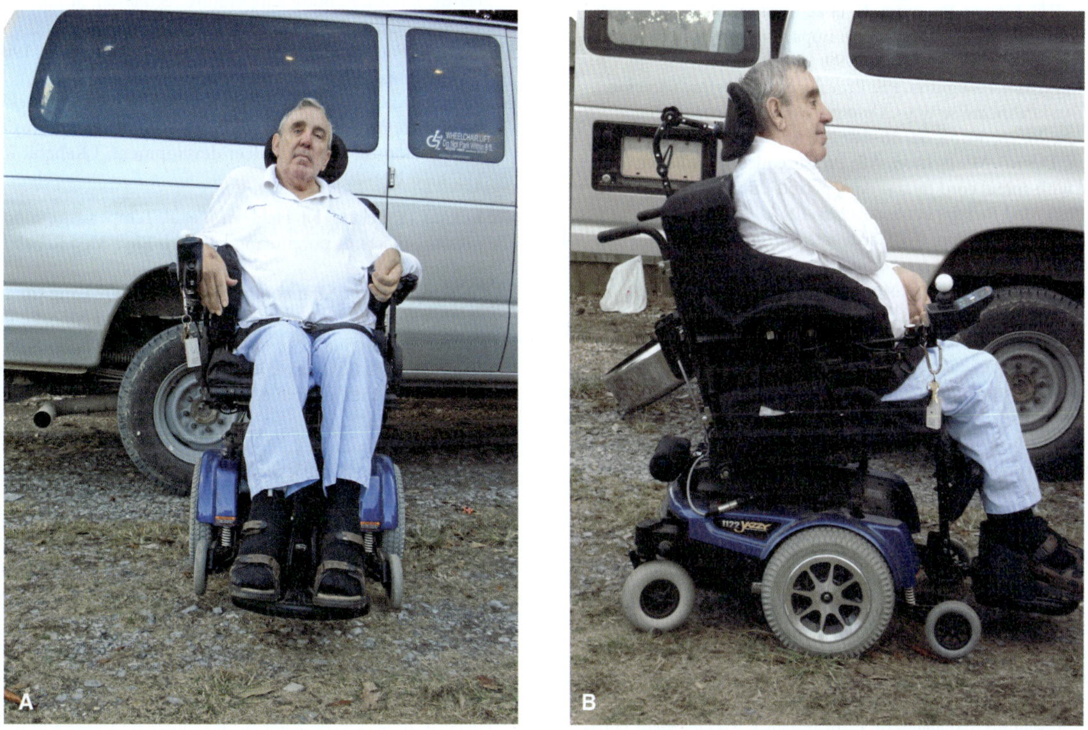

그림 19.34 *B의 새로운 휠체어. (A) 앞면, (B) 측면.*

참고문헌 (References)

1. National Pressure Ulcer Advisory Panel. Updated staging system: Pressure ulcer stages revised by NPUAP. Available at: http:www.npuap.org/pr2.htm. Accessed on: 10/22/07.
2. Maklebust, J, Sieggreen, M: Pressure ulcers: Guidelines for prevention and nursing management. West Dundee, IL, S-N Publications, 1991.
3. Centers for Medicare and Medicaid Services (CMS): CFR Parts 411, 412, 413, and 489 Medicare Program; Proposed Changes to the Hospital Inpatient Prospective Payment Systems and Fiscal Year 2008 Rates; Final Rule. In: Federal Register 2007; Vol. 72, No. 162, p. 42, 2007.
4. Xakellis, GC, Frantz, R, Lewis, A: Cost of pressure ulcer prevention in long-term care. J Am Geriatr Soc 1995; 43:496–501.
5. National Pressure Ulcer Advisory Panel. Cuddigan, J, Ayello EA, Sussman C (eds): Pressure ulcers in America: Prevalence, incidence, and implications for the future. Reston, VA, 2001.
6. Baker, J: Medicaid claims history of Florida long-term care facility residents hospitalized for pressure ulcers. J Wound Ostomy Continence Nurs 1996; 23:23–25.
7. Brandeis, GH, Berlowitz, DR, Hossain, M, et al: Pressure ulcers: The minimum data set and the resident assessment protocol. Adv Wound Care 1995; 8:18–25.
8. Spector, WD, Fortinsky, RH: Pressure ulcer prevalence in Ohio nursing homes: Clinical and facility correlates. J Aging Health 1998; 10:62–80.
9. Horn, SD, Bender, SA, Bergstrom, N, et al: Description of the national pressure ulcer long-term care study. J Am Geriatr Soc 2002; 50:1816–1825.
10. Xakellis, GC, Frantz, R: The cost of healing pressure ulcers across multiple health care settings. Adv Wound Care 1996; 9:18–22.
11. Whittington, KT, Briones, R: National prevalence and incidence study: 6-year sequential acute care data. Adv Skin Wound Care 2004; 17:490–494.
12. Beckrich, K, Aronovitch, SA: Hospital-acquired pressure ulcers: A comparison of costs in medical vs. surgical patients. Nurs Econ 1999; 17:263–271.
13. Allman, RM, Goode, PS, Burst, N, et al: Pressure ulcers, hospital complications, and disease severity: Impact on hospital costs and length of stay. Adv Wound Care 1999; 12:22–30.
14. Woodbury, MG, Houghton, PE: Prevalence of pressure ulcers in Canadian healthcare settings. Ostomy Wound Manage 2004; 50:22–24, 26, 28, 30, 32, 34, 36–38.
15. Chen, Y, Devivo, MJ, Jackson, AB: Pressure ulcer prevalence in people with spinal cord injury: Age-period-duration effects. Arch Phys Med Rehabil 2005; 86:1208–1213.
16. McKinley, WO, Jackson, AB, Cardenas, DD, et al: Long-term medical complications after traumatic spinal cord injury: A regional model systems analysis. Arch Phys Med Rehabil 1999; 80:1402–1410.
17. Richardson, RR, Mayer, PR: Prevalence and incidence of pressure sores in acute spinal cord injuries. Paraplegia 1981; 19:235–247.
18. Young, K: Transcutaneous oxygen tension measurements as a method of assessing peripheral vascular disease. Clin Phys Physiol Meas 1981; 2:147–151.
19. Salzberg, C: A new pressure ulcer risk assessment scale for individuals with spinal cord injury. Am J Phys Med Rehabil 1996; 75:96–104.
20. Byrne, DW, Salzberg, CA: Major risk factors for pressure ulcers in the spinal cord disabled: A literature review. Spinal Cord 1996; 34:255–263.
21. Disa, JJ, Carlton, JM, Goldberg, NH: Efficacy of operative cure in pressure sore patients. Plast Reconstr Surg 1992; 89:272–278.
22. Evans, GR, Dufresne, CR, Manson, PN: Surgical correction of pressure ulcers in an urban center: Is it efficacious? Adv Wound Care 1994; 7:40–46.
23. Curtin, I: Wound management: Care and cost: An overview. Nurse Manage 1984; 15:22.
24. Zacharkow, D: Wheelchair poster and pressure sores. Springfield, IL, Charles C. Thomas Pub Ltd, 1984.
25. Kosiak, M: Etiology and pathology of ischemic ulcers. Arch Phys Med Rehabil 1959; 40:62–69.
26. Reswick, J, Rogers, JE: Experience at Rancho Los Amigos Hospital with devices and techniques to prevent pressure sores. In: Kenedi, R, Cowden, JM (eds): Bedsore Biomechanics. Baltimore, University Park Press, 1976, pp 301–310.
27. Lassen, NA, Holstein, P: Use of radioisotopes in assessment of distal blood flow and distal blood pressure in arterial insufficiency. Surg Clin North Am 1974; 54:39–55.
28. Holloway, GA, Daly, CH, Kennedy, D, et al: Effects of external pressure loading on human skin blood flow measured by 133Xe clearance. J Appl Physiol 1976; 40:597–600.
29. Ek, AC, Gustavsson, G, Lewis, DH: Skin blood flow in relation to external pressure and temperature in the supine position on a standard hospital mattress. Scand J Rehabil Med 1987; 19:121–126.
30. Sangeorzan, BJ, Harrington, RM, Wyss, CR, et al: Circulatory and mechanical response of skin to loading. J Orthop Res 1989; 7:425–431.
31. Bennett, L, Kavner, D, Lee, BK, et al: Shear vs. pressure as causative factors in skin blood flow occlusion. Arch Phys Med Rehabil 1979; 60:309–314.
32. National Pressure Ulcer Advisory Panel. Support surface standards initiative: Terms and definitions related to support surfaces. Available at: http://www.npuap.org/NPUAP_S3I_TD.pdf. Accessed on: 10/22/07.
33. Trefler, E, Hobson, D, Johnson Taylor, S, et al: Seating and Mobility for Persons with Physical Disabilities. Therapy Skill Builders. a division of Communication Skill Builders, Tucson, AZ, for the University of Tennessee Memphis Rehabilitation Engineering Program, 1993.
34. Magee, D (ed): Orthopedic Physical Assessment. Philadelphia, WB Saunders, 1992.
35. Goossens, RH, Snijders, CJ: Design criteria for the reduction of shear forces in beds and seats. J Biomech 1995; 2:225–230.
36. Fischer, E, Solomon, S: Physiological Responses to Heat and Cold. Baltimore, Waverly, 1965.
37. Hardy, J, Bard, P: Body temperature regulation. St Louis, CV Mosby, 1979.
38. Ruch, R, Patton, HD (ed): Physiology and Biophysics, 19th ed. Philadelphia, WB Saunders, 1965.
39. Patel, S, Knapp, CF, Donofrio, JC, et al: Temperature effects on surface pressure-induced changes in rat skin perfusion: Implications in pressure ulcer development. J Rehabil Res Dev 1999; 36:189–201.
40. Kokate, JY, Leland, KJ, Held, AM, et al: Temperature-modulated pressure ulcers: A porcine model. Arch Phys Med Rehabil 1995; 76:666–673.
41. Lachenbruch, C: Skin cooling surfaces: Estimating the importance of limiting skin temperature. Ostomy Wound Manage 2005; 51:70–79.
42. Visscher, MO, Chatterjee, R, Ebel, JP, et al: Biomedical assessment and instrumental evaluation of healthy infant skin. Pediatr Dermatol 2002; 19:473–481.
43. Buchholz, B, Frederick, LJ, Armstrong, TJ: An investigation of human palmar skin friction and the effects of materials, pinch force, and moisture. Ergonomics 1988; 31:317–325.
44. Egawa, M, Oguri, M, Hirao, T, et al: The evaluation of skin friction using a frictional feel analyzer. Skin Res Technol 2002; 8:41–51.
45. Krouskop, T, van Rijswijk, L: Standardizing performance-based criteria for support surfaces. Ostomy Wound Manage 1995; 41:34–36, 38, 40–45.
46. Fisher, SV, Szymke, TE, Apte, SY, et al: Wheelchair cushion effect on skin temperature. Arch Phys Med Rehabil 1978; 59:68–72.
47. Civelek, A, Ak, K, Kurtkaya, O, et al: Effect of a low molecular weight heparin molecule, dalteparin, on cellular apoptosis and inflammatory process in an incisional wound-healing model. Surg Today 2007; 37:406–411.
48. Pinchofsky-Devin, G: Nutritional Assessment and Intervention.

King of Prussia, PA, Health Management Publications, 1990.
49. Pinchcofsky-Devin, GD, Kaminski, MV, Jr.: Correlation of pressure sores and nutritional status. J Am Geriatr Soc 1986; 34:435–440.
50. Pompeo, M: Misconceptions about protein requirements for wound healing: Results of a prospective study. Ostomy Wound Manage 2007; 53:30–32, 34, 36–38.
51. Downey, J, Myers, S: The Physiological Basis of Rehabilitation Medicine. Newton, MA, Butterworth-Heinemann, 1994.
52. Yarkoney, G: Aging Skin, Pressure Ulcerations, and Spinal Cord Injury. New York, Demos, 1993.
53. Bryant, R: Acute and Chronic Wounds. St. Louis, CV Mosby, 1992.
54. Salzberg, CA, Byrne, DW, Cayten, CG, et al: Predicting and preventing pressure ulcers in adults with paralysis. Adv Wound Care 1998; 11:237–246.
55. Clarke, M, Kadhorn, HM: The nursing prevention of pressure sores in hospital and community patients. J Adv Nurs 1988; 13:365–373.
56. U.S. Department of Health and Human Services. Pressure Ulcers in Adults: Prediction and Prevention. Clinical Practice Guideline. Rockville, MD, Public Health Service, U.S. Department of Health and Human Services, Agency for Health Care Policy and Research, 1992.
57. Carlson, EV, Kemp MG, Shott, S: Predicting the risk of pressure ulcers in critically ill patients. Am J Crit Care 1999; 8:262–269.
58. Witkowski, JA, Parish, LC: The decubitus ulcer: skin failure and destructive behavior. Int J Dermatol 2000; 39:892–898.
59. Mulder, GD. Factors influencing wound healing. In: Leaper, DJ, Harding, KG (eds): Wounds: Biology and Management. New York, Oxford University Press, 1998.
60. Sprigle, S, Schuch, JZ: Using seat contour measurements during seating evaluations of individuals with SCI. Assist Technol 1993; 5:24–35.
61. Koo, TK, Mak, AF, Lee, YL: Posture effect on seating interface biomechanics: Comparison between two seating cushions. Arch Phys Med Rehabil 1996; 77:40–47.
62. Samuelsson, K, Larsson, H, Thyberg, M, Tropp, H: Back pain and spinal deformity common among wheelchair users with spinal cord injuries. Scan J Occupational Ther 1996; 3:28–32.
63. Andersson, GB, Murphy, RW, Ortengren, R, et al: The influence of backrest inclination and lumbar support on lumbar lordosis. Spine 1979; 4:52–58.
64. American Physical Therapy Association. Guide to Physical Therapist Practice. A description of patient/client management; Preferred practice patterns. Phys Ther 1997; 77(Pt 1 and 2):1160–1656.
65. Mollinger, LA, Steffen, TM: Knee flexion contractures in institutionalized elderly: Prevalence, severity, stability, and related variables. Phys Ther 1993; 73:437–444; discussion 444–446.
66. Ferguson-Pell, MW: Seat cushion selection. J Rehabil Res Dev Clin 1990; (suppl)(2):49–73.
67. Bridel-Nixon, JA: Pressure sores. In: Morrison, M, Moffat, C, Bridel-Nixon, J (eds): A Color Guide to the Nursing Management of Chronic Wounds. St. Louis, MO, CV Mosby, 1997, pp 160–162.
68. Henson, D, Morrissey, WL: Acute respiratory failure, mechanisms, and medical management. In: Irwin, S, Tecklin, JS (eds): Cardiopulmonary Physical Therapy, ed. 2. St. Louis, CV Mosby, 1990, p 272.
69. Ross, J, Dean, E: Integrating physiological principles into the comprehensive management of cardiopulmonary dysfunction. Phys Ther 1989; 69:255–259.
70. Biena, R, et al: Malnutrition in the hospitalized geriatric patient. J Am Geriatr Soc 1989; 30:433.
71. Ek, AC, Unosson, M, Larsson, J, et al: The development and healing of pressure sores related to the nutritional state. Clin Nutr 1991; 10:245–250.
72. Franson, TR, Duthie, EH Jr., Cooper, JE, et al: Prevalence survey of infections and their predisposing factors at a hospital-based nursing home care unit. J Am Geriatr Soc 1986; 34:95–100.
73. Sullivan, DH, Patch, GA, Walls, RC, et al: Impact of nutrition status on morbidity and mortality in a select population of geriatric rehabilitation patients. Am J Clin Nutr 1990; 51:749–758.
74. Ruder, S, Matassarin-Jacobs, E: Nursing care of clients with cerebral disorders. In: Black, J, Matassarin-Jacobs, E (eds): Luckmann and Sorensen's Medical-Surgical Nursing: A Psychophysiologic Approach, ed. 4. Philadelphia, WB Saunders, 1993, p 720.
75. Rappl, L: Management of pressure by therapeutic positioning. In: Sussman, C, Bates-Jensen, B (eds): Wound Care: A Collaborative Practice Manual for Physical Therapists and Nurses. Gaithersburg, MD, Aspen Publishers, 1998.
76. Fader, M, Bain, D, Cottenden, A: Effects of absorbent incontinence pads on pressure management mattresses. J Adv Nurs 2004; 48:569–574.
77. Landis, E: Micro-injection studies of capillary blood pressure in human skin. Heart 1930; 15:209.
78. Shapcott, N, Levy, B: By the numbers. Team Rehab Report 1999; 11:16–20.
79. Parish, LC, Witkowski, JA, Crissey, JT (eds): The Decubitus Ulcer. New York, Masson Publishing USA Inc, 1983.
80. Sprigle, S, Linden, M, Riordan, B: Characterizing reactive hyperemia via tissue reflectance spectroscopy in response to an ischemic load across gender, age, skin pigmentation, and diabetes. Med Eng Phys 2002; 24:651–661.
81. U.S. Department of Health and Human Services. Pressure Ulcers in Adults: Treatment of Pressure Ulcers. Clinical Practice Guidelines. No. 15. Rockville, MD, Public Health Service, Agency for Health Care Policy and Research, 1994.
82. Langemo, DK: Risk assessment tools for pressure ulcers. Adv Wound Care 1999; 12:42–44.
83. McNees, P, Braden, B, Bergstrom, N, et al: Beyond risk assessment: Elements for pressure ulcer prevention. Ostomy Wound Manage 1998; 44(suppl):51S–58S.
84. Russell, T, Bsn, AL, Lohman, JA: A medical center's experience with managing specialty bed usage. J Wound Ostomy Continence Nurs 2001; 28:274–278.
85. Bergstrom, N, Braden, B, Boynton, P, et al: Using a research-based assessment scale in clinical practice. Nurs Clin North Am 1995; 30:539–551.
86. Norton, L, Sibbald, RG: Is bed rest an effective treatment modality for pressure ulcers? Ostomy Wound Manage 2004; 50:40–42, 44–52, discussion 53.
87. Consortium for Spinal Cord Medicine. Pressure Ulcer Prevention and Treatment Following Spinal Cord Injury: A Clinical Practice Guideline for Health-Care Professionals. Paralyzed Veterans of America, 2000. Available at www.pva.org.
88. Coggrave, MJ, Rose, LS: A specialist seating assessment clinic: Changing pressure relief practice. Spinal Cord 2003; 41:692–695.
89. Makhsous, M, Rowles, DM, Rymer, WZ, et al: Periodically relieving ischial sitting load to decrease the risk of pressure ulcers. Arch Phys Med Rehabil 2007; 88:862–870.
90. Henderson, JL, Price, SH, Brandstater, ME, et al: Efficacy of three measures to relieve pressure in seated persons with spinal cord injury. Arch Phys Med Rehabil 1994; 75:535–539.
91. Aissaoui, R, Lacoste, M, Dansereau, J: Analysis of sliding and pressure distribution during a repositioning of persons in a simulator chair. IEEE Trans Neural Syst Rehabil Eng 2001; 9:215–224.
92. Burns, SP, Betz, KL: Seating pressures with conventional and dynamic wheelchair cushions in tetraplegia. Arch Phys Med Rehabil 1999; 80:566–571.
93. Hobson, DA: Comparative effects of posture on pressure and shear at the body-seat interface. J Rehabil Res Dev 1992; 29:21–31.
94. Gerhart, K, Weitzenkamp, D, Charlifue, S: The old get older: Changes over three years in aging SCI survivors. New Mobility 1996; June:18–21.
95. Boeker, C, Edwards, S: Seating solutions: Choosing the appropriate cushion. Adv Rehabil 1995; 9(4): 9–11.
96. Sprigle, S, Press, L, Davis, K: Development of uniform terminology and procedures to describe wheelchair cushion characteristics. J Rehabil Res Dev 2001; 38:449–461.
97. Rappl, L: A conservative treatment for pressure ulcers. Ostomy Wound Manage 1993; 39:46–55.
98. Key, A, Manley, MT: Pressure redistribution in wheelchair cushion for paraplegics: Its application and evaluation. Paraplegia 1978; 16:403–412.

99. Perkash, I, O'Neil, H, Politi-Meeks, D, et al: Development and evaluation of a universal contoured cushion. Paraplegia 1984; 22:358–365.
100. Peterson, MJ, Adkins, HV: Measurement and redistribution of excessive pressures during wheelchair sitting. Phys Ther 1982; 62:990–994.
101. Mooney, V, Einbund, MJ, Rogers, JE, et al: Comparison of pressure distribution qualities in seat cushions. Bull Prosthet Res 1971; 10:129–143.
102. Ferguson-Pell, MW, Wilkie, IC, Reswick, JB, et al: Pressure sore prevention for the wheelchair-bound spinal injury patient. Paraplegia 1980; 18:42–51.
103. Arakaki, B, Furumasu, J: A pilot study: Factors that influence cushion selection. Presented at: The Thirteenth International Seating Symposium, Pittsburgh, 1997.
104. Cullum, N, McInnes, E, Bell-Syer, SE, Legood, R: Support surfaces for pressure ulcer prevention. Cochrane Database Syst Rev 2004; (3):CD001735.
105. Whittemore, R: Pressure-reduction support surfaces: A review of the literature. J Wound Ostomy Continence Nurs 1998; 25:6–25.
106. Maklebust, J: An update on horizontal patient support surfaces. Ostomy Wound Manage 1999; 45(suppl):70S–77S, quiz 78S–79S.
107. Hasty, JH, Krasner, D, Kennedy, KL: A new tool for evaluating patient support surfaces. A guideline for making practice decisions. Ostomy Wound Manage 1991; 36(Pt 1):51–54, 56–57, 59.
108. Krouskop, T, Garber, SL: The role of technology in the prevention of pressure sores. Ostomy Wound Manage 1987; (16):44–55.
109. Day, A, Leonard, F: Seeking quality care for patients with pressure ulcers. Decubitus 1993; 6:32–43.
110. Jester, J, Weaver, V: A report of clinical investigation of various tissue support surfaces used for the prevention, early intervention, and management of pressure ulcers. Ostomy Wound Manage 1990; 26:39–45.
111. Krouskop, TA, Randall, C, Davis, J: Evaluating the long-term performance of a foam-core hospital replacement mattress. J Wound Ostomy Continence Nurs 1994; 21:241–246.
112. Bates-Jensen, B: Pressure ulcers: Pathophysiology and prevention. In: Sussman, C, Bates-Jensen, B (eds): Wound Care: A Collaborative Practice Manual for Physical Therapists and Nurses. Gaithersburg, MD, Aspen Publishing, 1998.
113. Ooka, M, Kemp, MG, McMyn, R: Evaluation of three types of support surfaces for preventing pressure ulcers in patients in a surgical intensive care unit. J Wound Ostomy Continence Nurs 1995; 22:271–279.
114. Statistical Analysis for Durable Medical Equipment Carriers (SADMERC). Local Coverage Determination (LCD) for Pressure Reducing Support Surfaces Group 2 (L5068). Available at: www.tricenturion.com. Accessed on: 10/22/07.
115. Branom, R, Knox, L: Constant Force Technology vs. Low-air-loss. Presented at: WOCN National Conference, Minneapolis, MN, 1999.
116. Ross, K: Support surface effectiveness in ICU, post-graft, and acute care. Presented at: WOCN National Conference, Minneapolis, MN, 1999.
117. Figliola, RS: A proposed method for quantifying low-air-loss mattress performance by moisture transport. Ostomy Wound Manage 2003; 49:32–42.
118. Weaver, V, Jester, J: A clinical tool: Updated readings on tissue interface pressures. Ostomy Wound Manage 1994; 40:34–36, 38, 40.
119. Anderson, C, Rappl, L: Lateral rotation mattresses for wound healing. Ostomy Wound Manage 2004; 50:50–54, 56, 58.

chapter 20 장

급성 화상 관리

Acute Burn Management

화상의 발병률 (Incidence of Burn Injuries)

미국과 캐나다의 연간 화상 손상의 발병은 1,550,000건이다(글상자 20.1). 저자 등 많은 사람들은 이 숫자가 축소 보도되었다고 느낀다. 화상 손상과 관련된 대부분의 사망자들은 집들, 빌딩들, 자동차들에서 희생자들을 구해 낼 수 있는 구조원이 구출하기도 전에 사망한다. 화상 손상의 75%는 집 안이나 주위에서 일어났다고 보고되어 왔다. 화상 병인의 요약을 표 20.1에 나타냈다.

하나의 걱정스러운 사실은 화상 손상의 약 70%가 우연히 일어나고 예방할 수 있었던 것들이었다는 점이다. 손상된 부위가 아무리 작을지라도 사고의 외상성 흉터는 희생자의 몸이나 책임이 있는 쪽에 대한 기억으로 생생하게 남겨진다.

글상자 20.1 미국의 화상 발병률

년간 백만명의 화상 손상환자와 4,500명의 화재나 화상 사망자가 발생한다.

- 화재로 3750명이 사망
- MVC(자동차 충돌) 사고와 전기로 750명 사망

표 20-1 화상의 병인

형태	백분율
화염	45.0%
열탕화상	30.0%
뜨거운 물질	7.0%
전기화상	5.0%
화학화상	3.0%
마찰	3.0%
복사열	0.5%
단지 흡입	0.5%
기타/미확인	6.0%

화상 관리 시설(Burn Care Facilities)

대부분의 경증 화상 손상들은 면허가 있는 건강관리전문가의 평가없이 Neosporin®과 부착 반창고로 치료된다. 응급실과 소아과는 진찰하고 치료하거나 상처치유전문가들에게 화상 환자들을 의뢰한다. 이러한 의뢰들은 상처의 정도에 따라서 결정할 것이다. 미국화상협회(American Burn Association)는 평가하는 의사를 돕기 위한 방안으

글상자 20.2 화상센터 후송에 대한 미국의 화상관련 기준

1. 10세 이하와 50세 이상의 환자에서 총 인체표면적(TBSA)의 10% 이상인 부분두께과 완전두께 화상.
2. 다른 연령의 그룹에서 20% 이상인 부분두께와 완전두께 화상.
3. 얼굴, 눈, 귀, 손, 발, 생식기관, 샅 부위 또는 중요 부위를 덮고 있는 피부를 포함하는 부분두께 화상
4. 특정 연령대의 5% TBSA 이상인 부분두께 화상
5. 광손상을 포함하는 전기화상
6. 광범위한 화학약품화상
7. 흡입손상
8. 관리를 소홀히 하거나, 회복을 지연시키거나, 사망할 수도 있는 이미 존재하는 질병을 가진 환자에서의 화상손상
9. 안정할 때까지 외상센터에서 초기에 치료받은 이환 또는 사망의 위험이 높고 동반 외상을 가진 특정 화상환자
10. 치료를 위한 우수한 사람이나 장비가 없는 병원에서 있는 화상 어린이
11. 약을 남용하거나 무시하는 경향이 있는 아동을 포함한 특이한 사회적 또는 감성적 또는 장기간 재활이 요구되는 사람의 화상손상

로서 화상센터에 의뢰를 필요로 하는 특정 기준들을 정하고 있다. 글상자 20.2는 이들 의뢰 기준들을 나타낸다.

피부 해부학 (Anatomy of Skin)

1장(관련 다른 장들)은 이미 피부의 해부학을 명확하게 정의해 왔다. 상식이나 과학은 우리에게 화상 깊이가 유독물질의 온도와 접촉 및 노출기간에 직접적으로 관련되어 있다고 알려준다. 어린이나 노인은 어른이나 청년에 비해서 보다 얇은 피부를 갖고 있다. 이래서 이들은 무릎 위에 쏟아진 동일하게 뜨거운 비누액으로부터도 화상의 깊이가 다르게 보고되어질 것이다. 보다 다양한 상황을 생각해 보면, 사람 피부의 두께는 어떤 해부학적 부위와 다른 해부학적 부위가 다양할 것이다. 위눈꺼풀의 피부는 등의 피부보다 확실히 얇다.

사람 몸을 구성하는 기관에 대한 기능을 복습하는데 시간을 가져보자. 피부는 주로 (1) 박테리아에 대한 장벽을 제공하고, (2) 온도조절을 도와주는 기능을 한다. 온전한 피부의 화상과 화상의 결과로 생긴 소실은 박테리아가 몸으로 직접 침투하는 것을 허용한다. 화재로부터 피부의 심한 소실과 함께 그 몸은 온도조절 문제에 봉착하게 될 것이다. 즉각적인 치료와 이식에 의한 재상피화가 일어나기 전에 몸 온도는 피부가 노출되는 짧은 기간 동안(예를 들어, 옷을 갈아입는 동안)에 몇 도씩 떨어질지도 모른다. 넓은 부위에 피부를 이식한 환자들은 그 부위에서 열 낭비에 봉착하면서 호흡하는 능력을 잃어버릴 것이다.[1]

화상 깊이 (Burn Depth)

화상 깊이의 분류체계는 오랜 세월 동안 진화해 왔다. 대부분의 임상가들은 1도, 2도, 3도 화상이라는 용어에 익숙한 반면, 조직 아래의 모든 층을 포함하거나 뼈를 포함한 손상을 나타내는 범주로 4도 화상을 추가하는 몇몇 임상가들도 있다. 화상 깊이에 대한 최근의 용어는 화상을 부분두께 손상(partial-thickness injuries)과 완전두께 손상(full-thickness injuries)으로 나눈다. 부분두께 화상은 1도와 2도 화상을 포함할 것이고, 완전두께 화상은 3도 화상을 말한다. 1도 화상은 피부의 표피만을 손상줄 것이고, 그래서 최소한 통증과 작은 흉터를 남기면서 수일 내에 치유될 것이다. 일반적인 예는 일광화상(sunburn)이다. 2도 화상은 표피와 진피 일부를 손상시킬 것이므로 핑크빛을 나타내고 습윤성 물집을 보일 것이다. 피부손상의 깊이는 치유를 위한 기간과 흉터를 만드는 양 및 통증의 양을 결정할 것이다. 더 깊은(진피를 통과한) 손상일수록 생육불능의 조직을 제거하고 새로운 피부를 생성시키기 위해서 더 많은 시간을 요구한다. 재생기간이 길어질수록 흉터를 만들 가능성과 색소침착 장애가 더 커진다. 물집들이 죽은 조직을 담고 있는 표재성 2도 화상은 방어 장벽이 없이 노출된 신경종말 때문에 가장 통증이 심한 화상들이다(그림 20.1). 화상환자들은 그들의 상처가 개방되었을 때 심지어 실내에서의 공기 흐름 조차도 통증을 증가시킨다고 불평할 것이다.

깊은 2도 화상은 표피가 재생되기 전에 신경종말들이 노출되거나 괴사딱지로 인해서 통증이 증가될 것이다.

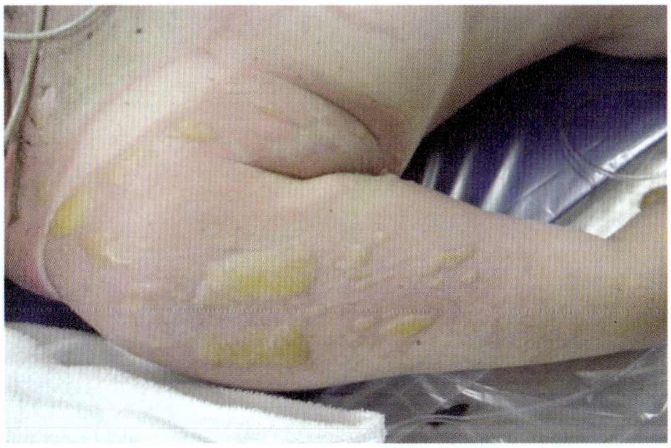

그림 20.1 오른쪽 팔이음뼈를 포함한 2도 화상.

2도 화상은 치유되는데 1~6주가 걸릴 수도 있는데 이는 진피의 손상 깊이에 달려 있다. 3주 내에 치유되지 않는 2도 화상이 미용적 또는 기능적인 성과를 증진시키기 위해서는 절제술과 이식이 더 좋을 것으로 잘 알려져 있다.

3도 화상은 표피와 진피의 피질하조직에 까지 손상받은 것으로 새로운 피부를 재생하기 위한 생육할 수 있는 근원적인 피부세포들이 없다. 3도 화상들은 창백한 흰색에서 짙은 붉은색, 갈색, 또는 검정색과 심지어는 투명한 것에 이르기까지 나타나는 색들이 다양할 것이다. 3도 화상의 상처관리에 아무리 오랜 시간이 걸리더라도 또는 아무리 신중하더라도 손상은 이식이나 주위의 생육피부의 이행에 의한 회복기간이 없이는 새로운 표피층으로 회복될 수가 없다(그림 20.2).

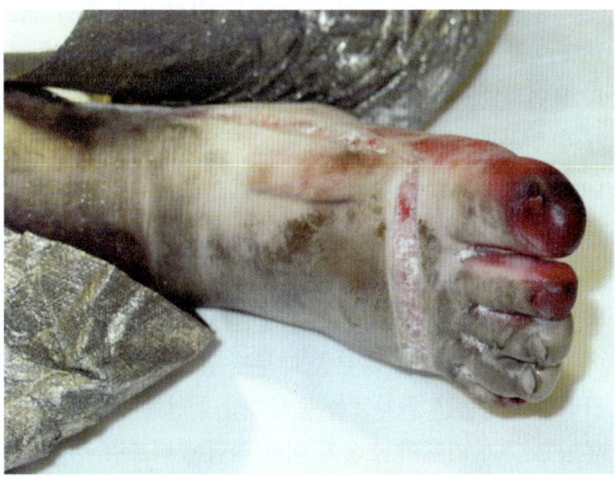

그림 20.2 열화상으로 인한 발의 색상변화. 발의 감압에 이용된 절개가 있음.

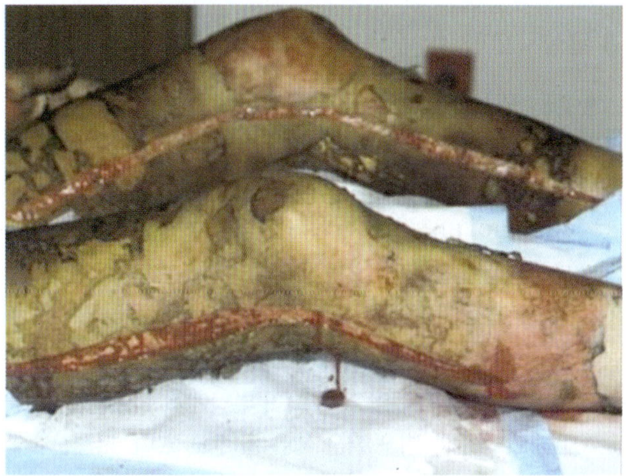

그림 20.3 열화상으로 인한 다리의 3도 화상. 괴사딱지 절제술이 양쪽에 수행되었다.

3도 화상은 감각이 없어질 것이고 그래서 종종 "가죽 같은"(leathery)이라고 설명된다. 3도 화상은 모든 피부 부속기관들과 신경종말들을 파괴시키고 그래서 보다 적은 통증을 가진 화상이 되며 때로는 전혀 감각이 없을 수도 있다(그림 20.3). 이 부위에서는 힘들이지 않아도 또는 통증도 없이 쉽게 털이 빠질 수 있다. 생육불능으로 손상된 조직의 피부층은 *괴사딱지*로 이행된다. 괴사딱지가 팔다리 전체를 덮을 때는 잠재적으로 혈관성 위험에 처할 수 있다. 이러한 괴사딱지를 무시하고 시행된 외과 절제술(괴사딱지절제술, escharotomies)은 부종을 위한 공간을 제공한다(혈관성 울혈을 예방하거나 완화시키기 위해서 꽉 끼게 석고붕대를 하는 것과 같은).

괴사딱지절제술은 보통 임상에서 긴급하게 시행되거나, 화상이 완전두께라면 무감각하기 때문에 전신마취는 거의 요구되지 않는다. 괴사딱지절제술은 큰 화상부위 소생술을 시행할 만큼 몸 전체의 부종을 예측해서 예방적으로 시행될지도 모른다. 괴사딱지절제술은 통상 맥박이 현저히 감소되거나 없을 때 요구되는 것으로 설명되고 있다. 화상의 급성 상황에 있어서는 적절한 정맥소생술을 하기 전에 혈관수축은 활력기관으로서의 적절한 관류를 유지하기 위해서 시행해야 한다. 감소된 또는 사라진 먼쪽 맥박이 부적절한 소생술이나 괴사딱지절제술의 요구에 기인할 것이라는 점을 기억하라. 둘레 완전두께 화상(circumferential full-thickness burns)이 존재한다면 괴사딱지절제술은 피할 수 없을 것이고 신속하게 수행되어야만 한다. 둘레 화상이 부분두께이고 국소적 종창을 조절할 수

글상자 20.3 화상 깊이 (Burn Depth)

- **1도** : 화상은 붉고 접촉에 매우 민감하다. 표면은 약한 압박에도 파래지고 물집이 없다.
- **2도** : 화상은 물집이 있을 수도 있고 그렇지 않을 수도 있다. 빛이 나는 원인은 홍반에 의한 것일 수도 있고 섬유성 삼출물에 의해 희끄무레할 수도 있다. 그들은 접촉에 민감하고 압박으로 파래질 수도 있다.
- **3도** : 화상은 희거나 칙칙한 즉 검은색, 재와 같거나 가죽과 같을 수도 있으며, 피하 부위에서 헤모글로빈의 고정화 대문에 밝은 붉은 색을 띨 수도 있다. 그들은 압박으로 파랗게 되지 않는다. 그들은 통상 무감각하고 털은 모낭에서 쉽게 뽑혀질 수 있다.

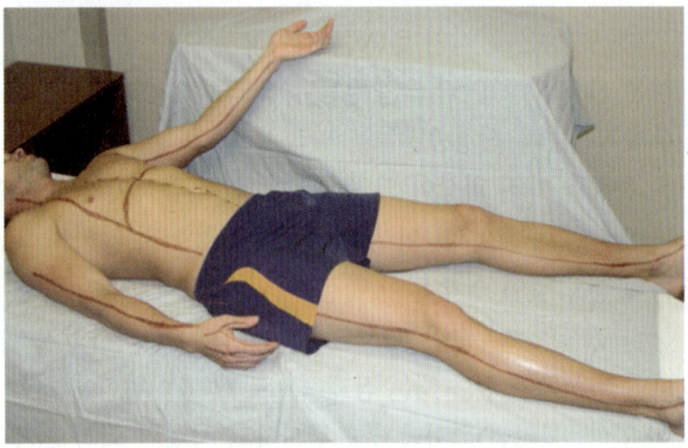

그림 20.4 *권장되는 딱지절제술 부위의 실습 모델.*

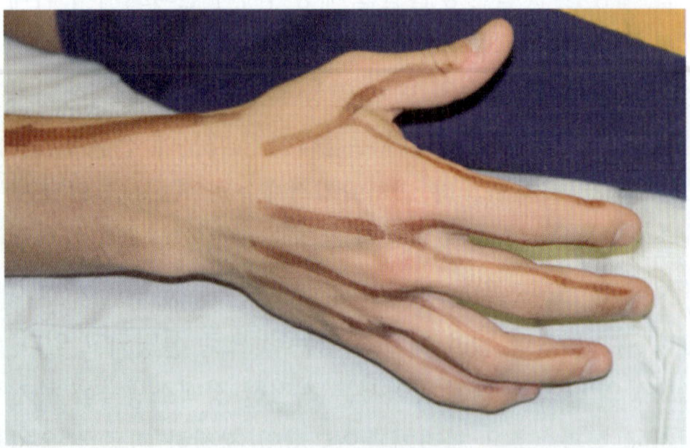

그림 20.5 *손의 권장 딱지절제술.*

있을 만큼 충분한 여유가 있다면 빈맥 점검과 더불어 철저한 감시는 소생술이 진행되는 동안에 이루어져야 한다. 독자는 추천된 괴사딱지절제술 부위를 나타낸 그림 20.4와 20.5를 참조한다. 글상자 20.3은 화상깊이를 포함하는 적합 부위를 요약해서 제공한다.

핵심 20.1

화상상처의 깊이에 대한 검사는 상처부위의 적절한 치료를 결정하는데 중요하다.

화상 깊이 슬라이드 검사 (Burn Depth Slide)

화상관리 경험이 풍부한 의사는 도플러의 color flow imaging에 대한 필요성을 경시할 수도 있으나 그것은 환자에 대한 문서화된 심층, 보험 이력, 그리고 심지어는 변호인들에 대한 객관적인 데이터를 제공할 수도 있는 최신기술이다. 이 비침습적인 모달리티는 화상의 깊이를 결정할 수 있는 침습적인 완전두께 펀치생검을 대체할 수 있을 것이다. 화상에 의한 상처는 복잡하고 화상 깊이가 모든 상처에 동일한 경우는 거의 없다. 상처의 중심은 일반적으로 가장 깊고 반면에 가장자리는 가장 엷다. 이러한 결과는 왜 화상상처가 가장자리에서 중심부 쪽으로 치유가 일어나는 경향을 갖는가를 설명한다.

초기 평가 (Initial Assessment)

화상상처의 초기평가는 상처를 입은 환자가 외래로 치료될 수 있는지 아니면 입원이 요구되는지 화상 센터로 후송해야 되는지 어떤지를 결정하기 위해서 시행된다. 후송해야 되는 이유들은 글상자 20.2에서 이미 나타내었다.

화상관리를 위한 입원 이유들은 어린이에 있어서는 10% 이상, 어른에 있어서는 20% 이상의 TBSA(전체 몸의 표면적)를 갖는 화상을 위한 정맥내 체액 소생을 제공해야 하는 것을 포함한다. 보다 적은 화상이나 구역질(nausea)과 빈약한 장의 흡수와 연관된 환자들, 구강 통증 약물치료에 견디지 못하는 환자들, 또는 구강 마약을 해서 통증조절이 부적절한 환자들은 정맥내 통증 약물치료와 수분공급을 위해서 반드시 입원해야 할 것이다. 화상에 있어서 관련된 국부 부종 때문에 얼굴과 목 또는 둘레 팔다리 화상들은 환자들을 둘레화상의 먼쪽 다리까지 혈류의 보충과 기도의 소실에 대한 위험에 빠뜨릴 수 있다. 이러한 이유로 20% 이하로 손상된 부위를 갖는 많은 화상 환자들에 있어서도 입원이 요구되고 적어도 24시간의 감시가 요구된다. 이 중요한 시간 동안에 기도는 모니터될 수 있고, 필요하면 삽관이 시행되어지고, 먼쪽 맥박 점검은 동맥의 부전이 진행되는지 어떤지를 괴사딱지절제술 동안에 지속될 수 있다.

초기 화상 평가는 사고의 이력과 연관시켜야만 한다. 만약 보고된 사고와 검사결과가 일치하지 않는다면 의심부분은 보다 심층적으로 조사해야 한다. 이러한 불일치들은 임상가가 어린이, 어른, 노인의 남용을 의심하도록 하므로 주의해야만 한다. 입원은 권위자들이 적절한 조사를 수행하는 동안에 가해자로부터 환자를 보호하기 위해서도 필수적일 수 있다.

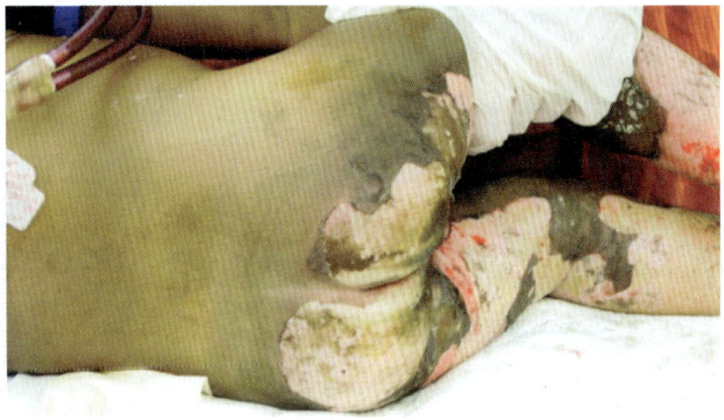

그림 20.6 목욕탕 열탕화상으로 생긴 엉덩이와 다리 뒤쪽의 화상.

화상의 종류 (Types of Burns)

열 화상 (Thermal Burns)

열을 발생시킬 수 있는 모든 것들은 화상을 야기할 수 있다. 이미 언급했듯이 화상의 깊이는 유해약품의 온도와 피부에 접촉 또는 노출된 기간에 직접 관련되어있을 것이다. 열 손상들은 불꽃에 밀착해서 접근해 있는 복사열의 강도로부터 또는 옷에 불이 붙었을 때 피부와 직접 접촉해서 타고 있는 화염 때문에 일어날 수 있다. 원래 불꽃은 짧은 기간 동안 피부에 접촉하더라도 상당한 온도에 도달하고, 그래서 생긴 화상은 완전두께 상처를 만드는 것 같다. 피부에 직접적으로 접촉한 불꽃은 털을 태울 것이고 만약 털이 없다면 열이 상처부위에서 증발소실을 야기할 것이므로 물집을 만들 것이다. 피부에 물집이 없는 약간 손상된 피부는 상처가 치료되면서 종종 박리를 만들 것이다. 박리가 일어나기 전에 이러한 형태의 화상들은 1도 화상이라고 오인할지도 모른다. 이러한 딜레마는 흑인들에게서 자주 일어난다. 부분두께 화상은 통증이 있어야만 한다는 점을 기억하라. 가정된 1도 화상을 치료하는 중에 통증이 없다면 보다 깊은 화상에 대해서 상처를 보다 철저히 재검사 하라.

화상은 어린이에게는 대체로 열화상을 입는데, 보통 부엌이나 침실에서 많이 일어나는 것 같다(그림 20.6). 각종 액체들의 끓는점은 차이가 있어서 화상의 깊이에도 차이를 낼 것이다. 쿠킹 오일이나 시럽과 같은 액체들은 완전히 끓였을 때 물보다 훨씬 높은 온도에 도달할 것이고 유지할 것이다. 그들의 점도는 열의 긴 잠복시간을 야기할 것이고 그래서 그 액체는 피부에 오랫동안 달라붙어 있을 것이다. 그럼으로 피부에 쏟아진 끓는 오일은 열의 강도가 높고 접촉기간이 보다 길 것이기 때문에 그 만큼 끓는 물보다 더 깊은 화상을 야기할 것이다. 가정에서 부엌이나 음식을 준비하는 곳은 돌보는 사람 없는 어린이의 출입은 제한할 필요가 있다. 배고픈 어린이는 음식이 있는 포트나 팬에 달려들고, 너무 짧아서 그들에게 보일 때에는 어린이들은 종종 그것들을 끌어당긴다. 그 결과 그들의 얼굴이나 손에 심한 화상을 남긴다.

목욕통, 싱크, 또는 샤워실에서 물과 접촉한 결과 일어나는 화상은 만약 뜨거운 물이 든 히터를 멀리한다면 현저히 감소될 것이다. 추천되는 설정온도 120°F는 대부분의 사람들이 표층 화상을 입을 만큼 너무 뜨거워 물 밖으로 나올 정도의 적절한 노출시간을 허용할 것이다. 어린이는 뜨거운 물을 틀어놓고 목욕하는 동안에 홀로 남아있을 때 심한 화상을 입는다. 물의 온도가 130°F 이상이고 접촉시간이 길면 어린이들은 완전두께 화상을 당할 수도 있다. 우연한 화상은 불규칙적인 경계를 만들고 관련된 소량의 액체 또는 배관 등이 갖는 화상패턴을 만들 것이다. 고의적인 화상 패턴은 물속에 잠기거나 일정시간 동안 유지되어 화상의 명백한 경계를 가지는 것 같다. 신체적 결과가 사고의 이력과 일치하지 않는다면 보호시설에 연락한다.

타르 화상(tar burn)은 열탕화상에 속하고 지붕수리공이나 도로건설 근로자들에게 직업적인 위험들이다(그림 20.7). 이 접촉화상들은 검사를 허용하도록 손상피부로부터 타르가 제거되어야만 하므로 평가하는 것이 어렵다. 타르는 쏟았을 때 빠르게 식고 그리고 고체화한다. 그것은 물과 비누로는 씻어낼 수가 없고 광물유의 반복적인

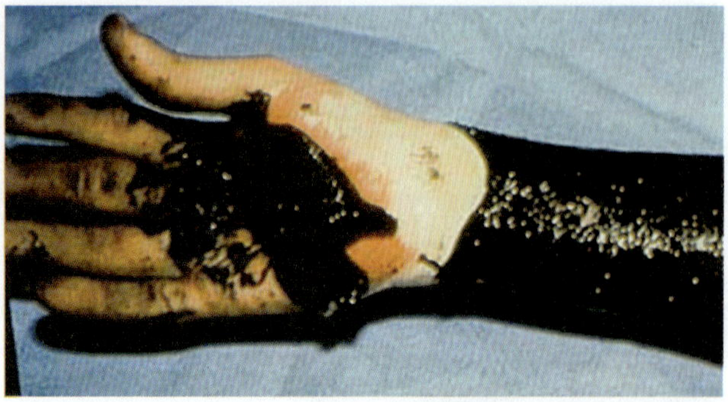

그림 20.7 *뜨거운 타르 접촉으로 생긴 오른손의 화상.*

사용으로 용해시켜 내야만 한다. 일반적으로 화상의 깊이는 타르의 온도와 접촉기간에 연관이 있을 것이다.

접촉 열화상은 일반적으로 화상면적이 적긴 하나 빈번하게 완전두께 화상을 만든다(그림 20.8). 일반적인 어린이 접촉화상은 어린이들이 전자오븐 문을 열 때 손을 넣거나, 뜨거운 다리미나 머리손질 다리미를 잡거나, 실내난로에 접촉할 때 일어난다. 빈번한 어른의 접촉화상은 오토바이 머플러에 접촉된 아래다리 안쪽 화상일 것이다.

화학약품 화상 (Chemical Burns)

화학약품 화상(chemical burn)은 가정 화학약품 화상과 산업 화학약품 화상으로 분류될 수 있으나 일반인들은

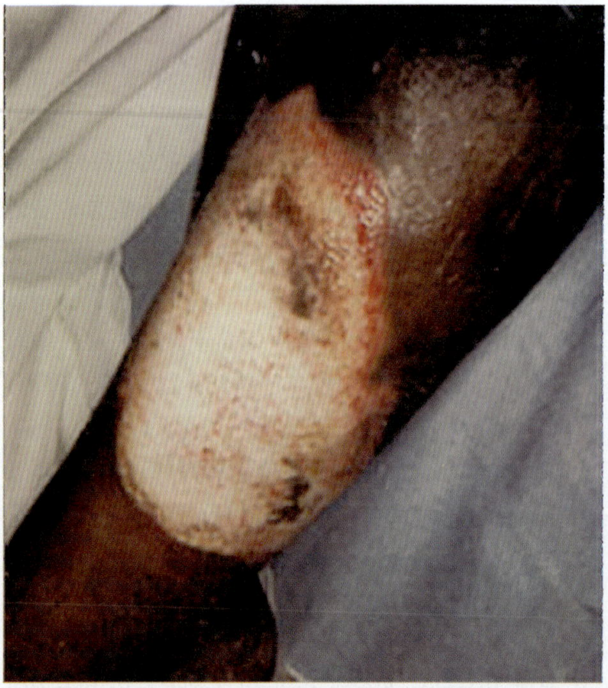

그림 20.8 *자전거를 타는 동안의 안쪽 장딴지의 접촉 화상.*

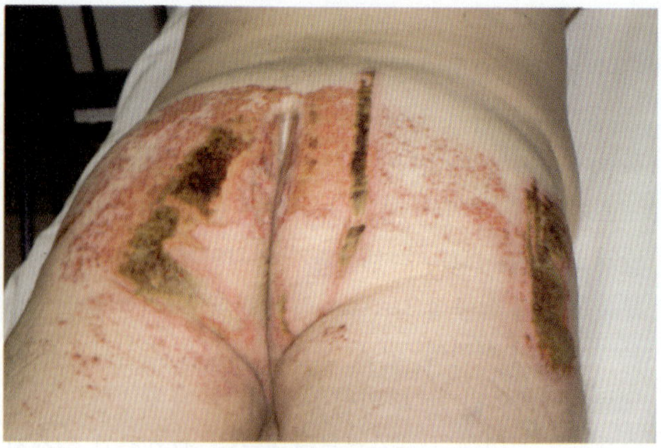

그림 20.9 *엉덩이의 화학약품 화상.*

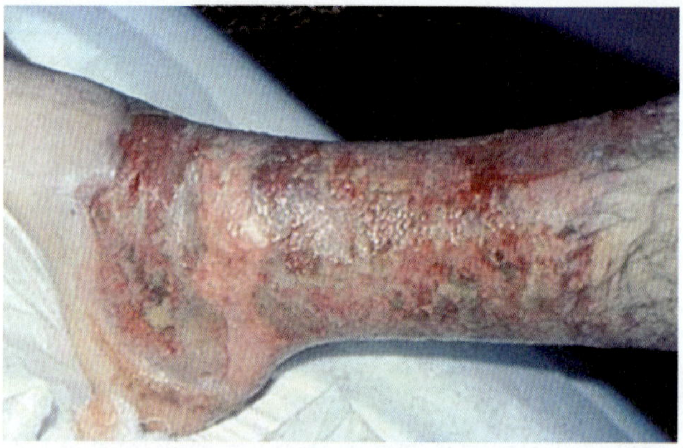

그림 20.10 *몸쪽 발과 종아리의 화학약품 화상.*

산업용 화학약품이 심한 화상을 일으킨다고 잘못 알고 있다(그림 20.9와 20.10). 가정용 세척제나 자동차 세척제와 광택제들은 권장되는 보호용 도구나 천을 착용하지 않고 사용한다면 손상은 심한 화상을 만들 것이다.

> **핵심 20.2**
>
> 화학약품 화상은 산, 알칼리 또는 유기화합물에 의한 화상이다. 유형에 관련없이 첫 번째 치료는 화학약품을 pH 7.0인 중성으로 맞도록 희석하기 위해서 충분한 물로 상처를 세척해야만 한다.

화상을 치유하는 시간은 유해약품의 농도와 양에 달려 있을 것이다. 일반 실무에서 산에는 최소 20분 안에 알칼리에서는 최소 45분 안에 화상을 치유한다. 어떤 건조 분말 약품은 치료를 시작하기 전에 털어버려야 하고, 약품이 묻은 모든 옷가지들은 세척해야만 한다. 알칼리는 보다

빠르게 조직 단백질과 결합하므로 희석시키는 것이 더 어렵다. 알칼리는 통상 오븐이나 배수관 청소제, 왁스 광택제 표백제, 비료와 시멘트와 콘크리트 등에서 발견되어진다. 염산과 같은 산들은 가정용 욕실 세척제로 널리 사용되고 옥살산은 쇠녹을 제거하기 위해서 사용된다. 보다 진한 염산은 가정용 풀(pool)에서 발견될 수 있다.

플루오르화 수소산은 통상 크롬세척제의 성분이다. 이 산에서 플루오르 이온은 신경혈관 다발과 같은 깊숙한 조직에 침투해서 결합할 수도 있다. 이러한 것들의 화상환자들은 물리적인 결과에 비례해서 심한 통증에 대한 불평을 나타낸다. 도포 투여(topical application), 피질하 주사, 또는 10% 칼슘 글리코네이트의 동맥주입(arterial infusion)은 수용성 염으로 그것을 변화시키고 플루라이드와 결합시키기 위해서 요구될 수도 있다.

완전두께 화상을 만들 수 있는 유기화합물들은 크레오소트, 가솔린 및 디젤연료 등이다. 이러한 상품들에 대한 장기노출은 피부에 완전두께 화상을 야기시킬 뿐만 아니라 하이드로카본의 흡입이 발생한다면 폐, 간, 심부전 등을 일으킬 수도 있다.

1차 반응자는 묻은 옷을 제거하기 시작하거나 치유를 시작하기 전에 눈 보호대나 보호복을 착용하는 것을 기억해야만 한다. 치유는 씻기와 샤워와 같은 흐르는 물로 시작되어야 한다. 더 많은 지시는 독약 취급 또는 유해물질 취급 센터에서 받을 수 있다. 모든 화학약품 화상은 화상센터로 후송해야만 한다.

매연 흡입 (Smoke Inhalation)

매연 흡입에 의한 폐의 손상은 피부화상과 관련해서 또는 관계없이 중대한 사망 원인이 된다. 매연과 일산화탄소 검출기들은 새집을 건축하는데 있어 새롭게 요구되고 있다. 이러한 요구에도 불구하고 가정화재에 있어 대부분의 치명률은 화상이 아닌 일산화탄소 또는 질식에서 온다. 일산화탄소는 적혈구 내에 있는 헤모글로빈의 산소와 쉽게 치환될 것이고 그래서 장기 노출은 저산소증과 사망으로 이어질 것이다. 카르복시헤모글로빈의 정도는 동맥혈 가스분석으로 측정될 수 있다(표 20.2을 참조). 즉각 치료는 카르복시헤모글로빈의 수준이 10% 이하가 될 때까지 100% 산소의 경구투입이다. 재빨리 적용되는 고압산소요법(hyperbaric oxygen therapy)은 사용되기도 하는데 이점은 증명된 바 없다.[3]

표 20.2 일산화탄소의 독성

일산화탄소헤모글로빈 수준		CNS
약증	5%~10%	무증상
중등도	15%~40%	혼란 또는 졸음
중증	> 40%	무감

핵심 20.3

만성 흡연자들은 일산화탄소헤모글로빈의 수준이 5%~10% 정도일 것이고 증상이 없을 것이다. 혼란성과 민첩성을 보이는 가정화재에서 살아난 환자들은 일산화탄소헤모글로빈 수준이 15%~40%를 보인다. 40% 이상의 수준을 갖는 환자들은 통상 감각이 없을 것이다(표 20.2를 참조).

최근의 연구는 많은 독성가스들이 카펫, 가구, 많은 가정용 설비들의 연소로 인해 가정집 화재에서 생성된다는 점을 보고해 왔다.[4] 이러한 가스에는 시안화수소, 암모니아, 알데히드, 아크롤레인(acrolein, 최류가스의 연료), 이산화황 및 이소시아네이트 등이 포함된다.[5] 이것들과 다른 가스들에 대한 노출과 폐손상의 상관성은 치료 알고리즘을 개발하기에 앞서 보다 심층적인 연구가 요구된다.

핵심 20.4

가열공기의 흡인에 의해 성대문 상부기도의 손상은 성대위 부분의 인두와 후두에서 통상 생긴다.

가열 공기에 의해 야기된 손상은 열화상이고, 이는 흡입된 공기의 온도가 150°F를 초과할 때 일어난다. 손상의 병리생리학은 열손상 자체에 의한 국소적인 종창뿐만 아니라, 소생시키는 동안에 정맥내 체액의 유출로부터 생긴 부가적인 부종이 생기는 것으로 확인되어 왔다.[6~9] 위쪽 기도 부종 환자들은 격렬한 반응을 보이는 불안이 있을 것이고, 부종으로 방해물이 되는 위쪽 기도를 통한 공기 흐름을 최대화하기 위해서 시도하기 위한 운동이 요구될 것이다. 그들은 목이 쉰 것 같이 될 것이고, 즉각적인 의사의 평가를 요구할 것이며, 적절한 은 삽관법(argent intubation)이 요구될 것이다. 폐의 실질이나 성대문 이하의 기도에 손상이 없다면 상부의 기도 부종이 치유되자마자 발관법(extubation)은 달성될 수 있다.

> **핵심 20.5**
>
> 연소와 흡연 부산물의 성대 하부로의 흡입에 의한 손상은 천연 화학물질처럼 느낀다.

노출은 늘 손상을 낳지는 않으며, 그래서 화상들은 통상 단계적이지는 않다. 연속 흉부 X-선촬영을 비롯해서 혈액 가스 분석(blood ga analysis),[10~14] 기관지 관절경검사,[15,16] 컴퓨터 단층촬영,[17] 동위원소 영상(radionuclide imaging),[12,18,19] 폐기능검사[13,14] 등은 폐 손상의 정도를 검사하는데 사용되는 진단적 모달리티들이다. 매연 입자에 의해 야기된 실제적인 손상의 기전은 점액성 부종, 궤양화, 점액분비, 섬모손상, 계면활성제 비활성 및 기도폐쇄를 유도하는 주형 형성 등이다.[8,20~23] 폐에 있어 손상의 심각성은 기본적인 가슴 X-선이나 동맥혈 가스 측정으로 나타나지 않을 수도 있다. 소생술을 하기 위해 입원해야 할만큼 충분히 큰 부위의 피질화상이 없지만 매연에 노출된 환자들은 관찰을 위해서 입원되어야만 한다. 항생제의 예방적인 사용은 그것이 단지 감염저항을 일으킬 뿐이기 때문에 비난만 받고 있다. 흡입 손상의 치료는 복잡한 배출관의 관리에 달려있고 항생제의 현명한 사용에 달려있다. 내과, 외과 및 주된 관리 의사들이 동의하는 유일한 것은 높은 일회호흡량의 사용이 급성 호흡곤란 증후군(acute respiratory disress syndrome; ARDS) 환자들에게 유해하다는 것이다.[24, 25]

전기 화상 (Electrical Injury)

전기에 접촉한 사람에게 일어날 수 있는 조직파괴를 보아 온 건강관리전문가들은 자신의 자동차 배터리를 교체할 때 직접하지 않고 전문가를 고용할 것이다. 농담이 아니라 건강관리전문가들은 열 또는 화학약품 화상이 딱지를 남기지만 전기 화상은 주된 조직 파괴를 야기하고 절단으로 유도한다는 사실을 알고 있다.

전기 화상은 고전압과(1000V 이상) 저전압(1000V 이하) 접촉으로 분류된다(그림 20.11). 110에서 220V의 일반적인 가정용 전류가 절연된 전선을 통해서 수송되는 동안에 과부하된 또는 비절연된 전선들은 100,000V를 수송할 수도 있다. 번개는 100,000,000V나 그 이상의 직류를 나타낸다. 번개에 맞고 살아남은 사람들은 보통 직접 타격을 받는 물체에서 벗어나 있으면서 전류의 호에 대해 감수성이 있는 경우였다.[26]

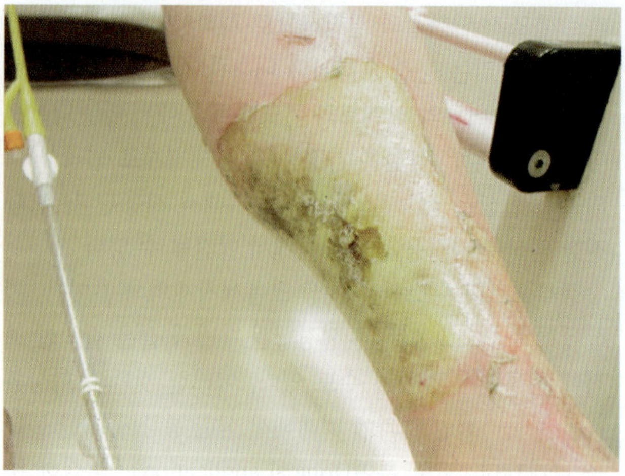

그림 20.11 *종아리 측면부의 전기화상.*

전기접촉에 의한 손상은 전기의 입구와 출구가 분명할 것이기 때문에 처음 반응부에 따라 맨눈으로 어림짐작하나 깊은 조직의 파괴에 대한 정도는 알 수 없거나 분명하지 않을 수도 있다. 발생하는 깊은 손상은 일단 전기의 원리를 이해했을 때는 상식이 된다. 전류는 최저 저항을 갖는 경로를 따라 흐를 것이다. 조직 손상은 전류가 열로 변환될 때 생긴다. 사람의 피부는 접촉이 지속되지 않더라도 어느 정도 저항을 제공한다. 그래서 전류는 최소 저항을 갖는 조직을 찾아서 그리고 그 조직을 따라서 흐를 것이다. 사람의 신경계가 전류를 전도할 수 있도록 설계되었다면, 인체 내부에 있는 신경근육 다발들은 깊은 조직에 대한 전선관으로 역할을 할 것 같다. 깊은 근육 조직들은 전류가 열에너지로 변화되기 때문에 열에 의해 손상을 받을 것이다(그림 20.12). 상처출구(exit wound)의 전통적 설명은 전류가 인체로 들어가고 나오는 장소에 있는 "파열구멍"("blow out")이다. 하나의 큰 상처출구 또는

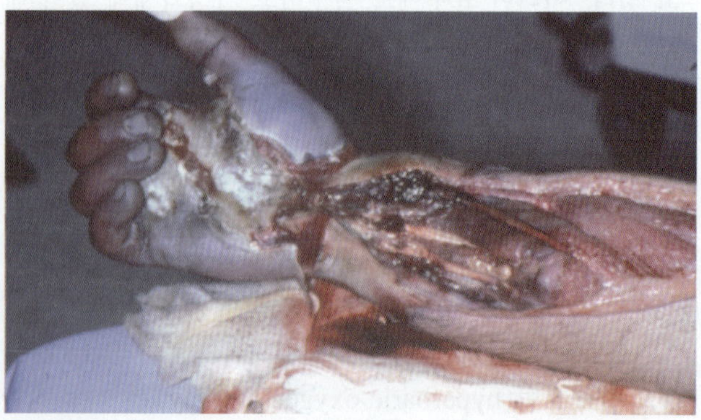

그림 20.12 *전기화상 후 근막절제한 손과 아래팔의 외관.*

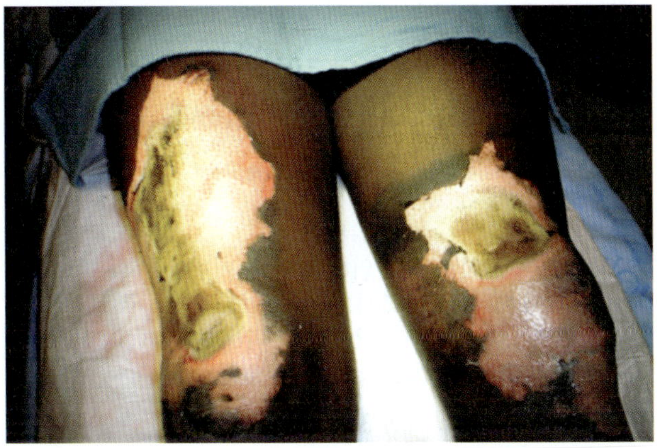

그림 20.13 넓다리 앞쪽 전기 상처출구.

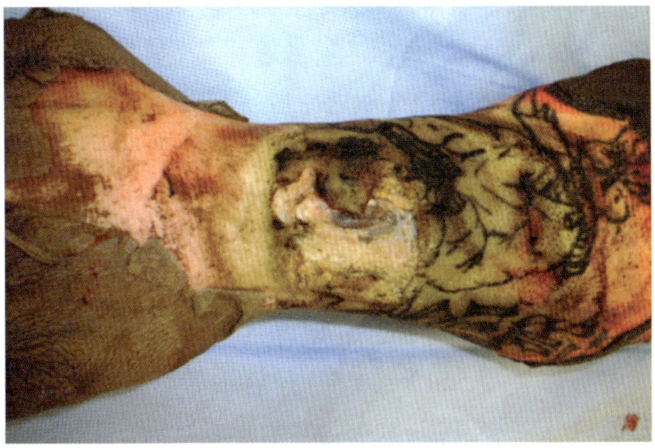

그림 20.14 문신한 사람의 손목의 전기 상처출구.

여러 개의 작은 상처출구의 집합체로 있을 수가 있다(그림 20.13, 20.14). 불행하게도 눈에 띄는 상처는 화상을 당한 것이다. 이러한 상처를 관리하는 것은 통상 생존할 수 없는 모든 조직들이 제거될 때까지 연속적인 상처 세척이 요구된다. 조직이 생존할 것인지 생존할 수 없을 것인지를 구별하는 것은 수일이 걸릴 수도 있다. 절단까지는 요구되지 않는 전기 화상에서 상처의 복구는 피부 이식만큼이나 단순할 수도 있고, 국소 피부판처럼 복잡할 수도 있으며, 미세혈관의 자유 피부판처럼 심각할 수도 있다.[27]

전기 화상에 대한 논의는 근막절개술에 대해 어느 정도의 시간을 할애하지 않고서 완성할 수 있는 것은 아니다. 근막절개술(fasciotomy)이라는 용어는 근막을 열거나 절개하는 것을 뜻한다. 근막절개술(괴사딱지절개술과 같이)은 심한 종창이 예측될지 어떨지 몰라 예방적으로 시행될 수도 있다. 임상가들은 급속도로 소실된 혈액유입의 팔다리에 혈액을 복구시키는 혈관시술과 더불어 근막절개술을 연계시킨다. 근육 종창에 대한 혈류의 복구와 함께 근막절개술은 종창의 체액이 밖으로 나가는 공간을 제공하므로 혈관문제를 없앤다. 만약 종창의 내용물이 방출되지 않는다면 정맥성 압박(venous compression)이 생길 것이고 그래서 그것은 동맥유입을 지연시킬 것이다. 이렇게 증가된 구획압력의 제거가 없으면 근육들은 허혈성 죽음의 위험에 빠진다. 구획압력은 구획 내부로의 경피간침유입법(percutaneous needle placement)을 사용하는 도구에 의해서 측정될 수 있다. 과도한 모세혈관압력(30 mmHg)을 갖는 압력은 근막절개술에 의해서 제거되어야만 한다.

전기화상환자의 소생술은 최소 1 ml/kg/hr의 오줌 배출을 달성할 수 있어야 한다. 손상된 근육조직은 순환계통으로 마이오글로불린을 방출할 것이고 그래서 그것은 신장에 의해서 배출되어야만 한다. 많은 양의 마이오글로불린이 요세관에서 침전된다면 심부전증이 일어날 수도 있다. 마이오글로불린의 분비를 촉진하기 위해서 환자는 수화(hydrate)되도록 해야 하고 오줌을 알칼리화하고 마이오글로불린의 용해성을 증가시키기 위해서 정맥 내 체액에 중탄산나트륨을 부가해야만 한다. 만니톨(mannitol)을 사용하는 이뇨치료(diuretic therapy)는 자주 적용된다. 적절한 정맥내 소생처방 후에도 마이오글로빈뇨증(myoglobinuria)이 잔존한다면 손상된 근육 조직의 심층연구를 시행해야만 하고 필요하다면 세척이나 절단 시행해야만 한다.

전기화상에 대한 초기 환자평가에 있어서 심전도 결함이나 부정맥이 있는지를 확인하기 위해 EKG(Electro-cardio-Graphy)를 처방하는 것이 중요하다. 낙상의 이력이 없다고 하더라도 척추 X-선 촬영은 전류에 반응할 때에 척주주위 근육들이 심하게 수축될 때 일어날 수도 있는 골절을 배제시키기 위해서 시행되어야만 한다.[26, 27] 이러한 고려사항들은 글상자 20.4에 요약되었다.

핵심 20.6

확실한 신경학적 검사는 입원환자에게 시행되어야만 하지만 특별한 전기손상 환자에게는 더욱 중요한 일이다.

글상자 20.4 전기손상 후 고려사항

1. 1 ml 소변/kg/hr를 달성하기 위한 체액을 증가시킨다.
2. EKG를 실행한다.
3. 척추 X-선을 촬영한다.
4. 미오글로불린요증이 있으면 소변을 알칼리성으로 만든다.
5. 미오글로불린요증이 지속되면 만니톨을 처방한다.
6. 생육불능인 근육은 외과제거술로 제거한다.

찰과상 (Abrasions)

외상센터와 연관된 화상센터는 자동차 충돌에 연관되어 화상을 당한 많은 수의 환자들을 치료할 것이다. 그들은 환자들의 "road rash"(도로에 굴렀을 때의 상처)로 상처 관리를 위해 위탁된 화상환자와 동등하거나 더 많은 환자들을 역시 치료할 것이다. 도로에서 슬라이딩함으로서 생긴 몸 일부의 찰과상은 마찰유도 화상(friction-induced injuries)이 된다. 통상 먼지, 유리파편, 천 부스러기, 박테리아들, 사상균들 및 곰팡이들이 포함되어 있는 이러한 상처들은 그 부위에서 증식할 수 있다. 이런 찰과상 상처들은 부분 또는 완전두께 화상에 사용되는 것과 같은 항박테리아제와 드레싱 재료들로 치료된다.

화상 소생술 (Burn Resuscitation)

화상 당일 날 정맥내 체액을 주입하기 전에 30% 이상의 TBSA 화상 환자들이 쇼크나 심부전으로 사망하다는 점은 상식이다. 화상 임상가들은 급성 소생술에 요구되는 체액의 양이 화상 부위의 표면적과 환자의 체중과 관계가 있다는 점을 알고 있는데, 이에 대해서 1952년 Evans의 성과에 감사한다.[28,29] 소생술에 대한 Evans의 공식은 Baxter와 Shires가 Parkland 공식을 제공하기 전까지는 표준이었다.[30] 이 공식은 유산을 가한 링거액(lactated Ringer solution)의 정맥내 체액 주입의 양에 대한 가이드라인을 제공하고, 역시 화상을 입은 몸 표면적과 체중을 토대로 하고 있다. 원래의 공식은 혈관내 공간에서 "누수되는"(leaky) 혈관 내피를 통한 세포 사이질 공간으로의 체액소실을 유지하도록 보상하기 위해서 충분한 체액을 제공한다. 누수되는 내피는 대부분의 화상에서 총체적 문제이고, 그러한 결과 생긴 부종은 몸 전체에 영향을 준다. 이러한 혈관 누수 시간은 아직도 논쟁 중에 있으나, 일반화된 의견은 24시간 이내에 누수가 멈춘다는 것이다.

핵심 20.7

성공적인 화상소생을 위한 관건은 저혈압을 예방하고 사이질액 부종을 악화시키는 과도한 체액 투여없이 안정적인 소변배출량을 달성하기 위해서 충분한 정맥내 체액을 제공하는 것이다.

4 ml/kg/총 표면적당(TBSA) 화상면적의 백분율인 Parkland 공식은 초기 24시간 동안에 정맥내 유산을 가한 링거액이 대략 요구되는 것으로 계산된다. 이 24시간 분량의 50%가 화상 초기 8시간에 걸쳐 투입되어야 한다는 것은 권장된다. 나머지 절반은 남은 16시간 동안에 주입될 것이다. 이 공식과 그 외 다른 공식의 관건은 그것이 단지 가이드이고 환자의 생리적 반응에 따라서 조절될 수도 있다는 점을 기억하는 것이다. 오줌 배출은 성공적인 소생술에 대한 최상의 임상 증거이다. 아동은 신장청소율을 달성하기 위해서 1ml/kg/hr의 오줌배출량이 요구되는 반면, 성인은 0.5ml/kg/hr만 요구된다. 그럼으로 처음 소생술 4시간 동안에 1~2ml/kg/hr의 오줌을 만든다면 주입량을 감소시키는 것이 허용될 것이고 그렇게 해야만 한다. 다른 한편 환자가 오줌량이 줄어들었다면 원래 계산된 량보다 더 많이 주입해야 할 것이다. 매연 흡입에 연관된 화상환자는 Parkland 공식에서 제시된 양보다 더 많은 체액을 요구할 것이다. 알부민이나 혈장 같은 콜로이드 용액의 주입 타이밍은 화상입은 다음날까지는 화상 후 8시간 분량이 언제라도 변한다. 콜로이드 주입이 과도한 결정 주입물에 대한 요구를 감소시킬 것이고 그래서 세포질 사이 공간으로 누설할 수 있는 액체를 줄일 수 있다는 사실이 지금까지 알려져 왔다.[31~34] 최신 출판물은 과도한 소생술이 복부 구획증후군을 포함하는 구획증후군(compartment syndrome)과 같은 많은 합병증을 만든다는 것을 제안하고 있다.[35~38] 소생에 의한 이러한 합병증은 소생술을 위한 고장식염수용액(hypertonic saline solution)을 사용하도록 하고, 그것은 1970년대에 Monafo에 의해서 소개되었다.[39, 40] 신부전증과 고장식염수용액으로 소생한 환자들과 연관된 뇌출혈 같은 합병증들은 문헌에서 보고되었다.[41]

Parkland 공식(4 ml/kg/TBSA 화상면적)은 화상 환자의 소생술에서 가장 일반적으로 사용되는 가이드라인으로 남아있다. 독자가 Parkland 공식을 사용하는 방법을 확실히 이해시키기 위해서 다음의 계산식은 몸의 40%에 깊은 화상을 당한 100kg의 환자에 대해서 유산을 가한 링거액의 주입량을 알려준다. 그 계산 값은 4 ml × 100 kg × 40 또는 16,000 ml일 것이다. 이 계산 값이 초기 24시간 동안에 제안되는 액체량이고, 초기 8시간 동안에는 이것의 50%일 것이다. 그럼으로 그 환자에 대한 시간당 주입량은 (16,000 × 0.5) ÷8 시간이 될 것이고, 또는 1,000 ml/hr가 될 것이다. 주입량의 조절은 환자의 생리적 반응에 달려 있을 것이다.

화상의 심각도 (Burn Severity)

어떤 사람이 화상을 입었을 때 그 사람의 마음속에 있는 유일한 질문은 보통 통증과 괴사딱지의 가능성과 연관이 있다. 영원한 기능 제한이나 죽음에 대한 가능성은 환자나 그 가족에 의해서 고려되지 않는다. 이것은 완전두께의 큰 화상을 당한 환자들이 상대적으로 통증이 적고 초기에는 일반적인 인지기능을 가지기 때문이라는 일반 상식이다. 더 심각한 화상이 더 아플 것이라는 잘못된 개념은 대중들이나 손해보상 대리인들의 마음속에 자리하고 있다. 화상의 심각성은 이환율이나 사망률에 연관시켜 정의되어야만 한다. 예측되는 생존 성과에 깊이 관련되는 네가지 요인은 나이, 화상당한 총 표면적(TBSA), 중복이환율과 관련 손상 등이다. 그것을 예측함으로써 환자가 젊을수록 중복이환율이 더 낮은 것처럼 보이고 그래서 사망률도 더 낮아진다. 화상당한 총 표면적(TBSA)의 계산은 정확한 몸무게를 측정하는 것과 더불어 초기 평가에서 해야 할 가장 중요한 계산이다. Lund와 Browder 차트의 변수인 나인 법칙(the rule of nine)을 사용하던지 컴퓨터 기반의 소프트웨어를 사용하던지 해서 임상가는 인체 차트에 손상된 부위를 그려 넣을 필요가 있다. 2도 또는 3도 화상의 백분율은 화상입은 전체 표면적을 계산하기 위해서 계산되어야 한다. 1도 화상은 기록되어야만 하지만 화상입은 총 표면적을 계산할 때는 고려해 넣지 않는다. 정확하게 화상입은 총 표면적을 계산하는 것에 대한 중요성은 그 숫자와 환자의 체중이 하상 쇼크, 심부전 및 사망 등을 예방하기 위해서 주입되는 정맥 내 체액의 양을 결정하기 때문에 중요하다. 화상센터에서 후송요청을 받았을 때는 임상가들은 소생 체액을 계산할 수 있는 화상입은 총 표면적과 환자의 체중을 알 필요가 있을 것이다. 환자가 당신에게 자기 체중이 220 파운드(100kg)라고 하는데 실제 체중이 280파운드(127kg)라면 여기에서 27 kg의 차이가 있다. 이 환자는 화상입은 총 표면적이 60%라는 것을 가정한다. 부정확한 몸무게를 써서 4ml/kg 화상입은 총 표면적의 백분율(4×100×60)에 대한 Parkland 공식을 이용하면 24,000ml의 유산을 가한 링거액의 소생요구가 계산될 것이다. 실제 몸무게를 이용하면 초기 24시간 동안 30,480ml의 소생체액(4×127×60)이 요구될 것이다. 이 6L 체액 차이는 환자의 생존을 위해서 중요한 인자일 것이다.

울혈성 심장기능상실(Congestive Heart Failure), 고혈압, 심장동맥질환, 당뇨병, 만성 폐쇄성 폐동맥질환, 비만증 및 수면무호흡증후군 등과 같은 관련 중복이환들은 단지 30%의 화상 입은 총 표면적의 크기 일지라도 실제로 어려움에 처할 수가 있다. 100kg이라고 하는 환자가 127kg이 되었음에는 위에 열거된 중복이환과 관련해서 60%의 화상입은 총 표면적에 체액 치우침과 전해질과 포도당의 교란을 생각하라. 이와 같은 시나리오는 너무 일반적이고 그래서 환자는 60%의 화상 입은 총 표면적의 건강한 20세의 환자가 가지는 것보다 더 높은 이환율과 사망률을 가지는 것 같다.

피질화상에 속하는 관련 손상들은 상당한 생존 예측치를 가질 것이다. 이에 대해서 심도 있고 폭넓게 출판된 책들도 매연흡입 손상에 대해서는 언급하지 않았다.

핵심 20.8

상처관리, 초기 절제, 더 좋은 항생제, 보다 정교한 배출기술들, 엄중한 관리 등에 있어서의 큰 진보에도 불구하고 흡연흡입은 화상관련 환자들의 사망률과 발병률의 대부분을 차지하고 있다.[42, 43]

화상입은 몸 표면적의 정도를 계산한다 (Calculate Extent of Body Surface Area Burned)

화상환자의 성공적인 관리와 소생술은 화상깊이와 손상된 몸 표면적의 정도를 정확하게 평가하는데 달려있다. 손상의 정도에 대한 빠른 평가는 나인(9) 법칙을 사용함

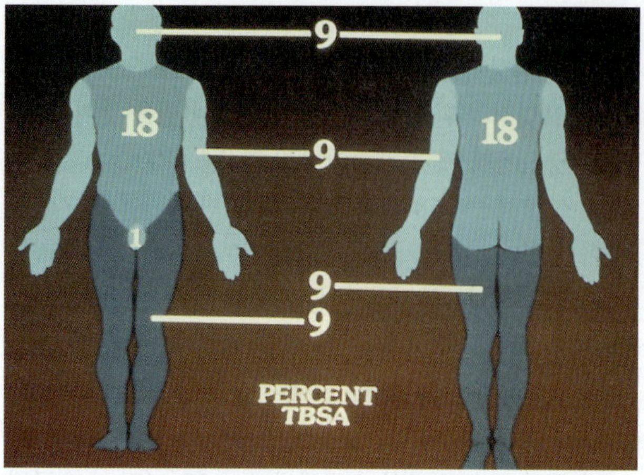

그림 20.15 나인(9) 법칙.

으로서 얻어질 수 있다(그림 20.15). 이 직무는 간호사 또는 의학부에서 뿐만 아니라, 소방관이나 응급구조사들과 같은 1차 대응자들을 위한 코스에서도 널리 가르치고 있다. 나인(9) 법칙의 원리는 사람의 몸이 동등하게 9개의 부위로 또는 다양하게 9개의 부위로 세분될 수 있다는 전제를 바탕으로 하고 있다. 머리가 9%이고, 각각의 팔이 각각 18%, 앞쪽 몸통이 18%, 뒤쪽 몸통과 엉덩이가 18%, 각각의 다리(허벅지와 장딴지)가 18%를 차지한다. 남은 1%는 기타 생식기 등으로 계산되지는 않는다. 이러한 모달리티들은 단지 어른의 손상을 평가할 때 적용한다. 어린의 머리는 그들의 몸 표면적의 11~19%를 이루고 이는 나이에 따라 다르다. 나이가 적을수록 어린이는 머리가 차지하는 표면적이 더 크다. Lund와 Browder의 차트는 몸을 보다 세분하고 모든 연령그룹의 변화를 감안해서 그림 20.16에 나타내었다.

나인(9) 법칙이나 Lund와 Browder의 차트를 사용할 때 얼마만큼 해부학적 단위의 백분율이 화상을 입었는지 결정하기 위해서 반복해서 많은 평가를 해야만 한다. 성인 팔의 절반만 화상을 입었다면 평가는 나인 법칙에 의하면 4.5%이고, Lund와 Browder의 차트에 의해서는 3.5%일 것이다. 화상이 몸에 산재해 있다면 빠른 평가는 환자 자신의 손바닥을 1%로 해서 측정할 수 있을 것이다.

침습선 (Invasive Lines)

화상이 박테리아 장벽의 소실을 가져오면서 세균혈증과 카테터에 연관된 감염이 더 쉽게 일어난다. 감시와 주입을 위한 침습선의 사용은 대부분의 화상센터에서 널리 선택되어져 왔다. 몇몇 특수관리 전문가들이 집중적인 정맥압력 감시없이 다량의 정맥내 결정액을 주입하는 반면, 침습선 사용은 화상외과의사를 위한 표준화된 실무이다.

30% 이상의 TBSA에 대해서 급성 소생기 동안에 표준관리는 심장박동수, 온도, 혈압, 오줌 배출량을 포함한 심장 리듬, 산소포화도(oxygen saturation), 시간당 활력징후의 지속적인 감시를 제안하고 있다. 혈압 커프스는 모든 팔다리가 화상을 입었을 때는 화상을 덮고 있는 붕대위에 놓여질 수도 있으나, 환자의 불평은 동맥이 지나는 경로의 대치를 요구할지도 모른다. 이 동맥이 지나는 경로들은 지속적인 혈압 모니터링을 제공하고 혈액내 가스 분석이나 전해질 분석을 위한 시료채취를 위해서 쉽게 접근할 수 있도록 한다.

Foley 카테터는 매 시간의 소변 배출량의 기록을 정확히 하기 위해서 설치된다. 그러나 이들은 환자와 간호진을 위한 편의를 위해 종종 요구되는 시간보다도 더 오래 남겨둔다. 유치 비뇨 카테터들이 요로성 패혈증(urosepsis)을 일으키는 요관 감염을 유도할 수도 있음을 기억한다. 코위관(nasogastric tube; 콧구멍을 통하여 위에 삽입하는 유연한 고무 또는 플라스틱 관으로 위에 음식물을 주입하거나 위의 내용물을 채취하는 데 이용) 대체는 화상환자의 소생술 동안에 권장되어져왔다. 위의 감압술은 창자막힘증(ileus) 환자에게 요구될 수도 있다. 장내 약물 주입이나 영양물 주입을 위해서 삽관법(intubation)이 필요한 환자들은 접근을 위해 코위관이 요구될 것이다.

심장초음파검사(echocardiography)와 동맥이 지나는 경로에 부착한 복잡한 모니터들의 사용은 Swan Ganz 카테터(Edwards Lifesciences, Irvine, CA)와 같은 침습적 심장 모니터들의 요구를 줄여 왔다.

기도 관리 (Airway Management)

삽관을 할 것인지 말 것인지에 대한 결정은 늘 명확한 것은 아니다. 2차 호흡관련 근육들의 사용, 코 벌렁임(nasal flaring)과 빠른 호흡(tachypnea; 빈호흡)과 같은 신체적인 반응들은 호흡곤란을 확실하게 알려준다. 낮은 PO_2와 높은 PCO_2에 연관된 결과들과 아무 이상이 없는 결과들은 긴급한 삽관이 예측되는 호흡정지를 예방해야만 한다고 주장할 것이다. 그러한 의료실무는 실무자들을 안내하기 위한 알고리즘을 사용하도록 유도해왔다. 화상관리를 다룬 많은 문헌들, 잡지들, 그리고 책들은 얼굴이

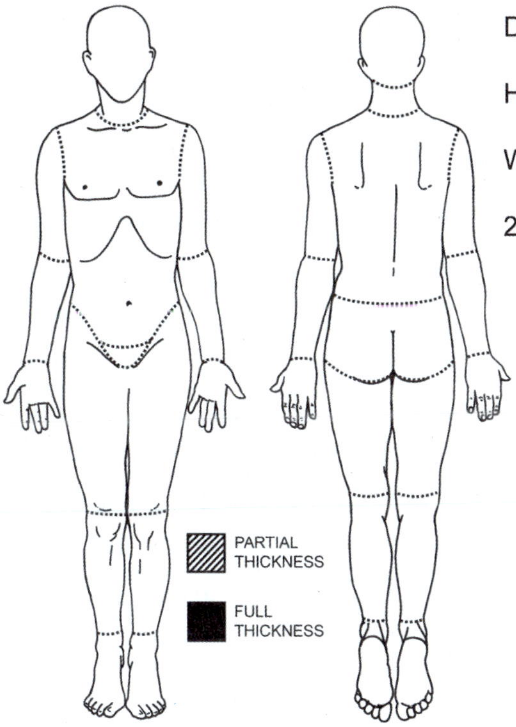

Date: ______________________

Height: ______________________

Wt.-Lbs. ______________ / 2.2 = ______________ Kilos

2° ______________ +3° ______________ = ______________ %

Percent Surface Area Burned
(Berkow Formula)

AREA	1 YR.	1-4 YRS.	5-9 YRS.	10-14 YRS.	15 YRS.	ADULT	2°	3°
Head	19	17	13	11	9	7		
Neck	2	2	2	2	2	2		
Ant. Trunk	13	13	13	13	13	13		
Post Trunk	13	13	13	13	13	13		
R. Buttock	2.5	2.5	2.5	2.5	2.5	2.5		
L. Buttock	2.5	2.5	2.5	2.5	2.5	2.5		
Genitalia	1	1	1	1	1	1		
R.U. Arm	4	4	4	4	4	4		
L.U. Arm	4	4	4	4	4	4		
R.L. Arm	3	3	3	3	3	3		
L.L. Arm	3	3	3	3	3	3		
R. Hand	2.5	2.5	2.5	2.5	2.5	2.5		
L. Hand	2.5	2.5	2.5	2.5	2.5	2.5		
R. Thigh	5.5	6.5	8	8.5	9	9.5		
L. Thigh	5.5	6.5	8	8.5	9	9.5		
R. Leg	5	5	5.5	6	6.5	7		
L. Leg	5	5	5.5	6	6.5	7		
R. Foot	3.5	3.5	3.5	3.5	3.5	3.5		
L. Foot	3.5	3.5	3.5	3.5	3.5	3.5		
TOTAL								

그림 20.16 *Lund와 Browder의 차트.*

나 목화상 또는 연기흡입손상이 있는 환자들을 삽관할 건강관리제공자들에게 가르쳐준다. 논리적 근거는 즉, 얼굴과 목 화상이 잠재적으로 기도를 손상시키는 부종으로 발전할 것이라는 것이다. 이 정도의 부종은 많은 양의 정맥내액의 투여를 요하는 심한 TBSA 화상환자 외에서는 일어날 것 같지는 않다. 특수한 화상과 연관된 연기흡입은 삽관법의 절대적인 적응증이다. 피부화상과 호흡곤란의 증상이나 징후가 없는 피부상의 검댕과 비강기도나 구강

기도 내의 검댕과 같은 연기노출의 흔적은 응급실 내과의사에게는 어려운 문제로 나타난다. 이러한 환자들은 틀림없이 연기에 노출되었지만 흡입손상은 겪고 있는가? 심지어 정상의 가슴 X-선을 보이고, 정상의 동맥성 기체와 일산화탄소헤모글로빈 수치를 가지는 그러한 환자일지라도 관찰을 위해서 입원되어야만 한다.

핵심 20.9

보상적 산소마스크의 투여에도 불구하고 호흡 실패의 징후와 증상이 생긴다면 삽관은 시행되어야 한다.

삽관이 요구된다면 그리고 시간과 전문적 지식이 코기관삽관을 대신할 수 있다면, 그것은 고려되어야만 한다. 얼굴을 포함한 큰 TBSA 화상으로 수일동안 생겨서 지속되는 얼굴이나 입술부종은 더 말할 것도 없다. 이렇게 과도한 얼굴 부종은 구강용 기관내관을 제거할 수 있다. 비강용 삽관은 더 많은 안정성 튜브를 제공한다. 그것은 역시 자발적으로 튜브를 제거하기 위해 혀를 사용하거나 구강에 위치한 튜브를 깨무는 것에 의해 튜브 폐색이 일어나는 것으로부터 환자를 보호할 수 있다. 치아나 입 관리나 입술로 읽기를 할 때의 의사소통은 역시 비강삽관의 이점 중의 하나이다.

화상환자에 있어 긴급한 기도 확보는 어떤 환자나 동일한 알고리즘을 따를 것이다. 만약 비강이나 구강삽관을 실패한다면 외과적 반지방패연골절제술을 진행한다(그림 20.17). 반지방패연골절제술이 요구된다면, 그것은 가능한 24시간 내에 기관절개술로 대처되어야만 한다.

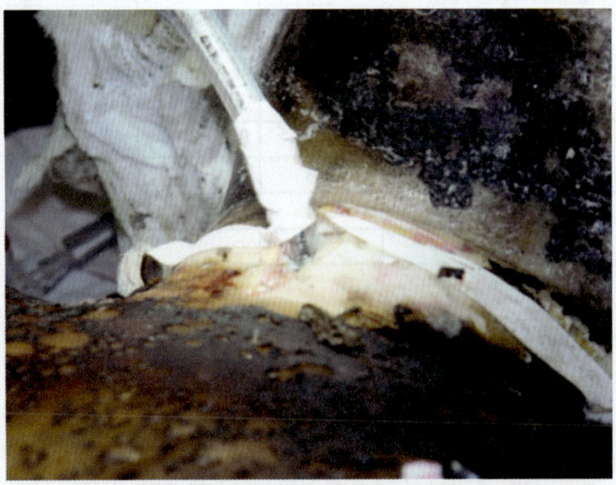

그림 20.17 *목 앞부분의 화상 후 반지방패연골절제술.*

화상의 의과적 관리 (Medical Management of Burn Wounds)

국소항균제 (Topical Antimicrobials)

부분두께 화상은 완전두께 손상으로 전환되는 상처를 야기하는 일이 없이 치유될 것이다. 이러한 전환의 일반적인 원인은 감염일 것이다. 각질화된 사람 피부는 박테리아의 침해를 받지만 면역 결핍으로부터 침범받지 않고 안전할 때는 침입에 대한 장벽을 제공한다. 피부의 상처는 국소적인 봉와직염 또는 세균혈증이나 패혈증을 일으킬 수도 있는 박테리아 침입을 허용한다(그림 20.18).

상처 부위에서 세균을 제거하거나 근절시키기 위해서 국소항생제를 쓰거나 적절한 세척은 약사들에게 도움을 준다. 보다 일반적인 국소항생제에는 silver sulfadiazine, mafenide acetate, Neosporin, Bactroban® acetic acid 용액, Dakin's solution과 silver dressings이 포함된다.

Silver sulfadiazine은 국소 화상항생제로 처방되는 가장 인기있는 것이며 Silvadene®(Monarch Pharmaticals, Bristol, TN)이라는 상품명으로 잘 알려져 있다. 그것은 그람양성과 그람음성 박테리아에 비교적 폭넓게 적용되어진다. Sulfon-amide가 핵황달의 위험을 증가시키는 것과 연관되어 있으므로, silver sulfadiazine이 임산부의 임신기간이나 신생아의 초기 2달 동안에는 사용되어서는 안 된다. 그것은 수용성이며 사용이 편리하다. 중성구 감소증(neutropenia)은 Silvadene이 큰 화상부위에 사용되어졌을 때 잠재적인 부수효과로 알려져 있다. Silvadene이 상처치유를 지연시킨다는 상반된 보고들도 있다.[44-46]

Mafenide acetate(Sulfamylon® Mylan Inc., Canonsberg, PA)는 크림이나 5% 용액으로 만들어진다. 이 국소 항균제는 괴사딱지 내부로 깊이 침투하고 더불어 연골까지 침투할 수 있다. 그것은 그람음성이나 그람양성 박테리아에 모두 작용한다(특히, Pseudominas). 그것은 탄소탈수효소억제제(carbonic anhydrase inhibitor)이므로 대사산증을 일으킬 수도 있다. 크림이 화상 괴사딱지나 귀에 잘 적용되는 반면 용액은 자가이식이나 절개된 상처 전반에 사용될 수 있다. 용액은 크림에서 알려진 바와 같은 찌르는 듯한 감각을 일으키지는 않는다.[47-49] Sulfamylon은 *Pseudominas*가 있을 때 선택되는 국소 항균제이다.

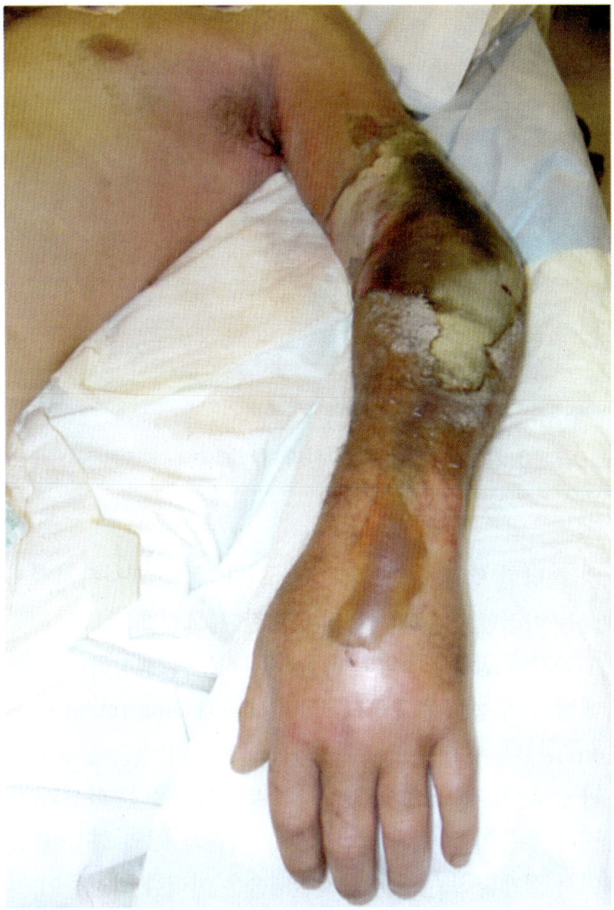

그림 20.18 팔의 감염된 화상.

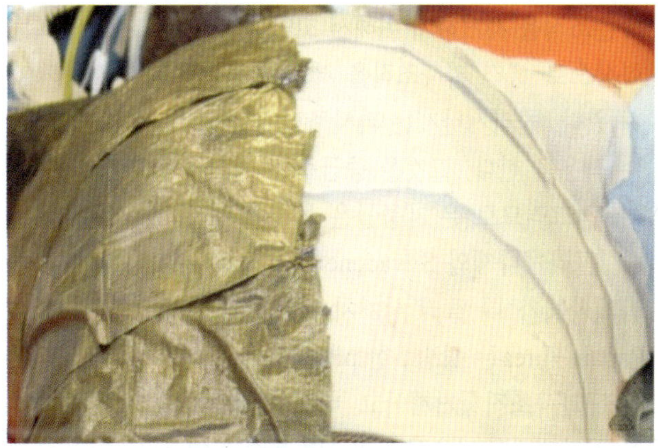

그림 20.19 은 드레싱(Acticoat)한 가슴상처.

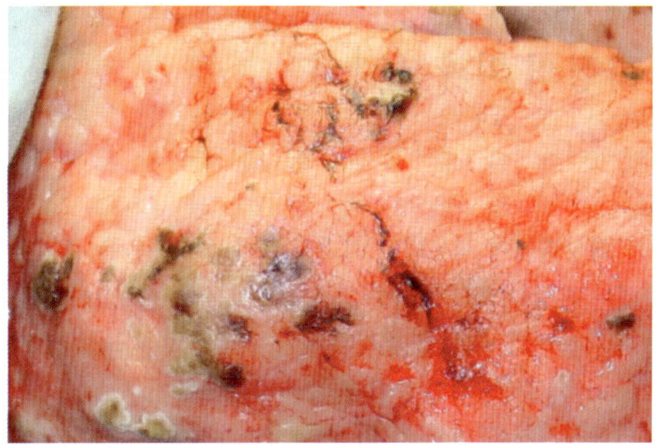

그림 20.20 세균 군집들로 감염된 화상.

Bactroban(GlaxoSmithKline, Philadelphia, PA) 크림은 Mupirocin을 함유하고 메티실린 저항성 *Staphylococcus*의 대부분의 균주에 선택되는 국소 항균제로 사용된다.[50]

acetic acid (0.25%)와 Dakin 용액(0.25%)은 *Pseudominas*의 세균침입을 줄여주는 약간의 작용을 한다고 알려져 있다. 그러나 Dakin 용액은 건강한 소식에 독성일 수도 있고 상처치유를 지연시킬 수도 있다.[51–53]

실버 드레싱(그림 20.19)은 몇 년 전부터 화상센터의 마켓에서 판매되고 있다. Silvadene과 Sulfamylon과 같은 상품들에서 은(silver)을 사용한 초기의 성공은 많은 상업적인 상처용 붕대에 은의 부가를 유도했다. 은(silver)은 그람 양성과 음성 박테리아 모두에서 항균작용을 할 뿐만 아니라, 효소나 곰팡이에 대한 항균작용도 한다. 이 붕대들의 장점은 단 한 번 적용으로 7일 동안 지속적으로 균을 죽이는 능력이 있다는 점이다. 이 개념은 붕대의 교환 횟수를 줄이도록 변화시켰고 붕대를 교환하는 고통과 걱정을 줄였다. 붕대교환을 줄이는 능력은 치료기간을 줄여 왔다.[54] 은(silver) 붕대들은 부분 층판 화상, 공여부위 및 피부이식 전반에 세균을 제어하는 곳에 사용되고 있는 중이다.[55, 56] 세균 군집들과 곰팡이들은 화상상처에서 나타날 수도 있다(그림 20.20). 그들은 몇 주 후에는 항생제를 사용할 만큼 광범위하게 나타날 것 같다. 죽은조직제거술과 체계적인 항균치료는 점차 발전되어져 왔다.

효소 괴사제거술 (Enzymatic Débridement)

2도 화상의 재상피화는 생존할 수 없는 괴사딱지가 상처 부위에서 분리할 때까지는 일어날 수 없다. Silvadene은 기계적으로 제거되지 않고 상처치유를 지연시킬 수 있는 거짓괴사딱지를 형성할 수 있다. 압박궤양으로 생긴 죽은조직을 제거하기 위해서 고안된 두 개의 효소 연고는 화상으로 생긴 괴사조직을 제거하는데도 역시 사용되어져 왔다. 콜라게나제는 괴사조직에서 콜라겐을 분해시키는 작용을 한다. 그것은 중금속에 의해서 불활성화될 것이고, 그러므로 은 제품들은 동시에 사용되어서는 안 된다. 콜라게나제와 Silvadene의 무작위 기대시험에서 콜라게나제가 더 빨리 상처치유를 한다고 보고되었다.[57,58] Papain-urea는 광범위한 pH 영역에서 작용하는 또 다른 효소 과사조직제거제이고, 비교적 저렴하다. 그러나 그것은 콜라겐에는 작용하지 않으며 통증과 연관되어있다.[59, 60] FDA는 시장에서 Papain-urea의 판매를 금지해왔다.

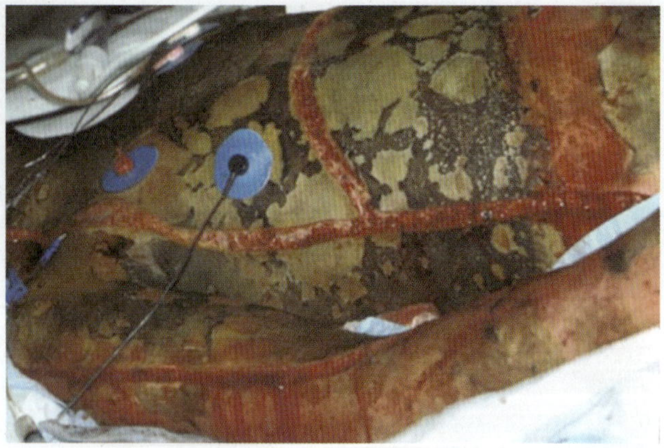

그림 20.21 *가슴 화상의 괴사딱지절제술.*

화상의 외과적 관리 (Surgical Management of Burn Wounds)

화상관리에 사용되는 외과적 절차나 도구들을 준비할 때는 손상 이후의 시간을 기준으로 그들을 영역화하는 것이 유용하다. 그들을 분리하는 하나의 방법은 급성, 조기(early), 중간, 지연 등이다.

급성기간은 화상 후 최초 24시간까지이고, 조기는 화상 후 2~3일을 말하며, 중간기간은 화상 후 4일부터 아무는 어떤 시간까지를 의미하고, 흉터가 아무는데 요구되는 제복구과정은 지연기간이라 말한다.

급성기 (The Acute Phase)

화상관리의 급성기는 이 장의 초반에서 부분적으로 소개되어졌다. 그 기간은 가장 중요한 시기이기 때문에 심도있게 논의될 필요가 있다. 9의 법칙과 Parkland 공식을 토론함으로써 재평가를 해야 하고 매시간 정맥내 체액의 비율과 인공호흡기로 위험한 순간을 겪어야 하는 화상팀에게 최초 24시간의 회복기는 도전의 시간이다. 화상을 입은 팔다리에서의 말초 맥박은 시간 간격으로 점검되어질 것이다. 팔 다리를 포함하는 3도 화상은 손상과 관련한 부종을 팽창시키도록 하지는 않을 것이다. 괴사딱지를 만드는 그러한 화상을 입은 조직은 맥박이 인체의 말단에서 없거나 감소된다면 절제수술(escharotomy; 괴사딱지 절제술)을 받아야만 한다. 가슴과 배 주위를 포함한 3도 화상은 들숨 동안과 고유 환기에 문제를 일으켜 가슴우리의 적당한 팽창을 방해할 수도 있다. 몸통 괴사딱지절제술은 이러한 경우에 시행되어야 한다(그림 20.21).

복강내 함유물들의 팽윤을 허용하도록 팽창하기 위한 배벽의 무능력은 ACS(abdominal compartment syndrome)에 이를 수도 있다. 화상과 관련이 없는 물렁조직과 근육, 창자 및 폐에 있어서의 부종형성은 큰 화상과 관련된 부종이 50%에 달한다.[22, 61] 가슴과 배의 화상에 있어서 절개술 또는 괴사딱지절제술은 이러한 화상들이 원이 되는 압박띠 효과를 줄이기 위해서 수행된다. 괴사딱지절제술은 목, 손, 손가락 및 생식기에서 수행되될 수도 있다(그림 20.22).

> **핵심 20.10**
>
> 외과적 관리의 급성기의 관건은 체액소생과 산소화를 위해 관류시키고, 필요하다면 괴사딱지절제 및 근막절개로 긴장을 줄이는 것이다.

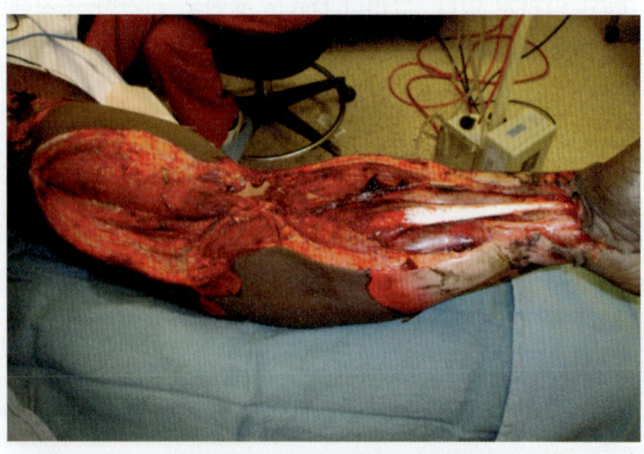

그림 20.22 *아래팔 화상상처의 괴사딱지제거술.*

화상상처의 절제술 (Excision of Burn Wounds)

화상 입은 하루 후의 결과에서 환자가 화상 입은 2~3일 후에 계획된 3도 화상의 외과적 제거에 견딜 수 있을 만큼 적당히 회복되고, 산화 헤모글로빈이 적절하며, 그래서 혈류역학적으로 충분히 안정하다는 것은 희망적이다. 72시긴은 안징화를 위한 석설한 시간이라고 생각되고, 박테리아가 과잉증식 또는 침입이 일어나기 전에 개입하기에는 충분히 짧은 시간이다. 그럼으로 그것은 초기단계의 주안점으로서 저자들에 의해 계속 선택되어져 왔다.

화상환자의 생존율을 증진시키기 위한 가장 중요한 기여가 초기 화상절제술의 발달이었다는 사실은 잘 받아들여졌다. 환자 자신의 피부로 절제된 화상상처를 봉합하는 것은 궁극적인 목표이다. 화상 부위와 면적에 의존한다면, 제한된 공여부위는 몇 주에서 몇 달 동안 상처 봉합과 재상피화를 지연시킬지도 모른다. 대부분의 화상 외과의사들이 3도 화상이 초기 절제술로 최상으로 관리된다고 동의하는 반면에, 얼마나 깊이 절제해야 되는가와 환자 자신의 피부를 이식해야만 할 때는 다른 견해가 있을 수 있다.

통상 사용되는 화상 상처에 대한 외과적 절제술의 두 가지 형태는 접면과 근막절제술이다. 접면절제술(tangential excision)이 외과용 칼을 사용하는 동안에 hydrosurgical system을 채택하는 Versajet (Smith & Nephew, Largo, FL)라는 수중구동형 괴사딱지 제거도구가 있다.[62]

용어가 내포하는 바와 같이 접면절제술은 반복적인 층과 층 사이의 절제이다(그림 20.23). 절제 깊이는 사용한 칼의 형태에 의존하고 외과의사가 상처를 치료하는 관통의 수에 의존한다. 접면 화상상처 절제술 원리는 피부이식을 받아들일 수 있는 비감염성이면서 잘 주입된 상처 판을 제공하기 위해서 생존할 수 없고 과도하게 침범된 조직 모두를 제거하기 위한 것이다. 외과 레지던트가 훈련하기 위해서 사용하곤 하는 유추(Analogy)는 화상 상처를 감자나 사과의 껍질처럼 보는 것이다. 수행되는 절제술은 화상상처를 완벽하게 제거해야만 한다. 3도 화상을 절제할 때는 손상된 진피와 지방층 모두를 제거해야만 한다.

상처가 심한 부종을 가질 때와 미세혈관증식이 일어나지 않을 때 초기에 수행되는 접면절제술은 훨씬 적은 혈액 손실을 겪을 것이다. 그러나 이러한 상처판은 조직으로부터 지속되는 체액손실의 증가를 보일 것이고, 이식피부들은 체액이 빠져나가도록 허용하는 망으로 이루어지고, 그래서 체액은 이식된 피부의 아래에 축적될 것이다. 특정 양의 축적은 이식피부로의 산소확산을 막을 것이고 결국은 이식은 실패할 것이다.

3도 화상에서 대량 피부표면 절제가 필요할 때는 외과의사는 전기소작기(electrocautery)를 사용하는 절제술을 수행하도록 선택할 수도 있다. 통상 이 기술은 화상 입은 괴사딱지와 근막에서 대량의 기질지방을 제거한다(그림 20.24). 이 절제술은 수술칼을 사용하는 접면절제술에 비해서 혈액 손실이 적고 매우 빠르게 할 수 있다. 그러나 근막까지 제거할 수 있는 전기소작절제의 단점은 피하지방의 영구적인 손실이다. 인체의 어디에든 과도한 지방은 바람직하지 않고 건강에 도움이 안 된다고 보통 생각되고 있지만 어떤 지방은 그것이 이점을 가진다. 그림 20.25는 열적으로 손상된 지방이 노란색 대신 붉은색을 띄는 점을 보인다.

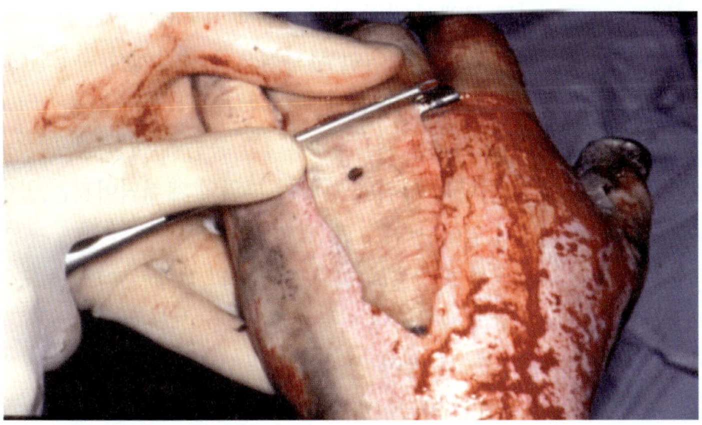

그림 20.23 *화상입은 손의 접면절제술.*

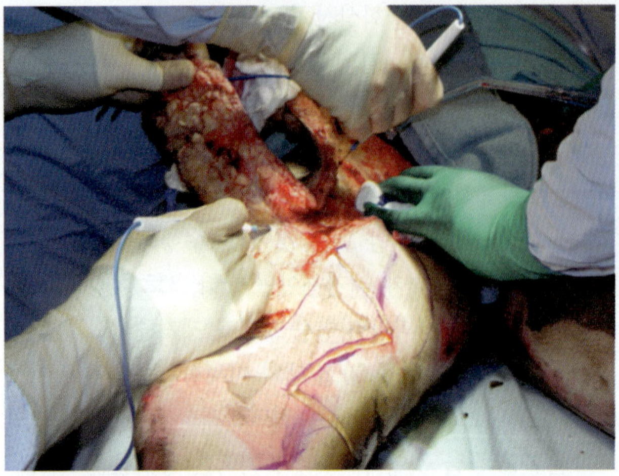

그림 20.24 *근막절제술의 예.*

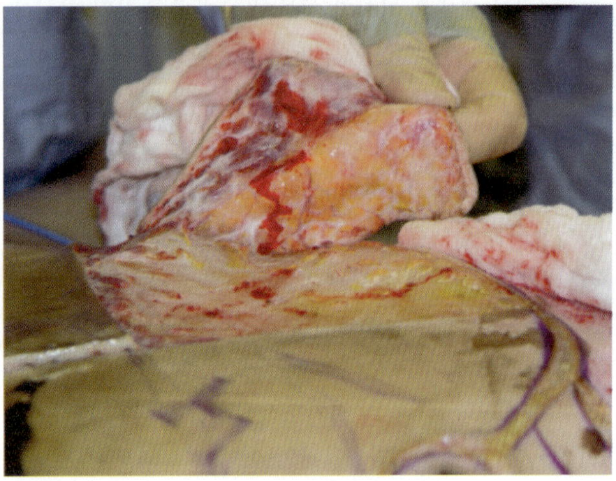

그림 20.25 *열손상과 연관된 붉은색을 띄는 지방.*

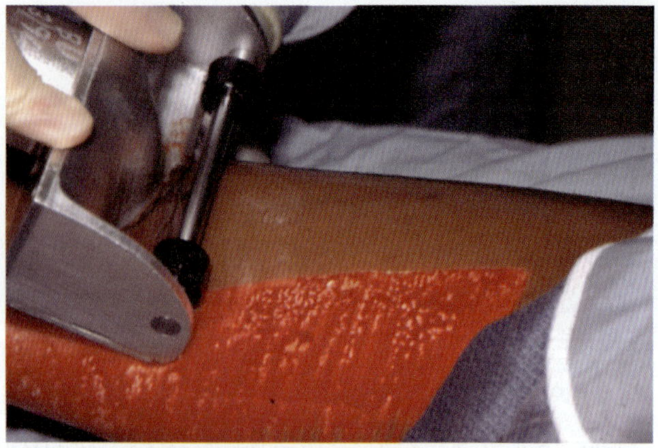

그림 20.26 *이식을 위한 피부를 채취하기 위해 사용된 피부절의 예.*

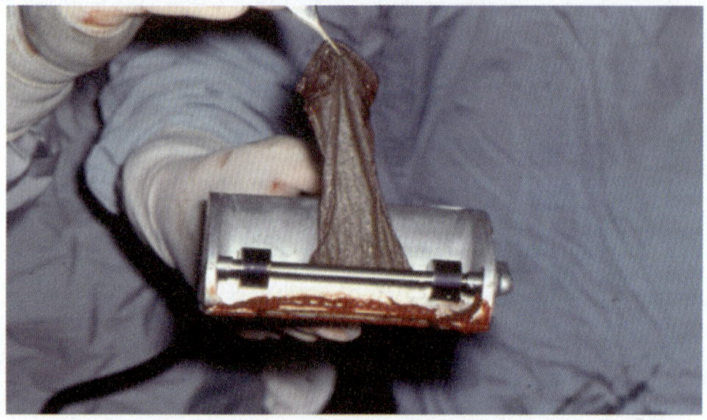

그림 20.27 *피부절에서 채취된 부분두께 피부.*

절제된 화상상처의 복구 (Coverage of Excised Burn Wounds)

외과적 절제를 수행한 완전두께 화상과 3도 화상 상처들은 결국 회복이 완료되기 위해서 환자 자신의 피부이식이 요구될 것이다. 이러한 자가이식(self-graft)은 동종이식(autograft)으로 분류되고 수여자와 공여자가 동일한 또는 같은 실제적인 이식이다. 이러한 피부이식들은 부분두께이든 완전두께 이식이든 모두 가능하다. 부분두께 피부이식(split-thickness skin grafts)은 표피와 얇은 층의 진피를 포함하고, 그들은 피부분절 수준으로 이식한다(그림 20.26과 20.27). 이 기구는 외과의사가 이식에 사용되는 다양한 손상되지 않은 피부층을 제거하도록 허용하나 수여피부 부위에 적절한 붕대로 치료되어야만 하는 상처를 남긴다. 이 상처가 재상피화 하는데 걸리는 시간은 채취되는 이식피부의 층판에 달려 있다. 피부이식 부위가 너무 얇거나 분절이 너무 두껍게 채취되거나 완전두께 이식이 부주위하게 채취되어질 수도 있다. 공여 부위로 사용되는 해부학적인 인체영역은 그러한 이유 때문에 한정되어진다. 등쪽의 피부는 가장 두꺼운 부위중의 하나이고 그래서 가장 잠재적인 공여부위로 사용된다.

부분두께 피부이식이 부분적으로 층판에서 손상을 받았기 때문에 그들은 완전두께 화상보다도 더 고통스러울 수 있으나 치유는 빠르다. 이러한 통증에 대한 공포는 종종 앞쪽 넙다리 부위나 엉덩이 부위의 채취되어지는 공여부위에서 일어난다(그림 20.28).

부분두께 화상을 위한 공여부위의 상처는 어느 정도의 상이한 피부색깔과 흉터들을 남길 것이다. 화상처럼 치료하는데 시간이 많이 걸리면 걸릴수록 더 큰 잠재적인 흉터를 남긴다. 얼굴이 핑크 또는 연푸른색을 띨 때에는 목 이하의 모든 피부는 엷은 노란색을 띈다. 두피는 모든 얼

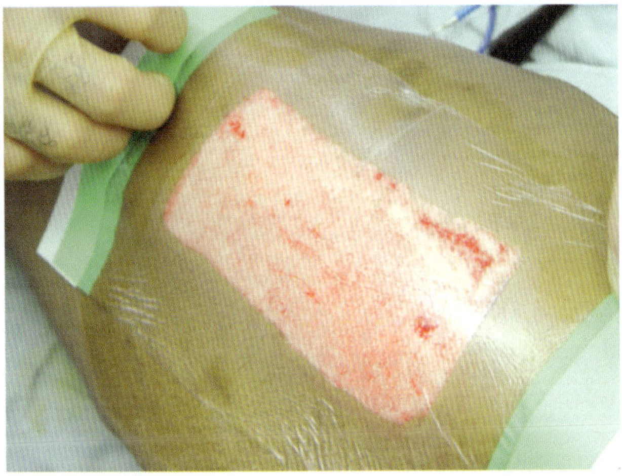

그림 20.28 *앞쪽 넙다리 부위의 피부이식 공여 부위.*

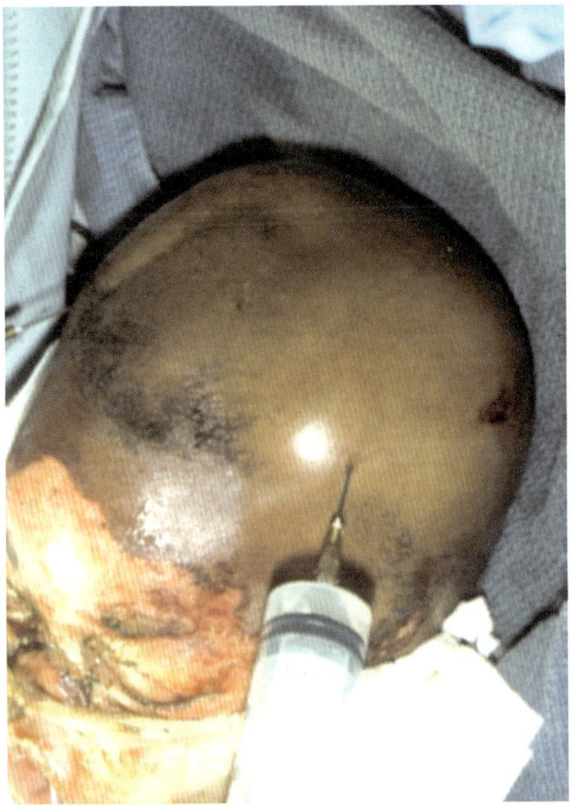

그림 20.29 *clysis(조직을 끌어올리기 위해 피부하에 용액을 주사)에 의해 부분두께 피부이식을 위한 채취를 준비중인 두피.*

굴 피부이식에 대해 집중적으로 고려해야 할 공여부위를 제공한다.

환자들은 그들의 머리가 면도되어지는 것을 싫어한다. 그들은 채취된 이식피부가 털이 나게 될지 또는 이식된 부위가 대머리로 남게 될지에 대해서 두려워한다. 그들은

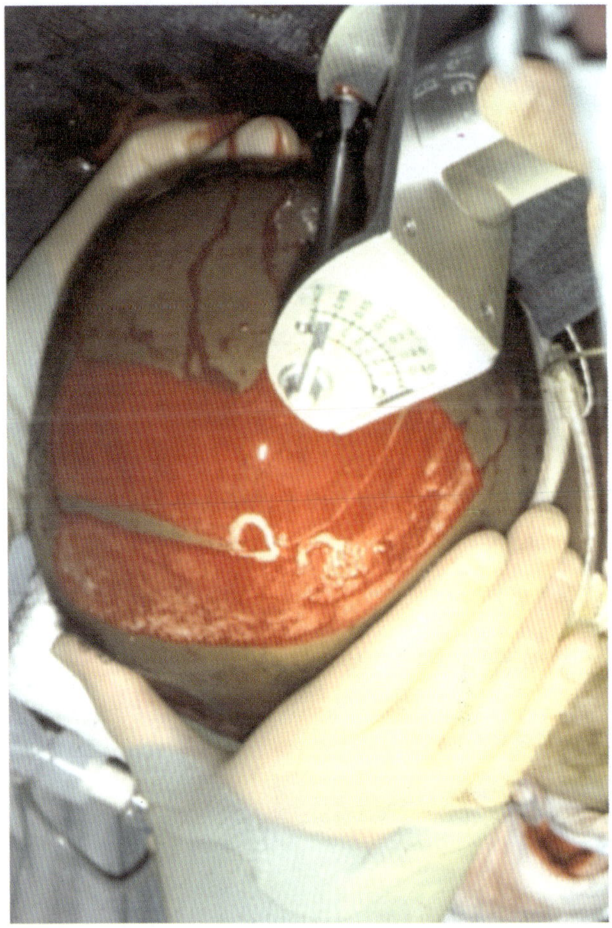

그림 20.30 *두피에서 채취 중인 부분두께 이식피부.*

부분두께 피부이식이 털까지 전달시키지 않고 털은 제자리(머리)에서 자라며 흉터부위를 완전히 덮을 수 있다는 점을 알아야만 한다. 피부이식은 지금까지 공여해 왔던 부위가 치유된 후에 같은 공여부위에서 반복적으로 채취되어질 수도 있다(그림 20.29와 20.30).

부분두께 피부이식은 그물피부이식 또는 단순 비그물 피부이식한 후에 준비된 상저판 전체를 대처할 수도 있다. 메싱(meshing)은 규정된 패턴으로 이식피부를 천공시키는 도구를 사용하여 피부를 주행함으로서 만들어진다(그림 20.31과 20.32). 이 천공들은 적을 수도 있고 클 수도 있는데 이는 외과의사의 선택에 달려있다. 그물피부이식 또는 천공된 피부이식의 이점은 체액이 이식을 통하여 빠져나와서 이식부위에서 축적되지 않는 점이다. 이식피부 아래에서의 체액과 혈액의 어느 정도의 정체는 산소의 확산을 막을 것이고 결과적으로 이식이 실패할 것이다. 메싱과 번짐(spreading)은 역시 채취된 피부가 큰 영역을 덮을 수 있도록 할 것이다. 메싱이식의 아래부위는

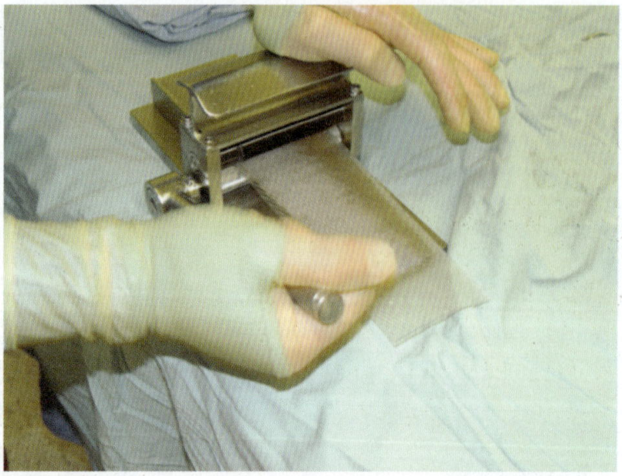

그림 20.31 *이식을 위해 준비 중인 메싱.*

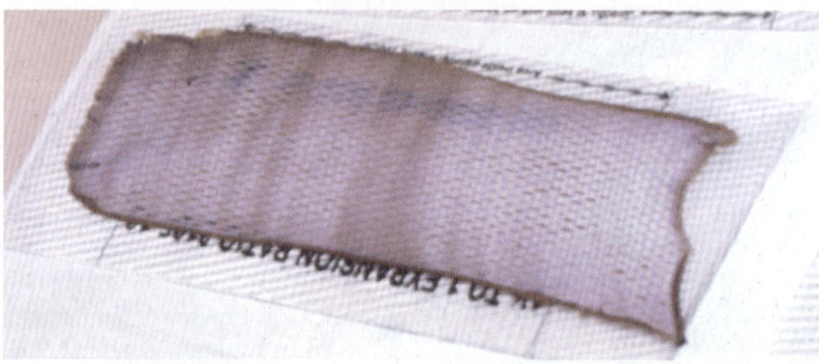

그림 20.32 *메싱된 공여자피부의 외관.*

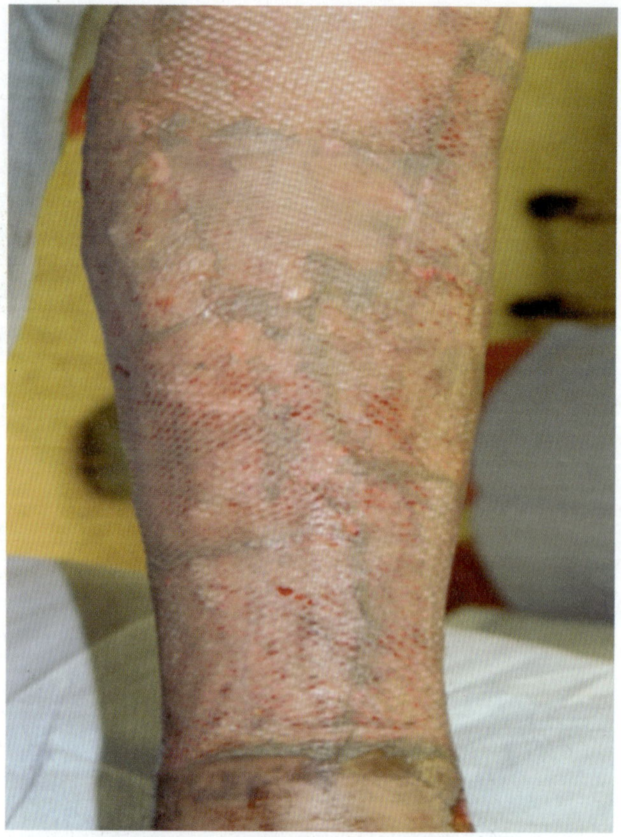

그림 20.33 *잘 진행된 부분두께 이식 후의 화상조직의 외관.*

메싱 패턴에 따라서 영구적인 미적 외관을 가진다(그림 20.33과 20.34). 그물이식은 역시 구축형성 발병률을 높일 것이므로 반복적인 외과적 제거가 필요하고 추가 피부이식이 필요하다(그림 20.35). 부분두께 피부이식은 봉합, 꿰맴, 그리고 섬유소 풀을 사용함으로서 회복될 수 있다(그림 20.36과 20.37).

외과적 드레싱(석고붕대)은 이식으로 생기는 혈관화를 기다리는 동안에 비틀림을 방지하기 위해서 일반적으로 이식피부 전체에 적용되어진다. 미세혈관 순환의 발달은 이식 후 즉시 시작되고 24시간 이내에 이식피부의 혈관이 건강한 핑크 색조를 띠는 것은 확실하다. 환자들은 72시간 이내에 이식된 신체부위를 활동적으로 움직이도록 허용된다. ROM을 증가시키기 위한 치료사에 의한 수동운동 이식피부의 비틀림이나 박리를 방지하기 위해서 이식 후 7~10일 동안 기다려야만 한다.

완전두께 피부이식은 두피로부터 채취된다(그림 20.38). 이름이 의미하는 바와 같이 전체의 표피와 진피는 이식에 포함된다. 완전두께 피부이식으로 생긴 상처는 봉합된 상처의 모서리를 잠식함으로서 먼저 치유된다. 이식피부는 봉합부위에서 역시 치유되어진다(그림 20.39와 그림 20.40). 상처가 1차적으로 닫히기에 너무 커다면 부분두께 피부이식은 완전두께 공여부위를 이식해서 채취될 수도 있다. 채취된 완전두께 피부이식의 심한 수축과 일차적인 구축은 일어날 수도 있다.

완전두께 화상상처를 절제한 후에 이상적으로 상처를 피복하는 것은 이식피부 또는 피부판으로서 환자자신의 피부를 사용하는 것이다. 환경은 외과의사가 이식부위의 장소와 채취을 지연시키도록 압박을 가할 수도 있다. 예를 들어, 90% TBSA 화상보다 더 큰 화상으로 공여부위가 제한되거나 없다든가 심폐기능이 불안정한 경우이다.

핵심 20.11

과거 중간층 피부이식으로 구축이 발생했거나 목과 같이 구축이 발생하기 쉬운 부위에서는 완전두께 이식이 중간층 피부이식보다 일반적으로 선호된다.

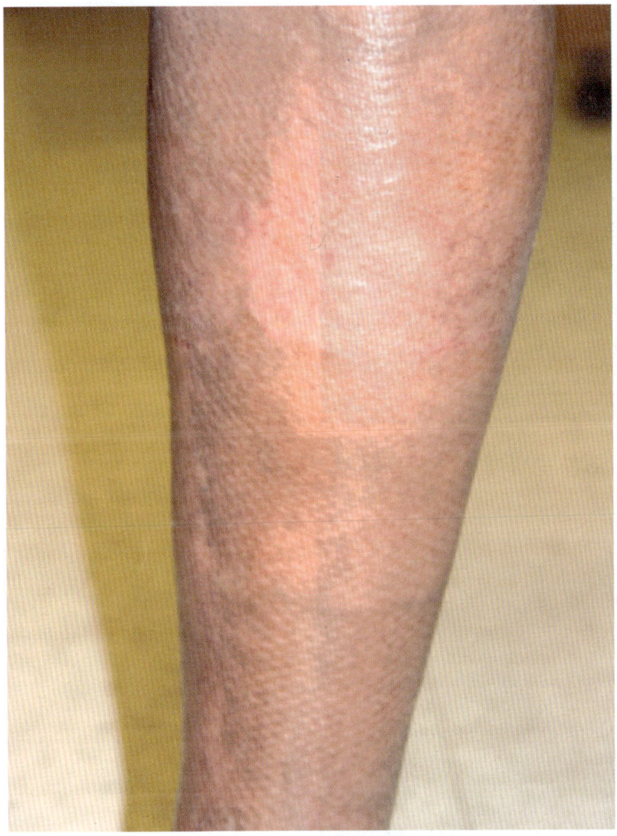

그림 20.34 잘 이식되고 성숙된 다리의 외관.

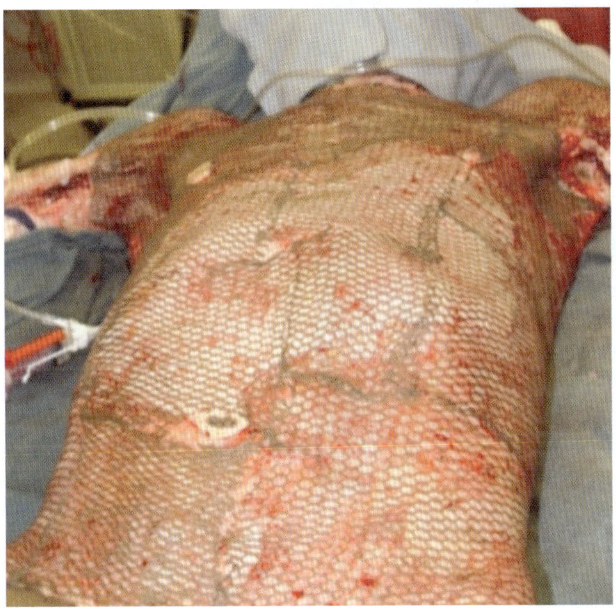

그림 20.35 3:1의 비율로 메싱 이식한 외관.

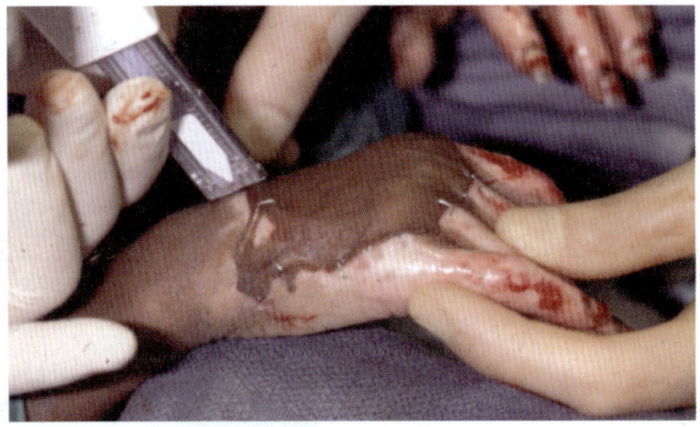

그림 20.36 꿰맴기로 봉합되는 손등 부위의 이식.

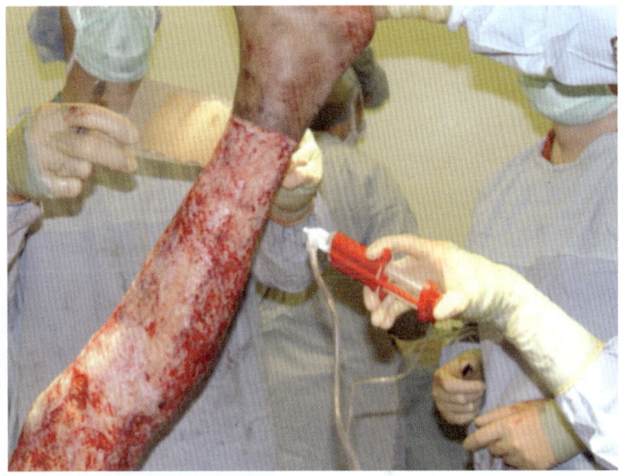

그림 20.37 피부이식을 봉합하는데 사용하는 섬유소 풀.

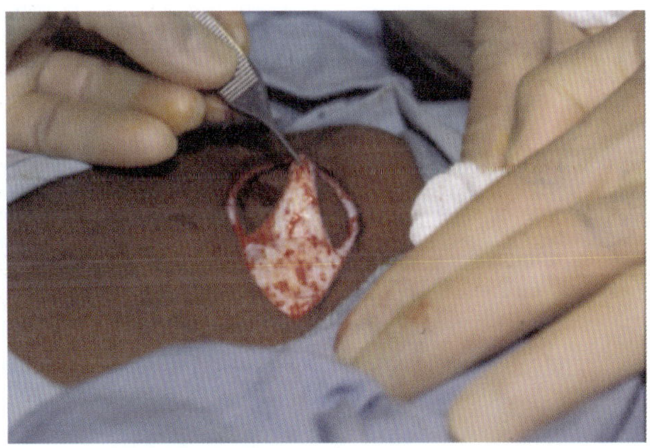

그림 20.38 완전두께 이식을 위한 채취.

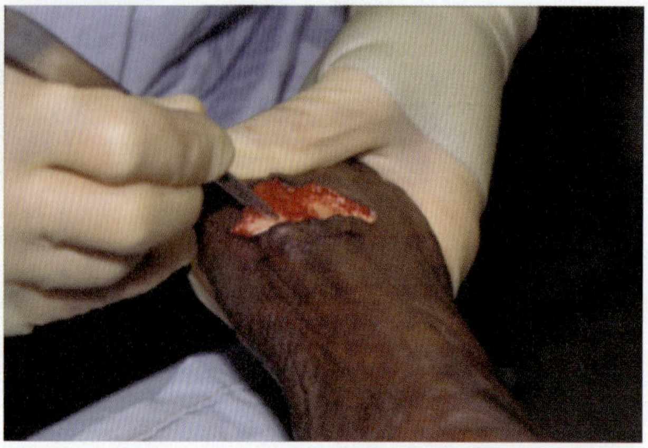

그림 20.39 *완전두께 이식을 하기 위한 준비에 앞서 구축의 제거.*

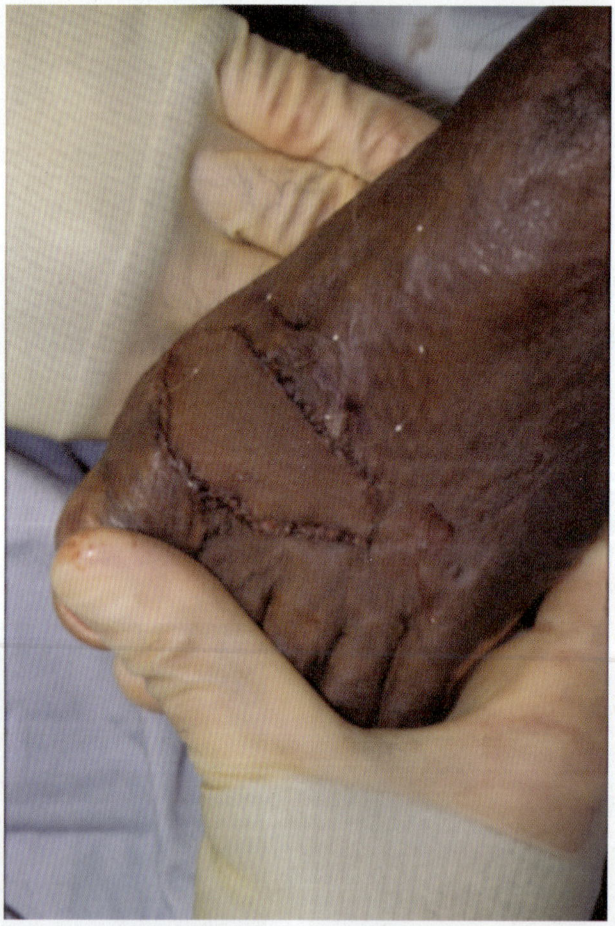

그림 20.40 *완전두께 이식의 부위로 제거된 영역의 외관.*

심지어 공여부위 없음에도 불구하고 화상부위는 염증반응의 근원을 제거하고 괴사딱지를 생성할 수 있는 심한 박테리아 침식의 근원을 제거하기 위해서 초기에 절제되어져야만 한다. 이 상처들은 일시적인 상처봉합을 위해 설계된 제품들, 조직, 그리고 드레싱에 의해 회복된다.

사용되는 보다 일반적인 제품들은 사체 피부(사체의 동종이식), 돼지 피부(돼지 이종이식), 적은 양이긴 하나 Integra™(Integra Lifescience Corp., Plainsboro, NJ)과

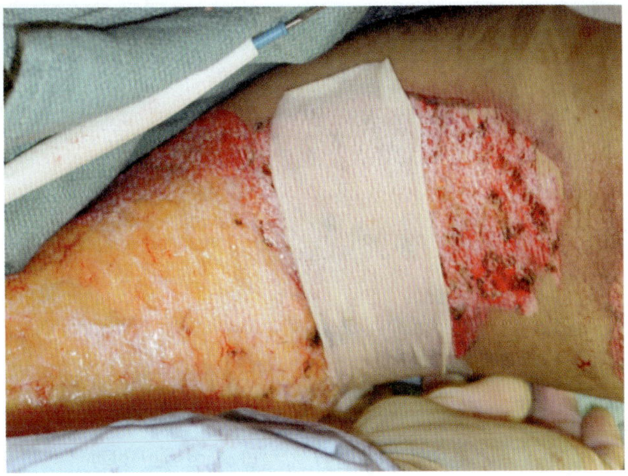

그림 20.41 *전체 다리 화상에 적용하고 있는 사체의 피부층.*

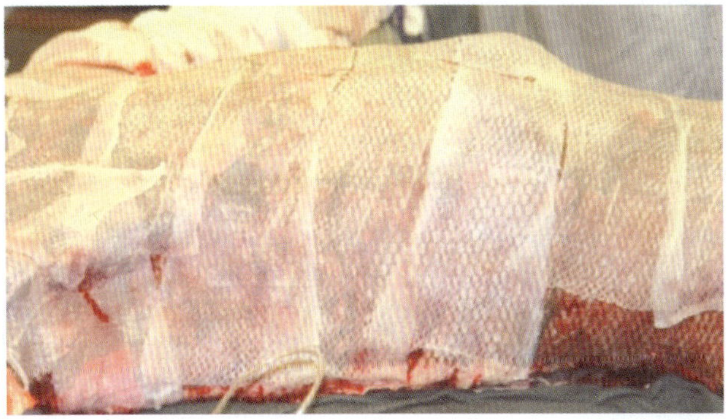

그림 20.42 *몸통에 적용된 돼지 이종이식.*

같은 공산품 등이 있다.

사체 동종이식(그림 20.41)은 조직은행에서 구입하는 것이 가능하다. −70℃의 동결상태에서의 이 조직의 저장은 화상센터가 급하게 사용하도록 허용해 준다. 가격의 변동은 있으나 평균 제곱 피트당 $1000 정도이다. 성인 평균 팔 하나당 2 제곱 피트가 필요하고, 가슴과 복부에는 4~6 제곱 피트가 필요하며, 다리 한 개 당 5 제곱 피트가 필요하다. 이 피부이식들은 자가이식이 가능할 때까지 남겨 두거나 자연적으로 딱지가 생길 때까지(보통 2~3주 이내) 그대로 둔다. 만약 자가 피부이식이 봉합을 위해서 폭넓은 메싱을 필요로 한다면 사체 동종이식은 개방 영역을 봉합시키기 위해서 그들 전체에 적용될 수도 있다. 자가 피부이식은 사체 이식피부 아래에서 퍼져갈 것이고 그들이 자라도록 하며 딱지 아래에서 재상피와 같이 많은 딱지를 만들 것이다.

사체 동종이식이 사람의 조직이기 때문에 공여자들은 특정 기관 공여자처럼 걸러질 것이고 용도에 대한 기록은 기관 공여자처럼 기록될 것이다. 돼지 피부 또는 돼지 이종이식들은(그림 20.42) 사체 동종이식이 가능성을 갖기 이전에 완전두께 화상 절제에 일시적인 드레싱으로서 널리 사용되어져 왔었다. 이용 가능한 사체 동종이식이 부족했기 때문에 돼지이식들의 재생 용도는 4~5년 전부터 있었다. 저자는 돼지 이종이식들이 사체 동종이식들에 비해서 1/10 가격으로 임상적 성과를 제공한다는 사실을 지금까지 경험해 왔다. 돼지이식은 상온에서 선반에 저장되어지고 조직이 아닌 의료 도구로서 FDA에 의해 승인되어졌다. 그럼으로 사체 동종이식의 저장과 사용과 같은 불편한 기록을 유지할 필요가 없다.

상업 상품인 AlloDerm(LifeCcell Corp., Branchberg, NJ)은 진피의 기질과 기저막을 보존하는 동안에 상피 요소들을 제거하여 생산한 사체 피부이다.[63] 상피 요소들의 제거량은 조직의 면역학적 불활성양이 되도록 했다. 이 과정은 매우 얇은 부분두께 피부이식에 의해 덮여진 AlloDerm의 동시 이식을 허용한다. AlloDerm 사용에 대한 보도되고 제안된 이점들은 공여자의 부위와 연관된 흉터화를 피하는 동안에 두꺼운 부분두께 이식의 장점을 달성하는 것이다. 부분두께 피부이식에 있어서 상피와 함께 채취되는 진피의 두께는 수용 부위에서 일어나는 흉터화와 구축에 반비례한다.[64-68]

Integra는 1996년에 절제된 완전두께 화상의 일시적인 상처 봉합으로서 소개되어졌다. 이 재료는 실리콘에 싸인 소(bovine)콜라겐과 글리코사미노글리칸의 2중층 제품이다. 소(bovine)의 콜라겐 층과 글리코사미노글리칸 층은 최소한의 진피로 제작되어지고 실리콘은 상피로서 역할을 한다. Integra가 절제된 상처판에 대처될 때 인체의 조직은 콜라겐과 글리코사미노글리칸을 통과해서 성장한다. 실리콘은 과성장을 막아주고 박테리아나 탈수로부터 보호한다. 실리콘은 제거해야 하고, 일단 진피 기질이 결합되어지고 자가이식을 지지하는 능력을 가지게 되는 2차 수술로 자가이식은 정착된다. Integra가 결합하는데 요구되는 시간은 성인은 3~4주이고 아동은 2~3주이며 두피나 얼굴과 같이 좋은 혈관화 부위에서는 더 짧다. 진공조력봉합(V.A.C.; Kinetic Concepts Inc., San Antonio, TX)과 같은 음압 상처치료도구를 겸한 Integra 피복에 의한 결합 기간이 더 짧다는 보고들도 있다. Integra 사용에 대한 성공 관건은 그것을 박테리아 침식이 일어나기

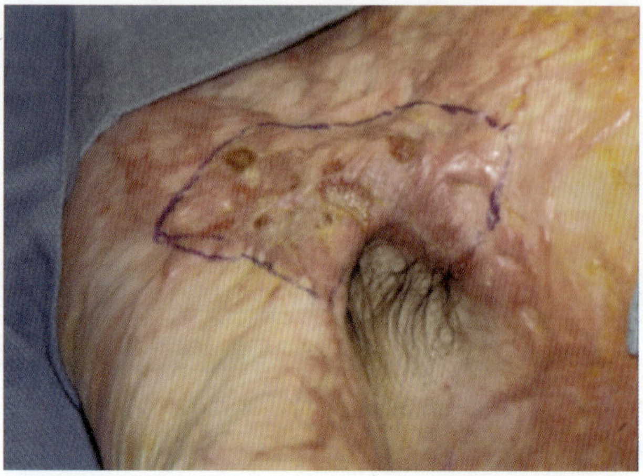

그림 20.43 *절제를 위해 표시한 겨드랑이 흉터 구축.*

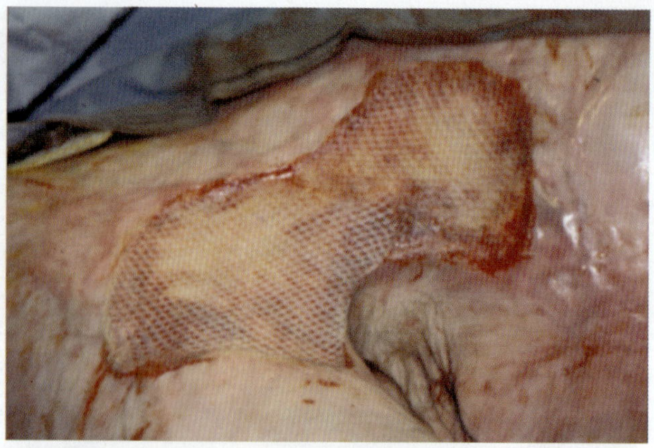

그림 20.46 *메싱이식 장소인 겨드랑이 영역의 외관.*

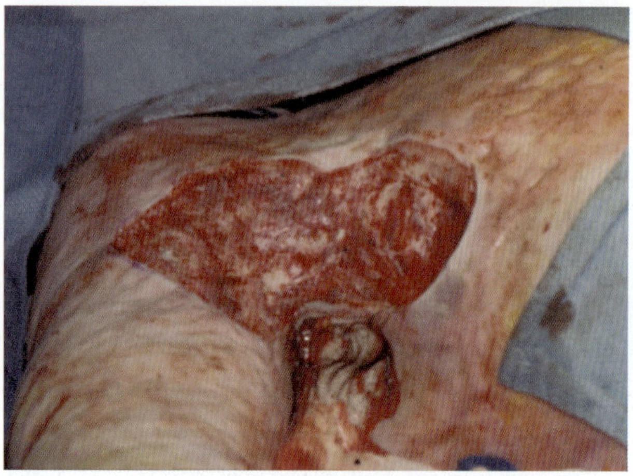

그림 20.44 *흉터 절제 후의 겨드랑이 영역의 외관.*

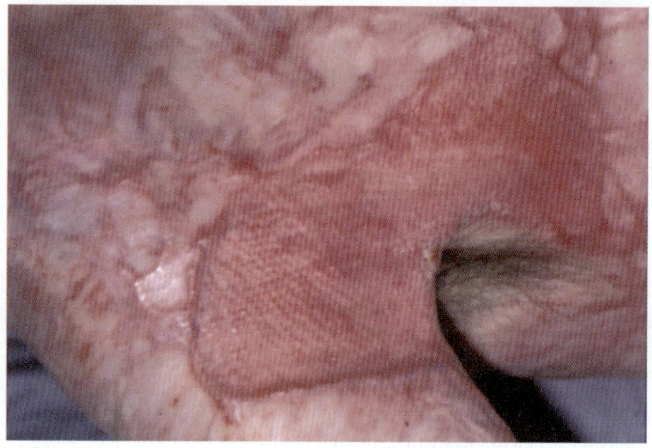

그림 20.47 *수술 후에 겨드랑이 이식의 외관.*

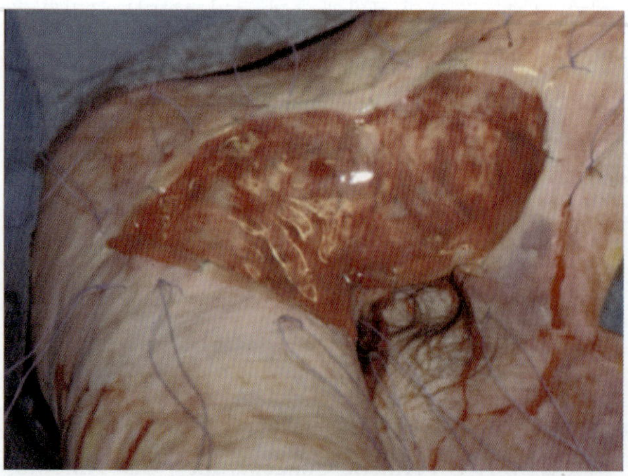

그림 20.45 *Integra(인공피부) 봉합 후의 겨드랑이 영역의 외관.*

전에 절제된 상처에 적용하는 것이다. 그럼으로 Integra가 화상을 입은 72시간 이내에 적용될 것을 권장한다. Integra의 고비용(4×5 인치당 약 $1800)과 감염되기 쉬운 취약점은 급성 완전두께 화상의 관리에 있어서의 Integra 사용을 현저히 줄여왔다. 그러나 화상구축을 다루는데 있어 재구축 부위에서 가치있는 도구를 제공하기 위해서 연구는 지속되어야 한다.[69] Integra는 역시 미세혈관의 자유로운 피부판[79]을 사용하지 않고 사지의 재이용을 향상시킨다는 의미에서 힘줄 또는 뼈가 노출된 복잡한 상처에 사용되고 있는 중이다(그림 20.43~20.47).

중간 관리 (Intermediate Care)

화상관리의 급성 또는 초기 단계는 완전두께 화상에 대한 초기 절제와 더불어 화상의 평가와 안정화를 도모하는 것이다. 피부이식이 초기에 종종 시작되는 반면, 피부이식의 중요성은 화상 후 72시간 후에 있으며, 그럼으로 중간단계의 화상관리가 있어야 한다.

모든 완전두께 화상들이 절제되어지고 그 상처들이 앞서 논의한 일시적인 상처 피복 중의 하나로 복구된 후에 자가이식으로 생긴 상처를 다시 피복할 전략적인 계획을 세워야만 한다. 단지 공여부위가 제한적이라면 자가이식은 메싱한 그것들을 넓게 펼침으로서 최대화시킬 수 있다. 이러한 부분두께 피부이식들은 빠른 치유를 하기 위해서 그리고 반복 채취를 위해서 충분히 얇게 채취되어져야 한다. 최소한의 공여부위만 이용할 수 있다면 배양된 상피 자가이식(CEAs)이 요구된다. CEAs는 배양으로 성장한 환자자신의 피부세포이다. 대부분의 화상외과의들은 손상받지 않은 피부로부터 2×6㎠의 완전두께 생검 시료들 2개를 얻는데 그들을 배지에 두고 그리고 성장시키기 위해서 Genzyme Corp.(Cambridge, MA)에 그들을 하룻밤 재워둔다. 그 시료들은 단지 배양에 의해 성장되어지는 각질세포를 얻기 위한 과정을 거친다. 그 세포들은 분화되어지고, 분리되며, 최종적으로 시트 내에서 3개의 세포층 두께로 융합한다. 배양된 이식피부들은 각각 10×6㎠ 이고, 이것이 그들이 성장되어질 페트리접시의 크기이다. 각 이식피부의 비용은 대략 $220이고 그것은 조직을 제공받아 2~3주 사용할 만큼 미리 준비되어져 있다. 이후 몇 주 동안은 무제한으로 구입할 수 있다. 이 세포들은 이후 몇 달이나 몇 년 동안 제공되어 추가적인 피부이식을 할 수 있도록 역시 동결 저장되어 있을 수도 있다. CEAs는 환자 자신의 피부이기 때문에 상처의 영구적인 봉합을 제공한다. 배양으로 성장한 피부이식된 각질세포들은 그래서 매우 얇고, 세포의 시트가 Vaseline® (Chesebrough-Ponds, Greenwich, CT) 거즈로 꿰매어져 있어 부서지기 쉽다. 그래서 그것은 운반접시에서 제거되어야만 환자에게 적용할 수 있어 피부이식이 가능할 것이다. 피부이식들은 섬유질 풀, 꿰맴 또는 그물형태의 거즈로 피복되어 완료된다. 이 공정은 그림 20.48에서 20.50에 나타냈다.

은(silver) 드레싱 재료들은 박테리아나 세균류의 침식을 줄이고 이식효율을 향상시키기 위해서 피부이식에 적

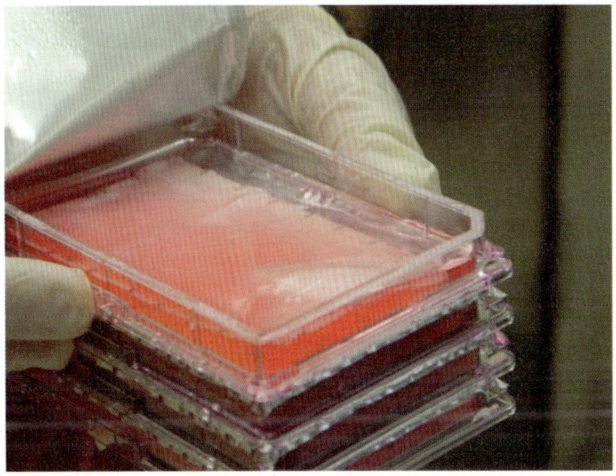

그림 20.48 *배양 상피 자가이식용 운반접시.*

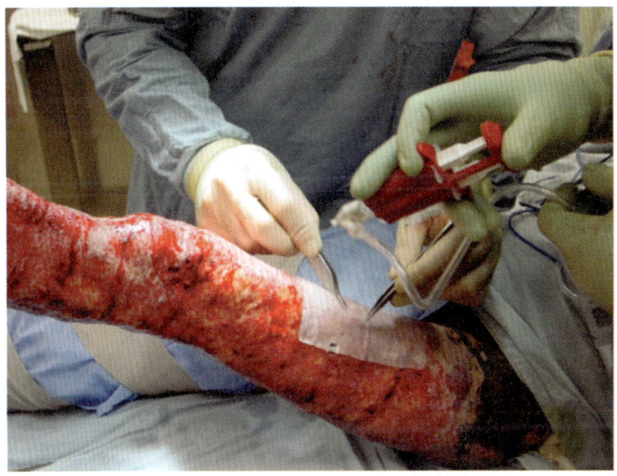

그림 20.49 *다리에 거즈를 댄 배양 상피 자가이식의 외관.*

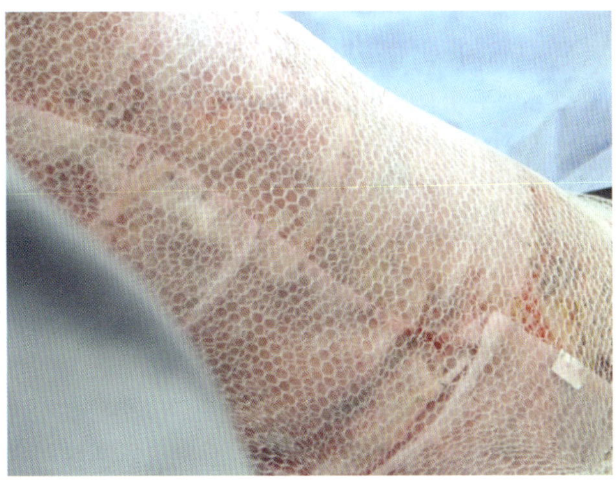

그림 20.50 *고정하기 위해서 다리이식피부 전체에 적용된 메싱 드레싱.*

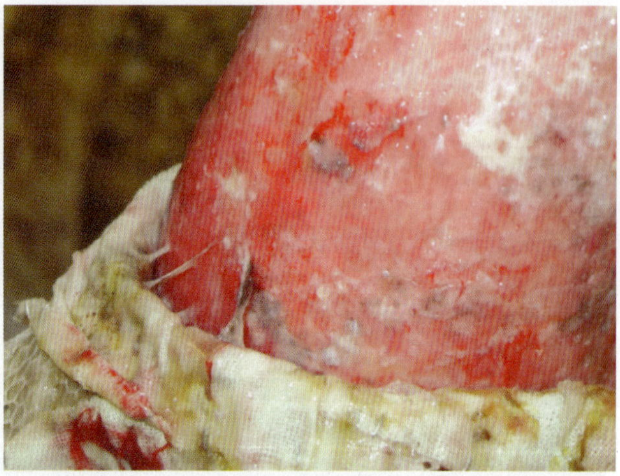

그림 20.51 *피부이식에 대한 감염을 점검하기 위해 다리에서 등까지 감고 있는 Vaseline 거즈.*

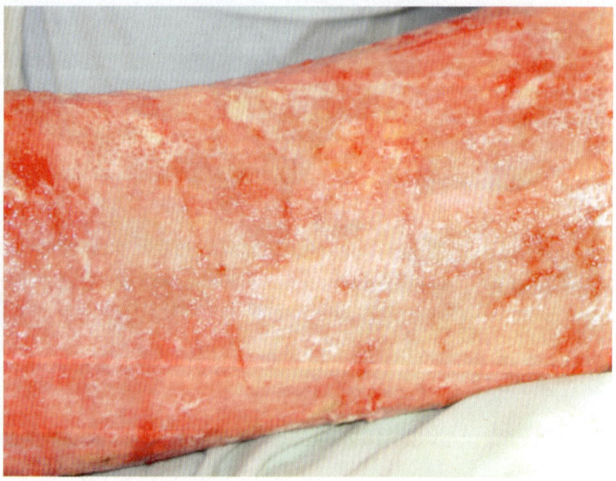

그림 20.52 *배양 상피 자가이식 후의 치유중인 다리 화상.*

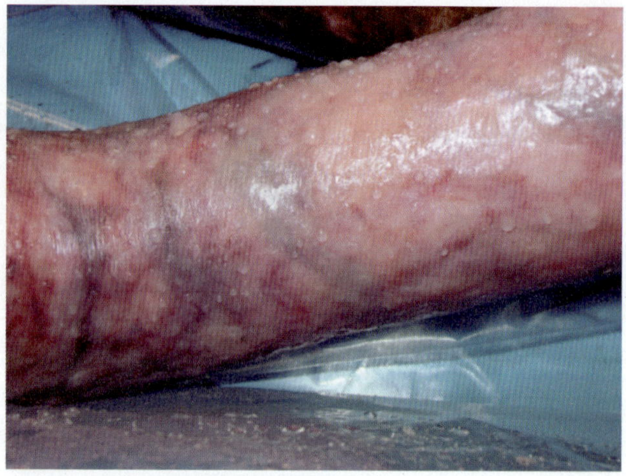

그림 20.53 *배양 상피 자가이식은 이식이 메싱을 하지 않기 때문에 봉합자국 없이 유연한 패턴으로 치유된다.*

용된다. Vaseline 거즈 지지대들은 매일 점검되어지고 만약 감염의 징후가 보이면 제거해야만 한다. 모두 잘 되었으면 배양된 이식피부는 부착하고 일주일 후에 Vaseline 지지대는 제거할 수도 있다. 이러한 이식피부의 존재는 세포들이 건조하거나 육질화함으로서 더 좋아 보인다 (그림 20.51과 20.52).

이 이식피부들은 부분두께 피부이식의 진피들이 제공하는 고정화 능력이 부족하다. 그래서 환자들은 매일의 상처관리와 움직임과 재배열과 연관된 최소한의 정신적 충격을 가지고 수주 동안 박리와 물집 생성을 위해 누워있다. 그러나 이 상처들은 상처판에 있는 남은 세포들에 의해 다시 치유될 것이고 반복적적인 피부이식은 요구하지 않을 것이다. CEAs는 메싱(meshing)이 아니기 때문에 유연하고 꿰맨자국 없는 외관을 가지고서 치유된다 (그림 20.53). 그러나 진피의 결핍은 상처의 현저한 구축을 남기고 무언가 넓게 메싱된 것처럼 보이며 매우 얇은 부분두께 자가이식을 보인다. CEAs의 색소침착은 역시 산발적이고 어둡게 침착된 부분은 보다 선명하게 된다 (그림 20.54).

진피와 상피 세포를 포함하는 배양된 피부를 달성하기 위한 시도는 실패해 왔으나, 언젠가 그것은 큰 공여부위의 이환율 없이 완전두께 피부손상을 치료할 수 있는 해답이 찾아질 것을 소망한다.

지연기 (The Delayed Phase)

화상 생존자들은 그들의 상처관리, 공여부위의 치유, 그리고 이식피부와 연관된 급성 통증을 견디어 내야만 한다. 안정된 자세는 사람의 팔다리와 목 등이 굽힘을 하는데 요구된다. 이러한 자세들은 새로이 치유된 화상상처가 접촉하도록 허용하고 반복적인 피부이식으로 외과적인 복구를 요구할 수도 있다. 구축은 회전피판, 조직확장기, 미세혈관자유피판 또는 완전두께 피부이식에 의해 재구축됨으로서 화상흉터를 거쳐 복구된다. 피부판이 선택이 없을 때에는 다음에 부분두께 피부이식의 지연장착으로 Integra를 사용함으로서 다양하게 대처할 수 있다(그림 20.55와 20.56). 많은 화상에서 볼 수 있는 비후성 흉터의 관리는 21장에서 완전히 설명될 것이다.

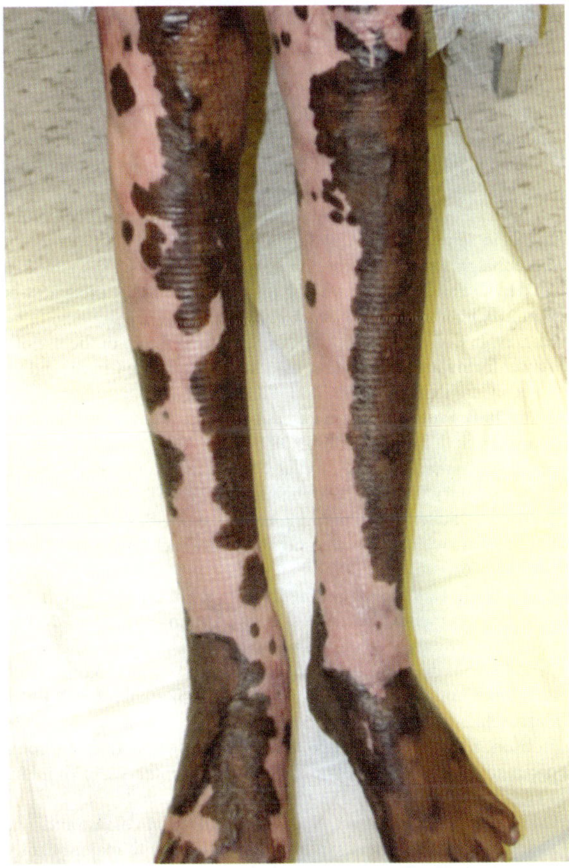

그림 20.54 산발적 색소침착 때문에 다리의 점얼룩 외관은 종종 배양 상피 자가이식처럼 보인다.

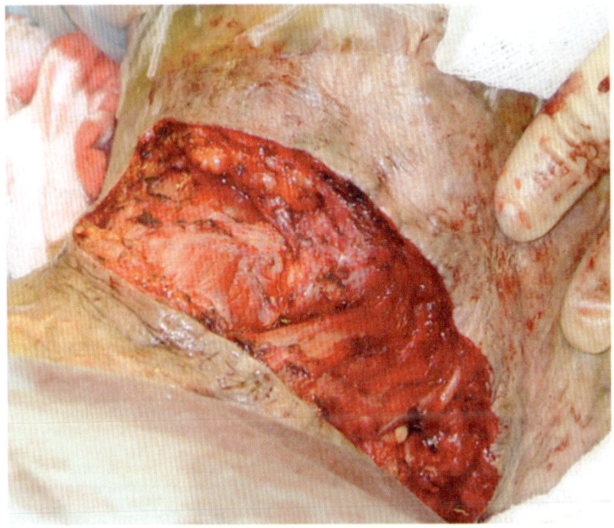

그림 20.55 인공 피부 대체를 위해 준비한 목 구축의 제거.

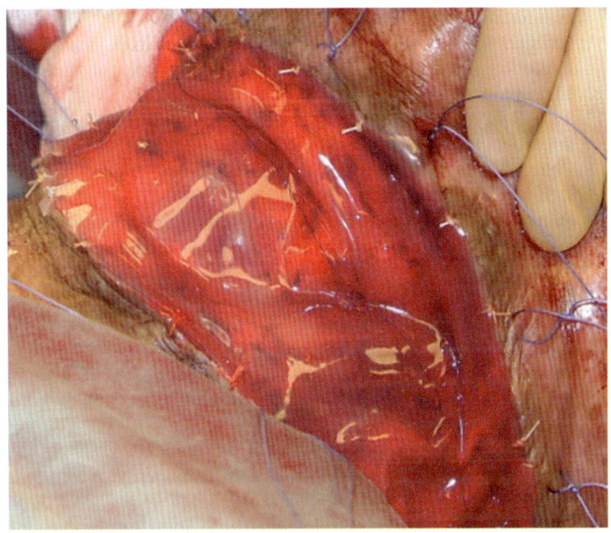

그림 20.56 목 상처 부위를 봉합하고 있는 Integra 인공피부.

요약 (Summary)

결론적으로, 화상은 작은 화상에서 생명을 위협하는 심각한 화상까지 다양하며 주요 체계적 효과를 가진다. 상처와 환자에 대한 최적의 관리는 국소적, 외과적으로 그리고 의료적 치료 등의 복합적인 균형에 있다. 이 노력들의 최상의 집중화는 화상에 대한 다분야의 팀 접근을 가진 화상센터로 모아져야 한다.

참고문헌 (References)

1. Davis, S, Shibasaki, M, Low, D, et al: Skin grafting impairs postsynaptic cutaneous vasodilator and sweating responses. J Burn Care Res 2007; 28:435–441.
2. Chatterjee, J: A critical evaluation of the clinimetrics of laser Doppler as a method of burn assessment in clinical practice. J Burn Care Res 2006; 27:123–130.
3. Palmieri, T: Inhalation injury: Research progress and needs. J Burn Care Res 2007; 28:549–554.
4. Birky, M, Clark, F: Inhalation of toxic products from fires. Bull NY Acad Med 1981; 57:997–1013.
5. Prien, T, Draber, D: Toxic smoke compounds and inhalation injury: A review. Burns Incl Therm Inj 1988; 14:451–460.
6. Pitt, R, Parker, J, Jurkovich, G, et al: Analysis of altered capillary pressure and permeability after thermal injury. J Surg Res 1987; 42:693–702.
7. Lund, T, Wig, H, Reed, R: Acute postburn edema: Role of strongly negative interstitial fluid pressure. Am J Physiol 1988; 255:H1069–H1074.
8. Harms, B, Bodai, B, Kramer, G, et al: Microvascular fluid and protein flux in pulmonary and systemic circulations after thermal injury. Microvasc Res 1982; 23:77–86.
9. Isago, T, Noshima, S, Traber, L, et al: Analysis of pulmonary microvascular permeability after smoke inhalation. J Appl Physiol 1991; 71:1403–1408.
10. Teixidor, H, Rubin, E, Novick, G, et al: Smoke inhalation: Radiologic manifestations. Radiology 1983; 149:383–387.
11. Petzman, A, Shires III, G, Teixidor, H, et al: Smoke inhalation injury: Evaluation of radiographic manifestations and pulmonary dysfunction. J Trauma 1989; 29:1232–1238.
12. Agee, R, Long, J, Hunt, J, et al: Use of 133-xenon in early diagnosis of inhalation injury. J Trauma 1976; 16:218–224.
13. Petroff, P, Hander, E, Clayton, W, et al: Pulmonary function studies after smoke inhalation. Am J Surg 1976; 132:346–351.
14. Brown, D, Archer, S, Greenhalf, D, et al: Inhalation injury severity scoring system: A quantitative method. J Burn Care Rehabil 1996; 17:553–557.
15. Masanes, M, Legendre, C, Lioret, N: Using bronchoscopy and biopsy to diagnose early inhalation injury. Macroscopic and histologic findings. Chest 1995; 10:1365–1369.
16. Madnani, D, Steel, N, deVries, E: Factors that predict the need for intubation in patients with smoke inhalation injury. Ear Nose Throat J 2006; 85:278–280.
17. Reske, A, Bak, Z, Samuelsson, A, et al: Computed tomography—A possible aid in the diagnosis of smoke inhalation injury? Acta Anaesthesiol Scand 2005; 49:257–260.
18. Schall, G, McDonald, H, Carr, L: Xenon ventilation-perfusion lung scans. The early diagnosis. JAMA 1978; 240:2441–2445.
19. Lin, W, Kao, C, Wang, S: Detection of acute inhalation injury in fire victims by means of technetium 99m DTPA radioaerosol inhalation lung scintigraphy. Eur J Nucl Med 1997; 24:125–129.
20. Abdi, S, Evans, M, Cox, R, et al: Inhalation injury to tracheal epithelium in an ovine model of cotton smoke exposure. Early phase (30 minutes). Am Rev Respir Dis 1990; 142:1436–1439.
21. Cox, R, Burke, A, Soejima, K, et al: Airway obstruction in sheep with burn and smoke inhalation injuries. Am J Respir Cell Mol Biol 2003; 29:295–302.
22. Carvajal, H, Linares, H, Brouhard, B: Relationship of burn size to vascular permeability changes in rats. Surg Gynecol Obstet 1979; 149:193–202.
23. Ward, P, Till, G: Pathophysiologic events related to thermal injury of skin. J Trauma 1990; 30:575–579.
24. Laffey, J, Kavanagh, B, Ney, L, et al: Ventilation with lower tidal volumes as compared with traditional tidal volumes for acute lung injury and the acute respiratory distress syndrome: The Acute Respiratory Distress Syndrome Network. N Engl J Med 2000; 342:1301–1308.
25. Amato, M, Barbas, C, Madeiros, D, et al: Effect of a protective-ventilation strategy on mortality in the acute respiratory distress syndrome. N Engl J Med 1998; 338:347–354.
26. Hemmat, M, Adyani, Y, Ahmadian, N: Electrical and lightning injuries. J Burn Care Res 2007; 28:256–261.
27. Cancio, L, Jimenez-Reyna, J, Barillo, D, et al: One hundred ninety-five cases of high-voltage electric injury. J Burn Care Rehabil 2005; 26:331–340.
28. Evans, E, Purnell, O, Robinett, P, et al: Fluids and electrolyte requirements in severe burns. Ann Surg 1952; 135:804–817.
29. Greenhalgh, D: Burn resuscitation. J Burn Care Res 2007; 28:555–565.
30. Baxter, C: Fluid volume and electrolyte changes in the early post-burn period. Clin Plast Surg 1974; 1:693–703.
31. Engrav, L, Colescott, P, Kemalyan, N, et al: A biopsy of the use of the Baster formula-resuscitate burns or do we do it like Charlie did it? J Burn Care Rehabil 2000; 21:91–95.
32. Pruitt Jr, B: Protection from excessive resuscitation: Pushing the pendulum back. J Trauma 2000; 49:387–391.
33. Shah, A, Kramer, G, Grady, J, et al: Meta-analysis of fluid requirements for burn injury. J Burn Care Rehabil 2003; 24:S118.
34. Fredrich, J, Sullivan, S, Engrav, L, et al: Is supra-Baxter resuscitation in burn patients a new phenomenon. Burns Incl Therm Inj 2004; 30:464–466.
35. Greenhalgh, D, Warden, G: The importance of intra-abdominal pressure measurement in burned patients. J Trauma 1994; 36:685–690.
36. Latenser, B, Kowal-Vern, A, Kimball, D, et al: A pilot study comparing percutaneous decompression with decompressive laparotomy for acute abdominal compartment syndrome in thermal injury. J Burn Care Rehabil 2002; 23:190–195.
37. Hobson, K, Young, K, Ciraulo, A, et al: Release of abdominal compartment syndrome improves survival in patients with burn injury. J Trauma 2002; 53:1129–1134.
38. Oda, J, Inoue, K, Harunari, N, et al: Resuscitation volume and abdominal compartment syndrome in patients with major burns. Burns 2006; 32:151–154.
39. Monafo, W, Halverson, J, Schechtman, K: The role of concentrated sodium solutions in the resuscitation of patients with severe burns. Surgery 1984; 95:129–135.
40. Monafo, W: The treatment of burn shock by the intravenous and oral administration of hypertonic lactated saline solution. J Trauma 1970; 10:575–586.
41. Huang, P, Stucky, F, Dimick, A, et al: Hypertonic sodium resuscitation is associated with renal failure and death. Ann Surg 1995; 221:543–547.
42. Saffle, J, Davis, B, Williams, P: Recent outcomes in the treatment of burn injury in the United States: A report from the American Burn Association patient registry. J Burn Care Rehabil 1995; 16:219–232.
43. Tredgett, E, Shankowshy, H, Aerum, T, et al: The role of inhalation injury in burn trauma. A Canadian experience. Ann Surg 1990; 212:720–727.
44. Stern, H: Silver sulfadiazine and the healing of partial thickness burns: A prospective clinical trial. Br J Plast Surg 1989; 42:581–585.
45. Maitre, S, Jaber, K, Perrot, J, et al: Increased serum and urinary levels of silver during treatment with topical silver sulfadiazine. Ann Dermatol Venereol 2002; 129:217–219.
46. Silvadene cream 10% [product information insert]. Bristol, TN, Monarch Pharmaceuticals Inc., 2005.
47. Shuck, J, Thorne, L, Cooper, C: Mafenide acetate solution dressing: An adjunct in burn wound care. J Trauma 1975; 15:595–599.
48. Kucan, J, Smooth, E: Five percent mafenide acetate solution in the treatment of thermal injuries. J Burn Care Rehabil 1993; 14:158–163.
49. Maggi, S, Soler, P, Smith, P, et al: The efficacy of 5% Sulfamylon solution for the treatment of contaminated explanted human meshed skin grafts. Burns 1999; 25:237–241.
50. Physicians' Desk Reference, ed 61. New York, Thomson Healthcare, 2007, p 1394.
51. Goforth, H, DeLullo, J, Miller, S, et al: Preliminary in vitro sensitivity testing of burn wound associated bacteria to various concentrations of acetic acid solutions. J Burn Care Rehabil 1998; 19:178–187.
52. Heggers, J, Sazy, J, Stenberg, B, et al: Bactericidal and wound-healing

properties of sodium hypochlorite solutions: The 1991 Lindberg Award. J Burn Care Rehabil 1991; 12:240–244.
53. Kozol, R, Gillies, C, Elgebaly, S: Effects of sodium hypochlorite (Dakin's solution) on cells of the wound module. Arch Surg 1988; 123:420–423.
54. Peters, D, Verchere, C: Healing at home: Comparing cohorts of children with medium-sized burns treated as outpatients with in-hospital applied Acticoat to those children treated as inpatients with silver sulfadiazine. J Burn Care Res 2006; 27:198–201.
55. Tredgett, E, Shankowshy, H, Groenweld, A, et al: A matched-pair, randomized study evaluating the efficacy and safety of Acticoat silver-coated dressing for the treatment of burn wounds. J Burn Care Rehabil 1998; 19:531–537.
56. Demling, R: The burn edema process: Current concepts. J Burn Care Rehabil 2005; 26:207–227.
57. Soroff, H, Sasvary, D: Collagenase ointment and polymyxin B sulphate/Bacitracin spray versus silver sulfadiazine cream in partial-thickness burns: A pilot study. J Burn Care Res 1994; 15:13–17.
58. Hansbrough, J, Achauer, B, Dawson, J, et al: Wound healing in partial-thickness burn wounds treated with collagenase ointment versus silver sulfadiazine cream. J Burn Care Rehabil 1995; 16:241–247.
59. Shapira, E, Giladi, A, Neuman, Z: Use of water-insoluble papain (WIP) for debridement of burn eschar and necrotic tissue: Preliminary report. Plast Reconst Surg 1973; 52:279–281.
60. Starley, I, Mohammed, P, Schneider, G, et al: The treatment of pediatric burns using topical papaya. Burns 1999; 25:636–639.
61. Brouhard, B, Carvajal, H, Liares, H: Burn edema and protein leakage in the rat: Relationship to size of injury. Microvas Res 1978; 15:221–228.
62. Granick, M, Jacoby, M, Noruthrun, S, et al: Clinical and economic impact of hydrosurgical debridement on chronic wounds. Wounds 2006; 18:35–39.
63. Callcut, R, Schurr, M, Sloan, M, et al: Clinical experience with Alloderm: A one-staged composite dermal/epidermal replacement utilizing processed cadaver dermis and thin autografts. J Inter Soc Burn Inj 2006; 32:583–588.
64. Wainwright, D: Use of an acellular allograft dermal matrix (Alloderm) in the management of full-thickness burns. Burns 1995; 21:243–248.
65. Walden, J, Garcia, H, Hawkins, H, et al: Both dermal matrix and epidermis contribute to an inhibition of wound contraction. Ann Plast Surgery 2000; 45:162–166.
66. Rennekampff, H, Kiessig, V, Griffey, S, et al: Acellular human dermis promotes cultured keratinocyte engraftment. J Burn Care Res 1997; 18:535–544.
67. Sheridan, R, Choucair, R: Acellular allogenic dermis does not hinder initial engraftment in burn wound resurfacing and reconstruction. J Burn Care Res 1997; 18:496–499.
68. Tsai, C, Lin, S, Lai, C: The use of composite acellular allodermis-ultrathin autograft on joint area in major burn patients. One year follow-up. Kaohsiung J Med Sci 1999; 15:651–658.
69. Jeng, J, Fidler, P, Sokolich, J, et al: Seven years' experience with Integra as a reconstructive tool. J Burn Care Res 2007; 28:120–126.
70. Yowler, C, Mozingo, D, Ryan, J, et al: Factors contributing to delayed extremity amputation in burn patients. J Trauma 1998; 45:522–526.

chapter 21 장

화상환자의 재활

Rehabilitation of the Burned Individual

지난 수십 년간 화상의 의학, 수술, 그리고 재활 치료에서 큰 진보가 있어 왔다.[1] 약 25~30년 전에는 30% 이상의 총 신체 표면적(total body surface area; TBSA)이 화상을 입으면 치명적이었다. 오늘날에는 화상을 입은 약 12%만이 사망에 이른다. 화상치료에 대한 현재 이론으로는, 생존 환자가 점점 증가하고 화상부위는 더 잘 치유되고 있다. 질적 화상치료 성공의 주된 목적과 첫 번째 기준도 초당 생존자 수에서 환자의 기능의 사고 전 수준으로의 복귀와 최적의 성형술로 바뀌었다. 이런 목적을 성취하기 위해서는 화상치료팀과 높은 수준으로 훈련되고 박식한 물리치료사와 작업치료사가 필요하다. 화상 환자가 받는 각각 다르고 도전적인 과정에서 재활이 가장 길다. 재활은 사고 난 그 날부터 시작하여 끝이 없기 때문이다.[2]

재활 프로그램의 목적은 시간을 되돌리는 것이다. 급성기 치료에서, 재활은 기본적인 심폐상태의 회복과 근뼈대계의 기능부전 방지에 초점을 맞춘다. 그 다음 단계에서는 기본적인 기능을 회복, 복원하고, 직장이나 학교로 돌아가며, 가능한 한 미적인 부분과 심리적인 부분을 바꾸는데 초점을 맞춘다. 늘 변화하는 초점에서 통합적인 화상치료팀의 치료 착수의 필요성이 가장 강조된다.[2]

미국에서는 매년 100만 명으로 추정되는 인구가 화상을 입고 위험에 처한 인구를 포함해 몇몇 치료가 충분하지 않은 집단이 있다. 이는 화상으로 초래된 장애를 가진 4세 미만의 어린아이, 65세 이상의 어른, 아프리카계 미국인과 원주민, 가난한 사람, 농촌지역민, 그리고 열악한 환경에서 사는 사람들을 포함된다. 또한 자연재해도 화상의 의미 있는 요소가 된다. 군인 또한 폭발, 화재, 및 사고로부터 화상을 입는다.[2]

50만 명으로 추정되는 화상 입은 사람들은 매년 의학적 치료를 받는다. 치료는 응급실과 외래병원, 응급관리센터, 그리고 개인병원에서 받는다. 화재나 화상으로 사망하는 사고가 매년 대략 4,000건 일어난다. 이 통계는 두 번째로 많은 3,500건으로 추정되는 주택화재 사망사고와, 자동차나 비행기 추돌사고, 전기 감전, 화학약품, 뜨거운 액체, 그리고 다른 요소에 의한 500건을 포함한다. 약 75%의 죽음이 그러한 상황이나 환자를 옮기는 중에 발생한다.[3] 매년 화상환자 4만 명이 입원하고 허가받은 25,000명은 125개의 특수 화상센터가 있는 병원에 입원한다. 다른 5,000개의 미국병원에서 1년에 3개 이하의 허가를 받는 반면에 화상센터는 1년에 평균 200군데가

허가받는다.[3]

1995년부터 2005년까지 허가받은 화상센터의 통계치는 94.4%의 생존율을 나타낸다. 허가의 3분의 1(38%)은 총 신체 표면적의 10%를 초과한 사람이고 허가받은 10%는 총 신체표면적의 30%를 초과한다. 대부분의 화상환자는 70%가 남자이고, 30%가 여자이며 생명에 중요한 신체부위는 얼굴, 손, 그리고 발이다. 인종에서는 62%는 백인종, 18%는 아프리카계 미국인, 12%는 라틴계, 그리고 나머지는 8%이다. 화상의 원인으로는 46%가 화재, 32%는 뜨거운 물이나 김에 데는 것, 8%는 뜨거운 물건에 데는 것, 4%는 감전, 3%는 화학약품, 그리고 6%는 나머지이다. 43%의 화상은 집에서, 17%는 길이나 고속도로에서, 8%는 직장, 그리고 나머지는 32%이다. 31%의 화상환자들은 보험에 들지 않았거나, 실제 가액 이하의 보험에 들어있거나, 또는 개인이 부담한다; 25%는 정부의 프로그램에 의해 보험에 들어있다.[3]

화상치료에서 지난 몇 십년간의 큰 화상을 입은 화자에 대한 더 나은 급성 환자에 대한 관리는 커다란 진전 중의 하나이다. 큰 화상을 입은 환자는 입원기간이 길고, 큰 비용이 들고, 그리고 보통 재활에 몇 년이 걸린다. 불행히도 심각한 화상환자에게 제공된 삶의 질과 그렇지 않고 건강한 사람의 삶의 질과 비교한 데이터는 불충분한 편이다. 대부분의 큰 화상은 육체적이고 심리적으로 중요하다. 이런 중요성은 통증, 간지러움, 기능상실, 그리고 심리적인 문제를 포함한다. 심리적인 중요성은 제한적이지는 않지만 우울, 불안, 자신감 상실, 그리고 사회성 결여를 포함한다.[2]

50% 미만의 큰 화상을 입은 환자들은 적응이나 제한 없이 예전의 직장이나 고용주로 돌아가고 싶어한다. 대부분의 건강보험은 환자의 직업과 연결되어 있고, 의미 있지만 힘든 과정을 환자와 그 가족에게 겪게 하는 회복을 위한 휴식기간은 길다. 화상 후에 직업으로 돌아가게 하는데 영향을 미치는 다양한 요소에 적용할 정보는 거의 없다. 전반적으로, 화상 후에 삶의 질을 예측하기는 어렵다. 몇몇 연구들은 많은 화상 생존자들이 사고 전의 기능적인 수준으로 돌아갈 수 있음을 나타낸다. 환자가 긍정적인 결과를 성취할 수 있는 기회는 포괄적인 다양한 분야로 이루어진 화상치료팀의 접근과 병후관리, 그리고 유익한 지지가 되는 건강한 가족 활동 등으로 영향 받아 향상된다.[2]

피부 해부학과 생리학, 그리고 화상과 어떤 관련이 있는가 (Anatomy and Physiology of the Skin and How It Relates to a Burn Injury)

피부는 인간의 몸에서 가장 큰 기관이고 전 체중에서 15%를 구성한다. 피부의 두께는 1.5mm~4mm로 다양하다. 가장 두꺼운 피부는 머리, 등, 손바닥, 그리고 발바닥이다. 화상치료사는 피부의 정상적인 구조, 기능과 화상 후 비정상적인 피부의 해부학과 생리학을 매우 깊이 알고 있는 것이 굉장히 중요하다. 피부는 두 개의 다른 층으로 나뉘어져 있다: 바깥층은 *표피*라 하고, 깊은 층은 *진피*라고 한다.[4] 진피는 보통 콜라겐과 섬유 결합조직으로 구성되어 있다.[5]

표피 (Epidermis)

표피는 표피층으로 구성되어 있다. 이것은 혈관이 없고 0.7mm~0.12mm로 아주 얇다. 표피의 목적은 보호, 방수, 그리고 재생이다.[4] 표피는 서로 다른 4개의 층으로 이루어져 있다. (1)피부각질층, (2)과립층, (3)가시층, (4)바닥층. 5번째 층인 투명층은 손바닥과 발바닥에 위치한다. 이것은 피부각질층의 바탕에 깔려 있는 얇은 호중구 띠이다.[5]

각질층은 15~20층으로 두껍고 가장 바깥을 덮고 있다.[4] 이것은 또한 괴사된 세포로 이루어져 있고 그것들은 쉽게 벗겨진다. 각질층은 방수되고 몸의 증발을 막는다.[5] 두 번째 층, 과립층은 케라토히알린과립이라 불리는 독특한 세포질 함유물을 포함한 납작한 핵이 있는 세포로 구성되어있다. 이 층은 각질층과 표피의 낮은 층 사이의 케라틴형성세포를 생성하는 변형층이다.[4] 다음 층은 가시층으로 이 세포들은 단백질을 합성하지만 재생되지 않는다.[5] 가장 안에 있는 바닥층은 표피의 발아층이다. 기저의 케라틴형성세포는 입방형이거나 낮은 원주형모양이다.[4] 이 층은 기저막과 긴밀하게 접촉한다. 이것은 진피세포의 손가락 같은 모양으로 돌출된 것으로 이어져있고 같은 모양이다.[5] 바탕이 되는 케라틴형성세포는 미토콘드리아, 소포체, 리보솜, 골지기관, 그리고 중요한 뉴클레오스와 같은 다양한 세포질구조와 세포기관을 포함한다.[4]

표피의 구조 (Epidermal Structures)

표피에서 찾을 수 있는 케라틴형성세포 이외에도 다양한 세포구조가 있다. 전체 표피를 이루는 표피내 그리고 피부를 상하게 하는 구조의 혼합인 이러한 구조는 신진대사 활동과 필수적인 피부 구성을 하는 기능을 한다.[4] 주가 되는 네 가지의 세포 종류는 melanocytes, keratinocytes, Merkel's cells, Langerhan's cells이다.

Melanocyte는 선천적인 피부색을 내도록 색소를 생성하는 세포이다. 이들 세포는 자외선 복사에너지로부터 반응하여 색소를 생성한다.[5] 이것의 일부는 진피에 위치하지만 보통 진피와 표피 사이에 위치한다. 이 세포들의 배열은 몸 전체에서 나이를 먹으면서 다양하게 바뀐다.[4] 케라틴형성세포는 각질층의 방수되는 케라틴이라는 단백질을 생성한다. 메르켈은 피부를 강화하고 랑게르한스는 미생물의 침입으로부터 비특이성 면역보호를 한다.[5]

표피 부속물 (Cutaneous Appendages of the Epidermis)

표피가 시작하는 곳이고, 피부에서 기능적이고 생리적으로 의미 있는 영향을 미치는 다른 몇 개의 구조는 모낭, 피지샘와 아포크린샘, 에크린 땀샘이다(그림 21.1).

모낭 (Hair Follicles)

모낭은 "표피주머니"로 구성되어 있고 첨부의 표피로 이어져 있다. 모낭은 세부분으로 나뉘어져 있다: (1)누두, (2)협부, 그리고 (3)하부. 누두는 가장 첨부에 있고 첫 번째 표피이다. 협부는 피지샘의 모낭 입구와 머리카락을 잡아주는 근육이 정지하는 조직의 중간에 있다. 하부는 머리의 유두상돌기와 머리카락 형성체를 포함해서 머리카락 뿌리를 자라게 한다. 모낭은 표피조직을 구성하고 화상의 재상피화하는 의미 있는 기능을 한다. 화상이 국소적 심부에 있거나 전체적으로 두껍지 않다면 표피조직은 새 피부가 생성될 수 있는 싹이 상처 부위에 있을 것이다.[4]

머리카락의 생리적인 기능 중의 하나는 모낭이 신경말단부와 연결되어 있기 때문에 피부가 감각시스템에 참여한다는 것이다. 공기는 머리카락에 감기고 이는 머리피부에 먼저 효과적인 절연체의 요소가 된다. 머리카락은 또한 공기의 미생물 감염에 대항하고 피부표면에 닿지 않게 한다.[4]

피지샘 (Sebaceous Glands)

피지샘은 머리뿌리와 누두와 협부 사이에서 나오는 표피의 싹에서 자란다. 그것들은 발등과 발바닥과 손바닥을

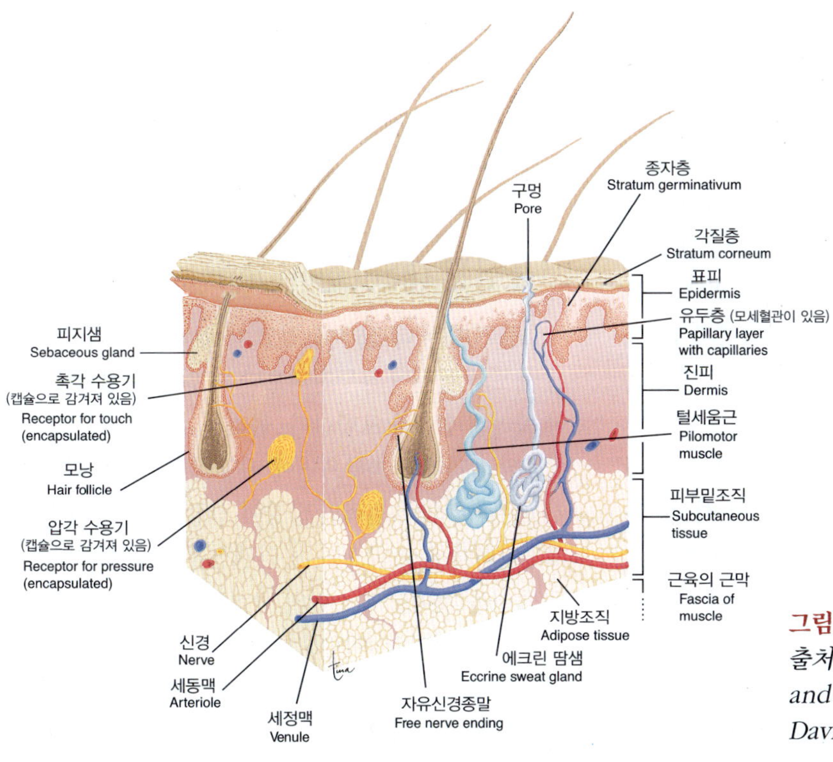

그림 21.1 *피부. 피부와 피부밑조직의 구조. 출처: Scanion, V: Essentials of Anatomy and Physiology, ed 5, Philadephia, FA Davis, 2007, 그림 5.1 pp 88-103.*

제외한 몸 전체에 분포되어 있다. 피지샘의 역할은 피부수분과 유연성을 유지하도록 도와주는 피지를 감추는 것이다. 만약 화상을 입거나 피지샘이 파괴되면 새로 나는 피부는 피부수분을 유지하도록 피지를 감출 수 없다.
그러므로 자주 수분크림을 발라야 한다.[4]

아포크린샘 (Apocrine Sweat Glands)

아포크린샘은 겨드랑이나 음부에 존재한다. 그것들은 진피 아래쪽에 있는 코일처럼 감긴 분비샘이고 모낭의 협부위에 있는 비어있는 곧게 뻗은 배출관이다. 이것은 보통 피지샘과 근접해 있다. 아포크린은 계속 숨겨져 있다. 이것도 또한 아포크린이 숨겨져 저장되어 있다가 위로 나갈 때 배출할 수 있게 되어 있다. 매일 생성되는 아포크린은 관에 들어 있어 일반적으로 작고, 무균, 무향이다. 그러나 숨겨진 아포크린이 피부표면에서 박테리아와 혼합되면 박테리아는 채취가 나게 하는 아포크린으로 전락시킨다.[4]

에크린샘 (Eccrine Sweat Glands)

에크린샘은 표피층을 구성하고 몸 전체에 위치한다. 가장 집중적으로 모인 곳은 이마, 겨드랑이, 그리고 손바닥과 발바닥이다. 가장 적은 곳은 팔다리이다. 출생 시 대략 30만개의 에크린샘이 존재하고 남은 일생 동안 더 생성되지 않는다.[4]

에크린샘은 몸을 감고 있는 세 부분의 에크린 관으로 구성되어 있다. 감겨져 있는 관과 샘은 진피에 펴져 있고 곧은 관의 시작부위이다. 곧은 관은 나선형의 관에 연결돼있고 피부표면으로 나온다. 에크린샘은 수초화되지 않은 신경섬유에 의해 광범위하게 자극받고 교감신경과 부교감신경자극에 반응한다. 샘은 전체무게의 약 99%가 물인 무색무향이고 저긴장의 용해상태이다. 나머지 1%는 전해질 액체 미네랄 그리고 아미노산의 다양한 용질을 포함한다.[4]

체열을 분산시키는 가장 효과적인 방법은 땀샘을 통해서이다. 내외적인 요소들 때문에 체온은 오르고 시상하부는 발열기전을 시작한다. 더운 환경에 장시간 노출된 후 몸은 새로운 환경에 적응하는 과정을 시작할 것이다. 가장 효과적으로 체온을 내리기위해 땀은 반드시 증발해야만 한다. 증발은 피부표면을 시원하게 할 것이고, 작용하는 근육과 조직의 중심부로부터 피부바깥으로 열을 분산시키기 위해 온도경사도를 만들 것이다. 피부중심으로부터 온도경사가 감소하는 것은 신체중심의 온도를 증가시킨다. 특히 부분적이거나 완전히 심부에서의 화상은 작은 변화일지라도 이것은 위험한 수준에 도달하게 한다. 에크린땀샘의 의미 있는 비중이 화상에 의해 파괴된다면 환자에게는 체온조절을 위한 땀샘이 거의 없음에 틀림없다.

따라서, 환자는 훨씬 핵심 온도상승으로 초래되는 땀배출의 부족에 의해 위태해질 것이다. 땀의 능력과 피부의 땀을 위한 용적은 얕거나 깊은 심부의 화상을 견디는 화상재활 환자를 고려하는데 아주 중요하다.[4]

진피 (Dermis)

진피는 세포외단백질과 콜라겐과 탄성섬유, 그리고 원섬유사이의 겔 물질로 생성된 빽빽한 섬유탄성 결합조직으로 이루어져 있다.[4] 이것은 2~5mm두께이고, 두 층으로 되어 있다: 두껍고 피부밑조직과의 사이에서 맨 밑을 구성하는 *그물진피*, 그리고 얇고 더 첨부 쪽에 있고 표피막 바로 아래에 위치하는 *유두진피*가 있다.[4,5]

유두진피 (Papillary Dermis)

유두진피는 위에 덮인 표피와 반대로 형상되고 아래층의 융기, 고랑, 그리고 부속기관들과 정합한다. 이것은 더 작고, 일정하지 않게 나뉜 탄성조직과 결합조직으로 구성된다. 유두진피에는 원섬유 간 겔 물질과 결합조직이 훨씬 더 높은 비율로 포함되어 있다. 이것은 또한 첨부의 미세순환계와 림프계 그물망을 보조하고 둘러싼다.[4]

그물진피 (Reticular Dermis)

그물진피는 더 심부에 있고 더 두꺼운 조직이다. 이것은 세포와 혈관이 유두진피보다 더 없고 탄성섬유와 빽빽한 콜라겐 섬유를 포함한다. 콜라겐 섬유다발은 수직으로 배열된 콜라겐과 피부표면에 배열돼 있다. 이러한 배열의 기능은 피부의 우선적인 방향이 신장력을 가지도록 한다. 그물진피가 손상 받으면, 콜라겐섬유는 그들의 원래 상태로 돌아올 것이고 최소한의 탄성력을 가지는 수평방향으로 정렬될 것이다. 이런 기능적인 방향은 치료에서 의미 있는 역할로 작용할 것이고 화상을 입은 후 발생할 수 있는 비대한 상처가 생길 수 있다.[4]

진피 구조 (Dermal Structures)

진피에는 몇 개의 다른 종류의 구조가 있다. 이 구조들은 털세움근, 혈관, 림프계, 그리고 신경구조와 기관의 네트워크의 평활근을 포함한다. 털세움근은 피지관 아래의 모낭에 끼워져있고 수축하면 모낭이 올라간다. 이 수축은 피부의 신진대사 비율의 증가로 나타나고 추위에 노출되면 몸이 필요로 하는 온도환경을 유지하는데 보조한다.[4]

피부의 혈액공급은 피부밑의 근피동맥의 피부 쪽 가지로부터 받는다. 피부혈관의 중요한 기능은 피부에 온도와 영양분을 제공하는 것이다. 손상 정도는 화상치료에서 미세순환과 혈관 네트워크에서 제한적인 요소가 될 수 있다. 표면적인 화상은 진피의 깊은 층을 포함하지 않고, 미세혈관순환이 정상으로 남아있기 때문에 대부분의 혈관은 빨리 치유되는 잠재력을 갖고 있다. 화상이 치유됨에 따라 상처처치의 변화, 괴사조직의 제거, 고정, 운동하는 동안 손상부분에서 재상피화 과정을 하도록 하는 미세순환을 보호하는 것은 완전히 중요하다.[4]

신체에서 중요한 감각기관 중 하나는 피부이고, 이는 신경계에 인간의 환경에 대한 지속적인 피드백을 제공한다. 이것은 촉각, 통각, 온각, 냉각, 간지러운 느낌, 가려움, 그리고 압각의 모든 감각을 포함한다.[4]

피부의 기능 (Functions of the Skin)

피부 기능은 다음과 같다: 보호, 온도조절, 면역기능, 전해질과 체액의 균형, 신진대사, 감각신경, 상호작용 기능. 피부는 신체에서 가장 활발하고 기능적인 기관이다.[5]

이것은 정상적인 기능을 하고 환경에 적응하기 위해서 다른 기관 시스템의 능력에 직접적인 영향을 미친다. 피부가 화상을 입으면 그러한 자극에 적응 능력을 가진다; 그러나 자연적 상태, 신장, 괴사, 그리고 화상의 상태는 피부의 치유과정에 아주 큰 영향을 받을 수 있다.[4]

화상의 분류, 깊이 및 임상 징후 (Burn Wound Classification, Depth, and Clinical Signs)

화상의 전통적인 분류는 표층 화상, 표층 부분 화상, 심층 부분두께 화상, 완전두께 화상, 그리고 피부밑조직 화상이다. 다양한 의학적 기준은 화상의 원인, 상처의 외관, 감각(핀 찌르기 검사), 압박 후 희게 되는 정도, 그리고 모낭의 보존 정도, 화상세포괴사의 평가에 사용되는 모든 것을 포함한다. 처음으로 화상으로 인한 괴사는 결정하기 어려울 수 있고, 건조와 물리적 손상, 그리고 감염인 심부 손상으로 바뀔 수 있다. 화상이 심부 손상으로 바뀐다면, 긴 치유기간은 흉터가 더 커지고 기능적 손상 가능성을 예측할 수 있다. 화상치료사는 화상 원인으로 인한 실제 손상에 대한 이해를 위한 분류를 하기보다 화상의 기간을 생각해야 한다.[6]

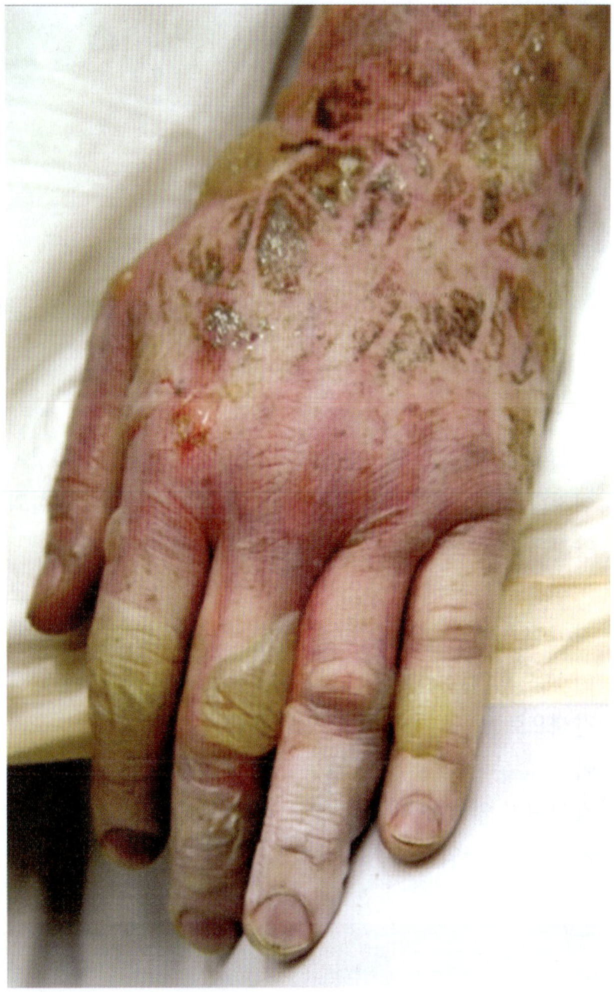

그림 21.2 *표층 화상.*

표층 화상은 표피만 포함된다. 피부에 홍반, 수포 없는 건조함, 통증과 민감, 작은 부종의 관찰, 그리고 자연치유가 흉터 없이 3일에서 7일 동안 나타난다(그림 21.2).[6]

표층 부분두께 화상은 표피와 몇몇 유두돌기의 손상을 포함한다. 이것은 보통 정도의 부종과, 정상이지만 삼출

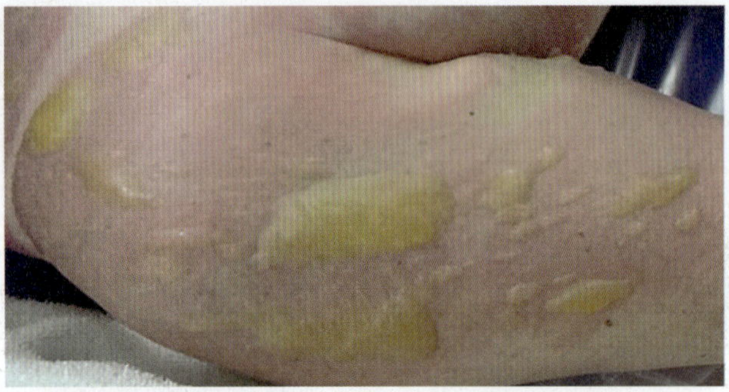

그림 21.3 *표층 부분두께 화상.*

성의 수포형성, 울혈, 그리고 의미 있는 통증으로 특징지어진다. 이것은 전형적으로 작은 흉터가 있는 재상피화와 약간의 색소침착을 보이며 자연 치유된다(그림 21.3).[6,7]

심층 부분두께 화상은 진피의 그물층에서 신장하는 조직이 손상받는 것이고 피부밑지방층을 포함할 수 있다. 이것은 희거나(창백하거나) 밝은 분홍색에서 체리의 빨간색으로 얼룩덜룩해질 수 있다. 이것은 두껍고 큰 수포와 아주 수분이 많은 표면의 두드러진 부종으로 구상된다. 감염되지 않았을 때 치유가 느리다(21일에서 35일); 그러나 만약 감염된다면 완전두께 화상으로 전환될 것이다.

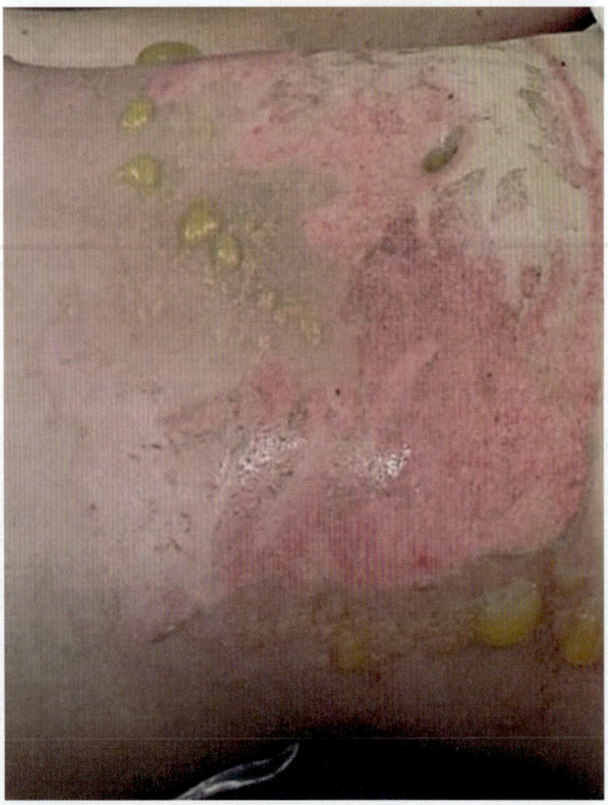

그림 21.4 *심층 부분두께 화상.*

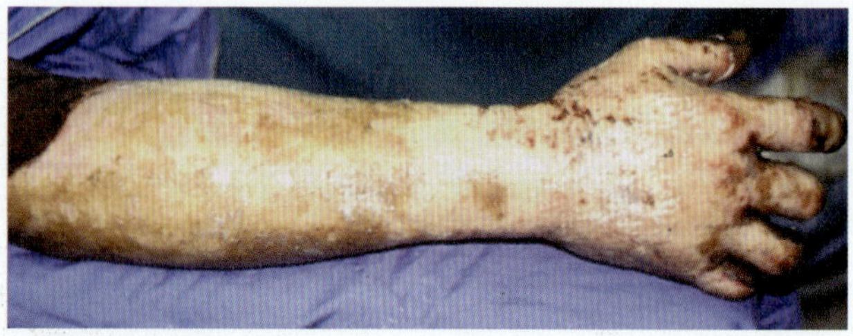

그림 21.5 *완전두께 화상. 흰색과 노랑색의 피부 딱지가 있음.*

과도한 비후성 흉터와 구축은 치유가 3주 이상으로 길게 걸린다면 기능적 변형 발달을 초래될 것이다(그림 21.4).[6]

완전두께 화상은 피부밑조직을 포함해 피부의 완전두께를 포함한다. 이것은 초의 하얀색, 황갈색, 또는 새까만색이 혼합된 색이다. 이것은 혈전이 있는 혈관과 함께 흰색, 황갈색, 검게 탄 색을 가진다. 완전두께 화상에는 건조하고, 가죽같이 딱딱하고, 강직이 통증이 거의 없거나 아예 없는 상태로 있다. 심한 비후성 흉터와 주요 변형들을 초래할 수 있는 넓은 부분은 피부이식이 요구되거나 치유하기 위해 많은 의견이 필요할 것이다. 완전두께 화상은 또한 색소침착과 민감, 탄력성 감소와 수분 부족을 초래할 수 있다(그림 21.5).[6]

피부밑조직 화상은 모든 피부 층으로 확대되고 근막, 근육, 건, 신경, 또는 뼈도 포함된다. 이것은 건조하다; 새까맣고; 얼룩덜룩한 갈색, 흰색, 또는 붉은색이고; 감각이 없다. 피하 손상은 피부 이식이 요구되거나 지절이나 그 끝부분에서 절단을 할 수도 있다.[6,8]

화상 치유와 흉터 형성 (Burn Wound Healing and Scar Formation)

손상 치유 과정은 세 단계를 포함한다:

(1) 염증반응,

(2) 결합조직세포와 혈관의 이동과 증식, 그리고

(3) 새로운 결합조직기질의 성숙과 침착.[7]

상처 관리의 궁극적인 목표는 손상이 가능한 한 빨리 치유되는 것과 가능한 원래 조직과 같게 하고, 흉터 크기를 최소화하는 것이다.[9]

염증반응기 (Inflammatory Phase)

상처 치유의 염증반응은 상처 입은 시기나 3~5일 이후에 일어나는 첫 번째 반응이다. 이것은 화상이 염증반응 시작 전에 지연되는 기간이다.[10] 염증반응기의 초기 주요 작용은 출혈을 멈추게 하는 혈관 반응이다. 혈소판은 지혈을 하고 또한 혈소판 유래 성장인자(PDGF)가 나오게 한다.[10] 손상된 세포막은 프로스타글란딘과 류코트리엔 합성을 촉진하는 효소를 활성화한다.

세포반응은 염증반응의 두 번째 기간이다. 사이토카인의 하위분류인 성장인자는 나누고 확산하기 위해 세포를 자극한다. 섬유소와 다른 단백질인 섬유결합소는 콜라겐이 나타날 때까지 상처가 붙어있게 잡아주는 "풀"로 작용한다; 그러나 만약 너무 많은 섬유소가 침착되면, 세포는 상처까지 닿는데 어려워진다. 화상의 표면에서 공통적으로 보이는 하얀 "치즈 같은" 층은 사실 섬유소와 국소적 항균물질인 설파다이아진 은의 혼합이다. 섬유소층의 만성 상처나 화상은 세포이동을 보조하고 상처 치유를 향상시키기 위해 괴사조직 제거가 요구된다.[9]

염증반응기는 실질적으로 외과적 넓은 화상에서 반복적으로 유도된다. 염증단계 동안 치료 중재는 부종 감소, 상처 관리, 조기의 운동범위, 위치와 고정, 보행, 그리고 기능적 활동을 포함할 수 있다.[11]

증식기 (Proliferative Phase)

증식기에는 상처부위의 힘을 향상시키기 위해 섬유모세포가 붙기 시작하고 콜라겐의 생성이 시작된다. 재상피화는 상처부위의 표면과 세포이동을 위한 자리를 잡아주는 대식세포로 구성되는 깊은 육아조직에서 발생한다. 상처부위의 밑에서 보이는 붉고 수분이 있는 육아조직은 이 기간에 흉터 조직 형성에 전구물질로서 작용하기 위해 열려 있다. 콜라겐 합성과 혈관형성은 상처가 붙도록 이끌어 준다.[9]

부분 화상에는, 새로운 표피가 성장할 수 있는 아직 생존하는 피부 부속물이 있다. 전형적으로, 치유되는데 3주 이상 걸리는 심층 부분 화상은 비대성 흉터의 발달을 최소화하기 위해 피부이식을 한다. 흉터가 형성되는 동안, 예방과정에서 바뀌는 규정은 비정상적인 치유를 초래할 수 있다. 치유되는데 실패한 상처나, 긴 치유 기간이 요구되거나, 염증반응이 계속 된다; 그러므로, 이러한 상처들은 더 두껍게 발달하고 더 많은 홍반이 있는 흉터로 되는 경향이 있다. "비후성" 흉터의 두께는 콜라겐 합성과 분해의 불균형의 결과로 나타나지만 비후성 흉터의 원인은 알려진 바 없다. 완전두께 화상의 경우, 수축은 상처 치료에 중요한 부분이다.[9] 수축은 손상 후 바로 그리고 2주의 절정에 이른 후에도 계속된다.[10] 그러나 넓은 완전두께 화상은 상처를 덮고 흉터를 최소화하기 위해 이식이 요구될 것이다. 이런 단계의 치료를 위한 적절한 치료 중재는 염증반응기 동안 추가적인 스트레칭과 강화운동의 수행을 포함한다. 이 단계의 손상 부종은 아마 만성으로 되고 상처 치유와 운동범위 둘 다에 영향을 미칠 것이다.[11]

성숙기 (Maturation Phase)

이 마지막 기간에 상처부위 강화는 향상되기 위해 계속되어야 하지만, 실질적인 콜라겐 함량은 바뀌지 않는다. 흉터은 "성숙"이 나타나면서 납작해지고 홍반은 적어질 것이다. 이 기간은 몇 주 뒤에 시작하고 흉터 발현에서 더 이상의 변화가 없을 때까지 몇 년 동안 지속될 수도 있다. 콜라겐 섬유는 자극을 따라 일직선으로 만들어지기 때문에 상처의 장력 강화는 증가하기 위해 계속된다.[9,11] 흉터 성숙은 일반적으로 6개월에서 18개월까지 걸린다. 인종, 유전적인 소견, 화상으로 인한 괴사, 이식의 종류, 화상 크기 환자 나이, 그리고 해부학적인 위치 모두 흉터 형성에 영향을 미치는 요소이다. 아주 비슷하게 황인종과 흑인종은 전형적으로 비후성 흉터의 높은 비율을 보인다.[12] 성숙한 화상 흉터에는 절대 손상받지 않은 진피가 나타나지 않고, 손상받지 않은 조직의 장력이 절대 나타나지 않는다. 치료 중재는 운동범위에서의 운동과 강화 및 회복, 기능적인 활동이 포함된다. 성숙기의 초기에는, 치료사는 새로운 치유조직과 흉터가 손상받을 수 있는 외상을 피하는데 반드시 조심해야 한다.

첫 평가와 치료계획 (Initial Evaluation and Treatment Planning)

화상 환자의 평가와 치료계획은 매일 계속하고 변화해야 한다. 첫 평가는 전형적으로 환자의 허가 하에 24시간에서 48시간 동안 수행된다. 처음으로, 대부분의 제한은

글상자 21.1 급성 화상 평가

- 화상 발생 날짜와 원인
- 연관된 다른 손상
- 지난 의학적 병력
- 나이, 성별
- 총 신체 표면적
- 화상의 깊이
- 부종
- 운동 범위
- 민감 정도
- 가족의 지지
- 기능적인 가동성, 보행
- 신경학적 상태, 인지
- 자가 관리 기술
- 우세 손
- 손의 병변
- 직업과 학력
- 취미생활
- 근력
- 심리 상태
- 보험 적용범위

통증, 부종, 그리고 붙어있는 괴사딱지 때문이다.[13] 전기적인 손상의 지속에서, 치료사는 또한 어떠한 신경병증을 증명하기 위해 심도 깊은 감각, 운동평가를 수행할 필요가 있을 것이다. 이 평가의 결과는 신체에서 전기 전류의 통과에서 어떠한 의심되는 신경적인 2차 병증에 대한 정보로 외과의사에게 제공될 것이다(글상자 21.1).[13]

화상 평가는 총 신체 표면적(TBSA), 화상 부위, 그리고 화상의 깊이를 포함해야 한다. 총 신체 표면적과 화상의 깊이는 반흔 구축의 발달에서 효과적일 것이다. 표층 부분 화상은 주로 흉터가 없어지거나 최소화되며 치유되는데 며칠에서 2주가 걸린다. 치료는 환자의 기능적인 상태와 가동성을 유지하는 것을 포함한다.[13]

심층 부분두께 화상은 종종 21일 이상이 요구되는데 치유기간이 되고 흉터 조직이나 그런 상처들을 치료하는 수술에 의한 결과는 치료사에게 도전할 기회가 된다.[13] 완전두께 화상(3단계)은 피부이식이 요구될 것이고 움직임의 지속적인 감소로 흉터 구축의 증가로 4번의 큰 위험이 있다. 전기전류나 오랜 시간 불에 덴 완전두께 화상(4단계)은 종종 사지나 그 끝부분의 절단을 초래한다.[8] 근육 부전마비도 또한 영구적인 신경손상으로 야기된다.[14]

화상의 해부학적인 위치는 구축 발생의 예방과 적절한 치료의 초점을 위해 중요한 고려대상이다.[13] 구축은 피부를 해치고 치유 이식을 방해하는 28%~42%나 발생하는 화상 후의 공통적인 문제이다. 상지의 구축은 일상생활동작을 하는데 영향을 미칠 수 있고, 하지에서는 이동과 보행을 방해한다. 어깨는 가장 많이 구축되는 관절로, 팔꿈치, 손, 그리고 무릎 순이다. 총 신체 표면적과 화상 깊이는 긴 입원 기간과 구축 발달에 연관이 있다.[15] 어느 관절의 운동 제한은 치료 계획 목표로 쓰인다. 우세 손은 기능적이고 환자의 자가 평가 목표를 위해 기록되어야 한다. 화상이 한 상지에만 일어났다면 그것은 보통 우세 손이다. 손 화상 특히, 손바닥은 먹는 것과 같은 일상생활동작 중에 잡는 것과 보행을 위해 워커를 잡는 능력에 제한이 있을 것이다.[13]

가동성과 보행은 종종 평가하는 동안 부종, 붕대, 그리고 환자의 배뇨지연에 의해 통증 때문에 움직이는데 제한받는다. 심혈관계의 지구력은 기록되어야 하고 이것은 종종 화상의 전반적인 시스템과 대사 효과 때문에 제한 받기도 한다.[13] 첫 평가는 또한 가족의 지지와 화상환자의 심리적인 면을 증명해야 한다. 외래 화상환자를 평가하는 치료사에게 가치의 추가적인 정보는 구축 위치, 관절 운동범위의 제한, 그리고 흉터 평가이다. 치료사에게 치료 초점은 관절 가동범위를 보존하고, 기능을 향상시키며, 구축과 흉터를 최소화하는 것이다.[13]

상처 처지 중 환자치료는 치료사가 화상부위를 볼 수 있게 하고 상처 부위의 움직임 영향을 관찰하게 한다; 그러나 그 동안 가동범위 운동 수행은 신경종말의 노출로 통증이 증가될 수 있다.[13] 드레싱이 수동 또는 운동이나 능동보조운동 동안 치료사의 손 위치에 대해 패드로 작용하기 때문에 이것이 상처에 유착성이 없다면 침상 치료는 이점이 있다. 침대에서의 가동성과 위치변경의 중요성은 절대 간과해서는 안 된다. 환자나 간호사에게 침대에서의 자세 변경의 빈도에 대해 지시하는 것은 더 이상의 조직 손상을 예방하는데 도움이 된다.[13]

보행을 허락하는 것은 의학적인 결정이다. 긴 침상생활은 환자의 전반적인 지구력에 영향을 미칠 것이기 때문에 현재의 추세는 과거보다 침대 밖 활동과 보행을 훨씬 일찍 시작한다. 하지 화상에서 이차적인 통증과 저긴장은 종종 보행에 방해가 된다. 하지의 후면이 포함된다면 환자는 발목의 발바닥쪽 굽힘 자세를 무릎 굽힘이나 폄 그리고 몸통 굽힘 중 하나로 가정할 것이다.[13]

환자가 재활의학과로 이동하는 것은 병원 정책에 달려 있다. 보호적 환경인 환자 방 밖에서의 치료는 다른 환자와의 상호작용을 북돋고 화상 회복 과정에서 진행 감각을 제공한다. 먹기, 몸단장, 그리고 개인적인 위생과 같은 기본적인 일 성취는 환자의 성취감을 더해주고 보조장비가 제공되거나 적응해야 한다.[13]

환자의 치료에는 가능할 땐 언제나 적절한 진통제 관리도 있어야 한다. 진통제와 근육 마취제는 효과가 있을 때까지 약 20~30분이 걸린다. 치료의 빈도, 기간, 그리고 강도는 환자의 내성, 통증, 그리고 진행에 따른다. 스플린트와 적절한 자세는 화상 흉터 구축의 예방 치료와 기능적 독립을 얻기 위해 부수적으로 있어야 한다.[13] 이식 후에 운동 재개는 치료장비의 이용계획에 달려 있다. 보통, 봉합이나 봉합기로 고정되는 이식으로 5일에서 7일은 움직일 수 없다. 섬유소밀봉제는 섬유모세포의 성장하지 않는 골격과 모세관 내피세포와 함께 상처를 제공함으로써 이식 고정에서 효과적이다.[16] 섬유소 풀 이식 고정의 사용과 조기의 가동은 손의 화상 치료에서 더 좋은 기능적인 결과를 나타내는 것으로 발견되었다.[17] 몇몇 화상 수술은 섬유소밀봉제가 이식 부착에 사용될 때 수술 후 첫 날 부드러운 가동범위운동을 촉구한다.

화상환자가 통증으로 움직임에 제한을 경험하면 치료사에게는 질문이 필요하다. "신장성 통증인가요, 아니면 찌르는 것 같은 통증인가요?" 신장성 통증은 조직이 신장되려는 시도로부터 나타나고 치료 부위에 초점이 맞춰진다. 압통조직은 자체적으로 접혀 "찌르는 듯한" 통증을 야기한다.[13]

구축치료에서는 환자를 비교한 Richards에 의한 후향적 연구는 점진적 치료 프로그램(정적이거나 동적 스플린트, 순차적인 석고 붕대)으로 치료된 것들에 다양한 접근(마사지, 운동, 압박)으로 치료했다. 의미 있는 며칠의 결과는 진행적인 치료 그룹에서 구축을 바로 잡기 위해 사용되었다.[18,19]

화상환자의 자세 (Positioning the Burn Patient)

자세는 부종 감소, 조직 파괴 예방, 그리고 신장상태에서 조직유지에 초점을 맞춘다. 자세는 또한 자신경, 종아리신경의 신경병변의 예방에 초점을 맞춰야 한다. 환자는 상처 처치를 위한 자세변화나 운동을 제외하고 모든 시간에서 요구될 수 있는 자세보다 운동시간에 운동범위를 유지하는데 어려움을 가질 수 밖에 없다. 반대로 환자는 밤에 적절한 자세보다 운동범위를 만드는 것을 유지할 수 있어야 한다(그림 21.6).[20]

목 (Neck)

베개 사용은 목의 앞쪽에 화상을 입은 사람에게는 귀의 연골염을 예방하기 위해 피해야 한다. 83%의 화상 센터는 응급환자에게나 상처가 봉합되지 않은 환자에게 계속 목이 자연스럽게 또는 약간 과신장된 자세를 취하게 한다.[21] 치료는 호흡기 손상을 피하기 위해 적용돼야 한다. 수건을 말아 환자의 어깨 밑에 받치는 것은 목의 신장이 되게 할 것이다. 만약 목 손상이 비대칭적이라면 바깥쪽 굽힘 구축이 일어날 수 있다. 목은 말아놓은 수건이나 천, 또는 정맥주사 주머니를 이용해 화상 입은 쪽 머리 옆에 두어 머리가 중앙선에 놓인 자세로 있어야 한다.[11,20]

몸통 (Trunk)

바깥쪽 몸통 화상은 왼쪽이 치료되지 않았다면, 척추측만증을 야기할 수 있다. 폼형 쐐기나 담요를 만 것은 환자가 침대에서 몸통 정렬선을 적절하게 유지하도록 하기 위해 쓰인다.

앞쪽 가슴의 화상으로 둥근 어깨 자세로 나타나는 내밀어진 어깨가 나타날 것이다. 척추의 길이에 맞게 말아놓은 천에 누운 환자는 앞쪽 가슴과 몸통이 스트레칭되는 것을 견디게 된다.

어깨 (Shoulder)

앞 겨드랑이를 포함한 화상은 어깨를 모으고 안쪽돌림한 자세가 되게 한다. 그러므로 어깨 벌림과 가쪽돌림은 선택적인 자세가 된다.

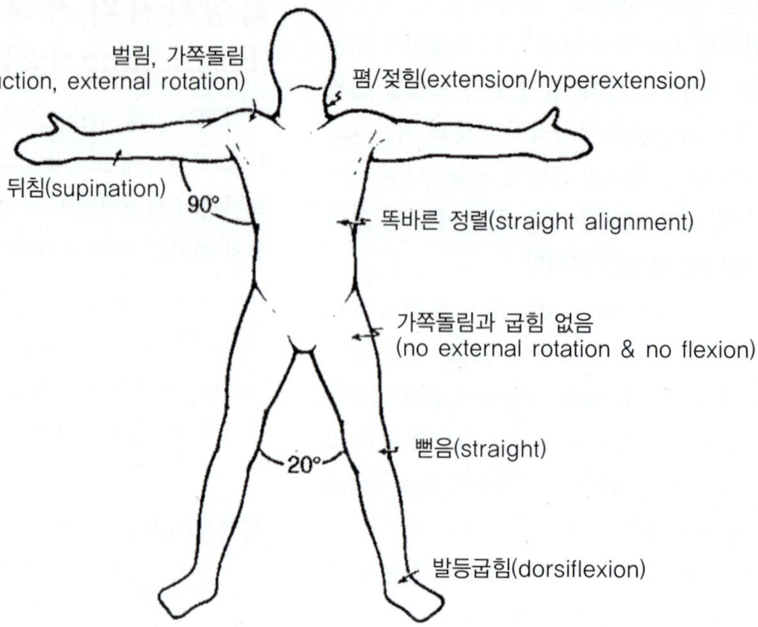

그림 21.6 *구축 예방을 위한 자세 취하기. 출처: 멜디 I, Irwin C, Staley M, et al.: 그림 10.1 In: Richrads R, Staley M(eds): Burn Care and Rehabilitation. Philadephia, FA Davis, 1994.*

겨드랑이 화상은 팔신경얼기의 늘어남과 눌림을 피하기 위해 어깨가 90°로 벌림되고, 15°~20°로 수평모음된 자세로 한다.[20] 어떤 치료사들은 130°~150° 어깨 굽힘과 가쪽돌림이 짧은 시간 동안 팔신경얼기의 손상 없이 취할 수 있다고 느낀다.[20]

팔 슬링이나 Murphy 슬링은 스토키네트로 만들어지고 정맥주사 폴대와 접촉한다. 이러한 슬링은 양팔을 올리고 팔을 벌리게 한다(그림 21.7).[20] 폼형 쐐기나 가장 낮은 벌림은 상업적으로 살 수 있거나 치료사에 의해 만들어진다.[22] 고밀도의 폼형 벌림 비행기형 스플린트는 만드는데 적은 시간이 걸리고 눕거나 엎드린 자세에서 이상적인 자세를 만들어준다. 벌림 각도는 열가소성 컨포머의 재형성에 비해 두 번째 쐐기의 추가로 쉽게 증가할 수 있다.[22] 폼형은 플라스틱 안에서 밀봉되어서 삼출물의 수집은 문제가 되지 않는다. 환자가 앉아있는 동안 어깨의 위치는 무릎 위의 상판, 침상테이블, 또는 말아놓은 담요로 만들어진다. 조직의 온전성이 가능할 때, 8개의 빗장뼈 스트랩은 어깨를 뒤당김으로 미는데 사용될 수 있다. 어깨의 135° 가동범위는 대부분의 환자들이 일상생활동작을 이 범위에서 수행할 수 있기 때문에 좋은 기능적인 결과로 고려된다.

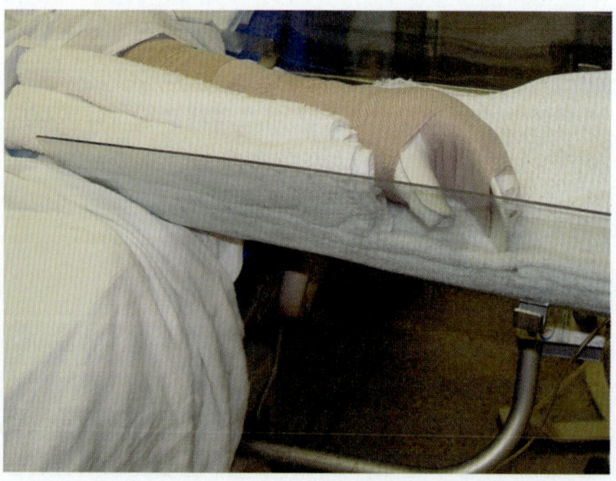

그림 21.7 *팔 자세를 위한 침대 옆의 폼형.*

팔꿈치 (Elbow)

팔오금의 화상과 그 주위 화상은 팔꿈치 굽힘과 아래팔의 엎침 구축을 일으킨다.[20] 팔꿈치 폄은 종종 팔꿈치 굽힘보다 더 어렵다. 어깨 위치를 위해 사용되는 장비는 팔꿈치에 사용될 수도 있어서 팔꿈치는 펴고 아래팔은 뒤침이나 중립위치를 취할 수 있다. 열가소성 팔꿈치 스플린트는 팔꿈치 폄 자세를 유지하기 위해 밤에 사용된다.

아래팔, 손목, 그리고 손 (Forearm, Wrist, and Hand)

손등 화상은 손목 폄 구축을 야기하는 반면 손바닥의 화상은 손목 굽힘과 아래팔 엎침 구축으로 환자를 병에 잘 걸리게 한다.[20] 아래팔은 손등만 화상을 입었을 때를 제외하고 일반적으로 손목 폄과 함께 뒤침을 하고 있다. 권고되는 손목의 기능적인 자세는 중립에서 30° 정도 폄을 하는 것이다. 작은 타월이나 거즈를 말아 손바닥에 놓는 것은 손목 폄 자세가 될 수 있게 한다.[20]

손은 부종을 감소하고 치밀 조직과 연조직의 섬유증 구축 형성을 최소화하기 위해 올려져 있어야 한다. 폼형 쐐기와 말아놓은 담요 또는 천의 사용은 지절을 올리는데 효과적인 이론이 된다.

하지 (Lower Extremity)

하지 화상은 엉덩관절의 중립의 돌림과 약간의 벌림의 자세가 되게 한다. 환자들은 그들 스스로 종아리신경의 마비와 발 처짐 위험을 증가시키는 가쪽돌림과 무릎 굽힘의 "개구리 자세"를 하는 경향이 있다. 만 수건이나 담요, 폼형 쐐기, 또는 하지의 벌림 쐐기 모두 하지에 효과적인 자세이다(그림 21.8). 엎드린 자세는 환자가 견딜 수 있다면 타이트한 엉덩관절 굽힘을 스트레칭하는데 좋은 자세이다. 다리의 뒷면 화상은 무릎의 굽힘 구축을 야기할 수 있다.

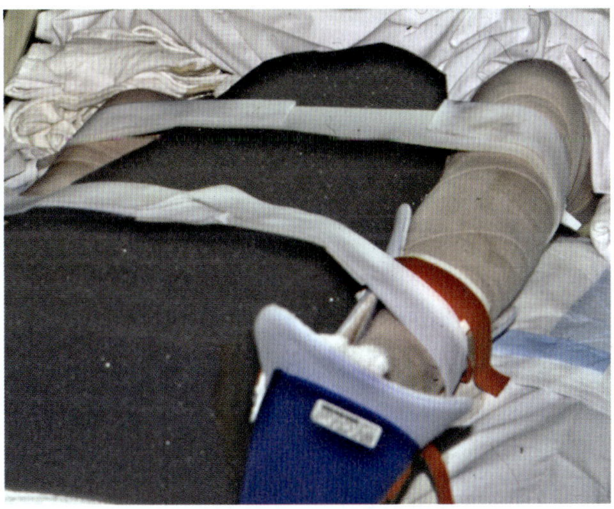

그림 21.8 *AFO와 폼형 벌림 쐐기를 이용하여 엉덩관절의 가쪽돌림과 무릎관절의 굽힘을 방지하기 위한 다리의 자세.*

뒤쪽 무릎 정적 스플린트를 무릎관절의 완전 폄 자세로 대는 것은 구축이 될 무릎 뒷면 화상을 관리하기 위해 종종 가장 효과적인 방법이다.

발바닥 굽힘 구축은 공통적이고, 발판은 발목의 중립 자세를 유지하기 위해 사용될 수 있다; 그러나 스플린트는 발판에 특히 순응하지 않는 환자에게 선호된다.[20]

> **핵심 21.1**
>
> 편한 자세는 구축된 자세이다. 자세취하기는 변형을 예방하는 것에 초점이 맞춰져야 한다. 자세취하기는 또한 압박 신경병을 예방하는데 초점이 맞춰진다.

화상환자의 스플린트 (Splinting the Burn Patient)

스플린트는 화상을 지지 보호하고 관절 위치를 유지하고, 변형을 예방 또는 바로 잡기 위해 화상을 관리하는데 사용된다. 급성기에는 스플린트는 부종을 최소화하고 감소하는데 사용된다. 상처치유기 동안은 스플린트는 구축이 일어나는 것을 예방할 것이다; 그러나 스플린트를 안전하게 하기 위해서는 맞지 않는 고정이나 맞춤형 치유를 방해하지 않도록 특별한 관리가 요구된다. 재활기간에는 스플린트는 구축 감소, 변형 방지, 중립 신체 윤곽 유지, 그리고 압박 치료의 보완을 위해 사용된다. 스플린트는 전형적으로 관절의 끝 범위에서 그 움직임이 없는 것이고 가동범위를 증가시켜 맞추는 것이다. 재건 절차에 따라, 스플린트는 기능 회복과 수술에 의한 구축을 해결하기 위해 만들어진 도움이 되는 것을 유지하기 위해 사용된다. 재건 절차에 따라 적용된 스플린트는 거의 그 위치로 바로 고정되고 물러시서나 부서진 상처를 확실히 하기 위해 가까이에서 주시해야만 한다.[23] 스플린트는 정적이나 동적이거나 연속적으로 정적이다. Colditz에 따르면 치유단계는 사용된 스플린트 종류에 따라 결정된다.[24] 동적이고 연속적으로 정적 스플린트가 치유의 증식기 동안 사용되는 반면 정적 스플린트는 급성기나 염증반응기에 사용된다. 연속적인 정적 스플린트, 석고붕대, 또는 동적 스플린트는 성숙기 동안 사용되는 것이 가장 좋다. 가장 동적 스플린트는 20분~30분 동안하고 있지만 스플린트를 주시하고 압박 부위를 확인하는 것이 중요하다. 손의 스플린트 적용의 시간은 치유조직의 적정한 이해가 요구된다.[24]

화상은 관절이나 건이 포함되어 확대될 때 스플린트의 목표는 파열을 예방하기 위해 늘어진 자세에서 관절 안정성이나 건의 비가동성이다.

종종, 편한 자세는 구축의 자세이다. 변형 같은 것을 예방하기 위해 적용된 스플린트는 가동범위의 유지와 흉터조직의 수축을 위해 늘임을 견디는 의미로 이용된다. 연속적인 스플린트나 연속적인 석고붕대는 흉터의 수축을 위해 늘임을 견딤으로써 기능 회복에 이용될 수 있고 치료에 따른 좋은 효과를 유지하기 위해 사용된다. 효과적인 스플린트는 조직신장의 결과인 늘이는 기간을 위해 견디는 힘에 적용한다.[24]

스플린트의 재료는 구멍이 뚫리거나 견고하게 만들어진다. 단단한 재료로 제작된 스플린트는 폐쇄되어 있고 상처를 덮거나 충분한 피부위생이 수행되는 처치할 것이 없다면 부드럽게 제작될 수 있다.

> **핵심 21.2**
> 선택한 스플린트의 다양한 판은 화상의 관리를 위해 존재한다. 이들의 몇 개의 목록은 관련된 이점이나 불리한 점과 연관되어 이번 단원에 포함된다.

흔한 화상 스플린트 (Common Burn Splints)

목 (Neck)

소프트 경추 칼라 (Soft Cervical Collar)

두르는 형태의 목 보조기는 일반적으로 조직이 약할 때 사용된다.[23]

장점 (Advantages)

- 구입이 쉽고 적용하기 용이하다.
- 치료의 어느 시기나 사용할 수 있다.
- 자연스러운 폄 형태를 유지할 수 있다.

단점 (Disadvantages)

- 흡수; 교체커버가 필요
- 압박보다 자세를 취하게 하는데 더 도움이 된다.

맞춤형 목 스플린트 (Molded Neck Splint)

맞춤형 스플린트는 목의 전체를 움직이지 않도록 지지해준다(그림 21.9).[23]

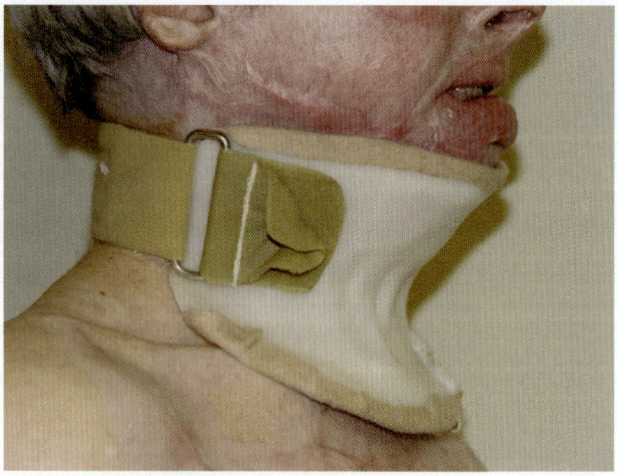

그림 21.9 *맞춤형 열가소성 목 컨포머 보조기.*

장점 (Advantages)

- 인체 윤곽에 정확히 맞게 하여 움직이지 않도록 압박한다.
- 낮은 온도의 재료로 환자를 직접 고정한다; 지속적인 스플린트로 쓰인다.
- 안감을 높은 온도의 실리콘재료로 하면 환자의 목을 정확한 틀로 고정한다.
- 정확한 위치를 유지할 수 있다.

단점 (Disadvantages)

- 피부를 상하게 할 가능성이 있는 폐쇄형
- 뼈 위, 볼, 또는 빗장뼈 부분의 피부가 상할 가능성

동적 앞쪽사경 스트랩과 목 스플린트 (Dynamic Antitorticollis Strap and Neck Splint)

동적 앞쪽사경 스트랩은 환자가 침대에 있는 동안 머리와 목을 앞으로 해 중립자세에서 부드럽게 돌릴 수 있게 한다.[25]

장점 (Advantages)

- 화상 직후에 상처 치유 없이 바로 적용할 수 있다.
- 24시간 동안 목의 자세를 만들어준다.
- 조립할 수 있고 저렴하다.

단점 (Disadvantages)

- 눌려질 수 있는 부위가 있을 수 있으니 자주 지켜보는 것이 중요하다.

Watusi 칼라 (Watusi Collar)

이 유연한 목 보조기는 목의 운동범위를 허용하고, 목을 둘러 압박한다.[26]

장점 (Advantages)

- 병원이나 페브릭 가게에서 만들 수 있는 아이템.
- 이식 후 2주 만에 할 수 있다; 하루에 23시간 착용할 수 있다.
- 3달 동안 할 수 있다.

단점 (Disadvantages)

- 환자가 실리콘에 민감하거나 피부가 상할 수 있다.
- 어린이에게 우선적으로 사용된다.

마우스/구강이음매 (Mouth/Oral Commissure)

얼굴화상으로 야기되는 작은 입증은 입을 벌리는 능력이 감소될 수 있고 보통 치료를 입에 적용한다.[18] Dougherty와 Ward에 의한 보고는 스트레치의 종류가 나열된 37가지의 방법을 논하고 있다:[27] 수평, 수직, 그리고 입주위. Serghiou 등은 얼굴화상의 관리에 대해 조사하고 급성기 동안을 보고했고, 84%의 치료사들은 작은 입증의 장비로 스플린트를 댔다.[18,21]

작은입증 예방장비(MPA CO.,Dallas, TX)는 수평으로 입을 벌리는 것은 보존하는 조립하는 구강보조기이다. 보조기는 장비를 안전하게 하는 나사로 고정된 2개의 굽은 스테인리스-스틸바에 맞는 2개의 아크릴 부분으로 구성되어 있다(그림 21.10).

장점 (Advantages)

- 쉽게 착용할 수 있고 세 가지 크기로 살 수 있다.
- 점진적인 스트레치를 하게 한다.

단점 (Disadvantages)

- 먹기 위해 벗어야 한다; 침 흘리기 때문에
- 입 끝의 압박에 의한 괴사를 주시해야 한다.

외적 견인 갈고리 (External Traction Hooks)

구강 접촉부위에 맞고 머리를 둘러싸는 탄력적인 것에 닿는 가연성 "갈고리"는 수평으로 스트레칭하도록 쓰인다(그림 21.11).[23]

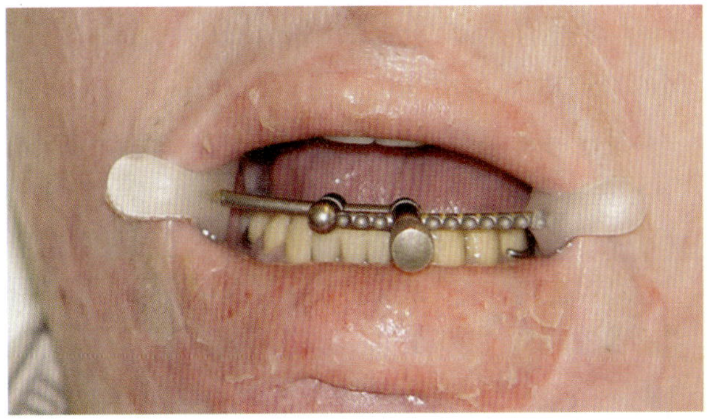

그림 21.10 *수평 이음매 구축을 위한 작은입증 장비.*

장점 (Advantages)

- 높거나 낮은 온도의 플라스틱을 사용해 만들 수 있다; 쉽게 적용된다.
- 환자가 쉽게 적응할 수 있을 정도로 팽팽하다.

단점 (Disadvantages)

- 반드시 압박에 의한 괴사에 주의해야 한다.

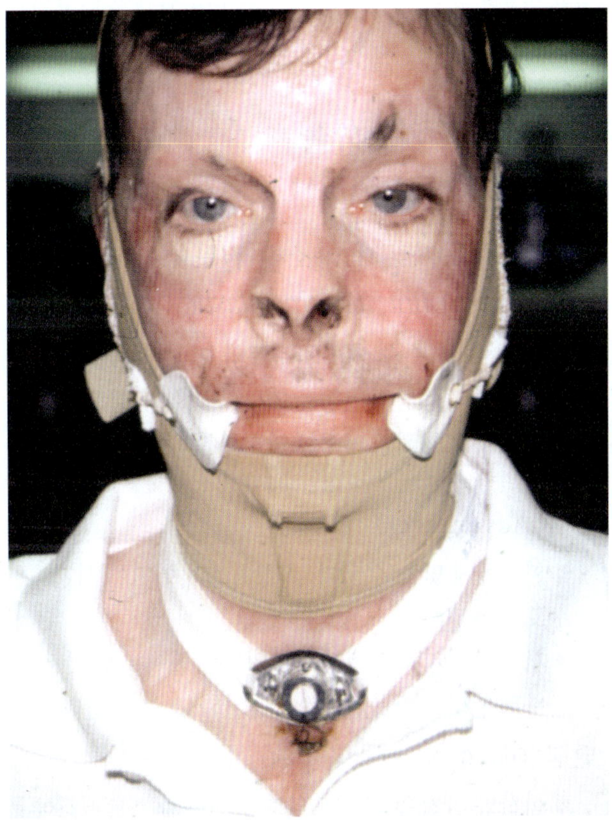

그림 21.11 *수평의 작은입증 구축을 위한 외적 견인 갈고리.*

수직 작은입증 스플린트 (Vertical Microstomia Splints)

수정된 동적 구강 스플린트는 수직으로 스트레치 되게 한다. 논문에서는 오직 4개의 수직 스트레치 장비만이 언급된다.[27] 최근 2개의 연구는 열가소성 스플린트 재료와 코일로 감긴 나선형 스프링이나 긴 실 형태의 나사 중 하나의 사용에 대해 말했다.[28,29]

장점 (Advantages)

- 환자가 편하고 쓰기 쉽다.
- 섬유 같은 나사 보조기는 물리치료사에 의해 만들어진다; 저렴하다.

단점 (Disadvantages)

- 치과의사가 만든 코일의 나선형 스프링 보조기이다.
- 다른 스플린트와의 복합적인 사용으로 피부나 입술이 망가질 수 있다.

모든 환자에게 이상적인 보조기는 없고, 환자의 수락에 의해 적용된다. 문헌에서 언급되는 대부분의 기구는 평균 6개월 동안 지속적으로 착용되고, 밤에만 착용하는 방향으로 바뀐다.

겨드랑이와 가슴앞쪽 (Axilla and Anterior Chest)

비행기 스플린트, 열가소성 컨포머 (Airplane Splint, Thermoplastic Conformer)

조기의 이식, 수술 후 스플린트와 이식 후 5일째 시작한 집중적인 가동범위 운동은 겨드랑이 화상 치료와 구축 예방에 있어 효율적인 것으로 밝혀졌다.[30]

장점 (Advantages)

- 환자에게 맞출 수 있다; 화상치료의 어떠한 시기에도 사용된다.
- 사지를 지지하고 엉덩이에 일부를 붙이는 연결된 바로 알맞은 스플린트로 만들거나 그 틀을 연다.[31,32]

단점 (Disadvantages)

- 이식과 압점을 피하기 위해 안전하게 스트랩해야 한다.
- 팔을 지지하기위해 보강이 요구될 수 있다.

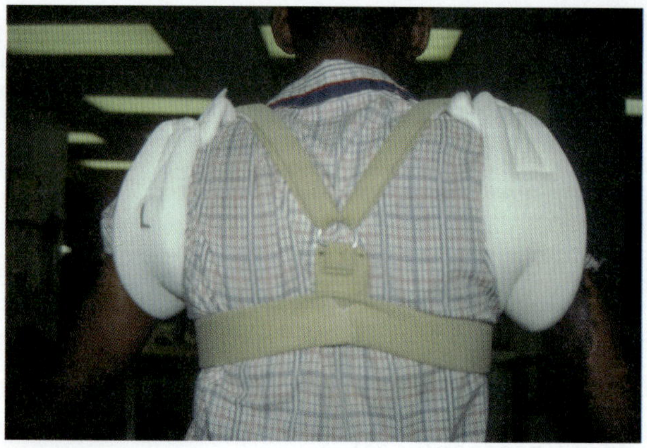

그림 21.12 *8자형 빗장뼈 스트랩.*

빗장뼈 스트랩 (Clavicle Strap)

8가지 형태의 스트랩은 치료 후 바로 사용될 수 있다. 이전의 형태는 8개의 탄성 있는 둘러싸는 형태로 유지되는 반달형태의 S모양 패드로 구성되었다.[33] 수정된 형태의 8개의 스트랩은 겨드랑이의 구축이 해결된 후 사용된다.[34] Obaidullah 등의 연구에서 8개 슬링의 사용이 겨드랑이 구축 해결 이후와 겨드랑이 구축의 재발을 예방하는 피부이식에 도움이 된다고 증명하였다. 슬링은 처음 3개월 동안 계속 사용되고 이후로는 낮에만 사용된다. 환자는 일상생활을 계속할 수 있고 점점 적응한다(그림 21.12).[34]

장점 (Advantages)

- 상업적인 이용과 적용
- 치료사에 의해 만들어질 수 있다.
- 최소의 어깨내밈이 일어난다.

단점 (Disadvantages)

- 앞 겨드랑이의 염증을 야기할 수 있다.
- 상지의 혈액순환을 압박할 수 있다.
- 적용이 어려울 수 있다.

팔꿈치와 무릎 (Elbow and Knee)

팔꿈치나 무릎 컨포머 (Elbow or Knee Conformer)

알맞은 스플린트는 팔 또는 다리의 폄이나 굽힘에 적용된다.[23]

장점 (Advantages)

- 환자에 직접적으로 형성된다; 스플린트의 길이에 따라 골고루 압박된다.
- 연속된 스플린트가 사용된다; 운동범위 증가를 조절하기 위해 개조될 수 있다.

단점 (Disadvantages)

- 자신경이나 종아리신경 압박 가능성이 있다; 압박을 피하기 위해서 스플린트를 벌린다.

동적 뒤침 스플린트 (Dynamic Supination Splint)

아래팔의 뒤침 증가를 위해 사용된다. 가장 최근 스플린트 디자인은 아래팔을 뒤침 자세로 하면서 당기는 아래팔 회전축에 대한 "나선형 송곳"이다.

장점 (Advantages)

- 동적 스플린트는 팔꿈치 굽힘과 폄을 제한하므로, 환자는 일상생활동작을 수행할 수 있다.
- 화상 흉터 구축을 위해 더 많이 늘이기 위해 낮은 곳에 짐이 지워진다.

단점 (Disadvantages)

- 전문적인 스플린트 적용기술을 요구한다.
- 이동할 때나 압박부위를 반드시 지켜보아야 한다.

엉덩관절 (Hip)

벌림 브레이스 (Abduction Brace)

열가소성의 덮개들은 넙다리의 안쪽과 뒤쪽 면에 적용되고 가소성 막대로 나뉜다.[23]

장점 (Advantages)

- 엉덩관절 폄과 벌림을 보존하고 안쪽돌림, 모음, 그리고 엉덩관절 굽힘을 예방하기 위해 사용된다.

단점 (Disadvantages)

- 환자가 누워 있는 동안만 쓸 수 있다.

발목 (Ankle)

뒤쪽 발목-발 스플린트 (Posterior Ankle-Foot Splint)

형성된 구조물은 스플린트를 연속으로 대기 위해 스플린트를 유용하게 만든다.[23](그림 21.13)

장점 (Advantages)

- 발목의 기능적인 위치를 유지한다; 아킬레스건의 단축을 예방한다.
- 상업적으로 이용되거나 낮은 온도의 가소성으로 맞춤 제작된다.
- 무릎까지 늘일 수 있다.

단점 (Disadvantages)

- 뒤꿈치의 조그만 압박 괴사에 발적이 일어날 것이다.
- 착용하고 보행할 수 없다.

발 (Foot)

발가락 컨포머 (Toe Conformer)

발가락 컨포머는 발가락 구축으로 인한 젖힘을 예방하거나 바로잡기 위해 발등에 적용된다.[23]

장점 (Advantages)

- 흉터를 줄어들게 하기 위한 압박을 적용하기 위해 부드러운 신발 아래에 적용될 수 있다.

단점 (Disadvantages)

- 벗으면 보행하는 동안 문제가 될 수 있다.

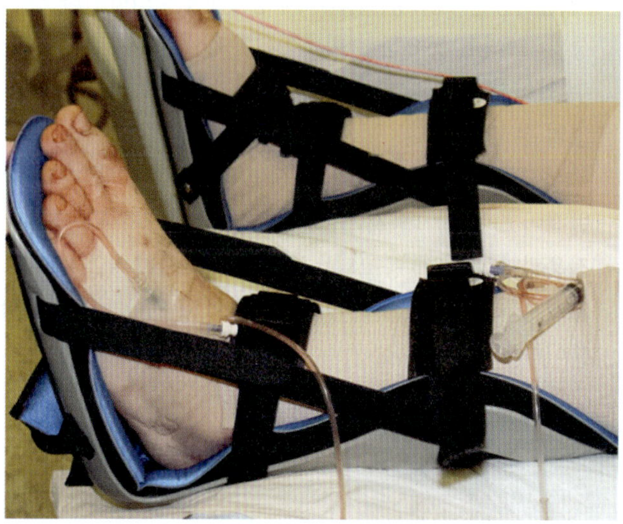

그림 21.13 *발꿈치의 타이트니스와 발바닥굽힘 구축을 예방하는 AFO.*

화상환자의 깁스 (Casting the Burn Patient)

깁스는 이식부위의 이동을 예방하고 흉터 형성을 최소화하기 위해 수술 후 움직임을 방지하기 위해 사용된다. 깁스를 하는 것은 또한 전통 스플린트 적용이 실패할 때 사용된다. 깁스는 화상 흉터를 작게 하기 위해 지속적인 늘임과 압박을 제공하면서 고정된 자세를 유지한다. 사용의 적응증은 전통적인 스플린트에 환자가 고정되지 않고, 전통 스플린트의 사용 실패나, 어린아이를 포함한다. 연속 깁스는 운동범위의 증가와 입원환자와 외래환자 모두에게 적용하는 것에 효과적인 것으로 알려져 왔다. 깁스는 늘어난 부분의 콜라겐 섬유의 재정렬을 함으로써 적은 힘, 오랜 기간의 스트레칭을 제공한다.[365,36,37] 연속 깁스는 손목과 발목과 반대로 팔꿈치와 무릎관절의 운동범위의 증가에 효과적이라고 알려졌다(그림 21.14).[36]

깁스의 재료는 석고로 된 붕대나 종합적인 섬유유리의 깁스형태가 될 수 있다. 깁스하기 전에, 치료사는 관절의 가동범위를 평가하고 피부의 원상태와 상처의 현재 상태를 평가하기 위해 환자의 치료계획을 의논하는 것이 필요하다. 배농을 허용할 때는 상처 부위 위에 석고 깁스를 가장 많이 한다. 깁스는 큰 상처에서 하루나 이틀 만에 갈아주도록 권유된다. 만약 상처가 작다면, 깁스를 1주일까지 하고 벗을 수 있다.[35] 깁스하기 전에 가동범위 움직임은 중요하다. 치료사는 깁스로 인한 신경 눌림의 가능성을 고려해야 하고 말초부의 혈액순환을 지켜봐야 한다. 깁스의 금기증은 이소성 골화, 과부종, 어설픈 의학이나 사회 상황, 그리고 동요하는 환자이다.[35] 깁스는 2개로 분리될 수 있어서 위생과 피부 윤활, 그리고 가동범위를 위해서 없앨 수 있다.

석고를 넣은 천붕대로 된 석고는 깁스재료의 가장 일반적이고, 보통 네 겹에서 여섯 겹(<1/4인치 두께)으로 적용된다. 빠르게 응고되는 외부의 응고시간은 2분~4분, 그리고 빠르게 응고되는 탄성 석고의 응고시간은 5분~8분이다.[23]

석고 깁스의 장점 (Advantages of Plaster Casting)

- 저렴한 가격에 만들기 쉽다.
- 잘 맞음/윤곽형성이 잘 됨

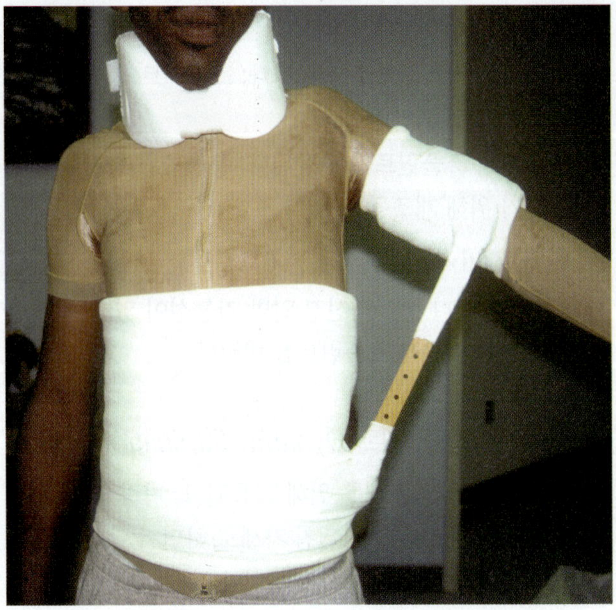

그림 21.14 *겨드랑이 구축을 위한 비행기 겨드랑이 캐스트.*

- 알레르기 반응이 적다.
- 깁스 절단 도구 없이 적셔서 잘라내어 제거할 수 있다.
- 피부 짓무름을 감소시키는 공기순환이 가능하다.

석고깁스의 단점 (Disadvantages of Plaster)

- 무겁고 더러워지고, 말리는데 오래 걸린다.
- 피부가 상할 수 있는 톱니모양으로 납작해진다.[35]
- 물에 민감하다.

합성 깁스 테이프는 폴리에스테르나 폴리우레탄 수지를 주입한 섬유유리 직물로 구성된다. 섬유유리 깁스 재료는 보통 세 겹에서 네 겹으로 적용되고 응고시간은 2분에서 8분이다.

섬유유리의 장점 (Advantages of Fiberglass)

- 가볍고 건조시간이 비교적 짧고 덜 더러움
- 얇으면서 단단함

섬유유리의 단점 (Disadvantages of Fiberglass)

- 형성/윤곽잡기 어려움
- 석고에 비해 비싼 편
- 석고보다 굳는 온도가 높음

- 적용할 때 반드시 장갑을 껴야 하고 제거할 때 반드시 깁스 자르는 것이 필요
- 겉 표면이 거침[35]

관내에 대는 천과 Webril® 주입물(Kendall Co., Mansfield, MA)은 화상환자의 상하기 쉬운 피부 때문에 두 가지 깁스재료 모두 쓰는 것을 권유한다. 주입물은 깁스의 미끄러짐을 방지하기 위해 최소한이어야 한다. 깁스 펠트는 뼈 돌출부 위를 메우기 위해 사용될 수 있다. 적절한 피부 치료, 기본적인 흉터 치료, 그리고 흉터 관리 (압박해 싸는 것, 실리콘)는 깁스 밑에서 할 수 있다.

핵심 21.3

상처 치료 시기는 사용되는 스플린트의 종류를 결정한다. 정적 스플린트는 급성이나 염증반응 시기에 사용된다. 연속의 정적 스플린트나 동적 스플린트는 증식기에 사용된다. 연속된 정적 스플린트와 동적 스플린트나 깁스는 성숙기에 사용된다.

운동 (Exercise)

자세를 취한 곳과 스플린트를 댄 곳의 결합부에서의 운동은 화상환자의 재활 프로그램에서 필수적인 부분이다.[38] 치료사는 종종 크게 확장된 화상부위와, 환자가 느끼는 통증, 그리고 조직 손상의 원인에 대한 두려움 때문에 화상환자의 운동이 쉽지 않다. 화상환자과 그들의 가족은 왜 그러한 운동과 통증 치료가 재활 과정에서 중요한지 이해하지 못할 것이다.[38]

화상 재활 프로그램의 최종 목표는 그나 그녀의 화상 전 상태와 가능한 비슷하게 가장 최선의 기능적인 수준으로 사회로 복귀하기 위해 환자를 보조하는 것이다. 치료적인 운동은 구축발전 방지, 가동범위 증가, 그리고 기능증진에 있다. 대부분의 화상부위는 하루에 두 번 운동시켜질 것이다. 화상 흉터 구축의 발전은 1일에서 4일까지 밖에 걸리지 않는다. 운동은 이러한 부분들이 빈발하는 곳과 여러 관절이 교차하는 곳의 흉터 조직의 연속된 부위에 가장 초점이 맞춰져야 한다.[38] 더 길게 섬유화된 구축이 존재하고, 연장되지 않는 유착과 흉터 조직의 형성 때문에 물렁조직의 최선의 가동성을 되찾기 위해 더욱 어려워진다.[39]

화상 이후에는 바로 혈액의 이동과 혈류역학적인 변화의 결과로 심혈관계에서의 수요가 아주 많다. 아주 열심히 운동하는 환자들도 먼저 생겨버린 심장이나 폐의 문제를 피할 수는 없다.[38] 화상환자에게는 종종 어떠한 가동범위나 가동성 훈련을 위해 아래 심장에서 대비를 하게하는 휴식기 심박수의 증가가 있을 것이다. 강도가 센 치료에서 화상환자가 운동할 때, 치료사는 환자의 심박수와 혈압 모두를 반드시 체크해야한다.[14] 심상박동장애는 선기적인 손상 이후 일반적이다. 처음, 운동은 부종감소에 초점을 둔다. 만약 환자의 정신상태가 맑고 보조할 수 있으면, 능동적인 운동이 수행된다. 부종 감소 후에는 운동의 초점은 가동범위와 기능적인 근력 보존으로 넘어간다. 모든 연령대의 환자들은 짧게 자주 운동해야 한다; 그러나 화상으로 괴사된 곳이 많을수록 운동이 반드시 중요하다.[38]

운동의 금기증은 관절과 몸쪽 손가락뼈사이관절, 혈전정맥염, 심부정맥혈전, 그리고 구획증후군에서 건의 노출을 포함한다. 외과의사의 수술 후 방침에 따라, 피부이식부위의 운동을 하지 않을 수도 있다. 전형적으로 5일에서 7일 움직이지 않는 기간 동안은 관찰된다. 이식하지 않은 모든 다른 관절에서의 운동은 계속된다. 이식하기 위해 배양된 피부가 사용되면, 운동치료는 10일 동안 할 수 없다.[38] 능동 가동범위 운동은 새로운 피부에 최소한의 스트레스를 주게 된다.

수동가동범위는 관절과 결합조직의 가동성을 유지하고 그럼으로써 관절의 전가동범위를 제공하기 위해 적용된다. 수동가동범위는 구축형성을 최소화하기 위해 적용되고 관절 구조물의 젖힘을 피하기 위한 예방책으로 부드럽고 천천히 수행되어야 한다.[39]

능동보조가동범위운동은 환자가 전가동범위를 완성하기 어려울 때 수행된다. 능동보조가동범위는 높은 신진대사 스트레스동안 환자에게 생리학적인 에너지의 수요를 감소시키는데 초점을 맞춘다.[38] 머리 위에서의 도르래 또는 고정된 무거운 물체의 사용은 흉터 조직을 늘이는데 사용될 수 있다. 천천히, 길게 견디는 스트레칭은 조직을 늘이고 열 치료의 선행에 아주 효과적이다. 흉터 조직이 희게 되도록 미는 힘이 가해진 관절 움직임은 관절손상과 이소성 골화를 야기하다.[11]

능동가동범위는 종종 통증을 감소시키고 환자가 전가동범위를 성취할 수 있도록 적용된다. 능동가동범위는 화상입지 않은 신체 어느 부위에서나 관절가동범위를 보존하

고, 근위축을 방지하고, 또는 약화된 근육의 근력을 키우기 위해 해야 한다.[38] 능동보조가동범위나 능동가동범위 운동을 수행할 때, 환자는 적당한 움직임을 배워야하고 몸통 굽힘이나 어깨를 올리는 것으로 대신하지 않도록 해야 한다.[39]

스트레칭 중재는 수축요소를 늘이고 물렁조직의 신장성을 증가시키는데 있다. 물렁조직은 스트레칭 하는 동안 가동범위를 증가시키기 위해 길이가 늘어날 수 있다. 스트레칭은 치료사에 의해 도수적으로 수행되거나 주의 깊은 기시 후에 환자가 독립적으로 수행한다. 도수적, 기계적, 그리고 혼자서 하는 스트레칭 운동에는 많은 종류가 있다. 효과적인 스트레칭 기술은 환자의 적절한 자세와 안정성이 요구된다. 대부분의 스트레칭 기술은 환자가 바로누운자세에서 수행된다. 스트레칭의 금기증은 뼈의 차단, 급성 염증 과정, 또는 관절 움직임 동안 날카로운 급성 통증이 있을 때이다. 낮은 강도, 긴 유지시간 스트레칭은 가장 안전하고 물렁조직과 흉터에서 가장 많은 변화를 가져온다. 오래 일어섬 구축에서 특히 효과를 얻기 위해 커프웨이트나 웨이트풀리 시스템을 이용해 낮은 강도와, 연장된 기계적인 스트레칭을 연구해왔다. 문헌에서 기계적인 스트레칭 시간은 30분에서 길게는 8시간에서 10시간으로 보고했다. 이후 스트레칭 시간은 연속 깁스나 스플린트에 의해 제공되었다.[40]

고유수용성 신경근촉진법(PNF)의 움직임 패턴은 수동가동범위, 능동보조가동범위, 또는 능동가동범위를 사용한다.[39] PNF의 스트레칭 기술은 도수 스트레칭이나 자가 스트레칭에 보조로 사용될 수 있지만 스트레칭 섬유구축에 적절하지 않다. 스트레칭 프로그램에서 통합기능활동은 일상생활하면서 얻어진 가동범위를 사용한다. 표재열의 적용(파라핀)은 작은 곳에 사용되고 스트레칭하는 동안이나 전에 적용될 수 있다. 물렁조직 마찰마사지는 종종 흉터 조직의 가동성을 증가시키기 위해 스트레칭을 먼저 한다.[40]

치료사들은 반복된 스트레칭으로 인한 무너지거나 조직이 자가 이완하는 것을 알아차려야 한다. 좋은 균형은 콜라겐 조직이 무너지고 재생되면서 존재한다. 계속되는 낮은 수준의 염증은 반복되는 스트레스로 인해 콜라겐 형성초과와 흉터비대를 야기할 수 있다.[40]

통제 운동은 근력강화와 지구력을 모두 포함하고 완전한 가동범위가 지속적으로 이루어진 후 시작되어야 한다. 화상은 기능에 영향을 줄 수 있는 심각히 조절되지 않고 피로를 야기하다. 3년의 연구 결과는 직장이나 다른 일상생활의 주요 장애물로 대부분의 일반적인 피로를 드러낸 Harborview 의학센터에서 이루어졌다.[41] 근력강화프로그램을 시행할 때, 흉터 조직 구축에 반대로 근육은 강화 되어야한다. 예를 들어, 팔꿈치의 팔오금 전 부위가 화상을 입었다면, 이후의 위팔세갈래근을 강화하는 운동이 강조되어야 한다.[38] 조절된 운동은 치료의 성숙기에 시작된다.[11] 트레드밀에서 30분 이상의 운동 프로그램은 환자의 유산소능력에 좋은 효과를 준다(그림 21.15와 21.16).[41]

기능적인 운동은 환자의 입원 회복과정에서 일찍 시작할 수 있고 자신감과 만족을 증가시켜 준다.[11,38] 개인의 위생과 식사와 같은 기능적인 활동은 치료에 초점이 맞춰져야한다. 이러한 활동들은 또한 움직임 패턴을 제공하고 관절가동범위를 사용한다. 한 예로 팔꿈치 굽힘과 아래팔 뒤침, 조금의 어깨 굽힘, 벌림, 가쪽돌림을 사용한 손으로 먹기가 있다(그림 21.17).[39]

먼저 치료된 흉터와 피부이식한 곳은 약하고 수포가 쉽게 생긴다. 압박 옷은 피부가 압박 옷을 입고 운동하는 것에 온전한 상태가 될 때까지 운동하는 동안 벗어야 한다.

3일에서 7일 동안의 보행을 일찍 시작하는 다양한 프로토콜이 있다. 환자의 생체징후가 완전하고 하지의 체중부하가 가능할 때 보행을 시작한다. 하지에서 부분두께 또는 완전두께의 화상은 보행하거나 하지의 의지적 위치에 있을 때 그 전에 항상 탄력밴드를 두르는 것이 필요할지도 모른다. 탄력적으로 감싸는 것은 8개의 패턴이 적용되고 의존성으로부터 부종과 통증을 조절하기 위해 혈관을 지지한다.[42] 압박밴드는 또한 심부정맥혈전의 위험을 감소시킬 것이다.[14]

보행을 일찍 시작하는 것의 장점은 알고 있지만 큰 화상으로 누워만 있었던 환자가 움직이는 것은 어렵다. 대안적인 방법은 환자를 틸팅테이블에 세우고 서서히 환자가 바로 선 자세를 취하도록 하는 것이다. 이것은 기립성 저혈압의 치료에 효과적이지만, 하지 근력이나 가동성을 향상시키지는 못한다. Tree 등은 환자가 무중력 환경에서 몸을 기울여 쪼그려 앉는 것과 같은 체중부하 운동을 수행하는 것을 허용하는 수정 틸팅테이블의 사용에 대해 보고했다. 그들은 환자의 무릎관절 굽힘에서 커지는 것을 증명하고 환자의 하지에서 점차 근력이 증가하는 것을 발견했다.[43]

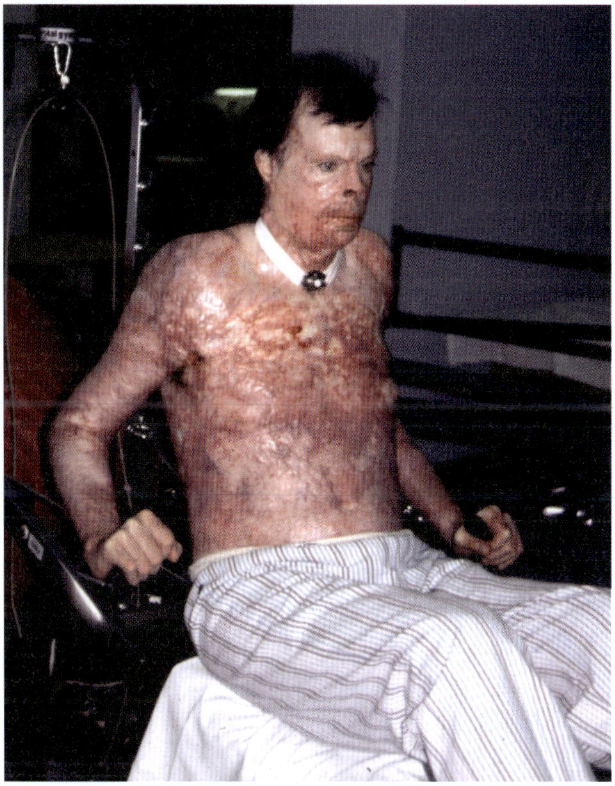

그림 21.15 *팔 근력을 위한 total gym.*

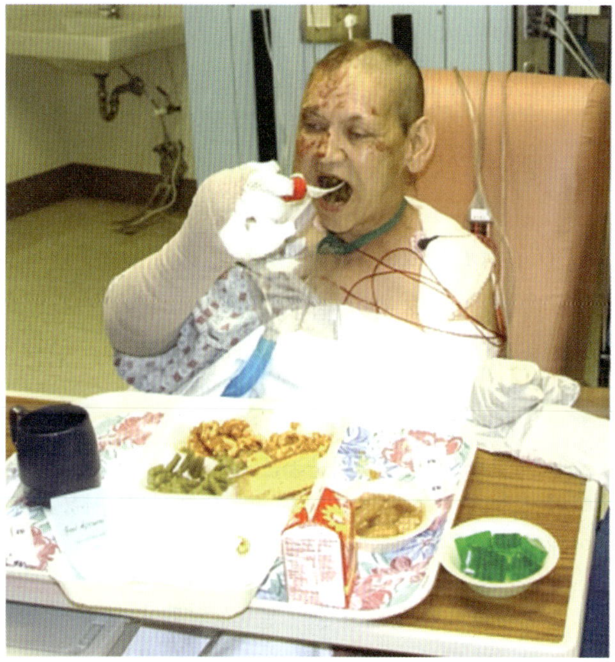

그림 21.17 *기능적 운동.*

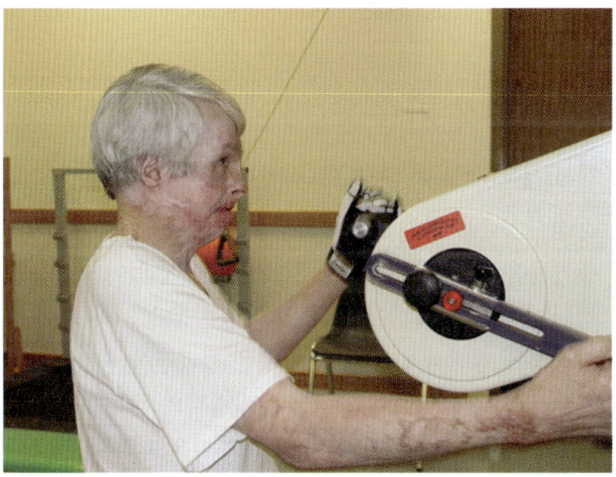

그림 21.16 *재컨디셔닝과 팔 근력을 위한 cycle restorator.*

몇몇 시설은 치료시간 동안 그들이 얻은 정보를 가지고 있다가 환자를 보조하기 위해 비디오를 증거로 활용해 지원했다.[44] 비디오는 환자의 가정프로그램의 수행과정에서 환자와 치료사 둘 다를 보조한다.

특정 부위를 위한 운동 (Exercises for Specific Areas)

얼굴 (Face)

얼굴의 운동은 안검외반(눈꺼풀의 구축) 예방과 작은 입증(입주변이 좁아지는 현상) 구축에 초점을 맞춘다.[38] 어떤 운동은 다음과 같은 것들을 포함한다:

- 눈을 꼭 감았다가 뜬다.
- 입을 가능한 크게, 웃으면서 "EEE"라고 말하면서 벌린다.
- 손가락을 입 이음매 부분에 대고 가쪽으로 누른다.
- 거품을 분다.

목 (Neck)

- 천장을 바라보고 입을 다문 채로 유지한다. (의자에 앉아있는 동안)
- 입을 다문 채로 유지한 뒤, 아래턱을 각각 어깨 쪽으로 튼다.
- 가쪽으로 목을 굽힘한다. 귀를 어깨 쪽으로 옮긴다.

몸통 (Trunk)

- 받침위에 옆으로 눕는다.
- 몸을 틀고 있는 동안 어떤 물체를 잡기 위해 팔을 뻗는다; 앉거나 선 자세에서 한다.

팔 (Upper Extremity)

- PNF기법을 지팡이 운동에서 사용한다.
- 풀리, 암벽 등반, 손가락 사다리; 공 잡기나 던지기; 지팡이나 평행봉

노트: 도움을 받는 풀리운동은 봉우리돌기에 붙은 위팔뼈의 압력에 결과적으로 환자들에 의해 쉽게 사용된다. 어깨의 역학은 환자들에게 피로가 될 수 있다

- 머리를 빗거나 먹는 등의 일상생활동작
- 농구나 다트 던지기
- 상호 운동 단위; 몸의 위아래 에르고미터[39]

손 (Hand)

- 핀 보드의 핀들 등
- 다른 건의 글라이딩, 꽉 움켜지기
- 행주 비틀기

하지 (Lower Extremity)

- 체육관, 자전거
- 공을 차거나 걷기 게임
- 엎드려서 체중을 발목에 가게하고 뒤쪽 무릎의 구축 스트레칭

> **핵심 21.4**
> 체액이 이동하고 혈류역학적인 변화가 일어나면 심혈관계에서 수요가 많기 때문에 심장이나 호흡 문제가 생기기 전에 환자가 힘든 운동을 하는 것은 주의해서 피해야 한다.

이소성 골화 (Heterotopic Ossification)

이소성 골화(HO)는 화상 환자의 1~23%에서 나타난다고 보고된다. 이 발생은 주로 잠행성이며 화상 환자들은 모른다. 치료사들은 주로 HO를 처음 갑작스런 ROM 감소, 통증, 부종과 같은 공통적인 현상에 의해서 예감하게 된다. 팔꿈치는 가장 흔하며 감각과 운동이 연합된 자신경의 협착이 보인다. Hunt 등의 보고에서는 관절의 95%가 HO가 퍼져 있으며 완전히 경화된 화상과 그 위의 부분에서는 닫힌 것이 발견되었다고 했다.[45] Overzealous 치료에서는 예감되었다. 한 HO의 진단에서는 X-ray에 의해서 발견되고, 수동적 스트레칭과 통증 없는 운동을 피한 활동적이고 도움을 받는 가동범위운동이 있었다. 치료는 개개인의 차별이 필요하지만 통증 없는 범위 내에서 행해지는 가동범위운동이 필요하다.[46]

수술적인 것은 언제 환자의 가동범위가 감소되었으며 환자의 일상생활동작에 문제가 생겼는지를 고려해야 한다. 그런 신호들은 자신경의 문제나 치료가 불가능한 것을 알게 한다. 수술은 가동범위를 증가시키고 지속적인 수동 운동장비(Continuous passive motion; CPM)를 가능하게 한다. 자신경이 손상을 입는 것은 가장 심한 합병증과 치료사가 가능한 치료에 제약을 생기게 한다.[45]

> **핵심 21.5**
> 이소성 골화가 형성되면, 통증범위를 벗어나는 수동신장과 능동보조운동을 피해야 한다.

생물리적 기술들 (Biophysical Technologies)

화상치료를 겸한 치료사들은 비록 그것들이 아주 작은 증거들을 가지고 있다 해도 치료하는 것에 있어서 생물리적인 것들을 고려해야 한다. 파라핀은 화상의 구축에 스트레칭을 겸해서 사용된다. 그것은 콜라겐을 증가시키고 피부를 더욱 유연하게 만들어주고 관절의 문제를 감소시키고 가동범위를 증가시킨다.[7] 파라핀은 피부에 경화나 근뼈대계 문제가 있는 또 다른 환자 군에서 사용된다.[47] 파라핀은 화상재활에서 피부 층을 늘어나게 하면서 표면의 열을 제어한다. 어떤 치료사들은 파라핀을 관절이 스트레칭되는 동작에서 적용하는 것이 유용하다고 했다.[48] 만약 환자들이 "잠기게 하고 감싸지는" 기술을 참지 않는다면, 파라핀은 그 부분에 칠해질 것이다.[7] 개별적으로 발달된 파라핀 방법은 거즈 조각을 파라핀에 잠기게 하여 사용하는 방법과 그 부위에 적용하는 것이다. 플라스틱 랩이나 수건은 그 부위에 놓고, 조심히 길게 늘여준다.[7] 파라핀을 연약한 피부나 감각이 떨어진 부위에 적용하게 되면 문제

가 발생할 수 있다.[7] 수분이 함유된 열은 스트레칭 동안 더욱 큰 부위에 열을 제공할 수 있다(그림 21.18). 초음파를 사용한 치료는 확실하지 않다. Ward의 저서에서 초음파의 효과는 ROM 증가와 통증 감소에서 확실하지 않다고 했다.[94]

손 화상의 치료 (Management of Hand Burns)

손의 화상은 그들의 들어난 상태 때문에 흔하게 발생한다. 손 화상의 50%는 직장에서 발생한다.[18,50] 비록 각각의 손이 전 신체 표면의 3%가 적고, 손의 화상은 결과적으로 사용하지 못하는 것과 귀결된다. 손 화상 치료 목표는 최대한 손의 기능을 살리는 것이다. 가동범위와 잡는 스트레칭도 중요하지만, 개인의 손을 사용하는 일상생활에서의 능력은 같지 않다.[50]

깊은 2도와 3도 화상인 손의 절개와 이식은 입원기간을 짧게 하고 비용을 낮춘다.[51] 손의 더 깊은 4도 화상은 건, 뼈와 관절을 포함하고 비침습적인 괴사조직제거술이 필요하다. 수술적 치료는 flap, K-wire이나 절단, 그리고 종종 보통에서 심한 장기간의 손 손상이 이런 종류의 화상에서 있다(그림 21.19).[51]

화상 입은 손에서 가장 흔한 세 가지 변성은 엄지 갈퀴막공간, 몸쪽마디뼈사이 관절 굽힘 구축, 그리고 다섯 번째 손가락 단추 구멍 변성 구축이 있다.[52] 손등 화상, 부종, 그리고 이후에 수축성 흉터의 힘이 결국 갈퀴손변형을 일으키는 손허리손가락(MP) 관절의 젖힘과 마디뼈사이(IP) 관절의 굽힘이나 젖힘을 초래할 수 있다. 가로 활과 세로 활이 평평하게 되면, 다섯 번째 손가락이 자쪽으로 돌림한다. 엄지두덩갈퀴막이 수축하면, 엄지가 폄과 모음쪽으로 당겨진다. 손가락사이 갈퀴막공간의 흉터은 손가락 모두를 당긴다.[7] 피부가 얇은 손의 편근 쪽 화상은 노출된 건과 단추 구멍 또는 망치 변형을 초래한다. 단추구멍변형은 몸쪽마디뼈사이(PIP) 관절의 신전장치를 포함하고 직접적인 열손상이나 건 허혈을 초래한다. 노출된 건은 스플린트보다 중요한 건조 예방을 위해 습성보호붕대로 덮여져야 한다. 단추구멍 변성의 다른 원인은 PIP관절에서 발생하는데 손바닥 흉터에 붕대를 감거나 손바닥과 빗지지인대의 단축과 결합된 결인대의 리모델링되면서 이다. 신근덮개나 합지증은 등쪽 손가락 갈퀴막공간이 사라진 것이고 손등화상 후에 부적절한 자세를 초래한다.

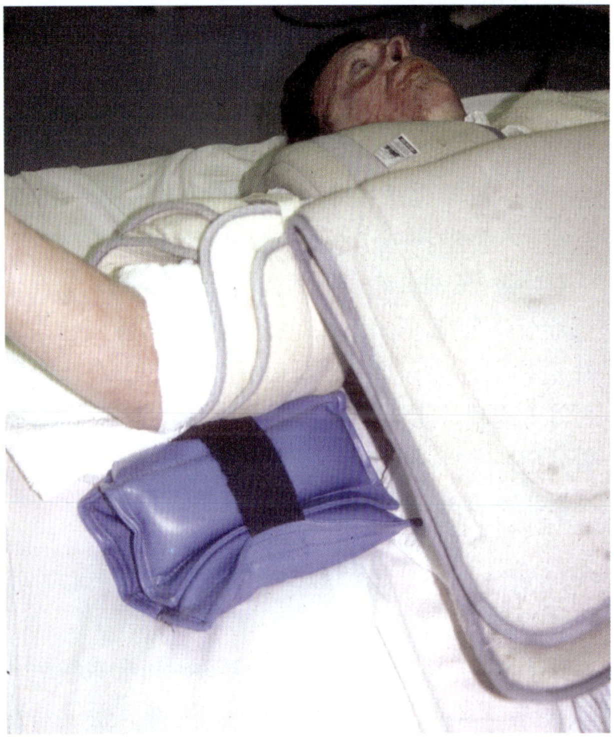

그림 21.18 *파라핀, 습열, 자세성 신장을 이용한 겨드랑이 구축 치료.*

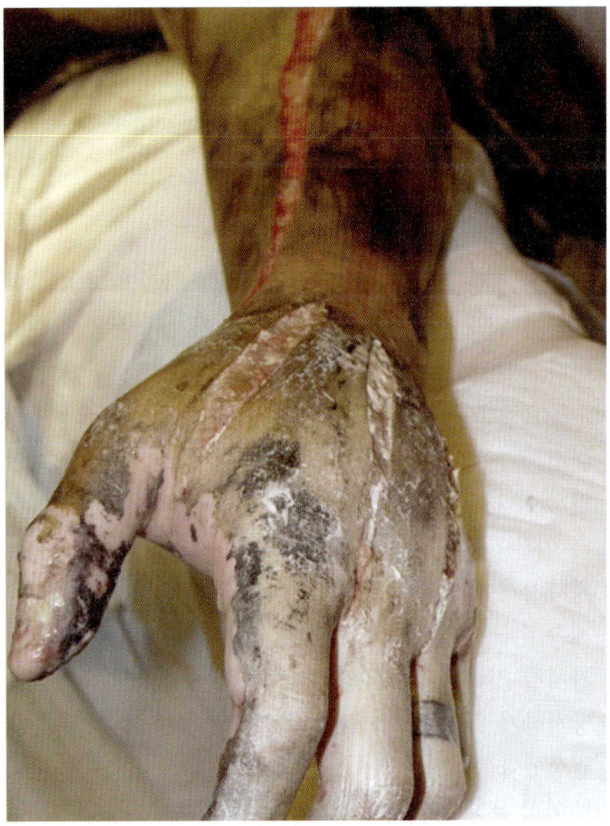

그림 21.19 *딱지절개술 이후의 완전두께 손 화상. 손의 갈퀴 변형이 나타난다.*

스플린트는 곁인대의 길이를 보존하는 MCP관절의 최소 65° 에서 70° 굽힘에 위치되어야 한다.[53]

손바닥 화상은 손바닥 갈퀴막과, 엄지와 손가락의 폄과 벌림을 못하게 한다. 성인 손에서 1cm의 흉터구축은 움직임을 거의 잃게 하지 않는 반면에 같은 구축이라도 소아에서는 심각하게 가동성을 잃게 만든다.[7]

감각장애도 화상괴사와 상관없이 열 손상으로 영구 감각 손상과 함께 기능적으로 손상 받는다. 비록 이런 정보가 결과와 거리가 멀어도, 치료사는 진피를 포함한 모든 손의 화상에서 감각장애의 가능성을 예상해야 한다.[7,53] 화상 입은 손의 재활은 부종 감소, 가동범위운동, 스플린트, 그리고 압박을 포함한다.

부종 (Edema)

표층 부분두께 손 화상의 경우, 부종은 대개 적은 편이고, 반면 심층 부분두께 화상이나 완전두께 화상의 부종은 심한 편이고 장기간 유지된다.[53] 손 내재근의 섬유증과 허혈성 괴사를 예방하는데 중재가 필요하다.[7] 손 부종의 치료는 거상, 도수마사지, 외적 탄력지지 및 가동범위운동으로 달성될 수 있다. 지속적인 후향 마사지와 함께 압박치료는 손과 손가락의 부종을 감소시키는데 효율적인 것으로 밝혀졌다.[54]

운동 (Exercise)

깊은 손등 화상을 가졌을 때는, 폄근기전의 파열을 방지하기 위해 반복된 굽힘과 폄이나 강제 굽힘을 피해야 한다. 마디뼈사이(IP) 관절을 편 채 MCP 관절만 능동과 수동으로 운동하고, 그 다음에 이루어지는 갈고리 주먹쥐기 운동을 하면, 폄근 힘줄에 스플린트레스를 덜 주게 될 것이다. 상처가 표층으로 간주되거나, 적절한 조직 덮개가 이루어지면, 부드러운 ROM 운동을 시작할 수 있다. 지나치게 강한 수동운동은 손상되기 쉬운 새로운 조직을 계속 손상시킬 것이고, 콜라겐 침착의 증가와 흉터를 증가시킬 것이다. Brand와 Hollister는 조직의 뻣뻣함을 방지하기 위해 짧고 가벼운 반복적인 능동 ROM 운동을 권장했다.[53,55]

이식 유착이나 상처 폐쇄가 이루어지면, 가동범위운동은 전체 관절운동의 재취득에 초점을 맞춘다. 손목 굽힘과 관련된 완전한 주먹 쥐기는 등쪽 구축을 신장할 것이다. 일상생활동작에서 손의 기능적 사용을 장려하고, 저항 운동은 환자의 인내력에 맞게 증가되어야 한다.[7]

스플린트 (Splinting)

일반적으로 표층 손 화상은 자세 취하기와 가동범위운동만으로도 치료된다. 심층 부분두께 화상이나 완전두께 화상의 급성 스플린트는 맞춤형 스플린트를 필요로 하고, 다음을 따른다: (1) 20-30° 의 손목 폄, (2) 80-90° 의 MCP 관절 굽힘, (3) 마디뼈사이관절의 완전한 폄, (4) 엄지 바닥쪽벌림(그림 21.20). 첫 번째 손갈퀴의 보존은 쥐기와 ADLs에 있어 중요하다. 엄지에서 가장 강한 근육인 긴엄지굽힘근은 신장된 위치로 위치되어야 한다.[7]

만약 손에 심한 부종이 있으면, 위에서 설명된 자세를 강제로 취해서는 안 되지만, 부종이 가라앉으면, 스플린트를 다시 만들어야 한다. 화상 관리의 급성 단계 동안, 손가락의 가동범위를 촉진하기 위해 손가락들을 개별적으로 드레싱해야 하고, 탄력붕대로 스플린트를 감는다. 스플린트가 잘 맞춰져 있고, 올바르게 적용되어 있는지를 체크해야 한다. 잘 맞춰져 있지 않거나 나쁘게 적용되었으면, 변형이 초래될 수 있다. 환자의 가동범위가 향상되고 상처 상태가 변함에 따라, 밤에도 계속 착용하는 스플린트를 밤에는 제거하는 방식으로 스플린트 프로그램을 변화시켜야 한다.

PIP 관절에서 폄근 힘줄의 중앙 슬립이 파열되면, 6주 동안 침범된 관절에 고랑 스플린트나 X-lite 스플린트를 적용할 수 있다. 이 자세는 배쪽 활주로부터 가쪽띠를 억제하여, 단추구멍변형을 초래한다.[7] 가짜 단추구멍변형은 MCP 관절과 IP 관절을 지지하여 치료된다. 즉, MP 관절의 굽힘과 IP 관절의 폄을 회복시키는 연속 깁스나 정적

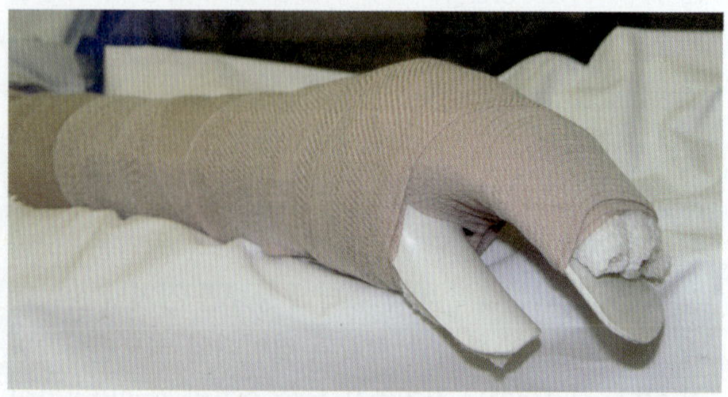

그림 21.20 *급성 화상 손의 스플린트.*

의 점진적 스플린트를 이용한다.

손과 손목의 바닥 화상은 부항형태의 변형을 초래할 것이다. 치유중인 상처나 수축중인 흉터를 지속적으로 신장시키기 위해, 손목과 손을 최대 폄하는 바닥쪽 폄 스플린트를 이용한다. 결인대 길이를 유지하는 운동은 스플린트과 균형맞게 적용되어야 한다. 손 화상이 바닥쪽과 등쪽 모두에서 발생할 때, 치료사는 변형의 힘 방향과 스플린트를 면밀하게 평가해야 한다.[7]

연속 정적 스플린트는 엄지 갈퀴 구축을 신장하는데 효율적이다. 스플린트는 저온도 열가소성으로 만들어지고, 엄지와 집게손가락의 완전 폄 함께 1번째와 2 번째 손허리뼈의 벌림 상태로 유지한다. 깁스는 화상입은 손의 구축을 교정하는데 효과적일 수 있다(그림 21.21).

동적 스플린트나 연속 스플린트는 화상 손의 흉터 구축을 교정하는데 이용된다. 적은 힘과 장기간의 신장이 조직 신장을 위해 적절한 시간으로 권장된다. 연속 정적 폄 스플린트는 초기에 PIP 관절의 등쪽 압박을 최소화하기 위해 45° 이상의 PIP 관절의 굽힘 구축에 이용된다. 구축이 45° 미만이면, 동적 Capender 스플린트를 이용할 수 있다.[57]

압박 (Compression)

완전한 상처 폐쇄가 이루어지기 전에, 자기-유착성 탄력 압박랩을 손가락과 손과 아래팔에 나선형으로 적용할 수 있다. 상처 폐쇄가 이루어지고 이식이 유착되면, 환자의 피부가 시중의 장갑에 내성을 가질 때까지 중간용 압박랩이나 장갑을 이용할 수 있다. 환자의 손가락 끝에 감각을 적용할 수 있도록 그리고 순환을 모니터링할 수 있도록 손가락끝이 뚫린 형태의 디자인을 권장한다.[7] 인서트를 이용하여 손의 갈퀴 공간이나 손바닥의 흉터 관리를 제공하고, 압박을 적용할 수 있다.

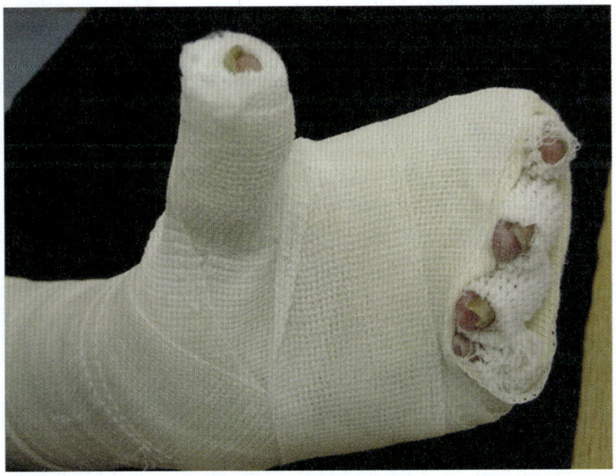

그림 21.21 *손바닥 구축 화상의 깁스.*

결과 (Outcome)

이식을 요구하는 심층 손 화상 환자는 ROM, 쥐기 근력 및 협응에서 가장 큰 기능 소실이 있는지를 보여주고 있다. 이들 환자는 기능이 회복되는 1년 이상 걸릴 수 있다.[7] Sheridan 등은 표층 화상 환자의 97%와 수술을 필요로 하는 심층 및 완전두께 화상 환자의 81%가 정상 기능을 가지고 있음을 보고했다. 90%가 일상생활동작을 독자적으로 수행할 수 있었다. 다음을 포함해 손 치료에 주로 사용되는 9가지 손 기능 평가가 있다: Michigan Hand Outcome Questionnaire, Jensen Test of Hand Function, TEMPA.[50] 그러나 손 화상 환자에게 타당한 기능 평가 도구에 대한 정확한 목록은 없다.

핵심 21.6

손의 과도한 부종은 근육의 섬유성 변화를 초래할 수 있고, 갈퀴 손 변형을 초래한다.

비후성 흉터 (Hypertrophic Scarring)

비후성 흉터와 흉터 관리는 전체 화상 팀의 책임이고, 이것은 화상치료사에게 있어 필수 관심사와 도전이다. 비후성 흉터와 관련된 나쁜 미용상 형태, 구축, 심한 가려움 및 통증은 직장, 놀이 및 여가 활동의 일상생활동작 기능 활동으로 복귀하려는 화상 생존자의 능력을 방행하고 손상시킬 수 있다. 더 많은 사람들이 심한 화상 손상으로부터 생존하기 때문에, 치료 중재의 초점은 생존 자체에서 화상 환자의 기능적 결과와 미용적 결과로 이동되어야 한다. 이들 결과를 달성하기 위해, 화상 치료사는 비후성 흉터의 발달을 조절하고 흉터 성숙을 억제하기 위해 다양한 예방적 중재와 치료적 중재를 사용해야 한다.[61]

화상 손상 이후 비후성 흉터를 일반적으로 고려한다. 그러나 비후성 흉터의 예방에 대한 데이터는 거의 존재하지 않는다.[2] Deitch 등은 자발적으로 치유된 화상에서 비후성 흉터의 발생에 대해 연구했고, 아프리카계 미국인의 화상지점 30%와 백인의 화상 시점 15%에서 비후성 흉터가 발견되었다. McDonald와 Deitch는 아동 화상 환자와 성인 화상 환자의 이식된 지점을 연구했다. 이 연구에 따르면, 아동(아프리카 미국인과 백인)에서 화상 부위의 75% 이상이 비후성으로 변했고, 아프리카계 성인 미국인의 50%과 성인 백인의 7%가 비후성으로 변했다고 한다. Spurr와 Shakespease는 두 시점인 1968년과 1984년에서 아동 화상환자를 검사했다. 임상직무의 변화, 압박치료의 도입, 피부이식을 필요로 하는 아동 환자의 증가에도 불구하고, 비후성 흉터의 유병률은 양쪽 시점에서 65%였다. Dedovic 등은 5세까지 아동에서 비후성 흉터의 유병률은 약 30%이었다고 보고했다. 6-15세 아동의 경우, 유병률은 약 50%였다. 이 연구는 인종, 근원 또는 자발적으로 치유되거나 피부 이식이 요구되는 영역을 구분하지 않았다. 가장 최근의 연구인 Bombaro의 연구는 비후성 흉터의 유병률이 67%였다고 결론을 내렸다. 백인이 아닌 인종의 유병률은 75%이상이고, 백인의 유병률은 60% 이상이었다. 화상 손상 이후의 전반적 비후성 흉터 유병률은 백인에서 7-68%이었고, 백인이 아닌 인종에서는 30-75%였다.

상처 경계 부위 내에 존재하는 비후성 흉터는 부풀어 올리고, 붉고, 가렵고 딱딱한 덩어리이다. 켈로이드는 원래 상처 경계부위를 벗어나서 까지 퍼지는 상처이다. 비후성 흉터가 켈로이드와 양적으로만 다르고 또 켈로이드가 굉장히 심한 비후성 흉터라는 것에는 아직 논란이 있다. 비후성 흉터는 정상 피부의 기질로부터 변화된 구성요소와 조직화를 가진 커다란 양의 세포외기질로 구성되어 있다. 콜라겐 섬유는 장기간의 만성 염증 반응과 풍부한 미성숙 결합조직을 가진 나선형 패턴의 결절으로 형성되어 있다. 비후성 흉터의 병인은 크게 알려져 있지 않지만, 관련된 연관성은 감염, 지연되거나 장기간의 치유, 화상, 상처 장력, 세균 군집화 등이 있다. 다른 비후성 흉터의 원인은 육아조직, 만성 염증 과정, 증가된 혈류량, 유전적 요소, 증가된 장액성 단백 및 변화된 기질 등이 있다.

임상 징후나 미성숙 비후성 흉터의 특징으로는 다음과 같다:

- 증가된 혈관화(충혈)-붉은색, 부풀어 오름, 딱딱함

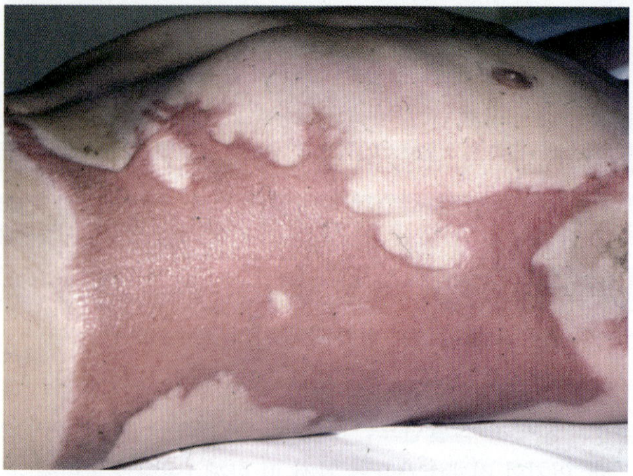

그림 21.22 *자발적으로 치유된 화상 이후의 비후성 흉터 형성.*

- 섬유아세포, 근섬유아세포, 콜라겐 그리고 육아조직의 증가
- 감소된 세포간질 공간
- 풍부하고 변화된 지길 (그림 21.22과 그림 21.23)

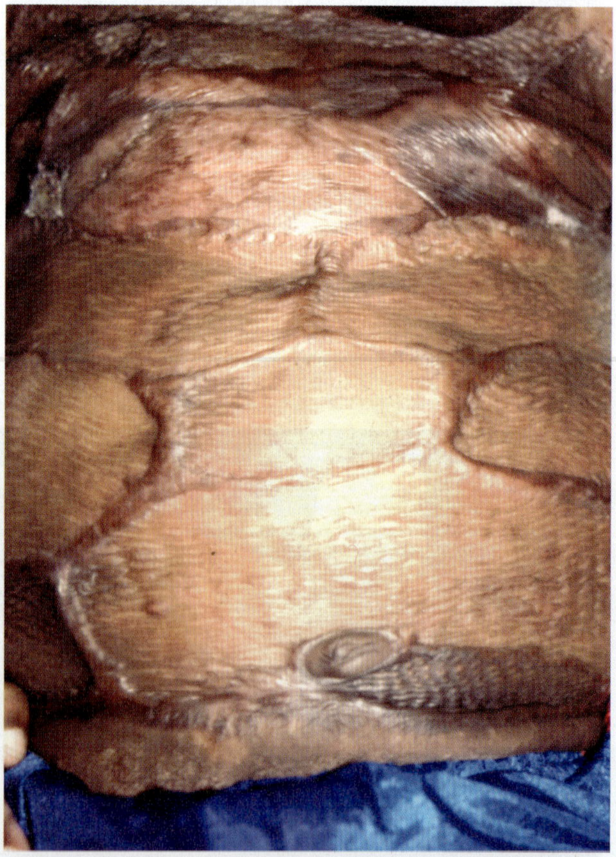

그림 21.23 *이식 가장자리를 따라 발생한 창유리 형태의 비후성 흉터 형성.*

비후성 흉터의 임상 징후는 치유 이후 6주 이상까지 뚜렷하지 않을 수 있다. 흉터의 최종 형태는 초기 치유과정에 크게 좌우된다. 비후성 흉터가 성숙할 때, 혈관화와 섬유아세포의 숫가가 감소한다. 나선형 형태의 콜라겐은 더욱 평행한 형태로 바뀌고, 흉터에서 모세혈관과 섬유아세포의 숫자가 감소된다. 임상적으로 성숙 흉터는 창백과 유연해지고, 완전한 성숙을 달성하는데 2년 이상이 걸릴 수 있다.

Deitch 등은 흉터 형성에 영향을 주는 많은 요소와 변수를 연구했다. 다음 지침은 화상 치료사가 고위험 환자를 확인하는데 도움을 줄 수 있다:

- 만약 치유가 *10일 이내에* 이루어지면, 비후성 흉터는 발달하지 않는다. *압박치료가 필요 없다.*
- 만약 치유가 *10-14일 이내에* 이루어지면, 비후성 흉터 발생을 모니터하고, *아프리카계 미국인에게만 압박치료를 권장한다.*
- 만약 치유가 *14-21일 이내에* 이루어지면, 비후성 흉터가 대개 발생하고, *압박치료를 강하게 권장한다.*
- 만약 치유가 *21일 이후에* 이루어지면, 피부 이식이 요구되고, *압박치료를 후보 치료이다.*

비후성 흉터 형성에 영향을 주는 다른 요소들은 다음과 같다:

- *인종.* 일반적으로 아프리카계 미국인과 아시아계 미국인과 같은 어두운 피부색의 사람들이 비후성 흉터가 될 수 있다. Deitch 등에 따르면, 아프리카계 미국인이 백인에 비해 2배 이상 발병률을 가지고 있다고 한다.
- *연령.* 비록 Deitch 등에 따르면, 연령은 예측요소가 아니다할지라도, 젊은 사람의 흉터가 고령자의 흉터보다 피부 장력이 더 크고, 콜라겐 합성의 비율이 증가했다.
- *위치.* 흉터 형성이 잘 발생하는 신체의 특정 영역은 복장뼈, 위쪽 등, 어깨, 볼기 부위, 발등 등이다.
- *깊이.* 그물층까지 침범된 깊은 화상은 육아조직 형성으로 인한 증가된 흉터 발병을 가지고 있고, 또 장기간의 치유 시간을 가진다.
- *장력.* 증가된 흉터는 어깨와 위쪽 등과 같은 높은 장력 영역을 보인다.
- *성별.* 남성과 여성의 비율이 거의 동등하기 때문에, 성별은 흉터 형성의 예측 요소처럼 보이지 않는다.[60]

비후성 흉터의 징후를 모니터링할 때의 다른 요소는 치유과정 동안의 비유착성 피부 이식, 감염, 괴사조직의 영구적 출현, 과도한 피부 이식 가장자리의 운동 등이다. 이들 모든 요소는 흉터의 결과를 결정하는 역할을 한다. 비후성 흉터의 전조에 대한 가장 중요한 변수는 손상에서 완전한 상처 폐쇄까지의 시간이다.[60]

> **핵심 21.7**
> 상처를 치유하는데 더 많이 걸리고 상처의 깊이가 깊을수록, 비후성 흉터 발달의 위험이 더 커진다.

흉터 평가 (Scar Assessment)

비터에 대한 다양한 치료 방법의 효율성을 결정하기 위해, 화상 치료사는 신뢰성 있고, 타당하고, 임상적으로 유용한 결과 측정을 필요로 한다. 오늘날까지 그런 측정 방법이 밝혀지지 않았다. 그러나 다양한 방법과 기술이 다양한 신뢰도와 타당도를 가지고 이용되어져 왔다. 이들 측정방법은 사진촬영, 초음파, 탄성 측정기, 신장 측정기, 근육톤 측정기, 폐활량 측정기, 경도계, 적외선 체열측정기, 생검, 레이저 도플러 흐름 측정기, 결합조직 탄력측정기, 3차원 몰드, 환자 비율척도 등이 있다. 이들 측정방법의 대부분은 임상적으로 잘 이용되지 않는데, 그 이유는 비용이 비싸고, 시간이 많이 소요되고, 높은 기술이 필요하고, 종종 휴대할 수 없기 때문이다.[61]

1990년, Sullivan 등은 이전의 척도가 매우 주관적이기 때문에 화상 흉터 성숙을 평가하고 접근하는 비율 척도를 개발했다. 그들은 흉터 유연성, 혈관화, 색소침착, 높이 등의 비율을 측정했던 첫 번째 도구인 Vancouver Scar Scale(VSS)를 개발했다. 일반적으로 총점수가 높을수록, 흉터가 더 미성숙하고 활동적이고, 반대로 총점수가 낮을수록, 흉터는 성숙하고 비활동적이다. 비율척도는 임상적으로 효과적이고 경제적이지만, 이 도구의 주요 단점은 검사 비율이 주관적인 것이다. 비록 Vancouver Scar Scale가 문헌에서 넓게 사용되고 자주 인용될지라도, 그것의 신뢰도와 타당도를 결정한 연구는 많지 않다. 표 21.1은

표 21.1 화상 척도 (Burn Scar Scale; VSS)

색소침착	혈관화
0 정상: 나머지 신체부위의 색깔과 거의 비슷함.	0 정상: 나머지 신체부위의 색깔과 거의 비슷함.
1 저색소침착	1 핑크색
2 과색소침착	2 붉은색
	3 자주색
유연성	**높이**
0 정상	0 정상
1 유연함: 최소 저항으로 유연해짐	1 < 2㎜
2 움푹 들어감: 압박으로 유연해짐	2 < 5㎜
3 유연하지 않고 팽팽함 : 쉽게 움직이지 않고, 도수압박에 저항을 함	3 > 5㎜
4 밧줄 같음: 흉터의 신장으로 파래짐.	
5 구축: 영구적인 단축의 흉터. 변형이나 왜곡이 일어남	

원래 화상지표를 보여주고 있다.

Cincinnati에 있는 Shriners Burn Institute에서는, 외래 환자시설에서 흉터 성숙을 모니터링하기 위해 수정본 VSS를 사용하고 있다. 흉터 특성은 혈관화, 유연성, 높이 등을 포함한다. 색소침착은 흉터의 성숙과정에 대한 유용한 정보를 제공하지 않기 때문에 고려사항으로서 색소침착을 제거했다. 매달 그리고 퇴원 시에 환자를 평가했다. 이식 영역과 공여 지점이 매번 방문할 때마다 평가되고, 눈으로 비교하기 위해 사진 촬영을 했다. 압박치료 프로그램에 대한 환자의 순응도(compliance)가 매일 착용하는 압박 장비의 횟수로 기록된다. 이 방법은 간병인과 환자에게 흉터 성숙을 강화하는 압박 프로그램의 중요성을 보여준다. 공식적인 평가도구가 흉터 성숙의 모니터링에 이용되는지에 관계없이, 다양한 간격으로 얻어진 사진은 임상가, 환자, 가족구성원에게 흉터 진행의 시각적 표현을 제공할 수 있다.

화상 치료사는 연구를 정량화하기 위해 시간 경과에 따른 흉터의 특성을 정확하게 측정하는데 계속 관심을 가져야 하고, 임상 진전을 체크해야 한다. 사진과 임상 노트는 정량화하기 어렵기 때문에, 몇몇 치료사가 환자 흉터를 평가할 때 그들의 결과들이 변할 수 있다. 보다 쉬운 적용과 점수화를 위해, 그리고 스태프들의 Vancouver Scar Scale 사용 순응도를 높이기 위해, Baryza와 Baryza는 포켓 크기의 Plexiglas tool를 개발하여, 색소침착, 혈관화, 유연성 및 높이 등의 세부 검사에 사용했다. 색소침착과 높이의 세부 검사는 원래 Vancouver Scar Scale에서 약간 수정되었다. 혼합된 색소침착이 첨가되고, 높이 검사가 다음과 같은 수치 척도로 바뀌었다: 1는 0-1 ㎜, 2는 1-2 ㎜, 3은 2-4㎜, 4는 4㎜ 이상. 원래의 화상 흉터 평가-Vancouver Scar Scale를 알고 싶으면, 그림 21.2를 참고하기 바란다. Plexiglas tool은 높이를 비교할 수 있도록 2 ㎜ 두께로 되어 있다. 수치 척도로 수정된 흉터 척도는 더 두꺼운 흉터를 편리하게 비교할 수 있도록 치료사에게 5 ㎜의 끝단을 제공한다. 이 도구의 더 큰 끝단은 혈관화 점수를 결정하는 흉터의 압박에 이용된다. 이 도구를 소독하여 수술실에서도 사용할 수 있다. 그러나 대부분의 임상 상황에서는, 알콜이나 비누와 물로서 도구를 세척한다. 이상적인 측정 도구는 내용 타당도, 평가자간 신뢰도, 검사간 신뢰도, 쉬운 적용, 낮은 비용 및 비침습적인 방법을 가진다. Baryza는 Plexiglas 도구로 높은 신뢰도를 보였지만, 상세한 방법을 보여주지 못했다고 보고했다.

저자들은 불규칙성, 유연성, 결함, 두께, 높이 및 색깔 등과 같은 흉터의 변수를 평가하기 위해 사진과 수치 척도를 사용했다. 주요 제한은 2차원의 사진이 흉터의 3차원 요소(결, 높이 및 두께)의 평가에 타당한지에 대한 의문점이다. 흉터 성숙에 대한 평가에서 사진의 질과 재생산성도 의문점이다. Vancouver Scar Scale(VSS)의 다른 버전이 Forbes-Duchar 등에 의해 개발되었다. 그들은 혈관화의 비율을 측정하기 위해 색깔 척도를 개발했다. 주관성을 감소시키고, 비율을 쉽게 향상시키기 위해 현재의 VSS으로부터 2가지 버전이 만들어졌다. 첫 번째 버전은 2개의 그림 척도(하나는 백인을 위한 것이고, 다른 하나는 원주민을 위한 것)를 가지고 있다. 두 번째 버전은 높이와 색소침착의 세부 검사를 위해 Baryza와 Baryza에 의해 개발된 Plexiglas 도구를 채택했다. 이들 버전을 합쳐서 Modified Vancouver Scar Scale(MVSS)라 한다.

Forbes-Duchar 등의 연구는 MVSS의 평가자간 신뢰도를 측정했다. 색소침착 검사를 제외한 나머지 모든 세부 검사는 뚜렷한 상관관계를 보였다. 결과에 따르면, MVSS의 총 점수만이 화상 흉터 결과를 결정하는데 사용되어야 하는데, 그 이유는 개별 세부 검사의 점수들이 매우 낮은 신뢰도를 가지고 있기 때문이다. "밝음", "중등도", "어두움" 등의 색깔 척도의 재분류; 색소침착 세부 검사의 생략; 그리고 많은 대상자의 추가적인 연구들이 이런 평가의 버전이 신뢰될 수 있음을 보장해준다. 효율적인 비용과 친사용자적인 흉터 성숙 평가방법은 화상 치료사와 화상 팀 전체에게 있어 계속되는 도전이다. 이 연구는 흉터 성숙 평가의 진화에 있어서 화상 치료사에게 중요한 단계이다.

비후성 흉터의 치료와 관리 (Treatment and Management of Hypertrophic Scars)

화상 흉터는 다양한 예방적 방법과 치료적 방법을 통해 최소화될 수 있고, 기능적으로 그리고 미용적으로 최상의 결과를 얻을 수 있다. 비후성 흉터 형성을 통제할 수 있는 방법은 제한적이다; 그러나 압박치료, 실리콘 제품, 흉터 마사지 등을 이용한 흉터의 물리적과 역학적 특성을 변화시키기 위해 물리적 중재를 제공한다. 의사에 의해 사용되는 치료 중재는 많이 없고, 주로 콜라겐 대사를 변화시키고 흉터를 제거하는 방법들이다. 의사의 다른 방법으로는 스테로이드제, retinoic acid 국소제 적용, hyaluronidase, Zinc와 비타민 E, 국소 Putrescene, 수술적 절개나 교정, 방사치료, 압박치료, 냉치료, 레이저 치료 등이 있다. 이들 치료는 전반적으로 만족스런 결과를 만들지 못했다.[67]

압박 치료 (Compression Therapy)

압박치료는 1835년 이후로부터 켈로이드 치료에 성공적으로 사용되어 왔다. 압박치료는 Unna 부츠의 사용, 스펀지 고정, 혈관 지지 의복 등을 포함한다. 화상 흉터 조절을 위한 압박치료의 사용은 치료적 중재로 널리 수용되어 왔다.[60]

압박치료는 대개 압박이나 압박 의복으로 간주되며, 적어도 30년 동안 치료사들에 의해 사용되어 왔고, 비후성 흉터의 출현을 수정하고 성숙 속도를 증가시켰다.[68] 압박이 흉터의 구조를 변화시키는 기전을 확인한 연구는 없었다; 그러나 압박이 피부를 얇게 만드는 효과가 있음은 알려져 왔다. 흉터의 기계적 압박은 붉은 색을 흐리게 하고, 흉터를 가는 혈류를 감소시킨다. 이런 혈류 감소는 조직 저산소증과 세포 증식을 감소시킨다. Collagenase inhibitors의 숫자가 감소되고, 콜라겐 용해의 비율이 강화되고, 콜라겐 합성과 흉터 용해 사이의 균형이 향상된다. 화상 흉터에 대한 압박치료는 다음을 일으킨다:[60]

- 부종 감소
- 기질의 침착과 변화 감소
- 흉터 결절의 감소
- 상피와 평행하도록 콜라겐 다발의 재정렬
- 흉터 유연성과 평편화의 증가
- 근육섬유아세포의 점진적 감소
- 가려움증과 통증의 감소

전반적으로 압박치료는 흉터조직의 물리적 특징을 변화시켜 흉터 성숙 과정을 가속화시킨다. 이런 변화들은 몇 개월에서 몇 년까지 일어난다.[60]

압박치료와 적용을 위한 지침 (Guidelines for Compression Therapy and Application)

흉터 성숙을 유도하는데 필요한 압박의 양에 대해서는 논란이 있다. 그러나 많은 연구자들은 흉터조직의 변화를 일으키기 위해 약 25mmHg 모세혈관 압력을 권장한다. 이런 수치는 절대적으로 증명된 것은 아니고, 5-15mmHg과 같은 낮은 압력의 압박치료에서도 좋은 임상 결과(흉터 모양이 더 좋아지고, 가려움증이 감소되는)가 보고되었다. 흉터의 재형성 가속은 10mmHg 미만의 압박으로도 일어날 수 있고, 15mmHg 이상의 압박으로 치료된 흉터는 더 납작해지고, 유연해지고, 붉은 색을 덜 띠게 된다. 임상적으로 긍정적인 결과가 낮은 압력을 적용했을 때도 나타날 수 있지만, 25-35mmHg의 높은 압력은 비후성 흉터의 더 빠른 성숙을 보일 수 있다.[60] 40mmHg 이상의 압력은 약화와 감각이상 등과 같은 합병증을 일으킬 수 있다.[68] 일반적으로 비후성 흉터가 손상 후 짧은 시간내에 시작되기 때문에, 압박을 조기에 적용하면 할수록, 더 좋은 결과를 얻을 수 있다.

압박치료나 압박 의복은 하루에 22-23시간 적용되는 것을 권장한다. 즉, 개인 위생이나, 피부 수분, 흉터 마사지 치료를 할 때만 탈의하도록 한다. 압박의복의 착용은 일반적으로 2년까지 요구되거나 완전한 흉터 성숙의 징후(유연하고, 납작해지고, 색깔이 옅어지는)가 화상 치료사나 의사에 의해 확인될 때까지 이루어진다.[60]

압박 의복에 대한 장기간 순응도에 대해서는 논란이 있지만, 흉터 성숙의 효과는 압박 기간과 직접적인 관련성은 여전히 남아 있다. 흉터 성숙의 속도와 미용 결과의 강화를 지지하는 근거들은 다양하다.[69]

압박용 옷에 의한 합병증 (Complications with Pressure Garments)

기성 압박 의복의 임상적 효율성에도 불구하고, 몇 가지 합병증과 방해가 일어날 수 있는데, 다음과 같다: (1) 몇 개월에서 몇 년 동안 계속 압박 의복의 착용; (2) 모든 신체 부위와 얼굴에 동등하지 않는 압력; (3) 체중의 증가나 감소, 또는 급속한 성장 등으로 인해 변화나 재측정; (4) 착탈의 어려움; (5) 불편함이나 열기(hot); (6) 피부 자극과 파손에 의한 문제; (7) 뼈 성장의 지연과 뼈 구조물의 변화; (8) 물렁조직 성장의 지연 등.

압박 의복에 의한 다른 합병증으로는 다음과 같다:

- *흉터 짓무름.* 짓무름은 의복이나 움직임의 적용, 관절의 타이트한 제한, 과도한 발한, 나쁜 위생, 또는 피부 민감성 등으로 일어날 수 있다.
- *마찰.* 압박의복의 적용으로도 전단력이 발생할 수 있고, 또 움직임으로 일어나는 의복과 피부 사이의 마찰에 의해서도 전단력이 발생할 수 있다.
- *관절의 타이트한 제한.* 관절에 과도한 압박을 막기 위해 의복의 맞춤을 잘 모니터링해야 한다. 과도한 압박은 피부를 자극하고 파괴시킬 것이다. 특히 활동이 많을 때 더욱 그러하다.
- *위생.* 압박 의복, 스플린트, 인서트 등이 열을 보유할 수 있기 때문에 그들을 착용할 때 적절한 위생이 필수적이다. 과도한 발한, 크림이나 습기 증가, 나쁜 위생 등이 흉터 짓무름, 감염 및 치유 시간의 지연을 일으킬 수 있다.
- *피부 민감도.* 몇몇 화상 환자들은 압박의복을 착용하는 동안, 피부염이나 발진이 생길 수 있기 때문에, 의사들은 발진이나 피부염을 검사하고 진단해야 한다.
- *뼈조직과 물렁조직의 성장.* Leung 등은 압박의복을 착용한 4명의 아동에게서 턱과 가슴 부위에서 뼈 성장의 퇴화가 있었음을 보고했다. Leung 등은 압박장갑과 인서트의 착용 때문에 성인 손바닥의 가로활이 좁아졌음도 확인했다. 그들은 압박을 분산하기 위해 패딩할 것을 권장했고, 또 하루에 12시간 이상 아동에게 얼굴 마스크를 착용하지 않도록 권장했고, 1세 미만의 아동에게는 딱딱한 얼굴 마스크의 착용을 권장하지 않았다. 뼈대조직과 물렁조직의 합병증을 최소하기 위해, 다음을 권장한다: (1) 과도한 압박이 적용되지 않도록 하고, 또 피부 파괴의 가능성이 일어나지 않도록 하기 위해, 압박의복과 마스크의 맞춤을 모니터링한다; (2) 필요하다면, 압박의복을 다시 측정되거나 교체한다; (3) 특히 뼈가 급속하게 성장하는 시기에는 얼굴 마스크를 다시 몰딩과 캐스트하고, 또는 재측정한다; (4) 흉터의 짓무름이 일어나면, 바로 압박의복과 얼굴 마스크를 중단한다.

압박 치료에 이용되는 다양한 재료 (Various Materials Used for Compression Therapy)

화상 치료사는 화상 흉터에 대한 압박치료를 사용하기 위해 다양한 재료와 다른 기술들을 사용할 수 있다. 사용되는 압박 재료는 최소한의 전단력을 일으키는 재료로 시작하고, 기성 압박의복으로 끝맺음한다. 이 재료들로는 (1) 탄력붕대/ACE 랩, (2) 자기 점착성 탄력랩(응집붕대),

(3) 탄력대롱지지 붕대, (4) 기성 탄력 압박의복, (5) 맞춤형 탄력 압박의복 등 있다.

탄력붕대 (Elastic Bandage)/ACE® 랩

탄력붕대가 화상 회복의 초기 단계에 종종 압박치료로 이용되고, 전단력을 일으키지 않고 화상 드레이싱 위에 적용될 수 있다. 탄력붕대는 부종을 통제하고, 정맥 배액과 림프 배액을 강화하고, 최근에 치유된 화상이나 피부 이식 부위를 위한 조기 혈관 지지를 제공한다. 탄력붕대는 싼 가격이고, 세척이 가능하고, 재사용이 가능한 제품이다. 탄력붕대는 적절한 압박을 제공하지만, 잘못 적용되면 몇 가지 합병증을 일으킬 수 있다. 탄력붕대를 너무 강하게 적용하거나 균등하지 않게 적용되면, 부종 증가, 순환 악화, 신경병리, 욕창이 발생할 수 있다. 적절한 적용은 다음과 같다:

- 먼쪽에서 몸쪽으로 랩핑하고, 압박을 먼쪽에 더 강하게 한다.
- 붕대를 감을 때 붕대 폭의 절반이 중첩되도록 한다.
- 붕대를 위쪽으로 감을 때 붕대를 당겨 장력을 적용한다.
- 팔다리에 원형 랩핑을 피한다.

가장 흔한 2가지 기법은 8자 기법과 나선형 랩핑이다. Whitmore 등은 8자 기법이 나선형 기법보다 더 강한 압박을 제공할 수 있고 다리의 압박에 더 많이 사용된다고 보고했다. 나선형 기법과 8자 기법은 팔에서도 이용될 수 있고, 움직임의 자유도를 더 크게 허용하기 위해 팔꿉관절에서는 8자 기법을 많이 사용한다. 붕대의 압력은 적용된 장력에 의해 결정된다. Parks 등에 따르면, 랩핑의 각 층은 팔다리에서 10-15mmHg을 제공하고, 가슴부위에서는 2-5mmHg의 압력을 제공할 수 있다고 한다. 화상 환자의 경우에는 정맥성 부종을 방지하고 더 좋은 안락감을 제공하기 위해 팔다리에 이중 랩핑을 권장한다.

자기 점착성 탄력 랩(응집붕대) (Self-Adherent Elastic Wrap[Cohesive Bandage])

*응집붕대*로도 알려진 자기 점착성 탄력 랩은 전형적으로 부종을 방지하거나 조절하고, 혈관을 지원하고, 흉터 형성을 최소화하기 위해 상처 치유의 초기 단계에서 손 또는 발에 사용된다. 그것들은 여러 상표 이름을 가지고 있고 다양한 너비와 색상이 들어가 있다. 응집 붕대는 전단가공의 물리적 힘을 견딜 수 없는 얇은 드레싱과 섬세한 티슈 그 이상을 응용할 수 있다. 이 붕대는 다소 운동을 방해할 수 있다. 그러므로 그 아래에 드레싱을 최소화하는 것이 좋다. 응집 붕대는 일반적으로 나선형 랩을 사용하여, 먼쪽에서 몸쪽으로 적용해야 한다.

대롱지지붕대 (Elastic Tubular Support Bandage)

대롱지지붕대는 저절로 치유된 화상 상처나 최소한의 전단력을 용인할 준비가 된 이식에 사용된다. 그것은 최종 압박 치료에 사용될 수 있다; 그러나 일반적으로 탄력 붕대 *후*와 맞춤형 압박의복 *전*에 중간 압박치료로 사용된다. 그들은 면을 기반으로 하고, 다양한 대롱 크기와 조립 전의 의류로 만들어져 유용하다.[60] Rose와 Deitch는 낮은 긴장(5~10mm Hg), 적당한 긴장(10-20밀리미터 Hg), 또는 높은 긴장(20-30mm Hg)을[60,73] 얻을 수 있는 치료사로부터 선택된 크기를 보고했다. Rose 등에 의한 다른 연구는 대롱지지붕대가 비후성 흉터의 형성 억제와 환자의 만족과 비용 감소에 효과적이라고 설명했다. 그것은 적용하기 쉽고 상지, 하지와 몸통에 효과적으로 사용할 수 있다. 사지는 점차 가늘어진다; 그러므로 대롱지지붕대를 먼쪽에 두 번 감거나, 사지에 먼쪽에서 몸쪽으로 다른 압박을 주어 균등한 압력을 도와주는 조립식의 모양의 지지대를 사용하는 것이 좋다.[60,73-75]

기성 탄력 압박 의복 (Ready-Made Elastic Pressure Garments)

몇몇 회사는 다양한 사이즈와 스타일에서 "선반 비우기" 탄력 의복을 만든다. 그들은 화상 센터에 공급하고 조금 빨리 측정해 맞춘다. 기성복 의복은 최종적인 의복으로 사용될 수 있거나 맞춤형 의복이 도착할 동안 압박 치료에 사용된다.

맞춤형 탄력 압박 의복 (Custom-Made Elastic Pressure Garments)

1960년대 말에 생긴 Brooke Army Hospital의 Paul Silverstein박사는 정맥염후 증후군(혈전증 후의 합병증으로, 하지의 심정맥 및 교통정맥의 판막의 파괴와 혈전이 형성된 정맥의 폐쇄로 인한 만성 정맥 부전으로, 하지 부종, 울혈성 피부염, 궤양 등이 특징인 질환이다.)으로 혈관지지를 하는 환자를 치료했다. Silverstein박사는 불거진 전형적인 비후성 흉터가 발달된 감싸지지 않은 다리에 대해 기록했다. 비슷한 때에, Duane Larson박사는 텍사스 주의 갤버스턴의 Shriners 화상의료원에서 화상부위에 압박스플린트를 사용할 때 최소화되는 비후성 흉터를 관찰했다. Silverstein 박사에 의해 사용된 혈관지지는 Jobst 협회주식회사(Toledo, OH)에 의해 제작되었다. 이 연구의 결과는 Jobst 협회를 비후성 흉터 관리를 위한 압박의복의 첫 번째 선두주자로 이끌었다.[76,77] 여러 다른 회사들은 다양한 색과 부수적인 것을 넣고 맞춤 압박의복 제조에서 Jobst 협회를 뒤따라갔다. 제작회사에서 화상의료진의 선호에도 불구하고, 비후성 흉터 최소화 치료를 위한 지속적인 압박은 잘 받아들여진다. 다음과 같이 발생하면 압력 의복에 대해 환자를 측정하는 것을 권한다;[76]

- 화상 상처 또는 피부이식의 치료는 14일 이상 걸린다.
- 화상 상처 또는 피부이식이 거의 낫고 있다.
- 1/4 또는 1 인치의 직경보다 작은 크기의 치유되지 않은 영역이 존재하고 있다.
- 피부 제공부위는 비후성 흉터의 징후의 치유가 지연된다.
- 부종이 완전히 해결되었다.[60]

대부분의 회사는 환자의 모든 신체 부위를 측정에 대한 자세한 지침과 양식을 제공한다. 측정은 적절한 맞춤을 위해 피부가 아닌 붕대를 통해 직접 촬영한다. 얼굴, 손, 또는 발을 측정하기 복잡하다면, 그것은 이 부위의 확실한 석고를 제작하고 정확한 맞춤을 보장하기 위해 압박의류 회사에 발송하는 것이 좋다. 의류의 첫 번째 세트는 치료사에 의해 적절한 핏이 평가되어야 하고 두 번째 세트는 환자가 씻는 동안 대안적인 의복을 가질 수 있도록 두 번째 세트를 주문해야 한다.

의복은 교환이 요구되기 전 약 2~3개월 동안 계속 입어야 한다. 직장으로 돌아가서 장갑을 끼는 활동적인 환자는 의복을 더 자주 교체해 줘야 한다. 성장이 빠른 소아 또한 새 의복을 위한 재측정이 필요하고 어른의 체중 증가 또는 감소로 새로운 의복을 위해 재측정을 해야 한다. 일반적으로, 의복은 탄력성을 잃게 되거나, 그들의 형태를 잡아주는데 실패했거나, 만졌을 때 번들거리거나, 회복할 수 없는 구멍이 있거나 지퍼나 벨크로에 문제가 있을 때 교체해야 한다.[60]

인서트 (Inserts)

인서트는 화상 흉터에 대한 적절한 압력을 위해, 특히 오목한 표면 같은 특정 부위에 가끔 유용하고 필요하다. 인서트는 고무, 펠트, 실리콘 탄성측정기, 그리고 퍼티 같은 다양한 재료로 만들 수 있다. 손가락 웹 스페이스에 압력을 증가시키고 합지증과 같은 추가적인 문제를 줄이기 위해 거즈의 스트립, 탄성 스트립, 스플린트 재료, 또는 휘기 쉬운 고무 튜브와 같은 재료가 자주 사용된다. 실리콘 탄성측정기 인서트는 조작하기 쉽고, 흉터 위에 압력을 주고, 관절을 벗어나지 않아 두껍고 딱딱한 흉터에 대해 유리하다. 실리콘 탄성측정기 퍼티는 부드럽고 유연한 인서트를 제공하기 위해 결합된 퍼티베이스와 촉매다. 퍼티는 일반 실리콘 탄성측정기보다 조작하는데 쉽고 시간이 적게 걸린다. 퍼티는 흉터 성숙의 진행을 보조하기 위해 증가된 압력을 요구하는 손가락 및 발가락 웹 스페이서, 발 및 발등 위, 손바닥이나 보다 작고 딱딱한 흉터에 잘 작용한다.[60]

실리콘 겔 시트 (Silicone Gel Sheeting)

실리콘은 일반적으로 원소 실리콘이나 디메틸실록산 단량체에 기초한 합성 중합체이다.[78] 실리콘 겔 패드 또는 시트는 비활성이고, 뚜렷하고 유연하여 전통 압력 요법보다 부드럽게 하고 짧은 시간에 비후성 흉터를 줄이기 위해 화상 흉터 관리에 효과적인 양상으로 1980년대 초반부터 사용되었다.[79] Perkins와 Wessling에 의한 보고서에 따르면 실리콘 겔 시트는 가동범위 증가, 통증 최소화, 피부이식술의 수축 예방, 흉터 비대 최소화, 흉터를 부드럽고 매끈하게 해주고 압력이 유지되지 않는 움직일 수 있는 부위의 압력을 증가시켜주는데 유리할 것이다.[80,81] 실리콘 겔의 활성기전은 아직 알려져 있지 않으며, 압력, 온도, 산소 전달, 수증기 전달, 그리고 실리콘 흡수와 같은 다른 가능성은 요인으로 나타나지 않는다.[60] Quinn 등은 피부 수분공급은 실리콘 시트를 사용할 때 바뀐다는 것을 발견했다. 그리고 정상적인 피부의 수분 증발의 손실이 있었다. 그들은 피부 각질층이 유동성 있는 저장소를 제공하였다는 가능성을 결론지었다.[78,82] Katz 등은 실리콘이 흉터의 바뀐 수분공급으로 활성화될 수 있다고 하였고,[83,84]

Davey 등은 모세관 작용, 콜라겐 증착 및 비후성 흉터 형성을 감소시키기 위해 증기 손실의 감소에 의해 활성화된다고 가정했다.[85] Ahn 등은 매일 최소 12 시간과 단 2달 동안 실리콘을 비후성 흉터 위에 두는 것이 흉터의 탄성력 증가, 비대 화상 흉터 형성을 평평화, 그리고 큰 수술 흉터 방지에 효과가 있었다는 것을 보여주었다.[86] 연장 기간 동안 피부에 남아있는 경우 실리콘 겔 시트가 피부 자극을 일으킬 수 있으므로 환자의 피부는 밀접하게 모니터해야 한다. 착용 시간은 점차적으로 12~24시간으로 증가되어야 한다.[60] 실리콘의 겔 시트는 탄성 랩이나 붕대, 응집 랩, 접착테이프, 또는 압력 의복으로 안전할 수 있다.

핵심 21.8

압박 치료는 하루에 22에서 23시간 권장되고 일반적으로 2년 이상이나 흉터 성숙이 완전하게 된 징후가 보일 때 까지 요구된다.

얼굴 흉터의 관리-투명 얼굴 마스크 (Management of Facial Scars–Transparent Face Mask)

얼굴은 가장 자주 화상당하기 쉬운 부위이며, 특히 돌발적인 화상 때문이다.[60] 머리나 얼굴과 목의 화상은 치명적일 수 있으며 환자의 기능과 미용, 감정, 정신적인 회복에 대해 고려해야 한다.[21] 비대 상처와 구축은 얼굴을 매우 손상시키며 기능적인 문제들을 야기한다. 화상환자들은 눈과 눈꺼풀의 기능적인 문제나 시각, 말하기, 의사소통, 듣기와 먹이기, 먹기 그 외에도 아주 심한 정신문제와 전반적으로는 심한 화상과 후유증에 연관된 사회적인 스트레스를 경험할지도 모른다.[87] 환자가 생각하는 자신의 이미지는 자아 존중과 자신감을 가지고, 정신적인 문제를 고려하면서 바뀔 수 있다. 그것은 얼굴이 이미지의 큰 부분이며, 우리가 남에게 어떻게 비춰지느냐를 인지하는 것이 일반적이기 때문이다.[21]

얼굴 흉터의 수술을 하지 않는 것, 수술 후, 그리고 재건술 관리를 하는 것은 최상의 가능성 있는 기능을 얻기 위한 작업과 환자에게 성혈적인 결과를 얻게 하는 작업을 하는 화상치료사들에게 도전적이고 어려운 문제를 준다. 비후성흉터를 최소화하기 위해 사용되는 다양한 치료기술들에는 맞춤 마스크와 모자, 실리콘, 폼형 덮개, 탄성측정기 인서트, 투명 마스크 등이 있다.[87] 그것들은 눈꺼풀의 깜빡임과 아랫입술이 뒤집어지는 것과 같은 비후성흉터 형성과 구축을 예방하고 감소하는데 보조하기 위해서 흉터가 완전히 성숙할 때까지 얼굴위에서 압력을 유지하도록 권고된다. 얼굴의 윤곽 때문에, 탄성적인 얼굴 마스크는 코입술 주름, 뺨 주위, 또는 아랫입술 아래에 적절한 압력을 제공하지 못한다. 뺨이나 입술 아래에 붙는다. 폼형 인서트나 실리콘 겔 시팅, 탄성측정기, 또는 스플린트의 재료 등은 상처 회복을 위해 요구되는 압력 전달을 보조하는 윤곽 부분의 탄성적인 마스크 아래에서 사용된다. 일반적으로, 탄성 마스크는 환자들의 그것의 보기 싫은 외관 때문에 잘 사용되지 않는다.

Rivers 등은 환자의 만족과 얼굴 흉터 관리를 향상시키기 위해 셀룰로오스 아세테이트 부티레이트로 만들어진 딱딱하고 투명한 얼굴 마스크를 보고했다.[88] 투명한 얼굴 마스크는 치형과 석고 스트랩을 사용해서 환자의 얼굴과 목의 움푹 파인 틀을 제작한 것을 포함한다. 이것은 조심스럽게 환자의 얼굴로부터 떼어지며, 돌출된 환자의 얼굴 또는 목에 맞게 움푹 파인 틀에 석고를 붓는다. 높은 온도의 투명한 재료는 덥혀진 오븐과 진공된 틀이나 도수적으로 늘어나 돌출된 틀에서 데워진다. 한 번 차가워지면 드레멜(인두)은 딱딱하고 투명한 마스크의 끝을 필요한대로 정돈하고 부드럽게 한다. 벨크로나 또 다른 고정 기술을 사용해 스트랩은 환자의 머리를 안전하게 하기 위해 덮인다. 그 딱딱하고 투명한 마스크는 환자의 얼굴에 맞춰지고 안전하게 한다. 최선의 고정이 이루어졌을 때, 환자는 치료사가 필요한 만큼 부위에 압력을 가할 수 있게 다달이 치료사와 만나야 한다. 투명 마스크 아래에 있는 흉터가 있는 얼굴의 혈관이 창백한 것은 치료사가 얼굴 흉터에 대한 정확함과 압력을 보장하게 하고, 표시된 대로 마스크를 맞출 수 있게 한다. 얼굴 흉터가 있는 환자는 공공장소에서 사회적으로 좀 더 받아들여지고 얼굴 형태로 보이기 때문에 탄력 마스크 위에 투명 마스크를 쓰는 것을 받아들인다. 2001년 미국 화상협회 회의(American Burn Association Conference)에서 실시한 무작위 설문 조사는 81%의 치료사가 얼굴의 흉터를 치료하고 관리하기 위해 투명 마스크를 이용한다고 보고했다. 투명한 얼굴 마스크의 몇 가지 단점은 아래턱뼈와 턱 주위 유연성의 부족과, 그것을 조작하는 데 걸리는 기간, 그리고 그것을 구축하기 위한 치료사에게 요구되는 기술이나 숙련이다.[87]

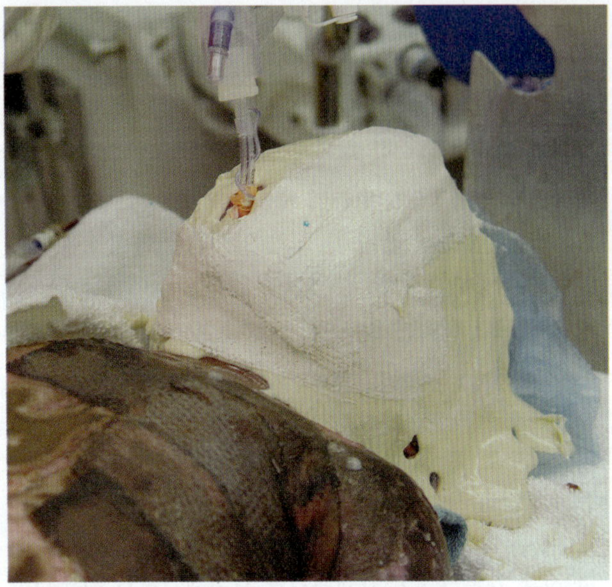

그림 21.24 *강화를 위해 칼슘 알긴산염과 석고 깁스 스트립을 이용한 음형 얼굴주물.*

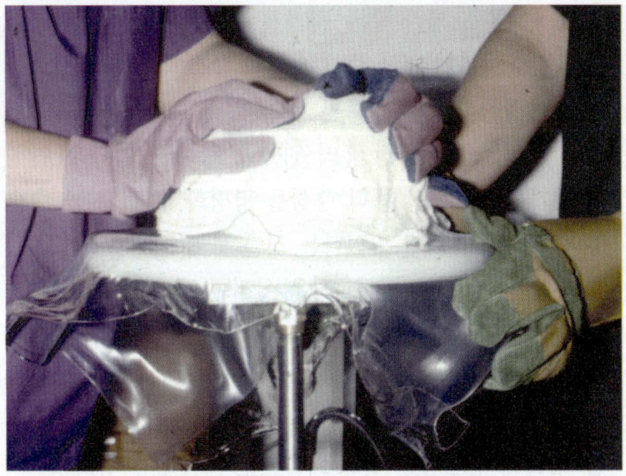

그림 21.25 *양형 얼굴 주물 위에 진공 실리콘 STS(R).*

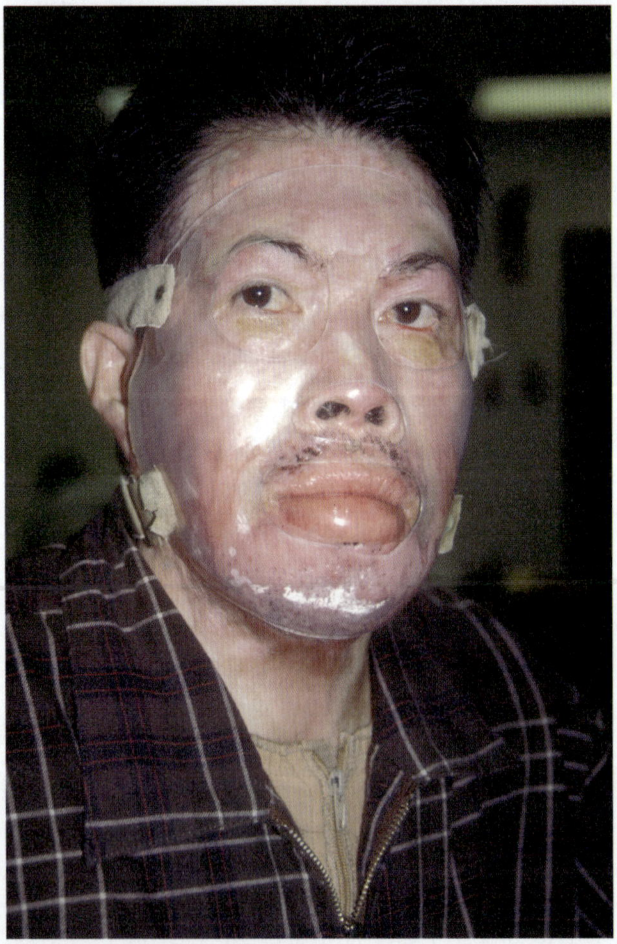

그림 21.26 *실리콘 STS 얼굴 보조기.*

화상 환자는 전체 얼굴 마스크를 필요로 하지 않을 수 있다; 그러므로 얼굴 위쪽이나 아래쪽에 부분적인 단단한 마스크를 제작할 수 있다. 단단한 인서트 또한 얼굴 또는 목의 흉터 부위에 직접적으로 사용하고, 탄력 있는 마스크 또는 턱 스트랩을 단단히 고정시킬 수 있다. 마스크는 목욕, 식사, 그리고 얼굴 마사지하거나 스트레칭할 때를 제외하고 항상 착용하는 것이 권장된다. 일부 치료사들은 야간에 적절한 인서트와 탄력 마스크를 착용하고 낮 동안은 단단하고 더 사회적으로 받아들여지는 투명 마스크를 착용하는 것을 추천한다.[60]

화상 환자 얼굴의 부정적인 인상을 만드는 치형과 석고 스트립을 사용하는 대안적인 방법은 루이지애나 주의 슈리브포트에 있는 루이지애나 주립대학 보건과학센터에서 사용된다. 이 방법은 부정적인 인상을 만드는 수술실에서 환자를 적당히 차분하게 하기 위해 화상 전문 의사, 작업 치료사, 그리고 마취과 의사가 같이 일한다. 이 대안적인 방법은 전형적으로 수술적인 과정에서 사용되고 아주 어린 소아나 극도로 불안하고 폐소 공포를 느끼는 환자에게 사용된다. 환자가 입으로 통해서 관을 삽입하는 절차를 통한다면 한 가지 단점은 입 주위에 형태가 남거나 입 주변에 약간 일그러진 인상이 생길 수 있다(그림 21.24에서 21.26).

투명 마스크에 흔히 사용되는 재료는 Silon-STS®라 불리는 실리콘 열가소성 스플린트이다(Biomed Sciences Inc. Allentown, PA). 우리가 아는대로, 이것은 높은 온도의 열가소성 스플린트 재료의 틀의 속성을 실리콘의 치료적인 표면과 결합해서 손쉽게 압력과 국소적인 실리콘 요법을 적용한 첫 번째 생산물이다. 의생물공학자 Jennifer Whitestone은 화상 마스크를 만드는데 새로운 개념을 개발했다. 그 때까지, 다른 회사들은 *영상 과학(image science)*나 *비접합 표면스캐닝(non-contact surface scanning)*이라 불리는 생산방법을 사용한 돌출된 형상을 생산하기 위한 과정을 사용해왔다. 스캐닝 과정은 화상 환자의 얼굴 윤곽을 20초 이내로 본뜬다. 스캔한 자료는 3D STL 파일로 만들어지고 돌출된 틀이 만들어질 수 있다. 그런 다음 Silon-STL은 최종적인 투명 마스크를 생산하는 형상 위에 진공으로 형성된다.

Silon-LTS®로 알려진 다른 재료나 저온 스플린트(Biomed Sciences Inc.)은 실리콘 점착성 기술을 제공한 저온 스플린트 재료로 개발된 첫 번째 산물이다; 그러나 이것은 투명하기보다 불투명하다. 이것의 기능은 Silon-STS와 더 비슷하지만 약 160 °F의 물에서는 부드럽고 직접적으로 환자의 피부에서 형상될 수 있어 인상을 만들고 석고 틀을 만드는 단계에 소비되는 시간을 단축시킬 수 있다. 이것은 같은 시간에 복합적인 스플린트 기술과 흉터 관리의 유용성을 부풀렸기 때문에 큰 변형이 가능하다. 이것은 컨포머, 낮은 부분 얼굴 마스크, 또는 뺨/목 컨포머와 같은 다양한 방법으로 사용될 수 있다.

흉터 마사지 (Scar Massage)

흉터 마사지는 수술후의 급성 단계와 비후성 흉터의 징후를 보이기 시작하고 화상 손상을 가진 재활 단계에서 이용되는 방법이다. 미성숙한 흉터를 신장하고 유연하게 하고, 또 유연성을 증가시키기 위해 마사지가 권장되고 있다. 비록 마사지의 효과에 대한 정확한 기전을 확인한 연구가 없지만, 마사지가 제한된 섬유띠를 제거하여 흉터를 부드럽게 만들고 순환을 증가시키는 것으로 보고되었다. 촉각 자극을 통한, 마사지는 흉터를 신장하고 조직을 무감각하게 만드는데 도움을 준다(그림 21.27과 그림 21.28).[60] 이론적으로, 마사지의 기계적 효과는 가동범위 운동과 함께 사용될 때 흉터를 아래 조직으로부터 느슨하게 만들고, 움직임을 증가시킨다.

치료사, 환자 및 간병인은 흉터의 색깔을 옅게 하기 위해 조직을 압박하고 가동시킴으로써 비후성 흉터를 마사지해야 한다. 각 흉터 부위와 5-10분의 치료를 하루에

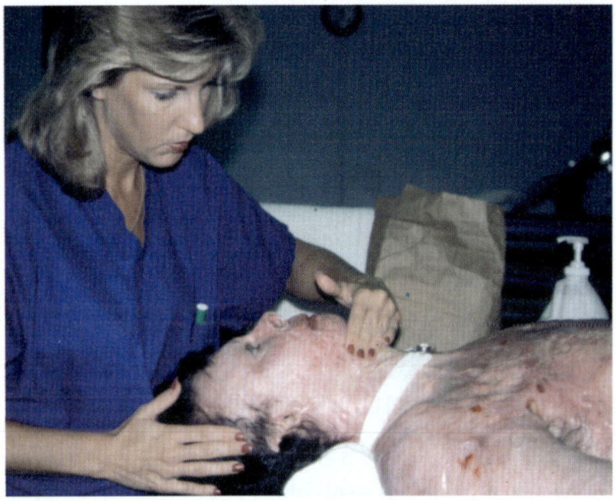

그림 21.27 *수동신장을 이용한 흉터 마사지.*

3-6회 정도 마사지하는 것을 권장한다.[89]

가려움증 (Itching)

화상의 합병증과 회복기의 가장 흔한 하나는 환자의 가려움증이다. 심한 가려움증의 발병률은 87% 정도로 높고, 대부분 화상 환자의 가려움증은 팔다리에 위치한 상처 부위에서 일어난다. 가려움증은 화상 생존자의 삶의 질 문제이다. 즉, 가려움증은 수면, 식사, 일, 놀이 및 여가 활동 등을 방해한다. 화상 환자가 화상 이후 경험할 수 있는 곤란한 문제 중의 하나는 가려움증이다. 가려움을 관리하고 최소화하는 표준 치료는 항히스타민과 국소 로션의 사용이다.[90]

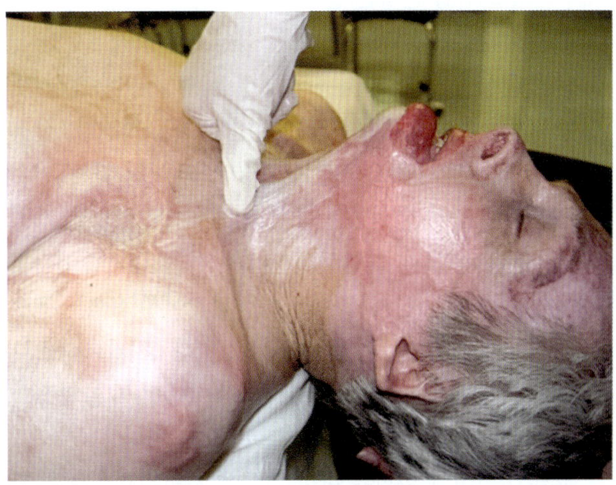

그림 21.28 *비후성 흉터를 부드럽게 하기 위해 윤활제를 이용한 흉터 마사지.*

신경병증 (Neuropathy)

말초신경병증은 말초 감각 소실과 약증이 대칭적인 패턴으로 존재하는 것으로 알려져 있다. 단일신경병증은 약증과 감각소실이 특정 말초신경 분포 패턴과 일치될 때 진단된다. 전기손상이나 알콜 남용 이력을 가진 환자에게서 단일신경병증이 나타나기도 한다.

다발신경병증은 15% 완전 두께 이상을 가지고, 20일 이상 ICU에 머무른 40세 이상의 화상 환자에게서 흔하게 발생한다. 외적 압박 때문에 신경 압박을 피하고자 할 때 자세 취하기가 매우 중요하다. 피해야 할 자세 취하기에는 장기간의 팔꿈치 굽힘, 개구리 다리 자세, 팔을 머리 위로 올리고 엎드린 자세 등이 있다.[91]

전기 손상 (Electrical Injuries)

전기화상은 주요 화상 센터에 매년 입원하는 화상환자 중의 3-6%에 해당하고, 골절과 근괴사 등을 포함한 근육뼈대계 기능부전을 가질 수 있다. 전기손상의 심각도는 전류의 유형, 기간 및 전압에 좌우된다. 손상 기전은 열, 전기 및 혈관 요소를 포함한다.[93]

전류의 접촉은 강직 수축을 일으켜, 감전된 물체를 놓을 수 없게 되어 장기간 전류에 접촉하게 된다. 저전압(120-140V) 손상은 주로 가정 사고로서 주부나 아동에게서 흔하게 일어난다. 1000V 이상의 고전압 손상은 전선이나 벼락에 의해 일어난다. 조직 손상이 더 크고, 고전압 손상자의 80%는 한 개 이상의 절단을 해야 할 것이고, 대부분의 고전압 손상은 팔과 관련된다.[14,94]

고전압 전류는 방전되어 화염 화상을 일으킬 수 있다. 고전압 손상을 당한 환자는 외상성 뇌손상, 척수손상 및 정형외과적 손상으로 구성되는 관련 손상을 가진다. 신경학적 합병증은 67%로 높게 보고되었고, 어떤 환자는 손상 2년 후에 늦게 발현하는 증상을 가지기도 했다.[93] 가동범위운동은 심혈관 불안정의 사례에서는 금기증이다.[18] 전기손상 환자는 인지 문제(50%), 감각이상(49%), 근수축, 보행 문제, 균형 문제 등을 호소한다. 전기화상으로 인한 절단 비율은 24-44%이고, 그 환자들은 재활과정의 일환으로써 의수족 맞춤과 훈련을 필요로 한다.[92]

피부 이식이나 화상을 당한 영역은 자발적으로 치유될 수 있지만 전단력과 압박력에 취약하기 때문에 보조기 맞춤이나 훈련이 지연될 것이다. 기능적 의수족의 맞춤과 제작은 치료사의 창의력을 필요로 할 것이다. 아래팔절단 환자는 식기의 부착을 허용하기 위해 유니버셜 커프를 맞출 수 있다. 상처 드레싱 위에 클램셸(clamshell) 디자인이 이용될 수 있고, 이것은 환자가 기능 활동을 수행할 수 있도록 하기 위해 부착 장비로서 작용한다.[92]

아동 화상 (Pediatric Burns)

광범위한 화상을 당한 아동의 사망률은 최근 20년 동안 드라마틱하게 감소되었다.[95] 심하게 화상을 입은 아동(>40% TBSA)은 장기간 신체 손상을 경험할 것이고, 재활 과정이 수년 동안 지속될 것이다.[96] 근육과 뼈의 질량 소실과 같은, 비정상적 변화가 일반적이고, ADL 감소를 초래한다. 장기간의 후유증은 뼈대계 발달을 변화시킬 수 있고, 뼈밀도를 감소시킬 수 있다.[97] 아동이 성인보다 흉터 구축 발달에 더 쉽게 노출되는 것으로 알려져 있다.[13]

아동은 성인보다 자세 취하기와 스플린트를 적용하기 어려울 것이다. 게임이나 TV 시청을 하는 동안 아동들은 목을 펴하는 엎드린 자세를 주로 취한다. 유아의 경우에는, 모빌이 목의 돌림과 폄을 일으키는데 도움을 줄 것이다. 탄력붕대로 스플린트를 고정하는 것은 제거나 미끄러짐을 감소시키고, 반면 손이나 발 스플린트를 커다란 양말 등으로 덮는 것은 아동에게 순응도를 장려시킨다.

아동의 운동 목표는 적절한 발달 수준을 고려해 이루어져야 한다. 운동 접근은 아동의 참여를 자극하기 위해 놀이 활동의 형태가 필요할 것이다(그림 21.29). 복잡한

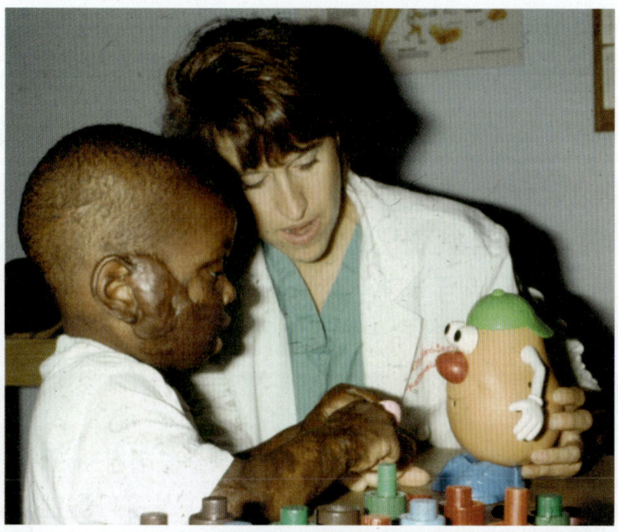

그림 21.29 *아동환자에게 놀이치료를 이용함.*

치료적 활동을 쉽게 등급화하고, 침상 환자, 앉은 환자 또는 보행하는 환자에게 쉽게 적용할 수 있도록 하기 위해서는 치료사는 유연하고 창의적일 필요가 있다.[98] 유산소 운동과 저항운동으로 구성된 운동 프로그램의 효과는 흉터 이완의 숫자를 감소시키는데 효과적이고, 아동의 근력 강화와 기능적 결과를 증가시킬 수 있다.[95,96] 보편적인 치료 이외에, 간병인 교육도 중요하다. 아동은 독자적으로 운동 프로그램에 참여하기 어려울 수 있고, 너무 비현실적이다. 부모나 다른 사람으로부터의 외적 도움은 치료사에 의해 제공된 치료 프로그램을 도와주는데 중요한 역할을 한다.[23]

심리적 고려사항과 회복 조정 (Psychological Considerations and Adjustment To Recovery)

사람이 화상을 당했을 때, 경험하게 되는 가장 심각한 심미적이고 외상적인 사고 중의 하나는 심리적 문제일 수 있다. 심각한 손상과 흉한 모습은 사회적으로 무능화될 수 있고, 화상 환자가 화상 센터에 도착할 때까지 살아있을 수 있는지에 대해 의문을 가진다. 경우에 따라, 화상 환자의 의미있는 숫자에서 심리적 문제가 확인되는 것은 놀라운 일이 아니다. 조기의 효율적인 중재가 외상성 손상을 통한 지지와 치료를 할 수 있도록 정신의학적 서비스를 제공하는 것이 매우 중요하다.[2]

화상 이후 사람이 대처하는 기술은 손상전 심리적 상태에 의해 크게 영향을 받는다. 만약 사람이 화상을 겪기 전에 높은 기능부전 양상을 가지고 있다면, 이 기능부전은 회복 과정 동안 증폭될 수 있다. 많은 화상의 원인은 많은 환자들이 외상성 사고 이전에 심리적으로 향상되었음을 의미한다. 예를 들어, 화상의 실질적인 숫자는 자살, 폭행 및 방화의 결과이다. 과거의 정신의학적 문제의 평가는 정상 집단보다 높을 것이고, 가장 흔한 진단은 우울증, 반사회적 성향, 기질성 뇌 증후군, 알콜 남용 및 마약 복용 등을 포함한다. 인성과 환경적 요소 사이에는 내적 상호작용이 있고, 화상 생존자가 대처하는 최상의 기술 방법은 화상 이전에 그들이 어떻게 삶을 해 왔는 지에 종종 관련이 있다.[99]

화상 회복의 기본 3단계는 화상 생존자에게로부터 확인되었다. 단계는 초기 단계, 중간 단계, 그리고 장기 단계로 나누어진다. 이들 단계는 집중관리, 급성 재활 시설, 장기적 외래 치료 등과 같이 화상 환자가 경험하는 신체 회복 능력 수준에 해당된다. 각 단계의 기간은 화상 환자의 특성과 기질, 화상의 범위, 치료 환경 등에 따라 달라지게 될 것이다.[99]

회복의 초기 단계 (Early Stage of Recovery)

초기 단계는 환자가 집중관리치료실에서 치료를 받는 시기로서, 뚜렷한 심리적 변화와 반복적인 의학적 문제를 경험하게 된다.

회복의 중간 단계 (Intermediate Stage of Recovery)

중간 단계는 환자가 신체적으로 안정화되어 있을 때 시작되고, 생존의 문제를 벗어나서 치유가 관심을 갖는 시기이다. 이 단계 동안 환자는 집중치료실에서 나오게 되고, 수술을 받는 경우는 거의 없고, 신체 상태가 향상되고, 수면 패턴은 더욱 규칙적으로 바뀌고, 사고의 명확성이 회복되기 시작한다. 환자는 자주 심한 통증을 경험하게 될 것이고, 드레싱 교체, 상처관리 및 조직제거술, 자세취하기, 스플린팅, 운동 및 기능적 과제 등과 같은 고통스런 절차를 견뎌내야 한다. 향상된 신체 활동에도 불구하고, 환자는 이 단계 동안 심리적 충격을 여전히 가지게 될 것이다. 심리적 충격은 대개 시간이 경과함에 따라 감소될 것이고, 실용적으로 해결될 것이다. 중간 단계에서의 가장 흔한 심리적 문제는 우울증과 외상후 증후군(PTSD)이다. 환자가 경험하게 될 다른 관심은 악몽, 두려움, 행동에 대한 후회, 적개심, 의존성 또는 부적절한 성적 행동 등과 같은 사람간의 어려움 등이다. 간단한 우울증에는 심리적 상담이 도움되겠지만, 심한 경우에는 약물치료가 필요할 것이다. PTSD는 화상 환자에게 비교적 흔하게 나타나는 증상이다. 과정은 대개 간단하고, 증상은 퇴원을 벗어날 때만큼 심하지 않다. 그러나 카운슬링과 약물치료의 결합이 짧은 기간 이후에도 증상이 가라앉지 않을 때 도움이 된다. 화상 환자는 잠재적으로 많은 문제 양상 패턴을 보일 것이다. 행동수정 기법의 일정한 적용은 합병증을 줄이는데 도움을 줄 것이다. 이들 양상을 최소화하는 효율적인 기법에는 행동 계약(behavioral contracting), 표현 훈련(assertiveness), 부정적 의사소통이나 행동의 선택적 무시, 설정 제한 등이 포함된다. 심리치료와 약물치료, 간단한 지지 치료, 행동수정 전략, 환자 가족과의 지속된 중재의 결합은 이들 어려움을 경감시키는데 효율적이고, 환자에게 이 단계 동안 최적의 지지 수준을 제공한다.[99]

회복의 장기 단계 (Long-Term Stage of Recovery)

회복의 장기 단계는 환자가 퇴원하고 사회로 돌아가면서 시작된다. 오직 소수의 화상생존자들이 적응에 어려움을 겪는다고 보고되고, 퇴원한 첫 해는 보통 가장 힘들다. 환자는 종종 사고의 선명한 기억을 지속하고 가족과 직업에서의 역할도 변화되는 것을 경험한다. 퇴원 후 첫 해의 일반적인 문제는 직업적, 감정적 적응과 관련 있다. 불안이나 우울증과 같은 감정적 문제는 가장 빈번하게 보고되고 만약 화상이 심각하거나 얼굴을 포함하거나 손의 기능을 잃었다면 더 지속될 수도 있다. 회복의 첫 해에서 꼭 나타나는 장기간 적응기의 추가적인 문제는 축소된 삶의 질과 자신감 저하 인식을 포함하는 것이다. 이런 문제점에 가장 강한 완충제의 하나는 가족과 친구들로부터 높은 수준의 사회적인 지지를 받는 것이다. 요약하면, 화상생존자의 적응은 인간관계와 환경, 상처의 정도, 그리고 그 이전에 잘 견뎌내는 기술의 복잡한 상호작용으로 결정된다(그림 21.30).[99]

아동 화상과 회복을 위한 특별한 고려사항 (Special Considerations for Pediatric Burn Injuries and Recovery)

화상 입은 아동도 회복의 조기, 중기, 그리고 장기간기를 겪는다. 그들의 장기간기 적응은 보통 만족한다; 그러나 눈에 띄게 얼굴이나 손이 화상으로 망가진 어떤 소아나 청소년은 아주 큰 문제의 영향과 우울증을 겪는다. 간단한 심리 상담이나 단체의 지원, 의료인으로부터의 큰 사회적 지원, 그리고 빈응 강화와 견고함의 높은 수준을 받기 위한 의료진의 예민한 관심이 화상 입은 환자에게 충분하게 제공될 수 있다.[99]

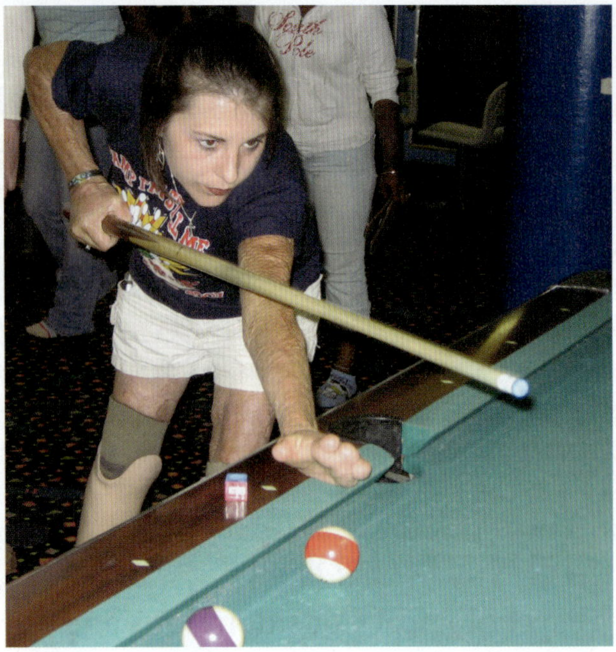

그림 21.30 *여가활동으로의 복귀는 화상으로 양쪽 다리와 오른쪽 손가락을 절단한 여성의 심리적 치유과정의 일부이다.*

학교 복귀 프로그램 (School Reentry Programs)

학교로 돌아가는 것은 학생인 화상 생존자에게 있어 기능적인 습관과 감정적인 적응에 중요한 지표다. 화상 이후 학교로 돌아가는 것은 감정이 정상적이고 일반적인 학생에게 제공된다. 학교 복귀 프로그램은 아동 화상 환자를 위한 퇴원계획의 비판적인 요소가 되어왔다. 왜냐하면 집으로 돌아가고 이후에 학교로 돌아가는 것은 불안과 스트레스에 의미 있는 요소가 될 수 있기 때문이다. 이러한 프로그램들은 병원에서 학교로 이동이 가능한 자연스럽게 일어날 수 있도록 만들기 위한 이해와 감정적인 지원과 함께 화상 입은 소아와 그들의 부모나 가족, 학교 선생님들, 그리고 학교 친구들에게 제공된다.[100]

화상 캠프 (Burn Camps)

화상 센터는 ***화상 희생자***에서 ***화상 생존자***의 상태로 바뀌도록 돕는 방법을 특히 자아존중이라는 단어에서 능동적으로 찾아냈다. 정신과의사, 심리학자, 그리고 사회사업가들은 화상팀이 생존자와 그들의 자족이 입원에서 퇴원할 때까지 중재받고, 다시 사회로 돌아갈 수 있도록 돕는 것을 보조한다. 아동 화상 캠프는 그런 프로그램이 하나이고 지난 15년간 그 대중성이 높아져 왔다.[101]

기존의 아동 화상 캠프는 1983년에 시작했고 LCSW의 Marion박사에 의해 개념화되고 이끌어졌으며, 덴버 아동 병원 화상센터에 의해 지원됐다. 캠프와 프로그램의 목표는 안전한 여름캠프 경험을 주고 심각한 화상 후 화상 생존자의 재활과정과 회복을 돕는데 있었다. 그러한 개념은 성공적이었고, 그런 장점은 빠르게 퍼져나갔다. 2006년에 40개가 넘는 화상캠프가 미국에서 생겨났고 캐나다에서도 비슷한 캠프가 있었으며, 다른 나라들도 마찬가지였다. 이러한 캠프의 목적은 그들이 자신감의 회복과 향상을 경험하기 위한 기회를 화상에서 살아남은 아이들에게 주기 위해서이다(그림 21.31).[101]

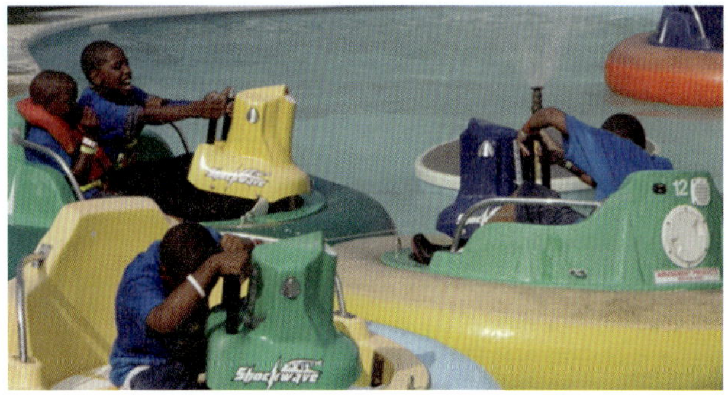

그림 21.31 *화상캠프는 아동화상 생존자를 위한 안전한 여름 경험을 제공한다.*

요약 (Summary)

화상입은 환자의 재활은 자세, 스플린트, 가동범위, 그리고 흉터 관리, 심리적인 지지를 포함한다.

구축 예방, 비후성 흉터의 관리, 그리고 일상생활동작의 기술, 학교, 또는 직장에서 독립적인 복귀의 최대 보조가 치료사의 목적이 될 것이다. 화상환자를 치료하는 치료사는 화상환자의 재활이 절대 바뀌지 않는 과정으로서의 치료 동안 발생할지도 모르는 합병증을 반드시 이해해야 한다.

사례연구 21●1 2도, 3도 화상(Second and Third Degree Burn)

병력(History)

D.S.씨는 위장궤양의 과거 의학적 병력이 있는 59세 남자이다. 그는 2005년 11월 3일에 얼굴, 목, 가슴, 양팔, 손, 그리고 양 허벅지에 전 표면의 45%에 2, 3도 화상을 입었다. 환자는 결혼했고, 기술자이고, 그리고 누출로 점화된 트럭 엔진을 작업하다가 화상을 입었다. 그 지역의 화상센터의 입원 허가를 받고 D.S.씨는 선택적 인튜베이션을 하고, 양팔에 괴사딱지절개술을 받았고 체액 소생술을 했다. 그는 접면절제술과 양팔과 손, 얼굴, 목, 가슴, 허벅지의 두께를 분할해 피부이식을 하는 약 9번의 수술을 받았다. 아랫배와 등 전체의 피부를 사용했다. 그는 입원하는 동안 작업치료와 물리치료를 받았다.

D.S.씨는 2005년 12월 9일에 튜브를 제거하고 재활센터에서 상처치료, 작업치료, 물리치료, 그리고 정신과적 중재와 치료를 계속했다.

D.S.씨는 2005년 12월 29일에 재활센터에서 집으로 가서 외래 치료를 일주일에 3~4번 했다. 그는 외래 작업치료를 2006년 12월까지 일주일에 3~4번 받았고 압박치료, 흉터 관리, 그리고 수술적인 재건술을 위해 외래화상클리닉에 3개월마다 다녔다. 그는 또한 정신과에 외상 후 스트레스장애(Posttraumatic stress disorder; PTSD)에 대한 치료를 받았다. 외래환자로 D.S.씨는 2006년 2월부터 2007년 4월까지 몇 번의 재건술을 받았고 다음과 같다:

- 06/2 목 앞쪽의 피부 완전두께 이식으로 구축 복구
- 06/2의 4일 동안 왼, 앞쪽 겨드랑이의 피부 두께를 분할한 이식으로 구축 복구와 수술 후 상처치료에 부정적인 압박함
- 06/8 목 앞쪽과 오른쪽 겨드랑이 통합적으로 구축 복구
- 06/9 목과 오른쪽 겨드랑이에 피부 두께를 분할한 이식으로 통합을 품; 피부 완전두께 이식으로 아랫입술의 구축 복구
- 07/4 아랫입술의 피부 완전두께 이식의 구축 복구; 오른쪽 새끼손가락의 피부 완전두께 이식으로 구축 복구

처음 외래환자로 온 D.S.씨는 클리닉에 목과 몸통을 앞으로 약간 굽힌 상태로 독립적으로 걸어 들어왔다. 능동가동범위는 모든 관절에서 다음과 같이 제한되었다:

- 입 11/4인치 벌어짐
- 목 25° 폄
- 목 양쪽 45° 돌림
- 오른쪽 어깨 굽힘/벌림 130°
- 왼쪽 어깨 굽힘/벌림 110°

사례연구 21●1 2도, 3도 화상(Second and Third Degree Burn) – 계속

- 오른쪽 팔꿈치-마이너스 24° 폄에서 140° 굽힘
- 왼쪽 팔꿈치-마이너스 12° 폄에서 100° 굽힘
- 아래팔 엎침과 뒤침 양쪽 75°
- 손목 폄 양쪽 30°
- 손목 굽힘 양쪽 50°
- 오른손 주먹 쥠 75%
- 왼손 주먹 쥠 50%
- 양손 모든 손끝과 이차적으로 손바닥 흉터로 폄에 약간 제한

근력: 전반적으로 근력에 기능적인 제한이 있다.

쥐는 근력:

- 오른쪽 30# (기준 59-154)
- 왼쪽 12# (기준 43-128)

꼬집기 근력:

- 가쪽 오른쪽 13# (기준 18-34)
- 왼쪽 가쪽 6# (기준 13-31)
- Right tip 7# (기준 16-34)
- Right tripod 11# (11-24)
- Left tripod 4# (10-26)

유지 : 유지는 어렵다. 환자가 보조장비 없이 짧은 거리를 독립적인 보행을 하지만 사회에서의 일반적인 거리를 가려면 휠체어가 필요하다.

일상생활동작 : 그에게는 최소한에서 어느 정도 까지의 보조가 요구된다. 상처처치, 목욕, 위생, 그리고 식사.

논의된 적용 장비 : 환자는 알맞은 식사도구, 긴 목욕 스펀지, 그리고 양말 신을 때 보조도구를 사용한다.

스플린트/보조기 : 그는 양 팔꿈치, 턱/목에 딱 맞는 것, 소프트 칼라, 그리고 작은입증을 예방하는 것을 사용한다. 양 팔꿈치에 적용하기 전에 팔꿈치 폄을 증가시키기 위해 지속적인 고정은 양 팔꿈치에 적용된다.

상처/흉터 평가 : 모든 피부이식 부위, 이식해준 피부 부위, 그리고 자연스럽게 치유된 상처는 완전히 치료된다. 얼굴, 입, 목, 가슴, 양 상지, 그리고, 손 전체에서 흉터은 비대해진다. 흉터은 혈관분포된 곳은 빨갛게 되고, 2~3mm 올라오며, 단단해지고/대사작용이 없고, 그리고 과색소 침착된다. 구축은 밑 입술이 뒤집어지고 목 앞쪽 구축의 흉터띠, 양 앞쪽 겨드랑이 구축, 앞 가슴의 흉터띠, 그리고 손가락의 양간 굽힘 구축과 함께 입 주위에서 일어나고 왼손이 오른손보다 더 커진다. 흉터은 특히, 입과 입술, 아래쪽 얼굴과 턱, 목, 가슴, 그리고 양손에서 과민해지고 통증이 있다.

심리적인 부분 : 가끔 그 장면의 환상과 악몽으로 그는 우울하다고 했다. 환자는 특히 얼굴, 목, 가슴, 그리고 손에서의 흉터의 과예민으로 쉴 때와 스트레칭 운동할 때 흉터의 통증을 호소한다.

추천 중재 (Recommended Interventions)

운동범위 제한과 구축 관리 : 환자는 입과 얼굴, 양팔과 손과 움직이는 모든 관절과 면의 스트레칭 프로그램에서 흉터 마사지를 병행하며 능동보조운동범위 운동을 수행할 것이다; 전신에서 능동운동범위 운동과 스트레칭 운동은 다음과 같다:

- 머리 위에서의 상호적인 도르래 운동
- 매트에서 바로누운 자세로 스트레칭과 로션을 바르고 흉터 마사지를 하며 지팡이 운동
- 목을 폄/젖힘하며 흉터 마사지를 하며 매트 위에서 바로 누운 자세로 스트레칭
- 탄력밴드 같이 원상태로 돌아오는 것과 체육관을 이용한 근력강화운동
- 무게로 저항 주는 활동
- 쥐거나 집는 저항근력운동
- 일상생활 동작의 기능적인 일

스플린트에 의한 구축 관리 : 소프트 경추 칼라, 작은입증 예방용, 그리고 팔꿈치의 스플린트로 바꿀 수 있는 목의 스플린트는 구축을 방지하고 운동범위를 늘이기 위해 이용된다. 스플린트는 다음과 같이 맞춰지고 리모델링 된다.

- 목 스플린트는 운동, 씻기, 그리고 자가관리 할 때를 제외하고 매일 착용된다.
- 소프트 경추 칼라는 밤에 착용된다.
- 작은입증 예방용은 점차적으로 20분씩 하루에 3~4번 착용된다.
- 양 팔꿈치 스플린트는 밤 시간과 낮 동안의 휴식시간에 착용된다.

비후성 흉터 관리 : 중간 압박 치료는 완전히 치료된 상처 위에 하고 긴 시간 동안 맞춤형 압박 의복을 입는다. 압박 치료는 비후성 흉터형성 감소와 완전한 흉터 성숙과 완전한 성형을 최대화하기 위해 한다. 환자는 하루에 23시간 동안 압박 의복을 입고 다음과 같이 한다:

사례연구 21●1 2도, 3도 화상(Second and Third Degree Burn) – 계속

- Tubigrip을 양팔에 한다.
- Isotoner glove를 양 손에 한다.
- 맞춤형 Jobst 의복-조끼, 장갑, 그리고 실리콘 인서트와 수정된 턱 스트랩을 밑 입술과 턱 아래쪽에 한다.
- 저온 열가소성 시트(Silon-LTS)를 얼굴 아래쪽, 턱, 그리고 목에 한다.

흉터 통증과 과민성 관리 : 얼굴, 목, 그리고 팔의 모든 부위에 로션을 바르고 흉터 마사지와 스트레칭을 하루에 2~3번 한다. 환자는 오직 밤 시간대에만 가슴, 얼굴 아래쪽, 턱, 그리고 턱에 실리콘 인서트를 입고 압박 의복을 입는다. 진동 마사지는 얼굴 아래쪽과 가슴에 하루에 2~3번 과긴장성 흉터에 한다.

심리적인 문제 관리 : 환자는 정신과에서 상담을 받고 우울증, 외상 후 스트레스장애(PTSD), 그리고 통증의 의학적인 관리를 받는다. 약물은 다음과 같다:

- 트라조돈 (Trazodone)
- 쎄로켈 (Seroquel)
- 렉사프로 (Lexapro)
- 팬타닐패취 (Fentanyl patch)
- 롤탭/퍼코세트 (Lortab / Percocet)

환자와 그의 아내는 매년 화상회복을 보조하는 봉사 캠프 상담원으로서의 "나는 여전히 나입니다."라는 Louisiana 화상 캠프에 참가하고, 다른 성인이나 아동 화상 생존자들을 지지하고 돕는다.

참고문헌 (References)

1. Palmieri, TL, Klein, MB: Burn research state of the science: Introduction. J Burn Care Res 2007; 28:544–545.
2. Faucher, LD: Rehabilitation of the burn patient, trauma, and thermal injury. In: ACS Surgery: Principles and Practice. WebMD, Inc., 2004, pp 1–7. Available at www.acssurgery.com.
3. American Burn Association. Burn Incidence and Treatment in the US: 2007 Fact Sheet. Available at: http://www.ameriburn.org/resources_factsheet.php. Accessed 8/26/2007.
4. Falkel, JE: Anatomy and physiology of the skin. In: Richard, RL, Staley, MJ (eds): Burn Care and Rehabilitation: Principles and Practice. Philadelphia, FA Davis, 1994, pp 10–28.
5. Rutan, RL: Physiologic responses to cutaneous burn injury. In: Carrougher, GJ (ed): Burn Care and Therapy. St. Louis, Mosby, 1998, pp 1–33.
6. Johnson, C: Pathologic manifestations of burn injury. In: Richard, RL, Staley, MJ (eds): Burn Care and Rehabilitation: Principles and Practice. Philadelphia, FA Davis, 1994, pp 29–48.
7. deLinde, LG, Miles, WK: Remodeling of scar tissue in the burned hand. In: Hunter, JM, Mackin, EJ, Callahan, AD (eds): Rehabilitation of the Hand: Surgery and Therapy, ed. 4. St. Louis, Mosby, 1995, pp 1267–1294.
8. Carrougher, GJ: Burn wound assessment and topical treatment. In: Carrougher, GJ (ed): Burn Care and Therapy. St. Louis, Mosby, 1998, pp 133–165.
9. Greenhalgh, DG, Staley, MJ: Burn wound healing. In: Richard, RL, Staley, MJ (eds): Burn Care and Rehabilitation: Principles and Practice. Philadelphia, FA Davis, 1994, pp 70–102.
10. Kirsner, RS, Bogensberger, G: The normal process of healing. In: Kloth, LC, McCulloch, JM (eds): Wound Healing: Alternatives in Management, ed. 3. Philadelphia, FA Davis, 2002, pp 3–34.
11. Ward, SR: Physical rehabilitation. In: Carrougher, GR (ed): Burn Care and Therapy. St. Louis, Mosby, 1998, pp 293–327.
12. Deitch, EA, Wheelahan, TM, Rose, MP: Hypertrophic burn scars: Analysis of variables. J Trauma 1983; 23:895–898.
13. Richard, RL, Staley, MJ: Burn patient evaluation and treatment planning. In: Richard, RL, Staley, MJ (eds): Burn Care and Rehabilitation. Philadelphia, FA Davis, 1994, pp 201–220.
14. Myers, BA: Wound Management: Principles and Practice, ed. 1. Upper Saddle River, NJ, Prentice Hall, 2004, pp 323–348.
15. Schneider, JC, Holavanahalli, R, Helm, P, et al: Contractures in burn injury: Defining the problem. J Burn Care Res 2006; 27:508–514.
16. Gibran, N, Luterman, A, Herndon, D, et al: Comparison of fibrin sealant and staples for attaching split-thickness autologous sheet grafts in patients with deep partial—or full—thickness burn wounds: A phase 1/2 clinical study. J Burn Res 2007; 28:401–408.
17. Currie, LJ, Sharpe, JR, Martin, R: The use of fibrin glue in skin grafts and tissue-engineered skin replacements: A review. Plast Reconstr Surg 2001; 108:1713–1726.
18. Esselman, PC, Thombs, BD, Magyar-Russell, G, et al: Burn rehabilitation, state of the science. Am J Phys Med Rehabil 2006; 85:383–413.
19. Richards, R, Miller, S, Staley, M, et al: Multimodal versus progressive treatment techniques to correct burn scar contracture. J Burn Care Rehabil 2000; 21:506–512.
20. Apfel, LM, Irwin, CP, Staley, MJ, et al: Approaches to positioning the burn patient. In: Richard, RL, Staley, MJ (eds): Burn Care and Rehabilitation. Philadelphia, FA Davis, 1994, pp 221–241.
21. Serghiou, MA, Holmes, CL, McCauley, RL: A survey of current rehabilitation trends for burn injuries to the head and neck. J Burn Care Rehabil 2004; 25:514 –518.
22. Chown, GA: The high-density foam aeroplane splint: A modified approach to the treatment of axilla burns. Burns 2006; 32:916 –919.
23. Daugherty, MB, Carr-Collins, JA: Splinting the burn patient. In: Richard, RL, Staley, MJ (eds): Burn Care and Rehabilitation. Philadelphia, FA Davis, 1994, pp 242–323.
24. Colditz, JC: Therapist's management of the stiff hand. In: Hunter, JM, Mackin, EJ, Callahan, AD (eds): Rehabilitation of the Hand: Surgery and Therapy, ed. 4. St. Louis, Mosby, 1995, pp 1141–1159.
25. Serghiou, MA, McLaughlin, A, Herndon, DN: Alternative splinting methods for the prevention and correction of burn scar torticollis. J Burn Care Rehabil 2003; 24:336–340.
26. Foley, KH, Doyle, B, et al: Use of an improved Watusi Collar to manage pediatric neckburn contractures. J Burn Care Rehabil 2002; 23:221–226.
27. Dougherty, ME, Warden, GD: A thirty-year review of oral appliances used to manage Microstomia, 1972 to 2002. J Burn Care Rehabil 2003; 24:418–431.
28. Wurst, KJ: A modified dynamic mouth splint for burn patients. J Burn Care Res 2006; 27:86–92.
29. Davis, S, Thompson, JG, Clark, J, et al: A prototype for an economical vertical microstomia orthosis. J Burn Care Res 2006; 27:352–356.
30. Vehmeyer-Heeman, M, Lommers, B, Van den Kerckhove, E, et al: Axillary burns: Extended grafting and early splinting prevents contractures. J Burn Care Rehabil 2005; 26:539–542.
31. Kim, D, Wright, S, Morris, R, et al: Management of axillary burn contractures. Techniques in hand and upper extremity Surg 2007; 11:204–208.
32. Manigandan, C, Gupta, AK, Venugopal, K, et al: A multi-purpose, self-adjustable aeroplane splint for the splinting of axillary burns. Burns 2003; 29:276–279.
33. Parks, DH: Prevention and correction of deformity after severe burns. Surg Clin North Am 1978; 58:1279–1289.
34. Obaidullah, HU: Figure-of-8 sling for prevention of recurrent axillary contracture after release and skin grafting. Burns 2005; 31:283–289.
35. Staley, M, Serghiou, M: Casting guidelines, tips, and techniques: Proceedings from the 1997 American Burn Association PT/OT casting workshop. J Burn Care Rehabil 1998; 19:254–269.
36. Bennett, GB, Helm, P, Purdue, GF, et al: Serial casting: A method for treating burn contractures. J Burn Care Rehabil 1989; 10:543–545.37.
37. Johnson, J, Silverberg, R: Serial casting of the lower extremity to correct contractures during the acute phase of burn care. Phys Ther 1995; 75:262–266.
38. Humphrey, C, Richard, RL, Staley, MJ: Soft tissue management and exercise. In: Richard, RL, Staley, MJ (eds): Burn Care and Rehabilitation. Philadelphia, FA Davis, 1994, pp 324–360.
39. Kisner, C, Colby, LA: Range of motion. In: Kisner, C, Coly, L : Therapeutic Exercise: Foundations and Techniques, ed. 5. Philadelphia, FA Davis, 2007, pp 43–65.
40. Kisner, C, Colby, LA: Stretching for impaired mobility. In: Kisner, C, Coly, L: Therapeutic Exercise: Foundations and Techniques, ed. 5. Philadelphia, FA Davis, 2007, pp 65–104.
41. Helm, P, Herndon, DN, deLateur, B: Restoration of function. J Burn Care Res 2007; 28:611–614.
42. Schmitt, M, Richard, RL, Staley, MJ: Lower extremity burns and ambulation. In: Richard, RL, Staley, MJ (eds): Burn Care and Rehabilitation. Philadelphia, FA Davis, 1994, pp 361–379.
43. Trees, DW, Ketelsen, CA, Hobbs, JA: Use of a modified tilt table for pre-ambulation strength training as an adjunct to burn rehabilitation: A case series. J Burn Care Rehabil 2003; 24:97–103.
44. Malic, C, Phipps, A, Botea, D, et al: The virtual physiotherapist for burn patients. Burns 2007; 33:S29–S30.
45. Hunt, JL, Arnoldo, BD, Kowalske, K, et al: Heterotopic ossification revisited: A 21 year surgical experience. J Burn Care Res 2006; 27:535–540.
46. Crawford, CM, Varghese, G, Mani, MM, et al: Heterotopic ossification: Are range of motion exercises contraindicated? J Burn Care Rchabil 1986; 7:323–327.
47. Sandqvist, G, Akesson, A, Eklund, M: Evaluation of paraffin bath treatment in patients with systemic sclerosis. Disabil Rehabil 2004; 26:981–987.

48. Shamus, E, Wilson, S: The physiologic effects of therapeutic modality intervention on the body systems. In: Prentice, WE, Quillen, WS, Underwood, F (eds): Therapeutic Modalities in Rehabilitation, ed. 3. New York, McGraw-Hill, 2005, pp 551–565.
49. Ward, RS, Hayes-Lundy, C, Reddy, R, et al: Evaluation of topical ultrasound to improve response to physical therapy and lessen scar contracture after injury. J Burn Care Rehabil 1994; 15:74–79.
50. Umraw, N, Chan, Y, Gomez, M, et al: Effective hand function assessment after burn injuries. J Burn Care Rehabil 2004; 25:134–139.
51. Nuchtern, JG, Engrav, LH, Nakamura, DY, et al: Treatment of fourth-degree hand burns. J Burn Care Rehabil 1995; 16:36–42.
52. Torres Gray, D, Johnson, J, Mlakar, J: Rehabilitation of the burned hand: Questionnaire results. J Burn Care Rehabil 1996; 17:161–168.
53. Howell, JW: Management of the burned hand. In: Richard, RL, Staley, MJ (eds): Burn Care and Rehabilitation. Philadelphia, FA Davis, 1994, pp 531–575.
54. Flowers, KR: String wrapping versus massage for reducing digital volume. Phys Ther 1988; 68:57–59.
55. Brand, PW, Hollister, A: Postoperative stiffness and adhesion. In: Brand, PW (ed): Clinical Mechanics of the Hand, ed. 2. St. Louis, Mosby, 1985, pp 163–178.
56. Colditz, J: Anatomic considerations for splinting the thumb. In: Hunter, JM, Mackin, EJ, Callahan, AD (eds): Rehabilitation of the Hand: Surgery and Therapy, ed. 4. St. Louis, Mosby, 1995, pp 1161–1172.
57. Kwan, MW, Kennis, WY: Splinting program for patients with burnt hand. Hand Surg 2002; 7:231–241.
58. Sheridan, RL, Hurley, J, Smith, M, et al: The acutely burned hand: Management and outcome based on a ten-year experience with 1047 acute hand burns. J Trauma 1995; 38:406–411.
59. Kowalske, KJ, Greenhalgh, DG, Ward, SR: Hand burns. J Burn Care Res 2007; 28:607–610.
60. Richard, RL, Staley, MJ: Scar management. In: Richard, RL, Staley, MJ (eds): Burn Care and Rehabilitation: Principles and Practice. Philadelphia, FA Davis, 1994, pp 380–418.
61. Forbes-Duchart, L, Marshall, S, Strock, A, et al: Determination of inter-rater reliability in pediatric burn scar assessment using a modified version of the Vancouver Scar Scale. J Burn Care Res 2007; 28:460–467.
62. Bombaro, KM, Engrav, LH, Carrougher, GJ, et al: What is the prevalence of hypertrophic scars following burns? Burns 2003; 29:299–302.
63. Corica, GF, Wigger, NC, Edgar, DW, et al: Objective measurement of scarring by multiple assessors: Is the tissue tonometer a reliable option? J Burn Care Res 2006; 27:520–523.
64. Baker, RH, Townley, WA, Mckeon, S, et al: Retrospective study of the association between hypertrophic burn scarring and bacterial colonization. J Burn Care Res 2007; 28:152–156.
65. Sullivan, T, Smith, J, Kermode, J, et al: Rating the burn scar. J Burn Care Res 1990; 11:256–260.
66. Bryza, MJ, Baryza, GA: The Vancouver Scar Scale: An administration tool and its interrater reliability. J Burn Care Rehabili 1995; 16:535–538.
67. Musgrove, MA, Umraw, N, Fish, JS, et al: The effect of silicone gel sheets on perfusion hypertrophic burn scars. J Burn Care Rehabil 2002; 23:208–213.
68. Van den Kerckhove, E, Stappaerts, K, Fieuws, S, et al: The assessment of erythema and thickness on burn related scars during pressure garment therapy as a preventative measure for hypertrophic scarring. Burns 2005; 31:696–702.
69. Teot, L: Scar evaluation and management: Recommendations. —J Tissue Viability 2005; 15(4):6–14.
70. Leung, KS, Cheng, JCY, Ma, GFY, et al: Complications of pressure therapy for post-burn hypertrophic scars. Burns 1984; 10:434–438.
71. Whitmore, JJ, Burt, MM, Fowler, RS Jr, et al: Bandaging the lower extremity to control swelling: Figure-8 versus spiral technique. Arch Phys Med Rehabil 1972; 53:487–490.
72. Parks, DH, Larson, DL, Houssaye, AJ: Hypertrophic scarring: Pressure dressings. In: Fellar, I, Grabb, WC (eds): Reconstruction and Rehabilitation of the Burned Patient. National Institute of Burn Medicine, 1979, pp 20–27.
73. Rose, MP, Deitch, EA: The effective use of tubular compression bandage, Tubigrip, for burn scar therapy in the growing child. J Burn Care Rehabil 1983; 4:197–201.
74. Judge, JC, May, SR, DeClement, FA: Control of hypertrophic scarring in burn patients using tubular support bandages. J Burn Care Rehabil 1984; 5:221–224.
75. Kealy, GP, Jensen, KL, Laubenthal, KN, et al: Prospective randomized comparison of two types of pressure therapy garments. J Burn Care Rehabil 1990; 11:334–336.
76. Ward, RS: Pressure therapy for the control of hypertrophic scar formation after burn injury. A history and review. J Burn Care Rehabil 1991; 12:257–262.
77. Larson, DL, Abston, S, Evans, EB, et al: Techniques for decreasing scar formation and contractures in the burned patient. J Trauma 1971; 11:807–823.
78. Van den Kerckhove, E, Stappaerts, K, Boeckx, W, et al: Silicones in the rehabilitation of burns: A review and overview. Burns 2001; 27:205–214.
79. Bradford, BA, Breault, LG, Schneid, T, et al: Silicone thermoplastic sheeting for treatment of facial scars: An improved technique. J Prosthodont 1999; 8:138–141.
80. Perkins, K, Davey, RB, Wallis, KA: Silicone gel: A new treatment for burns scars and contractures. Burns 1983; 9:201–204.
81. Wessling, N, Ehleben, CM, Chapmanet, V, et al: Evidence that use of a silicone gel sheet increases range of motion over burn wound contractures. J Burn Care Rehabil 1985; 6:503–505.
82. Quinn, KJ: Silicone gel in scar treatment. Burns 1987; 13:S33–S40.
83. Eishi, K, Bae, SJ, Ogawa, F, et al: Silicone gel sheets relive pain and pruritus with clinical improvement of keloid: Possible target of mast cell. J Dermatolog Treat 2003; 14:248–252.
84. Katz, BE: Silicone gel sheeting in scar therapy. Cutis 1995; 56:65–67.
85. Davey, RB, Wallis, KA, Bowering, K: Adhesive contact media—An update on graft fixation and burn scar management. Burns 1991; 17:313–319.
86. Ahn, ST, Monafo, WW, Mustoe, TA: Topical silicone gel for the prevention and treatment of hypertrophic scar. Arch Surg 1991; 126:499–504.
87. Rogers, B, Chapman, T, Rettele, J, et al: Computerized manufacturing of transparent face masks for the treatment of facial scarring. J Burn Care Rehabil 2003; 24:91–96.
88. Rivers, EA, Strate, RG, Solem, LD: The transparent face mask. Am J Occup Ther 1979; 33:108–113.
89. Silverberg, R, Johnson, J, Moffat, M: The effects of soft tissue mobilization on the immature burn scar: Results of a pilot study. J Burn Care Rehabil 1996; 17:252–259.
90. Hettrick, H, O'Brien, K, Laznick, H, et al: Effect of transcutaneous electrical nerve stimulation for the management of burn pruritus: A pilot study. J Burn Care Rehabil 2004; 25:236–240.
91. Kowalske, K, Holavanahalli, R, Helm, P: Neuropathy after burn injury. J Burn Care Rehabil 2001; 22:353–357.
92. Huang, ME, Nelson, VS, Flood, KM, et al: Limb deficiency and prosthetic management. 3. Complex limb deficiency. Arch Phys Med Rehabil 2006; 87(suppl 1):S15–S20.
93. Selvaggi, G, Monstrey, S, Van Landuyt, K, et al: Rehabilitation of burn injured patients following lightning and electrical trauma. NeuroRehabilitation 2005; 20:35–42.
94. Arnoldo, BR, Purdue, GF, Kowalske K, et al: Electrical injuries: A 20-year review. J Burn Care Rehabil 2004; 25:479–484.
95. Celis, MM, Suman, OE, Huang, TT, et al: Effect of a supervised exercise and physiotherapy program on surgical interventions in children with thermal injury. J Burn Care Rehabil 2003; 24:57–61.
96. Cucuzzo, NA, Ferrando, A, Herndon, DN: The effects of exercise programming versus traditional outpatient therapy in the rehabilitation of severely burned children. J Burn Care Rehabil 2001; 22:214–220.
97. Mayes, T, Gottschlich, M, Scanlon, J, et al: Four year review of burns as an etiologic factor in the development of long bone fractures in pediatric patients. J Burn Care Rehabil 2003; 24:279–284.

98. Reeves, SU, Warden, G, Staley, MJ: Management of the pediatric burn patient. In: Richard, RL, Staley, MJ (eds): Burn Care and Rehabilitation. Philadelphia, FA Davis, 1994, pp 499–530.
99. Moss, BF, Everett, JJ, Petterson, DR: Psychologic support and pain management of the burn patient. In: Richard, RL, Staley, MJ (eds): Burn Care and Rehabilitation: Principles and Practice. Philadelphia, FA Davis, 1994, pp 475–498.
100. Christiansen, M, Carrougher, GJ, Engrave, LH, et al: Time to school re-entry after burn injury is quite short. J Burn Care Res 2007; 28:478–481.
101. Rimmer, RB, Fornaciari, GM, Foster, KN, et al: Impact of a pediatric residential burn camp experience on burn survivors' perception of self and attitudes regarding the camp community. J Burn Care Res 2007; 28:334–341.

chapter 22 장

상처 통증의 관리
Managing Wound-Related Pain

서론과 정의 (Introduction and Definitions)

통증은 실제 또는 잠재적인 조직 손상과 관련된 불쾌한 감각적, 정서적 경험으로 정의되거나 통증 연구 규정 국제교류협회(IASP) 설정된 등의 측면에서 정의된다.[1,2] 통증 정의의 고유성은 다차원적인 자연현상이다. 통증의 3차원은 감각구별, 정서적 이유, 인지평가로 규정하였다.[3] 질, 강도, 기간 그리고 통증부위가 의학적 통증의 감각구별의 구성요소이다. 동기의 구성요소는 정서적 측면과 통증에 의한 불만과 관련된 것이다. 마지막으로, 통증 크기는 과거경험과 개인의 현재 상태의 2차원과 통증 인식을 포함하는 맥락의 인지차원이다. 본 장에서는 통증의 기초과학 메커니즘, 통증의 평가, 상처와 관련된 통증관리를 설명할 것이다. 가능한 리뷰, 책, 또는 이 장은 독자에게 정보제공을 위해 참조된다. 통증조건의 다양한 관리를 위해 기초과학 메카니즘과 관리를 위한 근거의 접근은 깊이 있는 리뷰를 목적으로 한다. 독자는 "물리치료사를 위한 통증기전과 관리"를 참조하게 한다.[1]

자발적으로 일어나는 통증이나 휴식 시 일어나는 통증은 아주 흔하고 상처와 관련된 통증의 중요한 부분이 될 수 있다. 연관통은 손상 외에 통증을 느끼며 적용자극에 대한 반응과 연결되어 있지 않다. 연관통의 일반적인 예는 심장마비 동안 왼쪽 어깨에서 왼쪽 팔 아래로 오는 통증이다(협심증 통증 유형 심장 국소 빈혈), 통증은 외부 적용자극에 대한 응답으로 발생할 수 있고, 어쩌면 통증을 기억해내 참고할 수도 있다. 통각과민은 일반적인 유해자극에 대한 통증 증가의 반응이다. 통증이 증가했을 때 상처 주변의 통각과민이 지속되는 반응이 일어난다. 통각과민 또한 자문을 위촉받은 사람의 위치와 보조적 통각과민이라 불린 것의 외부에서 일어난 것이다. *일차 통각과민(primary hyperalgesia)*은 말초신경계에 변화를 반영하는 것으로 생각된다(그림 22.1). *이차 통각과민(secondary hyperalgesia)*은 중추신경계에 변화에 수정된 것으로 생각된다(일차 통각과민 이상이 중추성 통증 경로 아래에 적용된다). *이질 통증(Allodynia)*은 즉, 일반적으로 통증 없는 자극 또는 활동에 반응하는 통증으로 증명되어졌다.[2] 이질 통증은 통증을 감지하는 비유해수용기의 말초영역

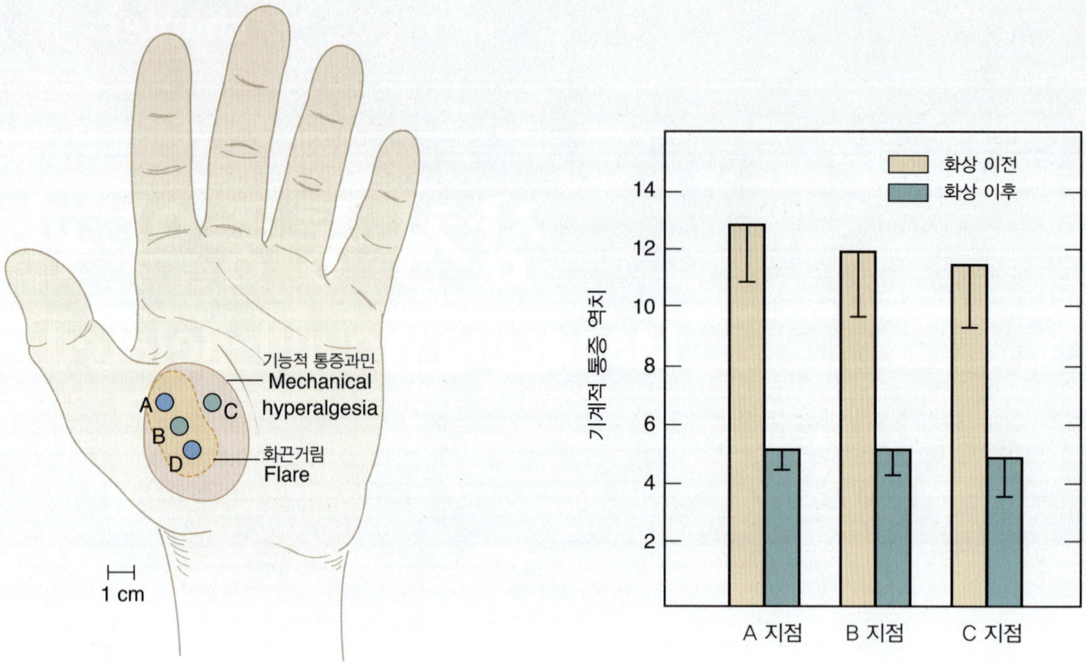

그림 22.1 *1차 통증과민과 2차 통증과민. 털이 없는 손 피부에서 형성된 2가지 화상(A-D). 통증에 대한 기계적 통증 역치는 A 지점, B 지점 및 C 지점에서 기록되었다. 기계적 통증 역치는 기록된 3 지점 모두에서 감소되었다. 1차 통증과민은 손상 부위(예, 화끈거림)에서 발생하고, 2차 통증과민은 손상 부위의 바깥 지점에서 발생한다. 출처: Raja SN, Campbell JN, Meyer RA: Evidence for different mechanisms of primary and secondry hyperalgesia following heat injury to the glabrous skin. Brain 1984; 107:1179-1188.*

중추신경계의 활성화 변화에 의해 전하는 것으로 생각된다. 예를 들어, 이질 통증은 화상을 입은 피부에 온화한 자극이 주어졌을 때의 통증반응이다.

통증은 급성이나 만성이 될 수 있다. 급성 통증은 몸을 보호하며 잠재적인 손상을 겪고 있다는 경고 기호로서의 역할을 한다. 임상적으로 급성 통증은 화상통증과 같이 시간과 장소 정확히 찾아낼수 있는 일반적 손상의 결과이다. 급성 통증은 상해시 즉시 발생하고 회복이 되면 사라진다. 반면, 만성통증은 비보호이며 생물학적 목적제공을 하지 않는다. 통증은 깊이 생각할 수 있다 만성은 (a) 일반적 조직치유시간이 오래가는 통증, (b) 예상보다 부상 범위가 큰 통증, 그리고 (c) 통증은 인식가능한 조직 손상의 결핍으로 일어난다.[2] 이와같이, 통증의 개념은 증상으로서, 급성 통증과 함께 일어나고, 질병이 통증의 개념으로 바뀌고, 만성통증이 발생되는 것이다. 급성 또는 만성 통증인지와 상관없이 모든 환자가 통증 치료에 대한 권리를 가진다. 상처에 대해, 통증은 휴식과 치유가 되고 있는 동안에, 증가되고 있는 조직제거, 변화되거나 유동하고 있는 드레싱과 같은 많은 것을 제공할 수 있다. 이와 같이 부상과 연관된 휴식기에 있는 통증에 관점뿐만 아니라, 치료중인 통증과 그 이후의 통증을 치료할 것이다.

> **핵심 22.1**
>
> 통증은 급성 또는 잠재적 세포손상과 함께오는 불쾌한 감각과 정서적 경험이다. 급성 통증은 몸은 급성과 잠제적 세포손상, 보호성 없는 통증과 목적없는 통증의 만성 통증을 경험함으로써 경고하여 보호와 제공을 한다.

상처에 의한 통증은 신경이 분포하는 신경말단 영역이 아픈 자극에 반응하는 것이고, 아픈자극에 반응하는 신경말단 리셉터 흥분성의 활성화이며, 또는 스스로 상처치유하는 결과로서 나타날 수 있는 통증이다. 염증과 감염은 유해수용기를 활동적이고 예민하게 만들어주며 어떤 결과 증가된 감염은 중추신경계와 통증을 증가시킨다. 이 물질은 프로스타글라딘과 염증시토킨뿐만 아니라, 뉴로펩티드와 같은 P물질과 칼시토닌 유전자 관련 펩티드를 증가시킨다. 게다가, 유해수용기의 기계적 활성화, 괴사조직제거나 상처 폼드레이싱의 압축발생, 활성 유해수용기가 유해수용기의 기계적 활성화일 것이다.

통증경로 (Pain Pathways)

말초의 통증경로 (Peripheral Pain Pathways)

통증은 척수까지와 통증을 감지하는 곳에 있는 겉질위 상처의 말초 주위(즉, 상처)로부터 전송한다. 이 통증 경로는 유해수용기, 척수시상로, 시상겉질로를 포함한 3가지 뉴런 경로로 일반적인 묘사를 한다(그림 22.2).[4,5] 1차 신경은 손상 또는 손상가능성이 (즉 유해) 자극에 의해 말초 주변조직이 활성화되는 유해수용기 신경이다. 피부에 구심성근의 주된 nociceptive의 자유신경종말은 피부의 상피연결의 위치에 있다(그림 22.3). 유해수용기는 깊은 조직, 근막을 포함, 근육을 둘러싸고 있는 결합조직, 그리고 관절주머니와 활액막 신경을 통하게 한다.[4] 유해수용기는 얇은 유수말이집의 Aδ와 무수초의 C섬유를 포함한다. 다중유해수용기는 일반적으로 기계적 및 열 자극에 의해 뿐만 아니라, 통증 계기의 급성 및 만성 상처와 관련된 것을 화학적 자극에 의해 활성화되도록 한다. 어떤 것과 또는 침묵 유해수용기는 말초수용 영역 쪽으로 기계적이거나 열자극제에 이르기까지 반응하지 않는다.[6,7]

침묵 유해수용기는 손상된 셀의 활성화될 뿐이다. 염증은 감염에 의한 수용이고, 통각과민의 자극에서 유래된 결과에 의해 활동적인 침묵 유해수용기가 원인일 것이다.

핵심 22.2

유해수용기는 기계적, 열 화학자극에 의해 활동한다.

단측의 1차 신경의 중앙 종말은 2차 신경과 연접하는 척수의 뒷뿔에서 종지한다. 1차신경은 일반적으로 척수시상로 영역 뉴론의 시상의 VPL핵에 보내는 예측에 참조된다. 시상은, 2차 신경의 연접과 3차 신경, 체성감각 겉질에 목적을 돌린다.[4,5] 중요한 것은 아픔을 주는 자극이 겉질에 도달하는 때에 통증이 일어나는 현상과 장소를 인식하는 것이다. 따라서 기능부전은 겉질에 통증신호가 전파되는 것을 막고 통증을 느끼지 않게 하며 어느 경로나 따라간다.

손상받은 세포에 반응하며 열통증에 변할 수 있는 유해수용기의 세심함이다.[7] 다음과 같은 조직손상은 주된 구심성신경섬유에서 민감하게 일어난다.[8] 뉴론의 민감함은 자발적인 흥분의 증가, 유해한 열자극에 결과의 한계점의 감소, 유해한 자극과 같은 민감성, 그리고 수용적인 부분의 증가에 의해 특정지어진다. 다음과 같은 조직손상은 침묵 유해수용기 시작은 유해 열자극과 자발적 열이 일어

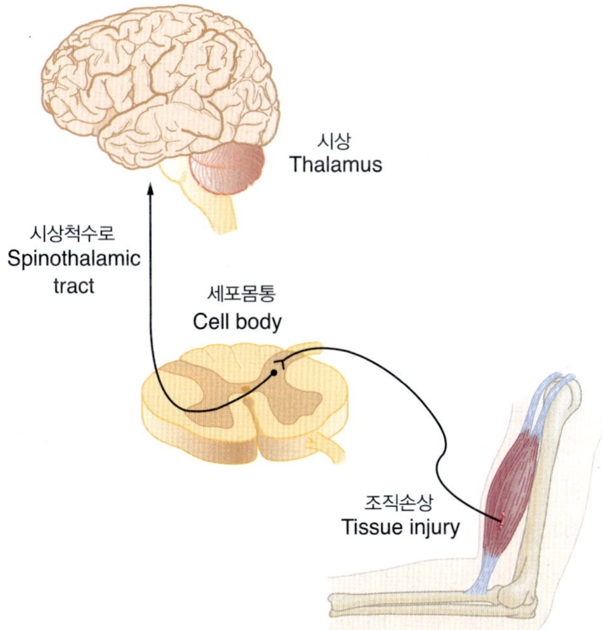

그림 22.2 통증 경로. 조직 손상은 척수로 정보를 보내는 유해수용기를 활성화한다. 신호는 시상으로 투사하는 척수시상로를 따라 계속 전달된다. 이런 정보는 통증을 인지하는 체성감각겉질로 보내진다.

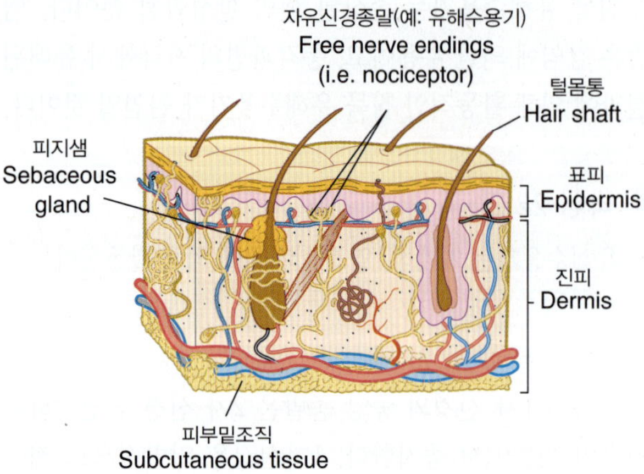

그림 22.3 *진피-표피에 위치한 유해수용기.*

날 것에 반응을 보이는 것이다.[8] 함께 이동하는 것은, 세포손상후의 유해수용기 활동이 포함된 일반적 증가이다. 유해수용기 활동에 증가는 말초 주변을 무시하고 받아들이는 것을 해지하는 것의 순서를 증가시킬 것이며, CNS의 입력을 증가시킨다. 민감화는 유해한 열자극에 주된 통증을 받아들이는 유해수용기의 민감성 증가와 상처의 통각과민을 위한 이유에서 증가한다.

핵심 22.3

세포 손상은 뉴론의 자발적인 활동의 증가, 유해열자극에 반응하는 한계점의 감소, 약간의 유해자극에 민감성 감소, 그리고 수용범위의 증가가 원인이 되어 예민하게 만든다. 이것은 통증신호의 증가, 자발적이거나 떠올리지 못하는 것의 증가, 통증의 확산에 의해 임상적으로 입증될 것이다.

상처부위를 회피하거나 연결시키는 말초 염증의 중재에 이르기 까지 반응하는 것에 의해 유해수용기가 민감하게 일어난다(그림 22.4).[8,9] 이 물질은 비신경세포로부터 유리되고 세로토닌, 브래디키닌, 프로스탄그라딘, 시토킨 등을 포함한다. 혈소판에서 유리된 세로토닌은 근육의 유해수용기를 활성화시켜 통증을 일으킨다.[10,11] 브래디키닌은 혈장으로부터 손상 이후에 유리되고, 염증성 삼출물에 존재하고 유해수용기를 자극하고 통증과 통증과민을 일으킨다.[12-14] 프로스탄그란딘은 아리키돈산 다량과 세포손상에 반응하야 한방향으로 길게 자란 대사물질이다. 중요한 것은, prostaglandins E_2와 I_2는 곧바로 자극하고 예민하게 받아들이는 섬유라는 것이다.[15] NSAIDs 생산

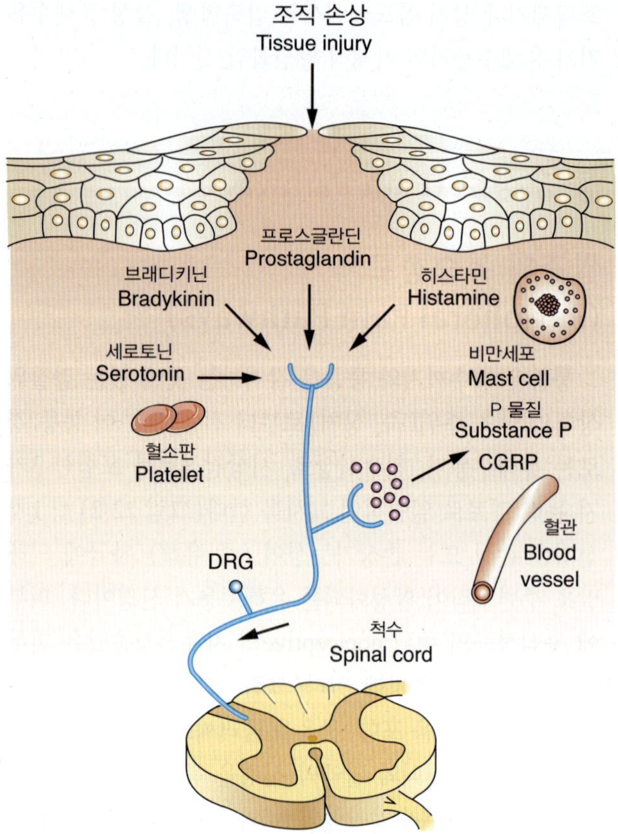

그림 22.4 *염증 매개체.*

은 아라키돈산의 브래디키닌에 연관되어, 효소 cyclooxygenase의 억제를 통해 prostaglandin 생산감량에 영향을 준다.

염증이 일어나는 동안, interleukins과 종양 괴사인자를 증가시켜 사이토키닌의 대식세포를 풀어준다.[16] 사이토키닌은 염증을 일으키는 과정과 예민하게 받아들이는 유해수용기, 기계적 산출과 열의 통각과민을 중재한다.[17-21] 이러한 염증 크린 시토킨은 관절염 환자의 윤활액이 유체 증가하고 있다.[20,21] 만성 정맥 다리 궤양 환자에서 전염증성 크린 시토킨의 상당히 높은 농도는 치료 궤양에 비해 궤양 치유되지 않은 상처 체액에 있다.[22] TNF-α 제공의 TNE-α 수용체를 저지하는 것은 염증과 신경장애 통증의 동물 모델에서 통각과민을 줄여준다.[23,24] 또한 이온농도를 줄이고, 이온채널과 유해수용기의 결과 유해수용기가 없는 산감지 이온채널의 활동이 염증의 원인이었다.[25,26] 활동하는 것에 비해 각각의 염증을 일으키는 중재자는 염증을 일으키는 것을 증가시키거나 유해수용기의 많은 중재자의 단체 행동, 반응의 생성을 개별적으로 묘사한다.[27]

이것은 개인의 급성 염증 과정(예: 급성 화상 또는 외상 유발 상처)과 만성 상처(예: 압력 궤양)과 관련된 통증의 이유를 설명하는 데 도움된다.

혈액 전달 요인은 염증을 시작하게 하는 것으로 간주되지만, PNS 과정의 헌신적인 관련은 세기의 문헌이 시작된 것의 중요한 계기이다.[28,29] 신경발생학적 염증은 말초 염증의 개발 및 유지 보수에 신경계통의 역할을 설명하는데 사용되는 용어이다. 신경병증을 예를 들어, 물질 P와 칼시토닌 유전자 관련 펩티드로 작은 직경을 받아들이고, 주변에 있는 주요 구심성 섬유로부터 풀어주며, 염증 반응을 일으킬 수 있는 것을 만들어 억제한다.[30,31] 이러한 물질은 주변 사건들, 생성된 혈장 분출, 혈관확장으로 염증이 일어나는 것이 심해지게 한다.[30,32,33]

사실 물질 P와 CGRP는 사람과 동물 모두에게 염증삼출물과 주된 수용섬유를 자극하여 염증이 생긴 세포가 발견된다.[34,35] 말초 신경절제술이나 캡사이신의 염증반응을 줄여 자극전달을 없애준다.[36-38] 흥미롭게도 CNS의 염증수반, 척수에서 특별한 뒤쪽 근원 반사의 발생으로 신경계는 구성된다. 따라서, 급성 및 만성 상처와 관련된 염증성 통증 반응은 주변과 중추 신경계를 모두 포함한다.

뉴로펩티드 말초가 풀어지는 것은 상처가 치유되는 것을 보여주며 촉진시킨다.[39-42] 예를 들어, 물질 P나 CGRP의 말초적용은 동물 모델의 상처치유 속도이다.[39,42] 당뇨 신장병 손상이 있어 통증 감각을 잃어버리고, 말초의 유해수용기를 잃어버리고, 따라서 유해수용기의 일반적인 보호기능을 상실한 사람에게 적절하다.[40,43,44] 또한, 피부의 상처의 통증 제어에 대한 모르핀의 국소 응용 프로그램은 또한 상처 치유를 비대칭적으로 만든다. 아편제는 유해수용기의 활동을 낮추는 말초 주변에 있는 손상과 물질 P와 CGRP가 줄어든 말초를 풀어주는 것이 일이다.[45]

흥미롭게도 이 장애는 모르핀의 조합물 안에서 물질 P에 의해 모르핀에 의한 상처치유를 막을 수 있다. CNS에 아픔을 주는 정보와 통증의 처리는 여러 해부학적 경로와 두뇌 사이트를 포함하며 복잡하다

중추신경계의 유해정보와 통증의 처리는 복잡하고, 다중 해부학적 경로와 뇌 지점을 포함하고 있다. 이러한 모든 상황들이 주어진 시간에 통증의 수준을 제어한다. 따라서 통증 수정할 수 있다. 그것이 유해자극에 반응하여 처리하는 것에 관련된 모든 통증 시스템의 설명이 가능한 것은 아니지만, 더 중요하다.

중추성 통증 경로 (Central Pain Pathways)

국소 척수영역과 척수위 조정되는 척수는 수입정보를 통합하는 중추신경계에서 유해수용기의 1차 종지부이다. 척추는 구심성 종료의 가장 많은 수가 있는 뒤쪽 뿔 얇은 조각 Ⅰ에서 Ⅵ을 구성한다. 일반적으로 유해 정보를 전달 감각 섬유는 피부의 가장 표면 층의 얇은 종료 형태 Ⅰ, Ⅱ, Ⅴ. 촉각 정보를 전달 하는 큰 섬유의 단말기는 얇은 조각 Ⅲ과 Ⅳ 사이에 분산된다. 척수에 있는 깊은 세포는 정보를 전달하는 척수 신경세포에 많은 섬유 해지를 한다. 주요 구심성 섬유의 한 뉴런을 따라가면 여러 주변 구조물(피부, 관절, 근육, 내장) 형식을 가진다. 이 집합점은 통증과 통각과민감각을 알아보는 근거가 된다. 따라서 통증을 느끼는 것은 하나의 근육이 다른 근육이나 같은 뒤쪽뿔신경을 예측하여 피부에 보내는 것을 관여한다.

척수의 뒤쪽뿔신경은 높은 한도 뉴런의 유해 자극에만 반응으로 분류된다. 넓고 다양한 각도의 뉴런은 유해하고 무해한 자극에 모두 반응한다. 따라서, 자극에 반응하는 정보의 전파는 높은 한계치를 작동시키는 뒷뿔과 넓고 다양한 각도의 신경을 활성화시킨다. 다음과 같은 조직 손상(예: 급성 및 만성 상처), 높은 임계값 넓은 동적 범위 뉴런 모두 민감성이 발생한다. 이것은 수용 필드가 크기 증가로 기억하는 것이고, 무해한 또는 유해 자극에 반응이 증가하거나, 유해 자극에 한계를 감소시키는 것이다. 척추 신경의 이러한 변화는 일반적으로 중앙 민감화라고 한다.[46-48] 무해한 기계 자극에 넓은 동적 범위 뉴런의 민감 정도는 통증, 무해한 자극에 대한 통증 반응을 기초할 수 있다. 보조 통각과민, 부상 지점, 외부 통증의 근본적인 기초되는 것이 수용 필드와 향상된 유해자극 형태의 확장 결과이며 가상이다.

핵심 22.4

주변 민감함 이외에 조직 부상에 따라, 중앙의 민감함은 증가 수용 필드 크기에 따라 무해한 자극 또는 유해 자극에 반응을 증가시키거나 중추신경계에 있는 신경에 유해 자극에 한계를 감소시키며 임상 설정에서, 이것은 같은 이질 통증으로 통증과 통증 행동의 증가 확산을 통해 보여주는 있을 수 있다. 척수에서 아픔을 주는 자극 정보는 thalamic의 민감하게 받아들이는 뉴런을 통해 전송된다.

여기에서, 체감각 겉질이 통로로 VPL 프로젝트는 감각-차별의 통증 구성 요소에 참여하신 것것으로 생각됨. 뉴런은 VPL은 터치 감각과 통증과 온도 감각에 관한 척수시상로에 전하는 정보를 전송 등의 경로로로 입력 받을 수 있다.[49,50] 중간 시상의 핵과 사후 복잡한 상승의 예측보다 확산되고 앞쪽에 띠모양을 가진 것과 편협한 겉질과 같은 영역을 포함한다. 따라서, 이 통로는 통증의 동기 부여 - 정서적인 구성 요소에 대한 기초로 생각됨.

통증 평가 (Pain Assessment)

생물심리사회 모델은 임상 치료의 철학 및 일반적인 통증 치료에 사용되는 실용적인 임상 가이드이다. 그것은 분자 메커니즘에 대한 사회의 연장 조직 여러 수준을 통해 질병을 이해하는 것을 포함한다. 임상은 질병의 생물학적 구성 요소뿐만 아니라, 심리적, 사회적 차원을 평가하고 치료해야한다. 통증에 대한 치료는 다양하며 약리학, 심리학, 물리치료를 포함하는 종합적인 접근 방식을 포함한다.

통증의 평가는 부정적인 효과 통증에 의한 기능의 효과적인 복원을 위해 중요하며 치료, 기능, 수면과 기분에 달려있다. 통증의 심각성을 이해하고 그것을 말초 자극에 의해 영향을 받도록 하여 치료를 결정하여야 한다. 상처의 통증에 대해서는 치료 자체의 많은 통증이 있다. 치료 기간 동안 효과적인 치료가 이루어질 수 있도록 치료는 휴식을 따로 평가해야 한다.[51]

통증 측정에 대한 많은 자가 보고서 방법이 있다. 환자와 직원들이 환자의 통증 수준을 인식하는 방법의 명확한 대조가 있기 때문에 자가 보고서의 사용은 필수적이다.[52] 가장 일반적으로 사용되는 방법에는 구두 평가 척도, 숫자 평가 척도, 또는 시각 아날로그 척도를 포함한 척도이다. 이것은 일반적으로, 빠르고 유효하여 사용하기 쉽다. 구두 등급 규모는 상상할 수 있는 최악의 통증으로, 통증으로 0과 10으로 구두로 0과 10 사이의 숫자를 선택하도록 한다(그림 22.5). 통증과 최악의 통증을 생각하게 함: 시각 아날로그 척도로, 사람 ANR 통증은 말하는 사람에 따라 어디서든지, 10cm 선에 표시한다. 이것은 통증이 표면적인라는 가정을 하고 있으므로 통증의 다차원 성격을 하지 않다. 그러나 이러한 평가는 사용하기 쉽고 통증을 유발한다고 알려져 있다. 절차에 같은 상처의 통증은 평가에 유용하다. 따라서, 평가 척도는 통증을 느끼는 강도를 전하는데 유용하다.

> **핵심 22.5**
>
> 숫자 등급과 시각 아날로그 척도는 1차원적으로 있다. 다른 통증 평가 도구보다 독립적으로 사용이 가능하며 통증 경험과 특히 통증 강도를 제공하여준다.

통증 평가에서 신체 그림 사용은 환자가 인체의 개요에 대한 자신의 통증의 위치, 앞면과 뒷면을 모두 그릴 수 있다. 그림의 이런 종류의 통증에 의해 영향을 받는 신체의 영역을 이해하는 데 유용하다. 신체 통증 그림의 일관성

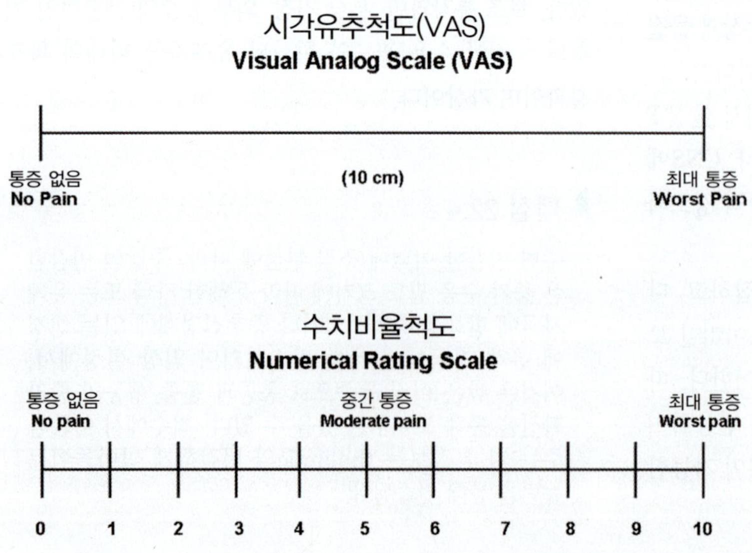

그림 22.5 수치비율척도와 시각유추척도. 이들 양측 척도가 통증의 강도를 평가하는 통증관리에서 자주 이용된다.

은 사용 또한 통증의 확산과 같은 통증의 행동에 변화를 구별하는 임상적 도움을 준다. 상처 통증을 평가하는 데 사용되는 수많은 통증 조사는 없다.

우리는 여기 두 개의 논의를 할 수 있다: 간단한 통증 목록과 McGill 통증의 앙케이트. 이 두 설문 조사는 각각 기능 충격과 통증의 다차원 성격을 평가하는데 유용하다. 분위기, 신체 활동, 직장, 사회 활동, 그리고 수면에 통증의 영향을 조사할, BPI가 0 baing 통증과 함께 0-10 숫자 평가 척도를 사용하면 "기능을 방해하지 않습니다"[53]와 완전히 방해 되는 "통증 기능" 최악의, 최고, 평균으로 통증 등급을 수치로 평가한다. 간단한 통증은 Zelman 등에 의해 검증되었다. 당뇨병 말초신경병증 환자에 사용하기 위해 수정되었다.[54] 통증 강도에 대한 메모리가 비용적인 면 때문에 BPI와 BPI - DPN 모두 주의해야 하고, 통증의 결과로 기능제한이 왔을 때에 대한 정보에 우수하다.[55]

McGill 통증 설문이 설명자를 적절히 사용하여 통증의 세 차원을 평가한다(그림 22.6).[51,56] 수치 강도 규모와 통증 도면은 설문 조사에 통합된다. 설명 단어는 20 범주로 분류하고 가중치를 가진다. 20 목록 동기 - 정서, 감각 - 차별과 통증의 인지 - 평가하는 차원과 관련된 형용사를 포함한다. 대상자는 가장 그들의 통증을 설명하는 모든 단어에 동그라미를 하지만, 20 종류 중 각각 하나를 선택하여 사용할 수 있다. 그것은 선택과 통증 등급 지수 즉, 중량 목록에서 단어와 단어를 세어 표시한다. 가장 유용한 장점은 통증 경험을 다차원적으로 측정하는데 있다. MPQ는 화상, 혈관부전증, 압박성 궤양, 그리고 신경병증을 포함한 상처 통증의 다양한 평가에 광범위하게 사용되고 있다.

핵심 22.6

McGill 통증의 앙케이트는 숫자 등급 척도를 사용며, 통증 강도의 단일 등급 이상의 만성적 상처 통증 평가 더 민감하다.[53]

비슷한 평가, 상처 통증의 다양한 모델이 있습니다. Noncyclic 심한 상처의 통증, 심한 상처의 통증 및 만성 상처의 통증: 상처의 통증 Krasner의 모델은 상처의 통증의 세 가지 유형을 정의한다. 이 모델은 통증일 때에 기반과 계정 문제를 고려하지 않는다(그림 22.7).[57] 치료 전략은 통증 유형에 따라 권장된다. 다른 모델은 위치, 기간, 강도, 품질, 발병, 그리고 일상생활동작에 영향을 포함하여 통증의 여러 차원을 정의하며 상처의 통증 관리 모델이 된다.[58] 이 모델은 더 이상 평가가 다르게 증명되지 않을 때까지 모든 상처 통증을 가정한다. 이러한 모델 모두 적절한 상처 치료의 평가 및 개발에 임상 도움을 준다.

상처 통증의 종류 (Types of Wound Pain)

신경병증성 통증 (Neuropathic Pain)

말초신경 또는 중추신경계의 손상은 신경병증성 통증을 겪고 있다. 화끈거리고 찌르는 날카로운으로 신경병증성 통증을 설명한다. 다른 잠재적인 증상은 변경된 감각 및 자율 변경 사항을 포함한다. 만약 큰 섬유가 손상되고 작은 섬유가 통증과 온도 전송 속도와 함께 환자의 근육약화를 가져온다. 신경병증성 통증은 외상성 부상이나 신경계통에 영향을 받거나 질병 조건을 포함하는 광범위한 것이므로 추측하기가 어렵다.

신경병증성 통증은 신경계에 손상을 포함하는 상처에 나타날 수 있다. 상처와 세포손상은 말초신경계에 부정적인 영향을 미친다. 특히, 말초신경계 손상은 자발적으로 신경 조직을 타는듯하게 만들 수 있다. 또한 조직 손상이 주변 민감화를 초래한다. 말초신경계에서 이러한 변화는 중심부의 민감화를 초래할 수 있는 중추신경계에 통증신호를 변경한다. 따라서 상처와 관련된 조직 손상을 설명하는 데 도움이 되는 말초신경과 중추신경계, 신경병증성 통증 전달, 통각과민, 이질 통증, 자발적인 통증이 추가 손상을 줄 수 있다.

핵심 22.7

말초신경계 또는 중추신경계에 손상을 줄 상처와 개인 신경병증성 통증의 발전을 위해 위험에 처해질 수 있다. 예를 들어, 주변에 있는 조직 외상(즉, 상처)은 유해수용기 및 척수에 신호를 보내어 자신의 주 수입성의 섬유를 손상되게 할 수 있다. 이 상처 손상은 말초신경계를 예민하게 만든다.

당뇨병 신경병증은 말초신경 손상의 가장 일반적인 유형이다. 깊은 통증, 날카로운 통증 또는 촬영으로 보고 알 수

Where Is Your Pain?

Part 1.

Please mark, on the drawings below, the areas where you feel pain. Put E if external, or I if internal, near the areas which you mark. Put EI if both external and internal.

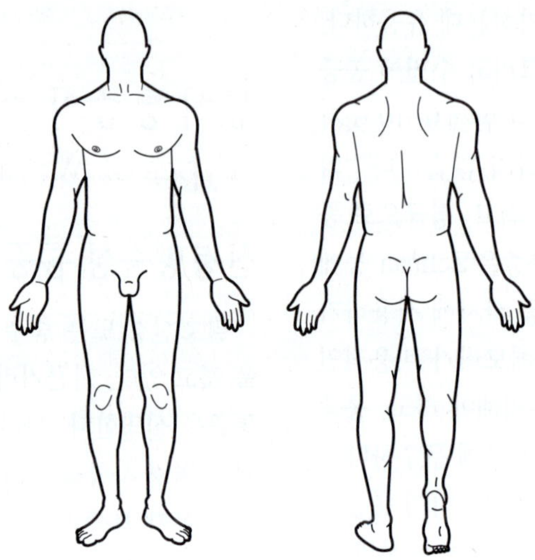

What Does Your Pain Feel Like?

Part 2.

Some of the words below describe your present pain. Circle ONLY those words that best describe it. Leave out any category that is not suitable. Use only a single word in each appropriate category – the one that applies best.

1		2		3		4
Flickering		Jumping		Pricking		Sharp
Quivering		Flashing		Boring		Cutting
Pulsing		Shooting		Drilling		Lacerating
Throbbing				Stabbing		
Beating				Lacinating		
Pounding						
5		**6**		**7**		**8**
Pinching		Tugging		Hot		Tingling
Pressing		Pulling		Burning		Itchy
Gnawing		Wrenching		Scalding		Smarting
Cramping				Searing		Stinging
Crushing						

그림 22.6 *McGill 통증 설문지 검사. 출처: The McGill Pain Questionnaire: Major properties and scoring methods. Pain 1975; 1(3):277-299.*

계속

9		10		11		12
Dull		Tender		Tiring		Sickening
Sore		Taut		Exhausting		Suffocating
Hurting		Rasping				
Aching		Splitting				
Heavy						
13		**14**		**15**		**16**
Fearful		Punishing		Wretched		Annoying
Frightful		Grueling		Blinding		Troublesome
Terrifying		Cruel				Miserable
		Vicious				Intense
		Killing				Unbearable
17		**18**		**19**		**20**
Spreading		Tight		Cool		Nagging
Radiating		Numb		Cold		Nauseating
Penetrating		Drawing		Freezing		Agonizing
Piercing		Squeezing				Dreadful
		Tearing				Torturing

How Does Your Pain Change With Time?

Part 3.

1. Which word, or words, would you use to describe the pattern of your pain?

1		2		3
Continuous		Rhythmic		Brief
Steady		Periodic		Momentary
Constant		Intermittent		Transient

2. What kind of things relieve your pain?

3. What kind of things increase your pain?

How Strong Is Your Pain

Part 4.

People agree that the following 5 words represent pain of increasing intensity. They are:

1		2		3		4		5
Mild		Discomforting		Distressing		Horrible		Excruciating

To answer each question below, write the number of the most appropriate word in the space beside each question.

1. Which word describes your pain right now? ______
2. Which word describes it at its worst? ______
3. Which word describes it when it is least? ______
4. Which word describes the worst toothache you've ever had? ______
5. Which word describes the worst headache you've ever had? ______
6. Which word describes the worst stomach ache you've ever had? ______

그림 22.6 McGill 통증 설문지 검사.

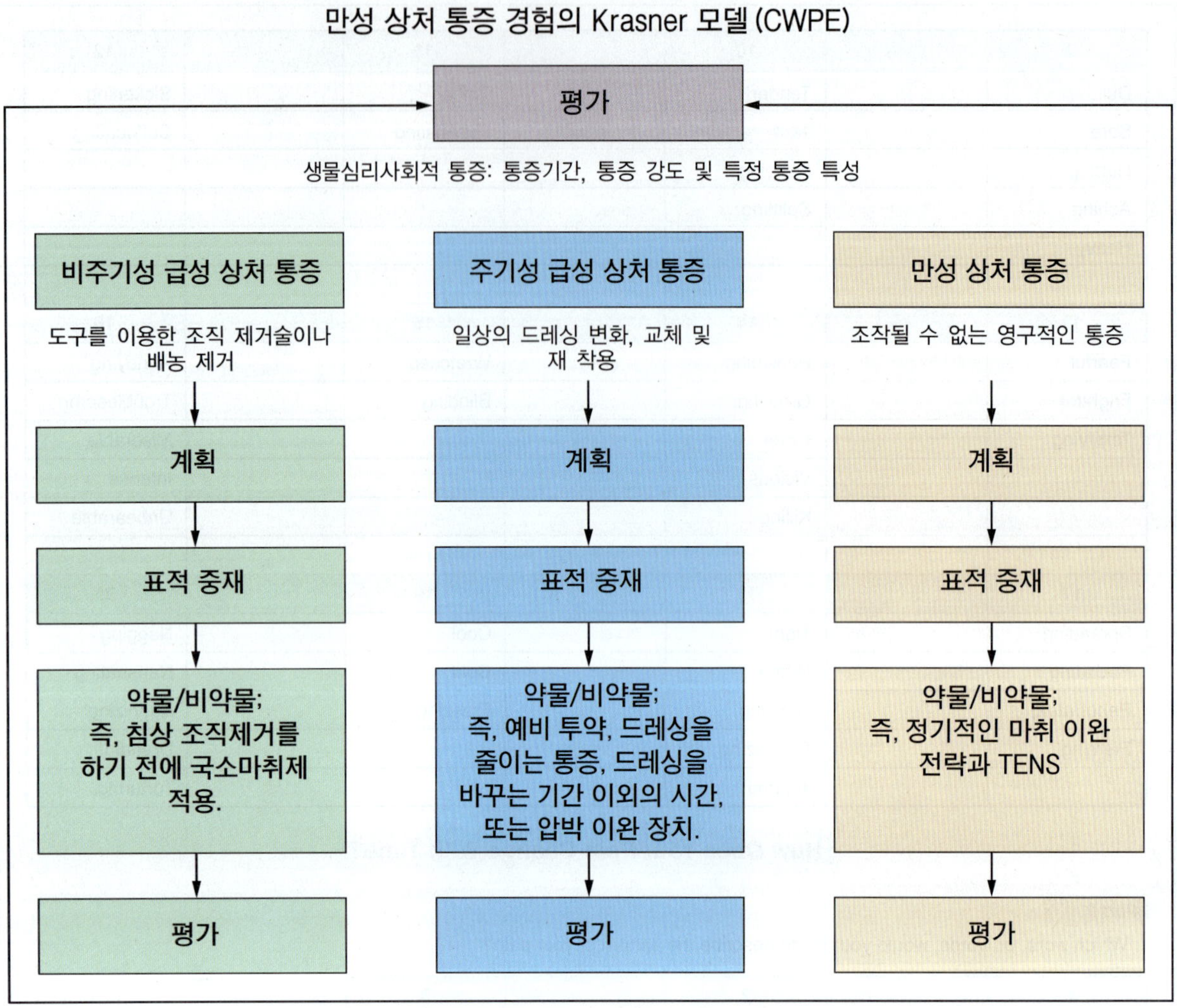

그림 22.7 *만성 상처 통증 경험의 Krasner 모델. 출처: Krasner, D: The chronic wound pain experience: A conceptual model. Ostomy Wound Manage 1995; 41:20-25.*

있지만 작은 섬유 손실은 자주 타는 듯한 통증과 저린통증이 나타난다. 통증이 자주 밤에 나타나고 또는 스트레스 조건이 증가한다.[59] 따라서, 당뇨병과 관련된 통증은 혈관과 신경계의 변화가 원인일 수 있다.

제 2 형 당뇨병 환자의 설문 조사에서 참가자의 64%가 통증을 호소했다.[60] 후속 신경 검사 37%가 비신경병증성 통증을 호소했고, 26% 신경병증성 통증을 호소했다. 고통스러운 당뇨병의 신경병증성 통증은 질병의 진행과 같은, 악화 개선, 또는 나머지와 함께, 당뇨병(mellitus)와 함께 개인의 20%~24% 영향을 미치는 것으로 추정된다.[61] 통증 존재가 손상 감각에 의존하지 않는다. 포도당 수치가 또는 당뇨병 환자 개인의 통증의 인식에 영향을 미칠 수도 있고 그렇지 않을 수도 있다.

높은 포도당 수치 당뇨병 환자 개인이 당뇨병 없이 개인보다 유해자극에 더 민감한 것으로 나타났다. 반대로, 혈액 포도당 농도의 급격한 변화와 함께 당뇨병 환자의 통증은 말초신경병증 없이 열 통증에 영향을 미치지 않았을 것으로 나타났다.[62] 좋은 혈당 조절은 당뇨병의 관리를 위해 필수적이다. 그러나 인구의 통증 인식에 영향을 미칠 수는 없다.[63] 강한 신경병증성 구성 요소를 가지고 또 다른 조건은 환상통증이다.

대다수의 사지 절단 환자는 환상통증을 호소한다. 각각 72%와 67%로 환자가 절단 후 8일과 6개월에 환상통증을 나타났다.[64] 절단의 원인에 환상통증에 영향을 미치는 요인이 있을 수 있다. 말초 혈관질환 환자에서 환상통증은 절단 다음 6개월의 시간에 대한 79% 보고되었다.

암 사지 절단과 개인의 60%와 32%는 각각 2년 동안 1개월은 환상통증을 호소했다. 절단의 원인과 환상의 사지 통증의 발전의 관계 평가 전체, 그것에 관계없이 절단의 원인, 개인의 상당한 숫자가 환상통증이 오래 지속되고 있다. 환상통증이 적은 개인이 급성 단계보다 절단 다음 나중 단계에서 나타나고, 시간에 따라 변경될 수 있다. 환상의 통증이 6개월 후에도 존재하는 경우에는, 통증은 유지된다.

급성 단계와 스퀴즈 및 레코딩 질적 설명은 나중 단계에 보고했다. 환상의 사지 통증의 존재는 수술 전에 통증이 보고서에 관련되어 있다.[67] 이전에 그들의 절단에 통증 없이 환자가 예전보다 훨씬 환상통증을 개발 가능성이 더 높다.[64] 급성 사지 통증(수술 후 4~5일)에서 사지 환산통증의 존재는 6~12 개월 후속 예상 반면 마찬가지로, 통증은 24개월 환상통증을 예측했다.[68] 또한, 말초 혈관질환 환자에서 사지 환상통증은 통증을 평가하기 위한 생물심리학 모델의 사용을 지원 절단전의 대처 능력과 관련되었다.[65] 이러한 연구는 사지 환상통증의 발전을 방지하기 위해 절단하기 전에 철저한 통증 평가 및 관리 프로토콜에 대한 필요성을 나타낸다. 72 시간 동안 수술 요추 경막외 차단을 받은 환자에서 환상통증을 덜 가능성이 있다고 증명되었다.[69] 후속 연구 조사 지원 및 사지 환상통증의 발생을 줄이기 위해 수술 전 통증 관리 치료 접근 방식을 모두 반박했다. 그 결과, 통증 관리는 수술 전후 해결되어야 한다.[70,71]

사지 환상통증 뒤에 메커니즘이 진행된다. 잔여 사지의 조작을 보여주는 실험에서 사지 환상통증이 말초감각 및 신경종 형성을 포함한 말초신경 기전이 관여하는 입증 영향을 미친다.[72] 이전 신경병증성 통증과 관련하여 논의 되었던 중앙 메커니즘 이외에, 체성감각 겉질의 가능성이 있다.[73] 따라서, 모두 말초신경계와 중추신경계는 사지 환상통증 제시와 관련이 있다.

혈관성 통증 (Vascular Related Pain)

동맥과 정맥 시스템은 특정 상처 유형의 발달과 통증 특성에 중요한 역할을 한다. 다리와 발의 궤양을 조사한 연구에 따르면, 궤양의 가장 중요한 원인은 정맥부전이고, 환자의 47%가 통증을 경험했다고 한다. 정맥성 다리 궤양의 유병률에 있어서, 28-93%까지 상당히 큰 가변성이 존재한다(Nemeth 등의 연구에서). 정맥 부전이 있으면, 하지에 부종이 생기는데, 이것은 유해수용기의 역학적 활성을 일으킬 수 있다. 그리고 염증이 자주 발생하여, 유해수용기의 화학적 활성을 야기할 수 있다. 동맥 부전과 정맥 부전 모두에서는, 신경과 혈관의 밀접한 연관성과 신경계에 영향을 주는 조직 파괴 때문에 신경병증성 통증이 한 요소가 될 것이다.

정맥성 다리 궤양 환자가 그들의 통증에 대해 다음과 같이 설명하고 있다: 둔한 통증, 아픔, 무거운 통증, 찌르는 듯한 통증. 날카로운 통증 및 피곤함 등으로 설명한다. 앉은 자세나 선 자세와 같이 다리가 매달린 자세를 취할 때 이런 통증의 증가를 보고했다. 그래서 통증 관리에 다리의 거상과 압박이 포함된다. Nemeth 등은 압박치료 첫 5주 동안 가정이나 임상시설에서 관리를 받고 있던 정맥성 다리 궤양 환자의 통증 수준을 평가했다. 대다수의 환자(85%)들은 다리의 궤양성 통증을 호소했다. 통증의 강도는 시간에 따라 감소되는 경향을 띠었다. 비록 환자의 81%가 5주가 끝날 쯤에도 통증을 계속 호소했다. 정맥성 다리 궤양을 치료하는 표준의 압박 관리에도 불구하고, 통증 억제를 위한 이런 중재를 지지하거나 거부하는 연구들이 제한되었다.

동맥의 기능부전도 통증을 일으킬 수 있다. 동맥 부전은 조직 관류를 감소시키고, 허혈 상태를 일으킨다. 2가지 통증 유형(간헐적 통증과 안정 시 통증)이 동맥 부전과 관련된다. 간헐적 통증은 국소 허혈을 일으키는 운동이나 다리 거상에 의해 일어난다. 보행 중의 통증(간헐적 파행)은 가장 흔한 불편 중의 하나이고, 동일한 거리를 걸었을 때 하지의 동일 위치에서 통증이 일어난다. 이런 형태이 통증은 침범된 동맥에 따른 해부학적 분포를 갖고 있고 날카로운 통증, 화끈거림, 경련 등을 호소한다. 보행을 중단하거나 다리를 매달린 자세로 만들면, 통증이 사라진다. 만약 동맥 부전이 심하면, 안정 시 통증이 발생할 수 있다. 예를 들어, 말초동맥질환이 진행되면, 그 환자는 혈압의 감소 때문에 침대에 누운 밤중에 통증을 호소한다. 그래서 환자는 통증관리 기법으로서 다리를 침대 밖으로 걸친 자세로 잠을 잔다.

상처가 동맥 부전과 정맥 부전을 가질 수 있기 때문에, 혈관질환으로 인한 상처를 관리할 때는 주의깊게 평가해야 한다. 상처의 압박치료는 정맥 부전으로 인한 통증을 감소시키고, 반대로 동맥부전으로 인한 통증은 오히려 증가한다. 이것은 상처 관리 프로그램 전반에 걸쳐 통증이 지속적으로 평가되어야 하는 또 다른 이유이다. 게다가, 상처가 치유되어도 통증이 지속될 수 있는데, 그 이유는 혈관성 병리가 여전히 남아 있기 때문이다. 모든 상처와 마찬가지로, 통증 양상이 변하면, 원인을 관리하고 확인하기 위해 추가적인 평가가 이루어져야 한다.

압박성 궤양 (Pressure Ulcers)

압박성 궤양의 성장을 위한 메카니즘은 뼈 돌출과 밑에 있는 지지 지면 사이에 늘어진 조직의 압착을 포함한다. 통증은 아마도 압박성 궤양의 시각적 정체가 가능하기 전에 통증수용기의 기계적인 활성화와 피부 표면 아래 구조에서 발생하는 조직 손상 때문에 나타나게 된다. 통증수용기의 화학적인 활성화는 조직 손상이 발생하는 염증 진행과 국소 빈혈의 변화, 심지어 통증 보고의 증가도 또 발생한다.

여기에 압박성 궤양 통증의 특성과 퍼짐에 관해 변이성의 상당한 양이 있고, 그것은 다음과 같이 요약된다. 12%에서 41%는 통증 없음, 12%에서 80%는 계속된 통증, 그리고 54%에서 100% 가끔의 통증.[79-82] 불행히도, 통증을 보고한 환자들의 대다수에도 불구하고, 두 연구는 통증 치료의 몇 가지 타입을 단지 통증을 보고한 개인의 2%에서 6%만 받았음을 발견했다.[79-80]

압박성 궤양과 연관된 통증 보고의 변이성은 얼마간의 요소들 때문에 언어적이고 인지적인 장애의 실재뿐만 아니라, 한 가지 이상의 통증 평가 도구의 사용을 포함한다. 예로, Dallam 등은 그들의 세 번째 주제들은 통증 평가 도구들에 반응할 수 없었다고 보고했다. 그리고 이 주제들은 48% 반응한 이들이 인지 장애를 가진 것으로 드러냈다.[79] 또한, 여기엔 사용된 통증 평가 도구들의 몇 가지 타입이 있다. 연구들 McGill 통증 질문조사가 압박성 궤양의 최대한 퍼짐을 보고한 것을 사용했으며, 그리고 McGill 통증 질문조사는 아마도 더 압박성 궤양 통증을 파악하는 다른 통증 평가 도구들 보다 감각적이다.

화상과 비슷하게, 조직 손상의 깊이는 압박성 궤양이 발생하는 통증 심각성을 설명하는 것을 돕는다. 거대한 조직 파괴가 포함하는 압박성 궤양은 또한 유해수용기와 통증 증가 원인으로 손상을 입고, 또는 통증수용기와 통증 증가 원인을 파괴한다. 이런 관계는 연구되지 않았다. 대체적으로, Rastinehad는 압박성 궤양이 조직 손상의 깊이에 관계없이 극심하게 고통스럽다고 결론지었다.

조직 손상의 양과 통증의 정도 사이의 관계가 결정적이지는 않지만 손상된 조직 유형은 통증 행동을 설명하는데 도움이 될 수 있다. 통증의 특징은 손상된 조직에 따라 다르다는 것을 상기하는 것이 중요하다. 예를 들어, 피부 통증은 다음과 같은 특성을 갖고 있다: 예리하고, 쉽게 국부화되고, 거의 언급하지 않는다. 그러나 근육통은 둔감하고, 타는 듯하며, 국소화하기 어렵다고 말하고 자주 언급한다. 골막 통증은 국소화하기 어려우며 둔감하고 깊으며 지루하다고 자주 묘사된다. 통증의 특징과 손상된 조직의 유형 간의 관계는 모든 유형의 상처 통증에 적용될 수 있다.

화상통증 (Burn Pain)

화상 통증은 열, 화학, 전기적 손상에서 이차적인 조직 외상이 발생한다. 화상 통증은 심각성을 말하고, 통증을 몹시 괴로워하는 통증이 매일 발생하는 대부분의 환자들에게 매우 강할 수 있다.[85] 게다가, 전형적인 화상 상처는 절차상의 통증을 야기하면서, 빈번하고 강렬한 아픔을 주는 자극을 일으킨다. 몇 가지 연구들은 상처 창상 제거와 붕대 교환 같은 치료상의 절차들 동안 통증의 거대한 양이 발생한다고 보여준다.[85-87] 또한 대략 화상 환자 절반은 치료상의 절차동안 통증이 투약으로 거의 완화되지 않는다고 보고했다.[88]

조직 손상의 깊이는 통증 행동과 관계된 화상 외상을 일으킨다. 21장에서 논의한 대로, 그곳에는 화상의 다른 정도가 있다. 1도 화상에서, 조직 손상은 표층에 위치한다. 화상의 이런 형태를 지닌 개인들 대부분은 햇볕에 타는 것 같은 중등도 통증을 경험한다.[89] 2도 화상에서, 통증은 표피와 진피의 손상 때문에 심각할 수 있다. 이것은 손상과 신경종말의 잠재적인 노출을 일으킨다(그림 22.3). 이질 통증은 흔히 기류처럼 매우 작은 자극의 양을 불평하는 화상의 정도로 보고된다. 깊은 3도 화상에서, 통증 수용기는 손상되거나 되지 않을 수 있고, 각각 통증 과민성 또는 부재로 끝날 수 있다. 3도 화상은 상당한 완전두께의 상처들이고, 피부를 해치는 신경종말의 파괴를 가져오는 피하의 조직에서 발생하는 손상이다. 통증은 아마도 자유로운 신경종말의 파괴 때문에 보고되지 않을 것이다. 이렇게 완전두께 손상 통증이 부재하게 때문에 더 큰 조직 손상은 반드시 통증 보고를 결과로 하지 않는다. 그러나 더 깊은 조직이 손상된다면, 근육과 골막의 조직과 같은 깊은 구조에 있는 통증수용기의 위치 때문에 통증은 매우 심각해질 수 있다.

핵심 22.8

조직 손상의 크기는 유해수용기의 위치 때문에 통증 양상과 관련되지 않는다. 예를 들어, 표피와 진피 모두를 손상시킨 상처는 유해수용기의 손상 때문에 뚜렷한 통증을 일으킬 수 있다. 그러나, 만약 유해수용기가 파괴되면, 더 이상 통증이 대뇌겉질로 전달되지 않는다.

중요한 통증은 치료 발생과 신경 재생으로 보고될 것이다. 또한 빈번히 화상 손상은 하나의 깊이 이상이라고 주목하는 것이 중요하다. 예를 들어, 화상은 상처의 중앙에서 3도일 것이나, 상처의 경계 주위에는 2도 화상일 것이다. 그러므로 이런 사례에서 환자들은 덜 조직 손상이 있는 곳의 상처 경계에 대해 통증을 불평할 것이다(그림 22.8).

조직 깊이와 통증 행동 사이 관계에도 불구하고, 주의는 이 관계들을 평가할 때 행해진다. 조직 상해의 양은 환자들이 보고한 어떤 화상 통증들이 포함되거나, 두 사건

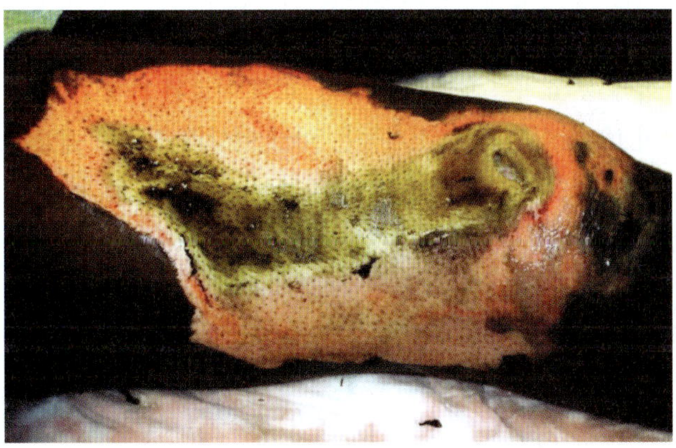

그림 22.8 *조직 손상과 관련된 화상 통증. 조직 손상의 크기는 통증 보고의 증가와 동일하지 않다. 다리에 위치한 화상 손상은 중심부에서는 매우 심한 3도 화상과 두꺼운 딱지를 가지고 있지만, 주변부에서는 2도 화상을 가진다. 환자는 유해수용기 손상 때문에 주변부에서 더 심한 통증을 호소할 것이고, 유해수용기의 부재 때문에 중심부에서는 통증을 느끼지 못한다.*

들이 관련되지 않은 많은 요소들 중의 단지 하나이다. 예를 들어, 많은 연구들은 통증 행동은 화상 심각도, 크기, 위치, 또는 손상 이후 시간의 지남과 연관되지 않는다는 것을 보여준다.[85,90]

화상 통증의 대략적인 관리는 삶의 기능과 질의 회복을 위해 중요하다. 입원기간 중에 진행되는 통증 환자의 보고들은 퇴원 이후 2년까지 심리학적인 적응을 중요하게 말하고 있다.[91] 또한, 50%보다 많은 사람들이 그것이 기능과 그들의 회복을 방해했다고 보고하면서 장기간 지속되는 화상 통증은 개인들의 35%~52%로 보고되었다.[92,93] 그래서 화상 통증은 빈번하고 계속해서 평가되어야 할 것이며, 대략적으로 다루어져야 것이다.

통증을 평가하는 것에 추가로, 건강보호 전문가들은 화상 환자들이 번번히 보고하는 심리학적 스트레스를 알아야 하며, 그것은 생물심리학을 사용하는 것의 중요성을 반복한다. 예를 들어, 화상으로 입원 치료를 받은 개인들의 불안은 통증 보고들과 관련 있다.[94] Patterson 등은 화상 환자들의 심리학적 기능에 관한 검토에서 일반적인 인구에서 전형적으로 보여지는 것보다 높은 병전 정신병리학적인 질병의 발생률이 있다고 발견했다.[95] 그러므로 그들의 통증 행동들이 포함된, 개인들을 관리하는 방법들에서 손상전과 정확한 손상의 심리학적인 상태는 중요한 요소가 된다.

중재 (Interventions)

상처 통증의 중재에 관한 주제를 접근했을 때, 몇 가지 일반적인 개념들이 있다. 첫째, 상처 통증을 위한 중재가 효과적인 방법으로 관리된다면 적당하고 지속적인 상처 평가가 필요하다. 이전에 말했듯이, 발초와 증상의 빈삼함의 범위를 판단하는 것은 행동의 최고의 방법을 판단하는 임상가를 안내할 것이다. 둘째, 상처 통증이 평가될 때, 통증의 처방은 때로 부적당하거나 부재한다. 극심한 통증에 연관된 상처로, 공격적이고 약학적인 관리를 대신하는 것이 없다. 셋째, 거기에는 상처 통증을 위한 비약물성 중재를 위해서 선명한 요인이 나타나는 날짜에 조절된 시험이 거의 없다. 그러나 신경병증성 통증, 만성적인 근뼈대의 통증, 염증을 일으키는 통증을 포함하는 동물모델과 인간 주제로 나온 조사는 치료중인 상처에 도움이 된다.[96-98] 마지막으로 임상가는 치료에서 과정을 고치고

정상적인 염증을 촉진하는 관리 기술에 의한 상처 아래 있는 원인을 알아야 한다. 그들은 두 번째, 상처와 연관된 통증을 줄일 것이다.

약물 중재 (Pharmacological Interventions)

급성 통증, 특히 중등도에서 매우 심한 통증의 효율적인 관리는 아편성 약물의 투여이다. 이런 통증 관리 방법은 화상, 외상 및 수술 이후의 상처에 적용될 수 있다. 조직 외상의 양과 관계없이 일반적으로 아편성 약물이 사용된다. 정확한 아편성 약물 용량은 통증을 완화하는데, 특히 화상 환자에게 있어 필수적이다. 강력한 근거가 급성 상처 통증을 조절하는데 중요한 역할을 한다. 입원 동안의 화상 통증은 화상 후 1개월, 1년, 2년 쯤 심리적 조절과 크게 관련이 있다. 불행하게도 몇몇 경우에서는 이런 강력한 약물을 처방할 수 없거나, 또는 불충분한 용량을 제공할 수 있다. 예를 들어, 부적절한 아편제 용량이 노인 환자와 크게 심하지 않는 화상 환자의 95%에게 종종 처방된다.[101] 일반적으로 화상 환자는 휴식 통증 수준 보다 더 큰 평균 용량 이상을 요구한다.[102]

잘못된 처방과 잘못된 용량의 경향은 내성과 중독의 두려움(Choiniere에 의해 요약된)과 함께 아편제의 부정적 중심 효과와 관련이 있다. 특히 내성의 경우는 계속적인 통증 평가와 함께 시간의 경과에 따라 용량을 조심스럽게 증가시켜야 한다. 용량과 주의깊은 모니터링도 호흡 감소, 메스꺼움, 변비 등과 같은 아편제의 부적절한 부작용을 평가할 때 중요하다. Choiniere는 약물의 부작용을 모니터링하는 것과 조직제거 시 통증과 드레싱의 교체를 위해 fentnanly과 alfentnaly 등과 같은 약물의 처방을 조심스럽게 권장한다. 왜냐하면 이 약물은 빠르게 작용하고, 효과의 기간이 짧고, 중재 이후에 과도한 진정이 감소되기 때문이다. Pery와 Heidrich는 전국 단위로 화상 센터의 조사와 10,000건의 치료를 조사했고, 통증 완화를 위해 아편제를 처방했을 때 의사 진단으로 발생한 효과의 단일 사례를 발견하지 못했다.[103] 아편제와 급성 통증에 대한 대다수 연구는 화상에 대한 연구로 수행되었다. 그러나 아편제 사용은 상처 통증 관리에 폭넓게 사용되어질 수 있다. 임상가는 기능적 운동과 상처 제거 및 드레싱을 허용하기 위해 약물의 잠재적 부작용을 알아야 하고, 또 통증 관리에 있어 아편제의 유용성을 알아야 한다.

> **핵심 22.9**
>
> 아편제는 약물 상처 관리의 기본이다. 주의 깊은 용량과 모니터링은 호흡 감소, 메스꺼움 및 변비 등과 같은 부작용을 예방하는데 도움을 줄 수 있다.

아편제를 제외한 다른 등급의 약물들도 통증 완화에 유용하다. NSAIDs는 단독으로도 사용될 수 있지만, 아편성 약물과 함께 사용될 수 있다.[104] 다리 궤양 통증의 관리에 NSAIDs가 자주 사용된다. 이 약물들은 염증과 통증을 줄이기 위해 말초 외에, 중추에도 작용하고, 부작용이 상대적으로 적은 편이다. 그래서 이들 약물은 가벼운 통증에서 중등도 통증에 효과적이다. 그러나 NSAIDs의 장기간 사용은 권장되지 않는데, 그 이유는 특히 노인 환자에게서 일어나는 부작용 때문이다. NSAIDs는 소화계 장기의 출혈과 상처 치유 방해의 가능성을 가진다.

경구용이나 IV 약물 투여 이외에, 액, 젤, 폼(거품) 및 크림 형태의 국소 마취제 사용도 포괄적인 통증 관리 프로그램의 중요한 요소이다. 특히 상처 크기와 상처 병리에 관련된 주의 깊은 검사가 독성의 부작용 가능성을 줄일 수 있다. 국소 마취제가 50㎠ 미만의 상처와 정맥성 궤양과 압박성 궤양의 통증을 중재하는데 성공적으로 사용되어 왔다. 코크란 리뷰에 따르면, 정맥성 궤양의 조직 제거를 하기 전에 5% EMLA를 적용한 6가지 독립 실험(lidocaine/prilocaine 크림)은 위약 실험군에 비해 통증 완화에 큰 효과를 보였다고 한다. 비록 치료된 가장 큰 궤양이 100㎠이었지만, 저자들은 50㎠ 이상의 정맥성 궤양에 국소 마취제 적용을 할 때 주의를 권장하고 있다. EMLA 크림 사용 적응증 중의 하나는 온전한 피부의 마취제이다. NSAIDs 중의 하나인 Benzydamine 젤의 국소 적용(17명의 30개 압박성 궤양 부위)은 30개 상처 중 29개 상처에서 24시간 이내에 통증 완화 효과를 보였고, 30개의 모든 상처는 48시간 이후에 통증이 사라졌다.[106]

몇몇 연구들이 국소 아편제 사용을 평가했다. 특히, dimorphine과 morphine의 젤이 압박성 궤양의 관리에서 효과적이었다. 이중맹검 위약 통제군은 통증 점수에서 유의한 감소를 발견했고, 아편제 독성의 부적절한 효과만을 밝혀냈다. Twillman 등은 통증성 피부 궤양의 관리에서 국소 아편제의 사용을 평가했다. 다양한 원인의 상처를 가진 9명의 환자가 국소 몰핀 드레싱으로 치료되었고, 이들 중 8명이 통증 점수에서 감소를 보였다. 반응하지 않은 환자만이 염증의 부재 때문에 부적절한 후보군일 것 같다.[109] 이런 소견은 말초 끝단에서 아편 수용체의 상향조정이 조직 손상과 염증의 결과로 일어난다는 Stein 등[110]의 연구에서 설명될 수 있다. 그 결과, 염증 반응이 더 많은 아편 수용체를 통증 억제에 이용할 수 있게 된다. 그러나 동물실험에서 몰핀의 국소 적용이 치유 손상을 보여주기 때문에 주의를 해야 한다.[45] 연구에 따르면, 국소 마취제의 사용은 상처 통증 관리에 효과적이라는 것이다.

영구적인 상처 통증과 치료시 발생하는 상처 통증을 위한 국소제 사용의 많은 프로토콜이 존재한다. 불행하게도, 전통적인 약물 중재와 함께 사용된 이들 방법의 데이터가 거의 존재하지 않는다. 전반적으로 국소 아편제와 다른 진통제들은 메스꺼움, 변비 및 호흡 감소의 중추성 효과를 감소시키기 위해 사용될 수 있다. 부작용은 아편제를 전신적으로 사용했을 때 일어날 수 있다.[111] 상처 관리에서 1개 이상의 약물을 사용할 때, 기전과 효과에 대한 철저한 이해는 약물간의 상호작용이 일어나지 않도록 하는데 있어 중요하다. 통증 관리에 대한 약물의 일반적인 내용을 알고 싶으면, Loeser와 Bonica 또는 Hedderich와 Ness를 참고하기 바란다.[112,113]

비약물 중재 (Nonpharmacological)

현명한 임상 직무는 모든 환자들이 임상 치료 경험의 일부로서 환자교육을 받아야 한다는 것을 권장하고 있다. 상처 통증에 대한 환자 교육은 특정 진단과 통증 경험의 예상 과정을 환자에게 알려줌으로서 이루어진다. 연구는 비록 환자 교육이 상처 치유에 특이적이지 않지만, 통증 관리 프로그램의 일부로서 환자 교육의 중요성을 보여주었다. 예를 들어, 성공적인 수술후 통증 관리는 수술전 정보를 받아들이는 것과 관련이 있다.[114,115] 환자 교육에는 정맥성 통증을 감소시키는 다리 올리기와 같은 자세 조언이 포함된다. 특정 상처에 대한 통증 관리와 환자 교육을 평가하는 연구가 필요할 것이다.

또 다른 중요한 비약물 중재는 상처 드레싱의 적절한 선택이다. 자가융해 조직제거술과 상처 수복을 촉진하고, 상처 환경을 제공하기 위한 1차 상처 드레싱과 1차 상처 드레싱의 올바른 선택은 12장에서 설명했다. 상처 드레싱의 올바른 선택은 환자의 안락감과 관련된다. 임상가는 상처관리에서 드레싱의 교체가 통증을 유발시키는 하나의 원인임을 앎으로써, 드레싱의 선택뿐만 아니라, 드레싱의 제거에 신경을 써야 한다. 수분을 많이 함유한 오늘날의 드레싱은 3–7일 동안 계속 적용될 수 있다. 매일 교체할 때보다 환자의 통증 경험을 전반적으로 감소시킬 수 있다. 피부와의 유착을 감소시키기 위해, 모발 성장, 적절한 피부 안정화, 스프레이나 액성 필름 제품의 사용 등과 같은 요소와 함께 드레싱의 제거가 절차성 통증과 환자 걱정을 줄일 수 있다. 절차성 통증을 감소시키는 방법과 같이, 드레싱 교체와 관련된 근거도 있다.[117] 통증 조절과 함께 하는 상처 드레싱 프로토콜의 설정도 성공적인 상처 관리에 있어 중요한 이슈이다(그림 22.9).

교육과 드레싱 선택 이외에, 상처 통증 관리에 포함될 수 있는 몇가지 생물리적 기술이 있다. 하나의 예는 통증 조절에 널리 사용되는 통증 전기적 진통(EA)이나 통증 감소를 위한 전기자극이다. TENS로 알려진 EA가 높은 주파수와 낮은 주파수의 TENS로 이용될 수 있고, 일반적으로 안정시 통증과 절차성 통증을 완화하기 위해 손상 지점 주위에 적용된다. 상처 환자를 위해, 좋은 순환을 가진 온전한 피부 부위에 전극을 적용하여 관리해야 한다. 경우에 따라서는 통증을 감소시키기 위해 전극을 손상 지점의 몸쪽이나 반대쪽 팔다리에 주로 적용되기도 한다. EA는 종종 근육 염증에 의한 만성 통증 과민을 감소시킨다. 높은 주파수와 낮은 주파수에서 EA의 감각수준으로 적용하여, 기계적 통증에 대해 통증 감소 반응을 일으킨다. 전기자극은 내인성 억제성 통증경로의 활성과 관련된 중추기전을 통해 명확하게 통증과 통증과민을 감소시킨다(리뷰를 위해 Sluka 참고한다). 특히 낮은 주파수의 EA는 통증, 통증과민 및 중추 감각하를 줄이기 위해 μ아편 수용기, 세로토닌 수용기와 GABA 수용기를 활성화하고, 높은 주파수의 EA는 δ아편 수용기와 GABA 수용기를 활성화한다.[120,121,124]

이전의 동물실험 연구는 EA가 신경병리성 손상 뿐만 아니라 급성 및 만성 염증과 관련된 통증 과민을 감소시키는데 효율적임을 보였다.[122,125] 비슷하게 사람을 대상으로 한 연구에서도, 전기자극이 수술 후의 급성 통증과 만성 근육뼈대성 통증을 감소시키는데 효율적이었다.[98,126–128] 게다가, 통증성 당뇨성 신경병리를 가진 환자에게 있어서, H-Wave® Stimulator(Electronic Waveform Lab

드레싱 교체 시 통증 완화를 위한 전략

상처에 찌르기, 쑤시기, 마찰 및 전단력 등의 불필요한 유해 자극을 피한다.

상처를 부드럽게 조정하고, 가벼운 터치나 접촉이 통증을 일으킬 수 있는지를 깨달아야 한다.

드레싱을 선택한다:

- 상처 유형에 적절한 드레싱
- 습윤 상처 치유를 유지하고 건조를 방지하는 드레싱
- 상처 표면에 마찰을 줄이는 드레싱
- 드레싱을 제거할 때 통증과 외상을 최소화하는 드레싱
- 장기간 동안 착용할 수 있고, 빈번한 드레싱 교체가 필요없는 드레싱

다음 상황일 때 드레싱 선택을 다시 고려한다:

- 드레싱 제거로 통증이나 출혈이 발생할 때/그리고 상처나 주위 피부에 외상이 발생할 때
- 많은 습기로 제거가 필요할 때

환자의 걱정을 줄인다:

- 절차를 환자에게 교육한다.
- 환자가 통증을 유발시키는 인자와 통증을 감소시키는 인자를 알고 있는지를 확인한다.
- 되도록 환자가 참여하도록 만든다.
- 느리고 율동적인 호흡을 권장한다.
- 절차를 환자에 맞게 조절한다. 환자에게 "타임 아웃"을 제공한다. 박수를 치거나 손가락을 들어올려서 "타임 아웃" 신호를 보내도록 교육한다.

Briggs와 Torra I Bou, 2002(EWMA Position Document: Pain at wound dressing changes)에 의해 수정되고 사용되도록 허용됨.

그림 22.9 *드레싱을 교체할 때 통증을 줄이는 전략.*

Inc, Huntington Beach CA)를 이용한 전기자극이 4주 동안 매일 적용되었을 때 통증 점수를 감소시켰다.[129] 전반적인 연구에 따르면, 전기자극이 조직제거술과 드레싱 교체와 같은 절차와 관련된 급성 통증을 감소시키는 것으로 알려져 있고, 또 염증이나 수복의 과정과 관련된 통증뿐만 아니라, 신경병리성 통증도 감소시켰다.

핵심 22.10

전기적 진통(EA)은 다음의 통증을 관리하는데 이용될 수 있다: 급성 절차성 통증, 지속된 염증성 통증, 신경병리성 통증. 상처의 특성에 따라, 전극을 손상 지점, 손상 지점의 몸쪽, 또는 반대쪽 팔다리에 배치한다.

광선치료는 상처 통증 관리를 위해 이용되는 또다른 생물리적 기술이다. 단색 적외선치료(MIT)는 비침습적인 광선 에너지로서 대개 국소 부위에 적용되고, 적외선 에너지는 피부를 통해 흡수된다. 1994년, FDA가 일시적인 국소 순환을 증가시키고, 통증을 감소시키는 방법으로서 광선치료의 사용을 승인했다. 이런 형태의 광선치료는 당뇨성 말초신경병리(DPN)를 가진 환자를 대상으로 치료적 효과를 연구했고, 많은 임상 변수를 향상시키는 것으로 보고되었다.[130-132] 신경병리성 통증, 낙상 발생, 그리고 낙상에 대한 두려움 등의 감소와 함께 감각역치, 균형 및 치유에서 향상이 발견되었다. 이들 연구의 많은 부분은 기금이나 단색광선치료를 만든 제조사의 지원받아서 이루어졌지만, 위약군과 통제군을 포함시키지 않았다.[130-133] 가짜 통제 이중맹검 프로토콜에서의 특정 결과는 광선치료가 당뇨병성 신경병리와 관련된 통증을 감소시키는 것을 보여준다. 반대로 몇몇 연구들은 MIT 적용 이후 통증의 감소를 보여주지 못했다. MIT를 조사한 2개의 무작위 통제군 실험은 통증 감소가 없었다고 결론을 내렸다.[135,136] 실제 치료군과 가짜 치료군 사이의 신경전도 속도, 삶의 질, 신경병리, 진동 또는 감각 인지역치 등에서 뚜렷한 차이가 없었다.[136] 그래서 임상가는 DPN을 가진

환자에서 MIT로 통증 감소를 지지하는 제한적이고 낮은 수준의 근거가 있음을 인지해야 하고, 또 상처 통증을 감소시키는 근거가 없음을 인지해야 한다. 파장, 주파수, 방사 면적, 흡수된 복사에너지의 양, 치료 시간, 그리고 대상자에 대한 기준 등에 대한 부가적인 연구가 보장된다.

압박, 전도성 전기자극과 유도성 전기자극, 초음파, 자외선, 고압산소치료, 음압상처치료 및 심부투열치료 등과 같은 생물리적 기술이 상처 치유에 효과적이고, 통증 관리에 긍정적인 효과를 일으킬 수 있다. 생물리적 기술은 본 책의 단원 5에서 설명될 것이다. 만약 중재가 정상 염증과정과 수복과정을 촉진한다면, 그것은 조직손상으로 발생하는 유해수용기의 활동을 감소시키기 때문에, 상처 통증을 감소시킬 것이다.

열이나 냉과 같은 열 인자 치료가 상처 통증에 제한적으로 적용된다. 비록 열 치료가 염증의 혈역동적 반응(2장 참고)을 일으키기 때문에 급성 상처의 통증 감소에 선택되지 않겠지만, 침범된 부위의 부드러운 열치료는 혈류를 증가시킬 것이다. 아급성 단계와 만성 단계에서 열치료의 적용으로 달성되는 통증 감소의 생리학적 토대가 있지만, 상처 통증에 대한 열 치료의 적용을 지지하는 정보는 거의 없는 편이다.

비록 조직의 냉각이 치유에 대해 부정적인 효과를 가지지만, 열 제거의 적용(예: 냉각치료)은 급성 통증, 아급성 통증 그리고 만성 통증을 감소시킬 수 있다.[7,137] 토끼의 경우, 치유 속도는 차가운 환경에서 현저하게 느려졌고, 또 얼음 마사지를 통한 쥐 화상 조직에 적용된 과도한 냉각은 수돗물에 담그는 것과 비교해 볼 때 더 깊은 조직 손상을 일으켰다.[138,139] 열과 냉과 같은 열 인자가 일반적인 통증 관리에서 자주 이용된다. 그러나 상처 통증에 대한 그들의 역할은 오늘날까지 밝혀지지 않았다.

역학적 펌프나 보행 의복을 이용하는 압박치료가 부종을 감소시킨다면, 신경 흥분과 통증의 감소로 상처의 정상 염증과 수복이 동시에 촉진될 수 있다. 팔 혈관성 상처의 압박치료에 대한 예비연구는 간헐적 유압식 압박치료를 이용했던 27명의 의료 기록을 이용했다. 비록 그들의 관심이 팔다리 치료에 있을 지라도, 26명의 환자 중에서 25명이 간헐적 유압식 압박치료로부터 통증 감소를 경험했다고 보고되었다.[140] 이와 같이, 가동성 결손 환자에게서 압박-완화 장비를 통한 압박과 전단력의 감소는 역학적 활동의 감소로 통증을 감소시킬 수 있다. 압박-완화 장비는 19장에서 설명되었고, 압박치료의 사용은 30장에서 설명될 것이다.

대안 중재 (Alternative Intervention)

많은 보충적이고 대안적인 중재들이 상처 통증을 줄이기 위해 사용되어 왔고, 문헌적으로 기술되었다. 이들 중재로는 최면술, 이완 및 호흡 운동, 경피전기신경근자극(PENS), 치료적 접촉 치료, 그리고 가장 최근의 가상현실(VR) 기분 전환 등이 있다. 몇몇 기술은 강한 문헌적 지지(예: 최면술)를 가지고 있고, 반면 다른 기술들은 더 명상적인 기술(예: 치료적 접촉 치료)를 가지고 있다. 심한 통증의 경우에는, 이들 중재는 아편제 치료의 부수적 치료로서 이용될 수 있다.

문헌의 고찰은 복잡한 결과를 제공했다. 최면술은 조직제거술을 하기 전에 표준 치료와 비교해 볼 때 화상 환자에서 조직제거의 절차성 통증을 감소시킨다. Wright와 Drummond는 최면술의 한 형태인 빠른 유도 진통(RIA)이 통증의 감각요소와 감정 요소, 진통제 섭취 및 예상되는 걱정 등을 감소시켰다고 보고했다.[142] 반대로, Frenay 등은 드레싱을 교체할 때 걱정 점수가 감소되었음을 발견했지만,[143] 스트레스 완화 전략인 최면술의 사용과 비교해 볼 때 VAS 통증 점수와 환자의 만족도가 뚜렷하게 감소하지 않았음도 발견했다.

몇몇 연구들은 상처 통증을 통제하는 이완술을 평가했다. 턱의 이완과 결합된 느리고 율동적인 호흡은 상처 관리에서 절차성 통증에 대한 호흡운동의 효과에 의문을 갖게 되고, 문헌 고찰에 따른 가능성을 보여준다. 그러나 저자는 비록 호흡운동이 단순하게 수행되지만, 환자의 유형과 절차에 관한 결정에 토대가 되는 명확한 증거가 부족함을 제시하였다.

기분 전환의 한 형태인 음악도 11명 화상 환자와 가짜를 비교했을 때 통증과 걱정에서 뚜렷한 감소를 얻지 못했다.[145] 그러나 가상 현실(VR)을 이용한 다른 연구는 화상 환자에서 절차성 통증을 기술할 때 표준 약물 관리와 함께 이루어지는 진통 기법이다.[146–148] VR 헬멧은 시각, 청각, 그리고 몇몇 경우에는 촉각 입력까지 제공한다. VR은 게임을 시뮬레이션 하고, 머리 움직임에 의해 작용되고, 환자의 현실 세계를 완전히 차단하게 된다. 건강한 정상인을 대상으로 했을 때, VR은 대상자의 다수에서 30% 이상 열 통증을 감소시켰다.[149] Hoffman은 물 친화적인 VR 헬멧의 사례 보고를 제공했다. 그에 따르면, 수치료나 다른 물 기반 시설을 사용하는 임상가의 기분 전환 중재에 수많은 화상 환자들이 치료를 받기로 했다고 한다.[148] 화상 환자의 심리적 편안함에 초점을 맞춘 Jong[141]에 의한 비약물 중재의 문헌 고찰은 최상의 근거가 최면술과 기분전환 이완술에서 발견되었다고 결론을 내렸다. 게다가, 임상가들은 통증 경험에 영향을 주는 요소들을 알아야 한다. 예를 들어, 고객이 큰 걱정이나 스트레스를 가지고 있다면, 기분 전환이나 이완술이 통증의 감정적 요소에 영향을 주기 때문에 좋은 선택이 될 수 있다.

핵심 22.11

지속적인 연구는 최면술, 기분 전환 및 이완술 등의 대안 치료가 상처 통증의 관리에 좋은 선택될 수 있다는 것을 의미한다.

요약 (Summary)

통증 치료는 매우 복잡하고 빈번하게 잘못 관리된다. 환자의 통증을 잘 치료하기 위해, 임상가들은 통증 처리에 영향을 주는 말초적 요인과 중추적 요인을 알아야 한다. 그리고 통증의 동적 특성과 다차원적 특성을 관리하기 위해 적절한 통증 평가 도구들을 계속 사용해야 한다. 이것은 통증을 가장 잘 관리하는 적절한 약물 중재와 비약물 중재를 포함한 프로토콜을 설정하는 상처 관리팀에 도움을 줄 것이다.

사례연구 22•1 신경병리성 통증 관리

병력 (History)

Dori는 65세 여성으로, 2형 당뇨병을 27년간 가지고 있었다. Dori는 오른쪽 발의 1번째와 2번째 발허리뼈머리에 있는 발바닥 궤양 때문에 외래치료를 받고 있다. Dori는 밤에 더 심해지는 양쪽 발의 화상 통증을 가진 만성 신경병리성 발을 호소하고 있다. 궤양을 제거할 때, Dori는 날카로운 통증을 호소한다. 신체검사는 양쪽 다리의 감각 감소를 보였다.

통증 기전 (Pain Mechanisms)

Dori는 2 종류의 통증(만성 신경병리성 통증과 급성 절차성 통증)을 가지고 있다. 만성 신경병리성 통증은 통증을 조정하는 말초신경과 중추신경의 변화 때문에 일어난다. 중추신경계의 변화는 통증을 일으키는 말초 입력을 요구하지 않는다. 조직제거로 인한 급성 통증은 유해수용기의 역학적 활성화 때문이다. 이런 형태의 통증은 말초신경계의 입력을 필요로 한다.

통증 평가 (Pain Assessment)

Dori가 경험하는 급성 통증과 만성 통증의 강도를 평가하기 위해 VAS를 이용할 수 있다. VAS는 급성 절차성 통증과 같은 역동적인 통증에 유익한데, 그 이유는 임상가들이 Dori의 통증 강도를 평가하기 위해 자주 이용하기 때문이다. VAS가 전반적 통증 경험에 대한 좋은 결과를 제공하지 않기 때문에 다른 부가적인 도구를 이용해야 한다. 특히, VAS는 1차원적이고, 오직 통증 강도만 평가하는 것이다. Brief Pain Inventory(BPI)와 McGill 통증 설문지(MPQ)도 VAS의 부가적인 도구로서 좋은 선택이다.

통증 관리 (Pain Management)

약물 중재는 만성 신경병리성 통증 관리로 적절하다. 국소 마취제와 같은 부가적인 약물 관리도 절차성 통증에 이용될 수 있다. 약물 중재와 함께 이용될 수 있는 몇 가지 비약물 중재가 있다. 비약물 중재의 예로서, 환자 교육, 전기마취 적용 및 기분 전환 운동 등이 있다.

참고문헌 (References)

1. Sluka, KA: Mechanisms and Management of Pain for the Physical Therapist. International Association for the Study of Pain. Seattle, IASP Press, 2009, pp. 3–18.
2. Merskey, H, Bogduk, N: Classification of chronic pain: Descriptions of chronic pain syndromes and definitions of pain terms. International Association for the Study of Pain, ed. 2. Task Force on Taxonomy, Seattle, IASP Press, 1994.
3. Melzack, R, Casey, KL: Sensory, motivational, and central control determinants of pain: A new conceptual model. In: Kenshalo, D (ed): The Skin Senses. Springfield, IL, Thomas, 1968. pp 423–443.
4. Willis, WD, Coggeshall, RE: Sensory Mechanisms of the Spinal Cord, ed. 2. New York, Plenum Press, 1991.
5. Kandel, ER, Schwartz, JH, Jessell, TM: Principles of Neural Science, ed. 4. New York, McGraw-Hill, 2000.
6. Schaible, HG, Schmidt, RF: Effects of an experimental arthritis on the sensory properties of fine articular afferent units. J Neurophysiol 1985; 54:1109–1122.
7. Hoeger Bement, MK, Sluka, KA: Pain: Perception and mechanisms. In: Magee, DJ, Zachazewski, JE, Quillen, WS (eds): Scientific Foundations and Principles of Practice in Musculoskeletal Rehabilitation. St. Louis, Elsevier, 2007, pp 217–237.
8. Meyer, RA, Ringkamp, M, Campbell, JN, et al: Peripheral mechanisms of cutaneous nociception. In: McMahon, SB, Koltzenburg, M (eds): Textbook of Pain. London, Churchill Livingston, 2006, pp 3–34.
9. Julius, D, Basbaum, AI: Molecular mechanisms of nociception. Nature 2001; 413:203–210.
10. Fock, S, Mense, S: Excitatory effects of 5-hydroxytryptamine, histamine, and potassium ions on muscular group IV afferent units: A comparison with bradykinin. Brain Res 1976; 105:459–469.
11. Richardson, BP, Engel, G: The pharmacology and function of 5-HT3 receptors. Trends Neurosci 1986; 9:424–428.
12. Manning, DC, Raja, SN, Meyer, RA, et al: Pain and hyperalgesia after intradermal injection of bradykinin in humans. Clin Pharmacol Ther 1991; 50:721–729.
13. Koltzenburg, M, Kress, M, Reeh, PW: The nociceptor sensitization by bradykinin does not depend on sympathetic neurons. Neuroscience 1992; 46:465–473.
14. Petho, G, Derow, A, Reeh, PW: Bradykinin-induced nociceptor sensitization to heat is mediated by cyclooxygenase products in isolated rat skin. Eur J Neurosci 2001; 14:210–218.
15. Schaible, HG, Schmidt, RF: Excitation and sensitization of fine articular afferents from cat's knee joint by prostaglandin E2. J Physiol 1988; 403:91–104.
16. Gosain, A, Gamelli, RL: A primer in cytokines. J Burn Care Rehabil 2005; 26:7–12.
17. Ferreira, SH, Lorenzetti, BB, Bristow, AF, et al: Interleukin-1 beta as a potent hyperalgesic agent antagonized by a tripeptide analogue. Nature 1988; 334:698–700.
18. Cunha, FQ, Poole, S, Lorenzetti, BB, et al: The pivotal role of tumour necrosis factor alpha in the development of inflammatory hyperalgesia. Br J Pharmacol 1992; 107:660–664.
19. Watkins, LR, Wiertelak, EP, Goehler, LE, et al: Characterization of cytokine-induced hyperalgesia. Brain Res 1994; 654:15–26.
20. Kaneko, S, Satoh, T, Chiba, J, et al: Interleukin-6 and interleukin-8 levels in serum and synovial fluid of patients with osteoarthritis. Cytokines Cell Mol Ther 2000; 6:71–79.
21. Kaneyama, K, Segami, N, Nishimura, M, et al: Importance of proinflammatory cytokines in synovial fluid from 121 joints with temporomandibular disorders. Br J Oral Maxillofac Surg 2002; 40:418–423.
22. Trengove, NJ, Bielefeldt-Ohmann, H, Stacey, MC: Mitogenic activity and cytokine levels in non-healing and healing chronic leg ulcers. Wound Repair Regen 2000; 8:13–25.
23. Sorkin, LS, Xiao, WH, Wagner, R, et al: Tumour necrosis factor-alpha induces ectopic activity in nociceptive primary afferent fibres. Neuroscience 1997; 81:255–262.
24. Sommer, C, Schmidt, C, George, A: Hyperalgesia in experimental neuropathy is dependent on the TNF receptor 1. Exp Neurol 1998; 151:138–142.
25. Reeh, PW, Steen, KH: Tissue acidosis in nociception and pain. Prog Brain Res 1996; 113:143–151.
26. Sluka, KA, Radhakrishnan, R, Benson, CJ, et al: ASIC3 in muscle mediates mechanical, but not heat, hyperalgesia associated with muscle inflammation. Pain 2007; 129:102–112.
27. Steen, KH, Steen, AE, Kreysel, HW, et al: Inflammatory mediators potentiate pain induced by experimental tissue acidosis. Pain 1996; 66:163–170.
28. Rees, H, Sluka, KA, Westlund, KN, et al: The role of glutamate and GABA receptors in the generation of dorsal root reflexes by acute arthritis in the anaesthetized rat. J Physiol 1995; 484(Pt 2):437–445.
29. Sluka, KA, Rees, H, Westlund, KN, et al: Fiber types contributing to dorsal root reflexes induced by joint inflammation in cats and monkeys. J Neurophysiol 1995; 74:981–989.
30. White, DM, Helme, RD: Release of substance P from peripheral nerve terminals following electrical stimulation of the sciatic nerve. Brain Res, 1985; 336:27–31.
31. Yaksh, TL, Bailey, J, Roddy, DR, et al: Peripheral release of substance P from primary afferents. In: Gebhart, GF, Bond, MR (eds): Proceedings from the Fifth World Congress on Pain. Amsterdam, Elsevier, 1988, pp 51–54.
32. Levine, JD, Clark, R, Devor, M, et al: Intraneuronal substance P contributes to the severity of experimental arthritis. Science 1984; 226:547–549.
33. Brain, SD, Williams, TJ: Inflammatory oedema induced by synergism between calcitonin gene-related peptide (CGRP) and mediators of increased vascular permeability. Br J Pharmacol 1985; 86:855–860.
34. Marshall, KW, Chiu, B, Inman, RD: Substance P and arthritis: Analysis of plasma and synovial fluid levels. Arthritis Rheum 1990; 33:87–90.
35. Larsson, J, Ekblom, A, Henriksson, K, et al: Immunoreactive tachykinins, calcitonin gene-related peptide and neuropeptide Y in human synovial fluid from inflamed knee joints. Neurosci Lett 1989; 100:326–330.
36. Levine, JD, Moskowitz, MA, Basbaum, AI: The contribution of neurogenic inflammation in experimental arthritis. J Immunol 1985; 135(suppl):843s–847s.
37. Lam, FY, Ferrell, WR: Inhibition of carrageenan induced inflammation in the rat knee joint by substance P antagonists. Ann Rheum Dis 1985; 48:928–932.
38. Sluka, KA, Lawand, NB, Westlund, KN: Joint inflammation is reduced by dorsal rhizotomy and not by sympathectomy or spinal cord transection. Ann Rheum Dis 1994; 53:309–314.
39. Kjartansson, J, Dalsgaard, CJ: Calcitonin gene-related peptide increases survival of a musculocutaneous critical flap in the rat. Eur J Pharmacol 1987; 142:355–358.
40. Kjartansson, J, Dalsgaard, CJ, Jonsson, CE: Decreased survival of experimental critical flaps in rats after sensory denervation with capsaicin. Plast Reconstr Surg 1987; 79:218–221.
41. Dalsgaard, CJ, Jonsson, CE, Haegerstrand, A, et al: Sensory neuropeptides contribute to oedema formation in experimental burns. Scand J Plast Reconstr Surg Hand Surg 1987; 21:291–292.
42. Delgado, AV, McManus, AT, Chambers, JP: Exogenous administration of substance P enhances wound healing in a novel skin-injury model. Exp Biol Med 2005; 230:271–280.
43. Khalil, Z, Helme, R: Sensory peptides as neuromodulators of wound healing in aged rats. J Gerontol A Biol Sci Med Sci 1996; 51:B354–361.
44. Smith, PG, Liu, M: Impaired cutaneous wound healing after sensory denervation in developing rats: Effects on cell proliferation and apoptosis. Cell Tissue Res 2002; 307:281–291.
45. Rook, JM, McCarson, KE: Delay of cutaneous wound closure by morphine via local blockade of peripheral tachykinin release. Biochem Pharmacol 2007; 74:752–757.

46. Schaible, HG, Schmidt, RF, Willis, WD: Enhancement of the responses of ascending tract cells in the cat spinal cord by acute inflammation of the knee joint. Exp Brain Res 1987; 66:489–499.
47. Palecek, J, Dougherty, PM, Kim, SH, et al: Responses of spinothalamic tract neurons to mechanical and thermal stimuli in an experimental model of peripheral neuropathy in primates. J Neurophysiol 1992; 68:1951–1966.
48. Hoheisel, U, Mense, S, Simons, DG, et al: Appearance of new receptive fields in rat dorsal horn neurons following noxious stimulation of skeletal muscle: A model for referral of muscle pain? Neurosci Lett 1993; 153:9–12.
49. Jones, SL, Light, AR: Serotonergic medullary raphespinal projection to the lumbar spinal-cord in the rat: A retrograde immunohistochemical study. J Comp Neurol 1992; 322:599–610.
50. Willis, WD, Westlund, KN: Neuroanatomy of the pain system and of the pathways that modulate pain. J Clin Neurophysiol 1997; 14:2–31.
51. Melzack, R, Katz, J: Pain measurement in persons in pain. In: Wall, PD, Melzack, R (eds): Textbook of Pain. New York, Churchill Livingston, 1999, pp 409–426.
52. Whipple, JK, Lewis, KS, Quebbeman, EJ, et al: Analysis of pain management in critically ill patients. Pharmacotherapy 1995; 15:592–599.
53. Cleeland, CS, Ryan, KM: Pain assessment: Global use of the Brief Pain Inventory. Ann Acad Med Singapore 1994; 23:129–138.
54. Zelman, DC, Gore, M, Dukes, E, et al: Validation of a modified version of the Brief Pain Inventory for painful diabetic peripheral neuropathy. J Pain Symptom Manage 2005; 29:401–410.
55. Dawson, EG, Kanim, LE, Sra, P, et al: Low back pain recollection versus concurrent accounts: Outcomes analysis. Spine 2002; 27:984–993, discussion 994.
56. Melzack, R: The McGill Pain Questionnaire: Major properties and scoring methods. Pain 1995; 1:277–299.
57. Krasner, D: The chronic wound pain experience: A conceptual model. Ostomy Wound Manage 1995; 41:20–25.
58. Price, P, Fogh, K, Glynn, C, et al: Managing painful chronic wounds: The wound pain management model. Int Wound J 2007; 4(suppl):4–15.
59. Galer, BS, Gianas, A, Jensen, MP: Painful diabetic polyneuropathy: Epidemiology, pain description, and quality of life. Diabetes Res Clin Pract 2000; 47:123–128.
60. Davies, M, Brophy, S, Williams, R, et al: The prevalence, severity, and impact of painful diabetic peripheral neuropathy in type 2 diabetes. Diabetes Care 2006; 29:1518–1522.
61. Schmader, KE: Epidemiology and impact on quality of life of postherpetic neuralgia and painful diabetic neuropathy. Clin J Pain 2002; 18:350–354.
62. Morley, GK, Mooradian, AD, Levine, AS, et al: Mechanism of pain in diabetic peripheral neuropathy. Effect of glucose on pain perception in humans. Am J Med 1984; 77:79–82.
63. Chan, AW, MacFarlane, IA, Bowsher, D: Short term fluctuations in blood glucose concentrations do not alter pain perception in diabetic-patients with and without painful peripheral neuropathy. Diabetes Res 1990; 14:15–19.
64. Jensen, TS, Krebs, B, Nielsen, J, et al: Phantom limb, phantom pain, and stump pain in amputees during the first 6 months following limb amputation. Pain 1983; 17:243–256.
65. Richardson, C, Glenn, S, Horgan, M, et al: A prospective study of factors associated with the presence of phantom limb pain six months after major lower limb amputation in patients with peripheral vascular disease. J Pain 2007; 8:793–801.
66. Mishra, S, Bhatnagar, S, Gupta, D, et al: Incidence and management of phantom limb pain according to World Health Organization analgesic ladder in amputees of malignant origin. Am J Hosp Palliat Care 2007; 455–462.
67. Jensen, TS, Krebs, B, Nielsen, J, et al: Immediate and long-term phantom limb pain in amputees: Incidence, clinical characteristics, and relationship to pre-amputation limb pain. Pain 1985; 21:267–278.
68. Hanley, MA, Jensen, MP, Smith, DG, et al: Preamputation pain and acute pain predict chronic pain after lower extremity amputation. J Pain 2007; 8:102–109.
69. Bach, S, Noreng, MF, Tjellden, NU: Phantom limb pain in amputees during the first 12 months following limb amputation, after preoperative lumbar epidural blockade. Pain 1988; 33:297–301.
70. Jahangiri, M, Jayatunga, AP, Bradley, JW, et al: Prevention of phantom pain after major lower limb amputation by epidural infusion of diamorphine, clonidine, and bupivacaine. Ann R Coll Surg Engl 1994; 76:324–326.
71. Nikolajsen, L, Ilkjaer, S, Christensen, JH, et al: Randomised trial of epidural bupivacaine and morphine in prevention of stump and phantom pain in lower-limb amputation. Lancet 1997; 350:1353–1357.
72. Jensen, TS, Nikolajsen, L: Phantom pain and other phenomena after amputation. In: Wall, PD, Melzack, R (eds): Textbook of Pain, ed. 4. Edinburgh, Churchill Livingston, 1999, pp 799–814.
73. Flor, H, Elbert, T, Knecht, S, et al: Phantom-limb pain as a perceptual correlate of cortical reorganization following arm amputation. Nature 1995; 375:482–484.
74. Ebbeskog, B, Lindholm, C, Ohman, S: Leg and foot ulcer patients. Epidemiology and nursing care in an urban population in south Stockholm, Sweden. Scand J Prim Health Care 1996; 14:238–243.
75. Nemeth, KA, Harrison, MB, Graham, ID, et al: Understanding venous leg ulcer pain: Results of a longitudinal study. Ostomy Wound Manage 2004; 50:34–46.
76. Holloway, GA, Jr: Arterial ulcers: Assessment and diagnosis. Ostomy Wound Manage 1996; 42:46–48, 50–41.
77. Johansen, KH: Pain due to vascular disease. In: Loeser, JD (ed): Bonica's Management of Pain. Philadelphia, Lippincott Williams & Wilkins, 2001, pp 587–612.
78. Sieggreen, MY, Kline, RA: Arterial insufficiency and ulceration: Diagnosis and treatment options. Nurse Pract 2004; 29:46–52.
79. Dallam, L, Smyth, C, Jackson, BS, et al: Pressure ulcer pain: Assessment and quantification. J Wound Ostomy Continence Nurs 1995; 22:211–215, discussion 217–218.
80. Szor, JK, Bourguignon, C: Description of pressure ulcer pain at rest and at dressing change. J Wound Ostomy Continence Nurs 1999; 26:115–120.
81. Eriksson, E, Hietanen, H, Asko-Seljavaara, S: Prevalence and characteristics of pressure ulcers. A one-day patient population in a Finnish city. Clin Nurse Spec 2000; 14:119–125.
82. Quirino, J, de Gouveia Santos, VL, Quednau, TJP, et al: Pain in pressure ulcers. Wounds 2003; 15:381–389.
83. Rastinehad, D: Pressure ulcer pain. J Wound Ostomy Continence Nurs 2006; 33:252–257.
84. Coda, BA, Bonica, JJ: General considerations of acute pain. In: Loeser, JD, Butler, SH, Chapman, CR, et al (eds): Bonica's Management of Pain. Philadelphia, Lippincott Williams & Wilkins, 2001, pp 222–240.
85. Perry, S, Heidrich, G, Ramos, E: Assessment of pain by burn patients. J Burn Care Rehabil 1981; 2:322–326.
86. Byers, JF, Bridges, S, Kijek, J, et al: Burn patients' pain and anxiety experiences. J Burn Care Rehabil 2001; 22:144–149.
87. Weinberg, K, Birdsall, C, Vail, D, et al: Pain and anxiety with burn dressing changes: Patient self-report. J Burn Care Rehabil 2000; 21:155–156, discussion 157–161.
88. Choiniere, M, Melzack, R, Girard, N, et al: Comparisons between patients' and nurses' assessment of pain and medication efficacy in severe burn injuries. Pain 1990; 40:143–152.
89. Montgomery, RK: Pain management in burn injury. Crit Care Nurs Clin North Am 2004; 16:39–49.
90. Klein, RM, Charlton, JE: Behavioral observation and analysis of pain behavior in critically burned patients. Pain 1980; 9:27–40.
91. Patterson, DR, Tininenko, J, Ptacek, JT: Pain during burn hospitalization predicts long-term outcome. J Burn Care Res 2006; 27:719–726.
92. Choiniere, M, Melzack, R, Papillon, J: Pain and paresthesia in patients with healed burns: An exploratory study. J Pain Symptom Manage 1991; 6:437–444.
93. Dauber, A, Osgood, PF, Breslau, AJ, et al: Chronic persistent pain after severe burns: A survey of 358 burn survivors. Pain Med 2002; 3:6–17.

94. Ptacek, JT, Patterson, DR, Doctor, J: Describing and predicting the nature of procedural pain after thermal injuries: Implications for research. J Burn Care Rehabil 2000; 21:318–326.
95. Patterson, DR, Everett, JJ, Bombardier, CH, et al: Psychological effects of severe burn injuries. Psychol Bull 1993; 113:362–378.
96. Sluka, KA, Walsh, D: Transcutaneous electrical nerve stimulation: Basic science mechanisms and clinical effectiveness. J Pain 2003; 4:109–121.
97. Sluka, KA, Wright, A: Knee joint mobilization reduces secondary mechanical hyperalgesia induced by capsaicin injection into the ankle joint. Eur J Pain 2001; 5:81–87.
98. Johnson, M, Martinson, M: Efficacy of electrical nerve stimulation for chronic musculoskeletal pain: A meta-analysis of randomized controlled trials. Pain 2007; 130:157–165.
99. Carr, DB: Preempting the memory of pain. JAMA 1998; 279: 1114–1115.
100. Coderre, TJ, Choiniere, M: Neuronal plasticity associated with burn injury and its relevance for perception and management of pain in burn patients. Pain Res Manag 2000; 5:205–213.
101. Honari, S, Patterson, DR, Gibbons, J, et al: Comparison of pain control medication in three age groups of elderly patients. J Burn Care Rehabil 1997; 18:500–504.
102. Choiniere, M: Pain of burns. In: Melzack, R, Wall, PD (eds): Handbook of Pain Management: A Clinical Companion to Textbook of Pain. New York, Churchill Livingstone, 2003, pp 591–601.
103. Perry, S, Heidrich, G: Management of pain during debridement: A survey of U.S. burn units. Pain 1982; 13:267–280.
104. Goncalves, ML, de Gouveia Santos, VL, de Mattos Pimenta, CA, et al: Pain in chronic leg ulcers. J Wound Ostomy Continence Nurs 2004; 31:275–283.
105. Briggs, M, Nelson, EA: Topical agents or dressings for pain in venous leg ulcers. Cochrane Database Syst Rev 2003; 1:CD001177.
106. Jepson, BA: Relieving the pain of pressure sores. Lancet 1992; 339:503–504.
107. Flock, P: Pilot study to determine the effectiveness of diamorphine gel to control pressure ulcer pain. J Pain Symptom Manage 2003; 25:547–554.
108. Zeppetella, G, Paul, J, Ribeiro, MD: Analgesic efficacy of morphine applied topically to painful ulcers. J Pain Symptom Manage 2003; 25:555–558.
109. Twillman, RK, Long, TD, Cathers, TA, et al: Treatment of painful skin ulcers with topical opioids. J Pain Symptom Manage 1999; 17:288–292.
110. Stein, C: The control of pain in peripheral tissue by opioids. N Engl J Med 1995; 332:1685–1690.
111. Stein, C: Peripheral mechanisms of opioid analgesia. Anesth Analg 1993; 76:182–191.
112. Loeser, JD, Bonica, JJ: Bonica's Management of Pain, ed 3. Philadelphia, Lippincott Williams & Wilkins, 2001.
113. Hedderich, R, Ness, TJ: Analgesia for trauma and burns. Crit Care Clin 1999; 15:167–184.
114. Niemi-Murola, L, Nieminen, JT, Kalso, E, et al: Medical undergraduate students' beliefs and attitudes toward pain: How do they mature? Eur J Pain 2007; 11:700–706.
115. Sjoling, M, Nordahl, G, Olofsson, N, et al: The impact of preoperative information on state anxiety, postoperative pain, and satisfaction with pain management. Patient Educ Couns 2003; 51:169–176.
116. Lloyd Jones, M: Minimizing pain at dressing changes. Nurs Stand 2004; 18:65–70.
117. Briggs, M, Torra i Bou, JE: Pain at wound dressing changes: A guide to management. In: Moffatt, C (ed): European Wound Management Association Position Document. London, Medical Education Partnership, 2002, pp 12–17.
118. Ainsworth, L, Budelier, K, Clinesmith, M, et al: Transcutaneous electrical nerve stimulation (TENS) reduces chronic hyperalgesia induced by muscle inflammation. Pain 2006; 120:182–187.
119. Chesterton, LS, Barlas, P, Foster, NE, et al: Sensory stimulation (TENS): Effects of parameter manipulation on mechanical pain thresholds in healthy human subjects. Pain 2002; 99:253–262.
120. Sluka, KA, Deacon, M, Stibal, A, et al: Spinal blockade of opioid receptors prevents the analgesia produced by TENS in arthritic rats. J Pharmacol Exp Ther 1999; 289:840–846.
121. Kalra, A, Urban, MO, Sluka, KA: Blockade of opioid receptors in rostral ventral medulla prevents antihyperalgesia produced by transcutaneous electrical nerve stimulation (TENS). J Pharmacol Exp Ther 2001; 298:257–263.
122. Vance, CG, Radhakrishnan, R, Skyba, DA, et al: Transcutaneous electrical nerve stimulation at both high and low frequencies reduces primary hyperalgesia in rats with joint inflammation in a time-dependent manner. Phys Ther 2007; 87:44–51.
123. Sluka, KA: Neurobiology of pain and foundations of electrical stimulation for pain control. In: Robinson, AJ, Snyder-Mackler, L (eds): Clinical Electrophysiology: Electrotherapy and Electrophysiological Testing, ed. 3. Baltimore, Lippincott Williams and Wilkins, 2008, pp 104–149.
124. Radhakrishnan, R, King, EW, Dickman, JK, et al: Spinal 5-HT(2) and 5-HT(3) receptors mediate low, but not high, frequency TENS-induced antihyperalgesia in rats. Pain 2003; 105:205–213.
125. Somers, DL, Clemente, FR: Transcutaneous electrical nerve stimulation for the management of neuropathic pain: The effects of frequency and electrode position on prevention of allodynia in a rat model of complex regional pain syndrome type II. Phys Ther 2006; 86:698–709.
126. Bjordal, JM, Johnson, MI, Ljunggreen, AE: Transcutaneous electrical nerve stimulation (TENS) can reduce postoperative analgesic consumption. A meta-analysis with assessment of optimal treatment parameters for postoperative pain. Eur J Pain 2003; 7:181–188.
127. Neary, JM: Transcutaneous electrical nerve stimulation for the relief of post-incisional surgical pain. AANA J 1981; 49:151–155.
128. Richardson, RR, Siqueira, EB: Transcutaneous electrical neurostimulation in postlaminectomy pain. Spine 1980; 5:361–365.
129. Kumar, D, Marshall, HJ: Diabetic peripheral neuropathy: Amelioration of pain with transcutaneous electrostimulation. Diabetes Care 1997; 20:1702–1705.
130. Volkert, W, Hassan, A, Hassan, MA, et al: Effectiveness of monochromatic infrared photo energy and physical therapy for peripheral neuropathy: Changes in sensation, pain, and balance—A preliminary, multi-center study. Phys Occup Ther Geriatr 2006; 24:1–18.
131. Powell, MW, Carnegie, DE, Burke, TJ: Reversal of diabetic peripheral neuropathy and new wound incidence: The role of MIRE. Adv Skin Wound Care 2004; 17:295–300.
132. Powell, MW, Carnegie, DH, Burke, TJ: Reversal of diabetic peripheral neuropathy with phototherapy (MIRE) decreases falls and the fear of falling and improves activities of daily living in seniors. Age Ageing 2006; 35:11–16.
133. DeLellis, SL, Carnegie, DH, Burke, TJ: Improved sensitivity in patients with peripheral neuropathy: Effects of monochromatic infrared photo energy. J Am Podiatr Med Assoc 2005; 95:143–147.
134. Leonard, DR, Farooqi, MH, Myers, S: Restoration of sensation, reduced pain, and improved balance in subjects with diabetic peripheral neuropathy. Diabetes Care 2004; 27:168–172.
135. Clifft, JK, Kasser, RJ, Newton, TS, et al: The effect of monochromatic infrared energy on sensation in patients with diabetic peripheral neuropathy: A double-blind, placebo-controlled study. Diabetes Care 2005; 28:2896–2900.
136. Lavery, LA, Murdoch, DP, Williams, J, et al: Does anodyne light therapy improve peripheral neuropathy in diabetes? A double blind, sham controlled randomized trial to evaluate monochromatic infrared photo energy. Diabetes Care 2007; 316–321.
137. Benson, TB, Copp, EP: The effects of therapeutic forms of heat and ice on the pain threshold of the normal shoulder. Rheumatology 1974; 13:101–104.
138. Lundgren, C, Muren, A, Zederfeldt, B: Effect of cold vasoconstriction on would healing in the rabbit. Acta Chir Scand 1959; 118:1–4.
139. Sawada, Y, Urushidate, S, Yotsuyanagi, T, et al: Is prolonged and excessive cooling of a scalded wound effective? Burns 1997; 23:55–58.
140. Pfizenmaier, DH, 2nd, Kavros, SJ, Liedl, DA, et al: Use of intermittent

pneumatic compression for treatment of upper extremity vascular ulcers. Angiology 2005; 56:417–422.
141. de Jong, AE, Middelkoop, E, Faber, AW, et al: Non-pharmacological nursing interventions for procedural pain relief in adults with burns: A systematic literature review. Burns 2007; 33:811–827.
142. Wright, BR, Drummond, PD: Rapid induction analgesia for the alleviation of procedural pain during burn care. Burns 2000; 26:275–282.
143. Frenay, MC, Faymonville, ME, Devlieger, S, et al: Psychological approaches during dressing changes of burned patients: A prospective randomised study comparing hypnosis against stress reducing strategy. Burns 2001; 27:793–799.
144. de Jong, AE, Gamel, C: Use of a simple relaxation technique in burn care: Literature review. J Adv Nurs 2006; 54:710–721.
145. Ferguson, SL, Voll, KV: Burn pain and anxiety: The use of music relaxation during rehabilitation. J Burn Care Rehabil 2004; 25:8–14.
146. van Twillert, B, Bremer, M, Faber, AW: Computer-generated virtual reality to control pain and anxiety in pediatric and adult burn patients during wound dressing changes. J Burn Care Res 2007; 28:694–702.
147. Hoffman, HG, Doctor, JN, Patterson, DR, et al: Virtual reality as an adjunctive pain control during burn wound care in adolescent patients. Pain 2000; 85:305–309.
148. Hoffman, HG, Patterson, DR, Magula, J, et al: Water-friendly virtual reality pain control during wound care. J Clin Psychol 2004; 60:189–195.
149. Hoffman, HG, Seibel, EJ, Richards, TL, et al: Virtual reality helmet display quality influences the magnitude of virtual reality analgesia. J Pain 2006; 7:843–850.

chapter 23 장

상처관리의 외과적 고려사항

Surgical Considerations in Wound Care

변연절제술(죽은조직제거술)은 만성 상처관리의 가장 효과적인 방법으로 남아 있다. 급성/만성 상처관리 목표는 상처의 폐쇄와 재상피화는 항상 똑같다. 따라서 상처관리 전문가는 외과적 상처치료 기술과 시술법을 잘 알고 있어야 한다. 본 장에서는 상처관리 조치의 외과적 전망에 대해 보여준다. 상처치유 패턴에서의 상처관리 병상과 진보된 변연절제술과 폐쇄기술의 준비가 논의되어져 있다. 성형과 혈관의 외과적 고찰의 몇몇 논평으로 본 장을 종결하고 있다.

상처폐쇄의 유형 (Types of Wound Closure)

급성 상처는 간단한 열상봉합에 바로 아무는 상처로 정의된다. 일반적으로 순차적인 상처의 폐쇄 과정은 손상 후에 기본적인 상처관리 (깨끗하게 하고, 상처를 닫아주는 것) 받으면서 일어난다. 급성과 만성의 상처 폐쇄 생리는 2장에서 이미 논의되었다. 복잡한 상처봉합기술을 대해 언급하기 전에 상처 폐쇄와 치료를 먼저 다룰 것이다.

모든 상처는 3가지 패턴으로 치유된다; 1차 의도, 2차 의도, 2차 의도. 첫 번째 의도는 봉합 또는 폐쇄기구를 이용한 직접적인 폐쇄 또는 접근이지만, 이식이나 피부판의 배치를 포함한다.[1] 손상 후에 6시간까지가 첫 번째 치유 의도인 폐쇄에 가장 이상적인 시간으로, 전부터 생각되어 왔지만, 최근의 연구들은 이 시간에 대해 의문점을 갖고 있고, 육안으로 오염물질이 존재하지 않다면 상처는 깨끗할 것이며, 괴사조직이 제거되어 있고 오랜기간 후 닫혀져 있을 것이다. 여기에는 상처에 관한 점점 커져 가는 증거가 있는데 사실 얼굴 부위 손상같은 혈관화가 잘되어 있는 상처는 사실 24간 이내에 폐쇄된다.[2]

핵심 23.1

모든 상처는 3가지 패턴으로 치유된다: 첫 번째, 두 번째, 세 번째(지연된 첫 번째 유형)이다.

봉합은 바늘땀 또는 연속적인 바늘땀이 외과적 또는 외상적 상처의 가장자리 쪽에 나란히 있는 것을 포함한다. 기술은 다양한 바늘크기와 모양을 사용하는 것을 포함하며 예를 들어, 자르는 바늘은 면도칼과 같은 삼각형으로 생겼으며 피부 같은 조직을 통과하기 좋게 만들어졌다. 둥글거나 자를 수 없는 바늘은 창자나 혈관과 같은 섬세한 조직에 접근하기 좋다. 다른 유형의 바늘은 아마 조직을 가로로 세로로 자르는지에 따라서 사용되는 바늘과 둔한 바늘이 있다.[3]

상처폐쇄에 쓰이는 바늘땀의 유형은 보통 체내흡수와 비흡수, 단일섬유와 꼬아진 섬유, 자연섬유와 합성섬유 나누어져 있다. 모든 봉합물질의 장점과 단점은 잘 알려져 있다. 그리고 모든 경우에 따른 완벽한 물질은 없다. 예를 들어, 체내흡수형 치유는 더 염증반응이 있다고 알려져 있지만 제거해야 할 필요가 없다. 단일 섬유는 꼬아진 섬유보다는 덜 강하지만 박테리아가 섬유에 들어갈 수가 없다는 것이 이점이다. 실크 같은 자연섬유물질은 대부분 작업하기가 쉬운 반면, 합성물질은 더 구하기 쉬우며 체내에 흡수되지 않는다. 피부봉합을 할 때는 피부스테이플 또는 나이론 봉합이 그들이 길이나 감염에 대한 저항성 때문에 가장 일반적인 봉합도구이다. 표 23-1은 봉합 물질 차트이다.

봉합선이 남아있는 시간 범위는 해부학적 위치를 포함한 여러 요인에 따라 결정된다. 표 23-2에 단순한 상처의 표준적인 봉합의 제거시간이 제시되어 있다.

다른 형태의 피부봉합도 최근 이용될 수 있다. 피부접착제의 형태로 활용되어지는 시아노아크릴레이트에서 유래되어진 것이 있다. 한 예로 이런 유형의 제품은 2-octyl cyanoacrylate의 결합형태인 dermabond 라는 것이 될 수 있다. 이 제품은 피부의 가장자리에 사용되어지며 폐쇄할 수 있게 한다.[1,4]

많은 제품들이 상처의 폐쇄를 위해 특히 만성적인 상처의 폐쇄를 위해 거래되어지고 있다. 이 제품들은 피부는 아마 시간이 지나면서 부위를 재상피화하기 위해 확장되어 질 것이므로 모든 피부 가장자리의 적용되어지는 긴장에 의지한다. 이런 제품의 예는 열려진 상처의 반경의 지속적 긴장에 적용되어지는 dermaclose RC®(그림 23.1)와 치유중인 상처의 원통모양인 바느질땀에 그리고 피부 가장자리를 모두 잡아당기는 어떠한 것에도 Wound bullet®이 적용이 된다. 이러한 장치는 모두 첫 번째 의도인 폐쇄를 위하여 피부의 탄력성에 의존한다.

두 번째 의도는 때때로 수축과 재상피화로 상처가 치유되게 되는 때에 일어나는 자발적인 치유라고 불리운다.

표 23.1 봉합 물질 차트

봉합의 형태			
흡수되는 물질		**흡수되지 않는 물질**	
Gut		nylon	
Chromic gut		silk	
Polyglicolic acid (Dexon)		polypropylene (prolene)	
Polyglacin 910 (Vicryl)			
모노필라멘트		**멀티필라멘트**	
Nylon		silk	
Polydioxanone (PDS)		polyglicolic acid (Dexon)	
자연 물질		**인공 물질**	
Silk		nylon	
Gut		polyglacin 910 (Vicryl)	
봉합의 크기			
큰	1	1	피부
	0	0	
	0.00	2.0	근막
	0.000	3.0	
	0.0000	4.0	창자
	0.00000	5.0	
작은	0.000000	6.0	혈관

표 23.2 합병증이 없는 상처의 봉합 제거 시간

부위	시간
얼굴 (face)	3 - 5일
두피 (scalp)	7일
가슴 (chest)	7–10일
배 (abdomen)	7–10일
팔다리 (extremities)	7–10일
귀 (ear)	10–14일
등 (back)	12–14일
발 (foot)	12–14일

두 번째 의도의 한 예를 들어, 농양이 제거되고 그 차후의 치료가 될 수 있다. 이 과정은 더 많은 시간이 필요하며 염증단계의 도입이 요구된다. 두 번째 의도는 농양제거를 한 상태에서 상처 안의 제2의 농양을 낳는 박테리아로부터의 위험을 최소화하는 것이다. 만성 상처는 이러한 상처

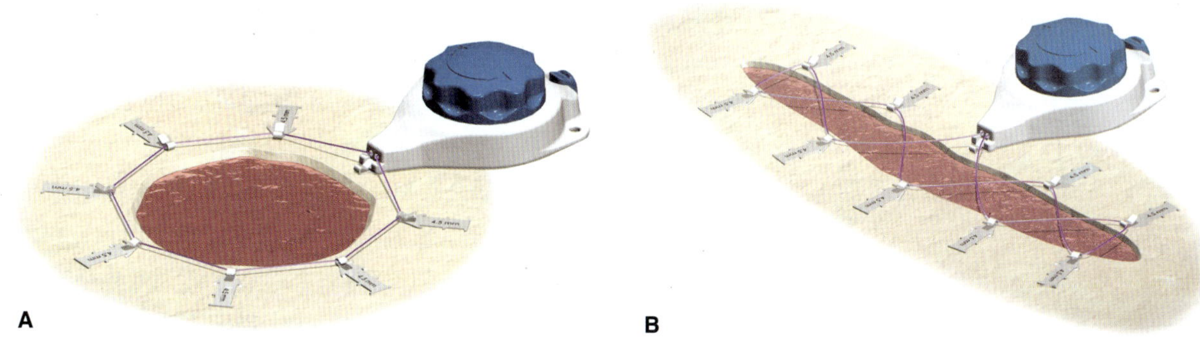

그림 23.1 *(A) 원형 상처와 (B) 세로형 상처에 사용되는 DermaClose™ RC Continuous External Tissue Expander. 출처: Wound Care Technologies, Chanhassen, MN.*

관리사의 초점으로 두 번째 의도를 통해 유형적으로 치료된다.

세 번째 의도는 지연된 일차적 치료로 알려진, 지연 방식으로 상처 폐쇄를 허용하는 기법이다. 이 폐쇄 스타일은 일반적으로 맹장파열 치료에 사용되며, 상처를 4~5일 열어 두는 것이 수반된다. 이 시점에서, 상처의 세균 오염을 최소화하는 것은 신체방어, 상처를 닫는 봉합 때문이다. 이것은 또한 조직의 성형 및 기능적 폐쇄를 허용하는 동시에 감염된 상처의 세균 오염을 최소화하는 장점이 있다(그림 23.2).[1,2,6,7]

상처 기부준비 (Wound Bed Preparation)

변연절제술은 상처 폐쇄 및 치유를 촉진하기 위해 가장 바람직한 방법으로 간주된다. 변연절제술의 목표는 건강한 육아조직의 성장을 촉진하면서 죽은조직 및 괴사조직을 제거하는 것이다. 변연절제술의 행위는 지연되는 치유조직뿐만 아니라 감염을 유발하는 조직을 제거하고 섬유아 세포 및 기타 치료 세포를 성장하게 하고 자극하는 촉매 역할을 한다. 변연절제술은 치유의 정상적인 단계를 거쳐 급성 상처로 만성 비 치유 상처를 변경한다.[2,8-10]

수술적 변연절제술의 기법은 무디게 이루어지는 것과 날카롭게 이루어지는 것이 있다. 무딘 변연절제술은 상처 부위로부터 괴사조직을 밀거나 끌어내기 위해 자재와 기구를 사용하는 것을 포함한다. 예를 들어, 상처에서 상처 각질을 제거하는데 거즈 스폰지를 사용하는 것이다. 더러운 상처는 그 피상적인 표면에 지저분한 가피나 점액은

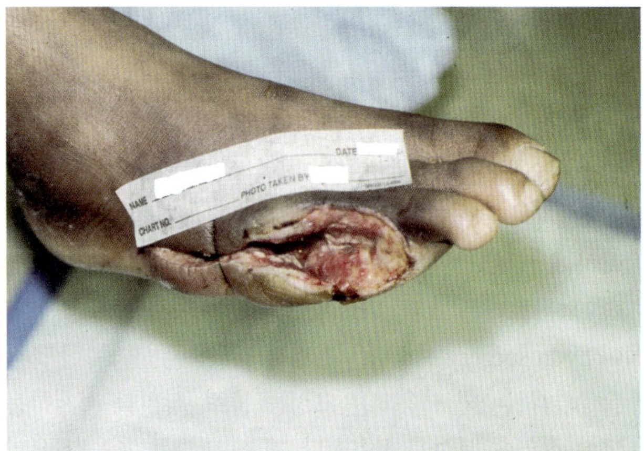

그림 23.2 *당뇨병성 발 감염으로 절단된 사람의 상처. 상처 수축을 돕기 위해 단일 봉합이 이용됨. 감염을 치료하고, 지연된 1차 폐쇄를 위한 상처를 준비하기 위해 국소 관리를 수행함.*

박동세척과 같은 변연절제술의 다른 형태를 이용한다면 이러한 물질에서 벗어날 수 있을 것이다. 쉽게 수행하는 동안 변연절제술의 이런 형태가 적절 모세관 안쪽으로의 성장을 촉진하거나 일반적으로 적절하게 각질을 제거하기 위해 상처 부위를 자극하지 않는다.

날카로운 변연절제술은 표면과 깊은 상처 부위에서 각질이나 괴사조직을 제거하는 기구의 사용을 포함한다. 그림 23.3에서는 일반적으로 변연절제술에 사용되는 몇몇의 기구들을 보여준다. 이런 형태의 변연절제술은 환자와 상처 치유를 편안하게 수행하는데 전문가의 수준 문제가 있을 수 있지만, 이것은 변연절제술에서 선호되는 방법이다.[10,11] 수술이나 날카로운 변연절제술을 수행할 수 있는 단계는 글상자 23.1에 나와 있다.

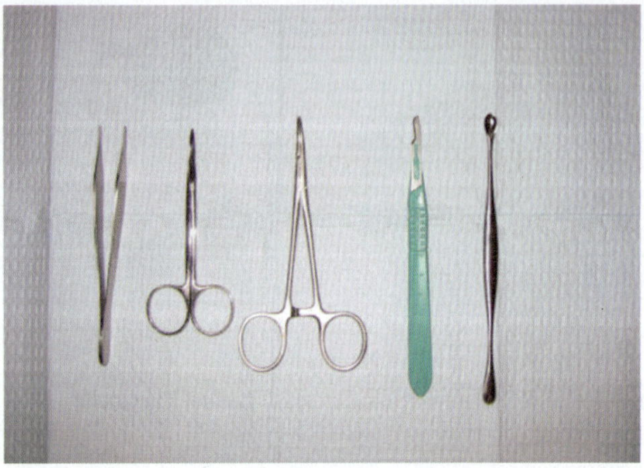

그림 23.3 *상처 조직제거에 이용되는 전형적인 도구들. 왼쪽에서 오른쪽으로, Adson forceps, Iris scissors, hemostat, # 15 blade/scalpel, curette.*

수술이나 날카로운 변연절제술 이외의 다른 형태의 변연절제술을 언급할 수 있다. 변연절제술의 기계적인 것, 효소, 자가용해 및 생물학적 요법의 형태가 이용된다. 간략하게, 기계적인 변연절제술은 습포 드레싱과 같은 양상, 의심스러운 효과, Versajet®와 같은 치료를 포함한다. 이 hydrosurgery 시스템은 기계적으로 생존 불가능한 조직을 제거하는 데 사용되는 고성능 물로, 상처를 절제하는 고속 식염수 분사를 사용한다. 또한 미스트 초음파 요법(Celleration Inc, Eden Prairie, MN)가 사용된다,[17] 이것은 비 접촉 초음파 에너지로 박테리아를 죽이고, 상처 변연절제술과 치유를 촉진하는 것이다. 이러한 기술은 날카로운 계측없이 조직의 제거를 허용한다. 하지만 치료는 일반적으로 일회용 키트의 단위 및 가용성의 구입 또는 임대가 수반된다. 또한, 원하는 변연절제술을 달성하기 위해 여러번의 치료가 필요할 수 있다.[10]

효소 변연절제술은 교원질 분해효소의 사용을 포함하고, 콜라겐의 교차 연결을 막아서 화학 변연절제술을 제공한다. 교원질분해효소 제품은 Santyl®(HealthPoint Ltd., Fort Worth, TX)에서 이용되고, 교원질분해 효소는 통상적으로 박테리아 *Clostridia histolyticum*로부터 얻어진다. 이 효소는 괴사 조직에 콜라겐을 흡수시킨다.

자가용해 변연절제술은 상처 삼출물에 안에 존재하는 장액 성의 액체와 효소를 사용하는 신체의 능력에 의존하여 괴사 조직을 느슨하게 하고 제거한다. 염증세포는 건조가피를 부드럽게 하고 제거하는데 도움을 준다. 이 방법은 다른 방법보다 느리며, 생존할 수 없는 조직이 드레싱 아래에서 분리되어 남아있을 수 있으므로 감염의 촉진이 다소 증가되는 위험이 있다. 합성 드레싱은 자가용해 변연절제술을 촉진하는 하이드로콜로이드 및 반투성 드레싱을 포함하여 사용될지도 모른다.[10,15,16]

생물요법으로 MDT 또는 구더기요법으로의 언급 또한 괴저성의 조직을 제거하는데 아주 효과적이다. 구더기에 의한 변연절제술(조직제거술)은 죽은 상처에서 수집된 박리조직을 곤충이 먹도록 하기 위해 선택되는 방법이다. 이 구더기에 의해 공급되어지는 이 창상절제술은 구더기들이 죽은 창상의 잔해들을 선택적으로 먹는다. 상업적으로 의학적 구더기라는 이름으로 사용되어져 Phaenicia sericata 애벌레는 독이 없다. 1930년 Johns Hopkins에서 Dr. william baer 는 이 요법을 2, 3일 동안 특별한 드레싱 위에 구더기들을 놔두고 효과적인지를 보여줬다. 그러나 그들의 사용에 대한 환자들의 걱정이 중요할 뿐만 아니라, 애벌레의 이동과 구입 비용에 대한 노력이 있었다.[10,19]

상처치유에 악영향을 주는 요인 (Factors That Impair Wound Healing)

상처치유를 지연시키고 상처절제술을 무효화하는 명확한 요인들이 있다. 영양실조, 노화, 산소 저하 등이 여기에 포함된다.

영양실조 (Malnutrition)

영양실조는 상처절제술을 실패시키는 요인이다. 영양부족 환자들은 상처를 치료하기 위한 적절한 면역반응이 나타날 수 없다. 일반적으로 혈청알부민은 믿을 수가 있고 영양실조의 정도를 수량화하기 위해 혈액검사로 쉽게 이용할 수 있다. 알부민 레벨이 2.0 이하라면 상처치유에 악영향을 미칠수 있는 심각한 영양부족을 내포한다.[18-20] 더욱이 비타민 부족 또한 상처치유를 저하시킬 수 있다. 비타민 부족은 비타민 A, B, C, 미량금속을 포함한다. 비타민 C 부족은 상처치유의 결함을 초래시킬 수 있는 안정된 콜라겐의 용해뿐만 아니라, 콜라겐의 공급 부족을 초래한다.[21] 비타민 A 부족은 조직손상 동안 이 비타민의 필요성에 상대적 증가 때문에 발생한다.[15] 콜라겐 형성 저하의 결과에 구리와 아연 같은 미량금속의 필요가 요구되는 반면,

글상자 23.1 수술적 변연절제술이나 날카로운 변연절제술의 수행단계

1. 환자의 동의를 얻는다. 제도적 프로토콜과 절차적 타임아웃을 따라야 한다.[10]
2. 상당히 지독한 지역을 깨끗하게 하기 위해 물 또는 식염수로 상처를 소독한다. 이것은 마취 크림의 배치를 용이하게 하기 위해 표피의 각질을 제거하는 데 도움이 된다.[11]
3. 장갑 낀 손가락이나 칼날로 상처에 일반적 마취 또는 의식 진정 작용, 마취 크림(즉, lidocaine 겔)에서 수행하지 않아야 한다. 상처 부위 살균 준비에 살균 소독하지 않은 것은 필요하지 않다. 장갑은 교차 오염을 방지하기 위해 착용한다. 많은 크림은 상처에 남아 있으며, 더 많은 마취 효과가 얻어진다.[12]
4. 리도카인이나 부피바카인도 피내 및 피하 형태의 상처에 주입하는데 사용할 수 있다. 이것은 감염을 최소화하기 위해 무균 기술을 필요로 한다. 피부 부스럼은 상처 주변 지역에서 시작하고 상처 주위를 둘러싸며 주입된다. 이 방법의 장점은 마취의 깊이 레벨 얻을 수 있다는 사실을 포함하지만, 주입 이후에 고통, 환자의 안락함과 규정 준수 문제가 있을 수 있다.[2,13]
5. 상처의 주변에서 시작하며, 기구는 괴사성 조직 또는 생존할 수 없는 조직을 버려야 하는데 사용된다. 여기에는 가위나 메스를 포함한 많은 기구들이 사용된다. 살균 후 재사용할 수 있고, 쉽게 마스터할 수 있기 때문에 저자는 큐렛을 선호한다. 쓸기 운동으로 큐렛은 상처를 주변에서 중심까지 상처를 쓸 수 있다. 기구의 사용은 상처와 관계없이 표피로부터 깊은 조직까지 변연절제술을 한다. 모세관 출혈이 뒤따를 때 또는 모든 괴사 조직을 제거하면, 변연절제술이 완료된다.[10,14,15]
6. 감염된 영역이나 깊은 폼 또는 마취에 사용되지 않는 깊은 변연절제술은 일반적으로 피해야 한다. 조직은 생존가능 할 경우, 그것은 그곳에 남아 있어야 한다. 연속적 변연절제술은 안전한 깊고 넓은 괴사조직보다 생존 불가능한 조직을 더 잘 제거한다. 마찬가지로, 환자가 큰 불편이 발생한다면, 이 절차는 버려야 하며 전혀 다른 형태로 마취를 고려해야 한다.[16]

비타민 B의 부족은 감소된 콜라겐 형성과 화학가교를 초래한다.[22] 모든 만성 상처 환자는 약물투여와 유효성의 완화 때문에 비타민 공급을 고려해야만 한다.[23] 상처치유의 영양의 역할은 4장에서 더욱더 깊이 설명하겠다.

노화 (Aging)

노화는 상처치유에 영향을 줄 것이다; 한 연령으로, 구조적, 기능적 변화는 외상과 궤양 위험에 노인은 놓인다. 더욱이 피부의 온전함과 두께는 노화에 따라 줄어든다. 상처절제술은 더욱이 육아층의 손상을 야기시키지 않기 위해 인구에 보수적이여야 한다.[15]

골수염 (Osteomyelitis)

뼈의 감염, 골수염은 적절한 상처절제 후에도 치료가 되지 않는 주된 이유이다. 골수염 환자의 상처절제술은 일반적으로 원인이 되는 유기체를 알아내기 위해 뼈의 생체검사를 할 뿐만 아니라, 근본적인 뼈의 상처절제를 포함해야만 한다.[14] 뼈의 생체검사는 주사 또는 개방수술방법 중 하나를 해야한다. 골수염 분류는 다양하다; 다른 분류 체계는 개발되고 있지만 전통적인 질병 기간에 관련된 시스템은: 급성(2주 이내), 아급성(몇 주에서 한 달), 만성(3달 이상)[24] Cierney–Mader 시스템은 해부학적 정도에 의해 감염을 분류한다. 이 시스템은 글상자 23.2에 제시되어 있다.

상처관리사는 일반적으로 만성 골수염을 중시하는 반면, 보통 급성 골수염을 중요하게 여기지 않는다. 만성 골수염은 수개월간 진행되는 감염이며, *부골편*이라 불리는 골괴사와 관련이 있다.[24] 더욱이 골수염에 감염된 가장 일반적인 조직은 *황색포도상구균*, *슈도모나스종*이다.[25] 그러나 마이코박테리아와 곰팡이 또한 면역 시스템이 손상된 환자에게서 보고되기도 한다.[25] 부골편을 벗기는 것과 모든 괴저성과 생존할 수 없는 조직의 제거를 포함하는 적절한 항생제와 뼈와 상처의 조직제거에 의존하는 치료로 골수염 상처의 치유가 어렵다는 것을 알아야 한다. 이 치료는 상처부위에 산소 긴장을 올린다고 입증되었음으로 상처치유를 도와주고 항생 효능을 증대시키는 고압산

소의 사용뿐만 아니라 뼈와 관련된 치료하기 위해 수술 부위에 항생제비드의 사용을 포함한다.[24]

> **핵심 23.2**
>
> 골수염 인지를 결정하기 위한 가장 급성 방사선 물질에 의한 영상기술은 MRI이다. 골수염을 진단하기 위한 가장 중요한 기준은 골생검이다.[26]

조직 산소화 (Tissue Oxygenation)

상처의 산소부족은 명확하게 상처치유를 막고 지연시킨다. 상처가 대맥관과 미세혈관에 의존하는 동안 혈관은 혈류검사는 대맥관에 접근하기 위해 필요하다(넙다리동맥같은 대혈관). 경피성 산소측정과 같은 특성화된 테스트가 미세혈관을 평가하기 위해 아마 쓰일 것이다. 예를 들어, 이전에 방사능을 받았던 환자는 아마 대혈관이 정상인 반면 미세혈관에 문제가 있을 것이다.[8,15] 적절한 혈관화를 위한 상처의 평가는 상처의 조직제거 이전의 다른 무엇보다 중요하다. 혈류검사가 고려되어지기 전까지 어떠한 기기도 고려되어져서는 안 된다.[15] 동맥흐름은 어떠한 분절협착 또는 폐쇄뿐만 아니라, 발목팔지수를 입증하는 동맥도플로검사에 쉽게 접근된다. 만약 발목팔지수가 0.8보다 작으면 혈관재생 과정을 고려해 봐야 한다.[27]

글상자 23.2 감염의 해부학적 분류를 위한 Cierny–Mader System

감염의 해부학적 범위

1. 뼈의 속질
2. 표층의 겉질
3. 국소 (겉질과 속질, 역학적으로 안정함)
4. 확산 (겉질과 속질, 역학적으로 불안정함)
5. 생리적 상태에 의한 세분류
   - A. 건강함
   - Bs. 전신 요소에 의한 악화
   - Bl. 국소 요소에 의한 악화
   - Bls. 국소와 전신 요소에 의한 악화
   - C. 질병보다 더 악화된 치료[24]

골수염의 치료 (Treatment of Osteomyelitis)

만성 상처와 관련된 골수염은 뼈와 관련된 곳에 궤양이나 상처가 침투되었을 때 발생한다(그림 23.4) 뼈의 겉질층은 비교적 감염에 저항성이 있지만 뼈의 만성 접촉은 박테리아들은 뼈의 장벽에 침투하고 뼈를 그으리게 하는 감염을 이끌 것이다. 게다가, 이는 부비강, 종기, 치유되지 않는 상처로 이끌 것이다. 치유되지 않는 상처의 기초 의학 평가 중 골탐침은 골수염의 의학적 증상 중 믿을만하다.[28] 거친 모서리의 촉진 또는 뼈의 선의 구조, 또한 골수염 또한 골수염의 의학적 진단명을 입증한다.

골수염의 방사선학 진단에는 많은 방법이 있다. 뼈의 투과시험법 단순촬영은 골수염 궤양이 골절보다 밑에 있에서 보일 경우 또는 골막성의 반응이 보일 경우 골수염으로 말한다. 뼈의 파괴, 수질의 투명성 또는 겉질층과 겉질의 손실 또한 골수염의 진단에 구성되어진다. 그러나 대부분의 초기 골수염에서는 단순촬영이 정상으로 나타난다. 1개월이 지난 골수염은 보통 방사선으로 비정상적으로 나타나게 된다.[29] 골수염을 진단하기 위한 다른 방사선학 양상은 핵의학적 뼈스캔과 같은 핵의학적 연구를 포함한다. 테크네튬-99의 주사는 뼈에 영향을 미치는 비정상적인 것을 입증한다. 그러나 뼈스캔은 상처가 남아있는 곳으로부터 흡착 때문에 양성으로 나올 수 있다. 궤양이 남아있는 곳은 뼈가 아닌 곳과 상처에서 염증과 "light

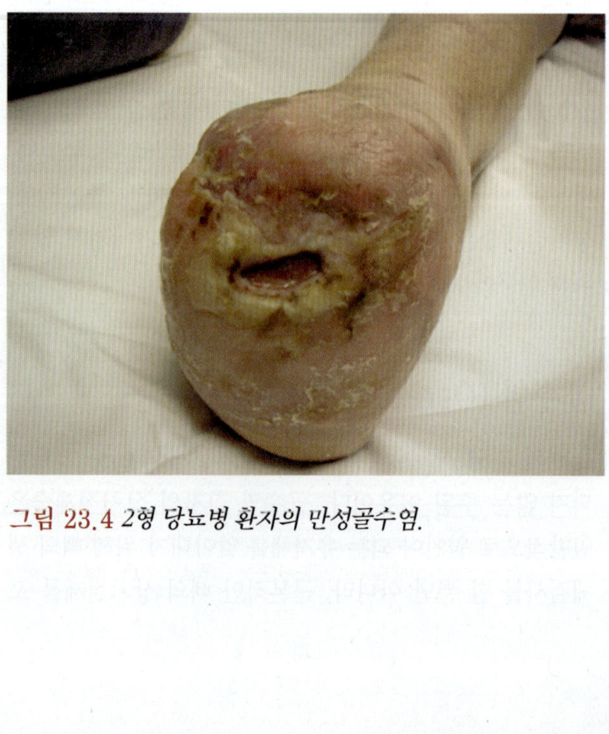

그림 23.4 *2형 당뇨병 환자의 만성골수염.*

글상자 23.3 뼈 생검을 수행하기 위한 절차

1. 사전 동의를 얻는다. 기관의 프로토콜이나 절차적 타임 아웃은 따라져야만 한다. 항생제는 절차 48시간 전에 중지되어야만 한다. 이것은 항생제가 유기체의 성장을 막을 수 있다는 거짓 음성 생검 결과를 막는다.
2. 개인의 보호성 장비를 착용한다.
3. 상처의 죽은조직제거술과 달리, 이 절차는 침습적이고 무균 기술을 사용함으로써 수행되어야만 한다.
4. 국소마취제를 사용하고 뼈막에 환자를 마취시킨다. 거꾸로, 전신마취도 사용되어진다. 클로르헥시딘이나 피부, 깊은 조직, 생검에 사용되는 뼈의 povidone-iodine의 준비는 이 상처상을 통해 행해질 것이다.
5. 모든 피개 괴사와 살수 없는 조직은 뾰족한 외과적 죽은조직제거술로 제거되어야만 한다.
6. 한 번 뼈가 만나게 되면, 뼈의 촉지는 거친 끝부분이나 골절 선과 같은 겉질의 비정상으로 드러난다. 생검은 이러한 비정상적 부분에서 시도되어져야만 한다. 로르헥시딘이나 povidone-iodine의 문제를 가진 뼈의 준비가 되어야만 한다. 이는 상처조직 안에 박테리아의 존재가 있는 표본의 오염을 최소화하기 위한 것이다.
7. 얇은 바늘은 뼈를 천자하기 위해 사용되어질 것이다. 천자는 배양과 감도를 위해 미생물학 실험실에 보내진다. 겉질 주위를 둘러싸고 있는 두꺼운 결합조직은 뼈를 위해 실수되어서는 안된다. 이 조직은 생검 전에 제거될 것이다. 향상된 외과적 기술은 병적인 뼈를 향상시키는 절골도나 생기를 잃은 뼈를 제거하는 뼈 집게를 사용하는 것을 포함할 것이다. 더 깊은 골수 주입은 겉질뿐만 아니라 골수를 제거하는데 조절되어야만 한다.[24]
8. 제거된 모든 뼈는 배양과 감도를 위해 미생물학 연구소에 보내기 위해서 멸균 표본 용기에 둔다. 대부분의 부서는 무균 용기에 신선한 검사물을 요구하지만 각각의 부서들은 특정한 요구사항을 결정하기 위해 생검 전에 문의되어야만 한다.
9. 생검과 죽은조직제거술이 한 번 완성되면, 남아있는 뼈를 부드럽게 유지하기 위해 줄이 사용된다. 그래서 날카로운 뼈의 조각은 남아 있게 되지 않을 것이다. 항생제는 결함을 초래하는 곳에 위치될 것이다. 역으로, 근육이나 근육피부판은 그 부분을 덮기 위해서 사용될 것이다.[24]

up"을 나타낼 것이다.[30] CT 스캐닝은 사용될 것이지만 골수염을 위해 방사선학 중 가장 믿을만한 것은 MRI이다.[9,30] 영상의 양상은 일반적으로 골수염의 의학적 진단을 확인하기 위해 가장 정확한 방사선학 검사로 고려되고 질병에 걸린 뼈의 해부학적 접근으로 수술을 제공한다. 골수염의 영상진단의 역할은 9장에서 더욱 상세하게 설명하겠다.

외과적 뼈 생검은 골수염 진단을 위한 절대표준으로 남아있다. 뼈 생검을 수행하는 접근은 글상자 23.3에 개요가 서술되었다. 이 절차는 수술실에서만 행해져야 한다.

뼈의 죽은조직제거술은 좋은 치유 결과를 획득하는데 중요한 단계로 여겨진다. 뼈의 작은 반응으로 괴사뼈의 넓은 반응을 비교한 연구들은 성공의 특징으로 강하게 유능한 공격적 죽은조직제거술이다.[3]

이식 (Grafts)

이식은 주요한 의도 봉합기술로 여겨진다. 이것은 새살이 나오는 상처가 크고 시기에 알맞은 방식으로 봉합되고, 예측되지 않을 때 사용된다. 치유 상처에서 섬유모세포의 고려는 거의 하루에 1mm 집중된다고 여겨진다. 5cm 크기의 상처는 봉합되는데 거의 두 달이 걸린다. 결함을 치료하는 환자 자신의 피부를 사용하는 피부 이식은 표피를 재위치시키고 영양분을 공급하기 위한 밑에 있는 (근본적인) 상처에 의존한다. 이식 후의 첫날 동안에는 영양분은 혈장 순환에 의해 이식부위에 제공된다. 이것에 의하여 혈장 세포는 표피로부터 이식부위로 급증하고 그곳에 영양분을 제공한다.[31] 새로운 이식된 피부는 지속된 부분에 적절한 순환을 제공됨으로써 치유된다.

피부 이식에는 여러 가지 타입이 있다.[32] 중간층 두께 피부 이식은 환자에게서 제거된 밑에 있는 표피가 적은 표피이다. 진피로 구성된 결함은 공여부위에 남겨져 있다. 피부 이식은 급성 상처에 위치되어 있고 상피세포는 상처를 봉합하기 위해 함께 이동한다.

완전두께 피부이식은 급성 상처를 덮기 위해 함께 합쳐진 표피와 진피이다. 이러한 이식은 공여부위에 완전두께 결함을 남기지만 중간층 피부이식보다 더 적은 수축, 더 나은 피부색과 감촉의 이점이 있다.

다른 형태의 이식은 복합조직 이식인데 이는 피부와 밑에 있는 조직, 대부분의 근육을 포함한다. 이러한 이식은 미용적으로 민감한 부위에 사용되고 더큰 경직을 제공한다.[33]

> **핵심 23.3**
>
> 피부이식은 중간층두께 이식, 완전두께 이식, 그리고 복합이식을 포함한다.

피부 이식 "체취" 또는 주위 조직으로 자라나게 확산하기 위해서는, 피부이식부위에 직접적으로 압력이 적용되어야만 한다. 이 압력은 모세혈관 내증식과 속발성 혈관재형성이 되도록 돕는다. 압력은 또한 움직임과 이식부위를 찢을 수 있는 전단력을 제한시킨다. 전형적으로, 압력을 제공하고 전단력을 감소시키는 방법은 봉합기를 사용함으로써 피부 주위에 이식부를 고정한 후에 드레싱을 봉합해 왔다.[34] 강화대(bolster)로부터의 직접적 압력은 이식부를 압박하고 움직임을 제한시킨다. 진공 도움 봉합(V.A.C® ; kinetic conceps Inc, San Antonio, TX)은 이러한 기능들을 수행하기 위해 사용되어져 왔고 상처로부터의 장액 배출을 하는 추가의 이점을 가지고 있다.

이식은 그들의 본연으로, 수술적 사례이다. 이식은 능력이 입증된 외과의사에 의해서만 집도되어야만 한다. 이식부위의 기술은 글상자 23.4에 제시되어 있다.

조직판 (Flaps)

주요한 상처 봉합의 다른 방법은 조직판의 배치에 의해 이루어진다. 조직판은 한 장소에서 다른 장소로 혈액공급을 이동시키는 조직이다. 조직판의 분류는 조직판의 혈액공급 또는 조직판을 조직하는데 사용되는 조직의 유형의 기초로 된다.[34] 예를 들어, 임의의 피부 조직판은 그 혈액공급을 피부아래의 총동맥에서 피부의 상피화의 분절까지를 포함한다. 임의의 피부의 조직판의 예들은 회전의 조직판과 피부 개선 조직판을 Z-plasties와 같은것들을 포함한다.

> **핵심 23.4**
>
> 조직판은 혈액공급근원이나 전이된 조직의 유형에 따라 분류된다.

조직판의 분류는 또한 기초를 둔 조직 변화의 타입에 의해 만들어 질수 있다. 피부의 조직판은 그 전체의 피부의 두께층의 지방 밑에 있는 부분을 포함한다. 근막피판은 피부를 포함하고 피부아래 조직과 근막 밑에 있는 근육조직판은 그 밖의 근육을 포함한다.[34]

조직판의 한 가지 장점은 상처봉합의 다른 방법들을 넘어서 layered 조직이 사용될 수도 있다는 것이다. 영구적이고 내구성 있는 마감을 제공한다. 게다가, 성형술은 타고난 환자 조직이 그 결점을 덥혀지는데 사용됨으로써 최적화된다. 감염되고 방사되는 상처들은 또한 조직판에 주위 조직으로서 감염과 재혈관성 허혈 영역을 위해 싸울 수 있다는 것을 받아들여진다.[38]

조직판 재건의 단점은 길이와 수술의 복잡성만큼 전문화된 성형외과 의사의 이용성을 포함한다. 수술 시간은 길어질 수도 있다. 그리고 그것은 환자의 일반적인 의학적 상태를 악화시킬 수도 있다. 게다가, 조직판이 단독 혈관에 의존한다면 혈관의 상처 또는 상해는 전체적인 이식조직에 부합하게 된다. 그럼에도 불구하고 조직판 폐쇄를 위한 성공률은 90% 정도로 기록되고 있다.[26]

상처치유에 영향을 주는 혈관부전 (Vascular Insufficiency Compounding Wound Healing)

만성 상처를 치료 하기 위한 주된 요인은 상처부위에서의 산소결핍이다. 조직 저산소의 발달은 큰 혈관 또는 작은 혈관의 상처 부위에 악영향을 준다.[8] 만성 상처의 평가는 저산소 정도의 정량화와 가능한 한 정확성을 필요로 한다. 혈관부전증의 원인과 결정은 17장에서 요약했다. 이 장에서는 외과의사의 혈관장애의 치료에 대한 역할에 대해 집중할 것이다.

폐쇄동맥질환은 하지의 만성 상처에 의해 기인된다. 만성 빈혈의 진단은 환자의 병력에 의해 이루어진다. (당뇨 또는 예를 들어, 관상동맥질환과 같은 다른 혈관질환 환자병력) 또는 신체검사(부맥 , 감소된 하지동맥협착) 환자증상은 5가지 징후를 포함한다(통증, 창백증, 둔감각증, 부맥 그리고 마비) 그리고 급성 빈혈에서는 나타나지만 만성 빈혈에서는 부족하게 될지도 모른다.

글상자 23.4 이식 배치의 기술

1. 적당한 공여부위를 고른다. 보통 급성 상처는 하지에서 나타나기 때문에 동측 넙다리뼈가 적당한 공여부위이다. 이 부위는 살균 소독된 옷으로 덮어 수술을 준비한다. 이는 수술 부위이기 때문에 환자 동의서와 정책이 따라져야만 한다.[34]
2. 이식될 수령 부위도 또한 살균 소독된 옷으로 준비되어야한다. 수령 부위는 생명을 잃은 조직을 제거하고 그 부위로 이동하기 위한 다른 세포와 섬유아세포 동원을 돕기 위해 죽은조직은 제거된다.
3. 피부분절은 대게 수령부 이식을 제거하기 위해 사용되어진다. 표피와 진피의 부분을 제거하기 위한 장치는 조직의 특정 두꺼운 부분을 제거하기 위해 장치된다. 이식부는 영속성을 따르기 충분히 얇아야 하지만 조직의 성장을 방해할 만큼 두꺼워서도 안 된다.[35]
4. 공여 이식부가 피부분절을 통해 수집되면, 이식부는 건조를 막기 위해 식염수를 둔다.[36]
5. 이식부는 구멍을 만드는 그물망을 통해 두어서 이식부위로부터 액의 흐름을 허락하고 이식의 손실을 막는다. 이와달리, 구멍은 공여 이식부에서 손으로 만들어지고 그러므로 이식부는 스위스 치즈 모양을 띈다.
6. 한번 들어 맞으면 이식부는 공여부위에 위치하게 되고 고정된다. 봉합은 V.A.C 와 같은 장치나 살균 소독부위 피부 끝에 이식을 채취하기 위해 사용되는 것이다. 이식부는 영양의 공급을 위해 살균 소독 부위의 혈액 공급에 의존하게 된다. 처음 5일 동안의 이식부의 고정은 필요하다. 이 기간 동안의 이식부의 어떠한 파괴도 이식부의 손실을 야기할 것이다.
7. V.A.V® 는 살균 소독부위에 이식부를 획득하기 위해 사용되어질 것이고 이 부위로부터 장액을 제거하기 위한 추가의 이점을 가지고 있다. 이는 이식부 아래의 액체가 생성되는 것을 막는 것을 도와준다. 진공 치료는 보통 지속적 모드에서 −75mmHg에 고정된다.[37]
8. 이식부는 무균상태로 드레싱되고, 5일 동안 무침습으로 남겨진다. 5일째에 이 부위는 혈관분포와 이식부 통합 분만 아니라 감염의 존재여부를 평가하기 위해 검사된다.[34]
9. 이식부는 다음 5일 동안 더 고정되어지고 재평가된다. 보통, 이식부 고정은 10일 째까지 지속된다. 성공적인 이식은 아래의 모세혈관에 유착된다. 한번 유착되면, 표피의 성장은 완전히 치유될 때까지 지속될 것이다.
10. 공여부위를 흡수성 Tegaderm과 같은 흡수성 드레싱으로 덮는다.

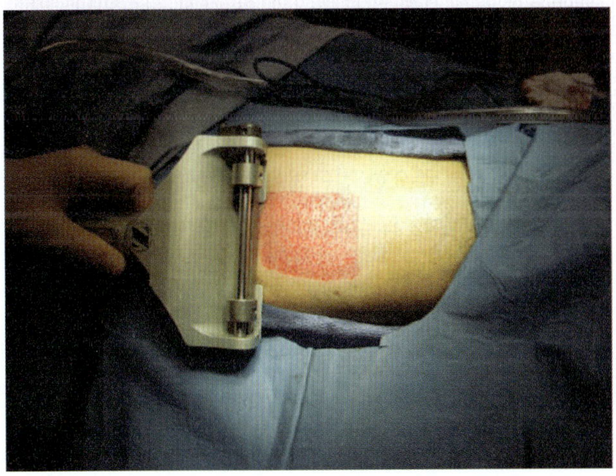

그림 23.6 중간층 이식을 위해 조직 채취에 사용되는 피부절.

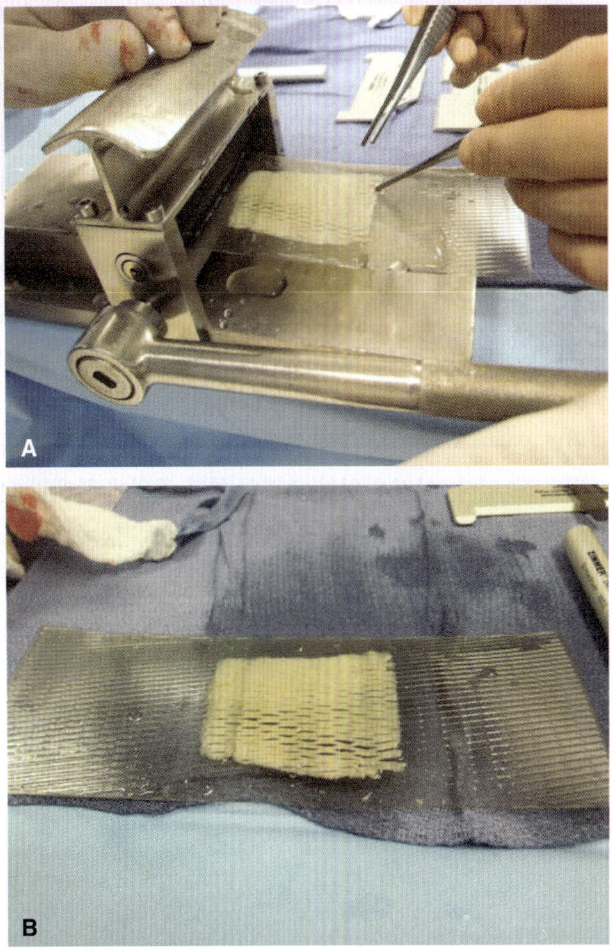

그림 23.7 (A) 메서로부터 제거된 중간층 피부이식. (B) 메싱 이후의 이식 모습.

핵심 23.5

동맥 부전의 특징적인 증상은 P의 머리글자인 5가지 P를 가진다: 통증(pain), 창백(pallor), 감각이상(paresthesia), 무맥(pulselessness) 및 마비(paralysis).

방사선학에서는 도플러 심장초음파 검사와 같은 것이 진단을 입증하기 위해 필요하다. 피부산소 측정은 또한 작은 혈관계의 빈혈을 검사하는데 사용되고 있다.[40]

핵심 23.6

만성 상처의 혈관 상태는 조직제거술(변연절제술) 이전에 결정되어야 한다: 발목-팔 지수를 가진 동맥 도플러 연구가 최상의 선별 연구이다.

만성 동맥부전의 외과적 치료를 위한 지침은 세 가지 분류에 따른다. 적절한 국소 상처관리를 했음에도 불구하고 상처가 악화되는 경우, 봉와직염 또는 항생체와 국소 상처관리에 반응하지 않는 감염된 상처, 또는 무능력하게 되는 통증 또는 임박한 사지손실, 만약 이 가운데 어떠한 것이라도 나타나게 된다면 외과적 치료가 고려되어져야 한다.[40]

개방된 상처관리는 우회수술의 숙주를 포함한다. 그 중에서 협착된 또는 막힌 동맥의 막힌 분절이 다른 혈관 또는 인공 도관(Gore-Tex®와 같은)을 통해 통과된다. 예를 들어, 넙다리 동맥의 높은 등급의 협착증 또는 방해물, 넙다리동맥은 환자의 우회수술에 복재정맥을 통해 통과될 수도 있다. 이것은 하지 조직의 차단 주위에 혈액과 산소를 흐르게 한다.[39] 다른 수술 중재는 동맥내막절제술을 포함하는데 그것은 동맥폐색의 혈관내의 플라그 조각들을 제거함으로써 개선된다.[39,41]

혈류공급을 촉진시키기 위한 새로운 방법은 혈관내 수술이 있다. 혈관내 접근은 혈관내시경술 혈관성형술 또는 혈관을 확장시키기 위한 덧대(부목)를 이용하는 치료이다. 혈관 내시경은 혈관의 안을 보기 위해 작은 카메라나 망원경을 이용하는 방법이다 혈관성형술은 좁아진 혈관을 넓히기 위해 사용되는데 관상동맥 혈관성혈술은 심장혈관을 개방시키고 혈관을 막고 있는 플라그는 강제적으로 넓힌다. 한 지점에서 먼쪽까지의 혈류흐름을 증가시킨다.[42] 금속이나 플라스틱 덧대(부목)는 좁아진 영역을 가로질러 자리잡는데 좁아진 혈관의 재폐색과 경직을 막는 것을 제공한다. 혈관 성형술과 덧대는 유망한 단기결과를 보여준다. 그러나 그것들의 장기적 결과는 여전히 많은 절차를 남기고 있다. 만성 질환 환자의 경우, 혈류의 개선이 치료에 효율적이다.[43]

만성 혈관부전 환자에 있어서 최종 수술적 중재는 절단이다. 절단을 위한 지침은 치료되지 않은 상처와 사지를 위협하는 감염에서의 끊임없는 통증이다 만약 최적의 의학적인 치료와 수술적인 치료를 했음에도 불구하고 이런 상태들이 나타난다면, 절단을 고려해야 한다. 상처를 치료하기 위해서 적절한 관류가 이행되는데 절단은 그 상처의 위쪽 수준에서 이루어진다. 적절한 관류의 결정은 토의를 통해 이루어진다; 가능한 많은 조직들을 보호하는 동안 모두 감염되고 불능의 조직은 제거된다.[39] 피부의 산소측정은 가장 적절한 관류측정의 모달리티로서 제안된다. 그러나 많은 부분에서 입증하지는 못하고 있다.[40]

요약 (Summary)

가장 최적의 상처는 다시는 발생하지 않는 것이다. 불행하게도 상처는 의료행위의 한 가지 사실이다. 만성 또는 급성 상처와 직면했을 때 가장 바람직한 것은 가능한 빠른 효과적인 접근법을 찾는 것이다. 본 장에서는 빠른 상처의 해결을 위해서 몇 가지 다양한 이식술과 봉합술을 통한 늦춰진 주요한 접근법을 포함하는 외과적인 선택사항을 보여줬다. 그리고 상처관리준비의 중요성 또한 보여주고 있다.

사례연구 23●1 중간층 두께 이식으로 치료된 외상성 하지 상처

오토바이 사고가 난 2형 당뇨의 46살 남성이 있는데 그는 오른쪽 정강뼈골절로 인해 오른쪽 하지의 두꺼운 피부 조직의 손실로 고통받고 있다. 상처에 문신된 길바닥 파편과 함께 상처에 큰 오염물이 있다. 상처를 위협하는 다른 생물은 없고 외과의사와 외상 수술의는 환자를 수술실로 데려가서 그곳에서 정강뼈를 외적으로 고정시켜 놓고 죽은 조직을 제거하고 깨끗하게 씻어낸다 (그림 23.5A). 수술 후, 상처는 치료된 외상성 하지 상처는 알긴산염 드레싱으로 관리되고 그것은 상처관리의 기본이 된다. 수행되는 동맥 도플러는 감소된 동맥팔혈압 수치를 보여준다. 다음의 동맥조영상은 좌측의 가쪽 동맥의 높은 등급의 협착증을 입증한다.

당뇨조절은 환자의 혈당에서 가장 기초된 부분으로 간주된다. 혈관수술은 참고로 되고 풍선 혈관성형술은 엉덩뼈 동맥협착증과 엉덩뼈 동맥에 부목을 놓음으로써 수행된다.

상처는 건강한 육아조직으로 생겨나고 알긴산염은 계속된다.

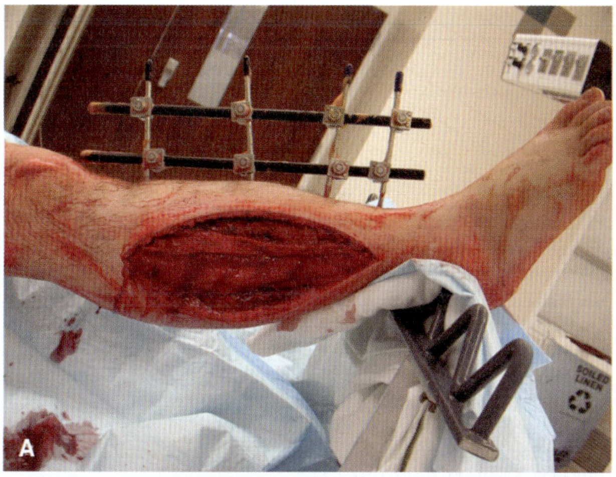

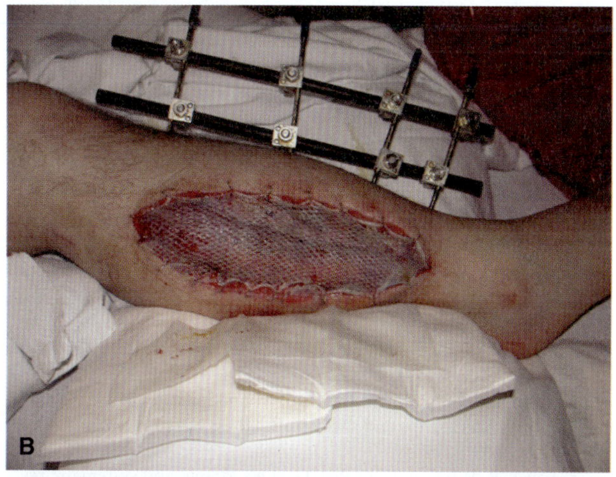

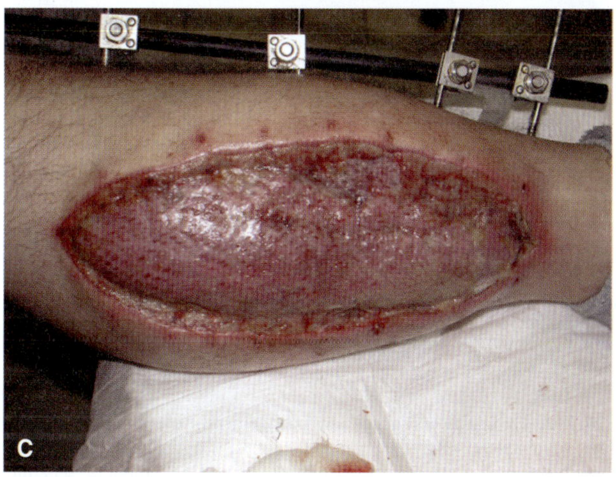

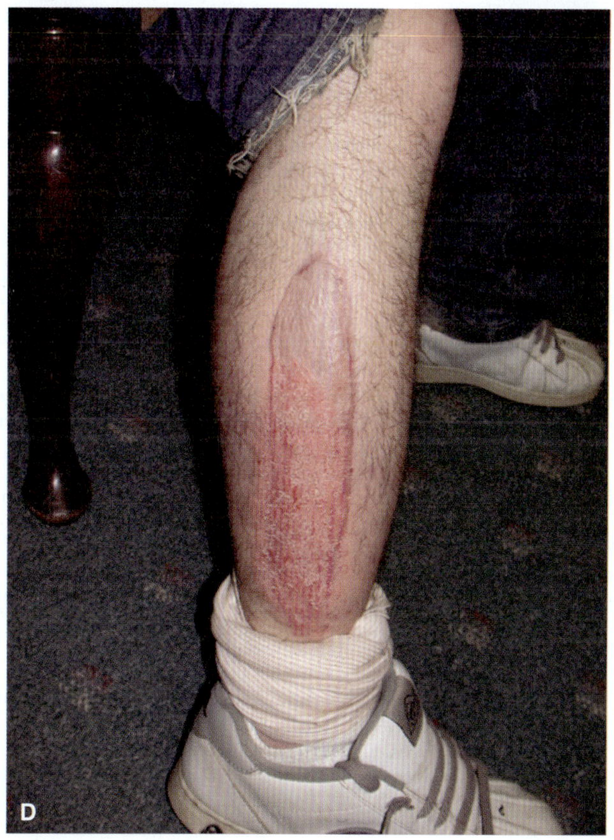

그림 23.5 *(A) 중간층 두께 이식을 위한 상처와 외적 고정 장치를 가진 환자. (B) 4일째 환자로서, 스테이플로 고정된 중간층 두께 이식을 한 환자. (C) 14일째 환자로서, 재상피화가 진행되고 있고, 중간층 두께 이식이 맞물려 있는 모습. (D) 완전 이식 후 6개월쯤에 성숙을 보이고 있음.*

사례연구 23●1 중간층 두께 이식으로 치료된 외상성 하지 상처 – 계속

환자를 개선시키기 위한 상처단계 이후에 중간층 두께 피부이식의 배치를 위한 일정이 잡힌다.

중간층 피부이식은 오른쪽 넙다리부위와 오른쪽 다리의 바깥 부분에 상처가 난 곳으로부터 옮겨진다. 이식은 넙다리 부위의 진피 부분과 표피를 제거하기 위해 사용되는 피부절 이후에 3:1의 비율로 그물화 된다. 흡수성이 있는 Tegaderm® (3M company, St.Paul, MN)은 넙다리의 공여부위에 놓여진다. 그리고 부압 상처치료는 오른쪽 다리의 이식을 보호하기 위해서 V.A.C에 의해 만들어 졌다. 연속모드에 의하면 VAC setting은 -75 mmHg이다. VAC는 5일 동안 제거되고 이식은 감염의 징후 없이 상처관리에 부착되기 위해서 주목된다 (그림 23.5B). 새로운 VAC 드레싱이 있다.

VAC는 다시 수술 후 10일 이후에 제거되고 이식은 실용가능하고 부착되는 감염 없는 데서 주목된다(그림 23.5C). 은 하이드로겔 드레싱은 다시 사용된다.

이식 3주 후에 오른쪽 다리의 바깥부분에 수용되는 곳에서는 다시 상피화 된다 그리고 오른쪽 넙다리의 공여부위 또한 치료된다. 환자는 잘 성숙된 이식으로 인해 6개월될 때 더 좋아지게 된다 (그림 23.5D).

참고문헌 (References)

1. Lawrence, W, Lowenstein, A: Plastic surgery. In: Norton, J, Bollinger, R, Chang, A, et al: Surgery: Basic Science and Clinical Evidence. New York, Springer, 2001, pp 1993–2105.
2. Hunt, T: Wound Healing: Current Surgical Diagnosis and Treatment. New York, McGraw-Hill, 2006.
3. Fuller, J: Surgical Technology: Principles and Practice. Philadelphia, WB Saunders, 1994.
4. Autio, L, Olson, K: The four S's of wound management: Staples, sutures, steri-strips and sticky stuff. Holist Nurs Pract 2002; 16:80–88.
5. Lewis, R, Whiting, P, ter Riet, G, et al: A rapid and systematic review of the clinical effectiveness and cost-effectiveness of debriding agents in treating surgical wounds healing by secondary intention. Health Technol Assess 2001; 5:11–33.
6. Tsang, T, Tam, P, et al: Delayed primary closure using skin tapes for advanced appendicitis in children. Arch Surg 1992; 127:451–453.
7. Cohn, S, Giannotti, G, Ong, AW, et al: Prospective randomized trial of two wound management strategies for dirty abdominal wounds. Ann Surg 2001; 233:409–413.
8. Hunt, T, Hopf, H, West, JM, et al: Physiology of wound healing. Adv Skin Wound Care 2000; 13(suppl):6–11.
9. Attinger, C, Janis, J, Steinberg, J, et al: Clinical approach to wounds debridement and wound bed preparation including the use of dressings and wound healing adjuvants. Plast Reconstr Surg 2006;117(suppl):72S.
10. Stephen-Hayes, J, Thompson, G: The different methods of wound debridement. Brit J Nurs 2007; 16:S6–S16.
11. Blanke, W, Hallern, B: Sharp wound debridement in local anaesthesia using EMLA cream: 6 years experience in 1084 patients. Eur J Emerg Med 2003; 103:229–231.
12. Williams, D, Enoch, S, Miller, D, et al: Effect of sharp debridement using curette on recalcitrant nonhealing venous stasis ulcers: A concurrently controlled, prospective cohort study. Wound Rep Reg 2005; 13:131–137.
13. Derksen, D, Pfenninger, J: Local anesthesia. In: Pfenninger, J, Fowler, GC: Procedures for Primary Care Physicians. St. Louis, Mosby, 1994, pp 135–140.
14. Mathes, S, Nahai, F: Reconstructive Surgery: Principles, Anatomy and Technique. New York, Churchill Livingstone, 1997.
15. Myers, WT, Leong, M, Phillips, LG, et al: Optimizing the patient for surgical treatment of the wound. Clin Plast Surg 2007; 34:607–620.
16. Baranoski, S, Ayello, E: Wound Care Essentials: Practice Principles. Philadelphia, Lippincott Williams and Wilkins, 2004.
17. Ennis, W, Valdes, W, Foremann, P, et al: Evaluation of clinical effectiveness of MIST ultrasound therapy for the healing of chronic wounds. Adv Skin Wound Care 2006; 19:437–446.
18. Sibbald, R, Williamson, D, Schultz, GS, et al: Preparing the wound bed—debridement, bacterial balance, and moisture balance. Ostomy Wound Manage 2000; 46:14–35.
19. Milne, C, Corbett, L, Dubuc, L: Wound, Ostomy, and Continence Nursing Secrets. Philadelphia, Hanley & Belfus, 2004.
20. Pompeo, M: Misconceptions about protein requirements for wound healing: Results of a prospective study. Ostomy Wound Manage 2007; 53:30–44.
21. Colins, N: Adding vitamin C to the wound management mix. Adv Skin Wound Care 2004; 17:109–112.
22. Zagoren, A, Johnson, D, Amick, N, et al: Nutritional assessment and intervention in the adult with a chronic wound. In: Krasner, D, Rodeheaver, G, Sibbald, G: Chronic Wound Care: A Clinical Source Book for Healthcare Professionals. King of Prussia, PA, Health Management Publications, 2007, p 760.
23. Ord, H: Nutritional support for patients with infected wounds. Brit J Nurs 2007; 16:1346–1348, 1350–1352.
24. Skinner, H: Current Diagnosis and Treatment in Orthopedics. New York, Lange Medical Books, 2003.
25. Chapman, M: Chapman's Orthopaedic Surgery. Philadelphia, Lippincott Williams and Wilkins, 2000.
26. Lewis, VL, Jr., Bailey, MH, Pulawski, G, et al: The diagnosis of osteomyelitis in patients with pressure sores. Plast Reconstr Surg 1988; 2:229–232.
27. Dean, S: Leg ulcers causes and management. Aust Fam Physician, 2006; 35:480–484.
28. Treiman, G, Oderrich, G, Ashrafi, A, et al: Management of ischemic heel ulceration and gangrene: An evaluation of factors associated with successful healing. J Vasc Surg 2000; 31:1110–1118.
29. Butt, W: The radiology of infection. Clin Orthop 1973; 96:20–30.
30. Cunha, B, Dee, R, Klein, NC, et al: Bone and joint infections. In: Dee, R, Hurst, L, Gruber, M, et al: Principles of Orthopedic Practice. New York, McGraw Hill, 1997, p 1522.
31. Schwartz, SI: Principles of Surgery. New York, McGraw-Hill, 1989, p 2087.
32. Stueber, K, Goldberg, N: Wound coverage: Grafts and flaps. In: Dagher, FJ (ed): Cutaneous Wounds. Mt. Kisco, NY, Futura Publishing, 1985.
33. Vasconex, HC, Ferguson, REH, Vasconez, LO: Plastic and Recon-

34. American College of Surgeons: ACS surgery. New York, WebMD, 2002, pp 973–990.
35. James, MI, McGrouther, DA: Delayed exposed skin grafting: A 10-year experience of the technique. Brit J Plast Surg 1985; 38:124.
36. Georgiade, GS, Riefkohl, R, Levin, LS, et al: Plastic, maxillofacial, and reconstructive surgery. Plast Reconst Surg 1997; 100:15–17.
37. Scherer, L, Shiver, S, Chang M, et al: The vacuum assisted closure device: A method of securing skin grafts and improving survival. Arch Surg 2002; 137:930–933.
38. Gosain, A, Chang, S, Mathes, S, et al: A study of the relationship between blood flow and bacterial inoculation in musculocutaneous and fasciocutaneous flaps. Plast Reconst Surg 1990; 86:1152–1162.
39. Moore, W: Vascular and Endovascular Surgery: A Comprehensive Review. Philadelphia, Saunders Elsevier, 2006.
40. Hopf, H, Uenon, C, Aslam, R, et al: Guidelines for the treatment of arterial insufficiency ulcers. Wound Rep Reg 2006; 14:693–710.
41. Edwards, W: Composite reconstruction of the femoral artery with saphenous vein after endarterectomy. Surg Gynecol Obstet 1960; 111:651–653.
42. Johnston, K: Iliac arteries: Reanalysis of results of balloon angioplasty. Radiology 1993; 186:207–212.
43. Wagner, J, Klose, K: Infrapopliteal angioplasty for limb salvage: A 4-year experience. J Vasc Interv Radiol 1997; 8(suppl):247–249.

chapter 24 장

신경병증 발의 외과적 관리

Surgical Management of the Neuropathic Foot

신경병증성 발의 역학 (Epidemiology of the Neuropathic Foot)

미국에서 매년 20세 이상의 130만명의 당뇨 환자가 진단되고 있다.[1] 미국에서 당뇨 유병률은 모든 연령대에서 6.3%이다. 미국의료제도 인구(65세 이상의)의 당뇨를 가진 사람들은 당뇨가 없는 사람에 비해 1.7배의 의료보험 수당을 지급한다. 2002년에는 개인보험에 등재된 연간 평균 1조 3200억 달러가 소비되었고, 거기에서 직접 비용은 9,180억 달러, 간접적 비용은 2,320억 달러가 사용되었다. 입원환자가 하루에 간접적 비용의 43.9%를 차지하고 이 그룹 환자들은 대략 당뇨가 없는 유사한 그룹에 비해 2.4배의 수당을 낸다($7,778 vs. $3,367).[2]

신경병증성 발 궤양(neuropathic foot ulcer)은 당뇨와 유사한 문제이다.[3] 이 질병을 가진 미국의 2천만이 넘는 환자의 15%는 발 궤양이 진행 중이며, 6%는 이 상태로 입원 중이다.[4,5] 이 질병에서 혈관성 질환이 20배 넘게 알려져 있다. 그리고 손상된 혈류 흐름은 치유를 방해한다.[6] 기능적 미세혈관질환(microangiopathy)은 많은 후유증을 남기는데 신경성을 포함한; 이는 궤양을 초래하는 중요한 요소이다. 그리고 궤양성 병변이나 당뇨를 가진 환자의 80% 넘게 존재한다.[7] Williams 등은 신경병증과 미세혈관성 합병증이 연간 비용을 70% 증가시킨다고 논증했다. 미국의 당뇨를 가진 수백만 명 환자 중에 매주 1,200명 넘는 환자들이 사지가 절단되고 있고; 84%가 발 궤양으로 수술이 진행되고 있다.[8,9] 당뇨가 있는 하지 절단자의 직접적 비용 중 20,000달러와 60,000달러[10] 사이는 재활이나 실패한 혈관성 절차가 생산성 감소로 연결되어 있다. 이것의 양은 여기에서 언급된 비용을 능가한다.[11]

핵심 24.1

미국에서 당뇨를 가진 2천만 명 사람들 중 15% 가 신경병증성 발 궤양을 진행시키고 있다고 측정된다.

146명의 당뇨 환자에게 수행된 186개의 절단에 대한 후향적 연구에 따르면, Van Damme 등은 공격적인 감염의 조절이나 먼 부위의 장딴지동맥과 발동맥의 혈관이식이 수행되어지면 환자그룹에서 족부 수술의 결과로 향상 시킬수 있다고 결론을 내렸다.[12] 게다가, 주요 절단 후의 좋지 못한 기능복구(단 63%는 사지의지와 자율적 보행을 함) foot-squaring 수술 때마다 가능성에 대해서 논의했다. Apelqvist 등은 발 궤양을 가진 당뇨병 환자 치료법을 포함하는 비슷한 보고 연구에서 종합적 발 관리와 예방의 잠재성 있는 비용절감을 알렸다.[13]

핵심 24.2

당뇨병 환자의 사지 절단은 5년 이내 39-68%의 사망율을 가지고 있고, 몸쪽 절단을 할수록 사망율이 증가한다.

당뇨가 있는 사람들은 종종 감각신경, 자율신경, 운동신경 등의 신경 병변의 3요소를 가진다. 마르고 무감각한 발, 피부가 갈라지거나 근육 불균형은 재앙을 생성한다; 압력과 발의 외상에 궤양을 촉진할 때 구축된 발가락과 발바닥 굽힘된 발허리뼈에서 자주 감염이 일어난다.

수술 계획: 1차 폐쇄와 사강의 단계와 관리 (Surgical Planning: Primary Closure versus Staging and Management of Dead Space)

손상부위의 혈액순환과 산소 전달은 아주 중요하다. 상처치유전문가의 노력에도 불구하고 뚜렷한 말초혈관 질환에서는 궤양이 치유될 수 없다.[14] 혈관화는 그러므로 수술적 관여에 대한 환자를 평가할 때 중요한 요소이다.

뚜렷한 동맥 손상의 검출은 예방과 족부 질병치료 및 성공적인 수술과정에 중요한 요소이다.[15] 162명 환자의 전향적 연구에서, Yeager 등은 발가락이나 부분적 발앞쪽 절단이 필요한 개인에서 주요 절단부의 자유도나 초기 치유의 앞선 예측이 혈관재생을 성공시킨다고 결정했다.[16] 좋지 않은 예후는 종종 허혈과 괴사와 관련이 있다.[17]

핵심 24.3

절단의 위험이 있는 환자들에게 주요 부위 절단의 예방 및 초기 치료의 앞선 예측은 손상된 분절의 성공적인 혈관재생을 할 수 있게 한다.

족부 맥박 촉진, 발목팔 지수(ABI)의 계산, 발가락팔 지수(TBI)는 다른 사람들과 일반적으로 혈관화를 결정하기 위한 기술이 사용되고 있지만, 이 검사의 신뢰도는 논란의 여지가 있다. 당뇨병 환자는 동맥 "뻣뻣함(stiffness)"은 일명 피부석회증이라고 불린다.[18] 이 강직은 부종과 조직 글리코실화의 결합이고, 이것은 치료사의 능력을 정확하게 맞는 발 맥박을 변경시켜 준다. Tanembaum 등은 당뇨가 있는 평균 족압은 당뇨가 없는 사람들에 비해 20mmHg 높다고 한다.[19] 이 그룹에서 말초동맥은 상대적으로 압축할 수 없다.[20] 그러므로 하지 부분의 관류를 평가하기 위해 분절의 압력을 복합적으로 사용해야 한다; 극단적인 경우, 폐쇄 부분을 300 mmHg까지 되지 않는다.[21] 국제적인 당뇨발에 대한 총의(ICDF)의 지침서는 1.15의 ABI가 상한선을 대표한다고 말했다. 이 상한선은 신뢰할 수 없는 것으로 간주된다.[22]

핵심 24.4

안쪽 피부석회증은 말초 동맥을 압축할 수 없다. 그래서 혈관공급을 결정하기 위해 더 많은 연구가 필요하다.

요약하면 안정적으로 치료 가능한 혈관적 인자가 없으면, 촉지할 수 있는 맥박은 항상 적합하지 않다.[23,24] 그러므로 혈관이나 맥박의 진찰이 반드시 필요하다.

외과 환자는 응급이거나 일시적 처방해야 하거나 선택되어야 할 환자로 분류된다. 혈관 문제가 해결되기 전에 두 번째 시나리오는 혈관검사 결과와 개입은 개방 수술하기 전에 수행되어져야 한다. 그러나 응급의 경우 종종 혈관적 문제가 언급되기 전에 삶과 사지 구제율의 중재가 필요하다.

깊은 감염이 진행되는 환자들은 예를 들어, 긴급한 긴급한 수술, 괴사성이나 생존 불가능한 세포를 제거하는 창상절제술이 필요하다. 결과적으로 피나 혈종이 차면 치유나 감염에 대한 중간매체를 만든다. 게다가, 만성 골수염 근원에 대한 뼈를 제거하는 것이 비슷한 결과를 생성한다. 기본적 폐쇄로 일반적으로 절단을 계획하지는 않는다. 상처는 빈공간을 채우기 전에, 생존률이나 혈관재생을 확보하기 위해 상처를 관찰해야 한다. 따라서 치유가 방해의 진행을 막기 위해 합병증을 막는 "사강(dead space)"을 관리하는 것이 필수적이다.

거즈, 요오드포름의 거즈 (Gauze/Iodoform Gauze)

큰 공간이 수술 후 만들어질 때, 지난 몇 년 동안 사강을 채우는 방법들이 사용되었다. 간단한 방법은 식염수-거즈에 절이거나 요오드포름에 고정 봉합하는 것이 도움이 된다. 그러나 이 고정은 자주 변경되어야 하며 기본 상처 폐쇄를 허용하지 않는다. 또힌 그것이 거즈 사용을 반대하고 습윤 상처치유의 원칙에 역행될 수 있고, 두 번째 폐쇄가 초기 창상절제 후 7-10일 동안 시도되지만, 가장 자리의 기본적 폐쇄의 지연이 더 어렵게 접근하게 된다. 추가 수술절차가 시간이 지난 후에 필요할 수 있다.

펜로즈 배수 (Penrose Drain)

펜로즈의 배수는 상처 구멍에서 혈액 및 기타 체액을 제거하는데 사용될 수 있지만, 이 방법은 공간을 압축할 필요가 없다. 그리고 중력에 영향을 받는다. 자주 환자는 배수를 촉진하기 위해 매달린 자세를 취해야 한다. 또한 배수는 감염의 원천 역할을 할 수 있으며, 며칠 이상 사용하지 않아야 한다. 그래서 장기적인 문제해결은 아니다.

Jackson-Pratt 배수 (Jackson-Pratt Drain)

체액의 제거를 하는 동안 Jackson-Pratt drain의 사용은 사강의 감압을 만든다. 장치가 중력에 영향을 받지 않기 때문에 어떤 위치에 환자가 있어도 기능을 지속적으로 발 또는 다리에 삽입할 수 있다. 이차적 감염에 대한 잠재적인 추가 수술에 대한 필요성에 대해 언급하고 이들은 배수는 장기간 사용을 위한 수단이 되지 않는다고 했다.

음압 상처 치료 (Negative-Pressure Wound Therapy)

음압 상처 치료(NPWT)는 주변 창상 부종이 줄어드는 동안이나 곳의 흐름이 늘어나는 동안 침체된 상처 흐름을 제거한다. 이 장치는 아래 세포에서 그들의 유전적 신호가 바뀔 때 상처 축소를 촉진시킨다. 이 치료법은 천천히 조직이 침투되는 동안 폐쇄 공간을 관리할 때 매우 효과적이다. 결과적으로 완전한 폐쇄가 완전한 상처치유나 덜 침습적인 수술 과정의 결과를 만들어 낸다. NPWT는 30장에서 자세하게 설명될 것이다.

물렁조직 이동 (Soft Tissue Transfers)

물렁조직의 이동은 부가적으로 상호보완적인 사강을 대표하는데 활용된다. 기술적으로 기능하기는 더 어렵지만 이 과정은 창싱부위의 혈액공급과 숙주 방어를 만들어 낸다. 이것은 해독 전달과 치유 과정이다.

뼈 이식 (Bone Grafting)

뼈 이식은 성공적으로 사강을 관리하고 공여 부위의 맥관화를 예견할 수 있다. 다공성 뼈는 외피 이식으로 골성 공간을 채우기 위해 사용되고 또한 더 이상의 외적 고정에 의한 안정화 없이 사용되었다. 자가이식한 다공성 뼈 이식은 빠르게 혈관재생되고 감염의 저항성을 높이기 위해 주요한 역할을 한다.

폴리메틸 메타크릴산 구슬 (PMMA) (Polymethylmethacrylate Beads)

PMMA는 치료 복용량 200배 이상의 수준에서 국소부위에 항상제를 제공하며 사강을 채우는데 사용된다. 이 기법은 PMMA가 구슬을 통해 성형이나 임신 그리고 28 치수의 단일섬유 가닥에 매달려 있다. 구슬은 수술실 환경에서 철저한 창상절제 후 상처에 삽입된다. 국소적으로 작용하는 항생제를 위해, 합리적인 수량의 분리 및 액체 중간에 배열해야 한다. 상처에 따라서 단단하게 폐쇄되거나 폐쇄 드레싱이나 항생제 손실을 방지하기 위해 시체 같은 동종골 이식재로 만든 "주머니"가 될 것이다. 구슬이 영구적으로 상처에 남아있을 수 있지만 대부분의 경우 그들은 연속적으로 제거된다. PMMA 구슬을 사용하여 몇 가지 단점은 손상당한 국소부위의 면역 반응, 항생제 저항, 그리고 구슬을 제거하는 두 번째 수술에 대한 필요성이 포함된다. 그들은 추가 수술 절차 없이 제거될 수 있고 몇몇 임상은 피부의 표면에서 구슬을 고정시킨다.[25]

핵심 24.5

폴리메틸 메타크릴산 구슬은 국소적으로 치료적 용량보다 200배 이상되는 국소항생제 가능을 초래한다.

뼈 이식의 대용품 (Bone Graft Substitutes)

뼈 이식의 대용품 이식 대체는 해양적 요소나 자생 재료에 이르기까지 제품을 포함한다. 그들은 별도로 또는 단일로 사용할 수 있다. 뼈 이식 재료는 새로운 뼈로 대체된다. 대체적으로 들어오는 과정을 통해 발생한다. 골전도(osteoconduction), 골유도(osteoinduction) 및 골형성(osteogenesis): 복합된 요소는 세 기본과정에 따라 달라진다.[26] 골이식재 자료는 무기 바이오세라믹, 칼슘 인산염의 황산 칼슘, 수산화인회석을 포함한다. 황산 칼슘은 고밀도 필러로 견고하고, 쉽게 결함을 입력하고 고정장치의 구입을 지원하는 데 사용할 수 있는 기판을 나타낸다.[27] 이 과정은 완전하고 빠르게 재흡수된다. 그리고 창상 과정은 뼈 결함과 사강을 효율적으로 고정시켜 사용할 수 있다. 항생제를 사용할 때 골수염의 치료에 유용할 수 있다. 황산 칼슘의 골 대체제의 예는 골이식제를 포함한다.

상처 변연절제술 (Wound Dé bridement)

상처 변연절제술 신경성 당뇨병 발 상처치유의 핵심 신조 중 하나는 적절한 적극적인 변연절제술이나 부하제거이다. 변연절제술 상처에서 괴사 조직의 제거를 포함해야 한다. 목표는 급성 하나로 만성 변환하는 것이다.[28,29]

> **핵심 24.6**
>
> 상처 변연절제술의 핵심은 모든 괴사나 죽은조직을 제거하는 것이다. 그래서 만성 창상을 급성으로 변화시킨다.

발가락 수술 (Digital Procedures)

운동 신경장애와 관련된 사지구축(발톱 발가락)은 종종 먼쪽이나 안쪽의 궤양으로 이어진다. 이 분야에서 피부와 뼈가 거의 연속 있으며, 감염된 상처가 자주 골수염으로 이어진다. 뼈가 포장 및 낟알이나 봉합과 폐쇄 시 남아있을 수 있는 피부 봉합부분을 남은 "외부세포"라고 할 수 있다. 그러나, 그것은 종종 말초신경의 절단을 수행하기 위해 필요하다. 말초 헛점이 제거된 후, 봉합된 부위는 안쪽이나 위로 형성된 발톱과 인접 구조 마디뼈에서 작용되도록 만들 수 있다. 위로 형성된 봉합부분은 결함을 가까이하기 위해 길게 절단된다. 이것 외에도 중간 마디뼈의 일부를 제거할 때도 필요하다.

유연 발톱 발가락 구축은 피부의 주름이 되고 건절제술로 치료 수 있다. 이 간단한 절차는 재발의 빠른 치유와 예방 그 결과, 기형 및 바깥쪽 궤양이 된다.[30]

궤양이 몸쪽 마디뼈 또는 먼쪽 마디뼈의 관절에 존재, 변연절제술 및 관절성형술을 종종 필요하다. 그러나 이러한 절차는 쉽게 폐쇄되지 않은 결함을 만들 수 있으며, 마디뼈 부분의 절단(부분 또는 전체)은 따라서 필요할 수 있다. 손가락 또는 발허리뼈 관절 부분이 그대로 남아있는 경우 다음 절차 후, 연골이 괴사 및 해외 신체 반응을 방지하기 위해 뼈의 머리에서 제거해야 한다.

환자에게 필요한 발가락 또는 일부 절단에 162 환자를 포함한 미래의 연구 변연절제술의 성공은 주요 절단 초기 치유와 자유의 기본 예측 것으로 나타났다. 불행하게도, 신경적 궤양이 반복 앞발 수술 다음과 치료의 필요성이 예측된다.[31]

Nehler 등이 97 발앞쪽 감염과 당뇨병 92 환자의 회고 분석을 수행했을 때[32] 이 먼쪽 사지 절단에 대한 즉각적인 입원이 필요한 앞발 패혈증 환자를 포함하고 비침투와 임상 평가에 따라 치료에 대한 적절한 동맥 순환을 것으로 간주되었다. 연구는 분명히 salvageable 병변과 비침 투 증거를 있음에도 불구 당뇨는 급성 입원 및 기본 디지털 절단을 필요로 앞발 패혈증과 함께 환자가 사지 손실 겸손한 속도로 이어지는 중급 기간, 영구 및 반복 감염의 높은 발생률 있다고 결론 추정되며 충분한 앞발 재관류로 추정된다.

이러한 통계에 비추어, 그것은 모든 감염 부드러운 조직과 뼈 절단은 발가락의 재건 다음과 앞발 당뇨병 환자에서 가능한 언제든지 시도해야 성공적으로 감염 뼈의 제거와 관련된 적극적인 수술 방법으로 치료될 수 있다고 확신한다. Rosenblum 등은 당뇨병 환자에서 복잡한 신경병증성 궤양이 동맥 부전증이 먼저 교정되었다면 감염된 뼈의 제거와 궤양 및 근본적인 구조적 이상의 교정을 포함한 공격적인 외과 접근으로 성공적으로 치료할 수 있다고 결론지었다.

아마 엄지발가락의 "fillet-flaps"로 취급 큰 발가락과 발바닥 인접한 기본 골수염와 중간 발바닥 궤양이 생긴다. 중간 절개를 사용 궤양과 발톱이 완전히 엄지발가락에서 제거된 모든 뼈가 작용하고, 첫 번째 발허리뼈 머리에서 연골이 제거될 수 있다.

이것은 수술 결함 외에도 인접한 첫 번째 발허리뼈 머리가 유사한 과정에 따라 안쪽으로 또는 위로 향하는 마디뼈의 인접 발바닥 궤양을 커버하기 위해 낮은 자리에서 수행할 수 있다. 회전한 수 있는 크고 잘 혈관화된 피부판을 만든다. 불행하게도, 이 결단력 있는 행위 노력에도 불구하고 추가적인 수술 개입은 불가피 하다. Murdoch 등은 48 환자(75 %)의 9.6개월 동안 더 몸쪽 절단 공사의 큰 발가락의 아래 절단, 36을 보여주었다.[35]

발허리뼈의 절제술 (Resection of Metatarsals)

발허리뼈 절제술은 발허리뼈의 구축이 치료되지 않으면 발바닥 궤양을 만든다. 이러한 절차는 전통적으로 선택적 제거를 사용하여 궤양 지점을 통해 수행된다. 각각의 경우에, 뼈가 형성에서 새로운 병변을 방지하기 위해 상처는 감염과 골수염을 일으키는 원인이 된다. 발허리뼈 머리의 수술적인 절단이나 이동이 신속히 필요하다. 이 과정은 전통적으로나 형식적으로 발등 쪽 절단이다. 그러나 그것은 궤양 공간의 발바닥 쪽 반타원 절단을 이용할 수 있다. 이런 경우 뼈는 새 병변의 형성을 막기 위해서 비스듬한 모서리각도의 발바닥 쪽으로 절단해야 한다.

34개 발허리뼈머리 절제를 한 당뇨병이 있는 발바닥 신경학적 궤양 환자 25명의 환자가 포함된 과거의 논문들을 살펴보면 Griffiths와 Weiman은 2.4±1.6달의 치료율과 13.8±11.0달 동안의 추후의 후향적 연구에서 만성 신경학적 궤양을 가진 환자의 그룹이 연구원들에 의해 추천되어졌다.[36] 그러나 발허리뼈 머리는 골수염의 치료를 위해 제거되고 예를 들어, 포물선 모양의 발허리뼈가 비스듬해지고 종종 병변이 옮겨져서 새로운 궤양을 만들거나 부속적인 감염을 일으켰다.

> **핵심 24.7**
>
> 보존적으로 없애는 수술은 뼈 돌출부에 궤양이 진행되는 누워 있는 환자에게 아주 중요하다.

이것은 2개 이상의 발허리뼈 머리가 움직일 때 특히, 적합한다. 많은 임상가는 발허리뼈 머리가 절제(모든 발허리뼈 머리의 제거) 또는 가로발허리뼈 사지 절단을 선택했다. 그러나, 1번째 발허리뼈 머리를 유지하면서 같은 장딴지근 절제술, 긴종아리근의 종아리근의 전송, 그리고 5번째 발허리뼈 머리를 통해 절제술 같은 요법 조합의 과정이다. Hamilton 등[37]은 10명의 환자에 대한 과거논문에서 살펴보면 장딴지근 절단이나 긴종아리근에서 짧은종아리근 힘줄까지 이동의 치료적 결합을 사용해서 성공을 거두었으며 첫 번째 층을 성공적으로 보존하는 사이 5번째 발허리뼈 머리의 절단도 성공을 거뒀다.[37] 첫 번째 발허리뼈 아래의 궤양 위험이 존재하지 않는다. 환자 중 누구도 피부표면 사이에 존재하지 않았고 모든 전향연구가 재발없는 발바닥 단계별 치료에서 굳은살을 이동시켜 가운데 측면으로 제거하는데 14.2개월이 추후에 수행했다. 작은 표본 크기 때문에 부가적으로 연구는 더 기술적으로 가치를 인정받았다.

> **핵심 24.8**
>
> 발허리뼈 머리 기반증의 절제는 2개나 더 많은 발허리뼈 머리가 제거되거나 정상적인 포물선이 시도되고 병변의 이환을 막는다.

가로발허리뼈 절단 (Transmetatarsal Amputation)

가로발허리뼈 절단(TMA)은 기능 발앞쪽/발중간 절단을 나타낸다. 절차는 발중간/앞발 발허리뼈 머리 뒤에 확장하고 방식 때문에 적절한 발허리뼈 포물선이 설립에 뼈를 제거가 포함된다. 지느러미와 flapsarecreated 발바닥. 발바닥 피부판은 더 이상 dorsal-flap의 폐쇄보다 절단되며 또한, 발바닥 피부판은 일반적으로 더 나은 혈액 공급을 하고 있다.

Stone 등[38]에 의해 수행된 후향적 연구에서, 기능적 절단이 치유된 발중간 절단을 가진 25명 중에서 23명에서 수행되었다(92%). TMA/발중간 수술에 대한 전반적인 하지 문제 해결은 1년에서 73%, 3년에서 68%, 5년에서 62%로 나타냈다.

발앞쪽 궤양과 가로발허리뼈 절단과 같은 절단의 안정화를 위한 아킬레스힘줄의 길이 연장술 (Lengthening of Achilles Tendon for Treatment of Forefoot Ulcers and Stabilization of Amputations Such as Transmetatarsal Amputation)

발앞쪽 궤양과 가로발허리뼈 절단과 같은 절단의 안정화를 위한 아킬레스힘줄의 길이 연장술(TAL)은 부속적 치료에 효과가 있다. 많은 전례를 보거나 유망한 의학적 연구가 발앞쪽 발바닥 압력이 이 과정의 결과적으로 줄인다고 한다.[39,40]

감각신경의 신경병증으로 볼 때 발등굽힘된 발목은 당뇨병 환자의 발바닥 궤양을 일으키는 주요 원인이다.[41,42] 게다가 물렁조직의 글리코실화가 아킬레스힘줄을 수축시키고 타이트하게 만들어서 이것이 유연성이나 장력을 감소시킨다.[43] 근육 불균형이 이차적으로 당뇨성 말초신경병증을 일으키고 이것이 약한 앞근육에 비해 뒤근육 그룹을 역학적인 이점을 얻도록 해 준다.[44] 이 요소의 전부는 발앞쪽의 발바닥 압력의 최고점을 증가시키고 궤양을 낫는다.[32,33]

> **핵심 24.9**
>
> 발앞쪽 궤양과 같은 가로발허리뼈 절단으로 사지 절단의 재건축 치료에 대한 아킬레스힘줄의 길어 발바닥 발앞쪽의 치료에 대한 아킬레스힘줄이 연장된다.

아킬레스힘줄의 길이 연장술(TAL)은 가장 오래된 형성 과정이다; 문헌에 따르면 1823년 프랑스의 Delpech가 다단계의 피부의 길이 설정에 대해서 묘사했다.[45] 앞서 언급된 TAL에 대한 방법은 처음으로 1931년 Hoke에 의해 피부의 3배로 반으로 나뉘었다.[46,47] 그 과정은 몇 년간 지나 변형되었다.[48] 피부으로의 접근을 통해 아킬레스힘줄을 3배로 반으로 나누는 기술이 흔하게 사용되었다. 이 때문에 아킬레스힘줄에서 가지미근과 장딴지근의 길이가 길어졌다. 분절 후에 발등굽힘 힘은 발에 제공되었다. 그 부위는 부목 또는 짧은 다리 깁스 또는 제거하기 쉬운 캠워커를 이용해 발등굽힘된 형태로 유지되어야 한다. 그러나 아킬레스힘줄을 늘리는 것은 큰 위험 부담 때문에 의사는 극심한 보호가 이 과정 앞에 행해져야 한다는 것을 잊어서는 안 된다. 이런 일이 일어난다면 환자는 발꿈치 보행을 하게 되고 이것이 결국 발바닥 발꿈치뼈 궤양을 치료할 수 없다.[34]

TAL은 절단의 안정화 과정에서 아주 중요하다. 가로발허리뼈이나 Lisfranc's 또는 Chopart's 절단을 한 환자는 요족 발 변형이 있다.[49] 힘줄 불균형은 보행의 변형을 불러 일으키고 발의 변형된 기능의 결과가 생긴다.[50,51]

요약하면, TAL은 치료에서 아주 유용한 부속적인 과정이며, 당뇨나 요족 환자의 발 앞쪽의 발바닥 궤양의 신경학적인 재발을 줄인다. 최근 문헌에 따르면, 그 과정들이 현명하다는 것이다. 의사들은 생역학적으로 숨겨지거나, 구조적인 궤양의 원인에 대해 언급해야 한다.[52]

사체 동종이식과 인체 피부 등가물, 피부이식 (Cadaveric Allograft and Human Skin Equivalents and Skin Grafts)

사체 동종이식은 상처 병리를 덮기 위해 사용된다. 이것의 장점은 뼈나 힘줄이 노출된 상처에 적용될 때 특히 가치를 갖는다.[54] 후향적 연구에서 Snyder와 Simonsond은 동종골이식재가 육아조직이 종종 뼈나 힘줄을 덮고, 이것이 감염이나 부가적인 고통을 줄이는 동안 건조를 막는다고 한다.

정확한 작용기전이 알려져 있지 않지만 가설에 따르면 인간의 피부 가치(HSEs)는 상처를 세포외기질로 채우고 성장인자를 일어나게 하며 사이토카인이 통증을 줄인다.[55]

Apligraf®(Organogemesis, canton, MA)는 표피와 진피의 이중층으로 되어 인간피부처럼 살아있는 피부를 대체하고; 살아있는 케라티노 사이트와 섬유세포에서 인간의 본래 태어날 때의 피부에서 파생된다.[56] 섬유세포소의 I형 콜라겐과 살아있는 케라티노사이트는 계층화된 표피를 형성한다.[57]

> **핵심 24.10**
>
> 동종 골 이식재는 표피와 진피를 모두 피부 대용품이며 상처에 살아있는 keralinocytes 및 섬유를 제공한다.

Veves는 24-center 관점과 Apligraf plus 전통적인 치료와(debridement, saline, dressings, and total off-laod-ing) 와 한 가지의 전통적인 치료를 비교해서 208명 환자가 포함된 RCT논문을 수행했다.[58] 이 핵심적인 연구는 Apligraf가 당뇨성 발궤양 관리에 부속적으로 효과가 있다고 했다. 이것이 현재의 사용가능한 정형화된 치료에 저항하게 된다. 상처치료의 급속화는 비용절감의 긍정적인 측면이 있다.

Dermagraft®(Advanced BioGealing, Inc, Westport, CT)는 사람 피부와 동등한 표피가 섬유아세포에 비해서 작고, 당뇨병 환자의 신경병증성 궤양 관리에 효과가 있다.[59]

이차적으로, 유망한 RCT의 종점은 신경학적 당뇨성 발 궤양에 감염되지 않는 사람 피부와 유사한 효과와 관련이 있다. Veves는 이중층으로 살아있는 세포치료를 사용한 환자가 적은 골수염에 걸렸다.[60] Apligraf를 받은 환자는 과거의 6개월의 전통적인 치료; 이 논문은 다른 궤양논문에서 8.9% vs 3.1%로 과거에 비교되었다. 비교해서 통계적으로 ($P<0.05$) 의 낮은 골수염의 연구결과를 보였다(2.7% vs. 3.1%). 감염의 의학적 징후를 위한 x-ray평가를 하기 위해 모든 환자는 관찰된다. 가장 중요한 것은 Apligraf 환자가 전통적인 치료법과 비교해서 6개월 정도의 적은 절단연구가 필요하다는 것이다(6.3% vs 15.6%; $P<0.5$).

당뇨성 환자의 사지 절단은 증가하는 절단의 위험, 5년 동안 39%에서 68%의 사망률과 관련이 있다.[61] 분명히 이 자료는 비용효과와 상호보완적이다. 환자의 하지절단률은 더 적은 입원기간을 가진다. 그리고 줄어든 절단이 부가적인 비용 절감에도 영향을 준다. Apligraf는 부가적으로 환자그룹의 어쩔수 없는 사망이나 다른 사망률을 줄인디. 상치는 건강한 분화세포에 의해서 대체되고 중간층 두께 피부이식이 피부이식은 실현가능하다.

감염과 사지구조 (Infection and Limb Salvage)

당뇨환자와 신경병증 환자에서, 만성 상처의 치유지연은 종종 골수염과 관련된다. 심각한 사지 혈관질병과 같은 다른 이유나 부적절한 부하 제거가 만성 궤양을 이끈다. 가장 흔한 병인은 신경학적 원인 때문에 감각의 저하가 오는 것이다. 반복된 압력이 피부를 괴사시키고 이것은 전형적인 신경학적 궤양을 일으킨다. 상처가 벌어서 기간이 오래될수록 감염이 커지고 사지를 파괴할 가능성이 많아진다. 진화는 내재적으로 절단이나 뼈절제를 초래한다.[62] 다수의 수술적 과정이 감염이나 골수염을 초래한다. 이 측면은 이런 과정의 몇가지를 묘사하였다.

핵심 24.11

상처의 개방 기간이 오래될수록 감염이나 사지절단의 가능성이 커진다.

발중간 (Midfoot)

많은 요소들을 기준한 절차의 선택은 수술적 선호나 감염의 정도를 포함한다. 감염은 신경병증성 발에서 공격적으로 치료되어야 한다. 상처가 개방 과정에서 종기 또는 균류나 박테리아에 의한 감염이 사지에서 조직을 따라서 또는 깊은 공간을 따라서 생성된다.[63] 이 감염은 빠르게 퍼져나가 발중간에 있는 긴굽힘근 힘줄을 따라 퍼지고 발중간에 풀민산감염을 일으킨다. 죽은 조직과 감염된 뼈의 절개와 공격적으로 배수는 감염의 과정을 막기 위해 행해져야 한다(그림 24.1).[64] 항생제로 가득찬 폴리메틸 메타크리레이트 구슬 같은 국소 항생치료는 때때로 단독으로 또는 함께 항생치료 체계와 이용된다(그림 24.2).[65]

절단은 발중간 안에 여러 개의 독특한 레벨에서 수행될 수 있다. 이들에는 가로발허리뼈 절단(TMA)/Lisfranc

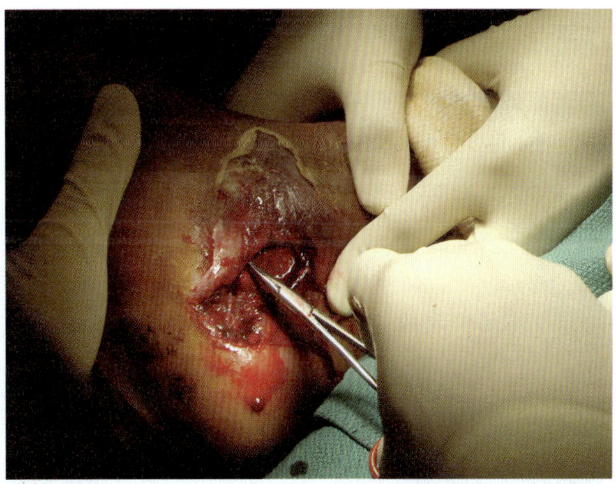

그림 24.1 발목굴 부위에 국한된 심부 공간 감염. 죽은 조직의 조직제거술과 함께 절개와 배농이 수행되고, 뒤쪽 정강 신경혈관다발을 피하기 위해 관리가 이루어진다.

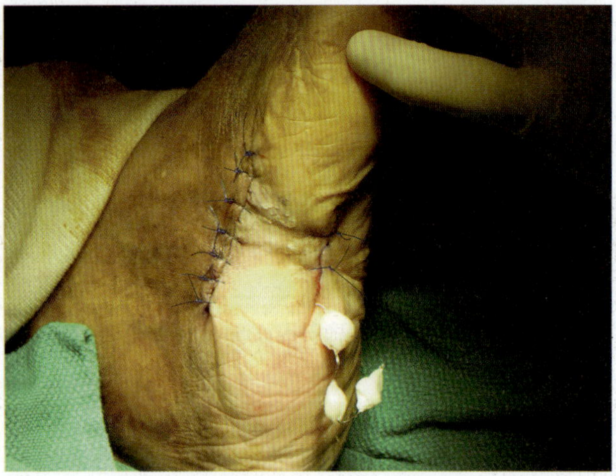

그림 24.2 *환자는 입방뼈 골수염 치료를 받았다. 치료 절차는 입방뼈의 부분 조직절제술과 장기간 동안 국소적으로 높은 항균 레벨을 가진 PMMA 항균 구슬로 구성된다.*

의 관절분리(발목허리뼈 관절을 포함한) 및 Chopart의 관절분리(목말뼈와 발꿈치뼈에서 발목뼈를 분리) 등이 있다. 발허리뼈의 중간몸통 수준 몸쪽 절단은 종아리근 힘줄과 앞정강근 힘줄의 기능소실을 상쇄하기 위해 힘줄-균형 절차를 필요로 한다.[65] 이 절차는 비정상 족압분포를 일으키는 꿈치바깥둘린 휜발의 자세를 막기 위해 수행된다. 가능하면 차후 궤양으로 사지 손실의 가능성을 줄이기 위해서 경구로 보호하고 말단의 기능강화를 위해 필요하다.

발목뼈 절개술, 발목뼈 절제술은 발목뼈의 광범위한 감염 환자에 사용된다. 모든 발목뼈의 절단은 비기능적 발을 가진 환자에게 적용된다. 이 절차는 때때로 사지 잔존 수술로 사용된다(그림 24.3).

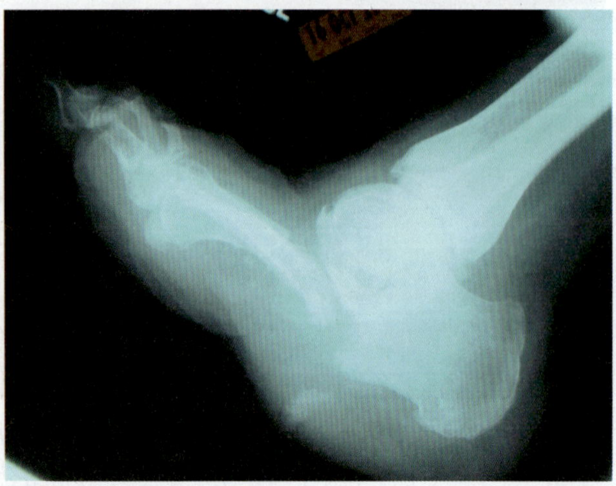

그림 24.3 *이전 발목절제술의 병력을 가진 환자를 가쪽 방사선 촬영한 사진.*

신경학적 발에 본 가장 일반적인 다리 기형 중 하나가 발중간의 흔들의자바닥 기형이다. 발중간의 궤양은 발목 발허리 관절 따라 연장하는 경향과 압력의 중요한 포인트를 줄이기 위해 쐐기뼈 또는 입방형의 포함 발목뼈 중 하나 이상의 제거를 필요로 할 수 있다. 고정적이고 안정적인 기형이 있을 때 뼈 돌기를 절제술(exostectomy)은 적절하다(그림 24.4). 이 절차는 큰 사강을 얻을 수 있다.[66] 조직판과 뼈돌기절제술은 때로는 빈 공간을 채우고, 뼈와 피부 사이에 적절한 부드러운 조직 범위를 제공하기 위해 고용된다. 봉합된 부분은 많은 종류 사용할 수 있지만, 피부판의 각 유형의 위험과 혜택의 토론은 본 책의 범위를 벗어난다.

핵심 24.12

고정적이고 안정적인 기형이 있을 때 뼈돌기절제술이 적응증이다.

발꿈치뼈와 입방발꿈치, 표면 깊이 감염이나 농양은 절개와 배수와 함께 적극적으로 치료해야 창상 절제 모든 죽은 조직하고, 적절한 항생제 치료. 일반적으로, 이러한 상처는 수술 후 지속적인 배수를 할 수 있도록 개방 왼쪽 지연 기본 폐쇄, 보조 의도, 또는 감압 상처 치료에 의해 완치된다(그림 24.5).

누워있는 환자는 특히 누워 있을 때 발바닥 뼈 튀어나온 곳에 뒷꿈치나 외측 발중간이나 복사뼈와 같이 압력에 의한 궤양이 진행된다. 이 상처는 이것은 보이지 않은 뼈로된 구조와 사지손실의 위험이 있는 환자의 구조에 궤양이 진행된다(그림 24.6).

발꿈치절개술은 부분적으로 또는 완전하게 전체적이거나 부분적인 발꿈치뼈가 골수염이나 만성 궤양에 의해 존재하는 구조적 과정이다. 이것은 종종 무릎 아래 절단을 피하려고 사지구조술을 한다.[67] 모든 궤양과 괴사조직이 절제되면 관련된 뼈 뿐만 아니라 상처가 가능한한 폐쇄된다. 종종 이것을 얻기 위해 Crandall 등은 당뇨병 환자에서 절차의 유형 실패의 비율이 10년 연구의 65%로 높은 것을 나타났다.[68] 이러한 합병증과 관련된 위험에도 불구하고, 이것은 가능한 사지손실의 대체자원으로 남는다(그림 24.7).

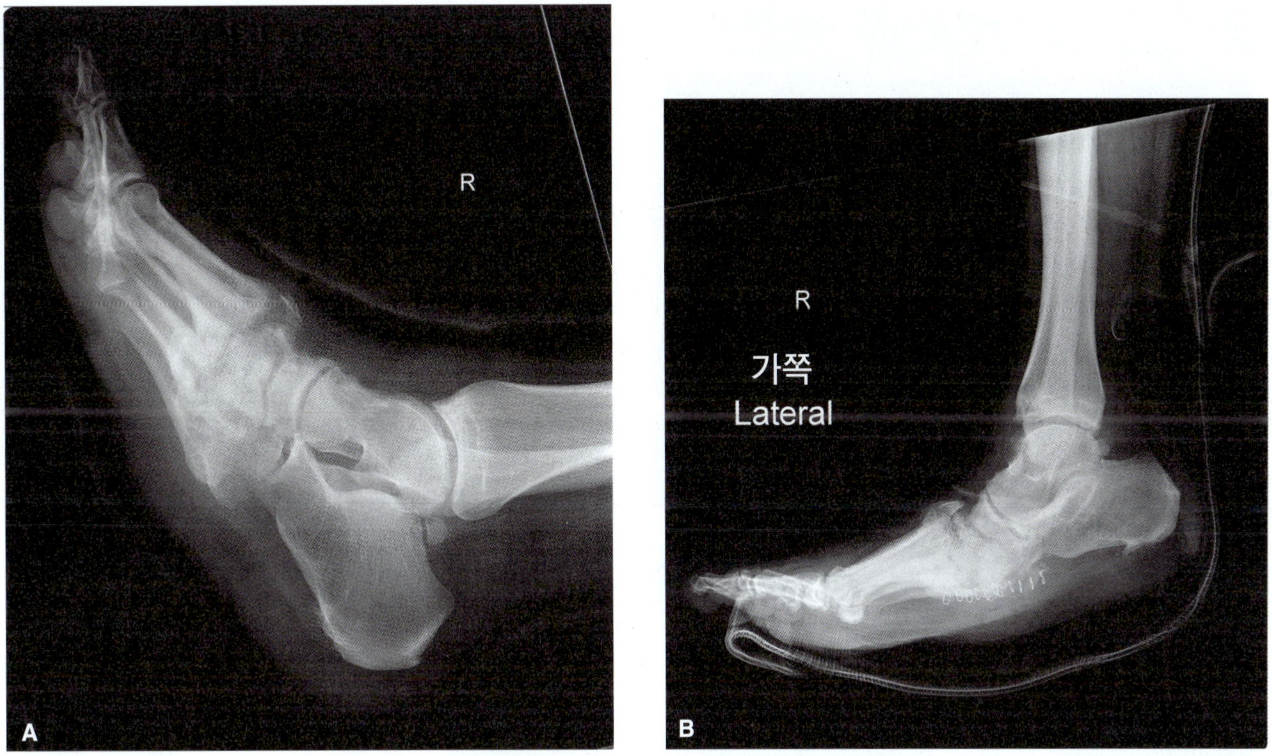

그림 24.4 (A) 가쪽 방사선 사진은 Charcot 신경병증으로 인한 흔들의자바닥 기형을 보여주고 있다. 발꿈치입방관절이 아탈구되어 입방뼈가 바닥쪽으로 튀어나온다. 환자는 뼈 돌출로 인한 재발성 발바닥 궤양을 가진다. (B) 발바닥 뼈돌출절제술은 발바닥 돌출을 제거하기 위해 수행된다.

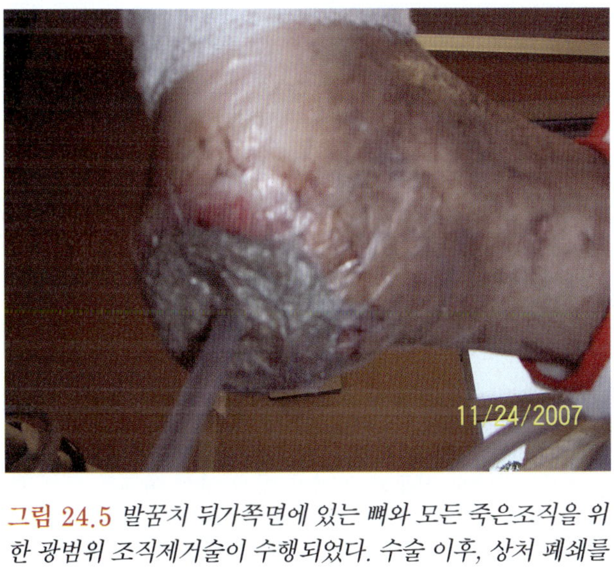

그림 24.5 발꿈치 뒤가쪽면에 있는 뼈와 모든 죽은조직을 위한 광범위 조직제거술이 수행되었다. 수술 이후, 상처 폐쇄를 촉진하는 음압 V.A.C. 치료가 수행되었다.

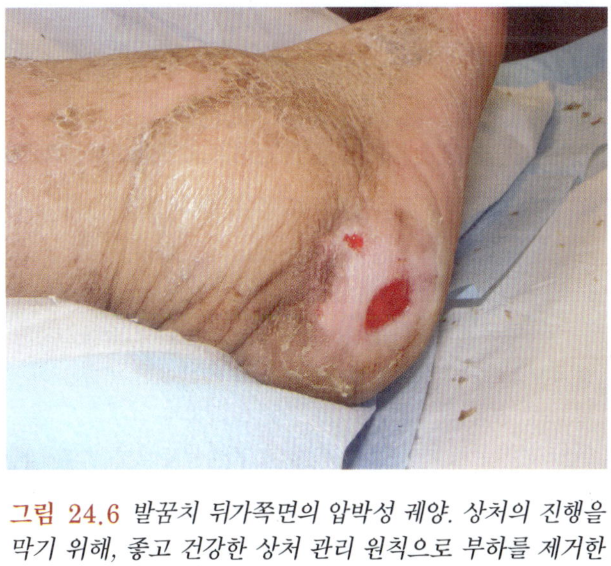

그림 24.6 발꿈치 뒤가쪽면의 압박성 궤양. 상처의 진행을 막기 위해, 좋고 건강한 상처 관리 원칙으로 부하를 제거한다.

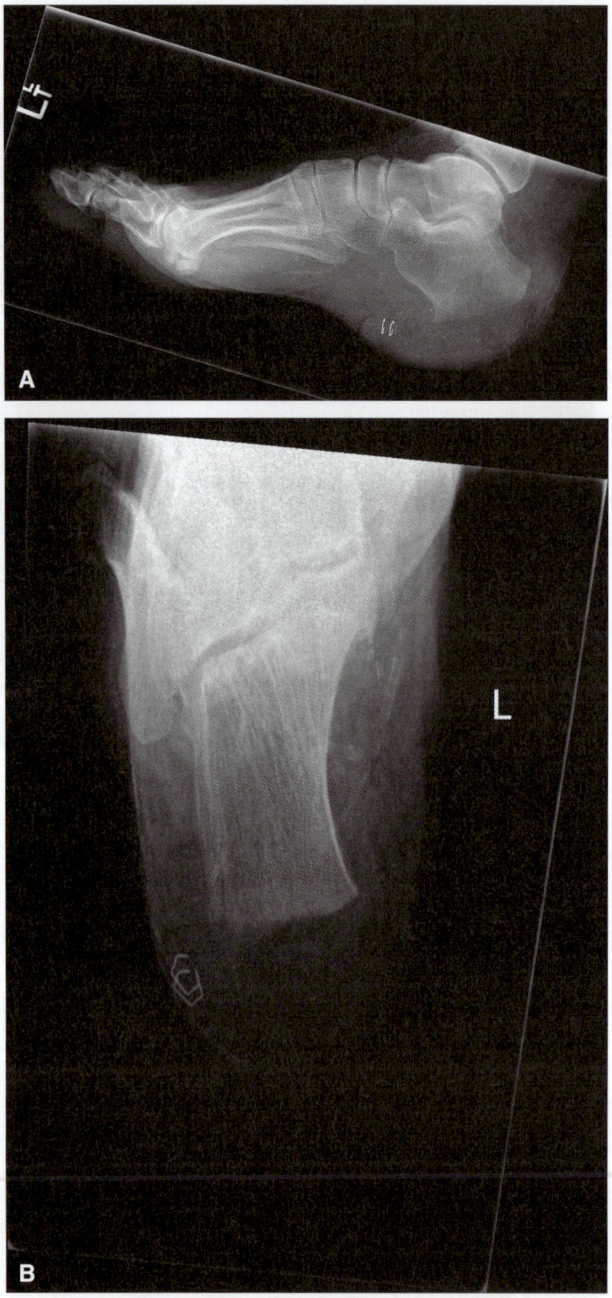

그림 24.7 *골수염으로 인해 발꿈치뼈 부분가 절제되었다. 환자는 뼈의 감염을 진행시키는 압박성 궤양의 병력을 가진다. (A) 가쪽 방사선 사진은 부분 발꿈치뼈 절제술을 받은 뼈의 양을 보여주고 있다. (B) 동일 발의 발꿈치축 사진.*

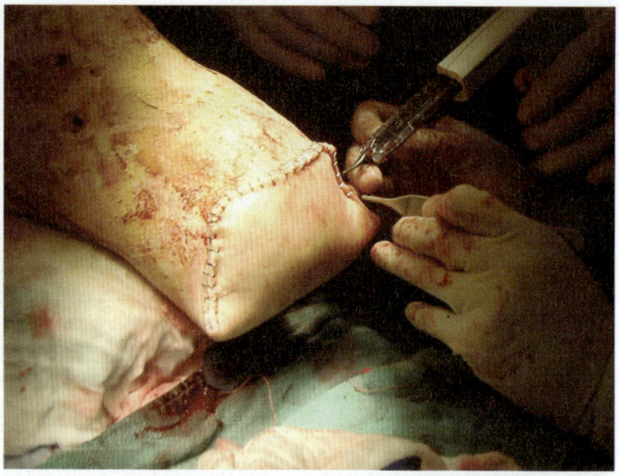

그림 24.8 *무릎아래 절단이 수행되었고, 조직판이 피부 스테이블로 고정되었다.*

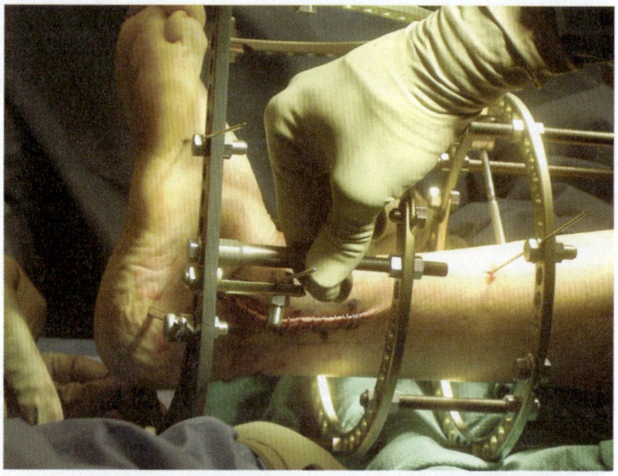

그림 24.9 *정강뼈와 목말뼈를 압박하고 융합지점을 안정화 시키기 위해 원형의 외적 고정장치를 이용한 발목관절 고정술을 받은 환자의 예. 발목관절을 노출시키기 위해 먼쪽 종아리뼈 부분도 제거되었다.*

목말뼈, 정강뼈, 종아리뼈 (Talus, Tibia, and Fibula)

목말뼈, 정강뼈, 종아리뼈의 사지 구조는 종종 일부 또는 전체 뼈절제술을 통해 수행된다. 발목관절의 완전한 절제술은 필수적인 경우, 다음 무릎아래 절단이 고려되어야 한다(그림 24.8).

일부 절단은 잘못된 돌기가 쉽게 영상 연구를 통해 확인된 것을 건져 내 요구의 가장 간단한 방법이다. 돌기가 격리되면 수술 접근법은 종종 직접이고 골질 돌기가 제거된다. 깊은 궤양은 종종 접근 비활동적 조직의 오염을 방지하기 위해 더먼 궤양에서 해야 한다.[69] 외부 고정도 잘라진 영역에 안정성을 제공하고 전향적인 영향을 받는 말단에서 체중지지할 수 있다(그림 24.9).

재건 및 Charcot의 관절증 (Reconstruction and Charcot Arthropathy)

정렬의 복구와 관절 안정성을 가진 기능보존은 신경병증 사지 재건술의 목표이다. 하지의 체중부하 축의 유지와 절단의 예방도 중요하다. 그것은 성공적인 중재는 적절한 신발에 적합한 발 및 발목에 이르게 하나, 버팀대는 것을 항상 염두에 두어야 하는 것이 중요하다. 브레이싱을 할 때 의사는 주요 재건 개입을 시도해야 하며 맞춤 성형 신발 기어는 환자의 기능과 증상을 개선하기 위해 노력해야 한다. 그것은 외과 재건과정을 수행할 때 가능한 결과를 평가하고 더 비신경학적으로 의미가 적절한 의지를 허용할 수 있는지 여부를 평가하는 답해야 한다.

핵심 24.13

재건과정에서 브레이싱이나 고객 모델 발의 장비가 환자의 결과를 더 낫게하는데 실패해 왔다.

물리치료사들은 재건의 중재를 위해서 노력해야 하고 브레이싱이나 고객 모델 발의 장비가 환자의 기능과 증상을 더 낫게하는데 실패해 왔다. 수술적 재건과정을 수행할 때 가능한 과정을 평가해야 하며 비수술적 방도가 적절한 의지를 가능케 하는지 평가해야 한다.

발중간 (Midfoot)

발중간 Charcot 관절의 고통에 영향을 받은 발의 대부분의 지점은 발목발허리뼈 관절이다. 이러한 관절에 불안정성은 흔들의자바닥 기형 발생한다. 기본 기형의 위치에 따라 발바닥 궤양은 중앙, 또는 옆으로, 안쪽에 있을 수 있다. 뼈절제술이 수행되는 경우에도 불안정성이 기형 또는 붕괴와 지속을 초래하는 발중간 내에 있을 때 공동의 관절고정술 또는 융합이 적응증이다. 이 수술 절차는 질병의 비활동기 동안에 수행될 수 있다.[70]

수술절차는 질병의 비활동기에 형성된다. 중간열 융합은 중간 척주의 불안정성이 존재하고 상당한 뼈 손실, 아탈구, 관절 전위, 또는 타협이 있을 때 적응증이다. 궤양의 만성적이지 않은 통증, 급성 파괴, 공동 불안정, 그리고 정렬의 불균형이 없는 경우 이 절차는 가급적 수행된다(그림 24.10).

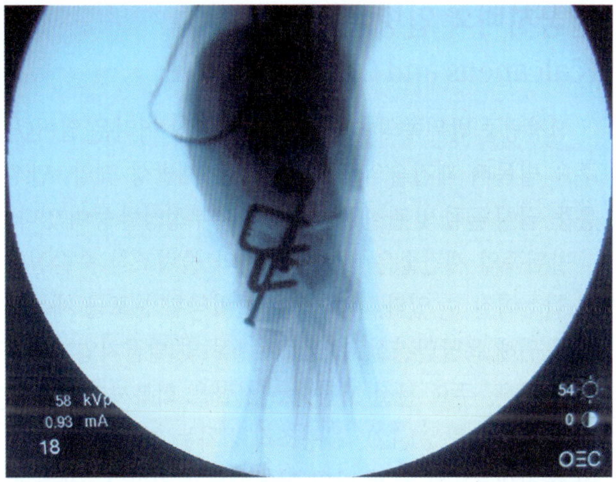

그림 24.10 수술내 방사선 촬영 사진은 안쪽쐐기뼈, 발배뼈 및 목말뼈를 둘러싸는 안쪽기둥의 융합을 보인다.

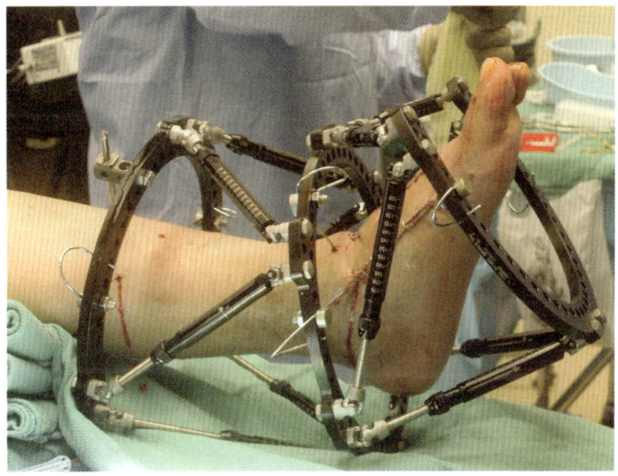

그림 24.11 Charcot 발 기형의 점진적 교정을 수행하기 위해 Smith와 Nephew의 목말뼈 공간 프레임(R)이 이용되었다. 교정을 허용하기 위해 가로중간발목뼈 절제술과 목말발배 관절의 물렁조직 이완이 수행되었다(사진 출처: Ira Fox, DPM).

발중간 기형의 교정도 뼈 분절의 각 변형을 교정하는 뼈절제술에 의해 수행될 수 있다. 발중간 뼈절제술은 Charcot 신경병증으로 인한 잔존 기형을 줄이는데 이용된다. 이들은 내적 고정, 외적 고정 또는 복합 고정을 이용할 수 있다(그림 24.11).

발꿈치뼈와 입방뼈 (Calcaneus and Cuboid)

신경병증 발뒤쪽의 수술적 관리는 항상 어려운 일이다. 주요 발목뼈 재건술의 적응증으로는 재발성 궤양, 만성 통증, 급성 골절 및 관절 불안정을 가진 부정정렬 등이 있다.

발뒤쪽의 재건술은 뼈 수술절차와 물렁조직 수술절차로 나누어질 수 있다. 뼈 수술은 발바닥힘 분포를 재분포하기 위해 목말밑관절, 목말발배관절 및 발꿈치입방관절 등과 같은, 주요 관절 고정술로 정렬을 회복시키는 것을 포함한다(그림 24.12). 물렁조직 절차는 힘줄 이동과 길이 연장의 수단으로서 발의 동역학을 유지한다. 이들 절차 이후의 발 정렬은 5–10° 의 발뒤쪽 밖굽이를 갖게 되고, 약간 가쪽돌림 된다. 다양한 동역학을 가지는 다양한 고정 방법이 있고, 그들은 수술의사의 기준에 근거로 사용된다.

부가적인 물렁조직 절차는 발바닥의 힘 분포를 재분포하기 위해 앞쪽 근육 힘줄이나 뒤쪽 근육의 힘줄 이동과 탈조(out of phase) 힘줄 이동을 포함한다. 요족이 나타날 때, 경피성 아킬레스힘줄의 길이연장을 권장한다.

목말뼈, 정강뼈, 종아리뼈 (Talus, Tibia, and Fibula)

신경병증 발목은 복합적인 관리환경에 있다. Charcot's 기형이 어떤 단계에 존재하더라도 적절한 내재적 또는 외재적 고정의 부동화가 존재한다. 주로 기형의 좋지못한 예후 때문이다. 기형의 정확한 논점은 발목의 체중지지 축이다. 축은 목말밑관절을 통해 중심으로 해야 한다. 뼈 조각이 있을 때, 이 축은 중간 또는 체중지지 축에 수평될 수 있다. 이것은 자주 궤양으로 이어질 앙상한 뼈부분과 많은 합병증, 발생할 수 있다(그림 24.13). 기형은 상처 문제를 일으킬 뿐만 아니라, 감염과 사지의 손실, 패혈증, 고정의 실패와 죽음의 원인이 되지 않을 수도 있다.

신경학적으로 발목의 재건은 기술적 도전이다. 수술에 대한 징후는 총 불안정, 반복 궤양으로 관리되지 감염을 포함한다. 뼈 분절은 경골에 앞쪽에 탈구시킬 수 있으며, 더 많은 기형이 안굽이와 밖굽이의 복합적으로 있다. 외과의 내부 또는 외부 중 고정과 무감각의 환자에 대한 최상의 절차를 계획해야 한다. 외부고정은 감염된 열린 상처를 선택의 치료해야 한다. 이것은 뼈의 돌기의 기형에

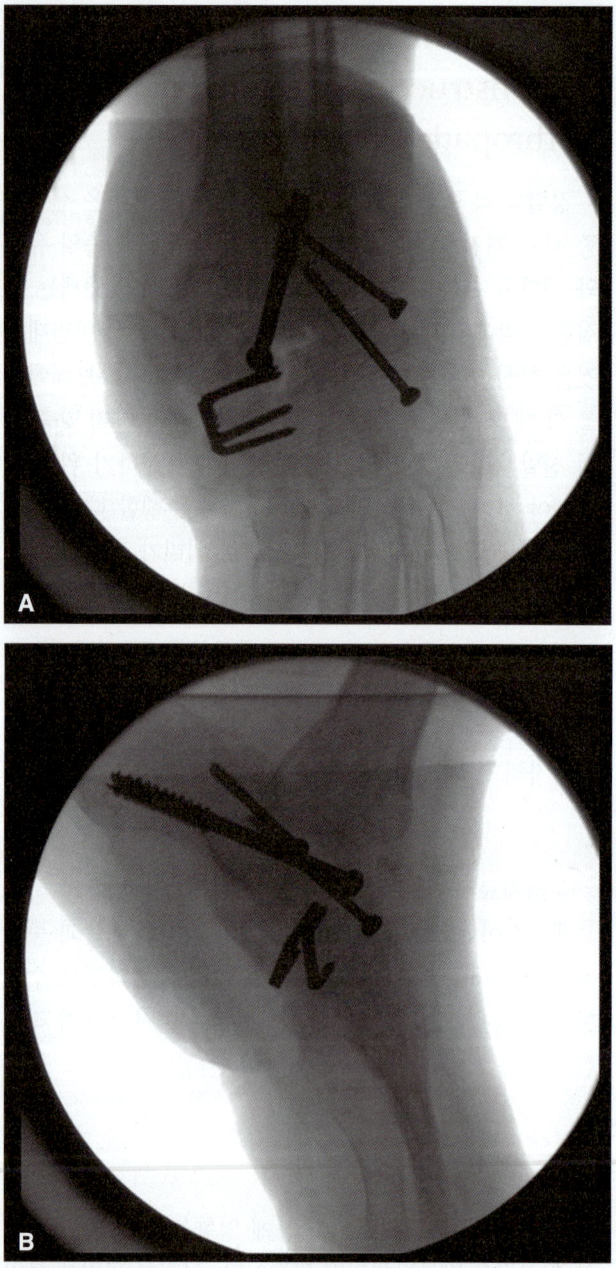

그림 24.12 *(A) 3중 관절고정술의 수술내 앞뒤 방사선 사진. (B) 동일 발의 가쪽 방사선 사진.*

이차 합병증 것이다. 감염이 사라질 때까지 외부적으로 다리를 고정해서 안정화하는데 사용할 수 있다. 감염이 아직 낫지 않은 경우에도 감압 압력 상처 치료도 도움이 되는 치료로 상처 부위에 관련될 수 있다. 의사는 또한 수술 절개에서 치유에 대한 가능성을 고려해야 한다. 외부고정은 발목의 재건과 관련된 각종 절차에 대한 고용할 수 있다. 일부는 체중부하 여유. 수술 후 합병증을 최소화하기 위해 외부 고정을 사용할 때 일반적으로, 이러한 기술

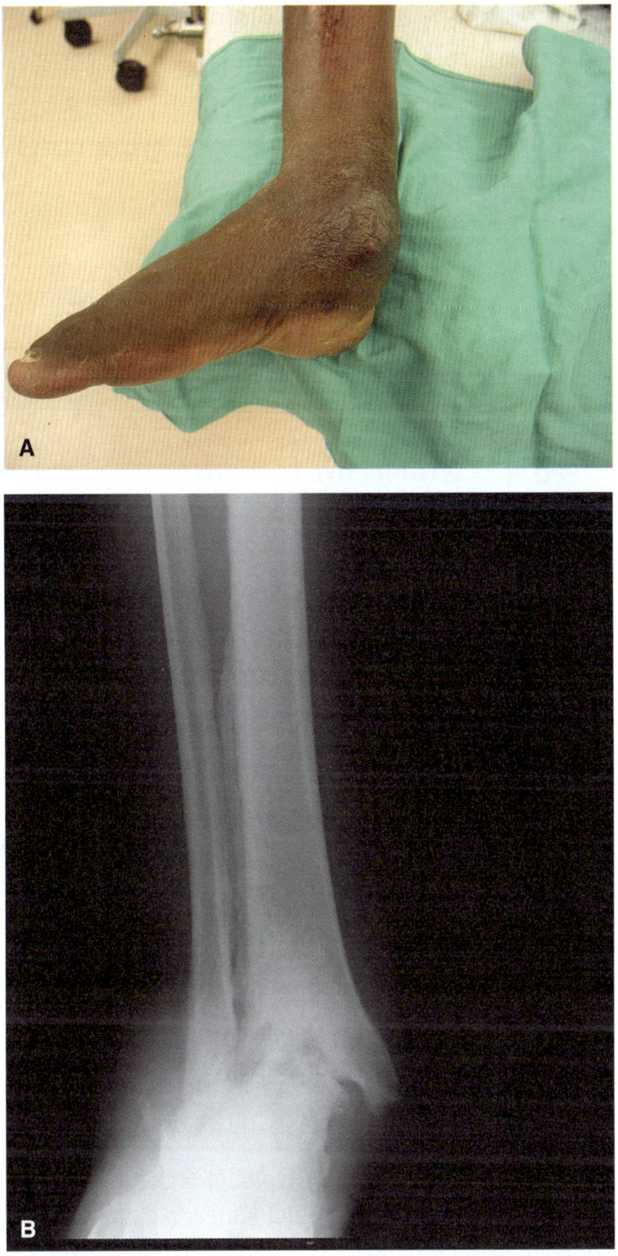

그림 24.13 *(A) 발목의 Charcot 신경병증을 가진 환자의 임상 특징. 피부의 과도한 각질 변화를 가진 발목의 안쪽면에서 돌출 부위가 보인다. (B) 동일한 발의 앞뒤 방사선 사진. 발목에서 광범위한 뼈성 파괴 변화가 보인다. 종아리뼈가 가쪽에서 발꿈치뼈와 직접 접촉하는 것이 보인다.*

중 일부는 작은 절개를 통해 수행할 수 있다 (그림 24.14).

핵심 24.14

외부 고정의 영향을 분절의 더 안정이 필요하다. 개방성 상처의 존재에서 선호하는 치료이다.

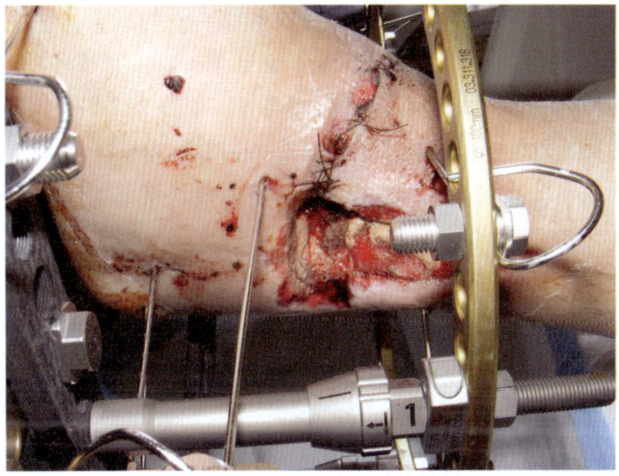

그림 24.14 *임상 사진은 발목관절의 가쪽 면을 보여주고 있다. 종아리뼈의 먼쪽 부분이 감염되었고, 큰 부위가 절제되었다. 그런 다음 발목이 융합되었고, 커다란 원형의 외적 고정 장치가 융합 지점을 압박하고 고정하기 위해 적용되었다. 결함을 덮기 위한 국소 조직판이 계획된다.*

Charcot 기형의 비활동기 동안 내적 고정이 변형된 관절 고정술의 수단을 제공한다. 내부고정은 안쪽으로 막대나 알라미늄과 함께 캐널레이트를 고정해야 하는 것이다. 내부 또는 외부 고정과 목표는 발등굽힘과 약간의 밖굽이의 5–10 정도의 발뒤쪽의 0–5 정도의 발목과 잘 정렬을 유지하는 것이다. 발목의 위치는 발이 지면에 유지할 수 있도록 하고 절단할 동안 안정적인 플랫폼을 제공할 수 있도록 중요하다.[69]

요약 (Summary)

신경병증성 궤양은 보통 당뇨와 관련된 연장선의 합병증이다. 발초 혈관 질병은 공공 이 조긴을 복잡히고 큰 환자 병적으로 연결된다. 환자 사망률은 크게 더 몸쪽 사지 절단, 가능하면, 사지 보존 절차는 다리를 목표로 삼아야 한다. 그것은 의사가 이 복잡한 시나리오를 관리하기 전에 허혈성 사지 사건을 인식하는 것이 필수적이다.

응급 사례는 감염과 발에 큰 사강을 발전시키고, 괴사성 및 죽은 조직이 얻어지면 이 공간은 같은 배수와 같은 여러 모달리티, PMMA 항생적 임신 구슬(beads), NPWT, 그리고 물렁조직과 뼈 이식과 함께 관리된다. 이 공간이 감염에서 자유로워질 때까지 주요 폐쇄는 일어나지 않는다. 절단은 감염 분절의 정도에 따라 이용된다. 절단이 가로발허리뼈 수준을 초과하는 경우에는 종종, 힘줄균형 수술 역시 자신의 관련 관절 기능으로 뼈돌기를 절제하거나 뼈를 재조정과 융합에 의해 남아있는 발과 꿈치바깥들린 발목기형을 방지하기 위해 통합 제거하는 것이다. 그들의 기능은 영역으로부터 발을 통해서 균등하게 흩어진 압력을 제거하거나 인접 부위로 전이된다. 브레이싱은 부하 제거 수술과 종종 결합되는데, 그 이유는 발 전체의 족압 분포를 재분배하는데 도움을 주기 때문이다. 이것은 기능적인 발바닥을 만들어 체중부하를 할 수 있도록 만든다. 그리고 궤양의 재발과 사망률을 감소시킨다.

사례연구 24●1 골수염 환자의 평가와 관리

주관적 소견(Subjective Finding)

58세의 남자 환자는 2형 당뇨병 환자이다. 오른쪽 발등궤양의 문제를 가지고 절개한 환자와 궤양부위에 적혈과 배수를 계획하는 경우이다. 그는 메스꺼움과 오한, 위경련으로 인한 열을 때때로 나타내고 일시적으로 병원에 입원하고 진단 및 치료를 받았다.

과거병력과 이전 병력 : 환자가 다른 기관에 1달 전에 입원했고, 일주일 동안의 정맥 항생제를 맞았다. 그리고 계속 치료받고 끝냈다. 그는 2일 후에 재입원해서 응급 절개와 정맥항생적 치료를 배수처리했다. 그는 정맥항생제 주사와 집으로 갔고 계속적으로 Clostridium difficile colitis로 가서 Flagyl®치료를 받았다. X-ray를 찍어보니 뼈가 손상되어 조직에 가스를 가진 발중간이 변형되어 있었다.

과거 병력 : 환자는 역사적으로 당뇨 , $HgA_{1c} > 9$, C. *말초신경*, 구조화 되지 않은 심장동맥 질병, 고혈압을 조절하지 못했다.

과거 수술적 병력 : 환자는 심장동맥에 카테터를 꽂았고 편도선 절재술을 시행했다.

최근의 약 : 환자는 최근 METOPROLOL 75 mg; vitorin, 10/40 mg, 70/30 섞음

사회적 병력 : 환자는 담배나 술 또는 불법약을 복용하지 않았다고 주장한다.

알러지 : 환자는 약물 알러지가 없다.

신체계통 리뷰 : 환자는 구토, 열, 오한을 갖고 있으나 구토는 하지 않는다. 그는 설사나 장족 불편한 문제는 없다. 여러 검사에서 음성반응이 나왔다.

객관적 소견(Objective Findings)

환자의 지남력은 정상이다.

생체징후 : 온도 100.4°F, 맥박은 94; 호흡수는 20; 혈압 110/52

병리검사 : WBC, 21.8 ; 헤모글로빈, 12; 헤마토크리트 35.2; 혈소판 수치, 434,000; 소듐, 131; 포타슘, 3.9; 크롤라이드, 95; 이산화 탄소, 26; BUN 12; 크레아티닌 0.93.

혈액배양검사 : 배양검사는 PSSA에 *양성*이었다(ozacillin-sensitive staphylcoccus aureus).

상처배양검사 : 배양검사는 OSSA에 양성이었다.

방사선 소견 : 오른발의 등쪽 그리고 외측에 부어오르는 물렁조직이있다. 물렁조직 안의 투명한 것과 관련이 있다. 이것은 물렁조직 가스가 4, 5 사이의 발허리뼈 공간과 튀어나온 부위가 있다. 불규칙적으로 4번째 5번째 발허리뼈의 피질을 따라서 4번째 5번째 발허리뼈 바닥의 안쪽 부분에 군데군데에 경화증이 있다. 연구는 이 층에서 숨겨진 골수염과 일치한다(그림 24.15).

MRI 소견 : 대규모의 피하 부종은 여전히 중간발이나 발앞쪽에 크게 존재한다. 액체는 발허리뼈 바닥을 따라 3/5아래까지 흘러가 감염된다. 발허리뼈, 입방뼈, 그리고 2번째와 3번째 쐐기뼈의 5/2 부분 아래부터 골수염이 있다. 첫 번째 쐐기뼈와 발배뼈의 변화는 골수염 때문이다. 그러나 반응을 보이는 부종은 포함하지 않는다(그림 24.16 과 24.17).

과학적인 평가 : 딱딱하고 가득차 있는 궤양은 대략 10cm×4cm 이고 오른발의 등쪽이나 외측의 숨겨진 뼈에서 70%의 알갱이가 들었으며 30%의 섬유증이다. 방대한 갈색 장액 배수는 대단한 표피 상처밖의 홍반과 열기가 있다. 어떤 악취도 나타나지 않는다. 어떤 개방된 병소나 침출액이 나타나지 않는다(그림 24.18).

사례연구 24●1 골수염 환자의 평가와 관리 – 계속

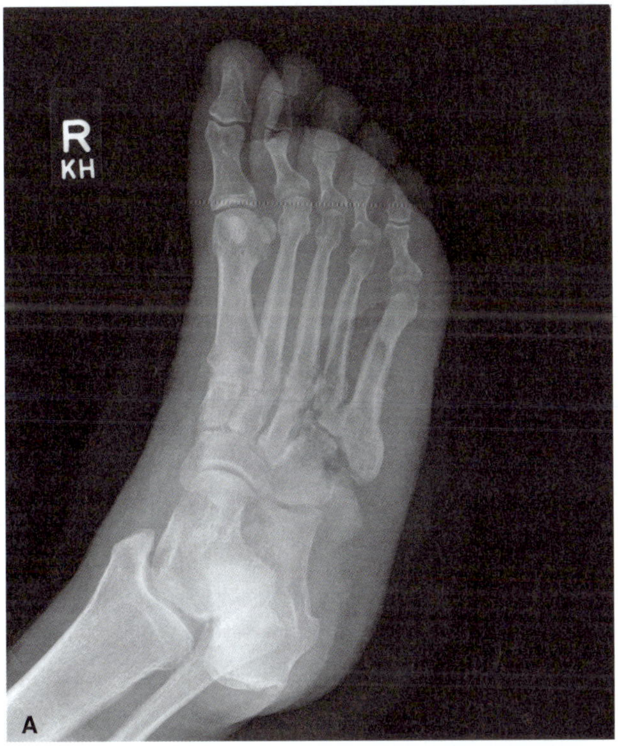

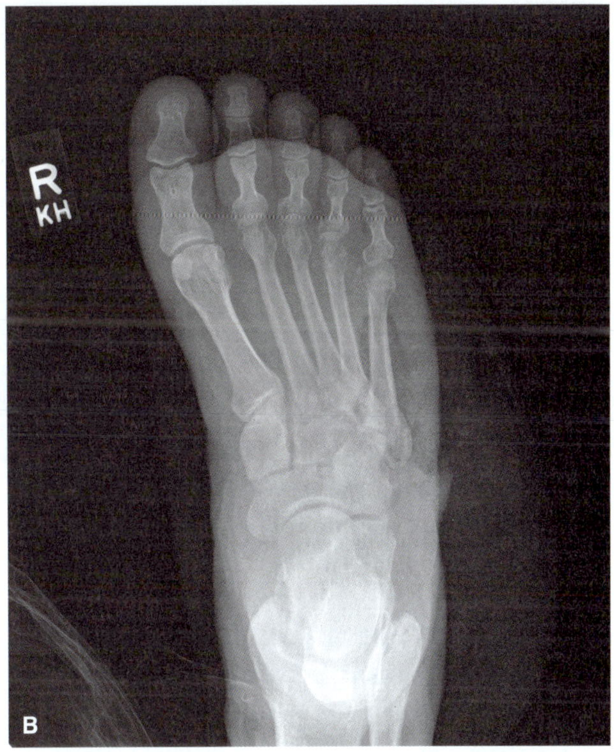

그림 24.15 오른쪽 발의 안쪽빗면 촬영(A)과 등쪽-바닥쪽 촬영(B). 입방뼈가 4번과 5번 발허리뼈와 이루는 관절에서 뼈 파괴 변화가 관찰된다. 광범위한 물렁조직 부종도 보인다.

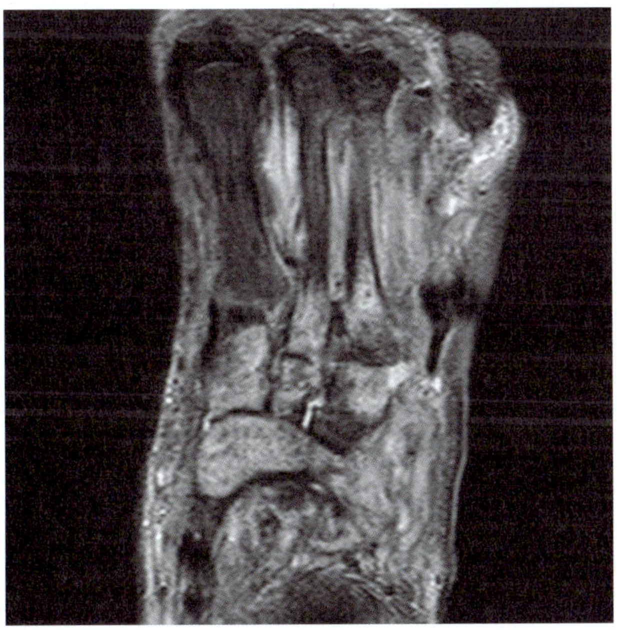

그림 24.16 축성면의 STIR MRI는 골수염 병변 범위를 보여준다. 발허리뼈바닥, 쐐기뼈 및 발배뼈와 같은 침범된 뼈에서 증가된 섭취(uptake)가 보인다.

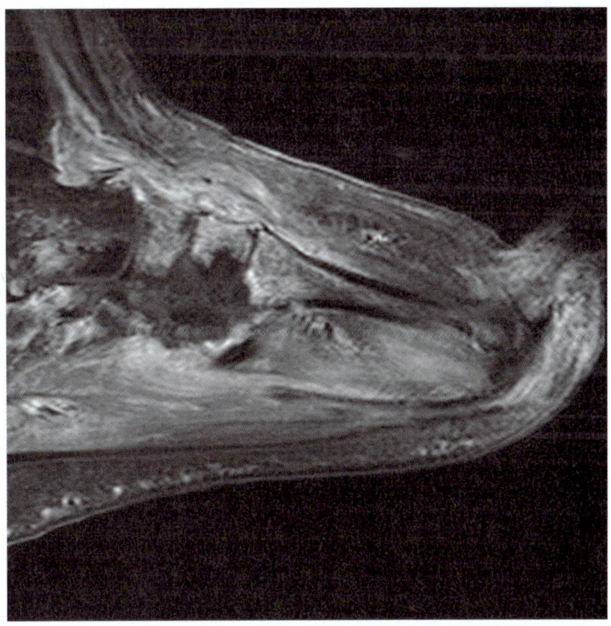

그림 24.17 시상면의 T2 MRI는 발의 안쪽 기둥을 따라 나타난 광범위한 봉와직염과 뼈 파괴 변화를 보여준다.

계속

사례연구 24●1 골수염 환자의 평가와 관리 - 계속

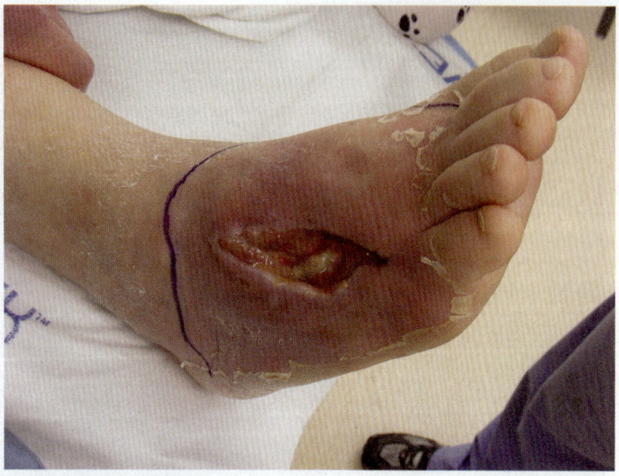

그림 24.18 *수술적 중재 이전에 오른 발의 임상적 특성. 봉와직염과 농양을 가진 오른 발의 등쪽과 가쪽면에 광범위한 궤양이 있다.*

혈관 평가 : 정강뼈 뒤쪽과 발바닥 쪽 압력이 아마도 +2/4, 그리고 양발의 모든 발톱을 동맥관을 채우는 시간은 3초가 되지 않는다. 피부 온도는 국소적으로 오른쪽 발궤양이 낮아지는 것을 제외하고는 높아졌다가 하지 양측성 몸쪽 가까운 부분부터 낮아지기 시작한다. 마디뼈의 털이 보여진다.

정형외과적 평가 : 오른쪽 궤양지점의 가쪽 가장자리 위에 중등도의 fluctuance가 촉진된다. 앞쪽 발 몸쪽 가까운 궤양의 압력이 상처 부위에 10~15 ml의 화농을 생성한다. 열발음은 오른쪽 상처에 나타나지 않는다. 손 근력 검사와 ROM 검사가 시행되지 않았다.

신경학적 평가 : 식별감각은 증가하는 장딴지 중간의 하지 양측성 부위의 레벨에서 Semmes- Weinstein 5.07(10mg) 모노필라멘트당 존재하지 않는다.

평가 :

1. 패혈증
2. 뒤쪽 절개와 배수 외측 발등 쪽을 남긴 오른쪽 발 그리고 이차적인 부종 또한 숨겨진 골수염
3. 당뇨
4. 말초신경

계획 :

1. 죽은 괴사성 물렁조직이나 뼈생검 시 감염된 뼈의 창상 절제를 통한 배수와 절개를 이용한 감염을 교정하는 것
2. 감염병 협의안이나 협회가 혈관내 항생치료를 통한 광역항균 스펙트럼
3. 중재 후 궤양상처의 음압 상처치료

결과 : 환자의 생체징후와 연구결과가 배수와 절개 이후 안정화되었다. 골수염은 폐검사를 해야 하고, 2-5번째 발허리뼈, 외측 쐐기뼈, 그리고 입방뼈.

치료선택 (Treatment Options)

1. 상처 치료는 더 나아가 감염된 뼈의 창상절제를 포함한다. 이절제는 스며들지 않는 항생제의 착상으로 인한 것을 사강이나 높은 항생제를 국소적으로 전달하는 것으로 알려졌다. 상처는 조직판으로 덮여야 하고 바깥쪽으로 안정성을 발에 제공하면서 보호하는 과정을 통해 장치를 제공해야 한다. 기능적이지 못한 발은 변연절제술을 불러일으키고 환자에게 궤양이나 사망의 위험을 불러일으킨다. 이차적으로 조직판 때문에 일어난 문제는 예를 들어, 공여부위 사망률이나 조직판 실패 또는 바깥 고정이 가능한 것들의 위험과 관련이 있다. 환자는 오랜기간의 항생제, 즉, 이것은 평범한 식물군과 그를 감염의 저항을 위해 침범한다. 회복과정은 길다. 돌봄과 관련된 비용 증가가 있고 이것이 환자 발의 의심스러운 기능의 유지시켜 준다.

2. 치료는 무릎아래 절단과 의족을 맞추는 것이다. 회복기간은 짧아져야 하며, 그러나 환자의 심장혈관적 수요는 증가하고 그는 5년 내에 사망할 가능성이 증가한다. 과도한 물리치료는 절단에 의족을 하도록 부추기는 것으로 요구된다. 모든 감염된 뼈는 제거되어야 하며, 긴기간의 항생제는 필요없다.

참고문헌 (References)

1. Centers for Disease Control, National diabetes fact sheet, 2005, http://www.cdc.gov/diabetes/pubs/estimates.htm, Date accessed: Jan. 20, 2010.
2. Kaczander, B, Kushlak, P, Hokawala, et al: Alternative modalities in wound healing. Podiatry Management 2007; 26:81–90.
3. Weiman, JT, Smiell, JM, Su, Y: Efficacy and safety of a topical gel formulation of recombinant human platelet derived growth factor-BB (becaplermin) in patients with chronic neuropathic diabetic ulcers: A phase III randomized placebo-controlled double-blind study. Diabetes Care 1998; 21:822–827.
4. Jiwa, F: Diabetes in the 1990's: An overview. Stat Bull Metrop Insurance Co 1997; 78:2–8.
5. National Institutes of Health, National Institute of Diabetes and Digestive and Kidney Diseases (NIDDM): Prevention and early intervention for diabetes foot problems: Research Review: 1998 Bethesda, MD.
6. Gibbons, GW, Marcaccio, EJ, Habershaw, GM: Management of the diabetic foot. In: Callow, AD, Ernst, CD (eds): Vascular Surgery: Theory and Practice. Stamford, CT, Appleton and Lange, 1995.
7. Levin, ME: Preventing amputation in the patient with diabetes. Diabetic Care 1995; 18:1383–1395.
8. Williams, R, Van Gaal, L, Lucioni, C: Assessing the impact of complications on the costs of type 2 diabetes. Diabetologia 2002; 45:S13–S17.
9. Percoraro, RE, Reiber, GE, Burgess, EM: Pathways to diabetic limb amputation. Diabetes Care 1990; 13:513–521.
10. Eckman, MH, Greenfield, S, Mackey, WC, et al: Foot infections in diabetic patients: Discussion and cost effectiveness analysis. JAMA 1995; 273:712–720.
11. Brem, H, Balledux, J, Bloom, T, et al: Healing diabetic foot ulcers and pressure ulcers with human skin equivalent. Arch Surg 2000; 135:627–634.
12. Van Damme, H, Rorive, M, Martens, BM, et al: Amputations in diabetic patients: A plea for foot-sparing surgery. Acta Chir Belg 2001; 101:123–129.
13. Apelqvist, J, Ragnarson-Tennvall, G, Persson, U, et al: Diabetic foot ulcers in a multidisciplinary setting: An economic analysis of primary healing and healing with amputation. J Intern Med 1994; 235:463–471.
14. Ennis, WJ, Mensese, P: Factors impeding wound healing. In: Kloth, L, McCullock, J (eds): Wound Healing: Alternatives in Management. Philadelphia, FA Davis, 2002.
15. Williams, DT, Harding, KG, Price, P: An evaluation of the efficacy of methods used in screening for lower-limb arterial disease in diabetes. Diabetes Care 2005; 28:2206–2210.
16. Yeager, RA, Moneta, GL, Edwards, JM, et al: Predictors of outcomes of forefoot surgery for ulceration and gangrene. Am J Surg 1998;175:388–390.
17. Horta, C, Vilaverde, J, Mendes, P, et al: Evaluation of diabetic foot amputation rate. Acta Med Port 2003; 16:373–380.
18. Emanuele, MA, Buchanan, BJ, Abraira, C: Elevated leg systolic pressure and arterial calcification in diabetic occlusive vascular disease. Diabetes Care 1981; 4:289–292.
19. Tenembaum, MM, Rayfield, E, Junior, J, et al: Altered pressure flow relationship in the diabetic foot. J Surg Res 1981; 31:307–313.
20. Gundersen, J: Segmental measurements of systolic blood pressure in the extremities including the thumb and great toe. Acta Chir Scand Suppl 1972; 426:1–90.
21. Hu, MY, Allen, BT: The role of vascular surgery in the diabetic patient. In: Bowker, JH, Pfeiffer, MA (eds): The Diabetic Foot. St. Louis, Mosby, 2001.
22. Apelqvist, J, Bakker, K, van Houtum, WH, et al: International consensus and practical guidelines on the management and the prevention of the diabetic foot: International working group on the diabetic foot. Diabetes Metab Res Rev 2000; 16(suppl 1): S84–S92.
23. Bloomgarden, ZT: Diabetic retinopathy and neuropathy. Diabetes Care 2005; 28:963–970.
24. Snyder, R: Controversies regarding vascular disease in the patient with diabetes: A review of the literature. Ostomy Wound Manage 2007; 53:26–34.
25. Snyder, RJ, Cohen, MM, Sun, C, et al: Osteomyelitis in the diabetic patient: Diagnosis and treatment. Medical, surgical, and alternative treatments. Ostomy Wound Manage 2001; 47(Pt 2):24–41.
26. Malay, DS: Feature: A closer look at bone graft substitutes. Podiatry Today 2005; 18:28–34.
27. Alexander, DI, Manson, NA, Mitchell, MJ: Efficacy of calcium sulfate plus decompression bone in lumbar and lumbosacral spinal fusion: Preliminary results in 40 patients. Can J Surg 2001; 44:262–266.
28. Steed, D, Donohoe, D, Webster, M: Effect of extensive debridement and treatment of healing of diabetic foot ulcers. J Am Coll Surg 1996; 183:61–64.
29. Attinger, C, Bulan, E, Blume, P: Surgical debridement: The key to successful wound healing and reconstruction. Clin Podiatr Med Surg 2000; 17:599.
30. Daniels, T, Tamir, E: Surgical treatment of diabetic foot complications: Clinical review. Geriatr Aging 2006; 9:499–504.
31. Yeager, RA, Moneta, GL, Edwards, JM, et al: Predictors of outcome of forefoot surgery for ulcerations and gangrene. Am J Surgery 1998; 175:388–390.
32. Nehler, MR, Whutehill, TA, Browers, SP, et al: Intermediate-term outcome of primary digit amputations in patients with diabetes mellitus who have forefoot sepsis requiring hospitalization and presumed adequate circulatory status. J Vasc Surg 1999; 30:509–517.
33. Roukis, TS, Zgonis, T: Modifications of the great toe fibular flap for diabetic forefoot and toe reconstruction. Ostomy Wound Manage 2005; 51:30–42.
34. Rosenblum, BI, Pomposelli, FB, Jr, Giurini, JM, et al: Maximizing foot salvage by a combined approach to foot ischemia and neuropathic ulceration in patients with diabetes: A 5 year experience. Diabetes Care 1994; 17:983–987.
35. Murdoch, DP, Armstrong, DG, Ducas, JB, et al: The natural history of great toe amputations. J Foot Ankle Surg 1997; 36:204–208.
36. Griffiths, GD, Weiman, TJ: Metatarsal head resection for diabetic foot ulcers. Arch Surg 1990; 125:832–835.
37. Hamilton, GA, Ford, LA, Perez, H, et al: Salvage of the neuropathic foot by using bone resection and tendon balancing: A retrospective review of 10 patients. J Foot Ankle Surg 2005; 44:37–43.
38. Stone, PA, Back, MR, Armstrong, PA, et al: Midfoot amputations expand limb salvage rates for diabetic foot infections. Ann Vasc Surg 2005; 19:805–811.
39. Lin, SS, Lee, TH, Wapner, KL: Plantar forefoot ulceration with equinus deformity of the ankle in diabetic patients: The effect of tendo-Achilles lengthening and total contact casting. Orthopedics 1996; 19:465–475.
40. Claxton, M, Armstrong, D: Addressing tendon balancing concerns in diabetic patients. Podiatry Today 2003; 16:63–70.
41. Boulton, A, Veves, A, Young, M: Etiopathogenesis and management of abnormal foot pressures. In: Levin, ME, O'Neal, LW, Bowker, JH (eds): The Diabetic Foot. St. Louis, Mosby, 1993, pp 199–233.
42. Van Gils, C, Roeder, B: The effect of ankle equinus upon the diabetic foot. Clin Podiatr Med Surg 2002; 19:391–409.
43. Grant, WP, Sullivan, R, Sonenshine, DE: Electron microscopic investigation of the effects of diabetes mellitus on the Achilles tendon. J Foot Ankle Surg 1997; 36:272–278.
44. Van Gils, C, Roeder, B: The effect of ankle equinus upon the diabetic foot. Clin Podiatr Med Surg 2002; 19:391–409.
45. Schwentker, E: Toe Walking—Orthopedic Surgery E-Medicine Clinical Reference 2007. Available at: http://emedicine.medscape.com/article/. Accessed: February 3rd, 2009.
46. Hoke, M: An operation for the correction of extremely relaxed flat feet. J Bone Joint Surg 1931; 13:773–783.

47. Hatt, R, Lamphier, T: Triple hemisection: A simplified procedure for lengthening the Achilles tendon. N Engl J Med 1947; 236:166–169.
48. Sanders, L: Transmetatarsal and midfoot amputations. Clin Podiatr Med Surg 1997; 14:741–761.
49. Stuck, RM, Sage, R, Pinzur, M, et al: Amputations in the diabetic foot. Clin Podiatr Med Surg 1995; 12:141–155.
50. Catanzariti, A, Mendicino, R, Haverstock, B: Considerations for protection of the residual foot following transmetatarsal amputation. Wounds 1999; 11:13–20.
51. Lieberman, J, Jacobs, R, Goldstock, L: Chopart amputation with percutaneous heel cord lengthening. Clin Orthop 1993; 296:86–91.
52. Kim, P, Steinberg, J: Diabetes watch: Tendo-Achilles lengthening: Friend or foe in the diabetic foot? Podiatry Today 2007; 20:20–26.
53. Snyder, RJ: Treatment of non-healing ulcers with allografts. Clin Dermatol 2005; 23:388–395.
54. Snyder, RJ, Simonson, DA: Cadaveric allograft as adjunct therapy for non-healing ulcers. J Foot Ankle Surg 1999; 38:93–101.
55. Eaglstein, WH, Iriondo, M, Laszio, K: A composite skin substitute (Graftskin) for surgical wounds: A clinical experience. Dermatol Surg 1995; 21:839–843.
56. Eaglstein, WH, Alvarez, OM, Auletta, M, et al: Acute excisional wounds treated with tissue-engineered skin (Apligraf). Dermatol Surg 1999; 25:195–201.
57. Schmid, P: Immunohistologic characterization of Graftskin (Apligraf). Wounds 2000; 12(suppl A):4A–11A.
58. Veves, A, Akbari, CM, Primavera, J, et al: Endothelial dysfunction and the expression of endothelial nitric oxide synthetase in diabetic neuropathy, vascular disease, and foot ulceration. Diabetes 1998; 47:457–463.
59. Hanft, JR, Surprenant, MA: Healing of chronic foot ulcers in diabetic patients treated with a human fibroblast-derived dermis. J Foot Ankle Surg 2002; 5:291–299.
60. Veves, A, Falanga, V, Armstrong, D, et al: Graftskin, a human skin equivalent, is effective in the management of noninfected neuropathic diabetic foot ulcers. Diabetes Care 2001; 24:290–295.
61. Reiber, GE, Boyko, EF, Smith, DG: Lower extremity foot ulcers and amputations in diabetes. In: Harris, MI, Cowie, CC, Reiber, G, et al (eds): Diabetes in America. Washington DC, US Government Printing Office, 1995, pp 409–428.
62. Tan, JS, Friedman, NM, Hazelton-Miller, C, et al: Can aggressive treatment of diabetic foot infections reduce the need for above-ankle amputation? Clin Infect Dis 1996; 23:286–291.
63. Kravitz, S, McGuire, J, Sharma, S: The treatment of diabetic foot ulcers: Reviewing the literature and a surgical algorithm. Adv Skin Wound Care 2007; 20:227–237.
64. Murali, NS: Limb conservation in severe diabetic foot infection—A new technique. Int J Diabetes Dev Ctries 1994; 14:55–59.
65. Guirini, JM, Rosenbaum, BI: Surgical treatment of the diabetic foot. McGlamery's Comprehensive Textbook of Foot and Ankle Surgery, ed. 3. Baltimore, MD, Williams & Wilkins, 2001, pp 1595–1616.
66. Brodsky, JW, Rouse, AM: Exostectomy for symptomatic bony prominences in diabetic Charcot feet. Clin Orthop 1993; 296:21–26.
67. Smith, DG, Stuck, RM, Ketner, L, et al: Partial calcanectomy or the treatment of large ulcerations of the heel. J Bone Joint Surg 1992; 74:571–576.
68. Crandall, RC, FW, Wagner, FW: Partial and total calcanectomy: A review of thirty-one consecutive cases over a ten year period. J Bone Joint Surg 1981; 63:152–155.
69. Rosenblum, BI, Guirini, J, Miller, LB, et al: Surgical treatment of the ulcerated foot. In: Veves, A, Giurini, J, LoGerfo, F (eds): The Diabetic Foot, ed. 2. Totowa, NJ, Humana Press, Inc., 2006, pp 335–362.
70. Garapati, Rajeev, Weinfeld, S: Complex reconstruction of the diabetic foot and ankle. Am J Surg 2004; 187:81s–86s.
71. Sanders, LJ, Frykberg, RG: Diabetic neuropathic arthropathy of feet: The Charcot foot. In: Frykberg, RG (ed): The High Risk Foot in Diabetes Mellitus. New York, Churchill-Livingstone, 1990, pp 297–338.

The authors wish to thank Drs. Manuel Rodriquez, Pedro Abrantes, Maxime Savard, Kennedy Legel, Bryan Calvo, and Tanisha Smith for contributing to the development of this manuscript.

chapter 25 장

신생아와 소아의 상처관리

Neonatal and Pediatric Issues in Wound Care

서론 (Introduction)

상처관리 전문가에게, "상처"라는 단어의 언급은 거의 반사적으로 성인과 노인에서 만성적, 정신적 외상과 또한 수술 상처들의 이미지를 끌어낼 수 있다. 하지만 신생아와 소아집단의 상처관리는 마치 존재하지 않는 것처럼, 또는 중요성이 적은 것처럼, 교재에서 거의 논의되지 않는다.

피부 손상은 일반적으로 어린 나이와 관련이 없고, 오히려, 정반대이다(그림 25.1).[1] 사실 타고난 외피의 빠른 회복력은 나이가 어릴수록 더 좋고, 일반적으로, 소아 상처관리의 능력부족으로 상처가 영구화된다.[1] 주요 기술과 수술의 발전이 증가했음에도 불구하고, 만성질환에 시달리는 신생아와 소아들의 생존율은 위태로우며, 이 취약인구의 상처관리가 여전히 구식으로 남아 있다.[2-4] 윤리적인 소송 문제는 실무자를 떠나 기본 자료에 증거도 없이 조사를 수행하는 것은 이 취약 인구들에게 이 문제를 더 악화시킨다.[3] 대부분의 신생아와 소아의 상처관리 논문은 개인적인 진술이거나 성인을 위한 임상 직무지침과 상처 치료 원칙일 것이다.[5] 신생아와 소아를 위한 상처관리 드레싱, 약물, 그리고 부속치료의 안전성과 임상 효능 조사를 기반으로 한 데이터가 간절히 필요하다.[6-9]

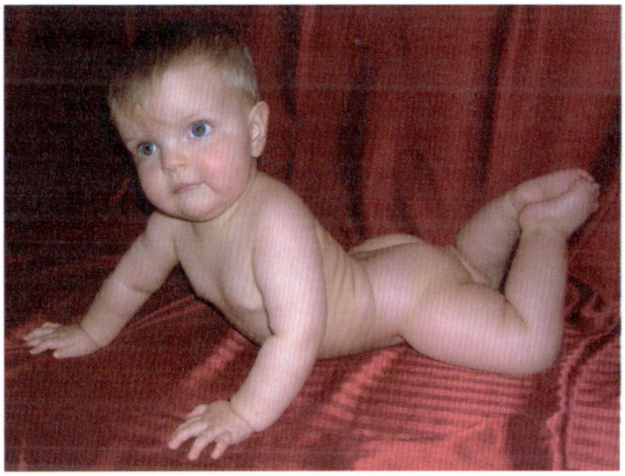

그림 25.1 *피부손상은 일반적으로 어린 나이와 관련이 없다.*

소아 피부 그리고 상처관리 관행 (Pediatric Skin and Wound Care Practices)

소아들의 상처관리를 연구하는 소수는 소아들의 몇 가지 중재를 연구해 왔던 임상 실험을 지시한다.[5-7] 기본적으로, 상처와 피부 관리 방법은 흔히 과학보다 개인과 기관을 선호하고 일상을 바탕으로 한다.[8] 실례로, Pieper 등은 13곳의 관리 단체를 조사하였는데 모든 방문자들의 3%에 해당하는 소아들 중 17%의 아이가 상처가 있었는데, 기본적인 상처관리 원칙이 이루어지지 않았다.[5] 실제로, 이 소아 인구 중 복강 수술 상처와 압박 궤양에 종종 과산화수소수, 가정용 비누, 또는 포비돈-요오드로 세척을 하였다. 44%는 마른 거즈로 치료하고, 19%는 생리 식염수에 젖은 거즈로 치료하였다.[5] 이러한 직무에도 불구하고, 90%가 넘는 가정 관리 간호사가 소아 상처관리가 적절하다고 응답하였다.[5] 비슷하게, Munson 등은 104개의 신생아 집중 관리실 중 상처관리 계획서를 가진 곳은 25% 보다 적다는 것을 발견하였다.[10] 영국의 13곳의 NICUs (neonatal intensive care units)를 조사했을 때 서면 정책 또는 직원을 위한 사용지침 없이 상처관리 사례가 광범위하게 변화한 것을 발견하였다. 사실, 일반적인 견해에서 볼 때 성형 수술에서 그 후에 상처 "치료"할 때, 상처의 32%는 공기 중에서 건조시키거나 젖은 드레싱으로 덮는다.[11] 8곳의 부서를 조사하려고 상처 전문가에게 접근 했음에도 불구하고, 오직 1곳만이 이 전문가를 사용하고 있었다.[11] Baker 등에 의해 미국의 305곳의 NICUs에서 부족한 피부 관리 관행을 동의하는지 조사하였는데 30%보다 적게 마이크로프림즈의 피부 쇠약 치료 방법에 동의하였다.[12] 결과적으로, 상처는 과산화수소, 공기 노출, 중재 없는 "치료 허용"으로 치료된다.[12]

신생아와 소아들의 상처 치료 (Wound Healing in Neonates and Children)

어른과 마찬가지로, 위태롭고 만성적인 질환의 신생아와 소아들은 상처 치료 중에 감염에 의한 손상, 영양실조, 저혈압, 부종 그리고 생리적 불안정 등을 가지며, 이것은 안전한 압력 재분배를 막는다. 신생아들은 특히 2차적인 세균 증식으로 상처 안에 항원의 최소한의 노출 없이 최소한만 들어가도 급성장하는 패혈증으로 인해 압도적으로 생명의 위협을 받는다.[14,15] 신생아 위험을 증가시키는 여러 주요 요인 중 표피 제거와 감염 및 열 손실의 결과로 생기는 경피 수분 손실의 증가 그리고 경피 흡수로 통한 독성이 있다.[11,14,16] 이 요인들은 표피와 피부의 결합력 감소, 각질층의 부족, 체온 조절 손상, 성인과 비교했을 때 높은 신체 표면적과 중량 비율, 그리고 간장과 신장 기능의 미숙한 면역 체계를 포함한다.

> **핵심 25.1**
> 비록 상처폐쇄의 속도가 빠른 신생아와 소아의 상처도 성인의 상처관리방법을 따른다.[13]

외피의 발달 (Integumentary Development)

손상되지 않은 피부는 신체적 건강과 체온조절 보호 장벽 기능을 제공하고, 미생물의 침입으로 인한 전해질과 유체의 손실을 예방한다.[1]

> **핵심 25.2**
> 피부 장벽 기능이 임신 기간에 직접 영향을 받기 때문에, 미성숙 신생아의 피부 발달 지표에 대한 지식은 피부와 상처관리의 세정제, 보호 장벽필름과 연고, 유착제, 드레싱, 장비 및 국소 약품 등을 선택할 때 매우 중요하다.[3]

임신 24주쯤, 미숙한 신생아는 미숙한 각질층과 약화된 기압망을 가진다. 미숙한 신생아 피부는 빨갛고, 주름지며, 투명하고 외관이 젤라틴 형태이다(그림 25.2). 발달되지 않은 피부밑조직은 근육을 가로질러 피부에 놓여있다.[17] 이런 조기 발달 단계는 피부 박리에 부가적으로 접착 드레싱 또는 테이프 제거로 종종 조직의 완전 두께 손실을 초래한다.

피하지방의 증착은 26~29주 사이에 시작되고, 피부의 주름은 줄어든다. 피부에 조금 남아있는 장벽 기능은 26주에 24시간 안에 110ml 만큼의 물을 잃어버릴 수 있다.[18] 피부밑조직의 증거는 30주에 2~3개의 두꺼운 각질 세포

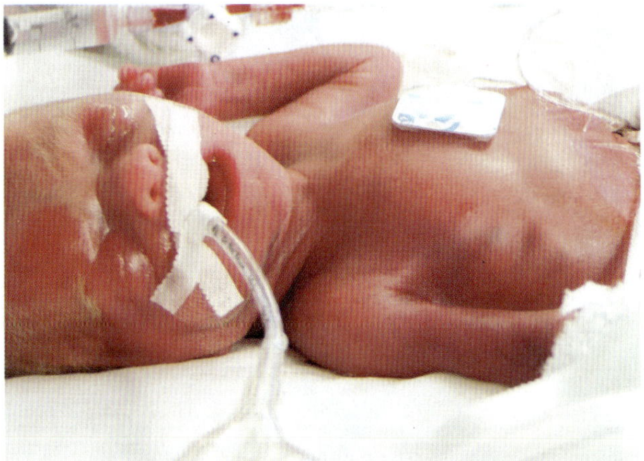

그림 25.2 *임신 24주 때 출산된 신생아. 출처: Palmer, RN, BSN.*

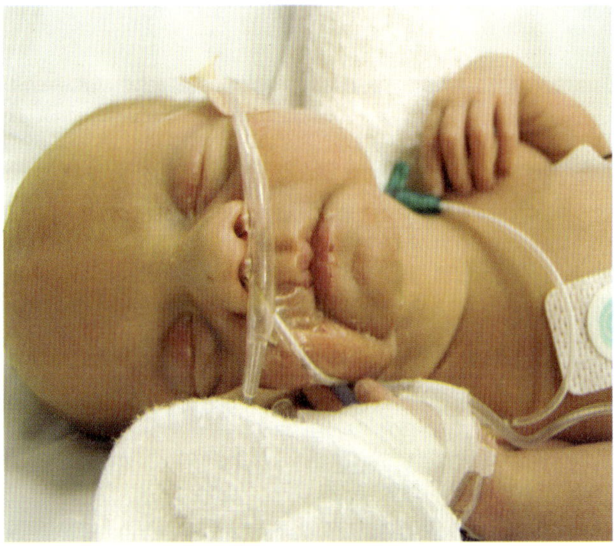

그림 25.3 *임신 30주 때 출산된 신생아. 출처: P. Palmer, RN, BSN.*

층으로 40주에 비교하였을 때 30층의 두께에 도달한다(그림 25.3).[17] 외피의 기능의 성숙함은 33주에 발생한다. 전체 외피의 각질화를 달성했음에도 불구하고 외피/표피의 강한 결합은 증가하고 피부는 연약하고 상처 입기 쉽도록 남게 된다(그림 25.4).

핵심 25.3

신생아가 임신기간(36주)을 완전히 채우면, 신생아의 피부는 성인의 피부와 구조적으로 비슷해진다. 표피와 진피 층은 성인 피부두께의 60일에 이른다.

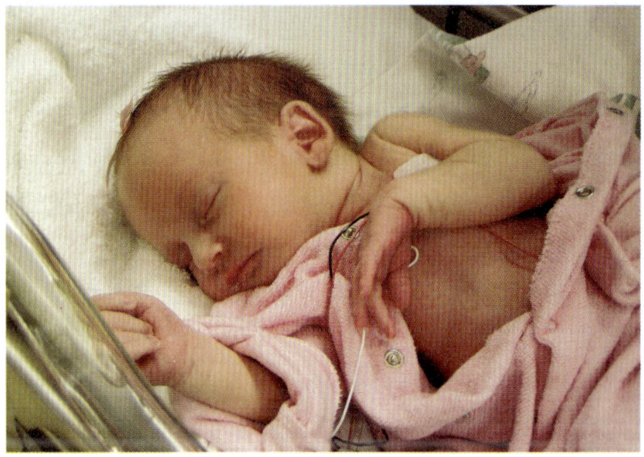

그림 25.4 *임신 36주 때 출산된 신생아. 출처: P. Palmer, RN, BSN.*

신생아와 소아의 흔한 상처 유형 (Common Wound Types Among Neonates and Children)

역학 연구와 실증적인 증거를 기초로 하여, 입원과 만성적인 병을 앓는 신생아와 소아에게 가장 흔히 발생하는 상처 유형은 표피 스트리핑, 혈관외유출 손상, 실금-관련 회음 피부염, 화학 및 열 부상, 선천적 이상으로 인한 부가적인 상처 그리고 압박성 궤양이 있다.[3]

표피 스트리핑 (Epidermal Stripping)

표피 스트리핑은 27주 전에 태어난 보조 테이프와 접착 드레싱을 제거했을 때 신생아에서 가장 흔히 볼 수 있다.[7] 신생아의 약화된 기압망을 감안할 때, 접착 물질의 결합 특징상 진피의 표피보다 표피가 더 공격적이다. 저출산으로 태어난 신생아는 면역손상이 있고, 표피 스트리핑으로 인한 불편 증가와 사망률 증가 또한 일어난다.[3]

예방 요점 (Preventive Points)

1. 30일이 넘는 신생아는 피부 밑의 접착 드레싱 피부 장벽에 무알콜 액체를 사용한다.[19]
2. 정맥 위치를 확보하기 위해 깨끗한 필름 드레싱을 사용한다.[20]
3. 패드 부목은 테이프보다 부목을 통한 패드 스트랩을 사용한다.[19]

4. 테이프 대신 라텍스가 없는 관형의 신축성 있는 그물형 거즈를 사용한다.
5. 접착제는 부드럽게 수평으로 펴서 제거한다.[21,22]
6. 신생아의 결합 작용물질인 이 산물들은 경피흡수의 독성으로 인해 표피 스트리핑의 위험이 증가할 수 있으므로 접착 제거와 함께 피해야 한다.
7. 신생아를 다룰 때 피부 부종은 극도로 조심해서 관리한다.[20]
8. Mepiform® 또는 Mepitac®의 부드러운 실리콘 드레싱은 수포 장애를 가진 사람에게 테이 프로 사용할 수 있다.[20]

치료 선택 (Treatment Options)

1. 부드러운 실리콘 드레싱은 벗겨진 지역을 다루는데 사용한다.
2. 안전한 드레싱은 관형의 라텍스가 없는 신축성 그물형 거즈와 사용한다.

혈관외유출 손상 (Extravasation Injuries)

혈관외유출 손상은 물렁조직에 둘러싸인 캐뉼라 또는 정맥에서 의도하지 않은 유체 누출이 발포되면서 발생한다(그림 25.5).[21-24] 혈관외유출 손상 발생의 추정 비율은 0.1%~15%인데 거의 26주 또는 그보다 적은 신생아에게서 볼 수 있다.[24-26] 침입/유출 단계는 표 25.1에 설명되어 있다.[27]

예방 포인트 (Preventive Points)

1. 최소 한 시간마다 안전한 정맥 주사 경로를 점검할 수 있도록 살균한 투명 드레싱을 사용해야만 한다.[21]
2. 태어난 지 30일 이후의 신생아들은 무알콜 액체 피부 보호 장벽을 사용하므로 물에 담근 동맥성 피부 보호물을 제공해야 한다.

치료 선택 (Treatment Options)

1. 내출혈 보조 상처 치료는 다음과 같다 :
   - 감염되기 쉬운 장소는 하이드로 겔로 가득 찬 장갑과 부츠를 사용한다. 하이드로 겔 장갑과 부츠를 사용하였을 경우, 물에 담근 동맥성은 손발에 겔 무게에 영향을 받는 영유아의 이동 불능을 포함하고

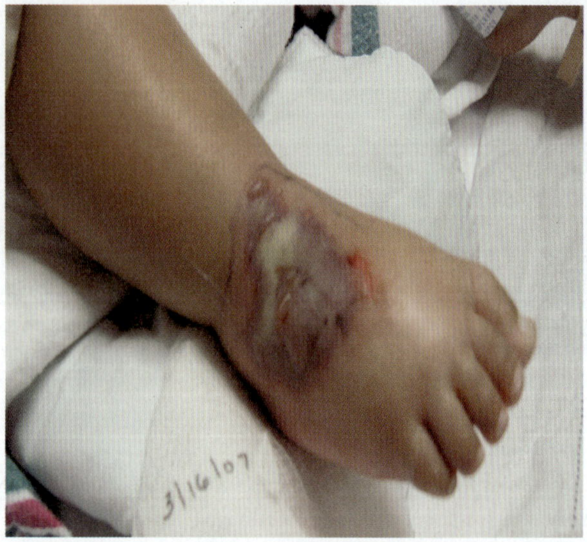

그림 25.5 *생후 3.5주된 신생아의 혈관외유출 손상.*

표 25.1 IV 침윤/혈관외유출의 단계

단계	특징
0	발적, 온감, 통증, 부종, 창백, 반점, 압통, 배농 등이 없음 쉽게 붉어짐
1	발적, 부종이 없음 잘 붉어지지 않음 그 지점에 통증이 있음
2	그 지점에 약간의 부종 발적 그 지점에 통증 그 지점에 맥박이 잘 뜀 그 지점 아래쪽에서 모세관이 다시 채워지는데 1-2초가 걸림
3	그 지점 위쪽이나 아래쪽에 중등도의 부종이 있음 창백 그 지점에 통증이 있음 침윤 지점 아래쪽에서 맥박이 잘 뜀 침윤 지점 아래쪽에서 모세관이 다시 채워지는데 1-2초가 걸림 촉진시 피부가 차가움
4	그 지점 위쪽이나 아래쪽에 심한 부종이 있음 창백 그 지점에 통증이 있음 맥박이 감소되거나 없음 침윤 지점 아래쪽에서 모세관이 다시 채워지는데 4초 이상이 걸림 촉진시 피부가 차가움 피부 손상과 괴사가 있음

출처: Intravenous Nursing Society. Flemmer L, Chan J. A pediatric protocol for management of extravasation injuries. Pedictr Nurs 1993; 19:355-358, 424.

안전한 테입/필름 드레싱을 제거할 경우 외상이 되는 잠재적인 문제가 있다.[22]

- 얇은 하이드로콜로이드로 덮인 하이드로섬유를 사용한다.[22,28]
- 실리콘 드레싱이 덮인 하이드로 겔을 적용한다.

2. 괴사 조직이 존재할 경우, 수술 상담은 자가용해 조직제거 사용과 함께 포함되어야 한다.

수술 상처 (Surgical Wounds)

2005년 일반적인 검사(N=252)에서 Noonan 등은 입원 아동의 43%에게 개방 수술 상처 또는 폐쇄 절개술을 발견하였다.[29] 71%의 환자는 매일 간호사의 관찰을 필요로 했고, 22%는 매일 두 번씩 드레싱을 받으며, 5%는 복합 드레싱 관리를 받고, 2%는 음압 상처 치료를 받았다.[29]

예방 요점 (Prevention Points)

1. 감염 징후와 증상을 주시한다.
2. 30일이 지난 신생아와 아이들은 액체 보호 장벽 필름으로 동맥성 피부를 보호한다.[19]

치료의견 (Treatment Options)

1. 은(silver) 과 cadexomer iodine를 포함하는 항균성 드레싱은 유사한 신생아와 소아 데이터 부족과 성인 인구의 세균성 로드의 제거와 악취를 성공적으로 관리하는데 사용된다.[1] 하지만, 화상 상처와 열린 수술 상처의 경우 은 드레싱으로 안전하고 성공적으로 치료된다.[14,30] Simon 등은 마찬가지로 3년이 넘는 기간 동안 Manuka Medihoney™ 는 열린 수술상처와 소아 환자들이 화학요법을 받을 때 감염된 체외이식 조직 장소에 사용된다는 긍정적인 임상 결과를 보고하였다.[31]
2. 많은 양의 상처 배농과 상처 배농 수집관 또는 음압 상처 치료는 완전두께 상처에 적절할 수 있다.
3. 하이드로 겔, 하이드로섬유, 거품세제 그리고 부드러운 실리콘 드레싱은 감염되지 않은 열린 수술상처에 사용되는데 신생아와 소아 인구에게 입증되지 않은 보고이다.

실금과 관련된 피부염 (Incontinence-Associated Dermatitis [Diaper Dermatitis])

신생아와 소아들 중 16%~42%가 기저귀 피부염이 있다고 보고되었다.[26,29] 실제로, 기저귀 피부염은 기저귀를 차는 신생아와 소아 중 가장 일반적으로 잘 걸리는 병이나.[29] 기저귀 피부염은 피부에 *칸디다 알바칸스 균*이 존재 또는 부재와 표피의 온전함 정도에 따라 걸릴 수 있다.[29] (글상자 25.1; 그림 25.6)

예방 요점 (Prevention Points)

1. 기저귀를 적어도 3~4시간마다 갈거나 또는 필요할 때마다 바꾼다.[32]
2. 흡수성 젤을 포함하는 기저귀를 사용한다.[32]
3. Cavilon™ No Sting Barrier 는 태어난 지 30일이 넘는 유아에게만 사용한다.[19]

치료 선택 (Treatment Options)

1. 예방 요점에 묘사된 대로 기저귀 안내문을 따른다.
2. 신생아들에게 제품 기저귀로 닦는 것을 피한다.[32]
3. 깨끗한 바셀린을 기본으로 한 연고와 아연산화물을 기초로 하는 장벽을 사용한다.[32]
4. 만약 칸디다 알바칸스가 존재한다면, 항진균성 연고를 사용한다. 탁아소의 파우더는 사용을 피한다.[32]
5. 향기와 염색이 포함된 제품은 피한다.[32]

글상자 25.1 Diaper 피부염의 종류[29]

- 1형: 표피는 온전하고, 칸디다 감염이 없음
- 2형: 표피는 온전하고, 칸디다 감염이 있음
- 3형: 표피가 온전하지 않고, 칸디다 감염이 없음
- 4형: 표기가 온전하지 않고, 칸디다 감염이 있음

출처: Noonan C, Quigley S, Curley MAQ: Skin integrity in hospitalized infants and children. A prevalence survey. J. Ped Nursing. 2006; 21:445-453.

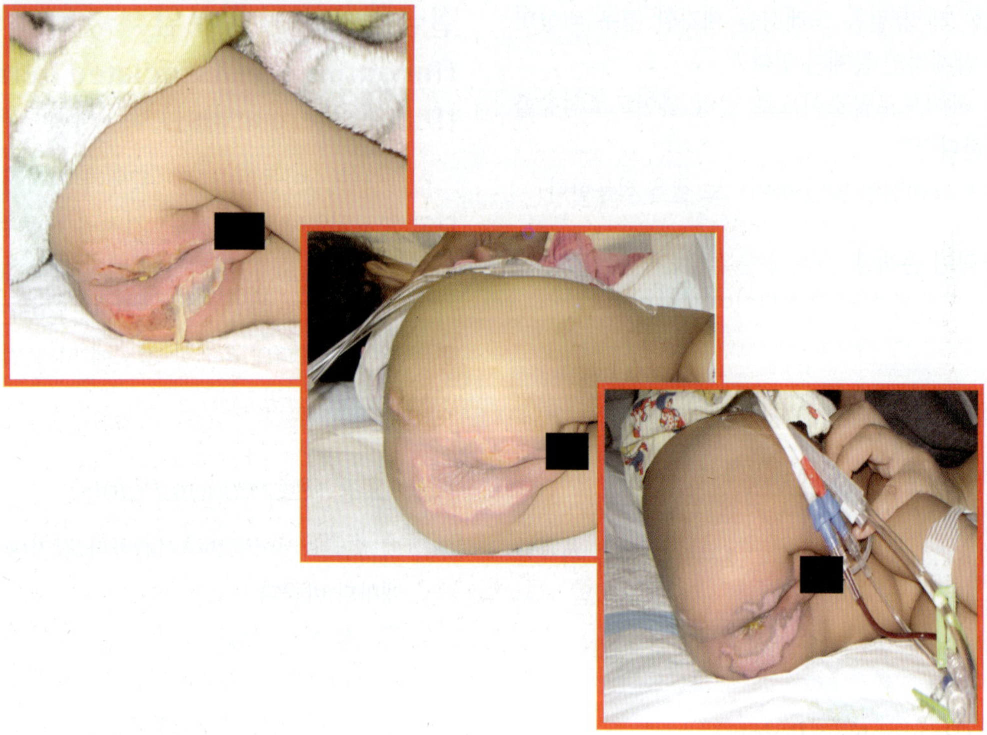

그림 25.6 *요실금과 관련된 회음부 4형 피부염.*

화학 화상 (Chemical Burns)

화학 화상은 접착제를 제거할 때, 결합제, 베타딘, 그리고 알코올을 기초로 한 제조용 용액에 의해 부가적으로 일어난다.[21]

예방 요점 (Prevention Points)

1. 만약 베타딘 또는 알코올을 기초로 하는 조제물질이 수술 전에 사용되거나 허용치 이상의 양이 드레인과 라인에 삽입되었을 경우 살균한 물에 즉시 씻는다.[21]
2. 흠뻑 젖은 용액이 그들의 짐이 되지 않게 항상 환자를 체크한다.
3. 약품을 피하고 수분을 함유한 물질을 사용하는 것이 최고이다.[21]
4. 조산아들은 알코올이나 베타딘을 기초로 하는 용액으로부터 경피 흡수 염려를 추가로 염려한다.[33]

치료 선택 (Treatment Options)

1. 만약 드레인 상처 또는 최소한의 드레인이 없다면 하이드로 겔과 실리콘 드레싱이 덮인 것을 적용한다.
2. 보통 내지 무거운 드레인이 존재한다면 실리콘 드레싱이 덮인 하이드로섬유와 또는 Mepilex® Transfer 같은 전이 드레싱을 사용한다.
3. 괴사 조직이 존재한다면, 수술 상담에 자가 용해 사용도 포함되어야 한다.

열 상해 (Thermal Injuries)

신생아의 열 상해는 전극 모니터로부터의 열이나 또는 흔하지 않게 삽입관의 동맥과 정맥을 식별하기 위한 냉광(cold light)을 사용할 때 부가적으로 발생할 수 있다.[21] 지역 사회의 어린이들 중 가장 흔한 열 상해의 원인은 화재이다.

예방 요점 (Prevention Points)

1. 신생아의 열로부터의 화상을 방지하기 위해, 모니터링 장치 온도를 감소시키고 가능한 사용 시간을 제한한다.[21]
2. 냉광에서 신생아의 화상을 방지하기 위해서는 노출 시간을 극소화하고 보호 경비를 사용한다.[21]

치료 선택 (Treatment Options)

1. 실리콘과 나일론을 포함한 돼지 피부 콜라겐으로부터 유래된 펩티드 막이 존재하는 생합성 드레싱인 Biobrane의 사용은 고통 통제, 상처 치료, 그리고 부분적인 화상으로 장기간 병원에 머무르는 아이들에게 치료 관리 기간 동안 임상 효능이 입증되었다.[34] 더 무작 위로 고른 통제 실험은 비대성 흉터의 발생 정도의 조사가 요구되고 다른 피부 대체물은 임상 결과를 통해 비교하여야 한다.[34]
2. 63명의 부분적으로 데인 상처가 있는 아이들을 무작위로 골라 실험하였을 때 Mepitel®, 실리콘 드레싱은 silver sulfadiazine에 비하여 통계적으로 중요한 차이가 있다고 발견 되었다.[35] 상처에 Mepitel로 치료한 아이는 치료 속도가 빨랐을 뿐만 아니라, 고통이 작고 딱지도 작았으며 진통제를 더 적게 필요로 하고 드레싱과 입원비용이 적게 들었다.[35]
3. 적절한 나이가 되면 상처에 따라 상처 클렌징 약품과 국소 드레싱을 선택할 수 있다.

선천적 질환으로 인한 상처 (Wounds Secondary to Congenital Conditions)

출생의 0.03%에서만 발생하는 선천적인 **피부 결여증**은 표피와 피하조직의 결핍 영역으로 인해 피부 결함이 나타난다.[1] 상처는 부피의 80% 부분 또는 전체 면적에서 발생한다.[22] 이것은 생명을 위협하는 출혈과 감염이 보고되고 있다.

치료 선택 (Treatment Options)

1. 두개골 손상과 관련된 깊이를 평가하기 위해서는 영상이 필요하다.[1]
2. 비외상의 수분유지 드레싱과 국소 항생제를 사용할 때 작은 부분 두께 영역(<1 ㎠)은 재상피화가 잘 이루어진다.[1]
3. 크거나 완전 두께 상처는 신경외과, 성형외과 그리고 피부과의 처치를 필요로 한다.[1]

수포성 표피박리증(EB; epidermolysis bullosa)은 여러 다른 종류들로 이루어져 있는데, 작은 마찰 또는 외상에 대한 반응으로 피부와 점막의 수포로 인해 유전적으로 수포성 장애 특징이 나타난다(그림 25.7).[1,36] 유전적인 EB는 주요 타입 3가지의 물집 형성의 깊이에 기초를 둔다: 단일, 결합, 영양실조.[36]

예방 요점 (Prevention Points)

1. 피부에 마찰과 전단력을 최소화하기 위해 부드러운 기술로 다룬다.[22]
2. 접착제와 테이프를 피한다.
3. 신축성 있고 라텍스가 없는 관형의 그물 거즈인 안전한 드레싱을 사용한다.[1]
4. 오직 평평한 옷 또는 뒤집어 지은 옷을 사용한다.[22]
5. 꽉 끼는 옷과 패드가 없는 신발은 피한다.[36]
6. 보안 심장 모니터링과 접착제가 없는 맥박산소 측정기를 사용한다.[22]
7. 부족한 습기와 열은 수포를 증가시키는 결과를 일으킬 수 있다.[22]
8. 물집을 유발할 수 있는 기저귀는 사용하지 않는다.

치료 선택 (Treatment Options)

1. 드레싱은 신축성 있고 라텍스가 없는 관형의 그물 거즈가 안전하다.[1]
2. 각 손가락과 발가락은 손발가락이 결합하는 것을 방지하기 위해 각각 접착성 없는 드레싱과 포장을 한다.[36]
3. 최소한의 드레인이 존재한다면, 습기가 유지되는 부착되지 않는 드레싱을 사용한다.[1]
4. 삼출물이 많을 때, 맞춤 흡수 드레싱을 사용한다.[1]
5. 부드러운 실리콘 드레싱은 훌륭한 비외상 선택 제공한다.
6. 큰 물집은 반드시 루프를 제거하지 않고 살균한 피하 주사기 바늘로 절개 또는 기식음을 해야만 한다.[1]
7. Apligraft®는 극성과 만성 상처를 가진 어린이들에게 부작용 없이 빠른 치유 효과를 보였다. 더 큰 샘플 사이즈와 더 긴 후속 조치는 광범위한 사용을 하기 전에 연구를 해야 한다.[37]
8. Pseudosyndactyly의 수술 교정 후, 손이 벙어리장갑 기형 상태, 생물학적 조직의 망, Integra Bilayer Matrix Dressing, 상피 범위를 위한 Apligraft 가 사용된다.[38] 추가 제어 연구는 더 필요하다.

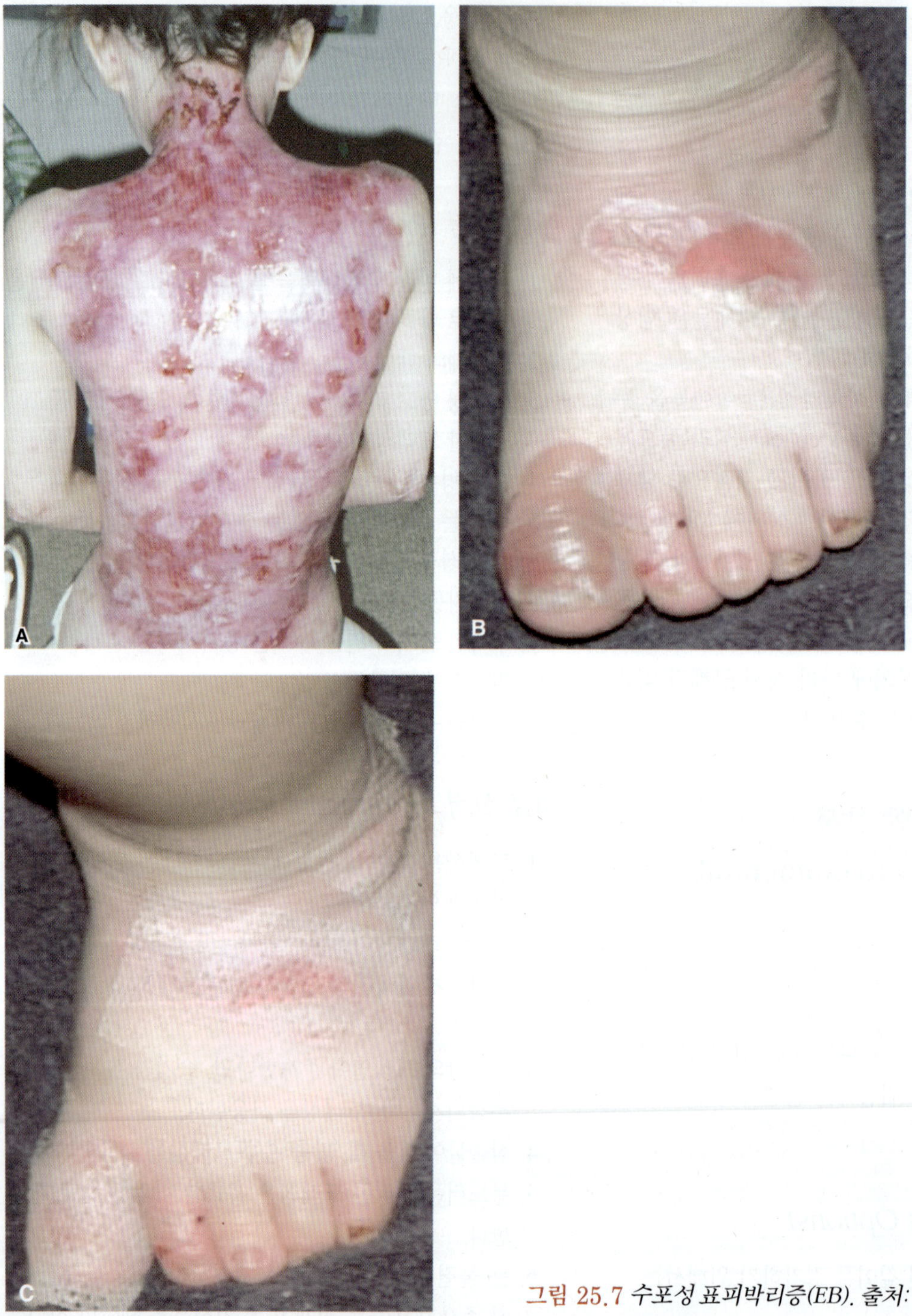

그림 25.7 *수포성 표피박리증(EB). 출처: Molnlycke Health Care.*

압박성 궤양 (Pressure Ulcerations)

압박성 궤양은 종종 고정된 노인 인구에서 흔한 문제라고 믿지만, 소아 집중 관리부서가 27%로 제일 높고, 23%는 신생아 집중 관리부서, 그리고 20~43%는 외래 이분 척추 환자로 보고되고 있다(그림 25.8).[39-42] 압력 재분배의 부족과 마찰/전단에 관련된 힘은 부드러운 미세혈관 조직에 피해를 주고 성인과 유사하게 신생아와 소아 중 부분적으로 가득찬 압박성 궤양을 일으킬 수 있다. 그러나 아이들은 성인과 달리 50%가 넘게 장비와 장치의 지속된 압력으로부터 압박성 궤양이 유발된다.[42]

분류 불가능한 I 에서 IV단계는 국가 압박성 궤양 자문 위원단 문서의 정의에 따라 깊은 조직 손상을 의심해야 한다(글상자 25.2).[43]

예방 요점 (Prevention Points)

1. 적정 연령에선 유효하고 믿을 수 있는 압박성 궤양 위험 평가도를 최소한 매일 수행해야 한다.[2] (표 25.2)
2. 피부 관리 보호제를 제공한다.
3. 혈압 팔목 밑의 피부 평가와 산소 맥박 측정법, 기관 절개 골판, 입, 코 그리고 위의 튜브, 갈리진 코와 얼굴, 지속적으로 긍정적인 기도 압력 마스크, 팔 받침대, 견인 신발, 깁스 주조를 빈번하게 수행한다.[44]
4. 가능한 한 장치 밑에 보호 패딩을 제공한다.[1,45]
5. 압력 재배포를 다루는 것은 오직 인큐베이터, 크립, 미숙아 보육기, 그리고 중량과 나이에 적절한 침대에만 사용해야 한다. 의학적으로 가능한 한 최소한 2시간마다 환자의 위치를 바꾼다. 특정한 신생아와 소아 인구에겐, 건강관리 전문가와 부모들이 내리는 것을 보조해야 한다.
6. 부종이 존재하는 곳에는 옷, 모자, 테이프를 느슨하게 한다.[20]

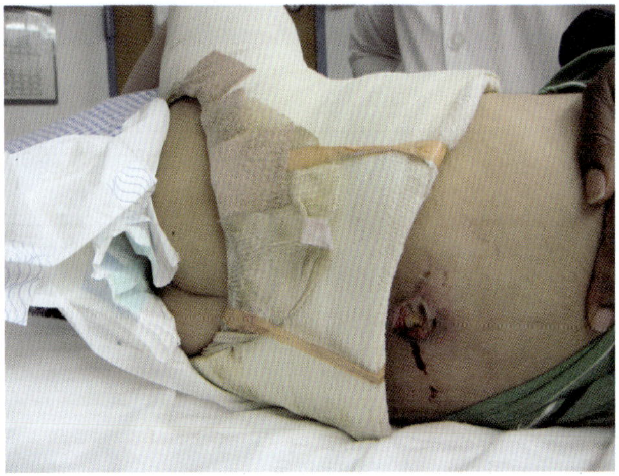

그림 25.8 석고고정으로 인한 8세 아동의 압박성 궤양.

7. 마찰과 전단력을 극소화 한다.
8. 관리의 종합적인 목표는 최대한 영양 상태를 지속시키는 것이다.
9. 감시 프로그램을 유지한다.

글상자 25.2 압박성 궤양의 단계 시스템 (Pressure Ulcer staging System)

- **의심되는 심부조직 손상.** 압박이나 전단에 의한 허혈 결과로서, 물렁조직의 손상으로 인해 피부색이 자주색이나 밤색으로 변색됨. 최적의 치료를 하더라도, 초기에 이 영역의 피부는 온전하거나 수포가 있을 수 있고, 빠르게 조직이 노출된다. 피부 색소침착의 변화는 시각적 양상을 변화시킬 수 있고, 초기 심부조직 손상이 구분되기 쉽지 않다. 인접한 부위와 비교해 볼 때 이 부위의 다른 특성은 통증, 견고함, 부드러움, 또는 온도 차이를 가진다.
- **단계** Ⅰ. 온전한 피부 위(특히, 뼈돌출부)에 지속적인 국소 발적이 있음. 인접한 부위와 비교해 볼 때 다른 특징으로는 지연된 모세혈관 재채움. 통증, 견고함, 부드러움, 온도 차이 등이 있다. 이것은 대개 적은 외상으로서 해결될 수 있는 상태이다. 피부 색소침착의 변화는 시각적 양상을 변화시킬 수 있다.
- **단계** Ⅱ. 딱지 없는 개방성 궤양으로 표피와 진피의 부분두께 소실이 있다. 온전하거나 개방성/파열된 장액성 수포가 나타날 수 있다.
- **단계** Ⅲ. 완전 두께 소실. 피부밑 지방이 보여질 수 있지만, 뼈, 힘줄 및 근육은 노출되지 않는다. 딱지가 나타날 수 있지만, 조직 손실의 깊이를 덮지 못한다. 다른 특징은 터널 형성과 침식이 있을 수 있다. 진피의 가장자리가 말릴 수도 있다.
- **단계** Ⅳ. 완전 두께 소실로 뼈, 힘줄, 근육이 노출된다. 딱지 또는 가피가 상처 기부에서 나타날 수 있다. 다른 특징은 터널 형성과 침식이 있을 수 있다.
- **단계를 분류할 수 없는 상태.** 완전 두께 소실이 있고, 궤양의 실제 깊이가 상처 기부에서 딱지(노란색, 회색, 녹색 및 갈색)나 가피(갈색 또는 검은색)에 의해 완전하게 덮일 수 있다. 혈액성 수포가 박리되지 않고, 심부 조직 손상 그룹으로 대체된다.

출처: Black J. Baharestoni MM, Cuddigan, J et al. Nationa Pressure Ulcer Advisory Panel: Updated staging System. Adv Skin Wound Care 2007; 20:269-274.

표 25.2 신생아와 소아의 압박성 궤양 위험 평가 도구

도구	근거	N	시설	연령	민감도	특이도
Barnes	문헌 리뷰	없음	소아 응급관리	특별하지 않음	수행되지 않음	수행되지 않음
Bedi	성인 Waterlow	없음	PICU 점진적 관리시설	신생아-12세	수행되지 않음	없음
Cockett	문헌 리뷰	없음	PICU	특별하지 않음	수행되지 않음	없음
Garvin	특별하지 않음	없음	PICU	특별하지 않음	수행되지 않음	없음
NSRAS	성인 Braden	32	NICU	임신 26-40주	83%	81%
Pattold 압박 점수 시스템	문헌 리뷰 피부 관리를 위한 주요 요소	없음	PICU	특별하지 않음	없음	없음
Derbyshire	Medley와 성인 Waterlow	없음	언급되지 않음	특별하지 않음	없음	없음
Braden Q	성인 Braden 전문가 패널	322	PICU	21일-8세	88% (수정 버전 = 92%)	58% (수정 버전 = 58%)
Pediatric Waterlow	소아 압박성 궤양 위험요소 확인과 발병 연구 (Waterlow)	302	소아 응급관리	신생아-16세	없음	없음
Glamorgan	문헌 리뷰 전문가 패널 소아 압박성 궤양 위험요소 연구(Willock)	336	소아 응급관리	출생-18세	98.4%	67.5%

NICU = Neonate intensive Care Unit; PICU = Pediatric intensive Care Unit; NSRAS = Neonate Skin Risk Assessment Scale.
출처: Baharestoni MM, Pressure ulcers in special populations: neonate and pediatrics. in S. Baranoski, E. Ayello(eds). Wound Care Essentials: Practice Principles, ed. 2. Philadelphia, Lippincott Williams & Wilkins, 2007.

치료 선택 (Treatment Options)

1. 깨끗한 상처관리가 필요하다.
2. 예방 중재가 기술한 대로 압력 재배포를 수행한다.
3. 종합적인 관리 목표로 괴사 조직을 지속적으로 제거한다.
4. 세균성 균체와 감염을 처리한다.
5. 관리의 종합적인 목표로 최대한 영양 상태를 지속시킨다.
6. 적절한 관리 지역을 고른다.

소아의 상처관리 원칙 (Wound Care Principles in Pediatrics)

신생아와 소아에게 필수적으로 안전한 제품과 제조자의 지식 데이터가 사용되어야 한다.[2]

> **핵심 25.4**
>
> 신생아와 소아에서 이용되는 상처 관리 드레싱, 약물, 부수 치료 등의 선택은 치료 목표, 직무 환경, 이용성, 환자의 연령, 피부 성숙, 피부 상태, 산물 농도와 유착, 피부 민감도, 산물 흡수, 염색제, 파편, 방부제 등을 포함한 산물 등을 고려할 필요가 있다.[2,8,46]

환자 평가 (Patient Assessment)

다음의 요인은 제한되는 것은 아니지만, 철저한 평가가 이루어져야 한다.[1]:

- 현재 의학적 문제
- 임상 안전성
- 연령 (임신)
- 병력
- 수술 이력
- 알레르기와 피부의 민감함
- 약물 이력
- 병리검사와 진단검사의 검토
- 신장과 체중
- 사회 이력
- 가족 지지 시스템
- 통증 상태[47]
- 영양 이력
- 이전의 상처, 관리, 치료 결과 이력
- 압박성 궤양의 위험 평가 점수[2]
- 표적 신체검사

드레싱 선택 기준 (Dressing Selection Criteria)

이상적인 드레싱은 다음과 같다[21]:

- 비외상적인 상처의 보호
- 쉽게 적용
- 빈번한 교환이 필요하지 않아야 한다.
- 습기 환경장소에 있어야 한다.
- 알맞은 사이즈 또는 수용 가능하게 잘라야 한다.

흔한 상처관리 제품의 사용 (Commonly Used Wound Care Products)

부드러운 실리콘 (Soft silicone)

- 자연적으로 주어진 비외상에겐, 소프트 실리콘 드레싱이 신생아와 소아의 피부와 상처관리를 예방하기 위해 흔하게 사용된다.
- 실리콘 드레싱은 접촉 층, 변형 삼출물, 흡수제, 항 미생물제, 접착테이프, 그리고 상처관리용 젤 시트로 사용할 수 있다.
- 실리콘 알레르기가 있다면 소프트 실리콘의 사용을 피한다.

액체 장벽 필름 (Liquid barrier films)

알코올을 포함하지 않는 액체 장벽 필름은 접착제를 제거할 때 부가적으로 표피 조직의 상처를 예방하고 상처 유체로부터의 재 화학적 침식을 보호하기 위해 적용된다. 접착제 제거로 인한 피부조직을 방지하기 위한 Cavilon No Sting Barrier film은 태어난 지 30일이 지난 신생아에게 승인된다.[19]

하이드로콜로이드 (Hydrocolloids)

- 하이드로콜로이드는 상처의 안 좋은 습기에 괴사 조직의 자가용해를 유지시키고, 방수와 박테리아 장벽과 다른 접착제 장벽과 같이 성공적인 사용이 신생아 및 소아학 여러 곳에서 언급되고 있다.[32,48–53]
- 얇은 하이드로콜로이드는 다음을 포함하여 신생아 및 소아 상처 치료에 여러 고유의 장점을 갖고 있다[54]:

  1. 상피의 수분 손실을 감소시킨다.
  2. 모든 사지의 운동을 허락한다.
  3. 작은 몸의 면적에서 쉽게 적용
  4. 살균 드레싱을 전달
  5. 인큐베이터와 습기 환경에서 적절하게 사용
  6. 바이러스성과 세균성으로부터의 전염을 보호

- 하이드로콜로이드를 부착할 때, 특히 신생아 중 표피 조직의 스트리핑을 조심한다. 신생아는 더 적은 부상의 대안으로 실리콘 드레싱을 제공한다.

하이드로 젤 (Hydrogels)

- 하이드로 젤은 두 가지 기본 형태인 무정형의 젤과 반고체 시트가 있다. 하이드로 젤의 주요 성분은 상호 연결된 고분자와 물이다.
- 하이드로 젤을 사용하는 신생아와 소아 사례 연구는 독성 괴사 용해 표피, 터진 상처, 분출 사고, 압박성 궤양, 종괴 상처, 그리고 화상 관리에 설명되어 있다.[28,30,54-56]

폼 제재 (Foams)

폼 드레싱은 친수성 결합 층과 소수성 막 층으로 이루어진 고분자 물질이다. 이 드레싱은 다양한 두께와 계면활성제, 글리세린, 숯 또는 은을 스며들게 할 수 있다.[1]

합성물 (Composites)

복합 합성물은 심한 드레인 상처를 알맞게 관리하기 위해 다층 슈퍼 흡수 드레싱으로 설계된다. 복합 드레싱의 성공적인 사용은 일화로 27주의 신생아를 임신했을 때 분출 사고 시 관리하는 것으로 보고되었다.[57]

반투성 (Semipermeable films)

반투과성 막은 촉촉한 환경을 유지하기 위해 다용도, 투명, 얇기, 수분-증기-침투성 폴리우레탄 드레싱으로 설계되었다. 이러한 드레싱은 상피화에서 최소한 부분두께 상처에서 액체를 빼는 기능을 하고 감염되지 않은 상처에 자가용해를 제공한다. 필름 드레싱 또한 촉촉한 환경을 유지하는 동안은 안전한 기본 드레싱으로 사용할 수 있다.

하이드로 섬유 (Hydrofibers)

카르복시메틸셀룰로오스로 구성된 하이드로 섬유는 높은 흡수성 드레싱으로 고체 시트 젤을 액체와 결합하여 변형한다. 그들의 성공은 일화로 소아 사례 연구에 보고되었다.[7]

알긴산염 (Alginates)

알긴산염은 해초를 기반으로 구성된 드레싱으로 보통 배수 상처관리에 사용된다. 비록 소아과에선 연구가 안 되어 있지만 성인에게 이 드레싱은 가벼운 출혈을 통제하는데 사용된다.[1] 칼슘 알긴산염은 신생아에게 부가적으로 칼슘 흡수 문제를 일으킬 수 있으므로 추천하지 않는다.[22]

음압 부상 치료 (Negative-pressure wound therapy; NPWT)

기하학적 상처를 적절히 절단하기 위해 살균된 소수성(V.A.C®. GranuFoam® or GranuFoam Silver®, KCI Inc., San Antonio, TX)과 친수성(V.A.C. WhiteFoam Dressing, KCI Inc.), 투명 필름으로 덮인 드레이프, T.R.A.C®.Pad가 붙여진 컴퓨터, 보정 마이크로프로세서 장치들은 음압 상처 치료를 통제하는 데에 적용된다. 환자 나이, 노출된 상처의 구조, 많은 세균, 치료 목표에 영향을 미치는 드레싱 타입을 선택할 때, 압력 설정, 드레싱 변경 빈도와 덧붙이는 막을 사용한다. 급성과 만성의 상처를 가진 신생아와 소아들의 연속적인 임상 실험이 V.A.V. NPWT로 성공적으로 치료되었다고 보고한다.[58-60] Baharestani 는 일련의 24명 신생아와 소아치료에 V.A.V. NPWT를 액체 손실과 탈수, 나이-특정 압력 설정 및 개별 드레싱 변경 빈도를 위한 근접 모니터링에 대해 필요하다고 권장한다.[59] 추천 연령과 특정 상처 압력 설정은 Baharestani와 기타 사람들에게 권장된다(표 25.3).[59,60]

표 25.3 소아 환자를 위한 권장된 VAC 음압치료 설정

소아 그룹	연령 범위	권장되는 음압치료 설정
신생아	1달 이내	-50 - -75mmHg
유아	1달-2년 미만	-50 - -75mmHg
아동	2세 이상-12세 미만	-75 - -100mmHg(복장뼈 -50 - -75mmHg)
청소년	12세 이상-21세 미만	-75 - -125mmHg(복장뼈 -50 - -75mmHg)

출처: Baharestoni MM, Use of negative pressure wound therapy in the treatment of neonatal and pediatric wounds: A retrospective examination of clinical outcome. Ostorny Wound Manage. 2007; 53:75-84; Baharestoni MM, Amjad I. Bookout K, et al. VAC therapy in the management of pediatric wounds: clinical review and experience. International Wound Journal 2009; 6:1-26.

국소 효소 (Topical Enzymes)

소아의 국소 효소 안전과 효능을 연구하지 않은 반면, 일화로 소아 화상 및 분출 흐름의 상처관리는 성공적으로 사용되었다는 보고가 있다.[61,62] 제조업체는 이러한 약물의 사용은 18세 이상을 위해서만 권장한다.[1]

고압 산소 요법 (Hyperbaric Oxygen Therapy; HBOT)

고압 산소 요법은 청소년 시기에 출생된 소아 환자들에게 이용된다.[63] HBOT 관련 부작용과 합병증의 소아 발병률은 성인과 동일하게 약 1.7%이다.[63] 발생한 세 가지 가장 일반적인 문제는 중간 귀의 기압 장애(6%)이다; 깨닫지 못하는 중추신경계 산소 독성(0.7%), 위태롭게 산소 호흡기에 의존하는 환자; 그리고 기흉 및 진단 미확정의 선천성 폐색전, 잠재적인 공기 색전증.[63] 가슴 X-레이는 임상 프레젠테이션이 선천적인 폐로 인해 지연될 수 있으므로 HBOT 치료에 앞서 소아와 유아들에게 권장된다.[63]

조산아와 신생아는 다음을 반드시 따라야 한다[64]:

- 호흡 곤란 증후군으로 기계 호흡을 받는 이들 중에 기관지 형성 장애의 위험이 높다.
- 수정체 섬유 증식의 위험을 평가하기 위해 혈관 성숙 정도를 측정하는 망막 시험이 필요하다.
- 관에 의존하는 선천성 심장 장애를 가진 이들이 심장 출력에 갑자기 치명적인 감소가 발생할 수 있다. 만약 심장 이상이 의심되는 경우, HBOT을 사용하기 전에 신체 검사, 가슴 X-레이 그리고 초음파 검사를 수행해야 한다.[63]
- 위의 기압 장해, 구토 그리고 우는 아이의 기음엔 위험도가 증가한다.[63] 유아는 고무 젖꼭지 또는 병을 빨고 있는 동안 귀 압축이 동등해야 하고 감압 전에 반드시 트림을 수행해야만 한다.[63] 만약 위에 가스가 배출되지 않는다면, 구토가 발생할 수 있다.[63]
  비강 영양 튜브 삽입은 위의 팽창을 바람으로 수행해야만 한다.[63]

성공적인 결과로 소아의 벗겨진 부상 치료,[65] 골수염, 요도하열의 재수술[66] 그리고 신생아의 괴사성 근막염이 있다.[67] 소아들의 겸형 적혈구 궤양의 치료에 고압 산소 요법은 성공적인 변수로 사용된다.

드레싱 교환 (Dressing Changes)

드레싱 교환은 특정 소아 환자들에게 두려움을 제공할 수 있다. 스트레스-감소 기술은 다음과 같다:

- 신생아와 소아를 위해 2명이 있어야 한다. 한 사람은 편안을 제공하고, 다른 한 사람은 드레싱을 교체한다.[21]
- 가족 구성원 중 아이를 잡거나 껴안거나 관찰하거나 드레싱 교환을 보조할 적절한 이가 포함되어야 한다.[21]
- 환자의 오락 기술을 제안할 때 또는 아이들 생활 전문가를 포함한다.
- 소음, 밝은 불빛 그리고 너무 많은 관리를 줄여 가족과 환자의 스트레스를 감소시킨다.[21]
- 감시가 필요한 상처와 제조사가 권장하는 대로 최소한 일관되게 자주 드레싱을 교환시킨다.
  이것은 환자의 스트레스, 고통, 불안을 줄일 수 있을 것이다.
- 체온조절 스트레스와 통증수용기 노출 결과에 따라, 상처의 노출 시간을 제한하기 위해서 상처를 덮기 전에 드레싱을 준비한다.[21]

세척 (Irrigation)

- 오직 따뜻한 유체를 사용하여, 차가운 관은 환자의 스트레스를 증가시키고 상처의 온도를 안 좋게 감소시키므로, 정상 치료가 복원될 때까지는 다양한 단계를 거치는 것과 대식세포의 활동을 중단시킨다.[19]
- 무균 기술을 유지한다.[21]
- 소아 상처에 살균한 물과 세척한 염분 물질을 사용하고,[68] 신생아에게는 살균한 물을 선호한다.[32]
  신생아의 경우, 클렌저는 체온으로 따뜻하게 해야 하고 보통 염분은 살균된 물과 1:1로 희석한다.[32,50]
- 20ml 주사기는 무딘 바늘이나 상처 일비물을 부드럽게 씻어 내리는 폴리테트라플루오 로에틸렌(Teflon®) 카테터를 사용한다.[32]
- 잠재적인 조직 손상과 흡수를 주는 소독제를 피한다.[32,50]

통증 평가 및 관리 (Pain Assessment and Management)

- 모든 상처 평가에는 필수적으로 포괄적인 통증을 평가해야 한다.[68]
- 행동 특성을 평가한다.[69-70]
- 환자 평가와 함께 유효하고 신뢰할 수 있는 통증 평가 척도를 사용한다.[21,47,69]
- 기관 통증 관리 지침을 따른다.[21]
- 부드러운 실리콘을 기반으로 하는 드레싱과 하이드로 콜로이드 페이스트, 하이드로셀룰 러 거품 그리고 하이드로 젤과 더불어 진통제, 기분전환 그리고 영상 안내는 통증 관리에 도움이 될 것이다.[1]
- 박리 자가용해는 임상적으로 적절하고 하이드로 젤과 하이드로콜로이드, 거품과 Ringer 용액 폴리아크릴레이트 활동 이전에 솔루션 드레싱으로 용이할 수 있다.[6]
- 이러한 비외상 비접착제 드레싱을 제거를 허락하는 동시에 신축성 있고 라텍스가 없는 관형 그물 거즈 장치를 확보하고 안전하게 드레싱 장치를 유지할 수 있게 사용한다.[6]

안전한 드레싱 (Dressing Securement)

- 조산아의 피부에는 테이프 사용을 피한다.
- 필요하다면, 라텍스가 없는 신축성 관형 그물 거즈 재료인 안전한 드레싱을 쓴다.
- 관절 너머에 상처가 있을 때, 상처를 치료하는 동안 구축 개발을 방지하고 반드시 적절한 위치를 잡는다.[70]

지지면 (Support Surfaces)

소아는 일반적으로 성인을 위한 지지면에 배치된다; 하지만, 이 임상 효능과 안전성은 심각한 우려를 발생시킨다.[71] 성인을 위해 디자인 된 낮은 공기 손실 침대는 소아와 유아에게 신장 또는 무게가 적절하지 않게 프로그래밍 되어 있다.[72] 소아와 유아는 종종 쿠션 사이에 빠지게 된다.[72] 성인 전문 침대는 회전 모드로 배치되고, 소아의 뒤통수는 동일 압력 지점을 중심으로 잠재적인 전단과 마찰을 증가시키고 압력을 재배포시키지 않는다.[73] 만약 낮은 공기 손실 침대 또는 교차 오버레이가 임상적으로 유아와 어린이에게 바람직하다면, 오직 그 나이에 적절하고, 효과적인 임상실험과 안전하다는 것을 제조사에 따라 권장되어야 한다.[2] 이 카테고리에 현재 이용할 수 있는 제품은 환자 몸무게가 13~55파운드 사이인 교차 오버레이는 Nimbus® Pediatric System이고, PediDyne®는 낮은 공기 손실 침대는 나이가 6개월에서 5년까지이고, 몸무게가 15에서 60파운드인 아이들을 위한 것이다.

Solis 등의 결과에 따르면,[74] 어린이를 위한 효과적인 압력 재배포는 성인의 사용과는 상당히 다르다. 10주에서 13.5세가 된 13명 건강한 아이들의 연구에서, 가장 높은 인터페이스 압력 수치는 뒤통수 밑에서 발견되었다.[74]

나이가 많고 큰 10~14세 아이들 중, 가장 높은 압력은 엉치뼈 부분이었다.[74] 2인치에서 4인치인 나선형의 세제는 이러한 인터페이스 압력을 감소하는데 효과적이었다.[74] 마찬가지로, McLane 등은 초기부터 26살에 이르기까지 54명의 다양한 아이들 연구에서 유아에서 6살까지 후부로부터 가장 높은 인터페이스 수치를 발견하였고, 6살부터 8살까지는 뒤통수, 꼬리뼈 및 뒤꿈치에서 발견하였다.[72] 2살 미만의 아이들은, Delta® 세제 오버레이를 사용하면 뒤통수에서 가장 낮은 압력을 보였다.[72] 2살 이상의 아이들은 Delta 세제 오버레이와 Gel-E Donut® 베개를 사용하면 뒤통수 압력이 두드러지게 낮아지고 낮은 공기 손실 침대와 유사하게 압력 재배포를 제공하였다.[72]

의학적으로 가능할 때는 적절한 지지면과 수동 오프 로딩 위치 장치의 선택을 함께 이용한다. Neidig 등은 심장 혈관 수술을 받은 59명의 아이들의 귀와 뒤통수에 압박성 궤양 발생 실험에서, 2시간마다 머리의 위치 조정 결과 3, 4배 감소하는 것을 발견하였다.[75]

문화와 종교를 고려 (Cultural and Religious Considerations)

드레싱을 고를 때 문화와 종교의 감성을 보장하며 상처 치료 결과를 평가할 때 공동 치료 목표를 설립한다.[70]

교육 (Education)

- 각 아이의 독자성과 각 연령 그룹의 발달 특성 그리고 그들의 심리성 및 사회성 요소 측면을 인식한다.[76]
- 가능한 관리하는 아이들에게 선택의 기회를 준다.

- 가능한 또래와 연관된 활동을 유지시킨다.
- 치료를 나이와 발달단계에 맞게 사용한다.[76]
- 재원, 교육 그리고 교사와 학교 간호사 연락 정보를 아이들 학교에 제공한다.[2]
- 연령대에 알맞은 언어를 배운다.
- 십대들은 일대일 기준으로 그들을 프라이버시를 존중한다. 집중적이고 간결한 교육자료를 받는 것이 최고이다.[76]
- 환자, 부모 또는 교사가 얼마큼 알기를 원하는지 평가한다.
- 가능한 가족과 그들의 아이가 희망하는 것이 일치하는 것을 포함한다.
- 환자, 부모 또는 교사의 이해 수준, 전문적인, 대처 기술, 그리고 지원의 근원에 대한 접근을 평가한다.[76]
- 불안의 단계와 상처 수준과 함께 가능한 책임과 관련된 감정을 평가한다.[21]

상처 평가 문서 (Wound Assessment Documentation)

포괄적인 상처 평가 문서를 포함하지만, 다음에 국한되지 않는다.

- 병인
- 치료상
- 유형
- 장소/분배
- 총 신체 표면적에 발생은 cm 단위로 치수를 측정한다.
- 터널링, 잠공, 부비관 존재 시 cm로 측정한다.
- 조직 유형
- 피부 주위의 상태
- 삼출물
- 이전의 치료와 결과
- 통증 레벨
- 감염의 존재
- 종합적인 관리 목표
- 환자와 가족의 목표

요약 (Summary)

성인 및 노인 연구에 대한 상처관리 직무는 신생아와 소아 상처관리에 초보적인 기초를 제공하지만, 그들을 위해 구체적인 증거를 기반으로 하는 지침 발달이 필요하다는 것을 부인하지 않겠다.[1] 청소년기를 통한 조산아들의 매우 낮은 저체중으로부터 피부를 통한 독성의 잠재력과 발달 및 외피의 성숙 기간, 임상적으로 적절한 연령대의 제품의 간절한 필요성, 교육 장비, 그리고 안전하고 효과적인 상처관리를 제공하기 위해서 연구에 기반을 둔 지침이 다양하게 주어져야 한다.[1]

참고문헌 (References)

1. Baharestani, MM, Pope, E: Chronic wounds in neonates and children. In: Krasner, D, Rodeheaver, GT, Sibbald, GT (eds): Chronic Wound Care: A Clinical Source Book for Healthcare Professionals, ed. 4. Malvern, PA, HMP Communications, 2007, pp 679–693.
2. Baharestani, MM: Pressure ulcers in special populations: Neonates and pediatrics. In: Baranoski, S, Ayello, E (eds): Wound Care Essentials: Practice Principles, ed. 2. Philadelphia, Lippincott Williams & Wilkins, 2007, pp 427–435.
3. Baharestani, MM: An overview of neonatal and pediatric wound care knowledge and considerations. Ostomy Wound Manage 2007; 53:34–55.
4. Baharestani, MM: Neonatal and pediatric wound care: Filling voids in knowledge and practice. Ostomy Wound Manage 2007; 53:6–7.
5. Pieper, B, Templin, T, Dobal, M, et al: Prevalence and types of wounds among children receiving care in the home. Ostomy Wound Manage 2000; 46:36–42.
6. Siegfried, EC, Shah, PY: Skin care practices in the neonatal nursery: A clinical survey. J Perinatol 1999; 19:31–39.
7. Irving, V: Caring for and protecting the skin of pre-term neonates. J Wound Care 2001; 10:253–256.
8. Malloy-McDonald, MB: Skin care for high risk neonates. J Wound Ostomy Continence Nurs 1995; 22:177–182.
9. Irving, V: Skin problems in the pre-term infant: Avoiding ritualistic practice. Prof Nurse 2001; 17:63–66.
10. Munson, K, Bare, D, Hoath, S, et al: A survey of skin care practices for premature low birth weight infants. Neonatal Netw 1999; 18:1–5.
11. Irving, V: Neonatal iatrogenic skin injuries: A nursing perspective. J Neonatal Nurs 1999; 5:10–14.
12. Baker, SF, Smith, BJ, Donohue, PK, et al: Skin care management practices for premature infants. J Perinatol 1999; 19:426–431.
13. Bale, S, Jones, V: Caring for children with wounds. J Wound Care 1996; 5:177–180.
14. Rustogi, R, Mill, J, Fraser, JF, et al: The use of Acticoat™ in neonatal burns. Burns. 2005; 31:878–882.
15. Keener, KE: The surgical neonate. In: Wise, BV, McKenna, C, Garvin G, et al (eds): Nursing Care of the General Pediatric Surgical Patient. Aspen Publishers, Gaithersburg, MD, 2000.
16. Lund, CH, Tucker, JA: Adhesion and newborn skin. In: Hoath, SB, Maibach, HI (eds): Neonatal Skin Structure and Function, ed. 2. New York, Marcel Deckker, 2003.
17. Eichenfield, L, Hardaway, C: Neonatology dermatology. Curr Opin Pediatr 1999; 11:471–479.
18. Campbell, JM, Banta-Wright, SA: Neonatal skin disorders: A review of selected dermatologic abnormalities. J Perinat Neonat Nurs 2000; 14:63–83.
19. 3M Cavilon No-Sting Barrier Film [brochure]. St Paul, MN, 3M Health Care, 2000.
20. Report from an independent advisory group. Issues in neonatal wound care minimizing trauma and pain. The Tendra Academy. Norcross, GA, Molnlycke Health Care Inc., June, 2005.
21. Irving, V, Bethell, E, Burton, F: Neonatal wound care: Minimizing trauma and pain. Neonatal Advisory Group. Wounds UK 2006; 2:33–41.
22. Irving, V: Wound care for preterm neonates. Infant 2006; 2:102–106.
23. McCullen, KL, Pieper, B: A retrospective chart review of risk factors for extravasation among neonates receiving peripheral intravascular fluids. J Wound Ostomy Continence Nurs 2006; 33:133–139.
24. Wilkins, C, Emmerson, A: Extravasation injuries on regional neonatal units. Arch Dis Child Fetal Ed 2004; 89:F274–275.
25. Shenaq, SM, Abbase, EH, Friedman, JD: Soft-tissue reconstruction following extravasation of chemotherapeutic agents. Surg Oncol Clin N Am 1996; 5:825–845.
26. McLane, KM, Bookout, K, McCord, S, et al: The 2003 national pediatric pressure ulcer and skin breakdown prevalence survey. J Wound Ostomy Continence Nurs 2004; 31:168–178.
27. Flemmer, L, Chan, J: A pediatric protocol for management of extravasation injuries. Pediatr Nurs 1993; 19:355–358, 424.
28. Thomas, S, Rowe, HN, Keats, J, et al: The management of extravasation injury in neonates. Available at: www.worldwidewounds.com/1997/october/Neonates/NeonatePaper.html Accessed 1/11/2006.
29. Noonan, C, Quigley, S, Curley, MAQ: Skin integrity in hospitalized infants and children—A prevalence survey. J Ped Nursing 2006; 21:445–453.
30. McCord, S, Bookout, K, McLane, K, et al: Use of silver dressing with neonatal abdominal evisceration. Poster presentation at: 36th Annual Conference for Wound, Ostomy, Continence Nurses (WOCN), Tampa, FL, June 2004.
31. Simon, A, Sofka, K, Wiszniewsky, G, et al: Wound care with antibacterial honey (Medihoney) in pediatric haematology. Support Care Cancer 2006; 14:91–97.
32. Association of Women's Health, Obstetric and Neonatal Nurses (AWHONN): Neonatal skin care. Evidence-based clinical practice guideline. Washington DC, AWHONN, 2001.
33. Linder, N, Davidovitch, N, Reichman, B, et al: Topical iodine-containing antiseptics and subclinical hypothyroidism in preterm infants. J Pediatr 1997; 131:434–439.
34. Mandal, A: Pediatric partial-thickness scald burns: Is Biobrane the best treatment available? Int Wound J 2007; 4:15–19.
35. Gotschall, CS, Morrison, MI, Eichelberger, MR: Prospective, randomized study of the efficacy of Mepitel® on children with partial-thickness scalds. J Burn Care Rehabil 1998; 19:279–283.
36. Bello, YM, Falabella, AF, Schachner, LA: Epidermolysis bullosa and its treatment. Wounds 2001; 13:113–118.
37. Valencia, IC, Fallabella, AF, Schahner, LA: New developments in wound care for infants and children. Pediatr Ann 2001; 30:211–218.
38. Rottman, SJ, Glat, PM: The use of a biologic tissue matrix (Integra Bilayer Matrix Wound Dressing) in the treatment of recessive dystrophic epidermolysis bullosa pseudosyndactyly deformity. Wounds 2006; 18:315–321.
39. Curley, MAQ, Razmus, IS, Roberts, KE, et al: Predicting pressure ulcer risk in pediatric patients—the Braden Q scale. Nurs Res 2003; 52:22–31.
40. Baharestani, M, Vertichio, R, Higgins, MB, et al: A neonatal and pediatric evidence-linked pressure ulcer and skin care performance improvement initiative. Poster presentation at: Symposium on Advanced Wound Care and Medical Research Forum on Wound Repair, San Diego, CA, April 21–24, 2005.
41. Okamoto, GN, Lamers, JV, Shurtleff, DB: Skin breakdown in patients with myelomengocele. Arch Phys Med Rehab 1983; 64:20–23.
42. Willock, J, Hughes, J, Tickle, S, et al: Pressure sores in children—The acute hospital perspective. J Tissue Viability 2000; 10:59–62.
43. Black, J, Baharestani, MM, Cuddigan, J, et al: National Pressure Ulcer Advisory Panel: Updated staging system. Adv Skin Wound Care 2007; 20:269–274.
44. Baharestani, MM, Ratliff, C: Pressure ulcers in neonates and children: An NPUAP white paper. National Pressure Ulcer Advisory Panel. Adv Skin Wound Care 2007; 20:208–220.
45. Smith, ZK: Adapting a soft silicone dressing to enhance infant outcomes. Ostomy Wound Manage 2006; 52:30–32.
46. Hoath, SB, Narendran, V: Adhesives and emollients in the preterm infant. Semin Neonatol 2000; 5:289–296.
47. Suraseranivongse, S, Kaosaard R, Intakong P, et al: A comparison of postoperative pain scales in neonates. Br J Anaesth 2006; 97:540–544.
48. Quigley, SM, Curly, MAQ: Skin integrity in the pediatric population: Preventing and managing pressure ulcers. J Spec Pediatr Nurs 1996; 1:7–18.
49. Darmstadt, GL, Dinulos, JG: Neonatal skin care. Ped Clin NA 2000; 47:757–782.
50. Taquino, LT: Promoting wound healing in the neonatal setting: Process versus protocol. J Perinat Neonatal Nurs 2000; 14:104–118.

51. Lund, C: Prevention and management of infant skin breakdown. Nurs Clin NA 1999; 34:907–920.
52. Hagelgans, NA: Pediatric skin care issues for the home care nurse. Pediatr Nurs 1993; 19:499–507.
53. Packard, S, Douma, C: Skin care. In: Cloherty, JP, Eichenwald, EC, Stark, AR (eds): Manual of Neonatal Care. ed. 5. Philadelphia, Lippincott Williams & Wilkins, 2004.
54. Atkins, J, Irving, V, Young, T: Development of a wound care policy for neonates. Poster presentation at: the Wound Care Society Conference in Harrogate, UK, in 1996.
55. Harris, AH, Coker, KL, Smith, CG: Case report of a pressure ulcer in an infant receiving extracorporeal life support: The use of a novel mattress surface for pressure reduction. Adv Neonatal Care 2003; 3:220–229.
56. Moushley, R, Meadows, L: Burn care of children. In: Wise, BV, McKenna, C, Garvin, G, et al (eds): Nursing Care of the General Pediatric Surgical Patient. Gaithersburg, MD, Aspen Publishers, 2000.
57. Fell, J: Versiva dressing in the management of a severe extravasation injury in a premature baby. Poster, dated 2002.
58. Caniano, DA, Ruth, B, Teich, S: Wound management with vacuum-assisted closure: Experience in 51 pediatric patients. J Ped Surg 2005; 40:128–132.
59. Baharestani, MM: Use of negative pressure wound therapy in the treatment of neonatal and pediatric wounds: A retrospective examination of clinical outcomes. Ostomy Wound Manage 2007: 53:75–84.
60. Baharestani MM, Amjad I, Bookout K., et al. V.A.C therapy in the management of paediatric wounds: clinical review and experience. International Wound Journal 2009;6:1–26.
61. Hansbrough, JF, Hansbrough, W: Pediatric burns. Pediatri Rev 1999; 20:117–123.
62. Spooner, J: Use of a papain, urea enzymatic debriding ointment on a pediatric patient with an intravenous infiltrate burn. Poster
63. Norvell, H, Land, C: Age-specific considerations. In: Larson-Lohr ,V, Norvell, HC (eds): Hyperbaric Nursing. Flagstaff, AZ, Best Publishing, 2002, pp 166–180.
64. Thomas, P, Borer, R, Martorano, F: Hyperbaric medicine in pediatric practice. In: Kindwall, E, Whelan, H (eds): Hyperbaric Medicine Practice, ed. 2. Flagstaff, AZ, Best Publishing, 1999.
65. deVincentis, G, Caracciolo, G, Anselmi, A, Andriessen, A: An adhesive hydrocellular dressing in the treatment of paediatric patients with extensive soft tissue trauma Poster presentation at: Symposium on Advanced Wound Care, April 18–22, 1998, Miami, FL.
66. Anderson, C, Myer, E, Perdrizet, G, et al: Complex hypospadias repair: The use of adjunctive hyperbaric oxygen therapy. Presented at: 20th Annual Symposium on Advanced Wound Care, Tampa, FL, April 28–May 1, 2007.
67. Hsieh, WS, Yang, PH, Chao, HC, et al: Neonatal necrotizing fasciitis: A report of three cases and review of the literature. Pediatrics 1999; 103:e53–e60.
68. Samaniego, I: Developing a skin care pathway for pediatrics. Derm Nursing 2002; 14:393–396.
69. Royal College of Nursing. Clinical practice guidelines: The recognition and assessment of acute pain in children. London, Royal College of Nursing, 2002.
70. Report from an independent multidisciplinary advisory group. Issues in paediatric wound care: Minimizing trauma and pain. The Tendra Academy®. Norcross, GA, Molnlycke Health Care Inc., April 2004.
71. Law, J: Transair paediatric mattress replacement system evaluation. Br J Nurs 2002; 11:343–346.
72. McLane, KM, Bookout, K, McCord, S, et al: The 2003 national pediatric pressure ulcer and skin breakdown prevalence survey. J Wound Ostomy Continence Nurs 2004; 31:168–178.
73. McCord, S, McElvain, V, Sachdeva, R, et al: Risk factors associated with pressure ulcers in the pediatric intensive care unit. J Wound Ostomy Continence Nurs 2004; 31:179–183.
74. Solis, I, Krouskop, T, Trainer, N, et al: Supine interface pressure in children. Arch Phys Med Rehabil 1988; 69:524–526.
75. Neidig, JRE, Kleiber, C, Oppliger, RA: Risk factors associated with pressure ulcers in the pediatric patient following open-heart surgery. Prog Cardiovascular Nurs 1989; 4:99–106.
76. Hickey, K, Vogel, LC, Anderson, CJ, et al. Pressure ulcers in pediatric spinal cord injury. Top Spinal Cord Inj Rehabil 2000; 6(suppl):85–90.

단원 V 상처치유를 위한 생물리적 기술
Biophysical Technologies for Wound Healing

chapter 26 장

상처치유를 위한 내인성과 외인성 전기치료
Endogenous and Exogenous Electrical Fields for Wound Healing

1960년대 중반 이후, 많은 연구를 급성 상처와는 달리 예측 시간 내에 자발적으로 낫지 않고 여러 표준 치료 중재에 반응하지 않는 만성 상처의 치유에서 외인성 전류의 효과를 연구했다.

현재, 만성 상처 환자에게 제공되는 치료는 주로 기초과학 및 임상 연구 실험에서 파생된 증거의 영향력을 밝혀 차례로 규명된 치료 효과에 대한 더 많은 상환 방식을 결정하는 연방 및 지역 보험 당국에 의해 영향을 받는다.

본 장의 주제는 (1) 외피의 내인성 생체전기 시스템과 상처 회복에 대한 그 영향을 설명한다; (2) 강화된 만성 상처 치료를 위한 외인성, 전도성의(전기 용량의) 결합 전류와 관련된 기초 용어를 정의한다; (3) 기초과학 연구를 검토하고, 상처 치유를 촉진하는 것으로 알려져 있는 CCEC 기전을 논의한다; (4) 만성 상처를 치료하기 위한 효과적인 중재로서의 CCEC 사용을 지지하는 임상 연구 증거를 논의한다; (5) 상처 치료를 촉진하는 CCEC의 임상 적용방법을 설명하고; (6) 상처 치유를 위한 CCEC 사용에 대한 주의사항 및 금기증을 확인한다.

내인성 전류 (Endogenous Electrical Currents)

생명을 보존하거나, 보호하는 것에 있어서 중요한 역할을 하는 신체의 여러 기관은 기관이 정상적으로 작동하고 있는지 측정될 수 있고 분석될 수 있는 자연적인 생체 전류를 생성한다. 이러한 내인성 전류의 예로는 세포막에서 발견된 막전위의 전압과 활동전위와 심장 근육 수축을 촉진하기 위해 골격근과 미주 신경을 따라 시냅스에 말초신경을 따라 진행되는 전기자극을 포함한다. 측정 가능한 전류는 피부(신체의 가장 큰 기관) 상처뿐만 아니라, 상처치유를 촉진하는 세포에서도 발견될 수 있다. 본 장에서는 치료와 관련된 생물학적 내인성 전류에 대해 논의한다.

상처에서 자연적으로 발생하는 상처의 내인성 전류 (Naturally Occurring Electric Fields in Wounds-ndogenous Wound Electric Fields)

"동물 전기"의 간단한 역사 (A Brief History of "Animal Electricity")

동물 전기는 18세기와 19세기에 가장 중요한 과학적 발견이었다. 1794년 Luigi Galvani는 개구리의 한 다리에서 궁둥신경의 끝을 절단하고 반대 다리의 근육을 만졌을 때, 다리의 근육이 수축하는 것을 발견했다.[1,2] 같은 해의 보고서는 개구리의 절단된 다리를 노출된 척수에 접촉시켰을 때, 다른 쪽 다리가 경련되었다고 보고했다. 이제 우리는 근수축이 손상된 신경과 노출된 다리로부터 손상된 전류의 결과로 발생된다는 것을 알고 있다. 따라서 Galvani는 "동물 전기"라는 증거를 제공하였다. 1831년에 Carlo Matteucci는 Galvani의 결과를 확인할 수 있었다.[4] 그는 손상된 근육에서 작은 전류가 방출되는 것을 보여주었고, 이는 Galvani의 논증에서 이 전기가 금속 또는 대기 전기의 도움 없이 해부된 개구리 다리의 근수축을 유발한다는 것이다.[1,2,4] 이 실험은 손상 전류의 존재를 증명했다. 이는 이제 세포막의 일부가 손상되면 세포막전위가 음성으로 바뀌고 손상된 부위를 통해 세포의 외부에서 안으로 전류가 흐르는 것으로 알려져 있다. 이것은 세포와 세포사이의 공간에서 안정되게, 오래 지속되는 전압 경사 때문이다. 이 전압은 손상 당한 상처조직과 절단된 피부신경의 안쪽과 그 주위로 전하의 흐름을 주도한다(그림 26.1). 이 발견은 더 잘 알려져 있는 빠르고, 세포막에 걸쳐 국소적으로 스스로 재생 전압을 변화시키는 활동 전위보다 먼저 앞선다.

Galvani는 동물 조직이 신경 전도와 근육 수축과 같은 기본적인 생리 과정에 참여하는 고유 전기를 가졌다고 가정하여 새로운 과학, 전기 생리학의 기초를 마련한 것으로 유명하다. 그러나, 그 시대와 이후의 몇 해 동안 동물 전기와 '생기론" 철학의 명백한 연관성은 어떠한 동물의 부위 없이도 무기물(금속과 같은) 또한 "전기를" 생성하고 근 수축을 유발하기 위해 사용될 수 있다는 것을 증명한 Alessandro Volta에 의해 비판받았다.[5] "생체전기"의 다음 개념적 돌파구를 찾은 것은 1868년이었다. Julius Bernstein은 신경 세포막이 선택적으로 이온의 특정 종류를 통과할 수 있으며 따라서 막전위가 생산된다고 상정하였다.[6] 따라서, 신경 섬유를 따라 전기 "입자"의 흐름으로 생각되었던 신경 충동의 개념은 그 뒤에 즉시 복원되는 막전위와 신경 섬유의 아래로 이동하는 "탈분극"의 국한된 부위로 간단하게 이해되었다.

Hodgkin과 Huxley와 같은 많은 과학자들과 이온 채널에 관한 분자와 유전학 연구,[7] 원형질막의 수송에 대한 최근의 작업을 통하여 우리는 전기생리학이 여러 근본적인 생물학적 활동의 기초가 된다는 것을 알고 있다. 역사적으로, '동물 전기'는 과학적인 기초 및 근거 재검토, 재평가, 그리고 의학 및 생물학에서 더 큰 범위로 활용되었다. 원형질 막전위와 세포의 활동 전위에 대한 훌륭한 발표 자료가 많이 있다. 그러나, 이 장을 시작하기 위해 우리는 상처와 관련된 다른 상피 조직과 피부의 내인성 전기장을 설명할 것이다.

상처와 상처와 관련된 전기의 발견 (Discoveries of Electricity Associated With Injury and Wounds)

18세기와 19세기에 Galvani와 Matteucci가 절단된 궁둥신경과 근 조직을 준비하여 만들었을 때 전류가 상처에서 생성되었다(그림 26.1). 상처와 관련된 전위는 *손상 전위*라고 불린다. 이 전위로 인해 전류가 검류계에 의해 근육 준비를 사용하여 감지하고 측정할 수 있으며 이것이

A. 내인성 상처잔류의 측정

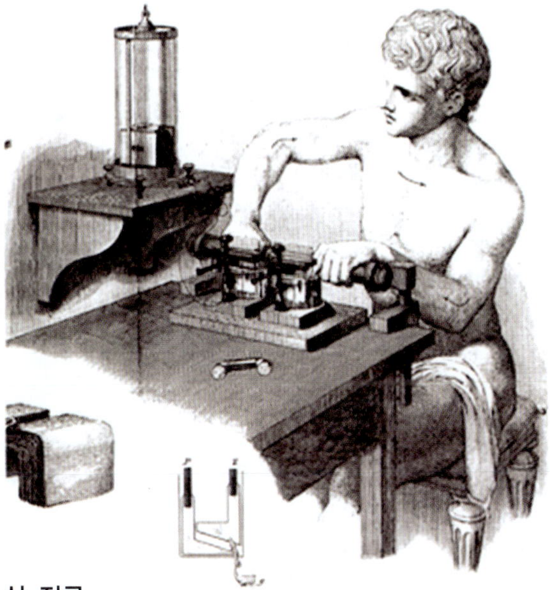

B. 신경의 전달되었을 때의 손상 전류

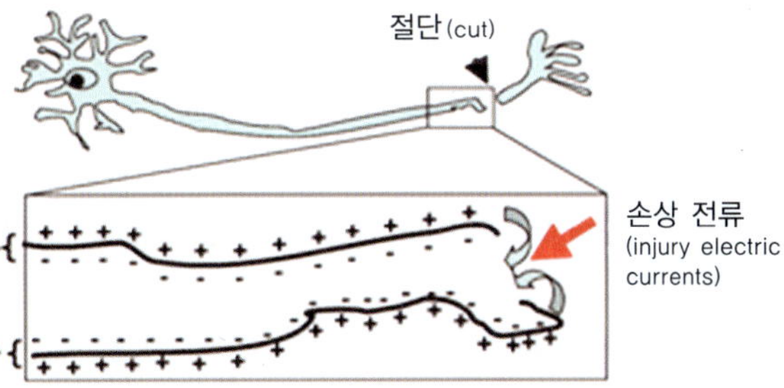

그림 26.1 *1800년대의 중반 Du Bois Reymond에 의한 내인성 상처 전류의 측정. (A) 현대 전기 생리학의 창시자인 Du Bois Reymond는 검류계를 사용하여 자신의 상처에서 흘러나온 약 1 μA를 측정하였다. (B) 절단된 신경에서의 손상 전류의 계통도. 원형질막은 막전위를 안은 음성, 밖은 양성으로 유지한다. 절단되었을 때 열린 부분으로 양성 이온이 안으로 들어가고 음성이온이 밖으로 흘러나오며 그 결과로 잘린 부분의 망 내부로 전류가 들어가게 된다. A. 내인성 상처 전류의 측정 B. 절단된 신경에서의 손상 전류.*

근육을 유발하는 방법이다.[8] 절단된 신경과 근육에서 확인된 실험은 현대에서 예를 들어 손상된 척수에 손상 전위가 실제로 있다는 것으로 확인하였다.[8,9] 독일의 생리학자 Emil Du-Bois Reymond는 상처에서 내인성 전류의 첫 번째 과학적 기록을 하였다고 인정되고 있다.[10] 1860년 검류계를 사용하여, 그는 자신의 손가락에 잘린 부위에서 직류(DC)의 흐름을 측정하였다.[11](그림 26.1) 또한 상처가 나았을 때 전류가 사라짐을 관찰하였다.[10-13]

일정한 전기장을 어디서 찾을 수 있는가? (Where Are Steady Electrical Fields Found?)

외부 전류로부터 안쪽으로 전류를 운반하는 이온 채널과 펌프의 공간 분리는 횡단 전류의 흐름과 횡단 세포 막전류의 흐름을 유지한다. 상처의 상피 전위(전압)는 상처에서 낮은 저항 경로를 만들어준다. 상처의 내인성 자기장은 마이크로-유리 전극, 진동 프로브, 자기-기준 전극과 같은 현대기술로 연구되고 확인되었다. 전기장이 절단된 양서류 사지, 인간 손가락 끝, 각막과 눈 수정체 상피, 피부의 상처에서 발견되었다. 일정한 전류는 손상된 뼈 및 척수의 횡단 부위에서 발견되었다. 유사한 안정 상태 이온 전류는 발달과 재생 동안 측정되었고 정상 발달, 이러한 전류의 변화는 정상적인 발달, 재생 및 상처 치유에 장애가 발생되었다.

> **핵심 26.1**
>
> 우리 몸 또는 표피 조직으로 둘러싸인 기관은 상처에서 상피의 무결성이 파괴된 곳에서도 상처 전류는 일반적으로 발견된다.

내인성 상처 전기장의 생리적 기초 (Physiological Basis of Endogenous Wound Electric Fields)

상피 전위차 (Transepithelial Potential Difference)

피부와 각막 상피는 건전지의 역할을 하는 전위를 가지고 있다. 잘 조율된 방향의 이온 수송은 각막과 피부의 상피 전위차(TEPs)의 기초이다. 각막 상피는 예를 들어, 이온 채널 및 펌프를 사용하여 이온과 물 수송의 정교한 시스템을 갖고 있다(그림 26.2). 여기서 "펌프"는 세포막 펌프와 이온 수송에 일반적으로 사용되는 용어를 나타내기 위해 쓰인다. 각막 상피층에 걸친 전위의 주요 원천은 양이온의 상피 수송(Na^+–K^+)이 기저면으로 이동하고 음이온(Cl−) 바깥쪽의 정점에서 열상 유동액의 안쪽으로 이동하는 것이다. 기저측 막은 Cl^-를 Na^+–K^+–2CL–cotransporter를 통해 안으로 흡수시키고, 음이온은 Cl^- 채널을 통해 정점의 환경 안으로 방출된다. NA^+는 능동적으로 열상에서 기질로 이송된다.[32,33] 각막 상피의 바깥쪽 세포는 밀착 연접에 의해 연결되어 주요 전기 저항 장벽을 형성한다. 저항 장벽에 연결된 방향성 이온 수송은 +25–40mV(양성 내부) 주위에 TEP를 확립한다.[34-36A]

1945년부터 여러 연구자들이 손상되지 않은 피부의 표면에서 음성 전압을 측정하였고, 표면 상처의 끝에서는 양성 전압을 측정하였다고 보고하였다.[20,26,27] 이러한 TEPs 측정은 Na^+가 표피 세포의 외부에서 내부로 확산될 수 있도록 허락해주는 피부 점막 표면의 꼭대기 막에서 Na^+ 채널의 결과로 존재하는 것으로 알려져 있다(그림 26.2와 26.3). 따라서, 인간의 피부는 피부 표면의 표피 세포의 내부에서 부분적으로 Na^+의 끊임없는 변화의 결과, 바깥 표면의 변동이 심한 음성 전기적 변화의 수준을 유지한다. 피부 건전지의 존재를 더욱 지지해주는 실험적 증거는 피부에 아밀로라이드(표피 막의 바깥쪽에서 Na^+ 채널을 차단하는 것으로 알려진)를 적용하는 것으로 설명된다. 이는 생체 전기의 흐름이 발견되지 않도록 피부 건전지를 억제하는 결과를 낳는다.

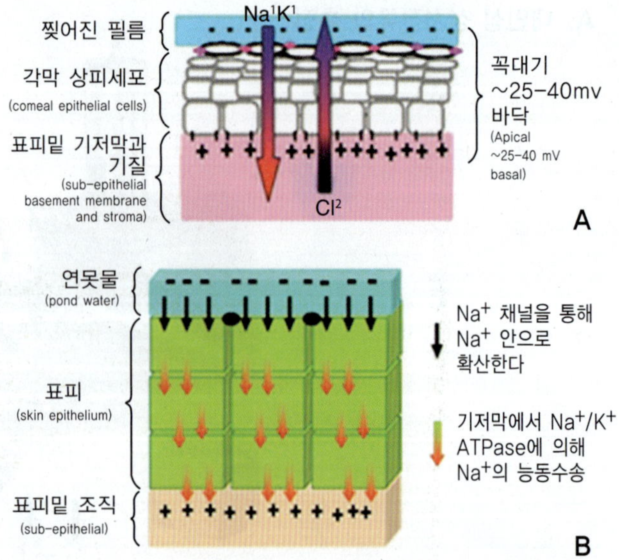

그림 26.2 *상피는 배터리이다. 피부 및 다른 상피는 능동 이온 수송으로 인해 전위차를 유지한다. (A) 각막 펌프 상피의 Na^+는 기저 측면으로 Cl^-는 정점의 측면 혀끝의 측면으로 이동한다. 이러한 이온의 수송은 정점 측면으로 연관된 기저 면에서 양성의 전위차를 생성한다. (B) 개구리 피부 세포융합 상피에서 Na^+의 도표. 나트륨 이온은 가파른 전기화학적 기울기를 따라 이동하고 이러한 세포의 바깥쪽 세포막에 Na^+채널을 통해 상피의 바깥 세포(위)로 들어간다. 일단 세포는 상피의 세포 연결인 간극 연접을 통해 상피의 다른 세포로 확산할 수 있으며, 능동적으로 Na^+ 채널이 있는 막의 바깥쪽을 제외한 상피의 원형질막의 모든 전기발생 펌프를 통해 이러한 세포들로부터 운반될 수 있다. Na^+ 수송 결과 상피의 물이 동물의 체액으로 들어가고 상피를 통과하여 50mV의 전위를 발생한다. 상피의 외연에 있는 세포 간의 밀착연접은 상피의 전기발생 Na^+ 수송에 의해 발생되는 전위의 붕괴를 최소화하여 안으로 운반되어 양성으로 변하는 것을 최소화할 수 있다.*
(출처: Vanable, JW, Jr: Integumentary potentials and wound healing. In: Borgans, RB, et al (eds): Electric Fields in Vertebrae Repair. New York, Alan R. Liss, 1989.)

> **핵심 26.2**
>
> Foulds과 Baker는 인간 피부의 TEPs를 측정하고 측정된 부위에 따라 10–60 mV 범위의 값을 보고했다.27 또한, 그들은 피부의 여러 위치에서 진피와 가동 전극과 전기적으로 접촉하여 전극을 배치함으로써 정상적인 지원자의 피부 건전지의 존재를 증명했다. 그들은 모든 대상자의 모든 피부 부위 평균 음성 전위가 −23.4mV인 것을 발견했다.

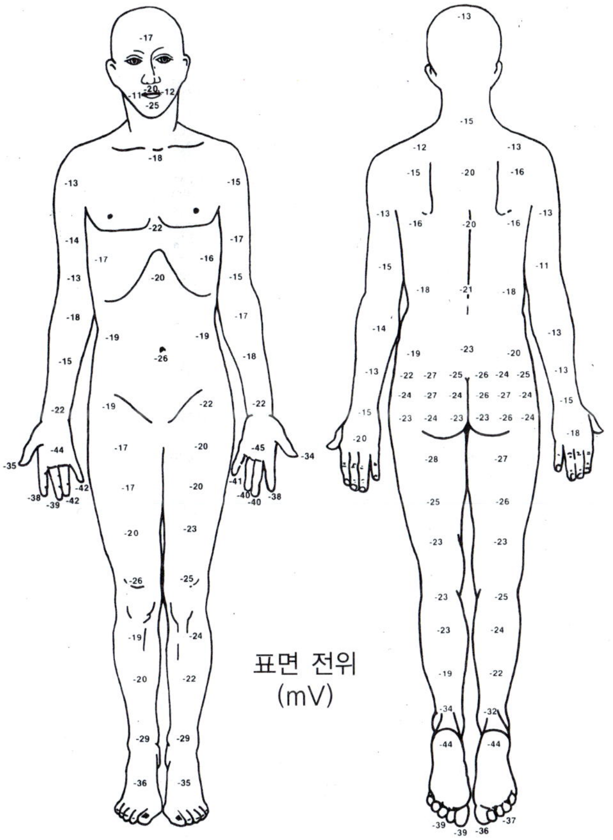

그림 26.3 *평균적인 인간의 피부 건전지 전위는 일반적인 29살의 사람에서 측정된다. 피부의 바깥은 신체 내부에서 전기적으로 음성인 것으로 알려져 있으며 측정 가능한 전압(mV)는 동물의 피부에서 측정 된 것과 비슷하다.*
(출처: Foulds, IS, Barker, AT: Human skin battery potentials and their possible role in wound healing. Br J Dermatol 1983; 109:515-522.)

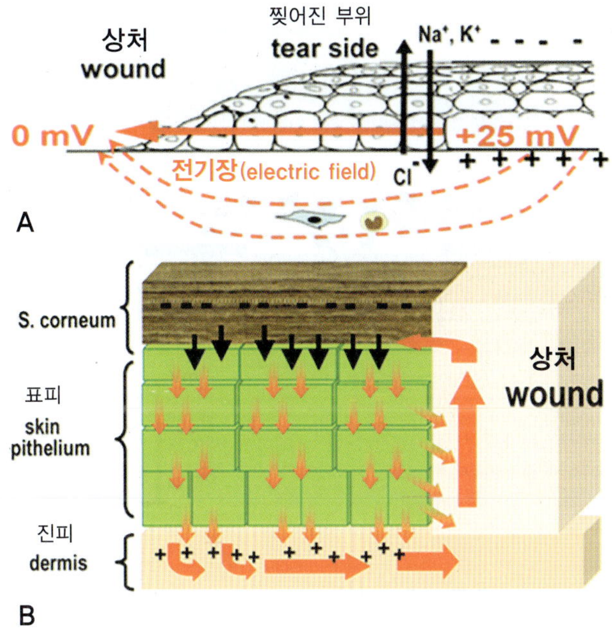

그림 26.4 *창상은 상피 세포와 상피 전위차의 단락을 강하게 묶어놓아서 가쪽으로 향하는 내인성 상처 전기 신호를 생성한다. (A) 각막 상처. 상처는 상피 장벽과 상피 전위차의 단락을 방해한다. 이온과 전입자는 상처의 가장자리와 내인성 손상 전류에서 바깥으로 흐른다; 빨간색 실선 화살표는 상처 쪽으로 향하고 있다. 검은색 화살표는 전류의 흐름을 지원하고 건전지로 작동하고 온전한 세포에서 유지되는 이온의 능동 수송을 보여준다. (B) 기니피그 피부 각질층을 통한 상처와 전류의 경로. 도식표는 피부의 건전지가 양전하를 안쪽(작은 빨간 화살표)를 이동시키는 것을 보여준다. 이온은 손상 전류의 흐름(큰 빨간색 화살표) 결로, 상처를 통해 나가게 되고 각질층과 살아있는 표피층을 통해 들어온다.*

피부장벽파괴-손상 전류와 상처 전기장의 발생 (Disruption of the Skin Barrier-Generation of Injury Current and Wound Electric Fields)

피부에 상처가 발생하면 TEP는 피부가 없어지면서 제공 축축한 낮은 상처 저항을 통해 외부에 꾸준히 측정 가능한 전류를 구동하는데 필요한 기전력을 제공한다(그림 26.4). 본질적으로, 상처 부위의 피부 건전지 단락으로 누전전류를 발생시킨다.[26] Reid 등은 자기 전극을 이용하여 각막과 피부 상처에서 공간을 크게 분열시켜 내인성 상처 전기장을 설명하였다.[22,24,25] 각막 상피 상처에서는 4 μA/㎠의 큰 외부 전류가 즉시 상처 가장자리에 나타난다. 이 전류는 서서히 10μA/㎠로 증가하고, 4~8μA/cm²에서 지속된다. 각막의 상처에서 전류의 흐름에 대한 자세한 도식화는 상처 끝 부분에서 강한 전류가 흐르는 것을 보여준다(그림 26.5A).[36,37] 거의 1.8mm의 직경을 가진 각마 상피 상처 원 안에 가장 바깥쪽 전류는 창상 중심부에서 0.9mm로 측정되었다(그림 26.5B).[26] Barker 등은 포유류의 피부 상처 미세 전극으로 상피 전위차(파란 선)와 전기적 전위차(빨간 선)의 차이점을 설명하였다. 상처 저항 값이 낮은 경우에는 상처의 촉촉함이 유지되는 때에 죽은 각질층과 살아있는 상피 사이의 경로를 통해 건전지로 바뀌도록 외부 표피 TEP의 흐름에 의해 전류가 움직인다. 전류가 표피 건전지로 바뀔 때 가쪽 전압 전위의 급격한 감소는 상처의 가장자리에서 발생한다(그림 26.5C). 피험자 손가락 상처의 내인성 전류는 진동 프로브를 사용하여 쉽게 측정된다(그림 26.6).

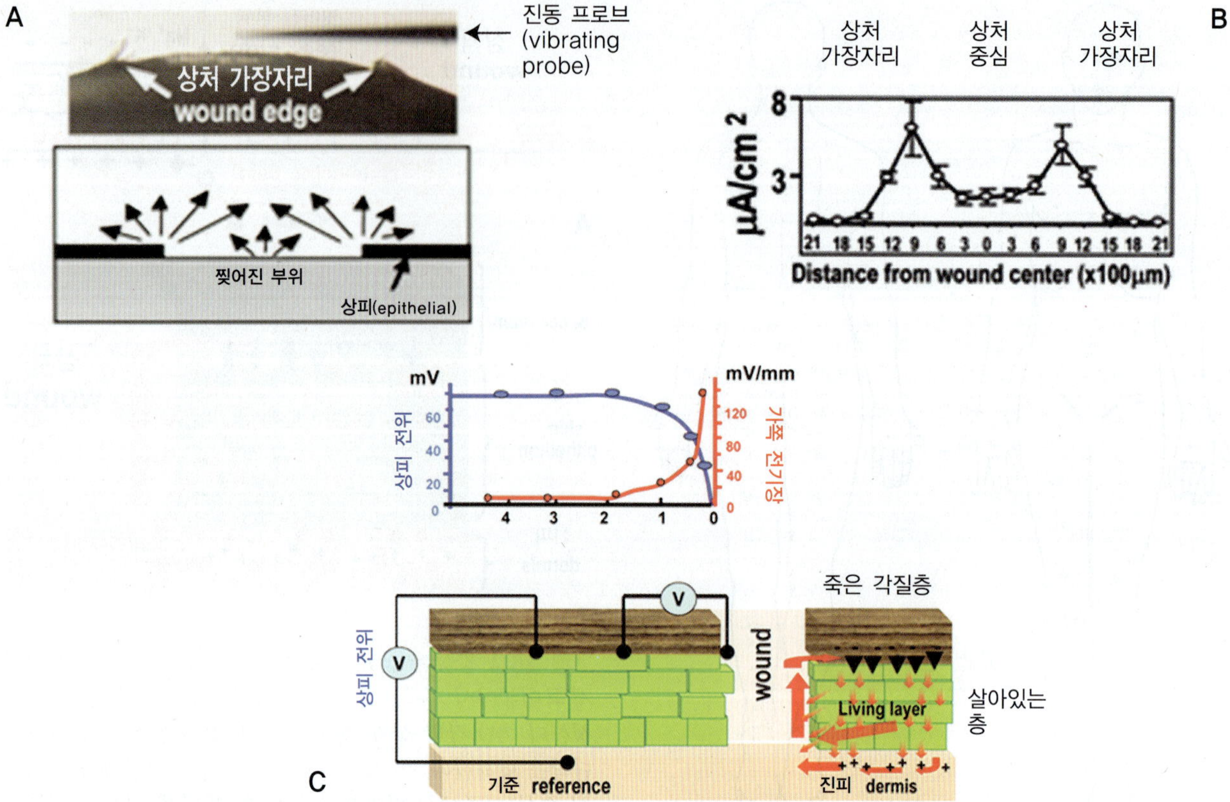

그림 26.5 *상처는 가장자리에서 중심을 향해 강한 전류의 흐름을 주도한다. (A) 각막 상피 상처의 전류는 진동 프로브로 측정된다. 아래의 그림은 화살표의 길이로 나타나는 전류의 방향과 크기를 보여준다. (B) 상처 전류는 상처의 가장자리에서 가장 강력하다. (C) 상처 부근에서 가쪽 전위는 포유류의 피부에서 만들어진다. 도식표는 상피전위와 가쪽 전위의 해당 측정 방법을 설명합니다. 상처 부근의 상피전위는 왼쪽에 보이는 것과 같이 측정된다. 자료는 푸른 곡선에서 보이는 것처럼 측정된다. 상처의 저항은 상처에서 단락 회로로 인해 감소한다. 상처가 축축하게 유지된 경우, 전류는 죽은 각질층과 살아있는 상피 층 사이의 경로를 통해 "상피 건전지"에 상처의 회복을 위해 표피 TEP의 흐름으로 구동된다. 상처 부근에서 가쪽 영역은 상처의 가장자리에서 거리의 함수로 나타내어 빨간 곡선처럼 표시되어 있다. 전류가 표피 건전지로 돌아오도록 가쪽 전위는 서서히 떨어진다(빨간 곡선). (출처: Vanable, JW Jr: Integumentary potentials and wound healing. In: Borgans, RB, Robinson, K, Vanable, J, McGinnis, M, et al (eds): Electric Fields in Vertebrate Repair. New York, Alan R. Liss, 1989, p 187.)*

> **핵심 26.3**
>
> 반대로, 상처에 바로 인접한 피부, 불과 3mm 거리에서는 가파른 가측 전압 경사가 상처 가장자리 140mV/mm의 높이에서 0mV/mm로 감소한다 (그림 26.5C).

피부와 각막의 상처로 유도된 가쪽 EFs는 단일세포에서 측정된 손상 전류보다 훨씬 길다.[38] 흥미롭게도, 돼지를 모델로 이용한 4일의 실험 기간 중 Cheng 등은 상처폐쇄 드레싱은 같은 기간에 공기에 노출된 상처에서 5.2±12.6mV로 유의하게 감소한 것으로 기록된 것에 비해 측정 가능한 상처의 상처 후 EF가 29.6±8.6mV를 유지하고 있음을 입증하였다. 그들의 연구는 상처의 상처 전류가 폐색성에서 발생하여 가속 치유에 기여할 수 있는 수분 유지형 드레싱, 즉 폐쇄를 유지할 수 있다는 증거를 제공한다.[39,40] 0.9%의 염화나트륨(NaCl)으로 구성된 덮 누출액 또는 장액 세포인 드레싱의 폐색성 및 다른 유형은 세포 친화적인 상처 환경을 제공한. 무균 영역으로 대체된 "생리 식염수"는 삼출액(물과 전해질)으로 사용되는 "일반적인" 식염수로 알려져 있으며 이 때문에 생물학적 손상 전류의 흐름을 유지하기 위한 전도성 매체를 제공하는 습한 상처 환경을 유지하게 한다.

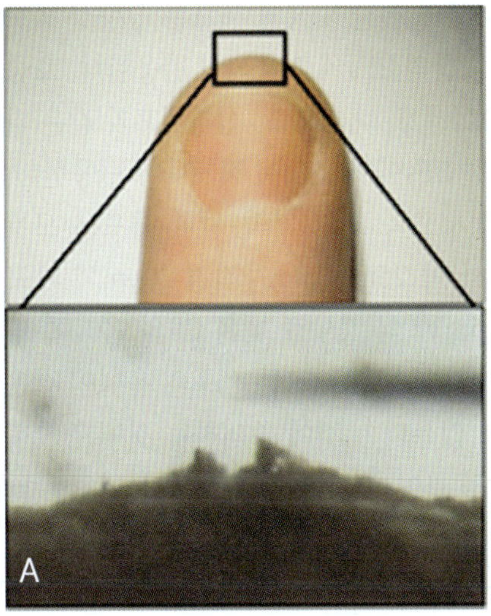

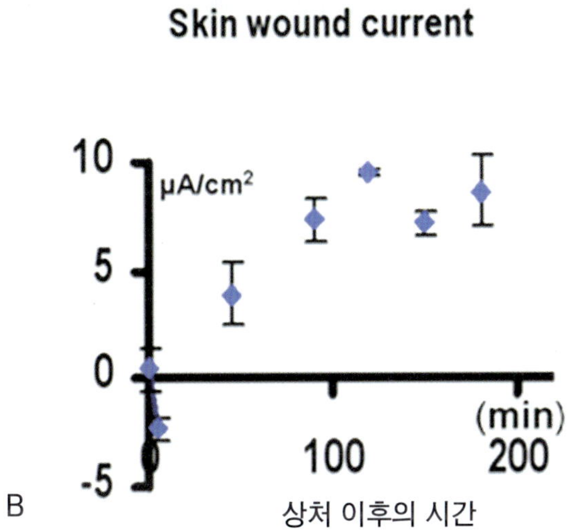

그림 26.6 *손가락 끝의 작은 상처에 내인성 전기 신호. (A) 손가락 끝의 작은 랜싯 상처에서 진동 프로브 측정. (B) 작은 절단 상처에서 크고 안정되게 흐르는 전류.*
[First published in Nature Protocols, 3, 2, 2007, doi:10.1038/nprot.2007.91.] © Nature Publishing Group, a division of Macmillan Publishers Limited.)

핵심 26.4

상처를 건조시키는 경우에는 건조한 가피(겉 껍질)의 저항이 측정 가능한 가쪽 전압 기울기를 없애고 상처에서 흘러 나오는 전류를 차단한다.

새로운 상피에 의해 닫힌 상처는 손상 전류를 측정할 수 없다. McGinnis와 Vanable은 상처와 그에 따른 가쪽 전압 기울기를 통해서 상피 조직에 의해 생성된 저항에 기인하여 전류가 감소하거나 결국은 존재하지 않게 됨을 보여주었다. Na^+의 손상 전류가 실제로 상처 치유에 기여

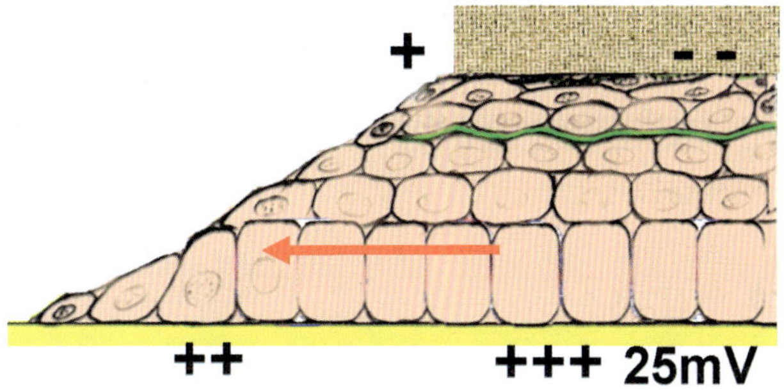

그림 26.7 *피부 상처에서 전류와 전위의 흐름. 전기적으로 음성인 온전한 피부 표면이 오른쪽에 표시되어있다. 상피층이 손상됐을 때 상처 부위는 단락된다. 그 결과 상처 가장자리의 표면은 정상 피부 표면의 음성 전위와 관련하여 더 양성으로 변하게 된다(그림의 윗부분). 대조적으로, 상처 가장자리는 상처 후 상피층의 주변에 관련되어 양성이 작아진다(따라서 음성). 상피층의 전위차는 상처로 이동하는 상피 세포를 치유하기 위해 방향성 신호를 제공한다. 상피층 내의 전기 신호 결과는 그림의 하단에 있는 빨간색 화살표로 기호로 표시되어 있다.*

하는지의 여부는 아직 완전히 확립되어 있지 않다. 이는 여러 이온 참여와 다양한 이온 채널과 펌프에 의한 상처 전기장 조절의 복잡성에 기인할 수 있다(그림 26.7).

많은 실험 연구에서 인간과 포유류, 양서류의 내인성 생체 시스템은 조직의 치유에 기여하는 것으로 나타났다.[17,20,24,26,27,36B,44-46]

생리적 효과-상처 치유에서 내인성 전기장의 역할 (Biological Effects-Role of the Endogenous Ectric Fields in Wound Healing)

수화된 상처에서 바깥으로 흐르는 측정 가능한 전류는 상피 상처 단면에서 양성 극성을 갖고 있다. 그러나, 과립층, 유극층, 피부 기저에서 전류 흐름은 음성의 상처 가장자리와 양성의 상처 주위의 피부 아래로 인도된다(그림 26.4, 26.5). 따라서, 피부 상처의 삼차원 구조에서 온전한 피부는 Foulds와 Barker에 의해 입증된 것처럼 피부 표면 음성 전위를 유지하는 것이다.[27] 정상적인 상피 전위가 단락되어 피부가 손상된 경우, 상처에서 멀리 떨어진 온전한 피부의 표면은 양성이다. 재상피화를 통한 상처 폐쇄 후 콜라겐의 리모델링은 손상 전류 및 가쪽 전압 기울기는 더 이상 존재하지 않는다는 사실에도 불구하고 발생한다. 따라서 내인성 상처 전류가 치유 리모델링 단계에 영향을

미칠 것으로 예상하는 이유는 작다. 분명히 개방된 상처는 다시 나타나는 새롭고 다치기 쉬운 상피와 폐쇄되어 있지만, 모든 조직의 리모델링과 성숙이 발생할 때까지, 치유되지 않는다.

핵심 26.5

상피층에서 재생되는 상처 부위는 상처 주변의 피부 아래와 관련하여 음성으로 변한다(그림 26.7). 이 층의 세포는 능동적으로 상피화에 기여한다. 측정된 전기장 강도는 염증, 섬유 증식, 수축, 재상피화 치유 동안 세포 이동을 촉진하기에 충분하다.[36B]

주전성/전기 주성(Galvanotaxis/Electrotaxis)

주전성 또는 전기주성은 전기장(EF)에서 세포의 방향성 이동이다. 연구자들은 세포의 유형에 따라 기층에 부착될 때 특정 극에 능동적으로 이동하는 것을 관찰했다. 이들은 부착되었을 때 전기영동 효과를 통해 반대극 쪽으로 이동한다. 많은 연구는 세포 이동이 조직배양으로 인도되는 전기장에 의해 양극 또는 음극으로 향하는 조직 회복과 연관되어 있다고 보고한다.[14,29,37,45–61]

핵심 26.6

전기주성은 양성 또는 음성으로 대전되어 죽은 세포나 무기성 입자(예: 이온)처럼 행동하는 살아있는 기관 세포와 따라서 반대쪽 극성의 EF 쪽으로 이동한다는 점의 단순한 물리학에 의해 설명되지 않는다.

피부와 각막으로부터 인간의 상피 세포는 방향성 세포 이동에 의해 생리적 힘의 EFs에 적용되어 반응한다. 호중구, 대식세포, 섬유아세포, 내피세포, 신경세포와 같은 다른 유형의 세포 또한 EFs에 적용되어 작게나마 반응한다.

인간의 각질형성세포와 소의 각막 상피 세포는 모두 생리적 범위 내에서 약 25mV/mm/(직경 20μm의 세포를 가로 지르는 0.5mV)의 정도로 낮은 EF의 음극쪽 방향으로 이동한다.[24,62] 다시 말해, 모든 세포의 유형이 같은 방향으로 이동하지 않는다는 것에 주의하는 것이 중요하다. 각막 상피세포와 골아세포는 음극으로 이동하고 각막 기질 섬유아세포와 파골세포는 양극으로 이동한다.[63,64] 인간 피부 섬유아세포 및 멜라닌 세포와 같은 다른 세포는 EF의 힘에 반응하지 않거나 더 오랜 시간이 걸리는 것으로 보여진다.[65,66] 몇몇 연구자들은 시험관 실험에서 양극 또는 음극 중 하나에서 다른 세포의 높아진 운동성을 보고하였다(표 26.1).

상처치유에서 상피세포의 직접적인 이동에 가장 중요한 신호인 전기장 (Electric Fields as an Overriding Signal to Direct Migration of Epithelial Cells in Wound Healing)

감염을 치유하기 위해 상처를 둘러싸고 있는 세포의 경우, 상처 방향으로 증식하고 이동해야 한다. 다음은 상처로의 세포 이동 가이드라인이다.[24]

1. *화학적 물질 방출*. 상처의 세포에 의해 방출된 화학적 물질은 주화성 또는 화학적 구배에 대한 반응으로

표 26.1 DC와 PC 전기장의 세포 이주성/주전성에 대한 체외 실험

치유 단계	생물학적 효과	세포	세포 이주성 검사	연구자
염증기	식작용과 자가융해	대식세포	DC (+)	Orida, Feldman[54]
		호중구	DC (+)	Fukushima 등[51]
		호중구	DC (+)	Eberhardt 등[77]
		활동성 호중구	DC (−)	Dineur/Monguio[53]
증식기	섬유증식	섬유아세포	PC (−)	Bourguignon, Jy Bourguignon[47]
		섬유아세포	DC (−)	Erickson, Nuccitelli[50]
		섬유아세포	DC (−)	Yang 등[58]
		케라틴 형성 세포	DC (−)	Fang 등[59]
		케라틴 형성 세포	DC (−)	Sheridan 등[61]
재형성기	상처 수축, 상피화	근섬유아세포	PC (−)	Stromberg[56]
		상피세포	DC (−)	Cooper, Schliwa[48]

방향성 세포 이동으로 상처에 세포를 끌 수 있다.

2. *접촉 억제 방출.* 세포는 즉시 상처 중심에 직면한 이웃 세포들이 없게 되며 이러한 세포들은 따라서 상처 방향으로 이동하게 된다.
3. *창강(빈 공간).* 간단하게, 공간의 가용성과 더불어 이동에 지장이 없기 때문에 세포는 상처 방향으로 이동한다.
4. *개체군 압력.* 인접한 생존 세포의 성장은 선두의 앞 가장자리를 따라 상처로 세포를 밀어낼 수 있다.
5. *손상 자극.* 상처의 기계적 자극과 같은 손상 자극은 상처로의 세포 이동을 활성화시키기 위해 여러 가지 세포 내, 세포 간 신호를 유발한다. 손상은 세포 내 칼슘, ERK1/2와 p38 MAP 키나아제,[67] c-fos, c-jun과 같은 신호를 유발한다.[68-70]

핵심 26.7

다섯 가지의 상처 치유 원칙과 비교해 보아도 내인성 상처 EFs는 얼마나 중요한가? 치유를 증가시키기 위해 외부 EFs가 상처로 적용될 때 상처로 현저하게 빨리 옮기기 위해 각막 상피 세포와 피부 각질 세포는 EFs의 명령을 따른다.[24] 그러나, 생리적 힘의 외부적 EFs가 이 치료방향과 반대로 적용될 때에는, 각막상피세포와 피부 각질 세포는 EFs의 방향으로 이동하고 다른 신호는 무시한다.[24]

단층 상처치유 모형에 있어 직류 전류를 사용할 때 가장 중요한 요점은 세포의 이동방향이다. 사체의 조직을 대상으로 세포에 직접 자기장을 적용하였을 때, 세포 이동을 확인할 수 있었다(그림 26.8).[24]

피부와 각막같은 다층 상피세포의 치유에도 세포 증식이 유도효과를 따르는지 조사자는 중층상피의 이주에서 EFs 유도효과를 조사했다.[24] 생리적인 내인성 EFs가 각막의 상처에 적용될 때, 상처에 중층상피의 이주는 그 전기신호의 극성에 의해 주로 이끌린다.[24] 세포는 이전에 언급되었던 유도방향에 따라 움직였지만, EFs가 적용되었을 때는 EFs의 극성에 따라 이동하였다. 또한 중층상피 경우 세포의 이동속도는 현저하게 증가하였다(그림 26.9).[24]

이 실험으로부터 파악할 수 있었던 결과는 내인성 EFs가 단지 세포의 이동을 이끄는 단순한 역할에 그치지 않고, 현재 우리가 알고 있는 것보다 매우 중요하고 우월한 역할을 한다는 것이다.

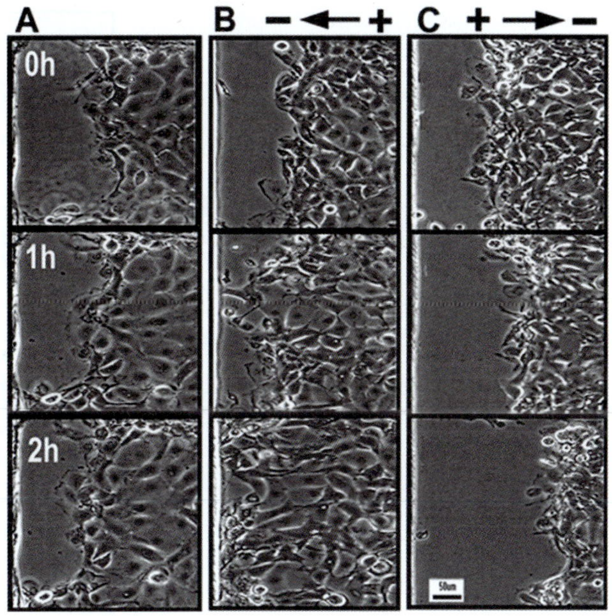

그림 26.8 *각막 상피성 단층의 상처 치유의 방향에 전기신호는 세포 이동을 위한 우월한 유도 신호이다. (A) 전기장을 적용하지 않았을 때 가장자리의 세포는 왼쪽으로 이동한다. (B) 상처 치유 방향으로 극성을 적용하였더니 상처 가장자리에서의 세포는 현저하게 증가된 속도로 상처방향으로 이동한다(음극이 왼쪽에 있다). (C) 치료 방향을 반대로 적용하였더니 세포의 증식은 상처로부터 멀어져갔다. (출처: Zhao, M, Song, B, Pu, J, et al: Electrical signals control wound healing through phosphatidylinositol-3-OH kinase-gamma and PTEN. Nature 2006; 442:457-460.).*

내인성 흐름의 다른 효과–세포 분열, 신경 발아와 혈관형성 (Other Effects of Endogenous Currents-Cell Division, Nerve Sprouting, and Angiogenesis)

세포 이동에 더하여, 세포 대사와 많은 다른 세포의 행동은 내인성 EFs에 의해 영향을 받을 수 있다. 이는 내인성 EFs가 최대인 곳의 상처 가장자리로부터 대략 500μm 내의 세포에서 중요하다(그림 26.5). 세포 이동, 세포 증식, 백혈구 침윤과 상처 가장자리로부터의 신경 발아는 내인성 상처 EFs가 있는 곳에서 필연적으로 일어날 것이다(그림 26.4, 26.5).

하물며 상처 치유 반응에 대한 내인성 EFs의 효과는 잘 알려져 있지 않다. 그러나 내인성 상처 EFs를 조절하기 위한 약물적인 접근이 개발되고 있으며, 그 방법은 다음과 같이 설명된다. 이것은 직접적인 전극 접촉으로 상처로 전류를 보내거나, 상처에 흐르는 전류 전달로 간헐적 고주

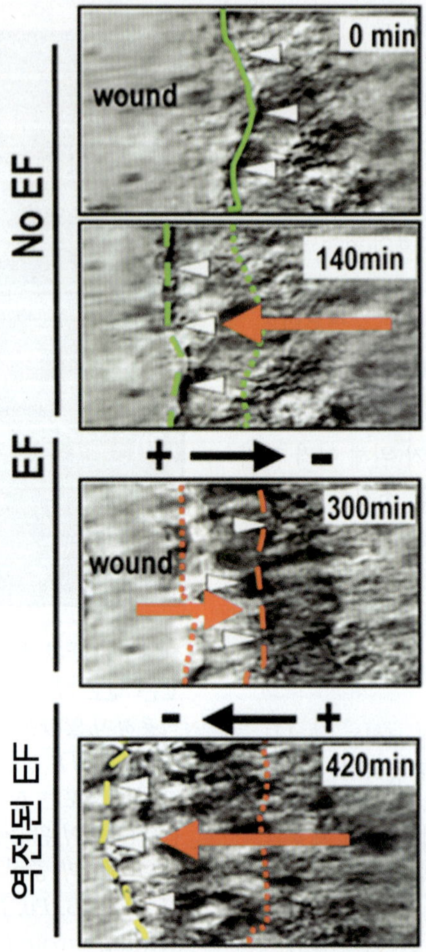

그림 26.9 *전기 신호는 중층 상피 상처 치유의 방향성 세포 이동을 위한 뚜렷한 지침 신호이다: 0~140분은 중층 상피가 전기장이 없는 상태에서 상처로 이동 한다; 140~300분은 적용된 생리적 전기장이 상처에서 이동하는 세포를 지시하고 이동하는 전기장의 극성이 반대로 되어 300분에서 420분은 전기 신호가 빨리 상처로 돌아가기 위해 세포를 안내한다. 점선은 시작 부분의 상처 가장자리를 나타낸다; 점선은 지정된 시간이 경과 한 후, 상처의 끝을 나타낸다. 흰색 화살표는 상처의 가장자리, 빨간색 화살표는 세포 이동의 방향을 보여준다. (출처: Zhao, M, Song, B, Pu, J, et al: Electrical signals control wound healing through phosphatidylinositol-3-OH kinase-gamma and PTEN. Nature 2006; 442:457-460.)*

파 부위에서 전류를 유도함으로써 상처 치유에 외인성 전기 자극의 효과를 이용하는 것이 쉬우면서 더 실용적이고 편리한 방법인 것을 입증할 수 있다. 후자의 방법은 27장에 나와 있다.

본 장의 앞부분에서 언급한 바와 같이, 내인성 상처 EFs의 생리적 기초는 방향성 이온 수송이다(그림 26.3, 26.4). 특정 이온의 수송을 촉진하거나 억제하기 위해 사용 가능한 약물 요소나 화학적인 건전지가 있다. 약물학적으로 TEP를 늘리면 내인성 상처 EFs를 증가시킬 것이다. 연구들은 각막 상처에서 Cl^-가 내인성 전류의 주요 요소라는 것을 보여준다.[22] Reid 등은 6개의 약물을 실험하여 그 중 4개는 Cl^-와 Na^+의 수송이 증가되었고, 2개는 Cl^-와 Na^+의 수송이 감소함을 입증하였다. 이 6가지 화학물질은 다양한 약학적 효과를 낳지만 한 가지 주 공통 효과가 있다: 이들은 각막 상피에서 이온 수송을 변화시킨다. 6개의 화학물질은 지속적으로 유의하게 Cl^- 수송을 촉진 후 횡단각막 전위차와 상처 전류를 증가시킨다. 다른 2개의 약물은 이온 수송을 억제하고, 횡단 각막 전위차와 상처 전류를 유의하게 감소시킨다.[22] 그림 26.10에서 보이는 것과 같이 질산은($AgNO_3$) 증가는 푸로세마이드를 억제하는 반면 Na^+와 Cl^-를 수송한다. 상대적으로, 상처 전류는 각각 촉진되거나 감소된다. 상치 치유 속도는 TEP 크기와 내인성 상처 EFs 크기에 정비례하였다.[22,24,71] 독립된 소 눈의 각막 상처에서 Na^+ 채널 차단제인 benzamil 또는

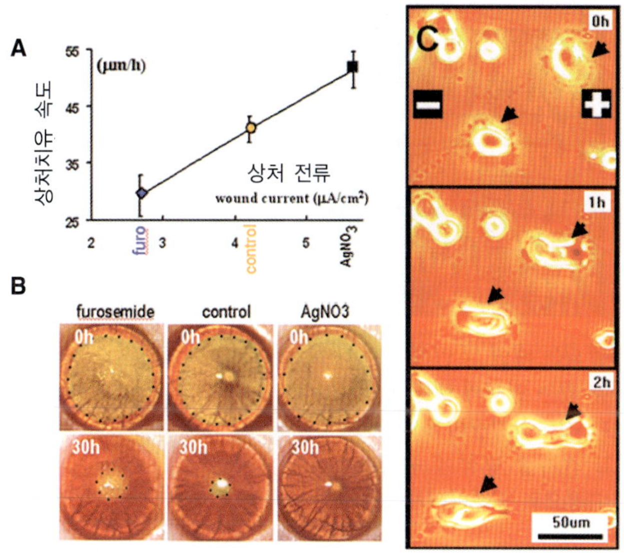

그림 26.10 *내인성 상처 전기장의 약리학적 조절은 체내연구 각막 상피 상처 치료를 조절한다(A와 B). 적용된 전기장 중심의 세포 분열(C). (A) 상피 세포의 이온 수송을 강화하는 AgNO3 치료 후 각막 상처의 내인성 전기장이 증가했다. 대조적으로, 이온 수송을 억제하는 푸로세마이드(furo) 치료는 상처 가장자리의 내인성 상처 전기장을 현저하게 감소시켰다. 이것은 차례대로 직접 체내연구에서 쥐 각막 상처 치유 속도와 상관있다. (B) Photos는 내인성 상처 전류의 조작이나 직접 체내연구에서 상처 치유에 영향을 미치는 푸로세마이드를 관찰하기 위해 AgNO3를 사용하였다. 명료함을 위해 상처 가장자리에 점으로 표시하였다. 두 사람은 각막 상피 세포(화살표)를 150mV/mm의 전기장을 적용하여 분열시켰다. 자기장 벡터는 수평이며, 분할은 EF에 거의 수직으로 발생했다. (출처: Zhao, M, Forrester, JV, McCaig, CD: A small, physiological electric field orients cell division. Proc Natl Acad Sci U S A 1999; 96:4942-4946.)*

Na^+가 없는 식염수로 인한 내인성 EFs 감소는 상처 전류를 감소, 상처 치유를 지연시킨다. Na^+가 없는 매질의 상처에서 자연적인 EFs의 회복과 증폭을 위한 전류의 외부 주입은 상처 치유를 촉진한다.[44]

부위에 근접한 각막상피세포는 상처에 대한 반응이 나뉘게 된다. 내인성 상처 EFs를 촉진시키는 두 가지 이온-수송 촉진제 PGE_2(프로스타글란딘 E_2) 또는 아미노필린은 이온 수송 향상 약물과 내생의 상처, EF를 높여 또는 아미노필린은 상처 가장자리 600μm 이내의 세포 분열을 40% 증가시키고 유사분열 억제의 27%를 일으키는 와베인(Ouabain)과 EFs를 억제시킨다.[71] 흥미로운 것은 각막 상피 세포는 자기장 벡터에 수직으로 형성된 분할면과 배양된 EF로 적용된 것으로 나뉜다(그림 26.10C).[72] 이러한 눈에 띄는 현상은 체내연구에서 발생하고 내인성 EFs에 의해 조절되는 것으로 보인다. 각막 상처에서 유사분열방추는 EF 벡터에 거의 평행하게 누워 있고 분할은 자력선에 수직으로 발생한다. PGE_2와 내인성 상처 EF를 강화하는 것은 대부분 자기장 벡터에 수직으로 분할면에서 분열 세포의 비율을 2배로 만든다.[71]

신경 발아는 신경재분포를 위해 피부와 각막상피를 재생시킨다. PGE_2, 아미노필린, $AgNO_3$, 아스코르브산으로 내인성 전기장이 촉진될 때, 상처 쪽으로 신경돌기 성장이 유의하게 촉진되며 상처 가장자리로 향하는 발아 시작이 보다 쉽고 많이 된다. 와베인이나 푸로세마이드 같은 내인성 전기장 감소는 상처 가장자리 쪽으로 향하는 방향성 신경 발아를 예방한다.[73]

후자의 결과는 세포 이동 방향성뿐만 아니라, 상처 치유에서 방향성 신경 발아와 세포 분열의 빈도의 방향 조절 또한 내인성 자기장의 역할이라는 것을 지지한다. 이러한 시험관 연구들은 전기 자극으로 상처의 임상 치료 시 양극과 음극을 선택할 수 있도록 기초가 되는 주전성/전기주성 이론을 설명한다.

내피 세포와 백혈구 또한 시험관 EFs에 적용되어 반응한다.[24,74,75] 상처 치유에서 이들의 행동과 기능은 내인성 상처 EFs에 의해 영향을 받는 경향이 있다. 그러나 그들은 내인성 EFs가 가장 강할 때 상처 가장자리에 바로 인접해 있지 않은 곳에서 더 강력한 전기 신호를 발생할 수 있다. 그럼에도 불구하고, 멀리 떨어진 상처 가장자리에서 계속

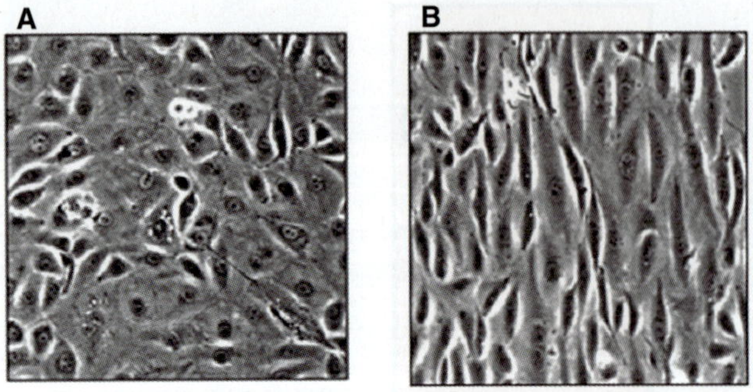

그림 26.11 *전기 신호에 의해 유발되는 배열 및 인체 혈관 내피 세포의 신장. (A) 전기장의 적용 없는 인체의 탯줄 정맥 내피 세포는 무작위로 위치를 잡는다. (B) 전기장이 8시간 이상 적용되었을 때 세포는 신장되고 전기장 방향에 수직으로 위치한다(전기장 선은 왼쪽에서 수평으로 주행한다).*

꾸준히 내인성 상처 EFs가 존재하는 것을 고려하면 낮은 강도가 긴 노출을 장담할 수 있다. 실제로, EFs(대략 100mV/mm)에 적용되어 약화된 관 내피 세포의 장시간 노출은 세포의 배열과 이동을 감소시킨다(그림 26.11).[75,76] 이는 이전 단락에서 설명했듯이, 약화된 EFs가 체내연구에서 잘 생성될지도 모르는 배양 조직에서 반응하는 다른 세포의 반응과 주전성/전기주성 이동을 유도한다는 것에 주의해야 한다.

문헌고찰은 인간의 연구로 피부 삼출액의 세포 조성에 ES의 직접적 접촉 효과를 분석한 것을 밝혔다. Eberhardt 등은 30분 ES 상처 치료 시 10분 상처에서 ES와 달리 500개의 세포의 호중구가 69%였다가 6시간 후에 45%인 것으로 나타났다.[77] 저자는 호중구의 비율이 24%의 차이가 있기 때문에 외인성으로 적용된 전류에 의해 생성된 주전성 효과가 있는 것을 시사하였다. Mertz 등은 돼지에 유도한 상처에서 전달된 일상파 맥동 전류 ES를 2번의 30분 시간 후 7일 간 표피 이동을 육안으로 검토했다.[78] 그들은 0일째 음의 극성으로 처리 한 상처는 1일에서 7일까지 양의 극성에 의해 양성(+9%) 또는 음성(−9%)로 받은 치료에 비해 20% 강화된 상피화를 입증하였다. 그들은 또한, 양성과 음성을 교대로 하면 매일 45%의 상피화가 억제되는 것을 관찰하였다. 따라서 증거는 세포가 상처치유의 여러 단계에 관여하는 이동 및 증식을 촉진하는 내인성 생체 전기 신호에 부분적으로 의존하는 것을 보여준다. 뒤에서는 만성 상처의 치유를 촉진하는 것으로 보고된 전류의 유형과 특성에 대해 설명한다.

세포는 전기신호-시그널링 기전을 어떻게 감지하고 변환하는가 (How Cells Sense and Transduce the Electric Signals-Signaling Mechanisms)

분명히, 생리적 EFs의 극성이 세포 이동 및 기타 반응에 어떻게 영향을 미치는지를 설명하는 메커니즘의 기초가 되는 여러 신호 전달 경로가 존재한다. EFs의 첫 번째 대상(막 수용체)은 전기 저항이 높은 원형질막이 있기 때문일 가능성이 있다.

핵심 26.8

성장인자 등 대부분의 생체 분자는 대전되기 때문에 그 분자의 기울기는 EFs에서 형성 할 수 있다. 이러한 화학적 경사는 방향성 세포 이동에 관여 할 가능성이 있다. 유전자 조작을 이용하여 Zhao 등은 EF-유발 방향성 세포 이동을 화학주성 반응에서 분리할 수 있는 것을 발견했다. 따라서 전기전략성 및 화학주성 반응은 별도로 그 효과를 발휘하지만, 또한 상처 치유에 세포 이동을 조직하는데 쓰일 수 있다.

막 수용체 (Membrane Receptors)

EF는 물리적으로 세포막에 대전된 수용체 분자를 이동하여 음극과 양극의 마주하는 면 사이의 비대칭성 수용체를 만들 수 있다. 예를 들어, 다당류 결합 식물 렉틴에 대한 수용체의 비대칭은 콘카나바린 A 및 신경전달물질 아세틸콜린(ACHR)을 위해 설명을 보여준다.[80,81] 성장인자 수용체는 직류 EFs의 피부 각화 세포 및 각막 상피 세포에 분포하고 비대칭적으로 활성화된다.[59,74,82,83] EF 응용 프로그램은 표피 성장인자 수용체(EGFRs)를 조절하고 세포의 음극 측 수용체의 재분배를 일으킨다. 후속의 신호 전달 분자는 ERK1/2(세포 외 신호-제어 키나아제 1/2)을 활성화하고 음극으로 이동하는 세포의 얇은 판으로 이끄는 F-액틴과 고도로 국소화된다(그림 26.12).[83]

PI3 키나아제와 PTEN은 전기주성/주전성 이동의 중요한 분자다 (PI3 Kinase and PTEN Are Key Molecules in Electrotactic/Galvanotactic Migration)

PI3 키나아제(포스포이노시티드-3 키나아제)는 표피 성장인자 수용체와 다른 많은 수용체의 중요한 후속 분자이다. 활성화된 경우, PI3 키나아제(PI3K)는 Akt로 알려진 세린/트레오닌, 단백질 키나아제 B를 결합하고, 활성

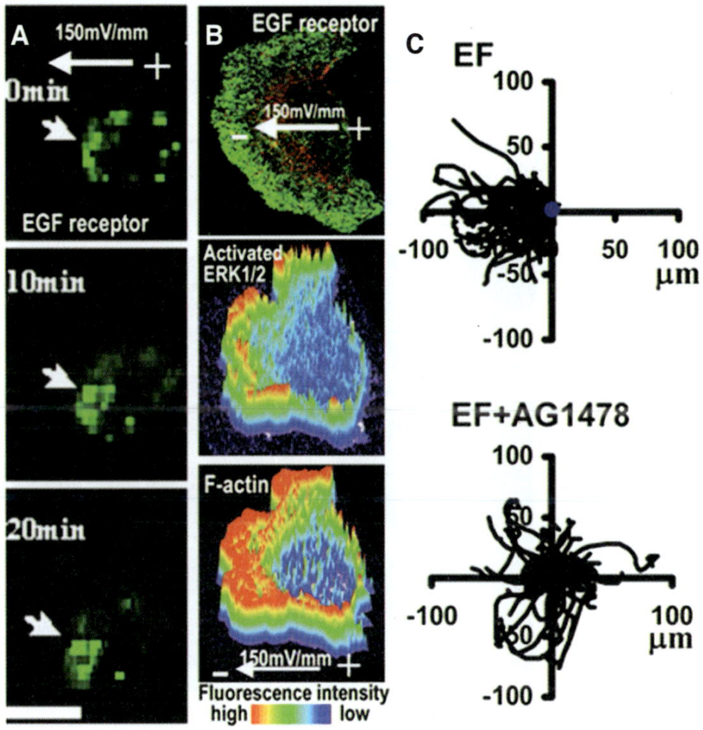

그림 26.12 *적용된 전기장은 전기전력성 이동에 필요한 표피 성장인자 수용체의 극성을 생산하는 신호를 발생시킨다. (A) 표피 성장인자 수용체는 전기장을 적용받아 살아있는 세포의 음극 쪽에 재분배한다. (B) 표피 성장인자 수용체, 활성화된 ERK1/2와 액틴 중합은 음극으로 이동하는 세포에 마주하는 음극 쪽으로 재분배 하고, 세포는 음극으로 이동한다. ERK1/2 (세포 외 신호 제어 키나아제 1/2)는 표피 성장인자의 후속 신호 전달을 제공한다. (C) 표피 성장인자 수용체의 억제는 전기장이 지시한 세포 이동을 폐지했다. (출처: Zhao, M, Pu, J, Forrester, JV, et al: Membrane lipids, EGF receptors, and intracellular signals colocalize and are polarized in epithelial cells moving directionally in a physiological electric field. FASEB J 2002; 16:857-859.) (C) Inhibition of epidermal growth factor receptors abolished electric field directed cell migration. From Pu, J, McCaig, C, Cao, L, et al: EGF receptor signalling is essential for electric field-directed migration of breast cancer cells. J Cell Sci 2007; 120:3396-3403.)*

화한 키나아제 PIP3(포스파티딜이노시톨(4,5) -인산)을 생산한다. Akt의 활성화는 세포 이동, 세포 증식, 세포 자살 등 다양한 세포 과정에서 역할을 하고 있다.[44] 탈 인산화 PIP3를 통한 신호 진달 PI3K의 주요 음성 조절 인자는 단백질 PTEN(포스파타아제와 텐신 상동)의 종양 억제 유전자 PTEN 코드이다.

핵심 26.9

최근의 연구는 상처 치유의 PTEN을 위해 공간적으로 조직화된 조직의 성장이 필수적으로 중요한 역할임을 제안하여 세포의 분극 작용과 방향성 세포 이동에 PI3K/PTEN 분자의 중요한 역할을 강조했다.[44]

생리적 힘 (100~150mV)의 외인성 EF의 적용 프로그램은 몇 분 이내에 피부 각화 세포 및 각막 상피 세포의 Akt를 활성화한다(그림 26.13). 세포가 발현하도록 설계되어 있는 경우, PI3 키나아제가 활성화되어 있는 곳의 녹색 형광 단백질 테그 AKT(AKT-GFP)는 Akt-GFP의 위치를 나타낸다. EF의 적용 프로그램은 이동 방향으로 PI3 키나아제의 활성화 위치를 분산시킨다. EF 극성을 반전하는 경우, PI3 키나아제는 전면 중심으로 활성화 되고 이동한다.[24,45] 따라서 전기 신호는 PI3 키나아제를 활성화하고 더 중요한 것은, 활성화는 공간적으로 세포 내에서 제어된다.

쥐의 PI3 키나아제 억제제 또는 PI3 키나아제 유전자 분열(γ-포스파티딜 이노시톨-3-OH 키나아제)은 EF-유도 신호를 저하시켜 지시된 세포 이동을 폐지한다. 종양 억제 유전자 PTEN(PI3 키나아제 신호전달의 음성 조절

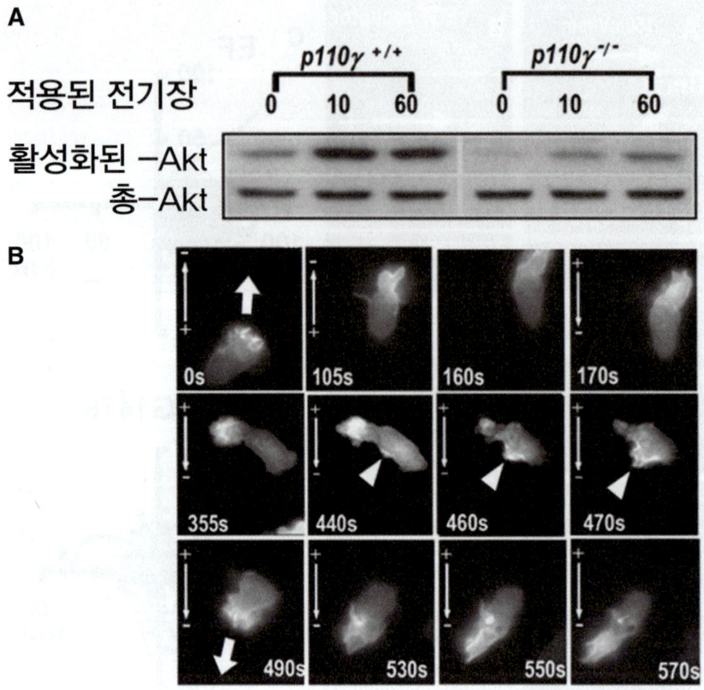

그림 26.13 *적용된 전기장은 PI3 키나아제의 극화된 활성을 발생시킨다. (A) 적용된 전기장은 시작된 이후 Akt의 인산화 증가로 나타나는 Akt의 활성화로 이어져 PI3 키나아제 (포스파티딜 이노시톨-3-OH 키나아제)를 활성화한다. 모든 Akt는 조절이다. AKt, 또는 단백질 키나아제 B는 세린/트레오닌 키나아제이다. PIP3를 만드는 PI3에 결합하여 Akt가 활성화 되는 원형질 막에 횡으로 위치한다. Akt 활성은 포도당 대사, 세포 증식, 세포 자살, 전사, 세포 이동 등의 다양한 세포 과정에서 중요한 역할을 하고 있다. 첫 번째 배양 조직은 무 혈청 배양액(200mV/mm)에서 쥐의 각질세포로 되어 있다. PI3 키나아제 Akt의 활성을 크게 감소시키는 촉매 서브 유닛을 코드화하는 유전자(p110 γ)의 결과인 PIP3를 생성하기 위해서는 활성화된 PI3 키나아제가 존재하지 않기 때문이다. γ110 γ+/+은 유전자를 제거한 세포에서 나타난다. HL-60 세포(인간의 전골수세포)의 끝에 PI3 키나아제의 활성화를 위한 진동으로 Akt-GFP(Akt는 녹색 형광 단백질 태그)를 동적으로 분산한다. EF의 극성을 반전될 때, AKT-GFP는 가장자리를 향해 새롭게 재분배 된다(440초에서 화살표 머리). (출처: Zhao, M, Song, B, Pu, J, et al: Electrical signals control wound healing through phosphatidylinositol-3-OH kinase-gamma and PTEN. Nature 2006; 442:457-460.)*

인자)의 결과는 신호 및 전기전략성 반응을 향상시킨다.[24] 정리하면, 이러한 결과는 EF-유발 세포 반응을 중재하는 두 가지 중요한 유전자와 분자의 발견을 확인시켜 준다(그림 26.14).

그 밖의 신호 매개체 (Other Signaling Mediators)

막 전위 혼란은 세포 반응을 유발하는데 필요한 매우 초기의 단계를 의미한다. 방향성 세포 이동과 세포 안팎 이온의 흐름에 영향을 미칠 수 있는 과양극화된 양극에 접한 막에 비해 음극에 접한 원형질막은 음극이 탈분극 된다.[85,86] 각질세포, 세포외 Ca^{++} 고갈 또는 Ca^{++} 채널 차단과 같은 다양한 유형의 세포는 방향성 세포 이동을 폐지한다. 하지만 이것은 섬유아세포의 두 선이 세포외 칼슘 세포의 부재로 음극 방향성 이동을 억제하고, 전기장이 일으키는 칼슘이 없는 시토졸의 발견할 수 있는 상승이나 경사도가 없도록 하는 것 때문에 섬유아세포에는 적용되지 않는다.[59,87-94] cAMP는 각질세포 및 신경능세포와 달리 전도성을 조절하고 저 분자량 GTPase의 Rho도 전기전략성 반응에 참여하고 있다.[74,95-98] 이러한 신호는 세포 골격을 재구성하고 EF 반응을 위해 중요하다.[99] 이러한 신호전달 기전의 이해는 전기 자극과 약리학적 중재로 결합의 가능성을 제공한다.

요약하면, 자연스럽게 발생하는 상처 EF는 상처의 고유한 특성이다. 전기장과 PI3K/PTEN은 전기주성/주전성 반응을 위한 2개의 주요 중재이며, 여러 세포신호전달 경로를 활성화한다. 더 중요한 것은, EF는 상처 치유에서 세포 이동을 유도하는 지배적인 지침 신호가 될 수 있다.

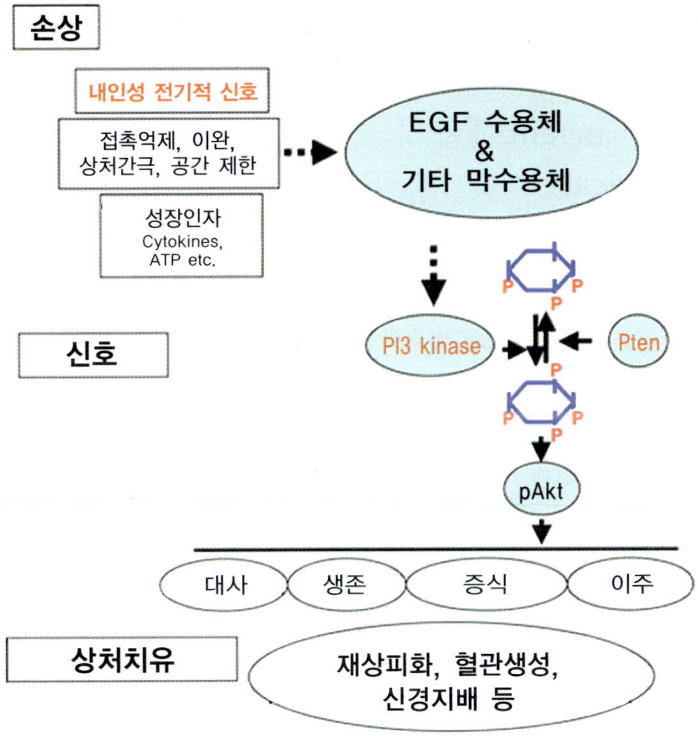

그림 26.14 *상처 치유에서 전기 신호. 상처는 내인성 상처 전기장을 생성한다. 다른 신호와 함께 생리적 전기장은 여러 세포 내 신호 전달 경로를 활성화할 수 있다. 전기장-유도된 세포 내 신호 전달에 필요한 2개의 주요 신호 전달 분자가 발견되었다. 발견된 내인성과 동등한 힘의 전기장은 Akt를 활성화하고 PIP3의 생산을 통해 활성화된 형태 -pAkt를 증가시킨다. Akt의 활성화는 부상 후 세포 이동, 생존 및 증식 등의 여러 세포 반응에 중요하다. PTEN(종양 억제 포스파타아제와 텐신 상동)이 두 번째 메신저 PIP3을 탈인산화하고 PI3K의 작용을 길항하여 앞선 PIP2을 다시 변환한다. P110 유전자 파괴는 PI3 키나아제의 촉매 서브유닛 γ(PI3 키나아제의 다른 주요 아형)의 전기장-유도 신호를 감소시켜 전기 신호에 반응하여 상피 치유의 지시된 움직임을 폐지한다. PTEN의 결실은 신호와 전기전략성 반응을 향상시킨다. 따라서 이 두 유전자는 전기 신호에 의해 유도되는 상처 치유 및 전기주성 조절에 중요한 역할을 담당하고 있다. 점선 화살표는 많은 연결을 생략한다.*

세포는 EFs의 신호 전달 체계를 가짐으로써 상처 치유를 위해 임상적으로 사용되는 "치료" 전류의 외인성 적용 프로그램은 조직 치유 반응에 다양한 효과가 있을 것으로 기대된다. 따라서 체내연구에서의 상황은 매우 복잡할 수 있으며, 현재 그 임상 효과를 확인하는 임상 연구 결과를 바탕으로, 모범 사례에 의존하고 있다.

핵심 26.10

세포 이동, 세포 증식은 상처 치유를 위한 중요한 두 가지 측면이 있습니다. ES는 방향 벡터뿐만 아니라 다양한 종류의 세포를 표적으로 하여 상처 치유의 세포를 활성화하는 비매개성 동물로 실시하는 메커니즘을 제공한다.

직접 전극 접촉을 통해 ES의 외인성 전달과 함께 내인성 EFs를 높이기 위해 약물을 사용하는 것이 상처 치유에 전기 신호를 이용하기 위한 새로운 유망 수단일지도 모른다. 언급할 필요가 있는 중요한 점 중 하나는 푸로세마이드 등의 약물을 투여할 때, 그들이 이온 수송 체계에 영향을 미치는 경우 내인성 EFs를 감소시킬 수 있다는 것이다. 내인성 EFs는 상처 치유를 위해 중요한 역할을 함으로써, 만성 난치성 상처가 있는 환자에서 이러한 약물 사용은 조사할 필요가 있을지도 모른다. 이러한 종류의 약물을 사용했을 경우 유해한 효과가 발견되면 이뇨제는 피해야 한다.

상처 치유를 위한 외인성 전류와 전기 용어 (Exogenous Electrical Currents for Wound Healing-Electrical Terminology)

ES와 상처 치유를 다루는 문헌의 검토자와 독자는 때때로 임상 연구에서 보고된 EF 전류 및 자극 매개 변수의 유형에 곤혹스러워하고 있다고 표시되어 있다. 이 혼란의 주요 이유는 ES 용어의 표준화 부족에서 발생할 수 있다. 독자의 당혹감을 줄이기 위해, 어떻게 진폭, 주파수, 기간 EF의 신호 변수가 상처 치료 용량과 치유에 영향을 미치는지, 여기에 ES와 관련된 용어와 치료적 전류의 특성과 유형에 대해 용어 ES와 종류에 관련하고, 치료적 전기 전류의 특성과 유형을 제시해 놓았다.[100]

전하 (Charge)

전하(Q)는 물질 근본적인 성질이다. 물질은 전기적으로 중성 또는 음성, 양성으로 대전된다. *전자*는 음성으로 입자에 대전한다. 전기적으로 중성인 원자가 자기장 같은 외부의 힘이 작용한 경우, 전자를 얻거나 잃게 되고 이것이 중성의 전하를 바꾸면 전기적 성질을 띄게 된다. 이렇게 중성 상태가 아닌 원자를 이온이라고 한다. 음이온은 음성 전하를 위해 하나 이상의 전자를 획득하고 있는 원자이다(−); 양이온은 양성으로 로 대전 되기 위해 하나 이상의 전자를 잃은 원자이다(+). 전하는 전자(e−)의 특정한 양을 나타내는 쿨롬(C)이라는 단위로 측정된다. 1쿨롬은 6.25×10^{18}의 전자를 포함하고 있다. 마이크로쿨롱(μC) 범위의 치유를 촉진하는 치료 전극을 통해 상처 조직에 전달되는 전하의 양은 추후에 논할 것이다.

전하 밀도 (Charge Density)

전하 밀도는 평방센티미터당 전기 전하(Q/cm^2)로 표현되는 치료 전극의 단면적, 단위당 전하 측정값이다. 임상 현장에서 상처에 공급되는 전하의 크기가 비교적 작기 때문에, ES 전극의 전하 밀도는 평방 센티미터당 마이크로쿨롱($\mu C/cm^2$)으로 표현될 가능성이 높다. 전하 밀도는 치료 전극의 크기에 반비례한 관계다. 따라서 주어진 전류 정도(예: 5mA)에 따라 작고 큰 전극으로 전달되고 전극에 공급되는 자극 강도는 작은 전극에서 클 것이다. 위상 및 맥동 전하는 각 전기 맥동의 각 단계의 모든 전하 또는 전류의 용량을 나타낸다.

환자에 대한 전극의 전도성(용량성)의 결합 〔Conductive (Capacitive) Coupling of Electrodes to Patient〕

상처 조직에 전기 전류의 외인성(외부에서 적용되는) 전달은 상처와 상처 주위 조직(전도성 결합)과 직접 접촉하여 배치된 2개 전극을 통해 할 수 있다(그림 26.15A 왼쪽).[101] 직류(DC)와 맥동 전류(PC) 모두가 전도성 결합을 통해 상처 조직에 전달된다. 그렇지 않으면 전류는 상처 조직에 전류를 유도하는 전기장(유도성 결합)을 생산하는 코일과 상처 주변 조직의 접촉 또는 비접촉에 의한 맥동 전자기장파(PEMF)로 전도될 수 있다(그림 26.15B, 오른쪽).[102] 두 방법은 상처 치유를 촉진하는 정상적인 내인성 전류를 모방하는 것을 의도하고 있지만, 부가적인 연구는 이것이 발생했을 때 가능한 메커니즘을 밝히기 위해 필요하다. 이 장에서는 전도성 결합 방식을 다룬다. 이러한 귀납법은 27장에서 설명한다.

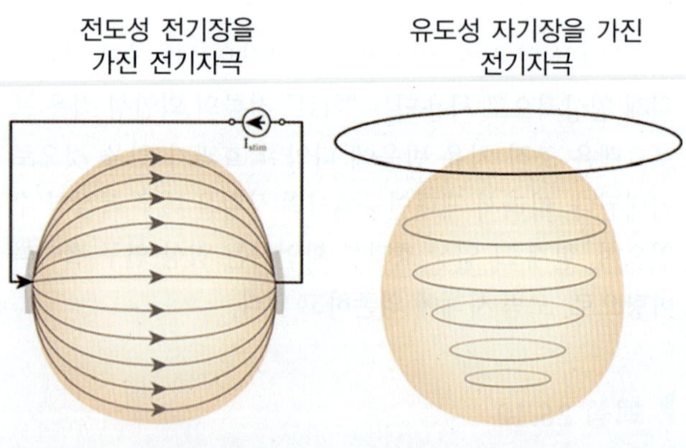

그림 26.15 *외인성 전류는 (A) 전극이 상처 및 또는 피부 상처 주변에 직접 접촉하여 위치한 전극의 전도성 결합 또는 (B) 유도성 결합, 단일 맥동 전자기장 에너지(PEMF)에 한하여 상처 조직에 전달될 수 있는 상처 주위 피부와 PEMF 코일의 접촉 또는 비접촉 중 하나로 상처 조직의 흐름을 유도하여 상처 조직으로 전달된다.*

전극 (Electrodes)

전극은 조직에 전하를 이동시키기 위해 몸에 적용되는 전기 회로의 전도성 요소이다. 조직에 전류를 전달하기 위해서는 최소 두 개의 전극이 필요하다. 음성 전극 또는 음극 (−)은 조직에서 양성 이온(양이온, 예: Ca^{+}, Na^{+}, K^{+})을 끌어당기고, 양성 전극 또는 양극(+)은 음성 이온(음이온, 예: Cl^{-})을 끌어당긴다. 전극은 탄화 규소, 전도성 고분자, 겔, 은으로 도금된 고분자 섬유 또는 식염수에 젖은 거즈로 접촉시킨 알루미늄 호일로 구성되어 있다.

전극-조직 경계면: 상처 치료 전극과 극성 (Electrode-Tissue Interface: Wound Treatment Electrodes and Polarity)

전극-조직 경계면에서는 상처 조직에 외인성 전류를 공급하는 전도성 결합 방식으로 전자 대 이온과 이온 대 전자를 교환하는 장소이다. 생체 조직은 경계면의 전도성 전해질로써 이온의 풍부한 공급원이다. 전해질은 전극과 결합하는 경향이 있는 반면, 어떤 전극-전해질 접합부에서 전극은 용액(조직액)에 이온을 방출하는 경향이 있다. 생체 조직의 이온 전류 흐름을 만들기 위해, 전극은 반대 전하(극성)를 가져야 한다. 전자의 높은 농도를 가지고 있는 음극(음성[−]전극)은 조직 아래에서 양성 이온을 끌어당긴다. 상대적으로 전자가 부족한 양극(양성[+]전극)은 조직에서 음성 이온을 끌어당긴다.[103] 전류가 흐르고 있는 동안, 다른 한쪽 전극이 상대적으로 더 음성인 반면 한쪽 전극은 비교적 양성을 띈다. 직류에 연결된 음극과 양극이 충분히 대전되어 있을 때, 이들은 수산화나트륨(NaOH)과 염화수소(HCl) 각각의 pH 변화에 따라 조직의 불필요한 전기 화상을 입을 가능성이 있다.

전기 회로 (Electrical Circuit)

상처 치유의 치료를 위해 사용되는 전기 회로는 음극 단자에 연결하고 다른 쪽은 ES 장치의 양극 단자에 연결되어 그 중 하나는 적어도 2개의 리드선으로 구성되어 있다. 환자 쪽 끝 부위의 각 리드는 환자에게 적용되는 전극에 연결되어 있다. 몸의 조직과 접촉하여 배치된 전극은 전도성으로 결합된다고 설명되어 있다.

전압 (Voltage)

전압(V)은 전자의 이동력이나 몸에 적용되는 2개 이상의 전극 사이의 대전된 입자(상처 조직의 세포막을 통한 이온)를 이동할 수 있는 전기 힘을 가리킨다. 전압은 전기 압력(수압과 유사)으로 측정되고, 1Ω 의 저항을 통해 1A의 전류를 구동하는데 필요한 EMF(각각 금속 도체 및 조직에서 전자 또는 이온의 이동력)이다. 전압과 암페어의 관계는 옴의 법칙으로 나타난다: V = IR, V는 전압, I는 전류, R은 저항이다.

지시된 전류의 흐름을 생성하기 위하여, 상처와 상처 주위 조직에 전하의 흐름을 분산시키도록 위치한 전도성 전극을 통해 환자에게 공급되는 ES 장치에서 자유 전자의 공급원이 존재해야 한다. 몸에 적용되는 2개의 전극 사이에 전하를 이동시킬 수 있는 전기적인 힘은 두 전극 사이의 전압 또는 전위차이다. 상처와 상처 주위 피부에 접촉하는 2개의 전극 사이 전하 분리에 의해 만들어진 전압은 한 전극은 다른 전극과 비교하여 음성으로 전하된 과잉 이온을 가진다. 직류와 일상형 맥동 전류는 2개의 전극이 서로에 대해 극화되어 하나는 음성, 하나는 양성으로 대전된다.

내인성을 일으키는 측정 가능한 전기장(전류)은 인간의 피부가 손상되었을 때 상피의 세포막에서 발견된 횡단막 전압에 의해 만들어지고, 낮은 저항 경로는 상처에서 흘러나오는 전류를 구동하는 상피 전위(전압)의 경우에 만들어진다. 부상 후와 상처가 습한 환경에서는 상처의 가장자리에서 140mV/mm의 가쪽 전압 경사가 있고, 상처 가장자리로부터 500~1000㎛에는 10mV/mm까지 감소한다.[36,37]

저전압과 고전압 장비들 (Low-Voltage and High-Voltage Devices)

저전압 장비는 더 긴 기간 (밀리 초에서 초)의 단상파 또는 이상파 중 하나로 전달하고, 따라서 낮은 구동 전압(임상적으로 보통 20~35V)이 필요하다. 상업적으로 이용 가능한 모든 전도성 결합 ES 장치(고전압 맥동 전류 장비 제외)가 이 범주에 속한다. 100㎲ 미만의 지속 시간을 갖는 단상파의 고전압 장비는 위상과 파형은 높은 구동 전압(임상적으로 보통 75~150V 사이)을 필요로 한다.

핵심 26.11

전도성으로 결합된 전기 자극 장비는 치료 전극에 공급되는 전압 범위에 따라 분류된다.

전류 (Current)

물질의 한 장소에서 다른 장소로 (즉, 조직) 전하의 방향성 흐름을 전류라고 부른다. 전하는 자유 전자 또는 이온으로 구성되어 있을 수 있다. 전류(I)는 특정 방향으로 이전의 특정 지점에서 대전된 입자(전자 또는 이온)의 흐름 속도로 정의된다. 조직의 전류가 이온에 의해 운반되는 반면 금속 선 도체의 전류 흐름은 전자 흐름의 결과로 발생한다(예: Na^+, K^+, Cl^-). 전류의 측정 단위는 암페어(A)는 전도체의 고정 기준점을 넘어 흐르는 속도로 정의되고 또는 수학적으로 $I=C/t$, 여기서 I=암페어; C=쿨롱, t=시간(초)로 나타낸다. 암페어는 초당 1C과 같다. 암페어는 전자의 흐름 속도를 보여 주지만 쿨롱은 전자의 수를 나타낸다. 생리적 조적인 것처럼 모방하는 상처에 전달되는 외인성 전류는 밀리 암페어(mA)에서 마이크로 암페어(μA)의 범위에 있고 1.0보다 미만인 1000~ 100만 배의 규모를 가진다.

핵심 26.12

단일방향 전류의 직류 (DC) 또는 맥동 전류를 (PC)는 전극 접촉을 통해 상처의 물령조직으로 전달되고, 활성화된 세포는 치유 단계에 참여하여(예: 호중구, 대식세포, 섬유아세포, 각질 세포) 좀 더 운동성을 띄거나 그들이 조직의 복구를 촉진하는 가용성 중재 단백질(예: 성장인자, 사이토카인)을 합성을 증폭시킬 수 있다.

저항 (Resistance)

전자와 이온(대전된 입자)은 각각 금속과 생물 도체에 흐르고 물질의 고유 특성에 의해 그 밖의 대전된 운반체와의 충돌에 의해 움직임이 방해된다. 따라서 저항은 전류의 흐름에 반대이다.

1V 전위차가 1A를 통해 발생한 경우, 도체의 저항은 1Ω입니다. 이것은 옴 법칙의 한 형태이며, $R=V/I$로 나타난다. 피부는 주로 각질로 구성되어 있으며, 아주 작은 유동체를 포함하기 때문에 전류 흐름에 최대로 반대한다.[104]

개방된 상처와 같은 피부 병변은 상처 부위에서 유의하게 낮은 피부 저항을 가질 수 있다. 상처 주위 피부의 전기 저항을 감소시킬 수 있는 기술은 수분과 피부를 따뜻하게 하는 것이 포함될 수 있다. 또한 약 100V의 고전압 전류 사용은 피부 저항에서 자발적 파괴를 일으킬 수 있다. 초기 저항의 저하에 따라 피부 저항의 느린 감소가 계속된다.[105,106] 이는 피부 저항이 전기 맥동 또는 위상의 기간에 비례하기 때문에 발생한다. 즉, 위상 지속 기간이 짧을수록 피부 저항이 낮다.

파형 (Waveforms)

직류는 0에서 베이스 라인을 한번 떠나면 1초 이상 한 방향으로 흐름이 계속되기 때문에 (미세전류를 전달하는 상처 드레싱을 위해 거의 48시간 동안 연속적인 직류) 파형을 가지고 있지 않다(그림 26.16).

파형은 시각적인 전압 표시 또는 진폭-시간 구성의 전류이다. 그리고 그들은 한정된 시간이 경과한 후, 전류 또는 전압이 한 방향으로 제로(등전점) 기준을 떠날 때 시작되는 전기적 사건으로 단상 또는 이상의 전류 흐름이 사진에 나타나고 각각 정지 시점을 돌아와 동일한 베이스라인에서 정지하고(단상파)(그림 26.17A), 반대방향으로 베이스라인에서 교차한다. 이것이 끝나면 다시 전압 또는 전류는 베이스라인으로 돌아온다(이상파)(그림 26.17B,C).

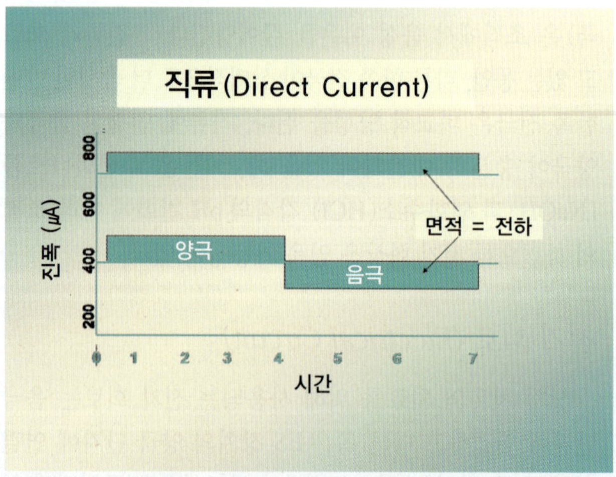

그림 26.16 직류는 연속적이라서 파형을 갖고 있지 않지만 분명한 양 또는 음의 극성을 가지고 있다. 시간의 유의한 기간을 위한 충분히 높은 강도의 직류는 피부와 상처 조직에 전기화학적 상해를 입힐 수 있다. 충분히 낮은 마이크로 암페어 수준의 외인성 직류는 상처의 내인성 직류같이 될 수 있다.

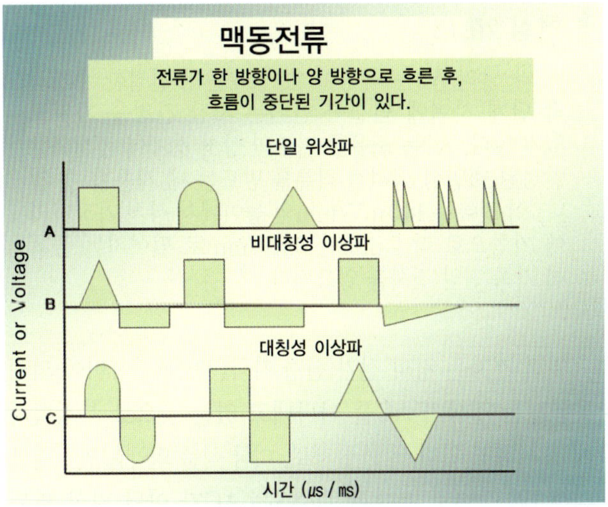

그림 26.17 *상처 치유에 사용되는 맥동 모양의 전류는 단상 또는 이상이다. 기준선 A는 제로 기준선 위(또는 아래)의 단상 맥동의 예이고 이들은 양의 극성을 갖고 있다. 기준선 아래에 있는 경우 이들은 음의 극성을 갖고 있다. 이상 맥동의 예인 기준선 B와 C는 기준선에서 하나의 위상은 위로 하나의 위상은 아래에 있다. 그 형상은 비대칭(기준 B와 같은)이고 극성이 불균형한 전하이거나 극성이 없는 대칭(기준선으로 C)인 균형 잡힌 전하일지도 모른다.*

위상 (Phase)

전기적 사건인 위상은 전류(또는 전압)가 등전점 선을 떠났을 때 시작하고 그것이 기준선에 다시 돌아 왔을 때 종료한다. 전류 또는 전압의 초과시간 파형 묘사는 단상 또는 이상 일지도 모른다.

맥동/맥동 기간 (Phase/Pulse Duration)

마이크로 초 또는 밀리 초 단위에서 위상 기간은 맥동의 처음과 끝 사이이다. 마이크로 초 또는 밀리 초 단위에서 맥동 기간은 처음 위상의 시작과 두 번째 위상의 끝 사이이며 한 맥동내 맥동 간 간격을 포함한다(그림 26.18).

맥동 주파수 (Pulse Frequency)

맥동 주파수는 맥동 전류를 위한 초당 맥동의 수(pps) 또는 교류를 위한 초당 주기의 수(헤르츠 또는 Hz)를 설명한다.

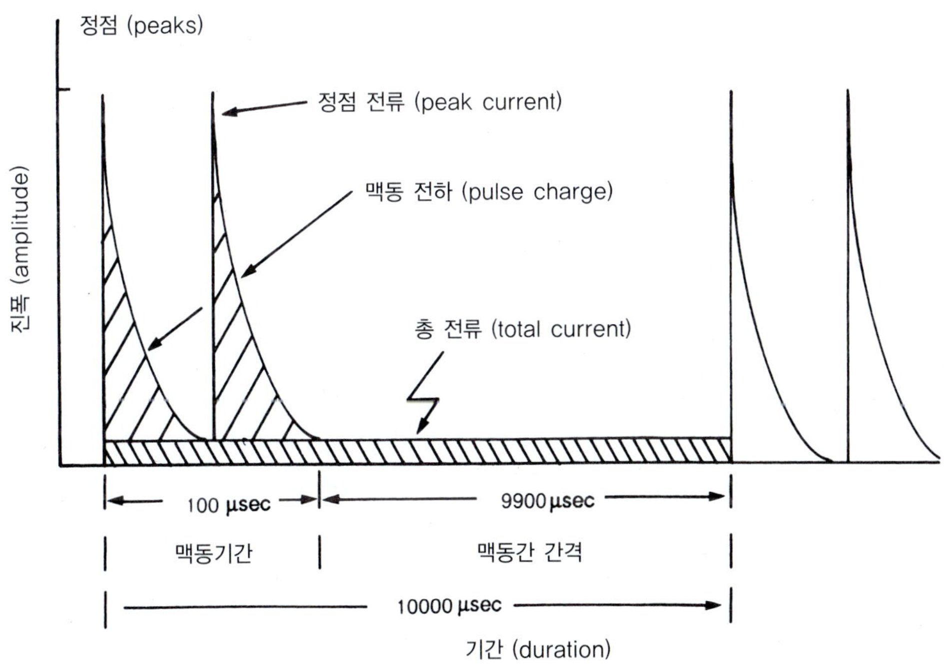

그림 26.18 *고전압 단상 맥동 전류 파형(HVMPC). 상처 조직(~3.2 μC/pulse)에 낮은 수준의 전류를 제공하는데 사용되는 임상 전압 레벨은 전기 화학성 pH의 변화로 조직의 손상을 일으킬 수는 없다.(출처: Nelson, RM, Currier, DP: Clinical electrotherapy. Norwalk, CN, Appleton and Lange, 1987, p 63.)*

전류 유형 (Types of Electrical Currents)

전류의 2가지 유형은 일반적으로 직류(DC)와 교류(AC)로 설명된다. 하지만 상처 치유에서 ES의 효과를 조사한 임상 시험의 대부분은 미국 물리치료 연맹이 설명한 대로 "맥동의" 파형 또는 맥동 전류(PC)를 사용한다.[100] PC라는 용어 사용은 기본적인 전류에 추가적인 유형인 것을 의미하지 않는다(여전히 DC 및 AC만 쓰인다). 상처 치유 연구와 임상에서 사용되는 지속적인 DC(CDC)와 PC의 그림 설명은 각각 그림 26.16과 26.17에서 보여주고 있다. 그림 26.19의 저주파 교류(1~1000 Hz)는 상처 치유를 위한 임상 실험에 사용되지 않기 때문에 다음에 논의할 것이다.

교류 (Alternating Current)

교류 또는 AC는 흐름의 방향 변화가 적어도 매 초당 발생한 전하 입자의 연속적인 쌍방향의 흐름이 있다. AC 사인 파형은 전류 또는 전압이 한 방향으로 제로 기준선을 떠났을 때 전기적 사건의 시작 후 기준선을 가로 지르는 방향으로 반대 방향에서 제로 (등전점) 기준선으로 다시 전류 또는 전압이 돌아와 종료되는 한 주기로 설명된다. 전기 자극 장비에서 사용할 수 있는 경우, AC 파형은 전극의 극성이 없기 때문에 주기의 모든 위상이 전하가 균형 잡힌 사인파이다(그림 26.19).[36,37]

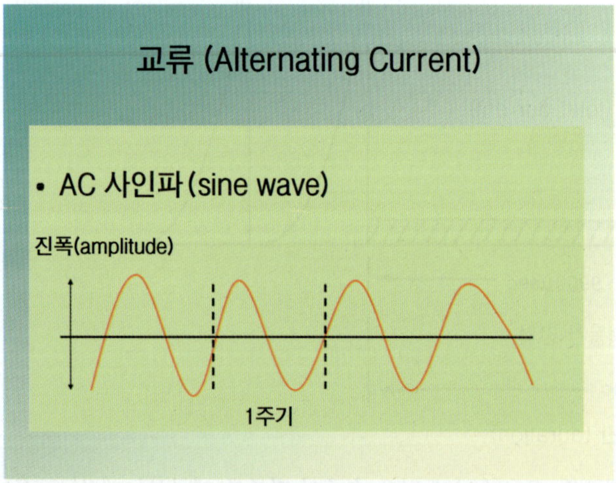

그림 26.19 *교류의 파형(AC)은 내인성 상처 전류의 상처와 달리 극성은 없다. 이처럼 전기 치료적 전류, DC, PC, 및 AC 중 후자 유형의 3 종류는 적어도 상처 치유 및 상해와 연관된 내인성 생체 직류를 모방할 수 있다.*

> **핵심 26.13**
>
> PC와 달리 AC는 극성이 없기 때문에 인접한 주기의 각 단계 사이에 연결이 안되는 시간 간격을 가지고 있지 않다. AC는 포유류 피부의 상처 경계에 존재하는 안정된 내인성 생리적 직류를 만드는 데 사용할 수 없다. 이 전류는 140 mV/mm의 높이에서 상처 가장자리에 가쪽으로 딱 2 mm인 0mV/mm로 떨어지는 급격한 가쪽 전압 경사를 일으킨다.

몇몇 저자는 경피 전기 신경 자극(TENS) 장비에 의해 공급되는 전류가 AC를 나타내고 있는 것으로 부정확하게 표시하고 있다.[107-114] 실제로, 미국 식품 의약품 안전청에 의해 ES 장비로 분류된 TENS는 AC가 아닌 단상 또는 이상 PC인 독립된 전기적 사건(맥동)의 일련으로 전달된다.[102] DC와 PC가 유일하게 임상 상처 치유 연구에 사용되기 때문에, AC는 이런 맥락에서 논의될 것이 없다.

직류 (Direct Current)

직류 전류는 1초 이상 전하 입자의 지속적인 단방향 흐름이다. 상처 조직에 전달되는 경우, 양성 전하 이온은 음성 전극(음극)쪽으로 이동하고 음성 전하 이온은 양성 전극(양극)쪽으로 이동하여 전류가 흐르는 방향이 결정된다[102](그림 26.16). 연속 DC는 맥동이 없고 그 뒤의 파형이 없다. DC는 1초 이상 흐르기 때문에, 전해질(예: NaCl)을 포함한 용액 또는 전해질이 포함된 조직에 양극과 음극 전극을 통해 전류가 전달될 때, Na^+와 Cl^-의 전하 이온은 각각 음극과 양극을 향해 이동한다. 양극에서 HCl과 O_2를 형성하기 위해 H_2O와 Cl^-가 반응하는 동안 음극은 NaOH와 H_2를 형성하기 위해 Na^+와 H_2O가 반응한다. 따라서 DC의 치료 용량을 신체에 전달할 때, 전극-조직 경계면에서 형성되는 가성은 각각 음극과 양극의 알칼리성과 산성의 pH 변화를 만들 수 있다. 직류(시간에 의해 증가한 밀리암페어 또는 마이크로암페어의 전류 진폭)의 투여량은 충분히 긴 기간 동안 충분히 높은 진폭에서 피부와 피하 조직에 흐르는 것이 허용된 경우, 전극-조직 경계면의 pH 변화는 관찰 가능한 조직 자극의 원인이 된다. 자극은 전기 화학적 2차 연소에서 피부에서 훨씬 더 큰 산성 또는 알칼리성의 pH 변화까지 기포성의 피부톤 밝기 또는 홍반으로 나타날 수 있다. DC에 이러한 원치 않는 반응은 전극에 1mA 미만(1~1000μA)을 제공함으로써 감소될 수 있다.[115-120] 50~1000μA 동안 CDC 및 맥동

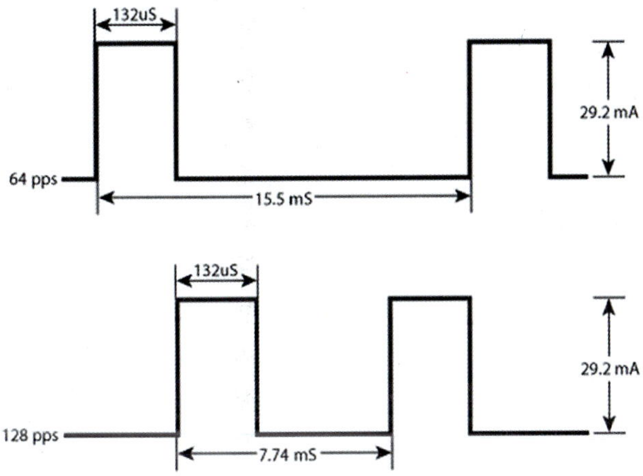

그림 26.20 *저전압 단상 맥동전류(LVMPC)의 파형은 여섯 개의 실험에서 사용되어 표준 치료와 함께 만성 상처 치유에 따른 긍정적인 치유 결과를 보고하였다.*[57,121-124,229]

DC가 6번의 임상 실험에서 양성 상처 치유의 결과가 있는 것으로 보고되어 있지만, 더 이상 사용되지 않는 주된 이유는 전문가들이 전기 화학적 피부 자극을 일으킬 위험에 대해 우려하기 때문이다. 흥미롭게도, 마이크로엠퍼러지 CDC를 제공하고 영국에서 판매되는 새로운 상처 피복재는 FDA의 승인 보류중인 미국 내에서 판매할 수 있다. 이 장 다음의 결과는 50~1000μA의 CDC에서 가속 치료된 만성 상처의 치유를 보고 한 몇 가지 임상 실험을 위해 논의된다. 앞 장에서 소개된 내인성 생리적 전류는 상처 가장자리, 외인성 마이크로엠퍼러지 DC(그림 26.16 참고) 또는 단상 PC(그림 26.18, 26.20 참고)에 따라서 측정가능한 안정적인 교류가 내인성 생리적 전기 신호를 만들기 위한 최선의 선택이기 때문이다.

맥동 전류 (Pulsed Current)

PC는 전류의 흐름이 없는 길게 연결이 없는 기간으로 분류된 전하 입자(전자나 이온)의 간단한 단방향 또는 양방향 흐름이 있다. 따라서 각 맥동은 한정된 시간에 의한 맥동 일련의 연속으로부터 독립된 전기적 사건에서 분리되어 있다. PC는 파형, 진폭, 지속 시간, 주파수에 의해 기술된다. PC는 2개의 파형을 가질 수 있다: 단상 또는 이상. 단상 맥동은 일정 시간(1초 이하) 후 등전점 선에서 제로 기준으로 다시 돌아오는 전자 또는 이온의 아주 간단한 운동을 나타낸다(그림 26.18). 이는 조직의 전기 화학적 변화를 유발하지 않기 때문에, 단상 맥동의 지속 시간이 1밀리 초 이하일 때, 전류는 직류가 아니다.

임상적 상처 치유의 문헌에 기재되어 있는 PC 단상 파형은 고전압 단상 PC의 짝정점 파형과 저전압 단상 PC의 구형파를 포함한다.[57,121-128] 고전압 PC는 1.6μC로 지정된 단일 위상 전하를 갖는 일반적으로 매우 짧은 시간(20~60μ초)의 쌍둥이 삼각 맥동이다[125-128](그림 26.18).

> **핵심 26.14**
>
> HVPC는 단방향이기 때문에 부정확한 유형의 "갈바닉" 또는 DC 전류는 pH의 변화로 피부 부식과 상처 조직의 2차 손상을 일으킬 수 있다. 그러나 연구자들은 인간 피부에서 HVPC 자극 30분 후에 pH의 변화는 발생하지 않는다는 것을 밝혔다.[129]

또한 이상 PC 파형은 전자 또는 이온 움직임의 아주 간단한 운동을 나타낸다. 그러나 이 경우 맥동은 양방향이며, 두 단계로 구성되어 있다. 한 위상은 등전점 선을 떠나 완료 시간이 끝난 후 기준선으로 돌아간다. 지연이 없으면(또는 일부 파형 및 몇 마이크로 초의 지연) 두 번째 단계는 반대방향으로 기준선을 떠난 후 기준선으로 짧은 시간에 돌아온다. 이상파는 등전점에 대해 비대칭 또는 대칭적일지 모른다(그림 26.17B와 C 참고). 대칭성 이상파에서 각 위상의 위상 전하는 전기적으로 같거나 균형이기 때문에 극성은 없다. 비대칭 이상형은 전기적으로 균형 또는 불균형지도 모릅니다. 이상성 대칭(전하 균형)과 비대칭(충전 불균형)의 파형은 나중에 임상적 상처 치유 문헌에 기재되어 있다.[130-132]

기초과학중심연구의 리뷰 (Review of the Evidence-Basic Science Research)

체외연구 - 조직 세포에 대한 전도성 결합 전기 자극의 효과 (In Vitro Research-Effects of Conductively Coupled Electric Stimulation on Tissue Cells)

실질적인 실험 연구는 외인성 EFS가 상처 치유를 강화하는 세포 및 생리학적 메커니즘에 대한 통찰력을 제공하고, 지식의 양 확대에 기여하고 있다. 많은 연구는 다양한 크기와 주파수의 전류에 세포가 노출되면 어떻게 반응하는지를 조사하였다. 다른 연구에서는 세포의 합성과 대사 작용의 변화를 보고하고 있다.

체외연구는 섬유아세포에서 DNA와 단백질 합성을 증가, 섬유아세포에서 인슐린 수용체를 증가, 인체 피부의 섬유아세포에서 형질 성장인자-β (TGF-β)를 변환하는 수용체를 증가, 피부의 ATP 농도가 증가하는 것으로 보고되고 있다. Boruguignon 등은 세포 배양에서 고전압 맥동전류(HVPC)와 건강한 사람의 섬유아세포를 자극했다.[133,134] 그들은 섬유아세포가 자극된 후 DNA와 단백질 합성 비율이 160% 이상 조절된 것을 관찰하였다. 최대 합성은 음극에 가까운 세포와 50~75V와 초당 100(pps) 맥동이 일반적으로 사용되는 임상적 자극 매개 변수를 사용하여 발생되었다. 250V보다 큰 전압은 DNA와 단백질의 합성 모두를 억제하였다. Bourguignon 등은 이전 연구에서 인용된 섬유아세포 자극의 1분 내에 동일한 자극 매개 변수를 사용하여 자극의 2분 동안 섬유아세포 막에서 인슐린 수용체의 증가에 잇달아 Ca^{2+} 흡수의 증가를 보고하였다. 인슐린이 전기적으로 자극된 배양 조직에 첨가된 경우, 자극되지 않은 다른 세포에 비교하여 단백질과 DNA의 합성은 유의하게 증가되었고 Ca^{2+}의 두 번째 흡수가 즉각적으로 나타났다. 후자의 지식의 중요성은 인슐린이 추가 수용체에 결합할 수 있는 경우 상처의 ES 치료 동안 섬유아세포가 단백질과 DNA 합성을 모두 보다 증가시키기 때문이다.

TGF-β는 또한 콜라겐 합성에 중요한 역할을 하는 것으로 알려져 있다. Falaga 등은 ES 세포 배양에서 인간 피부 섬유아세포의 TGF-β를 위한 수용체들이 증가하는 것을 보여주었다.[135] 100V 및 100pps에 노출된 섬유아세포는 섬유아세포의 조절에 비해 6배나 큰 TGF-β 수용체의 수준을 가지고 있었다.

Cheng 등은 직류 자극의 마이크로 암페어 수준에 따라 쥐의 피부에서 발생되는 효과를 평가하였다.[136] 그들은 10~1000μA를 500μA의 두께 0.5mm 피부 조각에 적용하고 2시간 후에 피부의 ATP 농도가 다섯배 증가하였다고 보고하였다. 그들은 또한 직류의 100~500μA는 30%~40%의 조절 수준을 초과하면 50μA가 단백질 합성의 최대 자극 효과를 얻기 위해 필요로 하는 아미노산 흡수가 증가하는 것을 보고하였다. 다른 연구자들은 3H-티미딘의 섭취량을 증가에 반응하여 전기장에 노출된 삼차원 콜라겐 염색체막의 섬유아세포를 보고하였다.[137]

시험관 실험에서는 이러한 연구 결과에 따라, ES가 물렁조직의 치유를 강화함으로써 가능한 기전은 섬유아세포의 원형질막에 전압-감수성 칼슘 채널 개구 촉진에 따른다. 그 뒤에 인슐린과 세포 표면에 TGF-β 수용체 증가는 콜라겐과 DNA 합성 증가 비율을 증가시키고, 후에는 섬유아세포가 증식하도록 자극한다는 것을 시사하고 있다.

체외연구와 체내연구 — 전기자극의 항균 효과 (In Vitro and In Vivo Research-Antibacterial Effects of Electrical Stimulation)

만성 염증 관리에서 만성염증을 진정시키고 감염을 피하기 위한 세균의 존재량 감소는 분명히 예방의 중요한 목적으로 인식되고 있다.

ES의 항균 효과는 체외연구 및 체내연구에서 모두 조사되었고 그 결과 이러한 전류가 아웃 표 26.2로 요약되는, 일반적인 상처 감염 또는 대량서식의 미생물에 대한 살균 효과 또는 정균효과를 이용한다는 결과가 표 26.2에 요약되어 있다.

AC 및 마이크로 암페어(<1.0mA)와 음극 DC의 밀리암페어 수준은 백금 전극을 통해 전달하여 사용한다.[138] Rowley의 예상대로 *대장균*의 체외연구에서의 성장률은 DC와 함께 발생된 유의한 정균 효과 동안의 AC 때문에 거의 또는 전혀 없었다. Rowley는 DC와 성장률의 저하는 세포가 완충된 상태를 유지하고 있었기 때문에 pH의 변화에 의한 것이 아니었다는 것을 보여 주었다. Wolcott 등은 인간의 상처 초기에 대량 서식하는 *슈도모나스* 또는 *변화무쌍한 유기체*는 음극 DC의 마이크로암페어 레벨을 이용한 치료 며칠 뒤 병원균이 없어졌다.[139] 이러한 연구 결과에 고무된 Rowley 등은 녹농균에 감염된 토끼 피부 상처에 72시간 동안 음극 DC의 1mA를 배하한 후, *정균 효과*를 입증하였다.[140] Barranco 등은 스테인리스 강, 백금, 금, 은 전극을 이용한 0.4, 4, 40, 400μA 진폭의 교류에서 황색 포도상 구균의 배양 조직을 자극하였다.[141] 그들은 은의 양극 전극은 전극 부식, 가스 생산 또는 pH 변화에서 무시해도 될 정도의 독성 영향으로 0.4 및 4μA의 포도상구균에 뛰어난 증식 억제 능력을 가지고 있었던 것으로 판명하였다. 현저한 증식 억제는 400μA에서 다른 세 개의 전극에서 발생했지만, 이 진폭에서 원치 않는 pH의

표 26.2 전도 전기자극의 항균 효과에 대한 체외 실험과 체내 실험의 연구들

참고	연구 유형	병원균	전류 형태	전기 변수	극성/효과	전극 유형	성장 비율
Rowley[138]	체외 실험	Escherichia coli	DC	mA = 1.0, 14, 140	음극	플라티늄	세균억제
			AC	주파수 = 1, 10, 30, 60	적용하지 않음	플라티늄	효과 없음
Wolcott et al[139]	임상	Pseudomonas aeruginosa Proteus	DC	µA = 200, 400, 600, 800	음극	카본/고무 (시염수 거즈)	살균
Rowley et al[140]	체내 실험	P. aeruginosa	DC	mA = 1.0	음극/없음	구리 그물망	세균억제
Baranco et al[141]	체외 실험	Staphylococcus aureus	DC	µA = 40 and 100	양극 (가스와 pH 변화)	은, 플라티늄, 금, 스테인리스 스틸	세균억제
Chu et al[142]	체내 실험	P. aeruginosa	DC	µA = 0.4 and 40	양극	은으로 코팅된 나일론 페브릭	양극+은 나일론이 은 나일론 단독 때보다 효과적임
Ong et al[151]	체외 실험	S. aureus P. aeruginosa	DC	µA = 26, 100, 300, 500, 800	양극	은선	살균
Laatsch et al[152]	체외 실험	Gram (+) bacteria Gram (–) bacilli	DC	µA = 100	양극 양극	은선 은선	세균억제 살균
Kincaid et al[154]	체외 실험	S. aureus E. coli P. aeruginosa	HVPC	V = 150, 200, 250, 500 F = 120 pps	음극(독소 최종 제품) 양극(독소 최종 제품)	스테인리스 스틸 스테인리스 스틸	세균억제 효과 없음
Szuminsky et al[155]	체외 실험	E. coli Klebsiella P. aeruginosa S. aureus	HVPC	V = 500 F = 120 pps	양극(가스와 pH 변화) 음극(가스와 pH 변화)	스테인리스 스틸 스테인리스 스틸	양 극에서 모두 억제됨
Merriman et al[156]	체외 실험	S. aureus	µADC	µA = 500	양극: 부식과 탈색 음극: 가스		세균억제
			M mA PC	mA = 30 @ 128 pps	전극 효과 없음	스테인리스 스틸	효과 없음
			B mA PC	mA = 30 @ 128 pps			효과 없음
			HVPC	V = 250 @ 100 pps	양극: 부식과 탈색 음극: 가스		세균억제
Daeschlein et al[157]	체외 실험	E. coli P. aeruginosa Klebsiella S. aureus S. epidermidis E. faecium	M mA PC	mA = 42 F = 128 pps	양극과 음극: 전극 효과가 없음	세균이 함유된 면 패치	모든 세균은 음극에서 보다 양극에서 더 많이 억제됨.

AC는 교류, B mA PC는 이상파 mA 맥동전류, DC는 직류, F는 주파수, HVPC는 고전압맥동전류, µADC는 µA 직류,
M mA PC는 단상파 mA 맥동전류, pps는 초당 맥동수.

변화, 전극 부식, 가스 형성 및 매체의 변색이 발생했다. 체내연구 실험에서 Chu 등은 4 또는 24시간 동안 0.4와 40μA 사이의 전류로 양극을 통해적용되는 실버로 코팅된 나일론 직물은 전극 없이 적용되는 실버로 코팅된 나일론 직물에 비해 녹농균에(P<0.001) 치료적으로 더 효과적임을 알 수 있었다.[142] 이 보고에 따르면, 많은 연구들이 항균성 활동은 DC의 낮은 레벨에 의해 체내연구 또는 체외연구에서 은에서 양이온의 물질이 침전되는 것을 규명하였다.[143–150] 체내연구 연구에서 연구자들은 양극의 은 선을 통해 세포 배양 조직에 전달된 DC의 100μA는 같은 전류 진폭과 극성이 그람음성균에 대한 살균 효과를 내는 반면, 그람-양성 세균에 정균 효과를 가지는 것을 발견하였다.[151–152] 저자들은 세포벽 조성의 차이는 전기적으로 매개된 은 살균 소독 효과의 결정 요인이라고 제안하였다. 다른 연구자는 HVPC와 DC의 체외연구에서 항균 효과를 비교하여 양극과 음극 모두 연속 DC는 1, 5, 10mA에서 적용되어 포도상구균 성장을 억제하는 반면 50에서 800mA와 100pps를 30분간 적용한 것은 포도상구균 억제 효과가 없는 것을 발견하였다.[153] 이후의 연구는 DC가 특히 음극에서 알칼리성 pH와 양극에서 산성 pH로 양극에서 발생하는 전기화학적 pH 변화를 통해 세균을 죽이는 기전을 제안하였다.

HVPC를 30분간 인체 조직에 적용하였을 때 양극 또는 음극에서 전기 화학적 pH의 변화는 발생하지 않았다.[129] 그러나 Kincaid와 Lavoie가 시험관 실험에서 HVPC의 항균 효과를 평가했을 때, 그들은 단지 500V의 용량에서 음극과 250V 용량의 양극과 음극 모두에서 pH 변화를 관찰하였다.[154] Szuminsky 등은 체외연구에서 세균의 사멸을 일으킨 500V로 적용된 HVPC의 기전을 알아내기 위해 시도하였다.[155] 그들은 두 극에서 살균 효과를 관찰했지만, 살균 효과가 항균 인자의 전기영동 보충, 국소적인 발열과 pH 변화, 유기체의 전류에 대한 직접적인 작용에 의한 것인지의 여부는 결론지을 수 없다. 후자의 연구 모두가 시험관 실험에서 항균 효과를 나타냈지만, 인간의 상처에 적용되는 경우에 고전압이 사용되는 경우는 거의 없다.

체외 실험에서 세균의 증식에 전기적 전류의 일반적인 유형의 효과를 확인하기 위해 Merriman 등은 각 전류 유형(μADC[마이크로엠퍼러지 직류][156]; 단상파, mAPC[밀리엠퍼러지 맥동 전류]; 이상파, mAPC와 HVPC)을 포도상구균이 들어 있는 배양 조직 판에 3일 연속으로 37℃에서 1시간 동안 적용하였다. 억제 측정 영역에서 그들은 μADC와 HVPC의 유의한 증식 억제 효과를 발견하였으나(P<0.05) 단상파와 이상파 PC에선 발견하지 못하였다. 양극과 음극 사이에 극성의 차이 또한 없었다. 그들이 감염된 상처를 위한 μADC와 HVPC의 초기 항균 효과는 후속 치료와 변함이 없다고 결론 내렸다. Daeschlein 등은 또한 체내연구에서 단상파, mAPC 극성(음성과 양성)의 항균 효과를 평가하였다.[157] 그들은 128pps의 주파수에서 42mA의 강도로 30분간 140마이크로 초 지속 시간의 단상 구형파로 3개의 그람음성균(대장균, 녹농균, 폐렴구균)과 3개의 그람양성균(황색 포도상 구균, 표피 포도상 구균, 대장균 패시움)에 노출시켰다. 활성화되지 않은 전류를 제외하고 같은 세균의 배양 조직 조절은 같은 방식으로 설정됐다. 다른 체내연구와 달리 배양 조직 판을 사용한 연구자들은 상처를 시뮬레이션하기 위해 전극 부식과 유독성 완제품으로부터 오염의 가능성을 배제시키기 위해서 세균을 포함한 솜 면을 사용하였다. Merriman 등이 양성과 음성 극성 사이의 세균 성장 억제 효과를 보고한 연구와는 대조적으로,[156] Daeschlein 등은 음성 극성보다 더 큰 항균 효과를 가지고 있는 것을 발견하였고,[157] 세균의 감소는 양성 극성으로 최대 log10의 감소 양을 달성한 양성 극성 조절과 음성 극성 조절 사이에 유의한 차이를 보였다.

흥미롭게도, 상처에 적용되도록 설계된 신흥 항균 기술은 생체 적합성을 포함하는 폴리에스테르 섬유 층으로 박힌 평방인치당 25마이크로전지의 모양을 포함함하고, 특허 받은 은 공식은 생체 적합성 물질과 폴리에스테르의 위치에서 유지된다. Procellera™ (Vomaris, Wound Care, Inc., Chandler, AZ)로 알려진 무선 제품은 압박 궤양, 정맥 및 당뇨병 궤양, 1도와 2도 화상, 수술 절개, 그리고 기증 부위 이식을 포함하여 부분두께와 완전두께의 상처를 위한 항균성 장벽의 전문적인 사용을 위해 FDA에 의해 승인되었다. 메마른 드레싱은 전기적으로 비활성 상태이며, 상처에 두기 전에 이전 크기로 자를 수 있다(그림 26.21A). 상처 삼출액 또는 식염수에 의해 젖은 상태일 때 배터리는 상처 표면에 접촉하여 드레싱의 표면에서 최대 7 일까지 지속적인 전압(2–10 mV)를 생성하기 위해 활성화된다(그림 26.21B).

핵심 26.15

Procellera 장비의 항균 활성은 드레싱에 포함된 생체 전기장과 은의 상승 작용에 의해 강화되고 있다.

A

B

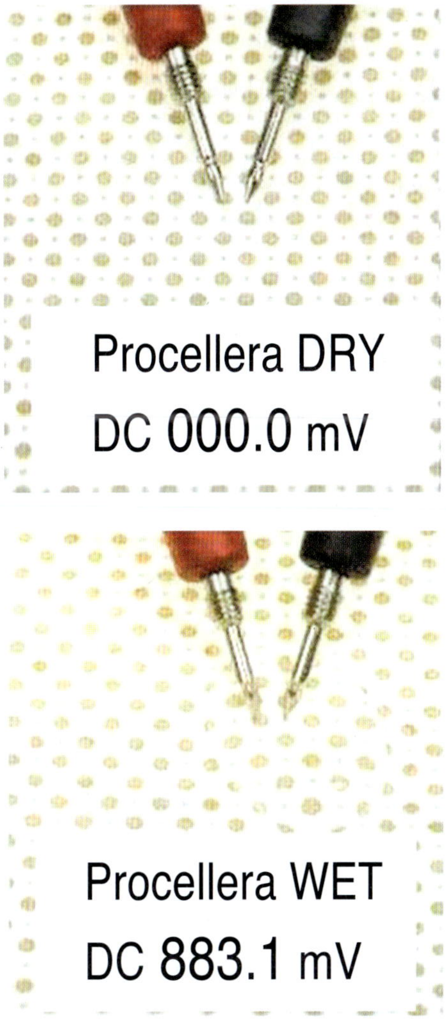

그림 26.21 항균 Procellera DC 장비는 25 마이크로 전지와 은 공식이 포함되어 있다. (A) 메마른 비활성된 드레싱은 0mV로 측정되었다. (B) 촉촉한 활성화된 드레싱은 밀리 전압으로 측정된 것을 보여준다.

그람-음성 세균은 순 음전하를 갖고 있다. 그람-양성 세균은 음전하를 운반하는 지질다당류를 코팅하고 있다. 따라서, 모든 미생물은 은을 포함한 양극에 끌어당겨진다. 설프하이드릴 기와 단백질의 변성의 결합 다음에 은은 그 속의 미생물뿐만 아니라, 다른 필수 단백질의 호흡계를 파괴하는 단백질과 결합한다. 은은 설프하이드릴 기 변성시키는 다른 단백질과 결합하여 바이러스와 같은 방법으로 균을 죽인다. 생물은 한 세대에서 필수적인 세포 기능의 여러 변이를 겪기 때문에, 생체 환경에서 은에 저항하는 발달은 매우 드물다. 게다가, 체내연구에서 돼지 연구는 깊고 크고-두꺼운 상처에서 Procellera의 효과가 평가되었다. 조직학적 및 화학적 분석은 밀리전압 자극이 상처 상피화율을 유의하게($p<0.001$) 증가시키고, 상피의 두께를 증가, 껍질의 형성을 감소, 상처의 백혈구 침윤을 감소시키는 것으로 나타났다. 연구자들은 또한 자극을 받은 상처는 치유의 초기 단계에서 인터루킨-1α 수준의 정도를 감소시키는 것을 발견하였다. 감소된 인터루킨-1α 수준은 감소된 통증 및 염증과 상관 있다.[158]

요약하면, 체외연구와 체내연구 연구는 마이크로암페어 또는 DC가 균을 죽이거나 적어도 일반적인 상처 병원균의 증식을 억제하는 것을 입증했다. 현재, 많은 사용가능한 은이 스며든 드레싱은 세균 부하를 조절할 목적으로 상처에 수동적으로 은 이온을 전달한다. 따라서, 드레싱의 효과는 양극 DC, 마이크로암페어로 상처의 은 이온이 활발하게 반발함으로써 향상 될 수 있다는 것을 짐작할 수 있다(그림 26.22).

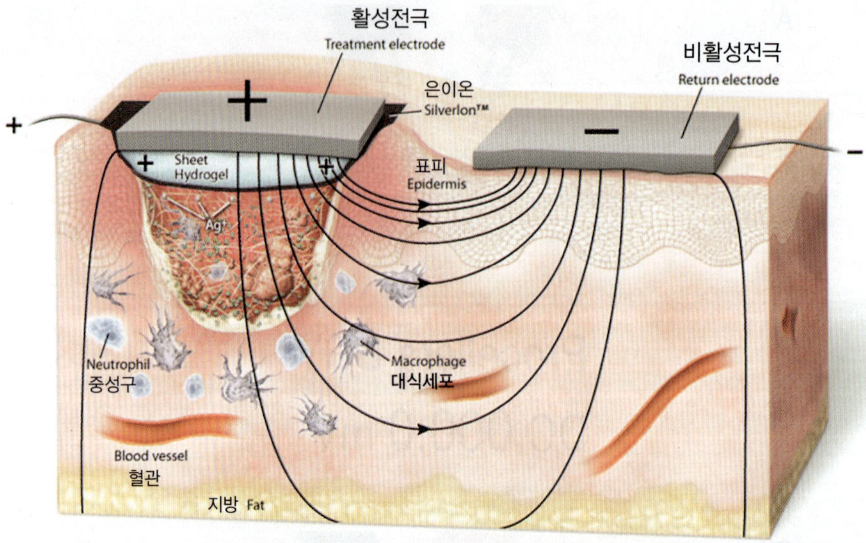

그림 26.22 *은 드레싱 위에 (+)극을 배치하여 은이온의 유도를 돕는 직류의 미세전류를 사용하고 있다.*

체외실험-전기자극은 바이오필름과 암세포에 대항하는 항균 효과를 강화하기 (In Vitro Research-Electrical Stimulation Enhances Antibiotic Effectiveness Against Biofilm and Cancer Cells)

약한 직류(DC) 전기장 안에서 바이오필름 세포에 대한 항생 효과가 증가되었음을 여러 연구들이 보여주고 있다.[159, 160]

> **핵심 26.16**
>
> 연구자들이 바이오필름과 항생물질이 들어있는 방 안에 1㎃의 직류를 통전시켰을 때, 동일한 항생물질에 노출되었지만, 전류를 통전시키지 않은 대조군에 비해 24시간 이후에 약 8차 로그의 세균 사살 증가가 관찰되었다.

최근에, 연구자들은 체외실험에서 약물에 내성된 쥐와 사람의 종양 세포가 3일 동안 7.5㎂, 59㎐ 교류 맥동전류(10초 간격을 두고)에 노출되었을 때, 그들의 약물 내성을 잃어버렸다고 보고했다.[161] 연구자들은 전기 맥동으로 치료된 약물 내성 종양 세포는 doxorubicin인 항암약물을 취하는 세포 능력을 다시 회복한다는 것을 발견했다. 이런 전기자극은 세포를 손상시키지 않고 종양세포의 증식을 감소시켰다. 사용된 종양세포 라인은 doxorubicin과 같은 항암물질에 저항하도록 만드는 MDR1 단백질을 나타냈다. 전기자극 3일 후, 세포들은 3시간 동안 증가된 doxorubicin 농도에 노출되어 증가된 약물 섭취를 초래했고, 심지어 낮은 doxorubicin 농도에서도 세포들은 죽었다. 전기자극에 노출된 세포들은 MDR1 억제제에 노출된 세포들보다 더 좋은 치료효과를 보였다. 이들 소견에 따르면, 전기자극은 기존의 화학치료 효과를 더욱 향상시킨다는 것이다.

근거 리뷰: 동물 실험 (Review of the Evidence: Animal Research)

상처 장력 강도, 콜라겐 침착 및 상피화에 대한 전기자극의 효과 (Effects of Electrical Stimulation on Wound Tensile Strength, Collagen Deposition, and Epithelialization)

외상으로 유도된 상처조직과 상처주변 조직에 전기자극을 한 많은 동물 연구들은 전기자극으로 유도된 조직과 세포의 반응을 평가했다. 1.0㎃ 미만 직류 전기자극(음극)으로 보고된 가장 뚜렷한 반응은 장력강도 증가이다.

[162-166] 다른 연구는 콜라겐 침착과 함께, 상처에서 섬유아세포 증식을 보였다.[167-171] 연구자들은 양극의 HVPC가 음극의 HVPC보다 상피화를 강화하지만, 상처의 장력 강도에 대한 효과는 없었다고 보고했다.[172-174]

부종에 대한 전기자극의효과 (Effects of Electrical Stimulation on Edema)

개구리와 쥐의 뒷다리에 대한 3개의 연구에 따르면, 음극 HVPC의 운동아래 수준으로 자극했을 때 전류가 미세혈관으로부터 거대분자의 누출을 막아줌으로써 급성 외상성 부종의 발생을 제한했다고 한다. 쥐를 대상으로 화상과 관련된 부종에 대한 전기자극의 효과도 평가되었다. Matylevich 등은 Sprague-Dawley 쥐를 대상으로 하여 부분두께 화상 후, 혈장 알부민 관외유출에 대한 40㎃ DC의 효과를 평가했다. 그들은 silver nylon 드레싱을 통해 DC의 양극을 화상에 적용했고, 통제군의 경우는 전류의 적용없이 silver nylon 드레싱으로만 치료했다. 그들은 알부민 누출과 조직내의 축적을 정량적으로 평가하기 위해 fluorescein thiocyanate(FITC)를 이용한 공초점 형광현미경 검사를 수행했다. DC로 치료하는 동안, 누출이 30-45% 감소되었고, 화상 4시간 이후에는 정상 속도에 도달했다. 화상 당시, FITC-albumen 농도가 최대이었지만, 통제군 화상보다 18-48% 떨어졌다. 그리고 화상 18시간 후에는 비화상 통제군 수준에 도달했다. 직류가 화상 손상 후 혈장 단백질 관외유출을 감소시키는데 효과적이라고 연구자들은 결론을 내렸다. 후속적인 연구에서, Chu 등은 Matylevich 등과 동일한 연구 설계와 동일 종의 쥐를 대상으로 완전두께 화상 이후의 상처 부종에 대해 연구했다.[179] 그들은 화상 후 48시간 동안 각 시간대에 따라 직류가 화상 부종을 17-48% 감소시켰다고 보고했다. 극성과 전류밀도가 치료 결과에 영향을 주지 않았고, 화상 후 첫 8시간 이내에 이루어지는 치료의 시작이 최소한의 부종 누적을 얻었다. 그들도 화상 후 36시간에 직류를 적용했을 때 뚜렷한 부종감소를 관찰했다.

비록 2개의 동물연구에서 나온 소견이 사람에게 일반화될 수 없겠지만, 사람의 화상과 외상성 상처로 인한 과도한 혈장 누출의 합병증 관점에서 볼 때, 동물 연구의 결과가 사람에게도 이어질 수 있다는 임상 연구들이 이루어져야 할 것이다.

피부이식, 공여부위, 피부판에 대한 전기자극의 효과 (Effects of Electrical Stimulation on Skin Grafts, Donor Sites, and Flaps)

몇몇 연구들은 동물을 대상으로 피부 이식과 공여부위, 피부판에 대한 직류의 효과를 연구했다. Chu 등은 guinea pig을 대상으로 5일 동안 silver nylon 드레싱을 통해 (1) 부분두께 화상의 치유,[180] (2) 이들 상처로부터 채취된 중간층 이식, 그리고 (3) 공여부위에 대한 약한 양극 직류의 효과를 검사했다. 약한 DC로 치료된 180 마리 동물의 화상 상처는 화상 후 12일경에 재상피화되었고, 반면 가짜 DC 치료를 받은 통제군의 40마리 중 20마리만이 화상 후 16일경에 재상피화되었다. 치유된 화상 상처에서 채취된 중간층 이식은 통제군 보다 DC 치료군에서 더 빠른 재혈관화를 보였다. DC로 치료된 이식 부위와 공여부위는 통제군에 비해 빠른 재혈관화, 수축의 감소, 모발 생존의 향상, 진피 섬유화의 감소 등을 보였다. DC로 치료된 공여 상처만이 성공적인 중간층 자가이식의 공여 지점으로서 반복적으로 채취될 수 있다. 연구자들은 직류 치료가 DC로 치료된 상처가 통제군보다 염증, 육아조직, 섬유증을 덜 가진다고 증거를 통해 조직손상 범위를 제한한다고 제안했다. 2차 의도에 의한 상처 치유 동안, 비만세포는 흉터 섬유증의 범위를 조절한다. 섬유증이 과도하면 켈로이드나 비후성 흉터가 발생한다. 흥미롭게도, 4명의 사람과 관련된 연구에서, 연구자들은 공여 부위 흉터에 대한 직류의 양극 효과를 평가했고, 전기자극이 흉터 두께과 비후성 흉터 형성을 감소시킨다는 것을 밝혀냈다.[57]

이식과 피부판의 채취 실패는 성형외과의사들에 의해 공유되는 주요 관심사이다. Politis 등은 쥐의 완전두께 피부 이식에서 전기자극이 진피와 표피의 외상후 질을 향상시키는지를 설정하기 위해 μA의 교류전류를 사용했다.[181] 그들은 피부 이식 부위에 3개의 전극을 심은 후 3일 동안 4.5μA 직류를 통전시켰다: 이식 부위 위쪽에 양극, 음극, 그리고 비활성 전극을 각각 배치했다. 수술 후 7일에 이루어진 양적 검사와 조직학적 검사에 따르면, 음극으로 치료된 동물 그룹과 전기자극이 적용되지 않은 통제군에서 이식 표면적의 80-90%에서 괴사가 일어났다고 한다. 그러나 양극으로 치료된 동물 그룹에서는 이식 표면적의 50%만이 괴사가 일어났고, 뚜렷하게 두꺼워진 진피는 여러 층의 온전한 상피를 가졌다. 다른 두 연구는 허혈 피부의 생존과 근육피부판에 대한 전기자극의 효과를 조사했다.[182,183] Im 등은 9일 동안 하루에 2번씩 30분 동안 140㎲의 맥동기간, 35㎃, 128pps의 단상파 맥동전류로 돼지의 양경 피판의 허혈성 중심 부위를 자극했다.[182] 수술 후 1–3일 동안에는 음극을 피부판에 적용했고, 수술 후 4–6일에는 양극을 피부판에 적용하고, 수술 후 7–9일에는 음극을 피부판을 적용했다. 통제군의 2마리 돼지는 가짜 전기자극치료를 받았고, 나머지 2마리는 치료를 받지 않았다. 생존가능한 피판의 길이와 피부괴사의 범위는 수술 후 21일에 측정되었다. 통제군의 피부판 괴사의 평균 면적은 28%이고, 전기자극군의 평균 괴사면적은 13.2%였다 ($p<0.001$). 저자는 수술 후 초기 3일에 적용된 음극 치료가 교감신경성 혈관수축을 방해하고, 또 피부판의 전이영역에서 일어났던 허혈 관류에 반작용함으로서 심한 허혈을 방지한다고 제안했다. 또 그들은 조직 수복의 마지막 단계에서는 피부판의 양극 자극이 superoxide radicals를 제거함으로서 조직 손상을 막는다고 말한다.

피부판에 대한 전기자극의 효과를 평가했던 다른 연구는 근육뼈대성 통증을 억제하는데 일반적으로 사용되는 비특이성 파형과 변수를 가진 PC 전류(경피신경자극)를 사용했다. 이 연구에서, 수술후 근육피부판의 치료를 위해 쥐의 10개 그룹은 다른 전류강도(㎃)와 맥동빈도를 받았다. 3일 동안 피부판 기부에 적용된 고강도(20㎃)와 고빈도(80pps)를 받았던 가장 높은 피부판 생존율(94.6%)의 그룹과 다른 그룹 사이에 뚜렷한 차이가 나타났다($p<0.001$). 높은 강도(20㎃)의 치료와 낮은 강도(5㎃)의 치료를 비교했을 때 피부판 생존에서 뚜렷한 차이가 일어났다. 피부판의 생존은 전기자극의 빈도와는 관련이 없었다. 결론적으로, 동물연구에서 인용된 근거는 전기자극이 실패한 피부이식과 근육피부판의 생존을 촉진한다고 제안한다.

혈류에 대한 전기자극의 효과 (Effects of Electrical Stimulation on Blood Flow)

미국 FDA는 상처를 치유하는데 이용되는 전기자극장비에 대한 주요 라벨(적응증)로서 혈류 강화를 지적한다. 2개의 연구는 PC로 상처를 치료한 후 혈류의 증가를 보여주었다. PC는 앞의 연구에서 보고된 허혈성 피부와 피부판 생존의 긍정적인 결과를 가지고 있다.[124,182–184] Greenberg 등은 돼지 화상 피부의 상피화와 혈관생성에 대한 극성의 효과를 평가하기 위해 실험연구에서 Junger 등이 사용했던 것과 동일한 PC를 사용했다.[124,184] 그들은 음극과 양극으로 치료된 상처의 10일 경에 뚜렷한 신생혈관을 관찰했다. 반대로, 쥐를 대상으로 연구한 Mohr 등은 HVPC의 음극이 양극보다 더 큰 혈류를 생성했다고 보고했다.[185]

2, 20, 80 및 120 pps로 빈도가 증가함에 따라 혈류량도 일정하게 증가했을 뿐만 아니라, 근수축이 일어나기 시작하는 전류 강도까지 전류의 강도가 증가함에 따라서도 혈류량도 증가했고, 자극 후 20분까지 계속 혈류량이 증가했다. Mehri 등은 감각신경에 의한 피부 혈관 반응성에서 노화관련 퇴화가 상처 수복 효율성의 감소와 관련된다는 것을 발견했다. 그들은 레이저 도플러 혈류 측정기를 이용하여, 높은 주파수와 낮은 주파수의 자극 후 일어나는 혈류량을 비교했다. 그들은 어린 통제군의 쥐에 비해, 늙은 쥐의 혈관 반응이 높은 주파수 전기자극에서 유의하게 감소(46%) 되었지만, 낮은 주파수에서는 두 그룹간의 혈관 반응에서 유의한 차이가 없었음을 발견했다. 이것은 감각신경의 자극에 의한 피부 혈류의 강화가 낮은 주파수의 자극에서 최상으로 일어난다는 것을 의미한다.

앞에서 언급되었듯이, 내피세포가 체외의 적용 전기장에 반응하고, 상처치유 양상과 기능은 상처의 내인성 전기장에 의해 영향을 받을 것이다.[24,74,75] Kanno 등과 Patterson 등은 생체실험이나 체외실험을 통해 약한 맥동전기가 근육세포로부터 혈관내피세포성장인자(VEGF) 분비를 자극함으로서 쥐의 허혈성 다리에서 혈류와 모세혈관 밀도를 뚜렷하게 증가시킨다는 것을 보여주었다. 이때 근육수축은 일어나지 않아야 한다.[187,188]

> **핵심 26.17**
>
> 최근 연구는 전기자극이 근육세포에서 생성되는 혈관내피세포성장인자(VEGF)를 통해 뚜렷한 혈관생성을 일으키고 있음을 보여주고 있다.

Zhao 등은 조직배양 실험에서 다른 종류의 세포 존재 없이 약한 전기장이 VEGF의 생성을 직접 촉진한다고 보고했다. 75–100㎷/㎜(내피세포에 1.5–2.0㎷가 통전되는)의 낮은 전기장이 내피세포의 이주, 신장 및 재방향에 영향을 주었고, 내피세포는 혈관 형성의 전구물질이다

(그림 26.11). 허혈성 다리에 혈류를 증가시키는 전기자극 사용과 관련된 몇몇 임상 연구들이 본 장의 후반부에 제시되어 있다.

근거 리뷰: 사람 실험 (Review of the Evidence—Human Research)

특정 상처 치료의 효율성에 의문이 가거나 상처 치유의 기전에 의문이 갈 때 이를 해결하기 위한 사람에 대한 연구는 가장 효율적인 치료 선택을 원하는 임상가나 환자는 물론, 근거중심 임상 연구를 바탕으로 서비스에 대한 배상을 하는 3 지불기관에게 있어서도 매우 바람직하다. 본 단락은 전기자극의 임상적 효과와 관련된 몇 가지 의문점을 해소하는 사람에 대한 연구들을 제시하고 있다.

감각수준 자극과 운동수준 자극을 이용한 피부 동맥 혈류에 대한 전기자극의 효과 (Effects of Electrical Stimulation on Cutaneous Arterial [Microcirculatory] Blood Flow with Sensory or Motor Level Stimulation)

몇몇 연구는 팔다리 피부의 혈류에 대한 전기자극의 효과를 평가했다. 이들 연구 중의 일부에서, 연구자들은 먼쪽 팔다리 피부에 전기자극을 적용했고, 동측 팔다리와 반대측 팔다리의 피부온도 변화를 통해 혈류 변화를 간접적으로 측정했다. 이 연구들은 전기자극에 의한 피부 혈관 확장을 일으키는 온열 효과를 측정하기 위해 온도계를 피부에 배치하여 혈류를 측정했다.[109 193,195,197,199]

Kaada는 단상파 맥동전류의 돌발모드를 이용하여 다양한 원인으로 발생한 19개 다리 궤양을 가진 10명의 환자를 성공적으로 치료했다.[189] 그는 동측 손의 갈퀴부위(1번 손허리뼈와 2번 손허리뼈 사이)에 음극을 배치하고 15–30㎃의 맥동전류를 하루에 3번씩 30–45분간 적용했다. 그리고 양극은 동측 손목 자쪽에 배치했다. 손과 손목 밑에 있는 근육을 자극하는 원격치료에 의해 모든 다리 궤양(수개월에서 4년간 치료되지 않은)이 완벽하게 치료되었다. Kaada는 손근육의 원격 전기자극이 동측 다리 피부의 미세순환을 향상시킨다고 제안했고, 그 근거로서 다리 궤양의 치유와 발가락의 온도 향상이라고 했다. 그는 손 근육의 원격 전기자극이 동측 다리의 작은 혈관 확장을 시킬 수 있는 3가지 기전을 추가적으로 제안했다: (1) 교감성 혈관수축을 억제하는 중추성 세로토닌의 활성화; (2) 혈장 안으로 폴리펩티드 활성과 유리; (3) 혈관확장을 유도하는 축삭반사의 활성화. 세로토닌 억제제가 혈관확장 반응을 차단하고, 아편길항제인 날록손과 액성 혈관확장제의 길항제가 혈관확장 반응에 영향을 주지 않는다는 소견은 첫 번째 기전의 근거를 지지한다.[110,189-193]

다른 연구자들은 척수나 자신경이 지나가는 피부를 μA DC로 경피자극했을 때 손과 손가락의 피부에서 혈관확장 반응이 일어난다고 보고했다.[194,195] 한 연구는 손가락 온도 감소를 보고했는데, 이것은 경혈점의 전기자극으로 감각신경이나 운동신경을 흥분시킨 이후에 손가락 피부 혈관에서 확장이 일어난다는 것을 의미한다.[196] Ernst와 Lee는 맥동기간이 800μs이고 빈도 1 pps인 단상파 맥동 μA DC를 통증 역치 이하 수준으로 손등의 갈퀴 부위에 적용했다.[197] 그들은 50분 후 후속적인 혈관확장과 함께 교감신경성 압축 긴장이 증가되었음을 보고했다. 통제군 연구에서는, 만성 통증 환자의 감각신경 자극 후에도 교감신경성 긴장이 변화되지 않았다.[198] Skudds 등에 따르면, 비증상 환자의 경우 손 근육의 맥동 수축이 국소 피부 혈류를 증가시켰다고 하는데, 그 근거는 손 피부 온도가 증가하였기 때문이다.[199]

맥동 mA DC와 μA DC의 전기자극이 팔다리 먼쪽 피부 혈류를 증가시켰다는 임상 소견이 있다. 그러나 부가적인 임상 연구와 함께, 손, 발 및 발가락 궤양의 치료에 대한 이런 접근이 Raynaud 질환, 반사교감성 이영양증, 당뇨성 다신경병리과 관련된 통증 등에서 관류 증가와 상처 수복을 효과적으로 촉진시킬 수 있다는 것이다.

건강한 사람의 맥동 운동 수준 자극 시 근육 동맥 혈류와 피부 동맥 혈류에 대한 전기자극의 효과 (Effects of Electrical Stimulation on Muscle and Skin Arterial Blood Flow with Pulsed Motor Level Stimulation in Healthy Subjects)

몇몇 사람들의 연구는 연속적인 맥동 근수축을 이끌어내기 위한 충분한 강도의 전기자극은 비증상 환자의 국소

동맥 혈류를 증가시킨다고 확신했다. 다음에 기술될 이들 연구에서, 큰 동맥혈관에서의 혈류가 도플러 혈류측정기와 광혈류측정기(photoplethysmography)에 의해 측정되었다.[200-203]

Currier 등은 건강한 사람의 등척성 수축을 이끌어내기 위해 2500의 교류와 50%의 순환주기의 전기자극의 운동수준으로 장딴지근육에 자극했다.[200] 이때 발생한 근수축의 수준은 최대 근수축의 10%와 30%이었다. 그들은 오금동맥을 통해 다리로 흐르는 혈류를 측정하기 위해 도플러 혈류측정기를 사용한 결과, 전기자극 9분 동안과 자극 후 5분 동안 다리의 혈류량이 증가했다고 보고했다. Tracy 등은 건강한 사람 30명을 대상으로, 10, 20, 50 pps의 주파수로 넙다리네갈래근의 맥동 근수축을 일으켰고, 넙다리동맥을 통해 흐르는 뚜렷한 혈류량의 증가를 측정하기 위해 도플러 프로브를 사용했다.[201] Hecker 등은 10명의 건강한 사람을 대상으로 5가지의 다른 맥동빈도(2, 8, 32, 64, 128 ppps)의 단상파 맥동전류를 이용하여 1시간 동안 운동하 수준으로 자극한 후, 광혈류측정기를 통해 노동맥과 팔동맥을 흐르는 팔의 혈류를 모니터링했다.[202] 그 결과, 32, 64, 128 ㎐에서만 동맥혈류가 향상되었음을 보였고, 피부온도에서는 변화가 없었다. Cramp 등은 건강한 사람 30명을 대상으로 레이저 도플러 혈류측정기를 이용하여, 4 pps(낮은 주파수)와 110 pps(높은 주파수)의 맥동전류에 대한 반응으로서 아래팔 피부온도와 혈류관류를 평가했다.[203] 이때 대상자들은 무작위로, 대조군과 2개의 치료군으로 할당되었다. 이중맹검실험 조건으로, 이상파 맥동전류(PC)가 15분 동안 정중신경이 지나가는 피부위에 적용되었다. 피부온도와 혈류량은 ES 전, ES 동안, 그리고 ES 15 후에 기록되었다. 피부온도에서는 뚜렷한 변화가 없었지만, 낮은 주파수와 높은 주파수의 전기자극에서는 치료기간 동안 뚜렷한 피부 온도의 변화가 있었다(p=0.0106; ANOVA).

상처주변 피부 혈류에 대한 전기자극의 효과 (Effects of ES on Wound and Periwound Skin Blood Flow)

몇몇 연구들은 상처혈류와 상처주변 혈류에 대한 전기자극의 효과를 연구했다. 이 연구자들은 거대순환의 흐름을 평가하기 위해 레이저 도플러 영상을 이용했고, 미세순환의 흐름을 평가하기 위해 컴퓨터화된 영상분석과 함께를 intravital video microscopy를 이용했다.[204-208]

Petrofsky 등은 18명의 상처를 대상으로 상처 혈류량이 전기자극으로 강화되는지를 평가했다. 이때 사용된 전기자극은 균형 직각이상파로서 250㎲의 맥동기간과 30 pps의 맥동빈도, 그리고 5분간 적용되었다.[204] 그리고 10명의 대상자는 2형 당뇨병의 유무와 관계없이 복합 원인과 다양한 위치 및 기간의 상처를 가졌고, 8명의 대상자는 상처를 갖고 있지 않았다.

감각을 가진 대상자의 자극 강도는 감각자극으로 이루어졌고, 감각이 없는 대상자에게는 15㎃의 자극이 적용되었다. 상처와 상처주변 피부의 혈류는 자극 전과 자극 후에 레이저 도플러 혈류 영상(LDI)으로 측정되었다. 상처를 가진 대상자는 자극이전보다 평균적으로 35%이상 혈류가 향상되었고, 자극 후에도 짧은 기간이지만 혈류 향상이 지속되었다. Petrofsky 등은 LDI를 이용하여, 차가운 방과 따뜻한 방의 전기자극을 비교한 결과, 따뜻한 방에서 더 뚜렷한 혈류증가를 보였다고 보고했다.[205,206]

Wikstrom 등은 9명의 건강한 비흡연자를 대상으로, 2가지 방법으로 정량화된 맥동전류를 이용하여 혈류변화에 대한 2개의 연구를 수행했다. 첫 번째 연구에서, 온전한 피부를 가진 9명은 왼쪽 다리 먼쪽에 60분간 3번의 전기자극을 받았다. 이때 사용된 주파수 치료는 2 pps, 100 pps, 그리고 가짜 치료였다. 그들은 LDI를 이용하여 5분마다 혈류 변화를 측정한 결과, 낮은 주파수에서는 40%의 혈류 변화를 보였고, 높은 주파수에서는 12%의 혈류 변화를 보였고, 가짜 치료에서는 혈류의 변화가 없었다고 보고했다. 2번째 연구에서, 그들은 9명의 다리에서 유도된 물집 상처 모세혈관의 혈류를 변화시키기기 위해 맥동전류를 사용했다. 연구자들은 미세순환의 혈류를 관찰하기 위해 intravital video microscopy와 컴퓨터화된 영상분석을 사용했다. 2 pps 100 pps의 전기자극을 45분간 적용하기 이전과 적용 동안에 개별 5–14 모세혈관에서 적혈구의 속도(RBC-V)를 측정했다. 평균 적혈구 속도가 낮은 주파수 PC(N=6) 동안 23% 증가했고, 높은 주파수 PC(N=8) 동안 17% 증가했다. 그들의 소견은 2 pps와 100 pps의 PC 자극이 말초 상처 혈류를 증가시켰고, ntravital video microscopy와 컴퓨터화된 영상분석이 미세순환의 혈류를 연구하는데 사용될 수 있다는 것이다.

Cosmo 등도 여러 원인에 의해 만성 다리 궤양을 가진

15명 대상으로 LDI를 이용하여 궤양 부위와 궤양 주변의 동맥혈류에 대한 전기자극의 효과를 평가했다.[208] 환자의 평균 연령은 73세(38–85세) 였고, 만성의 연령 범위는 3개월에서 16년까지 였다. 궤양과 상처 주변을 낮은 주파수 PC(2 pps, 10–45㎃, 60분)로 자극한 후, 5분마다 상처와 상처 주변 피부의 혈류량을 측정했다. 60분의 전기자극 후, 상처와 상처주변의 평균 혈류량은 각각 35%과 15% 증가했다. 전기자극 후 15분이 지나서도, 여전히 평균 혈류량이 상처 부위에서 27% 증가를 보였고, 상처 주변에서는 9%를 보였다. 이들의 결과와 Petrofsky 등와 Wikstrom 등의 결과를 종합해 보면, 맥동전류가 만성 궤양과 그 주변 피부에서 혈류량을 증가시킨다는 것이다.[203-207]

전기자극에 의한 상처 혈관생성의 강화 (Enhancement of Wound Angiogenesis by Electrical Stimulation)

앞에서 언급했듯이, Greenberg 등은 돼지의 화상 상처에서 전기자극이 혈관생성을 향상시킨다는 것을 관찰했다.[183] Junger 등은 전기자극으로 상처 부위를 치료했을 때 모세혈관 밀도의 증가로 인해 혈류 향상이 일어난다는 사람에 대한 소견을 발표했다.[124] 그들은 표준 관리로 몇 개월간 향상이 없었던 15명의 정맥성 궤양 환자를 대상으로 전기자극을 했을 때 모세혈관의 밀도가 평균 43% 향상했음을 보고했다. 그들은 평균 38일간 단상파 맥동전류로 30분간 상처를 치료했다. 이때 사용된 전류는 40㎲의 맥동기간의 약한 맥동전류였고, 128 ppp의 630㎂와 64 pps의 315㎂의 평균전류강도로 자극했다. 첫 7–14일 동안, 그들은 음극으로 상처 부위에 630㎂의 전류를 사용했고 그 다음, 3–10일 동안에는 양극을 상처 부위에 적용했다. 그 후 다시 양극에서 음극으로 전극을 바꾸어 적용했다. 상처가 뚜렷한 진전을 보였을 때, 그들은 전류강도를 315㎂로 낮추었다. 광학현미경으로 모세혈관을 관찰하여, 8.05 모세혈관/㎟(자극전)에서 11.55 모세혈관/㎟(자극후)으로 향상되었음을 확인했다(P<O,039). 부가적으로 그들은 상처주변 피부에서 전기자극 전과 전기자극 후의 경피산소분압(TcPo2, 산소 긴장도)도 측정했다. TcPo2 는 각각 13.5–24.7㎜Hg씩 증가했다(정상 평균값은 65㎜Hg).[209] 레이저 도플러 자속계로 측정했을 때 피부 관류도 증가되었다. 그들은 전기자극이 상처 부위의 모세혈관 재성장을 자극하는데 영향을 준다는 결론을 내렸다.

사람 피부 혈류에 대한 전기자극의 부가적인 증거–조직 산화 향상 (Additional Evidence of Electrical Stimulation Enhancement of Human Cutaneous Blood Flow–Elevation of Tissue Oxygenation)

조직수복과 관련된 세포가 산소를 필요로 한다는 것은 잘 알려진 사실이다. 세포는 저산소 환경에서 기능을 제대로 하지 못할 것이고, 무산소 환경에서는 세포가 사망하게 될 것이다.

산소가 상처치유와 관련된 세포의 생존에 필수적이고, 이와 반대로 상처치유에 악영향을 주는 세균 세포의 경우는 조직 산소 수준이 높을수록 생존하기가 어려워진다. 사실 조직 산소분압의 감소는 감염에 대한 저항력을 떨어뜨리는데, 그 이유는 중성구(호중구)에 의한 세균의 산화 사살에 문제가 생기기 때문이다. ES가 국소 피부 조직 산소분압을 일시적으로 증가를 촉진한다는 사람 연구의 근거들이 증가하고 있다.

TcPo2 는 피부 산소 운반과 관련되고, 이것은 국소 동맥 관류에 좌우된다. TcPo2 는 ㎜Hg로 측정되고, 조직이 이용할 수 있는 산소를 의미하고, 실제 상처와 잠재성 상처의 치유 가능성을 평가하는데 이용된다. Gangier 등은 척수손상환자 30명을 대상으로 TcPo2에 대한 전기자극의 효과를 평가했다.[211] 각 3그룹에 10명씩 배당되었고, 그들은 양성 또는 음성의 단상파 짝정점파나 직각 균형이상파의 전기자극을 받았다. 이들 3그룹 모두 운동하 수준의 자각을 받았다. ES 30분 전, 30분의 ES 동안, 그리고 ES 30분 이후에, 각각 TcPo2를 기록하였고, 자극 이전 기준선과 비교했다. 3 그룹 모두에서 TcPo2는 자극 전보다 자극 동안이나 자극 이후에서 뚜렷하게 상승되었다. 3종류의 파형 그룹에서는 TcPo2의 변화 차이가 통계학적으로 유의하지 않았다. 연구자들은 상처치유를 촉진하는 TcPo2를 증가시키고자 할 때, 그들이 이용한 3종류 파형과 프로토콜이 척수손상환자에게 적용될 수 있다고 제안했다.

Dodgen 등은 피부 산소 수준에 대한 전기자극의 효과를 추가로 연구했다.[212] 그들은 당뇨병 환자 10명과 같은 연령대의 정상인 20명을 3번의 전기자극 회기에 참여시켰다. 그들은 단상파 짝정점 맥동전류의 음극을 장딴지근-가자미근에 배치하여 운동하 수준으로 자극했다. 그들은 음극을 장딴지근-가자미근 위에 배치하여 비대칭 균형 이상파도 적용했다. 그리고 근수축을 일으키지 않을 정도의 전류강도나 또는 1+ 근수축만을 일으킬 정도의 전류강도를 사용했다. 전기자극 30분전, 전기자극 도중, 그리고 전기자극 30분 이후에, Oximetery(산소계측기)로 $TcPo_2$를 측정했다. 연령이 많은 대상자는 파형이나 자극강도에 관계없이 30분 전기자극 이후에 $TcPo_2$의 상승을 보였다. 이런 상승은 전기자극이 끝난 후 30분이 되어도 계속 되었다. 한편, 당뇨병 환자는 30분의 전기자극 이후에 $TcPo_2$의 뚜렷한 증가를 보이지 못했지만, 전기자극이 끝난 후 30분 이후에 $TcPo_2$의 상승을 보였다. 아마도 당뇨병 환자의 지연 반응은 교감성 혈관운동성 조절의 손상이나 감각신경 기능부전 등의 신경병리의 변화 때문인 것 같다.

Peter 등의 연구 대상자인 19명 당뇨병환자 중 11명이 다리 관류 문제를 가졌고, 그들의 $TcPo_2$는 40 ㎜Hg미만이었다.[213] 이들 11명은 다리의 가쪽면에 감각하 수준으로 전기자극을 받았는데, 2일 동안 60분 자극을 4번 받았다. 전기자극 전과 후의 관류를 평가하기 위해, Oximetery와 LDF를 사용했다. 실험 첫날, 양쪽의 발등과 엄지발가락 바닥에서 측정이 이루어졌다. $TcPo_2$ 상승에 대한 지연반응을 보였던 Dodgen 등의 결과는 달리, Peter 등의 환자들은 HVPC로 치료된 팔다리에서 뚜렷한 관류의 증가를 보였고, 이것은 ES의 5분 이후에 뚜렷한 $TcPo_2$의 상승을 보였다. 그러나 전기자극 후, 전기자극 받은 발은 대조군 발에 비해 뚜렷한 관류 증가를 보이지 못했다. 연구자들은 당뇨병 환자와 다리 관류 문제를 가진 환자에게 있어 감각하 수준의 전기자극이 일시적인 피부 관류를 증가시킨다는 결론을 내렸다. 그러므로, ES는 당뇨병 환자와 혈관 문제로 인한 압박성 궤양과 다리 궤양과 같은 만성 상처를 가진의 노인이나 척수손상환자 등의 상처 치유를 강화하는데 유용할 수 있다.

척수손상환자에게 있어 $TcPo_2$에 대한 전기자극의 효과가 연구되어 왔다. 척수손상환자가 손상 레벨 이하의 자율신경계 변화를 가진다는 것은 널리 알려진 사실이다.[214] 몇몇 근거들이 아드레날린성 수용기(피부)의 숫자 감소가 손상레벨 이하에서 일어난다는 것을 보여주고 있다. 아드레날린성 수용기(피부)의 숫자 감소는 척수손상 레벨 이하의 피부에서 비정상 혈관 반응을 일으킬 수 있다. 다른 연구자들은 누운 자세에서 엉치뼈 피부의 $TcPo_2$가 건강한 사람보다 척수손상환자에게서 더 낮게 나온다는 결론을 내렸다.[215-217] 이런 근거는 척수손상 레벨 아래의 피부에서 비정상 혈관 반응이 피부 혈류를 감소시켜, 조직 산화를 낮추고 압박성 궤양 형성의 원인을 작용할 수 있다는 것을 간접적으로 의미한다.

Mawson 등은 특별히 척수손상환자에서 욕창의 발생빈도가 높은 엉치뼈 피부의 $TcPo_2$에 대한 전기자극의 효과를 연구했다. 그들의 4 부분 연구의 목적은 HVPC가 엉치뼈 피부의 $TcPo_2$를 증가시킬 수 있는지를 결정하여, 압박성 궤양(욕창)을 방지하고자 하는 것이다. $TcPo_2$의 정상 범위는 60-100㎜Hg이다.[215] 3명 대상자(2명은 불완전 사지마비환자이고 1명은 완전 하지마비환자)의 한 그룹에서, 그들은 환자를 엎드리게 한 후, 2-3일 간격을 주고, 60분간 2번 전기자극을 적용했다. 이때 음극은 T6 레벨에 배치하고, 양극은 L2 레벨에 배치했다. 각 대상자의 첫 회기 동안, ES 변수는 50V와 10 pps로 설정되었다. 두 번째 회기 동안에는 ES 변수는 75V와 10 pps로 설정되었다. 5분 기준선 기록 이후, 60분 자극 동안과 자극 후 20분 동안 5분마다 $TcPo_2$가 기록되었다.

3명의 모든 사람을 엎드린 자세로 취한 후, 그들은 엉치뼈에 HVPC 전기자극을 적용했다. $TcPo_2$의 증가는 기준 레벨의 수치(정상 수준의 하한값 아래 수치)를 가진 2명의 환자에게서 뚜렷하게 일어났다. 연구자들은 100V의 자극은 75V 자극에서 얻어진 효과보다 부가적인 효과가 없었다고 말한다. 누운 자세를 취한 척수손상환자 29명의 두 번째 그룹에서는, HVPC의 음극을 T6에 배치하고 양극을 T12에 배치했다. ES를 하기 전에 15분 기준선의 끝지점에서 엉치뼈 위에서 $TcPo_2$를 측정했다. 사용된 ES의 변수로는, 75V와 10 pps의 전류를 30분간 적용했다.

30분의 전기자극 후, $TcPo_2$은 기준선인 49-60㎜Hg보다 35% 향상했다($P<0.00001$). 이 수준은 자극 후 15분쯤에 63 ㎜Hg로 떨어졌다. 연구자들은 ES가 척수손상 레벨 아래의 교감성 긴장과 혈관 저항을 회복시켜, 피부 모세혈관의 관류를 증가시킴으로서 압박성 궤양의 형성을 예방할 수 있다는 가설을 내렸다.

다른 연구에서, Mawson 등은 척수손상환자의 관류 감소로 인해 엉치뼈에서의 피부 산화가 감소되는지를 연구했다. 그들은 21명 척수손상환자의 $TcPo_2$ 수준와 11명의 건강한 사람의 $TcPo_2$ 수준을 바로 누운 자세(egg-crate 매트리스)와 엎드린 자세에서 비교했다. 엎드린 자세에서 척수손상환자의 수준은 대조군보다 낮았고(65.3±16㎜Hg 대 76.4±13㎜Hg; p=0.053), 또 누운 자세 때보다 뚜렷하게 낮았다(49.1±26㎜Hg 대 74.2±10㎜Hg; p=0.004).

시간 경과에 따른 평균 TcPo2 레벨의 검사는 대조군의 $TcPo_2$의 수준이 누운 자세 이후에 약간 떨어졌다가 15분 이내 원래대로 회복되는 것을 보여주었다. 반대로 척수손상환자의 $TcPo_2$ 수준은 18㎜Hg까지 빠르게 떨어졌다가 대조군 보다 약간 낮은 수준에서 15분 이후에 안정되었다. 누운 자세에서의 중앙값 $TcPo_2$ 수준 이하의 척수손상환자 10명 중 5명(50%)이 압박성 궤양을 가졌고, 중앙값 $TcPo_2$ 수준 이상의 척수손상환자 11명 중 1명(9%)이 압박성 궤양을 가졌다(P = 0.055, Fisher의 실험에서). 이들 결과는 압박성 궤양의 원인과 예방에 있어서 감소된 피부 조직 산화의 역할에 대한 가적인 연구가 필요하다는 것을 의미한다.

온전한 사람 피부에 대한 직류 미세전류의 살균효과 (Bactericidal Effect of Microampere Direct Current on Intact Human Skin)

사람에 대상으로 한 DC의 항균효과를 조사했던 유일한 연구가 발견되었다. Bolton 등은 Staphylococcus epidermidis의 107 CFU 예방접종을 받은 13명의 등 부위에 10㎠ 크기의 비금속 카본전극을 온전한 피부 위에 배치하여, 5㎂/㎠ 이상의 DC를 4시간 또는 18시간을 적용했다. 그들은 살균효과 때문에, 양극 밑의 지점에서 회복된 CFU의 수/㎠가 20시간 이상의 자극 시간과 DC의 50㎂의 전류밀도를 감소시킨다는 것을 발견했다. 그들이 8명 대상자의 등 부위의 16개 지점에서 총 전류와 전류밀도를 변화시켰을 때, 효과는 전류밀도에만 좌우되었고, 총 전류에는 좌우되지 않았다. 부가적으로 3명의 대상자에서 그들이 전기화학 반응을 방해했던 전극에서 동일 전압을 사용했을 때, 그 전극이 대조군에 비해 CFU의 숫자를 감소시키는데 실패했다는 것을 발견했다. 이것은 국소 산성(pH 3 이하의 국소 산성반응을 일으키는 양극의 전기화학 반응에 의해 살균효과가 일어난다는 것을 보여주었다. 반대로 pH 9 이상의 알카리 반응을 하는 음극의 전류와 전류밀도에서는 DC의 뚜렷한 살균효과가 관찰되지 않았다. 앞에서 설명된 2개의 체외연구는 본 연구에서 보고된 양극의 살균효과에 동의한다.

다양한 전기자극 장비와 자극변수에 따른 임상 상처 치유 (Clinical Wound Healing with Different Electrical stimulation Devices and Stimulation Parameters)

전기자극으로 사람의 상처를 치료한 임상 연구의 리뷰에 따르면, 모든 연구들이 실제 ES + 표준관리의 상처치유와 위약 ES + 표준관리의 상처치유를 비교하도록 설계되어 있었다. 이들 연구에서, 실제 ES와 위약 ES 둘 다 1주일에 5-7일, 30-60분 동안만 상처 부위에 적용되었다. 각 프로토콜의 나머지 23 또는 23.5시간 동안에는, 연구자들은 표준 상처관리로만 구성된 상처 치료를 적용했다. 만성 상처의 효율적인 치료방법으로서 ES에 대한 근거중심 지지를 제공했던 임상 실험들은 연구에 사용된 전류가 DC인지 아니면 PC인지에 따라 다음에 리뷰되었다.

전기용어에 대해 본 단락의 앞부분에서 언급되었듯이, ES는 다양한 자극 변수(직류/교류, 단상파/이상파, 균형 이상파/불균형 이상파)를 통해 상처 치유를 촉진하기 위해 상처 부위에 적용되었다. 낮은 전압과 높은 전압의 다른 변수는 표 26.3에서 알 수 있듯이 전압, 전류강도, 맥동빈노, 맥농기간 등을 포함한다.

직류를 이용한 임상 연구 (Clinical Studies Performed with Conductive Direct Current)

3가지 사례 시리즈 연구와 2가지 무작위 통제군 실험(RTC)에서, 연구자들은 다양한 병인의 만성 상처를 치료하기 위해 DC의 200-800㎂(낮은강도직류, 또는 LIDC)를 사용하였다고 보고한다.

표 26.3 상처치유를 위한 단상파 저전압맥동전류와 단상파 고전압맥동전류의 전도 전기자극 변수

자극 변수	LVPC 장비 (전압범위)	LVPC 장비 (상처 전압 치료범위)	HVPC 장비 (상처 전압 치료범위)	HVPC 장비 (상처 전압 치료범위)	DC 장비 (연속)
전압 (V)	0-150	25-50	150-500	50-150	0.001-10
전류 (mA)	0-100	30-35	0.1-1.0	0.3-0.6	0.2-0.8
맥동빈도 (pps)	0-5000	50-130	0-100	50-100	NA
맥동기간 (μs)	0-10,000	130	10-100	20-60	NA

DC = 직류, HVPC = 고전압맥동전류, LVPC = 저전압맥동전류, NA = 적용하지 않음.

이 세 연구들에서, 상처는 처음에는 음극으로 시작했다가, 주기적으로 극성을 바꾸면서 치료했다.[116-118] 다른 두 연구에서는, 양극과 음극을 하나의 치료전극으로 사용했다.[115-218] 이들 연구는 표 26.4에 요약되어 있다. 세 연구들은 처음에 음극으로 시작했고, 극성 선택은 체계적으로 이루어졌다. 대신, 선택된 극성은 궤양에 대한 음극의 첫 적용이 느린 치유를 초래하지만 항균효과를 가졌고, 반면 양극은 치유를 촉진하지만 세균 복제를 허용한다는 소견을 바탕으로 한다. 앞에서 언급된 것처럼, 체외연구는 음극 DC가 상처 병원체에 대한 항균효과를 갖고 있음을 보였다.[138-140] 그러므로 Wolcott 등[116]의 연구에서, 임상적으로 상처가 감염되지 않았다면, 첫 3일 동안은 음극을 궤양 위에 적용하고, 그 다음 치유를 자극하기 위해 양극을 적용하였다. 그들은 하나의 궤양만 가진 75명의 환자를 대상으로, 34개 상처(45%)가 주당 평균 18.4%의 치유 속도로 9.6주 동안 완전히 폐쇄되었다. 다른 41개 상처의 평균 치유속도는 주당 9.3%이고, 이들 상처는 7.2주에 걸쳐 평균 64.7%가 폐쇄되었다. 동일 병인의 양쪽 같은 크기의 궤양을 가진 사람에게도 결과가 제공되었다. 각 환자의 한쪽 궤양은 ES로 치료되었고, 다른 대조군의 궤양은 표준 관리로만 받았다. ES로 치료된 8개의 궤양 중 6개의 궤양이 완전히 폐쇄되었고, 나머지 2개의 궤양은 원래 크기의 70%만 폐쇄되었다. 8개의 대조군 궤양은 치유가 덜 되었다. 즉, 3개의 궤양은 완전히 치유되지 않았고, 3개의 궤양은 50% 미만으로 치유되었고, 나머지 2개의 궤양은 75% 미만으로 치유되었다. 이 연구에서 모든 환자의 71%은 하지마비로, 다른 1차 진단으로 환자의 치유 속도보다 조직수복의 치유속도가 40% 느렸다. 척수손상 환자의 전반적인 느린 상처치유 속도에도 불구하고, ES 프로토콜은 75개 치료된 궤양에 대해 주당 13.4%의 치유 속도로 81.8%의 상처 크기 감소를 일으키는데 성공적이었다. 이 연구에서, 성장 고원이 특정시간에서 일어났다면, 연구자들은 전기 극성을 바꾸었고, 그 결과를 토대로 유익한 효과를 가졌다. 그러나 치유과정 동안 다중 극성 역전이 보고되지 않았기 때문에, 상처치유의 진전이 멈추었을 때 극성 역전에 대한 과학적 설명이 없는 것처럼 보인다.

비슷한 결과를 가진 평행연구에서, Gault와 Gatens는 Wolcott 등이 사용한 동일 ES와 프로토콜로 76명의 106개 허혈성 피부 궤양을 치료했다.[116-117] 12개의 양측 궤양을 가진 6명 환자가 대조군으로 작용했다. 표준 상처 관리를 받았던 6개 대조군 궤양은 주당 14.7%의 속도로 치유되었고, 반면 ES 치료군 궤양은 주당 30%의 속도로 치유되었다. 6개 ES 궤양 치료군 중 3개의 궤양은 완전히 치유되었고, 대조군 상처 중 2개는 4주 치료 기간 동안 크기가 증가되었다. 100개의 단일 궤양의 경우, 치유 속도는 주당 28.4%였다. 4.7주 안에 궤양의 48%가 완전히 치유되었고, 이것은 Wolcott 등에 의해 보고된 단일 상처 결과보다 더 향상된 것이다.[116]

Carley와 Wainape의 RCT는 이전의 두 연구로부터 수정되었다. 그래서 환자는 주당 42시간이 아니라 주당 20시간의 ES를 받았다. 그들은 만성 궤양 환자 30명을 연령, 진단, 상처 위치, 병인 및 크기에 따라 그들을 쌍으로 배치했다. 각 쌍의 한 구성원은 300-700μA DC와 표준 관리에 무작위로 배정되었고, 대조군은 표준 관리에만 배정되었다. 앞의 두 연구에서 기술된 것처럼, 첫 3일 동안 음극을 통해 전기자극을 상처에 직접 적용하고, 그 다음 양극

표 26.4 직류를 이용한 임상 상처 치유 연구

저자와 참고문헌	연구 설계 (N)	상처 진단	드레싱 종류, ES 변수, 프로토콜	전류 유형과 환자 연구 그룹	환자와 상처의 수	환자% 또는 치유된 상처%/시간(주)	저자에 의해 제공된 기타 정보
Assimacopoulos	사례 시리즈	정맥	50–100 μA/음극	DC	8	100/4	폐쇄 후 1년 이후의 생검은 치밀한 유리질 콜라겐을 보였다.
Wolcott 등	사례 시리즈 임베디드 RCT	복합	200–800μA, 0.8–15.4주 동안, 6시간/일. 극성 바꿈: 음극, 양극, 음극	DC DC 대조군	75 양쪽 상처 8 8	40/9.6 95/15.3 32/15.4	치유속도/주: 53 사지마비 = 9.3% 5 정맥질환 = 14.4% 기타 = 100% 13.4% 5.0%
Gault와 Gatens	사례 시리즈 임베디드 RCT	복합	극성 변화를 제외하고는, Wolcott 등과 비슷한 프로토콜	DC DC 대조군	100 양쪽 상처 6 6	48/4.7 50/4 0/4	치유속도/주 28.4% 30.0% 14.7%
Carley와 Wainapel	RCT	비언급	300–700μA, 5주 동안, 4시간/일. 극성 바꿈: Wolcott 등과 동일	DC 대조군	15 15	비언급	치유속도/주 18% 9.0%
Katelaris 등	비교 통제	정맥	20μA/음극	DC+povidone povidone DC+saline saline	4 11 5 4	비언급	치유시간(평균 시간) 85.3 49.2 45.9 46.1
Cukjati 등	RCT	복합	600μA DC, 양극을 통해 0.5, 1.0, 2시간/일 또는 상처가 폐쇄될 까지 15–20mA PC, 1시간/일 또는 2시간/일	DC 또는 균형이상파 PC/표준 관리 가짜 ES	42 181 54 23	90/60 72/60 70/60	치유속도/주가 보고되지 않음 치유속도/주가 보고되지 않음
Hampton 등	기술적 비맹검	복합	음극으로 24시간/일 μA DC 적용. 48시간마다 드레싱 교체. 3주 2사이클과 표준관리 1주 분리	모두는 DC와 표준 관리를 받았다.	18명과 21개의 상처	3/16	8주 동안의 치유속도/주 = 5.25%

DC = 직류, ES= 전기자극, RCT = 무작위 통제 실험, PC = 맥동전류

을 적용했다. 극성 변화는 3일 동안 이루어졌다. ES로 치료된 상처의 치유속도는 대조군 상처보다 1.5-2.5배 정도 빨랐다. 이들 세 연구 모두에서, 첫 번째는 음극을 사용했고, 표준 관리와 ES의 결합 치료는 표준 관리만 한 치료보다 빠른 치유 속도를 보였다.

또 다른 사례 시리즈는 8개월에서 5년 동안 치유되지 않은 정맥성 다리 궤양 환자 8명을 다루었고, 그들을 음극 DC의 50-100㎃로 치료했다. 모든 상처는 평균적으로 30일 이내에 폐쇄되었고, 추후 3년 동안에는 재발이 일어나지 않았다. 이 후자의 연구에서 음극 단독의 사용은 극성을 바꾸어 사용했던 세 연구의 극성 프로토콜과 동의하지 않다. 한편, 음극 DC의 항균효과 때문에 상처 세균 오염이 감소하거나 음극의 세포 이동으로 섬유아세포 가동성이 강화되어 치유가 더욱 향상될 수 있다.

Cukjati 등의 RCT에서, 300개 상처를 가진 환자가 등록되었다.[220,214] 가장 흔한 1차 진단은 척수손상(71.7%)이다. 대다수의 상처는 압박성 궤양(82.7%)이지만, 다른 병인의 상처로 포함되는 것으로는 동맥 부전(1%), 당뇨성 신경병리(6.3%), 외상(6.1%), 정맥 부전(3.9%) 등이 있다. 상처는 표준 상처 관리(N=54 대조군), 가짜 ES(N=23), 균형 이상파 PC(N=181), 그리고 양극 DC(N=42) 등으로 무작위로 배정된다. 상처 표면에 양극을 적용하고, 건강한 피부에 음극을 적용하여 상처를 치료하거나, 음극과 양극 모두 상처의 반대쪽인 건강한 피부에 적용하여 상처를 치료했다. 양쪽 전극 배치의 사용과 결과 데이터의 수집(polling)에 대한 그들의 근거는 2가지 방법이 상처 치유를 가속화시켰다는 사실에 바탕을 두고 있다.[111,118,126,131,132] 상처가 폐쇄될 때까지 DC를 하루에 0.5시간, 1시간 또는 2시간씩 600㎂ 강도로 적용했다. PC의 경우에는 양극 배치 방법을 이용하였고, 상처가 폐쇄될 때까지 0.5시간, 1시간 또는 2시간씩 15-20㎃ 강도로 적용했다. 모여진 ES 데이터의 결과는 60주 이내에 ES 치료군 상처의 90% 이상이 폐쇄되었고, 같은 기간 동안의 가짜 ES에서는 70%만이 폐쇄되었고, 표준관리에서는 72%가 폐쇄되었다. 연구자들은 PC로 치료된 상처가 가짜 ES 치료 상처와 표준관리를 받은 상처보다 뚜렷하게 빨리 치료되었다는 것을 발견했다. PC 치료와 DC 치료 사이에서는 치유속도에서 뚜렷한 차이점이 없다는 사실에도 불구하고, DC 치료군의 상처와 가짜 ES와 표준관리를 받은 상처 사이의 치유속도 차이는 DC가 더 빠르지만,

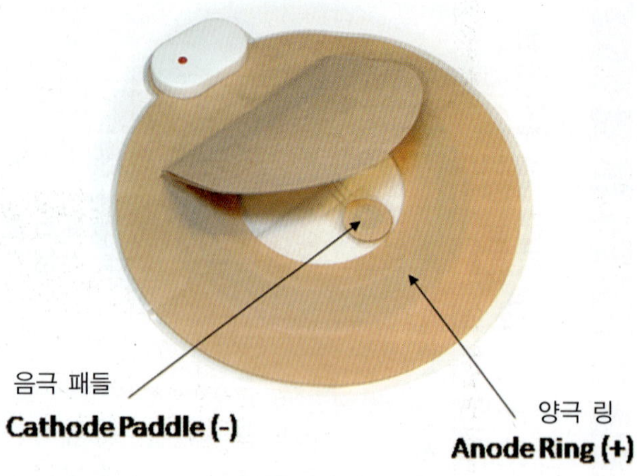

그림 26.23 *양극 링과 음극 탭(tab)을 가진, POSiFECT RD DC 장비(BioFisica, Odiham Hampshire UK and Atlanta, GA).*

통계학적으로는 유의한 차이가 없었다.

비교 통제군 연구에서, Katelaris 등은 4가지 서로 치료의 효과를 평가했다.[221] 그들의 상처 치료는 povidone-iodine(PI) 또는 생리 식염수와 20㎂ 음극 DC의 적용과 비적용으로 구성되었다. 그들은 치료기간과 주파수에 대해서는 언급을 하지 않았다. 그들은 단독 PI, 단독 생리 식염수, 또는 생리식염수와 DC의 적용과 비적용 사이의 치유 시간에서 통계학적으로 유의한 차이점을 발견하지 못했다. 물론, 그들은 PI가 음극으로 사용되었을 때 평균 치유시간이 나머지 치료 방법보다 통계학적으로 더 길어졌음을 발견했다; 그들은 이렇게 되는 이유가 세포독성을 초래하는 iodine의 음극 이온화 때문일지도 모른다고 제안했다.

최근, 손상전류를 증대시킴으로서 상처 치유를 강화하기 위해 POSiFECT RD(BioFisica, Odiham Hampshire UK and Atlanta, GA)으로 불리는 생전기 상처 드레싱이 개발되었다. 이런 1회용 드레싱은 최소 48시간 동안 상처 기부에 DC 미세전류를 전달할 수 있는 작은 전기회로를 갖고 있다. 전류는 2개의 리튬 건전지에 의해 유도되고, 양극과 음극으로 구성된 회로를 통해 흐르게 된다. 양극은 유연한 금속 링으로 되어 드레싱 안의 하이드로겔 속에 심겨져 있고, 음극은 하이드로겔 안에 심겨진 10세트짜리 동전 크기의 전극으로서 상처 기부에 직접 적용된다(그림 26.3). 작은 상처의 경우에는, 양극 링이 상처를

둘러싸게 되고, 반면 큰 상처의 경우에는 상처 가장자리의 일부를 따라 온전한 피부에 양극을 배치할 수 있도록 양극 링의 일부(예: 1/3)를 제거할 수도 있다. 음극이 상처기부에 배치되면, 적절한 2차 흡수 드레싱을 그 위에 배치하여 과도한 삼출물을 흡수하도록 한다. Feldman 등의 초기 사전 연구는 압박성 궤양 치유가 POSiFECT RD 치료의 1-3주 동안에 시작되었음을 보여 주었다.[222] 이들 관찰은 후속 임상 연구에서 사용되는 치료 프로토콜을 이끌어냈다. 즉, 3주간 실제 치료를 2번 실시하고, 그 사이에 1주간의 표준상처관리를 적용하는 것이다. 이 치료방법은 3개의 단일 사례(고질성 발꿈치 궤양을 가진 환자, *P. aeruginosa*로 감염되고 통증과 삼출물이 심한 다리 궤양, 세균성 바이오필름을 함유한 2년 동안의 정맥성 다리 궤양)에서 이용되었다.[223-225] 이들 사례에서 미세전류 ES 치료가 13주이내에 발꿈치 궤양을 폐쇄했고, 18주만에 감염성 다리 궤양을 폐쇄했고, 또 2주만에 육아조직 성장을 강화했다. 전기상처 드레싱을 이용한 또 다른 사례가 2005년에 수행되었고, 그 연구는 전향적, 기술적, 평가적, 비맹검 임상 실험으로서 18명의 21개의 고질성 상처에 적용되었다.[226] 환자를 치료에 배정하기 전에, 모든 상처는 6개월 동안 치료된 것이 없었다. 9개의 압박성 궤양, 11개의 정맥성 궤양, 1개의 외상성 궤양이 POSiFECT RD로 매일 치료되었고, 치료는 3주간의 2회 치료와 1주간의 표준관리로 구성되었다. 모든 상처는 8주와 16주차에 평가되었다. 연구의 첫 8주 동안에는, 상처의 평균 면적이 18㎠에서 10.3㎠으로 7.65㎠가 감소되었다. 16주 후에 6개의 상처가 폐쇄되었고, 나머지 6개 상처도 거의 폐쇄되고 있었다. 나머지 9개 상처도 많은 향상을 보였다(표 26.4, Hampton 등 연구 참고). 추후 1년 후, 10개 상처가 폐쇄되었고, 과거에 치유된 상처 중에서 어느 정도 재발하지 않았다. 학자들은 이들 결과가 생전기 드레싱의 임상적 효율성을 나타냈고, 만성 상처 치유를 활성화하는 능력을 보였다고 결론은 내렸다.

바이오필름에 대한 직류의 효과
(Effects of Conductive Direct Current on Biofilms)

바이오필름은 extracellur polysaccharide matrix 내에 살고 있는 세균 환경으로서, 세균이 적절한 표면에 붙어

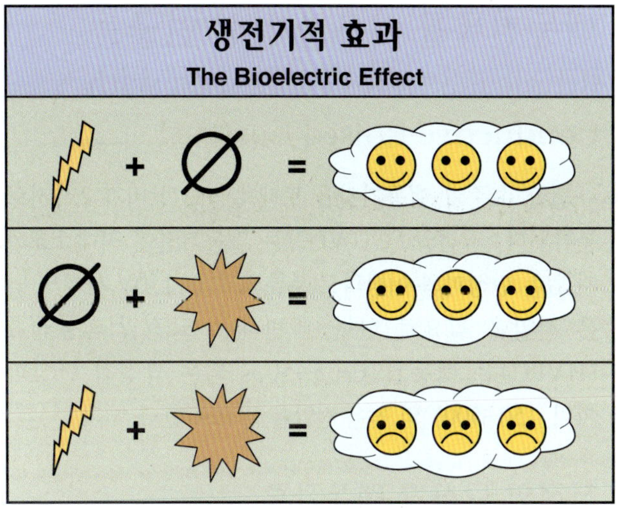

그림 26.24 *바이오필름의 생전기적 사살 효과. 사살 효과(killing effect)는 생물파괴물질(biocides)과 항생물질(antibiotics)이 직류 미세전류의 약한 전기장에 노출되었을 때 뚜렷하게 증가된다.*[158,159,227,228]

있다. 세균성 바이오필름은 항균작용과 생명 파괴에 저항하고, 상처의 만성화에 기여한다. 앞에서 언급되었듯이, 몇몇 체외실험 데이터가 생명 파괴와 항균작용이 약한 전기장(μA DC)에 노출되었을 때 바이오필름 사살이 뚜렷하게 강화되었음을 보였다(그림 26.24). 임상적으로, 2년 동안 치유되지 않은 83세 여성의 정맥성 다리 궤양에 대한 사례가 유일한 사례이다.[225] 이 사례의 결론은 바이오필름이 상처 치유를 지연시킨다는 것이다.[225] 환자는 압박치료를 받을 수 없는 상태였지만, POSiFECT RD으로 6일 치료한 이후에 딱지가 감소되었고, 궤양의 크기가 50% 감소되었다. 추가적으로 17일을 전기 드레싱을 더 수행한 결과, 상처 기부가 100%의 육아조직(granulation tissue)으로 바뀌었다. DC 전기장이 세균 비이오필름을 파괴하는 것으로 보고되었기 때문에, 저자들은 생전기 드레싱이 바이오필름 생존을 방해하여 치유를 진전시키는 것으로 간주하고 있다.

핵심 26.18

연구자들은 낮은 강도의 DC 밀도(1.5-20V/㎝와 15 μA/㎠-1mA/㎠)가 생명파괴물질과 항균작용에 대한 바이오필름의 내재 저항을 전반적으로 이겨내고 있다고 보고했다.

맥동전류를 이용한 임상 연구 (Clinical Studies Performed with Conductive Pulsed Current)

전압 수준과 맥동기간을 토대로, PC 장비가 2가지로 분류된다. *저전압 PC*(LVPC)는 맥동기간이 최대 1초까지 있는 단상파와 이상파로 분류되고, 0-150V 사이의 낮은 전압을 필요로 한다.[100] 반대로 *고전압 맥동전류*(HVPC)는 맥동기간이 5-50μs 되는 짝정점 단상파이며, 150-500V의 높은 전압을 필요로 한다.[100]

저전압 단상파 맥동전류 (Low-Voltage Monophasic Pulsed Current)

1989-1997년 사이, 사람을 대상으로 한 5개의 연구가 이루어졌다. 그들 연구는 모두 동일한 140μs 맥동기간과 최대 정점 30-35mA, 그리고 64 pps와 128 pps을 가진 저전압 단상파 맥동전류(Varipulse®, Staodyn Inc., Longmont, CO)를 사용했다.[57,121-124] 이들 연구는 표 26.5에 요약되어 있다. 축적된 맥동전하는 250-500μQ/sec로서 상처에 매일 0.89-1.78Q 사이의 용량이 적용된다. 이들 용량의 계산은 저전압 맥동전류(그림 26.25)와 고전압맥동전류(그림 26.26)로 치유속도를 강화하기 위해 임상적으로 이용되어 왔다.

Varipulse 장비, 업그레이드된 새 이름인 Dermapulse® (Staodyn Inc.)는 전자 Dermapulse로서 동일한 자극 변수를 가진 Wound EL™ 로 불리는 장비를 개발했던 GerroMed GMBH(Hamburg, Germany)에 의해 인수되었다. 이 장비는 음극보다 양극에서 더 큰 항균작용을 보였고, 양극과 대조군, 그리고 음극과 대조군 사이에서 뚜렷한 세균 감소를 보였다. 양극으로 했을 때 가장 큰 log 10를 얻었다(그림 26.27과 표 26.2 참고). 이런 PC의 특성이 DC의 극성과 일치하지 않는다는 것을 숙지해야 한다. 그러므로 이것을 저강도 단속 직류와 구분해야 한다.

언급된 5개 연구의 첫 번째에서, Weiss 등은 Varapulse의 양극으로 4명의 부분두께 공여부위를 7일간 치료한 후 1달쯤, 치료부위의 상처가 반대쪽 대조군의 비후된 상처보다 더 부드러워졌고, 납작해졌다는 것을 발견했다. 생검에 의한 조직학적 소견은 전기로 치료된 흉터가 대조군에 비해 평균 46%정도 두께 감소를 보였다는 것을 증명

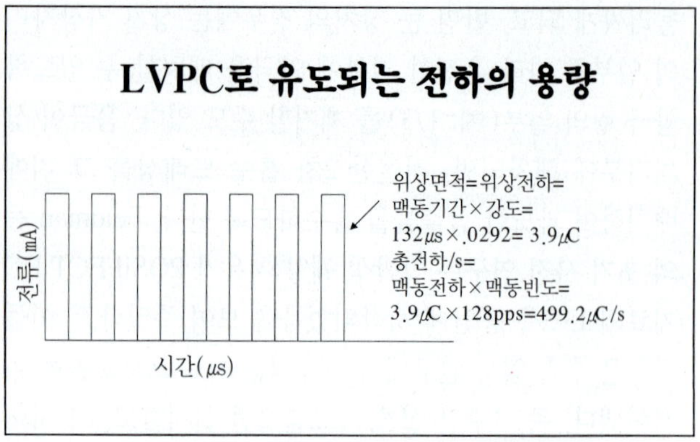

그림 26.25 *LVPC로 상처 치유속도를 향상시키기 위해 5개의 임상 연구에서 사용되었던 외재성 EF 용량 계산.*

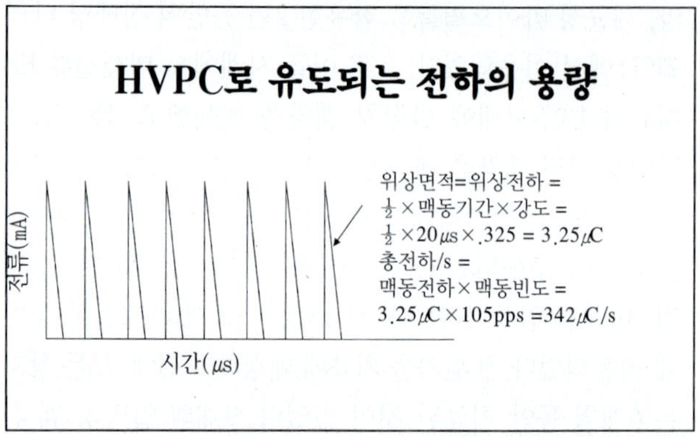

그림 26.26 *HVPC로 상처 치유속도를 향상시키기 위해 7개의 임상 연구에서 사용되었던 외재성 EF 용량 계산.*

했다. 생검 결과는 ES로 치료된 흉터가 뚜렷한 비만세포의 감소를 가졌다고 했는데, 이것은 ES가 비만세포를 줄임으로써 섬유증을 제한할 수 있다는 것이다.

Varapulse을 이용한 다른 연구에서, 연구자들 4주간의 전향적, 무작위 이중맹검 다중 중심 실험의 결과를 보고했다. 연구는 복합 원인의 26개 만성 궤양을 표준상처관리와 음극 ES를 하루에 2번씩 30분간 적용했고, 이때 초기 맥동빈도는 128 pps였고, 최대 강도는 29.2mA(500μQ/s)였다. 상처의 35개(70%)는 압박성 궤양 등급 Ⅱ, Ⅲ, Ⅳ였다. 궤양이 제거되거나 장액성 삼출물이 배농될 때, 상처가 부분두께 궤양으로 진전될 때까지 치료의 전극은 3일 간격으로 역전되었다. 동일 강도를 유지하면서, 맥동빈도를 64pps(250μQ/s) 까지 감소시켰고, 상처가 폐쇄될 때까지 전극의 극성을 매일 바꾸었다. 대조군에 무작위로 배정된 24명의 환자는 하루 24시간 동안 표준상처관리를 받았고, 하루 2번씩 가짜 ES 치료를 30분간

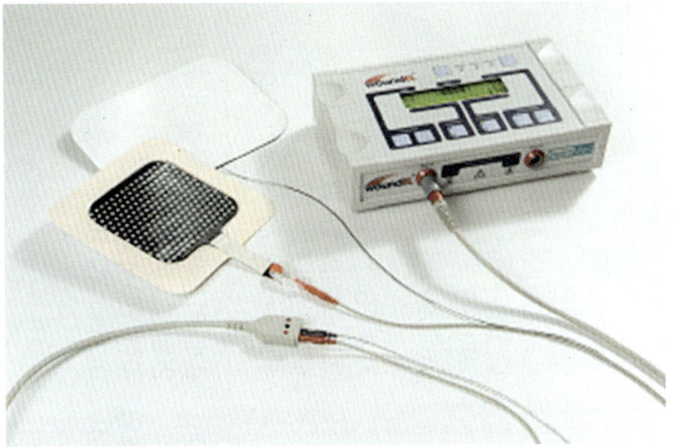

그림 26.27 *WoundEL LVPC는 미국과 독일의 상처치유연구(긍정적 치유 결과를 보였던)에서 사용했던과 동일한 신호를 전달한다(GerroMed GMBH, Hamburg, Germany).*[57,121-124,229]

받았다. 4주 후, 치료군과 대조군의 상처는 각각 초기 크기의 44%과 67%였다(p<0.02). 그리고 주당 치유속도도 각각 14%과 8.25% 였다. 대조군의 5개 상처와 비교해 볼 때, ES로 치료된 상처 중에서 어느 것도 크기가 증가된 것은 없었다. 4주 동안 대조군을 배정된 이후, 14개의 상처가 ES 치료 프로토콜로 다시 배정되었다. 4주간의 가짜 ES 치료 이후, 평균적으로 상처 크기 감소가 11.3%였고, 치유 속도는 주당 2.9%였다. 4주간의 실제 ES 치료 이후, 이 상처의 크기는 49%로 감소했고, 치유 속도도 주당 12.8%였다. 연구자들은 만성 피부 궤양의 치유를 강화하는 효율적인 중재방법으로서 저전압 단상파 맥동전류의 사용이 적절하다는 결론을 내렸다.

Gentzkow 등은 동일한 저전압 맥동전류(Dermapulse, 과거에는 Varapulse로 불린)와 연구에서 이용된 변수와 프로토콜을 이용하여, 37명의 40개 궤양에 대해 이중맹검, 무작위, 다중 중심 실험을 수행했다. 19개의 궤양이 표준상처관리 + 가짜 ES로 치료되었고, 21개의 궤양이 표준상처관리 + 실제 ES로 치료되었다. 4주 후, ES로 치료된 상처는 가짜 ES로 치료된 상처보다 2배 이상으로의 속도로 치유되었는데(47.9% 대 13.4%, P=0.012), 각각의 치유속도는 12.5%와 5.8%였다. 15개의 교체 궤양(49.9%)에 대한 4주간의 실제 ES 치료 이후, 평균 치유는 실제 ES 치료군(49.8%)의 21개 궤양의 첫 4주 이후에 치유된 것과 거의 동등했다.

Gentzkow 등은 후속연구의 전향적 기준 통제군 연구에서도 평균 8.4주 이상 건강관리시설에서 압박성 궤양에 대해 동일한 ES 장비(Dermapulse), 동일한 변수, 프로토콜을 이용했다. 이 연구에서 등급 Ⅲ이나 Ⅳ 압박성 궤양은 자기 자신의 대조군으로서 작용했다. 앞의 연구에서처럼, 첫 4주는 모든 상처가 표준상처관리를 주의깊게 받는 동안의 통제 단계였다. 이때 표준상처관리는 습윤 환경을 유지하는 드레싱과 2시간마다의 포지셔닝 교체 스케줄, 압박감소용 침대 지지면 사용, 감염 통제, 영양 지지 등으로 구성되었다. 폐쇄로 진전되지 못한 상처나 통제 기간 동안 퇴행된 상처는 2차 연구 단계에 배정되었다.

최적의 표준상처관리의 4주 이후, 51명의 61개 상처가 동일한 표준상처관리를 계속 받는 환자들을 단계 2로 배정하는 기준을 충족했다. 부가적으로, 하루에 두 번의 30분 실제 ES 치료가 상처관리 프로그램 안에 추가되었다. 이런 연구 디자인에서, 연구자들은 상처관리의 후속 변화와 치유 특성의 선택이 ES의 효과에 기여할 수 있다고 가정했다. 연구자에 의해 정의된 상처 치유로의 진전은 적어도 하나의 등급 하강이나 2개의 상처 특성(괴사, 화농, 삼출물, 딱지)이 감소되는 것이다. 연구의 마지막 주(평균 7.3주)에서 61개 상처 중 50개 상처(82%)가 상처 폐쇄로 1개 이상 등급을 향상했다.

Junger 등은 Dermapulse를 사용한 5번째 연구에서, 상처치유와 혈관생성에 대한 ES의 효과를 조사했다. 그들은 평균 79개월 기간이상 표준압박치료로도 뚜렷한 치유 효과를 갖지 못한 15개의 정맥성 다리 궤양을 치료했다. 30분 동안 매일 평균 38일의 상처 치료 이후, 평균 궤양 면적이 16㎠에서 6㎠로 63%까지 감소되었다(P<0.01). ES 치료를 시작하기 전에, 그들은 모세혈관의 밀도를 결정하기 위해 광학현미경으로 이들 상처를 관찰했을 때, ES 치료 이후에 8.05/㎟에서 11.55/㎟로 향상되었음을 알 수 있었다(P<0.039). 후자의 소견은 동일한 ES를 사용했던 다른 사람이 소견과 일치하고, 돼지의 화상 상처를 자극한 이후, 뚜렷한 신생혈관의 생성을 관찰할 수 있었다. 요약해 보면, 위에서 설명된 5개 연구 중 3개의 연구가 평균 4.6주에 걸쳐 ES로 치료된 상처 표면에서 통계학적으로 유의한 감소를 보였다.[119,121,122]

Dermapulse가 압박성 궤양을 가진 하지마비 환자에게 ES의 치료적 효과를 결정하는 독일연구에서 이용되었다.[229] 이런 무작위, 이중맹검, 위약-통제 실험에서, 24명의 SCI 압박성 궤양 환자가 등급 Ⅲ과 등급 Ⅴ로 배정되었다.[230] 17개의 궤양을 가진 14명 환자는 대조군에 배정되었고, 16개 궤양을 가진 10명의 환자는 치료군에 배정

표 26.5 저전압 단상파 맥동 전류를 이용한 임상 상처 치유 연구

저자와 참고문헌	연구 설계 (N)	상처 진단	드레싱 종류, ES 변수, 프로토콜	전류 유형과 환자 연구 그룹	환자와 상처의 수	환자% 또는 치유된 상처%/시간(주)	저자에 의해 제공된 기타 정보
Weiss 등[57]	사례 시리즈 N=4	수술: 공여부위 양쪽 허벅지 앞쪽	SWC 양쪽 허벅지: PD: 150㎲ PF: 128 pps ㎃: 35 P: (+) WF: 직각파	LVMPC: 한쪽 허벅지, 7일 동안 30분 BID. 다른쪽 허벅지= 대조군	만성정맥성 다리 궤양 tx + 피부이식을 가진 44-68세의 여성 4명	ES로 치료된 공유 흉터는 더 부드럽고 납작해진다. 대조군 흉터는 비후됨. ES 흉터는 대조군 흉터의 46%.	수술후 2-3개월, 3/4 환자들이 ES의 생검과 대조군 공여지점에 동의했다. ES로 치료된 2명의 환자는 대조군에 비해 뚜렷한 비만세포 감소를 보였다.
Feedar 등[121]	이중맹검 위약 통제군 N=50	복합: 70% 압박성 궤양, 18% 수술, 2% 혈관성질환, 10% 외상	SWC + ES: PD: 132㎲ PF: 128 pps ㎃: 29.2 P:상처가 제거된 후 3일 동안 (-)극 적용. 그런 다음에는 상처가 등급 II에 도달할 때까지 3일마다 +/-를 교체함. WF: 직각파	LVMPC: 4주 이상 동안 30분 BID 상처 치료.	26	0/4	치유속도/주: 실제 ES: 초기 크기의 44%까지 14%/주
				대조군: SWC+ 위약 ES, 4주 동안 30분 BID.	24	0/4	가짜 ES: 초기 크기의 67%까지 8.25%/주
				위약 교체 상처	14	0/4	가짜 ES: 초기 크기의 88%까지 2.9%/주 실제 ES: 교체 이후 49%까지 12.8%/주
Gentzkow 등[122]	이중맹검 위약 통제군 N=40	압박성 궤양 등급 II-IV	SWC + ES: PD: 132㎲ PF: 128 pps ㎃: 385 P:상처가 제거될 때까지 (-)극, 그런 다음에는 상처가 등급 II에 도달할 때까지 3일마다 +/-를 교체함. PF: 64pps WF: 직각파	LVMPC: 4주 이상 동안 30분 BID 상처 치료.	21	0/4	치유속도/주: 실제 ES: 초기 크기의 49.8%까지 12.5%/주
				대조군: SWC+ 위약 ES.	19	0/4	가짜 ES: 초기 크기의 23.4%까지 5.8%/주
				위약 교체 상처	15	0/4	가짜 ES: 초기 크기의 13.4%까지 치유됨 실제 ES: 초기 크기의 47.9%까지 치유됨
Gentzkow 등[123]	전향적 연구, 기준선 통제군 N=61	압박성 궤양 등급 III과 IV	첫 4주 SWC 두 번째 4주: SWC+ES PD:140 ㎲ PF:128pps ㎃: 35	LVMPC: 4주 이상 동안 30분 BID 상처 치료. 모든 환자는 대조군으로 작용한다.	61	평균 8.4주 이내에 23% 폐쇄됨 (등급 IV의 13.2%와 등급 III의 34.8%)	2개 이상의 상처 특성의 향상: 2주: 60.7% 4주: 80.4% 마지막 주: 82.0%

			P:상처가 제거될 때까지 (−)극, 그 다음 상처가 더 악화되면, (+)/(−)를 교대함	상처 향상을 위한 기준: 2개 이상 상처특성의 향상. 1개 이상의 상처 단계의 향상.			1개 이상의 상처 단계의 향상: 2주: 27.9% 4주: 58.8% 마지막 주: 73.8%
Junger 등[124]	열린 전향적 사전 연구 N=15	정맥성 다리 궤양	과거의 압박치료가 평균 6.5년이상 임상적 진전을 보여주는데 실패했다. ES + 압박치료의 구성: PD:140 μs PF:128pps mA: 42 P:상처 육아조직이 될 때까지 (−)극, 그 다음 (+)극. 상피화 동안 64 pps.	LVMPC: 상처 tx 38일 동안 30분/일	15	0.8	15 궤양의 6.5년 압박치료는 뚜렷한 치유 근거를 보여주지 못했다. 평균 ES 38일 이후, 궤양면적이 63% 감소됨 (P<0.011). 15–6㎠과 상처 모세혈관 수의 증가. 8.05–11.55㎟ (+43.5%)
Barcak 등[229]	이중맹검 위약 통제군 N=24	압박성 궤양 등급 3과 5(Daniel [230]) 척수손상환자	SWC + ES: PD: 140μs PF: 128 pps mA: 38 P:상처 육아조직이 될 때까지 (−)극 그런 다음에는 3일마다 +/−를 교체함. WF: 직각파	LVMPC ES 그룹 위약그룹	24/33 10/16 14/17	첫 28일: ↓/일=1.1% ↓/일=2.0% ES 그룹에서 평균 치유속도가 74% 빠르다 (P=0.028)	28일 후 성형수술: 86/12주 69/12주
Wood 등[119]	이중맹검 RCT N=74	압박성 궤양 등급 2와 3	SWC + 3, 1분 ES tx/주, 0.5 pps에서 300μA, 그리고, 8주 동안 0.5 pps에서 3분 tx 600μA 상처가장자리	LVMPC ES 그룹 위약그룹	74 43 31	 58/8 3/8	상처크기 감소>80%: 73% 13%
Kaada 등[109]	사례 시리즈 N=10	복합	드레싱은 보고되지 않음 ES 3/일, 30–40분 PD: 보고되지 않음 PF: 100 pps mA: 15–30 P: 극성 WF: 보고되지 않음	LVMPC (TENS)	10	70/22	보고되지 않음

BID=하루에 두 번, ES=전기자극, LVMPC=저전압 단상파 맥동전류, P=극성, PD=맥동기간, PF=맥동빈도, pps=초당 맥동, RCT = 무작위 통제 실험, SWC=표준상처관리, tx=치료, WF=파형.

되었다. 양쪽 그룹의 상처는 치료 프로토콜을 시작하기 전에 수술적으로 조직제거되었고, 모든 상처는 후속의 표준상처관리를 받았다. 부가적으로, ES 그룹은 실제 ES 치료를 받았고, 대조군은 가짜 ES 치료를 받았다. Dermapulse 변수는 위에서 언급된 5개 연구에 대해 기술된 용량을 유도하기 위해 설정되었다.[57,121-124] 연구 프로토콜은 주일에 7일씩 총 28일 동안 하루에 2번씩 30분간 수행되었다. 28일째, ES로 치료된 상처는 하루에 2%씩 감소되었고, 대조군은 하루에 1.1%씩 감소되었다. 28일 이후 상처 치유의 중앙값은 ES 치료군에서 73% 빨랐다(P=0.028). 28일 이후, 대조군 17개 상처중 13개의 상처와 치료군 16개의 상처 중에서 14개의 상처를 폐쇄하기 위해 성형수술이 수행되었다. 12주쯤, ES 치료군 상처의 86%가 대조군 상처의 69% 폐쇄보다 더 많이 폐쇄되었다.

저전압 맥동전류를 이용했던 추가적인 연구에서, 연구자들은 0.5 pps로 상처주변에 사용했던 전류를 "저강도 단속직류"라고 기술했다.[119] 연구자들은 이 전류를 직류라고 언급했다. 그러나 직류가 1초이상 흐르는 전류이기 때문에 이 전류는 직류가 아니라, 단상파 맥동전류이다. 그것은 연구에 사용된 전류(0.5 pps와 500μs의 맥동기간)가 단상파 맥동전류의 범주에 포함되지 않는다는 것을 의미한다. 연구자들은 다중중심, 이중맹검의 위약 연구로서 본인들의 실험을 설명했다. 그들은 5주간의 표준상처관리를 했어도 뚜렷한 향상을 보이지 않은 74개 만성 압박성 궤양(등급 Ⅱ과 Ⅲ)을 가진 71명을 실제 ES PC와 가짜 ES로 치료했다. 8주 동안 주당 3회씩, 실제 ES 장비가 43개의 궤양을 치료하기 위해 사용되었고, 가짜 장비는 31개의 궤양을 치료하기위해 사용되었다. 임상가와 환자 모두 실제 장비와 가짜 장비를 구분할 수 없었다. 양쪽 그룹도 표준상처관리를 받았다. 실제 장비는 초기에 0.5pp에서 300μA 강도의 음극 PC를 1분간 궤양의 반대편에 있는 서로 다른 3개의 상처주변에 각각 적용되었고, 그 다음 각 지점에서 3분간 600μA 강도 자극을 적용했다. 8주 후, 실제 치료군의 경우에는 43개 중 25개 궤양에서 폐쇄가 일어났고(58%), 가짜 그룹에서는 31개 중 1개 궤양에서만 폐쇄가 일어났다(3%). 통계학적 분석은 실제 치료군인 43개 상처가 가짜 치료군인 31개의 궤양보다 궤양 크기의 감소에 있어서 유의한 차이를 나타냈다($p<0.0001$).

다른 연구에서, Kaada는 TENS 장비에서 LVPC를 이용하여 복합 병인의 10개 만성 상처중 7개 상처가 22주만에 치유되었던 사례연구의 결과를 보고했다.[109]

저전압 이상파 맥동전류 (Low-Voltage Biphasic Pulsed Current)

이상파 맥동전류의 2개 위상은 대칭적이고 동일한 전하를 가지고 있는데, 이것은 각 위상의 전하가 동등하고, "0"의 알짜 DC라는 것이다(조직에 전기화학적 효과를 주지 않는다).

반대로, 두 위상이 비대칭일 수도 있고, 또 전하량이 동일한 균형과 그렇지 않은 비균형으로 분류될 수도 있다. 만약 두 위상이 균형된 위상이라면 0"의 알짜 DC이지만, 만약 균형이 아니라면, 조직에 대한 알짜 DC 효과가 어느 정도 있을 수 있다. 이상파 맥동전류를 이용한 연구는 맥동위상이 균형된 전하나 비균형된 전하를 항상 의미하지 않는다. 경피신경전기자극기(TENS)는 ES 장비로서, FDA에 의해 통증 억제제로 인정되었다. 이들 장비의 대부분은 의도적으로 균형 이상파로 디자인되기 때문에, "0"의 알짜 DC이어서 전기화학작용을 일으킬 가능성이 거의 없다. 몇몇 임상 연구는 상처치유에 대한 TENS(즉, LV 이상파 PC 또는 LVBPC)의 효과를 연구했다.
이들 연구는 다음 표 26.6에 요약되어 있다.

많은 연구들이 상처치유에 대한 LVPC의 효과를 보고했다. 6 연구는 상처 가장자리 근처의 상처주변피부에 치료 전극을 적용하는 간접 방법 또는 양극 방법을 적용했다(그림 26.28).[110,111,114,130,131,220] 한 연구는 상처 부위에 직접 또는 단극 배치 방법과 간접 또는 양극 배치 방법 모두 사용했다(그림 26.28과 그림 26.29).[220] 후자 연구에서, 양극 배치와 양쪽의 데이터 수집에 대한 근거는 양쪽 방법이 상처 치유를 강화하는 것으로 알려진다는 연구자의 깨달음에 근거되었다.[118,111,126,131,132] 하나의 추가적인 연구는 사례연구였고, 다른 연구는 비무작위 통제 연구였다.[111,114] 간접 전극 배치법만을 이용한 다른 두 연구에서, 연구자들은 이전에 했던 연구처럼, 상처 조직에 직접 전류를 자극하기 보다는 경피신경을 자극하길 원했다.[130,131] 상처 근처의 경피신경을 자극하는 이유는 말초신경계의 활성을 통해 상처 치유를 강화하는 것이다.

이들 두 개의 무작위 통제 연구에서, 동일 저전압 이상파 맥동전류(Ultastim;Henley International, Houston, TX)와 ES 변수가 이용되었다. 양쪽 연구에서, 연구자들

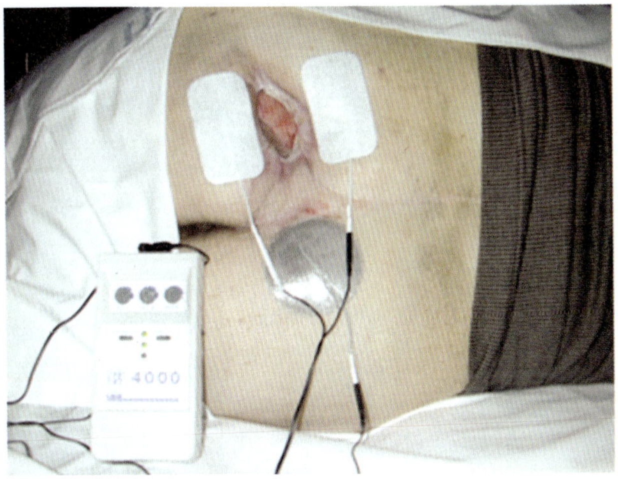

그림 26.28 *상처 반대편에 양극과 음극으로 배치하는 양극 배치법을 보여주고 있다. 이 전극배치법은 6개 임상 연구에서 LVPC를 유도하기 위해 이용되어 왔다.*

은 다음의 4개 중의 하나의 ES 중재로 상처를 치료했다: 비대칭 이상파(균형파), 대칭 이상파(균형파), 미세전류 자극, 또는 ES 가짜 치료 등. 이들 연구의 환자들이 척수 손상이나 당뇨병으로 인해 보호성 감각을 손상받았기 때문에, 양쪽 연구의 한 목적은 피부에 대한 자극의 전기화학적 효과의 역효과를 최소화하기 위해, 상처 치유 강화에 대한 ES의 효율성을 평가하는 것이다.[130,131] 척수손상환자의 피부 궤양과 관련된 4주의 연구에서는 폐쇄를 목적으로 상처를 치료했다. 35개의 상처가 비대칭 이상파로 치료되어 폐쇄되었고, 32개 상처가 대칭 이상파로 치료되어 폐쇄되었다. 그리고 18개 상처는 미세전류로 폐쇄되었고, 19개 상처는 가짜 ES로 치료되었다. 비대칭 이상파로 치료된 그룹과 미세전류와 대조군으로 작용한 가짜 ES의 결합으로 치료된 그룹 사이에서 통계학적으로 유의한 차이가 있었다. 미세전류와 가짜 ES의 결합과 대칭 이상파 치료 그룹 사이에서는 유의한 차이가 없는 것으로 밝혀졌다. 이 연구에서 환자의 피부에 대한 부정적인 전기화학적 효과가 관찰되지 않았다. 흥미롭게도, 4주 동안 표준상처관리를 받았던 11명의 대조군 환자도 평균 1주일에 9.7% 치유속도를 가졌다. 11명 환자가 실제 ES 치료를 다시 받았을 때, 그들의 평균 치유속도는 ES 프로토콜 동안 통계학적으로 컸고(주당 43.3%), 11개 상처 중 7개가 이 시기에 폐쇄되었다. 이 연구의 소견은 비대칭 이상파 ES의 상처와 직류와 대조군의 상처를 비교했던 Stefanovska 등과 Cukjati 등의 소견과 일치한다. Baker 등의 2번째 연구에서, 비대칭 이상파 + 표준상처관리로 치료된 당뇨성 발 궤양의 증가된 치유속도는 표준상처관리로만 치료된 것보다 60% 이상 빨랐지만, 비대칭 이상파로 치료된 상처와 대칭 이상파로 치료된 상처 사이에 통계학적으로 유의성이 없었다.[131]

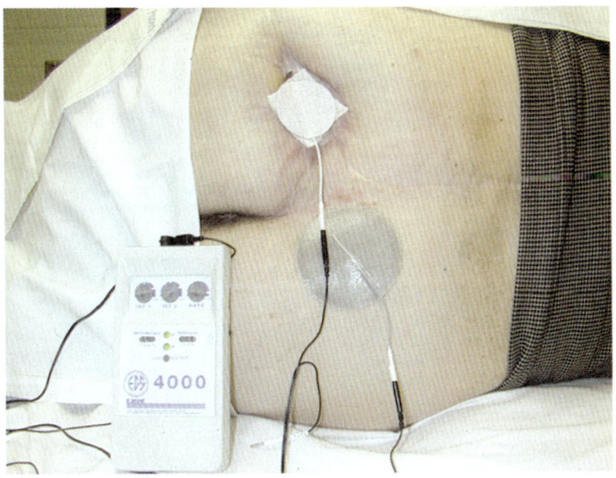

그림 26.29 *상처 부위에 치료 전극을 배치하는 방법으로서, 직접 배치 방법으로도 불리며, 전도성 식염수, 습윤 거즈, 또는 하이드로겔 드레싱 위에 치료전극이 적용된다. 비활성 전극은 온전한 피부 위에 배치된다.*

상처 치유에 대한 ES의 효과를 연구했던 6개의 다른 연구에서도, TENS가 이상파 맥동전류를 만들어내기 위해 이용되었다. 이들 연구 중 하나는 사례연구였고, 2개는 비통제된 사례 시리즈였다. 상처주변 피부에 있는 경피신경 위에 전극을 배치함으로서 신경병리성 병변을 포함한 다양한 원인에 의한 궤양을 치료했다.[108,109,113] 다른 연구에서처럼, 간접 자극 방법을 이용한 근거는 상처 치유를 증대시키는 기전에 근거된다.[109,111,113,114,119,130,131] Kaada와 Emru도 장기간의 표준상처관리로도 좋아지지 않았던 Hanson 질환으로 인한 다리 궤양 환자 32명을 치료하기 위해 사례 시리즈에서 TENS(이상파 PC) 이용을 보고했다. 간접 방법을 이용하여, ES를 상처 부위에 적용했다. 이때 ES는 25㎃, 100 pps, 그리고 200-300μs의 전류를 1주일에 6일씩 하루에 2번씩 30분간 적용했다. 연구가 끝난 후 12주째 때, 상처의 59%가 폐쇄되었고, 이들 모든 상처는 평균 5.2주 안에 완전히 폐쇄되었다. 무작위 통제 실험에서, Lundeberg 등은 상처 치유에 대한 TENS(비대칭 이상파 맥동전류)의 효과를 평가했다.[112] 당뇨성 발 궤양을 가진 64명의 환자가 실제 ES 치료군과 가짜 ES

표 26.6 저전압 이상파 맥동 전류를 이용한 임상 상처 치유 연구

저자와 참고문헌	연구 설계 (N)	상처 진단	드레싱 종류, ES 변수, 프로토콜	전류 유형과 환자 연구 그룹	환자와 상처의 수	환자% 또는 치유된 상처%/시간(주)	저자에 의해 제공된 기타 정보
Kaada 등[110]	사례 시리즈	Hanson 질환 궤양	드레싱은 보고되지 않음. ES: 5-6주 동안 30분 BID PD: 보고되지 않음 PF: 100 pps mA: 25 P: (–) WF: 대칭	LVBPC	32	59/12	평균치유시간 5.2주
Karba 등[111]	사례 시리즈	압박성 궤양 혈관성 궤양 외상성 궤양	드레싱은 보고되지 않음. ES: 60분/일 PD: 250 μs PF: 40 pps mA: 15–20 WF: 대칭	LVBPC	14 82 17	107/113 (시간 보고되지 않음)	5.5주 안에 압박성 궤양이 100% 치유됨. 10주 안에 혈관성 궤양이 90% 치유됨. 보고되지 않음
Lundeberg 등[112]	이중맹검 RCT	당뇨성 궤양	SWC + ES: 20분 BID ES PD: 1ms PF: 80 pps mA: 운동하 수준 통제군: 습윤 상처 관리 단독	LVBPC (실제 ES) (ES 없음)	32 32	42/12 15/12	치유된 % 궤양: 2주: 0% ES vs. 4% 가짜 치료 4주: 12% ES vs. 7% 가짜 치료 8주: 25% ES vs. 11% 가짜 치료 12주: 42% vs. 15% 가짜 치료
Stefanovska 등[114]	사례 시리즈	9개 압박성 궤양을 가진 7 SCI	드레싱은 보고되지 않음. ES: 상처 가장자리에 20분 BID PD: 250μs PF: 40 pps mA: <50 WF: 보고되지 않음	LVBPC	9	평균 14.4주 안에 8/9 치유됨	평균치유속도= 0.07㎠/일
Baker 등[130]	RCT	185개 압박성 궤양을 가진 80명의 SCI 환자	SWC + ES: 상처 가장자리에 30분 TID 1. WF = 비대칭 PD: 100 μs PF: 50 pps mA: 운동하 수준 On/Off: 7.7초 2. WF = 대칭 PD: 300μs PF: 50 pps mA: 운동하 수준	LVBPC 1. 2. 3. 4. 통제군	35 32 18 19	보고되지 않음	평균 상처 면적 % 감소/주 ↓ 63.7 50.6 38.5 29.2

			3. 미세전류 PD: 100 μs PF: 1 pps mA: 4, 운동하 수준 On/Off: 7.7초 4. 통제군				
Baker 등[131]	RCT	당뇨성 궤양	SWC + ES: 위의 연구(Baker 등[131])와 동일한 변수와 프로토콜	LVBPC 1. 2. 3. 4.	29 24 20 20	보고되지 않음	27.0 16.4 17.2 17.3 비대칭 이상파로 치료된 상처의 치유는 통제군보다 60% 이상 증가되었다.
Debrecini 등[132]	전향적 조직학적 통제	24 허혈성 다리; 10 당뇨병	SWC + 혈관 약물과 ES: PD: 보고되지 않음 PF: 1–2 pps mA: 15–30, 1년 동안 20분/일	LVBPC	12개 허혈성 궤양; 6개 다리 괴저	1년 후, 20/24 감소된 것으로 보고됨. 허혈성 통증; 괴저나 치유된 궤양의 진전 중단	5–6년 이전에, 모든 환자는 pertoxifylline과 혈관확장제 또는 항혈소판제로 치료 받았다. 양성 효과를 가진 것은 없었다.
Fantz[231]	이중맹검 RCT	압박성 궤양	SWC + ES:(변수는 보고되지 않음) ES: 8주 동안 30분 TID SWC로 통제군 치료	LVBPC (TENS) (실제 ES) 통제군	19 15	42/8 20/8	20주경 ES 그룹의 모든 상처가 치유되었음.
Sumano 등[232]	조직학적 통제	복합 상처와 화상	34개의 비화상을 위한 드레싱. 10 화상을 위한 식염수 드레싱. 매일 또는 격일로 상처 가장자리 피부에 침자극을 통해 모든 상처에 ES ES 변수: PD: 보고되지 않음 PF: 67 pps mA: 0.04 0.4–0.8C/㎠의 전하밀도	변조된 이상파	44 34 상처 10 화상	보고되지 않음	조직적 방법으로 치유됨
Adunsky 등[233]	이중맹검 RCT	압박성 궤양	SWC + ES: (변수는 보고되지 않음) 2주 동안 20분 TID, 그 다음 BID. 대조군: 위약 ES + 표준 습윤 관리 8주 연구와 추후 12주 연구	LVBPC (실제 ES) 대조군	35 28	보고되지 않음	45일 동안 대조군보다 실제 ES 치료군에서 궤양 면적이 감소하고, 치유속도가 더 빨랐다. 46일과 57일 사이에서는 두 그룹 간에 차이가 없었다. 상처 폐쇄에 요구되는 시간이 대조군에서 52% 더 길었다.

BID=하루에 두 번, ES=전기자극, LE=다리, LVBPC=저전압 이상파 맥동전류, P=극성, PD=맥동기간, PF=맥동빈도, RCT = 무작위 통제 실험, SCI= 척수손상, SWC=표준상처관리, TID= 하루에 3번, tx=치료, WF=파형.

치료군으로 무작위 배정되었고, 이들은 12주 동안 하루에 2번씩 20분간 치료를 받았다. 그리고 추가적으로 표준 상처관리도 받았다. 전극의 극성은 치료회기 때마다 바뀌었다. 12주 후, 상처 폐쇄에 있어 대조군의 15% 상처 폐쇄에 비해 실제 치료군의 42% 상처 폐쇄에서 통계학적으로 유의한 치료 효과가 있었다($P<0.05$). 무작위, 이중맹검 임상 실험에서, Frantz은 만성 상처를 위해 이상파 맥동전류를 유도하는 TENS 장비를 사용했다. 적어도 3개월 동안 치유되지 않았던 하나의 압박성 궤양을 가진 34명 환자들이 2개의 상처치료 그룹 중 하나에 배정되었다. 양쪽 그룹의 모든 궤양은 식염수-습윤 거즈로 치료되었다. 이들 거즈는 하루에 3번 교체되었고, 4시간 마다 재습윤되었다. 한 그룹에서, 이것은 실제 ES와 결합되었고, 하루에 3번씩 30분간 상처에 ES가 적용되었다. 동일 프로토콜이 2번째 치료그룹에 이용되었고, 2번째 그룹은 가짜 ES 치료도 받았다. 8주 프로토콜 동안, 가짜 ES으로 3개 상처가 폐쇄된 반면, 실제 ES 치료는 8개 상처를 폐쇄했다: 그러나 실제 ES로 치료된 모든 상처는 20주 경에 폐쇄되었다. 요약하면, LVBPC의 상처 치유에 대한 효과를 평가했던 몇몇 연구들은 대조군에 비해 폐쇄된 상처의 숫자와 치유속도에 있어서 통계학적으로 유의한 향상을 보였다.[112,130,131]

복합 병인의 만성 상처 34개와 화상의 10개 상처를 대상으로, 연구자들은 변조된 이상파 맥동전류를 만들어냈고, 매일 또는 격일로 상처주변의 피부에 침을 적용했다.[232] 연구자는 상처 가장자리에 0.4-0.8C/㎠ 사이의 전류밀도를 가진 ES 장비를 적용했다고 보고했다. 연구자들이 치유속도와 상처 폐쇄에 보고하지 않았지만, 그들은 상처 심각도와 상처 폐쇄에 요구되는 치료 횟수 사이에 통계학적 상관관계($r = 0.98$)가 있다고 했다.

Adunsky와 Ohry는 상처 폐쇄 속도와 상처 면적 감소를 평가하기 위해 등급 Ⅲ의 압박성 궤양(궤양 직접 전류치료)의 치료에 DC 사용을 기술한다. 그러나 이 장비(Lifewave Hi-Tech Medical Devices Ltd., Tel Aviv, Israel)에 대한 설명서는 추측(무작위) 맥동과 함께 Lifewave™ BST가 제로 알짜 DC를 가진 대칭 직각 이상파를 유도한다는 것을 의미한다(그림 26.30). 실험 동안, 장비는 상처 크기 측정을 결정했고, 각 치료 전후로 상처 주위의 생전기적 활성이 기록되었다. 비록 연구자들이 사용된 ES 치료의 변수를 언급하지 않았지만, 장비의 설명서를 보면, 전류강도는 10㎃까지 제한되고, 맥동기간은 4㎳였고, 맥동빈도는 2 pps로 고정되었다. 이 연구는 다중중심, 무작위, 이중맹검, 위약 통제 실험으로 이루어졌고, 63명의 환자가 실제 ES 군(N=35)과 대조군(N=28)으로 배정되었다. 그는 8주간 연속으로 이루어졌고, 그 다음 추후로 12주간 이루어졌다. 치료의 끝시점(48일)과 추후 치료의 끝시점(147일)에서, 궤양의 완전 폐쇄 속도에 대해서는 그룹 간에 차이가 없었고(각각 $P=0.28$과 $P=0.39$), 또 완전 상처 폐쇄에 요구되는 평균시간에서도 그룹간에 큰 차이가 없었다($P=0.16$). 그러나 연구자들은 45일 때까지 절대 궤양 면적 감소와 상처 면적 감소의 속도가 실제 ES 치료 그룹에서 잘 나타났다고 보고했다(치료군과 대조군에 대한 치유속도의 경향에 대한 표준 예측은 각각 ≥0.44과 -0.14). 45일-47일 사이에서는, 두 그룹간에 차이가 없었다. 로지스틱 분석은 대조군과 비교해 치료군에서 완전 치유를 나타냈다(odds ratio 1.6, CI 0.4-4.73). 상처 폐쇄에 요구되는 시간은 치료군에 비해 대조군이 52% 더 길었다($p=0.03$). 이 연구에서 나타난 결과에 따르면, 표준상처관리 이외에 등급 Ⅲ의 압박성 궤양의 치료에 이용된 균형 이상파 ES 신호가 초기 관리 동안 치유 과정을 가속하는데 유용할 수 있다고 제안한다.

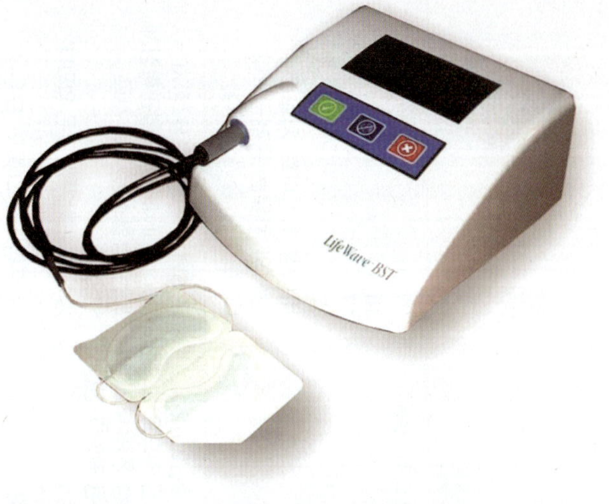

그림 26.30 *Lifewave BST LVBPC 장비가 압박성 궤양에 대한 임상 연구에 이용되고 있다(Lifewave Hi-Tech Medical Devices Ltd., Tel Aviv, Israel).*[233]

LVMPC와 LVBPC 둘다 압박성 궤양에 대한 여러 임상 연구에서 사용되어 왔다. 이들 연구는 표 26.7에 요약되어 있다.

고전압 단상파 맥동전류 (High-Voltage Monophasic Pulsed Current; HVMPC)

고전압 단상파 맥동전류(HVMPC: 자주 HVPC라고 간주됨)의 특징은 짧은 맥동기간(20–60μs)의 "짝정점파"를 갖고 있고, 전압의 크기는 150–500V 정도이다(그림 26.17 참고). 모든 단상파 맥동전류가 DC라는 가정 때문에, HVMPC는 종종 HVPGC(여기서, G=galvanic)로 간주된다. 그런데 HVPGC는 DC가 조직에 대한 전기화학적 효과를 갖는다를 의미를 내포한다. 그러나 연구에 따르면, HVMPC는 사람 피부에 대한 극성 효과(물집, 화상)를 일으키는 pH의 변화를 일으키지 않는다고 한다.[129] 13개의 논문(동물 연구도 포함한) 중,[126,127,236-246] 3개의 사례 보고, 1개의 작은 비통제군 실험, 1개의 사례 시리즈, 7개의 임상 연구들은 상처 치유에 대한 HVMPC의 효과를 평가했다. 이들 평가는 표 26.8에 요약되어 있다. 흥미롭게도, 12개의 연구 중에서 10개 연구가 다리의 혈관성 궤양이나 당뇨성 궤양에 대한 HVMPC의 효과를 평가했다. 이 연구들은 표 26.9에 요약되어 있는데, 이 표는 다리 상처의 리뷰에서 Kloth에 의한 표로 수정된다.[234]

조직 치유를 위한 HVPC의 사용은 개의 뒷다리 순환에 대해 알아보기 위해 HVPC를 개 뒷다리에 적용했던 1996년까지 거슬러 올라간다.[235] 이 연구는 몸쪽 압박장치 적용으로 12시간 동안 다리 순환 문제를 가진 개의 뒷다리에 HVPC를 적용했던 연구이다. 압박장치 제거 후 24시간, 4마리의 개 뒷다리가 14일 동안 하루에 5분씩 HVPC 치료를 받았고, 대조군 개 4마리는 HVPC 치료를 받지 않았다. 14일 연구 후, 대조군의 개에는 심한 괴저가 발생한 반면, 치료를 받은 개는 정상쪽 다리와 외상 쪽 다리 사이에 뚜렷한 차이가 없었고, 다리를 절지도 않고 잘 보행했다. 한 사례 보고에 따르면, 감염된 상처 환자에게 HVPC를 적용했을 때 긍정적인 결과가 나타났다고 한다.[128] 그러나 후자 연구에서, 환자는 HVPC 치료와 동시에 항생제 치료를 함께 받았다. 그러므로 그런 효과가 순수한 HVPC의 효과로 보기 어렵다. Akers와 Gabrielson의 연구는 압박성 궤양 환자 14명을 3가지 방법 중 한 가지 방법으로 치료한 비통제 비교 연구의 결과를 보고한다.[125] 앞의 3가지 치료 그룹은 하루에 1번의 월풀치료 그룹, 하루에 2번의 월풀+HVPC 그룹, 그리고 HVPC 치료 그룹이었다. 연구자는 3 그룹의 환자 숫자, 치료 횟수 및 기간, 그리고 ES 변수를 확인하지 않았다. 게다가, 3 그룹의 환자들은 비교될 수 없는데, 그 이유는 ES로만 치료받은 환자는 감각소실을 가졌고, 다른 그룹의 환자들은 어느 정도 감각 인지를 하고 있었기 때문이다. 치료전 상처 크기와 매주 측정된 상처 면적의 비교를 근거로 했을 때, ES 치료만 받은 환자가 상처 크기 면적에서 가장 큰 변화를 보였고, 그 다음이 ES + 월풀 치료 그룹의 환자였고, 그 다음 순서가 월풀 치료만 받은 환자 그룹이었다. 작은 표본 크기와 그룹내의 넓은 가변성 때문에, 이들 세 그룹 사이에 통계학적으로 유의한 차이는 없었다.

모두 무작위 통제 실험인 12개의 임상 연구는 만성 상처 치유에 대한 HVPC의 효과를 평가했다.[126,127,236-246] 이들 연구 중 2개 연구의 연구자들은 342μC/s 와 500μQ/s의 전하량을 상처에 적용했다.[126-127] 이들 전하의 수치와 전류의 양은 저전압 맥동전류를 이용한 5개 연구에서 보고된 전하 수치의 범위와 일치한다.[57,121-124] 하나의 통제 연구에서, Kloth와 Feedar는 복합 원인의 피부 궤양 환자 16명을 무작위로 실제 ES 그룹과 위약 ES 그룹으로 배정했다. 양쪽 그룹의 상처들은 하루에 24시간 동안 표준상처관리를 받았다.[126] 부가적으로 실제 ES 그룹의 9개 상처는 1주일에 5일 동안 105 pps와 운동하 수준 강도의 HVPC를 45분간 치료 받았다. 초기에는 양극이 상처부위에 배치되었지만, 실제 ES로 치료받았던 상처의 4명의 경우는 상처 폐쇄에 대한 진전이 없을 때 전기 극성이 매일 바뀌었다. 대조군의 7명 환자는 주당 5일씩 45분의 위약 ES 치료와 표준상처관리를 받았다. 치료군의 환자 상처는 주당 45%의 치유속도로 평균 7.3주만에 완벽하게 치유되었다. 대조군의 환자는 평균 7.4주 동안 29%의 상처 크기 평균 증가를 경험했다. 대조군으로 배정된 3명 환자의 상처들은 표준상처관리로 치료되었지만, 8.7주에 걸쳐 1.2%쯤 증가했다. 그러나 이들 3명이 다시 치료군으로 배정되었을 때, 상처는 주당 38%의 평균 속도로 치유되었고, 평균 8.3주만에 완전한 치유가 이루어졌다.

단일맹검 RCT에서, Griffin 등은 척수손상(남성)으로 인한 등급 Ⅱ, Ⅲ, Ⅳ의 압박성 궤양의 치유에 대한 HVPC의 효율성을 평가했다.[127] 골반 부위의 압박성 궤양을 가진 17명 환자 중, 8명은 실제 ES 치료군에 무작위로 배정되고, 9명은 위약 ES 치료군에 무작위로 배정되었다. 그리고 모든 상처는 표준 습윤 상처관리를 통해 매일 치료받았다. 부가적으로 실제 ES 그룹의 상처를 20일 연속으로 하루에 60분간 ES 치료를 했는데, 음극을 상처부위에 직접

594쪽 본문 계속

표 26.7 전기자극(LVMPC와 LVBPC)으로 치료된 압박상 궤양의 연구

저자와 참고문헌	연구 설계 (N)	상처 진단	드레싱 종류, ES 변수, 프로토콜	전류 유형과 환자 연구 그룹	환자와 상처의 수	환자% 또는 치유된 상처%/시간(주)	저자에 의해 제공된 기타 정보
Gentzkow 등[122]	이중맹검 위약 통제군 N=40	압박성 궤양 등급 II-IV	SWC + ES: PD: 132 μs PF: 128 pps mA: 35 P:상처가 제거될 때까지 (−)극, 그런 다음에는 상처가 등급 II에 도달할 때까지 3일마다 +/−를 교체함. PF: 64pps WF:직각파	LVMPC: 4주 이상 동안 30분 BID 상처 치료. 대조군: SWC + 위약 ES, 위약 교체 상처	21 19 15	0/4 0/4 0/4	치유속도/주: 실제 ES: 초기 크기의 49.8%까지 12.5%/주 가짜 ES: 초기 크기의 23.4%까지 5.8%/주 가짜 ES: 초기 크기의 13.4% 치유됨 실제 ES: 초기 크기의 47.9% 치유됨
Gentzkow 등[123]	전향적 기준 통제군 N=61	압박성 궤양등급 III, IV	첫 4주 SWC 두번째 4주 SWC SWC + ES: PD: 140 μs PF: 128 pps mA: 35 P:상처가 제거될 때까지 (−)극, 그 다음 상처가 더 악화되면, (+)/(−)를 교대함 WF:직각파	LVMPC: 4주 이상 동안 30분 BID 상처 치료. 모든 환자는 자신의 대조군으로서 작용한다. 상처 향상의 기준은: 2개 이상 상처특성의 향상. 1개 이상의 상처 단계의 향상.	61	평균 8.4주 안에 23%가 폐쇄됨 (등급 IV는 13.2%가 폐쇄되고, 등급 III은 34.8%가 폐쇄됨).	2개 이상의 상처 특성 향상: 2주: 60.7% 4주: 80.4% 마지막 주: 82.0% 1개 이상의 상처 단계의 향상: 2주: 27.9% 4주: 58.8% 마지막 주: 73.8%
Barczak 등[229]	이중맹검 위약 통제군 N=24	압박성 궤양 등급 3-5 (Daniel[230]) SCI 환자	SWC + ES: PD: 140μs PF: 128 pps mA: 38 P:상처가 육아될 때까지 (−)극, 그런 다음에는 3일마다 +/−를 교체함. WF:직각파	LVMPC: ES 그룹 위약 그룹	24/33 10/16 14/17	첫 28일: ↓/일 = 1.1% ↓/일 = 2.0% 치유 중앙값은 ES 그룹에서 73% 빨랐음 (p = 0.028)	28일 후 성형수술: 86/12주 69/12주

Wood 등[119]	이중맹검 RCT N=74	압박성 궤양 등급 II, III	SWC + 3, 1분 ES tx/주, 0.5 pps에서 300μA, 그리고, 8주 동안 0.5 pps에서 3분 tx 600μA 상처 가장자리 P: 보고되지 않음 WF: 보고되지 않음	LVMPC: ES 그룹 위약 그룹	74 43 31	58/8 3/8	상처크기 80% 이상 감소: 73% 13%
Karba 등[111]	사례 시리즈	압박성 궤양	드레싱은 보고되지 않음. ES: 60분/일 PD: 250 μs PF: 40 pps mA: 15–20 WF: 대칭	LVMPC:	14		5.5주 안에 100% PUs 치유됨
Stefanovska 등[114]	사례 시리즈	9개 압박성 궤양을 가진 7명의 SCI 환자	드레싱은 보고되지 않음. ES: 상처 가장자리에 20분 BID PD: 250 μs PF: 40 pps mA: <50 WF: 보고되지 않음	LVMPC:	9	평균 4.4주 안에 8/9 치유됨	평균치유속도= 0.07㎠/일
Baker 등[130]	RCT	185가 압박성 궤양을 가진 80 SCI 환자	SWC + ES: 상처 가장자리에 30분 TID 1. WF = 비대칭 PD: 100 μs PF: 40 pps mA: 운동하 수준 On/off: 7.7초 2. WF = 대칭 PD: 300 μs PF: 50 pps mA: 운동하 수준 3. 미세전류 PD: 100 μs PF: 1 pps mA: 4, 운동하 수준 On/off: 7.7초 4. 통제군	LVBPC 1. 2. 3. 4. 통제군	35 32 18 19	보고되지 않음	평균 상처 면적 % 감소/주 ↓ 63.7 50.6 38.5 29.2
Frantz 등[231]	이중맹검 RCT	압박성 궤양	SWC + ES:(변수는 보고되지 않음) ES: 8주 동안 TID 30분 SWC로 대조군 치료	LVMPC(TENS) (실제 ES) 대조군	19 15	42/8 20/8	20주 경, ES 그룹의 모든 상처가 치유됨

계속

표 26.7 전기자극(LVMPC와 LVBPC)으로 치료된 압박상 궤양의 연구 - 계속

저자와 참고문헌	연구 설계 (N)	상처 진단	드레싱 종류, ES 변수, 프로토콜	전류 유형과 환자 연구 그룹	환자와 상처의 수	환자% 또는 치유된 상처%/ 시간(주)	저자에 의해 제공된 기타 정보
Adunsky 등[233]	이중맹검 RCT	압박성 궤양	SWC + ES:(변수는 보고되지 않음) 2주 동안 20분 TID, 그 다음 BID. 대조군: 위약 ES + 표준 습윤 관리 8주 연구와 추후 12주 연구	LVBPC (실제 ES) 대조군	35 28	보고되지 않음	45일 동안 대조군보다 실제 ES 치료군에서 궤양 면적이 감소하고, 치유속도가 더 빨랐다. 46일과 57일 사이에서는 두 그룹 간에 차이가 없었다. 상처 폐쇄에 요구되는 시간이 대조군에서 52% 더 길었다.
Griffin 등[127]	RCT N=17	척수손상 남자의 압박성 궤양	SWC + ES: 20일 동안 60분/일 PD: 20–60μs PF: 100 pps V: 200 P: (–)극 용량: 500μC/s	HVPC 실제 대조군 (위약 ES)	8 9	5일, 15일, 20일째, 실제 ES 군은 위약 그룹보다 상처크기가 크게 감소되었다.	4주 동안 상처크기가 20% 감소됨.

BID=하루에 두 번, ES=전기자극, HVPC=고전압맥동전류, LE =다리, LVBPC=저전압 이상파 맥동전류, LVMPC=저전압 단상파 맥동전류, P=극성, PD=맥동기간, PF=맥동빈도, PU= 압박성 궤양, RCT = 무작위 통제 실험, SCI= 척수손상, SWC=표준상처관리, TID= 하루에 3번, tx=치료, WF=파형.

표 26.8 고전압 단상과 맥동전류(HVMPC)를 이용한 임상 상처 치유 연구

저자와 참고문헌	연구 설계 (N)	상처 진단	드레싱 종류, ES 변수, 프로토콜	전류 유형과 환자 연구 그룹	환자와 상처의 수	환자% 또는 치유된 상처%/시간(주)	저자에 의해 제공된 기타 정보
Kloth 등[234]	RCT 단일맹검 N=16	복합	SWC + ES: 45분/일 PD: 20–60 ㎲ PF: 105 pps V: 운동하 수준 용량: 342 μC/s P: 초기에 (+)극, 그 다음 격일로 (−/+) 교체	실제 HVPC 5일/주 대조군(위약)	9 7	100/7.3 주 0/17 주	치유속도/주 45% 11.6% 더 큼 8.3주 안에 38%/주
Griffin 등[127]	RCT N=17	척수손상 남자의 압박성 궤양	SWC + ES: 20일 동안 60분/일 PD: 20–60 ㎲ PF: 100 pps V: 200 P: (−)극 용량: 500 μC/s	HVPC 실제 대조군 (위약 ES)	8 9	5일, 15일, 20일째, 실제 ES 군은 위약 그룹보다 상처크기가 크게 감소되었다.	4주 동안 상처크기가 20% 감소됨
Franek 등[237]	RCT N=79	정맥성 궤양	SWC, 압박치료, ES: PD: 20 ㎲ PF: 100 pps V: 100 7주, 6일/주, 50분 P: (−)극 상처가 깨끗해질 때까지 3주 (−)극, 그 다음 4주 (+)	HVPC 국소 약물 Unna 부츠	33 32 14	41/7 65/6 76/5.5	HVPC 그룹에서 상처면적 변화가 컸지만, 양쪽 그룹사이에 통계학적으로 유의하지 않았다. 2주후 딱지 제거와 육아조직 발달이 HVPC 그룹에서 컸다(P<0.003).
Polak 등[238]	RCT N=42	정맥성 궤양	SWC + ES: 20일 동안 60분/일 PD: 100 ㎲ PF: 100 pps V: 100 7주, 6일/주, 50분 P: (−)극 상처가 깨끗해질 때까지, 그 다음 7주 (+)	HVPC 국소 약물 6주	22 20	73.3/7 47/7	1.4 ㎠/주= 상처면적 감소 속도 1.0 ㎠/주= 상처면적 감소 속도

계속

표 26.8 고전압 단상파 맥동전류(HVMPC)를 이용한 임상 상처 치유 연구 - 계속

저자와 참고문헌	연구 설계 (N)	상처 진단	드레싱 종류, ES 변수, 프로토콜	전류 유형과 환자 연구 그룹	환자와 상처의 수	환자% 또는 치유된 상처%/시간(주)	저자에 의해 제공된 기타 정보
Franek 등[239]	RCT N=110	정맥성 궤양	SWC + ES + 약물치료 + 압박치료 + 수술 PD: 100 μs PF: 100 pps P: 보고되지 않음 V: 100 7주, 6일/주, 50분	4 그룹 A. HVOC + 약물 + 압박 B. 압박 + 약물 C. HVOC + 약물 + 수술 D. 수술 + 압박 + 약물	28 27 28 27	주요 결과: 완전히 치유된 상처의 숫자 (그룹간의 통계학적 유의성을 보려면, 다음 칸을 참고한다.)	A, B p = 0.03 B, C p = 0.03 B, D p = 0.03 그룹 A, C, D에 찬성 결론: HVPC는 과거 수술로 치료되지 않는 정맥성 다리 궤양에 효과적이다.
Houghton 등[240]	RCT 이중맹검 N=27	당뇨성, 동맥, 정맥	SWC + 실제 ES: PD: 100 μs PF: 100 pps V: 150 P: (–) 4주, 3일/주, 45분; 위약 ES+SWC	HVPC 실제 위약	20 22	0/4 0/4	상처크기 감소 %: 44.3%/4주 16%/4주
Peters 등[241]	RCT 이중맹검 N=40	당뇨성 발 궤양	SWC + 실제 ES PD: 보고되지 않음 PF: 80 pps V: 50 P: 10분 동안 (–) 적용, Dacron mesh 스타킹을 신고 12주 동안 밤 8시간 동안 8 pps로 8분 적용 위약 ES + 부하제거	HVPC 실제 ES + 부하제거 위약 + 부하제거	18 17	65/12 35/12 P = 0.058	순응에 의한 계층 이후, 양쪽 그룹에서 순응 환자가 비순응 환자보다 더 빨리 치유되었다.

Goldman 등[242]	사례 시리즈 조직학적 통제 N=6	당뇨성 허혈 발 궤양	SWC+ES PD: 보고되지 않음 PF: 80–100 pps P: 보고되지 않음 V: 80–330 (R감각역치까지) 1–9개월 동안 7일/주, 1시간/일 적용	HVPC	6	4/7.0개월 2명 절단	HVPC 이전의 평균 $TcPo_2$은 2㎜Hg 이었다. ES 후에는 33 ㎜Hg 되었는데, 이것은 관류의 상승을 의미한다.
Goldman 등[243]	단일 사례	당뇨성 오른쪽 장딴지 괴저: $TcPo_2$ <20 ㎜Hg	SWC + ES: PD: 보고되지 않음 PF: 100 pps V: 150 P: (–) 250일 동안, 4일/주, 1시간/일 적용	HVPC	1	집에서 250일 ES 후에 상처가 치유됨.	$TcPo_2$ ↑: 20 ㎜Hg에서 50 ㎜Hg. 이것은 관류 상승을 의미한다.
Goldman 등[244]	5년 후향적 관찰 연구 N=22	오금밑 허혈성 상처	SWC+ES PD: 보고되지 않음 PF: 100 pps V: 100 P: 보고되지 않음 1시간/일 또는 SWC	HVPC 대조군	11 11	90/12 90/12	ES 그룹 $TcPo_2$ ↑: 6–26㎜Hg($P<0.05$)은 HVPC가 미세순환을 향상시킨다고 제안한다.
Goldman 등[245]	전향적 연구 N=8	오금밑 허혈성 상처	SWC + 실제 ES 또는 위약 ES (집에서) PD: 보고되지 않음 PF: 100 pps V: 360 또는 감각역치까지 P: (–), 14주 동안, 7일/주, 1시간/일 적용	HVPC 실제 ES+SWC 위약 ES+SWC	4 4	4주 후 상처면적이 크게 감소됨($P<0.05$). 4주 후 상처면적이 50% 증가됨	레이저 도플러에 의해 측정됨. 8주에서 뚜렷하게 $TcPo_2$ ↑($P<0.01$)과 12($P<0.05$)
Burdge 등[246]	후향적 연구 조직학적 통제 N=30	당뇨성 다리 상처	SWC + ES: 변수: 보고되지 않음	HVPC 평균 ES 치료 횟수 = 22.3	45	평균 14.2주 안에 35/45 (77.8%) 치유됨	추후 평균 39.8주에서, 31개 상처 (68.9%)가 폐쇄됨

ES=전기자극, HVPC=고전압맥동전류, P=극성, PD=맥동기간, PF=맥동빈도, PU= 압박성 궤양, RCT = 무작위 통제 실험, SCI= 척수손상, SWC=표준상처관리, tx=치료, WF=파형.

표 26.9 직류와 맥동전류로 다리의 혈관성 상처와 당뇨성 상처에 대한 임상 상처 치유 연구

저자와 참고문헌	연구 설계 (N)	상처 진단	드레싱 종류, ES 변수, 프로토콜	전류 유형과 환자 연구 그룹	환자와 상처의 수	환자% 또는 치유된 상처%/시간(주)	저자에 의해 제공된 기타 정보
Wolcott 등[116]	조직학적 통제군 N=75 임베디드 RCT N=16	동맥과 정맥	SWC + ES: 200–800 μA, P: (–), (+), (–) 0.8–15.4주 동안, 6시간/일	DC 실제 대조군	75 양쪽 상처 8 8	40/9.6 95/15.4 32/15.4	치유속도/주: 53 사지마비 = 9.3%, 5 정맥질환 = 14.4%, 15동맥질환 = 14.0% 치유속도/주: 13.4% 5.0%
Assimacopoulos[115]	사례 시리즈 N=8	정맥	SWC + ES: μA = 50–100 음극 (–)	DC	8	100/30	폐쇄 후 1년 이후의 생검은 치밀한 유리질 콜라겐을 보였다.
Junger 등[124]	사례 시리즈 N=15	정맥성 과거의 압박치료가 평균 6.5년 이상 임상적 진전을 보여주는데 실패했다.	ES + 압박치료의 구성: PD: 140 μs PF: 128 pps μA: 630 WF: 직각파 P:상처 육아조직이 될 때까지 (–)극, 그 다음 (+)극. μA = 315 그리고 상피화 동안 64 pps.	LVMPC: 상처 tx 38일 동안 30분/일	15	평균 ES 38일 이후, 16 ㎠에서 6㎠로 궤양면적이 63% 감소됨 (P<0.01)	상처 모세혈관 수의 증가. 8.05–11.55㎟ (P<0.039)
Lundeberg 등[112]	이중맹검 RCT N=64	당뇨성 궤양	SWC 2 그룹: 실제 ES: PD: 1 ms PF: 80 pps mA: 저림 느낌 20분 BID 위약 ES:	LVBPC (실제 ES) (ES 없음)	32 32	42/12 15/12	치유된 % 궤양; 2주: 0% ES vs. 4% 가짜 치료 4주: 12% ES vs. 7% 가짜 치료 8주: 25% ES vs. 11% 가짜 치료 12주: 42% vs. 15% 가짜 치료
Karba 등[111]	조직학적 대조군 N=82	혈관성 궤양	드레싱은 보고되지 않음. ES: 60분/일 PD: 250 μs PF: 40 pps mA: 15–20 WF: 대칭	LVBPC	82	73/82	10주 안에 혈관성 궤양이 90% 치유됨

Baker 등[131]	RCT N=92	당뇨성 궤양	SWC + 3 ES : 상처 가장자리에 30분, TID + 대조군 : A. 비대칭 이상파 PC PD: 100 ㎲ PF: 50 pps ㎃: 운동하 수준 B. 대칭 이상파 PC PD: 300 ㎲ PF: 50 pps ㎃: 운동하 수준 C. 미세전류 PD: 100 ㎲ PF: 1 pps ㎃: 4 D. 통제군	LVBPC 그룹 A 그룹 B 그룹 C 그룹 D	29 24 20 19	보고되지 않음	치유속도 (%) 27 24 20 19 ES 치료를 받은 그룹 A가 ES 치료를 받지 않은 그룹 B와 그룹 C보다 60% 이상 빠르게 치유되었다.
Debrecini 등[132]	전향적 조직학적 통제 N=18	24 허혈성 다리; 10 당뇨병	SWC + 혈관 약물과 ES: PD: 보고되지 않음 PF: 1–2 pps ㎃: 15–30, P: 보고되지 않음' 1년 동안 20분/일	LVBPC	12개 허혈성 궤양; 6개 다리 괴저	1년 후, 20/24 감소된 것으로 보고됨 허혈성 통증; 괴저나 치유된 궤양의 진전 중단	5–6년 이전에, 모든 환자는 pentoxifylline과 혈관확장제 또는 항혈소판제로 치료 받았다. 양성 효과를 가진 것은 없었다.
Alon 등[236]	조직학적 통제 N=12	당뇨성 신경병리성 궤양	SWC+ES PD: 20–60 ㎲ PF: 보고되지 않음 V: 보고되지 않음 P: (+)	HVPC	12	80/2.6개월	보고되지 않음
Franek 등[237]	RCT N=79	정맥성 궤양	SWC, 압박치료, ES: PD: 20 ㎲ PF: 100 pps V: 100 7주, 6일/주, 50분 P: 상처가 깨끗해질 때까지 3주 (–)극, 그 다음 4주 (+)	HVPC 국소 약물 Unna 부츠	33 32 14	41/7 65/6 76/5.5	HVPC 그룹에서 상처면적 변화가 컸지만, 양쪽 그룹 사이에 통계학적으로 유의하지 않았다. 2주 후 딱지 제거와 육아조직 발달이 HVPC 그룹에서 컸다 (P<0.003).

계속

표 26.9 직류와 맥동전류로 다리의 혈관성 상처와 당뇨성 상처에 대한 임상 상처 치유 연구 - *계속*

저자와 참고문헌	연구 설계 (N)	상처 진단	드레싱 종류, ES 변수, 프로토콜	전류 유형과 환자 연구 그룹	환자와 상처의 수	환자% 또는 치유된 상처%/시간(주)	저자에 의해 제공된 기타 정보
Polak 등[238]	RCT N = 42	정맥성 다리 궤양	SWC+ES PD: 100 ㎲ PF: 100pps V: 100 상처가 아물 때까지, 7주 동안 6일/주, 50분/일, 그리고, 다음 7주 동안 (+)	HVPC 실제 국소 약품 6주	22 20	73.4/7 47/7	표면적 감소 비율 = 주당 1.4 ㎠ 표면적 감소 비율 = 주당 1.0 ㎠
Franek 등[239]	RCT N = 10	정맥성 다리 궤양	SWC+ES, 약물, 압박, 수술 PD: 100 ㎲ PF: 100pps P: 보고되지 않음 V: 100 7주 동안, 6일/주, 50분/일	4 그룹 A. HVPC, 약물, 압박치료 B. 압박, 약물치료 C. HVPC, 수술, 압박, 약물치료 D. 수술, 압박, 약물치료	28 27 28 27	성과: 완전히 상처가 치료된 숫자 (그룹간의 유의한 통계를 위해 다음을 참고하라.)	A, B: P=0.03 B, C: P=0.03 B ,D: P=0.03 A,C, D 그룹 <u>결론</u> HVPC는 치유에 효과적임 VLU는 과거 수술로 치유되지 않음
Houghton 등[240]	RCT 이중맹검 N = 27	당뇨성 정맥성 동맥성	SWC + <u>실제</u> ES PD: 100 ㎲ PF: 100pps V: 150 P: (−) 4주 동안, 3일/주, 45분; <u>위약</u> ES + SWC	<u>HVPC</u> 실제 ES 위약 ES	20 22	0/4 0/4	상처 크기 감소%: 44.3%/4주 16%/4주
Peters 등[241]	RCT 이중맹검 N = 40	당뇨성 발 궤양	SWC+실제 ES PD: 보고되지 않음 PF: 80pps V: 50 P: 10분 동안 (−), 그 다음 8분 동안의 치료를 8회 반복	<u>HVPC</u> 실제 ES, 오프 로드 위약 ES 오프 로드	18 17	65/12 35/12 P=0.058	순응에 의해 계층화된 이후, 양쪽 그룹의 순응된 환자가 순응되지 않은 환자보다 더 잘 치유됨

Goldman 등[242]	사례 시리즈 조직학적 통제 N=6	당뇨성 허혈 발 궤양	SWC + ES: PD: 보고되지 않음 PF: 80-100 pps P: 보고되지 않음 V: 80-330 (감각역치까지) 1-9개월 동안 7일/주, 1시간/일 적용	HVPC	6	4/7.0개월 2명 절단	HVPC 이전의 평균 TcPo2은 2mmHg 이었다. ES 후에는 33 mmHg되었는데, 이것은 관류의 상승을 의미한다.
Goldman 등[243]	단일 사례	당뇨성 오른쪽 장딴지 괴저. TcPo2 < 20 mmHg	SWC + ES: PD: 보고되지 않음 PF: 100 pps V: 150 P: (−), 250일 동안, 4일/주, 1시간/일 적용	HVPC	1	집에서 250일 ES 후에 상처가 치유됨	TcPo2 ↑: 20 mmHg에서 50 mmHg. 이것은 관류 상승을 의미한다.
Goldman 등[244]	5년 후향적 관찰 연구 N=22	오금밑 허혈성 상처	SWC + ES: PD: 보고되지 않음 PF: 100 pps V: 100 P: 보고되지 않음 1시간/일 또는 SWC	HVPC 대조군	11 11	90/12 29/12	ES 그룹 TcPo2 ↑: 6-26mmHg(P<0.05)은 HVPC가 미세순환을 향상시킨다고 제안한다.
Goldman 등[245]	전향적 연구 N=8	오금밑 허혈성 상처	SWC + 실제 ES 또는 위약 ES (집에서) PD: 보고되지 않음 PF: 100 pps V: 360 또는 감각역치까지 P: (−), 14주 동안, 7일/주, 1시간/일 적용	HVPC 실제 ES + SWC 위약 ES + SWC	4	4주 후 상처면적이 크게 감소됨 (P<0.05). 4주 후 상처면적이 50% 증가됨	레이저 도플러에 의해 측정됨 8주에서 뚜렷하게 TcPo2 ↑(P<0.01)과 12 (P<0.05)
Burdge 등[246]	후향적 연구 조직학적 통제 N=30	당뇨성 다리 상처	SWC + ES: 변수: 보고되지 않음	HVPC 평균 ES 치료 횟수 = 22.3	45	평균 14.2주 안에 35/45(77.8%) 치유됨	추후 평균 39.8주에서, 31개 상처(68.9%)가 폐쇄됨

BID=하루에 두 번, ES=전기자극, GT=육아조직, HVPC=고전압맥동전류, P=극성, PD=맥동기간, PF=맥동빈도, PU= 압박성 궤양, RCT = 무작위 통제 실험, SWC=표준상처관리,
TID= 하루에 3번, tx=치료, VLU=정맥성 다리 궤양, WF=파형.

배치했다. 이때 전기자극기는 100 pps와 200V로 설정되어, 전극에서 500μQ/s를 생성했다. ES 치료의 이전과 치료 후 5분, 15분, 20분 시점에서 궤양 면적을 측정했다. 치료전 궤양 크기의 변화률이 각 측정간격마다 계산되었다. 5일, 15일, 20일 째 HVPC 그룹의 궤양은 위약 그룹의 궤양보다 치료전 상처 크기에 비해 뚜렷한 상처 크기 감소를 보였다.

폴란드 연구자들은 HVPC가 만성 다리 궤양의 치유를 강화한다고 보고했다. Franek 등은 만성 정맥성 다리 궤양의 치유에 대한 HVPC, 국소 도포제, Unna 부츠의 효과를 비교했던 연구에 79명의 환자를 배정했다.[237] 모든 환자는 위의 3가지 치료방법 이외에, 드레싱과 압박치료를 함께 받았다. 그들은 65명의 환자를 HVPC 치료 그룹(N=33)이나 국소도포제 그룹(N=32)으로 무작위로 배정했다. 대조군으로 작용했던 14명의 환자들은 Unna 부츠로만 치료를 받았다. 연구가 시작할 때, 모든 그룹은 환자와 상처의 특성에 확인되었다. HVPC는 평균 7주 동안 주 6일씩 식염수 거즈를 통해 50분간 상처부위에 직접 적용되었다. 딱지와 농을 깨끗하게 하기 위해, 전극의 극성으로 음극을 사용하였고(1–3주), 그 후 극성을 양극으로 바꾸었다. 모든 그룹은 기준선에 비해 상처 크기에서 뚜렷한 감소를 보였다($P<0.0001$). 상처 면적 변화의 비율도 HVPC 그룹에서 가장 컸지만, 두 그룹간에 통계학적으로 유의한 차이는 없었다. 2주 후 딱지 제거와 육아조직 발달도 HVPC 그룹에서 가장 컸다($P<0.003$). 연구자들은 HVPC가 정맥성 다리 궤양 치유에 뚜렷한 효과를 가진다는 결론을 내렸다.

폴란드의 두 번째 임상 연구에서, Polak 등은 정맥성 다리 궤양에 대한 HVPC 효과를 추가적으로 평가했다.[238] 이런 7주 연구에서, 그들은 22명의 환자를 HVPC 치료 그룹에 무작위로 배정하고, 또 20명의 환자를 대조군(국소 도포제로 치료받은)에 배정했다. 대조군 환자는 평균 6주 동안 매일 약물 치료를 받았고, ES 치료 그룹 환자는 평균 7주 동안 주당 6일씩 50분간 전기자극 치료를 받았다. 상처가 깨끗해질 때까지 음극으로 치료를 받았고, 나머지 연구기간동안에는 양극으로 치료를 받았다. 이때 ES 치료는 100μs의 맥동기간, 100pps의 맥동빈도, 100V의 전압으로 이루어졌다. 연구자들은 보고했다. ES로 치료된 궤양은 47% 감소된 대조군에 비해 크게 감소되었고(73.4%), 상처면적 감소 속도도 대조군(1.0㎠/주)보다 훨씬 좋았다(1.4㎠/주). 부가적으로, ES 치료군의 상처 크기는 91.3% 감소했고, 대조군의 상처크기는 68% 감소했다. 그리고 상처 체적 감소로 표현되는 ES 치료군의 주당 치유속도는 1.0㎤이었고, 대조군의 치유속도는 0.6㎤이었다.

폴란드에서 나온 최근의 부가적 임상 연구들은 정맥성 다리 궤양 환자의 치유에 대한 HVPC의 효과와 보존적 치료의 효과를 비교했다.[239] 이런 RCT 연구에서, 연구자들은 정맥성 다리 궤양 환자 110명을 4개의 연구 그룹을 배정했다. 그룹 A 상처(N=28)는 HVPC, 압박치료, 약물치료를 받았고, 그룹 B 상처(N=27)는 압박치료과 약물치료를 받았다. 그룹 C 상처(N=28)는 수술, HVPC, 압박치료과 약물치료를 받았고, 그룹 D 상처(N=27)는 수술, 압박치료 및 약물치료를 받았다. 그룹 A와 그룹 C는 7주 동안, 주당 6일씩 매일 50분간 ES 치료를 받았는데, 이때 ES 변수로는 맥동기간이 100μs었고, 맥동빈도가 100pps었고, 전압이 100V였다. 4 그룹은 환자와 상처의 측면에서 볼 때 동등한 관계이다. 1차 결과 측정(완전히 치료된 숫자)은 그룹 A와 그룹 B사이($P=0.03$), 그룹 B와 그룹 C사이($P=0.03$), 그룹 B와 그룹 D사이($P=0.03$), 특히 그룹 A와 그룹 C, 그룹 D에 유리하게 통계학적으로 뚜렷한 차이를 보였다. 연구자들은 HVPC가 이전에 수술적 중재를 받지 않았던 만성 정맥성 다리 궤양에 효율적인 보존적 치료방법이라는 결론을 내렸다.

무작위, 이중맹검, 전향적 임상 실험으로 설계된 또 다른 연구에서, Houghton 등은 42개 만성 다리 궤양(상처 연령이 3개월 이상)을 가진 27명 환자를 상처의 1차 원인에 따라 세 그룹(당뇨성, 정맥부전, 동맥부전)으로 나누었다.[240] 그런 다음 환자들을 실제 HVPC 치료군(150V, 100pps, 100μs)과 위약 HVPC 치료군에 무작위로 배정하고, 4주 동안 매일 하루에 3번씩 45분 동안 치료를 적용했다. 음극을 식염수 거즈로 감싸고 4주 치료기간 내내 상처 부위에 배치했다. ES로 치료하지 않은 날과 상처 부위에 ES를 적용하지 않은 날 동안에는 상처 병인에 따라 표준상처관리를 적용했다. 모든 상처에 대한 결과는 4주간 적용되었던 실제 HVPC가 초기 상처크기의 거의 절반까지 상처면적을 감소시켰음을 보여주었다. 이것은 위약 ES로 치료된 상처보다 2배 이상 크게 일어났다($P<0.05$). 4주 프로토콜 이후, 양쪽 다리에 정맥성 다리 궤양을 가진 7명 환자에게서도, 실제 ES 치료군과 위약 ES 치료군 사이에

서 뚜렷한 차이가 있었다($P<0.05$). 연구자들은 압박성 궤양 상태 도구(PSST) 이용하여, 치료전, 치료후, 그리고 추후 1개월 후 평가 사이의 상처 형태를 비교했다. 그들은 실제 치료군의 상처를 위약 치료군의 상처와 비교해 볼 때 뚜렷하게 향상된 상처 형태를 발견했다.

12주간 이루어진 무작위, 이중맹검, 위약 통제 실험의 또 다른 연구에서, 연구자들은 당뇨성 발 궤양의 부수적인 치료로서 HVPC의 효과를 평가했다.[241] 당뇨성 발 궤양과 신경병리로 감각을 잃어버린 환자 40명을 무작위로 실제 HVPC 치료군과 위약 HVPC 치료군에 배정했다. 연구를 시작할 때, 환자의 특성과 임상 변수에 있어 실제 치료군과 위약 치료군 사이에 유의한 차이점이 없었다. 실제 ES(감각하 수준)는 50V, 80pps, 100㎳로서 8시간 동안 Dacron-mesh silver nylon 스타킹을 통해 동측 다리에 적용되었다. 1주일에 평균 20시간 이상 ES 장비를 사용했던 순응적인 사람과 1주일에 평균 20시간 미만으로 ES 장비를 사용했던 비순응적인 사람으로 순응성이 나누어졌다. 연구 프로토콜 12주 이후, 실제 ES 군에서 상처의 65%가 폐쇄되었고, 위약 ES 군에서는 상처의 35%만이 폐쇄되었다($P=0.058$). 순응성에 대해, 동일 그룹의 비순응성 환자 사이에서 폐쇄된 50%에 비해, 실제 ES 군(71% 폐쇄)의 환자사이에서 뚜렷한 차이가 발견되었다. 위약 ES 군에서, 순응 환자의 39% 상처가 폐쇄되었고, 비순응 환자 상처에서는 29%가 폐쇄되었다($P=0.038$). 연구자들은 부하제거와 국소상처관리를 부가적으로 사용했을 때 HVPC ES가 당뇨성 발 궤양의 치유를 강화한다는 결론을 내렸다.

2002년 이후, Goldman 등은 허혈성 다리의 노폐물 흡수에 대한 HVPC의 효과와 관련된 4개의 작지만 흥미로운 연구들의 소견을 정리했다.[242-245] 사례 시리즈에서, 그들은 6명의 성인 환자에게 허혈성($TcPo_2 < 10$㎜Hg) 복사뼈 궤양이나 복사뼈 아래 궤양(상처 가장자리에 평균 $TcPo_2 \pm 2$㎜Hg을 가진)을 집에서도 치료할 수 있도록 HVPC의 사용법을 가르쳤다. ES를 시작한 이후, 상처주변 $TcPo_2$는 그것이 20㎜Hg를 초과할 때까지 기하급수적으로 증가했고, 치유속도도 긍정적으로 변화했다. 연구자들은 상처주변 미세순환의 향상은 상처 주변의 평균 $TcPo_2$(+33 또는 −18) 상승의 결과라고 제안했다. 4명 환자의 상처는 ES 207일 이후에 완전히 폐쇄되었고, 2명의 환자는 절단수술을 받았다. 다른 보고서에서, 그들은 신장질환 말기 환자의 왼쪽 종아리에서 있던 허혈성 괴저의 빠른 전파를 막기 위해 HVPC를 사용했다. 장딴지에 20㎜Hg의 $TcPo_2$와 발꿈치에 12㎜Hg $TcPo_2$를 가진 20㎜Hg 이하의 $TcPo_2$로 저산소증이 증명되었다. 환자의 장딴지 상처, 발꿈치 괴저, 그리고 4번째 발가락 상처를 위해, 간병인이 1주일에 5-7일씩 하루에 1시간씩 음극 HVPC를 적용했다. 이때 사용된 HVPC는 150V와 100pps를 가졌다. ES를 적용하지 않았을 때는 표준상처관리가 상처가 적용되었다. ES 치료 시작 후, 왼쪽 장딴지 상처는 250일만에 폐쇄되었고, 발꿈치 상처는 234일만에 폐쇄되었다. 장시간의 치료 기간 동안, 상처주변 $TcPo_2$가 20㎜Hg에서 50㎜Hg로 증가되고(장딴지), 15㎜Hg에서 50㎜Hg로 증가될 때(발꿈치), 긍정적인 치유속도가 향상되었다. 5년 후향적 관찰 연구에서, Goldman 등은 HVPC가 허혈성 상처 치유와 주변 조직 관류를 향상시키는 지를 결정하기 위해 그들의 임상 연구를 계속 수행했다.[244]

연구는 재혈관화의 문제를 가진 허혈성 다리 상처 환자를 대상으로 연속 수행되었다. 11명의 한 그룹은 23시간의 표준상처관리 이외에, 100V, 100pps의 HVPC로 매일 1시간 정도 상처 부위에 치료를 받았다. 허혈성 궤양을 가진 11명의 두 번째 그룹은 표준상처관리만 받았다. 결과측정은 상처 면적 측정, 디지털 상처 형태, 미세순환의 $TcPo_2$ 모니터링으로 이루어졌다. HVPC와 표준상처관리로 치료받은 그룹은 표준상처관리만 받은 대조군에 비해 치료시작 후 20주-50주를 거치면서 작은 상처 면적을 가졌다($P<0.05$). 치료 시작 후 1년 되었을 때, HVPC로 치료받은 상처의 90%가 폐쇄되었고, 표준상처관리로만 치료받은 대조군의 상처는 29%만 폐쇄되었다. HVPC 그룹의 경우, 최대 $TcPo_2$는 기준선에서 +6 또는 −8로 향상되어, +26㎜Hg 또는 −20㎜Hg 되었다($P<0.05$). 이들 결과는 HVPC가 미세순환과 허혈성 상처의 치유를 촉진한다는 것을 의미한다.

Goldman 등은 HVPC가 허혈성 상처 치유를 증대시키고 상처주변 미세순환을 증가시키는지를 결정하기 위해 그들의 임상 연구를 계속 수행했다. 그리고 그들은 오금 아래 허혈성 상처를 가진 환자에 대해 전향적, 무작위, 단일맹검, 가짜 통제 임상 사전 실험을 수행했다.[245] 그들의 연구 목적에 맞게, 그들은 상처주변 $TcPo_2$가 20㎜Hg 미만일 때를 허혈이라고 정의했다. 무릎이나 무릎 아래에 허혈성 상처를 가진 8명의 환자가 배정되었다. 이들 환자는 연구에 참여하기 전에 적어도 4주 동안 개방성 상처를 가졌고, 상처주변 TcPo2가 20㎜Hg 미만이었고, MRA, 맥박체적 기록, 조영술에 의해 동맥경화증이 확인되었다. 환자들은 무작위로 실제 HVPC 치료군과 가짜 HVPC 치료군에 배정되었다. 실제 HVPC 치료와 가짜 HVPC 치료는 집에서 하루에 1시간씩 14주 동안, 매일 적용되었다. 상처는 정기적으로 상처면적, 상처 형태, 미세순환 등으로 모니터링되었는데, 특히 미세순환의 경우는 TcPo2와 레이저 도플러 흐름을 통해 측정되었다. 4주 후, 위약 HVPC로 치료된 상처들은 상처 면적이 50%까지 했는데, 이것은 허혈성 상처가 점차 증가하는 경향을 띠기 때문인 것으로 예상된다. 같은 기간 동안, 실제 HVPC로 치료받은 상처는 뚜렷한 크기 감소를 보였다($P<0.05$). 4주 후, 양쪽 그룹의 상처는 긍정적인 치유속도를 보였지만, 나머지 14주 기간 동안에도 대조군의 치유속도는 실제 HVPC 치료군의 치유속도보다 계속 뒤처졌다.

가장 최근에, Burdge 등은 30명 환자의 40개 완전두께 당뇨성 상처의 부속적인 치료로서 HVPC 이후 긍정적인 다리 노폐물 제거 결과를 보고했다.[246] 상처의 평균 연령은 25주였고, 평균 상처 면적은 7.8㎠였다. 이들 상처의 복잡성에 기여하는 동반질환으로, 신경병리(83.3%), 말초혈관질환(76.7%), 심장질환(36.7%), 감염(33.3%), 골수염(16.7%), 그리고 병적 비만(10.0%) 등이 있다. 혈관 평가, 수술적 치료, 부하제거, 감염 조절 및 조직제거술 등을 포함한 과거의 중재에도 불구하고, 향상을 실패한 이후 보존적 관리에다 ES 치료를 추가시켰다. ES 치료의 평균 횟수는 22.3이었다. 평균 14.2주 동안, 35개(77.8%)의 상처가 치유되었고, 추후 39.8주 동안 31개(68.9%)의 상처가 폐쇄되었다. 재발된 나머지 4개(8.9%) 중에서, 부가적인 ES 치료를 받고 2개 상처가 치유되었고, 1개의 상처는 무릎밑 절단수술을 받았다. 치료 선택은 4번째 상처로 고려되었다. 10개의 상처(22.2%)가 치유에 실패했다. 한 사람은 발목뼈가로절단수술을 받았고, 5명(6개 상처)은 무릎밑절단수술을 받았다.

다변조 고전압 이상파 전류 (High-Voltage, Biphasic Multimodulated Current)

최근에 연구자들은 Aptiva™ Move(Lorenz Neurovasc, Mississauga, Ontario, Canada)로 불리는 전기자극 장비의 사용을 보고했다. 이 장비는 불균형 비대칭 이상파으로서, 진폭 0-300V까지 조절가능하고, 맥동빈도는 0-1pps 사이에서 가변적이고, 맥동기간은 10-100㎲ 범위를 가졌다(그림 26.31). 이 장비로 치료하는 동안, 전기자극은 맥동진폭, 맥동빈도 및 맥동기간의 변조가 모두 일어나는 다변조의 음(-) 신호를 이루어진다. 이런 복합적인 변조를 Frequency Rhythmic Electrical Modulation System, 또는 FREMS™ 이라 한다. 상처 치유에 대한 FREMS의 효과를 연구한 논문을 발견할 수 없었지만, 2개의 연구가 당뇨성 신경병리 통증과 당뇨성 다신경병리의 혈관내피 성장인자(VEGF)의 발현에 대해 수행되었다. Bosi 등의 연구에서, 실제 FREMS와 위약 FREMS 효과를 비교하기 위해 신경전도속도가 감소되고(<40m/sec) 진동인지 역치가 증가된(>25V) 당뇨성 신경병리 통증 환자 31명이 무작위 이중맹검, 교차 연구에 배정되었다.[247] 각 환자들은 무작위 순서로 실제 FREMS 치료와 위약 FREMS 치료를 10회씩 2번 걸쳐 받았고, 이 치료는 3개월 이상 지속되었다. 연구자들은 실제 FREMS로 치료받은 환자가 낮과 밤 동안에 뚜렷한 통증 완화(VAS 점수 감소)를 경험했다(양쪽 모두 $P<0.02$). 부가적으로, 이들 환자도 모노필라멘트로 평가했을 때 감각인지능력의 향상을 보였다. 그리고 bioesthesiometer로 측정했을 때 진동인지 역치가 낮아졌고, 신경전도속도가 향상되었다(모두 $p<0.01$).

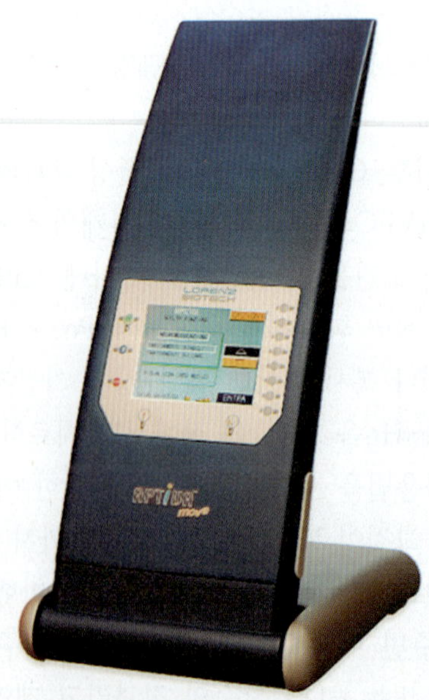

그림 26.31 *신경병리성 통증과 VEGF의 발현에 대한 임상 연구에 이용되는 Aptiva Move HVBPC 장비(Lorenz Neurovasc, Mississauga, Ontario, Canada).*[246, 247]

위약 FREMS의 치료를 받은 환자의 경우에는 뚜렷한 변화가 관찰되지 않았다. 동일한 측정이 4개월 후에 이루어졌고, 기준선과 비교했을 때 뚜렷한 잔효가 지속되었다. 교차 분석에서는 잔효(carryover effect)가 뚜렷하지 않았다. 연구자들은 FREMS가 당뇨성 신경병리 통증에 안정하고 효율적인 치료 방법이고, 말초신경기능의 변수를 수정할 수 있다는 결론을 내렸다.

2번째 연구에서, Bevilacqua 등은 2형 당뇨병 환자 10명(남성 4명과 여성 6명)과 비당뇨병 환자 10명(남성 5명과 여성 5명)의 VEGF 발현에 대한 FREMS 신호와 표준 TENS 신호의 효과를 평가했다.[248] 대상자들은 아래팔의 앞면에 10분간 TENS 치료를 받고, 그 다음 ES 치료 없이 30분간 보내고, 다시 10분 동안 FREMS 치료를 받았다. VEGF 시금에 대한 혈액 샘플은 TENS/FREMS로 치료를 받는 동안 2분마다 반대쪽 팔에서 채취되었고, 또 30분 간격 동안 10분마다 채취되었다. 병리분석은 비당뇨환자(최대 반응 89.4±80.3pg/㎖)와 당뇨환자(최대 반응 48.5±18.3pg/㎖)에서 FREMS 동안 혈장 VEGF에서 뚜렷한 증가를 나타냈지만($p < 0.01$ vs 기준선), 낮지만 여전히 뚜렷한 반응이 당뇨병 환자에게서 나타났다. TENS 자극 동안에는 VEGF의 변화가 관찰되지 않았다. 연구자들은 FREMS 자극 동안의 VEGF 발현이 당뇨성 다신경병리(신경속 미세혈관병리에 대한 선호효과에 의해 중계될 수 있는)에서 신경전도속도에 대한 긍정 효과를 설명하는데 도움을 줄 것이다는 가설을 내렸다. 이들 두 연구의 소견은 당뇨성 신경병리와 관련된 통증의 치료에 합당하지만, 이들 가정을 지지할 수 있는 부가적인 연구가 더 필요하다는 것을 의미하고 있다.

상처치유 중재로서 전기자극에 대한 근거 능력 (Strength of Evidence for Electrical Stimulation as a Wound Healing Intervention)

ES에 의한 만성 상처 치유의 경우, 임상 실험에 기반된 근거가 현저하다. 2000년 Paralyzed Veterans of America는 ES가 3개의 RCT의 강한 근거에 기반한 자립형 권장사항(17개)에 할당되었던 압박성 궤양 치료에 대한 임상 직무 지침을 개발하고 발간하는데 행정적 지지와 재정적 지지를 제공했다.[249] 그들은 "등급 Ⅲ이나 Ⅳ의 압박성 궤양 폐쇄를 촉진하기 위해 전기 자극(ES)과 표준상처관리 중재의 결합을 권장한다."

전기자극 상처치유연구의 메타분석 (Meta-Analyses of Electrical Stimulation Wound Healing Research Studies)

상처치유속도를 향상시키는 ES 효율성에 대한 가장 강력한 근거는 2개의 메타분석에 의해 지지된다. Gardner 등은 그들의 메타분석에서 만성 상처 치유에 대한 15개 ES 연구를 선택했다: 15개 연구중, 8개는 위약-통제 무작위 실험이고, 5개는 비무작위 실험이고, 1개는 비무작위 위약-통제 실험이었다. 그리고 나머지 1개는 기술 설계로된 연구였다.[250] 이들 연구에서 분석된 데이터는 24개 ES 샘플(591개 상처)과 15개 대조군 샘플(212개 상처)을 포함했고, 궤양은 압박, 정맥 부전, 동맥 부전, 그리고 당뇨 신경병리 등에 의해 발생하였다. 그들은 ES 치료군과 대조군에 대한 주당 평균 치유 백분율을 계산했고, 주당 치유 백분율이 ES 치료군에서는 22%였고, 대조군에서는 9%였음을 발견했다. 만성 상처에 대한 ES의 순수 효과는 13.5%의 주당 평균 치유 백분율로 보고되었는데, 이것은 ES 치료군의 상처 치유가 대조군의 상처 치유보다 144% 증가되었음을 의미한다. ES 군과 대조군에 대한 95% 신뢰구간 95%를 근거로, 연구들은 ES의 순수 치유 효과가 주당 3.7% 이상이다는 90%의 확률을 보였다. 이것은 대조군에 비해 40% 이상 증가되었음을 보여주는 것이나. 이들 소견은 리뷰된 양쪽 위약-통제 연구 뿐만 아니라, 비위약 통제 연구를 포함한 모든 연구에서도 비슷했다.

보다 최근에, Houghton과 Woodbury는 만성 상처 폐쇄를 촉진시키는 ES의 효과를 평가했던 메타 분석을 수행했다.[251] 그들은 2006년 10월 이전에 출간된 논문을 찾기 위해, 전자 데이터베이스와 도서목록을 찾았다. 메타 분석의 결론을 정량화하기 위해, 다음과 같이 연구 기준을 충족시켜야 했다: (1) 그룹간 통계를 비교했던 통제된 임상 실험, (2) 표면전극으로 ES 치료를 받았던 만성 피부 궤양 성인 환자, 그리고 (3) 치료 전후로 객관적으로 평가되었던 상처 크기. 부가적으로, 논문을 선택하는데 4명의 리뷰어 동의가 필요했다. 리뷰된 논문 2,265개 중에서, 총 888명 대상자(ES 군=522명, 대조군=366명)와 관련된 19개 논문이 선택되었다. 선택된 19개 논문 중에서, 12개 논문은 ES가 상처 치유를 가속시킨다는 데이터를 가졌고, 나머지 7개 논문은 ES 군과 대조군 사이에 유의한 차이가 없다고 했다. 데이터는 완전히 치유된 상처의 비율을 평가했던 5개 연구에서 수집되었다. ES 치료의 전반적인 효과 크기는 3.93였다($P<0.0006$). ES의 더 나은 반응을 보여줬던 연구들은 무작위의 큰 샘플($N=25$)을 사용했던 연구였고, 이들 연구는 압박성 궤양과 같이 대상자의 비슷한 특성이나. 단상파 맥동, 음극이나 교대 극성, 상대적으로 높은 주파수의 맥동빈도(64 pps) 등의 ES 변수를 가졌다. 메타 분석에 따르면, ES가 치유된 만성 상처의 비율을 향상시킬 수 있다는 강한 지지를 제공한다.

보다 최근에, European Pressure Ulcer Advispry Panel과 USA National Pressure Ulcer Advispry Panel는 함께 International Pressure Ulcer Treatment Guide를 개발했고, "상처 치유를 촉진하기 위해 범주/등급 Ⅲ-Ⅳ의 압박성 궤양의 관리에 있어서, 직접 접촉(용량성) 전기자극의 사용을 고려해 보라고 권장한다.(Sackett 수준1 연구의 데이터를 토대로 했을 때 근거 능력 = A)"[252]

전도전기자극 적용 시 상처 치료를 위한 고려사항 (Considerations for Wound Treatment with Conductive Electrical Stimulation)

이전 단락에서 인용된 임상 연구들에 따르면, 다양한 ES 장비와 파형(DC, LVMPC, LVBPC, HVPC) 및 변수들을 사용했던 임상 연구임에도 불구하고, ES + 표준상처관리가 표준상처관리를 단독으로 했을 때 보다 더 빠른 상처 치유속도를 보인다는 것이다. 보고된 긍정적인 결과에도 불구하고, 상처 치유와 관련된 ES 임상 연구의 리뷰어들은 문헌에서 보고된 전류 형태와 자극 변수가 일치하지 않기 때문에 중재를 지지하는 근거가 약해진다고 자주 주장한다. 다른 변수를 이용한 LVMPC와 HVMPC의 몇몇 RCT 연구에서 보고되었듯이, ES 문헌을 리뷰하는 사람들이 흔히 간과하는 것은 상처조직으로 전달되는 전하 용량의 공통분모가 있다는 점이다.[121-124,126,127,238] 우리는 수학적 계산을 통해 용량이 250-500μC/s의 좁은 범위에 해당됨을 발견했다. LVPC와 HVPC로 상처 치유 속도를 강화하기 위해 임상적으로 사용된 전하량을 계산하는 공식은 각각 그림 26.25와 그림 26.26에 제시되어 있다. 그러나 상처주변 피부, 피부밑조직 저항, 전극의 전도도, 기타 요소 등과 같은 변수 때문에, 상처 조직에 적용되는 외인성 전류가 조직 수복과 관련된 생리적 전류와 비슷한지를 알 수 없다는 점이 여기에서 강조되어야 한다.

상처 가장자리의 전기장 측정 (Measuring the Wound Edge Electric Field)

앞에서 언급되었듯이, 상피는 20-50㎷의 상피횡단전위(TEP)를 발생시킨다.[27] 이때 안쪽(진피)은 양극을 띠고, 가쪽(상피)는 음극을 띤다. 상피의 상처는 낮은 저항 통로를 생성하여, 상처 부위의 TEP는 0㎷이다. 그러나 상처 주변의 온전한 피부의 TEP는 여전히 존재하고, 이것은 상처 주변의 피부 가장자리를 따라 전기장이나 가쪽 전위 경사를 초래한다. 가쪽 전기장이 100㎷/㎜의 내인성 전기장 강도에서 일어나는 최적의 반응을 가지고 상처 쪽으로 이주하기 위해 케라틴 형성 세포를 자극한다는 근거가 있다. 만약 상처 가장자리에서 가쪽 전기장의 크기를 측정하고 결정하는 방법이 있다면, 상처조직에 생리적 상처전류와 거의 비슷한 외인성 "치유(healing)"전류를 유도하는 것도 가능할 것이다. 흥미롭게도, Reid 등과 Nuccitelli 등은 상처 가장자리를 따라 전기장의 크기를 측정할 수 있는 생전기장 영상장치를 개발했다.[25,253] 이 장비(Dermacorder®. BioElectroMed Corp., Burlingame, CA)는 피부에 수직으로 부착된 작은 센서를 진동시켜, 상피 표면전위를 결정하기 위해 진동 용량성 신호를 사용한다. 상처 가장자리를 따라 여러 위치의 표면 전위를 측정함으로서, 주변 전기장의 공간 지도를 만들었다(그림 26.32). 40명 성인의 팔과 다리를 대상으로, Nuccitelli 등은 피부에 자상을 입히고, 상처 근처의 상피와 각질층 사이에서 가쪽 표면 상처 전기장을 측정했다.[254] 18-29세 사이의 10명 남성과 10명 여성은 163㎷/㎜ 또는 -59㎷/

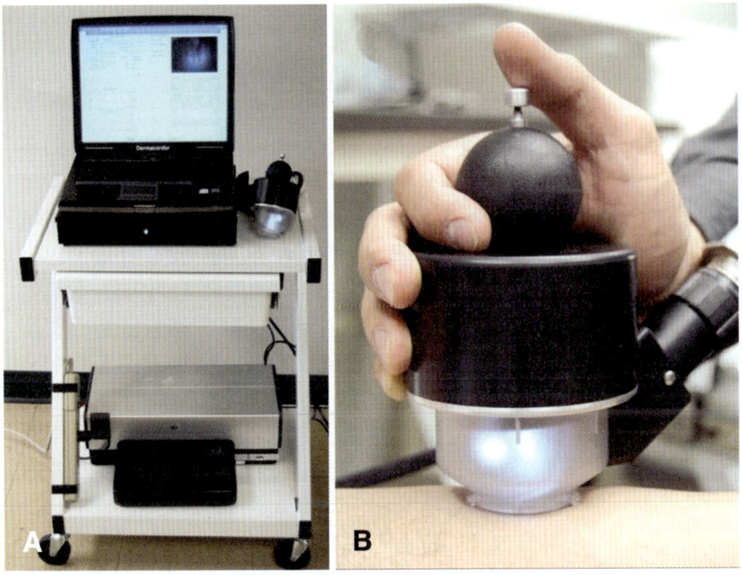

그림 26.32 (A와 B) Dermacorder는 생전기장 영상장비로서, 상처 가장자리의 내재성 전기장 크기를 결정할 수 있다(BioElectroMed Corp., Burlingame, CA).[25,250]

㎜의 평균 전기장을 보였고, 65–80세 사이의 10명 남성과 10명 여성은 78㎷/㎜ 또는 −15㎷/㎜의 평균 전기장을 보였다. 평가된 이들 그룹의 소견들은 노인의 급성 상처에 대한 평균 전기장이 젊은 사람의 전기장에 절반 밖에 안 된다는 것을 보여주고 있다. 연구자들은 급성 상처의 표면 전기장이 상피 안의 전기장 보다 더 크기 때문에, 노인의 경우 최적 100㎷/㎜까지 전기장을 상승시키는 것이 상처 치유의 속도를 증가시키는데 도움을 될 것이라고 제안했다. 그들은 만성 상처에 대한 측정을 반복할 계획을 가지고 있다.

상처 치유 강화를 위해 전기자극을 선택할 때 고려해야 할 다른 요소들 (Other Factors to Consider When Selecting Conductive Electrical Stimulation for Enhancement of Wound Healing)

전류의 유형과 파형 (Type of Current and Waveform)

본 장의 앞부분에서 언급되었듯이, 상처 치유를 향상시키는데 주로 사용되는 전류는 직류(DC)와 맥동전류(PC)이다. 비록 이들 전류가 체외실험과 동물실험에서 효과가 있는 것으로 입증되었지만, PC(LVMPC와 HVMPC)를 이용한 임상 실험이 직류를 이용한 실험보다 더 많았다. 비록 Dermapulse에서 나온 LVMPC의 파형이 지난 10년 동안 미국에서 이용되지 않았지만, 동일한 신호가 FDA의 승인을 받은 woundEL™ 에서 나왔다(그림 26.28). HVMPC는 임상 연구를 통해 강한 근거를 제공하는 전기자극장비이고, 현재 미국에서 상처 치유의 목적으로 널리 사용되고 있다. 이 장비에서 나오는 단상파 파형은 그림 26.18에서 볼 수 있듯이, 짝정점파이고, 맥동기간은 20–200㎲이다. HVMPC 치료기는 세포 가동성에 영향을 주는 극성과 전기장 용량에 영향을 주는 맥동빈도를 선택하도록 하고 있다(글상자 26.1 참고).

상처 치료전극을 위한 극성을 선택할 때, 앞에서 언급되었듯이 상처 치유와 관련된 세포 가동성(cell motility)이 내인성 전기장에 의해 직접 안내되고, 외재성 전기장에 의해 그것이 강화되는지를 고려해야 한다. 그러나 본 장의 앞부분에서 Zhao가 언급했듯이, 주전성을 통한 강화된 세포 이주는 엄격히 말해 세포와 전극 사이의 극성 차이 때문이 아니다.[14] 다른 말로 표현하자면, 전하를 띤 소립자가 전기에 영향을 받는 것과 동일한 방법으로 세포 이주가 영향을 받지 않는다. 본 책의 과거 버전은 세포 이주가 주로 치료전극의 극성에 의해 영향을 받는다는 초기 연구의 잘못된 가정을 바탕으로 극성의 선택을 권장했다.[49,51,53,54] 세포 이주가 극성과 다른 요소와의 결합에 의해 어떻게 영향을 받는지에 대한 부가적인 실험과 임상 연구

글상자 26.1

전기자극 상처 치료에 대한 지침*
(Guidelines for treating wounds with conductive electrical stimulation)

전극의 배열 (Arrangement of Electrodes)†

- **직접 또는 단극배치:** 치료전극은 상처 부위에 배치하고, 비활성 전극은 상처 가장자리로부터 2-15㎝ 떨어진 온전한 피부 위에 배치한다. 얕은 상처의 경우는 전극을 서로 가까이 배치하고, 깊은 상처의 경우는 전극을 서로 멀리 띄워 배치한다(그림 26.29).
- **간접 또는 양극배치:** 2개의 전극을 상처 가장자리로부터 2-15㎝ 떨어진 상처 주변의 온전한 피부에 배치한다. 얕은 상처의 경우는 전극을 서로 가까이 배치하고, 깊은 상처의 경우는 전극을 서로 멀리 띄워 배치한다. 비활성 전극은 온전한 피부에 배치하고, 20-30㎝ 띄운다(그림 26.28).

직접배치법 또는 단극배치법을 위한 전극의 유형 (Type of Electrode for Direct or Monopolar Arrangement)

- **비감염 상처를 위한 치료전극.** 상처 드레싱을 제거하고, 상처 공간을 관개하고, 전기전도를 강화하기 위해 식염수 거즈나 하이드로겔 거즈, 하이드로겔 시트로 상처공간을 채운다. 습윤거즈나 하이드겔 시트 위에, 상처 가장자리에 접촉하지 않는 1회용 폴리머 전극을 배치한다(그림 26.29, 그림 26.34, 그림 26.35). 적절한 접착제품으로 거즈 위에 전극을 고정하고, 전선을 ES 장비에 연결한다. 60분간의 ES 후, 상처 안에 식염수 또는 하이드로겔-습윤 드레싱을 남겨두고, 2차 드레싱으로 그것을 고정하거나 습윤 환경을 유지하는 다른 표준 드레싱으로 그것을 대체한다.
- **감염 상처를 위한 치료전극.** 상처 드레싱을 제거하고, 상처 공간을 관개하고, 항균활동을 촉진하기 위해 상처 기부에 SilverIon® Wound Contact Dressing (Argentum Medical LLC, Willowbrook, IL)를 배치한다. SilverIon 드레싱 위에, 상처 가장자리에 접촉하지 않는 1회용 폴리머 전극을 배치한다(그림 26.33). 적절한 접착제품으로 거즈 위에 전극을 고정하고, 전선을 ES 장비에 연결하고, 양극을 선택한다. 전압을 낮추어 유지한다 (50-80V). 60분간의 ES 후, 전극을 제거하고, 상처에 SilverIon 드레싱을 남겨두고, 2차 드레싱으로 그것을 고정하거나 습윤 환경을 유지하는 다른 표준 드레싱으로 그것을 대체한다. 5일 동안 하루에 1시간씩 SilverIon 치료를 반복한다. 감염이 존재하는 한, 1주일에 3일씩 1시간씩 계속 치료한다. 상처 퇴행의 징후가 있으면 치료를 중단한다.
- **비활성 전극.** 상처로부터 20-30㎝ 떨어진 온전한 상처주변 피부 위에 1회용 비활성 전극을 배치한다(전극은 상처 표면적과 동일한 면적을 가져야 한다). 후속 ES 치료가 가능할 때, 비활성 전극을 상처 가장자리로부터 15 ㎝로 띄우고, 12시, 3시, 6시, 9시 방향으로 적용한다. 즉, 상처의 서로 다른 조직을 통해 전류가 흐를 수 있도록 상처 외곽에 적용한다. 치료가 끝나면, 전극을 떼어내고 피부를 살펴본다.

간접배치법 또는 양극배치법을 위한 전극의 유형 (Type of Electrode for Indirect or Bipolar [Straddle] Arrangement)

- **치료전극.** 더러운 드레싱을 제거하고, 상처 공간을 관개하고, 전기전도를 강화하기 위해 깨끗한 식염수 거즈나 하이드로겔 거즈, 하이드로겔 시트로 상처공간을 채운다. 각각의 극성을 가진 두갈래 전선의 양쪽 끝을 연결하고, 1회용 폴리머 전극을 상처의 1/2에 배치한다. 이들 전극을 상처 가장자리로부터 15 ㎝로 띄우고 12시, 3시, 6시, 9시 방향으로 상처주변 피부에 적용한다. 후속 ES 치료가 가능할 때, 상처 외곽의 다른 지점

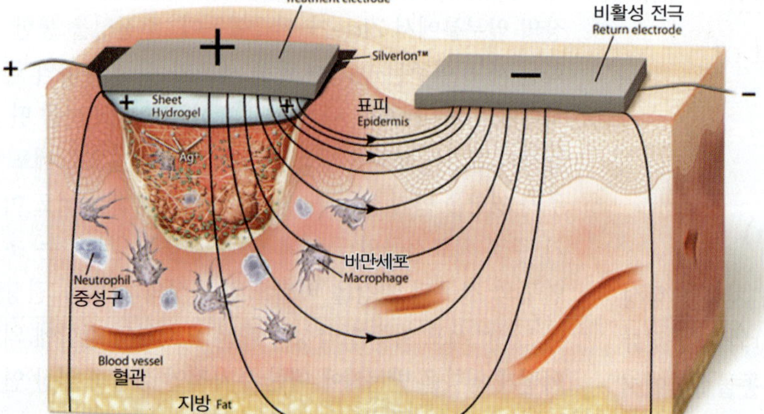

그림 26.33 *감염된 상처를 치료하는 전기자극 프로토콜.*

글상자 26.1 **전기자극 상처 치료에 대한 지침*– 계속 (Guidelines for treating wounds with conductive electrical stimulation)**

에 이들 전극을 적용한다. 60분간 ES 후에는 전극을 제거하고, 상처를 살펴본다. 치료가 끝난 후, 상처 부위에서 식염수 드레싱이나 하이드로겔 습윤 드레싱을 남겨두고, 2차 드레싱으로 그것을 고정하거나 습윤 환경을 유지하는 다른 표준 드레싱으로 그것을 대체한다.

- **비활성 전극.** 상처로부터 20–30㎝ 떨어진 온전한 상처주변 피부 위에 1회용 비활성 전극을 배치한다(전극은 상처 표면적과 동일한 면적을 가져야 한다). 치료가 끝나면, 전극을 떼어내고 피부를 살펴본다.

변수 설정 (Parameter Settings)

250–500 μC/s의 용량을 달성하기 위해, 다음의 HVPC 치료 변수와 지침을 권장한다.

- **전압.** 감각이 있는 환자의 경우에는 환자가 상처 안이나 상처 주변에 중등도에서 강한 저림 감각을 인지할 수 있도록 전압이 75–150V로 설정된다. 감각이 없는 사람의 경우에는, 근수축이 보일 때까지 전압을 증가시키고, 근수축이 사라질 때까지 전압을 감소시킨다. 이것은 상처나 상처 주변에서 강하지만 편안한 저림 감각을 유발시킬 수 있다.
- **맥동빈도.** 100 pps
- **맥동기간.** 20–100 μs(대개 제조사에 의해 고정됨)
- **상처치료전극의 극성.** 다음과 같이, 상처의 단계/상처의 임상 요구에 따라 극성이 바뀐다.

상피화(상피세포의 가동성 강화)를 위한 음극 (그림 26.34).

SilverIon Wound Contact Dressing의 항균효과를 위한 양극(그림 26.33).

육아조직(섬유아세포 가동성 강화) 성장을 위한 음극(그림 26.35)

치료기간: 상처가 폐쇄될 때까지 1주일에 5–7일씩 45–60분.

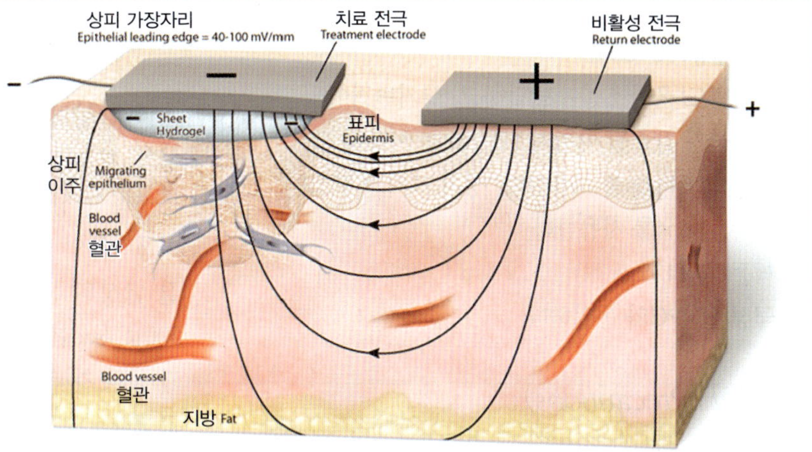

그림 26.34 *재상피화를 위한 전기자극 프로토콜.*

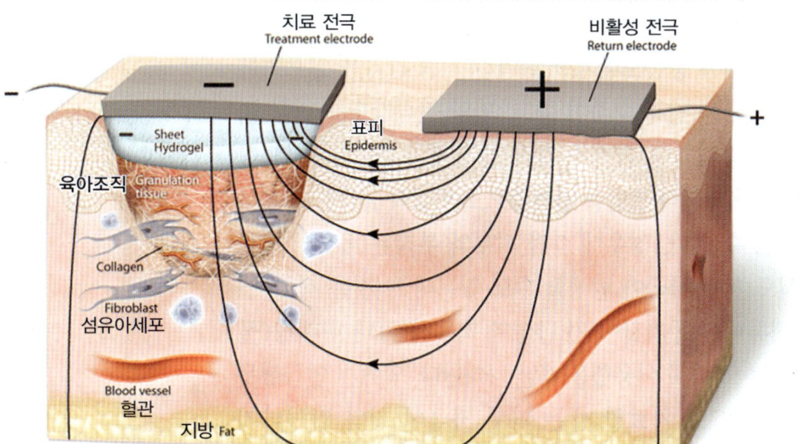

그림 26.35 *육아조직 성장을 위한 전기자극 프로토콜.*

*ES 장비의 예: 고전압맥동전류

†양쪽 전극 배치 방법 모두가 상처치유를 가속시키는데 효율적인 것으로 보고되어 왔다.[126,127,130,131]

가 필요할 것이다. 극성 선택의 권장은 실험과 연구의 결과와 최상의 직무를 바탕으로 계속 이루어져야 한다. 다음은 비감염 상처에 대한 극성 선택의 방법이다:

- *음극.* 상처 부위에 음극으로 시작한다. 육아조직 발달과 삼출물이 감소되면서,상처 치유가 일정하게 진전을 보이면 계속 음극을 적용한다.
- *양극.* 상처의 진전이 일어나지도 않고, 후퇴하지도 않을 때, 양극으로 극성을 바꾸고 계속 치유의 진전이 일어나면 계속 양극을 사용한다.
- *음극.* 치유 진전이 없거나 7-14 치료 동안 진전이 유지되지 않으면, 극성을 바꾼다. 치유의 진전이 계속 일어나면, 그대로 음극을 활성전극으로 한다.

LVMPC와 LVBPC로 권장되는 250-500μC/s를 달성하기 위해, HVPC와 동일한 방법을 이용한다. 앞에서 언급된 몇몇 연구를 기반으로, LVMPC의 맥동 변수는 다음과 같다:

- ***맥동전류:*** 30-35 mA
- ***맥동빈도:*** 육아조직이 발달하고, 상처면적이 뚜렷하게 감소될 때까지 128 pps를 사용하고, 그 다음 64 pps를 사용한다. 상처 크기가 감소한 계속 64 pps를 사용한다.
- ***맥동기간:*** 132μs
- ***극성:*** HVPC와 동일하다.

주의사항 (Precautions)

상처치료를 하고자 ES를 선택할 때 고려되어야 할 유일한 주의사항은 행동 상황에 근거한다. 감각이 있는 환자의 경우에는 중등도이지만 편안한 저림 감각을 일으키는데 요구되는 전류 수준이 좋고, 만약 전류강도를 너무 빠르게 상승시키면 환자가 갑작 놀라게 된다. 전류강도를 천천히 올리거나 전압을 올려줌으로써 갑작 놀라는 문제를 해결할 수 있다. 경우에 따라 피부와 부착된 비활성 전극에서도 피부 자극이 발생할 수도 있는데, 이것은 직류(연속 직류나 맥동기간이 긴 단상파 맥동전류)나 비대칭(불균형) 이상파를 이용했을 때만 나타난다. 앞에서 언급했듯이, HVPC로 치료할 때는 피부 자극이 거의 일어나지 않는다.

금기증 (Contraindications)

상처치유의 목적을 가지고 ES 치료를 하지 않아야 할 상황들은:

- 상처나 상처 주변조직의 편평상피암종이나 흑색종이 있을 때(ES가 암세포의 분열 활동을 증가시킬 수 있다)
- 상처 기부에 치유되지 않은 골수염이 존재할 때. 이런 경우, ES가 미성숙한 상처 폐쇄(농이 형성되는)를 촉진할 수 있다. 그러나 만약 골수염이 항생치료에 반응하면, ES가 물렁조직의 상처 폐쇄를 촉진할 뿐만 아니라 골수염도 치료할 수 있다.
- 심장 주변, 목동맥동, 가로막신경, 부교감신경, 인후 근육, 페이스메이커 위에 전극을 배치할 때

요약 (Summary)

만성 상처를 치료하기 위해 이용된 전도 전기자극은 상처 치유를 강화시킨 많은 임상 연구에서 입증되었다. 긍정적인 상처 치유 결과는 고전압 맥동전류와 저전압 맥동전류의 단상파와 비대칭 이상파의 사용을 통해 가장 잘 달성된다. 앞에서 언급되었듯이, 임상 연구는 250-500μC/sec를 제공했던 극성, 맥동 진폭, 맥동빈도, 맥동기간 등의 자극 변수를 사용했고, 긍정적인 치료 결과를 보고했다.

사례연구 26•1 완전두께 허혈성 다리 상처의 관리를 위한 전기자극

현재 병력 (Histroy of Presenting Complaint)

66세의 P는 아내와 현재 살고 있고, 45세 때 2형 당뇨병과 고혈압의 진단을 받았다. 그는 과거 12년 동안 인슐린에 의존해 왔고, 63세 때 허혈과 빠르게 몸쪽으로 퍼져가는 괴저로 인해 왼쪽 다리(LLE)에 무릎위 절단수술을 받았다. 절단 후, 하루에 1갑을 피던 담배를 끊었다. 그는 명료하고 목발 보행을 하지만, 5분간 보행을 하면 오른쪽 종아리에 통증과 경련이 발생하고, 계속 걷기 위해서는 휴식을 취해야 한다. 그는 하루에 3일씩 혈당 체크를 하고, 인슐린을 자가 투입한다. 그는 혈관전문의(6주 동안 penotoxifylline으로 오른쪽 다리의 허혈성 증상을 치료해 왔던)에 의해 외래 상처 클리닉으로 의뢰되었다. 그는 보행 동안 통증과 경련의 지연이 향상됨을 경험하지 못했고, 또 보행거리와 보행기간도 향상되지 않았다고 말한다. 혈관 전문의는 그의 다리가 재혈관화 수술로도 회복되지 않기 때문에, 무릎밑절단술을 해야 할 것이라고 결정내렸다. P는 절단술을 거부하고 상처 클리닉에 의뢰하도록 요구했다. 비록 상처 클리닉으로 가기가 쉽지 않지만, 그는 필요할 때마다 약속을 지킬 것이다고 말한다.

치료전 신체계통 리뷰와 기준 측정 (Pretreatment Systems Review and Baseline Measurements)

RLE의 피부계: P는 비감염성 완전두께 허혈성 상처를 가지고 있다. 발등에 100% 노란색의 피브린 기부가 존재한다(3.2×2.6×0.3㎝). 그는 발등, 발가락, 종아리에 털이 없고, 비후된 발톱을 가지고 있다. 다리 전체가 창백하고 차갑고, 피부가 건조하고 발가락은 갈퀴발가락이다.

감각인지와 반사: P는 오른쪽 무릎 아래의 보호성 감각 소실과 발목과 발의 고유수용성 감각 감소가 있고, 발목과 발 반사가 뚜렷하게 감소되어 있다.

통증: 환자는 보행 동안 RLE에서 허혈성 통증을 호소하는데, 보행을 할 수 없을 만큼 심한 통증이 발생한다(VAS 8점 통증). 그는 오른쪽 다리에 야간 통증(7점)이 있다고 했고, 매달린 자세를 취했을 때 통증이 감소된다고 했다. 그는 팔에 통증과 경련이 없고, 왼쪽 다리에도 증상이 없다고 했다.

RLE의 도수근력검사와 가동범위: 무릎관절과 발목관절의 굽힘과 폄 근력은 3/5(Fair)이고, 갈퀴발가락 때문에 발가락의 굽힘과 폄의 범위가 제한된다. 체중부하는 주로 발허리뼈머리에 가해지고, 피부의 탄성 소실 때문에 발등굽힘과 발바닥굽힘이 제한된다.

혈관계: P는 관상동맥질환과 76의 안정 심박동을 갖고 있다. 혈압은 165/90이고, 발가락 바로 몸쪽의 발등 부위에서 측정된 TcPo2 은 10㎜Hg이고, 가쪽복사뼈 위쪽 15㎝에서 측정된 TcPo2 은 14㎜Hg이었다. 매달린 자세 검사는 양성이지만, 압축할 수 없는 동맥 때문에 우리는 발목-팔 지수(ABI)를 측정할 수 없다. 레이저 도플러 혈류측정기에 의해 측정된 기준 상처주변의 관류는 25 레이저 도플러 단위이다.

심리: 그는 절단하고 남은 다리 분절까지 손상될 가능성 때문에 우울했고, 절단을 결심하기 전에 추가적인 보존적 치료를 받기로 결심을 했다.

중재 (Interventions)

표준상처관리(23시간/일): 집에서 비독성 식염수 용액으로 상처를 매일 씻어야 한다. 세균침입이나 외상으로부터 상처를 보호하기 위해, 그의 아내가 매일 자가접착 항균 폼 드레싱을 적용해 주었다.

운동, 컨디셔닝 및 다이어트: 보행과 이동을 혼자 힘으로 잘 할 수 있도록 팔의 근력을 강화시키는 것이 운동의 목적이다. 당뇨병 교육과 다이어트에 대해 자격을 갖춘 영양사와 상담을 한다.

혈류 향상 (Enhancement of Blood Flow)

심한하게 손상된 동맥 유입을 가진 허혈성 다리에 적용되는 HVPC는 피부 관류와 TcPo2를 증가시키는 것으로 알려졌다. 높은 절단 위험을 가진 환자에게 후속의 허혈성 상처 치료를 실시했다. P를 치료했던 혈관 전문의는 TcPo2과 관류의 강화에 대한 HVPC 논문을 리뷰했고, P에게 초기 6주 동안 1주에 7일, 하루에 1시간씩 중재를 받도록 요청했다. P가 상처 클리닉에 가기 쉽지 않기 때문에, 우리는 아내에게 집에서 치료하는 방법을 알려주기로 결정했다. 그는 상처의 특성과 영역, TcPo2에 의해 결정되는 피부산소 포화도, 레이저 도플러 혈류측정기에 의해 측정되는 피부 관류를 평가받기 위해, 1주일에 한 번씩 상처 클리닉에 오는 것에 동의했다.

전기자극 프로토콜 (Electrical Stimulation Protocol)

치료 장비: 휴대용 HVPC 자극기를 선택했다. P의 아내는 집에서 행해지는 ES 적용 방법을 배웠다.

전극 배치: 10 × 10 ㎠의 비활성 전극은 오른쪽 장딴지에 적용되었고, Velcro strap으로 전극을 고정했다. 4 × 4 ㎠의 카본고무 활성전극은 상처 부위에 직접 배치되었고, 전극은 하이드로겔 웨이퍼에 의해 보호된다. 4 × 4 ㎠의 두 번째 카본 고무 활성전극은 발바닥의 세로활 부위에 배치되었다. 후자의 2개 전극은 벨크로

사례연구 26●1 완전두께 허혈성 다리 상처의 관리를 위한 전기자극- 계속

(FASTENation™, Clifton, NJ)에 의해 고정된다.

극성: 활성 전극-음극

맥동빈도: 100 pps

전압: 만약 환자가 자극을 인지한다면, 전류강도를 증가시켜 감각역치(100-300V)에서 멈춘다. 그러나 환자가 신경병리를 가지고 있기 때문에, 감각역치가 도달하기 전에 운동역치에 도달하면(근수축 발생), 전류강도를 더 이상 올리지 않는다. 그런 다음, 근수축이 사라질 때까지 전류강도를 약간 낮춘다(이것은 자각의 감각수준에 해당한다). P의 사례에서는 감각을 인지하기 전인 155V에서 근숙축이 관찰되었다. 근수축은 150V로 강도를 감소시키면 사라지는데, 이것은 매일 다리에 적용하도록 그의 아내에게 교육한 전류강도이다.

치료기간/빈도: ES는 6주 동안 1주일에 7일씩 매일 1시간씩 적용되었다. 하루 중 나머지 23시간은 상처표준관리 적용을 받았다.

치료결과 (Treatment Outcomes)

위에 기술된 6주간의 치료 프로토콜 이후, 매주 측정된 데이터는 아래와 같은 기준 데이터와 비교되었다:

피부계: 상처 기부는 100% 황색의 피브린에서 75% 황색의 피브린으로 변화되었다.

감각인지와 반사: 보호성 감각소실이 지속되고, 반사가 감소된다.

통증: 보행성 장딴지 통증에 변함이 없었지만, RLE 야간 통증이 7점에서 6점으로 좋아졌다.

RLE의 도수근력검사와 가동범위: 변화 없음

혈관계: 발가락 몸쪽의 TcPo2는 10㎜Hg에서 14㎜Hg로 증가했고, 가쪽복사뼈 위쪽의 TcPo2은 14㎜Hg에서 19㎜Hg로 증가했다. 상처주변 피부의 관류(레이저 도플러 단위)는 25~32로 증가했다.

심리: 야간 통증의 감소로 잠자기가 좋았고, 매일 에너지가 조금씩 향상했다.

지속 치료 (Continued Treatment)

상처주변의 관류와 TcPo2에서 약간의 향상이 있었고, P의 혈관 전문의는 ES와 SOC 프로토콜을 12주 더 연장했다. 18주간의 치료가 끝난 후, 아래의 변화가 일어났다.

피부계: 상처기부는 75%에서 45%의 황색 피브린으로 변했다.

감각인지와 반사: P는 ES 치료 동안 종아리 부위(발이 아닌)에서 약간의 저림 현상이 일어난다고 했다.

통증: P는 경련과 통증이 시작되기 전에 8분 동안 보행을 할 수 있었다. RLE의 야간 통증은 5점으로 좋아졌다.

RLE의 도수근력검사와 가동범위: 변화가 없었다.

혈관계: 발가락 몸쪽의 TcPo2는 14㎜Hg에서 18㎜Hg로 증가했고, 가쪽복사뼈 위쪽의 TcPo2은 19㎜Hg에서 24㎜Hg로 증가했다. 상처주변 피부의 관류(레이저 도플러 단위)는 32~40로 증가했다.

심리: 야간 통증의 감소로 수면을 잘 취할 수 있었다. 그와 아내는 향상에 매우 고무되었다. 혈관 전문의는 치료 프로토콜을 계속 받기를 권장했다.

ES와 SOC 프로토콜 14개월 이후의 최종 결과 (Final Outcome After 14 Months of ES and SOC Protocol)

P는 지속적으로 매달 향상되었고, 9개월 이후(총 14개월)에 그의 상처는 폐쇄되었다. ES 치료 동안 RLE에서 저림이 계속 일어났고, 그는 가쪽복사뼈 위쪽에서 10g 모노 필라멘트를 인지할 수 있었지만, 발바닥에서는 모노 필라멘트를 인지할 수 없었다. 발가락 몸쪽의 TcPo2는 18㎜Hg에서 25㎜Hg로 증가했고, 가쪽복사뼈 위쪽의 TcPo2은 24㎜Hg에서 35㎜Hg로 증가했다. 상처주변 피부의 관류(레이저 도플러 단위)는 40~62로 증가했다.

P와 아내는 지속적인 진전에 매우 고무되었다. 그들의 삶의 질도 향상되었고, 절단을 하지 않아도 되었다.

참고문헌 (References)

1. Piccolino, M: Animal electricity and the birth of electrophysiology: The legacy of Luigi Galvani. Brain Res Bull 1998; 46:381–407.
2. Piccolino, M: Luigi Galvani's path to animal electricity. C R Biol 2006; 329:303–318.
3. Becker, RO, Marino, AA: Electromagnetism and Life. Albany, NY, State University of New York Press, 1982.
4. Moruzzi, G: The electrophysiological work of Carlo Matteucci: 1964. Brain Res Bull 1996; 40:69–91.
5. Volta, A: On the electricity excited by the mere contact of conducting substances of different kinds. Philos Trans R Soc Lond A 1800; 90:403–431.
6. Bernstein, J: Elektrobiologie. Die Lehre von den elektrischen Vorgangen im Organismus auf moderner Grundlage dargestellt. Braunschweig, Germany, Vieweg und Sohn, 1912.
7. Hodgkin, AL, Huxley, AF: Movement of sodium and potassium ions during nervous activity. Cold Spring Harb Symp Quant Biol 1952; 17:43–57.

8. Borgens, RB, Jaffe, LF, Cohen, MJ: Large and persistent electrical currents enter the transected lamprey spinal cord. Proc Natl Acad Sci U S A 1980; 77:1209–1213.
9. Borgens, RB: Voltage gradients and ionic currents in injured and regenerating axons. Adv Neurol 1988; 47:51–66.
10. Du Bois-Reymond, E: Untersuchungen uber thierische Elektricitat, Zweiter Band, Zweite Abtheilung (Erste Lieferung). Berlin, Georg Reimer, 1860, pp 1–387.
11. Du Bois-Reymond, E: Vorläufiger Abriss einer Untersuchung uber den sogenannten Froschstrom und die electomotorischen Fische. Ann Phy U Chem 1843; 58:1–30.
12. Piccolino, M: Luigi Galvani and animal electricity: Two centuries after the foundation of electrophysiology. Trends Neurosci 1997; 20:443–448.
13. Piccolino, M: The bicentennial of the Voltaic battery (1800–2000): The artificial electric organ. Trends Neurosci 2000; 23:147–151.
14. McCaig, CD, Rajnicek, AM, Song, B, et al: Controlling cell behavior electrically: Current views and future potential. Physiol Rev 2005; 85:943–978.
15. Robinson, KR, Messerli, MA: Left/right, up/down: The role of endogenous electrical fields as directional signals in development, repair, and invasion. Bioessays 2003; 25:759–766.
16. Nuccitelli, R: Endogenous electric fields in embryos during development, regeneration, and wound healing. Radiat Prot Dosimetry 2003; 106:375–383.
17. Borgens, RB, Vanable, JW Jr, Jaffe, LF: Bioelectricity and regeneration. I. Initiation of frog limb regeneration by minute currents. J Exp Zool 1977; 200:403–416.
18. Borgens, RB, Vanable, JW Jr, Jaffe LF: Bioelectricity and regeneration: Large currents leave the stumps of regenerating newt limbs. Proc Natl Acad Sci U S A 1977; 74:4528–4532.
19. Borgens, RB, Vanable, JW Jr, Jaffe, LF: Role of subdermal current shunts in the failure of frogs to regenerate. J Exp Zool 1979; 209:49–56.
20. Illingworth, CM, Barker, AT: Measurement of electrical currents emerging during the regeneration of amputated fingertips in children. Clin Phys Physiol Meas 1980; 1:87.
21. Chiang, M, Robinson, KR, Vanable, JW Jr: Electrical fields in the vicinity of epithelial wounds in the isolated bovine eye. Exp Eye Res 1992; 54:999–1003.
22. Reid, B, Song, B, McCaig, CD, et al: Wound healing in rat cornea: The role of electric currents. FASEB J 2005; 19:379–386.
23. Wang, E, Reid, B, Lois, N, et al: Electrical inhibition of lens epithelial cell proliferation: An additional factor in secondary cataract? FASEB J 2005; 19:842–844.
24. Zhao, M, Song, B, Pu, J, et al: Electrical signals control wound healing through phosphatidylinositol-3-OH kinase-gamma and PTEN. Nature 2006; 442:457–460.
25. Reid, B, Nuccitelli, R, Zhao, M: Non-invasive measurement of bioelectric currents with a vibrating probe. Nat Protoc 2007; 2:661–669.
26. Barker, AT, Jaffe, LF, Vanable, JW Jr: The glabrous epidermis of cavies contains a powerful battery. Am J Physiol 1982; 242:R358–366.
27. Foulds, IS, Barker, AT: Human skin battery potentials and their possible role in wound healing. Br J Dermatol 1983; 109:515–522.
28. Borgens, RB: Endogenous ionic currents traverse intact and damaged bone. Science 1984; 225:478–482.
29. McCaig, CD, Zhao, M: Physiological electrical fields modify cell behaviour. Bioessays 1997; 19:819–826.
30. Shi, R, Borgens, RB: Three-dimensional gradients of voltage during development of the nervous system as invisible coordinates for the establishment of embryonic pattern. Dev Dyn 1995; 202:101–114.
31. Levin, M: Large-scale biophysics: Ion flows and regeneration. Trends Cell Biol 2007; 17:261–270.
32. Candia, OA: Electrolyte and fluid transport across corneal, conjunctival, and lens epithelia. Exp Eye Res 2004; 78:527–535.
33. Levin, MH, Kim, JK, Hu, J, et al: Potential difference measurements of ocular surface Na+ absorption analyzed using an electrokinetic model. Invest Ophthalmol Vis Sci 2006; 47:306–316.
34. Klyce, SD: Electrical profiles in the corneal epithelium. J Physiol 1972; 226:407–429.
35. Klyce, SD, Beuerman, RW, Crosson, CE: Alteration of corneal epithelial ion transport by sympathectomy. Invest Ophthalmol Vis Sci 1985; 26:434–442.
36A. Klyce, SD, Crosson, CE: Transport processes across the rabbit corneal epithelium: A review. Curr Eye Res 1985; 4:323–331.
36B. Vanable, JW Jr: Integumentary potentials and wound healing. In: Borgens, RB, Robinson, KR, Vanable, JW, et al (eds): Electric Fields in Vertebrate Repair. New York, Alan R. Liss, 1989.
37. Jaffe, LF, Vanable, JW Jr: Electric fields and wound healing. Clinics in dermatology 1984; 2:34–44.
38. Cheng, K, Davis, SC, Oliveira-Gandia, M, et al: Confirmation of the electrical potential induced by occlusive dressings. Abstract 28. Presented at: Eighth Annual Symposium on Advanced Wound Care, San Diego. Wayne, PA, Health Management Publications, 1995.
39. Alvarez, OM, Mertz, PM, Smerbeck, RV, et al: The healing of superficial skin wounds is stimulated by external electrical current. J Invest Dermatol 1983; 81:144–148.
40. Winter, G: Movement of epidermal cells over the wound surface. New York, Pergamon Press, 1964, pp 113.
41. McGinnis, ME, Vanable, JW Jr: Wound epithelium controls stump currents. Dev Biol 1986; 116:174–183.
42. Gupta, B, Arora, P, Singh, VS, et al: Topical amiloride ointment accelerates healing of mechanical skin ulcers in albino rabbits and patients. Methods Find Exp Clin Pharmacol 2006; 28:101–107.
43. Sta Iglesia, DD, Vanable, JW Jr: Endogenous lateral electric fields around bovine corneal lesions are necessary for and can enhance normal rates of wound healing. Wound Repair Regen 1998; 6:531–542.
44. Vanhaesebroeck, B: Charging the batteries to heal wounds through PI3K. Nat Chem Biol 2006; 2:453–455.
45. Huttenlocher, A, Horwitz, AR: Wound healing with electric potential. N Engl J Med 2007; 356:303–304.
46. Ojingwa, JC, Isseroff, RR: Electrical stimulation of wound healing. J Invest Dermatol 2003; 121:1–12.
48. Cooper, MS, Schliwa, M: Motility of cultured fish epidermal cells in the presence and absence of direct current electric fields. J Cell Biol 1986; 102:1384–1399.
47. Bourguignon, GJ, Jy, W, Bourguignon, LY: Electric stimulation of human fibroblasts causes an increase in Ca2+ influx and the exposure of additional insulin receptors. J Cell Physiol 1989; 140:379–385.
49. Dineur, E: Note sur la sensibilities des leukocytes a l'electricité. Bull Seances Soc Belge Microscopic (Bruxelles) 1891; 18:113.
50. Erickson, CA, Nuccitelli, R: Embryonic fibroblast motility and orientation can be influenced by physiological electric fields. J Cell Biol 1984; 98:296–307.
51. Fukushima, Gruler, KH: Studies of galvanotaxis of leukocytes. Med J Osaka Univ 1953; 4:195.
52. Lee, RC, Canaday, DJ, Doong, H: A review of the biophysical basis for the clinical application of electric fields in soft-tissue repair. J Burn Care Rehabil 1993; 14:319–335.
53. Monguio, J: Uber die polare wirkung des galvanischen stromes auf leukozyten. Z Biol 1933; 93:553–556.
54. Orida, N, Feldman, JD: Directional protrusive pseudopodial activity and motility in macrophages induced by extracellular electric fields. Cell Motil 1982; 2:243–255.
55. Rapp, B, de Boisfleury-Chevance, A, Gruler, H: Galvanotaxis of human granulocytes. Dose-response curve. Eur Biophys J 1988; 16:313–319.
56. Stromberg, BV: Effects of electrical currents on wound contraction. Ann Plast Surg 1988; 21:121–123.
57. Weiss, DS, Eaglstein, WH, Falanga, V: Exogenous electric current can reduce the formation of hypertrophic scars. J Dermatol Surg Oncol 1989; 15:1272–1275.
58. Yang, WP, Onuma, EK, Hui, SW: Response of C3H/10T1/2 fibroblasts to an external steady electric field stimulation. Reorientation, shape change, ConA receptor, and intramembranous particle distribution and cytoskeleton reorganization. Exp Cell Res 1984; 155:92–104.
59. Fang, KS, Farboud, B, Nuccitelli, R, et al: Migration of human keratinocytes in electric fields requires growth factors and extracellular calcium. J Invest Dermatol 1998; 111:751–756.

60. Sivamani, R, Garcia, MS, Isseroff, RR: Wound re-epithelialization: Modulating kerationcyte migration in wound healing. Front Biosci 2007; 12:2849–2868.
61. Sheridan, DM, Isseroff, RR, Nuccitelli, R: Imposition of a physiologic DC electric field alters the migratory response of human keratinocytes on extracellular matrix molecules. J Invest Dermatol 1996; 106:642–646.
62. Nishimura, KY, Isseroff, RR, Nuccitelli, R: Human keratinocytes migrate to the negative pole in direct current electric fields comparable to those measured in mammalian wounds. J Cell Sci 1996; 109(Pt 1):199–207.
63. Ferrier, J, Ward, A, Kanehisa, J, et al: Electrophysiological responses of osteoclasts to hormones. J Cell Physiol 1986; 128:23–26.
64. Soong, HK, Parkinson, WC, Bafna, S, et al: Movements of cultured corneal epithelial cells and stromal fibroblasts in electric fields. Invest Ophthalmol Vis Sci 1990; 31:2278–2282.
65. Grahn, JC, Reilly, DA, Nuccitelli, RL, et al: Melanocytes do not migrate directionally in physiological DC electric fields. Wound Repair Regen 2003; 11:64–70.
66. Sillman, AL, Quang, DM, Farboud, B, et al: Human dermal fibroblasts do not exhibit directional migration on collagen I in direct-current electric fields of physiological strength. Exp Dermatol 2003; 12:396–402.
67. Dieckgraefe, BK, Weems, DM, Santoro, SA, et al: ERK and p38 MAP kinase pathways are mediators of intestinal epithelial wound-induced signal transduction. Biochem Biophys Res Commun 1997; 233:389–394.
68. Sammak, PJ, Hinman, LE, Tran, PO, et al: How do injured cells communicate with the surviving cell monolayer? J Cell Sci 1997; 110(Pt 4):465–475.
69. Tran, PO, Hinman, LE, Unger, GM, et al: A wound-induced [Ca2+]i increase and its transcriptional activation of immediate early genes is important in the regulation of motility. Exp Cell Res 1999; 246:319–326.
70. Dieckgraefe, BK, Weems, DM: Epithelial injury induces egr-1 and fos expression by a pathway involving protein kinase C and ERK. Am J Physiol 1999; 276:G322–330.
71. Song, B, Zhao, M, Forrester, JV, et al: Electrical cues regulate the orientation and frequency of cell division and the rate of wound healing in vivo. Proc Natl Acad Sci U S A 2002; 99:13577–13582.
72. Zhao, M, Forrester, JV, McCaig, CD: A small, physiological electric field orients cell division. Proc Natl Acad Sci U S A 1999; 96:4942–4946.
73. Song, B, Zhao, M, Forrester, J, et al: Nerve regeneration and wound healing are stimulated and directed by an endogenous electrical field in vivo. J Cell Sci 2004; 117:4681–4690.
74. Zhao, M, Bai, H, Wang, E, et al: Electrical stimulation directly induces pre-angiogenic responses in vascular endothelial cells by signaling through VEGF receptors. J Cell Sci 2004; 117:397–405.
75. Zhao, M: Electric stimulation and angiogenesis: Electrical signals have direct effects on endothelial cells. In: Janigro, D (ed): The Cell Cycle in the Central Nervous System. Totowa, NJ, Humana Press, 2006, pp 495–509.
76. Bai, H, McCaig, CD, Forrester, JV, et al: DC electric fields induce distinct preangiogenic responses in microvascular and macrovascular cells. Arterioscler Thromb Vasc Biol 2004; 24:1234–1239.
77. Eberhardt, A, Szczypiorski, P, Korytowski, G: Effect of transcutaneous electrostimulation on the cell composition of skin exudate. Acta Physiol Pol 1986; 37:41–46.
78. Mertz, P, Davis, S, Cazzaniga, A, et al: Electrical stimulation: Acceleration of soft tissue repair by varying the polarity. Wounds 1993; 5:153.
79. Zhao, M, Jin, T, McCaig, CD, et al: Genetic analysis of the role of G protein-coupled receptor signaling in electrotaxis. J Cell Biol 2002; 157:921–927.
80. Jaffe, LF: Electrophoresis along cell membranes. Nature 1977; 265:600–602.
81. Poo, M, Robinson, KR: Electrophoresis of concanavalin A receptors along embryonic muscle cell membrane. Nature 1977; 265:602–605.
82. Fang, KS, Ionides, E, Oster, G, et al: Epidermal growth factor receptor relocalization and kinase activity are necessary for directional migration of keratinocytes in DC electric fields. J Cell Sci 1999; 112(Pt 12):1967–1978.
83. Zhao, M, Pu, J, Forrester, JV, et al: Membrane lipids, EGF receptors, and intracellular signals co-localize and are polarized in epithelial cells moving directionally in a physiological electric field. FASEB J 2002; 16:857–859.
84. Zhao, M, Dick, A, Forrester, JV, et al: Electric field-directed cell motility involves up-regulated expression and asymmetric redistribution of the epidermal growth factor receptors and is enhanced by fibronectin and laminin. Mol Biol Cell 1999; 10:1259–1276.
85. Mycielska, ME, Djamgoz, MB: Cellular mechanisms of direct-current electric field effects: Galvanotaxis and metastatic disease. J Cell Sci 2004; 117:1631–1639.
86. Robinson, KR. The responses of cells to electrical fields: A review. J Cell Biol 1985; 101:2023–2027.
87. Brown, MJ, Loew, LM: Electric field-directed fibroblast locomotion involves cell surface molecular reorganization and is calcium independent. J Cell Biol 1994; 127:117–128.
88. Erskine, L, Stewart, R, McCaig, CD: Electric field-directed growth and branching of cultured frog nerves: Effects of aminoglycosides and polycations. J Neurobiol 1995; 26:523–536.
89. Stewart, R, Erskine, L, McCaig, CD: Calcium channel subtypes and intracellular calcium stores modulate electric field-stimulated and -oriented nerve growth. Dev Biol 1995; 171:340–351.
90. Palmer, AM, Messerli, MA, Robinson, KR: Neuronal galvanotropism is independent of external Ca(2+) entry or internal Ca(2+) gradients. J Neurobiol 2000; 45:30–38.
91. Trollinger, DR, Isseroff, RR, Nuccitelli, R: Calcium channel blockers inhibit galvanotaxis in human keratinocytes. J Cell Physiol 2002; 193:1–9.
92. Onuma, EK, Hui, SW: A calcium requirement for electric field-induced cell shape changes and preferential orientation. Cell Calcium 1985; 6:281–292.
93. Onuma, EK, Hui, SW: The effects of calcium on electric field-induced cell shape changes and preferential orientation. Prog Clin Biol Res 1986; 210:319–327.
94. Onuma, EK, Hui, SW: Electric field-directed cell shape changes, displacement, and cytoskeletal reorganization are calcium dependent. J Cell Biol 1988; 106:2067–2075.
95. Pullar, CE, Isseroff, RR, Nuccitelli, R: Cyclic AMP-dependent protein kinase A plays a role in the directed migration of human keratinocytes in a DC electric field. Cell Motil Cytoskeleton 2001; 50:207–217.
96. Nuccitelli, R, Smart, T, Ferguson, J: Protein kinases are required for embryonic neural crest cell galvanotaxis. Cell Motil Cytoskeleton 1993; 24:54–66.
97. Pullar, CE, Isseroff, RR: Cyclic AMP mediates keratinocyte directional migration in an electric field. J Cell Sci 2005; 118:2023–2034.
98. Pu, J, Zhao, M: Golgi polarization in a strong electric field. J Cell Sci 2005; 118:1117–1128.
99. Finkelstein, E, Chang, W, Chao, PH, et al: Roles of microtubules, cell polarity, and adhesion in electric-field-mediated motility of 3T3 fibroblasts. J Cell Sci 2004; 117:1533–1545.
100. American Physical Therapy Association. Electrotherapeutic Terminology in Physical Therapy: Section on Clinical Electrophysiology. American Physical Therapy Association, Alexandria, VA, 2001.
101. Conductive Coupling. Available at: http://en.wikipedia.org/wiki/Conductive_coupling. Accessed March 17, 2009.
102. Inductive Coupling. Available at: http://en wikipedia.org/wiki/Inductive_coupling. Accessed March 17, 2009.
103. Gerleman, DG, Barr, JO: Instrumentation and product safety. In: Nelson, RM, Hayes, KW, Currier, DP (eds): Clinical Electrophysiology, ed. 3. Stamford, CT, Appleton & Lange, 1999, p 35.
104. Beard, RB, Hung, BN, Schmukler, R: Biocompatibility considerations at stimulating electrode interfaces. Ann Biomed Eng 1992; 20:395–410.

105. Procacci, P, Corte, D, Zoppi, M, et al: Pain threshold measurements in man. In: Bonica, JJ (ed): Recent Advances in Pain Therapy. Springfield, IL, Charles C Thomas, 1974, pp 36, 109.
106. Mueller, EE, Loeffel, R, Mead, S: Skin impedance in relation to pain threshold testing by electrical means. J Appl Physiol 1952; 5:746–752.
107. Ojingwa, JC, Isseroff, RR: Electrical stimulation of wound healing. J Invest Dermatol 2003; 121(1):1–12.
108. Westerhof ,W, Bos, JD: Trigeminal trophic syndrome: A successful treatment with transcutaneous electrical stimulation. Br J Dermatol 1983; 10:601–604.
109. Kaada, B: Promoted healing of chronic ulceration by transcutaneous nerve stimulation (TNS). Vasa 1983; 12:262–269.
110. Kaada, B, Emru, M: Promoted healing of leprous ulcers by transcutaneous nerve stimulation. Acupunct Electrother Res 1988; 13:165–176.
111. Karba, B, Vodovnik, L: Promoted healing of chronic wounds due to electrical stimulation. Wounds 1991; 3:16–23.
112. Lundeberg, TC, Eriksson, SV, Malm, M: Electrical nerve stimulation improves healing of diabetic ulcers. Ann Plast Surg 1992; 29:328–331.
113. Barron, JJ, Jacobson, WE, Tidd, G: Treatment of decubitus ulcers. A new approach. Minnesota Med 1985; 68:103–106.
114. Stefanovska, A, Vodovnik, L, Benko, H, et al: Treatment of chronic wounds by means of electric and electromagnetic fields. Value of FES parameters for pressure sore treatment. Med Biol Eng Comput 1993; 31(Pt 2):213–220.
115. Assimacopoulos, D: Low intensity negative electric current in treatment of ulcers of leg due to chronic venous insufficiency: Preliminary report of three cases. Am J Surg 1968; 115:683–687.
116. Wolcott, LE, Wheeler, PC, Hardwicke, HM, et al: Accelerated healing of skin ulcers by electrotherapy: Preliminary clinical results. South Med J 1969; 62:795–801.
117. Gault, WR, Gatens, PF: Use of low intensity direct current in management of ischemic skin ulcers. Phys Ther 1976; 56:265–269.
118. Carley, PJ, Wainapel, SF: Electrotherapy for acceleration of wound healing: Low intensity direct current. Arch Phys Med Rehabil 1985; 66:443–446.
119. Wood, JM, Evans, PE, Schallreuter, KU, et al: A multi-center study on the use of pulsed low intensity direct current for healing chronic stage II and III decubitus ulcers. Arch Dermatol 1993; 129:999–1009.
120. Canaday, DJ, Lee, RC: Scientific basis for clinical application of electric fields in soft tissue repair. In: Brighton, CT, Pollack, SR (eds): Electromagnetics in Biology and Medicine. San Francisco, San Francisco Press, 1991.
121. Feedar, JA, Kloth, LC, Gentzkow, GD: Chronic dermal ulcer healing enhanced with monophasic pulsed electrical stimulation. Phys Ther 1991; 71:639–649.
122. Gentzkow, GD, Pollack, SV, Kloth, LC, et al: Improved healing of pressure ulcers using Dermapulse, a new electrical stimulation device. Wounds 1991; 3:158–170.
123. Gentzkow, GD, Alon, G, Taler, GA, et al: Healing of refractory stage III and IV pressure ulcers by a new electrical stimulation device. Wounds 1993; 5:160–172.
124. Junger, M, Zuder, D, Steins, A, et al: Treatment of venous ulcers with low frequency pulsed current (Dermapulse): Effects on cutaneous microcirculation. Der Hautartz 1997; 18:879–903.
125. Akers, TK, Gabrielson, AL: The effect of high voltage galvanic stimulation on the rate of healing of decubitus ulcers. Biomed Sci Instrum 1984; 20:99–100.
126. Kloth, LC, Feedar, JA: Acceleration of wound healing with high voltage, monophasic, pulsed current. Phys Ther 1988; 71:503–508.
127. Griffin, JW, Tooms, RE, Mendlus, RA, et al: Efficacy of high voltage pulsed current for healing of pressure ulcers in patients with spinal cord injury. Phys Ther 1991; 71:433–442.
128. Fitzgerald, GK, Newsome, D: Treatment of a large infected thoracic spine wound using high voltage pulsed monophasic current. Phys Ther 1993; 73:355–360.
129. Newton, RA, Karselis, TC: Skin pH following high voltage pulsed galvanic stimulation. Phys Ther 1983; 63:1593–1596.
130. Baker, LL, Rubayi, S, Villar F, et al: Effect of electrical stimulation waveform on healing of ulcers in human beings with spinal cord injury. Wound Rep Reg 1996; 4:72–79.
131. Baker, LL, Chambers, R, DeMuth, SK, et al: Effects of electrical stimulation on wound healing in patients with diabetic ulcers. Diabetes Care 1997; 20:405–412.
132. Debreceni, L, Gyulai, M, Debreceni, A, et al: Results of transcutaneous electrical stimulation (TES) in cure of lower extremity arterial disease. Angiology 1995; 46:613–618.
133. Bourguignon, GJ, Bourguignon, LYW: Electric stimulation of protein and DNA synthesis in human fibroblasts. FASEB J 1987; 1:398–402.
134. Bourguignon, GJ, Bergouignan, M, Khorshed, A, et al. Effect of high voltage pulsed galvanic stimulation on human fibroblasts in cell culture. J Cell Biol 1986; 103:344a.
135. Falanga, V, Bourguignon, GY, Bourguignon, LYW: Electrical stimulation increases the expression of fibroblast receptors for transforming growth factor-beta. J Invest Dermatol 1987; 88:488–492.
136. Cheng, N, Van Hoof, H, Bockx, E, et al: The effects of electric currents on ATP generation, protein synthesis, and membrane transport in rat skin. Clin Orthop 1982; 171:264–272.
137. Cheng, K, Goldman, R: Electric fields and proliferation in a dermal wound model: Cell cycle kinetics. Bioelectromagnetics 1998; 19:68–74.
138. Rowley, B: Electrical current effects on E coli growth rates. Proc Soc Exp Biol Med 1972; 139:929–934.
139. Wolcott, L, Wheeler, P, Hardwicke, H, et al: Accelerated healing of skin ulcers by electrotherapy: Preliminary clinical results. South Med J 1969; 62:795–801.
140. Rowley, B, McKenna, J, Chase, G, et al: The influence of electrical current on an infecting microorganism in wounds. Ann NY Acad Sci 1974; 238:543–551.
141. Barranco, S, Spadero, J, Berger, T, et al: In vitro effect of weak direct current on *Staphylococcus aureus*. Clin Orthop 1974; 100:250–255.
142. Chu, CS, McManus, AT, Pruitt, BA, et al: Therapeutic effects of silver nylon dressings with weak direct current on *Pseudomonas aeruginosa* infected burn wounds. J Trauma 1988; 28:1490–1493.
143. Deitch, E, Marino, A, Malakanok, V, et al: Electrical augmentation of the antibacterial activity of silver nylon. Presented at: Proceedings of the 3rd Annual BRAG, San Francisco, CA, October, 1983.
144. Deitch, E, Marino, A, Gillespie, T, et al: Silver nylon: A new antimicrobial agent. Antimicrob Agents Chemother 1983; 23:356–359.
145. Marino, A, Deitch, E, Albright, J: Electric silver antisepsis. IEEE Trans Biomed Eng 1985; 32:336–337.
146. Colmano, G, Edwards, S, Barranco, S: Activation of antibacterial silver coatings on surgical implants by direct current: Preliminary studies in rabbits. Am J Vet Res 1980; 41:964–966.
147. Thibodeau, E, Handelman, S, Marquis, R: Inhibition and killing of oral bacteria by silver ions generated with low intensity direct current. J Dent Res 1978; 57:922–926.
148. Alvarez, O, Mertz, P, Smerbeck, R, et al: The healing of superficial skin wounds is stimulated by external electrical current. J Invest Dermatol 1983; 81:144–148.
149. Falcone, A, Spadero, J: Inhibitory effects of electrically activated silver material on cutaneous wound bacteria. Plast Reconstr Surg 1986; 77:445–458.
150. Becker, R, Spadero, J: Treatment of orthopedic infections with electrically generated silver ions. J Bone Joint Surg Am 1978; 60:871–881.
151. Ong, P, Laatsch, L, Kloth, L: Antibacterial effects of a silver electrode carrying microamperage direct current in vitro. J Clin Electrophysiol 1994; 6:14–18.
152. Laatsch, L, Ong, P, Kloth, L: In vitro effects of two silver electrodes on select wound pathogens. J Clin Electrophysiol 1995; 7:10–15.

153. Guffey, J, Asmussen, M: In vitro bactericidal effects of high voltage pulsed current versus direct current against *Staphylococcus aureus.* J Clin Electrophysiol 1989; 1:5–9.
154. Kincaid, C, Lavoie, K: Inhibition of bacterial growth in vitro following stimulation with high voltage, monophasic pulsed current. Phys Ther 1989; 69:651–655.
155. Szuminsky, N, Albers, A, Unger, P, et al: Effect of narrow, pulsed high voltages on bacterial viability. Phys Ther 1994; 74:660–667.
156. Merriman, HL, Hegyi, CA, Albright-Overton, CR, et al: A comparison of four electrical stimulation types on *Staphylococcus aureus* growth in vitro. J Rehabil Res Develop 2004; 41(2):139–146.
157. Daeschlein, G, Assadian, O, Kloth, LC, et al: Antibacterial activity of positive and negative polarity low-voltage pulsed current (LVPC) on six typical Gram-positive and Gram-negative bacterial pathogens of chronic wounds. Wound Rep Regen 2007; 15:399–409.
158. Perez, R, Rivas, Y, Gil, J, et al: Assessment of the effects on wound healing and gene expression of a bio-electric dressing (CMB) using a porcine wound model and a real time RT-PCR. Presented at: Abstracts of the World Union of Wound Healing Societies Symposium, Toronto, Ontario, Canada, June, 2008.
159. Costerton, B, Ellis, K, Lam, K, et al: Antibiotic effectiveness is increased in the presence of even a weak, intermittent electrical field. Antimicrob Agents Chemother 1994; 38:2803–2809.
160. McLeod, B, Dirckx, P: The combination of electricity plus antibiotic is more effective against biofilm cells than either is alone. The Center for Biofilm Engineering, Montana State University, Bozeman, MT. Available at: http//www.erc.montana.edu. Accessed 01/13/05.
161. Janigro, D, Perju, C, Fazio, V, et al: Alternating current electrical stimulation enhanced chemotherapy: A novel strategy to bypass multidrug resistance in tumor cells. Biomedical Central Cancer 2006; 17(6):72 Abstract. Available at: http://www.biomedcentral.com/1471–2407/6/72/abstract. Accessed 11/29/07.
162. Assimacopoulos, D: Wound healing promotion by the use of negative electric current. Am Surg 1968; 34:423–431.
163. Bigelow, J: Effect of electrical stimulation on canine skin and percutaneous device: Skin interface healing. In: Brighton, CT, Black, J, Pollack, SR (eds): Skin Interface Healing and Electrical Properties of Bone and Cartilage. New York, Grune and Stratton, 1979, p 289.
164. Carey, L, Lepley, D: Effect of continuous direct electric current on healing wounds. Surg Forum 1962;13:33–35.
165. Castillo, E, Sumano, H, Fortoul, T, et al: The influence of pulsed electrical stimulation on the wound healing of burned rat skin. Arch Med Res 1995; 26:185–189.
166. Konikoff, JJ: Electrical promotion of soft tissue repairs. Biomed Eng 1976; 4:1–5.
167. Smith, J, Romansky, N, Vomero, J, et al: The effect of electrical stimulation on wound healing in diabetic mice. J Am Podiatr Assoc 1984; 74:71–75.
168. Cruz, N, Bayron, F, Suarez, A: Accelerated healing of full-thickness burns by the use of high voltage pulsed galvanic stimulation in the pig. Ann Plast Surg 1989; 23:49–55.
169. Taskan, I, Ozyazgan, I, Tercan, M, et al: A comparative study of the effect of ultrasound and electrostimulation on wound healing in rats. Plast Reconstr Surg 1997; 100:966–972.
170. Dunn, M, Doillon, C, Berg, R, et al: Wound healing using a collagen matrix: Effect of DC electrical stimulation. J Biomed Mater Res 1988; 22(suppl):191–206.
171. Bach, S, Bilgrav, K, Gottrup, F, et al: The effect of electrical current on healing skin incision. Eur J Surg 1991; 157:171–174.
172. Mertz, P, Davis, S, Cazzaniga, A, et al: Electrical stimulation: Acceleration of soft tissue repair by varying the polarity. Wounds 1993; 5:153–159.
173. Brown, M, Gogia, P: Effects of high voltage stimulation on cutaneous wound healing in rabbits. Phys Ther 1987; 67:662–667.
174. Brown, M, McDonnell, M, Menton, D: Electrical stimulation effects on cutaneous wound healing in rabbits. Phys Ther 1988; 68:955–960.
175. Reed, BV: Effect of high voltage pulsed electrical stimulation on microvascular permeability to plasma proteins: a possible mechanism in minimizing edema. Phys Ther 1988; 68:491–495.
176. Taylor, K, Mendel, F, Fish, D, et al: Effect of high voltage pulsed current and alternating current on macromolecular leakage in hamster cheek pouch microcirculation. Phys Ther 1997; 77:1729–1740.
177. Thornton, R, Mendel, F, Fish, D: Effects of electrical stimulation on edema formation in different strains of rats. Phys Ther 1998; 78:386–394.
178. Matylevich, NP, Chu, CS, McManus, AT, et al: Direct current reduces plasma protein extravasation after partial-thickness burn injury in rats. J Trauma 1996; 4:424–429.
179. Chu, CS, Matylevich, NP, McManus, AT, et al: Direct current reduces wound edema after full-thickness burn injury in rats. J Trauma 1996; 40:738–742.
180. Chu, CS, McManus, AT, Mason, AD Jr, et al: Multiple graft harvestings from deep partial-thickness scald wounds healed under the influence of weak direct current. J Trauma 1990; 30:1044–1049.
181. Politis, MJ, Zanakis, MF, Miller, JE: Enhanced survival of full-thickness skin grafts following the application of DC electrical fields. Plast Reconst Surg 1989; 84:267–272.
182. Im, JM, Lee, WPA, Hoopes, JE: Effect of electrical stimulation on survival of skin flaps in pigs. Phys Ther 1990; 70:37–40.
183. Kjartansson, J, Lundeberg, T, Samuelson, U: Transcutaneous electrical nerve stimulation (TENS) increases survival of ischaemic musculocutaneous flaps. Acta Physiol Scand 1988; 134:95–99.
184. Greenberg, J, Hanly, AJ, Davis, SC, et al: The effect of electrical stimulation (RPES) on wound healing and angiogenesis in second degree burns. Presented at: 13th Annual Symposium on Advanced Wound Care, Dallas, TX, April 1–4, 2000.
185. Mohr, T, Akers, T, Wessman, HC: Effect of high voltage stimulation on blood flow in the rat hind limb. Phys Ther 1987; 67:528–533.
186. Mehri, M, Helme, R, Khalil, A: Age related changes in sympathetic modulation of sensory nerve activity in rat skin. Infamm Res 1998; 47:239–244.
187. Kanno, S, Oda, N, Abe, M, et al: Establishment of a simple and practical procedure applicable to therapeutic angiogenesis. Circulation 1999; 99:2682–2687.
188. Patterson, C, Runge, MS: Therapeutic angiogenesis: The new electrophysiology? Circulation. 1999; 99:2614–2616.
189. Kaada, B: Vasodilation induced by transcutaneous nerve stimulation in peripheral ischemia (Raynaud's phenomenon and diabetic polyneuropathy). Eur Heart J 1982; 3:303–308.
190. Kaada, B, Eielson, O: In search of the mediators of skin vasodilation induced by transcutaneous nerve stimulation: I. Failure to block the response by antagonists of endogenous vasodilators. Gen Pharmacol 1983; 4:623–625.
191. Kaada, B, Ensen, O: In search of the mediators of skin vasodilation induced by transcutaneous nerve stimulation: II. Serotonin implicated. Gen Pharmacol 1983; 14:635–639.
192. Kaada, B, Helle, KB: In search of the mediators of skin vasodilation induced by transcutaneous nerve stimulation: IV. In vitro bioassay of the vaso-inhibitory activity of sera from patients suffering from peripheral ischemia. Gen Pharmacol 1984; 15:115–121.
193. Kaada, B, Hegland, O, Oktedalen, O, et al: Failure to influence the VIP level in the cerebrospinal fluid by transcutaneous stimulation in humans. Gen Pharmacol 1984; 15:563–568.
194. Dooley, DM, Kasprak, M: Modification of blood flow to the extremities by electrical stimulation of the nervous system. South Med J 1976; 69:1309–1312.
195. Owens, S, Atkinson, ER, Lees, DE: Thermographic evidence of reduced sympathetic tone with transcutaneous nerve stimulation. Anesthesiology 1979; 50:62–65.
196. Wong, RA, Jette, PV: Changes in sympathetic tone associated with different forms of transcutaneous electrical nerve stimulation in healthy subjects. Phys Ther 1984; 64:478.

197. Ernst, M, Lee, M: Sympathetic vasomotor changes induced by manual and electrical acupuncture of the hoku point visualized by thermography. Pain 1985; 21:25–29.
198. Ebersold, MI, Laws, ER, Jr, Albers, JW, et al: Measurements of autonomic function before, during, and after transcutaneous stimulation in patients with chronic pain and in control subjects. Mayo Clin Proc 1977; 52:228–231.
199. Skudds, RJ, Helewa, A, Skudds, RA: The effects of transcutaneous electrical nerve stimulation on skin temperature in asymptotic subjects. Phys Ther 1995; 75:621–626.
200. Currier, DP, Petrilli, CR, Threlkeld, AJ: Effect of medium frequency electrical stimulation on local blood circulation to healthy muscle. Phys Ther 1986; 66:937–940.
201. Tracy, JE, Currier, DP, Threlkeld, AJ: Comparison of selected pulse frequencies from two different electrical stimulators on blood flow in healthy subjects. Phys Ther 1988; 68:1526–1530.
202. Hecker, B, Carron, H, Schwartz, DP: Pulsed galvanic stimulation: Effects of current frequency and polarity on blood flow in healthy subjects. Arch Phys Med Rehabil 1985; 66:369–373.
203. Cramp, A, Gilsensan, C, Lowe, A, et al: The effect of high and low frequency transcutaneous electrical nerve stimulation upon cutaneous blood flow and skin temperature in healthy subjects. Clin Physiol 2000; 20:150–157.
204. Petrofsky, J, Schwab, E, Lo, T, et al: Effects of electrical stimulation on skin blood flow in controls in and around stage III and IV wounds in hairy and non-hairy skin. Med Sci Monitor 2005; 11:CR309–316.
205. Petrofsky, J, Schwab, E, Lo, T, et al: The thermal effect on the blood flow response to electrical stimulation. Med Sci Monitor 2007; 13:CR 498–504.
206. Lawson, D, Petrofsky, J: A randomized control study on the effect of biphasic electrical stimulation in a warm room on skin blood flow and healing rates in chronic wounds of patients with and without diabetes. Med Sci Monitor 2007; 13:CR 258–263.
207. Wikstrom, S, Svedman, P, Svensson, H, et al: Effect of transcutaneous nerve stimulation on microcirculation in intact skin and blister wounds in healthy volunteers. Scand J Plastic Surg Hand Surg 1999; 33:195–201.
208. Cosmo, P, Svensson, H, Bornmyr, S, et al: Effect of transcutaneous nerve stimulation on the microcirculation in chronic leg ulcers. Scan J Plast Reconstr Surg Hand Surg 2000; 34:61–64.
209. Young, KC, Railton, R, Harrower, ADB, et al: Transcutaneous oxygen tension measurements as a method of assessing peripheral vascular disease. Clin Phys Physiol Meas 1981; 2:147–151.
210. Sheffield, C, Sessler, D, Hopf, H, et al: Centrally and locally mediated thermoregulatory responses alter subcutaneous oxygen tension. Wound Repair Regen 1996; 4:339–345.
211. Gagnier, K, Manix, N, Baker, L, et al: The effects of electrical stimulation on cutaneous oxygen supply in paraplegics. Phys Ther 1988; 68:835–839.
212. Dodgen, P, Johnson, B, Baker, L, et al: The effects of electrical stimulation on cutaneous oxygen supply in diabetic older adults (abstr). Phys Ther 1987; 67:793.
213. Peters, E, Armstrong, D, Wunderlich, R, et al: The benefit of electrical stimulation to enhance perfusion in persons with diabetes mellitus. J Foot Ankle Surg 1998; 37:396–400.
214. Rodriguez, G, Claus-Walker, J, Kent, M, et al: Adrenergic receptors in insensitive skin of spinal cord injury patients. Arch Phys Med Rehabil 1986; 67:177–113.
215. Bogie, K, Nuseibeh, I, Bader, D: Transcutaneous gas tension in the sacrum during the acute phase of spinal cord injury. Proceedings of the Institute of Mechanical Engineers, Part H. J Engr Med 1992; 206:1–6.
216. Mawson, A, Siddiqui, F, Connolly, B, et al: Sacral transcutaneous oxygen tension levels in the spinal cord injured: Risk factors for pressure ulcers? Arch Phys Med Rehabil 1993; 74:745–751.
217. Patterson, R, Cranmer, H, Fisher, S, et al: The impaired response of spinal cord injured individuals to repeated surface pressure loads. Arch Phys Med Rehabil 1993; 74:947–953.
218. Mawson, A, Siddiqui, F, Connolly, B, et al: Effect of high voltage pulsed galvanic stimulation on sacral transcutaneous oxygen tension levels in the spinal cord injured. Paraplegia 1993; 31:311–319.
219. Bolton, L, Foleno, B, Means, B, et al: Direct current bactericidal effect on intact skin. Antimicrob Agents Chemother 1980; 18:137–144.
220. Cukjati, D, Robnik-Sikonja, M, Rebersek, S, et al: Prognostic factors in the prediction of chronic wound healing by electrical stimulation. Med Biol Eng Comput 2001; 39:542–550.
221. Katelaris, PM, Fletcher, JP, Little, JM, et al: Electrical stimulation in the treatment of chronic venous ulceration. Aust N Z J Surg 1987; 57: 605–607.
222. Feldman, DS, Andino, RV, Jennings, JA: Clinical evaluation of an electrical stimulation bandage (POSIFECT dressing). Poster presentation at: ETRS/EWMA/DFGW Conference, Stuttgart, Germany, 2005.
223. Hampton, S, Collins, F: Treating a pressure ulcer with bio-electric stimulation therapy. Br J Nurs 2006; 15:S14–18.
224. Hampton, S, King, L: Healing an intractable wound using bio-electric stimulation therapy. Br J Nurs 2005; 14:30–32.
225. White, R, Cutting, K, Bhatti, JZ, et al: Electrical stimulation (E-Stim) in the healing of chronic wounds compromised by bacterial biofilm. Poster presentation at: Tissue Viability Society Annual Conference, Birmingham, UK, April 26–27, 2006.
226. Hampton, S, Kerr, A, Ling, L: Bio-electrical stimulation of chronic wounds: POSiFECT bio-electric wound care dressing. Poster presentation at: Wounds UK Conference, Harrogate, England, November 14–16, 2005.
227. Blenkinsopp, SA, Khouri, AE, Costerton, JW: Electrical enhancement of biocide efficacy against *Pseudomonas aeruginosa* biofilms. App Environ Microbiol 1992; 58:3770–3773.
228. Khoury, AE, Lam, K, Ellis, BD, et al: Prevention and control of bacterial infections associated with medical devices. Am Soc Artific Intern Org J 1992; 38:M174–M178.
229. Barczak, M, Kluger, P, Kluger, J, et al: Therapeutic effectiveness of electric stimulation in paraplegic patients with pressure sores [dissertation of M. Barczak]. Medical School of the University of Ulm, Germany, 2001.
230. Daniel, RK, Kerrigan, CL: Principles and physiology of skin flap surgery. In: McCarthy, J (ed): Plastic Surgery. Philadelphia, WB Saunders, 1990, pp 275–328.
231. Frantz, RA: The effectiveness of transcutaneous electrical nerve stimulation (TENS) on decubitus ulcer healing in adult patients. In: Funk, SG, Tornquist, EM, Champagne, et al (eds): Key Aspects of Recovery: Improving Nutrition, Rest, and Mobility. New York, Springer, 1990, pp 197–205.
232. Sumano, H, Mateos, G: The use of acupuncture-like electrical stimulation for wound healing of lesions unresponsive to conventional treatment. Am J Acupuncture 1999; 27:5–14.
233. Adunsky, A, Ohry, A: Decubitus direct current treatment (DDCT) of pressure ulcers: Results of a randomized double-blinded placebo controlled study. Arch Gerontol Geriatr 2005; 41:261–269.
234. Kloth, LC: Electrical stimulation for wound healing: A review of evidence from in vitro studies, animal experiments, and clinical trials. Lower Extrem Wounds 2005; 4:23–44.
235. Young, GH: Electric impulse therapy aids wound healing. Mod Vet Prac 1996; 47:60–64.
236. Alon, G, Azaria, M, Stein, H: Diabetic ulcer healing using hugh voltage TENS. (Abstracted) Phys Ther 1986; 66:775.
237. Franek, A, Polak, A, Kucharzewski, M: Modern application of high voltage stimulation for enhanced healing of venous crural ulceration. Med Eng Phys 2000; 22:647–655.
238. Polak, A, Franek, A, Hunka-Zurawinska, H, et al: High voltage electrostimulation in treatment of venous crural ulceration. Wiadomosci Lekarskie 2000; LIII:7–8.
239. Franek, A, Taradaj, J, Polak, A, et al: Efficacy of high voltage stimulation for healing of venous leg ulcers in surgically and conservatively treated patients. Phlebologie 2006; 35:1–7.

240. Houghton, PE, Kincaid, CB, Lovell, M, et al: Effect of electrical stimulation on leg ulcer size and appearance. Phys Ther 2003; 83:17–28.
241. Peters, EJG, Lavery, LA, Armstrong, DG, et al: Electrical stimulation as an adjunct to heal diabetic foot ulcers: a randomized clinical trial. Arch Phys Med Rehabil 2001; 82:721–724.
242. Goldman, R, Brewley, B, Golden, M: Electrotherapy reoxygenates inframalleolar ischemic wounds on diabetic patients. Adv Skin Wound Care 2002; 15:112–120.
243. Goldman, R, Brewley, B, Cohen, R, et al: Use of electrotherapy to reverse expanding cutaneous gangrene in end-stage renal disease. Adv Skin Wound Care 2003; 16:363–366.
244. Goldman, R, Brewley, B, Zhou, L, et al: Electrotherapy reverses inframalleolar ischemia: A retrospective, observational study. Adv Skin Wound Care 2003; 16:79–89.
245. Goldman, R, Rosen, M, Brewley, B, et al: Electrotherapy promotes healing and microcirculation of infrapopliteal wounds: A prospective pilot study. Adv Skin Wound Care 2004; 17:284–290, 290–294.
246. Burdge, JL, Hartman, JF, Wright, ML: The role of high voltage, pulsed electrical stimulation in limb salvage for diabetic patients. Abstract (Oral presentation) 38.4. 2008 Symposium on Advanced Wound Care and the Wound Healing Society, S 144. San Diego, CA.
247. Bosi, E, Conti, M, Vermigli, C, et al: Effectiveness of frequency-modulated electromagnetic neural stimulation in the treatment of painful diabetic neuropathy. Diabetologia 2005; 48:817–823.
248. Bevilacqua, M, Dominquez, LJ, Barrella, M, et al: Induction of vascular endothelial growth factor release by transcutaneous frequency modulated neural stimulation in diabetic polyneuropathy. J Endocrinol Invest 2007; 30:944–947.
249. Clinical Practice Guideline: Pressure Ulcer Prevention and Treatment Following Spinal Cord Injury. Paralyzed Veterans of America, Washington, DC, 2000.
250. Gardner, SE, Frantz, RA, Schmidt, FL: Effect of electrical stimulation on chronic wound healing: A meta-analysis. Wound Rep Regen 1999; 7:495–503.
251. Houghton, PE, Woodbury, MG: Electrical stimulation therapy to promote wound closure: A meta-analysis. Wounds 2007; 19:A27.
252. European Pressure Ulcer Advisory Panel and National Pressure Ulcer Advisory Panel. Treatment of pressure ulcers: Quick Reference Quide. Washington DC: National Pressure Ulcer Advisory Panel; 2009.
253. Nuccitelli, R, Nuccitelli, P, Ramlatchan, S, et al: Imaging the electric field associated with mouse and human skin wounds. Wound Repair Regen 2008; 16:432–441.
254. Nuccitelli, R, Nuccitelli, P, Li, C, et al: The electric field at human skin wounds declines sharply with age. Poster presentation at: 21st Symposium on Advanced Wound Care & Wound Healing Society meeting, San Diego, CA, April, 2008.

chapter 27장

상처치유를 위한 전자기 치료

Electromagnetic Stimulation for Wound Repair

전자기 복사의 원리 (Principles of Electromagnetic Radiation)

본 장은 전자기장(EM) 스펙트럼의 한 부분인 비전리 무선주파수(RF) 전자기장을 개방성 또는 폐쇄성 상처가 있는 물렁조직과 딱딱한 조직에 배치하여 적용하는 외인성 적용을 다룰 것이다. 이와 관련하여, 만성 상처의 치료에 부수적으로 적용하는 비열 맥동 전자기장(PEMF), 맥동 주파수 에너지(PRF), 맥동 단파투열기(PSWD)로 불리는 낮은 온도의 PRF의 사용하는 근거를 제시할 것이다. 연속 단파투열기(CSWD)도 27.12MHz로부터 파생되지만, 혈관이 잘 분포된 조직에서는 과도한 열을 발생시킬 수 있으므로 일반적으로 상처 치유에는 적용되지 않는다.

핵심 27.1

여기서 강조하는 모든 선택 가능한 상처치유 중재는 '캐리어(carrier)' 라 불린 최초의 연속 RF 사인곡선(27.12MHz)에서 유래되었고, 비열의 PEMF와 PRF 그리고 전리의 투열 PSWD로 변조될 수 있다는 것은 중요하다. 각각은 뒷부분에서 언급된다.

표 27.1에 그 장비와 약어가 설명되어 있다.

전자기 복사란 무엇인가? (What Is Electromagnetic Radiation?)

전자기 복사는 전하가 가속될 때 만들어지는 에너지의 형태이다. 전하는 움직이면서 공간에서 전기적, 자기적 에너지의 파도를 생성한다. 쉬운 예로, 라디오 방송국(안테나)에서 방출되는 전하는 교류전류로서 앞뒤로 움직이고, 주파수가 되어 빛의 속도로 공간을 여행(방송)하게 된다. 이러한 파농은 녹특한 주파수와 파장을 가지고, 물질과 상호작용할 때 반사, 굴절, 흡수한다.

표 27.1 장비 목록과 그들의 첫머리글자

첫머리글자	장비/전자파 에너지
PEMF	pulsed electromagnetic field
PRF	pulsed radio frequency
PSWD	pulsed shortwave diathermy
CSWD	continuous shortwave diathermy

주파수는 무엇이고, 조직에 어떤 영향을 미치는가? (What Is Frequency and How Does It Affect Tissues?)

전자기 복사의 주파수는 공간에서 고정된 지점을 통과하는 1초당 파동 수를 의미한다. 전자기 파동은 일반적으로 사인파로서 넓은 범위의 주파수를 가진다. 스펙트럼을 대표하는 낮은 레벨의 에너지는 낮은 주파수 사인파(예: 60Hz)에 의해 생산되는데 비해, 높은 주파수(10^{19}Hz)는 높은 에너지 레벨 감마광선을 생산한다. RF 방사선은 대부분의 무선통신이 이루어지는 EM 스펙트럼의 구역 또는 대역으로, 일반적으로 10 KHz와 300 GHz 사이의 사인파로 구성되어 있다(1kHz=1×10^3 Hz; 1GHz=1×10^9 Hz)(그림 27.1).[1] 또한, 전자기 스펙트럼은 가시광선, 적외선, 자외선의 유사한 파동을 포함한다. 낮은 맥동전류의 주파수가 신경 및 근육세포막을 흥분시키는 것과는 달리, 높은 무선주파수는 운동신경을 탈분극시키거나 뼈대근의 수축을 이끌어 낼 수 없다.[2] 왜냐하면 이 주파수 범위 내의 교류전류 사이클 기간으로는 신경과 근육의 세포막을 통한 이온이동을 일으키기에는 너무 짧기 때문이다. RF범위의 전자기에너지의 또 다른 장점은 x-선에서 생성된 광자(photons), 그리고 원자 또는 분자로부터 전자(이온화)를 배출하기에 충분한 에너지가 충분히 높은 주파수(전리 방사선)와는 달리 RF 신호는 그렇지 않다는 것이다. 세포의 내용물이 이온화 되면, '자유라디칼' 이라 불리는 활성화된 화합물이 형성되어 세포의 중요한 부분을 손상시킬 수 있다. 세포는 정상적인 신진대사에 의해 생산되는 자유라디칼을 처리하는 능력이 있지만, 과도한 이온화 방사선은 세포가 자유라디칼로 인한 손상을 스스로 조절하고 치유하는 능력을 억제시켜 정상적인 기능을 방해하게 된다. 이온화 방사선으로 복구될 수 없는 손상은 시간이 지남에 따라 세포에 축적되고, 세포분열을 방해하여 영구적인 조직손상을 초래한다. 이온화 방사선은 직접적으로 DNA와 RNA에 손상을 입힐 수도 있다.[3] 파장이 100nm이고 주파수가 3×10^{15} Hz인 자외선은 통상적으로 이온방사선과 비이온방사선 사이의 분리선을 만든다.[3] 스펙트럼의 RF부분의 에너지는 피부에 침투하거나 또는 하지 않을 수도 있다. 그럼에도 불구하고, RF에너지는 조직에 이온화를 생산하는데 필요한 부분이다. 그러므로 암치료에 사용되는 이온화 x-선 방사선으로는 돌연변이가 유발되거나 DNA단일 가닥의 연결이 풀리거나 하지는 않는다.[3] 그러나, 그림 27.1에서 보여주는 것과 같이, 적절한 용량의 SF파장은 열에너지를 생산할 수 있으므로 가벼운 열수준의 PSWD처럼 치료적으로 신체조직을 가열하는데 사용할 수 있다. EM 스펙트럼의 모든 주파수는

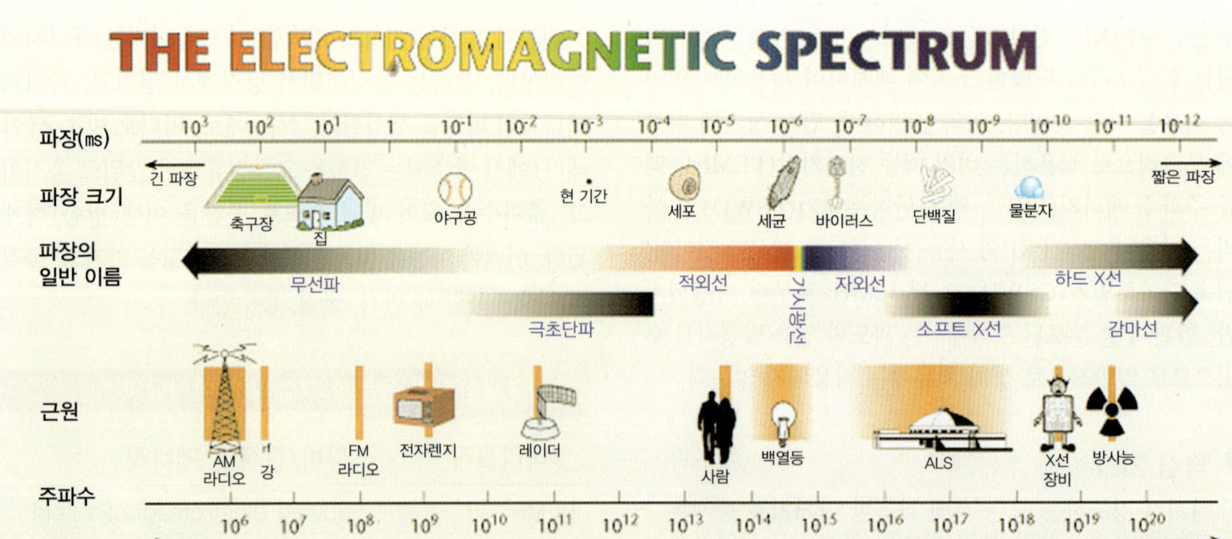

그림 27.1 *전자기 복사는 스페트럼의 무선파를 보여준다. www.lgl.gov/MicroWorlds/ALSTool/EMSpec/EMSpec2.html.*

빛의 속도로 진공 속을 이동하고 공간에서 전기와 자기 에너지(전자기파)를 전송하는 전기영역과 자기영역의 두 요소로 구성된다. EM 신호의 자기영역은 대상조직에 생리적 효과가 거의 없다. 유도된 전기장은 원하는 효과를 발생하기 위해 전하와 상호작용할 수 있다. EM파장이 신체내에서 대상 조직에 영향을 미치려면 세포와 분자가 있는 조직에 흡수되어야 한다. 이러한 사실은 흡수된 방사선만이 화학적 변화를 발생시킬 수 있다는 그로투스-드레이퍼의 법칙에 의해 지지된다. 그러나 흡수된 방사선이 항상 화학적 반응을 일으키지는 않는다. 흡수된 방사선은 단순히 열로 변환될 수도 있고, 또는 형광이라 불리는 현상인 다른 파장의 빛으로 재방출될 수도 있다. 그러므로 스펙트럼의 일부 파장은 개체와 마주칠 때 흡수될 수도 있고 일부는 반사되거나 개체를 통과할 수도 있다. 치료목적으로 신체에 전달되는 비전리 RF파동은 원자와 분자에 이온화되지 않는 진동과 회전을 야기시킨다. RF영역의 에너지는 조직에서 쌍극자(주로 물)의 진동과 회전 에너지를 증가시켜 조직에 전송된다.

> **핵심 27.2**
>
> 반송주파수(carrier frequency) (27.12MHz)와 그 주변 영역의 관점에서, 목표가 되는 조직은 송신안테나(환자 치료용 코일 도자) 옆에 배치된다. EM 신호의 주요 구성요소는 열의 생리적 효과 또는 비열 세포신호를 생산하는 전기영역이다.

> **핵심 27.3**
>
> 따라서, 세포 및 분자에 대한 RF효과는 일반적으로 화학결합의 직접적인 파괴보다는 증가된 운동활동에 의한 이차적인 발생으로 일어나는 비열(PEMF와 PRF) 그리고 낮은 수준의 열(PSWD)로 제한된다.[3]

커뮤니케이션을 위한 다양한 주파수 사용에 대한 수요가 높기 때문에, 연방 통신위원회는 매우 신중하게 텔레비전 및 라디오 전송, 레이더, 의료애플리케이션에서 사용할 수 있는 주파수를 제한하고 있다. 과거의 연방통신위원회는 PEMF, PRF, 그리고 PSWD의 의료애플리케이션에서 세 가지 다른 FR주파수를 허용했다. 그러나 실용적인 전기의 이유로 오직 27.12MHz만이 미국에서 사용되고 있다.

파장이란 무엇인가?
(What Is Wavelength?)

연속되는 RF 싸인파의 정점 사이의 시간을 파동 *주기(period)*라고 한다. 파장은 한 주기에서 EM파동이 이동한 거리를 뜻한다(그림 27.2). EM 파장은 주파수에 반비례하며, 최대 1억 분의 1미터에서 1마일에 이르기까지 다양하다. 모든 파장은 동일하게 몸을 통과하지는 않으며 파장과 EM 파동이 거의 방해받지 않고 신체에 전해지는 것 사이에는 전혀 관련이 없다. 이것은 당신이 사람이나 벽을 사이에 두고 라디오 방송을 들을 수 있는 이유를 설명할 수 있다. RF 파장은 $3x10^5$과 $3x10^{-3}$에서 조직치료에 사용된다. 이러한 범위의 파장은 앞서 언급했듯이 PEMF, PRF, PSWD신호를 전달하는 전기적 장치에서 발견할 수 있다.

> **핵심 27.4**
>
> FCC 승인 주파수인 27.12 MHz에 해당하는 파장은 11 meters이다. 이 파장은 쉽게 피부에 침투하며 치료용으로 충분한 깊이에 전기장을 형성한다.

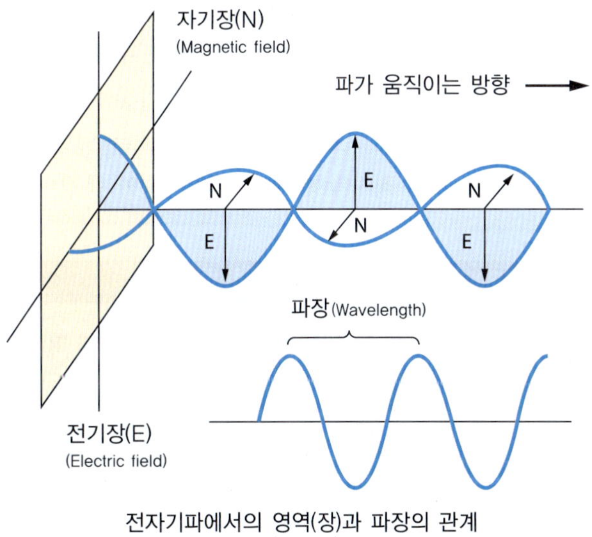

그림 27.2 *서로 수직을 이루는 자기장과 전기장의 요소와 파장. (출처: Yost MG: Nonionizing radiating questions and answers. In: Clemmensen J: Nonionzing Radiation: A Case for Federal Standarda's San Francisco, San Francisco Press, 1993, p.2)*

무선 주파수와 반송파의 변조 (Modulation of the Radio Frequency Carrier Wave)

앞서 언급한 바와 같이, RF 반송주파수(27.12 MHz)는 PEMF, PRF , PSWD의 치료용 신호로 사용된다. RF 파동은 지속적인 진동으로 또는 RF 에너지 맥동(pulse) 또는 돌발을 생성하기 위해 일정한 간격으로 연속파를 주기적으로 차단하여도 몸에 전달될 수 있다. 연속적인 RF 파동은 조직온도를 증가시킬 수 있다(Nagelschmidt, 1906)[4]. 열 치료를 위해 사용되는 연속파를 전달하는 RF 장비를 연속 단파투열기(continous shorwave diathermy; CSWD)라 하며 다양한 근골격계 치료에서 조직에 중등도에서 높은 정도의 열을 생성한다(표 27.2). RF파동을 전달하는 RF장치는 맥동 무선주파수(PRF) 및 맥동 단파치료기(PSWD)로도 불린다. 평균 전력이 낮은 PRF장치는 흡수된 조직에 비열효과를 생성하는 반면, 평균 전력이 높은 PRF 장치는 맥동 단파투열기처럼 낮은 열효과를 생성한다. Ginsberg의 연구에 의하면, RF에서 만들어진 맥동은 비열적인 생물학적 효과를 유도하는 것으로 보고되었다. PRF와 PSWD장치와는 대조적으로 PEMF 장치는 다른 변조된 파형의 주파수로 작동한다.[5] 그림 27.3은 PRF, PSWD, PEMF의 주파수를 나타낸다. 두 신호의 특성에서 몇 가지 분명한 차이점을 보인다. 가장 눈에 띄는 차이점은 맥동(pulse) 모양이다. PRF 신호는 일반적으로 65usec 주기의 직사각형 사인파의 연속이 특징이다.

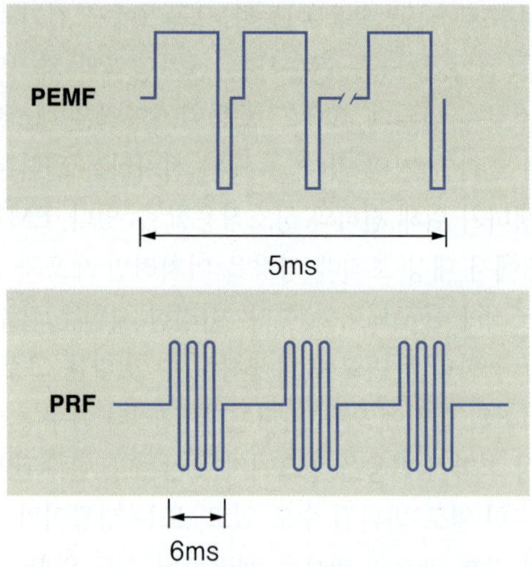

그림 27.3 *PRF가 물렁조직의 폐쇄성 상처와 개방성 상처에 주로 사용되는 반면, PEMF는 뼈의 성장을 자극하도록 설계되었다. PRF신호는 65μs의 직사각형 맥동돌발로 구성되며, PEMF 신호는 5ms 주기로 비대칭이다.*
(출처: Markov MS, Pilla AA: Electromagnetic field stimulation of soft tissues: Pulsed radio frequency treatment of post-operative pain and edema. Wounds 1995; 7:144.)

각각의 맥동 또는 돌발은 27.12 MHz 반송 무선주파수의 1760개의 사인파형을 포함한다. 이 맥동 신호의 주파수는 초당 80~600로 다양하며 순환주기는 4% 미만이다. PEMF 맥동 기간과 맥동 주파수는 각각 1~100msec와 초당 1~100 맥동 사이로 다양하다. 간략히 설명된 각각의 세 가지 신호는 PEMF, PRF, PSWD의 순서대로 아래에서 더 자세히 살펴보도록 한다.

표 27.2 무선파 장비의 특성과 효과

장비	신호 주파수	맥동기간	유도 전압	조직/세포에 대한 효과
PEMF	정현파 27.12㎒; 1-100 pps	1-100ms	㎷/㎝	비열 효과와 세포 수준 효과; 신경/근육 비자극
PRF	정현파 27.12㎒; 80-600 pps	45μs와 65μs	V/㎝	비열 효과와 세포 수준 효과, 투열치료; 신경/근육 비자극
PSWD	정현파 27.12㎒; 3.9 순환주기	95μs	V/㎝	약간 열 효과와 순환 효과; 신경/근육 비자극
CSWD	정현파 27.12㎒	연속	V/㎝	중등도와 심한 열 효과; 콜라겐 신장성 강화; 신경/근육 비자극

PEMF=pulsed electromagnetic field; PRF=pulsed radio frequency; PSWD=pulsed shortwave diathermy; CSWD=continuous shortwave diathermy.
출처: Sussman, C: Induced electrical stimulation: Pulsed radio frequency and pulsed electromagnetic field. In Sussman C, Bates-Jensen B(eds): Wound Care: A Collaborative Practice Manual for Health Professionals, ed 3. Philadelphia, Lippincott Williams & Wilkins, 2007, p 557.

핵심 27.5

RF에너지의 맥동에 의해 신체에 전달되는 평균전력에 따라 조직온도는 증가될 수도 또는 증가되지 않을 수도 있다. 그러므로 PRF는 조직에 대한 열효과 또는 비열효과 중 하나를 줄 수 있다.

핵심 27.6

두 신호 사이의 또 다른 중요한 차이점은 PEMF의 mV/cm과 PRF의 V/cm 범위에서 유도된 전압의 크기이다.[6]

뼈조직 수복을 위한 맥동 전자기장 (Pulsed Electromagnetic Fields for Bone Tissue Repair)

맥동전자기장(PEMF)의 외적 적용을 통해 상당한 치료효과를 본 사람들의 수는 세계적으로 수백만에 가까우며 새로운 임상 적응증으로 급격히 각광받고 있다. PEMF와 PRF 치료는 약물역동학적 제한이 없고 알려진 독성이나 부작용이 없어 많은 약물치료의 대안으로 제시되고 있다. 본 장에서는 맥동전자기장과 맥동무선주파수가 분자, 세포, 조직기능을 생리학적으로 중요한 방법으로 조절할 수 있다는 과학적이고 치료적 증거를 보여준다. 26장에서, 전극을 상처와 상처주변 피부에 직접 접촉하는 용량성 결합(capacitively coupled)방식의 전기자극은 조직치유 향상을 증가한 것으로 보고 되었다. 이 같은 기술은 급성 및 만성통증을 완화하기 위해 FDA가 허가를 내린 맥동전류장치와 유사한 파형을 전달한다.[6,7] 26장에서 설명하였던 직접 접촉방법(용량성 결합)과 달리, 여기서는 골절 및 물렁조직 치료에 각각 치료적 효과가 보고된 바가있는 PEMF와 PRE 기술이 강조될 것이다.

핵심 27.7

PEMF는 피부나 상처에 접촉 없이도 조직에 생리적으로 효과적인 전압과 전류를 생산한다.[6,8] 또한, 2004년 미국 공공의료보험센터(CMS)에서는 PRF가 동맥부전/정맥부전으로 야기된 만성상처 외에, 당뇨성 다리와 발의 궤양, 압박 궤양 등의 만성상처의 치료에서 FDA 승인 없이 처방된 사용으로 긍정적인 치료효과를 생산한다고 보고하였다.[9]

배경 — 맥동전자기장 - 골형성 유발 (Background— Pulsed Electromagnetic Fields- Induced Osteogenesis)

골절의 불유합과 지연유합의 임상 문제로 인해 현대 PEMF 치료의 발전이 자극받고 있다. 이는 뼈가 기계적 스트레스에 구조적으로 어떻게 적응하고 반응하는지에 대한 기본적인 정형외과적인 질문의 납을 찾는 시도에서 시작되어 전기적 신호가 세포를 활성화시키는 역학적(체중부하) 신호로 변환될 수도 있을 것이라는 제안을 하게 되었다. 이를 통해 치유가 어려웠던 골절의 치료에 내인성 생체전 위에 외인성 PEMF를 겹치는 기법을 이끌어내게 되었다. 처음의 동물실험에서 매몰식 전극을 통해 마이크로암페어 수준의 직류전류를 전달하였다. 그 결과 특히 음극 주위에서 새로운 뼈의 형성이 두드러지게 나타났다.[10] 이러한 연구가 진행될수록 전기분해로 인한 전극 주변의 화학적 변화로부터 새로운 뼈의 성장이 있다는 것이 명확해졌다.[11] 첫 치료적 장비는 이러한 초기 동물실험에 기초하여 매몰식 또는 준침습적 전극을 사용하여 골절부위에 직류전류를 전달하였다.[12,13] 그 후 임상적 선호와 전자기장 기술의 외적 적용의 발달이 있었으며, 이 후의 연구는 전자기장의 직접적인 효과에 집중되어 목표하는 세포 또는 조직에 전기적 신호를 비침습적이고 비접촉성으로 적용하는 장비를 만들게 되었다.[14-17] 정형외과에서 이러한 기술을 치료적으로 사용함으로써 다루기 힘든 골절, 척추뼈 융해, 무릎의 뼈관절염의 치료에 전세계적인 규제기관에서 승인을 받아 임상으로 응용하게 되었다.[18-27] 추가적으로 무혈성 괴사, 힘줄염의 치료에도 PEMF의 임상적 효과가 있다는 이중맹검연구가 보고되고 있다.[28-30]

현재, 뼈를 치료하기 위해 사용하는 임상적 PEMF 기술은 직류전극을 직접적으로 치료부위에 삽입하거나 비침섭적인 용량 결합 또는 유도 결합을 사용하고 있다. *직류*는 골절부위의 조직에 하나의 전극(음극)을 두고 양극을 물렁조직에 적용한다. 5-100 μA의 직류전류는 뼈생성을 자극하기에 충분하다.[18] *용량(capacitive)* 또는 *유도 결합*(Conductive Coupling; CC) 기법은 골절 부위 반대편 깁스 위의 피부 접촉성 전극을 사용하는 것이다.[31] 이를 위해서는 깁스나 보조기를 열어 전극이 피부에 닿을 수 있도록 해야 한다. 일반적으로 치료부위에 1-100 mV/cm 전기장을 유도하기 위해 20-200kHz 사인곡선파를 사용

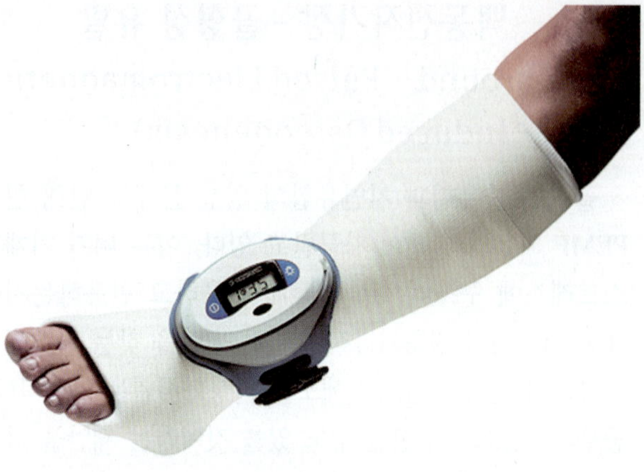

그림 27.4 *골절부위의 치유를 촉진하기 위한 전기장 PEMF 유도. 긴뼈와 짧은 뼈의 불유합과 지연유합을 위한 비수술적 선택사항이며, 이 장비는 깁스, 보조기 위에 착용하여도 효과가 감소되지 않는다. (Physiostim™ Model 3202, permission of Orthofix Inc., McKinney, TX)*

한다.[32] *유도 결합(inductive coupling)*(PEMF) 기술은 한 두 개의 비 접촉성 전극 코일을 통해 시간 변조성 자기장을 적용하여 다루기 힘든 골절부위에 시간변조성 전기장을 유도한다(그림 27.4). 유도된 전기장 매개변수는 적용된 자기장의 특징과 조직의 전기적 성질에 따라 달라진다.[15,16,33,34] 여러 파형의 설정은 생리학적으료 효과가 있다. 0.1–20 가우스(G)의 정점 시간변조성 자기장은 직경 3cm의 조직에 1–150mV/cm 정점 전기장을 유발한다.[15,35] 유도성 결합 파형의 특징과 생리학적으로 중요한 생체효과를 생성하는 능력 사이의 관계는 아래와 같이 고려되고 있다.

세포 연구/뼈 수복 (Cellular Studies/Bone Repair)

세포연구는 신호 변환경로와 성장인자 합성에 대한 PEMF의 효과에 중점을 두고 있다. 뼈 치유에 대한 임상적 이점은 골절부위의 성장인자 생성을 촉진하는 것이다. 그러므로 유도 전기장은 마치 신호처럼 작용하여 성장인자를 매개하여 뼈와 물렁조직의 치유를 조절하는 정상적인 과정을 조절한다.

핵심 27.8

이러한 연구결과에서 중요한 것은 PEMF 신호가 짧은 기간의 자극으로 성장인자의 분비(예: 인슐린 같은 성장인자 II)를 자극할 수 있다는 것이다.

이러한 작용을 강조한 연구를 통해 칼슘 이온수송 효과,[36] 세포 증식의 28% 증가,[37] IGF–II 방출의 5배 증가,[38] 뼈모세포의 IGF–II 수용기 증가등의 효과를 나타냈다.[39] 쥐의 골절에서 GF–I 과 IGF–II는 각각 53%, 93% 증가하였다.[40] 또한 쥐 실험에서 TGF–B, mRNA에 대한 PEMF 자극으로 뼈 유도모델에서 3배가 증가하였다.[41] 그 후의 연구에서도 PEMF에 의한 성장인자의 생성이 증가되어 연골의 분화를 유도하는 것과 관련이 있다고 제시하였다.[42] 게다가, PEMF 치료 시 간엽세포처럼 연골 형성을 향상하기 위한 반응세포개체군이 조기 형성되었다.[43] 인간의 MG–63 조골세포에서 PEMF에 의해 TGF–B mRNA이 100% 상향조절될 뿐만 아니라 콜라겐과 오스테오칼신이 합성된다고 보고되었다.[44,45] PEMF 자극으로 불유합된 뼈 세포에서 TGF–B1이 130% 증가하였다.[46] 뼈의 성장인자 생성이 상향조절되는 것은 물렁조직의 기전에서도 공통분모로 작용한다는 여러 중요한 연구가 있다.[47–50]

특정 억제제를 사용하여 PEMF가 칼모듈린 의존성 통로를 통해 작용하게 한다.[48] 특정 PEMF와 PRE 신호뿐만 아니라 약한 정적 전기장은 칼슘의 결합속도를 2배 증가시켜 칼슘이 칼모듈린과 결합하는 것을 조절한다.[51–57]

핵심 27.9

내피세포 배양에서 PEMF는 혈관형성을 3배 증가시킨다고 보고되고 있다. 최근 연구에서 이를 확인하였으며 PEMF가 FGF–2의 내피세포 방출을 통해 혈관형성을 7배 증가시킨다고 제시하고 있다.

Ca^{2+}과 CaM의 결합이 포함된 형질도입 기전의 기초를 형성하는 PRF 신호에 대해 여러 기초적이고 치료적 예와 함께 아래에 논의되고 있다. PRE 신호가 2차 전령에 대해 1차 전령으로 작용하여 조직 성장과 치유에 대한 생화학적 과정을 차례로 조절한다고 한다. 2차 전령은 CaM과 결합하는 Ca^{2+}으로, 상피성 또는 신경성 산화질소 합성효소(eNOS 또는 nNOS)를 자극하여 산화질소(NO)를 생성한다. PRF는 적절한 시기에 적절한 성장인자를 유리하는 것을 직접적으로 조절하여 조직 치유에서 염증기를 감소시키고 회복기를 가속화시킨다. 이러한 모델에 기초하여 조직 치유를 가속화시키는 PEMF/PRE 도식이 그림 27.5에 보여진다.

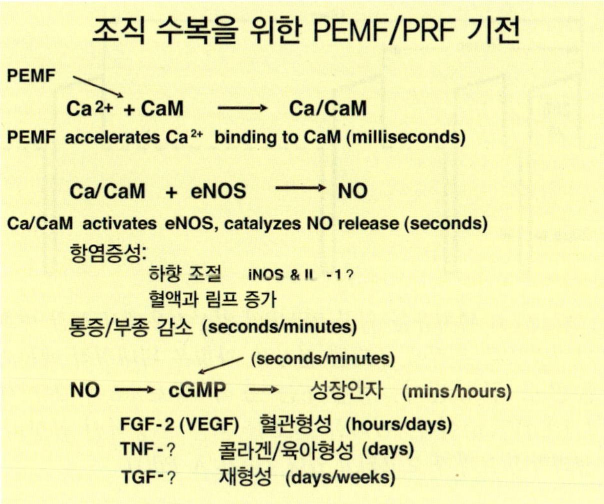

그림 27.5 *조직치유를 조절하는 PEMF/PRF 기전 도식이다. RF신호는 충분한 전압과 전류를 유도하여 Ca^{2+}과 CaM의 결합을 가속화시킨다. 이를 통해 상피성 NOS에서 NO의 생산을 가속화하여 항염증으로 작용한다. 그 후 성장인자의 연속 과정을 시작하게 하는 cGMP의 생산가속을 가져온다. (출처: A. Pilla)*

동물 실험 – 뼈 수복 (Animal Studies-Bone Repair)

PEMF 신호는 뼈 골절술,[60,61] 뼈 결함,[62,63] 뼈 감소증,[64-67] 뼈의 불용성 모델[68] 등 여러 다양한 상태의 뼈 회복을 가속화시킨다고 보고되었다. 뼈 치유를 위한 실험모델에서 강화된 세포활성, 증식, 석회화를 보여주었으며 척추 관절 고정술, 융합, 기타 실험의 뼈 치유 조건들에서 직류전류의 기계적 능력을 증가시켰다.[75-79] 개의 골절술 치료에서 PEMF로 치료된 사지는 35% 강해지고,[75] 해면골에 수산화인회석을 주입한 경우 50% 증가되었다.[76]

임상 연구 – 뼈 치유 (Clinlcal Studies-Bone Healing)

PEMF 기술은 최근 임상에서 골절, 골절술, 척추 융합, 지연유합, 불유합을 치료하기 위해 사용되고 있다. 뼈 치유에 있어서 PEMF 자극의 효과는 공식적인 메타분석에서 연구되고 있다.[8] 20개의 RCT 연구가 확인되었다. 15개의 실험을 통해 전자기장(EMF)의 효능을 입증하였으며 5개의 연구에서는 입증에 실패하였다. 대부분의 연구에서 PEMF를 사용하였다. 모든 사례에서, 기본적인 결과측정은 방사선과 임상적 안정성 테스트로 측정한 뼈 치유를 사용하였다. 765개의 사례에서의 결과에서 뼈 치유에 있어서 PEMF 자극의 효능을 뒷받침하였다. 그러나 모든 연구에서의 자료를 다 활용할 수는 없으므로 뼈 치유에 대한 PEMF의 효능은 단지 제안적일 뿐이다. 무작위 대조군 실험에서 PEMF는 대퇴골과 정강뼈의 골절술에서 대략 50% 가속화시킨다.[80-82]

뼈 치유 – 척추 융합 (Bone Healing -Spinal Fusions)

PEMF는 찢어지거나 손상된 척추사이원반으로 인한 만성 허리통증을 치료하기 위한 척추 융합술의 치료를 촉진시키기 위해 사용되고 있다. 부속 치료로 PEMF를 사용하여 척추 융해치료가 50%에서 대략 80%까지 성공적으로 증가되었다. 이러한 적용 또한 메타분석을 실시하였다.[83] 5개의 RCT연구와 5개의 비-무작위 사례 대조군 연구를 통해 전기와 전자기장 자극으로 척추 융해에 대한 긍정적인 효과(약 60%)를 보여주었다. 전기와 전자기장 자극이 척추고정술을 증진시키는데 효과적이라는 많은 연구와 고찰연구가 있다.[84-88]

뼈 치유 – 다루기 힘든 사지 골절 (Bone Healing-Recalcitrant Extremity Fracture)

다루기 힘든 골절의 치유를 촉진하기 위한 PEMF의 효과가 검토되고 있다.[89] 불유합된 정강뼈 골절에 PEMF로 치료한 28개의 연구와 이와 유사한 골절에 내적 고정을 사용한 뼈 이식으로 치료한 14개의 연구를 비교하였다. 569개의 불유합된 정강뼈 골절에 수술적 치료를 적용한 전체적인 성공률은 82%였으며, PEMF 치료의 성공률은 1718개의 골절에서 81%로 나타나 침습적인 골 이식보다 PEMF의 사용이 환자에게는 더욱 유리하다. 여러 관찰연구에서는 지연 유합과 불유합된 뼈의 치유를 자극하기 위한 PEMF 기법의 효과를 제안하고 있다.[90-98] 뼈 이식과 PEMF를 비교한 연구에서, 지연유합 또는 불유합된 골절의 유합을 동등하게 촉진시킨다고 보여진다.[89,99-101] 마지막으로, 뼈 길이 차이를 교정하기 위한 견인 골형성술에도 PEMF는 효과가 있다.[102]

핵심 27.10

PEMF기법은 정형외과 표준 의료설비이다. PEMF 치료는 비침습적이며 외래로 실시할 수 있으므로, 이러한 중재의 성공률이 일차 뼈이식과 동등하게 보고됨으로써 환자에게 큰 도움을 주게 되었다.

또한 PEMF 치료는 수술적 절차나 입원기간을 줄여 주어 의료비용을 크게 감소시킨다. 그리고 PEMF를 사용한 척추 융합술의 성공률도 증가하였다. 그러므로, 딱딱한 조직의 치료에 대한 PEMF의 임상효과는 생리학적으로 중요하며, 때로 적절한 임상 결과를 도출하는데 실패하였을 때 선택 방법으로 사용할 수 있다. 동일한 성장인자를 외적으로 적용하였을 때보다도 PEMF가 뼈 치유의 각 단계에서 성장인자를 유리하는 최적의 조절인자일 수도 있다는 사실은 흥미로운 일이다.

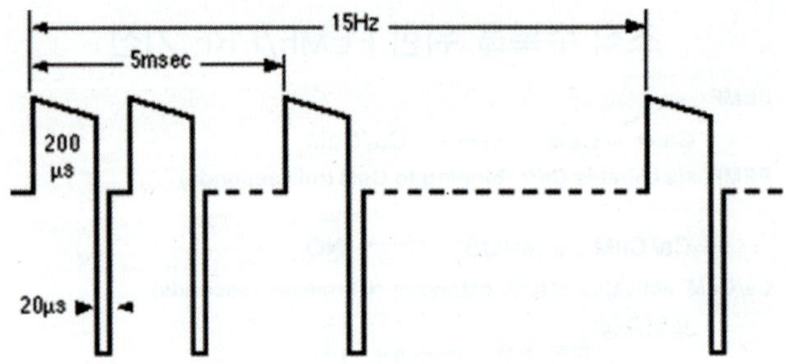

그림 27.6 *뼈치유를 위한 PEMF의 임상적용에서 시간 변화 자기장으로 조직에 유도된 전기장. 파형은 비대칭적 맥동의 돌발로 구성된다. 정점 E는 표적 세포/조직 2cm에 1-10mV/cm이다. 이러한 신호를 통한 긍정적인 임상적, 생리학적 효과가 보고되고 있다. (출처: A. Pilla)*

맥동전자기장치료의 생물물리적 고려사항 (Biophysical Consideration of Pulsed Electromagnetic Field Therapeutics)

생체 조직에 대한 약한 전기장과 자기장의 상호작용에 대한 생물리적 기전 외에, 생체변환 기전 또한 활발히 연구되고 있다. 현재, 가장 일반적으로 수용되고 있는 생물리적 변환 단계는 생화학적 연속과정을 조절하는 세포 표면과 세포간극에서의 이온/리간드 결합이다.[103-106] 보고된 여러 결과를 설명할 수 있고, 어떤 EMF 신호와 노출이 임상적으로 의미있는 생리학적 효과를 유도할 수 있는지를 예측할 수 있는 통합된 생물리적 기전이 제안되고 있다.[107-109]

상대적으로 약한 신호로부터 얻어진 전자기장의 생체효과(가열과 흥분 역치 아래)는 시간 변조 전기장, E(t), 으로부터 생산되고, 시간변조 자기장, B(t), 의 적용으로 유도된다. 현재 뼈 치유에 사용하고 있는 PEMF 임상 장비와 상처 치유에 사용되는 PRF 장비는 치료부위에 1에서 100mV/cm 정점 E를 유도한다.[8,35,83] 목표조직에서의 유도 EMF의 진폭과 공간적 용량측정기를 결정하기 위한 수직적, 수평적 연구가 엄격히 연구되고 있다.[110-112] 인간의 사지와 관절에 대한 유도 전압과 전류의 분산을 위한 모델이 만들어지고 있다.[113,114] 임상적 PEMF 신호의 3차원적 시각화가 보고되었다.[115] 또한 목표에 가까이 둔 코일에서 주어진 목표조직으로의 전류의 분산 또한 상대적으로 잘 이해되어 상처 치유를 위한 적절한 용량 PRF의 임상 적용은 아무런 문제가 없다.

유도 결합된 임상 맥동전자기장 파형 (Inductively Coupled Clinical Pulsed Electromangnetic Field Waveforms)

시간 변화 자기장 파형을 통해 유도된 전기장은 코일의 전기적 특성과 코일에 적용된 전류 파형과 직접적으로 관련되어 있다. 유도 기전력(emf)은 유도전기장을 형성하는 코일의 전류변화율과 비례한다. 뼈 치유를 위해 임상적으로 흔히 사용하고 있는 맥동 타입 유도 전기장 파형이 그림 27.6에 보여진다. 이 파형이 세포/조직 수준에서의 PEMF 자극 그대로인 것에 주의해야 한다. 이러한 파형 구성의 근거에는 유도전기장(그리고 유도 전류 밀도와 관련하여)이 주된 자극이라는 가정에 기초하고 있다. 다른 말로, 자기장 구성요소는 매개체 또는 연결체로서 고려되며 생물리적 효과에는 크게 공헌하지 않는다.

그림 27.6에서 보여지는 파형은 세포/조직(예: 골절 부위)에 유도된 전기장 신호의 시간변화를 나타낸다. 전류 흐름의 분산은 코일과 타겟(target)의 형태에 따라 달라진다. 전압의 유도의 기본 원칙은 조직의 자기장 출력과 타겟의 전기적 성질에 달려있다. 유도 전기장은 자기장이 샘플의 단면을 많이 막을수록 더욱 커지며, 다시말해 타겟의 최대 전기장은 타겟의 크기에 따라 달라진다. 정점 전기장과 전류밀도 J는 2cm 직경에서의 선량측정을 통해 종종 비교된다. 이는 또한 주어진 PEMF 신호에서 정점 유도 전기장을 측정하여 타겟의 크기를 예상하기 위해 *dB/dt*(시간에 따른 자기장의 변화율) 사용에 편리하다. 예를 들어, 일반적인 임상 뼈 치유 신호는 20μsec에 20-G 정점 자기장을 생성한다. 그러므로 2cm 직경의 타켓에서 PEMF Qu 성장 자극을 위한 정량적인 용량은 $dB/dt=10^6$ G/sec로 정점 $E\varphi(t)$ = 1 V/m = 10 mV/cm이다.

맥동전자기장 변환 기전 (The Pulsed Electromangnetic Field Transduction Mechanism)

살아있는 세포 또는 조직이 외인성 전기장에 기능적으로 반응하기 위해서는 전기장이 적절히 분자, 세포, 조직 부위에 전달되고 감지되어야 한다. 그러므로, 세포와 조직의 전기적 성질을 규명하는 것은 중요하다. 세포와 조직의 전기적 성질을 완벽하게 설명하는 것은 신호전달 경로를 포함한 전기화학적 과정의 전기 당량을 포함해야 한다.[15] 세포 표면과 세포간극에서의 전기화학적 과정의 전기당량과 EMF 치료와의 관련성이 설명되고 있다.[15,33,108,116,117] 또한 유도전류는 복합체를 통해 세포 표면과 간극에 영향을 주지만, 어떠한 주어진 기능적 상태에서도 하전된 환경에서 실시간으로 반응하는 세포의 상태를 나타내는 전기화학적 단계를 쉽게 구별할 수 있다.

전기화학적 경로는 생리적으로 중요한 외재성 EMF신호의 변환을 포함하며 이는 막의 탈분극을 통해 활동전위를 생성하는 초기 관문 과정과 유사하게 작용한다.[118] 그러므로 EMF파형을 생화학적 과정으로 에너지를 공급하기 위해 설계된 것과 달리 정보적 접근 또는 신호로서 고려하는 것이 적절할 것이다. 후자의 예로는 상처 치유의 적용과 전기천공법에서, 전기장을 따라 세포가 이동할 수 있을만큼 큰 직류전류를 사용하여, 그 곳에 짧은 맥동 전압을 충분한 전기장과 함께 적용하여 세포막이 DNA 또는 화학치료제 등의 고분자성 물질에 일시적으로 투과될 수 있도록 하는 것이다.

전기화학적 정보 전환 모형 (The Electrochemical Information Transfer Model)

1972년 Pilla는 비열, 역치하 전자기장이 이온 결합 및 수송에 직접적으로 영향을 주어 조직의 성장과 치유와 관련된 생물학적 연속과정을 변경할 수도 있다는 것을 제시하였다.[116] 이러한 전기화학적 정보 전환(Electrochemical Information Transfer; EIT) 가설은 결합율을 조절하는 낮은 수준의 전자기장의 상호작용하는 부위가 세포막이라고 가정하여, 예를 들어, 수용체로 가는 칼슘이온이 원하는 임상적 결과와 관련된 생화학적 연속과정의 첫 번째 과정이라고 가정하였다.

세포 표면과 간극에서의 전기화학적 과정을 보여주는 등가 전기 회로 모형이 도출되었다.[15,33,109,117] 일반적으로, 대부분의 계산은 세포막을 정전용량, C_d,으로 구성되고 이온 누출 통로, R_M과 병행하는 것으로 간주한다. (그림 27.3). 모든 세포막이 이러한 특성을 보이지만, 이러한 간단한 모형으로는 기능적 막의 유전 성질을 완벽하게 설명할 수가 없으며, 특히 EMF 변환 경로에 관해서는 더욱 그러하다. 격리된 세포의 임피던스 측정은 이온 또는 리간드 결합의 역학을 반영하였을 뿐만 아니라, 추가적인 생화학적 반응에 대한 이완 과정의 존재를 드러내게 하였다.[118-122] 또한, EMF 민감도와 관련한 전기화학적 과정을 고려한 세포막의 유전 성질에 대한 더욱 일반적인 설명에서는 이온 결합과정이 세포막에서의 화학적 반응을 이끌어내고 유도하는 것으로 생각된다.

EIT 모형은 다루기 힘든 골절의 치유에 있어 임상적으로 효과적인 PEMF 신호의 생성을 유도한다.[16,17] EIT 모형에 의하면, 효과적인 파형을 위해서는 대상 경로를 따라 시간 상수 내에서 충분한 진폭의 주파수 구성요소를 충족해야 한다.[15] 뼈 치유를 위한 대상 경로에서 막을 통한 이온 수송은 ms 범위 내에서 일어난다.[118] 이로 인해 환자에게 사용하는 코일의 크기에 실질적인 제한과 함께, 그림 27.6에서 보여지는 맥동 돌발 파형을 이끌어 낸다. 세포는 짧은 반대 극성 맥동을 무시하고, KHz 주파수 범위내에서 충분한 진폭을 유발하기에 충분한 5 msec 기간의 돌발에만 반응한다고 가정한다. 비록 이러한 파형의 비대칭 맥동 이후의 추론에는 오류가 있지만, EIT 모델은 아직 완전하지 않고 추가적인 변환 기전에 대한 지식이 필요하기 때문에, 그럼에도 불구하고 이 신호는 뼈치유에 효과적이다. 이는 다루기 힘든 뼈 골절의 비수술적이고 비침습적인 치료를 위한 징형외과적 표준 설비의 일부분으로 계속되고 있다.

맥동전자기장 신호의 방사선 선량측정 (Dosimetry for Pulsed Electromagnetic Field Signals)

고전적인 생물리적 구전 지식에서는 적용된 전기장의 진폭과 주파수가 막의 흥분(예: 심장 맥박조정기)을 일으키거나, 조직에 열을 생산하거나, 전기장 경사를 따라 이온을 이동시키기에 충분하지 않는 한, 그 효과가 없다고 하였다. 이는 약한 EMF 신호의 치료적 적용을 탐구하는데 있어 만만치 않은 장애물이었다. 그러나, 약한(비열) EMF의 생체효과에 대한 근거가 강력해짐에 따라 고전적인 생물리적 입장은 변경되었다. FDA에 등록된 지연유합과 불유합된 뼈골절에 대한 수많은 성공적인 치료의 데이트 베이스와 많은 이중맹검 임상연구에 의해 더 이상 무시될 수 없게 되었다. 비침습적인 PEMF 치료는 정말로 뼈 이식만큼 효과적이었으며 환자에게도 큰 이득이었다. 약한 전기장의 생체효과에 대한 생물리적 기전을 위한 견고하고 검증가능한 모델을 만드는 것이 과제가 되었다.

핵심 27.11

약한 EMF 생체효과의 생물리학 기전을 설명하기 위해 주장하고 있는 모델의 근본 문제는 신호 대 열잡음(signal to thermal noise; SNR)이 분자/세포/조직에서 유발된 신호를 발견할 수 있는 것과 관련 있다. SNR은 원하지 않는 배경잡음(예: 열 또는 세포막 잡음)의 양을 원하는 신호(예: 유도 전기장으로부터 생산된 잡음)의 진폭과 비교하는 것이다. 그 비율이 높을수록, 돌출된 배경잡음은 감소한다.

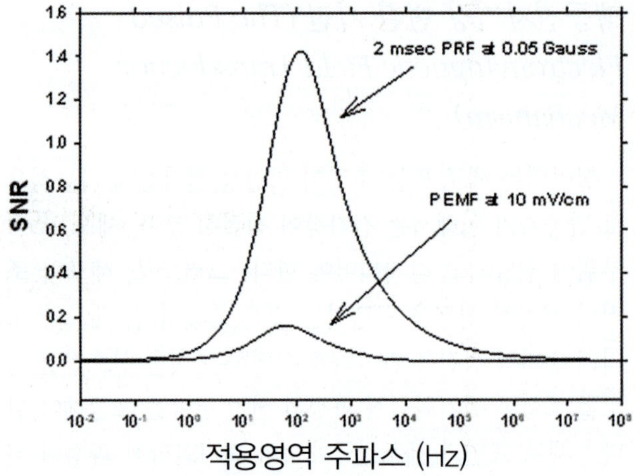

그림 27.7 *쥐의 피부 상처 모델에서 사용한 PEMF와 PRE 파형의 Ca/CaM 경로의 SNR. PEMF 비대칭 반복 맥동 뼈치유 신호는 낮은 (검출 역치 이하) SNR을 생성하였으며 상처치유에 효과를 주지 못했다. 27.12-MHZ의 PRF 반복 정현파 곡선의 돌발은 Ca/CaM 경로에서 충분한 SNR을 생성하였으며 21일 째에 장력강도가 59% 증가하였다. (출처: Strauch, B, et al [129])*

세포막을 타겟으로서 고려하는 것은, 유도전압이 열적효과와 기타 전압 노이즈에 묻히지 않고 적용된 신호가 감지될 수 있도록 하는 것이 어렵기 때문이다. 신호의 처리과정이나 신진대사 증폭에 의지하지 않고, 약한 전기장의 생물리적 시스템의 두드러진 감도를 이해하려는 시도는 여전히 필요하다. 타겟 형상의 측면에서, 원형의 세포 모델은 지나치게 단순하여 세포와 조직의 EMF 타겟의 기하학적 복잡성을 나타낼 수 없다. 예를 들어, 골절 치유의 성공적인 결과는, 뼈 조직이 기능적으로 또한 공간적으로 모두 분화되어 세포-세포간 연결이 임상적으로 관련이 있는 것이다.[123] 이는 불유합과 지연유합된 뼈에 영향을 주기위해 사용하는 PEMF 신호는 세포를 효과적으로 조직화한다고 제시한다. 사실, 모든 체계화된 조직은 활동을 조절한 복잡한 형상의 조화를 통해 발달되고 유지된다.[124] 살아있는 조직에서 가장 일반적인 세포 모양은 적어도 두 가지 방향으로 확장된 편평하고 타원형이다. 세포 간극은 세포간 통신을 위한 이온과 분자의 통로를 제공한다.[125] 세포간극은 뼈를 포함한 모든 조직에 존재한다.

잘 조직된 또는 조직되고 있는(치유중인) 세포의 세포간극은 유도된 막사이 전압(V_M)을 유도하며 이는 독립된 세포에 같은 양의 EMF를 적용하였을 때보다 더욱 높다. 하나의 독립된 세포와 비교할 때, 증가된 막사이 전압의 주파수 범위는 더 낮은 범위로 이동한다. 타겟이 거대분자, 독립 세포, 또는 조직인가에 따라 유도 전기장 파형 형성을 위해 요구되는 빈도는 달라진다. 배열의 길이가 1 mm 이상 증가하게 되면, 막사이 저항(R_M)을 통한 세포내 전류의 소모로 인해 V_M의 증가속도는 감소한다. 유수신경의 축삭의 경우, R_M은 상당히 높은 편이고, 배열의 길이가 1 cm 이상이어서 V_M은 충분히 증가할 수 있다.[126]

Ca^{2+}이 CaM으로 결합한다고 가정하면, 신호-대-열잡음비(SNR)은 분자, 세포, 목표 조직에 따라 평가할 수 있다. 상처 치유를 흥미로운 예로 들 수 있다. Sprague-Dawley계 성인 쥐의 등쪽에 근막을 따라 피부아래로 전층 선형 절개를 하였다.[127] 수술 후 21일째에 장력강도 측정을 통한 상처 치유 가속도를 평가하였다. 이 시점에서, 치료받지않은(대조군)의 강도는 완전히 치료된 상처에 비해 약 1/3 정도였다. 한 연구에서 뼈 치유를 위해 흔히 사용하는 PEMF 신호를 사용하였으나 효과를 보고하지 못하였다(그림 27.7).[128] 두 번째로, 조금 더 최근의 연구에서는 PRF 신호를 사용하였으며 성장인자 유리를 위한 특정 목표를 위해 Ca^{2+}이 CaM과 결합하는 것을 강화하도록 27.12MHz의 반송파 주파수를 사용하였다. 21일째에,

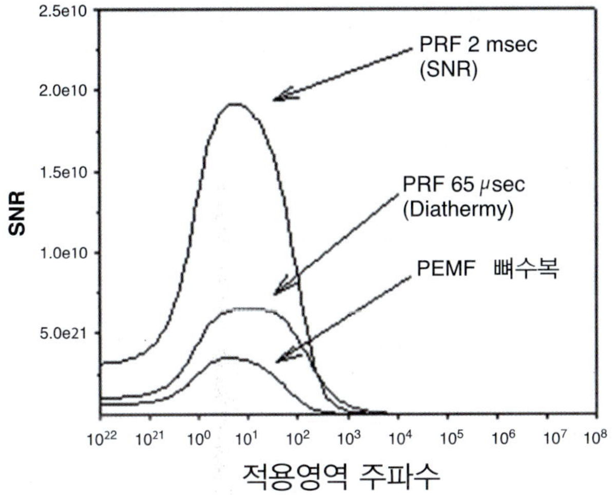

그림 27.8 *5/sec로 반복하는 27.12 MHz 정현파 파형의 2000-μs 돌발로 구성(Ca/CaM 경로에 대한 선험적 구성)된 PRF 신호의 SNR, 600/sec에서 65μs 돌발(물렁조직 치유에 사용하는 투열 신호), 그리고 5/sec에 200/20-μs 맥동반복의 5 msec 돌발로 구성된 원래의 PEMF 뼈치유 신호. 두 PRF 신호는 효과적이다. 65-μs 신호는 Ca^{2+} 결합의 대역과 일치하지 못하였기 때문에 65-μs 신호는 매우 적다. PEMF 뼈치유 신호는 비효과적이다. (출처: Pilla [139])*

대조군에 비해 장력강도가 59% 증가하였다고 보고하였다[129](P<0.001). 이 연구에 사용된 신호에 대한 SNR 분석은 그림 27.8에 보여진다. 15/sec로 반복하는 5 msec의 돌발 양극성 맥동으로, 1 mV/cm(dB/dt = 10^6 G/sec)의 큰 정점 전기장을 유도하도록 구성된 PEMF 뼈 치료 신호가 생성하는 유도 전기장은 Ca/Cam 경로에 걸쳐 매우 낮은 유도전압을 생산하는 것은 명확하다. SNR 결과 값은 감지할 수 있는 역치값 이하였다. 이와는 반대로, 1/sec로 반복하는 27.12-MHz의 2 msec 돌발 정현파로, dB/dt = 10^7 G/sec로 구성된 PRF 신호는 Ca^{2+} 결합에 효과가 훨씬 큰 유도전압을 생산한다.

최근 연구에서는 PEMF 뼈 치유 신호의 효과 위에서 설명한 65-μs 돌발의 직사각형 맥동(*dB/dt* = 10^6 G/sec)과 쥐의 뼈 절제술 모형에서 1.5 돌발/sec(*dB/dt* = 10^4 G/sec)로 극성당 4-μs와 12-μs 주기로 반복한 것과 비교하였다.[79] 이 연구에서, 표준 임상 뼈 치유 PEMF 신호는 새로 생성된 뼈와 가골의 강직도에서 2배 증가한 것에 비해, 4/12-μs 신호는 효과가 없었다. Ca/CaM 경로를 가정한 SNR은 임상 PEMF 신호에서 1보다 큰 정점(peak) SNR인 반면, 4/12-μs 신호에서는 1보다 적은 정점 SNR을 나타냈다. 뼈 치유를 위한 Ca/CaM 경로의 변조는 10^2에서 10^4 Hz 범위의 충분한 진폭의 주파수 구성요소가 필요하며 이러한 신호들이 적절하게 구성되어야 한다.

만성 상처의 치유를 위한 맥동 전자기장 자극 (하지의 정맥 부전과 동맥 부전 궤양) 〔Pulsed Electromagnetic Field Stimulation for Chronic Wound Healing (Lower Extremity Venous and Arterial Insufficiency Leg Ulcers)〕

Ieran(아이렌)과 동료들은 44명의 환자를 무작위 치료군(N = 22, 활성 PEMF 장치)과 대조군(N = 22, 비활성 PEMF 장치)으로 할당하는 이중맹검 실험을 통해 정맥성 다리 궤양에 대한 비열 PEMF의 효과를 알아보았다.[130] 두 그룹의 환자들은 90일 동안 하루 4시간 치료를 받았다. 활성 PEMF 장치는 정해진 기간 동안 75 Hz에서 2.8mT 강도의 비접촉 코일을 사용하였다. 프로토콜에 따르지 못했거나 기타 이유로 일부 환자를 제외하여, 치료 군에서 18명, 대조군에서 19명의 데이터 분석을 실시하였다. 90일째에, 대조군에서는 6명 환자가 치료(31.25%)된 것에 비해, 치료군에서는 12명 환자(66.6%)가 치료되었다(P<0.02). 연구가 시작된 후 1년 이내에, 대조군에서는 8명의 환자 (42.1%)가, 치료군에서는 16명의 환자(88.8%)가 치료되었다(P<0.005). 치료군에서는 궤양이 악화된 경우가 없었으나, 대조군에서는 4명 궤양이 악화되었다. 치료 후, 궤양 재발 비율은 치료 군(25%)에 비해 대조군(50%)로 컸다. 전후(before and after) 연구에서, Duran 등은 18명의 정맥성 다리궤양에 각 세션당 15분씩 10회를 PEMF로 치료하였다.[131] 그들은 10일 치료 후, 재상피화(reepithelialization)의 평균 면적이 33%로 크게 감소하였다는 결과를 보고 했다. 또 다른 무작위 이중맹검 연구에서는 Todd 등은 5주 동안 주 2회 PEMF 치료를 19명의 정맥 다리 궤양 환자에게 적용하였다.[132] 이들 장치는 드레싱한 상처의 반대편에 비접촉 코일을 배치하여 15분 동안 5Hz에서 60 단위(확인되지 않음)의 장력을 전달하였다. 궤양의 크기, 통증 수준, 아래 다리 둘레, 그리

고 감염의 존재 등으로 결과를 측정하였다. 치료 전과 후의 평균 상처 크기를 비교할 때 너무 큰 궤양이 있었던 활성 치료그룹의 환자 1명의 자료를 제외한 후의 결과에서 두 그룹 모두 긍정적인 치료효과를 보여주었으나 두 그룹 간에 유의한 차이는 없었다.

Stiller 등은 전향적, 무작위, 이중맹검, 위약대조군, 다기관 연구를 통해 난치성 다리 궤양의 치료에 대한 PEMF 치료의 효율성을 평가하였다.[133] 환자들에게 휴대용 PEMF 장치를 사용하여 매일 집에서 3시간 동안 8주간 치료하도록 지시하였다. 뼈 치유 연구에서 얻은 PEMF 변수는 3.5 msec의 맥동기간으로 이상(biphasic) 델타 B 파형이었으며 강도는 약 22G로 하였다. 8주째에, 활성그룹에서는 상처 표면이 47.7% 감소하였으며 위약그룹에서는 43.3% 증가하였다($P<0.0002$). 연구자들이 추가로 평가하였을 때, 활성그룹에서는 상처의 50%가 봉합되거나 뚜렷히 향상되었으나 위약그룹에서는 0% 향상되었으며, 활성그룹에서는 0%가 악화된 것에 비해 위약그룹에서는 54%가 악화되었다($P<0.001$). 활성그룹에서는 상처의 깊이와 통증이 상당히 감소되었다(둘 다 $P<0.04$). 시험관 연구에서, Canedo-Dorantes 등은 매우 낮은 주파수(ELF)의 PEMF는 사이토카인 합성을 촉진하고 세포 증식 패턴을 변화시켜 신호 전달 경로를 활성화시키고, 칼슘 채널을 통해 말초혈액 단핵세포(PBMCs)과 상호작용하는 것을 발견하였다.[134] 그런 다음, 정상인에게서 얻은 PMBCs의 증식패턴과 상호작용하기 위한 ELF 주파수를 구성하였다. 앞서 언급한 바와 같이, ELF는 말초 혈액 단핵세포와 상호작용하기 때문에, 이제껏 약물 및 수술적 치료에 반응하지 않던 42개의 만성 정맥성 또는 동맥성 다리 궤양이 있는 26명의 환자의 뒤꿈치 치료 시 말초에(상처에 직접적으로 하는 것보다 더 멀리) ELF를 적용하였다. PEMF 적용의 접근방법의 목적은 ELF가 말초(하지)의 상처 부위에서 활동전위와의 상호작용을 통해 전신효과를 대체할 수 있는지를 확인하기 위한것이었다. 그들은 이전에 정상인에게 실험했던 ELF 주파수를 사용하여 만성 다리 궤양이 있는 환자의 PBMCs의 증식을 증가시킬 수 있을 것이라는 이론을 세웠다. 4개월간 주 3회, 2~3시간 동안 자기장이 있는 공간에 팔을 배치하여 치료하였다. 공간 내부의 ELF 강도는 36.36G로 하였다. 전-후 상처 표면적 측정과 사진을 바탕으로, 연구자들은 환자 데이터를 "반응자"(상처가 봉합되거나 상처의 크기가 50%이상 감소)와 "비반응자"(상처가 50% 이상 감소하지 않거나, 크기가 증가)로 나누었다. 앞서 약물 및 수술적 치료에 반응하지 않던 29개의 상처가 ELF에는 반응하여 2주만에 치유되기 시작하였다. 연구가 끝날 때쯤, 15개의 동맥성, 14개의 정맥성 상처가 반응그룹에, 2개의 동맥성, 11개의 정맥성 궤양이 비반응 그룹에 속하게 되었다. 이전 의료 수술 치료에 반응했던 29명의 상처는 ELF에 반응하고 주 2회로 치유하기 시작했다. 연구 말까지 2 동맥성 궤양과 11 정맥성 궤양이 비반응군에 있을 때 15 동맥 14 정맥 상처가 반응 군에 있었다. 4 개월 연구 기간 동안의 ELF 치료 후, 모든 상처 중 69%이 봉합되거나 50% 이상 치유되었다. 그러나 동맥 폐색, 고혈압, 심한 지질성 피부경화, 비 요흔성 부종과 비만과 관련된 궤양에서 상처 치유가 불완전한 것이 관찰되었다.

핵심 27.12

이 연구에서 나타난 긍정적인 결과는 상처에 상당히 적은 전기 에너지를 도입하는 이전에 인용된 연구에 비해 8주의 연구 기간 동안 축적된 큰 전기 에너지를 적용한 때문일 것이다.[131,132]

정맥 다리 궤양에 PEMF 신호가 만성 상처 치유에 긍정적인 효과를 나타냈다는 5개의 작은 연구를 위에서 설명하고 표 24.4에 요약하였다. 그러나 더 많은 연구를 통해 이러한 만성 상처의 치유를 향상시킬 수 있는 신호의 효능을 입증해야 한다.

PEMF에 관한 요약 (Summaries Regarding PEMF)

그림 27.6에서 보여지듯이 PEMF 신호는 매우 급속한 항염증 과정에서 시작하여 조직 치유에 중요한 성장인자를 조절하는 것으로 끝나는 다양한 생화학적 과정에 차례로 미칠수 있도록 칼슘이 칼모듈린과 결합하는 것을 조절하도록 매우 구체적으로 구성되어 있다.

물렁조직 상처 치유를 위한 비열 맥동 라디오 주파수 (Nonthermal Pulsed Radio Frequency for Soft Tissue Wound Repair)

동물 실험(상처 유도) [Animal Studies (Induced Wounds)]

최근 연구에서, 뼈 치유에 사용되는 PEMF 신호가 당뇨병이 있는 쥐와 정상 쥐의 상처 봉합을 가속화한다고 하였다.[135] PEMF 치료그룹에서 세포증식과 CD31 밀도가 크게 증가하였다. PEMF에 노출된 인간의 제대 정맥 내피 세포를 배지에 배양한 결과, 상처에 적용했을 때 치유를 촉진시키는 FGF-2가 3배 증가하였다.[136] 비열 PRF에 노출한 당뇨병 생쥐의 피부에서는 조직의 괴사가 나타나지 않았으며 정상 쥐에 비해 산소분압과 혈관화(vascularity)가 나타났다.[135] PRF 신호는 동맥 순환 모델에서 혈관신생을 몇 배나 증가시키는 것으로 나타나 상처 치유에 중요한 혈관생성을 위한 중요한 임상적 적용으로 제안할 수 있다.[137,138] PRF 신호는 쥐의 피부 상처 모델에서 장력강도를 약 60% 가속화시켰다.[129] 쥐의 아킬레스건 모델에서는 이와 유사하게 장력 강도를 70% 증가시켰다. 또 다른 연구에서, 토끼에게 유도한 급성 상처를 비열 PRF로 치료하였을 때, 대조군에 비해 수축성은 낮지만 상피화가 높았다고 보고하였다.

임상 상처 수복을 위한 맥동 무선주파수 신호의 설계 (Design of Pulsed Radio Frequency Signals for Clinical Wound Repair)

예상 가능한 생체효과를 얻기 위한 PEMF와 PRF 신호의 선험적인 구성에 대한 근거를 설립하는 것은 다음 사례들의 임상 상처 치료를 위한 특정 응용을 입증한다.

핵심 27.13

그림 27.14부터 27.17까지 나타난 모든 임상적 결과에서, 비열 PRF 신호에 선험적인 SNR 분석을 적용하였다. 이 신호는 표준 27.12 MHz의 정현파 매개체로, 맥동 변조(돌발 기간 및 반복률)는 Ca/CaM 전달 경로를 가정하여 그에 따라 구성하였다.

신호의 배치는 Ca^{2+}이 CaM과 결합하는 것에서부터 Ca^{2+}/CaM 결합이 상피성 또는 신경성 산화질소 합성(eNOS와 nNOS로 각각)하여 산화질소를 유리하는 것을 매개하는 것을 포함한 2 단계의 경로에서의 SNR을 평가하는 것으로 진척되었다. 이러한 경로를 가정하면, 그림 27.8은 5/sec에서 반복하는 27.12-MHz 정현파의 2000-μsec 돌발로 구성되거나(Ca/CaM 경로에 대한 구성), 600/sec에서의 65μsec 돌발(연부조직 치유에 사용되는 투열요법 신호)로 구성된 PRF 신호와 5/sec에서 반복하는 200/20-μsec 맥동의 5-msec 돌발로 구성되는 뼈 치유에 사용하는 기본적인 PEMF 신호의 SNR을 보여준다. 두 PRF 신호는 효과적으로 예상되었으며, 65μsec 신호는 Ca^{2+} 결합의 통과대역과 일치하지 않아 효과가 훨씬 적었다. PEMF 뼈 치료 신호는 비효과적인 것으로 예측되었다.[139] 이러한 접근의 타당성은 쥐의 아킬레스의 힘줄 치료에서 보고되었다. 이러한 결과의 의미는 임상 PRF 단위가 간단하고, 휴대용이며 1회용으로 비용-효율적인 설계가 가능하다는 것이다. Ca/CAM 도입 경로로 구성된 PRF 신호는 아래에 보고되고 있는 임상 결과의 모든 장비에서 사용되었다.

맥동 무선주파수 비열 치료기구 (Pulsed Radio Frequency Nonthermal Devices)

비열 PRF는 치료 코일에서 방출되는 맥동렬의 돌발이 일어날 수 있도록 출력의 파형을 미리 설정된 간격으로 켜거나 끌수 있어서 매개체 주파수 파장을 방해할 수 있는 타이밍 메커니즘을 사용하는 27.12-MHz의 RF 매개체를 조절하도록 만들어졌다. 따라서, 각 돌발 또는 맥동렬은 고주파의 정현파 진동의 연속이다. 맥동렬의 주기, 또는 "on-time"은 일반적으로 오래 지속되는 "off-time"에 의해 구분된다(그림 27.3을 본다).

핵심 27.14

생물리학 분야에서는 비열 PRF 장치를 1 시간 노출 후 대상 조직의 온도를 1도 미만으로 올리는 것으로 정의한다.

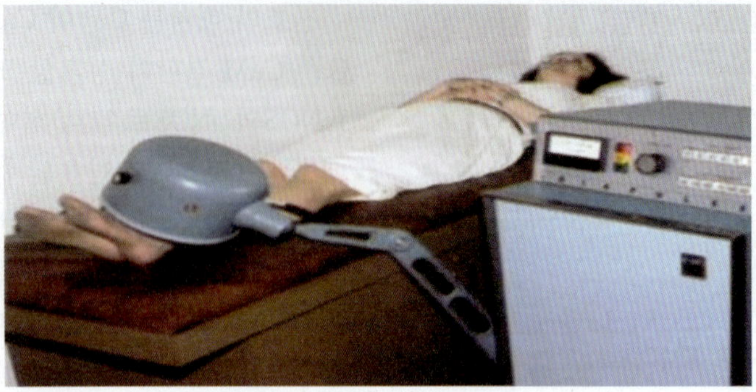

그림 27.9 *Diapulse™ nonthermal PRF device. (출처: Diapulse Corp., Great Neck, NY.)*

일부 비열 PRF 장비는 맥동 돌발 기간을 선택할 수 있는 반면, 일부 기기는 돌발 기간이 일반적으로 65μsec로 고정되어 있다. 돌발내에서 맥동렬 주파수는 다양하며 돌발사이의 off time 기간을 결정할 수 있다. 27.12 MHz에는, 1초에 27.12 × 10^6주기와 1 μsec에 27.12주기가 있다. 따라서, FDA의 Ⅲ 등급에는 Diapulse® (Diapulse Corporation of America, Great Neck, NY) 같은 65μsec 맥동 기간으로 고정된 PRF 장비와 그 전의 두꺼운 모양의 MRT 911®(Electropharmacology Inc., Pompano Beach, FL)가 있으며 각 돌발은 1762.8 진동이 포함되어 있다(그림 27.9). 초당 맥동 (PPS)가 600인 최대 주파수를 선택하면, 각각의 전체 기간은 1666.66μsec (1.7ms) 동안 이어지고, 성공적인 맥동 사이의 간격은 1601.66 μsec이다. 400 pps의 주파수 선택에서는, 각 기간은 2500 μsec(2.5ms) 이어지고 성공적인 맥동간 간격은 2435μsec 이다.[141] 600 PPS에서 듀티 사이클은 65/1666 = 0.039 또는 2.6% 이하가 된다. 그러므로 Diapulse와 MRT 911 등의 65-μsec 맥동 기간으로 고정된 비열 PRF 장비는 최소 80pps에서 최대 600pps까지 맥동 주파수를 증가시키게 되면 평균 출력도 따라서 증가한다. 열적 PRF 장비와 비열 PRF 장비를 사용할 때, 동력구동형 치료 코일이 조직의 흡수능력을 나타내는 것은 아니다. 동력구동형 치료코일은 Diapulse와 MRT 911 기기의 185~975W 범위에서의 정점 피크펄스로 측정되거나, 이보다 훨씬 낮은 7.5에서 38W 범위의 평균 전력으로 측정될 수 있다.

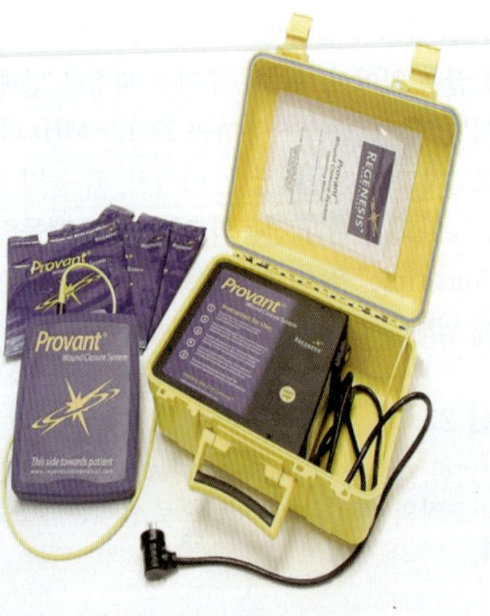

그림 27.10 *Provant CPI™ nonthermal PRF device. (출처: Regenesis Biomedical Inc., Scottsdale, AZ.)*

이 값은 최대 전력과 맥동 주파수의 설정에 따라 결정된다. 또 다른 비열 PRF 장비인 Provant CPI® (Regenesis Biomedical, Scottsdale, AZ)는 42μsec 돌발 기간으로 고정되어 있다(그림 27. 10). MRT 911, Diapulse, Provant CPI® 장비가 FDA의 Ⅲ 등급으로 분류되어 있기 때문에, 이 세 장비 모두(FDA의 Ⅲ 등급 정의에 따라) 최대 전력이나 맥동 주파수 설정에서도 조직에 가열 효과를 유도하지 않도록 되어 있다.[141] 이 세 가지 장치 중, MRT 911은 더 이상 판매되지 않는다. 그러나, 새로운 버전인 일회용 SoftPulse Torino II (Ivivi Health Sciences, San Francisco, CA)은 돌발기간이 2에서 5msec, 주파수는 1~5pps, 최대 전력은 1watt 이하이다(그림 27.11). 가장 최신 버전인 SofPulse technology는 (그림 27.12) 조직에 자기장을 유도하기 위한 최소 전력이 10watt 이하로, 이는 다른 세 가지 비열 PRF 장비가 400W 이상의 최대전력을 사용하여 전달하는 2G 강도에 비해 50배나 적은 강도(0.05G)이다. 비열 PRF 신호는 원래 항생제가 없던 시절의 감염 치료에 사용되었으며 현재는 외상 후 및 수술 후의 통증과 부종 감소를 위해 널리 사용된다.[142]

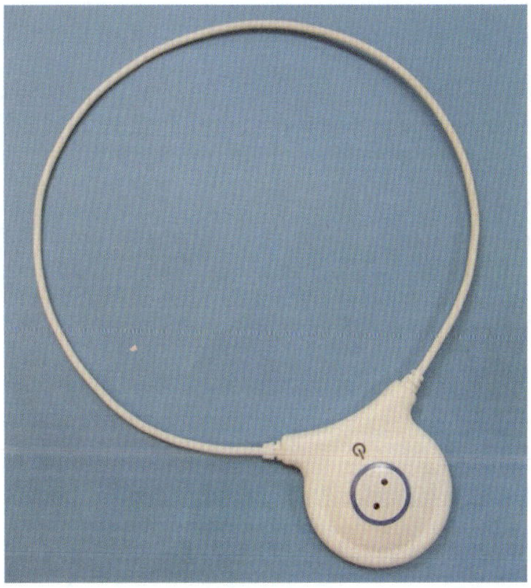

그림 27.11 *Torino II disposable PRF device (출처: Ivivi Health Sciences, San Francisco, CA)*

핵심 27.15

평균 전력 38W 이상의 열적(thermal) PRFD는 가열 효과를 측정하는 척도로 사용되고 있기 때문에, 38W 이하의 동력 구동 치료 코일은 비열 PRF를 위해 최소한의 가열효과를 내는 지표로 사용한다.

핵심 27.16

이러한 장비들로 인해 각 돌발(busrt) 시 일시적이고 미세한 조직 가열이 발생한다면, 혈액 관류로 인해 열에너지를 소비하는 만큼의 가열효과는 없어야 한다.

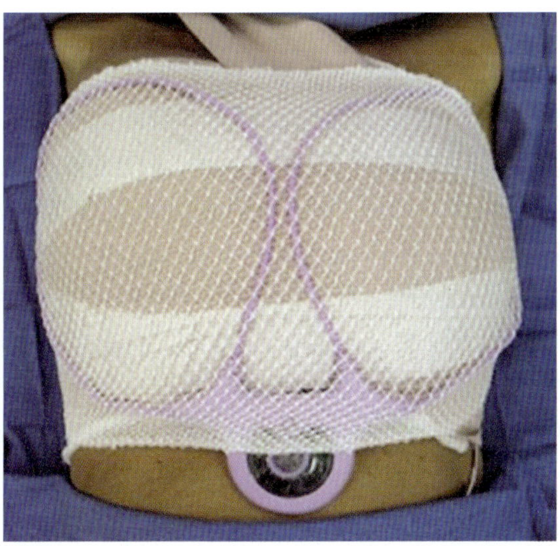

그림 27.12 *PRF (SofPulse Duo™, nonthermal PRF device (출처: Ivivi Health Sciences, San Francisco, CA) in use to control postoperative pain following breast augmentation surgery. (출처: Heden P, Pilla A [143].)*

수술 후 상처 통증 억제에 대한 비열 맥동 무선 주파수 (Nonthermal Pulse Radio Frequency in Postsurgical Wound Pain Suppression)

Ca/CaM 경로에 의해 구성된 PRF 신호가 유방 확대수술 후 통증 감소에 미치는 영향에 대해 임상적으로 평가하기 위해 30명의 환자에 대한 무작위 이중맹검 파일럿 연구를 실시하였나.[143] 이 연구에 사용된 PRF 신호는 Ca/CaM 전환 경로를 가정하여 구성하였으며, 0.05-G의 정점 진폭과 2 bursts/sec에서 반복하는 27.12-MHz의 정현파 파장 (SofPulse; Ivivi Health Sciences, San Francisco, CA)을 사용하였다(그림 27.12). PRF 신호는 유도적으로 결합하여 피부 접촉 없이 옷이나 드레싱을 통해 적용할 수 있다. PRF는 작은(2.5 cm 직경, 1 cm 두께)의 배터리 전원을 사용하여 한바퀴 짜리의 15 cm 직경의 전기코일로 전달하였다.

휴대용 및 일회용 PRF 장치(Torino II, Ivivi Technologies Inc., Northvale, NJ)를 사용하여 정상적인 수술 후 절차로써 환자에게 사용하였으며, 환자가 수술실을 나오기 전에 신호를 활성화하였다(그림 27.13). 활성 후에는 PRF 장치는 자동으로 다음과 같은 처방에 따라 자동적으로 30분간 적용하였다: 수술 후 처음 3 일간 매일 4시간; 그 다음 3 일간 매일 8시간 및 수술 후 7일째부터 방문시마다 매일 12시간. 통증은 시각적 통증척도(VAS)를 사용하여 하루 2회 평가하였다.

결과는 그림 27.14에서 보여진다. 활성그룹과 대조군 그룹의 모든 유방의 평균 수술 후 VAS 통증 점수를 막대로 나타내었다. 평균(±SD) VAS 점수는 수술 후 모든 그룹에서 54± 9mm이다. 치료받은 그룹에서는 17±4.4mm로 평균 VAS 점수가 감소하였으며(218%, P<0.001 수술 후 평균값에 비해), 대조군에서는 31±5.6mm로 감소하였다.(74%, P<0001, 수술 후 평균값에 비해). 치료군과 대조군의 평균 통증 수치의 차이 또한 통계적으로 유의하였으며, 이는 수술 후 PRF 치료를 사용하면 통증을 감소시켜 임상적으로 의미가 있다는 것을 제안한다. PEMF에 의해 통증이 2배 이상 감소하는 것은 이미 수술 후 2일째에 관찰되었다. 치료를 받은 환자는 수술 후 7일째에 진통제의 사용이 감소했다.[143]

CaM/NO/cGMP 신호 경로를 포함하여 항염증 과정을 목적으로 구성된 PRF 신호는 수술 후 5시간째에 수술 후의 통증을 300% 감소시켰으며, 상처 기저부의 IL-1β은

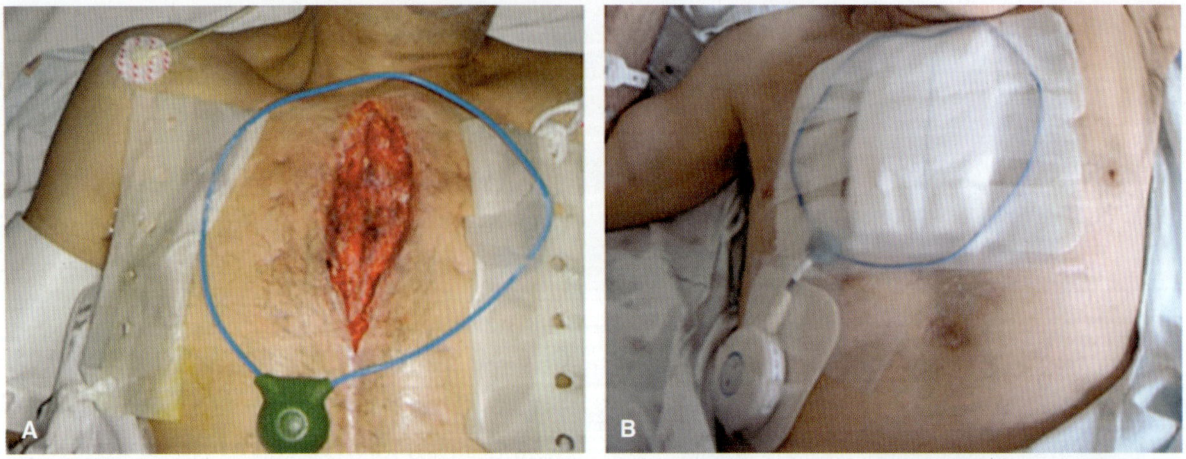

그림 27.13 *사례 1: (A) Ivivi Roma clinic 장비로 입원한 상태에서 PRE 치료를 시작했다. 코일 주변 내에 있는 상처 위에 코일을 배치했다. (B) 일회용 PRE 장비로 1주간 치료한 후에 환자를 퇴원시켰다. 코일은 드레싱 안에 배치되어 있다(출처: B. Strauch, MD, Albert Einstein School of Medicine, New York, NY).*

275% 감소하였다.[143A] 의학적 이유로 유방 축소수술을 받은 24명의 여성을 모아 이중맹검, 위약 대조군, 무작위 연구를 실시하였다. 유방 축소수술은 동일한 의사에 의해 표준 Wise 또는 수직 절개 기법으로 시행하였다. 환자들은 동일하게 활성그룹과 대조그룹으로 나눴다. 모든 환자들이 일반적으로 사용하는 수술 후 써포트 브라에 일회용

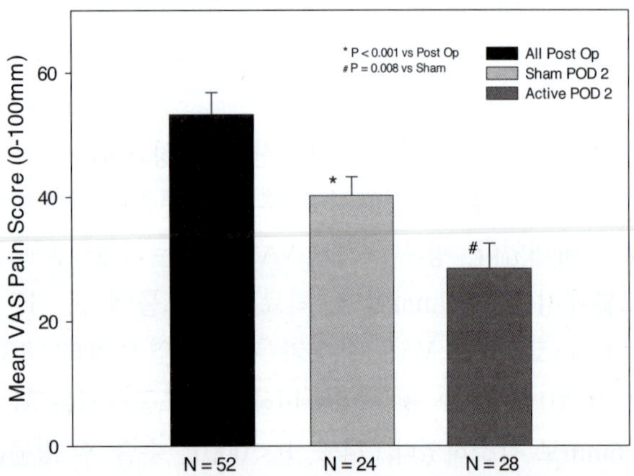

그림 27.14 *가슴 확대 수술 통증에 대한 PRE 치료 효과. 막대는 초기 수술시의 VAS 통증 점수와 POD 2 시의 VAS 통증 점수의 평균값을 의미한다. 모든 그룹의 수술후 평균 VAS 점수는 54±9㎜였다. 치료그룹의 평균 VAS 점수는 28±4.3㎜으로 감소했고(87%, P < 0.001 vs. 수술후), 가짜 치료 그룹의 평균 VAS 점수는 40±3.5㎜로 감소되었다. 이것은 임상적으로 통증이 약 2.7배로 감소되었음을 의미한다[출처: Heden P. Pilla A(126)].*

듀얼 코일 무선 주파수 PEMF 장치(Ivivi Health Sciences, UB, San Francisco, CA)를 적용하였으며 환자가 회복실로 이동하기 전 활성화시켰다. Ca^{2+}이 CaM과 결합하는 것을 조절하도록 구성된 PEMF 신호는 2 bursts/sec로 반복하는 27.12 MHz 정현파 파장의 2msec 돌발(burst)로 구성하였다. 각각의 유방에 9 cm^3 크기의 목표조직에 32 ± 6 mV/cm 의 평균 전기장을 유도하기 위해 최대자기장은 0.05G로 하였다. 활성 PEMF 장치는 자동적으로 수술 후 24~48시간의 관찰기간 동안 매일 4시간씩 20분간 치료를 적용하였다. 대조군의 기기도 활성 장치와 정확히 동일한 방법으로 활성화되었으나 조직에 RF 신호를 생성하지는 않았다. 일차 결과측정은 수술 후 통증 감소율에 대한 비열 RF의 효과를 알아보기위해 VAS를 사용하였으며 환자가 스스로 기록하였다. 또한 각 환자의 수술 후 진통제를 모니터링 하였고, 상처의 삼출물에서 IL-1β, TNF-α, VEGF, FGF-2를 분석하였다.

평균 VAS 점수에서, 활성그룹에서의 RF 신호는 수술 후 1시간째에 평균 통증점수를 57%, 수술 후 5시간째 300% 감소시켰으며 수술 후 48시간 동안 지속되었으나 대조군에서는 어떠한 변화도 나타나지 않았다. 활성그룹의 환자들은 수술 후 첫 24시간 동안 마약성 진통제의 사용이 2.2배 감소하였다. 수술 후 5시간째, 치료를 받은 환자의 상처의 삼출물에서는 평균 IL-1β가 대조군에 비해 275% 낮게 나타났다. 수술 후 첫 18시간 동안, TNF-α, VEGF, FGF-2 농도에는 유의한 차이가 없었다.

이러한 무작위, 위약 대조군, 이중맹검연구를 통해 비열 무선 주파수 PEMF 치료는 수술 후 즉시, 수술 후의 통증과 마약성 진통제의 사용을 유의하게 감소시킨다는 것을 확인할 수 있다. 또한, PRF 신호는 수술 후 상처기저부의 IL−1β의 상당한 감소를 보여주었다. 자기장은 대상조직의 모든 영역에 즉시 나타날 수 있기 때문에 이러한 비열 RF 신호는 약물 역동학적 제한 없이 독립적으로 그 효과를 제공할 수 있다.

이러한 연구들은 맥동 전자기장 치료(PEMF)가 수술 후 통증 및 진통제의 요구를 급격히 줄일 수 있다는 추가 근거를 제공한다. 상처 기저부의 IL−1β의 감소는, 아마도 NO/cGMP 신호를 통해, PEM가 상처 치유의 결과에 지대한 영향을 미칠 수 있다고 제안한다. 경제적이고 일회용인 두 PEMF 기기의 현재의 활용성으로 수술 후 다양한 상황에 쉽게 사용할 수 있으며 짧은 입원기간과 낮은 사망률을 통해 생산성을 높이고 의료비용을 줄일 수 있다.

핵심 27.17

경제적이고 일회용인 PRF장치를 이용하여 수술 후 환자의 사망률을 감소시키는데 도움을 줄 수 있다. 이 기술은 임상에서 사용하기 간단하며, 특히 더 복잡한 수술에 대한 건강 관리에 드는 비용을 줄일 수 있다.

비열성 맥동무선 주파수 – 급성 물렁조직 외상(폐쇄성 상처)과 관련된 통증, 부종과 기능에 대한 효과

(Nonthermal Pulsed Radio Frequency Clinical Studies Effects on Pain, Edema, and Function ssociated with Acute Soft Tissue Trauma [Closed Wounds])

물렁조직 폐쇄 상처 영역에서 비열 PRF 신호는 현재 급성 외상 후 및 수술 후의 통증과 부종의 감소를 위해 사용된다. Wilson은 PRF의 통증, 부종, 그리고 내번 발목 염좌와 연관된 장애에 대한 비열 PRF (Diapulse)의 영향을 평가하기 위한 연구에서 여러 급성 발목에 통증과 장애가 열단파 투열요법(SWD) 치료보다 훨씬 더 염좌가 줄어드는 것을 증명하였다.[144,145] Wilson은 위약 효과와 PRF의 비열 효과를 비교했다.[144] 그는 최근에 내번 발목 염좌 환자 20명을 2개의 결합한 군으로 지정하였다. 실험군은 3일간 PRF를 매일 1시간씩 치료 받았다. 이러한 치료의 경우 PRF 장치는 27.12 MHz의 주파수와 각 65ms 맥동에 대한 975w의 피크 맥동 전원을 공급하도록 설정했다. 연속 맥동 사이의 오프 시간 간격은 약 1600ms로 하였다. 대조군은 3일간 매일 1시간씩 PRF의 위약 치료를 받았다. Wilson은 대조군에 비해 통증과 장애의 증상이 치료에 더 신속하게 안정되었다고 보고 했지만, 부종 개선에 관하여 두 군 사이에는 큰 차이가 없었다. 치료군에서 관찰한 유익한 효과는 일시적인 작은 정도의 가열로 인한 혈액 흐름이 증가(동작의 모드에서 발생했을 수도 있다는 가능성을 평가로 나타나는 열 SWD)를 확인하기 위해서이고 두 번째 임상 연구는 열 SWD와 비열 PRF의 효과를 비교하기 위해 실시했다.[145] 최근의 내번 발목 부상 환자와 같은 인원수로 두 군에 일치하는 쌍으로 지정하고, 군에 따라 3일간 유도된 열 SWD를 매일 1시간 이내 두 번 15분 치료 또는 1시간의 PRF 치료를 받게 하였다. 데이터의 분석은 PRF와 SWD를 비교하여 통계적으로 부종의 감소에서 1.0%의 유의 수준과 통증과 장애의 감소에서 0.1%의 유의 수준을 나타냈다. 두 군의 환자에게 제공되는 총 에너지 비교에서는, 시간당 15w의 PRF로 치료받은 환자에 비해 시간당 약 22.5와트의 SWD로 치료했음을 확인하였다. 더 나은 임상 반응은 적은 에너지로 생산되었다는 사실의 유익한 결과가 있기 때문에 특정 비열 효과가 발생한다는 아이디어에 대한 지지로 Wilson은 해석했다.[144] 이는 널리 인정되고 있지만, 물렁조직의 초기 단계에 적용된 열감은 외상의 염증 반응을 더욱 심하게 일으킨다. 따라서 다른 치료없이 자발적으로 개선된 PRF를 받은 사람에 비해 열로 치료한 환자는 더 나아지거나 더 악화될 수 있다. 이러한 문제는 대조군을 포함한 연구의 설계로 해결될 수 있다.

Pennington 등은 이중맹검 연구로 등급 I 및 II 발목 염좌가 있는 50명의 군 인사의 통증 및 부종에서 PRF를 무작위로 손상 후 1~24시간, 35, 그리고 48시간 이후에 적용했을 때 비열 PRF(Diapulse)의 효과 또한 평가하였다.[146] 그들은 활성 PRF 신호(4.7 %) Vs. 비활성 PRF 신호 (0.95%)로 치료하여 발목 부종에서 통계적으로 의미있는($P<0.01$) 감소를 발견하였다. 그들은 또한 통증은 각각 활성 및 비활성 PRF 신호로 치료한 발목에서 64%

와 33%로 감소하였다고 보고하였고 이런 좋은 결과는 군사 훈련의 시간 손실을 유의하게 감소시켰다.

또한 이중맹검 임상 연구는 급성 발목 염좌에서 대조군 비해 PRF 부종 감소가 7배였으며, 급성 채찍질 손상에서는 대조군에 비해 통증이 50% 감소하고 가동 범위가 75% 증가하였다고 보고되었다.[147-149] 위에서 언급한 연구에서 보고된 결과와는 달리, Barker 등은 관절가동범위, 운동, 보행, 통증 또는 부종에 대한 급성 발목 염좌에 비열 PRF 치료 또는 위약 적용에 따라, 부종 환자의 두 군 사이에는 큰 차이가 보고되지 않았다.[150]

비열 PRF는 또한 손 부상과 동반되는 염증 증상인 통증, 부종, 그리고 면역반응이 제대로 발휘하지 못한 기능의 치료에 긍정적인 결과를 생산하고 있다. Barcly 등은 조사 연구에 등록된 36시간 이내에 발생한 손 부상 환자의 60명을 쌍으로 배치하여 평가했다.[151] PRF-치료 군에서 세 번째 날에 두 명의 환자를 제외한 모두의 부종이 기준 측정에 비해 증가하고 대조군에 비해 부종이 완전하게 해결되었다. 세 번째 날에는 치료군의 17명의 환자는 증상이 없었고, 반면 치료 군에서 나머지 30명의 환자 중 퇴원한 단 1명의 환자가 일곱째 되는 날에 약간의 기능 손실이 있었다. 대조군 30명의 환자와 비교에서, 3명은 퇴원하였고, 다른 27명은 여전히 통증, 부종, 기능의 손실과 같은 증상이 있었다.

PRF로 치료한 화상 상처에 관한 연구에서 Ionescu 등은 통증과 부종 형성이 예방되었으며 관련된 국소 증상이 감소한 것을 관찰하였다.[152] 연구자는 발견된 단백질 및 효소의 샘플을 비교했을 때 PRF 치료 전후에 정상과 화상 조직에 피부가 상처를 입었거나 화상을 입었을 때 피부의 효소 활동이 감소한 것으로 나타났다. 흥미로운 것은 화상을 입은 피부의 효소 활동이 PRF 치료 후에 유의하게 향상되었으며, 정상 효소 활동이 빨리 복원되어 크게 향상된 것으로 나타났다.

> **핵심 27.18**
>
> 외상 및 화상과 기능의 손실과 관련된 통증과 부종에 관하여, 언급한 세 가지 연구에 관하여 Pennington,[146] Barclay,[155] 그리고 Ionescu[152]는 염증성 단계에서 PRF와 조기 중재가 통증, 부종의 감소와 이전의 기능적 활동으로 돌아가는 측면에서 성공적인 결과를 보여주었다.

메타 분석은 물렁조직과 관절을 포함한 부상 PEMF와 PRF 신호를 사용한 무작위 임상 시험에 수행되었다.[8] 그 결과 PEMF와 PRF 모두 물렁조직(상처 폐쇄) 손상의 복구[14,149,153] 및 골관절염과 기타 관절 상태에 관련하여 환자의 증상 완화에 빠르게 효과적임을 보여주었다.[25-27]

비열 맥동 무선주파수 만성 개방성 상처 사례 연구 (Nonthermal Pulsed Radio Frequency Chronic Open Wound Case Studies)

PRF 신호의 Ca/CAM 경로에 대한 사전적인 구성은 일반적으로 장기 급성 의료 시설의 만성 상처에 수백 가지의 성공 사례로 사용되었다. 다음의 사례 연구는 (SoftPulse Roma, Ivivi Health Sciences, San Francisco, CA) 클리닉 전용 또는 휴대용/일회용(SoftPulse Torino II> Ivivi Health Sciences, San Francisco, CA) 장치로 얻어진 결과의 전형적인 유형이다. 병원 치료 처방은 수동 및 퇴원 후 가정환경에서 일반적으로 첫 3일간 의무적으로 매 4 시간, 다음 3일마다 8시간이며, 매일 일회용 장치(7~10일)의 수명을 2번 어떤 것은 일반적으로 6-7일에 대체한다.

만성 상처 치유를 위한 비열 맥동 무선주파수 – 임상 연구 보고서 (Nonthermal Pulsed Radio Frequency for Chronic Wound Healing—Clinical Research Reports)

욕창 (Pressure Ulcers)

Duma-Drzewinska 및 Buczyski는 비열 PRF 장치를 사용하여 27명을 치료했다. 욕창 부위에는 20분 평균 전력 38w로 적용했고, 추가적으로 간과 신장에는 15분, 평균 전력 15.2w로 사진 상으로 완전한 상처의 치료가 증명될 때 까지 1일 1~2회 적용했다.[154] 4주안에 12명 중 11명의 표층의 욕창과, 15명 중 4명의 심부 욕창이 완치되었다. 심부 욕창은 시간이 많이 필요했지만, 이번에는 보고하지 않았다.

한 논문에서는 치료 받은 환자는 84%, 치료받지 않은 환자는 40% 치료를 보고했고, 다른 논문에서는 치료 받지 않은 환자에 비해 치료받은 환자가 60% 치료를 나타냈다.[155-156] 이중맹검 연구에서 무작위로 선별된 단계 II의 욕창을 가지고 있는 30명의 남성 척수 손상 환자에게 30분씩 치료군과 위약군으로 12주간 적용했다.[155] 단계 I 의 욕창을 가진 10명의 한자에게는 치료 장비가, 다른 10명에게는 위약 장비가 적용되었다. 단계 II의 욕창을 가진 열 명의 환자에게도 균일하게 치료 또는 위약이 적용되었다. 단계 II의 치료 장비를 적용 받은 10명의 환자는 위약군보다 완치의 기간이 분명하게 짧아졌다. 단계 III의 치료 장비를 적용받은 환자도 위약 군보다 치료기간이 짧아졌으나, 작은 차의 호전은 통계 분석에서 배제했다. Itoh 등은 Diapulse와 비열 PRF가 600 PPS, 최대 맥동 강도는 6(38w의 평균 전력), 30분씩 매일 두 번, 2단계의 욕창에는 평균 맥동 강도를 9로 해서 치료하고, 3단계의 욕창에는 맥동 강도를 13으로 하고 9개월에 걸친 창상 치료로 중재된 연구 결과를 보고하였다.[157] 그들은 기본 상처 치료 후 평균 2.3 주에 9 강도의 모든 2단계의 궤양은 8주간 비열로 그들을 치유하는 데 실패했다고 보고했다. 표준 상처 치료는 35주가 걸렸고, 평균 이상의 치료는 13 강도 단계 III의 궤양을 치료하는데 거의 평균 9주에 걸쳐 끝났다.

Wilson은 25 단계 II, 11 단계 III, 14 단계 IV의 난치성 욕창을 가진 77~88세의 환자 32명에게 치료에 대한 아무 언급 없이 PRF(Diapulse)로 치료 받게 한 대조군이 없는 연구에 대해 보고했다.[158] 환자들은 이전 연구를 포함하여 2년까지 각각의 모든 기본 상처 치료를 받았다. 대부분의 상처에 임상적으로 중요한 치료는 3~7일에 적용되어졌다. PRE를 적용한 초기 2일간은 대부분의 상처에서 삼출물이 증가될 지라노 치료를 사흘 만에 하여 모든 상치를 최소화했다. 다른 상처를 제외하고는 욕창은 환자가 다른 원인에 의해 죽기 전까지 진행하였다.

Seaborne의 연구에서는 대전자와 천골에 욕창을 가진 움직이지 못하는 20명의 환자를 선정하여 4개의 군으로 무작위 추출하고 그들이 PSWD라고 언급한 방법으로 치료하였다.[159] 각 군은 4개의 중재 중 하나의 방법으로 7일 동안 치료하였으며 전기장은 20 또는 110 pps와 20 및 119 pps의 비열 PEMF(PRF와 같은)를 포함하였다. 환자 치료의 횟수와 주기는 보고되지 않았다. ABAB 다중 요인 분석을 사용하여 연구자는 각 군 간 욕창 면적의 큰 차이가 없었다고 보고하였다.

Ritz 등은 무작위 선정, 이중맹검, 위약-대조군 연구에서, 34명의 60%가 6개월 이상 만성인 욕창 환자에게 PRF 장비의 상처 치료 효과를 평가했고, 큰 감소를 보고하였다.[160] 포함 기준은 18세 이상으로 단계 II와 단계 III의 욕창환자였다. 제외 기준은 30일 이내에 Norton Risk Assessment score가 7보다 크거나 같은 경우, 골수염, 면역이상 또는 반복적인 전신 감염, 암, 다른 상처 치유 장비(예: 고압산소요법, 전기 자극)와 동시 치료가 있었다. 단계 II와 단계 III 상처를 가지고 있는 환자는 1일 두 번씩 30분 PRF와 SWC 치료를 받는 군과 위약 PRF와 SWC 치료를 받는 군으로 무작위로 나뉘었다. 환자와 보호자는 군의 배정을 알지 못하였다. 환자는 상처가 아물기까지 또는 그들이 방출되기 전까지 12주 동안 치료 받았다. ANOVA, 카이제곱검정과 T 검정의 유의 수준은 0.05로 정하였다. PRF 적용은 위약군보다 훨씬 더 빠른 상처의 치유를 유도했다. 6주에서 단계 II의 PRF를 치료를 받은 환자의 상처는 100%, 위약 치료를 받은 환자의 상처는 36%가 치유되었다($p \le 0.005$). 12주에는 위약군의 64%가 치유되었다. PRF를 적용한 군(26일)은 단계 II에서 위약 군(66일)에 비해 60% 빠르게 치유되었다($p \le 0.005$). 12주에 PRF 치료를 받은 단계 III 군의 상처는 59%, 위약 치료를 받았던 군의 상처는 14 % 치유되었다($p \le 0.01$). 위약로 치료한 효과 56%에 비해 PRF로 치료한 상처는 평균 87% 감소했다($p \le 0.05$). 본 연구의 결과는 상처 치유 시스템에 의한 PRF가 단계 II 및 III의 욕창 치료를 가속화 한다는 것을 지지한다(그림 27.10)(욕창 연구는 표 27.3에 요약되어 있다).

정맥성 다리 궤양 (Venous Leg Ulcers)

Kenkre 등은 그들이 정맥성 다리 궤양에 사용한 기기를 100, 600, 800 주파수를 만들 수 있는 맥동 발전기를 통해 전달된 수직 전기와 자기장을 발생하는 '전자기장 치료' 기계로 기술했다.[161] 맥동 전류는 25 microteslas(μT)의 자기장 필드 강도에 의해 만들어졌는데, 환자의 하반신에 탄성 붕대로 감싼 한 쌍의 전극을 통해 환자에게 전달되었다. 언급된 매개 변수는 PRF 장비로서 이 장비를 분류하는 것으로 보인다. 목표는 VLUs의 치료에서 관습적인 드레싱에 부가적인, 잠재적 효능, 관용성, 그리고

표 27.3 비열 맥동무선파를 이용한 압박성 궤양에 대한 임상 실험

연구자	Salzberg 등[155]	Itoh 등[157]	Wilson[158]	Seaborne, Quirion-DeGirardi, and Rousseau[159]	Ritz 등[160]
연구 디자인	DB-RCT	비통제된 비맹검	비통제된	맹검 RCT	전향적, DB, RCT, 통제된 위약
장비 종류	PRF (이상파)	PRF (이상파)	PRF (이상파)	ES와 PRF	PRF (Provant)
주파수	600 pps 65 ㎲	600 pps 65 ㎲	보고되지 않음	20 pps ES 110 pps ES 20 ㎐ PRF 110 ㎐ PRF	보고되지 않음
진폭	최대 파워	최대 파워	보고되지 않음	보고되지 않음	보고되지 않음
치료 기간	12주 동안 하루에 30분씩 2회	매일 30분씩 2회	보고되지 않음	보고되지 않음	12주 동안 하루에 30분씩 2회
치료 효과	단계 II 실험군: 1주에 84% 폐쇄 완전한 폐쇄가 일어나는데 걸리는 중앙값의 날짜는 13일 위약군: 1주에 40% 폐쇄 완전한 폐쇄가 일어나는데 걸리는 중앙값의 날짜는 31.5일 단계 III 압박성 궤양 실험군: 상처는 평균적으로 70.6% 감소되었음. 위약군: 상처는 평균적으로 20.7% 감소되었음	모든 상처가 폐쇄됨. 단계 II 평균 크기= 5.56㎠, 폐쇄되는데 걸리는 평균 주= 2.3주 단계 III 평균 크기= 8.78㎠, 주당 평균 치유률: 단계 II 57% 단계 III 8.9%	상처 삼출물에서의 초기 증가 1-2일 1개를 제외하고 나머지 모두는 폐쇄됨	모든 그 굽은 상처 표면적에서 뚜렷하게 감소되었음을 보였다. 그룹 사이에 통계학적으로 유의성이 없었음	단계 II 실험군: 6주 때 100% 상처가 폐쇄되었고, 위약군에서는 36%만 폐쇄되었음. 단계 III 실험군: 12주 때 50%가 상처 폐쇄되었고, 위약군은 14%만 폐쇄되었음.
측정 방법	상처 영역	상처 영역	관찰	상처 영역	상처 영역
상처 병인과 숫자	압박성 궤양/SCI N=10 단계 II N=10 단계 III	압박성 궤양 N=9 단계 II N=13 단계 III	압박성 궤양 N=25 단계 II N=11 단계 III N=14 단계 IV	압박성 궤양 N=20 (5개 중 4 그룹)	압박성 궤양 N=19 단계 II N=15 단계 III

출처: Kloth L, Ziskin M: Diathermy and pulsed radiofrequency radiation. In: Michlovitz, S(ed): Thermal Agents in Rehabilitation, ed 3. Philadelphia, FA Davis, 1996, p188.
DB-RCT=이중맹검 무작위 통제실험, RCT=무작위 통제 실험

전자기장 치료의 부작용의 개요를 수립하는 것이다. 지난 4주간의 치료에 만족하지 못한 19명의 환자는 무작위로 치료군 또는 위약 PRF 치료군으로 나뉘었다. 모든 환자는 주말에 30분간 30일 동안 치료를 받았고, 이후 4주간의 관찰 기간을 가졌으며, 한 번의 드레싱 교체 후, 최종 평가는 50일 째에 이루어졌다. 모집된 19명의 환자 중 9명은 위약 장비로, 5명의 다른 한 군은 600 Hz 치료군, 남은 5명의 또 다른 군은 800 Hz를 적용하였다. PRF 장비로 치료받은 환자의 68%는 궤양 크기의 감소, 21%는 완전한 치유를 나타냈다. 매일 자기장 전기 치료(800 Hz)를 받은 50명의 환자들은 위약 치료를 받은 환자나 600 Hz를 적용했던 환자보다 확연히 좋은 치유 결과와 통증 조절을 나타냈다. 모든 환자들은 연구 끝에 향상된 운동성을 보고하였다. 전자기장 치료는 부작용이 보고된 다른 군과 차이가 없었으며 환자의 내약성이 충분히 양호하였다(이 연구는 표 27.4에 요약되어 있다).

당뇨성 발 궤양
(Diabetic Foot Ulcers)

Larsen과 Overstreet 의한 최근 사례 연구는 복합 당뇨성 발목 궤양 또는 발 궤양을 가진 두 환자에게 PRF 장비를 통한 전자기장 에너지를 적용하였다(그림. 27.9).[162] 한 사례에서, 59세 남성 환자의 경우, 왼쪽 아킬레스힘줄에 24개월간의 고질적인 상처가 있었고, 14년간의 유형 1형의 당뇨병, 빈혈, 저혈압 등을 갖고 있었다. 치료 이전 2년 동안 변연절재술을 포함하여 직렬 맞춤 보장구, 은-함침 드레싱, 혈소판-유래 성장인자로 이루어진 상처의 크기는 인접한 상처 발전과 함께 증가했다. 하루에 두 번 30분 간 부가적인 PFR 치료가 시작되었을 때 환자의 당화헤모글라빈(HbA_{1c})의 수준은 12.9%였으며 두 사람의 아킬레스힘줄 부상 총 표면적은 1.75 cm였다. 다른 중재로는 부하가 없고 날카로운 변연절제술과 은을 기본으로 한 페트롤라툼 거즈 드레싱이 포함되어 있었다. 치료 첫 10주 후 상처는 54.3%로 표면적이 감소했다. 부족한 글루코스 조절에도 불구하고(HbA_{1c}가 8.0%~10.3%로 변화), 상처의 치유율이 1.56 mm²/day였고, 9개월 후에도 유지되었다.

두 번째 사례는 골수염이 있는 79세의 남성으로 두드러지게 감염된 둘째 발가락의 배농을 위해 오른쪽 다리의 가로발허리뼈절단(2-5)을 하였다. 환자는 두드러진 염증이 있으며 면적이 7평방 센티미터로 측정된 넓은 수술 넓은 열 개 부위가 수술 후 3일인 것으로 보여졌다. 총체적으로, 그는 비만, 고혈압, II형 당뇨병, 말초 신경 장애의 병력, 외상 후 스트레스 장애, 만성 폐쇄성 폐 질환 및 대장암 등 치료 실패가 가능한 몇 가지 다른 조건을 가지고 있었다. 그의 HbA_{1c} 값은 6.2%로 정상 범위였다. 그의 상처 치료는 변연절제술, 부하제거, 은 기반 드레싱 및 하루에 두 번 30분간 PRF로 구성되어 있었다. 상처는 16.7주 이내 폐쇄되었고 치료율은 6.0 mm²/day였으며 7개월 후까지 지속되다 폐쇄되었다. 이 두 경우에 환자는 PRF 요법 외에 다른 어떠한 변동 없이 포괄적인 표준 상처 치료를 받았다. 이 보고서는 일화이지만, 이러한 결과는 PRF 치료가 아마도 혈류량을 증가시켜서 절단을 방해하고 있을 수 있음을 시사하고 있다.

비열 맥동 무선주파수-혈액관류 연구
(Nonthermal Pulsed Radio Frequency-Blood Perfusion Studies)

PRF를 혈액 관류로 간주했던 Mayrovitz와 Larsen은 65μs 맥동 시간, 600pps의 맥동 주파수, 45분 동안 0.039의 듀티사이클로 9명의 남성과 여성의 오른쪽 아래팔에 PRF를 노출시켜 건강한 개인의 미세혈관 관류에 비열 PRF(MRT SofPulse)의 효과에 대한 연구를 실시하였다.[163] 레이저 도플러 기계로 40분 치료 후 그들은 왼쪽(대조군) 아래팔의 관류 변화 없이 피부의 혈액 관류가 29% 증가하였다고 보고하였다. 두 번째 연구에서는 동일한 연구자가 최소 8주 간의 발이나 한쪽 하지 발가락의 궤양이 있는 적어도 5년 동안 당뇨병을 가지고 있는 15명 대상자의 창상 주변 피부의 관류에 PRF(MRT SoftPulse)의 효과를 평가하였다.[164] 반대쪽 다리는 대조군 역할을 하였다. 비침습적 혈관 실험은 9명의 대상자가 궤양 쪽 사지에서 말초 동맥 질환을 갖고 있었다는 것을 밝혔다; 그러나 이러한 사지는 대조군인 사지 쪽보다 치료 전에 훨씬 큰 관류와 용적을 갖고 있었다. 65μs, 최대 전력에서 600pps, 궤양 표면 위 1.5cm의 유도 코일 및 궤양 주변 부위에서 45분간의 단일 치료로 한 PRF의 매개변수는 레이저 도플러 관류를 증가시키고 이는 주로 혈액량을 증가시킨다. 반대쪽의 대조군 부위에서 어떤 레이저

표 27.4 정맥성 다리 궤양에 대한 PEMF의 효과

연구자	Ieron, Zaffuto, Baganacani[130]	Duran 등[131]	Todd 등[132]	Stiller 등[133]	Canedo-Dorantes 등[134]	Kenkre 등[161]
연구 디자인	DB-CT	관찰	DB-RCT	DB-RCT	전후	DB-RCT
장비 종류	PEMF	PEMF	PEMF	PEMF	PEMF(ELF)	PRF
주파수	75㎐	보고되지 않음	5㎐	25% 순환주기	보고되지 않음	600㎐ 800㎐
진폭	2.8 mT	보고되지 않음	전자기장 강도 60 (단위는 알려지지 않음)	0.06㎷/㎝ 22G	전자기장 강도: 36.36G	25μT
치료 기간	하루 4시간 90일 연속	15분 10회	5주 동안 15분씩 주 2회	8주 동안 하루에 3시간	4개월 동안 2-3시간씩 주 3회	30일 동안 30분씩 주 5회
치료 효과	상처 폐쇄: 실험군 66%, 통제군 31%	상처 표면적 평균 감소: 33%	궤양 표면적 평균 감소: 실험군과 통제군 모두 7%. 다리 둘레: 실험군: 2.8% 감소 통제군: 1.2% 증가	상처표면적: 실험군 47.1% 감소 통제군 48.7% 감소 상처 깊이 감소: 실험군 46% 통제군 3.8% 육아조직의 질과 양: 실험군 건강하지 못한 육아조직에서 14.1% 감소 통제군 0% 감소 8점 척도 이상 평가: 실험군 50% 감소 통제군 54% 악화	4개월 후, 모든 상처는 69%가 폐쇄하고, 50%이상의 크기 감소가 있었음	상처 표면적: 위약군: 20일-14.2% 감소 30일-21.8% 감소 600㎐ 실험군: 20일-28.2% 증가 30일-76% 증가 800㎐ 실험군: 20일-24.7% 감소 30일-38% 감소
치료 후 효과	상처 폐쇄: 실험군 89% 통제군 42%					50일 800㎐ 실험군(63%)은 위약군(4%)보다 치율효과가 높았다.
측정 방법	상처 폐쇄	상처 표면적 감소	상처 표면적 감소	상처 특징	상처 표면적 감소	상처 표면적 감소
상처 병인과 숫자	정맥성 궤양 N= 44	정맥성 궤양 N= 18	정맥성 궤양 N= 19	정맥성 궤양 N= 31	정맥성 궤양과 동맥성 궤양 N= 42	정맥성 궤양 N= 19

출처: Sussman, C: Induced electrical stimulation: Pulsed radio frequency and pulsed electromagnetic field. In Sussman C, Bates-Jensen B(eds): Wound Care: A Collaborative Practice Manual for Health Professionals, ed 3. Philadelphia, Lippincott Williams & Wilkins, 2007, p 570.

DB-CT= 이중맹검 통제실험, DB-RCT=이중맹검 무작위 통제실험

표 27.5 비열 맥동무선파를 이용한 수술후 임상 실험

연구자	Goldin 등[166]	Cameron[167]	Kaplan과 Weinstock[168]	Aronofsky[169]	Comorosan, Paslaru와 Popovici[170]
연구 디자인	DB-RCT	연구 1: 통제된 DB 연구 2: 무통제	DB-RCT	CT(비무작위, 비맹검)	CT
장비 종류	PRF(이상파)	PRF(이상파)	PRF(이상파)	PRF(이상파)	PRF(이상파)
주파수	400pps/600pps 65μs	400pps 65μs	400pps/600pps 65μs	600pps 65μs	400pps/600pps 65μs
진폭	25.3W/38W	중간 파워(4)	최대 파워(6) 중간 파워(4)	최대 파워	최대 파워(6) 중간 파워(4)
치료 기간	7일 동안 6시간마다 10분 간치료, 20분 상처 치료	연구 1: 4일 동안 하루에 2회씩 20분 간치료 20분 상처치료 연구 2: 연구 1과 동일	수술후 30분과 4시간 이후	그룹 1: 수술전 15분 24시간과 수술전 10분 수술후 24, 48, 72시 그룹 2: 수술후 10분 수술후: 24, 48, 72시 그룹 3: PRF를 하지 않음	10분 간 치료 15분 상처
치료 효과	치료군의 59%에서 90% 이상 치유됨 위약군에서 29% 치유됨	연구 1: 치료군은 봉합사 제거후 복부절개에서 향상이 없었음; 나머지 모두는 5일째 봉합사를 제거했음. 연구 2: 치료군보다 입원 날짜가 짧았음.	수술후 3일: 심한/중등도 부종 실험군: 80% 부종 감소 위약군: 58% 부종 감소	수술 후 72시 염증: 그룹 1: 없음 75% 중등도 20% 높음 30% 그룹 3: 없음 2% 중등도 57% 높음 37% 수술 후 72시 통증: 그룹 1: 없음 635 중등도 30% 높음 6.7% 그룹 3: 없음 7% 중등도 57% 높음 37% 그룹 1: 수술후 3-5일 그룹 2: 수술후 5-7일 그룹 3: 수술후 10-12일	혈장: 치료군에서 수술후 7일 프로보넥틴 농도 상승; 통제군은 기준선보다 낮았음
측정 방법	통증 정도	의료기록 전향적 리뷰 주관적 측정	부종, 홍반 및 통증의 우도비	보고되지 않음	염증/감염 과정, 흉터형성 과정의 관찰 병리검사
상처 병인과 숫자	중간층 피부이식 공여부위 N=29 실험군 N=38 위약군	이소성 수술 상처 연구 1의 N=100 연구 1의 N=81	수술후 발 환자	구강 수술 N=90(30/그룹)	이소성 수술 상처 N=15 실허군 N=10 통제군

출처: Sussman, C: Induced electrical stimulation: Pulsed radio frequency and pulsed electromagnetic field. In Sussman C, Bates-Jensen B(eds): Wound Care: A Collaborative Practice Manual for Health Professionals, ed 3. Philadelphia, Lippincott Williams & Wilkins, 2007, p 561.
DB-RCT=이중맹검 무작위 통제실험; CT=통제실험

도플러 매개 변수의 전혀 변화가 없는 것은 둘 중 어느 하나의 부위도 피부 온도가 증가하지 않았다는 것이다. 이러한 연구 결과는 PRF 자극을 위해 이차적인 관류를 증가시키는데 관류의 정지가 적시에 궤양을 치료하기에 약간 부족한 경우, 궤양 치유를 가능하게 하기에 충분히 관류를 증가 할 수 있음을 시사하고 있다.

창상 주변 피부에 직접 PRF를 적용한 Mayrovitz와 Larsen의 이전 연구[164]와 달리, Erdman은 20대 건강한 젊은 성인의 발에 혈류의 변화가 나타나는 경우 상복부에 Diapulse의 유도 코일로부터 비열 PRF를 적용하기로 합의 또는 간접적인 방법을 사용하였다.[165] 그는 피부 체온을 이용하여 2.0℃의 발 온도 상승과 최대 출력 설정에서 1.75배의 평균 혈액량 증가를 측정했다. 직장 온도 또는 맥박수의 변화는 없었다. 치료가 끝난 후 단시간 동안 발의 따뜻한 효과가 계속되었다. 이러한 연구 결과는 PRF가 하지 먼쪽에 강화된 관류를 이끌어 내기 위해 위쪽배를 통해 원격으로 적용 할 수 있음을 시사하고 있다.

비열 맥동 무선주파수 — 수술 후 상처 (Nonthermal Pulsed Radio Frequency — Postsurgical Wounds)

Goldin 등은 통제된 이중맹검 임상 실험을 실시하여 중간-두께 피부 이식한 제공 부위에 비열 PRF 장비(N=29)로 치료한 그룹과 위약 PRF 장비(N=38)로 치료한 대조군을 비교하였다.[166] 두 그룹의 환자는 수술 전 약물 치료를 받기 전에 30분간 치료를 받은 후, 수술 후 7일간 매일 1시간의 치료를 받았다. PRF 치료 군에서는 400 pps에 65㎲의 맥동 진폭의 주파수에서 975W의 최대 전력으로 치료 받았다. 평균 출력은 25.3W였다. 환자 그룹화를 모르는 의료진이 매일 상처를 평가하였다. 수술 후 7일째에 붕대를 제거하고 상처 치유 면적의 비율을 알아냈다. 치료군에서 29명 중 17명은 상처의 90% 또는 그 이상이 치료된 것에 비하여 위약군에서는 38명 중 단지 11명의 환자가 치료되었다. 자료 분석은 이 차이가 통계적으로 유의한 차이가 있음을 밝혔다.

Cameron은 100명의 환자를 PRF 치료군과 위약 PRF 군으로 나누어 Diapulse를 이용한 "이중-맹검" 연구를 통해 수술 후 상처 치료에서 좋은 결과를 보고하였다.[167] 이 연구에서 보고된 결과의 신뢰성이 확실하지 않은 것은 많은 결과가 관측의 주관에 기초를 두었으며 PRF와 다른 중재를 함께 사용하여 PRF의 효과를 평가하는데 어렵게 만들었다.

Kaplan과 Weinstock은 다양한 족부 외과의 절차를 받은 100 명의 환자에게 무작위로 위약 또는 Diapulse와 수술 후 적극적인 비열 PRF를 적용했다.[168] 그들은 상복부에 400pps로 설정한 신호 주파수와 수술 부위에 600pps로 설정된 주파수를 적용하였다. 두 치료 부위에 대한 전력 레벨 및 치료 기간은 각각 15분 동안 4, 6이었다. 수정된 Likert 척도는 조직의 통증, 부종, 홍반을 위한 등급에 사용되었다. 이 연구의 단점은 그들이 수술 후 3일째 PRF군(80%)과 위약군(58%)의 부종이 중증에서 중등도로 유의한 감소가 있었다고 보고하였지만, 통증 또는 홍반에 관한 PRF의 영향에 대해서는 아무것도 보고하지 않은 것이다.

통증과 부종을 완화하고 물렁조직 치유 속도를 향상시키기 위한 비열 PRF(Diapulse)의 사용은 치과 외과 처리 후에 또한 보고되고 있다. Aronofasky는 비무작위 통제 실험에서 치과 수술을 받은 30명을 세 그룹으로 나누었다.[169] 첫 번째 그룹은 수술 전 및 수술 후 72시간 동안 PRF 치료를 받았고; 두 번째 그룹은 단지 수술 후에만 72시간 동안 활성 PRF로 치료 받았으며; 세 번째 그룹은 위약 PRF 치료를 받아 대조군의 역할을 하였다. PRF 맥동 주파수는 600pps에 최대 출력으로 설정했다. PFR로 치료 받은 두 그룹의 환자들은 모두 대조군 환자에 비해 상처를 치료하는데 실질적으로 적은 시간을 소비하였으며 72시간 동안 염증과 통증이 존재하지 않았다.

이중맹검 실험에서, BentalI과 Eckstein은 고환조정술에 대한 시련을 겪던 소년을 50명씩 쌍으로 이루어 상복부 및 음낭에 간접적 그리고 직접적으로 PRF(Diapulse)를 투과하여 적용하는 방법을 사용하였다.[153] 각 쌍으로 이루어진 두 명중 한명은 대조군의 역할을 하였다. 연구의 목적은 수술 후 타박상 및 부종에 PRF의 효과를 평가하기 위해서였다. 둘레 측정과 음낭의 사진은 수술 전후에 반복적으로 기록되었다. PRF 맥동은 음낭에는 20분간 5의 강도와 500pps의 주파수로 설정하고, 상복부에는 500pps로 4의 강도로 10분으로 설정하였다. 치료 프로토콜은 수술 후 첫날부터 하루에 3번씩 4일간 진행되었다. 연구자는 부종 축적이 감소되어 가는 것과 외상 후 타박상이 현저히 줄어들었다고 보고하였다.

또 다른 비통제 연구에서 Comorosan 등은 상복부의 수술 후 외상 부위에 비열 PRF를 직접적으로 조사한 방법과 그렇지 않은 방법을 사용하였다.[170] 그들은 15명의 환자를 선정해서 PRF로 치료받게 하고 다른 10명은 대조군의 역할을 하도록 하였으며 수술 후 이틀 후에서 5일간 이어서 치료를 진행했다. 수술 부위에는 600pps로 최대출력 강도로 20분간, 상복부에는 10분간 400pps로 4의 강도로 적용했다. PRF의 효과를 평가하는 기준은 부종, 혈종의 소멸, 두정 혈청종, 염증 및 감염의 결핍, 상처 흉터의 유무, 수술 부위의 민감도 수준을 포함한다. 주관적으로, 연구자는 5일 후에, 이러한 모든 특성은 모두 눈에 띄게 향상되었다고 보고하였다. 결과가 관측자의 주관을 바탕으로 했기 때문에 본 연구에서 보고된 연구 결과의 신뢰도는 불확실하다(이 연구는 표 27.4에 요약되어 있다).

맥동 무선주파수에 대한 요약 (Summary Regarding Pulsed Radio Frequencies)

맥동주파수의 기술이 가진 확실한 선진 기술이기 때문에 EMF 치료 신호 활성의 메커니즘 이해가 보다 잘 된다. 의료 비용을 절감하는 동시에 더 넓은 환자 집합체에서 더 큰 치료의 유연성과 사용을 가능하게 하는 PRF 도구는 임상가가 강력한 의료 장비를 손에 쥐게 한다. 여기에 제시된 임상 상처 치유의 결과는 PRF 치료가 분명히 선구적임을 시사하고 있다. 휴대용, 심지어 일회용, 경제적인 장비는 상처 회복의 모든 측면을 위해 사용할 수 있다. FDA의 규제 허가가 수술 후 통증, 부종 감소에 대한 PRF 지시를 제한하고 있지만, 상처 회복의 모든 단계가 특별히 설정된 PRF 신호에 의해 조절되는 것처럼 보이는 것은 분명하다.

사례연구 27•1 60세 남성: 심장수술 이후의 위복장뼈

(그림 27.15와 그림 27.16 참고)

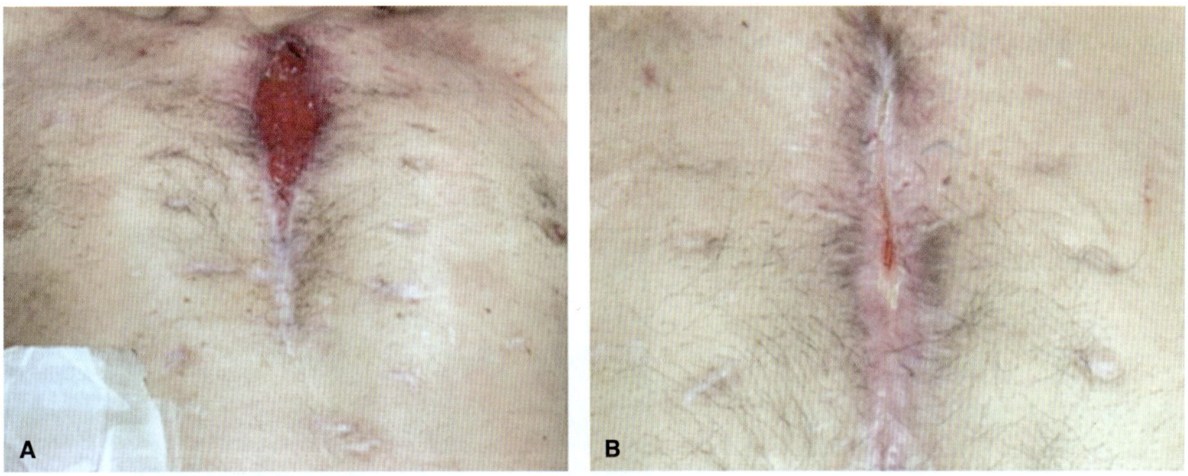

그림 27.15 *사례1:(A) 일회용 PRF를 사용하고 퇴원 4주 후 진전 (B) 상처는 8주에 해결되었다. 치료 요법은 그림 27.13에 설명되어 있다. (출처: B. Strauch, MD, Albert Einstein School of Medicine, New York, NY)*

사례연구 27●2 79세 여성: 유두암종 때문에 오른쪽 유방절제로 인한 큰 개방성 상처를 가짐

입원 시 NPWT; 통증으로 인해 중단(그림 27.16).

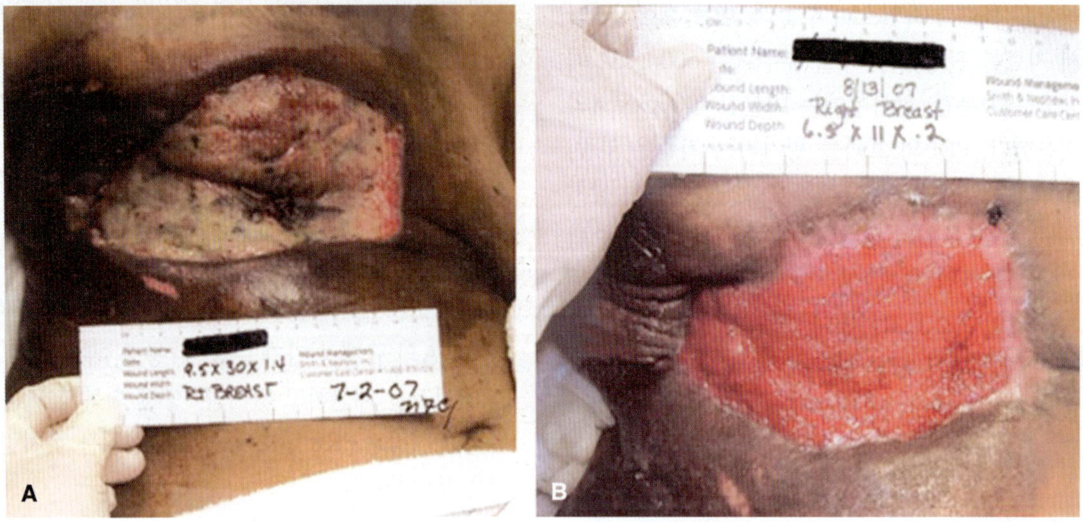

그림 27.16 *사례2:(A) 입원 시 창상; 일회용 PRF 장비로 매일 4시간마다 30분씩 치료(그림 27.13B 참조). (B) 치료 41일 후 상처; 상처 용적이 96% 감소하였다; 환자는 이식을 연기하고 퇴원하였다. (출처: NF Cher, RN, MSA, CWOCN, Regency Hospital, Macon, GA.)*

사례연구 27●3 개방성 정맥부전성 상처로 입원한 환자

표준 치료는 11/06에 시작. 보존적 치료에도 불구하고 치유되지 않는 상처(그림 27.17).

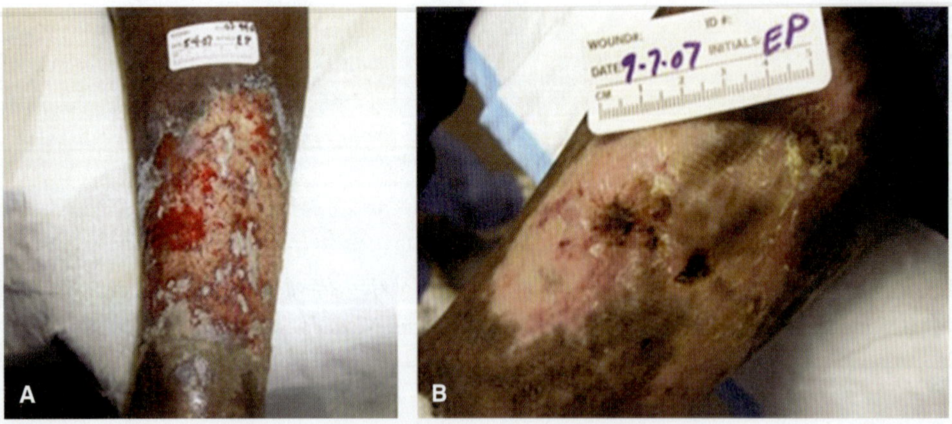

그림 27.17 *사례3:(A) 보존적 치료 10개월 후 창상; 일회용 PRF 치료를 시작하였고 (B) 2008년 봄 재발 없이 12주에 치료되었다. (출처: P. Justice RN, CWS, FACCWS, Indian Health Service, Skiatook, OK.)*

맥동단파투열요법 – 상처 치유에 대한 미열의 효과 (Pulsed Shortwave Diathermy— Mild Thermal Effects on Wound Healing)

이 장의 처음에서 우리는 온도 상승이 없는(비열의) 맥동전자장요법 PEMF, 맥동무선주파수요법 PRF 과 맥동단파투열요법 PSWD 의 치료 신호에 사용되는 '운반' 고주파(27.12 MHz) RF 운반파(carrier wave)의 적용을 고심했다. 우리는 이러한 고주파에너지 맥동에 의한 신체로의 평균적인 파워 전달을 유지해야 됨을 말했고, 이때 피부 온도는 증가할 수도 증가하지 않을 수도 있다. 맥동무선주파수요법 PRF과 맥동단파투열요법 PSWD의 상처 치유에 대한 몇몇 효과는 표 27.5에 나온다.

핵심 27.19

우리가 이 장에서 사전에 보았듯이 맥동전자장요법(PEMF)과 고주파요법(PRF)장치들은 온도상승이 없는(비열) 것으로 분류되어서 조직에 온도상승이 없이 치료효과를 가져올 수 있고 38와트보다 낮은 평균 출력이 나온다. 반면에 38와트에서 80와트 사이의 더 높은 평균 출력을 가진 고주파 장치(PSWD; 맥동단파투열요법)는 혈관 수준에서 충분히 소멸되어 버릴 수 있는 미열이 상처조직의 표층에서 깊은 층까지 흡수되는 가벼운 미열 효과(38°-40°)를 만들어서 피부 온도를 상승시킬 수 있다.

연속단파투열요법과 맥동단파투열요법 (Continous Shortwave Diathermy Versus Pulsed Shortwave Diathermy)

두 연속단파투열요법(CWSD)과 맥동단파투열요법(PSWD)은 27.12MHz '캐리어' 고주파 RF carrier를 주파수로 사용한다. 연속단파투열요법 CSWD은 혈류를 따라 전달되는 국소열이 충분히 소멸되는 수준의 혈액 순환력을 가진 감각적이고 통증자극에 반응할 수 있는 개개인에게 안전하게 사용될 수 있다. 사지의 동맥부전증(말초동맥질환)이 있는 환자는 열 소멸력이 낮기 때문에 온도가 상승되는 것은 사용이 금지되며 그 부위가 화상을 입었을 때는 더 큰 위험이 있다.[174] 맥동단파투열요법 PSWD은 주파수 범위는 1에서 7000pps 사이고 맥동지속시간은 65에서 400μsec 사이를 오르내린다. 높은 맥동지속시간과 높은 주파수의 조합은 조직에 더 많은 에너지를 공급해서 그 부위에 더 큰 열 효과를 가져온다. 연속단파투열요법 CSWD의 열 효과와 맥동무선주파수요법 PRF의 열/비열 효과의 임상적 사용은 두 가지 범주로 나눌 수 있다. (1) 기능적 회복과 진통(통증완화) (2) 급성 물렁조직 손상과 만성 피부 궤양 치료의 촉진.

핵심 27.20

'운반' 고주파가 맥동(진동) 또는 파열 에너지로 인해서 중단되지 않을 때 연속단파투열요법 CSWD이라고 부르는데 일반적으로 55에서 500와트 사이의 출력을 보인다.[172] 그리고 높은 콜라겐 함량을 가진 구조들의 회복력을 높이기 위하여 38°에서 45° 사이까지 혈관이 좋은 물렁조직 깊이 온도 상승이 가능하다.[173]

미열 에너지(단파투열요법)로 상처를 치료하는 근거 (Rationale for Treating Wounds with Mild Thermal Energy [Pulsed Shortwave Diathermy])

조직치료에 대한 열의 유익한 효과는 수세기 동안 알려져 왔다. 의학의 역사에 관한 문헌은 상처를 치료하기 위한 다양한 열 방법들의 사용이 참조되어서 오랫동안 만들어져 왔다. 초기 문명사회에서는 배농 촉진과 종기 치료, 진통제 작용, 감염의 확산을 제한하기 위한 다양한 열 응용법이 사용되었다. 히포크라테스는 이런 말을 했다. "상처는 상처막 아래에 존재하기 때문에 자연스럽게 온기를 사랑하고 온기 반대쪽으로 고통 받는다."[175]

핵심 27.21

상처와 상처주변 조직 온도 상승이 산소 전달을 증가시키고, 혈액순환이 증가되면서 산소흡수율이 증가한다.[176-180]

이러한 연구결과는 조직 치유와 관련해서 특히 중요한데, 피하 산소 분압은 조직 순환과 연관성이 있고 또한 감염에 대한 저항 증가와 상처치료 촉진과 연관성이 있기 때문이다.[176-188] 게다가, 섬유아세포에 미치는 효과를 통해서 보듯이 조직 산소 분압은 콜라겐 침착과 흉터 장력에 영향을 주고, 산화 살상력을 통해 광범위한 상처의 병원균에 대항하는 중요한 방어력을 가진다.[189-192] 쥐 실험연구에서 Ninnikoski 등은 허혈성 상처부위의 온도가 적외선 열에 의해서 간헐적으로 상승할 때 통계적으로 의미있는 치료율 증가가 관찰되는 것을 발견했다.[193] 그들은 열에 반응해서 치료율이 증가되는 것은 혈액순환과 상처 조직에 대한 산소 전달이 증가했기 때문이라고 주창했다.

Bello 등은 상처 조직의 온도와 상처주변 피부와 신체 중심 온도와 비교되는 것을 측정했다. 평균적으로 상처와 상처주변 피부 온도는 5.6°F와 4.5°F였고 각각 중심부 온도보다 낮았다.[194] 그들은 비교적 낮은 상처와 상처주변 조직 온도 때문에 열의 단계를 조절해서 이러한 조직들에 적용하는 것이 상처치유에 유익할 수 있다고 주창했다. 사실 Kloth 등과 다른 사람들은 상처 온도를 38°C로 유지하는 적외선 장치에 의해 생산되는 미열효과의 긍정적인 상처치유 결과를 보고했다.[195-197]

상처의 맥동단파투열요법 치료를 위한 제안된 프로토콜 (Suggested Protocols for Pulsed Shortwave Diathermy Treatment of Wounds)

Lehman과 deLateur의 미세하고 활발한 조직 가열의 초기 정의를 바탕으로[173] Kloth 와 Ziskin은 급성, 아급성, 만성 염증단계의 치료에 맥동단파투열요법 PSWD 부가 사용을 위한 계획을 제안했다.[198] 그들은 맥동단파투열요법 PSWD의 전원 출력을 최대 출력 비율에 상응해서 네 가지 투여단계로 나누었다. 1단계 (최저, 미온-subthermal), 2단계 (낮음, 미세한 열 감각), 3단계 (중간, 중등도, 편안한 열 감각), 4단계 (높음, 활발한 가열, 최대 허용치 이하에서 잘 견딜 수 있는) 표 27.6은 맥동단파투열요법 PSWD의 최저와 낮은 열 투여단계가 혈관성 상처의 치유를 증진시키기 위해서 임상가의 재량에 따라 사용될 수도 있음을 보여준다.

건강한 사람에 대한 맥동단파투열요법 혈류량 연구 (Pulsed Shortwave Diathermy Blood Flow Studies on Healthy Subjects)

일부 맥동단파투열요법 PSWD 장치는 조직에 미세한 열을 가할 때 한도의 선택이 가능하다. 이러한 장치의 예로는 각각 Magnatherm SSP®(International Medical Electronics, 캔사스 시, 미주리) 와 Megapulse® 2 (Accelerated Care Plus, 리노, 네바다) (그림 27.18 과 27.19)이 있다. Megnatherm SSP 장치는 서로 같거나 다른 열 투여가 허용되도록 설계된 두 가지의 치료 도구를 가지고 있다. 열 효과는 높은 맥동 주파수와 긴 맥동 기간에서 만들어지는 반면, 비열 효과는 낮은 맥동 주파수와 짧은 맥동 기간에서 만들어진다. Megapulse 2 장치는 또한

표 27-6 단파투열요법 투여량 가이드

치료상태	열투여 수준	치료시간	치료빈도	환자가 기록한 열 감각	기기 출력	피부온도 증가율	피부온도 증가 목표치
급성 염증	1. 최하	1~3분	매일 1~2주	없음	최대출력의 1/4	0.4~0.8	37.5~38.5
아급성 염증	2. 하	3~5분	매일 1~2주	약간 느껴짐	최대출력의 1/2	0.8~1.2	38.5~40.0
회복기	3. 중	5~7분	매일 1~2주	분명하게 느껴짐	최대출력의 3/4	1.2~2.0	40.0~42.0
만성기	4. 상	5~7분	1주~1달 동안 매일 또는 주2회	확실한 열 감각	최대출력의 3/4	2.0~2.7	42.0~44.0

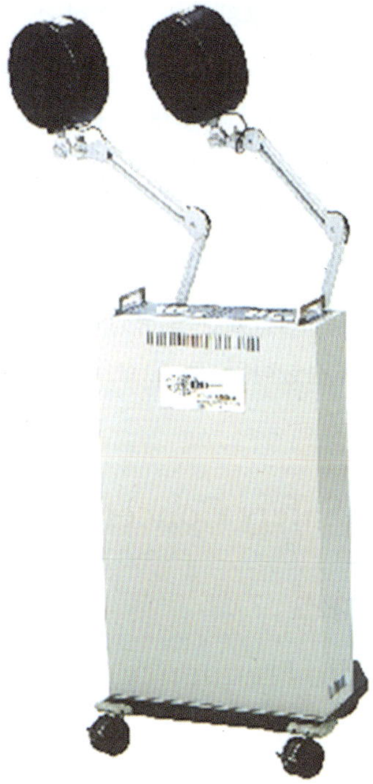

그림 27.18 *가벼운 조직 가열(맥동단파투열요법)과 활발한 조직 가열(연속단파투열요법) 능력을 가진 Megnathern SSP 투열요법 장치. (International Medical Electronics, 캔사스 시, 미주리)*

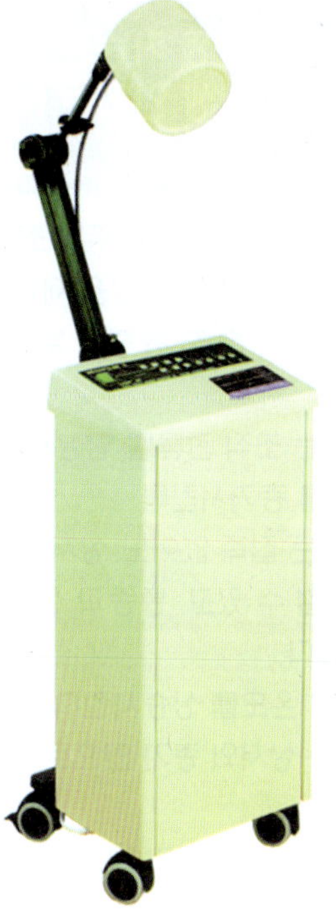

그림 27.19 *비열 맥동무선주파수 PRF, 가벼운 가열 맥동단파투열요법 PSWD, 활발한 가열 연속단파투열요법 CSWD 능력을 가진 Megapulse 2 투열요법 장치. (Accelerated Care Plus, 리노, 네바다)*

물렁조직에서 열과 비열 효과 생산을 위한 각각의 맥동-주파수와 맥동-기간 선택권을 제공 한다.

혈류 향상을 위한 맥동단파투열요법 PSWD 사용에 관해 검토된 문헌은 겨우 3개 뿐이다. Silverman 과 pendleton 은 건강하고 젊은 성인들에서의 하지관류에 대한 연속단파투열요법CSWD과 맥동단파투열요법 PSWD의 효과를 비교하였다.[199] 그들은 종아리와 발에서의 혈류 변화를 측정하기 위해 혈량측정법을 사용하였고 또한 복부에 맥동단파투열요법PSWD 또는 연속단파투열요법 CSWD를 간접적용해서 전 후 피부온도를 측정했다. 연속단파투열요법 CSWD과 맥동단파투열요법 PSWD 둘 다 20분 정도 개별적으로 65W와 2400pps의 높은 평균 전력 또는 15W와 600pps의 낮은 평균 전력을 설정했고, 둘 다 높은 평균 전력 설정에서 맥동단파투열요법 PSWD은 165% 연속단파투열요법 CSWD은 195%의 발 순환의 평균 증가를 기록했다. 낮은 전력 설정에서는 두 장치 모두에서 순환에 아무런 변화가 발생하지 않았다. 평균 피부 온도는 연속단파투열요법 CSWD에서 5.3°C 그리고 맥동단파투열요법 PSWD에서 5.8°C 증가했다. 발 온도는 각각 1.9°C완 2.2°C 증가했다. 낮은 전력에서 시험한 피험자의 복부의 피부는 연속단파투열요법 CSWD과 맥동단파투열요법 PSWD에서 각각 3.1°C와 3.4°C 증가하였다. 온도와 혈류에서의 이러한 변화는 맥동단파투열요법 PSWD의 열 능력을 입증하는 통계적으로 의미 있는 것이다. 그러나 연속단파투열요법 CSWD과 맥동단파투열요법 PSWD 장치 사이에서의 차이점은 통계적으로 의미가 없었다.

히지 관류에 미치는 투열요법의 효과를 평가한 또 다른 연구에서 Santoro 등은 중등도에서 심각한 수준의 말초동맥질환(하지동맥질환)으로 진단받은 10명의 환자의 다리에 열 맥동단파투열요법 PSWD을 적용하였다.[200] 그들은 발의 바닥면과 동측 허벅지 앞쪽 중간에 1달에 20일 이상, 일주일에 5일, 30분 동안 동시에 두 개의 코일 도구를 통해 맥동단파투열요법 PSWD을 적용했다. 양쪽 사지(다리) 모두에 질환이 있는 환자를 위해서는 두 코일 도구를 두 발의 바닥면 위에 배치하였다. 계획의 처음 20분 동안 맥동단파투열요법 PSWD 장치는 최대전력출력의 100%로 설정했다(95μsec 맥동 기간과 7000pps).

글상자 27.1 열 발생 가능한 PSWD와 열 발생 안되는 PRF 사이의 유사점

- PSWD와 PRF는 상처와 성처 주변 조직에 자기장을 유도하는 균일함과 비교측정을 제공한다.
- PSWD와 PRF는 수술 후 통증과 부종의 감소를 제공한다.
- PSWD와 PRF는 조직 관류를 향상시키고 두 번째로 산소 포화도를 증가시킨다.
- PSWD와 PRF는 접촉 없이도 상처 또는 상처 주변 조직에 적용할 수 있고, 통증과 상처 오염을 제거할 수 있다.
- PSWD는 조직 온도를 상승시킨다.
- PSWD는 깊은 상처와 종기 안으로 가벼운 온도 상승을 만들 수 있다.
- PRF는 세포 활동과 세포막 변환 기제를 흥분시킨다.
- PRF는 옷, 상처 드레싱, 압박붕대, 석고, 부목 등을 통과해서 적용할 수 있다.

출처: Sussman, C: Induced electrical stimulation: Pulsed radio frequency and pulsed electromagnetic fields. In: Sussman, C, Bates-Jensen, B (eds): Wound Care: A Collaborative Practice Manual for Health Professionals, ed. 3. Philadelphia, Lippincott Williams & Wilkins, 2007, p 573.

남은 10분 동안 전력 출력은 최대치에서 10% 감소되었는데(95μsec 맥동 기간과 7000pps) "냉각 단계"로 묘사된다. 다섯 환자들에게서 그들은 피부 온도, $TcPO_2$, 분절의 Doppler 혈압을 측정했고 레이저 Doppler 유량계로 천층의 혈류를 측정하였다. 이 다섯 환자들에게서의 전-$TcPO_2$ 와 후-$TcPO_2$ 사이의 변화 비율 측정은 치료된 사지에서는 의미가 없었지만 치료되지 않은 사지에서는 의미가 있었다. ($P<0.0001$). 그들은 치료되지 않은 사지에서는 혈액 순환과 교감 신경 활동 때문에 반사혈관확장을 경험할 수도 있었다고 말했다. 주관적으로 환자들 중 60%는 치료가 더 멀리 걷도록 도와줬다고 느꼈다. 다만 장기적이진 않은 혈관 확장 효과는 1개월 치료 이후에 발견되었다.

무작위 연구에서 Santiesteban과 Grant는 발 수술 4시간 후 또는 즉시 25명 환자 치료에 700pps의 투여량과 12(거의 120W)의 전력 설정으로 맥동단파투열요법 PSWD을 사용하였다.[201] 2개의 코일 도구가 사용되었는데, 하나는 수술한 발의 바닥면 위에 부착했고 다른 하나는 동측 서혜부 영역에 부착했다. 만약 발 수술을 양쪽에 다 했다면, 코일 도구는 두 발의 발 바닥면 위에 배치한다. 그들은 치료를 받은 환자들이 병원에 머무르면서 대조군 25명 환자들에게 요구된 것보다 평균적으로 8시간 정도 짧은 적은 진통제 투여량이 요구되었다고 보고했다. 이 연구원들이 혈류량을 측정하진 않았지만, 이미 치료를 마친 환자들의 호전을 이끌었던 열 방법이 이차적으로 관류를 증가시키는 것도 가능하다.

안전수칙 (Safety Concerns)

맥동무선주파수 (Pulsed Radio Frequency)

맥동무선주파수 PRF 신호는 보청기와 시계 같은 전자 장치를 방해할 수 있기 때문에 환자에게 맥동무선주파수 PRF 치료 전에 그러한 장치들을 제거하도록 요청한다. 또한 환자 또는 환자의 옷에 있는 금속 물체 위에 맥동무선주파수 PRF를 적용하는 것은 피해야 하는데, 치료하고자 하는 조직 부위로부터 고주파 에너지가 반사되어 버릴 수 있기 때문이다.

맥동단파투열요법 (Pulsed Shortwave Diarhermy)

맥동무선주파수 PRF 관련 안전수칙에서 언급한 것에 더해서, 환자 몸 속에 있거나(예: 정형외과용 기계, 파편) 환자와 접촉되어 있는(보석, 지퍼, 브라의 잠금장치와 철심, 침대 금속 부분) 금속 물질은 선택적으로 가열될 수 있고 화상을 초래하기 때문에 맥동단파투열요법 PSWD의 적용 범위 안에 있어서는 안 된다. 맥동단파투열요법 PSWD은 또한 환자의 옷과 같은 것들의 합성섬유를 녹이거나 태운다. 상처에 처치된 젖은 거즈(드레싱)는 지나치게 가열되어서 잠재적으로 상처조직에 화상을 초래할 수 있기 때문에 상처에 대한 맥동단파투열요법 PSWD 치료를 실행하기 전에 임상가는 모든 젖은 드레싱을 마른 살균 거즈 드레싱으로 바꿔야만 한다. 만약 맥동단파투열요법 PSWD 치료를 하는 동안에 상처에서 마른 거즈가 젖게 될 만큼의 심한 삼출물이 분비된다면, 필요 시 치료를 멈추고 젖은 드레싱을 마른 것으로 교체한다.

임상가의 안전수칙 (Clinician Safety)

일부 오래된 맥동무선주파수 PRF와 맥동단파투열요법 PSWD 장치들은 장치의 도구들과 선들 주위에 장비와 가까운 직접적인 영역 안에서 에너지가 소멸되도록 하는 적절한 차폐물이 없을 수도 있다. 일반적으로 장비에 가까이 밀착하고 있는 임상가들은 선에서 0.5m 유도성 코일 치료 도구로부터 0.2m 안에 있을 때 소량의 전자장 EMF 에너지에 노출 될 것이다. 임상가가 장치가 작동하는 동안에 적어도 선에서 0.5m 기구로부터 1m에 있을 때 유해한 에너지에 노출될 위험이 적다. 표 27.7은 맥동무선주파수 PRF와 맥동단파투열요법 PSWD을 위한 FDA 금기, 경고, 주의사항들이다.

요약 (Summary)

비열 맥동전자장 PEMF과 열/비열 맥동무선주파수 PRF 기술 둘 다 통증 억제와 조직 치유 촉진에 대한 중요한 임상 적용력을 가지고 있다. 이러한 전자기 에너지의 생물물리학적 이점은 치료하고자 하는 조직으로 전달하는 신호의 시간 변화 조절 기능이다. 맥동전자장 PEMF과 지속적이고 박동이 있는 맥동무선주파수 PRF가 유익하다는 다양한 자료들이 논의되어져야 한다.

표 27-7 맥동무선주파수요법과 맥동단파투열요법에 대한 FDA 금기, 경고와 주의

PSWD	PRF
혈류 부전이 있는 허혈 조직을 치료하지 않는다.	내부 조직의 치료에 대체품을 사용하지 않는다.
금속 삽입물에 대해 치료하지 않는다.	삽입된 금속 리드 또는 금속 전선을 가지고 있거나 박동 조율기와 같은 장치를 포함하여 금속 리드가 들어있는 삽입 장치를 가지고 있는 환자에게 사용하지 않는다. 이 장치와 관련된 투열요법 장치는 아마 심장 환자에게 전기 박동 조율기 또는 삽입된 제세동기, 신경 제세동기에 대해 부정적 효과를 지닌다.
심장 박동 조율기 환자에게 사용하지 않는다.	원발성 또는 전이성의 성장으로 알려졌거나 의심이 되는 곳에 치료하지 않는다.
임신한 환자에게 사용하지 않는다.	미성숙 뼈에 치료하지 않는다.
적당한 배액법이 없거나 적당한 배액법이 설립되기 전에 급성 골수염에 대해 치료하지 않는다.	
출혈이 있는 환자에게 치료하지 않는다(월경 포함).	
임신 기간 동안, 골반 부위나 복부 부분 또는 허리에 치료하지 않는다.	
머리를 지나치도록 치료하지 않는다.	
마취된 부위에 사용하지 않는다.	
미성숙 뼈에 치료하지 않는다.	
수분 드레싱, 발한, 유착성을 포함한, 국소적 부위에 집중되는 상황을 피한다.	
열 민감성 환자를 치료할 때 주의한다.	
염증성 작용을 가진 환자를 치료할 때 주의한다.	

Data from International Medical Electronics, Magnatherm® Model 1000 Instruction Manual (International Medical Electronics, Kansas City, MO) and Electropharmacology, MRT® sofPulse™ User's Manual (MRT, Boca Raton, FL).

참고문헌 (References)

1. Erwin, DN: An overview of the biological effects of radiofrequency radiation. Mil Med 1983; 148:113–117.
2. Kloth, LC, Ziskin, MC: Diathermy and pulsed radiofrequency radiation. In: Michlovitz, SL (ed): Thermal Agents in Rehabilitation, ed. 3. Philadelphia, FA Davis, 1996, pp 231–254.
3. Yost, MG: Nonionizing radiation questions and answers. In: Clemmensen, J: Nonionizing Radiation: A Case for Federal Standards? San Francisco, San Francisco Press, 1993, p 8.
4. Nagelschmidt, CF: Lehrbuch der Diathermie fur Srzye und Studierende, von Franz Nagelschmidt. Berlin, Germany, J Springer, 1913.
5. Ginsberg, AJ: Ultrashort radio waves as a therapeutic agent. Med Record 1934; 140:651–653.
6. Markov, MS, Pilla, AA: Electromagnetic field stimulation of soft tissues: Pulsed radio frequency treatment of post-operative pain and edema. Wounds 1995; 7:143–151.
7. American Physical Therapy Association: Electrotherapeutic Terminology in Physical Therapy: Section on Clinical Electrophysiology. American Physical Therapy Association, Alexandria, VA, 2001.
8. Akai, M, Hayashi, K: Effect of electrical stimulation on musculoskeletal systems: A meta-analysis of controlled clinical trials. Bioelectromagnetics 2002; 23:132–143.
9. Centers for Medicare and Medicaid Services. Decision memo for electrostimulation for wounds (CAG-00068R), 2003. http://www.cms.hhs.gov/transmittals/downloads/R7NCD.pdf
10. Spadaro, JA: Electrically stimulated bone growth in animals and man. Clin Ortho 1977; 122:325–329.
11. Black, J: Electrical Stimulation: Its Role in Growth, Repair, and Remodeling of the Musculoskeletal System. New York, Praeger, 1987.
12. Brighton, CT: The treatment of non-unions with electricity. J Bone Joint Surg 1981; 63A:8–12.
13. Friedenberg, ZB, Harlow, MC, Brighton, CT: Healing of non-union of the medial malleolus by means of direct current. J Trauma 1971; 11:8831–8834.
14. Pilla, AA: Electrochemical events in tissue growth and repair. In: Miller, I, Salkind, A, Silverman, H (eds): Electrochemical Bioscience and Bioengineering. Princeton, Electrochemical Society, 1973, pp 1–17. Electrochemical Society Symposium Series.
15. Pilla, AA: Mechanisms of electrochemical phenomena in tissue growth and repair. Bioelectrochem Bioenergetics 1974; 1:227–243.
16. Bassett, CAL, Pawluk, RJ, Pilla, AA: Acceleration of fracture repair by electromagnetic fields. Ann NY Acad Sci 1974; 238:242–262.
17. Basset, CAL, Pilla, AA, Pawluk, R: A non-surgical salvage of surgically-resistant pseudoarthroses and non-unions by pulsing electromagnetic fields. Clin Orthop 1977; 124:117–131.
18. Bassett, C, Mitchell, S, Gaston, S: Treatment of ununited tibial diaphyseal fractures with pulsing electromagnetic fields. J Bone Joint Surg 1981; 63A:511–523.
19. Bassett, C, Mitchell, S, Schink, M: Treatment of therapeutically resistant nonunions with bone grafts and pulsing electromagnetic fields. J Bone Joint Surg 1982; 64A:1214–1224.
20. Bassett, C, Valdes, M, Hernandez, E: Modification of fracture repair with selected pulsing electromagnetic fields. J Bone Joint Surg 1982; 64A:888–895.
21. Mooney, V: A randomized double blind prospective study of the efficacy of pulsed electromagnetic fields for interbody lumbar fusions. Spine 1990; 15:708–715.
22. Goodwin, CB, Brighton, CT, Guyer, RD, et al: A double blind study of capacitively coupled electrical stimulation as an adjunct to lumbar spinal fusions. Spine 1999; 24:1349–1357.
23. Zdeblick, TD: A prospective, randomized study of lumbar fusion: Preliminary results. Spine 1993; 18:983–991.
24. Linovitz, RJ, Ryaby, JT, Magee, FP, et al: Combined magnetic fields accelerate primary spine fusion: A double-blind, randomized, placebo controlled study. J Am Acad Orthop Surg 2000; 67:376.
25. Nicolakis, P, Kollmitzer, J, Crevenna1, R, et al: Pulsed magnetic field therapy for osteoarthritis of the knee–A double-blind sham-controlled trial. Wien Klin Wochenschr 2002; 16:678–684.
26. Zizic, T, Hoffman, P, Holt, D, et al: The treatment of osteoarthritis of the knee with pulsed electrical stimulation. J Rheumatol 1995; 22:1757–1761.
27. Mont, MA, Hungerford, DS, Caldwell, JR, et al: The use of pulsed electrical stimulation to defer total knee arthroplasty in patients with osteoarthritis of the knee. Orthopedics 2006; 29 (10): 887–892.
28. Aaron, RK, Lennox, D, Bunce, GE, et al: The conservative treatment of osteonecrosis of the femoral head. A comparison of core decompression and pulsing electromagnetic fields. Clin Orthop 1989; 249:209–218.
29. Steinberg, ME, Brighton, CT, Corces, A, et al: Osteonecrosis of the femoral head. Results of core decompression and grafting with and without electrical stimulation. Clin Orthop 1989; 249:199–208.
30. Binder, A, Parr, G, Hazelman, B, et al: Pulsed electromagnetic field therapy of persistent rotator cuff tendinitis: A double blind controlled assessment. Lancet 1984; 1:695–697.
31. Brighton, C, Pollack, S: Treatment of recalcitrant non-unions with a capacitively coupled electrical field. J Bone Joint Surg 1985; 67A:577–585.
32. Brighton, CT, Hozack, WJ, Brager, MD, et al: Fracture healing in the rabbit fibula when subjected to various capacitively coupled electrical fields. J Orthop Res 1985; 3:331–340.
33. Pilla, AA: Electrochemical information transfer at living cell membranes. Ann N Y Acad Sci 1974; 238:149–170.
34. Pilla, AA: Weaktime-varying and static magnetic fields: From mechanisms to therapeutic applications. In: Stavroulakis, P (ed): Biological Effects of Electromagnetic Fields. New York, Springer Verlag, 2003, pp 34–75.
35. Aaron, RK, Ciombor, DM, Simon, BJ: Treatment of nonunions with electric and electromagnetic fields. Clin Orthop 2004; 419:21–29.
36. Fitzsimmons, RJ, Ryaby, JT, Magee, FP, et al: Combined magnetic fields increase net calcium flux in bone cells. Calcif Tissue Int 1994; 55:376–380.
37. Fitzsimmons, RJ, Baylink, DJ, Ryaby, JT, et al: EMF-stimulated bone cell proliferation. In: Blank, MJ (ed): Electricity and Magnetism in Biology and Medicine. San Francisco, San Francisco Press, 1993, pp 899–902.
38. Fitzsimmons, RJ, Ryaby, JT, Mohan, S, et al: Combined magnetic fields increase IGF-II in TE-85 human bone cell cultures. Endocrinology 1995; 136:3100–3106.
39. Fitzsimmons, RJ, Ryaby, JT, Magee, FP, et al: IGF II receptor number is increased in TE 85 cells by low amplitude, low frequency combined magnetic field (CMF) exposure. J Bone Min Res 1995; 10:812–819.
40. Ryaby, JT, Fitzsimmons, RJ, Khin, NA, et al: The role of insulin-like growth factor in magnetic field regulation of bone formation. Bioelectrochem Bioenergetics 1994; 35:87–91.

41. Aaron, RK, Ciombor, DM, Jones, AR: Bone induction by decalcified bone matrix and mRNA of TGFb and IGF-1 are increased by ELF field stimulation. Trans Orthop Res Soc 1997; 22:548.
42. Ciombor, DM, Lester, G, Aaron, RK, et al: Low frequency EMF regulates chondrocyte differentiation and expression of matrix proteins. J Orthop Res 2002; 20:40–50.
43. Aaron, RK, Ciombor, DM: Acceleration of experimental endochondral ossification by biophysical stimulation of the progenitor cell pool. J Orthop Res 1996; 14:582–589.
44. Aaron, RK, Ciombor, DM, Jolly G: Stimulation of experimental endochondral ossification by low-energy pulsing electromagnetic fields. J Bone Min Res 1989; 4:227–233.
45. Lohmann, CH, Schwartz, Z, Liu, Y, et al: Pulsed electromagnetic field stimulation of MG63 osteoblast-like cells affects differentiation and local factor production. J Orthop Res 2000; 18:637–646.
46. Guerkov, HH, Lohmann, CH, Liu, Y, et al: Pulsed electromagnetic fields increase growth factor release by nonunion cells. Clin Orthop 2001; 384:265–279.
47. Zhuang, H, Wang, W, Seldes, RM, et al: Electrical stimulation induces the level of TGF-beta1 mRNA in osteoblastic cells by a mechanism involving calcium/calmodulin pathway. Biochem Biophys Res Commun 1997; 237:225–229.
48. Brighton, CT, Wang, W, Seldes, R, et al: Signal transduction in electrically stimulated bone cells. J Bone Joint Surg 2001; 83:1514–1523.
49. Bodamyali, T, Bhatt, B, Hughes, FJ, et al: Pulsed electromagnetic fields simultaneously induce osteogenesis and upregulate transcription of bone morphogenetic proteins 2 and 4 in rat osteoblasts in vitro. Biochem Biophys Res Commun 1998; 250:458–461.
50. Aaron, RK, Boyan, BD, Ciombor, DM, et al: Stimulation of growth factor synthesis by electric and electromagnetic fields. Clin Orthop 2004; 419:30–37.
51. Markov, MS, Ryaby, JT, Kaufman, JJ, et al: Extremely weak AC and DC magnetic field significantly affect myosin phosphorylation. In: Allen, MJ, Cleary, SF, Sowers, AE, et al (eds): Charge and Field Effects in Biosystems, ed. 3. Boston, Birkhauser, 1992, pp 225–230.
52. Markov, MS, Wang, S, Pilla, AA: Effects of weak low frequency sinusoidal and DC magnetic fields on myosin phosphorylation in a cell-free preparation. Bioelectrochem Bioenerg 1993; 30:119–125
53. Markov, MS, Pilla, AA: Ambient range sinusoidal and DC magnetic fields affect myosin phosphorylation in a cell-free preparation. In: Blank, M (ed): Electricity and Magnetism in Biology and Medicine, San Francisco, San Francisco Press, 1993, pp 323–327.
54. Markov, MS, Pilla, AA: Static magnetic field modulation of myosin phosphorylation: Calcium dependence in two enzyme preparations. Bioelectrochem Bioenerg 1994; 35:57–61.
55. Markov, MS, Pilla, AA: Modulation of cell-free myosin light chain phosphorylation with weak low frequency and static magnetic fields. In: Fry, AH (ed): On the Nature of Electromagnetic Field Interactions with Biological System. Austin, TX, RG Landes, 1994, pp 127–141.
56. Markov, MS, Muehsam, DJ, Pilla, AA: Modulation of cell-free myosin phosphorylation with pulsed radio frequency electromagnetic fields. In: Allen, MJ, Cleary, SF, Sowers, AE (eds): Charge and Field Effects in Biosystems, ed. 4. World Scientific, Hackensack, NJ, 1994, pp 274–288.
57. Markov, MS, Pilla, AA: Weak static magnetic field modulation of myosin phosphorylation in a cell-free preparation: Calcium dependence. Bioelectrochem Bioenerg 1997 43:235–240.
58. Yen-Patton, GP, Patton, WF, Beer, DM, et al: Endothelial cell response to pulsed electromagnetic fields: Stimulation of growth rate and angiogenesis in vitro. J Cell Physiol 1988; 134:37–39.
59. Tepper, OM, Callaghan, MJ, Chang, EI, et al: Electromagnetic fields increase in vitro and in vivo angiogenesis through endothelial release of FGF-2. J FASEB 2004; 18:1231–1233.
60. Bassett, CAL, Pawluk, RJ, Pilla, AA: Acceleration of fracture repair by electromagnetic fields. Ann N Y Acad Sci 1974; 238:242–262.
61. Bassett, CAL, Pawluk, RJ, Pilla, AA: Augmentation of bone repair by inductively coupled electromagnetic fields. Science 1974; 184:575–578.
62. Cane, V, Botti, P, Farnetti, P, et al: Electromagnetic stimulation of bone repair: A histomorphometric study. J Orthop Res 1991; 9:908–917.
63. Cane, V, Botti, P, Soana, S: Pulsed magnetic fields improve osteoblast activity during the repair of an experimental osseous defect. J Orthop Res 1993; 11:664–670.
64. Brighton, CT, Katz, MJ, Goll, SR, et al: Prevention and treatment of sciatic denervation disuse osteoporosis in the rat tibia with capacitively coupled electrical stimulation. Bone 1985; 6:87–97.
65. Brighton, CT, Luessenhop, CP, Pollack, SR, et al: Treatment of castration induced osteoporosis by a capacitively coupled electrical signal in rat vertebrae. J Bone Joint Surg 1989; 71A:228–236.
66. Skerry, TM, Pead, MJ, Lanyon, LE: Modulation of bone loss during disuse by pulsed electromagnetic fields. J Orthop Res 1991; 9:600–608.
67. Ryaby, JT, Haupt, DL, Kinney, JH: Reversal of osteopenia in ovariectomized rats with combined magnetic fields as assessed by x-ray tomographic microscopy. J Bone Min Res 1996; 11:S231.
68. McLeod, KJ, Rubin, CT: The effect of low-frequency electrical fields on osteogenesis. J Bone Joint Surg 1992; 74A:920–929.
69. Connolly, J, Ortiz, J, Price, R, et al: The effect of electrical stimulation on the biophysical properties of fracture healing. Ann N Y Acad Sci 1974; 238:519–529.
70. Petersson, C, Holmar, N, Johnell, O: Electrical stimulation of osteogenesis: Studies of the cathode effect on rat femur. Acta Orthop Scand 1982; 53:727–732.
71. France, JC, Norman, TL, Santrock, RD, et al: The efficacy of direct current stimulation for lumbar intertransverse process fusions in an animal model. Spine 2001; 26:1002–1008.
72. Nerubay, J, Marganit, B, Bubis, JJ, et al: Stimulation of bone formation by electrical current on spinal fusion. Spine 1986; 11:167–169.
73. Toth, JM, Seim, HB, Schwardt, JD, et al: Direct current electrical stimulation increases the fusion rate of spinal fusion cages. Spine 2000; 25:2580–2587.
74. Dejardin, LM, Kahanovitz, N, Arnoczky, SP, et al: The effect of varied electrical current densities on lumbar spinal fusions in dogs. Spine 2001; 1:341–347.
75. Inoue, N, Ohnishi, I, Chen, D, et al: Effect of pulsed electromagnetic fields (PEMF) on late-phase osteotomy gap healing in a canine tibial model. J Orthop Res 2002; 20:1106–1114.
76. Fini, M, Cadossi, R, Cane, V, et al: The effect of pulsed electromagnetic fields on the osteointegration of hydroxyapatite implants in cancellous bone: A morphologic and microstructural in vivo study. J Orthop Res 2002; 20:756–763.
77. Smith, TL, Wong-Gibbons, D, Maultsby, J: Microcirculatory effects of pulsed electromagnetic fields. J Orthop Res 2004; 22:80–84.
78. Ibiwoyea, MO, Powella, KA, Grabinera, MD, et al: Bone mass is preserved in a critical-sized osteotomy by low energy pulsed electromagnetic fields as quantitated by in vivo micro-computed tomography. J Orthop Res 2004; 22:1086–1093.
79. Midura, RJ, Ibiwoye, MO, Powell, et al. Pulsed electromagnetic field treatments enhance the healing of fibular osteotomies. J Orthop Res 2005; 23:1035–1046.
80. Borsalino, G, Bagnacani, M, Bettati, E, et al: Electrical stimulation of human femoral intertrochanteric osteotomies. Clin Orthop 1988; 237:256–263.
81. Mammi, GI, Rocchi, R, Cadossi, R, et al: The electrical stimulation of tibial osteotomies: A double-blind study. Clin Orthop 1993; 288:246–253.
82. Traina, G, Sollazzo, V, Massari, L: Electrical stimulation of tibial osteotomies: A double blind study. In: Bersani, F (ed): Electricity and Magnetism in Biology and Medicine. New York, Plenum Press, 1999, pp 137–138.
83. Akai, M, Kawashima, N, Kimura, T, et al: Electrical stimulation as an adjunct to spinal fusion: A meta-analysis of controlled clinical trials. Bioelectromagnetics 2002; 23:496–504.
84. Kahanovitz, N: Electrical stimulation of spinal fusion: A scientific and clinical update. Spine 2002; 2:145–150.
85. Oishi, M, Onesti, S: Electrical bone graft stimulation for spinal fusion: A review. Neurosurgery 2000; 47:1041–1056.

86. Rogozinski, A, Rogozinski, C: Efficacy of implanted bone growth stimulation in instrumented lumbosacral spinal fusion. Spine 1996; 21:2479–2483.
87. Meril, AJ: Direct current stimulation of allograft in anterior and posterior lumbar interbody fusions. Spine 1994; 19:2393–2398.
88. Goodwin, CB, Brighton, CT, Guyer, RD, et al: A double-blind study of capacitively coupled electrical stimulation as an adjunct to lumbar spinal fusions. Spine 1999; 24:1349–1356.
89. Gossling, HR, Bernstein, RA, Abbott, J: Treatment of ununited tibial fractures: A comparison of surgery and pulsed electromagnetic fields (PEMF). Orthopedics 1992; 15:711–719.
90. Paterson, D, Lewis, G, Cass, C: Treatment of delayed union and nonunion with an implanted direct current stimulator. Clin Orthop 1980; 148:117–128.
91. Brighton, C, Black, J, Friedenberg, Z: A multicenter study of the treatment of non-union with constant direct current. J Bone Joint Surg 1981; 63A:2–13.
92. Bassett, C, Mitchell, S, Gaston, S: Treatment of ununited tibial diaphyseal fractures with pulsing electromagnetic fields. J Bone Joint Surg 1981; 63A:511–523.
93. Heckman, J, Ingram, A, Loyd, R: Nonunion treatment with pulsed electromagnetic fields. Clin Orthop 1981; 161:58–66.
94. Bassett, C, Mitchell, S, Schink, M: Treatment of therapeutically resistant nonunions with bone grafts and pulsing electromagnetic fields. J Bone Joint Surg 1982; 64A:1214–1224.
95. Brighton, C, Pollack, S: Treatment of recalcitrant non-unions with a capacitively coupled electrical field. J Bone Joint Surg 1985; 67A:577–585.
96. Sedel, L, Christel, P, Duriez, J, et al: Acceleration of repair of non-unions by electromagnetic fields. Rev Chir Orthop Reparatrice Appar Mot 1981; 67:11–23.
97. DeHaas, W, Watson, J, Morrison, D: Noninvasive treatment of ununited fractures of the tibia using electrical stimulation. J Bone Joint Surg 1980; 62B:465–470.
98. Dunn, AW, Rush, GA: Electrical stimulation in treatment of delayed union and nonunion of fractures and osteotomies. South Med J 1984; 77:1530–1534.
99. Sharrard, W: A double blind trial of pulsed electromagnetic fields for delayed union of tibial fractures. J Bone Joint Surg 1990; 72B:347–355.
100. Scott, G, King, J: A prospective double blind trial of electrical capacitive coupling in the treatment of non-union of long bones. J Bone Joint Surg 1994; 76A:820–826.
101. Brighton, C, Shaman, P, Heppenstall, R: Tibial nonunion treated with direct current, capacitive coupling, or bone graft. Clin Orthop 1995; 321:223–234.
102. Fredericks, DC, Piehl, DJ, Baker, JT, et al: Effects of pulsed electromagnetic field stimulation on distraction osteogenesis in the rabbit tibial leg lengthening model. J Pediatr Orthop 2003; 23:478–483.
103. Brighton, CT, Wang, W, Seldes, R, et al: Signal transduction in electrically stimulated bone cells. J Bone Joint Surg 2001; 83A:1514–1523.
104. Aaron, RK, Boyan, BD, Ciombor, DM, et al: Stimulation of growth factor synthesis by electric and electromagnetic fields. Clin Orthop 2004; 419:30–37.
105. Seegers, JC, Engelbrecht, CA, van Papendorp, DH: Activation of signal-transduction mechanisms may underlie the therapeutic effects of an applied electric field. Med Hypotheses 2001; 57:224–230.
106. Nelson, FR, Brighton, CT, Ryaby, J, et al: Use of physical forces in bone healing. J Am Acad Orthop Surg 2003; 11:344–354.
107. Pilla, AA, Muehsam, DJ, Markov, MS, et al: EMF signals and ion/ligand binding kinetics: Prediction of bioeffective waveform parameters. Bioelectrochem Bioenerg1999; 48(1):27–34.
108. Pilla, AA: Weak time-varying and static magnetic fields: From mechanisms to therapeutic applications. In: Stavroulakis, P (ed): Biological Effects of Electromagnetic Fields, Springer Verlag, 2003, pp 34–75.
109. Pilla, AA: Mechanisms and therapeutic applications of time varying and static magnetic fields. In: Barnes, F, Greenebaum, B (eds): Biological and Medical Aspects of Electromagnetic Fields. Boca Raton, FL, CRC Press, 2006, pp 351–411.
110. Pilla, AA, Sechaud, P, McLeod, BR: Electrochemical and electric current aspects of low frequency electromagnetic current induction in biological systems. J Biol Phys 1983; 11:51–57.
111. McLeod, BR, Pilla, AA, Sampsel, MW: Electromagnetic fields induced by Helmholtz aiding coils inside saline-filled boundaries. Bioelectromagnetics 1983; 4:357–370.
112. Hart, FX: Cell culture dosimetry for low-frequency magnetic fields. Bioelectromagnetics 1996; 17:48–57.
113. van Amelsfort, AMJ: An analytical algorithm for solving inhomogeneous electromagnetic boundary-value problems for a set of coaxial circular cylinders. [dissertation] Eindhoven University, The Netherlands, 1991.
114. Buechler, DN, Christensen, DA, Durney, CH, et al: Calculation of electric fields induced in the human knee by a coil applicator. Bioelectromagnetics 2001; 22:224–231.
115. Zborowski, M, Midura, RJ, Wolfman, A, et al: Magnetic field visualization in applications to pulsed electromagnetic field stimulation of tissues. Ann Biomed Eng 2003; 31:195–206.
116. Pilla, AA: Electrochemical information and energy transfer in vivo. In: Proceedings of the 7th IECEC, Washington, DC, American Chemical Society, 1972, pp 761–764.
117. Pilla, AA: Electrochemical information transfer at cell surfaces and junctions: Application to the study and manipulation of cell regulation. In: Keyser, H, Gutman, F, (eds): Bioelectrochemistry. New York, Plenum Press, 1980, pp 353–396.
118. Plonsey, R, Fleming, DG: Bioelectric Phenomena. New York, McGraw-Hill, 1969.
119. Pilla, AA, Margules, G: Dynamic interfacial electrochemical phenomena at living cell membranes: Application to the toad urinary bladder membrane system. J Electrochem Soc 1977; 124:1697–1706.
120. Pilla, AA: Membrane impedance as a probe for interfacial electrochemical control of living cell function. In Blank, M (ed): Adv Chem Ser. Washington DC. American Chemical Society, 1980; 188:339–359.
121. Margules, G, Doty, SB, Pilla, AA: Impedance of living cell membranes in the presence of chemical tissue fixative. In Blank, M (ed): Adv Chem Ser. Washington, DC, American Chemical Society, 1980, 188:461–484.
122. Schmukler, RE, Kaufman, JJ, Maccaro, et al: Transient impedance measurements on biological membranes: Application to red blood cells and melanoma cells. In: Blank, M, (ed): Electrical Double Layers in Biology, New York, Plenum Press, 1986, pp 201–210.
123. Doty, SB: Morphological evidence of gap junctions between bone cells. Calcif Tissue Int 1981; 33:509.
124. Loewenstein, WR: Junctional intracellular communications: The cell-to-cell membrane channel. Physiol Rev 1981; 61:829–841.
125. Sheridan, JD, Atkinson, MM: Cell membranes: Physiological roles of permeable junctions: Some possibilities. Ann Rev Physiol 1985; 47:337–353.
126. King, RW: Nerves in a human body exposed to low-frequency electromagnetic fields. IEEE Trans Biomed Eng 1999; 46:1426–1431.
127. Paul, RG, Tarlton, JF, Purslow, PP, et al: Biomechanical and biochemical study of a standardized wound healing model. Int J Biochem Cell Biol 1997; 29:211–220.
128. Glassman, LS, McGrath, MH, Bassett, CA: Effect of external pulsing electromagnetic fields on the healing of soft tissue. Ann Plastic Surg 1986; 16:287–295.
129. Strauch, B, Patel, MK, Navarro, A, et al: Pulsed magnetic fields accelerate wound repair in a cutaneous wound model in the rat. Plast Reconstr Surg 2007; 120:425–430.
130. Ieran, M, Zaffuto, S, Bagnacani, M, et al: Effect of low frequency electromagnetic fields on skin ulcers of venous origin in humans: A double blind study. J Orthop Res 1990; 8:276–282.
131. Duran, V, Zamurovic, A, Stojanovk, S, et al: Therapy of venous ulcers using pulsating electromagnetic fields—Personal results. Med Pregl 1991; 44:485–488.

132. Todd, D, Heylings, D, Allen, G, et al: Treatment of chronic varicose ulcers with pulsed electromagnetic fields: A controlled pilot study. Ir Med J 1991; 84:54–55.
133. Stiller, MJ, Pak, GH, Shupack, JL, et al: A portable pulsed electromagnetic field (PEMF) device to enhance healing of recalcitrant venous ulcers: A double-blind, placebo-controlled clinical trial. Br J Dermatol 1992; 127:147–154.
134. Canedo-Dorantes, L, Garcia-Cantu, R, Barrera, R, et al: Healing of chronic arterial and venous leg ulcers with systemic electromagnetic fields. Arch Med Res 2002; 33:281–289.
135. Callaghan, MJ, Chang, EI, Seiser, N, et al: Pulsed electromagnetic fields accelerate normal and diabetic wound healing by increasing endogenous FGF-2 release. Plast Reconstr Surg 2008; 121:130–41.
136. Goodman, E, Greenebaum, B, Frederiksen, J: Effect of pulsed magnetic fields on human umbilical endothelial vein cells. Bioelectrochem Bioenerg 1993; 32:125–132.
137. Roland, D, Ferder, M, Kothuru, R, et al: Effects of pulsed magnetic energy on a microsurgically transferred vessel. Plast Reconstr Surg 2000; 105:1371–1374.
138. Weber, RV, Navarro, A, Wu, JK, et al: Pulsed magnetic fields applied to a transferred arterial loop support the rat groin composite flap. Plast Reconstr Surg 2004; 114:1185–1189.
139. Strauch, B, Patel, MK, Rosen, DJ, et al: Pulsed magnetic field therapy increases tensile strength in a rat Achilles' tendon repair model. J Hand Surg 2006; 31A:1131–1135.
140. Kelpke, S, Feldman, D: Alterations in PEMF: The effect on wound healing. Wound Repair Regen 1994; 2:81–85.
141. Kloth, LC, Ziskin, MC: Diathermy and pulsed radio frequency radiation. In: Michlovitz, SL (ed): Thermal Agents in Rehabilitation, ed. 3. FA Davis, Philadelphia, 1996, pp 231–254.
142. Ginsberg, AJ: Ultrashort radiowaves as a therapeutic agent. Med Record 1934; 140:651–653.
143. Heden, P, Pilla, AA: Effects of pulsed electromagnetic fields on post operative pain: A double-blind randomized pilot study in breast augmentation patients. Aesth Plast Surg 2008: 32(4):660–666.
143A. Rohde C, Chiang A, Adipoju O, Casper D, Pilla AA. Effects of Pulsed Electromagnetic Fields on IL-1β and Post Operative Pain: A Double-Blind, Placebo-Controlled Pilot Study in Breast Reduction Patients. Plast Reconstr Surg. 2009 Nov 17. [Epub ahead of print].
144. Wilson, DH: Treatment of soft tissue injuries by pulsed electrical energy. Brit Med J 1972; 2:269–270.
145. Wilson, DH: Comparison of short wave diathermy and pulsed electromagnetic energy in treatment of soft tissue injuries. Physiotherapy (Br) 1974; 60(10):309–310.
146. Pennington, GM, Danley, DL, Sumko, MH, et al: Pulsed, nonthermal, high frequency electromagnetic energy (Diapulse) in the treatment of grade I and grade II ankle sprains. Mil Med 1993;158:101–104.
147. Pilla, AA, Martin, DE, Schuett, AM, et al: Effect of pulsed radiofrequency therapy on edema from grades I and II ankle sprains: A placebo controlled, randomized, multi-site, double-blind clinical study. J Athl Train 1996; S31:53.
148. Foley-Nolan, D, Barry, C, Coughlan, RJ, et al: Pulsed high frequency (27 MHz) electromagnetic therapy for persistent neck pain: A double-blind placebo-controlled study of 20 patients. Orthopedics 1990; 13:445–451.
149. Foley-Nolan, D, Moore, K, Codd, M, et al: Low energy high frequency pulsed electromagnetic therapy for acute whiplash injuries: A double blind randomized controlled study. Scan J Rehab Med 1992; 24:51–59.
150. Barker, AT, Barlow, OS, Porter, J, et al: A double-blind clinical trial of lower power pulsed shortwave therapy in the treatment of a soft tissue injury. Physiotherapy 1985; 71:500–504.
151. Barclay, V, Collier, R, Jones A: Treatment of various hand injuries by pulsed electromagnetic energy (Diapulse). Physiotherapy 1983; 69:186–188.
152. Ionescu, A, Ionescu, D, et al. Study of efficicacy of Diapulse therapy on the dynamics of enzymes in burned wound. Presented at: Sixth International Congress on Burns. San Francisco, CA, August 1982.
153. Bentall, RHC, Eckstein, HB: A trial involving the use of pulsed electromagnetic therapy on children undergoing orchidopexy. Z Kinderchirurgie 1975; 17(4):380–385.
154. Duma-Drzewinska, A, Buczyski, AZ: Pulsed high frequency currents (Diapulse) applied in treatment of bed sores. Pol Tyg Lek 1978; 33:885–888.
155. Salzberg, CA, Cooper, SA, Perez, P, et al: The effects of non-thermal pulsed electromagnetic energy on wound healing of pressure ulcers in spinal cord-injured patients: A randomized, double-blind study. Ostomy Wound Manage 1995; 41:42–51.
156. Kloth, LC, Berman, JE, Sutton, CH, et al: Effect of pulsed radio frequency stimulation on wound healing: A double-blind pilot clinical study. In Bersani, F (ed): Electricity and Magnetism in Biology and Medicine. New York, Plenum Press, 1999, pp 875–878.
157. Itoh, M, Montemayor, JS Jr, Matsumoto, E, et al: Accelerated wound healing of pressure ulcers by pulsed high peak power electromagnetic energy (Diapulse). Decubitus 1991; 4:24–25, 29–34.
158. Wilson, CM: Clinical effects of Diapulse technology in treatment of recalcitrant pressure ulcers. Poster presentation at the Seventh Annual Clinical Symposium on Pressure Ulcer and Wound Management. Orlando, FL, Sept. 15–17, 1992.
159. Seaborne, D, Quirion-DeGirardi, C, Rousseau, M: The treatment of pressure sores using pulsed electromagnetic energy (PEME). Physiother Can 1996; 48:131–137.
160. Ritz, MC, Gallegos, R, Canham, MB, et al: PROVANT® wound-closure system accelerates closure of pressure wounds in a randomized, double-blind, placebo-controlled trial. Ann N Y Acad Sci 2002; 961:356-359.
161. Kenkre, J, Hobbs, F, Carter, Y, et al: A randomized controlled trial of electromagnetic therapy in the primary care management of venous leg ulceration. Fam Pract 1996; 13:236–240.
162. Larsen, JA, Overstreet, J: Pulsed radio frequency energy in the treatment of complex diabetic foot wounds: Two cases. J Wound Ostomy Continence Nurs 2008; 35:523–527.
163. Mayrovitz, HN, Larsen, PB: Effects of pulsed magnetic fields on skin microvascular blood perfusion. Wounds: A Compendium of Clinical Research and Practice 1992; 4:192–202.
164. Mayrovitz, HN, Larsen, PB: A preliminary study to evaluate the effect of pulsed radio frequency field treatment on lower extremity peri-ulcer skin microcirculation of diabetic patients. Wounds: A Compendium of Clinical Research and Practice 1995; 7:90–93.
165. Erdman, W: Peripheral blood flow measurements during application of pulsed high frequency currents. Orthopedics 1960; 2:196–197.
166. Goldin, JH, Broadbent, NRG, Nancarrow, JD, et al: The effects of Diapulse on the healing of wounds: A double-blind randomized controlled trial in man. Br J Plast Surg 1981; 34:267–270.
167. Cameron, BM: A three phase evaluation of pulsed high frequency radio short waves (Diapulse): 646 patients. Am J Orthop 1964; 6:72–78.
168. Kaplan, EG, Weinstock, RE: Clinical evaluation of Diapulse as adjunctive therapy following foot surgery. J Am Podiat Assoc 1968; 58:218–221.
169. Aronofsky, DH: Reduction of dental postsurgical symptoms using non-thermal, high peak power electromagnetic energy. Oral Surg Oral Med Oral Pathol 1971; 32:688–696.
170. Comorosan, S, Paslaru, L, Popovici, Z: The stimulation of wound healing processes by pulsed electromagnetic energy. Wounds 1992; 4:31–32.
171. van den Bouwhuijsen, F, Maassen, V, Meijer, M, et al. A Manual of Pulsed and Continuous Shortwave Diathermy, ed. 2. Delft, Holland, Enraf-Nonius, 1990, Publication No. 1419.762.
172. Diathermy units: Microwave and shortwave units. In: Product Comparison System. Plymouth Meeting, PA, ECRI, 1988, pp 1–10.
173. Lehman, J, deLateur, B: Therapeutic heat. In: Lehman, J (ed): Therapeutic Heat and Cold, ed. 4. Baltimore, Lippincott Williams & Wilkins, 1990.
174. Brown, G: Diathermy: A renewed interest in a proven therapy. Phys Ther Today 1993; Spring:78–80.

175. Majno, F: The Healing Hand: Man and Wound in the Ancient World. Cambridge, Harvard University Press, 1975, p 181.
176. Abramson, DI: Changes in blood flow, oxygen uptake and tissue temperatures produced by the topical application of wet heat. Arch Phys Med Rehabil 1961; 42:305–311.
177. Rabkin, J, Hunt, T: Local heat increases blood flow and oxygen tension in wounds. Arch Surg 1987; 122:221–229.
178. Randall, BF, Imig, CJ, Hines, HM: Effects of some physical therapies on blood flow. Arch Phy Med Rehabil 1952; 33:73–76.
179. Wessman, HS, Kottke, FJ: The effect of indirect heating on peripheral blood flow, pulse rate, blood pressure, and temperature. Arch Phys Med Rehabil 1967; 48:567–571.
180. Stoner, HB, Barker, P, Riding, GSG, et al: Relationships between skin temperature and perfusion in the arm and leg. Clin Physiol 1991; 11:27–30.
181. Sheffield, CW, Sessler, GL, Hopf, HW, et al: Centrally and locally mediated thermoregulatory responses after subcutaneous oxygen tension. Wound Repair Regen 1996; 4:339–344.
182. Gottrup, F, Firmin, R, Rabkin, J, et al: Directly measured tissue oxygen tension and arterial tension assess tissue perfusion. Crit Care Med 1987; 15:1030–1035.
183. Jonsson, K, Jensen, JA, Goodson, WH, et al: Assessment of perfusion in postoperative patients using tissue oxygen measurements. Br J Surg 1987; 74:263–266.
184. Jonsson, K, Hunt, TK, Mathes, SJ: Oxygen as an isolated variable influences resistance to infection. Ann Surg 1988; 208:783–787.
185. Hohn, DC, Mackay, RD, Halliday, B, et al: Effect of O2 tension on microbicidal function of leukocytes in wounds and in vitro. Surg Forum 1976; 27:18–21.
186. Jonsson, K, Jensen, JA, Goodson, WH, et al: Tissue oxygenation anemia and perfusion in relation to wound healing in surgical patients. Ann Surg 1991; 214:605–609.
187. Pai, MP, Hunt, TK: Effect of varying oxygen tension on healing of open wounds. Surg Gynecol Obstet 1972; 135:756–759.
188. Niinikoski, J: Cellular and nutritional interaction in healing wounds. Med Biol 1980; 58:303–305.
189. Hunt, TK: The effect of varying ambient oxygen tensions on wound metabolism and collagen synthesis. Surg Gynecol Obstet 1972; 135:561–565.
190. Shandall, A, Lowndes, R, Young, HL: Colonic anastomotic healing and oxygen tension. Br J Surg 1984; 72:606–609.
191. Babior, BM: Oxygen-dependant microbial killing by phagocytes. N Eng J Med 1978; 298:659–661.
192. Bemheim, P, Hunt, TK: Natural resistance to infection: Leukocyte functions. J Burn Care Rehabil 1992; 13:287–290.
193. Niinikoski, J, Rajamaki, A, Kulonen, E: Healing of open wounds: Effects of oxygen, distributed blood supply, and hyperemia by infrared radiation. Acta Chir Scand 1971; 137:399–403.
194. Bello, YM, Lopez, AP, Philips, TJ: Wound temperature is lower than core temperature. Abstract presentation at: 11th Annual Symposium on Advanced Wound Care, Miami Beach, FL. April 18–22, 1998.
195. Kloth, LC, Berman, JE, Dumit-Minkel, S, et al: Effects of a normothermic dressing on pressure ulcer healing. Adv Skin Wound Care 2000; 13:68–74.
196. Kloth, LC, Berman, JE, Nett, M, et al: A randomized controlled clinical trial to evaluate the effects of a noncontact normothermic wound therapy on chronic full-thickness pressure ulcers. Adv Skin Wound Care. 2002; 15:270–276.
197. Whitney, JD, Salvadalena, G, Higa, L, et al: Treatment of pressure ulcers with noncontact normothermic wound therapy: Healing and warming effects. J Wound Ostomy Continence Nurs 2001; 28:244–252.
198. Kloth, LC, Ziskin, MC: Diathermy and pulsed radio frequency radiation. In: Michlovitz, SL (ed): Thermal Agents in Rehabilitation, Philadelphia, FA Davis, p 231, 1996.
199. Silverman, D, Pendleton, L: A comparison of the effects of continuous and pulsed short-wave diathermy on peripheral circulation. Arch Phys Med Rehabil 1968; 49:429–436.
200. Santoro, D, Ostranderl, L, Lee, BY, Cagir, B: Inductive 27.12 MHz diathermy in arterial peripheral vascular disease. Proceedings of the 16th International IEEE/EMBS Conference, Baltimore, MD. Publication date: Nov. 3–6, 1994, vol 2, pages 777–778. IEEE Press.
201. Santiesteban, J, Grant, C: Post-surgical effect of pulsed short-wave therapy. J Am Podiatr Med Assoc 1979; 75:306–309.
202. Ourllet-Helstrom, SR: Miscarriages among female physical therapists who report using radio and microwave frequency electromagnetic radiation. Am J Epidemiol 1993; 138:775–786.

chapter 28 장

상처제거와 치유를 위한 초음파 치료

Ultrasound for Wound Débridement and Healing

서론 (Introduction)

초음파 치료(Ultrasound, US)는 60년 넘게 여러 건강 전문가들에 의해 사용되고 있다. 초음파(US)에 노출된 조직의 생물적 효과는 1927년 Wood와 Loomis에 의해 처음 보고되었다.[1] 그들은 고주파(300 kHz), 고강도 음파에 노출된 쥐의 적혈구 세포 분해와 가동성 장애를 설명하였다. 의료용 치료를 위한 US 적용은 1930년대 독일과 1940년대 미국에서 소개되었다.[2,3] 본 장에서의 목적은 초음파의 물리적 성질과 생물적 효과, 그리고 상처 치유를 높이기 위해 어떻게 사용될 수 있는지 설명하고자 한다.

초음파의 물리학과 발생–압전 효과 (Physics and Generation of Ultrasound–Piezoelectric Effect)

초음파(US)는 금속판 뒤 치료용 손잡이에 위치한 압전기 변환기 디스크(piezoelectric transducer disk)나 환자의 조직에 음향에너지를 전달하는 탐색전극의 진동에 의해서 만들어 낸다. 세라믹 디스크(ceramic disk)는 티탄화 바륨(barium titanate)과 같은 석영(crystal)이거나 전기에너지를 음향에너지로 변환할 수 있는 티탄화 지르콘산염 납(lead zirconate titanate)이다. 압전기는 직접적인 효과와 간접적인(반대) 효과인 2가지 유형이 있다

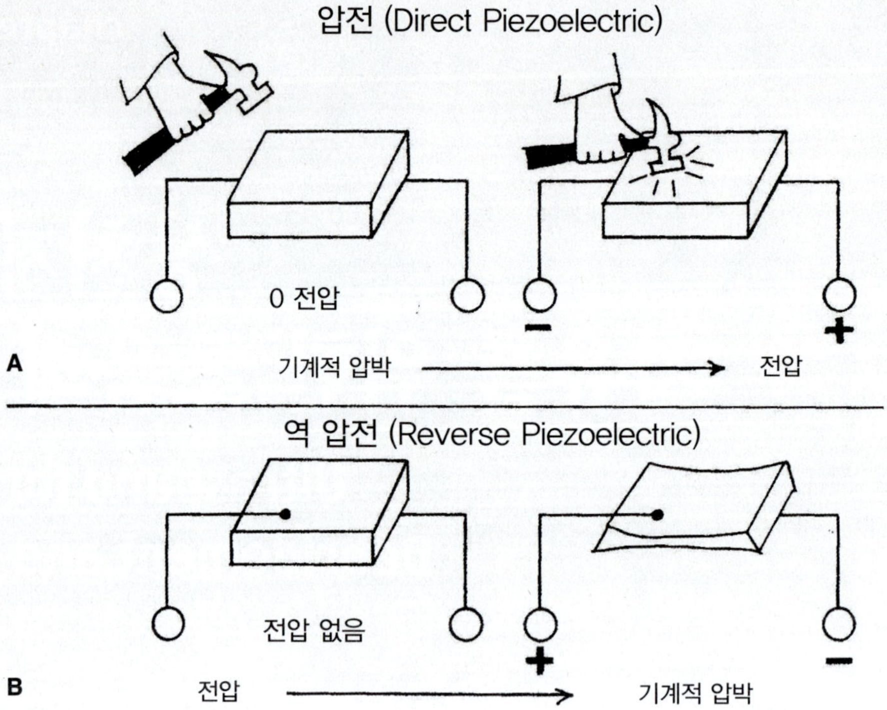

그림 28.1 *압전효과와 역압전효과. (A) 직접적인 압전효과. 압전기 성질을 갖는 석영은 전하가 압축되거나 팽창될 때 양전하와 음전하를 발생한다. (B) 그 반대의 압전효과. 이와 같은 석영은 적용되는 전압의 변화에 똑같은 주파수에서 팽창되고 수축하거나 진동한다. (출처: Starky C: Ultrasound. In: Starky C(ed): Therapeutic Modalities, ed. 2, Philadelphia, F.A. Davis, 1993, p 272.)*

(그림 28.1).[4] 직접적인 압전기 효과는 기계적으로 압축될 때 디스크에 전압이 교차되어 발생한다. 석영이 압축 대신에 팽창된다면, 반대의 극성(polarity)에 전압이 발생하게 된다. 주어진 빈도의 음파(sound wave)로부터 음향에너지가 석영 위에 부딪히게 되면, 이것은 팽창되고 똑같은 주파수로 수축하고, 진동 전압이 석영 면에 교차하여 발생한다. 직접적인 압전기 효과는 초음파를 소리 패턴이 중복되는 전기신호로 전환시킨다.

반대의 압전기 효과는 교류전압이 석영 면에 교차하여 적용될 때 석영에 수축하거나 팽창이 된다. 적용된 전압에 대한 극성에서의 변화는 석영이 수축에서 팽창이 되는 원인이 된다. 그래서 압전기 석영은 낮은 음파 주파수(20-40 ㎑) 또는 높은 음파 주파수(1-3 ㎒)에서 초음파를 발생시킬 수 있다.

핵심 28.1

어느 주파수의 교류 전압이 전기 진동 주파수에서 석영 진동(반복적인 팽창과 수축)을 만들어 낼 때 초음파는 발생된다.

초음파 주파수 (Ultrasound Frequency)

초음파는 비이온화 방사선이고 그래서 암 발생과 염색체 손상과 같은 이온화 방사선으로 인한 위험으로부터 안전하다.[4] 음파는 압전기 디스크의 진동에 의해 발생하기 때문에, 그 결과로 조직에 전달되는 기계적인 에너지는 분자들의 진동을 일으킨다. 1초간 분자들의 진동수는 음파의 주파수로 정의하고 그 단위를 헤르츠(㎐)로 표시한다. 즉, 1㎐ = 1cycle per second(cps), 1㎑ = 1000 cps이고, 1㎒ = 1,000,000cps이다. 인간의 귀는 16㎐와 20㎑ 사이의 소리 주파수에 민감하다. 초음파는 20㎑보다 큰 주파수는 갖은 음향 에너지이고, 이것은 사람의 귀에 들리지 않는다. 잘 들리는 소리가 사방으로 퍼져나가는 동안, 초음파 빔(beam)은 손전등에서 떠난 빛기둥과 비슷하게 시준을 잘 조절한다(그림 28.2). 소리의 정보에서, 주파수가 클수록 중식의 방향으로부터 빔이 덜 갈라지게 되고 단위당 조직에 흡수되는 에너지가 더 크다.

핵심 28.2

Doppler 혈관 평가와 태아 영상화처럼, 높은 MHz 주파수가 폐쇄성 상처 염증이 있는 물렁조직의 치료를 위해 사용되는 동안, 가장 최근에 낮은 KHz 주파수가 개방성 상처치료에 적용하기 위해 임상에서 사용되고 있다.

파장 (Wavelength)

초음파는 사람이 들을 수 있는 제한점을 넘어 조직 안에 있는 분자들의 진동을 일으키게 하는 에너지에 대한 기계적인 유형이다. 초음파는 풀장에서의 물이 잔물결 치는 것처럼 압축파형의 유형에서 투과된다.[5] 음이 반복되는 조직에서 압축 파형이 분자들이 높고(압축) 낮은(희박한) 분자 농도의 영역에서 교대로 압축하는 부위를 생성한다. 그림 28.2에서 보여주는 것처럼 높은 분자 농도의 부위에서 나타나는 최고 압축점에서의 분자의 집중은 음향 압축과 서로 다르게 유동적인 파형의 전파방향에 따라 비례한다. 파장은 특별화 된 중간(예: 물렁조직)에서 2개의 연속적인 파형의 최고점 사이의 거리가 되고, 반대로 주파수가 관련이 있다. $\lambda = c/f$에 의하여 파장(λ)은 파형의 주파수(f)와 속도(c)에 관련이 있다. 물, 혈액과 물렁조직에서의 초음파의 속도는 초당 1,540미터이다. 그래서 1MHz 파장에 대한 주파수는 1,540/106이거나 1.5mm이고, 25kHz 파장은 61.6mm이다.

초음파 에너지의 감쇄 (Attenuation of Ultrasound Energy)

주어진 주파수에서 초음파가 조직을 통해 지나갈 때, 분자들은 그 주파수에서 앞뒤로 진동하고, 투과 깊이가 증가하면서, 산란되고 흡수되기 때문에 에너지는 점점 더 감소한다. 산란되는 것은 뼈나 힘줄과 같은 표면에 높은 밀도로 반사되어 때릴 때 전파방향으로부터 소리가 굴절되는 것이다. 흡수는 초음파 에너지가 조직에 전달되는 것이고, 소리의 통과에서 극복하기 필요한 조직의 내적인 마찰로 발생한다. 주파수가 높을수록, 분자가 이 마찰에 대항하여 움직이는 힘이 더 빠르다. US 빔이 조직 안으로 더 투과될 때, 에너지가 크게 비례하여 흡수되는 그림 28.3에 주목해야 하고, 그러므로 가능한 적은 에너지로 치료효과가 이루어 질 것이다. 또한 더 큰 에너지 고주파(3MHz)는 1MHz의 저주파에서 나타나는 것보다 조직의 첫 번째 센티미터에서 흡수되는 그림 28.3을 주목해야 한다. 초음파는 열과 비열 기전을 통해 조직에 효과를 준다. 저주파(kHz)와 고주파(MHz) 초음파 모두 조직에서 열과 비열 효과를 동시에 발생시킨다. 열 효과와 흡수는 고주파(1과 3MHz)에서 증가하고, 비열효과는 저주파(20-40kHz)에서 우세하고, 이때 초음파는 맥동된다. US에 대한 열과 비열효과는 나중에 설명될 것이다.

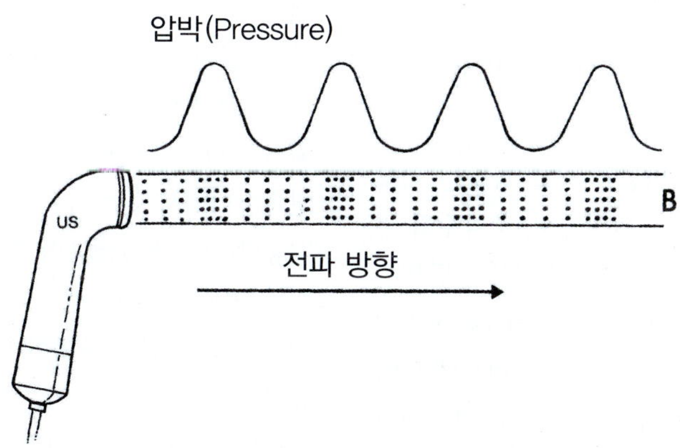

그림 28.2 *평행하게 잘 조절된 초음파 빔(B)은 초음파 적용기로부터 방사되고 있다. 음향 압축 파형은 압축파의 봉우리에 해당하는 높은 분자의 집중영역으로, 압축파의 계곡에 해당하는 낮은 분자의 집중영역으로 그렸다. 그래서 분자들의 집중은 음향압축과 파형이 방사되는 방향에 따라 다양한 사인곡선에 비례한다. (출처: McDiarmid, T, Ziskin, MC, Michlovitz, SL: Therapeutic ultrasound, In: Michlovitx, SL(ed): Thermal Agents in /rehabilitation, ed. 3. Philadelphia, FA Davis, 1996, p 170.)*

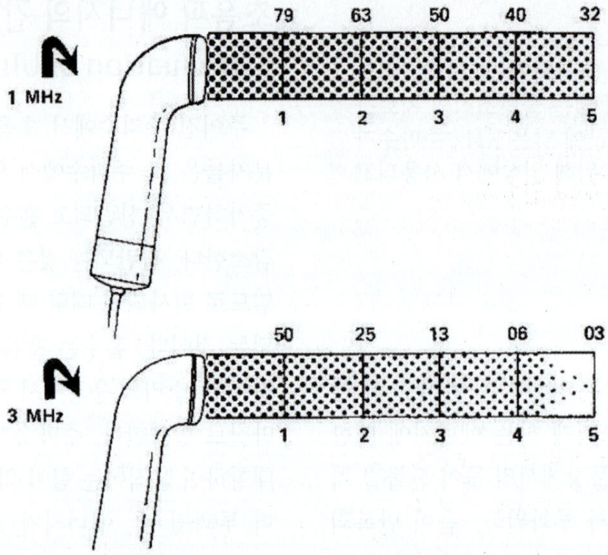

그림 28.3 *균등한 감쇄로 생각되는 1 ㎒과 3 ㎒의 물렁조직에서 US 에너지 감쇄는 거의 1dB/cm/㎒이다.*
(출처: McDiarmid, T, Ziskin, MC, Michlovitz, SL: Therapeutic ultrasound. In: Michlovitx, SL(ed): Thermal Agents in Rehabilitation, ed. 3. Philadelphia, FA Davis, 1996, p171.)

핵심 28.3

1 ㎒과 3 ㎒의 탁월한 효과는 일반적으로 혈류량을 향상시키기 위해 그리고 상처 주위 조직과 관절가동범위가 제한이 있는 근육뼈대계에 온도를 증가시키기 위해 사용된다. 20 ㎑과 40 ㎑ 사이의 US 주파수에 대한 탁월한 비열효과는 괴사조직, 살균효과와 급성과 만성 상처치유를 위해 적용된다.

연속 초음파와 맥동 초음파의 치료 방식 (Continuous and Pulsed Ultrasound Treatment Modes)

연속치료 방식에서, 음향은 파동을 치고 강도는 치료기간 동안 일정하게 남아있다. 이 방식에서, 주파수와 관계없이 일정한 강도와 치료 시간을 주면 조직에 전달되는 음파에너지 양은 맥동 방식보다 더 크다. 만약 1㎒ 또는 3㎒ US가 조직에 열을 위해 주로 사용한다면, 적용에 있어서 연속방식이 적당하다. 맥동 치료 방식에서, 연속적인 초음파는 간헐적으로 차단된다. 맥동 특징은 자동차에 부착된 전면유리의 간헐적인 와이퍼와 같다. 출력은 짧은 시간동안 켜지고 꺼진다. 순환주기는 초음파의 마찰시간이 한 번의 맥동기간으로 특별하게 사용하고, 다음 방정식을 사용하여 계산한다.

$$\text{순환주기} = \frac{\text{맥동시간}}{\text{맥동주기 (맥동기간 + 맥동간간격)}}$$

일반적으로, US ㎒장치를 위한 순환주기 범위 선택은 0.05(5%)에서 0.5(50%)범위이고, ㎑장치는 0.5(50%)에서 0.9(90%)사이가 된다. 만약 20과 40㎑ 사이의 주파수로 상처 괴사조직의 목적으로 사용한다면, 연속방식에서 시간당 에너지가 조직에 더 많이 전달되기 때문에 연속방식이 맥동방식 보다 섬유소용해 효과가 더 클 것이다. 맥동되는 US는 전달되는 에너지의 전체 양이 감소되고, 그래서 ㎒ US가 있는데, 이것은 과도한 열감에 보호되기도 한다. 한편 ㎑ 주파수는 불쾌감을 줄일 수 있는데, 연속방식에서 치료하는 동안 경험할 수 있다. 사용되는 맥동방식이 ㎒와 ㎑ US 주파수 모두 강도 수준을 감소시킨다 해도, 탁월한 비열효과를 발생시키기 위해 맥동이 되는 동안 여전히 충분한 에너지가 있고, 이것은 상처 치유 진행을 자극시키는 것으로 알려져 있다.[6] 그림 28.4는 적용되는 US 방식을 설명하였다.

강도 (Intensity)

강도는 초음파 치료기로 희망하는 조사량을 선택하는데 있어서 보통 시술자에 의해 사용되는 것이 특징이다.

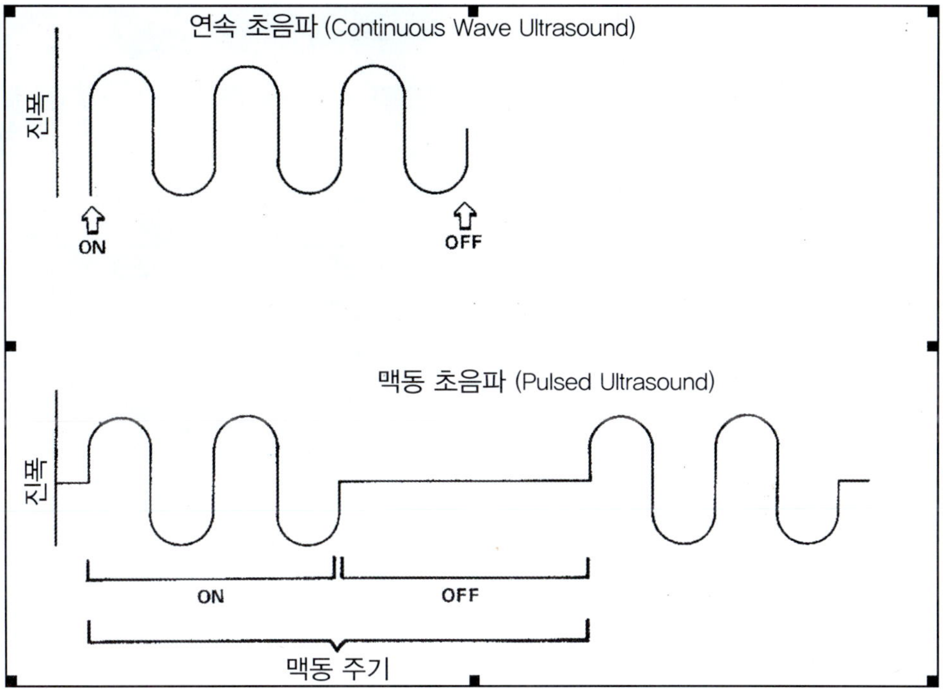

그림 28.4 *연속 초음파와 맥동 초음파. 설명된 맥동방식의 순환주기는 2 msec ÷4 msec = 0.5 = 50%. (출처: McDiarmid, T, Ziskin, MC, Michlovitz, SL: Therapeutic ultrasound. IN: Michlovitz, SL(ed): Thermal Agents in Rdhabilitation, ed. 3. Philadelphia, FA Davis, 1996, p173.)*

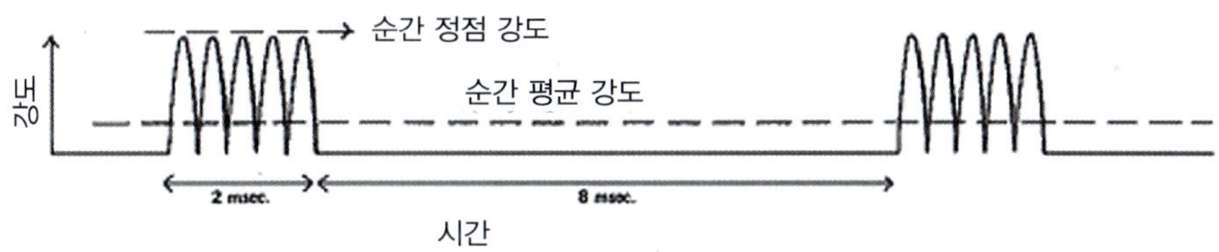

그림 28.5 *전형적인 맥동 패턴. 전체 맥동주기는 10 msec이다. 맥동시간은 2 msec이다. 순환주기는 0.20(20%)이다. (출처: McDiarmid, T, Ziskin, MC, Michlovitz, SL: Therapeutic ultrasound. In: Michlovitz, SL(ed): Thermal Agents in Rehabilitation, ed. 3. Philadelphia, FA Davis, 1996, p175.)*

강도는 조직에서 주어진 위치에서 치료할 때 음향진동의 강도로 반사된다. 이것은 부위당 해당되는 힘의 양이고 평방제곱 센티미터마다 W로 표시한다(W/㎠). 연속방식에서 작동하는 1㎒와 3㎒ 치료용 US 장치를 위해 초음파 변환기의 조사부위는 주어진 전원 설정에서 평균 초음파 강도로 결정한다. 변환기의 공간 평균 강도(SAI)는 초음파 변환기의 조사되는 영역의 초음파 전원(W/㎠)의 눈금으로 계산할 수 있다. 예를 들어, 10㎠ 변환기가 US전원의 20W로 조삭된다면, SAI는 2W/㎠이다. 맥동방식이 ㎒와 ㎑ 빈도로 사용되었을 때, US강도는 음향이 꺼져있을 때 0(zero)이 될 것이고, 맥동이 켜져 있을 때 최대가 될 것이다(그림 28.5). 최대 강도는 시간의 최고 강도(TPI)라 부른다. 시간의 평균 강도(TAI)는 꺼짐과 켜짐 기간 동안의 강도를 평균내어 결정된다. 예를 들어, ㎒ 주파수에서 0.5(50%)의 순환주기와 2.0 W/㎠의 TPI를 가진 맥동 US는 1.0 W/㎠의 TAI라 할 수 있다; 만약 순환주기가 0.25(25%)라면, TAI는 0.5 W/㎠가 될 것이다. ㎒ 주파수를 가진 맥동 US에서, TAI는 음향이 꺼진 많은 시간에 비례하여 감소한다. 그러므로 만약 1㎒나 3㎒ 맥동 US가 상처주위 조직에 적용되었다면, TPI가 변화되지 않아도 조직의 열은 덜 발생하게 된다; 그럼에도 불구하고, 맥동 US의 비열효과는 상처주위 조직에 전달될 것이다. 보통 상처 주위 조직에 사용되는 ㎒ US 변환기에 대한 순환주기는 20%이다.[4] 괴사조직 제거와 치료적 적용을 위한 ㎑ US 장치의 SAI, TPI와 TAI에 대한 변수는 결정되지 않고 있다. ㎑ US 장치의 강도와 관련된 정보는 나중에 설명될 것이다.

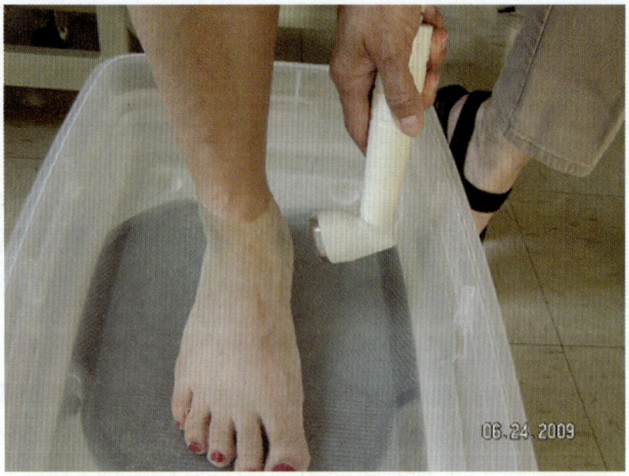

그림 28.6 *㎒ US는 음파에너지를 전달하기 위해 결합되는 매개물질로 물을 사용하여 비접촉 침수 방법에 의해 관리된다. US 변환기가 회선이나 선형으로 중첩되어 움직이는 동안, 이것은 환자의 피부로부터 거의 1㎝ 떨어지게 유지된다.*

환자에게 초음파 전달－커플링 매개물 (Transmitting Ultrasound to the Patient—Coupling Mediums)

무선파와 가청 음파와 다르고, 공간을 통해 다니는 ㎒ US는 매개물질이나 결합되는 요소에 의해 환자의 치료 변환기로부터 전달될 것이다. 좋은 매개 물질은 초음파의 유의할 만한 비율로 전달할 수 있는 능력이 특징이다; 그러므로, 이것은 비반사적이다. 전달하기 위한 이상적인 매개물질은 증류수이다. 이것은 US 에너지 0.2%만 반사된다.[7] US 변환기는 결합되는 매개물질에 접촉하게 배치하는데, 이것은 피부 표면에 배치하게 된다. 저주파 ㎑ US는 일반적으로 상처조직과 접촉하여 물(saline)에 의해 전달된다; 그러나 ㎑ 장치(Celleration MIST®, Celleration Inc. Eden Prairie, MN)는 매개물질과의 결합과 같은 saline 수증기를 사용한다. 이 사례에서 변환기는 상처조직과 접촉되지 않는다.

핵심 28.4

손, 손목, 발이나 발목과 같은 작고 불규칙한 부분에 ㎒ US로 상처를 치료할 때, 물은 결합되는 요소로 선택될 것이다. ㎒ US로 치료할 때, 변환기와 치료되는 신체부분은 깨끗한 용기에 물을 넣고 변환기 금속 표면은 상처 주위에 접촉할 필요가 없다(1㎝ 떨어지게)(그림 28.6). 이 비접촉 방법은 ㎑ MIST® 장치에 의해 적용된다.

핵심 28.5

상처의 표면절제를 위해 괴사조직과 요구되는 ㎑ US 장치를 사용할 때, 예를 들어, 0.125 Dakin 솔루션과 하이포아염소산(hypochlorous acid)처럼 표준 생리식염수(0.9% NaCl)와 비표준 관주 무균성 솔루션과 같이 다른 물 같은 상처의 관주 매개물질이 사용된다.

매개물로서의 물 (Aqueous Coupling Mediums)

수돗물(tap water)은 환자에게 ㎒ US를 전달하는데 아주 좋은 매개물질이다(그림 28.6). 그러나 용기에 떨어지는 물이 기포를 만들어 US 전달을 방해하기 때문에, ㎒ US를 가지고 비접촉 침수 치료로 사용하기 전에 기체 가스 버블이 24시간까지 방해받지 않는 치료 용기에 서 있게 하는 것이 가장 좋다. 만약 떨어지는 물이 기체가스 버블에 대한 제거 없이 사용된다면, US의 강도는 공기가 감소함에 따라 거의 0.5 W/㎠ 증가될 것이다.

매개물로서의 수분성 겔 (Aqueous Gel as a Coupling Medium)

비결정 수분 겔이나 96% 물을 포함한 하이드로겔 시트(hydrogel sheet)는 조직에 ㎒ US를 전달하기 위해 사용되곤 한다. 이 두 가지 유형은 피부주위에 적용한다. 초음파는 비결정 수분 겔에 접촉한 도자에 의해 조직으로 전달되고, 이것은 회선이나 선형으로 중첩시켜 느리게(4-5㎝/sec) 움직인다. 이것은 하이드로겔 시트에 도자를 대기 전에, US이 전달이 잘 되도록 시트 표면에 대하여 도자의 움직임을 더욱 쉽게 한다.

상처 치유에 관계된 초음파의 생물리적 효과 (Biophysical Effects of Ultrasound That Pertain to Wound Healing)

US의 상호작용에 의해 일어나는 생물리적 효과는 다음 2가지로 구분할 수 있다.

1. *열효과*는 조직온도를 증가시키기 위한 US의 능력에 의해 나타난다.
2. *비열효과*는 조직온도의 상승보다는 기전들의 효과에 기여한다.

㎑ US에 의해 발생한 생물적 변화가 일반적으로 비열효과에 기여하지만, ㎒ US에 의해 발생하는 생물적 변화에 대한 어떤 기전은 열이나 비열일 것이고 또는 2가지가 결합된 것이다.

MHz 초음파의 열효과 (Thermal Effects of Megahertz Ultrasound)

상처치유 전문가가 상처와 상처주위 조직의 열감이 치유과정을 증강시킬 것이라고 믿는다면, ㎒ US에 대한 열효과는 5㎝ 깊이에서 조직온도를 높이기 위해 사용될 것이다. 저주파 ㎑ US는 비열효과를 위해 주로 사용된다. 어떤 열에너지가 상처 조직제거를 위해 사용되는 ㎑ US로 발생시킨다 해도, 이 에너지는 식염수 결합 매개물의 냉각작용으로 사실상 부정적이다. US 에너지 흡수와 계속해서 일어나는 조직온도 상승이 빈도에 의존한다고 생각하면, 빈도가 높을수록, 표층 조직의 에너지 약화가 더 크다. 3㎒에서의 에너지는 1~2㎝의 깊이에서 흡수된다(그림 28.3). 1㎒에서는 심층조직에서 더 흡수가 잘 되도록 하면서 표층조직에서는 에너지 약화가 적다. 일반적으로 3㎒ 주파수는 피부 표면으로부터 조직의 1~2㎝까지 열을 주기 위해 사용되고, 1㎒ 주파수는 피부 표면으로부터 1~2㎝보다 더 깊이 열을 주기 위해 사용된다.

관류와 산소포화도에 대한 조직의 열효과 (Effects of Tissue Warming on Perfusion and Oxygen Saturation)

국소 부위에 외적 열로 적용된 인체 피부의 일차적인 반응은 모세혈관의 관류가 증가하는 것이다.[8] 이것은 세동맥을 경유한 동화작용물질과 산소 운반 및 세정맥을 경유한 이화작용 노폐물의 제거로 나타난다.[9]

Rabkin과 Hunt는 입원환자에서 개방성 상처에 대한 US보다 근원지로부터 국소열 적용에 대한 유익한 효과를 처음 보고하였다.[10] 국소열 적용은 모세혈관 관류를 3배 증가시키는 것과 피하 산소압력이 평균 39.5 ㎜Hg가 증가되는 것과 관련 있다고 그들은 발견하였다. 상처를 이식한 호중구성 병원체에 의해 사멸시키는 이차적인 산화에서, 다른 연구자들은 피하산소가 관류의 증가 외에 감염에 대한 저항과 관련이 있다고 보고하고 있다.[11,12] 조직의 가온을 위해 이차적으로 조직산소압력을 증가시키는 것은 교원질 침착과 흉터의 장력에 영향을 주어 상처치유를 향상시킨다고 보고하였다.[13,14] 다른 장치로부터 치료적 열을 사용한 연주자들은 조직온도의 상승이 국소혈류를 증가시킨다고 하였다.[15–17] 다수의 다른 연구자들은 1 ㎒의 연속방식으로, 2W/㎠보다 더 큰 강도로 10~20분 적용한 US가 뼈대근 온도와 근육의 혈류를 증가시킨다고 하였다.[18–20] 40°와 45° 사이의 국소온도를 상승시키는 것은 조직의 재혈관화를 위해 일반적으로 수용할 만하지만, 높은 열은 조직괴사의 원인이 될 수 있고 피하는 것이 좋다.

그림 28.7은 상처와 주위조직을 가온시키고 상처 통증을 가라앉히기 위해 1 ㎒과 3 ㎒의 주파수로 연속방식과 맥동방식을 제공하는 초음파 장치이다. ㎑ US의 비열효과는 조직과 상처치유에 더 큰 영향을 주기 위해 생각되고, 여기에서는 나중에 설명하겠다.

> **핵심 28.6**
>
> 열은 혈류가 순환되어 정상적으로 소산되기 때문에, 만약에 국소적인 순환이 잘 안되거나 방해가 된다면, 조직의 관류를 위한 적당한 US 수준이 열손상을 일으킬 수 있다.

㎒ 초음파에 의한 통증억제 (상처 통증을 위한 치료) (Pain Suppression by Megahertz Ultrasound [Possible Treatment for Wound-Related Pain])

㎒ US로 치료하면 통증 역치가 일반적으로 증가된다. 초음파에 의한 통증감소의 기전이 확실하지 않더라도, 조직의 열은 직경이 큰 통증섬유를 활성화시키거나 통증

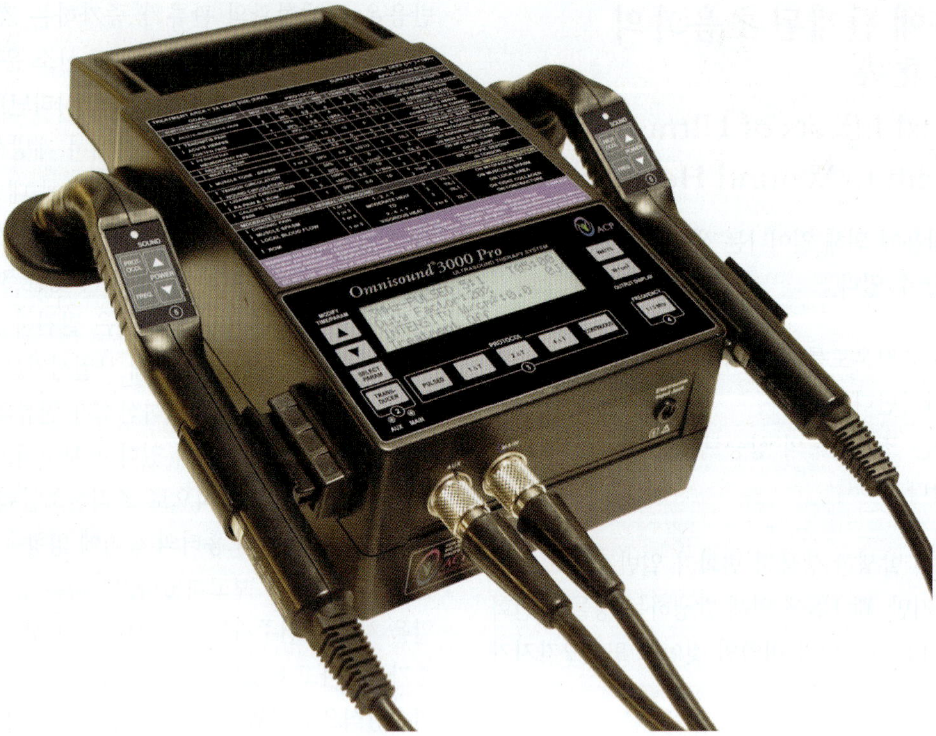

그림 28.7 *상처와 주위조직을 가온시키고 상처 통증을 가라앉히기 위해 1㎒와 3㎒의 주파수로 연속방식과 맥동방식을 제공하는 초음파 장치이다. (출처: Accelerated Care Plus, Reno, NV.)*

수용기(자유신경종말) 자극의 반응을 바꿀 수 있다. Lehmann 등은 1.5 W/㎠의 US를 2분 동안 팔에 적용한 후에 통증역치가 상승한다는 것을 발견하였다.[21] 적외선과 단파투열과 비슷한 변화를 발견했기 때문에, 열효과를 위해 자유신경종말을 활성하는 역치가 상승한다. 그래서 상처와 관련된 통증을 경험한 환자에서, 혈액순환을 향상시키기 위해 피부 주위에 적용한 ㎒ US는 동시에 통증 경감을 제공한다.

초음파의 비열효과 (Nonthermal Effects of Ultrasound)

연속방식과 맥동방식에서 고주파(1㎒과 3㎒)와 저주파(20㎑–40㎑) US 모두 조직의 치유과정에 영향을 주는 생리학적 효과의 원인이 될 수 있는 공동형성과 음파흐름의 비열효과를 일으킨다.[22]

공동형성 (Cavitation)

열과 같이 않는 이것은 높은 초음파의 빈도에서 즉시 나타나는데, 공동형성은 저주파에서 더욱 두드러진다. 공동형성의 힘은 주파수에 반비례하고, 그래서 이 효과는 단파의 ㎒ 주파수보다 장파의 ㎑ 주파수에서 더욱 유의성이 있다고 설명되고 있다. 공동형성은 초음파 빔(beam)의 통로에서 용해된 가스의 축적으로 생긴 형태의 미세 크기의 가스 기포에 대한 초음파의 진동효과이다. 적절한 조건하에, 초음파에 의해 생성되는 국소적인 압력에서의 변화들은 가스 기포의 형성에 원인이 되거나 혈액, 림프, 상처 삼출물과 조직액과 같은 생물적 액체와 물과 생리학적 식염수와 같은 초음파 매질에서 공동형성을 일으킬 수 있다. 초음파 장(field)에서 높고 낮은 압력에 대한 기간이 기포의 크기를 따로따로 증가시키거나 감소시킬 수 있다. *안정된 공동형성(stable cavitation)*은 가스 거품이 본래의 모습을 유지하는 낮은 강도에서 나타나고, 주기적인 음압변화에 반응하여 진동하지만 유의성 있는 증가는 없고 초음파의 최고점과 최하점의 압력에 압축되는 동안 부위에서 감소한다. 안정된 공동형성은 음향 흐름 현상을 향상시키기 위해 작용한다. *불안전하거나 일괄성* 공동형성은 초음파 주기 중 저압부분에서 미세기포가 유의하게 증가하고 격렬한 집중이 증가하는 고강도 범위에서 나타난다. 많은 에너지의 기포가 방출하는 내파는 건강한 세포와 조직에 해가 될 수 있다[22,23](그림 28.8). US 도자의 움직임이 치료 동안 지연되지 않는 한, 이 현상이 고주파(MHz) US로 나타난다는 증거는 없다.[23] 최근 연구에서는 kHz US가 조절된 방식으로 국소 조직에서 자력으로 살 수 없는 조직을 제거할 수 있고 향상된 음향 후방산란은 침식 과정과 높은 상관관계가 있다고 제시하고 있다.[24,25]

핵심 28.7

그러나 kHz US의 불안전한 공동형성에서, 내파의 기포와 빠른 액화 그리고 부착된 괴사성 섬유소의 분열(조직제거), 떨어진 딱지, 상처표면의 유기체에 의해 바람직한 작은 진동파를 일으킨다.

음파의 미세흐름 (Acoustic Microstreaming)

음파의 미세흐름은 세포막과 안정된 공동형성 가스기포의 표면과 같이 진동하는 구조물에 가까운 분비물의 작은 크기의 소용돌이로 설명된다.[6,26] 본질에 있어서, 이것은 US 압력파의 결과로 세포막, 기포와 조직 섬유 사이의 경계면을 따라 경사면의 높은 속도를 말하고 안정된 공동형성에 의해 확대된다. 그림 28.9는 섬유아세포 안에서 칼슘 유입이 되는 막투과성에 대한 US 증진을 위한 도해를 보여준다. 이것은 차례차례 콜라겐 합성과 섬유아세포 증식을 증가시킨다. 음파의 미세흐름으로 기인한 막의 기능에서 임상적으로 중요한 변화는 혈소판으로부터의 세로토닌(serotonin) 방출이다.[27,28] 거기에 더하여 세로토닌은 혈소판에 손상부위를 회복하기 위해 필요한 세포의 이동을 증진시키는 화학주성 요인들을 포함하고 있다.[29] 또한 저주파 US(27kHz)는 체외에서의 질소 산화물 합성 활동과 내피세포를 증가시키고 있고[30] 연구자들은 질소 산화 의존성 기전으로 인한 민감한 허혈성 뼈대근에서 0.25~0.75 W/㎠의 강도의 US가 관류와 역산독증을 향상시킨다고 하였다.[31] 안정된 공동형성과 음파 흐름의 결합된 효과는 세포막과 세포소기관이 전체 세포의 활동 수준을 증가시켜 "흥분상태"가 된다.[32]

핵심 28.8

음파 미세흐름은 바뀌는 세포막 투과성과 2차 전달자 활동을 보여주고 있다. 이것은 차례로 단백질 합성, 비만세포의 탈과립을 증가시키고 대식세포에 의하여 성장인자들을 증가시킨 결과이다.[28-33]

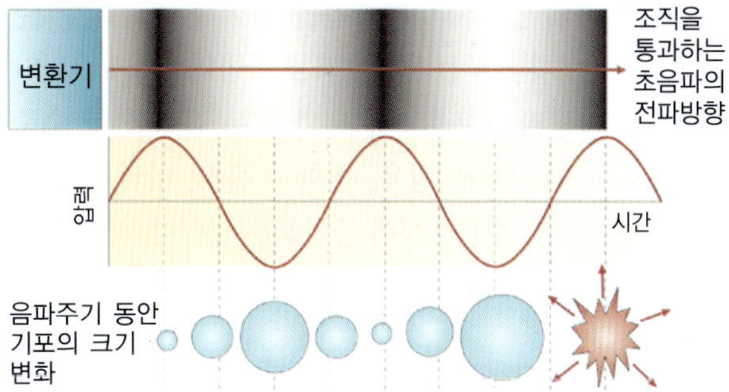

그림 28.8 *불안전한 공동형성은 초음파 주기 중 저압부분에서 미세기포가 유의하게 증가하고 격렬한 집중이 증가하는 고강도 범위에서 나타난다. 내파의 기포와 빠른 유화 그리고 괴사성 섬유소, 딱지, 세균분열과 상처표면의 균막에 의해 바람직한 작은 진동파를 일으킨다. (www.nature.com/nrc/journal/v5/n4/fig_tab/nrc1591_F2html. Kennedy, JE: High intensity focused ultrasound in the treatment of solid tumors. Courtesy of Nature Reviews/Cancer. 5, 321-337, April, 2005, Accessed on April 17, 2009.)*

공명주파수 가설 (Frequency Resonance Hypothesis)

공명주파수 가설에 대한 중요한 근거는 이론적으로 각각의 단백질이나 다분자 합성의 기능에 대한 구조적인 형태가 변화하면서, 초음파의 기계적인 에너지가 단백질에 의해 흡수된다는 것이다. 게다가, 음파는 분자나 다분자의 합성 효과나 기능을 조절하여 단백질 내에서 공명활동을 일으킬 것이다.[32] 신호변환 회로는 초음파에 의해 생성된

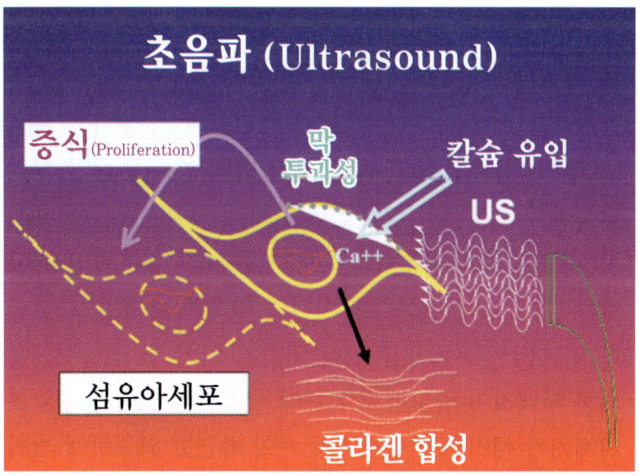

그림 28.9 *그림은 증강된 칼슘 유입으로 인한 섬유아세포 막투과성, 콜라겐 합성과 섬유아세포 증식에 대한 개념상의 US 트리거를 보여주고 있다. (출처: Pamela Houghton, BSPT, PhD, University of Western Ontario, London, ON, Canada.)*

기계적인 에너지로부터 자극받을 것이다. 이런 자극은 상처치유에 영향을 주는 세포효과를 광범위하게 일으킨다. 초음파로 발생된 세포효과에 대한 예는 질소 산화 수준, 섬유소용해, 대식세포 반응, 백혈구 흡착, 콜라겐 생산, 성장인자 생산과 혈관형성이 증가하는 것이다.[30,33-44]

저주파 (㎑) 초음파 장치–특징과 설명서 (Low-Frequency [Kilohertz] Ultrasound Devices-Features and Specifications)

본 단락은 상업용으로 쓸 수 있는 4㎑ US를 이용하여 주파수를 증가함에 따라 설명될 것이다. 4개의 주파수는 22.5, 25, 35, 40㎑이다. 음파 에너지를 보내는 모든 4개의 장치는 전에 설명한 공동형성과 미세흐름의 물질적인 특성을 지니고 있다. 저주파는 더 긴 파장을 갖고 있기 때문에, 높은 힘이 출력될수록 시간당 조직에 전달되는 음파에너지가 높고, 공동형성 집중은 주파수에 역비례한다. 초음파 용량이나 힘은 치료도자의 W/㎠로 측정된다. 그래서 저주파와 높은 힘의 결합은 초음파의 강한 용량을 만든다. 좀 더 설명하면, 음파 빈도에 진동하는 무딘 US 치료 팁이 습기의 괴사성 섬유소와 같은 액체의 매개물에 놓였을 때, 팁을 앞뒤로 움직이는 동작은 갑작스런 압축과 매개물에 연결된 염분주위에서 미세기포에 대한 감압의 원인이 된다. 결과적으로, 증가시키고 감소시키는 압축 파형이 발생되고, 공간에 채워진 공동형성 기포들은 압력 격차에 의해 만들어 진다. 기포들은 진동하는 도자의 왕복운동으로 발생하고, 도자 팁의 진동 폭이 충분히 높다면 기포들은 안쪽으로 파열되고 괴사조직을 분해시키는 강한 힘을 방출한다. 그림 28-10은 초음파와 진동하는 US도자나 변환기의 전위의 관계를 보여준다. 초음파 치료는 상처치유를 위해 외과적 처치 후 조직제거를 위한 선택적인 방도로써 최근에 생겨난 치료이다. US 조직제거가 예리한 기법으로써 거의 빠르고 완전하게 결과들을 생산하는 동안, 조직제거를 한 후에 현재의 진행에서 덜 아프고, 더 잘 견디게 해준다. 환자들은 보통 1주일에 1~2회 조직제거를 한다. 대부분의 상처들은 생물적인 괴로움을 감소되고, 3~4회 조직제거 후 상황이 향상된다. 이 절차는 이런 목적을 한 번에 도달하게 된다. 보통의 조직제거는 환자의 손바닥 크기보다 적은 상처를 위해서는 3~5분이 걸린다.

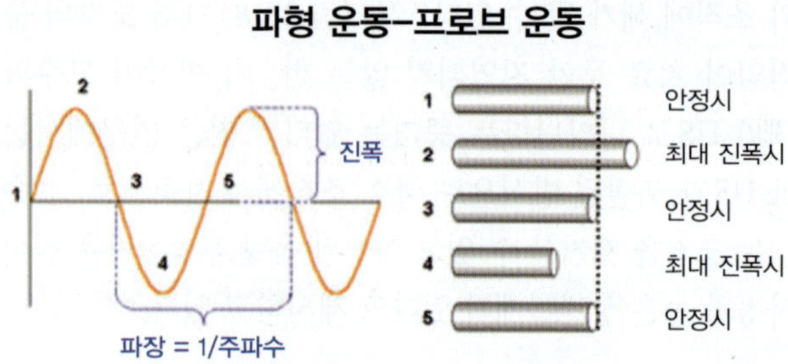

그림 28.10 *진동하는 US도자의 초음파와 먼쪽 전위와의 관계. (www.nature.com/nrc/journal/v5/n4/fig_tab/nrc1591_F2.html. Accessed on April 17, 2009.)*

> **핵심 28.9**
>
> 공동형성에서 조직 분열과 유화가 유의성을 주기위한 기전으로써 공동형성을 사용하는 것은 임상에서 생존 불가능한 조직에 치료도자를 접촉하여 움직이는 선택적인 조직이다.

SonicOne®

낮은 열 US장치를 접촉한 SonicOne®(Misonix, Farmingdale, NY)은 그림 28.11에서 보여주고 있고, 연속방식 또는 맥동방식에서 22.5㎑의 주파수로 작동된다. 50~80%의 범위에서 설정하는 맥동방식이다. 그래서 90%에서의 설정은 맥동 반복 비율은 1초이고, US는 0.9초(on)와 0.1초(off)의 조건이 된다. 맥동방식은 맥동이 off 기간 동안 약간의 ㎳(마이크로초) 시간에 이완시키기 위해 도자의 팁에 진동하는 조직에 허락된다. 맥동시간 동안, 조직의 진동은 가속되고, 도자의 팁에서의 유체역학적 힘은 최대가 되며, 상처표면에서 살 수 없는 섬유소와 딱지 그리고 파괴된 세균과 생피막을 유화시킨다. 처음 말했던 것처럼, 맥동방식이 조직에 가해지는 시간당 전체 음향에너지를 감소시키기 때문에, 환자의 편안함을 향상시킨다. 조직제거 과정에서 환자의 편안함을 확실하게 하기 위해, 약물치료 전 4% lidocaine(Xylocaine)로 상처와 성처 주위에 10~20분 적용하였다. 초음파 출력 수준은 전원의 전압에서 데이터 표시로 주어지지 않고, 0~5 사이의 수로써 보여준다. 이것은 출력진폭(진동의 진폭)의 백분율

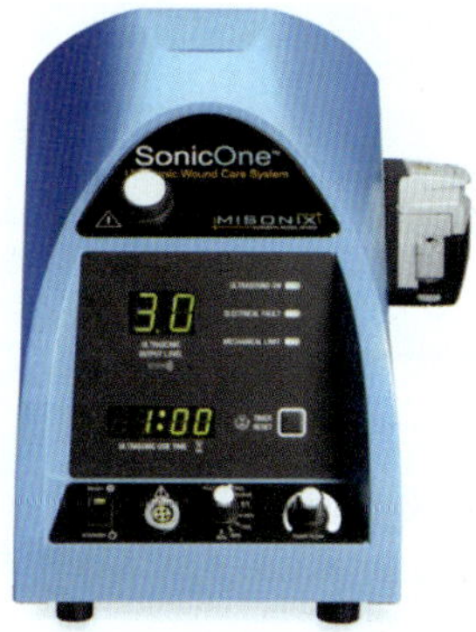

그림 28.11 SonicOne®. 이 초음파 장치는 22.5KHz로 작동하고 연속방식과 맥동방식을 제공한다. 얇은 족지에 접촉되면, 강한 공동형성과 파편 미생물과 생피막이 신속하게 생기고, 살 수 없는 유착성 섬유소와 떨어진 딱지를 유화시키며, 나아진 상처치유를 위한 좋은 환경을 제공하는 청결한 상처를 만든다. (출처: Misonix Inc. Farmingdale, NY.)

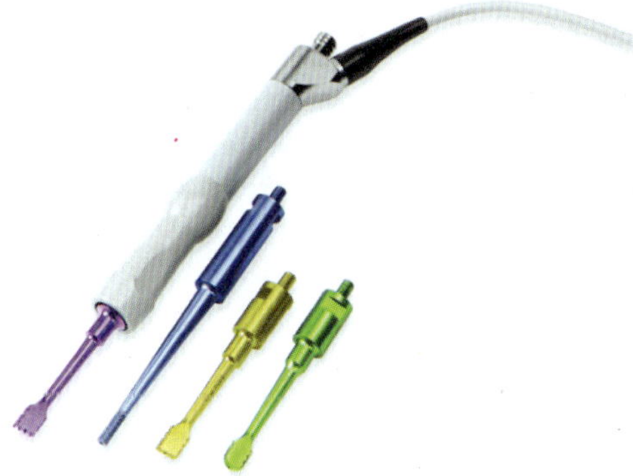

그림 28.12 국소표면의 상처를 조절하기 위한 다른 형태를 갖고 있는 SonicOne® 핸드피스와 분리시키는 치료도자. 핸드피스와 도자는 고압솥에서 살균될 수 있다. (출처: Misonix Inc. Farmingdale, NY.)

또는 괴사조직을 통과한 치료도자를 임상적으로 조절된 앞뒤의 왕복운동을 비교하는 표시이다. 이 장치는 결합시키고 관개 매개물로 0.9% 식염수를 사용하는데, 이것은 특별히 처치할 수 있는 관류와 그림 28.11에서 장비의 측면에 보여지는 용적 펌프에 의하여 금속치료 도자에 전달된다. 초음파가 식염수를 분무시키고, 초음파가 접촉된 치료도자를 경유하고 상처표면에 전달되어 미세거품의 수증기를 만든다. 국소표면의 상처를 조절하기 위한 다른 형태의 치료용 핸드피스와 여러 치료 도자들은 그림 28.12에서 보여주고 있다. 표 28.1은 상처치유 적용을 위해 사용되는 4개의 kHz US 장치의 설명과 특징에 대한 요약과 비교를 보여주고 있다.

표 28.1 상처치유 적용에 이용되는 4가지 킬로헤르츠 초음파의 특징과 특이사항의 비교 요약

	저주파 초음파			
특징	Misonix Inc. Sonic One™ 22.5 kHz	Soring Inc. Sonoca 180™ 25 kHz	Arobella Medical Qoustic Wound Therapy System™ 35 kHz	Celleration, Inc. MIST Therapy System™ 40 kHz
강도 (Watt)	지동 조절 (45-50W)	가변적(40-100%) (60W 까지)	가변적 10-100% (50W 미만)	상처 크기에 따라 설정됨 (0.1-0.5 W/㎠)
먼쪽 팁 변위	180㎛ 까지	150㎛까지	50-70㎛	60-70㎛
모드	연속 혹은 맥동	연속	연속 혹은 맥동	연속
커플링	살균 수증기(염분 함유)	살균 수증기(염분 함유)	살균 수증기(염분 함유)	살균 수증기(염분 함유)
치료시간	대개 2-5분	대개 2-5분	대개 2-5분	3-20㎝ 상처 크기에 따라
변환기 상처접촉	예: 멸균된 금속 프로브	예: 멸균된 금속 프로브	예: 멸균된 금속 프로브	아니오. 상처로부터 1.5-2.5㎝ 띄워서;

핵심 28.10

SonicOne은 빈도, 진폭을 유지시켜 주고, 치료도자는 조직의 유형에 따라 에너지를 많거나 적게 전달되든 진동전위를 일정하게 하고 힘은 도자를 조직에 댄 임상의사에 의하여 적용된다.

Sonoca 180®

The Sonoca 180®(Soring Inc., North Richland Hills, TX)은 그림 28.13과 같이 접촉/비접촉, 낮은 열 초음파 장치이고, 연속방식은 25㎑의 빈도에서 작동된다. 이것은 60W까지 음향 파워가 전달되고, 치료도자의 15-㎟에서 거의 150㎛의 진동전위가 발생한다. 이전의 장비와 같이, US출력은 전원의 전력(W)에서 정보를 읽어 주지 않고, 40~100%사이의 범위에서 최대 출력의 백분율로 정보를 보여준다. 일반적으로, 보통 환자를 위한 출력범위는 60~80%인데, 이것은 괴사성 섬유소와 피부딱지 그리고 파괴된 박테이라와 피막에 대한 붕괴와 유화로 인한 조직제거를 위해 치료도자의 적절한 앞뒤 진동왕복을 만드는 출력 진폭(진동진폭)을 제공할 것이다. 환자들이 조직제거 과정 동안 편안하게 하기 위해, 진행하기 전 상처와 주위조직에 투약하기 전 10~20분 4% lidocaine (Xylocaine)으로 적용할 수 있다. 이것은 결합과 관주매개로써 0.9% 식염수를 사용하는데, 이것은 금속치료도자의 핸드피스에 관을 정맥으로 삽입하여 치료도자에 전달되고, 여기에 도자가 접촉되어 생존 불가능한 조직에 전달되는 미세거품이 분무되는 수증기로 나타난다. 치료 핸드피스와 여러 치료 도자들은 각각 그림 28.14A와 B처럼 국소부위의 표면상처를 조절하기 위해 서로 다른 형태를 갖고 있다. 4개의 ㎑ US 장치에 대한 명세서와 특징에 대한 요약과 비교를 위한 표 28-1은 상처 치유 적용을 위해 이용된다.

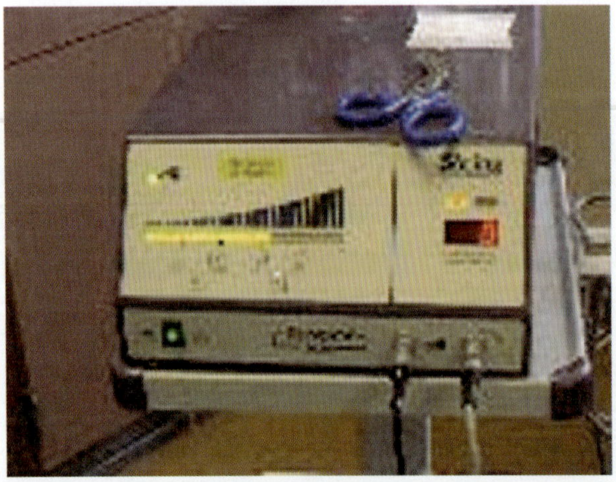

그림 28.13 Sonoca 180®. 이 초음파 장비는 25㎑로 되어 있고, 연속 모드를 제공한다. 조직 접촉을 통해, 급속하고 선택적인 강한 공동형성은 미생물과 바이오필름을 분해하고, 죽은 유착 피브린과 느슨한 딱지를 유화하고, 상처 치유를 위한 환경을 제공하는 깨끗한 상처 기부를 만든다. (출처: Soring Inc, North Richland Hills, TX)

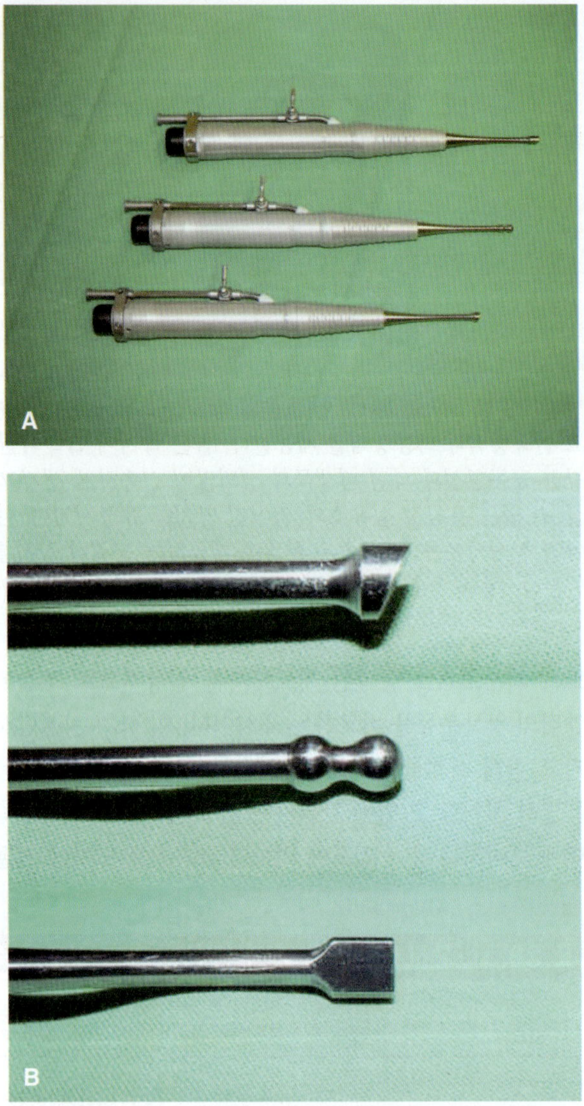

그림 28.14 다양한 Sonoca 180® 핸드피스(A)와 치료 프로브(B)가 상처 표면 형태에 맞게 이용될 수 있다. 핸드피스와 프로브는 멸균기를 통해 살균될 수 있다(출처: Soring Inc, North Richland Hills, TX).

> **핵심 28.11**
>
> 추가사항으로 직접 접촉하는 방식에서, 이것은 비접촉 US를 위해 사용되는데, 도자는 조직과 세포에 특별한 관주와 비열적 미세흐름 효과를 위해 상처부위에서 떨어져 5~10㎜를 잡는다.

Qoustic Wound Therapy System™

Qoustic Wound Therapy System™ (Arobella Medical LLC, Minnetonka, MN), 접촉/비접촉 저열 US 장치는 그림 28.15에서 보았고, 연속과 맥동방식에서 35㎑의 주파수에서 작동한다. 이전의 두 가지 장치와 같이, US출력은 전원의 전력(W)정보로써 주지 않고, 정보는 조절할 수 있는 5%의 증가량으로 10~100%사이에서 최대 출력의 백분율로 보여준다. Qoustic Wound Therapy System tip은 100%의 설정에서 732.42 mW/cm²로 유도된 전원(per international standard IEC 61847)을 전달한다. 왜냐하면 제너레이터 크기는 1:1이고(즉, 100% 제너레이터 출력은 100% 도자출력과 같고, 10% 도자출력은 10% 핸드피스 전원출력과 같다), 이론적인 도자 전원출력은 90%에서 659.18mW/cm²이고, 10%에서 73.24 mW/cm²이다. 장치가 '맥동' 으로 설정될 때, 맥동방식은 전원의 백분율에 대한 순환주기로 적용한다. 그것은 전원 설정의 백분율로 거의 80%가 전달된다. 순환주기는 현재 1초 동안 80%설정되었고, 핸드피스의 평균은 800 ms의 on, 200ms의 off가 된다. 비선형을 통한 맥동방식의 효과는 공동형성과 미세흐름에서 거의 80% 감소하게 하고, 반대로 주어진 전원 백분율과 불편이 감소한 환자는 치료 동안에 열적효과의 감소를 경험하게 된다.

일반적으로, 조직제거 목적을 위해, 보통 환자들을 위한 출력 범위는 80~100%이다. 이것은 치료도자에 대한 진동전위의 앞뒤 효과를 제동할 것이다. 또한 이 장치에서, 조직제거를 진행하는 동안 환자들이 편안한 상태를 확신하기 위해, 진행하기 전 상처와 주위조직에 투약하기 전 10~20분 4% lidocaine(Xylocaine)으로 적용할 수 있다. 이것은 결합과 관주매개로 0.9% 식염수를 사용하는데, 이것은 금속치료도자의 핸드피스에 관을 정맥으로 삽입하여 치료도자에 전달되고, 여기에 도자가 접촉되어 생존 불가능한 조직에 전달되는 미세거품이 분무되는 수증기로 나타난다. 금속도자 형태는 테두리가 무딘 소파기와 같은 단순한 모양이다(그림 28.15). 일반적이 조직제거 목적을 위해, 소파기와 같은 도구는 생존할 수 없는 조직에 "컵"을 거꾸로 하여 오목한 곳에 댈 수 있다. 그래서 미세공동화, 생존 불가능한 조직과 미세유기체의 파괴에 의하여 작은 진동파를 일으킨다. 도구를 거꾸로 한 방식을 사용하여, 분무주입법과 오염을 줄이다.[45] 추가로, US 파형을 강화하고 집중시키는 이 방법은 조직제거 효과를 향상시킨다. 소파기와 같은 도자의 다른 진동들은 그림 28-15에서 보여 주었다.

> **핵심 28.12**
>
> 이런 독특한 퀘레테 디자인은 상처 표면에 직접 고집중 초음파 에너지를 유도하여 상처 조지제거를 강화하고, 커플링 용액 체적과 분무 주입 감소의 부가적인 이점도 가진다.[46]

직접 접촉한 방식을 추가한 이 장치는 도자를 조직과 세포에 비열적 미세흐름 효과를 전달하고 특별한 관주를 위해 상처표면으로부터 떨어진 5~10㎜에서 잡고 접촉 없이 사용될 것이다. 이 소파기 도자는 소파기 가장자리로 공동형성을 결합한 좋은 점을 가장자리의 옆으로 이동시켜 생존 불가능한 조직을 경유하여 조종될 것이다.

> **핵심 28.13**
>
> 그러나 약한 공동형성과 미세흐름의 결합 효과는 나중에 거론되는 몇몇 임상 연구로부터 보고된 긍정적인 상처치유 결과를 가질 것이다. 상처 부위로 초음파를 전달하는 비접촉 방법의 장점은 초음파 치료와 관련된 통증을 유발시키지 않는다.

MIST Therapy® System

MIST Therapy System®(Celleration Inc, Eden Prairie, NM), 비접촉성, 비열성 US장치는 그림 28.16A에서 보았고, 연속방식에서 40㎑의 주파수로 작동한다. 임상에서의 핸드피스는 식염수에 삽입된 용기의 바닥에 구멍을 내어 극파의 휴식시간과 함께 설정된다. 이것은 조직에 1과 3㎒ US를 전달하기 위해 비접촉성 결합 매개물로 치료사에 의하여 물이 10년간 동안 사용되는 것과 같이 식염수는 엷은 안개(그림 28.16B), 수증기나 안개, 보충물을

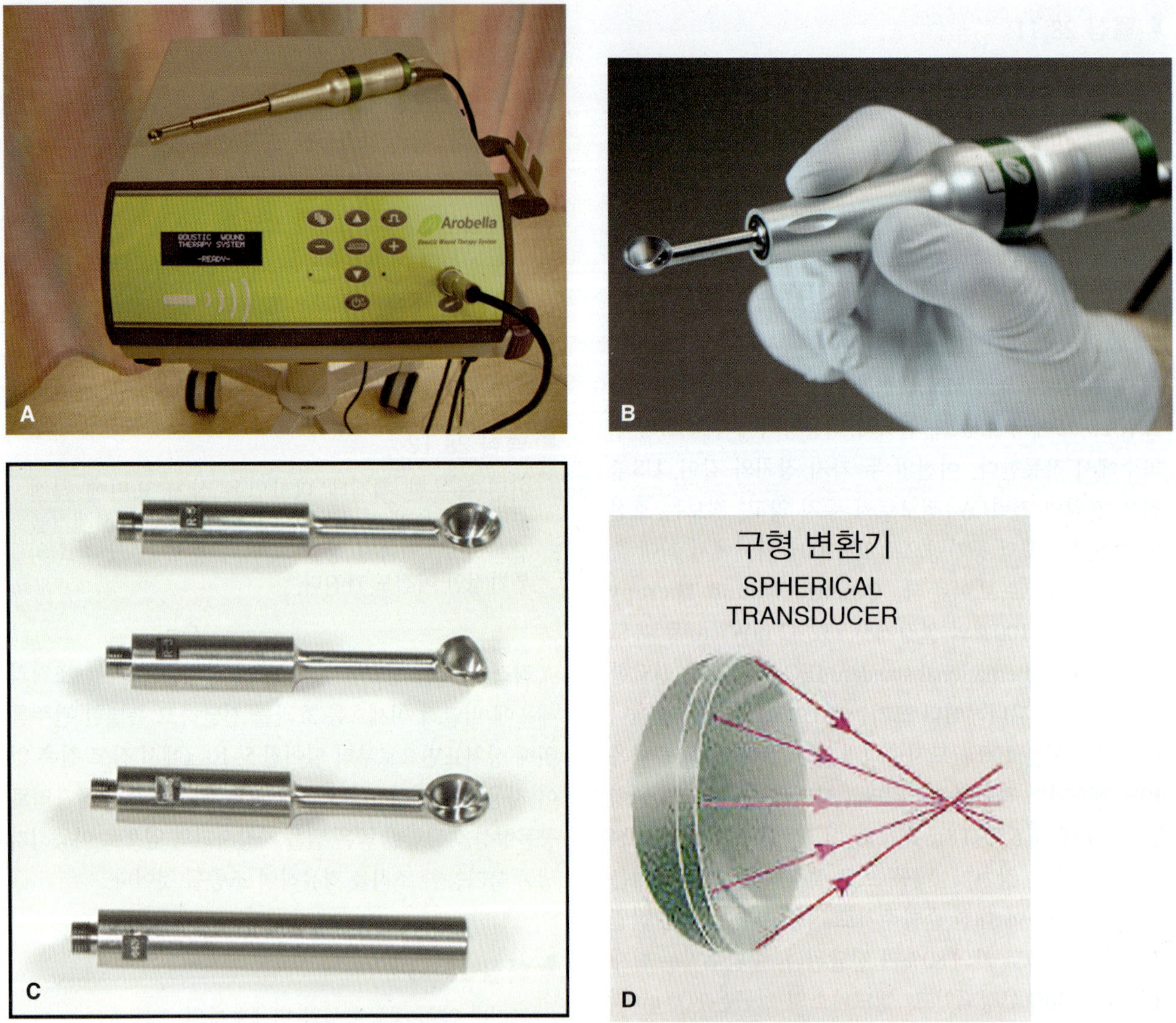

그림 28.15 *(A) The Qoustic Wound Therapy System™. 이 초음파 장비는 35KHz를 이용하고 연속 모드와 맥동 모드를 제공한다. 조직 접촉을 통해, 급속하고 선택적인 강한 공동형성은 미생물과 바이오필름을 분해하고, 죽은 유착 피브린과 느슨한 딱지를 유화하고, 상처 치유를 위한 환경을 제공하는 깨끗한 상처 기부를 만든다. 부가적으로 건강한 조직에 비접촉으로 적용했을 때 낮은 강도의 공동형성과 미세 흐름의 결합으로 통해 상처 치유가 촉진된다(출처: Arobella Medical LLC, Minnetonka, MN). (B) The Qoustic Wound Therapy System™ 핸드피스와 (C) 다양한 퀘레테 형태의 치료 프로브가 상처의 형태에 맞게 적용될 수 있다(출처: Arobella Medical LLC, Minnetonka, MN). (D) 구형 변환기(퀘레테 형태). 압전판을 휘어지게 하여 초음파빔을 집중시킬 수 있다. 항균효과와 조직제거 효과를 강화하기 위해 음파 에너지를 빠르게 집중시킨다(출처: Science and Medicine Inc, Hynynen, K: Focused ultrasound surgery guided by MRI. Science and Medicine 1996; 3. Available at: http://www.advanced surgical.com/Documents/Science_and_Medicine/index.htm. May, 14, 2009).*

세분화하는 US변환기에 전달된다. 플라스틱 도자 가장자리에서 5~15㎜ 떨어져 있고 0.2 ~ 0.8 W/cm^2 치료강도에서, 65㎛의 변환기 전위가 발생한다. 왜냐하면 금속 변환기는 상처조직에 접촉하지 않고, 조직에 열을 주지 않으며, 음향 압축이 조직으로 흡수된다. 도자가 상처 조직으로부터 0.5~1.5㎝ 떨어진 거리에서 그리고 0.2 와 0.8 W/cm^2 사이의 전원설정에서, 음파의 압축은 1300과 2200파스칼 사이에서 다양하다(Personal communication with Michael Peterson of Celleration, Inc.) (그림 28.17 A 과 B). 이런 음파 압축이 세포에 주는 효과는 나중에 설명

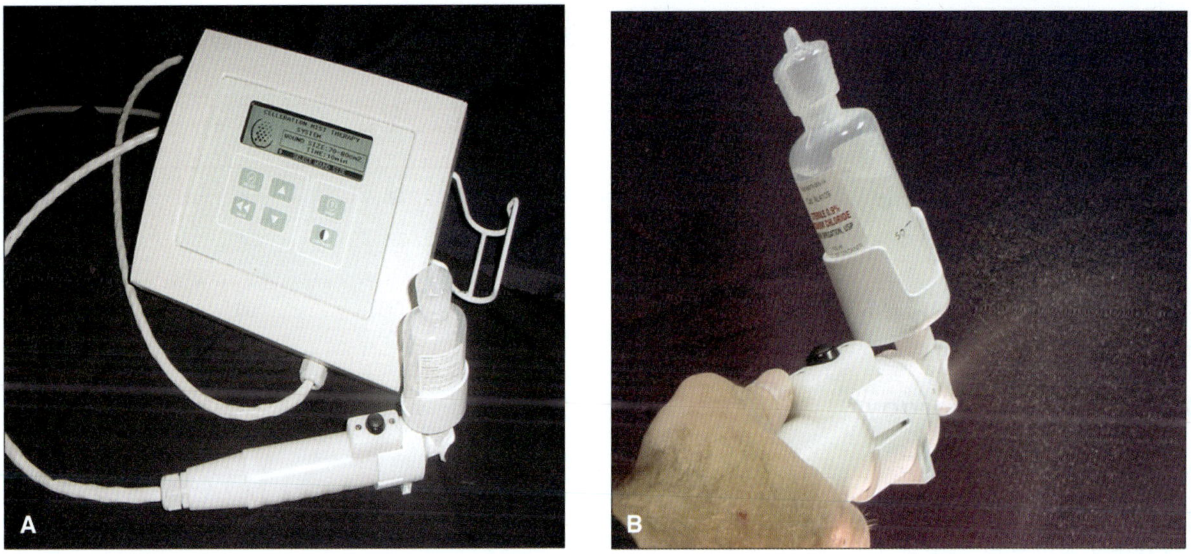

그림 28.16 *(A와 B) MIST Therapy® System. 이 초음파 장비는 40㎑를 이용하고 연속 모드를 제공한다. 조직 접촉을 통해, 급속하고 선택적인 중등도의 공동형성은 미생물과 바이오필름을 분해하고, 죽은 유착 피브린과 느슨한 딱지를 유화하고, 상처 치유를 위한 환경을 제공하는 깨끗한 상처 기부를 만든다. 부가적으로 건강한 조직에 비접촉으로 적용했을 때 낮은 강도의 공동형성과 미세흐름의 결합으로 통해 상처 치유가 촉진된다(출처: Celleration, Inc. Eden Prairie, MN).*

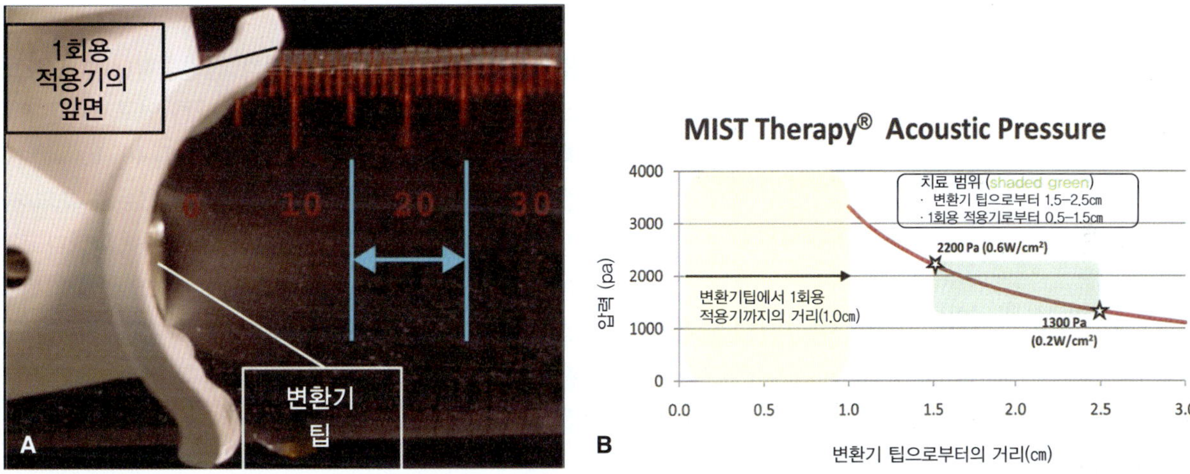

그림 28.17 *(A) 비접촉형 치료의 범위는 변환기 팁과 관련된 기준점(에너지 근원)과 1회용 적용기(환자에서 가장 가까운 지점으로서 임상 치료 기준으로 사용된다)까지이다. (B) 음파 압력 수준은 MIST Therapy® System과 관련된다. 처방된 비접촉형 치료 범위는 1회용 적용기의 가장자리로부터 0.5-1.5㎝이다(출처: Celleration, Inc. Eden Prairie, MN).*

할 것이다. MIST 치료 장치의 상처치료는 느리게 수행하면서 그리고 상처로부터 0.5~1.5㎝ 떨어진 US도자를 유지하면서, 다양하게 움직이면서 상처를 경유하여 치료도자를 수직과 수평으로 문질러서, 임상의에 의해서 수행된다. 이 장치가 미세흐름과 공동형성의 음파특성을 가지고 있다 해도, 이전의 3가지 장치와 비교하여 낮은 강도와 짧은 파장은 공동형성 효과가 덜 두드러지고 조직제거가 덜 과감해진다. 표 28.2는 현재 미국에서 FDA가 승인하고 상업적으로 이용할 수 있는 4개의 ㎑ US 장치를 보여주고 있다. 이것은 제조사들이 마케팅에서 이 장치를 말할 수 있는 것을 관리한다.

표 28.2 미국에서 사용되는 4가지 킬로헤르츠 초음파 장비, 그들의 FDA 적응증과 임상 특징

장비 FDA 51k	선택적 조직제거	섬유용해	항균	통증	분무주입
SonicOne™ Misonix Inc. 상처 제거, 수술적 파편, 물렁조직과 딱딱조직의 흡인	예	예	예	예	예
Sonoca 180™ Soring Inc. 수술 지점의 선택적 절개와 붕괴	예	예	예	예	예
Qoustic Wound Therapy System™ Arobella Medical LLC 수술 지점의 선택적 절개와 붕괴, 상처 조직제거, 초음파 에너지의 사용과 체액 이동을 통한 박리, 삼출물, 파편 및 다른 물질에 대한 지점의 청소	예	예	예	아니오	예
MIST Therapy™ Celleration, Inc. 피브린, 조직 삼출물 및 세균의 제거로 박리 조직의 청소와 유지를 통한 상처 치유 촉진	아니오	예	예	아니오	예

상처 치유에서 ㎑ 초음파에 대한 실험적 효과 (Experimental Effects of Kilohertz Ultrasound on Wound Healing)

섬유소용해 효과 (Fibrinolytic Effects)

여러 연구자들은 1㎒와 3㎒의 US 주파수를 가지고 시험관 내와 동물모델에서 효소의 섬유소용해가 강화된다고 설명하였다.[46-53] 불행하게도, 괴사 조직에 대한 섬유소용해 변성을 위해 사람에 대한 고주파 US 사용에 대한 약점은 강도가 증가될 때 조직에 과열되고 생존할 수 있는 세포에 대해 열적 괴사를 일으키게 된다. 더욱이, US의 조직흡수와 침투를 위한 ㎒ 주파수는 ㎑ 주파수에서 나타나는 것보다 덜하다.[54] 한편, 저주파 US(20~60㎑)는 동물과 사람에서 여러 긍정적인 치료효과를 설명하고 있다. McDonald와 Nichter는 50~60㎑ US가 쥐에 상처를 일으킨 표면으로부터 부스러기와 세균을 특별히 없앤다는 것을 발견하였다.[55] Suchlova 등은 저주파(40㎑), 저강도(0.25W/㎠) US가 그렇지 않는 US($p<0.0001$)와 비교하여 실험관내 효소의 섬유소용해가 유의하게 증가한 것을 보여주고 있고 섬유소용해가 전원출력($p<0.001$)으로 가속화된다고 설명하고 있다.[56] 다른 연구자들은 연속방식 27㎑에서 관찰된 중요한 효과로 27, 40, 100㎑의 저주파 US에서 연속방식과 맥동방식 US 모두가 유의하게 방사표지 섬유소에 대한 섬유소용해를 가속화한다고 발견하였다.[57] Bessette 등은 쥐에서 실험적으로 감염된 화상을 US로 치료하였고, 섬유아세포가 손상없이 리소좀 활동을 증가시키고 콜라겐 합성을 강화시킨다고 전자현미경에 의하여 보여주었다.[58]

항균 효과 (Antimicrobial Effects)

다수의 세포 배양과 동물 연구들은 ㎑ US가 직접적인 항균효과 뿐만 아니라, 미생물피막에서 플랑크톤 박테리아를 살상시키기 위한 항생물질과 살균제로 작용된다고 보고되고 있다.

Sschoenbach와 Song은 실험상 감염된 쥐의 화상에서, 매일 US로 치료하는 것은 박테리아 수가 유의하게 감소하였고 대조군에 비해 생존이 향상되었다고 발견하였다.[59] Scherba 등은 *대장균, 황색포도구균, 고초균, 녹농균* 박테리아와 곰팡이(*백선균*)와 바이러스(고양이 헤르페스 바이러스1과 고양이 캘리시바이러스)에 대한 수성서스

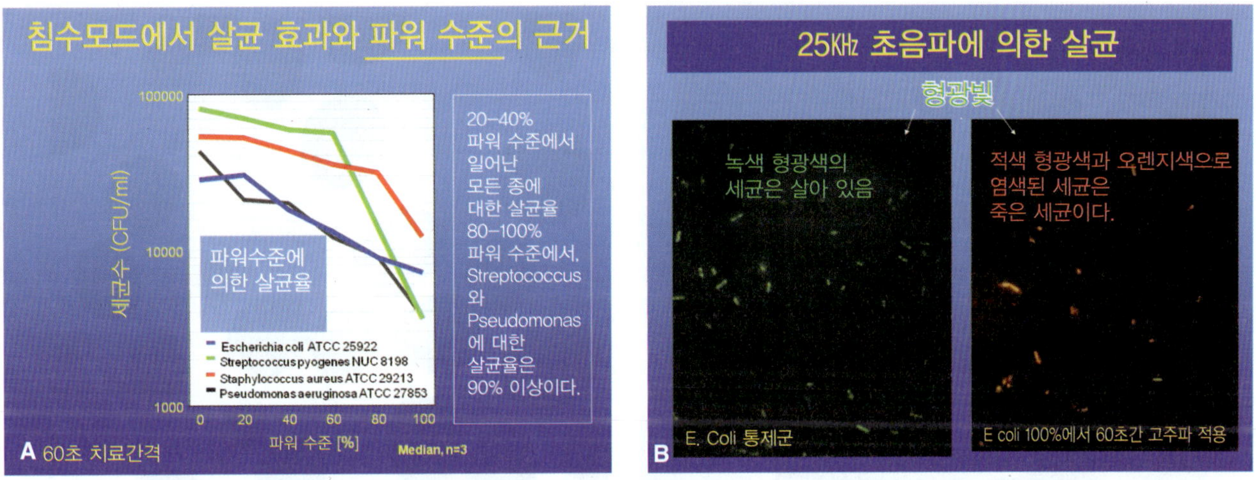

그림 28.18 *(A) 체외 실험의 항균 효과. Schulze 등은 체외실험(수중 침수 방법)에서 25KHz(Sonoca 180®)를 2분 동안 20-4%의 파워 수준으로 적용한 결과, 4종의 세균에서 90% 미만의 살균율을 보였다고 보고했다. 80-100% 사이의 파워 수준에서는, S pyogenes와 P aeruginosa의 살균율은 90% 이상이었다. (B) Schulze의 연구에서, 왼쪽 사진은 초음파 적용을 받지 않은 살아 있는 E coli를 보여주고 있고, 오른쪽 사진은 60초 동안 100% 파워 수준에서 초음파 적용된 이후의 E coli의 잔재를 보여주고 있다(출처: Schulze CH, Oesser S, Seifert J. Inverstigations into the antibacterial effect of low frequency ultrasound applied by using the spherical Soring Sonoca probe tip Sonotrode. Endotoxin Laboratory for Surgical Research, Christian-Albrechts-University, Michaelisstrase 5, D-24105, Kiel, Germany. Personal communication, 2004).*

펜션에 대하여 26-㎑ US의 살균성 효능을 평가하였다.[60] *대장균*을 제외한 모든 세균들에서, 그들은 노출시간과 강도가 증가하면 사멸되는 백분율이 증가되었다는 것을 발견하였다. 곰팡이 발육에서 유의한 감소는 강도가 증가하면서 발육의 감소가 있는 대조군과 비교하여 발생하였다. 고양이 헤르페스 바이러스의 성장은 유의하게 쇠약해졌지만 고양이 캘리시바이러스에 대한 효과는 없었다. 저자들은 항균성효과를 불안전한 공동형성으로 생각하였다. 균일하게 척추주위를 절개한 44주령 일반 쥐(Sprague-Dawley rat)에서, Nichter 등은 오염된 쥐 상처의 폐쇄 후에 나타나는 감염을 피하기 위한 비이리스 상처 조직제거 방법에 대한 효능을 비교하였다.[61] 각 상처는 *포도상구균*(2×107 to 7×107 bacteria per 0.1mL) 표준 수로 접종되었고, 4가지 조직제거 방법 중 1개의 폐쇄 전에 치료하였다: (1) 외과적 손씻기, (2) 고압(8 psi) 관주, (3) 50-㎑ US, (4) 담그기. 대조군 상처들은 조직제거 없이 폐쇄되었다. 7일 후에, 각 동물은 심한 감염이 존재하는지 평가되었다. US로 치료한 상처들은 심한 감염에 대한 발생률은 25%이었고 손씻기(82%)와 담그기(89%)와 비교되었다. 모든 대조군의 상처들은 명백한 감염으로 발전되었다. 다른 연구자들은 US가 박테리아와 미생물막의 항생물질과 살균제에 대한 살균성 효과가 강화되었다고 설명하였다.[62-66] 추가로, 연구자들은 미생물막내에서 세균의 생활력을 감소시키는 저주파를 발견하였다.[67] 만성 상처에서 공통적으로 발견된 4개의 플랑크톤성 세균 종류에 대하여 Schulze는 25-㎑ US의 항균성 효과를 평가하기 위해 체외실험을 고안하였다. 그들은 장액삼출물과 생리적 심염수를 포함한 구멍난 상처를 자극하기 위해 시험관에서 박테리아 배양이 있는 침수 원형을 사용하였다. 이 모델은 US 결합 매개로써 제공되는 배양된 액체에서 US 치료 도자가 침수되는 것을 허용한다. 박테리아는 US 전원 출력과 노출 시간에 따라 달라진다. Schulze는 박테리아를 죽이는 것은 100% US 전원 출력이 120초 동안 전달되면 가장 효과적이라고 발견하였다(그림 28.18 A와 B). 이라크에서 돌아온 군인들로부터, Pearson 등은 27-㎑ US로 *Acineobacter baumannii* 세포에 직접 접촉한 것이 항생제에 내성이 크게 있는 집단에 유의한 항균효과가 있다고 보고하였다.[68] 시험관 모델에서 이전에 설명했던 포로토콜을 사용하는 것은, 박테리아 서스펜션이 0.5 McFarland 표준으로 설정되었고, 그러면 거의 100,000 CFU/mL로 희석하게 된다. 초기 집락수는 soantion에 우선하여 받아들여진다. 시험 용해는 60%의

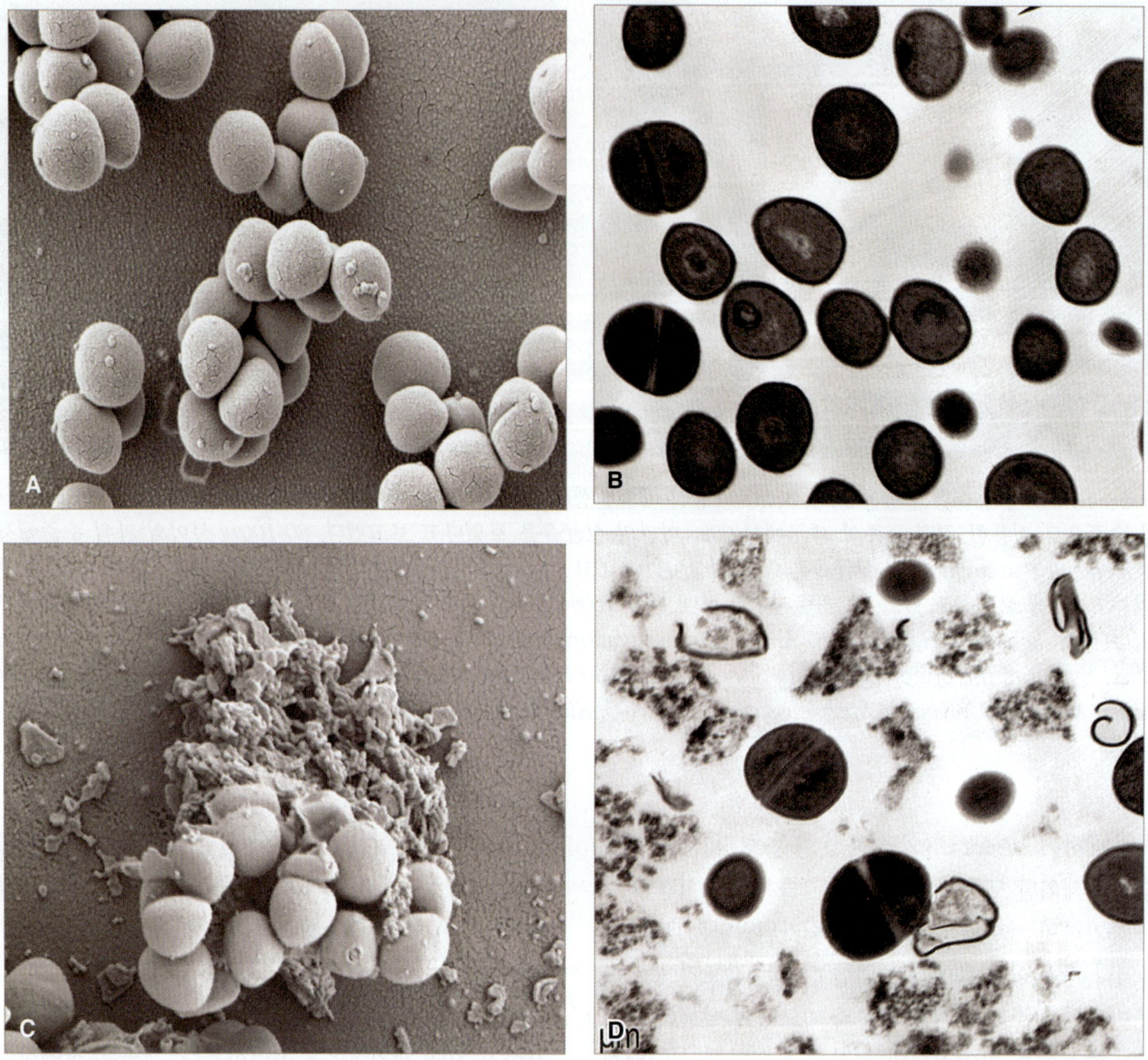

그림 28.19 *체외실험에서의 항균 효과. Wagner 등은 40㎑ 비접촉식 US(MSIT Therapy®를 2분 동안 체외적으로 적용하여 S. aureus 파괴했다(A와 B). 온전한 S. aureus 세포를 2.5분간 염분에 노출시킨 후, 주사전자현미경(SEM)으로 관찰했다. (C와 D) 40㎑의 초음파를 비접촉시 방식으로 2.5분간 적용한 후, 손상된 세포를 투과 전자현미경(TEM)으로 관찰했다.*

Sonoca 180으로 10초 동안 돌발주파수 출력에 치료되고, 다음 50초 동안 쉰 다음, sonication이 129초 될 때까지 달성한다. 약수(Aliquots)는 받고 각 20초 동안 sonation은 plated한다. 박테리아 소멸은 표준 프로토콜을 이용하여 발육 후 24시간 후에 집락수와 아크리딘 오랜지 염색으로 측정된다. US 치료 후에, 120초 치료 후에 5% 생존할 수 있는 박테리아 보다 적게 박테리아 부하량에서 log 값이 유의하게 감소하는 것이 발견되었다. 이전의 연구와 대조하여, Wagner 등은 시험관 안에 손상된 황색포도구균에 2.4분 동안 식염수 수증기를 경유하여 비접촉성 40-㎑ US를 사용하였다[69](그림 28.19 A-D). Niezgoda는 직접 접촉한 ㎑ US가 메티실린 내성 *포도상구균*(MRSA), 반코마이신 내성 장구균과 다른 병원균에 대하여 감소시킬 수 있다는 것을 임상적으로 관찰하였다.[70] 이런 시험관 연구로부터의 발견은 US가 박테리아를 최소한 실험실에서 사멸시킬 수 있다는 것을 말해준다. 그러나 임상효과의 항균성 치료는 표면적인 박테리아보다 더 감소해야한다; 감염을 일으키는 병원균을 죽이기 위해 상처표면 아래로 더 크고 깊게 침투돼야 한다. 임상연구는 ㎑ US의 살균성 효과를 결정하기 위해 근거가 되어야 한다.

핵심 28.14

몇몇 다른 연구들은 킬로헤르츠 초음파가 항균제와 항부패제의 작용을 강화한다고 보고했다. 연구자들은 US가 gentamicin과 vancomycin과 함께 작용하여 각각 Escherichia coli와 Staphylococuus epidermidis의 바이오필름을 살균하고, 또 Pseudomonas aeruginosa의 바이오필름에서 더 많은 숫자의 세균을 죽이는 것도 발견했다.[66-68]

최근, Serena 등은 실험과 만성 상처에서의 박테리아 수에 대하여 40-㎑ US(NCUS)의 효과를 평가하기 위해 4개 부분 연구를 진행하였다.[71] 이 연구의 첫 번째 부분에서, 그들은 NCUS가 본래의 피부와 상처가 있는 피부를 위해 상처가 있는 바이오버든 침투에서 차이가 있다는 가정에 기초로 하여 생리학적 효과가 있다는 조직의 깊이를 결심하였다. 그들은 NCUS 또는 위약 US를 가지고 치료된 본래의 피부와 상처가 있는 피부에 친지질성 염색 이동을 측정하기 위해 돼지 모델을 사용하였다. 시험관 평가를 이용하면서, 그들은 위약과 비교하여 NCUS가 돼지 피부에서 상처피부(3.0~3.5㎜ vs. 0.35~0.50㎜)와 본래 피부(2.0~2.5㎜ vs. 0.05~0.47㎜) 모두에서 더 멀리 침투한다는 것을 발견하였다. 이 연구의 두 번째 부분에서, 그들은 착색을 위해 시험관 모델을 사용하였고, 생존한 것과 죽은 박테리아수를 계산하여 위약치료(0%), 녹농균(33%), 대장균(40%)을 발견하였고, *엔테로코쿠스 파이칼리스균*의 27%가 5분 노출 후에 죽는다는 것을 발견하였다. 이 연구의 세 번째 부분에서, 연구자들은 4마리 동물의 좌측과 우측에서 돼지에 일으킨 상처를 접종하였다. 4마리 동물 모두 좌측 상처에 4분 동안 NCUS 치료를 받았다. 우측에서, 돼지 1과 2의 상처는 은 항균성 드레싱으로 치료되있고, 돼지 3은 위약 NCUS를 받았고, 돼지 4의 상처는 습기 거즈드레싱으로 치료되었다. 박테리아는 1일, 3일, 5일과 7일 후 상처에서 수집되었다. 7일간 NCUS로 4개 치료를 한 후에, 모든 박테리아 수는 조직에 7.2~6.7 CFU/g의 US로, 그리고 7.2~5.7 CFU/g의 은 드레싱으로 감소되었다. NCUS 위약효과와 습기의 거즈 드레싱으로 치료된 상처에서, 박테리아 성장은 조직에 7.2~8.6 CFU/g로 증가되었다. 이 연구의 4개 부분에서, 조직의 10^5 CFU/g보다 더 큰 박테리아 수를 포함하여 3단계 압박성 궤양의 11명 환자들은 2주 동안 상처에 대하여 1주에 3번 NCUS를 받는다. 치료 기간은 상처 면적에 기초로 하였다. 이 작은 임상연구에서, NCUS 치료 2주 후에 7개 박테리아의 양은 평균 박테리아 수 2×10^7에서 평균 기준 박테리아 수 4×10^7로부터 감소되었다. 연구자들은 서로 협력하여, 이런 4개의 연구들은 NCUS가 박테리아 양을 줄일 수 있다고 결론을 내렸다.

세포 활성과 형태학 (Cell Viability and Morphology)

체외 연구에서, Conner-Kerr 등은 쿼스틱 상처 치료 시스템(Qoustic Wound Therapy System(QWTS))을 통한 35-kHz 초음파가 신경세포종(SHSY-5Y)의 생존과 형태적 변화에 미치는 영향에 대해 평가하였다.[72] 그들은 초음파 주파수가 세포의 생존력이 감소되지 않은 반면, 24시간의 치료 후 대조군에 비해 생존력이 증가하는 경향이 있다는 것을 발견하였다. 게다가, 초음파로 치료된 세포는 신진대사반응이 강화되고 배지로의 세포흡착이 증가하며 세포체의 크기와 축삭의 연장이 증가되었다. 이러한 결과를 통해 영구적인 상처 통증의 35-kHz 초음파 변조의 기전을 추정하여 신경세포의 기능에 직접적인 영향을 주며 신경재생을 유발할 수 있는 신경세포증식을 촉진시킬 수 있다는 결론을 내렸다.

접촉식 킬로헤르츠 초음파에 대한 임상연구조사 (Clinical Research Findings for Contact Kilohertz Ultrasound)

상처 괴사조직제거에 대한 효과 (Effect on Wound Débridement)

초음파를 사용한 상처 괴사조직제거는 상처표면에 접촉한 상태로 22.5-㎑, 25-㎑, 또는 35-㎑에서 가장 잘 이루어진다. 이러한 괴사조직 제거방법은 괴사조직 제거기술 중, 외과적-도구를 이용한 괴사조직제거 방법과 기계적 괴사조직제거 방법의 사이에 있는 것으로 간주된다. 초음파를 사용한 괴사조직제거는 섬유소용해를 통한 괴사조직과 허물을 제거하는 것으로, 살아있는 기저조직을 손상시키지 않고 괴사된 단백질이 변성되어 기계적으로 상처바닥에서부터 씻겨져나오는 것이다. 앞서 언급하였듯이, 저주파 초음파에 의해 생성된 조직의 미세공동현상(microcabitation) 또한 매우 효과적인 살균효과가 있는 것으로 나타났다.

핵심 28.15

이런 형태의 조직제거 결과는 도구를 이용한 조직제거술보다 즉각적이고, 기계적 조직제거술보다 더 강하고 완전하고, 수술 도구를 이용한 조직제거술보다 통증을 더 참을 수 있다.

가벼운 접촉을 통해 상처에 전달되는 저주파 또는 킬로헤르츠 초음파는 주로 상처표면에서 죽은 섬유소 조직을 제거하고 미생물과 생체막을 파괴하는데 사용된다.[61-68] 상처표면에서 괴사되거나 죽은 조직의 제거와 병원균의 파괴는 상처기부 준비의 중요한 요소이다. 상처의 괴사된 조직은 정상적인 치유과정을 변화시켜 만성적으로 이끌 수 있다. Steed 등은 적극적이고 연속적인 수술적 괴사조직제거방법을 통해 만성적이고 비치유성 궤양을 급성 치유성 상처로 전환하는 것을 보여주었다.[73] Breuing 등은 25kHz 초음파를 사용하여 8개월간 17명의 다양한 병인 환자에서 상처의 괴사조직을 제거하였다.[74] 이들은 9명의 상처(53%)가 일차적으로 봉합되거나 피부이식을 하였으며, 6명의 상처(35%)가 50% 이상 크기가 줄어들었으며, 나머지 2명의 환자(12%)는 겸상 적혈구 빈혈이 있는 환자는 상처 표면이 20%, 정맥성 다리궤양이 있는 환자는 30%로 줄어 들었다고 보고하였다. Stanisic 등은 2명의 정맥성 다리 궤양 환자와 1명의 엉치 압박성 궤양 환자에게 25kHz 초음파를 사용하여 신속하고 철저한 괴사조직제거를 할 수 있었다고 보고하였다.[75] 그림 28.20A와 28.20B는 비만, 수면 무호흡증, 림프부종, 다리의 봉와직염의 병력이 있는 46세 남성의 오른쪽 부종성 다리의 앞부분에 위치한 정맥성 궤양의 치료 전(그림 28.20A)과 치료 후(그림 28.20B)의 상처 사진이다. 상처는 콜라겐성 효소를 사용한 괴사조직제거를 한 1주일 후에도 유착성 섬유소로 95% 덮혀 있었다. 환자는 상처에 통증을 호소하지는 않았지만(시각적 상사척도(VAS=0), 초음파를 적용하기 전 사전예방조치로 시술 중 10~20분간 환자를 편안하게 해주기 위해 4% Xylocaine(lidocaine)를 상처주변에 적용하였다. 또한 초음파의 강도는 환자에게 통증을 일으키지 않도록 필요에 따라 조절하였다. 1회 6분

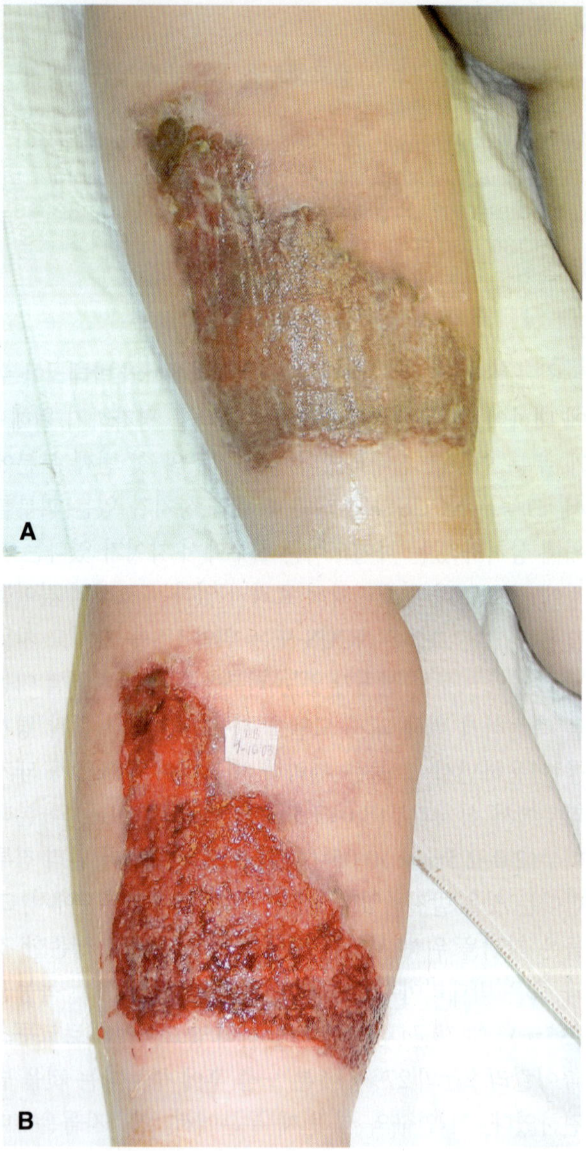

그림 28.20 *(A와 B). A는 25KHz 초음파 적용 이전의 정맥성 다리 궤양 상처의 영상이고, B는 효소를 이용한 조직제거술 1주후에 25KHz 초음파 적용한 이후의 상처 영상이다. 초음파 치료를 하기 전에, 10-20분간 국소제인 4% Xylocaine(lidocain)로 상처 기부와 상처 주변에 도포하였다. 커다란 유해효과 없이 완전한 조직제거술을 하는데는 6분이 소요된다. (출처: Stanisic MM, Provo BJ, Larson DL, et al: Wound d.bridement with 25KHz ultrasound. Adv Skin Wound Care 2005; 18:484-490. Lippincott Williams and Wilkins Inc, Hagarstown, MD에서 허용함.)*

의 세션에서, Sonoca 180을 사용하여 상처에는 어떠한 해로운 거시적 영향 없이 괴사조직을 제거하였으며 그림 28-20B에 보이는 것처럼 깨끗한 상처가 되었다. 상처의 괴사조직을 제거하는데 사용했던 선택적인 날카로운 방법

은 섬유소성 상처조직을 완전히 제거하는데 필요한 시간이 매우 길었다. 임상적으로, 25-kHz US를 사용하였을 때, 육아조직에 해로운 거시적 변화없이 유착성 섬유소를 빠르고 선택적으로 용해하는 동일한 결과를 달성하였다.[76]

Tan 등에 의한 사전연구에서, 압박붕대치료의 보조로서, 정맥성 다리궤양의 괴사조직제거에서 25-kHz 초음파(Sonoca 180)를 사용하였다.[77] 그들은 6개월 이상의 다리 궤양 환자 19명을 모집하였다. 2~3주의 반복적인 간격으로, 각각의 다리는 평균 5.7회의 초음파 괴사조직 치료를 받았으며 궤양의 크기에 따라 치료기간은 5분에서 20분간 치료하였다. 압박붕대는 초음파 치료 후 다시 작용하였다. 그 결과 6명의 환자에게서 통증과 악취에 대한 증상완화가 나타났으며, 7명의 환자는 완전한 상처 봉합이 있었으며, 나머지 8명의 환자에게서는 어떠한 변화도 관찰되지 않았다. 이들은 킬로헤르츠 초음파를 사용한 괴사조직제거방법을 통해 표준 압박치료가 실패하였을 때의 일부 만성 궤양을 치료할 수 있다는 결론을 내렸다. 상처와 관련된 통증에 킬로헤르츠 접촉 초음파의 효과를 평가하기 위해서는 더 많은 통제된 임상연구가 필요하다. 상처의 괴사조직이 주는 부정적인 영향과 모든 괴사조직제거방법(초음파 괴사조직제거방법 제외)이 11장에서 설명되었다.

혈류에 대한 영향 (Effect on Blood Flow)

최근의 임상 사례 시리즈에서, Suzuki 등은 다리 상처가 있는 17명의 환자에게 상처주변의 관류에 미치는 영향을 알아보기 위해 35-㎑ 초음파(Qoustic Wound Therapy System)를 사용하였다.[78] 이들은 초음파를 사용한 괴사조직제거 그룹(N=9)과 날카로운 괴사조직제거방법(N=7)으로 환자를 비무작위로 배정하였다. 초음파 그룹은 식염수로 관주를 한 후, 한 번에 5분간, 35-㎑의 상처 괴사조직제거를 하였으며, 대조군은 식염수로 관주를 한 후, 수술용 메스를 사용한 날카로운 괴사조직제거방법을 사용하였다. 피부혈류 압력기(skin perfusion pressure, SPP) 모니터를 사용하여, 초음파와 날카로운 괴사조직 제거방법 시술 전과 후에 동일한 상처주변에서 SPP를 측정하였다. 그결과, 초음파를 사용한 9명의 환자에게서 SPP값이 유의하게 증가하였으며(mean = 9.11mmHg, SD=4.34), 대조군인 8명의 환자에게서도 약간의 SPP 값의 증가가 있었다(mean = 1.2mmHg, SD = 0.84). 이들은 초음팔ㄹ 사용한 상처 치료후, SPP 값이 통계적으로 유의하게 증가하는 것을 확인함으로써 35-㎑의 초음파는 혈관축소 효과가 있으며 다리 상처 주변의 관류가 증가된다는 결론을 내렸다($p<0.001$). 상처의 혈류에 킬로헤르츠 접촉 초음파가 미치는 영향에 대한 더욱 통제된 임상연구가 필수적일 것이다.

상처 통증에 대한 영향 (Effect on Wound-Related Pain)

Niezgoda는 3가지의 ㎑ 초음파 장비를 사용하여 괴사조직제거 시술을 하는 동안 환자가 겪는 통증 수준을 측정하는 연구를 실시하였다.[79] 25명의 환자에게 22.5-㎑ SonicOne 또는 25-㎑ Sonoca 180를 사용한 상처 괴사조직제거 후, 통증 점수를 매기도록 하였다. 이후의 방문에서는, 환자는 35-㎑ 퀴스틱 상처 치료 시스템(Qoustic Wound Therapy System)을 사용하여 상처 괴사조직제거를 하였으며, 다시 통증 점수를 기록하였다. 통증은 아날로그 통증 척도를 사용하여 심한 통증은 10으로, 통증이 없으면 0으로 평가하였다. 모든 환자는 동일한 시술 준비와 절차를 사용하여 괴사조직제거를 실시하였다. 96%(24/25)의 환자들이 퀴스틱 큐렛™ 을 사용한 시술을 하는 동안 고통이 적었다고 보고하였다. 괴사조직제거 시술 동안 평균 통증 점수는 퀴스틱 큐렛 장치를 사용한 경우 3.2인데 비해, 기타 초음파 장치를 사용한 경우 7.1이었다. 상처클리닉에서의 괴사조직제거시술을 하는 동안 통증이 적었던 것을 보고한 것 이외에도, 몇몇 환자는 퀴스틱큐렛을 사용한 괴사조직제거 이후, 몇일간 마약성 진통제의 필요성이 감소하였다고 보고하였다. 상처와 관련된 통증에 킬로헤르츠 접촉 초음파의 효과를 평가하기 위한 통제된 임상연구가 필요할 것이다.

㎑ 초음파 접촉 장비를 사용한 상처 괴사조직제거 시 임상적 고려사항 (Practical Considerations for Wound Débridement With Kilohertz Ultrasound Contact Devices)

강도와 맥동 설정 (Power and Pulse Settings)

장비, 핸드피스, 탐침의 디자인은 상처기부 부위와 인접 조직에 적용되는 초음파 에너지양에 따라 다양하다. 앞서 설명한 것처럼, 제거해야 할 죽은 조직, 섬유소, 괴사조직의 양, 감각, 통증 정도에 따라 다양한 제어변수와 탐침을 사용할 수 있다. 현재의 상업용 장비는 제조업체에 의해 미리 설정된 주파수(예: 22.5, 25, 35 ㎑)의 초음파를 전달한다. 그러나 모두 괴사조직제거를 위해 필요한 만큼의 변경 가능한 진폭(전원 출력)을 허용하고 있다. 일부 장비는 간헐적으로 초음파를 전달할 수 있는 "맥동모드"로 작동할 수도 있으며 이 모드에서는 환자의 통증을 더욱 감소시켜주는 것으로 알려져 있다.

분무주입법 (Aerosolization)

일부 접촉형 킬로헤르츠 괴사조직제거 장비는 비말 방지용 부착물이 있지만, 나머지는 여전히 분무주입 절차시 비말, 물 튀김 등이 있을 수 있다. 그러므로 대부분의 제조업체들은 개인보호 장비의 사용(가운, 마스크, 장갑)의 사용을 권장한다. 감염 제어정책을 준수하기 위해, 일부 클리닉에서는 초음파 시술을 사용하기 전, 실험실에서 불필요한 장비를 제거할 뿐만 아니라, 초음파 장비와 기타 고정된 장비를 보호하기위해 시트로 덮어둔다. 킬로헤르츠 초음파 장치의 일부 제조업체는 초음파에너지의 초점과 조절이 가능한 독특한 탐침 디자인을 개발하여 오염의 위험을 감소시켰다.[45]

소독 절차 (Sterilization Procedure)

접촉형 초음파 장비의 세척은 장비의 소독과 탐침 끝부분의 살균으로 나눠진다. 괴사조직 제거 후, 소독제를 사용하여 장비의 모든 표면을 닦아 세척해야 한다. 세척시에는 초음파 장치와 모든 전력 및 제어 케이블, 발 페달, 카트까지 포함해야 한다. 모든 탐침은 시설의 정책에 따라 반드시 소독해야 한다. 핸드피스와 탐침은 각 제조업체의 권고사항에 따라 관리한다. 일부 병원에서는 중앙살균을 사용하기도 하고, 그 외의 다른 병원에서는 활용가능한 소형 멸균기를 사용하기도 한다.

임상 시설 (Clinical Setting)

킬로헤르츠 초음파장비를 사용하기 위한 치료 환경은 장비의 활용성과 훈련된 인력에 의해 달라진다. 이러한 장비는 병실에서, 또는 수술실에서 사용할 수 있도록 이동이 가능하도록 카트와 함께 판매하고 있다. 외래 상처치료클리닉은 종종 일차 치료지가 된다. 개별 초음파 장비와 부속물의 비용이 비싸, 일반적으로 외래 또는 아급성 환자의 치료를 위한 부서에서 사용하는 것은 어렵다.

활용 프로토콜 (Utilization Protocol)

표 28.3에서는 접촉형 초음파 괴사조직제거를 수행하기위한 일반적인 시술절차를 살명하고 있다. 이 정보는 가이드라인으로서 제공되며, 제조업체의 권장사항이나 시설의 정책을 대체하기 위한 것은 아니다.

㎑ 초음파 치료의 적응증, 주의사항, 예상 임상 결과 (Contact Kilohertz Ultrasound Treatment Indications, Precautions, Expected Clinical Outcomes)

적응증 (Indications):

- 국소적 감염된 상처
- 순환 장애로 인한 상처
- 괴사조직제거, 관개, 국소치료가 필요한 상처
- 욕창, 당뇨성 발 궤양, 동맥 궤양, 정맥 궤양, 외과 상처

주의사항 (Precautions):

- 조직반응의 증상이 있는 치료되지 않은 진행성 봉와직염

표 28.3 접촉식 초음파 조직제거술 수행을 위한 일반적인 절차 단계*

절차 단계	코멘트
1. 환자와 환자의 편안함, 현재 통증수준, 조직제거술에 따른 통증, 및 현재 진통 방법 등을 평가한다.	• 환자 통증을 평가하고, 국소마취제(4% lidocaine)나 경구용/주사용 마취제를 고려한다. • 치료 동안 통증을 자주 재평가한다.
2. 치료 위치, 강도, 기간, 관주액, 후속치료의 빈도 등을 포함한, 상처 치료 방법을 결정하기 위해 상처를 평가한다.	• RNs, PT와 의사들은 처치를 위한 의뢰서를 필요로 한다.
3. 제조사 매뉴얼을 참고하여 US 장비를 설정한다. 관주액과 IV 관을 선택한다. 프로브 팁을 선택한다. 핸드피스(케이블을 장비와 튜브와 프로브에 연결한다)를 조립한다.	• 표준 자극제: 소독된 0.9% NaCl • 비표준 자극제: 항생용액, 0.125 Dakin's, hydrochlorous acid
4. 손을 씻고, 개인 보호장비(장갑, 마스크, 가운, 눈 보호장치, 신발 덮개 등)를 착용한다. 장비 보호 덮개를 적용한다. 흡수 패드로 환자를 보호한다 (Chux).	• 표준 주의사항은 용액의 분무주입과 튀김을 위한 개인 보호장비를 포함한다. • 만약 환자가 접촉된다면, 감염 통제 절차를 따른다.
5. 장비의 전원을 켜고, 강도를 설정한다. 맥동모드 on/off를 선택한다.	• 관주액 없이 장비를 작용하지 않는다.
6. 자극제와 초음파 핸드피스를 준비하고, 상처 표면에 수분을 제공하기 위해 물이 떨어지는 속도를 설정한다.	• 과도한 용액은 튀김과 분무주입을 일으킬 수 있다.
7. 상처 기부/자극제에 프로브를 접촉시킨다. 발 페달을 내림으로서 초음파를 활성화시킨다.	• 초음파 에너지를 전달하기 위해, 프로브 팁을 용액이나 습한 상처 기부에 접촉시켜야 한다.
8. 체액이나 상처 기부에 프로브를 접촉시킨 후, 프로브 헤드를 느린 속도로 그리고 연속적으로 전체 상처 표면을 가로지른다. 장기간 동안 한 지점에서 멈추어서는 안 된다. 반복치료를 위해 쓸 듯이 움직인다.	• 초음파의 열효과는 음파가 고정 프로브 팁까지 되돌아와서 정상파를 생성할 때 증가된다.
9. 치료가 완전히 이루어질 때까지 혹은 환자가 내성 절차를 더 이상 이겨낼 수 없을 때까지 쓸어내는 동작으로 조직제거를 계속한다.	• 사용 강도와 절차 경과시간을 모니터하고 기록한다.
10. 장비의 전원을 껀다.	• 초음파 치료를 중단한다.
11. 상처 주변을 건조하게 닦아내고, 환자와 상처를 다시 평가한다.	• 필요하다면, 측정하고 사진촬영을 한다.
12. 상처 부위를 적절하게 드레싱한다.	
13. 사용 영역으로부터 장비를 움직이기 전에, 장비 보호장비를 제거한다. 소독제로 연결 선들을 닦아낸다. 핸드피스와 장비를 분해하고, 살균과정을 수행한다. 개인 보호장비와 1회용품을 제거한다. 다음 고객에게 사용하기 전에, 치료 공간을 깨끗이 청소한다.	• 살균과정은 시설 정책에 따라 제조사의 권장사항이다.

*이 정보는 지침으로서 제공되고, 제조사의 권장사항이나 시설 정책을 대신하는 의도는 아니다.

- 금속이 있는 상처, 예: 관절 치환, 플레이트, 스크류
- 이식된 전자장치와 연관된 상처
- 조절되지 않는 통증

예상 임상 결과 (Expected Clinical Outcomes):

- 상처 괴사 제거
- 통증 감소
- 바이오버든 감소
- 조직 및 국소 항생제 사용 감소
- 폐쇄 시간을 감소

비접촉 40-㎑ 초음파의 임상 효과 (Clinical Effects of Noncontact 40-Kilohertz Ultrasound)

상처 통증에 대한 영향 (Effect on Wound-Related Pain)

Gehling과 Samies가 통증이 있는 15명의 연이은 환자에 대해 발표한 이전의 도표 보고에서는, 중증의 하지 상처에 초음파 MIST치료를 2주에서 4주치료하여 치료 전 VAS통증 척도 8.07에서 치료후 1.76으로 감소하였다.[80] 치료시작 후 통증이 악화된 환자는 아무도 없었다. 같은 40-KHz NCUS기기를 사용한 다른 보고된 연구에서, 치료시작과 끝의 통증정도를 숫자화한 26명의 참가자의 분산분석에서 Bell과 Cavorsi는 통증정도가 의미 있게 1.8 포인트 감소한 것을 발견하였다(P=0.0010).[81] 작은 사례에서, Waldrop과 Serffass는 비임의적으로 선택한 7개 부위에 열화상을 입은 여섯명의 환자에 대한 40-KHz NCUS의 분석적 효과를 증명하였다.[82] 그들은 1주에서 6주 동안 주당 5회 이상, 회당 3분에서 20분 정도를 NCUS 치료를 하도록 관리하였다. 환자들은 피브린, 허물, 딱지의 제거와 통증이 나타나지 않은 것으로 보고되었다. 삼출액은 1주에서 3주 동안 최소한의 혈청 형태로 감소하였으며, 그리고 상처부위는 3주 동안 76%감소하였다. 모든 환자는 완벽한 통증감소가 있었고, 재상피화(reepithelialization)는 1주에서 6주 동안에 완료되었다. 상처를 동반한 상처에 대한 NCUS의 효과를 평가하기 위한 좀 더 많은 통제된 임상시험은 보증되었다.

상처 괴사조직 제거에 대한 효과 (Effect on Wound Débridement)

Ramundo 와 Gray는 40-㎑ NCUS가 만성 상처의 괴사조직을 효과적으로 제거할 수 있는지 그리고 상처치유를 증진시킬 수 있는지 결정하기 위한 자료들을 체계적으로 검토하였다.[83] 그들은 다음과 같은 검색어(*therapeutic ultrasound, ultrasonic, and ultrasonic mist*)를 입력하여, 1996년 1월부터 2008년 2월까지 MEDLINE과 CINAHL 자료들을 검토하였다. 그들은 또한 모조의 장치와 NCUS를 비교하기 위해, 그리고 다른 조직제거 방법 또는 선택치료를 비교하기 위해 전향성 연구를 포함하였다. 그들은 NCUS가 만성 상처에서 괴사조직을 효과적으로 제거할 수 있다고 생각하기에는 증거가 불충분하다고 결론을 내렸다. 한편, 그들은 상처치유를 위해 제한된 증거를 주목하였고, NCUS가 표준상처 치유와 연계하여 사용되면 상처치유를 증진시킨다고 제안하였다.

상처치유에 대한 효과 – 후향성 연구 (Effect on Wound Healing – Retrospective Studies)

몇몇 다양한 설계의 임상시험에서 40-KHz NCUS가 상처치유를 촉진한다고 보고하였다. Haan과 Lucich는 급성기 상처 회복에 대한 NCUS의 효과를 증명하기 위해 회귀분석을 시행하였다.[84] 측정 결과는 죽은 세포의 양, 상처배액의 양과 형태와 NCUS로 치료 후의 상처 표면을 포함하였다. 그들은 한 연구소에서 2006년 1월과 2007년 10월 사이에 NCUS로 치료한 48명의 환자 차트 리뷰를 시행하였다. 상처 부위, 조직의 특성, 배액, 그리고 통증의 전후비교를 통한 데이터는 분석되었다. 치료 빈도와 기간 또한 기록되었다. NCUS를 주당 2.1회, 회당 4.1분씩, 5.5주 동안 희생한 결과, 그들은 상처영역의 중앙값이 기본치의 92%정도 감소한 것을 발견하였다. 추가적으로, 과립조직보다 76% 정도 더 큰 상처의 비율이 37%에서 87%로 증가되었고, 피브린 허물이나 딱지가 없는 상처의 비율도 각각 31%에서 75%로, 74%에서 94%로 증가되었다. 설계를 회고하여 연구 제한점을 실현하면, 대조군의 부족, 그리고 적은 표본, 저자가 일반적인 상처관리를 위한 부속물을 판단한 것, NCUS는 상처치유, 괴사조직의 감소와 과립조직의 증가와 상처부위의 감소를 포

함한것들에 관련된 특성을 증가시키는 것으로 보인다.

다르게 언급된 76명의 환자 차트 리뷰에서는, 조사자가 일차적 효과가있는 연구 종결시점을 NCUS로 치료할 때 시작과 끝에서 상처의 비치료 영역의 변화의 퍼센트로서 설정하였다.[80] 일반적인 상처관리뿐만 아니라 환자들은 중앙값 4.3주 동안 주당 평균 2.3회, 회당 평균 5.1분 동안 40-㎑ NCUS를 받았다. 그들은 상처영역의 중앙값이 NCUS 치료 시작과 끝에서 79% 감소를 보였다고 보고하였다. 게다가, 환자의 75% 이상에서 과립조직이 32%에서 40-㎑ NCUS 후 46%로 증가하였다.

세 번째 회고에서, 한 사이트에서 관찰적 연구에서, Kavros등은 급성기 하지 상처에 대한 40-㎑ NCUS치료의 효과를 증명하였다.[85] 163명의 환자의 장처에는 일반적 상처관리에 NCUS치료를 병행하고, 47명의 대조군은 일반적인 상처관리만을 시행하였다. 두 그룹의 상처는 일반적인 상처관리를 받는 것 외에 6개월간 시행하였다. NCUS치료는 90일 동안 주당 3번씩 치료하거나 덮어두었다. 그들은 NCUS와 일반적 상처관리를 병행한 쪽이 일반적 상처관리만 한쪽보다 더 많은 퍼센트의 상처치료 효과가 있는 것으로 보고하였다. 게다가, NCUS arm의 회귀선의 기울기가 대조군 arm의 기울기보다 더 가파른 것으로 나타났으며, NCUS arm 쪽 치료비율이 더 빠른 것으로 나타났다. 그들은 NCUS를 일반적 상처관리와 병행하였을 때 치료비율과 상처폐쇄의 완료가 상당히 향상된다고 판단하였다.

30-㎑와 40-㎑ 초음파의 상처치유에 대한 효과 — 전향적 연구 (Effect on Wound Healing with 30- and 40-Kilohertz Ultrasound Prospective Studies)

1997년에 독일에 있는 분리된 건강관리 시설의 두 그룹의 조사자는 무작위 배정 임상연구를 시행하여 30-㎑ 초음파의 상처치유 효과를 증명하기 위해 실험 장비를 사용하였다. Weichenthal 등과 Peschen 등의 연구에서, 각각 급성기 정맥성 하지 궤양이 있는 38명의 환자와 24명의 환자는 임의 추출되어 그들의 상처를 일반적 상처관리만 받게 하거나(대조군) 일반적 상처관리에 30-㎑ 초음파를 병행하였다(실험군).[86,87] 이 연구에서 환자의 관리는 환자의 괴양 있는 다리나 발목을 물이 차 있는 스테인레스 초음파 변환기에 담가 관리하였다. 상처는 변환기에 거의 5 cm 가까이 위치되었고, 그리고 초음파의 강도는 10분당 100 mW/cm², 주당 3회, 사용되는 물은 매개물로 사용되었다. Weichenthal 등의 연구에서, 상처 크기는 3주후와 8주 후에 기록하였다. 그들은 치료 후 3주 후(더 크게 나아가 치료 후 8주 후에)에 초음파 그룹이 대조군과 비교하였을 때 현저하게 반응이 증가한 것을 발견하였다. 대조군에서는, 상처영역이 11%가 감소하였고, 초음파그룹은 상처 영역이 41%(P = <0.05) 정도가 의미있게 감소하였다. Peschen 등의 연구에서, 상처 크기는 치료 후 12주후에 기록되었다. 그들은 치료 후 12주 후에 대조군은 상처영역의 16.5%가 감소하였고, 반면 초음파 그룹의 상처영역은 55.4%(P = <0.007)가 감소하였다. 조사자의 두 그룹은 30-㎑ US가 일반적 상처관리가 실패하였던 하지 정맥궤양에게 좋은 치료라는 것을 포함하였다.

무작위 추출실험(single-center)에서, Kavros 등은 질서정연하게 할당된 35명의 다리와 발에 급성기, 허혈성 궤양이있는 환자에게 40-㎑ NCUS와 일반적 상처관리를 받게 하고(실험군), 35명의 같은 병인론적 궤양이 있는 환자에게 일반적 상처관리만 하게 하고(대조군), 12주 동안 또는 상처의 폐쇄를 지켜보았다.[88] 실험군의 상처는 NCUS를 주당 3회, 회당 5분 동안 하였다. 조사자들은 NCUS와 일반적 상처관리를 한 환자들이 일반적 상처관리만 받은 환자들보다 50% 이상 더 높은 치유를 보였다(63% vs. 29%, P = <0.001). 그들은 다리와 발의 급성기, 허혈성 궤양을 40-㎑ NCUS 치료와 일반적 상처관리로 병행하는 것이 치료율을 명확히 높여준다고 판단하였다.

비교하지 않은 임상 결과 보고에서, 8개월이 지나 끝난 연구에서, Ennis 등은 40-㎑ NCUS를 다양한 병인론적 원인으로 29개의 하지 병변이 있는 23명의 환자들의 상처에 사용하였다.[89] NCUS로 치료하기 시작한 지 2주 동안, 환자들은 일반적 상처관리를 하였다. 치료와 일반적 상처관리를 한 지 2주 후에, 만약 그들의 상처가 15% 이상 영역감소가 없다면, 그들은 NCUS와 일반적 상처관리를 받을 자격이 주어진다. 조사자들은 NCUS와 일반적 상처관리를 병행한 환자의 69%에서 치유와 그 치유반응 증거가 4주 이내에 나타났다. Ennis 등은 또한 임의추출, 이중구속, 통제된, multicenter 실험에서 얻어진 긍정적인 상처치유 결과가 있었다고 보고하였다.[90] 이 연구에 치유되지 않은 당뇨병성 발 궤양 환자 55명은 SWC를 받았고, 이들 중 27명은 active NCUS를 받았고, 28명은 sham NCUS를 받았다. 12주 동안의 관리 후에, active NCUS 그룹의 상처 치유 비율은 sham 조절 그룹(40.7% vs. 13.3%, P = 0.0366)보다 명확하게 높게 나타났다.

상처 치유에 대한 효과 - 임상 사례 연구 (Effect on Wound Healing-Clinical Case Studies)

공개실험(open label), 비임의추출, 51명의 다양한 병인론적 원인으로 급성기 다리와 발에 괴양이 있는 환자의 연속(series) 사례에서, Kavros와 Schenck은 평균 일반적 상처관리치료만 받은 환자와 일반적 상처관리와 40-㎑ NCUS (P = <0.0001)를 병행한 치료의 시간은 9.8±5.5주 vs. 5.5±2.8주로 하였다.[91] 이런 치료기간 다음에, 평균 상처 부피 감소의 퍼센테이지는 일반적 상처관리만 받은 경우는 37.3±18.6%였는데 반해, NCUS를 병행한 경우는 94.9±9.8였다. 그들은 NCUS가 치료율과 난치의 하지 상처의 폐쇄를 향상시킨다고 판단하였다.

다른 사례연구 또한 NCUS치료가 좋은 상처치유 결과가 있었다고 보고하였다.[92]

상처 치유에 대한 고주파(㎒) 초음파의 효과 — 개요 (Effects of High-Frequency [Megahertz] Ultrasound on Wound Healing — Overview)

이 진동수(종종 "치료적 초음파"로 불린다.)는 또한 음향 에너지를 전송하는데, 이것은 안정된 공동현상의 신체적 특성과 미세흐름을 보다 일찍 만들어낸다. 하지만, 메가헤르츠 초음파를 사용한 안정된 공동현상과 미세흐름은 킬로헤르츠 초음파와 연관된 불안정한 공동현상과 미세흐름보다 잘 안 들린다. 이 이유는 강도는 반대로 빈도와 비례하고, 그래서 고주파는 파장이 짧게 되며, 파워(power)(wattage) 레벨은 메가헤르츠 초음파로 이용되고, 작은 음향에너지는 단위 시간당 조직으로 전송된다. 다시 말하면 22.5, 25, 35 ㎑ 초음파에 의해 생성된 좀 더 돌출된 불안정한 공동현상은 통과할 수 없는, 밀착된 피브린, 딱지를 제거 또는 유화시키는 접촉성 초음파에 의한 에너지로 이용된다. 안정된 공동현상과 미세흐름의 조화는 킬로헤르츠 초음파 빈도와 연관된 레벨의 에너지가 만들어 내는 파괴력을 만들어 낼 수 없다. 1 그리고 3 메가헤르츠 음향에너지의 세포와 조직에 대한 낮은 레벨의 비열효과 때문에 이 빈도는 또한 접촉매질로 사용되는 수분성 젤이나 침수로 상처치료에 사용된다. 이런 접근의 사용은 직접 상처부위에 초음파를 사용하는 것보다 상처오염의 리스크를 피할 수 있다. 메가헤르츠 초음파는 또한 물렁조직에 열에너지를 생성시킬 수 있는 능력이 있음을 명심한다. 이것은 일찍이 '메가헤르츠 초음파의 열효과'로 이 분야에서 불려졌다. 비록 상처의 개방 그리고 폐쇄의 비열 목적이 혈류 흐름을 증가시키는 것일 때에는 바람직한 것일 지라도, 일반적으로 상처에 대한 초음파의 비열효과가 더 바람직하고 조사근거가 더 뒷받침된다. 그러므로, 이 분야에서의 초점은 안정된 공동현상 그리고 미세흐름의 복합 효과가 어떻게 세포막을 흥분 또는 상향조절시키고, 그러함으로써 전체 세포의 활동 레벨을 증가시키는 가에 대해 리뷰하는 것으로 한다. 기본적으로 초음파 에너지는 이런 과정의 방아쇠로 작용하나, 기것은 음향에너지의 치료적 이점에 책임이 있는 세포반응을 증가시킨다.[93-97] 일시적으로 상처치유에 영향을 줄 수 있는 1 그리고 3 메가헤르츠 초음파와 관련된 안정된 공동현상 그리고 미세전류의 복합적 효과는 섬유아세포에 의해 칼슘의 흡수가 증가 된다는 것이다.[98,99] 게다가, 20% 순환주기, 주파수 1 ㎒, 강도 0.5 W/cm² 초음파 맥동은 섬유아세포에 의한 콜라겐 합성을 증가시킨다.[31] 이런 효과는 세포막 삼투성 편화에 아주 중요하다. 특별히, 칼슘 같은 이차전령의 중요성은 초음파에 의해 생성된 세포 재생신호를 이끌어 내는 어떠한 사건을 위한 세포내 신호로 이용된다.[100] 다른 타당한 연구에서도 콜라겐 합성을 증가시키고 혈관생성의 신호가 증가된다는 것을 포함하였다.[35-38,41,42] 음향흐름에서 기인한 세포막 기능의 다른 명백한 변화는 혈소판에서 생성된 세로토닌이다.[27,28] 세로토닌에 대해 부연설명을 하자면, 혈소판은 상처부위를 성공적으로 고치기 위해 필수적인 이주를 증진하는 화학주성 인자를 포함한다.[29] 만약 흐름이 세로토닌 분비를 자극할 수 있다면, 그것은 또한 이런 인자를 분비할 수 있으며, 이러하여 상처 치유를 자극할 수 있다.

핵심 28.16

메가헤르츠 US는 물리치료사들이 염증이 있거나 손상된 근뼈대계 문제(근육, 근막, 힘줄, 인대 및 관절주머니)의 치유를 촉진하기 위해 수십 년 동안 사용되어 왔다. 그러나 이들 근뼈대계 손상은 많은 사고나 스포츠 손상 이후에 피부가 온전하게 남아 있기 때문에 거의 노출되지 않았다. 이들 "폐쇄성 상처"를 치료하는 데 이용되는 2가지 높은 주파수의 초음파(1MHz와 3MHz)는 시중에서 많이 사용되고 있다(그림 28.7).

생물리적 효과를 단순히 배경으로써 사용한다면, 메가헤르츠 초음파의 상처치유에 대한 비열적 효과를 다음과 같이 3가지 과정으로 나타낼 수 있다.

염증기 (Inflammatory Phase)

결합조직이 손상 받은 그 즉시, 혈소판 그리고 거대세포는 활성화 되고, 급성염증을 시작하는 약물적 활성요소를 분비한다. 염증, 그것은 통증, 홍반, 그리고 종창을 동반하며, 종종 부정적인 상태로 여기기도 한다. 흔히, 항염증제제는 종창을 감소시키고, 통증을 줄이고, 만성 염증기로의 적절한 진행을 위해 처방된다. 하지만 급성 염증기에는 만성 염증기와 달리 질병은 아니지만, 정상적인 조직의 손상에 대한 반응이 아니다. 염증은 억제하기 보다는 촉진해야 할 치유과정의 일부이다. 상처난 직후에 맥동방식으로 시행되는 초음파 치료를 적용하면 염증단계의 회복을 가속화시킬 수 있으며 그 동안 상처치유를 가속화할 수 있다.[101,102]

초기 염증단계에서 치료적 초음파만 적용된 단일 치료는 비만세포의 과립 감소로부터 히스타민의 분비를 자극한다.[37,102] 히스타민은 게다가 상처부의 호중구와 단핵구를 끌어들이는 화학적 대리자를 포함하는 화학 중재자등의 다양한 영역를 포함하는 비만세포이다.[103] 이 대리자의 대부분은 과립에서 수행하고 저장된다. 그들의 분비는 초음파에 의해 강화되어지고, 이것은 임상가들이 특별하게 가치가 큰지를 찾는 이유를 설명할 수 있다. 처음 상처 난 직후 24시간 동안에는 출혈 즉시 적용한다면 출혈이 멈추어 지게 되지만 그 조직들이 급성 염증 회복기의 초기라면 여전하다. 실험 쥐에 상처를 발생시킨 후 무작위 대조군 실험(RCT)에서, Leung 등은 상처 후 1,5 또는 10일에 5분간 4개의 다른 초음파 강도로 노출되기 전후에 LTB_4와 PGE_2의 측정 레벨에 의한 물렁조직 손상의 급성 감염에 관한 메가페르츠 맥동 초음파의 효과를 평가하였다.[98] 그들은 PGE_2와 LTB_4의 레벨들은 상처 후 이틀 동안 가장 높은 강도(2.3 w/㎠)를 받은 하위그룹들의 모든 강도가 더 높다는 사실은 발견했다. 상처 후 11일 동안 LTB_4는 특별하게 감소되어졌다. 그러나 PGE는 특별하게 증가되어졌다. 그들은 맥동 US은 급성 인대 손상의 염증을 자극할 수도 있다고 결론을 지었다.

비만세포 탈과립은 일반적으로 세포에 칼슘 이온의 증가된 이동과 관련된 막 변화에 의해 유발되어 진다.[103] 아마도, 유도된 US치료에 의해 유도된 막동요는 비만세포로 칼슘 이온이동을 높일 수 있다.[98,99]

상처부에 도착한 것에 한해 단핵구는 혈관을 두고 대식세포로 변환된다. 호중구와 함께 그들은 상처로부터 죽은 세포, 잔해, 그리고 미생물을 제거한다. 서식되어 지지 않은 상처에 많은 호중구가 며칠 후에 감소하면서 염증단계의 초기 부분의 말기를 나타낸다. 염증성 단계의 후반 부분은 호중구 수의 감소와 대식세포의 수가 연속적으로 증가하는 것이 특징이다. 호중구와 대식세포의 과립, 특히 후자는 화학적인 보조자와 새로운 결합조직의 발전을 위해 필요한 성장요인을 포함한다.[104] 그들의 분비에서 이러한 보조와 성장요인은 상처부에서 과립조직을 생산하는 혈관주위세포(간엽세포와 다르지 않은 세포)와 섬유아세포 및 내피세포를 자극한다. 초음파의 치료 레벨과 함께 U937 세포(체외를 유지할 수 있는 대식세포의 비자극적인 양식)의 치료는 섬유아세포의 증식을 자극하고 성장인자를 방출시켜 왔다.[105] 이러한 요소들을 포함하는 대식세포는 상처부에서 수집되는 급성 염증 단계의 말기 부분 (24-48시간)의 치료를 이러한 요인의 빠른 분비를 위해 권장되어지는 것은 치유가 급증하는 단계의 발병을 가속화할 수 있다.

초음파 치료가 회복의 초기 염증단계를 가속화할 수 있지만, 그것은 소염제 등의 보조가 아니다.[106] 수술 후 부종해결에 대한 임상 연구에서 낮은 강도의 초음파 치료는 다음과 같은 명백한 소염제 반응이 주로 위약 효과라고 밝혔다.[106] 게다가, 동일한 연구는 0.5 W㎠ 이상의 맥동 초음파 평균 강도들이 비만세포의 활동을 자극한다는 점에서 전염증성을 나타내는 것을 보여주었다. 그러나 이러한 반응은 소염제에 의해 가려지고, 위약이 유발된 효과이다.

증식기 (Proliferative Phase)

이 기간은 중복되며 회복의 염증단계의 후반부분에 의해 시작되어지고, 일반적으로 손상 후 3일 정도에 시작된다. 증식기 동안 혈관성이 높고, 부상 부위에서 콜라겐이 풍부한 과립조직을 발견한다. 피부가 벗겨진 병변의 경우, 과립조직이 표피 세포에 의해 피상적으로 적용된다. 과립 조직, 임시 회복 조직은 점차 이후 리모델링 단계에서 흉터조직에 의해 대체되어진다. 이 조직은 아주 느슨하게 짜여져 있으며 세포외기질을 형성하는 합성콜라겐 등의 대식세포 (이 분비의 화학주성과 성장인자, 이로 인해 재형성을 조절), 혈관주의 세포, 내피세포 및 섬유아세포들을 포함한다. 기질은 섬유결합소 (과립조직에 기여 세포가 움직이는 동안 기판)가 풍부하고, Ⅲ형 콜라겐과 hyaluronic 산 섬유결합소가 풍부하다.[107] 그들이 상처영역 과립조직의 다른 세포를 유치하고 그들의 확산을 촉진하기 때문에 처음에는 대식세포에 의해 분비되어지는 성장인자는 필수적이다. 증식기 말기에는 그들에 대한 필요성이 줄어들 것으로 보인다. 많은 대식세포가 감소하는 반면에 많은 섬유결합세포와 내피세포는 증가한다. 섬유아세포 회복이 매우 중요한 것은 주로 결합조직 기질을 제공하고 상처의 수축성 세포이기 때문이다. 근섬유아세포로서, 그들은 조직 결함 (상처 수축에 대한 책임)의 크기를 줄이는데 도움이 된다.[107] 분명히, 내피세포는 혈관형성을 위해 필수적이고, 새로운 모세혈관을 형성하는데 매우 중요하며 이는 회복조직으로부터 대사산물을 전송한다. 양쪽 섬유아세포 활동과 혈관형성은 조직회복의 가속에 도움이 되는 방식의 치료 초음파에 의해 영향을 받을 수 있다는 것이 증거가 존재한다.

메가헤르츠 체외에서 초음파를 섬유아세포에 노출시키면 콜라겐의 추가적인 분비, 결합조직의 신장 강도를 증가시키고 섬유 단백질의 자극을 보인다.[35] 이러한 증가는 막 투과율의 가역적인 변경에 따라 자신의 칼슘 이온 함량이 일시적으로 유도된 초음파 증가에 의해 유발할 수 있다.[98,99] 전단 스트레스는 음향 스트리밍과 가능성에 관련되며, 또한 안정 공동형성은 암시되어 진다 이런 효과의 생산에 연루된다.[98,99] 초음파의 비열적 수준은 생체 내에서 섬유아세포의 활동을 자극하지만, 공동형성에 참여부를 결정하는 것도 한다.[108]

핵심 28.17

수복의 염증기와 증식기 동안의 치료는 상처 수축을 가속시킬 수 있고, 대식세포에서 유리된 성장인자에 의해 간접적으로 영향을 받고, 또 섬유아세포에 대한 효과에 의해 직접적으로 영향을 받는다.[111]

상처 수축, 주변 손상 피부의 구심운동에 의한 피부 결함의 감소는 흉터조직 생산의 필요성을 감소한다. 상처 수축 동안, 섬유아세포가 일시적으로 근섬유아세포로 발달하고 특히 수축성 및 분비세포들은 서로 수축하고, 상처의 가장자리가 함께 움직이는 방법으로 서로 연결 및 정렬되어진다.[107,109] 그들은 부드러운 근육 세포를 닮았고, 후자는 수축에 시달릴 수 있기 때문에 초음파 레벨 치료에 의해 아마도 근섬유아세포 수축은 비슷한 방식으로 영향을 받을 수 있다. 상처 수축은 초음파에 의해 가속될 수 있지만, 총 수축의 정도에 영향을 받는다는 아무런 증거는 존재하지 않는다.[109,110]

양적 데이터들은 염증기 동안 치료적 초음파로 상처난 피부의 치료 한다는 가설을 지지하기 위해 이용할 수 있고 회복 초기 증식기 진피의 치료를 가속화할 수 있다.[105,111] 사용된 방법은 회복 중에 세포의 다른 유형에 도달하고, 그런 다음 특유의 순서로 상처부를 떠나는 것을 관찰한 것을 기반으로 한다. 첫 번째로 염증성 단계에서 호중구와 대식세포가 도착한다. 상처가 오염되어 지지 않는다면 호중구는 몇일 이내에 대폭 감소함으로써 염증성 과정의 초기 부분의 끝을 나타낸다. 그러나 대식세포는 그 수를 증가하기를 계속한다. 증식기 동안, 섬유아세포 및 내피세포의 증가는 대식세포의 수가 점차 떨어지게 한다. 세포의 각 그룹이 이후 최대 및 감소에 도달하기 때문에, 회복진행의 속도는 상처 이후 다른 시간에 각 세포 유형의 상대적 수치를 수량화할 수 있다.[111] 손상 후 5일까지 적은 대식세포가 있지만 특히 상처부에서 더 많은 섬유아세포가 1 ㎒ 또는 3 ㎒(0.5 W/㎠, 맥동 2 msec on/8 msec off for 5분 매일)의 초음파와 함께 치료된다.[111] 상처는 염증기를 떠나 이러한 방식으로 초음파로 치료되어지고 상처 염증단계에 들어 더욱 빠르게 조절되어진다고 주장한다. 따라서 초음파 치료는 피부 복구를 가속화하는 것으로 보여질 수 있다.

핵심 28.18

비만세포, 대식세포 및 섬유아세포의 영향 이외에, US 치료도 내피세포 활성을 촉진시킬 수 있다. 만성 허혈성 근육에서, US 치료는 새로운 모세혈관의 발달을 초래했고, 혈류가 가속으로 회복되었다.[115] 손상 후 첫 4일 동안의 US 치료는 육아조직 내의 모세혈관과 혈관 생성속도에서 통계학적으로 유의한 증가를 초래했다.[116]

혈관형성의 요인들은 비만세포와 대식세포의 과립에서 존재하기 때문에 관찰 자극이 원인이 될 수 있으며 적어도 어느 정도까지는 그들 방출의 유리를 과속화할 수 있다.[112-114]

재형성기 (Remodeling Phase)

이 단계 동안 어느 앞서가는 증식기와 겹쳐지며 콜라겐섬유의 초기, 분명하게 임의의 증착과 중복이 변경된다. 콜라겐 섬유들은 몇몇 장소로부터 제거되고, 새롭게 합성된 섬유들이 다른 곳에 착수된다. 보다 일반적인 패턴에서 이러한 결과는 조직이 정상적인 활동을 하는 동안 대상이 되고 있는 기계적인 힘과 함께 상호하는 것으로 생각된다. 게다가, Ⅲ형의 콜라겐의 일부는 Ⅰ형 콜라겐으로 대체된다. 이상적으로 재형성은 구조적 및 기능적으로 동일한 상처 전 조직을 상처부에서 육아조직으로 대체하는 흉터조직의 인장을 위해 계속해야 한다. 상처난 진피와 깊은 물렁조직의 경우, 이러한 이상적인 상태에 도달되지 않는다. 흉터조직은 무기한 손상되지 않은 진피보다 약간 적은 탄성 유지한다.

재형성기 동안 초음파의 치료적 수준은 노출이 제한된 성공과 함께 성숙 흉터조직의 기계적 성질을 개선하기 위한 시도로 사용되었다.[115,116] 대체 접근법은 상처 후 즉시 치료를 시작하기 위함이며 기법은 흉터조직의 기계적 성질에 대한 더 극적인 효과를 가진다. 초음파 치료 수준(0.5는 W/㎠, 3MHz, 5분 동안 맥동시간 2msec on/8msec off, 2주에 3번)으로 치료되는 완전 두께 피부 상처는 상당히 강한 영향을 주며, 탄성 흉터조직이 대조군보다 더 하지는 않고, 상처가 협착된다. 그러나 흉터조직은 손상되지 않은 피부에 비해 기계적으로 덜 만족스럽다.[108,117] 증가된 치유 흉터조직의 탄성은 증가된 콜라겐 물질 때문이라 생각되어지고 반면 증가된 탄성이 콜라겐 섬유 패턴에 변화에 관련이 있을 것이다. 전자 현미경을 검사하는 것은 초음파적으로 치료된 흉터조직의 패턴은 3D 격자로 보여진다. 상처받지 않은 진피도 비슷하다. 반면 비적용 치료된 조절에서는 섬유배열은 덜 규칙적이다. 조직에 대한 인장력의 응용에 대한 반응으로 격자 배열의 섬유 각도의 변화는 신장의 제한된 양의 허용하는 것이며, 힘이 감소되어질 때와 섬유소들이 그들의 원래자리로 돌아올 때 반동에 뒤따른다. 또한 흉터조직이 파괴되기 전에 흡수 에너지의 양을 늘릴 수 있다.[118]

여러 조사관들은 동물에서 급성 유도 상처에 초음파의 영향을 연구해왔다. Dyson 등은 높은 복용량은 아무런 변화가 없는 반면 생산 맥동 초음파의 낮은 복용량은 토끼의 전체 상처 과립조직의 성장을 증가시키는 것을 찾을 수 있었다.[119] Drastichova 등은 초음파는 마구간 돼지의 절개 상처에 적용하였고, 상처 파괴 정도를 증가하지만 또 다른 연구는 어떤 변화를 입증하는데 실패했다.[120,121] Yucatan 돼지에서 유도된 상처에 관한 대조 연구에서, Byl 등은 적은 양의 초음파(맥동 모드, 20 % 순환 주기, 1 MHz의, 0.5 W/㎠ 3 일간 / ㎠ 및 1.5 W/㎠ 2 일간 / ㎠)가 증가된 콜라겐 증착시키고, 상처 파괴를 강화하고, 상처를 폐쇄한다.[122] Yucatan은 돼지에 대한 두 번째 연구에서는 Byl 등이 치료의 10일 이후에 높은 양의 초음파 그룹의 결과에 비해 낮은 양의 초음파 그룹에서 현저하게 높고,[123] 양쪽 상처 파괴를 강화하고 히드록시프롤린(콜라겐 증착의 지표)들은 상당하게 높다는 것을 발견했다. 기초 과학 연구에서 제공된 증거를 바탕으로 임상가는 상처 치유의 각 3기간 동안 바람직한 세포의 초미세적인 변화를 보기 위해 초음파를 사용하는 것을 고려할지도 모른다. 그럼으로, 한 가지는 방금 설명한 연구에 효과적으로 보고되어진 것을 보고 치료 매개변수를 주의해야 한다.

임상 연구 —정맥성 다리 궤양에 대한 ㎒ 초음파의 효과 (Clinical Research-Effects of Megahertz Ultrasound on Venous Leg Ulcers)

상처 치유에 대한 초음파 영향을 결정에 관련된 11개 임상 시험이 보고되었다. 이러한 연구 중, 일곱은 정맥성 궤양의 치유에 대한 초음파의 영향을 평가하고 넷은 압박성 궤양의 치유에 대한 효과를 평가했다. 7개 정맥성 궤양 연구는 연대순서로 처음 검토되었다.

Dyson 등은 무작위로 25명의 환자가 두 그룹으로 나뉘고, 6~360개월 사이의 기간 동안 4주간 정맥궤양을 포함하는 맹검 시험을 실시했다.[124] 13명의 환자의 한 그룹은 20% 기간 사이클에 그들의 상처주변 피부에 4주 동안 일주일에 3번 5~10분, 1 W/㎠, 3MHz 맥동 초음파를 적용했다. 12개 제어 궤양을 위해 그들은 상처주변 피부에 이중 맹검 방식으로 가짜 초음파를 적용했다. 저자는 평균 기준 상처 크기가 두 그룹이나 다른 것을 사이에 상당한 차이가 있는 지를 표시하지 않았다. 4 주간 프로토콜 후 활성화된 초음파로 치료되었던 상처가 통제된 상처보다 훨씬 작았다.(초음파 적용 = 기준 크기의 66.4±8.8% vs. 초음파 비적용 = 기준 크기의 91.6±8.9%). 실험 집단의 평균 상처 크기가 연구의 시작 부분 통제 그룹보다 작다고 가정하고 작은 상처가 빨리 큰 상처보다 치유 것을 감안할 때, 본 연구의 결과는 실마리를 못 찾을 수도 있다.

Roche와 West에 의한 8주간의 연구에서는 표준 상처와 함께 치료를 받은 26개 정맥 궤양을 가진 환자들은 초음파를 무작위로 활성(N=13)과 비활성(N=13)으로 하였다.[125] 그러나 무작위로 활성화된 초음파 그룹이 기준 궤양 크기가 커지게 되는 결과를 보였다. 비활성 그룹은 8주 동안 표준상처치료를 받은 반면, 활성 그룹은 20% 기간 순환에서 표준 진료와 18주 동안 일주일에 세 번 3-NHz의 맥동 초음파를 더 받았다. 연구의 원점에서 보다 커지게 된 활성 그룹에서 상처의 기준 크기에도 불구하고 비활성 그룹보다 활성 그룹의 기준 상처 크기가 굉장히 감소되었다는 것을 8주말에 저자는 발표했다($P<0.01$). 본 연구의 결과는 큰 상처가 초음파 치료와 더해 표준치료 단독으로 치료를 받는 것보다 더 작아졌다는 것을 나타낸다.

Callam 등은 적용된 Roach와 West 연구 설계를 한 연구에서 사용했다. 그들은 초음파 치료와 더해 단독 표준 치료를 받은 대조군(N=56)과 그들의 상처를 위해 초음파 치료와 더해 표준 치료를 받을 치료그룹(N=52)을 위해 다리 궤양이 있는 108면 환자들을 무작위로 뽑았다.[125,126] 게다가 12주 동안 매주 한 번 0.5 W/㎠를 기준으로 표준 초음파 치료를 했다. 12주 (치료 그룹과 제어 그룹에서 철수된 15명의 환자를 형성하고, 철회된 환자 중 11명의 환자를 제외)의 끝에서 치유 궤양의 비율이 통제 그룹보다 초음파 그룹의 20% 늘었다. 두 그룹 사이에이 20 %의 차이가 상당한 ($P<0.05$) 있다. 그러나 Callam 보고서에 따르면 Lundeberg 등과 Eriksson 등은 적극적으로 각각 맥동 연속 모드로 초음파를 사용했지만, 비활성 초음파에 비해 활성 초음파를 받은 상처에 대한 정맥성 다리 궤양이나 궤양 영역의 비육에서 상탕한 차이나 있음을 나타내는 데에 실패하였다.[127,128]

5가지 연구들의 결과는 정맥성 궤양 치료를 가능하게 하는 MHz 초음파의 효능에 관련된 결론을 나타내는 것을 어렵게 만드는 모호한 결과를 보여준다. 흥미롭게도 Johannsen 등에 의해 1998년 단지 인용된 초음파 연구들로부터 풀링된 데이터로 메타 분석을 했고, 만성 다리 궤양의 치료에서 위약 초음파와 초음파 사이에서 비통계적으로 "유익한 효과"를 보고한다. 그들의 분석은 또한 상처주변 피부에 낮은 량으로 적용했을 때 초음파가 최고의 효과를 가진다고 제안했다. Johannsen 등은 그들의 메타분석에 사용된 연구들은 표 28-4에 제시되어 있다.[129]

Swist-Chmielewska 등에 의해 2002년에 출판된 연구는 정맥성 궤양의 치유에 1-MHz의 초음파의 영향을 평가했다.[130] 환자들은 1 W/㎠ (그룹 A), 0.5 W/㎠ (그룹 B), 그리고 표준 상처 치료 (그룹 C) 를 받은 그룹에 무작위 선정되어졌다. 그들은 상처 입은 부분의 비율을 좋아한다. 그리고 상처 양 변화가 그룹 B에서 가장 많았지만 그룹 A와 비교했을 때 통계적으로 의미가 있었다. 그들은 그룹 B와 C 사이에서 통계적으로 의미있는 차이를 보이지 않았다고 보고하지 않았더라도 그들은 0.5 W/㎠의 초음파로 치료된 상처에서 더 빠르게 궤양 치료가 발생되었다고 결론지었다.

최근 RCT(2008)이 연구에서 모든 환자에서 다음 옵션으로 구성된 혈관 수술을 받은 후 정맥성 궤양의 치유에 1-MHz의 초음파의 영향이 평가 것으로 나타났다: 교차제거에서, 크거나 작은 복재정맥의 벗겨진 부분, 부분 정맥절제술과 불충분한 천공들의 결찰법. 초음파 치료는 수술 개입 5일 이후 시작된다. 이 연구는 Dolibog 등 70명의 환자들이 A와 B 그룹으로 나눴다.[131] A그룹의 궤양들은 0.5W/㎠와 20% 주기 순환에서 맥동 초음파 수침과 함께 수분이 있는 상처 드레싱, 압박 스타킹과 약물치료되었다. 초음파 에너지는 궤양에 직접 적용되었다. 치료 기간은 상처 크기에 따랐고 치료는 매일, 7주 동안 일주일에

표 28.4 만성 다리 궤양에 대한 메가헤르츠 초음파 효과의 메타분석에서 Johannsen 등에 의한 임상 실험의 Operandi 계수와 결과

연구 변수		Peschen 등	Dyson 등	Roche와 West	Callam 등	Lundeberg 등	Eriksson 등
궤양의 병인		정맥성	정맥성	정맥성	주로 정맥성 (94/108)	정맥성	정맥성
무작위 방법		교대적으로	교대적으로	무작위 분배	치환 차단	치환 차단	교대적으로
대상자의 수	통제군 US 군	12 12	12 13	13 13	41(15 탈퇴) 41(11 탈퇴)	15 17	13 12
치료 영역		상처 표면과 상처 주변	상처 주변	상처 주변	상처 주변	상처 표면	상처 표면
치료 빈도		3/주	3/주	3/주	1/주	3/주	2/주
US 주파수		30 kHz	3 MHz	3 MHz	1 MHz	1 MHz	1 MHz
US 강도		100 mW/㎠	1 W/㎠	1 W/㎠	0.5 W/㎠	0.5 W/㎠	1 W/㎠
연속모드 또는 맥동모드/순환주기		연속모드	1:5	1:4	맥동모드	1:9	보고되지 않음
치료기간		10분	5-10분	5-10분	변환기 면적당 1분	10분	최대 10분
치유율 %							
4주	통제군	↓8%: SD 20	↓7.4%: SD 8.9	↓28%: SD 20	↓30%: SD 61.6	↓19: SD 9	↓27: SD 12
	US 군	↓27%: SD 24	↓34%: SD 8.8	↓27%: SD 24	5개 폐쇄됨	1개 폐쇄됨	1개 폐쇄됨
	비폐쇄 궤양군	보고되지 않음	보고되지 않음	보고되지 않음	↓48%: SD 49.8 6개 폐쇄됨	↓24: SD 12 2개 폐쇄됨	↓35: SD 14 2개 폐쇄됨
8주	통제군	↓20%: SD 24	보고되지 않음	↓7%: SD 36.7	↓60%: SD 41.9	↓47: SD 10	↓52: SD 13
	US 군	↓40%: SD 23	보고되지 않음	↓35.3%: SD 30.1	6개 폐쇄됨	3개 폐쇄됨	4개 폐쇄됨
	비폐쇄 궤양군	보고되지 않음	보고되지 않음	보고되지 않음	↓80%: SD 24.6 14개 폐쇄됨	↓53: SD 8 5개 폐쇄됨	↓68: SD 9 5개 폐쇄됨

출처: Johannsen F, Gam AN, Karlsmark T: Ultrasound therapy in chronic leg ulceration: A meta-analysis: Wound Repair Regen 1998; 6:121-126.

육일을 반복했다. 드레싱 및 압축 스타킹은 매일 바꿔주었고, 매일 약물 요법은 비타민 보충으로 구성되어 있었다. B 그룹 제어 궤양에 매일 젖은 드레싱, 압축 양말, 그리고 비타민 보충제로 치료했다. 그들은 통계적으로 상처 표면 부분에서, 길이, 폭, 또는 볼륨 등의 그룹 간의 차이가 없었다는 것을 외과적인 중재를 겪은 후에 초음파는 정맥 다리 궤양의 치료를 촉진한다는 징후가 없다는 것을 그의 연구 결과로부터 결론을 발견했다.

임상 연구 – 압박성 궤양에 대한 MHz 초음파의 효과 (Clinical Research—Effects of Megahertz Ultrasound on Pressure Ulcers)

네 가지 연구들은 압박성 궤양의 치료에 관한 초음파의 효과를 조사하였다는 것을 발견되었다. 비대조군의 경우 시리즈에서는 Paul 등은 압박성 궤양을 가진 23명의 환자와 12명의 상처 치유된 환자들이 있다가 발표하였다.[132] 상처에는 0.5 ~ 1W/㎠ 양의 초음파로 치료되었다(주파수 및 모드는 언급되지 않음). 게다가, 13명의 상처 외에도 5명의 명확한 개선을 증명하였고, 5명의 의심스러운 반응을 나타내었다. 불행하게도, 거의 본 연구의 결과로부터 결론을 내릴 수 있다.

McDiarmid 등에 의해 이중 맹검 연구에서 부분 두께(스테이지 Ⅱ) 압박성 궤양을 가진 환자들은 두 그룹으로 등록되어지고 무작위로 뽑혔다.[133] 한 그룹의 상처들은 3-MHz 초음파, 5~10분 동안 8의 강도 W/㎠과 20% 기간 순환에서 맥동으로 매주 3번 치료되었다. 두 번째 그룹의 상처는 3번 매주 5분 동안 초음파를 받았다. 연구의 과정 동안에 7명의 환자들은 기관으로부터 퇴원하였고 6명은 사망하였고, 9명은 철회하였다. 이것은 초음파 활성 그룹에서 10명 환자들과 초음파 비활성그룹에서 8명 환자들로 남았다. 깨끗한 것에 비해 감염된 상처를 고려하고, 저자는 초음파 치료는 깨끗하지 않은 상처이지만 감염된 궤양의 비율을 향상시킨다는 것을 나타내는 것을 표시하였다. 메가헤르츠 초음파에서 약한 공동형성 효과 때문에, 세균성 부담이 박테리아의 초음파 분열에 의해 감소되어지기 때문에 감염된 상처의 명백한 치유 증가율이 있었다는 것이 의심스럽다.

다른 두 연구는 압박성 궤양의 치유에 초음파의 영향을 조사하였다. 한 연구와 다른 결과의 설계는 매우 어려운 두 연구에서 확고한 결론을 그릴 수 있도록 만들었다.[134,135] Nussbaum 등은 10개의 상처들을 가진 16명의 척수 손상환자들에게 혼자 간호하는 것, 간호하는 것과 더해 레이저와 간호를 대신하여 압박성 궤양치료에 관한 초음파와 UVC를 비교했다.[134] 그들은 초음파/UVC 치료가 혼자서 또는 레이저와 결합했던 것보다 상처 치유에 큰 효과가 있다고 보고 있지만, 근본적인 문제는 남아 있다: 초음파단독으로 또는 UVC 단독 중 하나가 같은 효과를 가지나요? 메디케어 및 민간 보험 회사가 특정 치료가 표준 치료는 전문가의 의견을 기반으로 할 수 있는데도 혼자 표준 치료보다 더 효과가 있는지 알고 싶어서 이렇게 치료에 개입하는 것은 상처에 관한 중요한 질문이다. 임상 연구가 특정 중재가 표준 치료보다 상처 치유를 더 빠르게 촉진하는 것을 보여준다면, 임상가들은 점차 표준 치료에 대한 새로운 치료를 대체할 것이다. 다른 한 무작위 연구에서는 압박성 궤양에 초음파 의해 상당한 치료 효과를 입증하는데 실패했다.[135]

만성 상처 치료를 위한 MHz 초음파 프로토콜 (Megahertz Ultrasound Protocol for Treatment of Chronic Wounds)

1. 치유의 단계를 설정하기 위해 상처를 평가했다.
2. 세 상처 치유의 단계 동안, 20 % 듀티 사이클에서 맥동방식으로 초음파를 선택한다. (긍정적인 치료 효과를 보고 거의 모든 임상 상처 연구는 20% 순환 주기를 사용).
3. 1 MHz 또는 3 MHz의 사용 여부를 결정하는데 도움이 되기 위해 상처의 깊이를 측정한다.
4. 헹군 다음에 가벼운 비누와 물로 상처 주변부 피부를 정화.
5. 완전 두께(공동형성)상처를 위해, 공명이 되는 피부주위에 접촉이 되도록 초음파 겔을 적용한다.
6. 부분 두께 상처의 경우 직접 상처 부위에 무균 시트 hydrogel (96% H_2O)을 적용한다. Hydrogel는 상담자의 재량에 따라, 초음파(그림 28.21A)는 상처주변부 피부 모두에 전달 수 있도록, 전체 상처뿐만 아니라 상처주변부 피부의 4-6㎝을 감추기에 충분할 만큼 커야 한다.
7. 상처의 교차 오염을 방지하는 항균 승인된 용품으로 초음파의 작은 주걱을 깨끗하게 한다.
8. 사람들이 시료 동안 어떠한 불편함들 느낀다면 환자에게 물어본다. (예: 골막통)
9. 다음과 같은 상처 단계에서 다음 농도(W/㎠)를

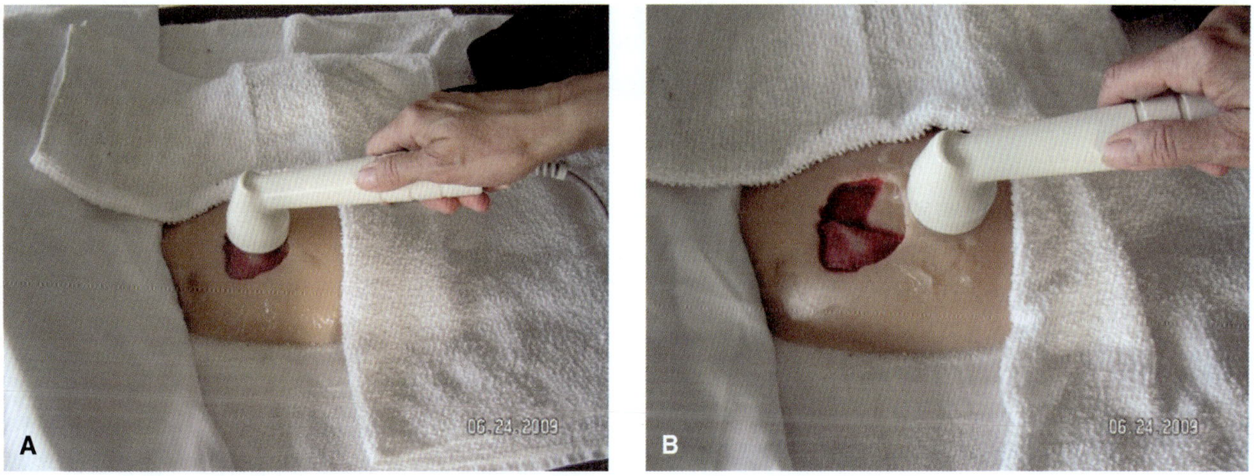

그림 28.21 *(A) 메가헤르츠 초음파는 커플링을 위해 하이드로겔 시트를 사용할 때 부분두께 상처까지 전달될 수 있다. 하이드로겔 시트는 상처를 덮을 수 있을 만큼 충분히 커야 하고, 또 상처 주변 피부까지 이를 수 있을 만큼 충분히 커야 한다. 임상가의 의도에 따라, 초음파 에너지는 상처와 상처 주변 피부까지 전달될 수 있다. 초음파 적용기(변환기)는 초당 4-5㎝ 이동해야 하며, 이때 나란한 형태나 원형 형태로 이동할 때 중첩되어야 한다. (B) 완전 두께 상처의 경우에는, 선택 커플링 인자로서 하이드로겔 시트나 살균 US 겔을 이용하여 상처 주변 피부에만 US가 전달되어야 한다.*

선택

- 염증: 0.3
- 회복: 0.5
- 초기 재형성: 0.5 ~ 1

10. 상처가 염증이나 증식기에 있는 경우 완전 두께 상처의 경우, 매일 5분 동안 초음파 기기를 각 상처주변부 표면과 온전한 상처 주변부에 살균 비정질 초음파 젤을 적용한다(큰 상처를 위해 큰 더 큰 초음파 기기를 선택한다).
    상처가 재형성 단계에 있는 경우에 상처의 인장 강도를 높이기 위해 2 주 동안 일주일에 세 번씩 적용한다(그림 28−21B).

초음파의 주의사항 (Precautions for Ultrasound)

초음파는 다음 질환 환자에게 조심스럽게 사용해야 한다.

1. *염증 상처*. 급성 염증의 심한 악화를 피하기 위해서만 열이나지 않는 초음파을 사용한다.
2. *골절*. 그 부분의 유도 통증을 피하고 골절 부분에서 오래 머무르지 말아야 한다.

신중한 사용을 보장하기 위해, 다음은 중요하다:

1. 높은 농도로 손상될 수 있으므로, 요구되어진 효과를 생산하는 낮은 강도를 사용합니다.
2. 치료 중 정상파의 영향을 피하기 위해 치료 전반에 걸쳐 4㎝/sec 로 연속적으로 기기를 이동한다.
3. 환자가 치료 도중에 추가로 고통을 느끼는 경우 치료를 포기하고 고통 없는 수준으로 강도를 줄일 수 있다.
4. 제대로 된 보정, 유지 장비를 사용합니다.
    의심이 있는 경우, 치료를 진행하지 않는다.

초음파의 금기증 (Contraindications to Ultrasound)

초음파는 상처 또는 상처 주변부 피부에 암의 성장 또는 다음 분야 이상의 환자에서 사용하지 않아야 한다.

- 임산부
- 중추신경계 조직
- 관절 시멘트
- 관절구성요소 성형
- 페이스메이커
- 혈전증
- 생식기와 눈

사례연구 28●1 3단계 감염된 엉치뼈의 압박성 궤양에 관한 25 kHz에서 초음파 조직제거술의 영향

병력 (History)

CK는 다발성 경화증의 30년 병력을 가진 53세 여성이다. 그녀는 운동과 인지결손과 분산된 하지 약화와 경련으로 상당한 장애를 가지고 있다. 그녀는 몇 년 동안 휠체어와 함께 생활했다. 급성 치료로 입원 동안, 그녀는 오른쪽 엉치뼈 압박 궤양이 의원성 3단계로 발전하였다. 상처는 압력 완화 매트리스 및 휠체어 쿠션을 포함하여 압력 완화 노력에도 불구하고 악화되었다. 국소 상처 치료는 가정 간호기관에 의해 수행되었고, 습한 드라이 드레싱으로 구성되었다.

날짜 11/21 : 환자는 초기 상처 치료 상담에서 보여졌다. 상처의 외관은 섬유소 허물의 점착성의 면적은 최소한의 창백한 과립을 보여주었다. 상처 측정은 7㎝ × 5 ㎝ × 1.9 ㎝이였다 (그림 28.22A).

날카로운 조직제거술이 수행되고, 배양을 획득했다. 상처 치료 처방은 효소 변연 용품을 포함하도록 변경되었다. 추천은 제한된 공격적인 압력 완화 및 영양 지원되었다.

날짜 12/06 : 환자는 다음 상처 진찰실로 돌아왔다. 상처의 모양은 영구적인 섬유소 허물을 보여주었다 (그림 28.22B). 상처 측정은 6㎝ × 3.5㎝ × 2.2㎝이다. 초기 방문 상처는 반코이신-내성 장구균과 모성 모나스 박테리아를 양성했다. 25 kHz에서 초음파 치료가 시작되었다. 그림 28-22C 초음파 조직제거술 이후 상처 모양이 개선된 것을 보여준다. 양적 상처는 조직제거술 후 얻은 것이다. 효소약물로 씻기고 공격적인 압력 완화 및 영양 지원으로 계속되었다.

날짜 12/13 : 환자는 다음 상처 치유를 위해 돌아왔고 프로토콜당 초음파 치료 이후 떠나서 프로토콜 당 초음파 요법을 반복했다 (그림 28.22D). 외관은 과립조직의 증가량과 품질을 보여주었다. 상처 측정치는 5.8㎠ × 3.4㎠ × 1.6㎤이다. 지난 주 상태는 VRE 또는 슈나모나스에 대해 부정적이었다. 상처가 다시 초음파로 치료되었다. 전후에 초음파 양적 상처 배양을 얻어졌다. 상처 처방은 변화지 않았다.

날짜 01/17 : 환자는 상처 치료의 이후 조치를 위해 돌아왔습니다. 외관은 이제 상처 기지의 완벽한 과립을 보여준다 (그림 28.22E). 상처 측정치는 4.3㎠ × 2.7㎠ × 1.1㎤이다. 상처 배양은 VRE와 슈나모나스에 대해 부정적으로 남아있다.

날짜 3/28 : 상처가 봉쇄되었다 (그림 28.22F).

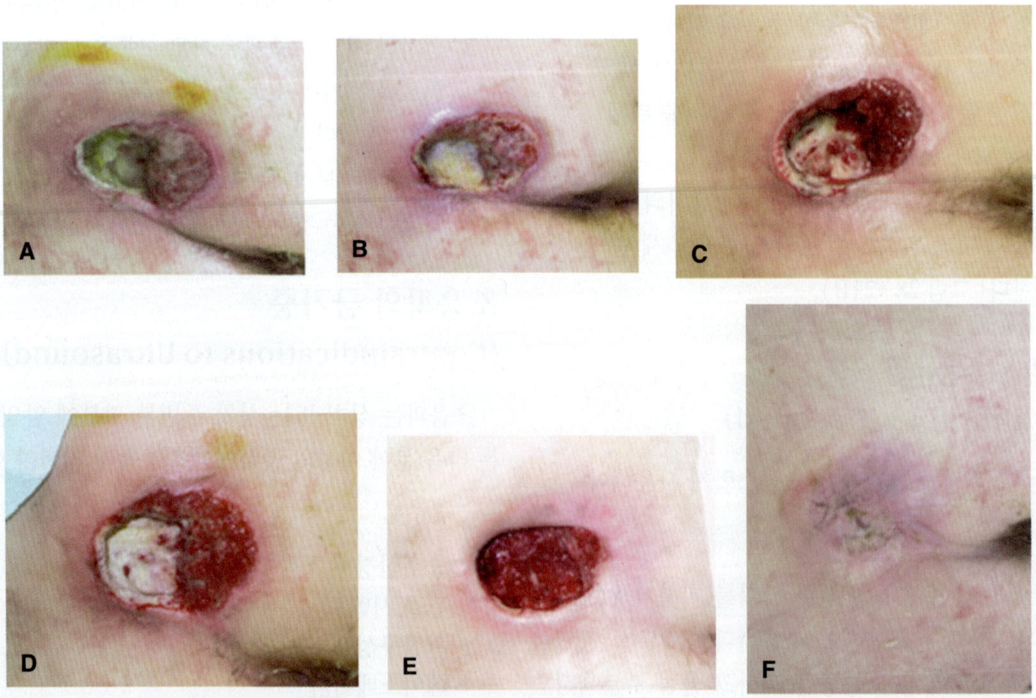

그림 28.22 *표준 상처 관리방법에 25 kHz 초음파 조직제거술을 적용한 이후, 단계 III의 엉치뼈 압박성 궤양에서 양성 변화가 나타나고 있다.*

참고문헌 (References)

1. Wood, RW, Loomis, AL: The physical and biological effects of high frequency waves of great intensity. Philosophical Magazine and Journal of Science 1927; 4:417–420.
2. Buchtala, V: The present state of ultrasonic therapy. Br J Phys Med 1952; 15:3–6.
3. Kuitert, JH, Harr, ET: Introduction to clinical application of ultrasound. Phys Ther Rev 1955; 35:19–22.
4. McDiarmid, T, Ziskin, MC, Michlovitz, SL: Therapeutic ultrasound. In: Michlovitz, SL (ed): Thermal Agents in Rehabilitation, ed. 3. Philadelphia, FA Davis, 1996, pp 168–212.
5. Ter Haar, GR: Basic physics of therapeutic ultrasound. Physiotherapy 1987; 73:110–114.
6. Dyson, M: Mechanisms involved in therapeutic ultrasound. Physiotherapy 1987; 73:116–120.
7. Williams, R: Production and transmission of ultrasound. Physiotherapy 1987; 73:113–116.
8. Stoner, HB, Barker, P, Riding, GS, et al: Relationship between skin temperature and perfusion in the arm and leg. Clin Physiol 1991; 11:27–40.
9. Sheffield, CW, Sessler, DI, Hopf, HW, et al: Centrally and locally mediated thermoregulatory responses alter subcutaneous oxygen responses. Wound Repair Regen 1996; 4:339–445.
10. Rabkin, JM, Hunt, TK: Local heat increases blood flow and oxygen tension in wounds. Arch Surg 1987; 122:221–225.
11. Babior, BM: Oxygen-dependent microbial killing by phagocytes. N Eng J Med 1978; 298:659–668.
12. Jonsson, K, Hunt, TK, Mathes, SJ: Oxygen as an isolated variable influences resistance to infection. Ann Surg 1988; 208:783–787.
13. Hunt, TK: The effect of varying ambient oxygen tensions on wound metabolism and collagen synthesis. Surg Gynecol Obstet 1972; 135:561–567.
14. Shandall, A, Lowndes, R, Young, HL: Colonic anastomic healing and oxygen tension. Br J Surg 1985; 72:606–609.
15. Baker, RJ, Bell, GW: The effect of therapeutic modalities on blood flow in the human calf. J Orthop Sports Phys Ther 1991; 13:23–27.
16. Borrell, RM, Parker, R, Henley, EJ, et al: Comparison of in vivo temperatures produced by hydrotherapy, paraffin wax treatment, and fluidotherapy. Phys Ther 1980; 60:1273–1276.
17. Abrahamson, DI, Mitchell, RE, Tuck, S Jr, et al: Changes in blood flow, oxygen uptake, and tissue temperatures produced by the topical application of wet heat. Arch Phys Med Rehabil 1969; 42:305–318.
18. Paul, ED, Imig, CJ: Temperature and blood flow studies after ultrasonic irradiation. Am J Phys Med 1955; 34:370–376.
19. Abrahamson, DI, Burnett, C, Bell, Y, et al: Changes in blood flow, oxygen uptake, and tissue temperature produced by therapeutic physical agents. I. Effect of ultrasound. Am J Phys Med 1960; 39:51–62.
20. Bickford, RH, Duff, RS: Influence of ultrasonic irradiation on temperature and blood flow in human skeletal muscle. Circ Res 1953; 1:534–538.
21. Lehmann, JF, Bruner, GD, Stow, RW: Pain threshold measurements after therapeutic application of ultrasound, microwaves, and infrared. Arch Phys Med Rehabil 1958; 39:560–565.
22. Young, S: Ultrasound therapy. In: Kitchen, S (ed): Electrotherapy: Evidence-Based Practice, ed. 11. New York, Churchill Livingstone, 2002, pp 211–230.
23. Watson, T: Available at: Ultrasound: The Basics, http//www.electrotherapy.org/electro/modalities/ultrasound%20basics.htm. Accessed on 04/08/09.
24. Xu, Z, Ludomirsky, A, Eun, LY, et al: Controlled ultrasound tissue erosion. IEEE Trans Ultrason Ferroelectr Freq Control 2004; 51:726–736.
25. Xu, Z, Fowlkes, JB, Rothman, ED, et al: Controlled ultrasound tissue erosion: The role of dynamic interaction between insonation and microbubble activity. J Acoust Soc Am 2005; 117:424–435.
26. Dyson, M, Suckling, J: Stimulation of tissue repair by ultrasound: A survey of the mechanisms involved. Physiotherapy 1978; 64:105–108.
27. Williams, AR: Release of serotonin from platelets by acoustic streaming. J Acoust Soc Am 1974; 56:1640–1649.
28. Williams, AR, Sykes, SM, O'Brien, WD: Ultrasonic exposure modifies platelet morphology and function in vitro. Ultrasound Med Biol 1977; 2:311–317.
29. Ginsberg, M: Role of platelets in inflammation and rheumatic disease. Adv Inflamm Res 1981; 2:53–58.
30. Altland, OD, Dalecki, D, Suchkova, VN, et al: Low intensity ultrasound increases endothelial cell nitric oxide synthase activity and nitric oxide synthesis. J Thromb Haemost 2004; 2:637–643.
31. Suchkova, VN, Baggs, RB, Sahni, SK, et al: Ultrasound improves tissue perfusion in ischemic tissue through a nitric oxide dependent mechanism. Thromb Haemost 2002; 88:865–870.
32. Johns, LD: Nonthermal effects of therapeutic ultrasound: The frequency resonance hypothesis. J Athletic Training 2002; 37:293–299.
33. Dyson, M: Non-thermal cellular effects of ultrasound. Brit J Cancer 1982; 45(suppl):165–171.
34. Dyson, M: Therapeutic applications of ultrasound. In: Nyborg, WL, Ziskin, MC (eds): Biological Effects of Ultrasound. Clinics in Diagnostic Ultrasound. New York, Churchill Livingstone, 1985, pp 121–133.
35. Harvey, W, Dyson, M, Pond, JB, et al: The stimulation of protein synthesis in human fibroblasts by therapeutic ultrasound. Rheumatol Rehabil 1975; 14:237–241.
36. Webster, DF, Pond, JB, Dyson, M, et al: The role of cavitation in the in vitro stimulation of protein synthesis in human fibroblasts by ultrasound. Ultrasound Med Biol 1988; 4:343–351.
37. Fyfe, MC, Chahl, LA: Mast cell degranulation: A possible mechanism of action of therapeutic ultrasound. Ultrasound Med Biol 8(suppl):62–65.
38. Young, SR, Dyson, M: Macrophage responsiveness to therapeutic ultrasound. Ultrasound Med Biol 16:809–816.
39. Maxwell, L, Collecutt, T, Gledhill, M, et al: The augmentation of leukocyte adhesion to endothelium by therapeutic ultrasound. Ultrasound Med Biol 1994; 20:383–390.
40. Ito, M, Azuma, Y, Ohta T, et al: Effects of ultrasound and 1,25-dihydroxyvitamin D3 on growth factor secretion in co-cultures of osteoblasts and endothelial cells. Ultrasound Med Biol 2000; 26:161–166.
41. Doan, N, Reher, P, Meghji, S, et al: In vitro effects of therapeutic ultrasound on cell proliferation, protein synthesis, and cytokine production by human fibroblasts, osteoblasts, and monocytes. J Oral Maxillofac Surg 1999; 57:409–419.
42. Young, SR, Dyson, M: The effect of therapeutic ultrasound on angiogenesis. Ultrasound Med Biol 1990; 16:261–269.
43. Francis, CW: Ultrasound enhanced thrombolysis. Echocardiography 2001; 18:239–246.
44. Reher, P, Harris, M, Whiteman, M, et al: Ultrasound stimulates nitric oxide and prostaglandin E2 production by human osteoblasts. Bone 2002; 31:236–241.
45. Niezgoda, JA: Reducing aerosolization and contamination: The next generation of ultrasound assisted wound therapy (abstract). Presented at: 22nd Annual Clinical Symposium on Advances in Skin & Wound Care, Nashville, TN, October 11–14, 2007.
46. Lauer, CG, Burge, R, Tang, DB, et al: Effect of ultrasound on tissue-type plasminogen activator-induced thrombolysis. Circulation 1992; 86:1257–1264.
47. Francis, CW, Onundarson, PT, Carstensen, EL, et al: Enhancement of fibrinolysis in vitro by ultrasound. J Clin Invest 1992; 90:2063–2068.
48. Blinc, A, Francis, CW, Trudnowski, JL, et al: Characterization of ultrasound-potentiated fibrinolysis in vitro. Blood 1993; 81:2636–2643.
49. Tachibana, K: Enhancement of fibrinolysis with ultrasound energy. J Vasc Interv Radiol 1992; 3:299–303.

50. Kudo, S: Thrombolysis with ultrasound effect. Jikeikai Med J 1989; 104:1005–1012.
51. Hamano, K: Thrombolysis enhanced by transcutaneous ultrasonic irradiation. Jikeikai Med J 1991; 106:533–542.
52. Kornowski, R, Meltzer, RS, Chernine, A, et al: Does external ultrasound accelerate thrombolysis? Results from a rabbit model. Circulation 1994; 89:339–344.
53. Riggs, PN, Francis, CW, Bartos, SR, et al: Ultrasound enhancement of rabbit femoral artery thrombolysis. Cardiovasc Surg 1997; 5:201–207.
54. Suchkova, V, Carstensen, EL, Francis, CW: Ultrasound enhancement of fibrinolysis at frequencies of 27 to 100 kHz. Ultrasound Med Biol 2002; 28:377–382.
55. McDonald, WS, Nichter, LS: Debridement of bacterial and particulate-contaminated wounds. Ann Plast Surg 1994; 33:142–147.
56. Suchkova, V, Siddiqi, FN, Carstensen, EL, et al: Enhancement of fibrinolysis with 40 kHz ultrasound. Circulation 1998; 98:1030–1035.
57. Suchkova, V, Carstensen, EL, Francis, CW: Ultrasound enhancement of fibrinolysis at frequencies of 27 to 100 kHz. Ultrasound Med Biol 2002; 28:377–382.
58. Bassett, RW, Cusenz, B, Meenaghan, MA, et al: Comparison of ultrasonic wound debridement to whirlpool and Silvadene® therapy in infected burn wounds. Anat Rec 1982; 202:164–170.
59. Schoenbach, SF, Song, IC: Ultrasonic debridement: A new approach in the treatment of burn wounds. Plast Reconstr Surg 1980; 66:34–37.
60. Scherba, G, Weigel, RM, O'Brien, WD: Quantitative assessment of the germicidal efficacy of ultrasonic energy. Appl Environ Microbiol 1991; 57:2079–2084.
61. Nichter, LS, McDonald, S, Gabriel, K, et al: Efficacy of debridement and primary closure of contaminated wounds: A comparison of methods. Ann Plast Surg 1989; 23:224–230.
62. Ukhov, AI, Petrus, VS, Shvaidetslaia, GV, et al: Potentiation of the action of antibiotics by ultrasound. Antibiot Med Biotekhnol 1985; 30:684–687.
63. Pitt, WG, McBride, MO, Lunceford, JK, et al: Ultrasonic enhancement of antibiotic action on gram negative bacteria. Antimicrob Agents Chemother 1994; 38:2577–2582.
64. Niezgoda, JA: The combined use of ultrasound assisted wound therapy and cadexomer iodine in the management of an abdominal wound complicated by tunneling and resistant organisms (abstract). Presented at: 22nd Annual Clinical Symposium on Advances in Skin & Wound Care, Nashville, TN, October 11–14, 2007.
65. Johnson, LL, Peterson, RV, Pitt, WG: Treatment of bacterial biofilms on polymeric biomaterials using antibiotics and ultrasound. J Biomaterials Science, Polymer Edition 1998; 9:1177–1185.
66. Carmen, JJ, Roeder, BL, Nelson, JL, et al: Ultrasonically enhanced vancomycin activity against *Staphylococcus epidermidis* biofilms in vivo. J Biomater Appl 2004; 18:237–245.
67. Qian, Z, Sagers, RD, Pitt, WG: The effect of ultrasonic frequency upon enhanced killing of *P. aeruginosa* biofilms. Ann Biomed Eng 1997; 25:69–76.
68. Pierson, T, Niezgoda, JA, Learmonth, S, et al: Abstracts of the 18th Annual Symposium on Advanced Wound Care, HMP Communications, San Diego, CA, April 23, 2005. Abstract 323.
69. Wagner, SA, Kavros, SJ, Vetter, EA, et al: The effect of mist ultrasound transport technology on common bacterial wound pathogens (abstract). Presented at: Symposium on Advanced Wound Care, Las Vegas, NV, April 30–May 3, 2001.
70. Niezoda, JA: Ultrasonic-assisted wound treatment vs MRSA, VRE, and other pathogens (abstract supplement). Presented at: 17th Annual Symposium on Advance Wound Care & Medical Research Forum on Wound Repair, Orlando, FL, May 2–5, 2004.
71. Serena, T, Lee, SK, Lam, K, et al: The impact of non-contact, non-thermal, low frequency ultrasound on bacterial counts in experimental and chronic wounds. Ostomy Wound Manage 2009; 55:22–30.
72. Conner-Kerr, T, Fox, H, Garland, E, et al: Effects of low frequency ultrasound delivered via the Qoustic Wound Therapy System™ on neuroblastoma (SHSY-5Y) viability and morphology (abstract). Symposium on Advanced Wound Care and Wound Healing Society, Dallas, TX, April, 26–29, 2009. Abstract LB-042.
73. Steed, DL, Donohoe, D, Webster, MW, et al: Effect of extensive debridement and treatment on the healing of diabetic foot ulcers. Diabetic Ulcer Study Group. J Am Coll Surg 1996; 183:61–64.
74. Breuing, KH, Bayer, L, Neuwalder, K, et al: Early experience using low frequency ultrasound in chronic wounds. Ann Plast Surg 2005; 55:183–187.
75. Stanisic, MM, Provo, BJ, Larson, DL, et al: Wound debridement with 25 kHz ultrasound. Adv Skin Wound Care 2005; 18:484–490.
76. Nelson, KM, Verhage, M, Niezgoda, JA, et al: Ultrasonic assisted wound treatment: A novel technique for wound debridement. Poster presented at: Clinical Symposium on Advances in Skin and Wound Care, October, 16–19, 2003, Chicago, IL. Abstract 36.
77. Tan, J, Abisi, S, Smith, A, et al: A painless method of ultrasonically assisted debridement of chronic leg ulcers: A pilot study. Eur J Vasc Endovasc Surg 2007; 33:234–238.
78. Suzuki, K, Cowan, L, Aronowitz, J, et al: Low frequency ultrasound therapy of lower extremity wounds significantly increases the peri-wound skin perfusion pressure (abstract). Presented at: the Diabetic Foot Global Conference. Los Angeles, CA, 2009.
79. Niezgoda, JA: Reducing painful debridement: Ultrasound assisted wound therapy (abstract supplement). Presented at: 22nd Annual Clinical Symposium on Advances in Skin and Wound Care, Nashville, TN, October, 11–14, 2007.
80. Gehling, ML, Samies, JH: The effect of noncontact, low intensity, low frequency therapeutic ultrasound on lower extremity chronic wound pain: A retrospective chart review. Ostomy Wound Manage 2007; 53:44–50.
81. Bell, AL, Cavorsi, J: Noncontact ultrasound therapy for adjunctive treatment of nonhealing wounds: Retrospective analysis. Phys Ther 2008; 88:1517–1528.
82. Waldrop, K, Serfass, A: Clinical effectiveness of non-contact, low frequency, non-thermal ultrasound in burn care. Ostomy Wound Manage 2008; 54:66–69.
83. Ramundo, J, Gray, M: Is ultrasonic mist therapy effective for debriding chronic wounds? J Wound Ostomy Continence Nurs 2008; 35:579–583.
84. Haan, J, Lucich, S: A retrospective analysis of acoustic pressure wound therapy: Effects on the healing progression of chronic wounds. J Am Coll Cert Wound Spec 2009; 1:28–34.
85. Kavros, SK, Liedl, DA, Boon, AJ, et al: Expedited wound healing with noncontact, low frequency ultrasound therapy in chronic wounds: A retrospective analysis. Adv Skin Wound Care 2008; 21:416–423.
86. Weichenthal, M, Mohr, P, Stegmann, W: Low-frequency ultrasound treatment of chronic venous ulcers. Wound Repair Regen 1997; 5:18–22.
87. Peschen, M, Weichenthal, M, Schopf, E, et al: Low frequency ultrasound treatment of chronic venous leg ulcers in an outpatient therapy. Acta Derm Venereol 1997; 77:311–314.
88. Kavros, SK, Miller, JL, Hanna, SW: Treatment of ischemic wounds with noncontact, low frequency ultrasound: The Mayo Clinic experience, 2004–2006. Adv Skin Wound Care 2007; 20:221–226.
89. Ennis, WJ, Valdes, W, Gainer, M, et al: Evaluation of clinical effectiveness of MIST ultrasound therapy for the healing of chronic wounds. Adv Skin Wound Care 2006; 19:437–460.
90. Ennis, WJ, Formann, P, Mozen, N, et al: Ultrasound therapy for recalcitrant diabetic foot ulcers: Results of a randomized, double-blind, controlled, multi-center study. Ostomy Wound Manage 2005; 51:24–39.
91. Kavros, SJ, Schenck, EC: Use of non-contact low frequency ultrasound in the treatment of chronic foot and leg ulcerations: A 51 patient analysis. J Am Podiatr Med Assoc 2007; 97:95–101.
92. Serena, T: Wound closure and gradual involution of an infantile hemangioma using a noncontact, low frequency ultrasound therapy. Ostomy Wound Manage 2008; 54:68–71.
93. Watson, T: Masterclass. The role of electrotherapy in contemporary physiotherapy practice. Man Ther 2000; 5:132–141.
94. Watson, T, Young, S: Therapeutic ultrasound. In: Watson, T: Electrotherapy: Evidence Based Practice. Edinburgh, Churchill Livingstone/Elsevier, 2008.

95. Watson, T: Ultrasound in contemporary physiotherapy practice. Ultrasonics 2008; 48:321–329.
96. Dinno, MA, Dyson, M, Young, SR, et al: The significance of membrane changes in the safe and effective use of therapeutic and diagnostic ultrasound. Phys Med Biol 1989; 34:1543–1552.
97. Leung, MC, Ng, GY, Yip, KK, et al: Effect of ultrasound on acute inflammation of transected medial collateral ligaments. Arch Phys Med Rehabil 2004; 85:963–966.
98. Mummery, CL: The effect of ultrasound on fibroblasts in vitro [dissertation]. University of London, 1978.
99. Mortimer, AJ, Dyson, M: The effect of therapeutic ultrasound on calcium uptake in fibroblasts. Ultrasound Med Biol 1988; 14:499–506.
100. Rasmussen, H, Weismann, DM: Modulation of cell function in the calcium messenger system. Rev Physiol Biochem Pharmacol, 1983; 95:111–148.
101. Dyson, M: Mechanisms involved in therapeutic ultrasound. Physiother J Chartered Soc Physiother 1987; 73(3):8–12.
102. Hashish, LL: The effects of ultrasound therapy on post-operative inflammation [dissertation]. University of London, 1986.
103. Yurt, RW: Role of the mast cell in trauma. In: Dineen, P, Hildick-Smith, G, (eds): The Surgical Wound. Philadelphia, Lea and Febiger, 1987, p 37.
104. Clark, RAF: Cutaneous tissue repair: Basic biologic considerations. J Am Inst Dermatol 1985; 13:701–707.
105. Dyson, M, Young, SR: Acceleration of tissue repair by low intensity applied during the inflammatory phase. American and Canadian Physical Therapy Association Joint Congress, 1988. Abstract RP-PL 97.
106. Goddard, N: Ultrasound has no anti-inflammatory effect. Ann Rheum Dis 1983; 42:582–586.
107. Gabbini, G, Ryan, GB, Majno, G: Presence of modified fibroblasts in granulation tissue and their possible role in wound contraction. Experientia 1971; 27:549–554.
108. Webster, DF: The effect of ultrasound on wound healing [dissertation]. University of London, 1980.
109. Dyson, M, Small, D: Effects of ultrasound on wound contraction. In: Millner, R, Corbet, U, (eds): Ultrasound Interactions in Biology and Medicine. New York, Plenum, 1983, pp 151–162.
110. ter Haar, GR, Dyson, M, Talbert, D: Ultrasonically induced contraction of mouse uterine smooth muscle in vivo. Ultrasonics 1978; 16:175–182.
111. Young, S: The effect of therapeutic ultrasound on the biological mechanisms involved in dermal repair [dissertation]. University of London, 1988.
112. Hogan, RD, Burke, KM, Franklin, TD: The effect of ultrasound on microvascular hemodynamics in skeletal muscle: Effects during ischemia. Microvasc Res 1982; 23:370–376.
113. Hosseinpour, AR: The effects of ultrasound on angiogenesis and wound healing [dissertation]. University of London, 1988.
114. Martin, BM, Gimbrone, MA Jr, Unanue, ER, et al. Stimulation of non-lymphoid mesenchymal cell proliferation by a macrophage-derived growth factor. J Immunol 1981; 126:1510–1515.
115. Bierman, W: Ultrasound in the treatment of scars. Arch Phys Med Rehabil 1954; 35:209–214.
116. Markham, DE, Wood, MR: Ultrasound for Dupuytren's contracture. Physiotherapy 1980; 66:55–58.
117. Dyson, M: The effect of ultrasound on the rate of wound healing and the quality of scar tissue. In: Mortimer, A, Lee, N (eds): Proceedings of the International Symposium on Therapeutic Ultrasound. Manitoba, Canadian Physiotherapy Association, Winnipeg, 1981, p 110.
118. Forester, JC: Mechanical, biomechanical, and architectural features of surgical repair. Adv Biol Med Phys 1973; 14:1–5.
119. Dyson, M, Pond, JB, Joseph, J, et al: The stimulation of tissue regeneration by means of ultrasound. Clin Sci 1968; 35:273–280.
120. Drastichova, V, Samohyl, J, Slavetinska, A: Strengthening of sutured skin wound with ultrasound in experiments on animals. Acta Chir Plast 1973; 15:114.
121. Shamberger, RC, Talbot, TL, Tipton, HW, et al: The effect of ultrasonic and thermal treatment on wounds. Plast Reconstr Surg 1981; 68:860.
122. Byl, NN, McKenzie, AL, West, JM, et al: Low-dose ultrasound effects on wound healing: A controlled study on Yucatan pigs. Arch Phys Med Rehabil 1992; 73:656.
123. Byl, NN, McKenzie, A, Wong, T, et al: Incisional wound healing: A controlled study of low and high dose ultrasound. J Orthop Sports Phys Ther 1993; 18:619.
124. Dyson, M, Franks, C, Suckling, J: Stimulation of healing of varicose ulcers by ultrasound. Ultrasonics 1976; 14:232–236.
125. Roche, C, West, J: A controlled trial investigating the effect of ultrasound on venous ulcers referred from general practitioners. Physiotherapy 1984; 70:475–482.
126. Callam, MJ, Harper, DR, Dale, JJ, et al: A controlled trial of weekly ultrasound therapy in chronic leg ulceration. Lancet 1987; 8:204–206.
127. Lundeberg, T, Nordström, F, Brodda-Jansen, G, et al: Pulsed ultrasound does not improve healing of venous ulcers. Scand J Rehab Med 1990; 22:195–197.
128. Eriksson, SV, Lundeberg, T, Malm, M: A placebo controlled trial of ultrasound therapy in leg ulceration. Scand J Rehab Med 1991; 23:211–213.
129. Johannsen, F, Gam, AN, Karlsmark, T: Ultrasound therapy in chronic leg ulceration: A meta-analysis. Wound Repair Regen 1998; 6:121–126.
130. Swist-Chmielewska, D, Franek, A, Brzezinska-Wcislo, L, et al: Experimental selection of best physical and application parameters of ultrasound in the treatment of venous crural ulceration. Pol Merkur Lekarski 2002; 12:500–505.
131. Dolibog, P, Franek, A, Taradaj, J, et al: Efficiency of therapeutic ultrasound for healing venous leg ulcers in surgically-treated patients. Wounds 2008; 20:334–340.
132. Paul, BJ, Lafratta, CW, Dawson, AR, et al: Use of ultrasound in the treatment of pressure sores in patients with spinal cord injury. Arch Phys Med Rehabil 1960; 41:438–449.
133. McDiarmid, T, Burns, PN, Lewith, GT, et al: Ultrasound and the treatment of pressure sores. Physiotherapy 1985; 71:66–70.
134. Nussbaum, EL, Biemann, I, Mustard, B: Comparison of ultrasound/ultraviolet-C and laser for treatment of pressure ulcers in patients with spinal cord injury. Phys Ther 1994; 74:812–823.
135. ter Riet, G, Kessels, AGH, Knipschild, P: A randomized clinical trial of ultrasound in the treatment of pressure ulcers. Phys Ther 1996; 76;1301–1311.

chapter 29 장

광선치료
Light Therapies

사람은 항상 태양광선으로 질병을 치료하고자 했다. 우리는 햇빛이 *일광요법(heliotherapy)*으로서 치료에 이용되는 것을 알고 있다. 일광요법은 햇빛에 피부를 노출하는 것으로, 화상을 피할 정도로 노출하는 시간을 통제하는 것이다. 광선의 유형이 다르기 때문에 다른 계절과 날 즉, 여름의 아침과 겨울의 낮 동안 태양에 피부를 노출시키는 개별적인 추세가 있다.[1] 태양광선에 노출의 이익에 관하여 많은 의심이 있는 동안 과학은 인간 건강에 광선의 선택적인 파장이 긍정적인 면이 있음을 증명하려 노력하였다. 새로운 응용과학은 생리적 그리고 심리적인 질병의 치료에 광선의 특별한 파장을 찾아내면서 발달하였다. 본 장은 과학적 배경에서 광선 또는 광전자의 잠재적인 이익을 논의할 것이다.

일광요법과 색채요법 (Heliotherapy and Chromotherapy)

인간은 역사적으로 태양을 신격화해서 숭배했던 시대적인 것을 통해 중요한 흔적을 찾을 수 있다. 태양은 가장 남성다운 형상으로 그리고 모든 세기에 신으로 숭배되었다. 우리는 아프리카, 중국, 유럽, 인도네시아 그리고 일본으로부터 태양의 신화를 볼 수 있다.[2-4]

일찍이 이집트에서는 가장 영향력 있는 태양의 문명화를 이룩했다.[2-4] 이집트인의 역사에는 태양신을 Ra.를 포함하여 태양신 Ra.를 따르는 수많은 다른 신들 중에 적어도 7신이 있다. 고대의 이집트인들은 태양의 치유력을 인정하고, 피부 상처와 손상의 치료로 태양광선을 사용하였다. 이집트인들은 빛의 색을 방사하는 특별한 방을 설계하여 신전에 건설하였다. 질병과 일치하는 개인적인 장소가 그들의 방에 있었다. 또한 이집트인들은 개인적인 병에 초점을 맞춰 빛의 색을 만드는 보석용 원석을 사용하였다. 이것은 아마도 *색채요법(chromotherapy)*의 기원일 것이다. 또한 중국인들은 질병의 치료로 색채요법을 사용하는 것으로 부의 역사로 가지고 있다. 이것은 기원전 두 번째 천년기의 구식의 관습이다.

그리스인들은 이집트인들과 같이 그들 전에 색채요법을 질병의 치료법으로 사용하였다. 태양광선은 가지각색의 질병과 간질을 포함하여 마비, 천식 그리고 영양 부족을 위한 것으로 규정되었다. 그리스인들은 특이한 장애의 치료로 사용되는 태양광선으로부터 구성된 광선의 각각의 색채를 해체하여 특별하게 설계하여 신전을 세웠다.[1] 후에 이것을 태양의 도시 그리스인 Heliopolis가 일광요법이라 명명하게 하였다. *일광요법*이라는 것은 태양광선을 이용하여 인간의 질병을 치료하는 것이다. 전통적으로 일광요법은 일광욕이라 한다. 일광욕은 오늘날 병에 걸린 상태에서, 특별히 계절성 정서 장애(SAD) 기간 또는 일반적으로 겨울의 우울한 날 동안 태양광선에 가만히 노출되는 것으로 규정된다. 그러나 최근에는 일반적인 의학적 선상에서 고안된 다양한 경유로 특별한 빛의 파장에 노출되어지는 것을 광선치료라 한다. 우리는 본 장에서 광선치료에 대해 설명할 것이다.

일광요법의 역사 (History of Heliotherapy)

Herodotus는 태양광선(heliotherapy)을 의학적 목적으로 사용하고 체계적으로 기록한 최초의 사람이다.[3,4] Herodotus는 여행과 관찰을 통해서 태양의 노출과 생물학적인 자극 사이의 관계를 추측하였다. 논문에서 그는 이집트인과 페르시아인 군인의 두개골 사이의 석회화 등급의 차이를 묘사하였다. 그는 이집트의 군인들이 머리털을 깎는 관습이 태양에 더 노출되어 두개골 두께가 더 두껍게 되는 것으로 생각했다. Herodotus의 일광요법 연구는 다른 이들에게 널리 보급되어지고 받아들여졌다. 이것은 그리스도교 신앙이 출현할 때까지 계속 주장되었다. 그러나 18세기까지 일광요법에 관한 기록은 이것 밖에 없었다.

1976년 인간 질병의 치료를 위한 태양광선의 사용에 대한 재 초점 되어지는 중대한 주의가 나타났다.[3,4] 과학자들은 태양광선이 치유에 유익한지에 대해 숙고하기 시작하였다. Gottingen 대학의 학생인 Ebemaier는 구루병의 진행과 태양에 노출됨의 결핍 사이의 관계를 제안한 최초의 사람이 되었다. 몇 년 후에 Niels Finsen는 피부에 대한 광선의 영향력이라는 글을 신문에 기재하였다. 그는 무방비의 피부에 대한 홍반의 지연을 야기하는 태양광선의 능력을 증명하였다. 이것은 또한 같은 시간 태양의 박탈의 심리적인 효과로 흥미로운 대목이며 기록이다. 1796년 Hufeland의 저술에 따르면 Liberman[1]는 의학 안에서 광선의 개척자 및 전문가로 인정되었다. Hufeland는 그의 책(*Macrobiotics장수론*)에서 인간의 심리학적 상태에서 광선의 영향에 관해 저술하였다. 그는 "광선의 혜택을 받지 못한 인간은 결국 창백해지고 무기력해지고 무관심에 빠져 최후의 생명 에너지의 상실할 것이다"라고 했다.

그 후로부터 곧 Niels Finsen은 태양광선의 살균능력을 발견하였다. 이 특성은 첫 번째로 1877년 Pasteur의 생칠(끓이지않은것) 융해에서 증명되었다.[3,4] 곧 Downes과 Blunt은 태양광선의 박테리아 성장억제에 대해 증명하였다. 훗날 Downes과 Blunt은 광선 근처에서 보라색 착색이 자외선 일부의 전자기 스펙트럼이 가지고 있는 최고의 살균 성질임을 증명하였다. 그러나 이것은 Duclaux(1885)과 Ward(1982)의 전동장치 생산의 부재 속에서 태양광선의 살균효과가 증명되어 태양광선의 살균 성질이 인정되기 전까지는 아니었다.

Bernhard과 Morgan은 광선의 특별한 파장 살균력을 첫 번째로 증명하였다. 그들은 자외선(UV) 방사 329 nm 아래에서 살균력을 보여주었다. 1890년과 1909년 사이에 자외선 에너지가 *마이코박테륨호기성세균*(*mycobacterium*) *결핵균*, *포도알균*(*staphylococcus*), *연쇄구균*(*streptococcus*), *간상균*(*bacillus*) 그리고 *시겔라이질*(*shigella dysenteriae*)을 포함한 수많은 박테리아의 살균력을 가짐을 보여주었다. 그 결과로 UV 방사는 항생제 시기 이전의 피부 결핵의 공통된 치료법이 되었다.

1900년대 일찍이 이 치료의 중요성은 결핵 유도 피부 병변의 치료를 위한 Finsen의 노력으로 1903년 의학과 과학 부분 노벨상을 수여받게 된다.[3,4] 일찍이 1900년대에는 좌상의 치료와 상처의 회복의 촉진과 외과적 상처에 의한 감염을 방지하기 위한 UV 방사의 조절에 대한 연구에 초점이 맞추어진다. 오늘날 연구원들은 박테리아에 저항하는 항생제와 함께 피부상처의 감염을 더 잘 치료하기 위한 쉽고 편이한 장비를 사용한 살균력의 잠재적인 UV 선에 대한 지속적인 관심 속에 연구하고 있다.

마찬가지로 그들은 또한, 지난 과거의 2세기 동안 광선의 다른 파장의 잠재적인 건강에 유익함을 계속해서 관심을 갖고 있다.[1] 1917년 Einstein의 복사에너지 방사의 자극에 대한 이론상의 제안은 광선치료의 새로운 장을 열었다.[5-7] 이 이론상의 개념은 훗날 1958년 Arthur Schawlow과 Charles Townes의 분자 증폭기(극초단파의 복사에너지 방사의 자극으로 인한 증폭)의 기공을 일으키는데 즉, 레이저(LASER–light amplification by stimulated emission of radiation)의 선구자가 된다. 분자 증폭기는 레이저와 같이 원자 또는 분자에 에너지를 더하여 자극하는 것으로 인간이나 동물의 조직에 생물학적 반응을 이끌어 낸다. 1960년 첫 번째 레이저를 만든 물리학자 Theodore Maiman은 빠르게 성장하는 것을 고안하기 위해 잠재적인 의학적 적용에 관심을 갖게 된다. 1971년 Mester는 첫 번째 연구를 통해 레이저의 상처 치유의 긍정적인 효과를 영문판 저널에 발표했다. 1970년대 지속적인 성장 속에서 레이저의 적용과 다른 고안에 대한 관심은 새로운 기술 즉, 적외선 기술을 상처 치유 시장에 소개하였다.

전자기 복사 – 용어와 정의 (Electromagnetic Radiation— Terms and Definitions)

전자기파가 발생하게 된다. 전자기파는 또한 전기적으로 전하를 띤 소립자의 운동으로 방사되기 때문에 전자기 복사에 포함된다.[8] 전자기파 이론에 따르면 에너지는 진동하는 운동으로 전달된다. 이 진동하는 운동은 다음처럼 묘사된다.

1. *파장(wavelength)*은 빈번하게 널리 퍼져나가는 파의 아주 동일한 점들 사이의 거리이다. 이것은 람다(λ)로 표시하고 상징되며, 나노미터(nanometers), 센치미터(centimeters), 미터(meters)로 측정된다.
2. *끝(peak)*(꼭대기, 절정, 최고점–파장의 그래프 상의 위 정점)은 파장의 능선 또는 최대로 위로 전위된 점이다.
3. *골(trough)*(파장의 그래프 상의 아래)은 최대로 아래로 전위대 점이다.
4. *주파수(frequency)*는 정점을 지나 두 번째 점이 만나는 것이다. 이것은 f로 표시하고 상징되며, 헤르츠(Hz) 또는 1 파의 능선/초로 측정된다.

주파수로부터 파장의 관계를 증명하면 다음의 공식이 따르게 된다. C = 파의 속도:

$$f = C/\lambda$$

방정식으로부터 파장은 주파수와 반비례임을 확인할 수 있다. 더 작은 주파수의 전자기파는 더 긴 파장을 갖는 반면에, 더 높은 주파수의 전자기파는 더 작은 파장을 갖는다. 이 개념은 그림 29.1에 분명하게 설명된다.

환자 치료를 위한 광선 에너지의 파장을 전자기 에너지로부터 선택적으로 고려하는 것은 중요하다. 파장은 전자기 복사에서 깊이 꿰뚫고 들어가는 것을 결정하며, 더 짧은 파장보다 더 긴 파장이 조직에 대한 투과력이 더 깊다.[8] 예를 들어, 850nm의 파장은 40mm의 투과력을, 800nm의 파장의 투과력은 30mm, 그리고 660nm의 파장의 투과력은 10mm이다. 또한 이것은 효과의 깊이와 깊이 꿰뚫고 들어가는 것을 구별하는데 중요하며, 전자기 에너지 움직임의 생물학적 직렬은 치료 깊이를 확대할 수 있다.

또한 조직의 색소침착은 전자기 에너지의 흡수의 영향이며, 특히 자외선 주파수대의 영향이다. 자외선 에너지의 효과에 더 민감한 조직의 더 적은 색소침착은 각질형성세포의 핵을 보호하는 멜라닌 색소의 감소 때문이다. 조직의 더 큰 멜라닌 색소는 자외선으로부터의 보호를 증가시킨다. 더 깊은 조직의 더 적은 에너지의 이용은 이러한 흡수의 결과이다.

개방성 상처를 위한 전자기선의 치료변수는 영향력 있는 다른 요인이다. 전자기선은 다른 물질이나 공기를 통과는 것보다 진공에서 더 잘 이동한다.[8] 그러나 조정 매개물 밀도의 증가는 전자기선의 이동 속도를 감소시킨다. 그러므로 목표 조직의 밀도가 전자기선 치료요법에서 치료강도를 결정한다. 높은 단백질로 구성된 인체 조직은 일반적으로 전자기선 치료요법에서 치료강도를 약하게 만든다. 높은 단백질로 구성된 인체 조직은 일반적으로 전자기 에너지의 이동을 약하게 하며, 치료 강도를 조정한다.

목표 조직에 대한 전자기선의 방사는 네 가지 다른 방법의 매개물의 영향을 받는다.[8] 그것은 다음과 같다.

1. 매개물로부터의 반사
2. 매개물로부터의 흡수
3. 매개물로부터의 굴절
4. 매개물을 통한 전도

매개물로부터의 전자기 에너지의 반사는 목표조직을 놓치게 되며, 매개물로부터의 전자기 에너지의 굴절(전도의 구부러짐)은 예정된 조직으로 뻗지 못하게 된다. 매개

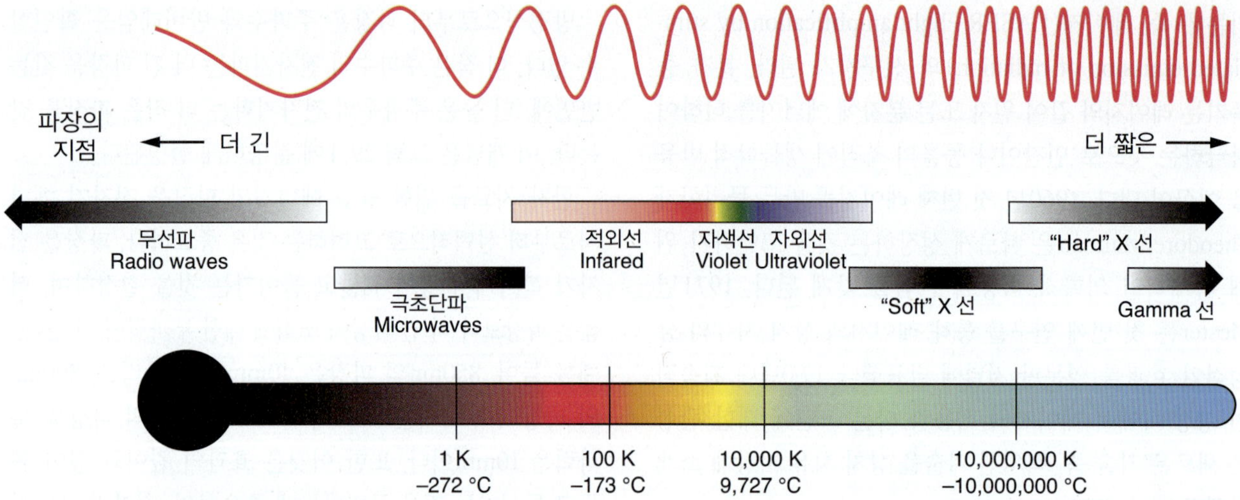

그림 29.1 *전자기 스펙트럼.*

물을 가로지르는 전자기선은 흡수의 정도가 약하게 된다. 그러나 남겨진 에너지로는 조직의 치료를 놓치게 된다. 오직 목표 조직에 전자기선의 온전한 흡수가 치료의 효과를 생산한다. 치료 요인은 완벽하게 예정된 조직에 닿을 때 효과를 낼 수 있다.

개방성 상처와 인체 조직의 치료 결정은 전자기 에너지의 네 가지 법칙으로 분류된다.[8] 그것은 Grotthuss-Draper law, 역제곱의 법칙(inverse square law, cosine law), Bunsen Roscoe law과 상호관계가 있다. Grotthuss - Draper law에 따르면, 전자기 에너지의 다른 파장은 인간 조직의 다른 반응을 야기시키며, 파장에 의해 생산된 효과는 조직 흡수의 정도에 의존한다.

역 제곱의 법칙(inverse square law)은 목표 조직과 전자기선 원천 사이 거리와 관련되어 설명된다.[8] 이 법칙은 치료 목표물과 원천 사이의 거리의 제곱에 반비례하여 치료의 강도에 변화를 주는 것이다. 전자기 에너지파의 일탈 때문에 강도를 감소시키게 되고, 치료의 원천을 목표 조직으로부터 제거된다. 그러므로 치료 원천은 효과적인 1회분에 맞는 환자와 관계하여 정확하게 명중되어야 한다.

세 번째 법칙은 전자기 에너지의 코사인법칙으로 치료를 통제한다. 이 법칙은 원천이 조직에 수직으로 명중될 때 가장 큰 에너지 흡수가 일어난다고 한다.[8] 이 법칙은 치료 자세의 중요성을 이야기하는 것이다.

마지막 법칙인 Bunsen Roscoe law은 치료 1회분에서 강도와 기간의 반비례와 관계된다.[8] 또한 이 방정식은 다른 치료 시간과 다른 치료 강도를 사용할 때 같은 에너지 투여에서 증명되어진다. 이것은 계획된 치료 프로토콜에서 임상의 융통성을 허락하며, 생물학적 반응의 생산에 요구되는 모든 에너지가 보존된다.

핵심 29.1

환자에게 광선치료가 치료로서 적용될 시기:

- 파장의 선택은 생물학적 효과를 일으키기 위해 요구된다.
- 에너지의 강조의 조정은 조직으로부터의 치료 거리에 따른다.
- 방책의 정확한 조사는 치료 부위로부터 수직으로 조사한다.
- 치료의 강도의 조정은 조직의 손상을 보호하고 에너지의 안전하고 정확한 조사로써 치료시간을 변화시킨다.

전자기 스펙트럼 (Electromagnetic Spectrum)

전자기 스펙트럼(EMS)은 공간과 물질을 통과하는 자가 전파 파의 하나로 빛나는 에너지의 형태들의 범위에서 변화하는 파장이며 이동하는 파장이다. EMS는 전자기선의 모든 영역에서 나타나고, 증명된다. 전자기선(EMR)은 최저의 주파수와 최고의 주파수를 포함하며, 무선파(radio waves), 극초단파(microwaves), 적외선(infrared radiation), 가시광선(visible light), 자외선(ultraviolet radiation, X-선), 그리고 감마선(gamma ray)들을 포함한다. EMR은 파의 주파수에 따라 고주파와 저주파로 분류된다(그림 29.1). 무선파는 최저 주파수 파로 파장이 10^3m로 마천루(skyscraper)만큼 크고, 감마선보다 매우 짧고, 원자 핵만큼 작다. 다양한 EMR의 파장이 인치로 측정된다면, 가장 짧은 파장에서 가장 긴 파장의 범위의 EMR 파장의 크기는 0.0000000000003937으로 1인치의 21,456.69 인치이다(그림 29.1).

광선요법 방책을 위한 EMR 원천은 EMS에 기초를 둔다. 스펙트럼의 적외선, 가시광선 그리고 자외선 영역의 에너지는 개방 상처 치료에 있어서 광선요법 또는 광선치료 방책으로 사용된다. 이것들은 태양광선 안에서 현재의 세 가지 에너지띠이다. 태양광선 복사 에너지는 광대하고, 지속적인 스펙트럼으로 끝이 파란색과 초록색 스펙트럼(blue-green spectrum)으로 집중된다. 인간 건강을 위한 광선의 (blue-green spectrum)은 우리가 알고 있는 발색단의 증가로써 보다 더 뚜렷하게 보이게 되는 정당한 것으로 중요하다.[1]

적외선 (Infrared Radiation)

적외선(IR)파장은 가시광선보다 약간 더 길다.[8] IR은 두 가지 에너지띠에서 분리되는데, 짧거나 가까운 그리고 길거나 먼 적외선 띠이다. 단(짧은) 또는 근위 IR 띠의 길이는 800~1500 nm이고, 장(긴) 이나 원위 IR 띠의 길이는 1500~15,000 nm이다. 이 파의 주파수는 먼(원위) 가시광선보다 더 낮다.

가시광선 (Visible Light)

인간은 시각적으로 오직 약간의 EMS(~1%)의 일부를 발견할 수 있다.[8] 가시광선의 파장은 EMS의 파장 범위에서 400~800nm이다.

자외선 (Ultraviolet Radiation)

자외선(UVR)은 가시광선보다 약간 더 높은 주파수와 더 짧은 파장을 갖는다. UVR의 파장은 180~400nm이다.[9] UVR은 일반적으로 생물학적 효과들로 조합된 세 가지 에너지 띠로 분류된다. 이 세 가지 띠는 ultraviolet-A(UVA), ultraviolet-B(UVB), 그리고 ultraviolet-C(UVC)이다.[9-11]

원천의 기준에 의지하여 약간의 변화로 UVR 세 가지 띠를 위한 파장 범위를 결정한다. 국제 조명 위원회(CIE)는 다음의 파장 범위로 띠를 분류한다 : UVA(400-315nm), UVB(315-280nm), UVC(280-100nm).[10] 또 다른 세계보건기구(WHO)는 띠를 약간 다르게 규정한다. WHO에 따르면, UVA의 파장 범위는 400~320nm, UVB는 320~280nm, 그리고 UVC는 280~200nm이다.

UVA는 다시 두 가지 별개의 띠로 나뉘는데, UVA1과 UVA2이다.[9] UVA2 파장은 UVB에 더 유사한 생물학적 효과로 태양화상을 야기시키는 띠이다. UVA1 파장 범위는 340~400nm이고, UVA2의 파장 범위는 320~340nm이다.

UVA 또는 장파 자외선은 단파 자외선과 EMS의 가시광선의 구성을 결정 짓는다. UVB는 자외선 스펙트럼과 자외선의 중간으로 태양화상 띠이다. 이 두 가지 띠는 광노화와 피부암이라는 가장 해로운 효과를 낳는다. UVC는 자외선의 파장 중 가장 짧다.[12-16] 이것은 과도하게 태양에 노출되거나 오존층을 통과하지 못하는 역할을 제대로 하지 못할 경우 피부암을 유발한다. UVC는 1900년대 살균효과를 위해 사용된 자연 살균법이다.

태양광을 구성하는 스펙트럼의 생물학적 효과 (Biological Effects of the Spectral Components of Sunlight)

가시광선은 프리즘을 통과할 때 광휘의 파장의 구성을 꺾을 수 있다(표 29.1). 이것은 가시광선에 기초한 다른 색들의 증명 과정이다. 이것들은 단 하나의 순수하고 스펙트럼하고 또는 단색의 파장이다. 이것은 가장 짧은 것에서 가장 긴 색의 배열에서 파장을 구성하는 가시광선을 분할할 때 나타나게 되는 색의 규칙이다. 가장 긴 파장은 빨강색으로 가장 짧은 파장은 보라색으로 일어난다. 가장 긴 파장에서 가장 짧은 파장의 규칙은 "Roy G. Biv" (R,red; O,orange; Y,yellow; G,green; B,blue; I,indigo; V,violet)이다. 각각의 색 파장들은 표 29.1에 기재되어 있다.

표 29.1 가시광선의 색구성과 파장

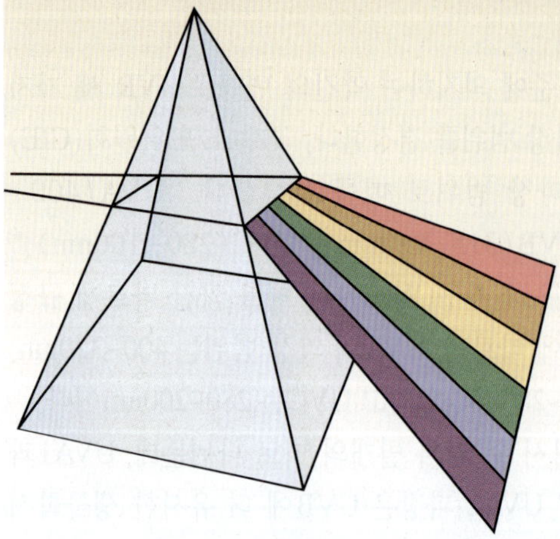

빛의 색	파장(nm)
적색	620-750
오렌지색	590-620
황색	570-590
녹색	495-570
청색	450-495
자색	380-450

광전지로서의 인간과 식물 (Plants and Humans as Photocells)

광전지는 광선 검출기에 에너지를 가할 때 나타나는 광 검출기의 유형이다. 식물의 세포는 세포 태양광을 사용하여 에너지 원천 즉, 광합성 과정을 통해 단순하고 복잡한 ATP를 산출하는 광전지이다. 이 과정에서 녹색의 색소인 엽록소에서 태양으로부터 전자기 에너지를 화학적 에너지로 전향시킨다. 전자기 복사선이 색소를 타격하거나 흡수되면 다음의 세 가지 사건이 일어난다. 에너지는 열을 소산하고, 에너지는 보다 더 긴 파장(형광)을 방사하거나, 복사선은 화학적 반응을 일으키는 방아쇠가 되어 광합성을 하게 된다.

또한 John Ott의 노력으로 Elodea 풀의 세포들의 엽록체 작용에서 빛의 효과를 증명하였다.[17] 그의 연구에 따르면, 자연 그대로 완전하게 태양광에 노출되었을 때 엽록체는 세포의 움직임의 조직화된 흐름양식을 따른다. 그러나 자외선을 여과한 상태에서는 엽록체의 흐름이 응괴(응고된 덩어리) 효과를 생산하게 된다. 엽록체는 세포의 끝에서 천천히 그리고 한 덩어리로 될 것이다. 자외선 광선이 특정 영역으로 돌아오게 되면, 엽록체 흐름의 양식이 원래대로 조직화되도록 돌아오게 된다. 엽록체의 느림과 응괴는 비슷한 반응을 생산하는 여과(filter)의 사용을 통한 광선의 파장의 더 짧고 더 긴 것의 구성에 따라 변화한다.

이것은 또한 고염분 환경에서 성장하는 호염성 세균, 미생물로 인간망막에 기초하며 유사한 자주빛 색소인 것이 흥미롭다. 이 색소는 엽록소와 같은 방법으로 태양광선으로 ATP를 산출하는 bacteriohodopsin(극호염성세균 중 하나로 자주빛)이다.[17] 이 연구 결과는 Ott가 토끼 망막의 상피세포를 이용하여 태양으로부터 에너지 장치로 능력으로 사용한 광전지로서의 포유류 세포들의 연구를 제안한다. Ott는 세포 기능의 변화를 생산하는 여과된 태양광선의 파장을 보여준다. 파란색 빛을 여과하면 세포의 형태학적 변화를 야기시키고, 빨강색 빛을 여과하면 세포벽의 약화를 생산한다.

다른 연구들은 인공 빛과 태양광선의 영향력이 인간의 생리적인 다른 유형의 효과를 시험한다. 1980년 Hollwich의 노력으로 인공의 희미한 흰색의 빛과 온전한 스펙트럼 태양광선의 비교를 통해 부신겉질자극호르몬(adrenocorticotropic hormone; ACTH)과 cortisol의 생산 효과의 차이를 증명하였다.[18] ACTH과 cortisol의 수준은 각각 인공의 희미한 흰색의 빛에 노출되어 같은 강도의 수준으로 증가를 가져왔고, 각각 온전한 스펙트럼 태양광선에서 노출되었을 때는 변화가 없는 것을 발견하였다. 마찬가지로, 1958년 Gerard는 정상 조건에서 화면을 바라 볼 때 혈압, 호흡비 그리고 눈 깜박이는 정도에서 적색의 빛이 증가하는 것을 증명하였다.[1,19] 그들은 백색과 청색의 빛에서는 동시에 생리학적 반응이 감소하였다.

광선 치료 장비 (Phototherapy Treatment Devices)

현대에는 자외선 상자와 적외선 등을 사용한 광선요법이 이미 시작되었고, 오늘날 계속해서 새로운 빛을 방출하는 장치에 접근하고 있다. 과거의 세기 안에서 적외선 열등과 Birtcher 냉석영 등은 물리치료사들에 의해 사용되어 왔다. 이것들은 할로겐 등, 적외선(bandages, laser), 그리고 최근에는 빛을 내는 이극 진공관과 탐침 다발 기둥으로 된 장치이다.

Laser는 최근 1960년대 건강주의 활동무대로 들어가면서, 빛전도체계 발달로 응용과학기술의 중점이 되었다. Laser는 균일하고 명백한 단색의 빛의 광선으로 오늘날 외과적 절개에서 고강도로, 조직치유의 자극과 통증 절감 그리고 상처에 생존 가능한 바이오버든을 줄이는 것에 저강도를 사용한다.

Laser가 최초로 소개되었을 때, 그들은 고강도로 몸의 단백질을 응고시키는데 사용하였다. *뜨거운 laser*를 방출하는 기간에 열의 효과로 연합한 그들 때문에 laser를 고강도로 사용하였다. 그 후, 중대한 조직 온도 상승을 산출하지 않는 치료에 저 강도 레이저*(낮은 수준, 차가운, 레이저)*의 발달을 가져왔다. 레이저의 광 생체조절효과 때문에 저 강도 레이저(낮은 수준, 차가운, 레이저)는 상처와 조직의 치유의 적용과 통증조절에 채택되었다. 미국에서 치료사는 저 강도 레이저(낮은 수준, 차가운, 레이저)를 더디게 받아들였다. 차가운 레지저는 유럽 그리고 케나다에서 상처 치유를 위해 루틴으로 사용되었다.

현재의 광선치료 장비는 빛을 내는 이극 진공관 탐침 다발 기둥(LEDs), 레이저 이극진공관(LDs), 그리고 초발광 이극진공관(다이오드)(SLDs)를 포함하여, 새로운 응용과학기술로 시용되이지며, 탐침 다발 기둥은 잎에서 말한 광선 원천과 혼합하여 사용한다.[20,21] 레이저와 레이저 다이오드는 빛의 광자(광양자)의 방사 자극의 과정을 통한 광선 에너지의 전자기를 생산한다. 다른 이들에 의하면, LEDs Eh는 SLDs는 광선의 광양자의 자발적인 방사를 통하여 빛을 생산하다고 한다.

Lasers는 명백(광선은 동시에 모여 유지된다)하고, 조준(지향성)하고 그리고 단색(하나의 파장과 하나의 색)의 빛을 생산한다. 대조적으로, 빛은 좁은 파장의 범위에서 자연적인 다색 LEDs와 SLDs를 생산한다.[20] LEDs와 SLDs는 조준되거나 명백하지 않고, 진짜 레이저에 비해 폭넓은 광선을 생산한다. LEDs와 SLDs의 응집성 또는 조준성의 결핍의 중요성은 이미 알고 있는 빛이 아닌 조직에 들어간 LEDs와 SLDs는 조직의 단백질 특히 콜라겐으로 일상적으로 굴절이나 구부러진다는 것이다. 그 결과로서 약간의 한계에서 조직에 레이저 빛은 일탈하게 된다. 그러므로 LEDs와 SLDs의 효과는 레이저의 효과와는 비교가 된다. 그러나 이것은 연구와 관심의 논제로 남게 된다.

빛 방출 다이오드 (Light-Emitting Diodes)

LEDs는 전자기 스펙트럼의 범위의 눈에 보이는 적외선의 빛의 에너지 또는 빛나는 것으로부터 나온다. LEDs는 레이저가 아니다.[20] 그것들은 스펙트럼 색과 밀접히 관계된, 파장의 좁은 범위와 관계된, 자발적인 최소안의 일탈이다.

레이저 다이오드 (Laser Diodes)

LDs는 진짜 레이저로, 빛의 단 하나의 파장을 생산하는 LED 원천으로부터 빛을 끌어내는 것이다.

초발광 다이오드 (Superluminescent Diodes)

SLDs는 고강도, 좁은 주파수(narrow-frequency), LDs로서 치료의 초점을 맞추어 사용된다.[20] SLDs는 레이저 기술을 사용하지 않지만, LD보다 더 넓은 광선 각과 좁은 주파수의 범위를 자발적으로 방사하여 증폭되지만, LED와 LD 사이이다.

클러스트 프로브 (Cluster Probes)

클러스트 프로브는 앞에서 말한 고안의 각자의 이익을 이용하여 방책을 생산하여 결합시키는 기술로 묘사된다.[20] 클러스트 프로브는 복합적 개개의 빛의 원천을 포함하며, 결합된 전자기 에너지의 다른 파장을 허락한다. 클러스트 프로브는 단 하나의 치료 부위에서 더 큰 치료 영역을 허락한다.

자외선 (Ultraviolet Radiation)

생물적 효과 (Biological Effects)

사전에 논의된 것으로서, 파장이 전자기선의 침투 깊이를 결정한다.[8,9] 더 긴 파장은 더 짧은 파장보다 더 깊이 꿰뚫고 들어간다. 자외선 중에 가장 긴 파장을 갖는 UVA 띠는 인간 피부의 가장 멀리까지 침입하는 파장으로 진피의 유두층의 수준까지 침입한다. 이 층은 진피의 더 뒤의 가장 표층에 지속적으로, 그리고 표피 바로 아래에 바로 위치한다.

UVB는 UVA와 UVC 띠 사이의 중간 길이이다.[9] 그러나 약간의 짧은 광선의 이것들은 표피를 완벽하게 침투한다. UVB는 오직 표피의 위층의 수준까지 닿는 UVC와 같이 피부와 맞닿는 표피의 바닥 박층의 깊이만큼 닿는다(그림 29.2).

또한 특별한 파장들로 연합된 특유한 생물적 효과들이 있다(표 29.1).[9] 자외선의 가장 짧은 파장은 이미 아는 바와 같이 살균효과들이 있다. 최대 살균효과는 자외선의 UVC 안에 250~270 nm 범위에서 이루어진다. 더 짧은 파장은 또한 최대의 햇볕에 탐과 홍반을 야기시킨다. 이 효과들은 254 nm과 297 nm에서 홍반이, 254 nm와 299 nm에서 햇볕에 탐을 볼 수 있다. 흥미롭게도, 홍반과 햇볕에 탐이 일어나는 최대 효과는 둘다 UVC와 UVB 띠에서 일어난다(표 29.2).

정상 상태에서 자외선 에너지는 첫째로 UVB 띠가 급성피부반응을 야기시키고, 다음에 만성 피부반응을 일으킨다.[10,14,22] 급성반응은 이미 아는 바와 같이 노출의 초기에 60시간 동안 일어난다. 급성 효과는 즉각적 과다색소침착, 표피 과형성증, 급성 염증성 변화를 포함한다. 변화가 일어난 60~336시간 후에 2차적인 과다색소침착, 과형성증, 섬유화가 진행된다. 노출 총 336시간보다 더 노출되는 만성 후에는 탄력섬유종과 악성 종양을 포함한다.

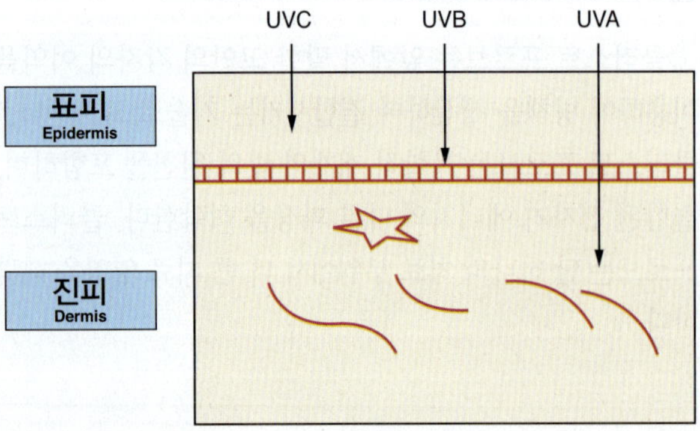

그림 29.2 *자외선의 침투 깊이.*

표 29.2 UVB와 UVC의 최대 생물학적 효과 비교

최대 생물학적 효과	UVB	UVC
세균	−	+
홍반 유도	+	+
태닝	+	+

핵심 29.2

상처감염 치료에 최대 생물적 효과를 위하여 UVC 등(lamp)을 선택한다.

초기 급성기 피부의 효과 (Acute of Early Cutaneous Effects)

위에서 논하였듯이, 홍반은 자외선에 노출될 때의 잘 알려진 효과이다. 홍반은 자외선에 피부가 노출되었을 때의 급성염증 반응의 결과이다. 홍반은 염증성 매개체와 연관되어 이차적으로 진피 혈관의 확장 때문에 생긴다. 최대 홍반 효과는 297 nm 그리고 254 nm의 자외선 파장에서 일어난다.[9] 이 파장들은 UVC와 UVB 두 스펙트럼을 교차한다. 그러나 이 파장들은 특히, UVC는 오존층을 통과하지 못하기 때문에 보통 정상 상태의 인간의 피부에 노출되지 않는다.

홍반은 더 짧은 파장을 쐬면서 생산되는 것보다 더 긴 파장을 쐴 때 더 오랜 기간 그리고 더 큰 잠복기를 갖는다.[9,11] 자외선의 짧은 파장은 더 강력 것으로 나타나다. 자외선 유발 홍반은 2~3시간의 잠복기간과 연관된다. 그러나 홍반의 출현 지연의 정확한 메커니즘을 알 수는 없다. 표피세포들의 손상으로부터 확산성의 생물적 조정자의 통합 때문에 다수의 이론들은 이 반응에 대해 분명하게 설명한다.[14] 노출됨과 조정자의 통합 사이의 시간은 반응의 지연으로 설명된다.

일단 조정자가 생산하게 되면, 혈관의 투과성을 증가시켜 진피로부터 발산하게 한다. 이 조정자는 현재까지는 아직 인정하지 않는다. 그러나 histamine, bradykinin, prostaglandins를 포함해서 몇몇 개의 후보자로 가능성이 있다.[14,35] 과거에 prostaglandins는 가장 있을 만한 후보자로 확산성의 중개자의 역할을 하는 것으로 생각했으며, 비록 Hensby의 노력에도 불구하고 prostaglandin의 반대자들에 의해 결과적으로 확정되지 않은 상태이다.[23] 따라서, 홍반의 중개역할로 prostaglandins는 불분명하다.

Brauchle의 노력으로 자외선 노출 후 혈관내피성장인사(VEGF)의 증가에 대한 중대한 증명을 가져왔다.[24] VEGF는 UVB 증가로 정도에 각질형성세포의 거의 치사량에 가까운 것으로 표현된다. 무 활동성 각질형성세포의 방사는 또한 중막 배양 VEGF의 정도만큼 mRNA 증가를 생산하다. VEGF은 혈관 침투성을 향상시키고, 이것은 자외선 치료 후에 홍반을 유발하는 중매자의 있을 만한 후보자이다.

Holtz는 피부에 홍반의 유발의 연속적으로 동반해서 일어나는 것에 대해 정의하였다.[25] 그는 자외선이 표피 층 세포를 찌르거나 가시층의 세포사이 부종을 동반하는 홍반을 야기하는 것을 보여주었다. 가시층 세포사이 부종의 발견은 또한 고강도 자외선에 노출됨에서 일어나는 것과 일치한다. 이 유발은 상처 표면절제로써 자외선의 능력을 위한 근거로 세포사이 유동체의 누적에서의 이탈이다.

Holts 또한 국소 혈관의 백혈구 누적을 증명하였다.[25] 아마도 이 포식 백혈구는 쥐에 UVC 치료로 노출시킨 Conner-Kerr의 연구로 국소 죽은 세포 제거술에 기여하였다.[26] 리소솜 활동의 증가와 리소솜 효소의 누출의 발견은 아마도 상처 표면 제거술의 효과에 기여하였다.

추가의 날카로운 또는 직접적인 자외선 노출의 효과는 피부를 두껍게 하거나 과형성한다.[14,27] 자외선은 상처치유 자극에 임상적으로 사용되었다. 쥐를 모델로 한 Conner-Kerr는 UVC로 상처에 단시간에 노출시켜 상피세포의 조직화 과정과 피로의 감소를 증명하였다.[26] UV선은 상피세포의 과형성 증가를 출현시킨다. 이 연구는 표피에 4~7시간 방사 후 DNA의 변화를 가리킨다.[10,14,22] 유극바닥의 표피세포는 12시간에서 24시간 안에 RNA 증가와 글로코겐의 축적을 가져온다. 이것은 바닥층과 가시층 둘 모두의 변화이다. 이것들은 지지 복구 기전의 단백질 조합의 증가 비율의 마지막 반영을 통해 RNA 수준을 증가시킨다.

Kaiser의 노력으로 곧 UVB에 의해 상처의 상피조직화 과정을 증명하였다.[28] 이 발견은 자외선과 함께 상피세포 치료로서, 인터루킨(interleukin)-1(IL-1)의 생산증가를 지원하였다. Interleukin-1은 상처의 상피조직화과정을 향상시키고, 지금의 상처의 상피조직화 과정으로 자외선 사용의 치료 접근을 위한 지지를 제공하였다. 이 치료적 접근은 아마 특히, 섬유종 끝 무통성 상처를 위한 도구이용 조직제거술과 함께 복합적으로 사용된다.

나중의 피부 효과들(Late Cutaneous Effects)

긴 자외선 치료의 나중 효과들은 탄력섬유증을 포함하여, 피부탄력성 상실, 그리고 악성종양이다.[22,29,34] 탄력섬유증은 전통적으로 일생 동안 UVB의 피부노출에서 관찰된다. 탄력섬유증은 진피 안에서 결합조직 섬유들, 콜라겐 그리고 탄력섬유들의 퇴행성 특징이다. 피부의 조직학적 평가에 의하면 탄력섬유종은 결합조직 섬유들의 호염기성 퇴행이다. 이 변화는 태양으로부터 UVB에 장시간 노출됨의 보호를 통해 인접한 부위 영역에서는 보이지 않는다.

UVB로부터 일생의 노출은 피부암의 유형 안에서 원인을 일으키는 요인으로서 인정된다.[10] 긴 시간 UVB에 노출됨은 다음의 원인이 된다.

1. 상습적으로 노출된 부위의 피부암의 수 증가
2. 밖에서 일하는 백인들의 피부암 발생률의 증가
3. 적도 가까이 사는 백인들의 피부암 발생률 증가
4. 장시간 노출된 동물들의 실험 안에서
   피부암의 발생률 증가

살균효과들 (Bactericidal Effects)

자외선 에너지는 세 가지 띠를 교차하는 살균이다. 시험관 내 검사에서 미생물 제거에 UVA, UVB, UVC 복사가 효과가 있음을 증명하였다. 그러나 순수 UVC 원천에 비교해서 자외선의 모든 세 가지 띠에서 박테리아 수 감소 생산 위해 더 오랜 시간을 요구한다.[31] 이 논쟁은 높이와 높이 일을 수행하는 것을 지지했다.[31] 그들은 Kromayer lamp (model 10)로서 자외선을 인도하여 증명하였고, 모든 세 가지 자외선 띠로부터 파장의 생산으로, 그것은 실험관 내 상처 병원균의 넓은 범위를 제거한 효과였다. 치료 시간은 피부홍반 유발의 기초이다. 고전적인 자외선 치료 시간은 홍반 요구 수준과 치료되는 상태에 기초하여 결정되었다(표 29.3). 그것은 이차적 홍반 등급(E_2)과

표 29.3 홍반용량 (Erythemal Dosing)

용량	반응시간	분해시간	피부반응
최소하용량 (SED)	육안으로 확인할 수 없음	NA	관찰되지 않음
최소용량 (MED)	4-6시간	24시간 이내	최소한의 발적
1도 용량 (E_1)	4-6시간	48시간	가벼운 발적
2도 용량 (E_2)	4-6시간	3-4일	가벼운 화상과 박리, 색소침착
3도 용량 (E_3)	2시간	며칠	심한 화상과 박리, 뚜렷한 홍반, 물집, 색소침착
4도 용량 (E_4)	2시간	며칠	E_3과 동일. 뚜렷한 조직 부종과 삼출물

더 큰 공통 상처 병원균들 사멸의 효과로 인도되었다. 그러나 완벽한 미생물의 박멸은 피부에 심각한 위험의 결과를 낳는 오직 등급4 또는 E를 포함했다.

대조적으로, 시험관 안에서 UVC 광선 치료는 3초 동안 짧은 시간 치료로 항생물질 저항으로 표현되는 것을 포함한 다른 상처 병원균들의 수를 효과적으로 제거하는 것을 보여주었다.[32,33] 짧은 시간 치료는 E1 반응 유도를 요구한다.

UVC 광선 치료로 인도된 V-254 lamp는 UVC 에너지를 선택적으로 방사하며, 수많은 공통 상처 병원균의 99.99% 죽이는 비율이 있다.[32,33] 미생물 성장의 최선의 상태인 시험관 안에서 실험은 박테리아의 원핵생물과 효소(이스트)의 진핵생물 또는 다세포의 균류 생물의 박멸에 짧은 시간 노출되는 효과적인 UVC 방사를 증명하였다. 더군다나 UVC는 일반적으로 단핵생물보다 더 짧은 시간으로 다세포 진핵세포 상처 병원균 사멸의 효과를 보여준다. 그러나 연구의 결과는 사멸율 99.9% 비율을 위해 최고 감수성 숙주 진핵생물(3초)와 비교하여 다세포 다세포 진핵생물은 10배 시간(30초)이 동안 노출되어야 함을 가리킨다.

연구는 또한 생체 내 공통 항생물질 저항 박테리아 병원체를 위해 짧은 시간 UVC에 노출되어 99.9% 사멸율을 생산할 수 있음을 가리킨다(표 29.4).[32] 시험관 내 최선의 성장 모델 사용에서 UVC 복사선으로 오직 5초 동안 방사로 메티실린 내성 황색 포도 구균(methicillin-resistant *Staphylococcus aureus*; MRSA)의 99.99% 사멸할 수 있다. 반코마이신 내성 장알균(vancomycin-resistant enterococci; VRE)도 유사한 결과를 얻었다. 추가적으로 급성 외과적 상처의 생쥐 실험에서 106 MRSA의 접종과 매일 5일 30초 동안 UVC 치료를 통해 MRSA 100% 제거하였다.[26] 흥미롭게도 급성 외과적 상처 생쥐의 치료에서 자외선 원천 즉, 세 가지 자외선 띠(UVA, UVB, UVC)에서 치료 후 박테리아 정도에서 다른 결과가 없었다. UVC는 미생물 사멸의 가장 효과적인 띠이며, 250~270 nm의 범위가 박멸효과의 절정이다. 그러므로 혼합된 광선의 원천은 미생물 사멸의 효과적인 UVC의 충분하게 고비율로 생산하지는 않는다.

동물실험을 통해 상처 치유에 대한 자외선 방사의 효과들 (Effects of Ultraviolet Irradiation on Wound Healing in Animal Models)

다른 동물 모델은 상처 치유에 UVA, UVB, UVC 방사의 효과에 대한 연구이다(표 29.5). 그 모델들은 생쥐, 털이 없는 기니 돼지와 토끼, 돼지이다.[34-38] UVB는 생쥐와 도끼에서 긍정적인 효과를 가져왔지만, 털이 없는 기니 돼지에서는 아니었다. 급성 외과적 상처 생쥐의 UVA와 UVB 치료는 치료 반대 부위 즉, 처치되지 않은 부위와 동물의 치료 4일과 15일을 비교 상처폐쇄의 비율이 중대하게 등가한 결과를 낳았다. 상처장력세기의 비 감소는 이 체제시간을 넘어 발견되었다. 이 연구의 결과는 또한 UVA 와 UVB의 상처 반대편의 치유의 비향상과 비체계화라는 국소적 효과를 제안한다.

마찬가지로, UVA와 UVB는 토끼 귀의 급성 상처 최대 두께의 조직 재생비율이 수수하게 증가했다.[34] UVA와 UVB는 처치하지않은 부위보다 빠르게 상처 치유가 대처

표 29.4 99.99% 살균을 일으키는데 걸리는 UVC의 치료 시간 (초)

	MRSA	VRE	Pseudomonas
체외 실험			
3초			*
5초	*	*	
체내 실험			
30초	*		

MRSA=methicillin-resistant S. aureus;
VRE=vancomycin-resistant enterococci

표 29.5 동물실험에서 상처 치유에 대한 UVA, UVB, UVC의 효과

	UVA	UVB	UVC
쥐	+	+	+
돼지 (털이 없는 guinea pig)	–	–	ND
토끼	+	+	ND
돼지	ND	ND	0

+ = 양성 효과, – = 음성 효과, 0 = 관찰된 효과가 없음,
ND = 데이터가 없음

되었다. 긍정적인 결과는 또한 조직병리학적 분석의 증거 자료로 사용되었다. 처치되지 않은 조직과 비교하여 상피조직화과정비율과 콜라겐 침착에 중대한 증가가 있음을 발견하였다.

대조적으로, 털이 없는 기니 돼지 모델에서는 반대의 효과를 얻었다. 털이 없는 기니 돼지의 급성 외과적 상처는 치료 전 16주 동안 UVA와 UVB의 복사는 상처폐쇄비율의 향상을 나타내지 않는 결과를 야기시켰다.[36,37] 상처 장력세기는 UVA 와 UVB 둘 모두의 동물치료에서 방사된 그룹의 두드러진 내피부종과 호산구 침입이라는 중대하게 좀 적었다. 순수한 UVA 방출은 또한 털 없는 기니 돼지에서 상처장력 세기의 감소를 일으켰다. 그러나 통상적으로 치료 전 자외선의 맞지 않는 임상의 시행과 치료의 긴 지속시간 동안 불분명한 적절성은 연구로 남아있다.

돼지류와 설치류 모델을 비교하여 사용한 증명에서 UVC의 효과들은 상처치유 비율에 유독함이 없다.[38] 연구에 사용된 돼지류 모델들은 상처장력세기에 UVC방사의 중대한 효과들을 증명하지 못하였다. 그러나 급성 외과적 상처에 대한 설치류 모델들의 30초 5일 동안 UVC 사용을 통한 연구는 조직의 오그라짐 없이 상처와 상처주변이 영역을 깨끗하고 부드럽게 하는 효과를 증명하였다.[39] 이 상처 구축의 유형은 또한 처치 없는 부위의 영향들과 변화를 비교하였다. 이 결과들은 UVC 방사 후 섬유아세포의 매개체로부터 파이브로넥틴(fibronectin)의 분비의 증가를 증명한 Morykwas 등과 일치한다.[40] Fibronectin는 세포 외 단백물질로 상처를 구축시키는 역할을 하는 것으로 나타난다.[40] 이것은 섬유아세포 이동과 근섬유아세포에 의한 상처의 구축을 위한 접촉의 점을 제공한다. 아마도 급성 외과적 상처들의 UVC 치료 후 관찰된 양성적인 효과로 fibronectin 분비를 향상치킨다(표 29.5).

인간조직에 자외선 방사의 효과들 (Effects of Ultraviolet Irradiation on Human Tissue)

실험의 정보는 상처치유향상에 자외선 방사의 긍정적인 역할을 제안한다. 그러나 임상 연구에서 통제는 매우 적다. 상처치유에 UVA와 UVB의 긍정적인 효과에 대한 대부분의 연구는 1945년 집행된 자료이다.[41] Stein과 Shorey에 의한 공표된 세부사항은 외상성 상처와 압박성 상처를 입은 두 군인들의 상처 감염과 상처치유 비율의 증가됨이다.[41] 두 상처 모두는 만성이며 자외선 치료 시작까지 치유로 향하지 않는다. 두 궤양 모두 자외선 치료의 시작 후 치유되었다. 외상성 상처는 10일간 자외선 치료의 개시로 그리고 압박성 궤양은 2달보다 적은 자외선 치료의 개시로 치유되었다.

무작위로 조정된 시도는 표면상의 압박성 궤양들에 치유 향상 비율을 증명하였다.[42] 압박성 궤양에 대한 자외선 치료는 궤양 억제를 위한 평균 10주에 비교하여 6주까지 앞당겼다. Crous와 Malherbe에 의한 임상적 연구는 정맥의 부적합 때문에 개개의 유사한 결과로 인도되었다.[43] 그러나 목적을 이루지는 못하였고 마감되었다. UVA와 UVB 치료 요인은 사전에 묘사된 봐야 같이 홍반 조사량에 기초한다. E1는 피부 창상과 육아조직을 위해 사용되며, E4는 괴사조직을 위해 사용된다.

Nussbaum 또한 압박성 궤양 치유에 자외선 방사의 효과

에 대해 조사하였다.[44] 그녀는 습기있는 상처 치유 또는 냉 레이저와 UVC와 초음파를 비교하여 프로토콜을 썩어서 사용하였다. UVC와 초음파 치료의 결합은 냉 레이저 또는 습기있는 상처 치유를 넘어서 압박성 궤양의 치유를 향상시키는 기초가 되었고, 초음파 치료와 함께 UVC의 결합에 의한 효과를 정확하게 결정하는데는 어려움이 있었다. 그러므로, 개개의 모달리티의 효과가 분명한 것도 아니다.

피부감염에 UVC의 효과 또한 연구되었다. Taylor에 의한 각각의 56개의 피부감염에 대한 UVC의 효과성을 연구하였다.[45] 각각의 이것들은 다음의 감염 때문에 생긴 피부 병변이다:무좀(발백선), 머리백선(독창, 두부백선), 스포로트리쿰증(이형성 진균dimorphic fungus인 Sporothrix scenckii에 의한 피하조직의 곰팡이 감염) 그리고 and 샅백선(음고부백선). 치료 시간은 5~7일 기간동안 2~5분 사이이며, 3.2치료의 평균 각각의 수신이다. 50명의 환자에서 1주 사이에 감염을 중대하게 제거하는 긍정적인 효과로 증명되었다.

Taylor는 또한 완전관절성형술 개개의 박테리아 수의 제거에 UVC의 효과성을 증명하였다.[46,47] UVC에너지는 광선 원천을 넘어 인도된 10분 후 외과적 절차를 개시하였다. 연구 결과들은 UVC 치료가 수술 방 공기와 외과적 상처 둘 모두에서 박테리아 제거에 중대하게 효과적임을 그리고 더 높은 처방 치료의 효과성을 가리킨다. UVC치료는 100 μw/㎠에서 87%(study group $N = 18$)의 박테리아 감소와 300μw/㎠에서 92%(study group $N = 13$)의박테리아 감소와 비교로 인도된다.

Moggio의 노력으로 자외선 방사 후 수술 부위 넘어 공수 박테리아 수가 더 적은 중대한 결과를 증명하였다.[48] 오직 외과적 수술 경험이 있는 1,322명 중 0.15%만이 수술부위에 자외선 방사 후 수술부위 감염을 겪었다. Berg는 또한 수술방에서 파란 광선의 적용과 자외선 치료를 비교함으로써 유사한 결과를 증명하였다.[49] 수술 방에서 자외선 처치는 완전무균의 공기 정화로 생산된 공기의 질과 유사한 수술 방 공기의 질을 생산하였다. 더욱이 Taylor 또는 Berg도 수술 방에서 UVC 노출의 유해 효과는 없었다.[46-49]

최근의 연구는 만성 상처에서 박테리아 수의 감소에 대한 UVC의 효과성 시험한다.[50] 다음의 박테리아, *녹농균(pseudomonas aeruginosa)*, *황색포도상구균(S. aureus)*, 그리고 MRSA는 단 하나의 UVC 180초 동안의 치료로 제거되었다. 시험관 내 실험과 일치하는 *녹농균*은 UVC치료에 가장 민감하였다.[33] UVC는 다른 박테리아와 비교하여 MRSA에 불리하지 않은 효과성이 있었다. 오직 표준 180초 치료시간 후 1등급으로 MRSA 수는 절감되었다.[11] 이 데이터는 만성 상처로부터 MRSA의 완벽한 박멸에 180초의 요구됨의 복합의 치료를 가리키는 작은 연구에서 왔다.

UVC 치료 패러다임 (Ultraviolet-C Treatment Paradigm)

현재의 자외선 치료를 위한 패러다임은 조사보고서와 전문가 조언의 포괄적인 재검토에 기초를 둔다. 서서히 진행되는 증거는 상처병원균의 유해수준과 함께 상처의 치유를 위한 UVC의 역할을 지지한다. 과거에 상처 한 침대로부터 조직 보수의 1그램에 10^5 미생물로 상처 감염을 정의하였다. 그러나 그것은 최근에 다시 고려되어 정의되었다. 일반적으로 상처 감염은 미생물의 공격의 독성과 고객의 반응을 포함한 요인의 수와 상처 조직의 1그램에 미생물의 존재 수와 관계되어 정의된다.

과거에 홍반용량은 상처 감염을 위한 치료시간의 사용으로 결정되었다. 홍반 등급의 증가는 환자의 피부에 최후에 화상을 야기 시켰다. 치료를 위한 홍반의 등급은 자외선 복사선에 의해개개의 피부의 반응과 상처의 상태에 의지하여 규정되었다. 느린 상처 치유는 홍반용량 1단계(E_1)와 2단계(E_2) 치료에서도 또한 박테리아 수가 높았다. E_1 홍반용량은 48시간 안에 용해되는 피부를 약간 붉게 하였으며, E_2 홍반용량은 경미한 태양화상과 유사한 것을 야기 시켰다. 모든 홍반용량은 개객의 피부 반응에 기초하여 계산된다. 치료시간은 개개의 피부반응을 확보한 노출됨의 시험을 통해 결정되어야 한다.

홍반용량의 방법은 아마도 개개의 피부에 급성 염증반응을 야기하는 때 낮은 홍반용량을 적용함으로써 유익함을 제공한다. 이 급성 염증 반응은 아마도 미생물의 공격의 제거와 면역계의 활성을 통한 치유자극, 백혈구의 보충 그리고 내인성 성장인자와 관련하여 발생한다.

그러나 저술자와 동료들의 싸움은 조직치유에 위험성에서 보호하거나 최소로 하는 것과 보다 더 효과적인 각자의 유기체를 위한 최소한의 치사량에 기초한 치료시간에 대한 싸움이다.[26,32,33] 강한 홍반용량은 화상을 야기시켜 조직에 직접적인 위험을 생산한다. 저술자의 실험신안에서 시험관 내 그리고 생체 내 연구는 시험과 내에서 박테리아의 가장 제거 위한 5초만큼 작은 시간의 기간을 요구함과 생체 내에서 30초만큼의 시간의 기간을 요구함을 가리킨다. 작은 경우의 연속 안에서, 인간의 항생물질 저항 박테리아의 보다 더 효과적인 제거를 위한 180초 동안 노출됨을 요구한다.[50] 그러나 긴 시간 동안의 노출과 더 적은 시간 동안의 노출의 실행을 통한 복합적 노출과 광대한 연구들의 실험 시간은 줄었다. 각각의 상처 병원체 제거에 요구되는 모든 에너지의 최적의 요인은 인정된 것이 없다. 가장 이용할 수 있는 증거에 기초해서 그림 29.3 안에 치료의 패러다임를 제안했다.

상처 치유 자극을 위한 자외선 장비 선택 (Ultraviolet Equipment Selection for Stimulating Wound Healing)

UVA와 UVB는 인간과 동물 둘 모두의 연구에서 상처치유와 관련하여 가장 큰 범위를 갖는 연구이다. 이 연구는 특별히 진피의 혈관질과 상피조직화과정 증가의 증진을 통한 상처치유 자극에 대한 UVB를 가리킨다. 분자의 연구는 IL−1 또는 VEGF로써 시토킨cytokines(혈액 속에 있는 면역 단백(蛋白)의 하나)의 자극을 통한 상처 치유의 촉직을 위한 UVB를 제안한다.[51,52] 그러나 피부 손상과 피부암은 자외선 복사선에 오랜 시간 노출됨과 조합된다. 이러한 이유로 표피의 환경을 위한 장소에서 보호와 함께 총 노출을 고려하여 매우 제한된 시간으로 짧게 노출한다.

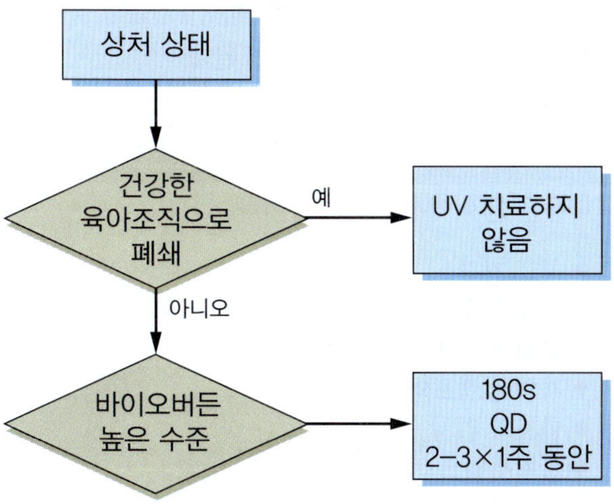

그림 29.3 *생물적 "바이오버든" 높은 수준과 함께 상처의 UVC 치료 패러다임.*

매우 제한된 데이터는 인간 또는 동물 안에서 상처 치유 자극으로 이용할 수 있는 UVC의 사용을 지지한다. Nussbaum의 연구는 초음파와 UVC를 함께 결합하여 압박성 궤양 치유 비율의 증가를 증명하였다.[44] 이 관찰에서 치유 비율은 무작위 억제 임상적 UVB 복사선의 시도의 관찰 보다 더 크다. 그러나 Nussbaum가 사용한 비교를 위한 UVC치료 그룹의 초음파 분리 없이 초음파 / UVC 복합 그룹은 결정적인 최후의 결론이 아니다.

UVA와 UVB 장비의 선택 (Ultraviolet-A and Ultraviolet-B Equipment Selection)

UVA와 UVB 램프는 아마도 상처 치유 자극으로써 사용되었다. UVA/UVB 램프의 수는 구입을 위해 이용할 수 있다. 또한 램프의 대부분은 적외선 발전기를 갖고 있다. 그들의 설계 때문에 램프들은 기울기 또는 회전되는 경향이 있으며, 임상적으로 안정된 기초와 함께 질 높은 선택으로 장려되었다.

UVC 장비의 선택 (Ultraviolet-C Equipment Selection)

UVC 램프는 아마도 상처치유 자극을 위해 사용되지만 가장 자주 멸균효과에 사용된다. 최대 살균력 있는 파장의 길이는 250~270nm 범위이다. 가장 절정의 효과들은 종종 254nm 파장에서 조합되었다. 오늘날의 UVC 발전기는 대부분 할로겐 램프이고, 그들은 즉시 이용할 수 있다. 램프를 선택할 때, 임상가는 가장 효과가 큰 절정의 254nm 파장을 발산하고 함께 순수 UVC스펙트럼을 생산할 수 있는 것에 대한 선택에 주의를 기울여야 한다. 임상적으로 큰 상처를 효율적으로 보다 더 치료하기 위해 가장 큰 면판을 갖는 할로겐 램프를 선택하기를 충고한다.

상처주변준비 (Periwound Preparation)

창상은 특히, UVB 램프에서 악성종양과 가능한 피부 손상 위험성 때문에 자외선 노출로부터 보호되어야 한다. 피부의 보호는 미네날로 쌓거나 페트롤라툼(petrolaum)(비결정성 고체탄산수소) 젤리 적용과 같이 쉽고 용이하게 성취할 수 있다.

핵심 29.3

피부노출에서 보호하기 위해서는 창상부위를 페트롤라툼 젤리 또는 미네랄로 쌓는 것을 원한다.

상처 기부 준비(Wound Bed Preparation)

자외선 에너지는 투명한 드레싱 필름을 포함하여 가장 드레싱을 통과하지 못한다. 모든 드레싱은 상처 기부 제거와 상처 기부로부터 제거한다. 자외선 에너지는 상처 기부 노출을 향상시킴으로써 괴사조직을 깊이 투과하여 제거한다. 상처는 또한 치밀하지 못한 부스러기와 괴사조직을 제거함으로써 깨끗해진다. 이것은 상처 표면을 제거하는 초음파의 사용을 통해 또는 흡입을 동반한 박동성의 세척을 포함한 다양한 메커니즘으로 성취할 수 있다. 상처들은 세척기와 여압통을 사용하여 염성을 분출하는 최소의 괴사 조직으로 덮여 있다. 하나의 조사 연구는 자외선 복사와 세척기 분출의 공통관리에서 시험관 내 상처 모델의 미생물 수 감소로 유익함을 부가함을 증명하였다.[53]

핵심 29.4

모든 드레싱 물질과 자외선에서 목표 조직의 최대 노출을 제공하는 상처 기부를 깨끗이 제거하며, UVC는 드레싱 물질을 관통할 수 없다.

치료 거리 결정 (Determining Treatment Distance)

UVC 램프는 상처 표면으로부터 2.54 cm의 1인치에 자리한다. 많은 램프들은 상처의 위를 넘어 환자의 피부 표면에서 1인치 고착된 스페이서(간격을 띄우는 장치)를 갖는다. 만약 스페이서가 이용될 수 없다면, 램프로부터 붙고 압박되어 쉽게 세울 수 없다. 그것들은 각각의 치료에 착석으로 대치되었다.

UVA와 UVB 램프는 상처 기부로부터 30인치 떨어져 위치하게 된다. 그러나 치료 거리는 치료강도의 선택에 의지하여 변화를 준다. 다음의 법칙은 UVA/UVB 램프 또는 UVC 램프를 각각 사용할 때 환자치료 동안의 관찰된다: (1) Grotthuss-Draper law (2) inverse square law, (3) cosine law and (4) Bunsen Foscoe law of reciprocity.

자외선 치료의 적응증 (Indications for Ultraviolet Treatment)

자외선 치료는 다음의 상처들에 적응증이다:

1. 다루기 힘든 상처
2. 괴사 상처
3. 만성 상처의 급성 감염

자외선 치료의 금기증 (Contraindication for Ultraviolet Treatment)

자외선 치료는 다음 질환의 환자에 금기증이다:

1. 폐결핵
2. 갑상샘과다증
3. 전신 홍반 낭창
4. 심장, 신장, 간 질환
5. 급성 건성 또는 습진
6. 단순포진

역 반응 (Adverse Reactions)

자외선 치료는 역 반응을 일으킨다. 이 반응은 화상 또는 가려움증 때문에 심각한 통증을 포함한다. 만약 환자가 이 반응을 경험한다면, 치료를 중단해야만 한다. 수화겔(hydrogel) 드레싱 적용은 통증경감과 피부 냉각을 제공한다.

자외선 치료 적용 (Administration of Ultraviolet Therapy)

자외선 요법은 생물물리학상의 에너지 기술의 적용 안에서 개개의 허가된 숙련됨으로 인도된다.

기록 (Documentation)

다음은 환자 기록 안의 내용이다:

- 치료 기간
- 치료 횟수
- 자외선 램프의 유형
- 자외선 램프의 출력
- 환자의 위치
- 상처부위
- 상처 전의 보호와 준비
- 상처 기부 준비
- 치료에 대한 환자의 반응

가시광선과 적외선(레이저, 광선 방출 다이오드, 초발광 다이오드) 〔Visible and Infrared Light (Lasers, Light-Emitting Diodes, and Superluminescent Diodes)〕

레이저의 생물적 효과 (Biological Effects of Lasers)

저강도 레이저 또는 냉 레이저는 생물적 조직 안에서 효과의 다양성을 생산한다.[54,55] 이 효과들은 광생물적 조정으로 묘사된다. 레이저는 인간과 동물 둘 모두의 자극과 억제의 생물적인 과정을 갖는다. 레이저에 의해 제공되는 광선 에너지와 함께 발색단(자연히 몸에 색소침착이 일어나는 것)의 상호작용으로부터 이 효과들의 결과이다.

식물들과 동물들 둘 다 발색단을 내포한 세포를 갖는다. 이 발색단은 식물들의 광합성과 동물들의 세포호흡을 포함한 생명을 위한 필연적인 하루하루의 생물적 과정이다. 레이저 광선은 식물들과 동물들 안에서 발색단 또는 생물적 색소침착으로 전자기 스펙트럼의 흡수로 적외선 또는 가시광선(600−1200nm) 구역으로부터 유래된다.[1,2]

이 에너지는 세포 과정의 원천 힘으로 레이저 광선에 의해 제공된다. 이 에너지는 인간 발색단의 수와 함께 진피를 관통할 수 있다.[1,2,54–56] 포유동물 발색단은 효소(enzymes), 멜라닌(melanin), 헤모글로빈(hemoglobin), 마이오글로빈(myoglobin)의 연쇄적 호흡을 포함한다. 빛의 더 긴 파장은 더 짧은 가시광선 스펙트럼과 비교하여 더 큰 세포 발색단의 적외선 스펙트럼의 영향력으로부터 유래된다. 가시광선 에너지는 멜라닌(melanin), 헤모글로빈(hemoglobin), 마이오글로빈(myoglobin)에 흡수된다.

연구는 세포의 정상적 기능으로서 레이저 광선 효과에 더 민감한 조직 손상으로부터 세포들을 가리킨다.[57] 염증성, 부종성 그리고 허혈성의 조직은 낮은 수준의 레이저 에너지로부터 유익함을 갖는다. 이 조직들 안의 세포들은 더 낮은 자극을 위한 역치 또는 에너지 전환과 빛 에너지에 노출됨으로부터 유익함을 갖는다. 많은 유익한 레이저 효과들은 전자기 스펙트럼의 600~900 nm 범위로부터 빛 에너지로서 중개된다.[54,56] 다음은 파장 범위에서 생물적 효과들이다: 세포의 증식과 분화의 증가, 사립체 내에서의 ATP의 생산 증가, RNA 통합 증가, 비만세포로부터 화확 쏠림성 인자 방출 증가(표 29.6).[54,58] 레이저 광선의 다른 긍정적인 생물적 효과들은 상처치유 촉진, 백혈구 침투의 향상, 대식세포 활동성의 증가, 섬유아세포 증식의 증가, 성장인자 방출의 증가, 상피조직화과정 비율의 증가 그리고 조직 장력 세기의 개량을 포함한 파장으로부터 발생시킨다(표 29.6).

사례연구 29●1 압박성 궤양 감염의 치료를 위한 UVC

병력 (Medical History)

72세 R.J.는 큰뼈돌기의 압박성 궤양과 함께 오랜기간 보행하지 못한 남성이다. 그의 의학적 진단은 암, 고혈압, 당뇨병을 포함한다. 그는 침상 움직임을 위한 최대 도움 상태를 요구했다. 그는 사전에 엉치뼈 부위에 압박성 궤양을 갖고 있었다.

이송 이유 (Reason for Referral)

고객은 큰뼈돌기의 압박성 궤양 임상적 감염 3단계가 존재하며, 침상 움직임의 부전 때문에 물리치료로 이송되었다.

상처 검사 (Wound Examination)

이 상처는 불결한 냄새와 매우 많은 오수를 동반한 3단계 대전자 압박성 궤양이다. 경화된 검은 건조 가피는 최근에 제거되었다. 상처의 가장자리는 굳었으며, 창상에는 홍반이 있다. 이 상처의 반정량적인 표본의 배양은 MRSA의 높은 수 포함을 가리킨다.

치료 계획과 과정 (Treatment Plan and Outcome)

4월 4일 상처의 가장자리를 제거하고 깨끗이 하는 것을 시작하였다. UVC의 하나의 적용은 15mW의 양으로 상처 기부 표면으로부터 1인치 떨어져 180초 동안 상처 기부에 적용된 것이다. 만약 180초 동안 효과적으로 UVC를 적용하였다면, 반적정량적인 표본 방법과 같이 분석을 위한 진술과 상처 배양이 결정된다. 창상피부는 소독한 것으로 걸쳐 보호했다. 임상적 실험실의 검사로부터의 결과 상처에 UVC 치료 180초 후 미생물의 수가 매우 적었음을 가리킨다. 이 경우에 대한 연구는 상처 기부의 표면에 박테리아 수의 제거를 위한 UVC 치료의 신속한 치료 효과를 증명한다.

표 29-6 레이저 광선의 생물적 효과들

생물적 효과들
● 세포의 증식의 증가
● 세포의 분화의 증가
● 사립체 내에서의 ATP 생산의 증가
● RNA통합의 증가
● 비만세포로부터 화확 쏠림성 인자 방출의 증가
● 백혈구 침투의 증가
● 대식세포 활동성의 증가
● 성장인자 방출의 증가
● 상피조직화과정 비율의 증가
● 조직 장력 세기의 증가

핵심 29.5

광선요법은 상처 치유의 증진하기 위해 600 그리고 900nm 사이의 에너지의 파장으로 인도되고 고려되는 방책이다.

특정한 상처 치유 과정에 대한 레이저 치료의 효과들 (Effects of Laser Therapy on Specific Wound Healing Processes)

레이저 광선 치료는 상처 치유 과정 안에서 세포를 감싸 많이 자극한다(표 29.7). 레이저 치료요법으로 증대한 과정은 아래 표에 실려 있다.

섬유증식/섬유아세포 증식 (Fibroplasia/ Fibroblast Proliferation)

저강도 레이저 광선은 대식세포 자극을 통해 섬유증식을 향상시킨다. 660, 820, 870 nm 파장에서 노출 후 섬유아세포의 직접적인 증식의 중요한 역할을 하는 대식세포에 대한 화학적 중개자의 방출과 통합은 향상된다.[59,60] 세포 안에서 섬유아세포 증식은 또한 2.28, 18.24, 292.30 Hz의 맥동 주파수들로 구성된 레이저 치료에서 받은 대식세포와 같은 세포 증가를 보여준다.[58,61]

콜라겐 합성 (Collagen Synthesis)

저강도 레이저 노출은 시험관 내 연구의 수 안에서 콜라겐 생산 자극을 보여준다.[60-62] 헬륨-네온 레이저로 인간 피부 섬유아세포 조사는 24시간 간격으로 사용된 4연속적인 노출의 치료 패러다임에서 콜라겐 생산을 증가시켰다.[60] 다른 연구에서는 헬륨-네온과 갈륨 비화물 레이저에 노출된 인간 피부 섬유아세포는 전콜라겐(풋아교질, 프로콜라겐) 합성과 섬유아세포의 증식비율을 향상시키는 것을 증명하였다.[61]

근 세포 증식 (Muscle Cell Proliferation)

연구는 또한 근 세포 증식에 저강도 레이저의 효과를 증명하였다. 배양된 근 위성/선구자 세포 그리고 격리된 근섬유들에 저강도 레이저 노출됨은 그들의 증식비율의 증가를 보여주었다. 저강도 레이저는 또한 근세포로부터 분화를 위한 이용될 수 있는 인공의 유층(pool)을 증가시켰다.

ATP 합성 (ATP Synthesis)

사립체에 의한 ATP 생산에 저강도 레이저의 긍정적인 효과는 또한 시험관 안에서 증명되었다. 등나무 생쥐 Wistar 쥐의 간으로부터 격리되어 배양된 사립체는 5 J/cm² 로 사용된 헬륨-네온 레이저의 저강도 레이저 방사를 통해 치료되었다. 미처리된 것과 비교하여 70% ATP 합성이 증가되었다. 이 효과는 전자 이동 억제제와 함께 소멸시키는 효과로서, 사립체의 내막에 전자 이동의 향상비율의 중재로 나타났다.

면역계 자극 (Immune System Stimulation)

저강도 레이저에 의한 에너지 방출은 또한 개개의 유방암으로부터 백혈구 활동 자극을 보여준다. 30 W/cm²의 에너지 농도에서 헬륨-네온(633 nm) 또는 아르곤(488 또는 541 nm) 레이저 치료 후 시험관 내에서 T 그리고 B 림프구 활동이 증가하였다.[65] 헬륨-네온과 아르곤 레이저 둘 모두 박테리아 침입에 투쟁을 위해 중요한 T 그리고 B 림프구의 활동을 자극하였다. 더 긴 지속 시간의 결과는 T cell이 더 활동적이었고, 방출시간의 10분에서 T cell의 활동적인 백분율이 최대 증가함이 발견되었다. 488 nm에서 아르곤 레이저 치료는 반대편과 비교하여 B cell이 가장 크게 증가하였다.

게다가, 지강도 레이지 방사는 또한 미생물을 구속하는 림프구의 능력 증가를 찾아냈다.[65,66] 5 J/cm²의 에너지 농도에서 헬륨-네온 레이저에 노출된 인간 혈액 주위로

표 29.7 상처 치유 과정에 대한 특정 파장의 레이저 효과

상처 치유 과정	파장	레이저 유형
대식세포 활동의 자극	660, 820, 870	반도체
콜라겐 합성	633	헬륨-네온
ATP 합성	633	헬륨-네온
면역계 자극(T세포와 B세포의 활동)	488, 541, 633	아르곤, 헬륨-네온
림프세포에 의한 세균결합	633	헬륨-네온

부터 림프구는 살모넬라 친화력 증가를 증명하였다. 헬륨-네온 레이저 치료 후 살모넬라 구속력의 증가와 살모넬라를 구속하는 림프구의 능력이 증가됨을 발견하였다.

산소 수송 *(Oxygen Transfer)*

Asimov의 연구에서 레이저가 피부의 혈관 안에서 적혈구로부터 산화헤모글로빈에 의해 산호 수송의 효과성으로 조직 치유의 향상을 가리킨다.[56] 빛의 광양자의 흡수는 헤모글로빈 분자로부터 산소의 해리의 원인이며, 이것은 조직에 수송을 위해 이용할 수 있다. 만성 상처로 연합된 조직에 산소를 수송시키는 효과성 증가는 저산소 상태를 구원한다. 이것은 아마도 또한 조직의 울혈 경감을 제공한다. 콜라겐의 산란 원인과 멜라닌에 의한 레이저 광선의 흡수로 인하여 조사량과 파장의 선택이 결정된다. 585 nm 파장은 조직의 유효성과 산소 분자 해리의 증가 안에서 더 효과적인 것으로 나타난다. 그러나 산소 유효성의 증진을 위한 최적의 파장을 확증하기 위해 더 연구가 필요하다(표 29.7).

발광 다이오드의 생물적 효과들 (Biological Effects of Light-Emitting Diodes)

LED 빛으로부터 적외선 에너지는 또한 세포 유형의 다양성의 세포의 증식 자극을 보여주며, 조직을 23mm 관통한다.[67] LED로 치료된 세포들은 치료되지 않은 세포들의 150%~200%의 세포 증식 비율을 증명하였다. 배양된 인간 근 세포들은 치료되지 않은 것보다 7 시간 더 빠르게 성장하였고, 피부 세포들은 5 시간 더 빠르게 성장하였다.[68]

동물 모델 안에서 상처 치유에 대한 레이저와 발광 다이오드의 효과 (Effects of Laser and Light-Emitting Diodes on Wound Healing in Animal Models)

상처 치유에 대한 저강도 레이저 치료의 유익한 효과는 동물 모델의 다양성 안에서 증명되었다.[54] 저강도의 레이저 방사 후 소, 돼지, 개, 토끼 그리고 쥐의 상처가 실험 안에서 치유 향상을 야기시켰다. 그러나 상처 치유에 대한 가장 뚜렷한 효과들은 소 피부 다음으로 생쥐 피부 안에서 발견되었다. 돼지 피부는 소와 생쥐의 피부와 비교하여 적게 반응하였다.

이 연구는 소와 생쥐의 치밀하지 못한 피부에 저강도의 레이저 방사가 보다 더 뚜렷한 효과가 있음을 가리킨다.[54,69,70] 인간과 돼지는 비슷하게도 더 팽팽히 서로 가까이 있는 움직임이 덜한 피부를 가지고 있다. 이것은 아마도 인간보다 동물 안에서 저강도의 레이저 치료가 상처 치유에 대한 긍정적인 효과가 있음을 발견한 논문의 최근 메타분석의 결과로 설명된다. 그러나 이 효과는 또한 아마도 동물 연구들 안에서 더 큰 개체의 수와 함께 더 큰 힘의 조합 때문이다.

다른 저강도 레이저 효과들의 경우는 동물 모델들 안에서 발견되었다. 이것은 신속한 치유와 상처의 폐쇄, 육아조직 형성의 향상, 힘줄 안에서 콜라겐의 정렬 향상, 힘줄 장력 세기의 증가, 그리고 골절의 치유 촉진을 포함한다.[54] 이 효과들은 헬륨-네온과 갈륨비화물 레이저 치료와 함께 조합된 것이다. 4~10 J/cm² 사이의 용량은 긍정적인 효과들을 생산하기 위해 요구된다.

저강도 레이저 치료는 혈관투과성 증가로 초기 염증 과정의 중요한 역할을 하는 프로스타글란딘(prostaglandin)

(혈관 확장 · 혈전 방지 따위에 씀) 역할의 증가를 보여준다. 비만세포는 상처 치유 과정에서 중요한 화학적 중개자의 원천을 위해 일한다.

1985년 Mester는 생쥐 등의 상처 안에서 E 유형과 F 유형 prostaglandin 생산에 대한 1 J/cm² 농도 에너지의 헬륨-네온 레이저의 효과를 연구하였다.[62] Prostaglandins의 두 유형 모두 조절된 상처에 비교하여 레이저 치료 상처들이 치료 후 4일에서 중대하게 증가하였다. 비만세포 탈과립은 또한 시험과 내에서 상이한 맥동 주파수의 낮은 힘의 레이저 사용으로 증명되었다.[71] 비만세포 탈과립은 20과 292 Hz에서의 노출에서 일어난다.

동물 안에서 상처 치유 향상은 또한 LEDs와 함께 치료 후 측정되었다. NASA의 고도로 발달된 적외선 LEDs와 함께 당뇨병 치료 안에서 상처 치유 비율의 증가는 Whelan에 의해 증명되었다.[72]

인간에서 상처 치유에 대한 레이저와 발광 다이오드의 효과들 (Effects of Laser and Light-Emitting Diodes on Wound Healing in Humans)

인간에서 상처 치유에 대한 저강도 레이저 효과들은 Andre Mester에 의해 처음으로 연구되었다.[55,73] 그는 만성 상처들의 다양한 유형들 안에서 낮은 힘의 레이저의 효과들을 연구하였다. 그는 레이저 광선 에너지의 낮은 용량(4 J/cm² 또는 더 적은 용량)으로 1,000명보다 더 많은 환자에게 사용하여 치유의 90% 비율에 도달을 가져온다고 주장하였다. 다른 연구들의 경우는 외과적 상처, 피부 균열 및 정맥성 궤양을 포함한 상처 유형들의 다양성에 대한 긍정적인 치료 효과를 갖고 있음을 증명하였다.[54]

폭 넓은 문헌 리뷰에서, Belanger는 인간 안에서 상처와 궤양 치유에 대한 저강도 레이저 치료 요법의 긍정적인 효과를 질의 변화를 준 14개 연구로 확인했다.[55]

Belanger는 14개 연구들에서 근거가 가장 높은 수준으로 12개를 정렬시켰다(레벨 Ⅰ과 Ⅱ). Ⅰ 또는 Ⅱ의 증거 등급과 함께 오직 세 가지 연구들은 저강도의 레이저 치료요법의 유익함이 없음을 발견하였다. 2004년 Barham에 의한 메타분석은 유사한 결과들을 생산하였다. 인간과 동물 둘 모두의 연구들로부터 제공된 이용 가능한 데이터 분석의 집합은 상처치유에 대한 낮은 수준 레이저 치료의 긍적적인 효과가 전체적으로 컸음을 증명하였다.[54]

Barham은 또한 9개 연구들을 사용한 치유에 시간에 대한 효과의 크기를 메타분석을 기준으로 계산하였다.[54] 오직 1개 연구는 부정적인 효과 크기를 가졌다. 이 연구는 치료된 그룹과 치료되지 않은 그룹에 대한 관리 기준의 상이함을 포함하여 실험의 설계 결점을 내포한다. 이 연구 안에서 상처들은 조절된 상처들 또는 레이저 치료된 상처들보다 폐쇄시키는 드레싱 치유가 더 빠르게 치료되었다. 이 다른 연구들은 +0.06 에서 +9.10으로부터 정렬된 긍정적인 효과 크기를 나타내는 메타분석 안에서 연구되었다.

Barham에 의한 보고서의 메타분석은 또한 적은 수준의 레이저 치료가 상처치유 단계 안에서 초기에 더 효과적임을 분석했다.[54] 상처가 치료되거나 3일 후 상처는 상처 치유의 가장 크게 촉진되는 결과로서 일어났다. 이 결과는 저강도의 레이저가 상처 치유 단계 급증과 염증성의 가속화한다는 연구와 함께 동일하다.

Barham에 의한 결과 또한 상처 치유 자극 안에서 가장 효과적인 레이저의 유형에 대한 정보를 제공한다.[54] 연구 데이터는 실험한 레이저의 각기 다른 유형을 포함한다. 긍정적인 효과 크기는 상처 치유에 대한 가장 큰 효과로 증명된 크립톤(krypton) (비활성 기체 원소) 레이저와 함께 다른 레이저 유형들의 각각을 위한 발견이었다. 그러나 오직 하나의 연구 안에서 크립톤 레이저에 대한 이 결과를 이해하고 사용하는 것은 조심해야만 한다. 대략적인 아르곤, 헬륨-네온, 갈륨비화물 레이저 각각을 위한 +3.23, +3.05, +3.02 크기의 높이 계산된 효과들이다.

치유되지 않는 치료 안에서 느리게 치유되는 인간 상처들의 LEDs의 사용으로 지지된 증거는 서서히 전개된다. Whelan의 노력으로 LEDs가 어린이 위에 복사와 화학요법 안에서 상피세포들을 구조하는 능력을 갖는다는 것을 증명하였다.[74] 적외선 LEDs는 어린이들 안에서 구강 점막염과 급성 구강 궤양의 발달을 예방했다. LEDs는 890 nm의 단색 적외선 에너지로 인도되어 사용되며, 또한 궤양에 반대하여 상처 치유를 향상시키는 것으로 보인다.[75-77] 각각의 치료는 이 기술과 함께 중대한 치유비율의 증진으로 증명되었다. 이 LED는 또한 당뇨병의 말초 신경장애와 보호감각의 상실과 함께 개개의 진단된 것 안에서 감각이 증가한 것을 보여준다. 유사한 결과들은 작은 조절되지 않은 그리고 조절된 임상적 시도 둘 모두 안에서 보고되었다.[77-81] 이 활동의 메커니즘은 알 수 없지만, 이것이 LED 빛을 자극하여 질소를 함유한 산화물을 생산하고, 혈관 확장, 헤모글로빈으로부터 산소 해리를 향상시키고, 주위의 조직에 이송을 향상시키는 것과 조합된다. 그러나 임상가는 중대한 화상들의 보고들로서 치료 방책과 함께 운동 관리를 해야만 한다.

레이저 치료 패러다임 (Laser Treatment Paradigm)

용량 (Dose)

매개 변수의 다양성 날짜로 실시 레이저 연구에 사용되었다. 동물 연구는 4 그리고 10 J/cm² 사이의 용량으로 상처 치유에 대한 헬륨-네온 그리고 갈륨 비화물 레이저의 긍정적인 효과를 증명하였다.[54] 마찬가지로, Mester도 레이저 빛 에너지의 4 J/cm² 또는 더 적은 용량을 사용하여 1,000명보다 많은 환자 안에서 치유의 90% 비율이라고 했다.[55,73] 현행의 레이저 치료요법은 치료를 위한 수준점으로서 이 용량을 사용한다. 낮은 힘의 레이저들은 열을 발생하지 않고, 감지할 수 없을 정도로 조직을 가열한다. 이 레이저들은 치료주기 동안 500 mW 에너지보다 더 적게 인도된다.

핵심 29.6

상처 치유 증진으로 헬륨-네온 또는 갈륨 비화물 레이저의 사용에서는 4 그리고 10 J/㎠ 사이의 용량으로 고려된다.

치료시간 (Treatment Time)

치료시간은 레이저 광선 에너지의 강도에 의해 결정된다. 더 적은 시간은 고강도로 치료에 사용되어질 때 필요하다. 예를 들어, 10 mW 레이저 100초 조사는 50 mW 레이저 20초와 같은 에너지로 인도된다. 가장 큰 레이저 장치는 초 안에서 노출의 미리 설치된 시간과 함께 활동 주기가 프로그램되어 있다. 용량은 mW 안에서 레이저의 출력, 초 안에서 노출의 시간 그리고 제곱 cm 안에서 레이저의 광선 표면 영역으로 결정된다. 목표 영역의 충분한 치료를 보장하기 위한 몇몇 간격의 레이저 회전은 조직에 안전 수준을 초과한 총 에너지 적용의 치유를 결정하는 권장량(500 mW보다 더 큰 것으로 인도된 용량) 또는 치료 시간의 확대이다.

치료 거리 (Treatment Distance)

레이저는 일반적으로 상처에 장비의 오염으로부터 예방하기 위한 얇은 드레싱 필름으로서 접촉면을 덮는 물질과 함께 직접 접촉하는 것으로 대치된다. 레이저는 아마도 선택된 조직 부위의 치료 동안 움직이지 않거나 연속적으로 타격하는 양식으로 치료부위를 움직인다. 그러나 이것은 최적의 조사량으로 천천히 움직이는 것이다. 창상 부위는 또한 레이저와 함께 치료된다.

장비 선택 (Equipment Selection)

레이저 등급 (Laser Classes)

이때, 레이저 4등급은 조직 손상과 힘 수준으로 생물적 과정을 조절하는 잠재적인 것에 기초하여 존재한다.[54,82] 표 29.8에 실린 3B 레이저를 포함한 이 등급은 염증방응의 조절, 상처 치유 자극, 통증 경감 제공, 말초 신경 재생을 장려함으로써 물리적 에너지 기술 안에서 숙련된 임상가에 의해 사용된다.

핵심 29.7

3B 등급 레이저는 염증반응의 조절과 상처 치유 증진으로 선택된다.

레이저 유형과 특징 (Laser Type and Characteristics)

저강도 레이저 몇몇 유형은 임상가에 의해 상처 관리에 이용할 수 있다. 헬륨-네온 레이저는 가시광선 스펙트럼으로부터 빨간색 빛을 생산함에 반하여, 갈륨 비화물 그리고 갈륨 알루미늄 비화물 레이저는 적외선을 사용한다. 적외선 레이저는 헬륨-네온 레이저보다 더 깊이 관통한다. 레이저 빛에 의해 관통되는 깊이는 파장에 의존한다.[8,56,83] 표피의 바닥층 안에 멜라닌으로 레이저 흡수와 피부 안에서 발색단과 함께 상호작용으로 이용할 수 있는 레이저 에너지의 한계로 계산되는 진피 안의 콜라겐으로 산란된다. 헬륨-네온 레이저는 오직 표층(2–5 mm)에

표 29.8 레이저의 분류

레이저 등급	파워 밀도	유해 가능성	임상 사용
1	< 0.5㎽	없거나 매우 적음	비임상적
2	< 1㎽	최소	비임상적
3A	< 5㎽	최소	비임상적
3B	< 500㎽	눈 손상 가능; 장기간 사용 시 주의	상처 관리를 위해 사용되는 광생체조절, 통증 완화, 신경재생
4	> 500㎽	눈과 피부 손상 가능; 사용 시 매우 주의	수술 시 사용되는 광열효과

만 관통함에 반하여 적외선 기반 레이저 갈륨 비화물 레이저(1-2cm)와 갈륨 알루미늄 비화물 레이저(3-5cm)는 몸을 더 깊이 관통한다.

레이저의 힘의 범위는 300과 10,600 nm 사이의 파장과 함께 10^{-3}~10^{-1} W로 상처 치유 자극을 위해 사용된다.[84] 공통의 중간 매개에 레이저를 쐬는 것은 헬륨-네온(helium-neon)(632.8nm), 루비(ruby)(694nm) 그리고 아르곤(argon)(488nm)을 포함한다.[56] 다른 새로운 레이저 기술은 갈륨 비화물(904nm)과 갈륨 알루미늄 비화물(830nm)과 같은 반도체 레이저 다이오드 고용을 포함한다.

Barham에 의한 보고서의 메타분석의 결과 크립톤 레이저가 상처 치유 자극에 가장 효과적이라는 것을 가리킨다.[54] 그러나 이 결과를 지지하는 증거는 한계가 있다. 더욱 이 연구는 상처 치유 자극에 사용하기 위한 최적의 레이저 유형의 확립을 필요로 한다.

핵심 29.8

적외선 기반 레이저는 물렁조직의 관통을 위한 갈륨 비화물(1-2cm) 또는 갈륨 알루미늄 비화물(3-5cm)과 같은 선택이다.

상처와 창상의 준비 (Wound and Periwound Preparation)

앞에서 레이저의 적용은 드레싱을 통해서 상처오수, 혈액응고 그리고 조직괴사 제거로 철저하게 청결하게 해야 한다. 조직괴사로 인한 삼출물의 존재는 레이저 관통을 줄인다. 그러나 투명한 드레싱 필름은 레이저 장비의 오염으로부터 피하여 상처를 넘어 대치된다.

핵심 29.9

레이저 치료로 목표 조직에 최대로 노출을 제공함으로서 상처 기부는 정결하게 되고 모든 드레싱 물질은 제거된다.

레이저 치료의 적응증 (Indications for Laser Treatment)

레이저 치료 적응증은 다음과 같다:

1. 다루기 어려운 상처들
2. 괴사 상처들
3. 급성 만성 감염 상처들

레이저 치료의 금기증 (Contraindications for Laser Treatment)

레이저 치료 금기증은 다음과 같다:

1. 암성의 발육
2. 망막 화상의 가능성 때문에 눈에 직접 맞히는 것은 피하라. 임상가와 환자의 눈 보호한다.
3. 일반적으로 임신 3개월 동안 사용을 하지 않는다.
4. 갑상선은 치료하지 않는다.

역 반응 (Adverse Reactions)

조사 보고서 안에서 반대 반응의 기록은 없다.

레이저 또는 LED 치료 요법의 적용 (Administration of Laser or Light-Emitting Diode Therapy)

저강도 레이저 또는 LED 치료 요법은 물리적 에너지 기술의 적용 안에서 개개의 숙련된 인정 받음으로써 실행된다. 다른 부위의 과잉 노출 또는 부적절한 노출 예방으로부터 레이저는 환자나 관리를 주는 사람에 의해 관리해야 하지 말 것이다.

문서화 (Documentation)

다음은 환자 기록 안에 다음을 기록한다:

- 치료 변수(파장 양식: 연속 치료의 맥동치료, 에너지 강도, 횟수, 총 방사 시간)
- 치료기간
- 치료 횟수
- 치료 장비의 유형
- 환자 위치
- 상처 부위
- 창상의 보호와 준비
- 상처 기부의 준비
- 치료에 대한 환자의 반응

요약 (Summary)

광선 치료는 인간 질병의 치료를 위한 시작과 함께 사용되었다. 아마도 이 역사 또는 우리가 종종 볼 수 있는 만성 상처 관리를 위한 이 치료의 유익함으로부터 에너지의 편재 이유이다. 기초와 임상적 과학 둘 모두는 상처의 치료 안에서 광선요법의 사용을 위한 기초를 제공했다. 상처의 생물적 오염원을 줄이기 위한 UVC 사용을 지지한 증거는 특히, MRSA와 같은 항생물질 저항 박테리아의 존재이다. LASER 그리고 서서히 전개되는 모달리티와 관계있는 증거는 많은 생물적 과정의 IR 에너지 조정과 치유 촉진으로 사용할 수 있다는 것을 가리킨다. 이것은 우리에게 이용할 수 있는 생물적 기술을 충분히 이해하기 위한 증거 요청의 유형과 정도와 함께 근거중심의 물리치료 안에서 피할 수 없는 것이다. 우리는 많은 전통적인 채택과 그리고 의술, 간호 그리고 다른 것으로서 생물적 에너지의 새로운 형태를 보게 되며, 상처 치유 안에서 이 에너지의 사용을 지지하기 위한 충분한 증거를 추구하는 모든 직업에 의무이다.

사례연구 29●2 동맥성 궤양의 관리를 위한 레이저 치료 요법

병력 (Medical History)

M.G.는 65세 보행이 가능한 여성으로 그녀의 여형제와 함께 이층 저택에서 산다. 그녀는 48세까지 흡연을 하였고, 2형 당뇨병을 갖고 있다. 그녀는 오른쪽 복사뼈 위에 동맥성 상처를 갖고 있는데 고쳐지지 않는다. 그녀의 부수적인 의학적 진단은 고혈압과 충혈성 심장 쇄약 그리고 만성 폐쇄성폐질환을 포함한다. 그녀는 매우 낮은 지구력과 약간의 파행통증이 있다. 그녀는 긴 거리를 이동할 때 휠체어를 사용한다.

이송 사유 (Reason for Referral)

그녀는 지구력의 감소와 오른쪽 복사뼈 위에 동맥 궤양이 치유되지 않기 때문에 물리치료로 이송되었다.

상처 검사 (Wound Examination)

이 궤양은 분홍빛 육아 기부와 함께 건조하였다. 이 궤양은 5cm 길이이고, 2cm 폭의 폭넓은 점이다. 이 상처의 깊이는 3~4mm보다 적었다. 아킬레스 힘줄은 상처의 먼쪽 끝에 명백하게 두드러진다. 이 창상은 건조하고 털이 없고, 두 사지에 무릎 아래에 뚜렷하다. 정강뼈뒤 동맥과 발등맥박은 두 발 위를 촉진함으로써 발견된다.

치료 계획과 결과 (Treatment Plan and Outcome)

이 궤양은 8주 동안 주 3회에 걸쳐 치료하였으며, 헬륨-네온 레이저와 투명한 드레싱 필름을 처치하였다. 레이저 치료는 망상선(crosshatch) 효과를 생산하기 위해 타격 방법으로 하였다. 총 치료는 60J/㎠의 용량으로 각각의 치료 시간을 사용하였다. 상처는 9주의 끝에 폐쇄되었다.

> **핵심 29.10**
>
> 광선 치료 장치를 포함한 생물적 기술은 오직 치료 패러다임로 충당한 결정과 치료로 제공되고 고도로 숙련되고 인정받은 임상가에 의해 적용된다.

참고문헌 (References)

1. Liberman, J: Light and Medicine of the Future. Rochester, VT, Bear & Company, 1991, pp 119–138.
2. Samina, T, Yousuf, A, Mohsin Raza, S: A critical analysis of chromotherapy and its scientific evolution. Evid Based Complement Alternat Med 2005; 2:481–488.
3. Licht, S: History of ultraviolet light therapy. In: Licht, S (ed): Therapeutic Electricity and Ultraviolet Radiation, ed. 2. New Haven, CT, Elizabeth Licht Publishing, 1967, pp 191–212.
4. Licht, S: History of ultraviolet therapy. In: Stillwell, GK (ed): Therapeutic Electricity and Ultraviolet Radiation, ed. 3. Baltimore, Lippincott Williams & Wilkins, 1983, pp 228–261.
5. What is a Maser? Available at: http://einstein.stanford.edu/content/faqs/maser.html. Accessed 02/06.
6. Singer, JR: Masers. New York, John Wiley, 1959.
7. Charles Townes: The Maser. Available at: http://web.mit.edu/invent/iow/townes.html Accessed 02/06.
8. Weisberg, J: Electromagnetic spectrum. In: Hecox, B, Mehreteab, TA, Weisberg, J (eds): Physical Agents: A Comprehensive Text for Physical Therapists. Norwalk, CT, Appleton & Lange, 1994, pp 50.
9. Weisberg, J: Ultraviolet irradiation. In: Hecox, B, Mehreteab, TA, Weisberg, J (eds): Physical Agents: A Comprehensive Text for Physical Therapists. Norwalk, CT, Appleton & Lange, 1994, pp 377–378.
10. Moseley, H: Sources of ultraviolet radiation. In: Moseley, H (ed): Non-Ionising Radiation: Microwaves, Ultraviolet and Laser Radiation. Philadelphia, IOP Publishing, 1988, p 110.
11. Hayes, KW: Ultraviolet radiation. In: Hayes, KW (ed): Manual for Physical Agents, ed. 5. Norwalk, CT, Appleton & Lange, 1999.
12. Schwarz, T, Urbanski, A, Luger, TA: Ultraviolet light and epidermal cell-derived cytokines. In: Luger, TA, Schwarz, T (eds): Epidermal Growth Factors and Cytokines. New York, Marcel Dekker, 1994, p 303.
13. Scott, BO: Clinical uses of ultraviolet radiation. In: Stillwell, GK (ed): Therapeutic Electricity and Ultraviolet Radiation, ed. 3. Baltimore, Lippincott Williams & Wilkins, 1983, pp 228–261.
14. Stenback, F: Health hazards from ultraviolet radiation. Public Health Rev 1982; 10:229.
15. Daniels, F: Ultraviolet light and dermatology. In: Stillwell, GK (ed): Therapeutic Electricity and Ultraviolet Radiation, ed. 3. Baltimore, Lippincott Williams & Wilkins, 1983, pp 263–303.
16. van der Leun, JC: On the action spectrum of ultraviolet erythema. Res Prog Org Biol Med Chem 1972; 3:711–736.
17. Ott, JN: Health and Light. Columbus, OH, Ariel Press, 1973.
18. Hollwich, F, Dieckhues, B: The effect of natural and artificial light via the eye on the hormonal and metabolic balance of animal and man. Ophthalmologica 1980; 180:188–197.
19. Gerard, RM: Differential effects of colored lights on psychophysiological functions [dissertation]. UCLA, 1958.
20. Cameron, MH: A shining light. Adv Dir Rehabil 2005; 14:39–42.
21. Conner-Kerr, T: Wound technology: The future is now. Extended Care Product News 2005; 104:34–39.
22. Harm, W: UV carcinogenesis. In: Harm, W (ed): Biological Effects of Ultraviolet Radiation. New York, Cambridge University Press, 1980, p 191.
23. Hensby, CN, Plummer, NA, Black, AK, et al: Time course of arachidonic acid, prostaglandins E2 and F2 alpha production in human abdominal skin following irradiation with ultraviolet wavelengths (290–320 nm). Adv Prostaglandin Thromboxane Res 1980; 7:857–860.
24. Brauchle, M, Funk, JO, Kind, P, et al: Ultraviolet B and H_2O_2 are potent inducers of vascular endothelial growth factor expression in cultured keratinocytes. J Biol Chem 1996; 271:93–97.
25. Holtz, F: Pharmacology of ultraviolet radiation. Br J Phys Med 1952; 5:201.
26. Conner-Kerr, TA, Sullivan, PK, Keegan, A, et al: UVC reduces antibiotic resistant bacterial numbers in living tissue. Ostomy Wound Manage 1999; 45:84.
27. Scott, BO: Clinical uses of ultraviolet radiation. In: Stillwell, GK (ed): Therapeutic Electricity and Ultraviolet Radiation, ed. 3. Baltimore, Lippincott Williams & Wilkins, 1983, pp 228–261.
28. Kaiser, MR, Davis, SC, Mertz, PM: The effect of ultraviolet irradiation-induced inflammation on epidermal wound healing. Wound Repair Regen 1995; 3:311–315.
29. Schwarz, T, Urbanski, A, Luger, TA: Ultraviolet light and epidermal cell-derived cytokines. In: Luger, TA, Schwarz, T (eds): Epidermal Growth Factors and Cytokines. New York, Marcel Dekker, 1994, p 303.
30. Daniels, F: Ultraviolet light and dermatology. In: Stillwell, GK (ed): Therapeutic Electricity and Ultraviolet Radiation, ed. 3. Baltimore, Lippincott Williams & Wilkins 1983, pp 263–303.
31. High, AS, High, JP: Treatment of infected skin wounds using ultraviolet radiation: An in vitro study. Physiotherapy 1983; 69:359–360.
32. Conner-Kerr, TA, Sullivan, PK, Gaillard, J, et al: The effects of ultraviolet radiation on antibiotic-resistant bacteria in vitro. Ostomy Wound Manage 1998; 44:50–56.
33. Sullivan, PK, Conner-Kerr, T: A comparative study of the effects of UVC irradiation on select procaryotic and eucaryotic wound pathogens. OstomyWound Manage 2000; 46:44–50.
34. El-Batouty, MF, El-Gindy, M, El-Shawaf, I, et al: Comparative evaluation of the effects of ultrasonic and ultraviolet irradiation on tissue regeneration. Scand J Rheumatol 1986; 15:381–386.
35. Das, SK, Brantley, SK, Davidson, SF: Wound tensile strength in the hairless guinea pig following irradiation with pure ultraviolet-A light. Br J Plast Surg 1991; 44:509–513.
36. Davidson, SF, Brantley, SK, Das, SK: The effects of ultraviolet radiation on wound healing. Br J Plast Surg 1991; 44:210–214.
37. Davidson, SF, Brantley, SK, Das, SK: The reversibility of UV-altered wound tensile strength in the hairless guinea pig following a 90-day recovery period. Br J Plast Surg 1992; 45:109–112.
38. Basford, JR, Hallman, HO, Sheffield, CG, et al: Comparison of cold quartz ultraviolet, low-energy laser, and occlusion in wound healing in a swine model. Arch Phys Med Rehabil 1986; 67:151.
39. Sullivan, PK, Conner-Kerr, TA, Dixon, S, et al: The effect of UVC irradiation on wound closure. Presented at: 2000 Symposium on Advanced Wound Care & Medical Research Forum on Wound Repair, Dallas, TX, April 2000.
40. Morykwas, MJ, Mark, MW: Effects of ultraviolet light on fibroblast fibronectin production and lattice contraction. Wounds 1998; 10:111–117.
41. Stein, I, Shorey, MM: Ultraviolet radiation in the treatment of indolent, soft-tissue ulcerations. Physiother Rev 1945;25(6):272–274.
42. Willis, EE, Anderson, TW, Beattie, BL, et al: A randomized placebo controlled trial of ultraviolet light in the treatment of superficial pressure sores. J Am Geriatr Soc 1983; 31:131.
43. Crous, L, Malherbe, C: Laser and ultraviolet light irradiation in the treatment of chronic ulcers. Physiotherapy 1988; 44:73.
44. Nussbaum, EL, Biemann, I, Mustard B: Comparison of ultrasound/ultraviolet-C and laser for treatment of pressure ulcers in patients with spinal cord injury. Phys Ther 1994; 74:812–825.
45. Taylor, R: Clinical study of ultraviolet in various skin conditions. Phys Ther 1972; 52:279–282.
46. Taylor, GJ, Chandler, L: Ultraviolet light in the orthopaedic operating theatre. Br J Theatre Nurs 1997; 6:10–14.
47. Taylor, GJS, Bannister, GC, Leeming, JP: Wound disinfection with ultraviolet radiation. J Hospital Infection 1995; 30:85–93.
48. Moggio, M, Goldner, JL, McCollum, DE, et al: Wound infections in patients undergoing total hip arthroplasty. Ultraviolet light for the control of airborne bacteria. Arch Surg 1979; 114:815–823.
49. Berg, M, Bergman, BR, Hoborn, J: Shortwave ultraviolet radiation in operating rooms. J Bone Joint Surg 1989; 71:483–485.
50. Thai, TP, Keast, DH, Campbell, KE, et al: Effect of ultraviolet light C on bacterial colonization in chronic wounds. Ostomy Wound Manage 2005; 51:32–45.

51. Mertz, PM, Davis, SC, Oliveira-Gandia, M, et al: The wound environment: Implications from research studies for healing and infection. Wounds 1996; 8:1–8.
52. Mertz, PM: Interleukin-1 enhances epidermal wound healing. Lymphokine Res 1990; 9:465–473.
53. Taylor, GJ, Leeming, JP, Bannister, GC: Effects of antiseptics, ultraviolet light, and lavage on airborne bacteria in a model wound. J Bone Joint Surg Br 1993; 75:724–730.
54. Barham, CD, Bounkeo, JM, Brannon, WM, et al: The effect of laser therapy in the treatment of wounds: A meta-analysis of the literature [masters thesis]. Graduate Program of Physical Therapy, North Georgia College and State University, Dahloneg, GA, 2003.
55. Belanger, AY: LASER. In: Belanger, AY (ed): Evidence-Based Guide to Therapeutic Physical Agents. Philadelphia, Lippincott Williams & Wilkins, 2003, pp 191–221.
56. Asimov, MM, Asimov, RM, Rubinov, AN: Spectrum of the effect of laser radiation on hemoglobin of the blood vessels of skin. J Appl Spect 1998; 65:919–922.
57. Martin, R: LASER-accelerated inflammation/pain reduction and healing. Practical Pain Management Nov/Dec 2003; 3(6):20–25.
58. Abergel, RP, Lyons, RF, Castel, JC, et al: Biostimulation of wound healing by lasers: Experimental approaches in animal models and in fibroblast cultures. J Derm Surg Oncol 1987; 13:127–133.
59. Young, S, Bolton, P, Dyson, M, et al: Macrophage responsiveness to light therapy. Laser Surg Med 1989; 9:497–505.
60. Rajaratnam, S, Bolton, P, Dyson, M: Macrophage responsiveness to laser therapy with varying pulsing frequencies. Laser Ther 1994; 6:107–111.
61. Abergel, RP, Lam, TS, Meeker, CA, et al: Biostimulation of procollagen production by low energy lasers in human skin fibroblast cultures. Clin Res 1984; 32:567A.
62. Mester, E, Mester, AF, Mester, A: The biomedical effects of laser application. Laser Surg Med 1985; 5:31–39.
63. Shefer, G, Partridge, TA, Heslop, L, et al: Low energy laser irradiation promotes the survival and cell cycle entry of skeletal muscle satellite cells. J Cell Sci 2002; 115(Pt 7):1461–1469.
64. Passarella, S, Casamassima, E, Molinari, S, et al: Increase of proton electrochemical and ATP synthesis in rat liver mitochondria irradiated in vitro by HeNe. FEBS Lett 1984; 175:95–99.
65. Kupin, VI, Bykov, VS, Ivanov, AV, et al: Potentiating effects of laser radiation on some immunological traits. Neoplasma 1982; 29:403–406.
66. Passarella, S, Casamassima, E, Quagliariello, E, et al: Quantitative analysis of lymphocyte-salmonella interaction and effect of lymphocyte irradiation by helium-neon laser. Biochem Biophys Res Comm 1985; 130:546–552.
67. Marovino, T: Cold LASERS in pain management. Pract Pain Manage Sept/Oct 2004; 4(6):37–42.
68. Whelan, HT, Smits, RL, Buchman, EV, et al: Effect of NASA light-emitting diode irradiation on wound healing. J Clin Lasers Med Surg 2001; 19:305–314.
69. Lee, P, Kim, K, Kim, K: Effects of low incident energy levels of infrared laser irradiation on healing of infected open skin wounds in rats. Laser Ther 1993; 5:59–64.
70. Graham, DJ, Alexander, JJ: The effects of argon laser on bovine aortic endothelial and smooth muscle cell proliferation and collagen production. Curr Surg 1990; 47:27–30.
71. El Sayed, SO, Dyson, M: Comparison of the effect of multiwavelength light produced by a cluster of semiconductor diodes and of each individual diode on mast cell number and degranulation in intact and injured skin. Laser Surg Med 1990; 10:559–568.
72. Whelan, HT, Buchmann, EV, Dhokalia, A, et al: Effect of NASA light-emitting diode irradiation on molecular changes for wound healing in diabetic mice. J Clin Laser Med Surg 2003; 21:67–74.
73. Mester, E, Spiry, T, Szende, B, et al: Effect of laser rays on wound healing. Am J Surg 1971; 122:532–535.
74. Whelan, HT, Connelly, JF, Hodgson, BD, et al: NASA light-emitting diodes for the prevention of oral mucositis in pediatric bone marrow transplant patients. J Clin Laser Med Surg 2002; 20:319–324.
75. Horwitz, LR, Burke, TJ, Carnegie, D: Augmentation of wound healing using nonochromatic infrared energy. Exploration of a new technology for wound management. Adv Wound Care 1999; 12:35–40.
76. Horwitz, LR, Burke, TJ: Effect of monochromatic infrared energy on venous stasis ulcers. Wound Care Institute Newsletter 1999 Jan–Feb; 4(1):
77. Kochman, A: Restoration of sensation, improved balance, and gait reduction in falls in elderly patients with use of monochromatic infrared photo energy and physical therapy. J Geriatr Phys Ther 2004; 27:16–19.
78. Kochman, AB, Carnegie, DH, Burke, TJ: Symptomatic reversal of peripheral neuropathy in patients with diabetes. J Am Podiatr Med Assoc 2002; 92:125–130.
79. Leonard, DR, Farooqi, MH, Myers, S: Restoration of sensation, reduced pain, and improved balance in subjects with diabetic peripheral neuropathy: A double-blind, randomized, placebo-controlled study with monochromatic near infrared treatment. Diabetes Care 2004; 27:168–172.
80. Powell, MW, Carnegie, DE, Burke, TJ: Reversal of diabetic neuropathy and new wound incidence: The role of MIRE. Adv Skin Wound Care 2004; 17:295–300.
81. Prendergast, JJ, Miranda, G, Sanchez, M: Improvement of sensory impairment in patients with peripheral neuropathy. Endocrine Pract 2004; 10:24–30.
82. Cameron, M: Laser and light. Seminar presentation. January 2005, Torrance, CA.
83. Mendez, T, Pinheiro, A, Pacheco, M, et al: Dose and wavelength of laser light have influence on the repair of cutaneous wounds. J Clin Laser Med Surg 2004; 22:19–25.
84. Posten, W, Wrone, DA, Dover, JS, et al: Low-level laser therapy for wound healing: Mechanism and efficacy. Dermatol Surg 2005; 31:334–340.

chapter 30 장

압박치료

Compression Therapy

체액은 다양한 힘의 정상적인 통제된 혈관 삼투성 변화에 응하여 혈관외 조직에 축적된다. 일부 요소는 정수압 변화와 림프 채널의 막힘을 포함하며 조직 수준에 비해, 단백질 불균형이 일반적인 부종의 결과이다. 대부분의 팽창은 부종으로 설명하며, 이 단어의 일반적인 사용은 나중에 부적절한 치료와 근본적으로 병리학의 착오를 일으킬 수 있다. 중요한 특성은 정상적인 조직 부종과 림프부종 사이에 존재하는데, 이것은 림프 계통의 기능부전 때문이다. 독자는 이 조건에 대한 자세한 논의를 18장에 언급하였다.

잘 알려진 Starling 방정식에서(글상자 30.1), 거의 평형 상태이 정상저인 조건이 세포막에 존재한다. 모세혈관의 걸러낸 체액 양은 거의 흡수된 양과 같다. 사이조직의 축적 요소가 존재하는 불안정과 정상조직 상태의 림프 계통으로부터 효과적으로 다뤄진다.[1,2] Starling 방정식은 효과적인 응용의 일부 압력이 정맥과 림프 체액의 재흡수를 가능하다고 설명한다.

핵심 30.1

혈관계에서는 세포사이조직에서 체액의 축적을 일으키는 여과와 흡수 사이의 불균등이 존재한다.

글상자 30.1 Starling 방정식

$$F = c(P_c - P_t) - (\Pi_c - \Pi_t)$$

F = 알짜 여과
c = 여과 계수
P_c = 모세혈관압
P_t = 조직압
Π_c = 모세혈관 삼투압
Π_t = 조직 삼투압

사이질의 체액 축적은 크게 상처 치료를 지연시키며, 상처 치료에 대한 치료계획 개발은 아직 해결되지 않고 있다. 외과는 정확한 구획 증후군과 연관이 있는 사지 위협 국소성 빈혈을 빨리 인식하며, 중력 의존 상태와 염증의 만성적인 상태에서 발생하는 낮은 수준의 지속적인 부종을 거의 직접 다루지는 않는다. 이것은 부종이 상처치유에서 중요하게 방해한다고 설명되고 있다는 사실에도 불구하고 무시되는 것이다.[3–5]

다행히도 환자 위한 상당한 선택은 일부 부종을 치료하고, 조직 산소 향상, 정맥 고혈압 완화시키는 것이다. 본 장에서는 개개인 환자의 요구를 충족하기 위해 맞춤되어진 다양한 압축 펌프를 제공하고자 한다. 적절하게 적용할 때, 압박은 정맥 다리 궤양과 다른 상처의 치료를 촉진할 수 있다. 그러나 반대로 압박의 부적절한 사용이 조직 괴사과 치유를 지연시킬 수 있다.

붕대법 (Bandaging)

임상에서 사용하는 이용 가능한 광범위의 압박 밴드, 각각의 장점과 우려가 있다. 어떤 밴드 장치를 선택하기 전 임상에서 Clark에 의한 4가지 원칙을 주의해야 한다.[6]

1. 붕대의 탄력 특성은 무엇이며 어떤 구조로 되었는가?
2. 사지에 대한 모양과 크기는 무엇인가?
3. 붕대 적용에 있어 돌보는 사람, 환자, 임상가는 얼마나 숙련되었나?
4. 신체 활동에 대한 수준을 환자가 이해하는가?

붕대법이 좋다는 주장과는 상관없이, 위험하지 않다면 적절한 적용이나 사용은 비효과적으로 만들 수 있다. 임상의들은 항상 적절한 붕대법은 예술이 아니라 과학이라는 사실을 알아야 한다. Laplace 법칙(글상자 30.2)는 붕대법에 의한 압박은 사지에 대한 만곡의 범위에 비례하고, 적용된 층수와 밴드 장력에 직접적으로 비례한다고 하였다.[7,8] 그러므로 이것은 그 주위는 선택된 붕대의 탄력 장력뿐만 아니라, 적용된 층의 수 또한 사지의 크기 역시 내지 않는다는 것을 의미한다. 큰 압력은 작은 만곡 범위 때문에 작은 둘레의 영역을 넘어 가했다. 이것은 발목관절과 같은 뼈의 영역에서 관심가는 분야이다.

핵심 30.2

Laplace 법칙에 따르면, 붕대밑 압력은 적용된 층의 숫자와 장력에 비례하고, 다리 둘레에 반비례할 것이라고 한다.

글상자 30.2 Laplace 법칙

$$P \propto T/R$$

P = 붕대밑 압력

T = 적용 장력 (붕대의 탄성 신장 정도)

R = 다리의 곡률 반경

∞ = 비례하여

단-신장 붕대법 (Short-Stretch Bandages)

밴드는 전형적으로 탄력과 적용된 층에 따라 분류된다(단층: 다층). 단-신장 붕대법은 항-탄력성과 비교하여 이름이 붙여졌다. 어떤 단-신장 붕대법은 약간의 탄력성인 반면에 신장성은 전통적인 탄성 붕대와 비교했을 때 부정적이다. 단-신장 붕대법은 일반적으로 면직물 합성 면직물과 비스코스(viscose)로 제조된 크레이프 형(crepetype)의 제품이다. 그것은 상당한 압력을 유발하지 않는 관절에 대하여 확고함을 적용할 수 있도록 신장성과 탄력성을 제한했다.[9] 단-신장 붕대법은 딱딱한데, 이것은 사지 운동에서 견고함을 주고 기하학적인 변화에 저항을 주어 도움이 되게 하였다.[10] 이 붕대법은 림프부종과 관련된 부종 치료에 높은 효과가 있다. 단-신장 붕대법은 정맥 혈류역학 향상과 부종 감소를 향상시켜 낮은 휴식 압력이지만 높게 작용하는 압력이다.[11] 그들은 휴식시 압력을 약 30~60 mmHg로 성취할 수 있지만, 압력은 개인적인 움직임의 24시간을 대하여 감소하고 부종 저하를 시작하는 경향이 있다.[12] 단-신장 붕대법은 림프부종 치료에 있어 상당히 효과가 있다.[13-16] 자세한 내용은 18장을 본다. 흔히 사용되는 단-신장 붕대법의 예는 Comprilan® 이다(그림 30.1).

또 다른 예는 단-신장 붕대법으로 Unna 부츠를 사용한다. Unna 부츠는 아연산, 칼라민과 젤라틴을 포함한 다양한 물질과 함께 스며든 거즈 밴드로 구성되었다. 첨과물의 일관성은 반강체의 제공 형성과 사지의 거즈 모양에 도움을 주는 페이스트(paste)로 구성되었다(그림 30.2). 지지를 제공하고 아연산이 상처에 전달되기 위해 고안되었는데. 그 결과는 아직 미비하다. 반대로, 이것은 촉촉함-마른 드레싱과 비슷한 환경을 제공하기 위해 열린

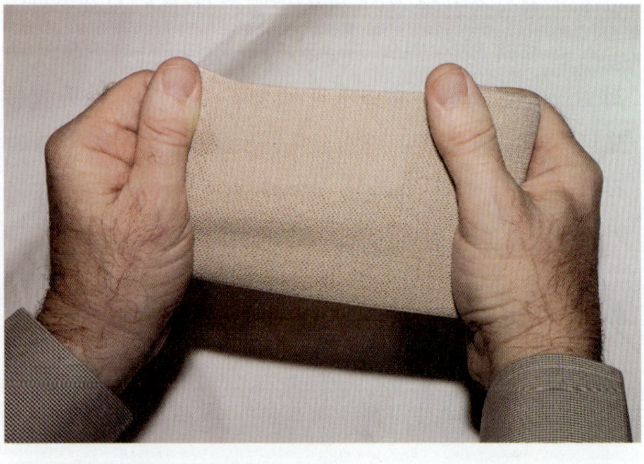

그림 30.1 *단-신장 붕대법의 예.*

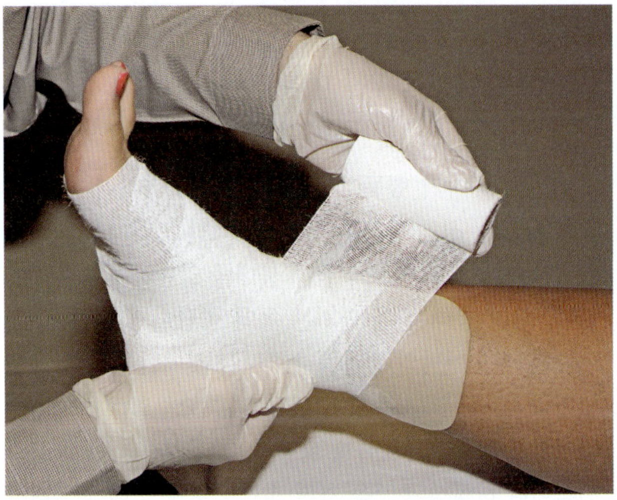

그림 30.2 *합성 드레싱을 Unna 부츠에 적용한 예.*

상처 부위에 Unna 부츠를 적용한다. 상처는 합성 드레싱과 함께 처음 덮을 때 더 빠른 치유 비율이 높았다.[17] Lippman 과 Briere는 Unna 부츠의 높은 작동 압력이 calf pump 기능향상과 이동하는 정맥 고혈압의 감소에 노력함을 발견하였다.[18,19]

핵심 30.3

상처 부위에 직접 적용되는 Unna 부츠 적용은 습윤-건조 드레싱의 기능을 할 것이다. 습윤 상처 치유를 촉진하기 위해 적절한 드레싱이 먼저 적용될 것이다. Unna 부츠의 장점은 반강직성(semirigid) 지지로부터 나온다.

장-신장 붕대법 (Long-Stretch Bandages)

장-신장 붕대법은 그것의 신장성과 탄력 반동 때문에 이름 붙어졌다. 이 붕대는 거의 원래 모양으로 돌아오는 원인과 신축성 밴드를 허용하는 탄성 섬유가 포함되어 있다. Laplace 법칙에 따라 장력을 가하는 이러한 붕대는 하위 밴드 압력의 상당한 증가의 잠재력이 있다. 장-신장 붕대법은 높은 작용 압력 외에 높은 휴식 압력을 가지며 동맥의 폐색하는 질병 환자의 잠재적인 위험을 만들어 준다.[11] 몇 가지 제안된 증거가 있다면 혈액순환 살포는 위태롭게 하지 않기 위해 탄력 밴드는 움직임이 없는 환자 또는 발목이 고정된 환자를 위해 비탄력 보다 더 효과적이다.[10,20]

일반적으로 50%의 중복 그리고 50% 탄력 확장성을 가진 장-신장 붕대법을 나선형 방식으로 적용하는 것을 권한다. 이것은 실제로 가이드 시스템이 없고 환자가 자신

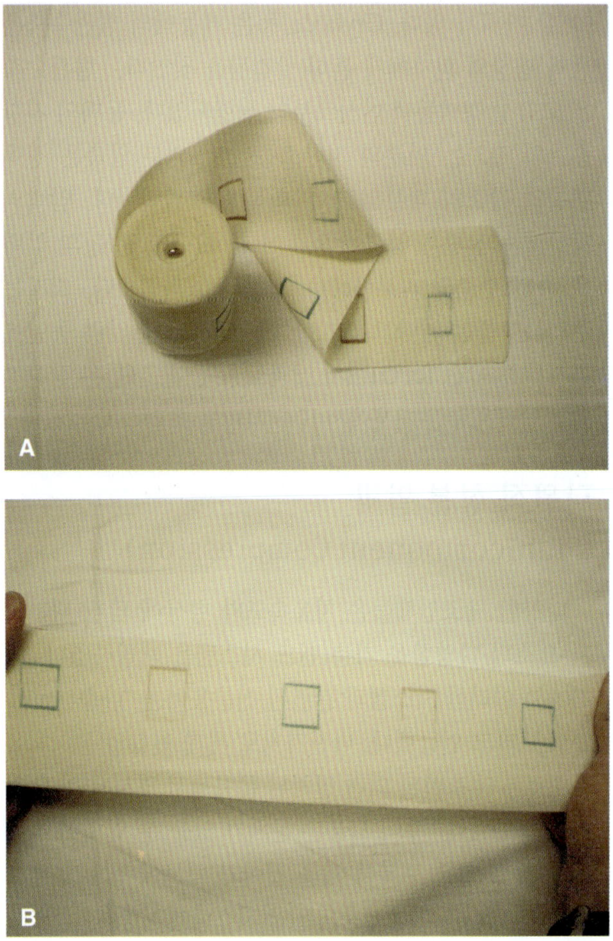

그림 30.3 *(A) Setopress compression wrap. (B) 압박랩에 있는 직사각형이 정사각형으로 바뀐 모습을 보인다.*

의 사지에 랩을 적용하려고 할 때 어려운 작업이다. 일부 조절된 장력 붕대는 이런 문제를 해결하기 위해 개발되었으며, Setopress® 드레싱은 초록과 갈색 직각으로 각인된 붕대의 연속이다. 밴드를 적절히 가늘고 길며 적절한 직사각형은 사지 크기를 위해 원하는 압력을 나타내기 위한 정사각형이 된다. 다른 압박 밴드로 Surepress® 있고, 부가적으로 연속 직사각형이며, 연속적인 층의 50% 중첩을 제공하기 위한 중심선이 있다(그림 30.3).

핵심 30.4

장-신장 붕대법의 적절한 사용을 위해, 50% 중첩시키고, 50%의 신장을 적용해야 한다.

비록 압박붕대가 정맥성 궤양 치료 촉진의 큰 효과를 제공하지만 그것은 경피성의 산소 장력의 효과는 고려해

야 할 가치가 있다. Grylarde 등은 세동맥의 혈관수축은 정맥 팽창의 환자에게 흔히 발견됨을 찾았다.[21] 혈관수축은 교감성 정맥동맥 반사로부터 실행되었다. 동맥의 저항 증가의 결과는 피부의 저산소증이다. 외부 압축은 정맥 팽창의 감소와 피부의 혈류 회복에 효과적이다. 압력의 저산소증 전환은 압력에 의존이다. 40~50mmHg의 압력은 하위 수준의 피부 $TcPO_2$ 회복의 효과적이다. 저자는 주의사항을 주었다고 하지만 40~50 mmHg 압력 동안에 환자는 떨어진 $TcPO_2$에서 결과로 누웠다. 그들은 장딴지 외부 압력은 누운 자세에서 10mmHg를 초과하지 않았다.

다원적 성분 압박 (Multicomponent Compression)

다양한 제조업체들은 치유속도와 향상에 맞게 디자인된 요소의 다양함을 가춘 밴드 시스템을 개발하였다. 과거에는 이러한 시스템과 관련된 전문용어를 "다층(multi-layer)"라고 언급했다. 마찬가지로 세계 연합의 상처치유 사회로부터 출판된 의견 일치된 문서에서 명시된 바와 같이, "*층(layer)*" 용어 사용은 문제가 있을 수 있으며 적용 동안 재료 일부 중복이 있을 것이기 때문에 단일층 밴드 같은 건 없다.[10] 대신 부품의 말을 시스템에 사용해야 한다.

일부 다원적성분 밴드 시스템은 간단한 솜 또는 압축 붕대와 함께 접촉 폼으로 구성되었으며, 대조적으로 다른 성분으론 흡수 또는 장-단 신장 특징으로 구성되어 있다. 대부분의 다원적성분 밴드 시스템은 발목의 40 mmHg 압력의 변화도를 전달과 몸쪽 장딴지의 약 17 mmHg 감소하기 위해 설계되어졌다.[11]

하나의 다원적요소 시스템은 madium-stretch 화합밴드 단기와 함께 덮여있는 흡수폼 접촉붕대로 구성되어진 이다. 4-구성물 시스템은 Profore, 흡수력 있는 패딩, 그리고 외부의 화합력이 있는 붕대와 함께 단-장 신장 밴드 모두 혼합된 것이다. 이 압축시스템은 1주까지의 지속적인 압력을 제공하기 위해 증명되었다. 4-구성물 밴드는 단일 구성물 압축과 비교하였을 때 두 실험에서 24주와 12주에서 궤양 치료 퍼센트의 증가를 입증하였다.[22-25] 여러 소규모의 실험에서는 4-구성물 밴드와 2개의 비탄력성 압축 장피에서의 중요한 차이점을 발견 하지 못하였다. 그러나 4 구성물과 단-신장 밴드 모두 정맥성 궤양을 단층으로 밴드를 붙이는 것보다 더 빨리 치유해 준다.[22-25]

압박붕대 사용 전 고려사항 (Considerations Prior to Use of Compression Bandaging)

이전에 이야기 했듯이 밴드는 예술과 과학이다. 효과적인 밴드는 신체 일부분의 기하학적인 고려에서 적절한 압력을 적용으로 치료와 함께 붕대를 일관하여 적용해야 한다. 사지 붕대 전에 평가는 동맥 공급이 되어야 한다. 이것은 주변 맥박의 평가를 수행하는 것처럼 간단할 수도 있거나 발목-팔 지수가 수행될 것을 요구할 수도 있다. 이것은 7장에서 자세하게 설명되었다. 위기의 사지 국소빈혈이나 허혈성 통증을 가진 개인도 압축 붕대를 고려하기 전에 철저한 혈관 평가가 있어야 한다. 위기의 사지 국소빈혈은 다음 기준 중 하나를 충족함으로 정의하였다:

1. 발목관절 수축압이 30 mmHg와 같거나 적게 하여, 2주 보다 더 큰 진통으로 규칙적인 사용이 요구되는, 지속적으로 되풀이하여 발생하는 허혈성 통증
2. 발목관절 압력이 50 mmHg과 같거나 미만으로 또는 발가락 압력이 30 mmHg과 같거나 미만으로, 발가락과 발목을 포함하는 궤양 또는 괴저[10,26]

당뇨병과 같이 동반 이환된 것은 너무 지나친 압력을 적용한다면 압축이 치유를 지연시키기 때문에 주의를 해야 한다. 위험요소는 동정맥류질병, 정맥 묶음술, 엉덩관절 대치술, 무릎관절 대치술의 이력, 오금 역류, 궤양 재발, 손상된 움직임, 5 ㎠ 이상의 궤양 또는 기간이 6달 이상 그리고 상처 50% 이상의 섬유소 존재와 같은 요소는 치료 지연과 연관이 있다.[10,27-29]

교대 압박 시스템 (Alternative Compression Systems)

장딴지 근육 펌프에 효과적이고 정맥기능을 향상시키기 위하여 고안된 여러 기구들이 있지만, 압축 랩이나 붕대에 대하여 분류한 것이 없다. 첫 번째 Circaid이다. 이것은 발목관절에서 위의 장딴지까지 이어지는 다리 주위에 다양하게 조절된 Velcro® strap으로 망사 스타킹으로 구성된 비탄성 장치이다(그림 30.4). Velcro 봉합은 자주 드레싱을 교체를 위해 장치를 쉽게 제거하는 동안 지속된

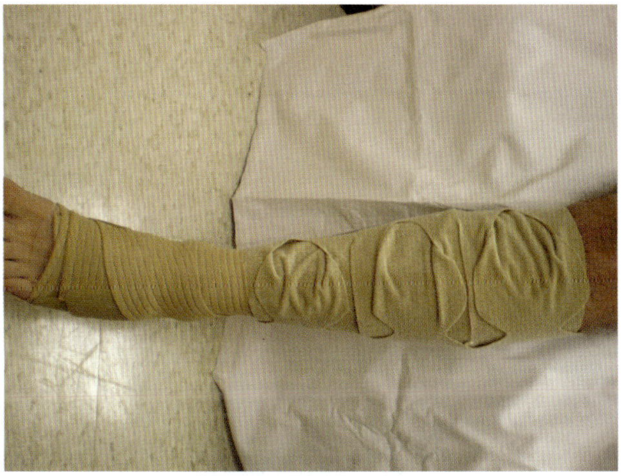

그림 30.4 *Circaid 압박 시스템.*

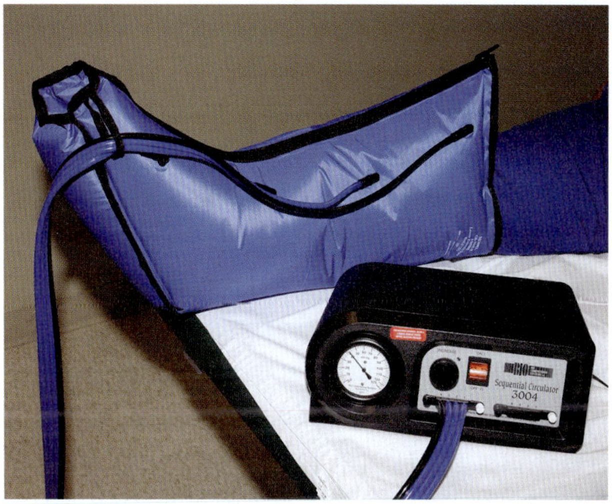

그림 30.5 *간헐적 유압식 압박치료.*

압력을 제공을 도와준다.[30-32] Spence and Cahall은 정맥 혈류역학에 대해 Circaid와 30~40 mmHg 압박 스타킹의 효과에 대하여 평가하였다.[33] 그들은 Circaid가 장딴지 근육 기능을 향상시키고 정맥 역류 감소시키는 압박 스타킹보다 더 잘 된다는 것을 발견하였다.

간헐적 압박 치료 (Intermittent Compression Therapy)

간헐적 압박 치료(ICT)는 치유를 촉진하고 정맥성 궤양의 재발을 방지하는 효과가 있다고 설명하였다.[34-36] ICT는 환자가 바로 눕고 하지는 약간 올려줄 때 제공된다. 압박 수준은 일반적으로 약 50 mmHg로 하지만 확장기 혈압 보다 결코 높지 않다. 글상자 30.3는 ICT의 지침서이다(그림 30.5).

ICT는 급성의 깊은 정맥 혈전 정맥염 또는 몇몇 허혈의 충혈적인 심장 실패를 가진 환자에게는 사용되지 않지만 절대적으로 ICT의 금지 사유는 아니다. 그러나 이런 질병을 가진 환자는 호흡 곤란의 신호를 면밀히 모니터해야 한다. 게다가, 림프 부종을 가진 개개인의 환자는 ICT에 효과적인 반응이 없을 것이다. 왜냐하면 림프 용액은 사실상 높은 단백질이고 사지로부터 움직임이 어렵다. 림프 부종은 압박 밴드와 혼합된 특별한 치료 마사지를 포함하여 완벽한 충혈제거치료로 치료된다.[37] ICT는 특정한 상태에서 부속물로 유용하게 사용되며, 더 많은 정보를 위해 18장에서 설명되었다.

그것이 ICT가 부종을 줄이고 사지로부터 정맥 혈액을 제거함으로 장딴지 근육 펌프의 역기능을 도우는 효과적이라는 증거를 분명히 나타나지만 추가적인 이익 역시 실현될 것이다. 만성적인 정맥 부전 증상이 있는 19명의 대상자 실험 연구에서 Kessler 등은 환자가 2주 2시간 동안 ICT의 13주기로 치료할 때 증상이 19명의 대상자 중 16

글상자 30.3 간헐적 압박치료의 지침

1. 상처를 부드럽게 씻어야 한다(월풀과 매달린 자세를 피한다).
2. 팔다리를 플라스틱 백 안에 배치하고, 압박 소매 안으로 넣는다.
3. 팔다리를 약간 거상한다.
4. 확장기 보다 낮은 압력에서 30분-1시간 동안 펌핑을 허용한다.
5. 압박/이완의 비율은 90:30초로 한다.
6. 만약 환자가 보행할 예정이라면, 펌핑한 후 반강직성 혹은 단-신장 드레싱을 팔다리에 적용한다. 만약 환자가 비활동적이라면, 장-신장 붕대법이 적당할 수 있다.
7. 외래환자의 경우는 주당 1-2회 치료하고, 만약 가정에서 간헐적 압박치료를 할 수 있으면, 매일 한다.

*그림 30.5 참고.

명이 효과가 있었다.[38] 게다가, 섬유소용해의 활동 활성이 항목에서 6%로 나타났다. 섬유소용해의 잠재력의 증가됨은 urokinase plasminogen 활성인자 증가에 기여했으며 아마로 불안한 내피조직으로부터 풀어 줬을 것이다.

Smith 등은 정맥성 궤양 치료를 위한 두 가지 식이요법의 평가하는 무작위 통제된 연구에서 착수했다.[36] 창상 절제, 부착하지 않은 드레싱을 포함한 치료 프로그램 모두 압박 스타킹을 하지 않았다. 21명의 환자 중 한 그룹은 매일 4시간의 순차적인 간헐적 공기가 가득 찬 압력을 받았다. 이러한 환자의 10명은 대조군에서의 24명 중 오직 1명에 비해 완전히 치유되었다. 간헐적인 압박 그룹의 치료 중간의 비율은 통제그룹의 2.1%와 비교했을 때보다 19.8%이다.

Kolari 등과 Falanga 등은 입원환자에서 다리 정맥 궤양 치료로 ICT 사용이 성공적임을 보고하였다.[39,40] 펌프 치료 유용성은 크지만, 오랜 시간 외래환자나 집에서 사용한다.

점진적 압박 스타킹 (Graduated Compression Stockings)

부종을 통제하고 정맥부전 사람의 상처 치유를 촉진하는데 사용되는 또 다른 방법은 지지 스타킹을 사용하는 것이다. Jobst 옷과 같은 지지 스타킹은 맞춤구매할 수 있다. Medi 스타킹과 Juzo 스타킹과 같이 다른 것은 개인의 발목과 장딴지의 둘레와 사지 길이를 가장 알맞게 옷으로 선택함으로써 반 기성식 맞춤을 할 수 있다(그림 30.6). 맞춤 스타킹은 개인에게 가장 적합하더라도, 이론상 가장 알맞은 압을 제공하며 많은 사람들, 특히 고령자들은 다리가 부었을 때 너무 꽉 조이기 때문에 입고 벗기에 어려움을 가진다. 왜냐하면 그 옷은 그들이 사용할 경우에만 작동하기 때문에 임상에서는 좋은 판단과 환자의 스타킹 선택을 포함해야 한다. 가동성 손상을 가진 개인은 입히는 장치는 환자가 스타킹을 입을 때 종종 도움을 준다(그림 30.7).

압박 스타킹은 일반적으로 4가지 분류로 나눌 수 있다. I 단계 스타킹은 20~30 ㎜Hg의 압을 제공하며 가벼운 부종 또는 간단한 정맥성 부종 치료를 위해 제작되었다. Ⅱ단계 스타킹은 30~40 ㎜Hg을 전달하고 중증 부종과 몇몇 정맥류성 종창과 만성적인 정맥부전에 바람직하다. Ⅲ단계(40~50 ㎜Hg) 압과 Ⅳ(60 + ㎜Hg) 압의 스타킹은 전형적으로 몇몇 부종, 혈전 후 림프 부종과 상피병에 사용된다.[30] 정맥부전 궤양이 있는 대부분의 환자는 Ⅱ 또는 Ⅲ 단계 스타킹을 사용한다.

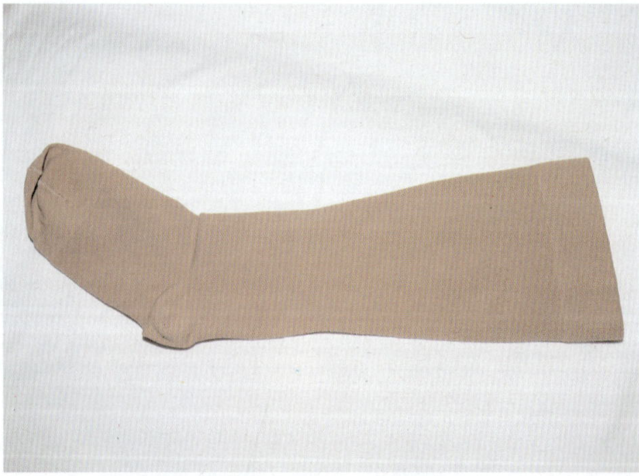

그림 30.6 *elastic support stocking 샘플.*

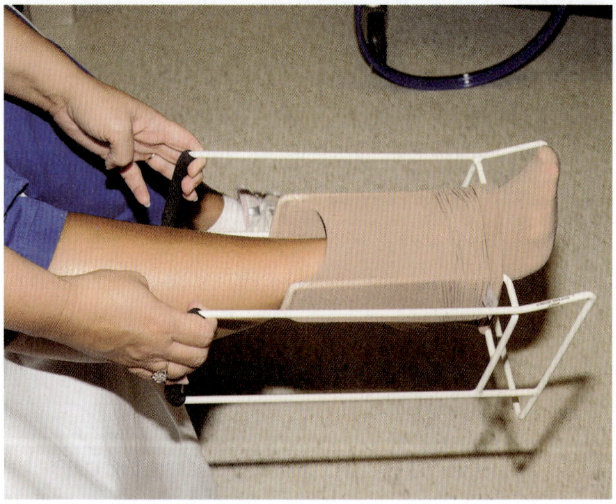

그림 30.7 *압박 스타킹의 적용을 위해 환자가 착용식 장비를 이용한다.*

만성적인 정맥부전 환자의 경우에 궤양 재발의 높은 위험이 있을 수 있으며 이런 이유로 압박 스타킹을 계속적으로 신어야 한다.[11] Samson과 Showalter는 궤양 재발 환자의 78%는 그들의 스타킹을 계속적으로 신는데 실패하였다고 보고하였다.[41] Mayberry 등은 그들의 스타킹을 신지 않은 환자 100%가 재발하였음을 발견하였다.[5] 이것은 스타킹 착용 시 궤양 재발 16%로 비교된다.

종종 일어나는 임상에서의 번의 실수는 사지가 바람직한 크기로 감소되기 전에 환자의 스타킹을 맞춤으로 하는 것이다. 맞춤 의상과 함께 부종 사지에 맞춘 것은 사지의 크기를 유지시킨다. 복잡한 충혈제거 치료, 공기 압축 치료와 붕대의 효과적인 사용은 환자가 맞춤 의류 제작 전에 효과적인 사지 크기의 감소를 할 수 있다.

핵심 30.5

연속 랩핑/간헐적 압박치료에 의해 팔다리가 원하는 크기만큼 줄어든 후에만, 환자는 기성 압박용 옷을 입어야 한다.

치료 결과 (Implications of Treatment)

Cullum 등은 정맥부전의 치료에 광범위한 문헌 검토에서 압박치료에 대한 22개 논문을 발견하였다.[42] 연구의 데이터는 고압박이 저압박보다 더 나았으며 다구성 시스템이 단구성 압박보다 보다 더 효과적이었다. 이러한 기반으로 국제적인 다리 궤양 자문위원회는 다음과 같은 권장사항을 만들었다:[43]

- *움직일 수 있는 환자의 경우*, 탄력 또는 비탄력의 다구성 압박을 권장한다.
- *움직일 수 없는 환자의 경우*, 탁력 다구성 압박을 권장한다.

단-신장 붕대의 압박이 효과가 나타나기 위해 장딴지 근육 펌프 기능에 의존하기 때문에 움직일 수 없는 환자에서 권장하지 않는다.

부종 감소, 정맥성 궤양 치료의 촉진과 예방을 위하여 간헐적인 압박치료를 해야 한다고 주장하였다. IST는 사지 크기 감소와 환자의 스타킹 구매 준비에 고안된 다른 치료 기법과 연계하는 것이 좋다.

요약 (Summary)

부종과 림프부종 발달에 영향을 주는 많은 요소들을 앞의 장들에서 설명하였다. 어떤 부종이 있는 사지에 대한 효과적인 치료는 압박 치료의 견해도 포함될 것이다. 이것은 특히 정맥부전과 궤양의 환자를 치료하는데 특별한 경우이다. 중요한 치료는 적절한 압박 모달리티를 선택하고 적당한 사용을 위해 필요로 하는 환자에게 강화시킬 수 있도록 임상가에 의해 이루어져야 한다.

사례연구 30•1 다루기 힘든 정맥성 기능부전 궤양의 치료

과거력/주관적인 문제 (History/Subjective)

1년 이상 존재한 오른쪽 하지의 만성 정맥 기능부전 궤양 진단을 받은 우리 병원에 입원 중인 65세 미국 여성 환자이다. 그녀는 상처 치유로 다양한 드레싱과 압박으로 감싸는 치료를 받았다. 상처는 향상 증상을 보였지만 확대되었다. 그녀의 의료기록에는 고혈압, 고지질혈증과 정맥류성 정맥이 있다. 현재 약물치료는 aspirin, atenolol, lipitor, furosemide이다. 그녀의 사회성은 알코올, 담배, 약물남용에 대하여 음성이다. 그녀는 과부이며 은퇴를 했으며 그녀 소유의 집이 있고 마당에서 일을 하는 경향이 있다.

이학적 검사 (Physical Examination)

검사에서, 환자는 급성 통증이 없으며 잘 발달되었고 영양상태가 좋았다. 모든 시스템의 검사는 외피질환 시스템을 제외하고 알아차리지 못하였다. 그녀는 오른쪽 발목에서 거의 안쪽 복사뼈에 5.8×8 cm의 완전한 두께의 궤양이 있다(그림 30.8). 상처의 상태는 좋았으며 풍부한 과립 기반이지만 상피화의 최소 증거이다. 가벼운 발 부종이 역시 존재하였고 말초 맥박은 좋았으며 국소성 빈혈의 신호는 없었다.

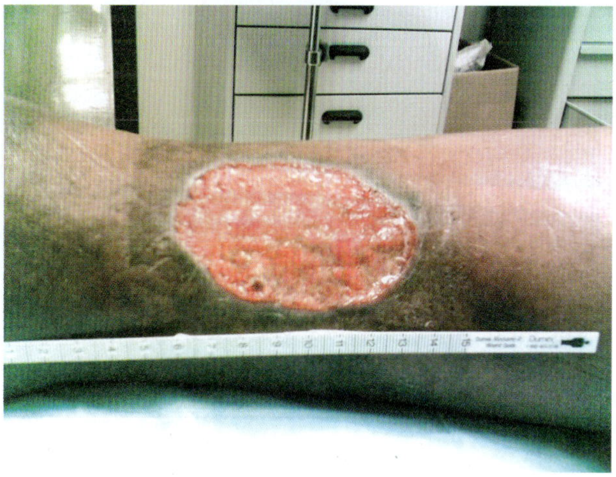

그림 30.8 *상처 센터에 입원했을 때의 상처 모습.*

사례연구 30●1 다루기 힘든 정맥성 기능부전 궤양의 치료-계속

치료 (Treatment)

환자는 30분 동안 50 ㎜Hg에서 간헐적으로 압박치료(ICT)가 시작되었다. 그 다음의 ICT는 얇은 접착형 드레싱에 의해 덮혀진 칼슘 알긴산 드레싱으로 하였다. 사지는 Unna 부츠로 감싸게 하였고, 병원에선 주당 2번 교체하였다. 환자는 제한되지 않았고 움직이지 않을 때 사지를 들거나 걷도록 권장하였다.

치료 처음 몇 주 이내에, 하지 부종이 가라앉기 시작하였고, 상처 표면 영역에서 25% 감소하였다(그림 30.9). 이것은 변화가 시작된 것이지만, 상처 표면 영역은 다시 증가하기 시작하였다. 환자는 혈관정밀검사를 하였고, 초음파는 먼쪽 정강이 정맥에서 엉덩뼈 아래로부터 오른쪽 하지 정맥에서 수행하였다. 그것은 먼쪽 증대가 있는 모든 적절한 수준에서 정상 혈관 압박, 위상 반응과 색깔이었다. 그러나 아주 흥미로운 것은 허벅지부위 표피, 오금, 작은 복재의 α+3 역류 그리고 무릎 아래의 큰 두렁정맥을 포함하고 그것은 역시 또한 수많은 장딴지 중간의 정맥류성 종창으로 언급하였다

그것은 수술적 중재가 필요한 혈관 외과의사에 의해 결정되었다. 환자는 두렁정맥을 표시하도록 하여 혈관 실험실로 옮겨졌다. 환자는 정맥의 stripping(제거)을 하고 수술실로 옮겨졌다. 수술 다음, 사지는 면직물 패딩과 함께 장-신장 탄력붕대로 압박을 하였다. 환자는 수술 후 경과가 좋았고 향후 치료를 위해 상처 치유 센터로 돌아가 교육을 받은 후 퇴원하였다.

상처 치유 센터에서, 상처 궤양은 알갱이 모양이 되었고, 깨끗해졌으며 표면 영역은 5.5 × 7.5㎝로 알려졌다(그림 30.10). 그녀는 다시 ICT를 시작하였고, 일상적인 치료가 수행될 수 있도록 가정에서의 압박장치가 처방되었다. 상처는 가정 압박 시스템에 도달까지 주당 변화를 주는 알긴산와 얇은 폼과 4개의 구성물 드레싱으로 하였다. 가정 압박이 시작되었고, 환자는 긴장이 통제된 장-신장 붕대를 받았고, ICT 후 다시 적용되었다(그림 30.11). 상처는 계속적으로 크기가 감소되었고, 하지의 둘레는 안정화되었으며, 환자는 맞춤형 양말을 구입하였고, 상처는 완전하게, 주당 여러 번의 예방적인 ICT를 수행하였고, 매일 제공된 양말을 신었다.

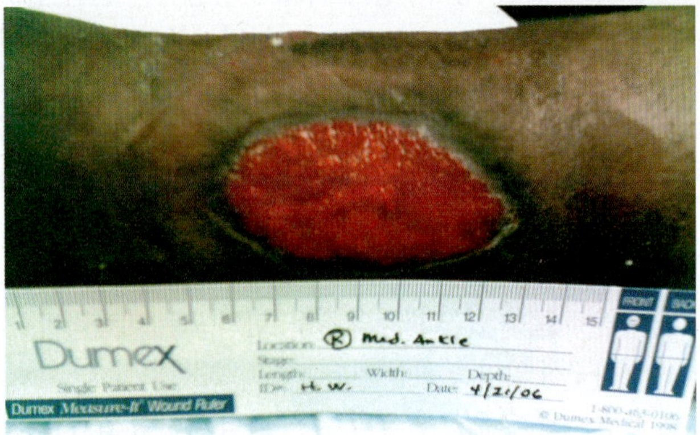

그림 30.10 *두렁정맥 스트리핑 이후의 상처 모습.*

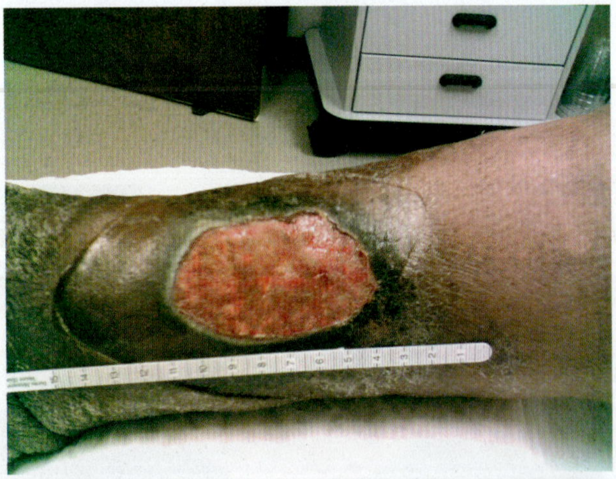

그림 30.9 *몇 주간의 간헐적 압박치료와 상처 관리 이후의 상처 모습.*

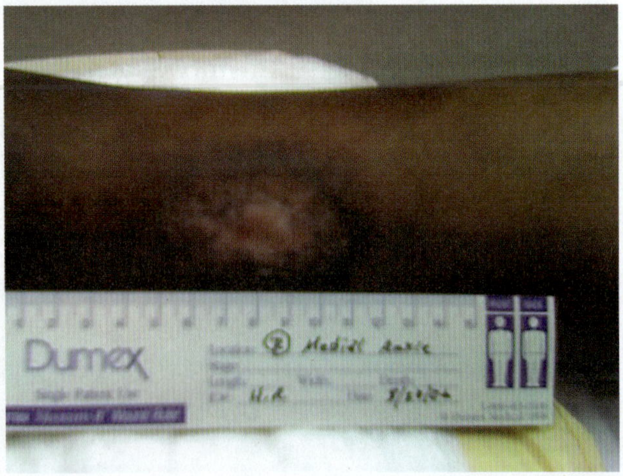

그림 30.11 *퇴원 시 다리 모습.*

참고문헌 (References)

1. Partsch, H: Understanding the pathophysiological effects of compression. In: Calne, S (ed): EWMA Position Document: Understanding Compression Therapy. London, Medical Education Partnership, 2003, p 17.
2. Guyton, A: Textbook of Medical Physiology. Philadelphia, WB Saunders, 1991.
3. Armstrong, DG, Nguyen, HC: Improvement in healing with aggressive edema reduction after debridement of foot infection in persons with diabetes. Arch Surg 2000; 135:1405–1409.
4. Miller, S: Compression therapy for foot wounds: Overview and case reports. Wounds 2005; 17:278–281.
5. Mayberry, J, Moneta, GL, Taylor, LM Jr, et al: Fifteen-year results of ambulatory compression therapy for chronic venous ulcers. Surgery 1991; 109:575–581.
6. Clark, M: Compression bandages: Principles and definitions. In: Calne, S (ed): EWMA Position Document: Understanding Compression Therapy. London, Medical Education Partnership, 2003, p 17.
7. Reichardt, L: Venous ulceration: Compression as the mainstay of therapy. J Wound Ostomy Continence Nurs 1999; 26:39–47.
8. Blair, S, Wright, D, Backhouse, CM, et al: Sustained compression and healing of chronic venous ulcers. Br Med J 1988; 297:1159–1161.
9. Thomas, S: Compression bandaging in the treatment of venous leg ulcers. World Wide Wounds, 1998. Available at: http://www.worldwidewounds.com/1997/september/Thomas-Bandaging/bandage-paper.html. Accessed Dec. 30, 2009.
10. World Union of Wound Healing Societies (WUWHS): Principles of best practice: Compression in venous leg ulcers. A consensus document. London, Medical Education Partnership, 2008.
11. Trent, J, Falabella, A, Eaglstein, W, et al: Venous ulcers: Pathophysiology and treatment options. OstomyWound Manage 2005; 51:38–53.
12. Partsch, H: The use of pressure change on standing as a surrogate measure of the stiffness of a compression bandage. Eur J Vasc Endovasc Surg 2005; 30:415–421.
13. Szubs, A: Lymphedema: Classification, diagnosis, and therapy. Vasc Med 1998; 3:145–156.
14. Foldi, M: Treatment of lymphedema [editorial]. Lymphology 1994; 27:1–5.
15. Foldi, E, Foldi, M, Weissleder, H: Conservative treatment of lymphedema of the limbs. Angiology 1985; 36:171–180.
16. Boris, M, Weindorf, S, Lasinski, B, et al: Lymphedema reduction by noninvasive complex lymphedema therapy. Oncology 1994; 8:95–106, 109–110.
17. Davis, L, McCulloch, J, Neal, B, et al: The effectiveness of Unna boot and semipermeable film vs Unna boot alone in the healing of venous ulcers. OstomyWound Manage 1992; 38:19–21.
18. Lippmann, H, Briere, J: Physical basis of external supports in chronic venous insufficiency. Arch Phys Med 1971; 52:555–559.
19. Lippman, H, Fishman, L, Farrar, RH, et al: Edema control in the management of disabling chronic venous insufficiency. Arch Phys Med Rehabil 1994; 75:436–471.
20. European Wound Management Association (EWMA): EWMA Position Document: Understanding Compression Therapy. London, Medical Education Partnership, 2003.
21. Gaylarde, P, Sarkany, I, Dodd, HJ: The effect of compression on venous stasis. Br J Dermatol 1993; 128:255–258.
22. Fletcher, A, Cullum, N, Sheldon, T: A systematic review of compression treatment for venous leg ulcers. Br Med J 1997; 315:576–580.
23. Hafner, J, Botonakis, I, Burg, G: A comparison of multilayer bandage systems during rest, exercise, and over 2 days of wear time. Arch Dermatol 2000; 136:857–863.
24. Scriven, J, Taylor, L, Wood, A, et al: A prospective randomised trial of four-layer versus short stretch compression bandages for the treatment of venous leg ulcers. Ann R Coll Surg Engl 1998; 80:215–220.
25. Thompson, B, Hooper, P, Powell, R, et al: Four-layer bandaging and healing rates of venous leg ulcers. J Wound Care 1996; 5:213–216.
26. Second European consensus document on chronic critical leg ischaemia. Eur J Vasc Surg 1992; 6(suppl A):1–32.
27. Margolis, D, Berlin, J, Strom, B: Risk factors associated with the failure of a venous leg ulcer to heal. Arch Dermatol 1999; 135:920–926.
28. Margolis, D, Berlin, J, Strom, B: Which venous leg ulcers will heal with limb compression bandages? Am J Med 2000; 109:15–19.
29. Chaby, G, Viseux, V, Ramelet, A, et al: Refractory venous leg ulcers: A study of risk factors. Dermatol Surg 2006; 32:512–19.
30. Choucair, M, Phillips, T: Compression therapy. Dermatol Surg 1998; 24:141–148.
31. Blecken, S, Villavicencio, J, Kao, T: Comparison of elastic versus nonelastic compression in bilateral venous ulcers: A randomized trial. J Vasc Surg 2005; 42:1150–1155.
32. Bergan, J, Sparks, S: Non-elastic compression: An alternative in management of chronic venous insufficiency. J Wound Ostomy Continence Nurs 2000; 27:83–89.
33. Spence, R, Cahall, E: Inelastic versus elastic leg compression in chronic venous insufficiency: A comparison of limb size and venous hemodynamics. J Vasc Surg 1996; 24:783–787.
34. McCulloch, J: Intermittent compression for the treatment of a chronic stasis ulcer. Phys Ther 1981; 91:1452.
35. McCulloch, J, Marler, K, Neal, M, et al: Intermittent pneumatic compression improves venous ulcer healing. AdvWound Care 1994; 7:22–26.
36. Smith, PC, Sarin, S, Hasty, J, et al: Sequential gradient pneumatic compression enhances venous ulcer healing: A randomized trial. Surgery 1990; 108:871–875.
37. Weissleder, H, Schuchhardt, C: Lymphedema Diagnosis and Therapy, ed. 2. Bonn, Kagerer Kommunikation, 1997, p 270.
38. Kessler, C, Hirsch, D, Jacobs, H, et al: Intermittent pneumatic compression in chronic venous insufficiency favorably affects fibrinolytic potential and platelet activation. Blood Coagul Fibrinolysis 1996; 7:437–446.
39. Kolari, P, Pekanmaki, K: Intermittent pneumatic compression in healing venous ulcers. Lancet 1986; 2:1108.
40. Falanga, V, Eaglstein, W: A therapeutic approach to venous ulcers. J Am Acad Dermatol 1986; 14:777–784.
41. Samson, H, Showalter, D: Stockings and the prevention of recurrent venous ulcers. Dermatol Surg 1996; 22:373–376.
42. Cullum, N, Nelson, E, Fletcher, AW: Systematic reviews of wound care management: (5) beds; (6) compression; (7) laser therapy, therapeutic ultrasound, electrotherapy, and electromagnetic therapy. Health Technol Assess 2001; 5:1–221.
43. Marston, W, Vowden, K: Compression therapy: A guide to safe practice In: Calne, S (ed): EWMA Position Document: Understanding Compression Therapy. London, Medical Education Partnership, 2003, p 17.

chapter 31 장

음압 상처 치료

Negative-Pressure Wound Therapy

서론 (Introduction)

음압치료(NPWT) 활용도는 미국과 유럽에서 최근 몇 년 사이에 사례 연구와 통제 실험에서 치료 효과를 나타내면서 극적으로 증가하고 있다. 상처에 대한 음압치료의 적용과정은 변형음압요법(vacuum-assisted closure), 국소음압(topical negative pressure), 진공 밀봉기법(vacuum-sealing technique), 감압 드레싱(subatmospheric pressure dressing), 밀봉 표층 상처흡인술(sealed surface wound suction) 등을 포함하여 많은 문헌에서 언급되어 왔다. 최근 NPWT의 명명법은 일반적으로 치유를 촉진하기 위해 특수화된 상처 드레싱을 위한 튜브 연결을 통해 압력을 일시적으로 또는 계속적으로 전달하는 제어된 응용 펌프로 묘사된다.

역사 (History)

감압은 체강 배액술을 사용하면서 수세기 동안 상처 치료에 사용되어 왔다. 그러나 더욱 일반적인 배액 흡입술은 20세기 중반부터 외과 수술 후 혈액, 담즙 및 다른 분비물들의 제거를 위해 사용되었다.[1] 초기의 연구는 예방적 배액(prophylactic drainage)을 위한 폐쇄성 창상 흡입술에 대하여 보고하였는데 이는 상처 치유를 크게 개선하고 수술 후 합병증을 최소화하며, 수술에 따라 입원의 기간을 줄일 수 있는 것으로 나타났다.[1]

Fleck와 Frizzell은 1980년대 초반에 치유를 촉진하기 위해 일정한 흡입을 적용하는 원리는 외과의들에게 계속적인 관심을 얻고 있다고 보고 했다. 상처 치유 촉진의 핵심 요소는 치유 과정을 방해하는 과량의 유체, 공기 또는 물질들을 담아내고(contain), 조절하며(control), 그리고 제거(remove)하는 능력이라고 생각되었다.[2]

몇몇 연구는 괴사조직제거수술 후 고름상처 진공치료의 장점을 분석하고 있는 러시아 의학 문헌에서 찾을 수 있다.[3-7] Kostuchenok 등은 괴사조직제거술과 함께 진공치료법이 적용되면 상처에의 세균침범을 크게 줄이고 치유를 촉진할 수 있다고 보고하였다.[3] 또한 Davydov 등은 고름이 섞인 젖분비가 나타나는 유방염 환자의 수술치료에서 진공 치료의 병행이 증폭 면역 체계 기능처럼 상처 치유 시간 감소, 그리고 상처의 세균성을 감소시킴을 발견했다.[4] 1987년, Usopov와 Yeplifanov는 음압과 치료 기간에 대한 유익한 설정을 평가하기 위해 토끼를 대상으로 연구하였다.[5] Davydov 등은 1988년에 진공 치료에 따른 고름 상처의 세균학적, 세포학적 특성을 평가하는 또 다른 연구를 출간하였다.[6] 200명 이상의 환자는 외과적 절개와 배액에 따라 그들의 고름 상처의 깊이에 맞게 위치한 천공된 배액구를 가지고 있었다. 배액은 6일간 하루 1시간 동안 수행되었고 진공발생기(vacuum source)에 연결되었다. 대조군은 외과의 중재만을 받았다. 그 후 양쪽 그룹에서 생검을 위한 조직을 채취하였다. 저자는 진공치료와 괴사조직제거술을 병행한 그룹에서 염증반응을 단축되었고 괴사조직제거술만을 적용한 그룹보다 더 효과적으로 국소 세균 수를 감소시켰다고 결론지었다.[6]

북미에서 음압의 효과에 대한 연구는 본격적으로 가닥을 잡아가기 시작했다. Chariker 등은 1989년에 절개부와 피부의 누공관리를 위해 폐쇄 흡입 상처배액의 효과를 논의하였다.[8] 적은 수의 누공에 대한 3년 이상의 평가과정에서, 저자는 상처 기반 위에 수분 거즈를 놓고 그 위에 Jackson-Pratt Mini Snyder flat drain을 놓았다. 그리고 나서 완전한 밀봉을 만들기 위해 전체 상처 위에 밀봉 드레싱을 걸쳤다. 배액은 −60~−80 mmHg의 압력으로 지속적인 흡입기에 연결되었고 3일에서 5일의 간격을 두고 시행되었다. 드레싱 프로토콜은 계속적으로 Chariker-Jeter 시스템이나 그 접근법에 의거하였다. 치료된 누공의 평균 폐쇄 시간은 16일이었고, 이는 기존의 드레싱에 걸리는 시간에 비해 비용이 절감됨을 나타낸 결과였다.[8] 1991년, Nakayama와 Soeda은 피부 이식 시에 손이 자유로운 "진공 패키지"를 만들기 위해 접착성으로 걸칠 수 있으며 흡입성이 있는 배출관(drains)의 사용법에 대해 보고하였다.[9] Brock 등은 최근 환자가 직접적인 폐쇄가 어려운 상태인 경우 복부 수술 상처의 임시 폐쇄를 제공하는 기법을 설명하였다.[10] 이 그룹은 폴리에틸렌 시트가 상처에 닿게 위치하고 촉촉한 살균 수술 타올을 적용한 후 후면에 아크릴 접착제가 있는 폴리에스터 시트로 덮는 다중의 겹 기술(multiple-layer technique)을 기술하였다. 실리콘 드레인은 두 번째와 세 번째 층 사이에 위치하고 100~150 mmHg의 연속적인 흡입력이 발생하는 흡인기에 연결된다.[10]

아마도 그 당시 가장 포괄적이고 광범위한 연구는 1997년 *성형외과의 실록(Annals of plastic surgery)*에 게시되어 있다. 북부 캐롤라이나의 윈스톤-살렘에 있는 보우만 그레이 의과 학교의 Drs. Morykwas와 Argenta는 대기중보다 낮은 압력 치료에 있어 기초 과학적인 행동의 메커니즘에 대한 연구와 치료 매개변수에 대한 연구를 발표했다.[11-12] Morykwas는 상처기저부에 접촉될 수 있도록 상처에 딱 맞게 제작된 개방세포형 폴리우레탄 에테르 폼(foam)의 적용을 동반하는 신속한 상처 치유를 위한 기술을 설명하였다. 폼은 견고한 배기 튜브에 연결되고, 전체 상처는 완벽한 밀봉을 만드는 접착제 드레이프로 덮여 있다. 튜브는 상처 부위에 125 mmHg의 음압 만드는 진공 장치에 연결되어있다. 이 기술은 허가권과 특허권을 소유한 회사의 상표로써 "진공 보조 폐쇄(vacuum-assisted closure)", 약자로 V.C.A.®(Kinetic Concepts Inc., San Antonio, TX)로 분류되었다. 돼지를 모델로 사용하여, 저자는 Laser Doppler를 사용하여 상처조직과 주변 조직의 혈류를 측정함으로 상처조직의 감압의 효과를 연구하였다. 또한 그들은 실험대상의 상처에 10^8 *황색포도구균과 포도상구균 표피 유기물*을 포함한 1 ml의 염수를 주입하여 감염시켰다. 그 결과 임의로 색출한 조직판의 생존율을 조사함으로써 국소 혈액 관류의 기능 증가, 과립조직 형성률의 증가, 조직 세균성 수준의 감소, 그리고 영양분 혈액 흐름의 증가를 입증하였다.[11] Argenta와 Morykwas는 또한 다양한 병인학에 기이한 어려운 상처 치료에서의 진공 보조 폐쇄 사용법을 보고하였다. 저자는 급성, 아급성 그리고 만성 상처를 치료하기 위해 이전에 사용된 지속적인 염수분 거즈 드레싱(serial saline-moistened gauze dressings)과 같은 치료 대신에 앞에서 언급했던 Morykwas 연구에서와 똑같은 기술을 사용하였다. 연구에서 평가된 300건의 상처는 병인학적으로 175건은 만성상처, 94건는 아급성, 31는 급성으로 분류되었다. 모든 상처는 첫 48시간 동안 −125 mmHg로 지속적인 환경에서 치료를 하였고 그 다음 간헐적인 설정인 −125 mmHg(5분 적용/2분 휴식)로 전환하였다. 모든 드레싱은 48시간 간격으로 교체시켰다. 모든 환자는 상처가 완전히 나을 때까지 음압으로 치료하였고, 환자가 사망 등으로 인해 더 이상의 치료를 거부하거나 피부이식 또는 근육판(muscle flap)의 수술 절차시기에 가까워지는 시점까지 치료를 진행하였다. 실험의 막바지에 다다르자, 300건의 상처 중 296건의 상처가 NPWT에 대해 긍정적인 반응을 나타내었다.[12]

작용기전 (Mechanisms of Action)

NPWT의 효과는 체액 균형을 회복하기 위해 상처로부터 분비되는 삼출물을 제거, 상처주변의 수분제공, 허물 제거, 상처에의 세균침범 가능성의 감소, 부종과 제 3공간의 체액 감소, 상처에 혈류 증가, 성장인자 증가와 상처 내의 백세포, 섬유아세포 촉신삭용 능을 포함하여 여러 가지 작용을 통해 상처 치유를 촉진시키는 것으로 생각된다.[13] 음압 상처 치료는 또한 치유속도를 증가시키는 자연적 조직간 부착을 통하여 조직 간 결합을 할 수 있도록 하는 수축을 촉진하는 조직들을 함께 동반한다.[13] 이러한 작용기전들은 본 장에서 더 자세히 서술될 것이다. 그러나 몇몇 기전들은 이러한 과학적으로 아직 완전하게 밝혀져 있지 않다.

습윤 상처 환경 (Moist Wound Environment)

Wet-to-dry 또는 Wet-to-moist 식염수 거즈 드레싱은 수년간 저렴한 비용 그리고 비교적 쉬운 적용 때문에 사용되어 왔다. 전형적인 거즈 드레싱의 단점은 조직 접착 그리고 생물학적 오염 물질 노출 증가, 빈번한 드레싱의 교체에 따른 상처기반의 손상, 건조와 관련된 고통 발생, 상처 탈수의 위험을 포함한다.[14] Ovington이 수분이 제공되는 상처치료의 장점에 대한 연구에서 자주 인용된 글에서는 전통적인 드레싱 방법, 즉, Wet-to-dry 또는 Wet-to-moist거즈 드레싱이 고통, 상처 부상, 상처 치료 지연에 원인이 될 수 있다고 언급하였다.[14] Wet-to-dry 식염수 거즈 드레싱 실행은 변연절제술에 적용되도록 고안되어 있다.[15] 이 방법은 비정상적인 조직 외에, 정상적인 조직까지 제거할 수 있고 신생 상피조직과 과립조직에 손상을 가할 수 있다는 이유로 비판을 받아 왔다.[16] NPWT에 사용되는 폐쇄 밀폐 시스템의 독특한 특징 중 하나는 정상체온의 생성을 통해 수분환경에서의 상처 치유의 촉진으로 최적의 세포성장을 만들어낸다는 것과 상처로부터 발생되는 촉촉한 증기의 수동적 손실 감소이다.[17] 통증 관리는 상처를 가진 모든 환자 치료의 중요 포인트이다. 통증은 대형 또는 복잡한 상처 관리를 위한 많은 다른 드레싱 선택에 비해 NPWT 사용을 통해 감소될 수 있다.[18] Krasne은 만성 상처의 통증을 경험한 환자 모델을 통해 통증에 대한 경험을 반영하였고 통증의 정도를 나타내는 데에 기여하였다.[18] 반복적인 극심한 통증은 정복 또는 터닝 그리고 드레싱의 교체와 같이 정기적인 시간 주기에서 발생한다. 잦은 NPWT 드레싱 변경(매 48-72시간)은 다른 드레싱 선택과 비교하여 환자의 극심한 통증 감소에 도움이 된다. 게다가, 촉촉한 상처 환경의 유지는 통증을 줄이는 데 도움이 될 수 있다. Krasner은 흠뻑 젖히는 소독을 포함하여 음압상처 치료의 사용 동안 상처와 관련된 통증을 관리하는 방법을 제안하였다.[19] NPWT를 받는 환자 통증 관리에 대한 더욱 자세한 임상 제안을 위해 글상자 31.1을 참고한다.

혈류의 증가 (Increased Blood Flow)

1997년에 Morykwas 등은 돼지를 모델로 한 실험에서 상처 조직의 혈류에 NPWT의 효과를 측정하기 위하여 레이저 Doppler velocimetry를 사용했다.[11] 직경 2.5 cm의 두 개의 원형 도구가 척추 위의 근육의 깊은 근막 아래로 작용하여 절제 된다. 그리고 나서 Laser Doppler needle probes가 피하조직과 깊은 등근육 주변에 삽입된다. 이후 폼 드레싱은 상처 전면(anterior)에 놓이고 대기압

글상자 31.1 음압 상처 치료 동안 통증 관리

- NPWT 목적, 장점, 그리고 일어날 수 있는 불편사항에 대한 보호자와 환자 교육.
- 제거 전 일반적인 식염수의 촉촉한 드레싱
- 환자가 인식하는 통증 수준을 감지하고 필요한 경우 적절한 진통제 제공; 드레싱 교체 전에 환자에게 적절한 시간에(진통제 투여 방법에 따라 다름) 약으로 치료한다.
- 환자가 치료받는 데에 불편함을 경험한다면 출력 압력을 점진적으로 음압으로 한다. 필요한 경우, 환자가 참을 수 있는 압력 출력으로 조정한다.
- 통증-경감 측정 후 잦은 환자의 재평가를 시작하고 정확하게 문서화한다.

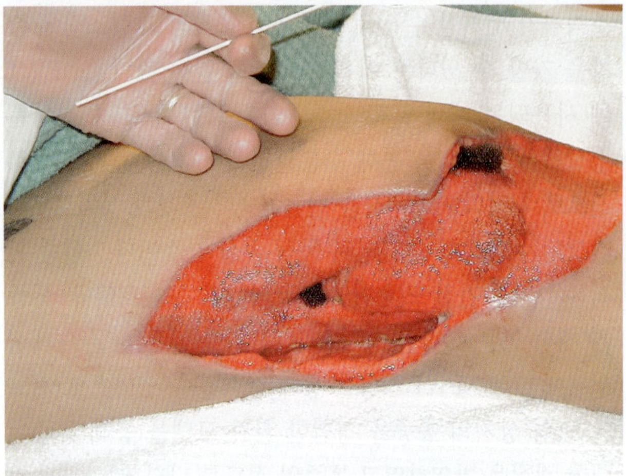

그림 31.1 *오른쪽 외상성 상처를 가진 환자의 사진. 붉은 색의 육아조직은 상처 조직으로 증가된 혈류의 NPWT로부터 종종 반응한다.(검은색 폼 NPWT 드레싱이 사진에서 나타난다).*

이하의 압력이 25 mmHg에서 0−400 mmHg만큼 증강 적용되며 15분 간격으로 혈류가 측정된다. 혈류는 후면(posterior) 상처와 비슷한 방식으로 기록되었지만, 감압은 간헐적 모드에서 적용되었다. 그들의 연구결과는 혈류의 압력 −400 mmHg 이상 억제되는 동안 음압 125 mmHg 사용으로 미세혈관의 혈류 기준치 4배 증가를 증명하였다. 흥미롭게도, 전면 상처의 혈류의 증가는 감압의 지속적인 적용 5~7분 후 감소하는 반면 간헐적인 치료와 함께 적용된 후면 상처 치료는 각각 지속적인 "on" 치료 주기 동안 증가하며, "off" 주기 동안 기준치로 전환되는 것으로 나타났다(그림 31.1).[11] Chen 등은 흰 토끼의 귀에 실험적으로 상처를 만들어 NPWT 치료를 적용한 후 혈류 증가를 관찰하였다. 현미경 검사와 이미지 패턴 분석에서는 혈류의 증가가 내피의 확장과 혈관생성증가뿐만 아니라, 혈관 직경의 증가와 혈류 속도의 증가, 그리고 혈액량 증가를 가져왔다고 나타났다.[20]

Wackenfors 등은 급성 상처에서 나타나는 상처 인접부위의 혈류에 대한 NPWT의 영향에 관해 더욱 심도 있는 연구를 하기 위해 돼지를 모델로 사용했다.[21-22] 이러한 연구결과들에서는 NPWT가 처치된 상처의 인접부에서는 혈류를 감소(관류저하)시켰고 상처에서 1.5−3.0 cm 떨어진 곳에서는 혈류를 증가(관류 증가)시킴이 관찰되었다. 저자들은 "off" 주기 동안 관류가 감소한 부위의 혈류가 증가함을 밝혀냈고 이것을 반응성 충혈(reactive hyperemia)의 존재로 주장하였다. 혈류에 대한 대조적인 국소효과에 대한 부분을 놓고, 본 연구의 연구자들은 음압효과를 단순한 혈류 증가의 효과보다는 부종 감소 효과, 눌림증으로 인한 표층 출혈의 감소 등의 긍정적인 효과에 더 주목하였다.[21-22]

스웨덴 연구진들은 혈류의 자극을 증명하기 위해 정상 및 허혈성 심근에 음압을 사용하였다.[23] Lindstedt 등은 돼지를 모델로 하여 음압의 적용전, 적용중, 그리고 적용 후에서 각각 심근의 혈류 측정을 위해 Laser Doppler velocimetry를 사용하였다. Doppler probes는 폴리우레탄 폼을 통한 음압의 직접적인 적용을 위해 5 cm 직경의 구멍을 뚫어 심장과 심장 근육을 들여다 보았다. 이 연구는 −50 mmHg 압력의 적용이 재관류된 심근 그리고 허혈성, 정상의 미세혈류의 약 2배 증가를 유도함을 발견했다.[23] 연구자들이 50 mmHg의 음압을 선택함을 전제로 한 기존의 Wackenfors 등은 연구에서는 75~125 mmHg의 음압이 25 mm 혈류 깊이의 골격조직을 자극하는 반면에 낮은 압력은 더 많이 외면 깊이에서 뼈대근을 자극하는 것으로 나타났다.[22]

부종 감소 (Edema Reduction)

상처 주변에 염증이 진행되는 반응은 국소 조직 부종, 즉 혈관판에서 상처까지 필요로 하는 영양분과 산소의 확산에 영향을 끼치는 상태를 초래한다.[24] 상처의 모든 유형은 프로테이아제, 시토카인, 금속−로프로테아제 그리고 자유산소 라디칼 등을 포함하여 주로 호중구에서 생산하는 세포 독성 화합물들을 내포하고 있는 것으로 알려져 있다.[25-28] 이러한 화합물들은 상처에서 발견된 과립조직 그리고 세포외기질을 파괴하고 상처에 필요한 수리 세포의 이송을 억제시킴으로써 상처 폐쇄를 지연한다.[26,28] 이 화합물들은 사람에게 적용한 NPWT의 상처 치료로부터 얻어진 유출물에서 볼 수 있었다. 이러한 점으로 미루어 보아 이 독성 화합물들의 제거가 NPWT가 상처 치료를 향상시키는 기전이 될 수 있음을 추측할 수 있다.[27] 음압이 단지 압력의 변화를 만들어 상처 기저부나 주변조직으로부터 기저부쪽으로, 그리고 제거를 위해 NPWT 드레싱 장치 쪽으로 물질이나 세포를 "당기는" 작용을 하는 것으로 상처 치유에 직접적인 영향을 줄 수 있음을 주목했다.[29]

급성 및 만성 상처의 치유는 주변 상처 부분의 과도한 체액의 존재에 의해 손상된다. 과도한 체액은 손상된 혈류,

조직 저산소증, 국소 빈혈 및 혈전증을 포함한 무수히 많은 문제를 만든다.[30-32] 국소 말초 부종은 미세 혈관 그리고 림프 시스템을 억제한다.[33-34] Morykwas 등은 감압의 적용이 상처주변으로부터 조직으로부터 능동적으로 과도한 간극의 체액를 제거함으로써 미세한 혈관들에 작용하는 압력을 경감시키고 혈류를 복원하여 국소 혈류를 증가시키는 원인이 되었다고 간주하였다.[11] 최근의 화상(burn) 문헌은 진공 보조 폐쇄 장치와 NPWT의 사용을 통해 부종 감소의 이점을 증명하였다. Kamolz 등은 손의 급성 부분 두께(acute partial thickness) 화상 상처에 V.A.C를 적용하였을 때 과도 관류(hyperperfusion)와 화상 진행 예방에 효과를 나타냄을 알아냈다.[35] 저자들은 화상을 둘러싼 활성화된 부종 형성에 의해 만들어진 정체 영역 내에 혈류 손상을 포함한 병태 생리학을 언급했다. 저자들은 화상의 병태생리학 모델이 화상부위를 둘러싼 자발적인 부종생성을 생성하는 정적인 단계에 있을 때 혈류손상을 동반한다는 것을 주목하였다. 정체 단계(zone of stasis)는 매우 짧은 시간 내에 화상 진행을 초래할 수 있다. Morykwas 등도 돼지 모델에서 감압이 부분화상 진행을 예방하는 능력이 있음을 증명하였다.[11]

Lambert 등은 압력 변화가 더 많은 수의 각질세포를 상처를 가로질러 "당기는(pulling)" 또는 "끄는(drawing)" 작용을 함으로써 상처치유에 필요한 세포의 양을 증가시킬 수 있다고 제안했다.[36] 음압치료의 변화는 물렁조직에 접근하여 좋게 만들고 물렁조직 당김의 가능성을 줄여준다.[37] 마찬가지로 서로 가깝게 상처 가장자리를 잡고 가져오는 간단한 행위는 상처 치유를 촉진한다(그림 31.2, 31.3).[29]

역학적 변형 (Mechanical Deformation)

부종 감소의 장점에도 불구하고, 일부 상처는 눈에 띄게 체액 추출물이 결여되는 NPWT에 대한 양성 반응을 나타냈다. 이 반응은 아주 작은 변화 또는 기계적 변형으로 묘사된 세포 수준의 작용에서 기인되었다.[38] 몇몇 장기의 세포로부터 고립된 세포들을 기계적인 늘리면 세포 유사분열 자극, 세포 증식, 혈관 형성을 자극하는 것으로 알려져 있다.[39,40] 생체내 연구 중 몇몇은 혈관형성 세포 확산 증가를 위한 기계적 스트레스 이론을 제공한다. 특정 신호 전달 분자와 유전자가 규명된 세포 변형 타입에 대한 반응으로 세포 변화를 초래하는 것으로 나타났다.[41-44]

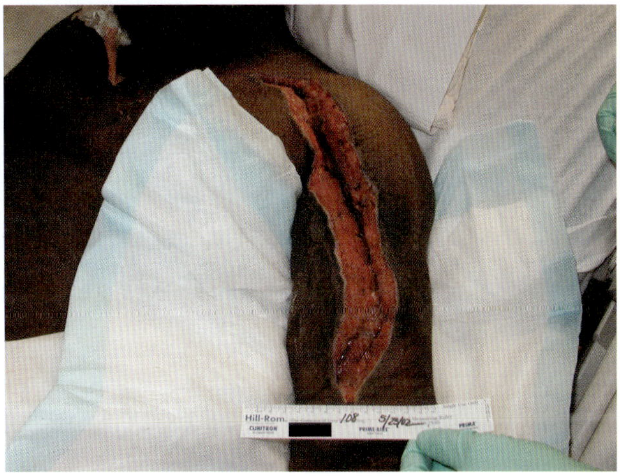

그림 31.2 *감염된 혈관문합(NPWT day #0) 수술적 제거 이후의 왼쪽 앞쪽 팔 상처 상태.*

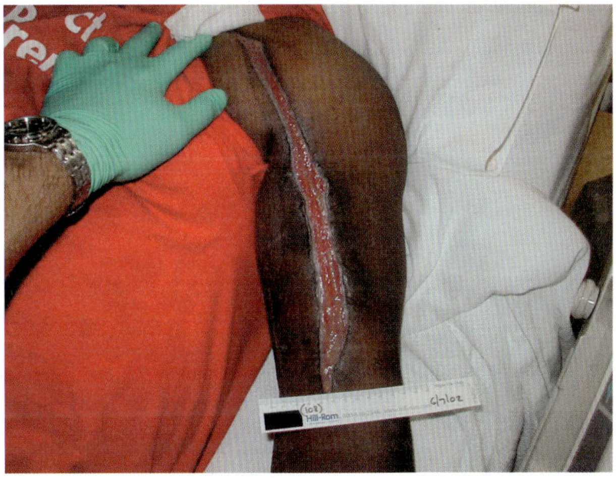

그림 31.3 *NPWT 치료 13일째 이후 그림 31.2에서 보여지는 왼쪽 앞쪽 팔 상처.*

음압의 적용은 세포 성장의 수용체를 상향조절하는 물질을 포함하여 다양한 세포내 2차 전달사(second messenger)의 방출로 인해 세포외기질과 세포내 뼈대 사이의 균형을 방해하는 것으로 여겨져 왔다(그림 31.4).[38] 상처 조직과 접촉 매체로서 V.A.C.폼을 사용하여 Saxena 등은 조직학적 연구를 기반으로 V.A.C에 사용된 압력이 20% 정도의 세포변형을 일으켜서 조직내 장력을 만들어내며 이는 생체내 세포증식을 유도하는 변화라는 사실을 컴퓨터 모델링을 통해 증명했다(그림 31.5).[38] 음압도 인간의 상처에 이러한 변화를 만들 수 있다는 가능성이 높다. 많은 연구는 육아조직 성장을 증식하는 데에 간헐적인 음압이 지속적인 음압보다 더욱 효과적이라고 주장했다.[38,45]

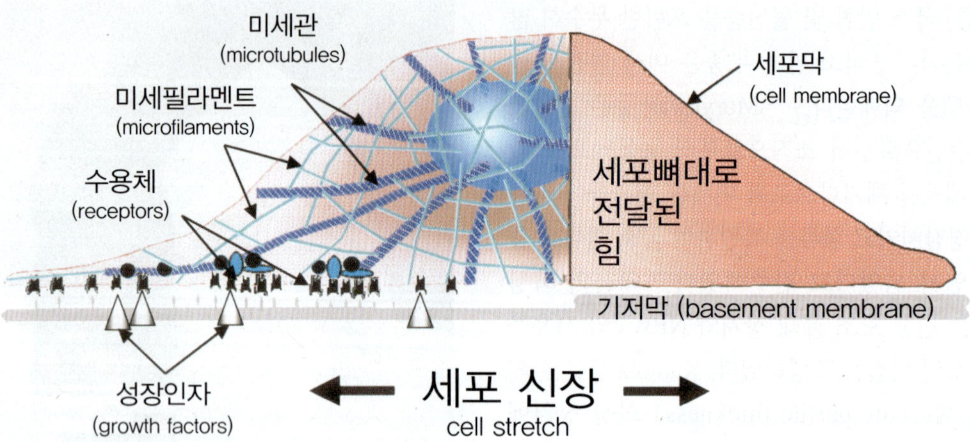

그림 31.4 *세포 그림(세포뼈대 요소를 가진)은 세포가 세포외기질과 연결/외적 힘의 적용에 의해 신장될 수 있음을 보여주고 있다(출처: Saxena V, Hwang C-W, Huang S et al: Vaccum assisted closure: Microdeformations of wounds and cell proliferation. Plast Reconstr Surg 2004;114(5):1086-1096).*

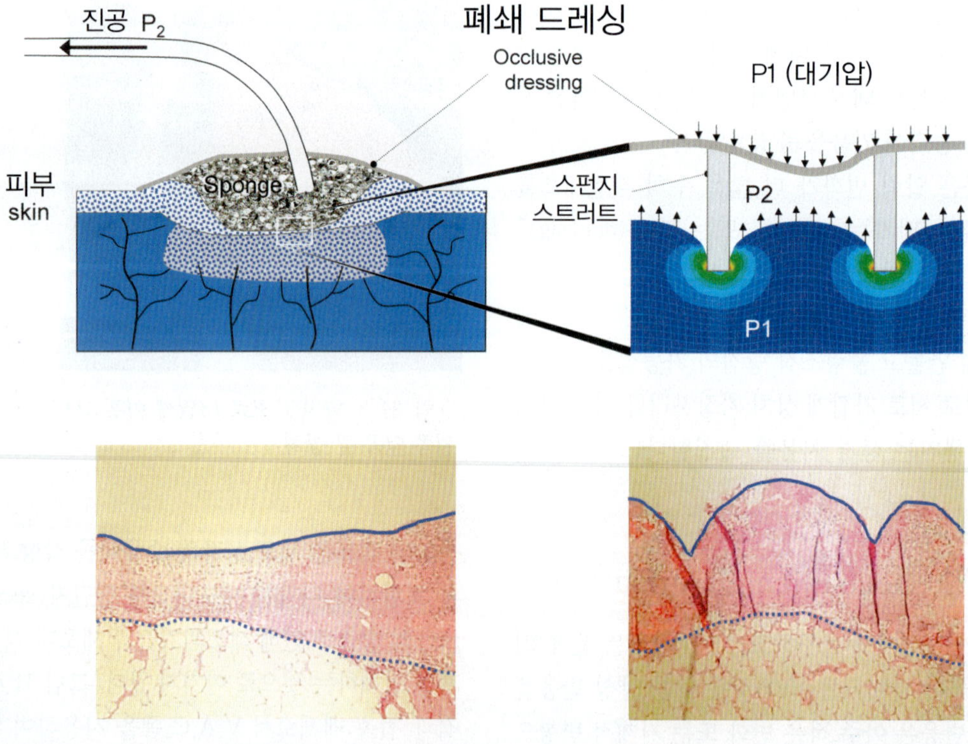

그림 31.5 *(위) VAC(R) 폼 매개체로 보여지는 상처 조직에 대한 특정 효과. (아래, 왼쪽) VAC(R) 폼 스펀지 적용하지 않고, 7일째의 상처 생검 표본의 조직적 단면. (아래, 오른쪽) VAC 7일 이후, 동일한 상처 조직의 다른 부위(출처: Saxena V, Hwang C-W, Huang S et al: Vaccum assisted closure: Microdeformations of wounds and cell proliferation. Plast Reconstr Surg 2004;114(5):1086-1096).*

왜냐하면 지속적인 압력은 세포 변형을 덜 일으키며 간헐적인 압력적용은 세포수준의 2차 전달자들에 대해 반복적인 자극을 초래할 수 있기 때문이다.[11,45]

상처에서 기질 MMPs(금속단백분해효소)의 역할은 과학 문헌에서 큰 비중으로 평가되어 왔다. 아연 의존성 엔도펩티다아제 가족인 MMPs는 세포외기질을 퇴화시

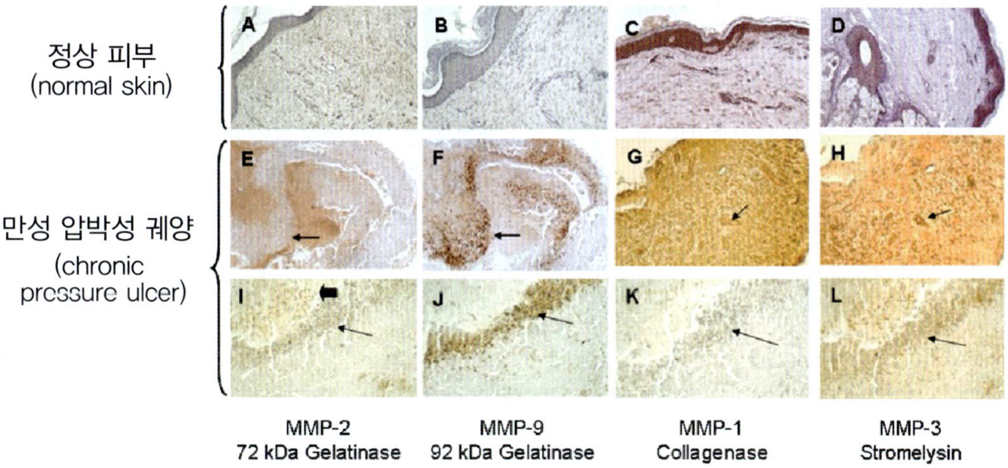

그림 31.6 *정상 피부(위쪽 줄)의 생검과 만성 압박성 궤양 조직의 생검에서의 matrix metalloproteinases(MMP-2, MMP-9, MMP-1, MMP-3)의 면역조직화학적 국소화. 패널 E, F, I, J, K 및 L 속의 화살표는 염증세포의 영역을 가르킨다. 패널 G와 H의 화살표는 혈관을 가르킨다. 패널 A에서 H의 확대는 40~이고, 패널 I에서 L의 확대는 100~이다. 정상 피부에서의 MMP의 낮은 수준이나 부재는 만성 압박성 궤양 단면에서 MMP에 대한 강한 면역 염색을 비교했다. 부가적으로, MMP-2와 MMP-9의 강한 면역염색은 많은 수의 다형핵 염증세포를 포함하는 영역과 강하게 관련되어 있다(출처: Schultz GS, Ladwig G, Wysocki A: Extracellular matrix:Review of its roles in acute and chronic Wounds. World Wide Wounds 2005; August. www.world-widewounds.com/2005/august/Schultz/Extrace-Matric-Acute-Chronic-Wounds.html.)*

키고 내피세포의 이동과 성장인자의 생산을 촉진한다.[46] MMP-9 and MMP-2와 같은 높은 수준의 MMPs는 종종 만성적인 상처에서 발견되며 안지오스타틴과 엔도스타틴과 같은 억제자들을 생성하여 혈관형성를 억제할 수 있다. Green 등은 최근에 상처조직에서 VAC를 중간 접촉제로 사용한 NPWT의 영향에 대해 연구하였고 치료된 만성 상처에서 MMP수준의 상당한 감소를 증명해냈다. 저자는 VAC를 발포제로 부착한 NPWT 치료의 첫 번째와 두 번째 주 동안 MMP-2와 MMP-9 수치의 15% 및 76% 사이의 감소 사실을 발견하고 미세 혈관 정도의 2~3배의 증가로 미루어보아 혈관 형성도 증가한을 밝혀냈다(그림 31.6).[47-51] 흥미로운 점은 폐쇄적인 음압 하에서 발포제를 부착하지 않은 부분에서는 환자에게 wet-to-dry 식염수 거즈 드레싱으로 변경을 한 한 NPWT 치료 이전 수준에 비교하여 전반적으로 MMP-2와 MMP-9 수준이 모두 증가되었다는 것이다.[52] 젤라틴 분해효소인 MMP-9과 MMP-2는 낫지 않는 상처에서 상당히 높은 수준에서 발견되지만 상처 치유가 폐쇄 진행됨에 따라 정상 수준으로 돌아간다.[52] 상처 치유의 급성 단계에 만성적인 상처를 다시 변환하는데 필요한 NPWT의 전체적인 역할을 아래의 임상적 조사에 기록하였다.

바이오버든 감소 (Bioburden Reduction)

개방성 상처는 49시간 내에 주변 피부로부터 세균성 그리고 부응하게 대부분의 급성 상처와 모든 만성 상처가 오염 됨은 측정가능한 세균성 수를 가진다.[55] 개방성 상처는 49시간 내에 주변 피부로부터 박테리아에 오염된다. 이에 상응하여 대부분의 급성 상처와 모든 만성 상처에서 세균의 양을 측정할 수 있다.[56] 무산소균 연조직염이 없을 때, 정상적인 군집형성을 과도한 박테리아나 위험한 군집형성과 구분하는 것은 종종 불가능한 경우가 있다.[57-58] 사실, 최근 White와 Cutting에 의한 최근의 논문에서는 원래부터 미생물학적이지 않은 경우보다 상처치유가 지연되는 것이 더 나은지를 결론짓기 위해 임상가들의 필요성에 대해 조사했다.[59] 상처 치유를 위한 심각한 손상은 감염이 존재하는 시점에 일어난다. 이것은 임상적으로 조직의 그램 상처표면당 10 콜로니 형성 단위를 측정하는 미생물의 중요한 군집형성의 시점으로 정의된다. 상처 감염은 감염된 면역 방어 환자에서 특히 문제를 일으킬 수 있다. 심각하게 아픈 환자에서, 조직 치료 그리고 면역 기능 요구를 충족하기 위해 환자의 영양 상태의 최적화를 보장하는 것은 매우 중요하다.

상처에 과도한 박테리아의 존재는 불가피하게 치유 과정을 지연한다. Kostiuchenok 등은 창상제거수술 후 고름 상처 흡입 치료가 상처 조직의 미생물 수를 크게 줄인 것을 밝혀내었다.[3] Morykwas는 NPWT 치료 4일 후에 유의하게 감소한 유사한 실험 결과를 발표하였다.[11] Morykwas 연구에서는 2.5cm의 수술적인 원형모양의 구멍 2개를 가진 5마리의 돼지에게 *황색포도상구균* 그리고 *포도상* 돼지 표피의 분리를 포함한 10 생물체에 들어있는 식염수의 1mL를 주입했다. 폼 드레싱은 실험군 상처와 대조군 상처에 모두 적용되었으며 접착의 드레이프를 적용하여 안전하게 하였다. 125mmHg의 음압이 실험장치에 적용되었다. 양쪽 군 모두의 상처에서 연속 3-mm 펀치 생검 조직이 이주동안 획득되었다. 생검 결과에서는 NPWT로 치료한 상처에서 치료 4-5일 사이에 조직의 그램당 유기물의 수가 현저히 감소한 반면에 대조군의 상처 수준은 조직 그램 당 10개 이하의 유기물로 감소하는데 평균 11일이 소요되었다.[11] 그러나 2004년 Moues 등에 의해 수행된 사람 대상 연구에서는 이와 어긋난 결과가 나타났다.[60] 이 연구에서는 감염, 오염, 또는 만성적인 특징 때문에 아물어지지 않는 전층의 상처를 가진 환자를 두 그룹으로 무작위로 배정하였다. NPWT또는 기존의 촉촉한 거즈 치료 표준적인 NPWT 드레싱이 실험군의 상처에 매 48시간에 적용되는 반면 연구자들은 수분제공요인으로써 일반 식염수, nitrofuralam 용액, 아세트산 용액 혹은 차아염소산나트륨 중 하나를 택할 수 있도록 설정하였다. 연구 결과는NPWT 치료 상처를 위한 상처 표면 영역에서 크게 감소하지만, 어느 그룹에 대한 세균의 부하감소량에서는 차이점이 없다고 지적했다. NPWT 동안, 비발효적인 부정 막대 수의 감소와 S. *구균*의 숫자에서 본 증가가 나타나는 등 세균 종의 분명한 변화가 주목되었다. 저자는 NPWT가 관습적인 치료처럼 세균의 부하량에서 비슷한 효과를 가지고 있지만 상처의 크기 감소에서는 통계적으로 유의한 영향을 가지고 있다고 결론을 내렸다.[60]

일부 NPWT 장치에서는 접촉 매체로서 항균 거즈를 사용한다. 거즈에는 오염이 있는 경우 섬유질에 미생물의 성장을 억제하는 능력이 있는 강력한 소독제인 0.02% polyhexameth-ylene biguanide(PHMB)가 스며들어 있다. 이것은 메티실린내성 황색포도상구균와 같은 일부 multi-drup-resistant strains을 포함한 그람양성미세유기물과 그람음성미세유기물에 광범위한 효과를 나타낸다.[61] Kinetic Concepts® Inc.(KCI) 제품 라인은 고도의 훼손이나 감염된 상처에 사용하는 은-함침 폼을 제공한다.[62] V.A.C. Granufoam Silver는 상처가 체액에 노출시 이온 실버로 산화시켜, 금속함유 실버와 미세결합되는 열린 세포 그물 모양의 발포제이다.[63] 이온 실버는 항균 범위와 최소한의 부작용으로 큰 스펙트럼으로 인한 상처 치료를 위한 항감염의 역할로 점점 더 인기를 끌고 있다.

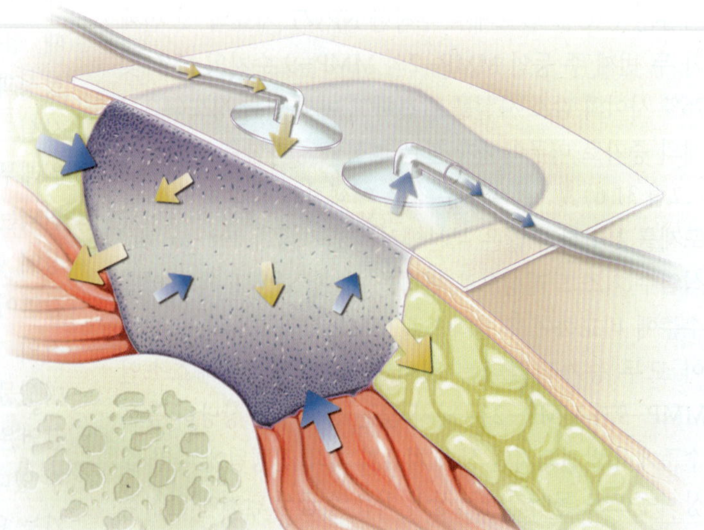

출처: KCI Licensing, Inc., San Antonio, TX 11/2007

그림 31.7 *VAC InstillTM 제품 이원 시스템을 보여주는 그림. 황색 화살표는 폼을 통한 체액의 침투를 가르키고, 청색 화살표는 음압 아래에서 일어나는 체액의 역류를 가르킨다(출처: KCL Licensing Inc, 2007).*

최근 수정된 NPWT 시스템은 상처에 간헐적 용액 주입을 위해 NPWT와 주입을 동시에 하기도 한다(그림 31.7). NPWT를 주입과 병행할 때는 일반적인 단일 튜브 대신 두 세트로 된 튜브를 사용한다. 스펀지가 포화되고 상처를 적시는 첫번째 튜브를 통하여 체액가 중력에 의해 떨어진다. 이때 관개 튜브는 폐쇄된다. 체액는 어떤 진공이 흡입 튜브에 가해진 후에 미리 정해진 시간 동안 상처에 가해질 수 있다. 이에 체액와 상처 삼출물을 제거하고 스펀지를 떼어낸다. 흡입은 단위에 맞게 프로그램화된 시간에 따라 전체 사이클이 반복될 때까지 지속적으로 유지된다. 일반적인 주입 용액은 일반적인 식염수, 항생제, 항균제, 소독제, 국소 마취제를 포함한다.[62] 임상적으로 감염된 상처는 매우 밀접하게 모니터링되어야 하며 감염되지 않은 상처보다 더 자주 드레싱 변경을 요하는 점을 숙지하는 것은 중요하다. 만약 상처 부위에 조직 감염이나 발전 감염의 발병 징후가 있다면 의사와 NPWT를 중단해야 할지를 결정하기 위해 의논해야 한다.[62]

임상 적용 (Clinical Applications)

음압 상처 치료는 상처 타입의 광범위한 범위에 걸쳐 모든 환자 치료 설정에서 긍정적인 결과를 전달하는 것이 입증되었다. 적용 대상으로는 만성 급성, 외상, 아급성, 그리고 벌어진 상처, 부분적인 화상, 궤양뿐만 아니라, 덮기 그리고 이식술 등이 있다(글상자 31.2).[62]

NPWT는 현재 여러 병인론의 상처에 대해 널리 용인된 치료이고 적용되어지고 있으며 흉부외과, 일반외과, 외상외과, 화상, 정형외과, 비뇨기과 마취, 성형/재건 등 특수한 수술에 사용되고 있다.[65-73] 한 방법이나 치료법이 모든 상처를 위한 만병 통치약이 아니라는 것을 기억하는 것이 중요하다. NPWT를 시작하기 전에 환자의 일반적인 치료 능력, 영양과 순환 상태, 바이오버든, 그리고 괴사조직의 여부를 포함하여 많은 요인이 고려되어야 한다(글상자 31.3).[74]

환자는 혈관형성을 치유하거나 자극할 수 있는 적절한 능력이 있어야 한다. 고려사항으로는 조직의 호흡 기능, 항염/코티코스테로이드 약품 사용여부 및 방사선 괴사 또는 저산소증의 병력을 포함하여 전반적인 건강 문제 등이 해당된다. 4장에 상세히 묘사되어 있듯이 적절한 영양은 상처 치료를 위해 절대적으로 필요하다. 기준 및 지속적인 영양 평가는 환자의 영양 상태를 결정하기 위해 수행되어야 한다. 상처 부위에 대한 적절한 순환 역시 산소, 시토킨 및 기타 성장인자 운반을 허용하기 때문에 상처 치유에 필수적이다(글상자 31.4).[74]

NPWT는 상처 조직의 부분적 관류를 증가시켜 도움이 되는 반면, 만약 환자가 몸쪽 동맥 폐색과 같은 심각한 순환

글상자 31.2 음압 치료 지침

- 압박성 궤양 (단계 III과 IV)
- 정형외과적 손상 상처
- 당뇨 궤양
- 수술후 부종
- 자가 그물 피부 이식
- 생체공학적 조직 이식
- 열린 복부 상처
- 벌어진 상처
- 부분 두께 화상

글상자 31.3 음압 상처 치유 사용금지 사유

- 악성 상처
- 치료되지 않은 골수염 (NPWT를 시작하기 전에 권장된 적절한 항생 치료 그리고 괴사조직/뼈의 창상제거)
- 노출된 혈관, 연결된 부위 ,기관 또는 신경이 있는 상처
- 괴사딱지 또는 딱딱해진 허물과 괴사조직
- 딱지지지 않거나 검토되지 않는 누공
- 부적절한 상처 지혈환자 또는 출혈장애 환자

글상자 31.4 음압 상처 치료를 시작하기 전에

- 창상 괴사딱지 그리고 딱딱해진 허물
- 적절한 용액, 세척 또는 국소 항균 드레싱의 정화를 통해 바이오버든 감소
- 적절한 혈액공급에 대한 평가
- 치료에 영향을 미치는 내인성 요소를 규명하고 식별.
- 치료와 문제를 중재하는 모니터링, 드레싱 교체에 대한 책임을 지는 직원/돌보는 사람에 대한 적절한 교육을 보장

글상자 31.5 음압 치료를 진행하는 동안

- 드레싱 교체 과정 또는 NPWT 치료 동안 필요한 경우 환자에게 적절한 통증 관리를 제공한다 (글상자 31.1).
- 드레이프의 유착을 방지하기 위한 도움과 보호를 위해 알코올 성분이 남아 있지 않은 상처 주변 피부를 준비(그림 31.9).
- 만약 있는 경우, 흡수, 보호 재료의 사용과 함께 상처 주변에 물을 적용해 부드럽게 한다(그림 31.10).
- 밀폐된 상태를 보장하기 위해 자주 체크한다.
- 폼의 수나 다른 드레싱 재료의 수를 세고, 이후 드레싱 교체 동안 다른 이들이 알 수 있도록 지워지지 않는 잉크로 드레이프에 기록한다.
- 각 드레싱 교체와 함께 다른 접촉 재료 또는 접착제의 모든 부분의 삭제를 확인한다.
- NPWT를 받는 환자의 체액상태를 모니터한다. (특히, 노인과 아동환자)
- 이전 NPWT의 개시에 부착되지 않는 멸균 드레싱과 함께 모든 노출된 구조는 덮는다.
- 자기 공명 영상(MRI). 고압 산소 요법(HBOT) 환경에 있거나 마취제 또는 가연성이 존재하는 경우 NPWT 펌프를 하면 안 된다.

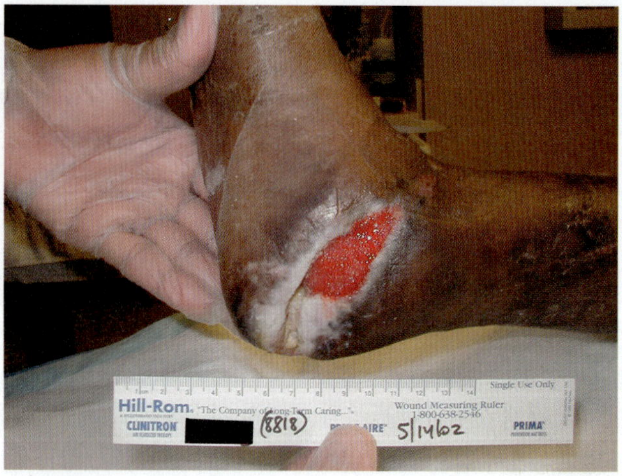

그림 31.8 *NPWT를 수용한 왼쪽 안쪽발목 상처를 가진 사진, 흰색 상처주변 조직은 과도한 수화로 인한 조직 약화 영역을 보여주고 있다.*

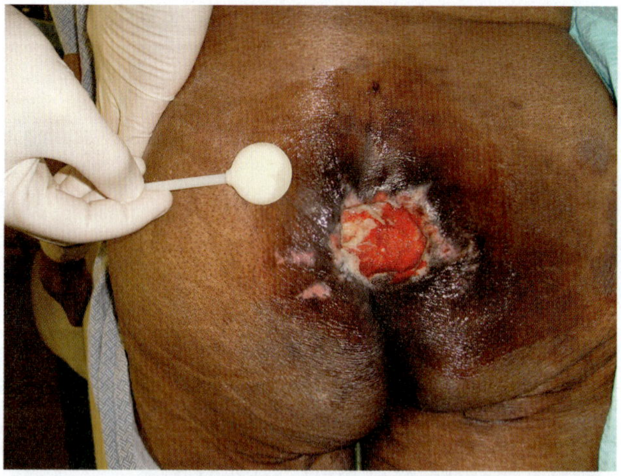

그림 31.9 *엉치뼈 압박성 궤양 환자의 사진. 살균 적용기를 통한 무알콜서 피부 필름의 적용을 보여준다. 피부 준비 사용은 NPWT 필름 드레이프의 유착을 잘 할 수 있도록 하기 위해, 상처 주변 피부를 보호하는 작용을 하고, 피부로부터 오일을 제거하는 작용을 한다.*

의 결함이 있는 경우 비효과적일 것이다. 바이오버든은 NPWT시작 전에 수행되어야 한다. 미생물의 대량 서식이 나타날 때에는 상처 치유를 제한하지 않도록 적절한 조치가 취해져야 한다.[75] 깊은 물렁조직이나 골 감염은 NPWT를 하기 전에 더욱 적극적인 치료가 요구된다. 외과적 창상제거와 선택된 항생물질의 범위는 만성 골수염의 치료를 위한 절대적 표준으로 고려된다.[76] 괴사 딱지 및 괴사 조직의 창상제거를 포함한 적절한 상처 부분에 대한 준비는 NPWT를 포함한 어떤 상처 치료방법에든 미리 수행되어야만 한다. NPWT는 부드러운 괴사성 딱지가 소량 존재할 때도 시작될 수 있지만 일반적으로 상처 부분에서 대부분의 괴사 조직을 찾아볼 수 없어야 한다.[77] NPWT를 하는 동안 삼출물과 체액를 제거할 가능성이 있기 때문에 NPWT전, 그리고 NPWT 중에 환자의 수분 공급 상태를 평가하는 데 주의를 기울여야 한다. 부하제거, 수분 조절, 그리고 미끌림이나 마찰의 정복 등을 포함하여 상처 치유에 영향을 미칠 수 있는 외부적인 요인들이 해결되어야 한다(글상자 31.5).[74-75]

통증 조절은 NPWT을 받는 사람을 포함한 모든 환자에 대해 고려되어야 한다(글상자 31.1 참고). 치료 도중이나 치료들 사이에 적절한 통증 평가를 수행하기 위해서 잦은 평가가 이루어져야 한다. NPWT동안 측정 또한 상처 주변 피부의 보호를 위해 이루어져야 한다(그림 31.8에서 31.10까지).[78] 이러한 측정들은 과도하게 많은 수분이나 유착 문제로부터 상처 주변을 보호할 때 피부 보호

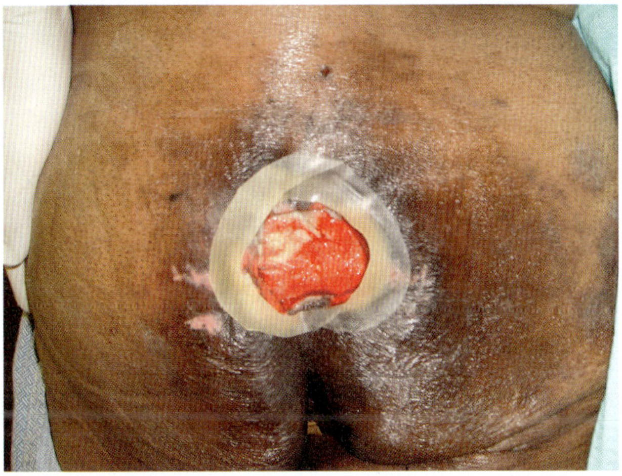

그림 31.10 *엉치뼈 압박성 궤양 환자의 사진. 상처 주변 영역은 과도한 습기로부터 상처 주변 피부를 보호하기 위해 얇은 하이드로콜로이드 컷으로 드레싱되었다.*

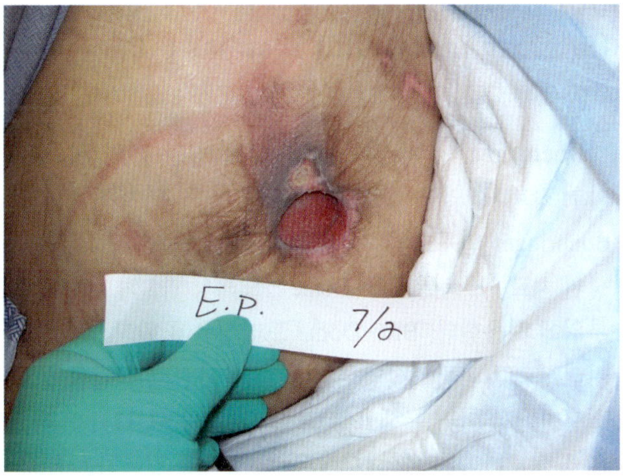

그림 31.11 *NPWT로 치료받은 엉치뼈 압박성 궤양 환자의 사진. 발적 부위와 상처 주변 피부 파손 부위는 NPWT 튜빙과의 과도한 압박과 부적절한 드레싱 접촉과 관련이 있다.*

준비와 하이드로화이바 드레싱이나 하이드로콜로이드 드레싱과 같은 흡수성 드레싱의 사용을 포함한다(그림 31.11).[77] 수분 흡입 튜브 그리고 플라스틱 포트가 조직 손상을 초래하지 않도록 하기 위해 압력의 경감도 제공되어야 한다. 깊이 난 상처에서는 모든 이물질을 보장하기 위한 공간에서 자재의 위치 종류와 수를 정확하게 식별하는 것이 필수적이다.

효능 (Efficacy)

환자 사례 시리즈, 사례 연구, 그리고 입증되지 않은 치료 사례 수백 가지가 V.A.C의 평가를 동반하는 대부분의 NPWT에 대한 의학 문헌에 수록되어 있다. 이 치료는 긍정적인 결과 데이터를 나타낸 모든 병인의 상처에 사용되었다. 사례 연구와 시리즈는 소중한 것이지만 만약 특정한 치료가 다른 치료들에 비해 더 효과적이거나 덜 효과적이라면 임상의들이 추론하는 데에 어려움을 주기도 한다. 인간의 상처를 평가할 때 다양한 중요 요인들에 대한 결과가 나타나는 것을 볼 때, 대조군이 부족한 단일 팔 실험은 실험에서 준 특정 중재법과 치료의 호전이 직접적인 연관이 있는지를 결정하는데 어려움이 있다.[79] 따라서, 실험군과 대등한 대조군을 포함하여 적절하게 수행된 무작위적인 통제 실험이 측정자가 표준적인 치료의 최적화와 관계있는 위의 치료 효과를 측정하는 것을 가능하게 한다. 치료그룹과 대조그룹을 무작위로 선정하여 블라인드 테스트를 하는 것도 편견을 제거하고 혼란요소를 방지하기 위해 필수적이다.[79] NPWT의 초기 문헌은 동물 모델에 대한 실험 결과를 토대로 했지만 개입된 몇 년 동안 인간에 대한 여러 무작위 통제실험이 이루어졌다. 그러나, 일부에서는 문헌에서 나온 관련 RCTs의 수가 적어 가설을 지지하기에 불충분하며 NPWT는 현대의 표준적인 관리보다 상처 치유 시간, 비용, 그리고 전반적인 상처 치유 결과에서 뛰어나다고 주장하였다.[29,79-80] Evans와 Land가 수행한 Cochrane 검토 결과에서는 그 당시 전체 34명의 환자 중에 단 2명만이 적절한 RCTs가 된 것으로 나타났다. 그들은 그러한 연구들이 NPWT가 다른 식염수 거즈 드레싱보다 인간의 만성 상처 치료에 더 효과적이라는 근거가 방법론적으로 그리고 통계적으로 부족하다고 판단하였다.[80] 2004년 Samson 등은 NPWT에 대한 증거 자료와 저출력 레이저와 NPWT에서 Agency of Healthcare Research and Quality(AHRQ)의 기술적 평가법을 만들었다.[79] 그 연구는 급성상처와 만성 상처 치유를 위한 NPWT 효능에 대한 증거의 평가에 관한 임상적이고 방법론적인 문제에 대한 개요를 제공하였다. 그리고 오직 잘 통제된, 무작위적 실험만이 치료 효과에 대한 결과에 도달할 수 있다고 규명하였다. 저자들은 이 자료에서 포괄된 기준에 부합하는 단 6개의 실마리를 확인하였고, 그러한 실험은 작은 크기였고 질적 수준이 떨어졌다고 설명하였다.[15,60,67,81-83] Samson 등은 그 NPWT의 효능을 보여주는 미래의 연구가 치료의 전달, 관리 품질, 비용 효율성, 그리고 다양한 치료 설정에서 상처 치료의 결과를 개선하는 방법을 해결할 것이라고 제안했다.[79] 최근, armstrong과 lavery는 당뇨성 부분 절단 환자에게 사용하는 NPWT에 있어 크고, 다중결합의 RCT를 발간했다.[74] 그 연구에 162명의 환자 모두가 V.A.C 시스템으로 드레싱 교체를 받는 NPWT 그룹과 표준적인 수분 상처 케어를 받는 통제그룹에 임의적으로 배정되었다. 포함 기준은 18세 혹은 그 이상의 당뇨성 족부 절단 환자로 중족골 횡절단 수준, 적절한 글루코스 조절, 적절한 관류가 이루어지는 경우가 해당되었다. 상처는 폐쇄될 때까지 혹은 112일간의 평가기간의 완료가 이루어질 때까지 치료되었다. NPWT 그룹은 매 48시간마다, 대조군 그룹은 매 24시간마다 또는 임상의의 판단에 따라 드레싱을 교체하였다.[74] 측정은 대책이 필요한 경우 적절한 off-weighting 치료 그리고 영양 평가와 중재를 보장하기 위해 한다. 그 결과, NPWT 그룹이 통제 그룹보다 상처의 치료 정도가 높고 상처 폐쇄가 빠르며, 더 신속하고 튼튼한 육아조직 반응을 나타내며, 2차 절단의 위험성과 잠재성이 감소하는 것으로 나타났다.[74] 저자는 실험 수행 성향과 같은 연구의 몇 가지 잠재적인 약점을 스스로 인지하였다. 정확한 종말점, 저출력 파워, 그리고 불리한 경우의 설명 미흡 등으로 혼란을 지적하는 몇몇 외부의 비판도 있었다.[84-86] 최근 Armstrong과 Lavery 실험에서 제공된 치료의 후속 자원 활용도와 경제 비용 평가가 발표되었다.[87] 자원 활용도 및 입원 병원 치료, 수술 절차, 재절단, 기저부 후면의 창상 제거, 항생제, 외래 치료 방문, 드레싱 변경, 드레싱 재료에 드는 비용들은 계산되고 회고 연구에서 분석된다. 비용분석의 결과에서 NPWT와 대조군의 입원 수와 입원일의 길이에서는 차이가 없는 것으로 나타났다. 그러나 대조군의 촉촉한 상처치료 그룹에서 추가적인 수술과정, 추가 드레싱 변경 그리고 필요한 추가적인 외래치료는 NPWT그룹에 비해 더 비용증가를 야기한다. 평균적으로 임상 결과에서 독립적으로 8주 또는 그 이상 치료를 하는 환자의 시간당 NPWT 그룹은 $27,270 통제그룹은 $36,096이다.[87] 몇 가지 추가적인 무작위 통제 연구들은 외상 후 혈종, 외과 절개 및 만성 다리 궤양에 대한 연구를 포함한 최근 문헌에 등장했다.[66,69] NPWT 치료가 임상적으로 도움이 된다는 증거가 많아지면, 추가적으로 크게, 효능과 음압 요법의 비용과 효율성을 입증하기 위해 잘 설계된 무작위 실험연구가 필요하다.[29,79-80]

시중에 판매되는 음압 상처 치료 제품 (Commercially Available Negative-Pressure Wound Therapy Products)

미국 상업 시장에서 여러 NPWT 제품을 이용할 수 있다. 여기서 사용 가능한 각 제품은 일반적으로 설명하고 삽화와 사진은 식별 목적으로만 제공된다. 자세한 정보는 제공된 제조업체 연락처 정보를 사용하여 얻을 수 있다. 임상 및 최종 사용자는 특정 제품이나 시스템의 안목 장점과 효능에 대한 책임이 있다.

Boehringer 상처 시스템 LLC 제품 (Boehringer Wound Systems LLC Products)

Boehringer 상처 시스템 LLC는 병원 흡입 시스템, 마취 장비 및 멸균 소모품에서 경험이 30 년 이상 가지고 Boehringer 연구소의 자회사이다. Engenex™ 고급 음압 상처 치료 시스템은 Bio-Dome™ 드레싱 기술과 상처 접촉 부위에 사용한다. Bio-Dome 드레싱은 골판지 방식으로 여러 층 및 과립조직의 성장을 허용하면서 음압을 통해 접촉면에서 여러 특색을 갖고 있다(그림 31.12). 드레싱은 상처보다 약간 작게 잘라 상처조직과 접촉하는 Bio-Dome 표면 측면에 배치해야 한다. 드레싱은 또한 상처 조직 준수를 최소화하고 드레싱 제거와 함께 통증의 위험을 감소하기 위해 설계된 EasyRelease™ 여러 층과 함께 이용가능하다.

Engenex Wound Flo™ 흡입 펌프는 임상에 의해 조정될 수 있는 진공 범위 30 ~ 75 mm Hg 이내로 작동한다. 색깔로 표시된 지표 시스템은 시스템 운영의 시각적 표시를 제공하고 만족스러운 진공 제공의 시간을 내부 시간 미터로 추적한다. 누수가 시스템에 감지되면 알람으로 소리가 나며, 충전식 배터리가 펌프 단위로 통합되어 있다. Engenex Wound Flo 흡입 펌프는 단일루멘과 내구성 있는 관과 Opti-Flo™ 투브 부착 장치(T.A.D)을 포함해 Bio-Dome 드레싱에 연결되어 있다. 이것은 Bio-Dome을 둘러 전지에 부착되도록 열로 용접되어 있다. 500 mL

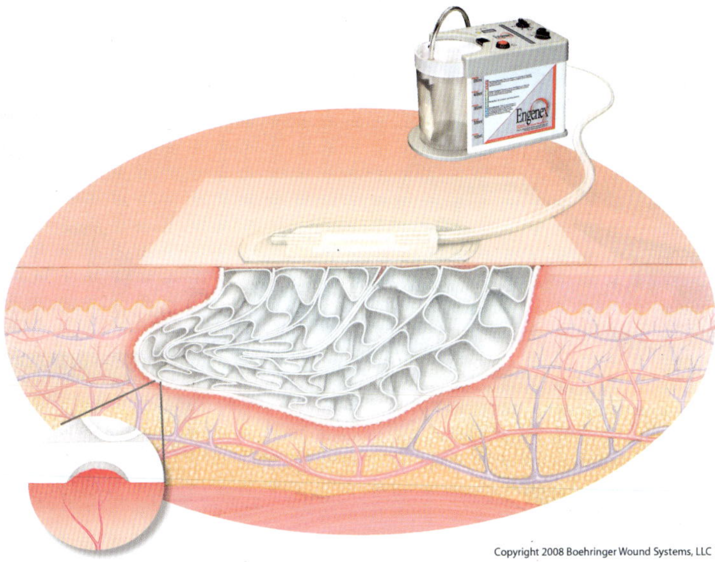

그림 31.12 *상처 조직과 접촉하는 Bio-Dome™ 드레싱의 횡단면. 안쪽의 그림은 확대된 그림으로서 상처조직과 드레싱의 상호작용을 보여주고 있다. (출처: Boehringer Wound Systems LLC)*

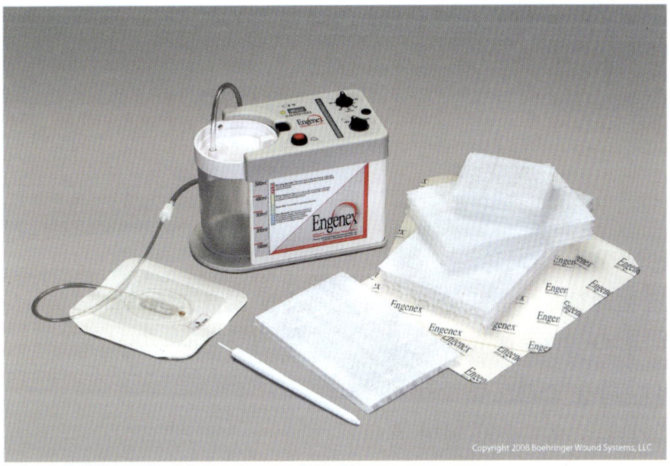

그림 31.13 *Engenex™ product line. (출처: Boehringer Wound Systems LLC).*

수거 용기는 용기가 가득할 때 흡입을 중지하는 통합적인 shut-off 필터를 갖추고 있다(그림 31.13).

일반 NPWT의 금지 사유에 더하여 Engenex 시스템은 긴급기도 흡인, 종격/흉막/가슴 관 배수, 외과 흡입, 또는 노출된 혈관, 기관, 또는 신경 이상의 응용 프로그램에 대해 금기시 되고 있다. 본 제품에 대한 자세한 정보를 위해, www.boehringerwound.com에서 사용하기 위한 지침은 웹사이트를 참조한다.

메델라 주식회사 제품 (Medela Inc. Products)

스위스에 본사를 둔 Medela 주식회사는 세계적인 의료 기술과 모유 공급 조직을 운영하고 있다. Medela 의료 부문은 성형외과, 심장 가슴 배수, 내시경, 기도 흡입 및 상처 치료에 대한 응용 프로그램과 함께, 여러 연습 설정에서 사용하기 위해 의료 흡입 장치를 제공한다. 임종을 앞둔 환자의 치료 시스템은 장기 치료, 장기 치료, 가정 치료에 대한 후속 도입에 대한 계획과 함께 2007년 4월 급성

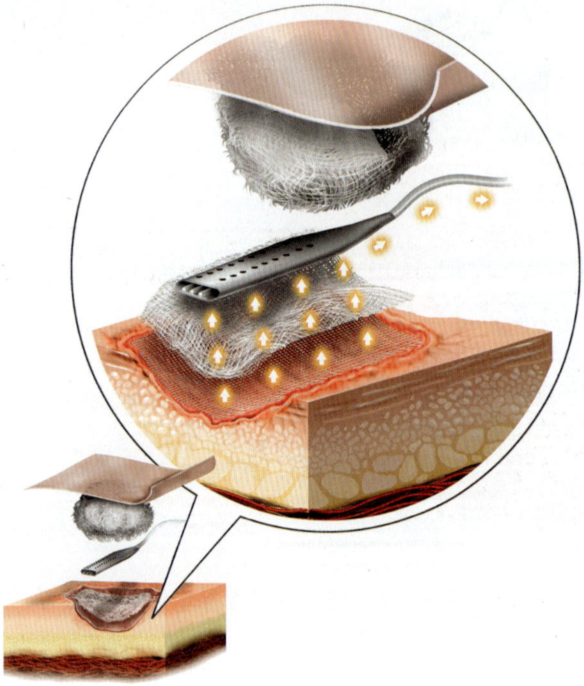

그림 31.14 *Illustration depicting the Chariker-Jeter dressing sequence. (출처: Medela Inc.)*

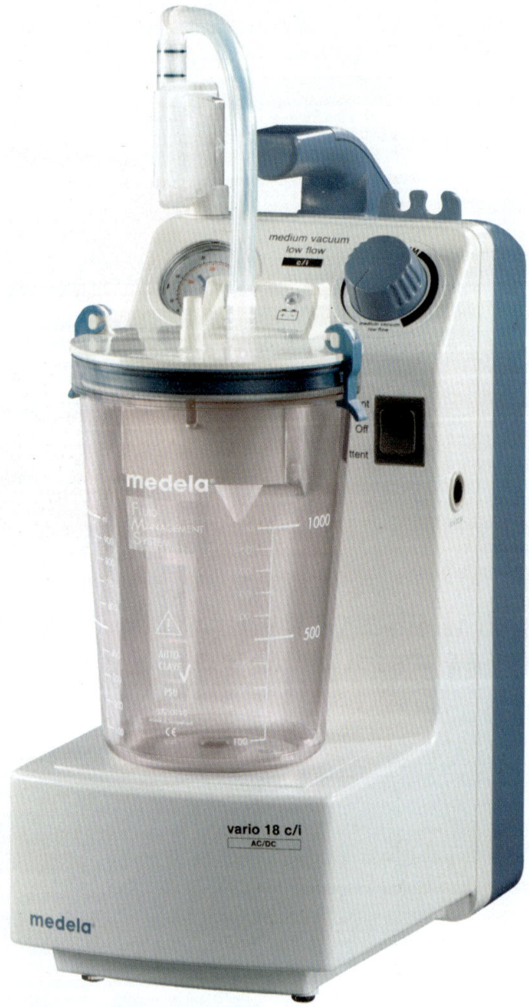

그림 31.15 *Medela® Vario18 AC/DC c/i aspirator pump. (출처: Medela Inc.)*

치료 설정에 미국에서 도입된 NPWT 시스템이다.

이 치유 시스템은 항균 거즈 드레싱과 아물지 않는 상처 접촉 부분에 사용한다. 항균 거즈는 0.02 % polyhexamethylene bigyanide (PHMB), 확장 스펙트럼 소독제가 스며들어 있다. 상처 드레싱 키트는 거즈 층과 평면 흡인 드레인과 함께 Chariker-Jeter 디자인을 사용한다(그림 31.14). 정기적인 드레싱 교체는 상처가 감염되지 않도록 매 48시간을 권장하며 제조업체는 드레싱 교체는 매 12~24 시간의 시간을 권장하고 있다.

시스템의 흡입은 Medela회사에서 제조된 Vario 18 AC / DC C / I 흡인기 펌프에 의해 공급된다(그림 31.15). 드레싱 공급 키트는 사용을 위한 크기와 멸균 일회용품들이 다양하게 있다(그림 31.16). NPWT에 대한 일반적인 금기증 외에도 Medela Healthcare사는 미지의 구멍, 터널이나 부비동관와 출혈 위험 환자에게 주의사항을 적용할 것을 제안한다. 권고사항과 사용에 대한 지침의 전체 목록은 www.inviahealingsystem.com에 회사의 웹사이트에서 확인할 수 있다.

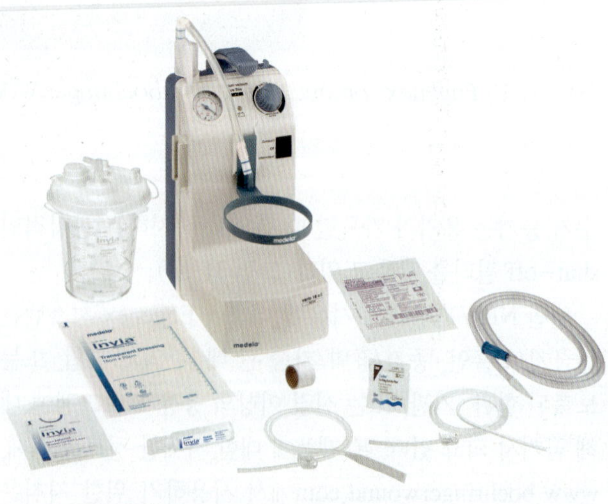

그림 31.16 *Invia® Healing System product line. (출처: Medela Inc.)*

Kinetic Concepts Inc. 제품 (Kinetic Concepts Inc. Products)

운동 개념 INC는 글로벌 의료 기술 기업으로, 진공 보조 폐쇄 치료 시스템으로 총괄적으로 알려진 NPWT 제품을 디자인, 제조, 시장화하는 그룹이다(그림 31.17). V.A.C. 장치는 가정에서의 케어을 포함한 모든 의료 설정에서의 사용을 위해 FDA에 의해 허가되었다.

VAC 시스템은 그라누폼(Granufoam®)을 사용한다. 이것은 상처 조직과 접촉 매체의 역할을 하는 open-cell로 그물 모양의 소수성 폴리 우레탄으로 되어 있다(그림 31.18). 드레싱은 상처의 형태에 맞도록 자를 수 있도록 되어있고 흡입장치 하에서 체액를 수집하고 이동하는 수천개의 미세 구멍으로 구성되어 있다. 400~600 micron 크기에서의 기공 크기의 그라누폼(granufoam)드레싱은 검정색과 실버가 스며든 다양한 크기와 구성으로 사용할 수 있다. 백색 발포제 드레싱도 이용할 수 있고 민감한 부분 또는 성장중인 과립조직을 피할 필요가 있는 경우에 사용하기 위한 작은 기공 크기를 갖고 있다. V.A.C.의 대부분은 Sensa TRAC® 패드를 통해 드레싱 일회용 발포제에 연결되는 단일 튜브 배출 시스템을 사용한다(그림 31.19). 일반적으로 드레싱은 지속적인 또는 간헐적인 NPWT을 받는 환자를 위해서 매 48시간마다 교체한다. 더 빈번한 드레싱 교체는 감염된 상처에 권장한다. V.A.C. Instill™ 시스템은 양방향으로 구성되어 있는데, 하나는 체액의 제거를 위한 튜브이고, 또 다른 것은 용액의 주입을 허락하는 튜브이다(그림 31.7). 주입 시스템(Instill system)은 국소 정화제, 국소 항생제, 국소항진균제, 국소 소독제 및 국소 마취제를 포함한 용액의 범위에서 사용할 수 있다.[62]

V.A.C.를 위한 흡입 시스템은 LED 디스플레이를 갖추고 독립적인 펌프 장치에 의해 제공되며, 압력은 200 mmHg까지 증가하고 25 mmHg 단위로 제공된다. 펌프 장치는 역류를 막는 밸브 그리고 삼출물을 정화시키고 굳어지는 약품을 포함한 일회용 용기(500mL or 1000mL size)를 수용할 수 있다(그림 31.20). 펌프 시스템은 원하는 대상의 음압이 시스템이나 용기에 가득 차는 경우나 누출로 인해 충족되는 경우에 경보가 울린다. 그것은 펌프 케이싱에 통합된 긴 수명의 충전식 배터리를 포함하고 있다.

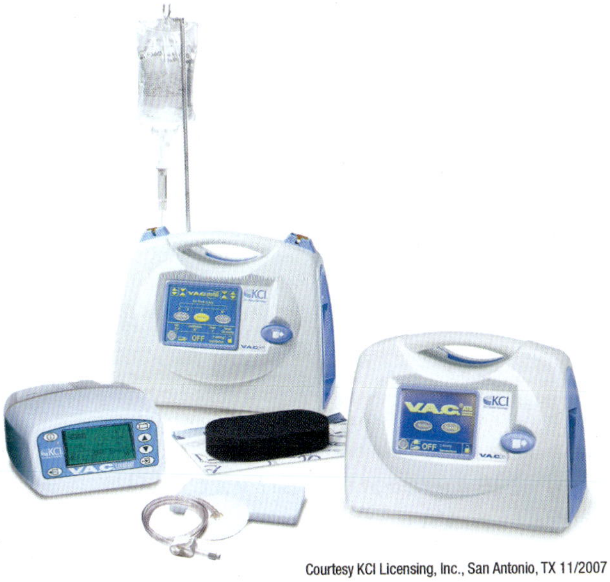

그림 31.17 *V.A.C.® Therapy Systems. 출처: KCI Licensing Inc., 2007.)*

V.A.C. 드레싱은 다양한 배열, 모양, 그리고 크기로 설정되어 있다(그림 31.21). 또한 임상가는 음압 흡입을 허락하기 위해 가교를 만들 수 있으나 뼈의 돌출부로부터 떨어져 관과 Sensa TRAC 패드를 재위치시킨다(그림 31.22). 사용 가능한 드레싱, 시스템 및 사용에 대한 지침의 전체 목록을 보려면 KCL 미국 주식회사의 웹사이트 www.woundvac.com 또는 www.kcil.com 참조한다.

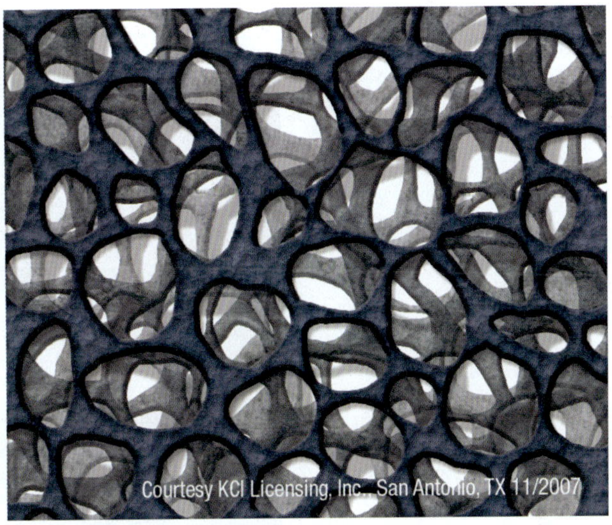

그림 31.18 *V.A.C.® Granufoam® dressing and artist rendition close-up. (출처: KCI Licensing Inc., 2007.)*

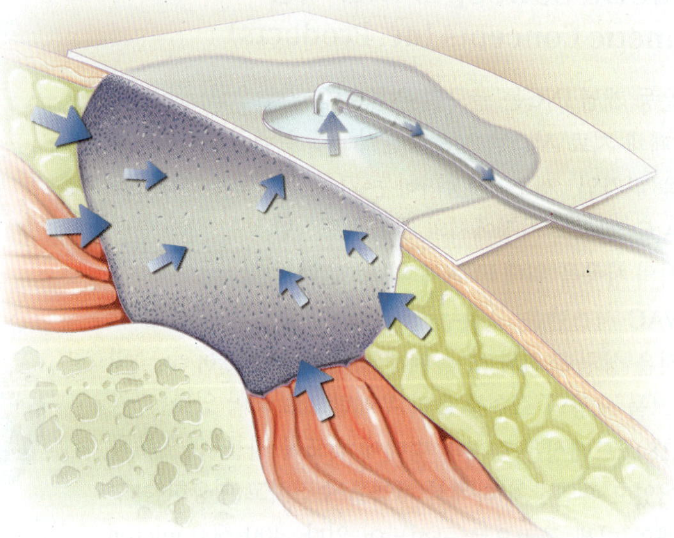

그림 31.19 *Illustration of SensaT.R.A.C.® pad in contact with V.A.C.® foam.*
(출처: KCI Licensing Inc., 2007.)

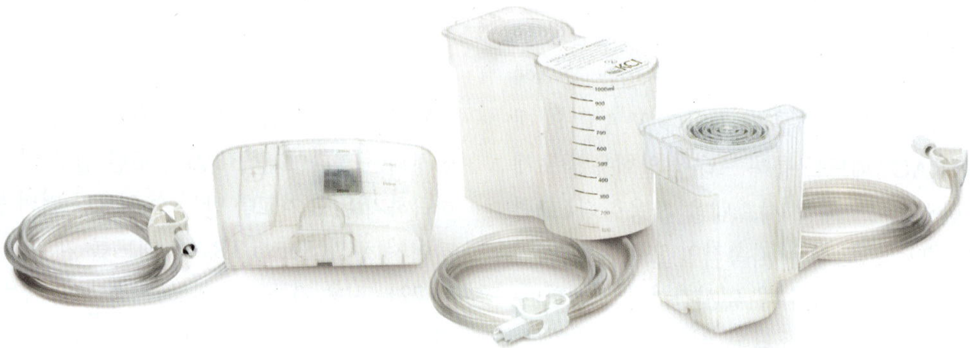

그림 31.20 *V.A.C.® Canisters. (출처: KCI Licensing Inc., 2007.)*

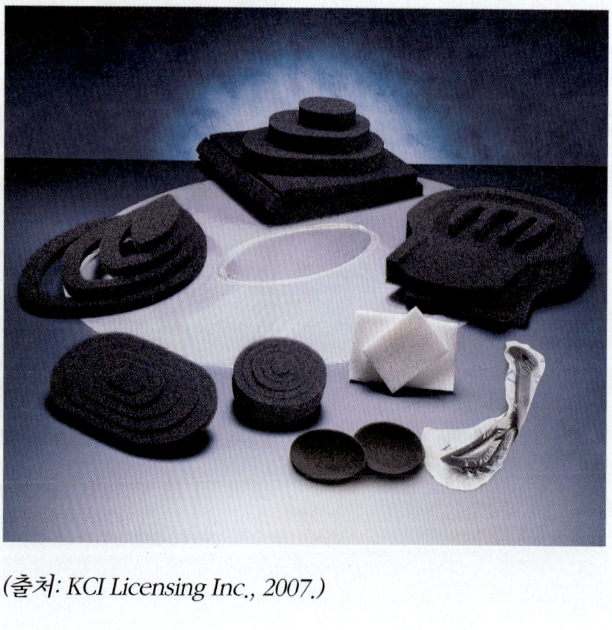

그림 31.21 *V.A.C.® Dressings. (출처: KCI Licensing Inc., 2007.)*

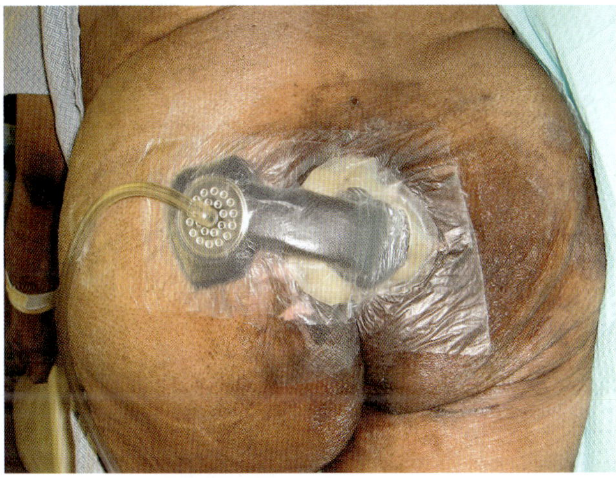

그림 31.22 엉치뼈 압박성 궤양을 가진 환자의 사진은 뼈돌출부로부터 압박을 줄이는 교각기법을 보인다.

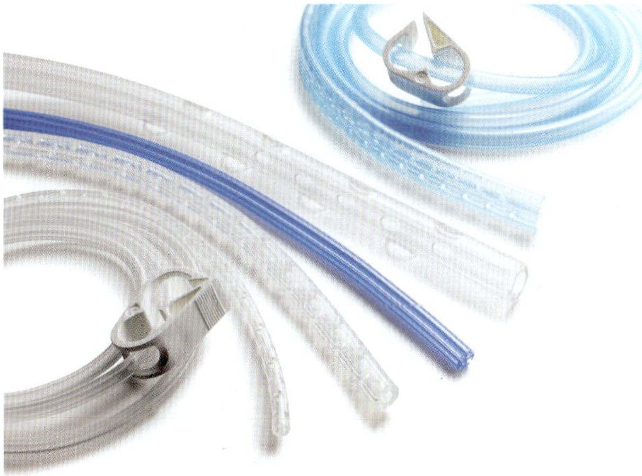

그림 31.23 Smith & Nephew NPWT tubes and drains. (출처: Smith & Nephew.)

Smith & Nephew 제품 (Smith & Nephew Products)

2007년 5월에 글로벌 의료 기술 회사인 Smith & Nephew는 BlueSKY 의료 그룹 주식회사와 BlueSKY의 NPWT 제품의 인수를 발표했다. Smith &Nephew는 31개국에서 운영되고 고급 상처 관리 부문을 통해 상처 관련 제품 및 장치의 다수를 제공한다.

Smith&Nephew의 NPWT 제품은 지용성의 비접착성 층을 첫 번째로 상처부착층에 사용하고 다음으로 상처기반을 덮는 수분감 있는 항균거즈를 사용한다. 그 다음에 여러 가지 사이즈와 접근법으로 사용할 수 있는 변형가능한 실리콘의 드레인이 앞서 기술되었던 Chariker-Jeter 접근법을 사용하여 상처기반의 거즈 맨 위에 부착된다(그림 31.23).[8] 상처의 나머지 부분은 수분의 항균 거즈로 채워지고 밀봉하기 위해 투명한 필름 접착제로 덮힌다(그림 31.24).

Versatile 1™ EZ Care 펌프는 탁상 디자인으로 제작되었으며 40mmHg에서 200mmHg의 범위에서 지속적인 또는 간헐적인 설정으로 음압을 전달할 수 있다(그림 31.25). 이 장치는 낮은 압력과 배터리 부족 시 알람 그리고 40시간의 배터리 수명유지가 가능하다. 펌프는 또한 V1STA™ 휴대용 시스템이라는 휴대용 버전으로 제공된다(그림 31.26). 단위 무게는 단지 4 파운드, 배터리는 4시간 동안 작동할 수 있고 낮은 배터리 전력, 낮은 진공 그리고 높은 진공 시에 알람 시스템들을 가지고 있다.

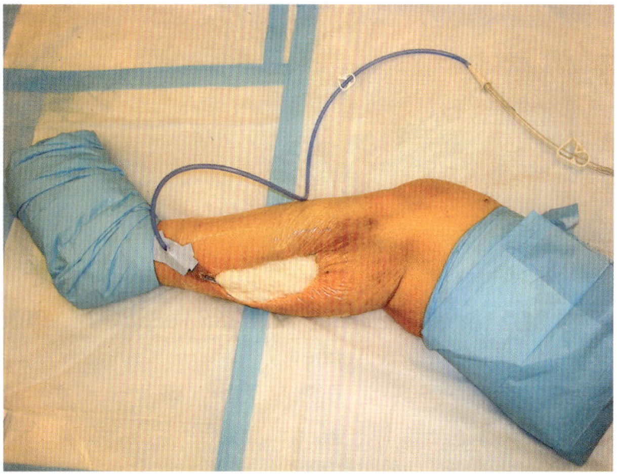

그림 31.24 Smith & Nephew system을 이용한 NPWT 치료를 받은 환자의 왼쪽 다리의 가쪽 상처. (출처: Smith & Nephew.)

제조업체는 Versatile 1EZ Care 펌프 와 V1STA 휴대용 시스템을 모두 사용과 함께 40-80 mmHg 범위에서 음압 치료를 권장한다.

드레싱 키트의 수는 상처의 크기, 위치 그리고 삼출물의 양이나 종류에 따라 사용할 수 있다(그림 31.27). Wooding-Scott™ 키트는 시간마다 드레싱을 교체하지 않아도 의사가 식염수나 약물을 상처 부위에 적용하고 흡입할 수 있는 세척/흡인 드레인을 포함한다. 제품 제공 및 사용에 대한 지침에 대한 자세한 내용은 www.smith-nephew.com에서 회사의 웹사이트를 참조한다.

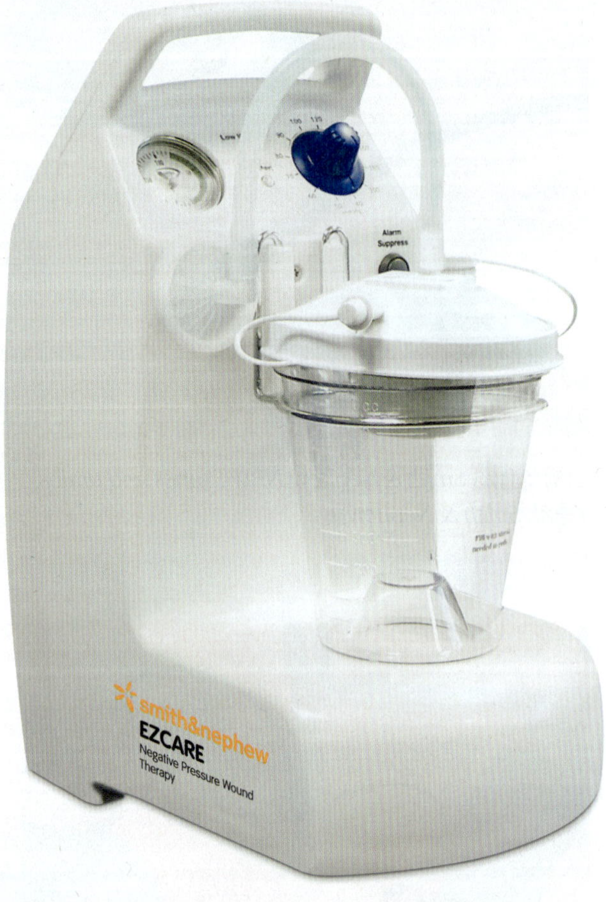

그림 31.25 *Smith & Nephew EZ CARE Versatile 1™ NPWT pump.* (출처: *Smith & Nephew.*)

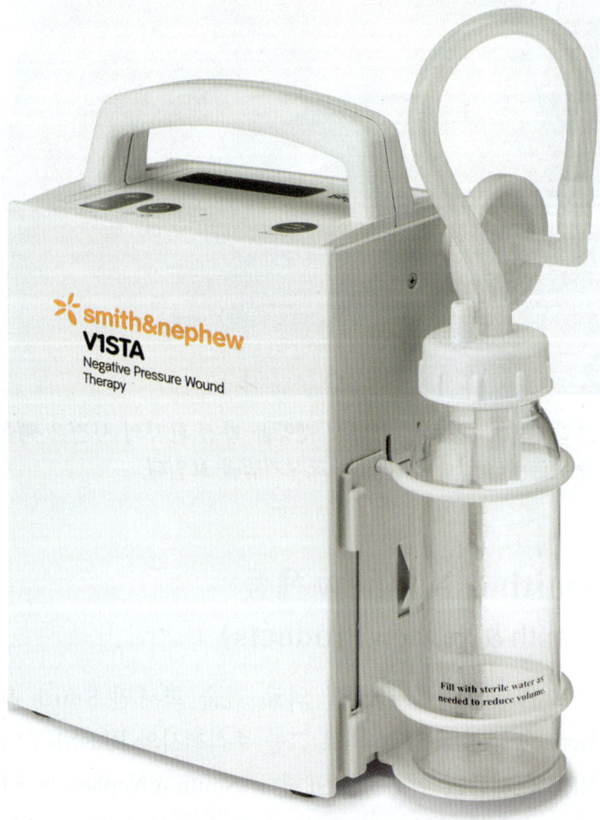

그림 31.26 *Smith & Nephew V1STA™ NPWT pump.* (출처: *Smith & Nephew.*)

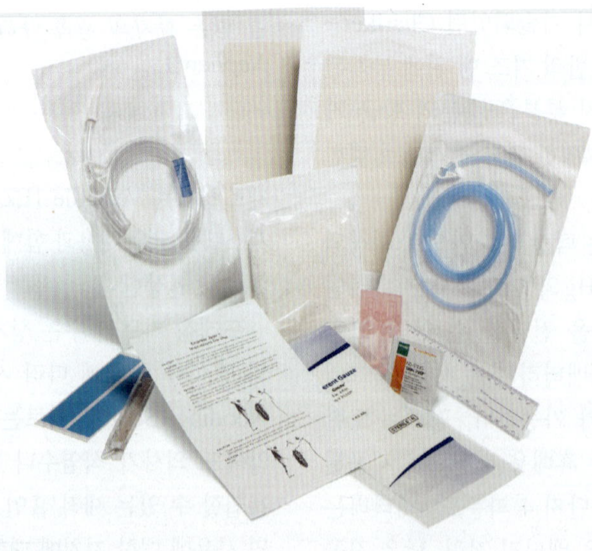

그림 31.27 *Smith & Nephew NPWT dressing kits.* (출처: *Smith & Nephew.*)

Kalypto 의학제품 (Kalypto Medical Products)

NPD1000 음압 상처 치료 시스템은 부대용품 상처 드레싱과 함께 배터리로 작동하는 전기 펌프로 구성된 소형, 휴대용의 시스템이다(그림 31.28). 이 시스템은 밀폐 드레싱이 된 작은 장치를 사용한다. 별도의 수거 용기 대신, 상저 드레싱은 상처 분출물을 담아서 흡수되도록 설계되었다.

NPD 1000 펌프는 두 모드에서 음압을 제공하며, 간헐적인 것과 계속적인 것을 선택할 수 있고, 압력 범위는 −40~−125 mmHg이다. 연속 모드에서는 펌프는 드레싱 교체 사이 설정되어 있던 압력의 드레싱을 유지한다. 간헐적 모드에서는, 솔레노이드 밸브의 밴드를 풀어내면서 설정되어 있던 압력과 대기압 차로 펌프의 주기가 작동한다. 드레싱은 치료적 음압 하에 5분간 유지되고 2분간 대기압으로 압력이 배출된다. 폴리염화비닐(PVC) 튜브가 압력 포트 피팅을 통해 펌프로 드레싱을 연결한다. 드레싱은 드레싱이 삼출 용량에 도달하는지를 모니터하기 위해 압력 포트에 가깝게 3개의 창이 나 있다.

NPD 1000 드레싱은 다음과 같이 구성되어 있다 :

- 음압을 유지하는 무균의 외부층
- 소수성의 직렬 압력 포트, NPT 펌프 시스템에 항균의 0.2−μm 필터와 피팅이 PVC튜브 를 따라 부착되어 있다.

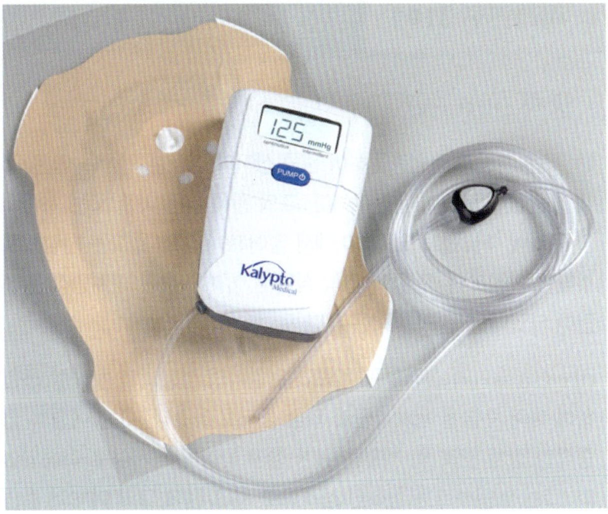

그림 31.28 *The NPD 1000 Negative Pressure Wound Therapy System. (출처: Kalypto Medical.)*

- 상처 부분을 봉하는 히드로겔 개스킷
- 삼출물을 흡수하기 위한 고흡수성 부직포 고분자 매트릭스
- 달라붙지 않는 실버론(Silverlon®) 상처 접촉 층

Kalypto 제어 장치는 휴대용의 배터리 구동 장치이다. NPD 1000 드레싱은 상처 접촉 층과 상처 유출물 수거부분으로서 사용된다(그림 31.28). 사용을 위한 지침의 전체 목록은 회사의 웹사이트 www.kalyptomedical.com.에서 찾을 수 있다.

사례연구 31●1 정형외과 외상 사례 (Orthopedic Trauma Case)

병력 (History)

Mr. B은 차량과 정면충돌하여 왼쪽 상지에 상당한 외상을 입은 25세의 남성 오토바이 운전수이다. 그의 왼쪽 팔은 마주 오는 차량의 앞 유리에 부딪혔고 오토바이에서 떨어져 내려졌다. 그는 차량으로부터 튕겨졌으며 그 결과 왼쪽 상단부 어깨에서 거의 치명적인 절단이 되었다. 이전의 병력은 없다.

B는 신경얼기의 신경혈관 치료와 위팔뼈의 정형외과 치료를 포함하여 여러 수술을 위해 1단계 외상 센터로 옮겼다. 그는 나중에 집중적인 상처 관리 및 재활을 위한 장기 급성 간호시설로 이송되었다. 그는 예민하고 지향적인 성격으로 사고 전에 그의 아내와 갓난 아이를 데리고 살았다. 외상 센터에서 과거 치료는 하루 4번 교체되는 식염수-수분이 된 거즈 드레싱과 일반적인 수동적 관절 운동으로 구성되어 있었다.

신체 계통 리뷰 (Systems Review)

피부 : 환자는 외상에 관해 왼쪽 앞, 위에 큰 물렁조직의 결함을 가지고 있고 뒤쪽 어깨의 외상과 관련 있다. 많은 장액혈액의 유출은 있지만 악취나 고름은 없다. 왼쪽 위팔두갈래근, 위팔세갈래근 그리고 아래팔의 물렁조직에 여러 상처와 찰과상이 있다. 여러 개의 유리 조각과 돌 조각이 물렁조직에 박혔다.

인체 측정학의 특징 : 왼쪽 상지의 부위는 오른쪽 상지의 해당 부위보다 대략 3~4cm 크다. 환자의 키는 5'10''이고, 몸무게는 165 lbs.이다.

관절의 건강, 수동 근육 검사 MMT, 운동 범위, 자세 : B는 왼쪽 상부 끝단의 작은 그리고 큰 운동조절의 상당한 소실을 보인다. 모든 주요 근육군에서 약한 근력이 나타나며, 운동의 범위는 손가락과 손, 팔꿈치의 정상적인 범위 내에서 수동적으로 나타난다. 수술 후 의사에 의해 45°의 벌림과 굽힘 범위가 나올만큼 왼쪽 어깨에 제한이 상당하다.

통증 : 환자는 거즈 드레싱 제거와 함께 극심한 통증을 호소했다. 상처 부위의 통증은 모든 드레싱 변화와 함께 VAS에서 10 중 9 이상으로 보고되었다. 현재 통증 치료는 언어 치료를 포함하고 있다.

환기, 호흡, 순환 : 환자는 분당 16회의 호흡과 함께 정상적인 호흡 소리를 낸다. 그의 안정 시 심박수는 분당 68비트(드레싱 교체 동안 분당 100비트로 증가)이고 혈압은 정상 범위 내에 있다. 환자는 정맥이나 동맥 질병은 없으며 이상의 도플러 신호는 왼쪽 노동맥에서 존재한다.

실험 결과 : 실험 테스트 결과는 다음과 같다: 백혈구:10,500/μL; 적혈구: 3,800,000/μL, 프리 알부린: 10mg/dL, 혈색소: 12.2 GM/DL; dematocrit: 38%. 분량의 표본 배양균과 상처 조직에서의 민감도를 볼 때 메티실린에 민감한 포도상구균 그리고 녹농균을 포함한 다양한 세균성 조직이 존재함이 드러난다.

감각과 반사의 통합: B는 고유수용성 감각이 소실되었고 위팔두갈래근의 반사가 나타나지 않는다.

운동기능, 걷기, 균형: 환자는 150미터 보행 동안 접촉상태의 도움이 필요하며 이동 그리고 침대에서의 움직임에서 최소한의 도움이 요구 된다. 균형은 앉기 일어서기에서 F+이다.

보조기, 의수족, 지지장치, 보조장치 그리고 순응장치: 환자는 보조기를 왼쪽 어깨에 하며 보행 시 균형을 위해 오른쪽에 직선 지팡이를 사용한다.

유산소 용량과 지구력 : 이 능력은 질병이 생기기 전 수준 그리고 연령그룹에 비해 감소하였다. 자가 치료: B는 독립적으로 심리와 언어 치료를 하고 드레싱과 함께 최대한의 도움이 요구된다. 그는 이동과 침대 이동은 최소한의 도움이 요구된다.

일과 공동체 : B씨는 배관 공급 창고에 일반 노동자로 고용되었다.

검사와 측정 (Test and Measures):

1. 몸통 둘레 측정
2. 통증 측정
3. 각도계로 가동범위
4. 소형 혈액 순환 속도 측정기
5. 알부민을 포함한 혈액 화학적 성질

추천되는 중재법 (Recommended Interventions)

상처 치료: 거즈 드레싱 교체 중단. 음압 상처 치료는 -125mmHg의 지속적 세팅에서 시작하며 매주 3번 드레싱을 교체한다. 거대한 바이오버든과 높은 감염의 위험 때문에 스며들지 않는 은 1차 드레싱 사용을 고려한다. NPWT 드레이프의 준수를 위해 겨드랑이 털을 면도함으로 상처 주변 영역을 준비한다. 상처 산출량을 관찰하고 그에 맞추어 문서화한다(그림 31.29에서 그림 31.32까지).

통증 치료: 효과 적인 상처 치료 계획을 위해 환자와 의사가 함께 한다. NPWT 드레싱을 변경하기 전에 통증 치료를 적용하고 통각상실증을 최적화하는데 충분한 시간을 허용한다. 드레싱 교체 후 그리고 하는 동안 그전에 통증 수준을 평가한다. 그리고 필요에 따라 계획을 재공식화한다.

사례연구 31•1 정형외과 외상 사례 (Orthopedic Trauma Case)–계속

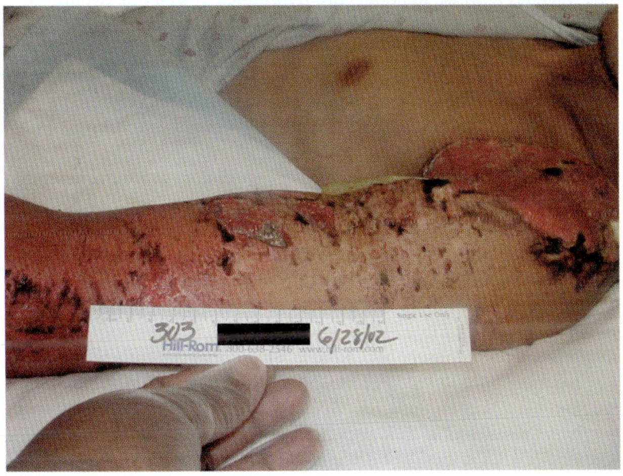

그림 31.29 *왼쪽 팔/어깨 외상성 상처를 가진 환자의 사진.*

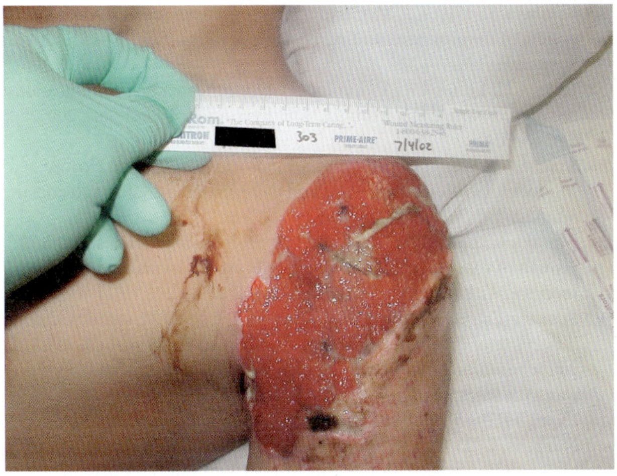

그림 31.30 *NPWT 치료 6일 이후의 왼쪽 팔/어깨 외상성 상처를 가진 환자의 사진.*

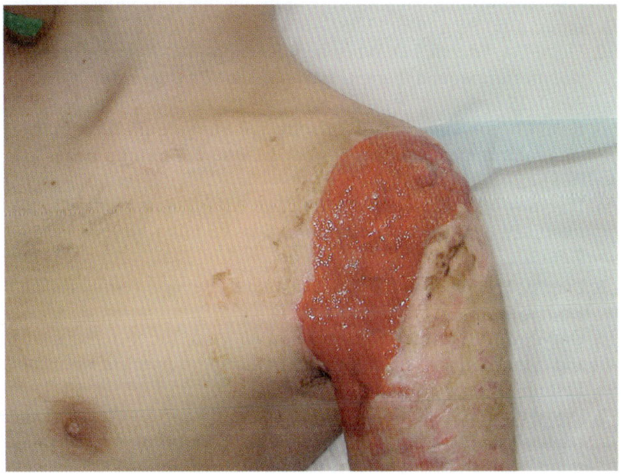

그림 31.31 *NPWT 치료 15일째 이후의 왼쪽 팔/어깨 외상성 상처를 가진 환자의 사진.*

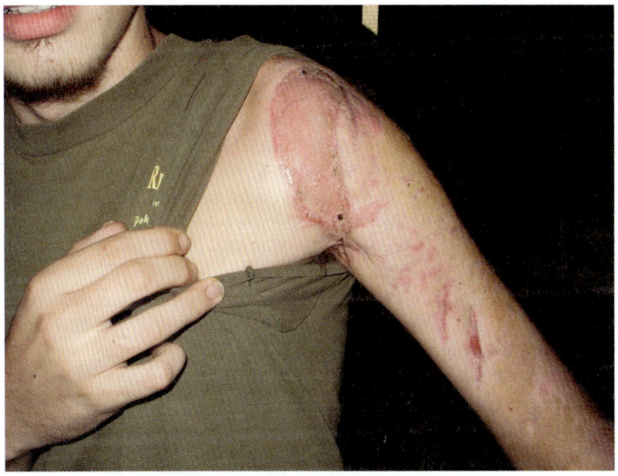

그림 31.32 *물렁조직 문제를 덮는 중간층 두께 피부이식의 적용 이후, 14일째 환자의 사진.*

운동과 재활: 강화와 운동의 범위의 광범위한 재활 프로그램을 제공하고, 일상생활활동의 재교육, 걷기 훈련, 그리고 영양 결핍을 해결하는 식단 보완을 위해 영양사와 함께 상담을 한다.

교육 고려사항: 교육은 다음의 영역에 대해 제공되어야 한다: 상처 치료, NPQT와 관련된 교육(중재하는 요령들, 밀봉의 중요성 등), 자가 치료, 외상 대체하기.

다른 고려사항: 안에 들어가있는 이물질(작은 유리조각과 돌 조각)의 정기적인 제거를 제공하여 피부 표면에서 눌리지 않도록 한다; 신중하게 체액 균형을 관찰해야 한다(일정한 간격에 대한 입력과 출력); 상지의 자세를 상부에 위치하도록 하고 왼쪽 상지 부종을 감소를 위해 부드럽게 압박하여 감싼다. 고용주와 함께 의사소통 그리고 지원 그룹의 필요성을 피력하기 위해 사회 서비스 상담을 제공한다.

참고문헌 (References)

1. Fox, J, Golden, G: The use of drains in subcutaneous surgical procedures. Am J Surg 1978; 132:573–574.
2. Fleck, CA, Frizzell, LD: When negative is positive: A review of negative pressure wound therapy. Extended Care Product News 2004; 92:20–25.
3. Kostiuchenok, II, Kolker, VA, Karlov, VA: The vacuum effect in the surgical treatment of purulent wounds. Vestnik Khirurgii 1986; 9:18–21.
4. Davydov, YA, Malafeeva, AP, Smirnov, AP: Vacuum therapy in the treatment of purulent lactation mastitis. Vestnik Khirurgii 1986; 9:66–70.
5. Usupov, YN, Yepifanov, MV: Active wound drainage. Vestnik Khirugii 1987; 4:42–45.
6. Davydov, YA, Larichev, KG, Abramov, AY, et al: The bacteriological and cytological assessment of vacuum therapy of purulent wound. Vestnik Khirugii 1988; 10:48–52.
7. Davydov, YA, Larichev, KG, Abramov, AY: Concepts for clinical biologi cal management of the wound process in the treatment of purulent wounds using vacuum therapy. Vestnik Khirugii 1991; 2:132–135.
8. Chariker, ME, Jeter, KF, Tintle, TE, et al: Effective management of incisional and cutaneous fistulae with closed suction wound drainage Contemp Surg 1989; 34:59–63.
9. Nakayama, Y, Soeda, S: A new dressing method for free skin grafting in hands. Ann Plast Surg 1991; 26:499–502.
10. Brock, W, Barker, D, Burns, R: Temporary closure of open abdominal wounds: The vacuum pack. Am Surg 1995; 61:30–35.
11. Morykwas, MJ, Argenta, LC, Shelton-Brown, EI, et al: Vacuum-assisted closure: A new method for wound control and treatment: Animal studies and basic foundation. Ann Plast Surg 1997; 38:553–562.
12. Argenta, L, Morykwas, M: Vacuum-assisted closure: A new method for wound control and treatment: Animal studies and basic foundation. Ann Plast Surg 1997; 38: 563–576.
13. Miller, MS, Lowery, CA: Negative pressure wound therapy: A rose by any other name. Ostomy Wound Manage 2005; 51:44–49.
14. Ovington, LG: Hanging wet-to-dry dressings out to dry. Home Healthc Nurse 2001; 19:477–483.
15. Joseph, E, Hamori, CA, Bergman, S, et al: A prospective randomized trial of vacuum-assisted closure versus standard therapy of chronic nonhealing wounds. Wounds 2000; 12:60–67.
16. Alverez, OM, Mertz, PM, Eaglestein, WH: The effectiveness of occlusive dressings on collagen synthesis and re-epithelization in superficial. J Surg Res 1983; 35:142–148.
17. Xia, Z, Sato, A, Hughes, MA, et al: Stimulation of fibroblast growth by intermittent radiant heat. Wound Rep Reg 2000; 8:138–144.
18. Krasner, DL: Caring for the person experiencing chronic wound pain. In: Krasner, DL, Rodeheaver, GT, Sibbald, RG (eds): Chronic Wound Care: A Clinical Source Book for Healthcare Professionals, ed. 3. Wayne, PA, HMP Communications, 2001, pp 79–89.
19. Krasner, DL: Managing wound pain in patients with vacuum-assisted closure devices. Ostomy Wound Manage 2002; 48:38–43.
20. Chen, SZ, Li, J, Li, XY, et al: Effects of vacuum-assisted closure on wound microcirculation: An experimental study. Asian J Surg 2005; 28:211–217.
21. Wackenfors, A, Sjogren, J, Gustafsson, R, et al: Effects of vacuum-assisted closure therapy on inguinal wound edge microvascular blood flow. Wound Rep Regen 2004; 12:600–606.
22. Wackenfors, A, Gustafsson, R, Sjogren, J, et al: Blood flow responses in the peristernal thoracic wall during vacuum-assisted closure therapy. Ann Thorac Surg 2005; 79:1724–1730.
23. Lindstedt, S, Malmsjo, M, Ingemansson, R: Blood flow changes in normal and ischemic myocardium during topically applied negative pressure. Ann Thorac Surg 2007; 84:568–573.
24. Venturi, ML, Attinger, CE, Mesbahi, AN, et al: Mechanisms and clinical applications of the vacuum-assisted closure (VAC) device. Am J Clin Dermatol 2005; 6:185–194.
25. Yager, DR, Nwomeh, BC: The proteolytic environment of chronic wounds. Wound Repair Regen 1999; 7:433–441.
26. Mustoe, T: Understanding chronic wounds: A unifying hypothesis on their pathogenesis and implications for therapy. Am J Surg 2004; 187:65S–70S.
27. Yager Dorne, R, Zhang, LY, Liang, HX, et al: Wound fluids from human pressure ulcers contain elevated matrix metalloproteinase levels and activity compared to surgical wound fluids. J Invest Derm 1996; 107:743–748.
28. Henry, G, Garner, WL: Inflammatory mediators in wound healing. Surg Clin North Am 2003; 83:483–507.
29. Morris, GS, Brueilly, KE, Hanzelka, H: Negative pressure wound therapy achieved by vacuum-assisted closure: Evaluating the assumptions. Ostomy Wound Manage 2007; 53:52–57.
30. Sevitt, S: Local blood flow changes in experimental burns. J Pathol Bacteriol 1949; 61:427–442.
31. Noble, HGS, Robson, MC, Krizek, TJ: Dermal ischemia in the burn wound. J Surg Res 1977; 23:117–125.
32. Lund, T, Wug, H, Reed, RK: Acute post burn edema: Role of strongly negative interstitial fluid pressure. Am J Physiol 1986; 255:1069-1074.
33. Reuler, JB, Cooney, TG: The pressure sore: Pathophysiology and principles of management. Ann Intern Med 1981; 94:661–665.
34. Witkowski, JA, Parish, LC: Histopathology of the decubitus ulcer. J Am Acad Dematol 1982; 6:1014–1021.
35. Kamolz, LP, Andel, H, Haslik, W, et al: Use of subatmospheric pressure therapy to prevent burn wound progression in human: First experiences. Burns 2004; 30:253–258.
36. Lambert, K, Hayes, P, McCarthy, M: Vacuum assisted closure: A review of development and current applications. Eur J Vasc Endovasc Surg 2005; 29:219–226.
37. Fenn, CH, Butler, PE: Abdominoplasty wound-healing complications: Assisted closure using foam suction dressing. Br J Plast Surg 2001; 54:348–351.
38. Saxena, V, Hwang, CW, Huang, S, et al: Vacuum assisted closure: Microdeformations of wounds and cell proliferation. Plast Reconstr Surg 2004; 114:1086–1096.
39. Iwasaki, H, Eguchi, S, Ueno, H, et al: Mechanical stretch stimulates growth of vascular smooth muscle cells via epidermal growth factor receptor. Am J Physiol Heart Circ Physiol 2000; 278:H521–H529.
40. Sanchez-Esteban, J, Wang, Y, Gruppuso, PA, et al: Mechanical stretch induces fetal type II cell differentiation via an epidermal growth factor receptor-extracellular-regulated protein kinase signaling pathway. Am J Respir Cell Mol Biol 2004; 30:76–83.
41. Ryan, TJ, Barnhill, RL: Physical factors and angiogenesis. In: Nurgent, J, O'Connor, M (eds): Development of the vascular system. Ciba Foundation Symposium 100. London, Pittman Books, 1983, pp 80–84.
42. Urschel, JD, Scott, PG, Williams, HTG: The effect of mechanical stress on soft and hard tissue repair: A review. Br J Plast Surg 1988; 41:182–186.
43. Cherry, GW, Austad, E, Pasyk, K, et al: Increased survival and vascularity of random-pattern skin flaps elevated in controlled, expanded tissue. Plast Reconstr Surg 1983; 72:680–687.
44. Olenius, M, Dalsgaard, C, Wickman, M: Mitotic activity in expanded human skin. Plast Reconstr Surg 1993; 91:213–216.
45. Venturi, ML, Attinger, CE, Mesbahi, AN, et al: Mechanisms and clinical applications of the vacuum-assisted closure (VAC) device. Am J Clin Dermatol 2005; 6:185–194.
46. Rundhaug, JE: Matrix metalloproteinases, angiogenesis, and cancer. Clin Cancer Res 2003; 9:551–554.
47. Tarlton, JF, Vickery, CJ, Leaper, DJ, et al: Postsurgical wound progression monitored by temporal changes in the expression of matrix metalloproteinase-9. Br J Dermatol 1997; 137:506–516.
48. Chen, C, Schultz, GS, Bloch, M, et al: Molecular and mechanistic validation of delayed healing rat wounds as a model for human chronic wounds. Wound Repair Regen 1999; 7:486–494.
49. Wysocki, AB, Staiano-Coico, L, Grinnell, F: Wound fluid from chronic leg ulcers contains elevated levels of metalloproteinases MMP-2 and MMP-9. J Invest Dermatol 1993; 101:64–68.
50. Ladwig, GP, Robson, MC, Liu, R, et al: Ratios of activate matrix

metalloproteinase-9 to tissue inhibitor of matrix metalloproteinase-1 in wound fluids are inversely correlated with healing of pressure ulcers. Wound Repair Regen 2002; 10:26–37.

51. Lerman, OZ, Galiano, RD, Armour, M, et al: Cellular dysfunction in the diabetic fibroblast: Impairment in migration, vascular endothelial growth factor production, and response to hypoxia. Am J Pathol 2003; 162:303–312.
52. Greene, AK, Puder, M, Roopali, R, et al: Microdeformation wound therapy: Effects on angiogenesis and matrix metalloproteinases in chronic wounds of 3 debilitated patients. Ann Plast Surg 2006; 56:418–422.
53. Moses, MA, Marikovsky, M, Harper, JW, et al: Temporal study of the activity of matrix metalloproteinases and their endogenous inhibitors during wound healing. J Cell Biochem 1996; 60:379–386.
54. Greene, AK, Puder, M, Roy, R, et al: Urinary matrix metalloproteinases and their endogenous inhibitors predict hepatic regeneration after murine partial hepatectomy. Transplantation 2004; 78:1139–1144.
55. Bowler, PG: Wound pathophysiology, infection, and therapeutic options. Ann Med 2002; 34:419.
56. White, RJ, Cutting, KF: Critical colonization—The concept under scrutiny. Ostomy Wound Manage 2006; 52:50–56.
57. Raahave, D, Friis-Moller, A, Bjerre-Jepsen, K, et al: The infective dose of aerobic and anerobic bacteria in postoperative wound sepsis. Arch Surg 1986; 121:924.
58. Robson, MC, Shaw, RC, Heggers, JP: The reclosure of postoperative incisional abscesses based on bacterial quantification of the wound. Ann Surg 1970; 171:279.
59. Arnold, M, Barbul, A: Nutrition and wound healing. Plast Reconstr Surg 2006; 117:42S–58S.
60. Moues, CM, Vos, MC, Van Den Bernd, GJCM, et al: Bacterial load in relation to vacuum-assisted closure wound therapy: A prospective randomized trial. Wound Repair Regen 2004; 12:11–17.
61. Mulder, GD, Cavorsi, JP, Lee, DK: Polyhexamethylene Biguanide (PHMB): An addendum to current topical antimicrobials. Wounds 2007; 19:173–182.
62. VAC Physician and Caregiver Reference Manual. San Antonio, TX, Kinetic Concepts, 2007.
63. Ip, M, Lui, SL, Poon, VKM, et al: Antimicrobial activities of silver dressings: An in vitro comparison. J Med Microbiol 2006; 55:59–63.
64. Wolvos, T: Wound instillation—The next step in negative pressure wound therapy. Lessons learned from initial experiences. Ostomy Wound Manage 2004; 50:56–66.
65. Argenta, LC, Morykwas, MJ, Marks, MW, et al: Vacuum-assisted closure: State of clinical art. Plast Reconstr Surg 2006; 117:127S–142S.
66. Stannard, JP, Robinson, JT, Ratcliffe-Anderson, E, et al: Negative pressure wound therapy to treat hematomas and surgical incisions following high-energy trauma. J Trauma 2006; 60:1301–1306.
67. Eginton, MT, Brown, KR, Seabrook, GR, et al: A prospective randomized evaluation of negative-pressure wound dressings for diabetic foot wounds. Ann Vasc Surg 2003; 17:645–649.
68. Carson, SN, Overall, K, Lee-Jahshan, S, et al: Vacuum assisted closure used for healing chronic wounds and skin grafts in the lower extremities. Ostomy Wound Manage 2004; 50:52–58.
69. Vuerstaek, JDD, Vainas, T, Wuite, J, et al: State of the art treatment of chronic leg ulcers: A randomized controlled trial comparing vacuum assisted closure with modern wound dressings. J Vasc Surg 2006; 44:1029–1037.
70. Oczenski, W, Waldenberger, F, Nehrer, G, et al: Vacuum assisted closure for the treatment of cervical and mediastinal necrotizing fasciitis. J Cardiothor Vasc Anesth 2004; 18:33–338.
71. Phelps, JR, Fagan, R, Pirela-Cruz, M: A case study of negative pressure wound therapy to manage acute necrotizing fasciitis. Ostomy Wound Manage 2006; 52:54–59.
72. Moisidis, E, Heath, T, Boorer, C, et al: A prospective, blinded, randomized, controlled clinical trial of topical negative pressure use in skin grafting. Plast Reconstr Surg 2004; 114:917–922.
73. Parrett, BM, Matros, E, Pribaz, JJ, et al: Lower extremity trauma: Trends in the management of soft tissue reconstruction of open tibia-fibula fractures. Plast Reconstr Surg 2006; 117:1315–1322.
74. Armstrong, DG, Lavery, LA: Negative pressure wound therapy after partial diabetic foot amputation: A multicentre, randomised controlled trial. Lancet 2005; 366:1704–1710.
75. de Leon, J: Negative pressure wound therapy in pressure ulcer management. Ostomy Wound Manage 2005; 51(suppl):3S–8S.
76. Carek, PJ, Dickerson, LM, Sack, JL: Diagnosis and management of osteomyelitis. Am Fam Physician 2001; 63:2413–2420.
77. Niezgoda, JA: Incorporating negative pressure therapy into the management strategy for pressure ulcers. Ostomy Wound Manage 2004; 50(suppl):26–29.
78. Short, B, Claxton, M, Armstrong, DG: How to use VAC therapy on chronic wounds. Podiatry Today 2002; 15:48–54.
79. Samson, DJ, Lefevre, F, Aronson, N: Wound-Healing Technologies: Low-Level Laser and Vacuum-Assisted Closure. Evidence Report/Technology Assessment No. 111. No. 05-E005-2. Rockville, MD, Agency for Healthcare Research and Quality, 2004.
80. Evans, D, Land, L: Topical negative pressure for treating chronic wounds. Brit J Plast Surg 2001; 54:238–242.
81. Ford, CN, Reinhard, ER, Yeh, D, et al: Interim analysis of a prospective, randomized trial of vacuum-assisted closure versus the healthpoint system in the management of pressure ulcers. Ann Plast Surg 2002; 49:55–61.
82. McCallon, SK, Knight, CA, Valiulus, JP, et al: Vacuum-assisted closure versus saline-moistened gauze in the healing of postoperative diabetic foot wounds. Ostomy Wound Manage 2000; 46:28–32, 34.
83. Wanner, MB, Schwarzl, F, Strub, B, et al: Vacuum-assisted wound closure for cheaper and more comfortable healing of pressure sores: A prospective study. Scand J Plast Reconstr Surg Hand Surg 2003; 37:28–33.
84. Chantelav, E: Negative pressure therapy in diabetic foot wounds. Lancet 2006; 367:726–727.
85. Maegele, M, Gregor, S, Peinemann, F, et al: Negative pressure therapy in diabetic foot wounds. Lancet 2006; 367:725–726.
86. Williams, DT: Negative pressure therapy in diabetic foot wounds. Lancet 2006; 367:725.
87. Apeqvist, J, Armstrong, DG, Lavery, LA, Boulton, AJ: Diabetic foot ulcer and VAC resource utilization and economic cost based on a randomized trial. Presented at 20th Annual Symposium on Advanced Wound Care and the Wound Healing Society Meeting, April 28–May 1, 2007, Tampa, FL.

chapter 32 장

산소치료-저산소증 상처관리

Oxygen Therapy-Management of the Hypoxic Wound

서론 (Introduction)

만성 상처는 해부하적 조직 특성을 생산하고 기능적인 가능성을 회복하기 위한 방법에서 치유단계를 통한 단계에서 실패한 것이라고 정의하였다.[1] 많은 요인들이 만성 상처에 기여한다고 인식하고 있지만, 저산소 조직과 약한 산소조직의 결과로서의 손상된 조직관류가 종종 존재한다. 본 장은 저산소 상처의 관리에 있어 고압산소치료와 같은 부가적인 기술의 역할과 상처치유에서의 산소의 중요성에 대해 설명하고 있다.

산소의 생화학 (Biochemistry of Oxygen)

산소는 우주에서 세 번째로 가장 중요한 요소이다. 사실, 우리가 숨을 쉬는 공기 중 거의 21%이고 대부분 산소 분자로서 그가 원소의 형태로 존재한다. 이것은 살아있는 생물이 가장 유용하게 사용할 수 있는 형태이다. 공기의 나머지 구성은 약 79% 질소와 1%의 아르곤, 이산화탄소, 네온, 헬륨, 수소와 같은 비활성 가스로 구성되어 있다. 1% 미만 불활성 가스로 구성되어 있다. 공기가 폐포로 들어가면, 폐포세포로 확산되고 그러면 혈류안으로 들어간다. 주어진 대기 중에서, 해수면에서 약 760 ㎜Hg의 압력이고 공기 중의 부분압력은 150 ㎜Hg이다. 그러나 수증기 압력과 폐확산 변화를 고려한 손실이 있을 때, 실제로 혈류에 도달하는 산소의 부분압력은 100 ㎜Hg 보다 적다.

일단 혈류에서, 산소는 우선적으로 적혈구에 있는 헤모글로빈 분자에 결합하고, 해수면에서 평균 헤모글로빈 분자에 대한 침투는 본래 100%이다. 그러나 혈장 역시 용해된 산소를 운발할 수 있고, 사실상 이 시스템은 산소 운반 용량에서 큰 비축을 제공한다.

> **핵심 32.1**
>
> 정상 대기압 아래에서, 사람은 평균적으로 혈장에서 용해된 산소의 약 0.3 부피 %를 가진다. 그러나 혈장의 산소운반능력은 굉장하고, 이런 예비능력은 정확히 HBOT에 의해 제공된 상생리적(supra-physiological) 산소 수준의 목표이다.[2,3]

산화된 혈액은 먼쪽 조직에 흐르고, 정상 생리학적인 조건에서 산소는 에너지 기질에서 조직의 대사를 제공하기 위하여 부하를 제거한다. 산소 운반은 산화 헤모글로빈(조직 산독증과 같은)의 결합저지 억제된 상태로 부정적인 영향을 주거나, 이전에 설명하였듯이, 적절한 조직 관류(말초동맥 질환, 부종, 외상에 의한 혈관내 침전 등)를 억제한 상태로 영향을 준다. 상처 치유에 관해서 정상 조직산소는 콜라겐 합성, 상피화, 혈관생성 그리고 세균 도살이 중요하다.[4-7]

저산소성 상처와 만성 궤양에 대한 정의 (Definition of the Hypoxia Wound and Chronic Ulcer)

정상 단계에 실패한 상처나 치유되지 않는 상처, 특히 4~6주보다 더 지속된다면 상처치유과정은 만성이 된다. 정상적인 상처치유와 기간에 대한 4단계는 지혈단계(0-3시간), 염증 단계(0-3일), 증식단계(3-21일) 그리고 성숙단계(21일-1.5년)이다. 비록 과정이 경로에 따라 어디든 벗어날 수 있더라도, 만성 상처는 일반적으로 정상 치유에서의 염증 또는 침체 단계이내의 정체로 고려될 수 있다. 그러므로 치유되지 않은 상처치료와 궤양은 일반적으로 오래된 유행에서 진행이 되는 것으로부터 정상적인 치유를 예방하는 요인들 중 탐지, 발견 그리고 교정을 포함한다. 비록 좋지 않은 조직 관류가 상처 치유 절충의 흔한 원인일수 있지만 다른 요소는 역시 정상적인 상처 치유에서의 중요한 장애로 제기할 수 있다. 이런 요인들은 감염, 조직부종, 조직 외상, 변화 없이 계속되는 압력 또는 불행하게도 진단 미확정(예: 당뇨, 콜라겐 혈관 질환, 신부전증, 단백질 에너지 영양실조)으로 남아있는 의학 상태를 포함하고 정상치유에 대한 복원을 시도할 수 있다. 이러한 조건 중 하나 또는 모두가 상처 치유를 막을 수 있으며, 사실 동시에 발생할 수 있다. 그러므로 상처 치유의 지연에 대한 근본적인 상태 반응의 인식과 수정은 항상 간단하지 않다.

일반적으로 말하면, 살아 있는 조직은 성장하기 위해 산소와 영양분이 필요하고, 상처 치유의 경우, 재생하기 위해 필요로 한다. 정상적인 상처 치유에서, 저산소증과 정상적인 산소의 양은 치유단계의 진행을 위해 필수적이다. 저산소증은 미토겐을 방출하기 위해 대식세포를 자극하고, 반대로 혈관형성 요인들을 방출하기 위하여 섬유아세포 복제를 자극한다.[7] 산소는 또한 섬유아세포의 콜라겐 합성에 필수적이다. 간헐적인 조직 고압산소는 저산소증 기간에 허용된다. 저산소 기간 동안, 혈관형성 요소들은 치유분기에 대한 신혈관형성과 증식이 시작되면서 방출된다. 그러나 새로운 모세혈관은 지지하는 콜라겐에 의해 둘러싸이지 않는다면 진전될 수 없다. 상처 치유에서 산소의 역할은 더 명백함이 증가되고 있다. 건강한 육아조직으로부터 죽은 공간의 소멸과 새로운 내피조직의 발달, 콜라겐의 성숙은 모두 산소에 의존하는 과정이다. 건강한 콜라겐 발달, 모세혈관이 빠르게 침입하고, 새로운 모세혈관 아케이드는 혈관계에서 형성된다. 육아조직 형성과 관련하여, 육아 발생은 사멸한 공간에서 흔적을 지우며 상처치유가 진행된다.[8-10]

비록 백혈구가 박테리아를 상대적으로 낮은 산소 긴장에서 제거할 수 있지만, 적어도 30 ㎜Hg 산소의 분압이 없으면 박테리아를 죽일 수 없다. 당뇨성 발궤양, 말초 물렁조직과 뼈에서의 산소 긴장과 같은 허혈성 상처가 있는 환자들은 보통 30 ㎜Hg보다 낮다. 이런 상황에서 감염은 빠르게 진행된다. 흔히 감염과 관련된 부종은 조직허혈을 상승시키고, 심한 부종과 허혈주위를 더 오염시키며, 조직 손상을 더 증가시킨다.[11]

> **핵심 32.2**
>
> 조직 저산소증(30 ㎜Hg 미만) 치유의 설정이 손상될 수 있다는 것은 명백하다. 이와 같이, 조직 허혈 교정과 향상된 산소운반은 상처 치유를 명백하게 향상시킬 것이다. 큰 혈관 협착증을 가진 환자의 경우, 혈관 우회술이나 혈관내 중재를 통해 이것이 달성될 수 있다. 그러나 당뇨병이나 방사능 손상과 같은 작은 혈관의 협착증을 가진 환자의 경우에는, 세포수준에서 향상된 산소운반 능력, 증가된 산소 확산, 국소 허혈 교정 등이 앞에서 반응하지 않은 조직에서 신생혈관 형성과 조직 치유를 일으킬 수 있다.

이런 문제들에 대한 명백한 해결책은 정상적인 혈류를 복원하는 것이고, 저산소증에 대한 반전현상을 예방하는 의학적 조건이 중요하기 때문에 실제로 이것은 더 복잡하다. 이런 경우, 종종 정상 치유 과정을 증가하기 위한 추가적인 산소의 사용을 위해 유리하다. 사실 이것은 환자 치료에 있어 고압산소의 사용의 주된 이유 중 하나이다.

고압산소요법의 정의 (Definition of Hyperbaric Oxygen Therapy)

1.4 대기권을 초과하는 압력에서 100% 산소를 환자가 들어 마시는 동안의 치료로 정의된 고압산소요법은 궤양과 치료되지 않는 많은 만성 상처의 치료에서 50년 이상 전세계적으로 사용되어 왔다.[12] 치료는 동시에 여러 환자로 채워진 다중 공간(multiplace chambers)(그림 32.1)이나 1시간 정도에서 환자 1명이 있는 단일 공간(mono-place chamber)에서 하게 된다(그림 32.2). 다중 공간에서는 전통적으로 설계, 건설, 운영이 꽤 크고 비산 경향이 있는 반면, 과거 15~20년 동안의 기술적 진전은 현재 사용하고 있는 단일 공간에서 증가되었다. 다중 공간에서의 여러 환자들은 방의 압력에 반응하여 호흡하는 동안 수순한 산소가 기압을 일정하게 하는 마스크나 후드를 경유하여 전달되어 동시에 압력산소 환경에서 치료되었다. 단일 공간에서, 한 환자는 원하는 치료 압력에서 순수한 산소 환경에 들어갔다. 일상적인 조건에서, 산소 호흡 90분 동안 2.0과 2.5 ATA 사이에 전형적으로 처방된 고압산소요법은 "에어 브레이크"(공기 호흡의 5~10분)에 의해 짧게 단속되었다. 한 나라에서 HBOT의 안정한 기록은 우수하고, 그 기술은 포괄적인 상처 관리 프로그램의 성장에 대한 생명이 되었다.[13,14]

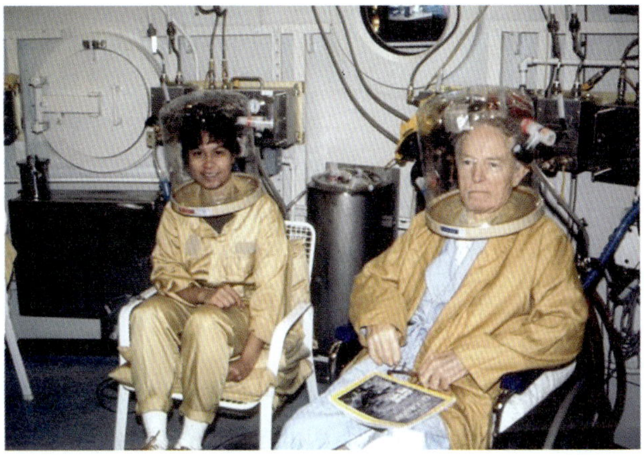

그림 32.1 *다중 공간 고압 챔버. 환자는 후드텐트를 통해 100% 산소호흡을 한다.*

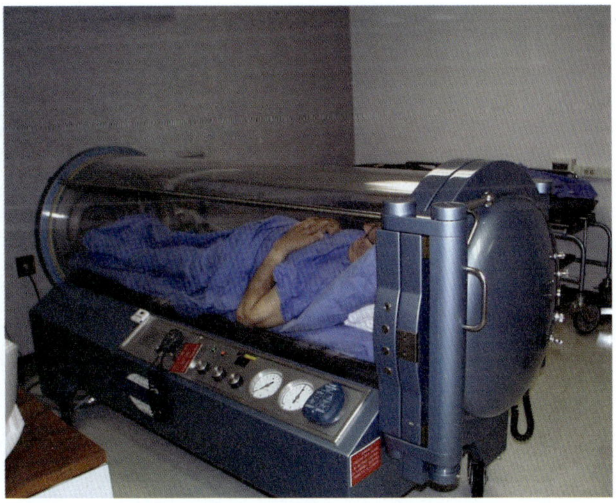

그림 32.2 *단일 공간 고압 챔버.*

고압산소치료의 역사 (History of Hyperbaric Oxygen Therapy)

처음 고압 산소의 사용이 나타난 것은 1956년 네덜란드 외과의사 Ite Boerema에 의하여 심장수술에서 적용되었다. 심폐 기계장치 전에 이용하였고, Boerema는 고압방에서 환자와 외과 팀 모두 압박에 의해 수분 동안 순환정지 시간이 연장될 수 있었다. 압력을 받는 동안, 환자는 조직에 산소를 완전히 채우기 위해 100% 산소로 호흡하였고, 이것을 Boerema로 정의를 하였다. 곧, 암스테르담 조사관들이 가스 괴저 치료에 극적인 효과가 있다는 것을 발견하였다. 또 다른 외과수술은 미국과 영국에서 방을 만들기 시작하였다. Glasgow에서 Smith와 Sharp는 1960년에 일산화탄소 중독을 처음 치료하였다.[12]

이 초기 진전은 주로 외과 의사들로 구성된 연구자들에 의해 고압 발전은 진정되었고, 다른 질병에 HBO에 대한 가능한 효과를 시험하였다. 완전 뇌졸중에 대한 치료는 성공 없이 시도되었고, 노인성 치매에 대한 유익한 효과에 대한 예비 연구가 실질적으로 입증되지 않았다. 고압은 보통 가슴을 튼튼하게 하고 크게 하고 그리고 피부 주름을 제거하기위한 성적인 활력을 증가시키기 까지의 모든 것들을 권유하는 산소 흡입으로 엉터리 치료가 되었다. 늦은 1960년대에 심폐 기계장치의 사용이 대중화되었고, 고압 수술에 대한 필요성이 조금씩 사라졌으며, 본래 연구자들인 외과 의사들은 이 분야에서 떠나게 되었고 많은 크고 값비싼 외과 방들은 폐쇄되었다.[15]

1976년에 미국은 37개의 임상 챔버를 운영했다. 엉터리치료의 시기를 막고 고압 산소로 치료하는 합법적인 것에 관한 안내 지침서로 보험을 제공하기 위하여, 해저와 고압 의료 사회(간단히 해저의학사회로 알려진)가 고압 산소에 대한 위원회가 설립되었다. 위원회는 이 분야를 조사하였고 과학적 기초가 있는 HBOT로 치료가 되는 장애들을 짧은 목록으로 발표하였고 임상적으로 장점이 있다고 설명하였다. 이것은 위원회와 미국의 민간건강보험단체(Blue Cross/Blue Shield)에서 문서로 채택되면 변상이 되었다.[16] 과학 기반 설립으로, 방을 갖춘 시설의 수가 증가되었다. 1983년, 미국에서 수술 방이 대략 110개였고, 현재 700개가 넘는다. 전형적으로 새로운 고압 시설은 상처 치유 관리의 필수적인 구성으로 설립되었고, 고압 시설로 목록화된 것은 많지 않았다.

고압산소요법의 작용기전 (Mechanism of Action of Hyperbaric Oxygen Therapy)

치료되지 않는 환자, 해저에서의 호흡은 일반적으로 100㎜Hg의 Pao_2를 갖게 된다. 이 산소의 대부분은 혈장에서 물리적으로 용해되어 운반된다. 이 시설에서, 산소 분자를 위한 정상적인 확산은 세동맥에서 64 microns 그리고 정맥계로부터 36 microns이며, Pao_2는 34㎜Hg보다 낮을 것이다(그림 32.3). 그러나 3ATA에서 100% 산소 호흡을 하는 이와 같은 환자는 혈장(6.9 용적률)에서 1ATA(0.3 용적률)에서 용해된 산소의 부피와 비교하여 물리적으로 용해된 산소의 양이 매우 크게 증가할 것이다. 뇌는 움직일 때마다 6.1용적률을 사용하고, 그래서 뇌는 혈장에서 용해된 산소로부터 완전히 산화된다. 사실, 1500~1800 ㎜Hg의 초과하는 혈장 Pao_2 변수는 일반적으로 고압환자들에게서 얻어졌다. 이 시설에서 헤모글로빈은 산소 운반에 있어 최소한의 역할을 수행한다. 조직산소 부분압력은 1대기권에서 공기를 호흡할 때, 30~40 ㎜Hg의 정상보다 멀리, 250~300 ㎜Hg에 도달할 수 있다. 용해된 산소에서 상승된 18~20층은 혈장과 말초 조직 사이에 굉장히 큰 경사를 이룬다. 이것은 신혈관생성을 자극하고 시작되는 가파른 산소경사이다. 게다가, 초물리적 산소 경사에서, 조직 모세혈관체(247 microns)로부터 멀리 떨어진 산소확산에서 유의한 증가가 있었다(그림 32.4).[17]

살아있는 조직에서 주어진 모세혈관 사이의 거리는 247microns보다 적고, 이것은 HBOT에 의한 산소확산 범위에서 4배 증가를 보이는 것은 현재 가지고 있는 어떤 조직의 저산소증에 대하여 대항하는 효과이다. 게다가, 고압환자에서 보여지는 초물리적 산소 수준은 맥관구조에서 본래부터 가지고 있는 자가면역조절 기전이 원인이 되는 대상적인 혈관수축 효과로 조직 부종을 감소시킬 수 있다. 그래서 고압성 산소는 작용에 대한 다원적인 방식이다; 보상적인 혈관수축을 통해 조직 부종이 감소 동안 저산소증 조직에서 더 멀리 확산하기 위해 혈장에서 가능한 산소 수준으로 증가되었다.[12]

이것은 HBOT가 저산소 조직에서 신혈관화와 혈관형성과 신혈관생성을 촉진할 수 있다고 문서화되었다. Lee 등은 사람배꼽정맥 내피세포(HUVECs)에서 복제와 이동을 통해 세포내 고압산소가 혈관내피 성장인자(VEGF)에

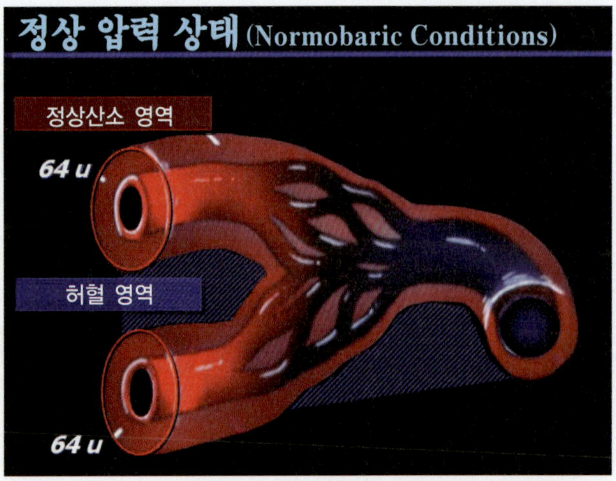

그림 32.3 산소 확산 정상 압력 공기. (출처: Bob Bartlett MD.)

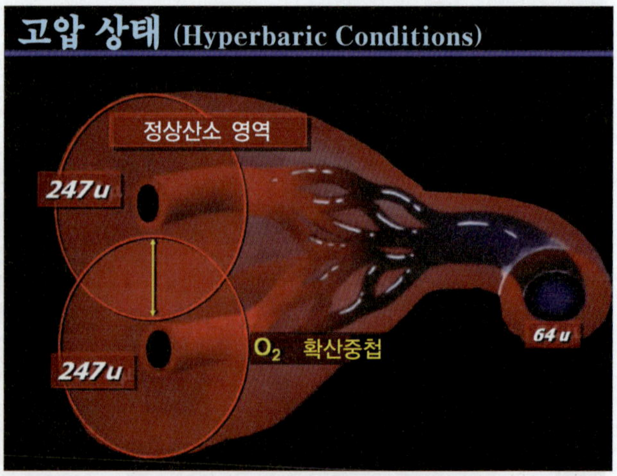

그림 32.4 산소 확산 고압산소. (출처: Bob Bartlett MD.)

대한 합성을 일으킬 수 있다고 설명하였다.[18] 그들은 정상 압력(1ATA)에서 주어진 순수한 산소는 비슷한 효과가 없다고 설명하였고 그러므로 순수 산소에 대한 이점은 주어진 압력이 유의하게 증가하지 않으면 모른다고 결론지었다. Shiekh 등은 저산소증 상처에서 VEGF 수준이 HBOT가 시작하여 5일 이내 거의 40%까지 상승하였지만, 이네 치료 중지 후 3일 이내 조절 수준이 떨어졌디고 설명하였다.[19] 그들은 HBOT의 혈관생성효과가 고압산소에 의한 VEGF 수준이 증가하게 되었고 이 저산소증은 상처 VEGF 생산을 위한 요구가 필요하지 않았다. Ahmad 등은 혈관생성 증가를 추가하여 레이저 도플러 영상을 통해 설명하였고, 여기에는 HBOT에 대한 10일 동안 상처관류에서 20% 증가가 있었다.[20] Marx 등은 정상산소 압력이 감마선 60Gy으로 조사한 토끼의 턱에서 정상적인 재혈관화와 관련된 혈관생성율이 없었다고 설명하였다.[21] 그들을 고압산소가 정상압 산소와 호흡 조절 모두 혈관 밀도에서 8~9배 증가한 것을 관찰하였다. 그러므로 저산소, 저산소혈관 조직에서 HBOT에 대한 혈관생성 장점은 상당히 유의성이 있고, 사실상 연구자들의 임상적 경험들이 이것을 지지하고 있다.

분자 산소는 우리의 신진대사를 제공하기위하여 간단히 소비되는 물질이라고 여긴다. 이때 Boerema는 그의 수술적 실험을 하였고, 이것은 오직 특성과 기능이 고려되었다. 그러나 이 연구는 임상에서 나타난 HBOT의 생산이유에 대한 기전을 깊이 연구되었고, 산소는 다른 특성들을 가지고 있다는 것을 발견하였다. 상승 압력에서, 이것은 약물 성질을 있는 약물학적 요인이 되지만, 지나치면 인체에 독약이 될 수 있다.

환경에 대한 제한된 수는 필요하거나 요구되는 산소가 크게 넘치게 된다. 그러나 치료하는 어떤 질환에서, 위에서 언급한 HBO를 약물처럼 사용하게 한다. 예를 들어, HBO는 두 개내 압력이 반으로 줄일 수 있는 혈관수축제로써 작용한다. 그러나 이것은 허혈후 근육, 손상된 조직에 혈류를 유지하는 데 있어서 혈관수축의 원인이 되지 않는다. 이것은 세포막에서 아데노신 3인산염을 보존하고 오스몰 농도(osmolarity)를 조절하기 위해 세포가 극적으로 부종을 감소시킨다. 이것은 저산소증 후 조직에서 관류 손상을 예방한다.[22-24]

HBOT는 재관류 손상에서 제한된 해로운 효과에 긍정적인 영향을 준다고 설명하였다. 이것은 구아닐산 (guanylate cyclase), beta-2 integrin 유발 분자를 막고, 이것은 백혈구 유착 분자형태이다. 그래서 허혈이나 폐혈증에서, 환자가 HBOT로 초기 치료를 받을 때 백혈구는 순환이 막혀 모세혈관 벽에 달라붙지 않는다. 인체의 모든 백혈구는 HBO 노출 시 약 8시간 동안 "nonsticky" 상태로 된다. 압축 손상과 다른 형태의 허혈에 수반되는 조직을 액화시기는 과신화 음이온, 프로데이니아제와 엘라스타아제를 방출하는데, 이것은 혈관으로 둘러싸인 조직으로 모세혈관 벽에 구멍을 내 유착이 되는 어떤 백혈구의 세포내 유착 분자(ICAM 기전)에 대한 작용을 막는다.[24,25]

치료되지 않는 많은 상처들은 만성적인 감염이나 저산소증 상태이기 때문에 치료가 되지 않는다. 왜냐하면 40 ㎜Hg 이하의 산소 수준은 백혈구가 박테리아를 죽이지 못하고, 정상 수준보다 더 높은 조직은 백혈구 박테리아 살균 기능을 향상시킨다. 150 ㎜Hg의 산소 부분압에서, 백혈구 세포 치사능력은 정상적으로 산소화된 백혈구가 많이 발견되면 2배 또는 3배 이상이다.

핵심 32.3

HBOT 후, 장기간 동안 산소 수준을 높게 유지하는 것은 중요하다. 2 ATA에서 90분간의 치료 이후, 동맥 수준은 2분간의 치료 중단 후에 정상으로 떨어지지만, 근조직 내의 산소 수준은 3시간 이상 뚜렷하게 상승될 것이다. 그리고 피부밑조직의 산소 수준은 치료 시작 후 4시간 동안 상승되어 있을 것이다(그림 32.5).

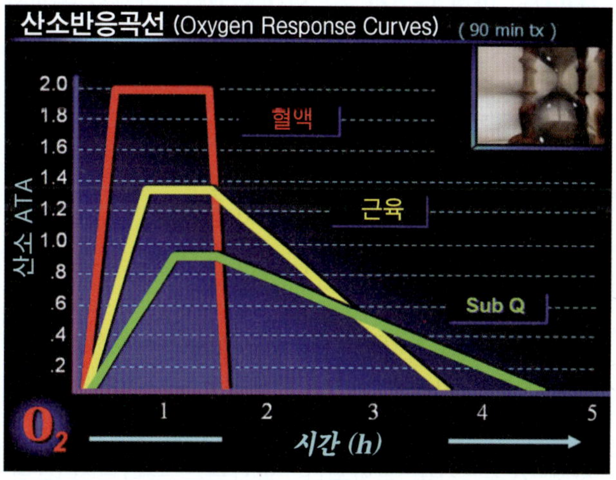

그림 32.5 *고압산소반응곡선. (출처: Bob Bartlett MD.)*

이 현상은 환자가 방에서 실제로 한다는 것보다는 시간 연장을 위한 조직 산소섭취를 확대하기 위해 하루에 2번이나 3번 HBOT 과정에 대한 사용을 하게 한다. 위에서 언급한 모든 이유 때문에, 상처치유 센터는 그 기전이 명백해지면 HBOT를 수용하게 된다.

고압산소요법의 적응증 (Indications for Hyperbaric Oxygen Therapy)

The Centers for Medicare and Medicaid Services (CMS)는 HBOT의 사용법을 평가하였고, 고압 서비스를 위한 배상을 안내하는 정책을 정의하기 위한 국제보증제단(NCD)이 나오게 되었다. 그들이 CMS 지침을 지키기 위한 의무를 하지 않는 동안, 대부분의 보험설계사들은 이런 서비스를 위해 배상이 고려되면 사실상 NCD를 수행한다. 배상 조건이 되지 않는 다른 질환들로 진단이 승인된 항목은 CMS 웹사이트에서 발견할 수 있다.[26] 여기에는 현금을 기초로 하여 발견되지 않는 진단을 갖고 있는 환자들에게 치료를 제공하는 독립된 고압산소 센터가 있다. 사실상, 이런 조건에 대한 신뢰할 수 있는 치료에서 HBOT가 효과가 있다는 발표도 있고 일화 같은 보고서를 모두 갖고 있다. 명확한 무작위 실험들은 이런 주장을 조사하기 위하여 명백히 필요해졌다.

CMS에 의해 상장된 진단에 대하여, HBOT로 대부분 공통적으로 치료가 되는 어떤 것은 당뇨성 발 궤양(DFU), 만성 난치성 골수염(CROM), 방사선 골괴사(ORN), 물렁조직 방사선괴사(STRN)을 포함한다. HBOT의 적은 적응증(그러나 중요한)은 괴사되는 물렁조직 감염, 감압병(DGS)과 일산화탄소(CO) 중독을 포함한다. HBOT는 DCS와 CO 중독을 위한 선택적 치료이고, 이런 조건들에 대한 적시의 치료는 고압산소를 받지 않는 환자에서 자주 보여지는 장기간 신경학적 후유증을 예방할 수 있다.[13,27]

이 조건들의 각각을 위한 치료계획의 미묘한 차이를 토의하는 본 장에서 범위를 넘어서지만, 어떤 보편성은 만들 수 있다. 보통 환자들을 위해서, 고압산소 치료는 일상의 기초로하여 처방된다. 괴사되는 물렁조직 감염, DCS와 CO 중독과 같은 심한 상태라 하더라도 하루에 두 번이나 세 번, 자주 더 많이 HBOT의 사용이 요구되고, 만성적인 조건들은 매일 사용하는 것으로 치료될 수 있다. 환자는 전체 25~35회 치료를 위해 90~120분 동안 고압산소 방에서 있게 되고, 진행되는 상처는 규칙적인 원리로 치료하게 된다. 종종 HBOT의 사용은 치유되지 않는 상처의 원인을 찾을 목적으로 약물과 외과적 치료 중재로 결합된다. 사실 이 점은 HBOT가 독립된 치료로써 단순한 것이 아니고, 항상 각 전문분야협력의 치료 계획의 부분으로써 사용된다는 것은 과장된 것이 아니다. 여기에는 이런 규칙(DCS와 CO 중독)에 제외되는 것이 있고, 이 중요한 것은 잊지 말아야 한다. 그래서 임상가가 환자를 위해 HBOT의 사용을 고려한다면, 치유되지 않는 상처의 다른 원인을 찾는 상처 전문가에 의해 평가를 받게 한다.

고압산소요법의 금기증 (Hyperbaric Oxygen Therapy Contraindications)

어떤 약은 HBOT을 위해 치료 범위가 적당하고 과용은 독이 된다. 높은 압력이 간질 대발작(Paul Bert effect)이 일으키는 것처럼, HBOT는 3 ATA보다 더 큰 압력이 주어지지 않는다. 더욱이 3 ATA에서 3시간 이상의 노출은 거의 모든 사람들에게 발작의 원인이 된다. 이런 이유 때문에, 임상적 프로토콜들은 90분까지 3 ATA에서 최대 노출시간을 제한한다. 상처치유의 임상적 실행에서, 보통 장기간 사용되는 프로토콜은 2 ATA에서 2시간이다.

마찬가지로, 어떤 환자에게는 중요한 금기증이 있을 것이다. HBOT에서의 절대적인 금기에서 특히 단일 공간에서는 기흉(pneumothorax)을 치료하지 않는다. 이것에 대한 위험성은 치료하는 동안 팽창되는 긴장성 기흉으로 발전할 수 있다는 것이다. 감압하는 동안 흉막외 공기의 팽창은 환자의 호흡에 심각한 손상을 일으킬 수 있고 심장으로의 혈류순환을 방해할 수 있다. 이 문제는 치료 전 손상된 부위에 흉부관을 삽입하여 기흉이 있는 환자들에게 우회할 수 있다.

다른 금기증은 독소루비신(doxorubicin, adriamycin)과 HBOT가 있는 블레오마이신(bleomycin)의 투여로 동반된다. 2가지 모두 암의 화학요법 약물들이고 HBOT와 결합하였을 때 동물들에서 독소루비신은 사망원인이 70%이었고, 심장 독성에 기인한 것이라고 추측할 수 있다. 블레오마이신은 "블레오마이신 폐"의 원인으로 잘 알려져 있고, 이것은 산소추가로 극발성이 된다. 블레오마이신 치료 후 수년간 주어진 1 ATA 산소에 대한 치료수준은 블레오마이신 폐를 완전히 일으킬 수 있다고 보고되고 있다. 그러나 최근 연구들은 블레오마이신에 대한 과거력이 있는 환자들은 HBOT로 성공적으로 치료되고 있다는 사실을 보여주고 있다. 이것은 아마도 블레오마이신이 치료 전 6개월 이상 중지하였다면 HBOT 사용이 안전하다고 볼 수 있다. 그럼에도 불구하고, 이런 환자의 폐 기능은 자세히 모니터해야 할 것이다.[14,28]

고압산소요법의 위험과 부작용 (Risks and Side Effects of Hyperbaric Oxygen Treatment)

위에서 언급하였듯이, HBOT의 사용은 폭 넓게 많은 안정성을 고려해야 한다. 그러나 여기에는 어떤 고압산소 방에 들어가기 적당하지 않는 환자의 금기증들이 있다. 압축하는 동안 귀 압력이나 중이의 불균형은 가장 흔한 HBOT에 대한 부작용이다. 압축하는 동안 중이에서의 압력균형은 기술을 배우게 되지만, 알레르기나 상기도 감염으로부터 과다한 점액으로 어려울 수 있다. 그래서 HBOT의 상대적인 금기증은 귀 평형을 어렵게 하거나 불가능하게 만드는 상기도 감염이 포함된다. 초기 치료에서 환자들이 매우 조심스럽게 압축될 때, 환자가 곤란하다고 보일 때 기압증대법이 정지하기 때문에 고막 파열은 발생하지 않는다. Sudafed®나 비전문 약물과 같은 다른 경구용 울혈 제거제는 사용할 수 있다. 비강 스프레이를 사용할 수 있지만, 효과가 덜하고, 치료 전 15분이나 20분이 있다면 의존성이 빠르게 발전할 수 있기 때문에 일상적으로 사용되지 않는다.

환자가 귀 압력을 유의하게 지속된다면, 환자가 며칠 동안 압축할 수 없는 부종의 결과가 생길 것이다. 이런 이유 때문에, 초기 HBOT 치료는 매우 조심스럽게 시작되어야 한다. 그러나 환자가 추가적인 고압치료과정에 참을 수 없다고 느끼게 되면, 이것은 고막에서 고막천공술관을 배치하여 귀, 코와 인후(ENT) 전문가에 의해 해결된다. 사실 이런 절차는 고압 과정사이에 전문가의 진료실에서 안전하게 수행될 수 있다. 외상 외험을 최소화하기 위하여 사용되는 또 다른 절차는 부드러운 압박과 감압이고, 실제로 이 기법은 폐와 고막 손상 모두 위험을 최소화하는데 꽤 효과가 있다. 산소호흡을 위하여 귀에서 발생되는 심한 이염이나 분비액 정체는 거의 발생하지 않을 것이고 또한 울혈제거제로 제거 될 수 있다. 부비동 압착은 보통 양이 적고 치료약은 울혈제거제를 사용한다. 만약 문제가 지속된다면, ENT 전문가가 적극 협력할 것이다. 전두 부비강 압착은 대게 통증이 있고, 이것을 경험한 환자는 통증이 참을 수 없을 정도로 심하면 응급상황으로 받아들여야 한다.

기압변화성 현기증은 강압동안에 가끔 나타나는 단순한 무제이다. 감압하는 동안 공기는 귀인두관으로부터 쉽게 새어나올 수 있고, 때때로 균열 소리를 내지만 통증의 원인은 아니다. 그러나 어떤 환자들은 강압이 시작 되었을 때 갑자기 현기증이 발생할 수 있다. 이것은 양성이고 일반적으로 2차로 지속되지만, 환자에게 경고의 원인이 될 수 있다. 이것은 가스 확장이 시작되고 귀인두관이 열리기 전에 중이의 압박이 약간 일어나는 원인이 된다. 만약 내이가 손상되면, 8뇌신경까지 전달된 그 신호는 비대칭성이고, 그 뇌는 급회전되었다고 이해된다. 하나의 귀인두관이 열리면 똑같은 결과가 발생한다. 환자는 안정이 필요해진다.

폐 산소 독성은 임상에서 어떤 치료 포로토콜로 발생하지 않는다. 2 ATA에서 6시간 이상 지속된다면 산소는 폐에 독성이 된다. 여기에는 표면활성제 생산 중지로 생명력이 떨어지고 작은 폐확장부전이 X-ray에 나타난다. 고압에서 순수한 산소에 반복적이고 장기간 노출되는 것은 섬유성 반응에 계속 지속되는 손상으로 산소 생산의 양을 증가시키는 원인이 된다. 실제로, 폐출혈의 현상은 개재성 섬유증과 Ⅱ형 폐세포 생산의 결과이다. 만약 계속 노출된다면, 미세출현이 나타나고 실제로 뒤돌릴 수 없는 심유증이 나타난다. 이것은 같은 시간에 장기간 지속적으로 노출되었을 때 거의 임상적으로 보이지 않고, 폐의 회복은 치료 사이에 이루어진다. "에어 브레이크(air breaks)" 5분 또는 20분마다의 공기호흡 기간은 독성이 나타나기 전 2배의 시간이 요구된다.

2 ATA보다 큰 고압이나 중추신경계(CNS) 산소 독성이 문제를 일으킬 수 있다. 일반적인 상처 치료 프로토콜은 치료 중간 5분 동안 "에어 브레이크"로 90분 동안 2.4 ATA이다. 그렇더라도, 임상에서의 모든 고압산소는 정상적인 발작 역치보다 낮고 발작이 있을 때 중추신경계 동성이 명백한 환자에게 적용될 것이다. 발작을 예측하는 방법

은 없지만, 발작장애로 알려진 환자는 위험이 증가될 것이다. 이것은 아마도 GABA-중재된 억제 신경화학적 활동 손상이 동반된 GABA 경로의 억제의 의해서 중재된다. 산소 발작은 양성이고 치료는 단순하게 산소의 낮은 농축으로 구성된다. 이것은 다중 공간에서 마스크나 두건 제거하여 이루어 진다. 단일 공간에서, 일반적으로 호흡 중지와 색전증의 원인이 되는 공기잡이를 피하기 위하여 짧게 뽑고, 환자는 발작이 완전히 이루어져 강직단계 후에 압력을 줄인다.

방에서 나타나는 기흉은 잠재적인 위험이지만, 다행이도 거의 발생하지 않는다. 정의를 내리자면, 고압성 방에서의 치료는 1.4기압에서 초과되면 압력이 나타나고, 그래서 과도한 압력이 압력으로 파열된 부위에, 폐의 불충분하게 환기가 되는 부위에 축적될 수 있는 가능성이 존재한다. 그러므로 천식, 폐기종 또는 COPD와 같이 공기 걸림이 있는 환자들은 평가를 받아야 한다. 어떤 주의해야 할 관련성이 있다면 폐연구 협의회는 중요하게 생각해야 한다. 단일 공간에서 발생하는 기흉은 감압을 위해 특별하게 배치한다. 일단 그것이 발생하면, 그것이 위치한 면이 결정되어야 한다. 흉강천자가 준비되면, 환자는 빠르게 감압시키고 의사는 흉강 압력을 완화시키기 위하여 가슴관을 신속하게 삽입한다. 다중 공간에서, 가슴관은 감압 전에 삽입되고, 문제를 제거한다.

렌즈 굴절 형태에서의 시각적 변화들은 HBOT의 부작용이 될 수 있다. 근시에 대해 멀리 떨어진 시각은 20~30분 치료 후 많은 환자들을 악화시킨다. 반면에, 원시안은 향상되었고, 어떤 환자들은 안경 없이 다시 읽을 수 있다고 말한다. 이런 변화들은 보통 일시적이고, HBOT의 중지 6주 이내 치료 전 상태로 다시 돌아간다. 초기 백내장이 있는 환자들은 치료 전 상태로 완전히 돌아갈 수 없고 그러나 안경을 위한 새로운 처방을 받게 된다.

과거에는 시신경염(HBOT가 실명을 일으킬 수 있는 가능성이 있는), 흉부수술 과거력(공기 걸림에 대한 공포), 임신(신생아 망막염과 동맥관개존증의 조기 폐쇄)에 대한 과거력과 관련이 있다. 위의 어느 것도 실제 심각한 위협이 된 적이 없었다. 녹내장은 눈이 압축할 수 없고 변형시키지 않는 고체, 겔과 액체로 구성된 HBOT에 금기증은 아니다. 단순히 몸이나 환자에 수반되는 기기에서 가스가 포함된 공간은 압력변화에 이차적인 문제를 일으킬 수 있다. 감금이 된 것에 대한 걱정은 가끔 발생할 것이다. 이것은 안심과 진정제로 잘 관리된다.[14,28]

안전 고려사항 (Safety Considerations)

미국에의 고압성 방이 마련된 병원에서 화재폭발이 없었다하더라도, 화재는 타 국가에서 보고되고 있다. 안전에 중요한 주의점은 화재 위험을 인한 고압작용이 가장 중요하다. 순수한 산소가 가연성이 아니기 때문에, 이것은 연소를 활발히 하고, 그래서 이런 관련성은 확실하다. 그러나 이 위험은 환경을 통해 매우 효과적으로 관리될 수 있고, 환자들은 오염되지 않는 환경에서 치료된다. 금지 물품에 대한 엄격한 관리와 연소의 잠재적인 근원에 대한 예방은 강하게 요구되고 있다. 환자들은 립스틱을 바르지 않거나 알코올성 향기나 헤어 스프레이를 뿌려서는 안된다. 순수한 산소가 있는 실험 검사에서 알코올과 같은 휘발성의 가연성 액체들은 정전기가 액체에 불을 붙이기 때문에 방에서 허가되지 않는다. 이것은 환자가 외출복 상태로 치료되지 않는다는 것을 기본이다: 환자들은 주머니에 라이터와 손난로를 방에 가지고 들어오기 때문에 심각하고 치명적인 화재가 있었다. 병원 면직물 의류는 이런 관련성을 최소화하고 정전류 위험을 감소시키기 위하여 일반적으로 사용된다. 단일 공간에서, 환자는 손목 끈과 접지선을 잡는다. 다중 공간에서의 환자는 공기(100%산소보다)에 압박을 받고 마스크로 100% 힘으로 호흡을 하고, 정전류는 단일 공간 환경만큼 명백하지는 않다. 그럼에도 불구하고, 연소에 대한 모든 잠재적인 근원이 고압 방 환경으로부터 제거되었다는 확신이 있을 때까지 노력을 해야 한다.

방에서 부착되거나 환자에서 동반되는 많은 "이물질"이나 전자기 항목들이 고민이 된다. 내부 심박동기와 내부에 삽입한 제세동기는 치료압박에서 완전히 안전하다. HBOT를 받는 동안 당뇨성 환자들은 혈당이 갑자기 떨어질 수 있기 때문에 인슐린 펌프는 치료 전에 비어있게 해야 한다. 섬유유리와 같은 골절에 대한 외적인 금속 고정물들은 안전하다. 산소로 가득 찬 단일 공간에서, 전기적 보청기와 시계는 제거 한다. 안경과 콘택트 렌즈는 허용되지만, 티타늄 와이어가 때때로 화재를 일으킬 수 있기 때문에 티타늄 안경테는 제거된다. 단일 공간에서 발화원인 없이, 광유나 바셀린 드레싱은 40년 동안 안전하게 사용되어 왔다. 치료 동안 거즈로 간단히 덮는다.

앞에서 말한 안전예방에서, 환자들은 치료과정 동안 어떤 다루기 힘든 부작용 없이 미국에서는 40~60 고압치료에서 HBOT로 치료를 받는다.[14,28]

저산소증 상처에서 고압산소요법 사용의 근거 (Rationale for Use of Hyperbaric Oxygen Therapy in the Hypoxic Wound)

HBOT는 손상된 상처 유형에 대한 여러 분류의 치료를 위하여 적절하고 바람직하다. 이런 대부분의 상처들은 조직 저산소증의 다양한 정도에 따른 상처치유 과정에 나타나는 이상초과민(pathergy)과 비슷하다. 당뇨성 발 궤양(DFU)에서 면역 반응 따위가 제대로 발휘되지 못하는 주요 손상들은 국소-조직 저산소증과 감염이다. 고압산소 치료는 특히 이런 근본적인 요소를 치료한다. 그래서 DFU관리에서 부수적인 고압산소 사용에 대한 짧은 과정은 포괄적인 "저산소증 상처"에서 HBOT의 장점이다. DFU가 있는 치료에서 HBOT의 사용은 호기성과 혐기성 감염과 상처치유에서 작용에 대한 기전을 밝히는 이상적인 신경생리학적 원리, 알맞은 실험관 연구, 동물 연구에 기초를 둔다.[29-32] 이런 효과들은 광범위한 임상적 경험에 의하여 확인되고 있다.[33-35]

핵심 32.4

고압산소치료는 저관류되고 감염된 상처에서 뚜렷한 조직의 산화 증가를 제공한다. 저산소증 상처에서의 이런 산소 장력의 상승은 상처 수복과정에서 강력한 긍정적 변화를 일으킨다. 고압산소치료는 허혈조직에서 섬유아세포의 복제, 콜라겐 합성, 신생혈관 형성 과정을 강화함으로서 상처 치유를 촉진시킨다. 세포 수준에서 분자 산소를 제공함으로써, 백혈구 살균 활동을 뚜렷하게 증가시킨다.

백혈구 내 산소 라디칼의 형성을 증가시키는 조직에서의 산소 증가는 혐기성 미생물에 살균이나 정균작용이고, 이것은 추가되는 효과를 제공하며, 특별한 항생제 치료와 같이 효과가 있을 것이다.

The Centers for Medicare and Medicaid Services (CMS)는 최근 당뇨성 발 궤양의 관리를 위하여 HBOT의 사용을 승인해주고 있다. 엄격한 기준이 설립되었다. 환자는 당뇨질환을 인한 당뇨병(1 또는 2형)과 하지의 상처(Wagner 등급 3-5)가 있었을 것이다. 상처는 30일 동안(부피 또는 크기 감소, 삼출물감소, 괴사조직 감소) 치유에 대한 뚜렷한 징후가 없어서 표준상처치료가 실패하였을 것이다. 표준 치료는 혈관상태, 영양/포도당의 최대활용, 조직제거, 습기 드레싱, 부하제거(off-loading), 감염치료에 대한 평가를 해야 한다. 일단 이런 기준이 만족해야 HBOT가 시작되고, 이 상처는 HBOT과정 중 매 30일마다 재평가되어야 한다. 30일 동안 치유에 대한 징후가 없다면 지속되는 HBOT는 하지 않는다.

임상 문헌 (Clinical Literature)

비록 당뇨성 발에 대한 수술적 관리를 설명하는 문헌은 많지만, 치료에 접근에 적절히 비교하기가 어렵다. 대부분의 연구를 해석하기 위한 주된 장애물은 "임상적 판단"에 의하여 소개되는 편위의 영향과 국소 합병증과 시스템 요이들의 심각성에 대한 객관적인 문서의 부족의 영향이 있다. 최근에, 당뇨성 발의 관리를 위한 프로토콜이 무작위 전향연구에서 실험되고 있다.[36]

1982년 치유가 되지 않는 70명의 환자에 대한 후향성 연구에서, 상처는 이 양식을 위해 효과가 있다고 설명이 된 보조적인 고압산소 요법으로 치료하였다.[37] 이 보고는 물렁조직 감염, 근원이 되는 골수염, 실패한 피부이식과 치유되지 않는 절단 부위가 있는 당뇨성 환자들이 포함된다. 이 과정에서 환자들의 60%가 치유되었거나 허혈, 감염이나 신경병증 변화에도 유의한 향상이 보였다.

전향성 대조군 연구에서, Baroni 등은 3과 4등급의 당뇨성 발의 관리에 대하여 HBOT의 효과를 연구하였다.[38] 이 그룹은 병변 크기, 근막 손상, 당뇨의 기간과 심각성에 맞춘다. 모든 환자들은 입원하고, 매일 조직제거를 받고, 엄격한 대사조절하에 유지된다. 이 연구(고압산소 또는 HBO)그룹은 18명의 환자로 구성되었고, 16명은 치유되었으며 2명은 절단하였다. 대조군에서, 1명의 환자는 치유되었고, 5명은 변화가 없었으며, 4명은 절단하였다. 같은 센터에서 후향성 재조사는 1979년과 1981년 사이에 절단이 40%임을 드러냈다. 일단 HBO요법이 가능하게 되면, 절단 비율은 극적으로 11%까지 감소한다. 높은 치유율과 절단에 대한 감소율에서, Baroni는 HBOT가 3과 4등급의 당뇨성 발에 대한 치료에서 효과가 있다고 하였다.

3과 4등급 당뇨성 발을 갖고 있는 168명의 임상연구에서, Davis는 매일의 조직제거, 특수한 항생요법, 과감한 상처치유, 대사조절, 30~60일 동안의 HBOT로 구성된 프로토콜과 결합하여 70%가 성공하였다고 보고하였다.[39] 대부분의 치료 실패는 혈관폐색과 페달 맥동결여가 있는 나이 든 환자에서 발생하고 있다. Oriani 등은 4등급 당뇨성 발에 대한 치료로 HBOT가 효과가 있다고 보고하였다. 이 과정에서, HBO 그룹은 62명의 환자로 구성되었고, 짝지은 대조군은 18명으로 하였다.[40] 나이, 심각성이나 당뇨기간, 당뇨의 복잡성에서 유의한 차이가 없었다. 모든 환자들은 입원하였고, 매일의 조직제거, 엄격한 대사조절, 특수한 항생제 요법을 받았다. HBO 그룹에서, 절단이 4%이고, 96%의 환자들이 치유되었다. 대조군에서, 66%가 초기 치유가 달성되었고, 33%가 절단이 필요했다.

게다가, HBO 요법으로 치료가 된 당뇨성 발이 있는 59명의 환자에 대한 전향성 연구에서, Wattel 등은 예측 결과에서 경피산소측정법에 대한 역할을 평가하였다.[41] 이 연구에서, 환자들은 매일 2회, 90분 동안 100% 산소, 2.5ATA에서 29을 더하거나 19를 뺀 평균으로 치료를 받았다. HBO요법의 이점은 87%의 치유율과 13%의 절단률 연구에서 보여주고 있다. 더욱 중요한 것은, 이 결과들은 고압 방에서 경피산소(TcPO2) 측정법에 의하여 예측되었다. 절단된 그룹에서 323±214 ㎜Hg를 비교하여, 치유된 그룹은 786±258 ㎜Hg의 $TcPO_2$에 도달하였다($p<0.005$). 이 연구에서, 450 ㎜Hg의 최소 변수는 성공적인 결과와 상관관계를 보여주고 있다. 당뇨성 발이 있는 환자에 대한 큰 규모의 후향성 연구에서, Stone 등은 HBO로 치료한 그룹(N=87)이 치료하지 않는 그룹(N=382)보다 사지를 지키는 비율(73% vs. 53%)이 높았다고 하였다.[42] 이런 연구들은 HBO 요법이 사지절단을 최소화기 위해 당뇨성 발에 대한 치료법이 필수이고, TcPO2 측정법이 예측결과에서 유의한 변수가 된다고 강하게 제안한다.

최근 무작위 전향성 연구에서, Faglia 등은 Wagner 2, 3, 4등급의 병변이 있는 당뇨환자에게 대부분 사지절단이 감소한 HBOT의 효과를 평가하였다.[36] 모든 환자들은 과감한 외과적 조직제거, 특수하게 배양한 항생제 물질, 적절한 동맥재혈관화, 당뇨의 엄격한 대사조절, 매일 상처치유와 기계적 스트레스에 대한 예방을 포함하는 포괄적인 프로토콜에 따라 평가되었고 치료되었다. HBO 그룹은 Wagner 분류 병변[4등급(N=22), 3등급(N=9), 2등급(N=4)]따라 35명으로 구성되었다. 대조군은 4등급(N=20), 3등급(N=8), 2등급(N=5)인 33명의 환자로 구성되었다. HBO그룹을 위한 발등에 대한 경피산소 측정은 대조군(21.29±10.7㎜Hg)과 비교하여 23.25±10.6㎜Hg이었다. 감염, 감각 운동 신경병이나 말초혈관질환을 포함하여, 그룹에 대한 임상적 특성에서 유의한 차이는 없었다. 치료된 그룹은 90분 동안 100% O2의 2.5ATA 과정에서 평균 38±8㎜Hg이다. 평균 방 TcPO2 변수는 493±153㎜Hg이었다.

이 실험에서, 절단 비율의 유의한 차이가 두 그룹 사이에서 관찰되었다. HBO그룹은 3가지 주요 절단(8.6%, 1-무릎 위, AKA/ 2-무릎아래, BKA)을 받는다. 대조군($p=0.016$)에서 주요 절단은 11명(33.3%, 4-AKA/ 7-BKA)이다. 더구나, 발의 TcPO2 변수는 퇴원시간에서 대조군보다 HBO로 치료된 그룹이 더 유의하게 높았다. 이 결과들은 타협숙주의 발을 갖고 있는 당뇨에서 주요 절단을 감소시키기 위한 포괄적인 프로토콜을 추가하여, 확실한 증거자료와 HBO 요법에 대한 효과를 무작위 실험하여 얻었다. 더욱이, 경피산소측정 자료는 HBO 치료 후에 조직 산화가 향상된다는 객관적인 증거를 제공한다.

환자 선택 (Patient Selection)

앞에서 말했듯이, 모든 환자들이 고압산소요법에 참여하는 것이 좋은 것은 아니다. 위에서 언급한 금기증 외에도, 다양한 이유들로 모든 환자들이 HBOT에 반응하지 않는다. 그러므로 특별히 치유되지 않는 하지 상처나 궤양의 경우 환자가 이 치료 모달리티에 효과가 있는지 예상하기 위해, 경피성 산소는 매우 유용한 도구이다. 경피성 산소도표화(TCOM)는 전문화된 도구는 피부 여러 곳에 동시에 경피성 산소 압력을 측정하기 위해 사용되는 기법이다. 이것은 통증이 없고, 비싸지 않고, 침상에서 쉽게 많이 수행될 수 있다.

경피성 조직에 산소 전달을 측정하는 개념은 상당히 간단하다. 피부의 작은 부위는 부스러기를 깨끗이 한 후에, 특수한 전극을 특정 온도에 맞추고 따뜻하게 하기 위해 피부에 댄다. 이 가온 작용은 피부 내의 소정맥에서 혈관확장을 일으키고 산소 함유량은 같은 전극에 의하여 측정된다. 정상 압력의 실내 공기에서 얻어진 35~40㎜Hg와 높은 조직산소 수준은 일반적으로 정상적인 것으로 여긴다; 그래서 이 부위에서의 상처 치유는 저산소증으로 인하여 중재가 잘 되지 않는다. 그러나 면역기능과 섬유아세포 증식에 손상이 있는 30 ㎜Hg나 그보다 적은 변수는 정상적인 치유과정에 비해 2가지 중요한 장애가 나타난다. 이것은 또한 중요한 비정상적으로 낮은 경피성 산소 변수는 여러 질환 과정에 의하여 원인이 될 수 있다는 것과 일단 비정상적인 변수는 문서화되어 있고, 더욱이 진단적 정밀검사는 조직 저산증을 위한 정확한 원인을 규정하기 위하여 바람직하다.

예를 들어, 말초 동맥 질환(PAD)이나 당뇨가 있는 환자들은 비정상적으로 낮은 경피성 산소측정 변수를 가질 수 있고, 이 기전은 각각의 경우 많이 다르다. PAD가 있는 환자의 경우, 이것은 말초 혈관 혈류가 감소되는 거대혈관질환이고, 그래서 이런 환자들은 혈관전문가에 문의하여 혈관 정밀검사를 하는 것이 좋다. 반대로 당뇨가 있는 환자는 메세혈관에 더욱 극적인 영향을 주는 경향이 있다. 그러나 미세혈관과 거대혈관 질환이 모두 확실한 환자들은 HBOT를 하기 전에 좀 더 평가를 받을 가치가 있다.

핵심 32.5

저산소증이 존재하는 기본적인 문제 이외에, TCOM 연구는 HBOT의 잠재적 성공을 예측하는데 도움을 줄 수 있다. 정상 산소압력이 35-40 ㎜Hg 미만일 때, 100% 정상 산소의 어려움은 비호흡성 얼굴 마스크를 통해 제공된다. 만약 TCOM 수치가 비정상적으로 100 ㎜Hg까지 올라가면, 환자는 TCOM로부터 장점을 가질 것이다.

그러나 이런 사실은 혈관 정밀검사로부터 면제되지 않으므로, 많은 환자들은 조직 저산소증에 다인성의 요소들을 갖고 있다. 그래서 동맥질환 재건에 대한 부재는 HBOT의 사용을 위하여 CMS가 필수이다.[43-45]

국소 산소 (Topical Oxygen)

여기서 이야기하고 있는 산소 요법은 국소 산소에 대한 토론 없이 완벽하지는 않다. 국소 산소요법은 상처 표면에 산소를 적용하는 것이다. 이것은 아크릴성 또는 플라스틱 상자에 산소를 채워 손상된 사지에 위치하여 일반적으로 달성된다. 이것은 전신성 고압산소 요법과 혼동되지는 않는다. 환자는 정상적인 기압보다 더 아래의 다중 공간에서 단일 공간으로 들어가는 동안 100%산소를 호흡한다. 국소 산소는 "국소 고압산소"라고 불린다. 이 말에 대한 사용은 단순히 혼동을 주고 고압산소요법의 오용이다. 고압산소요법진료에 대한 미국의 대학에 의하여 정의를 내린 고압산소는 전체의 환자가 적어도 1.4ATA 또는 이보다 큰 압력의 방에 들어가서 100% 산소를 흡입하는 것이다. 옹호자들은 국소 산소가 조직액에서 용해된다고 주장하는데, 이것은 정균작용이고 혈관형성과 상처치유를 자극한다.[45] 국소산소와 고압산소를 비교하는 임상적 시도는 미국의 센터들에서 맡고 있다. 그러나 국소 산소가 문헌에 보고되었다는 단순한 2가지 양적 연구들인데, 결과를 평가하기 위해 전자 현미경을 사용한 하나의 대조군과 실험군이다. 모두 치유과정에서 장애가 나타났다.[4,48]

요약 (Summary)

고압산소 요법은 특별히 초기 손상이 조직의 저산소증일 때, 상처치유가 약화된 환자의 관리에서 유의성과 강한 효과를 줄 수 있는 상처 진료 기법을 증진시킨다. 포괄적인 상처 치유 전략의 부분으로써 환자들이 HBOT를 조심스럽게 선택하고 적절히 관리하였을 때, 상처 치유 강화는 현실화될 수 있고 사지 손상을 피할 수 있다.

사례연구 32●1 Wapner 3단계 당뇨 발 궤양을 위한 고압산소요법

인슐린 의존성 당뇨와 먼쪽 신경병이 있는 52세의 스페인계 남자는 우측 엄지발가락의 표층의 궤양으로 발 전문가로부터 치료를 받고 있다. 초기 관리는 습기의 상처 치료와 당뇨성 압박이 없도록 하는 신발로 구성하였다. 치유 진전이 없으면 포괄적인 상처 치유 진료와 고압산소요법을 위한 센터로 보내게 된다. 이학적 검사에서 발의 맥동이 2+로 나타나면 경피성 산소 측정은 40 ㎜Hg를 초과한 모든 변수에서 정상적인 조직산소화를 보여준다.

과감한 상처 치유는 상처 크기를 감소시키기 위하여 노력하는 것이지만 치유과정에서 실패하게 된다. 압력을 완화하는 신발의 사용을 유지하는데 실패하였기 때문에 부하를 하지 않는 것이 최선이다. 환자는 상처 치유 진료실에 다시 돌아오고, 상처 조직제거와 굳은 살제거가 요구된다.

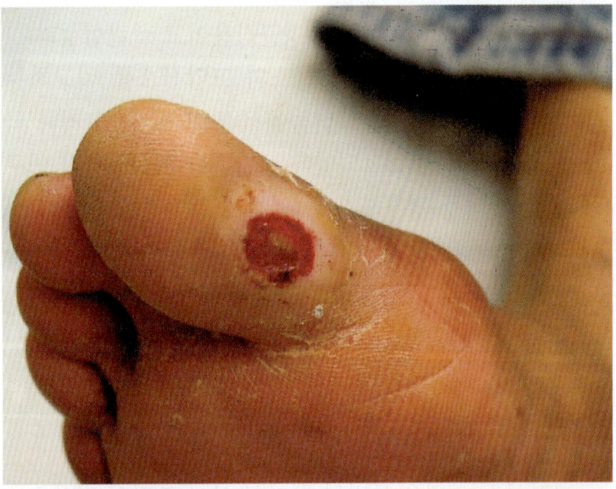

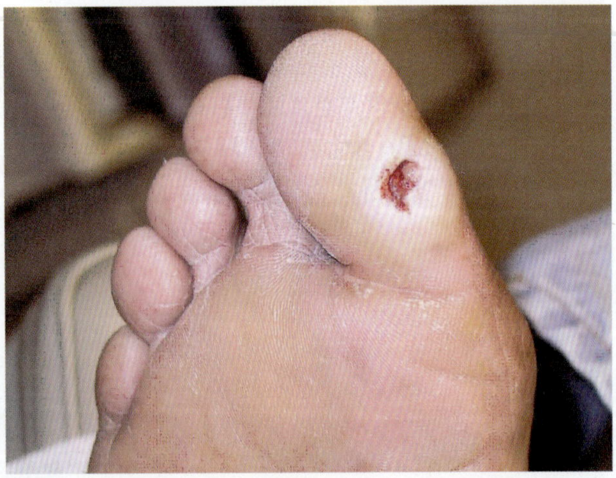

환자는 홍반, 온기와 화농성 배수가 있는 궤양 악화가 12/26에 나타났다. MRI에서는 골수염과 일치하는 먼쪽 마디뼈에 골침식이 나타났다.

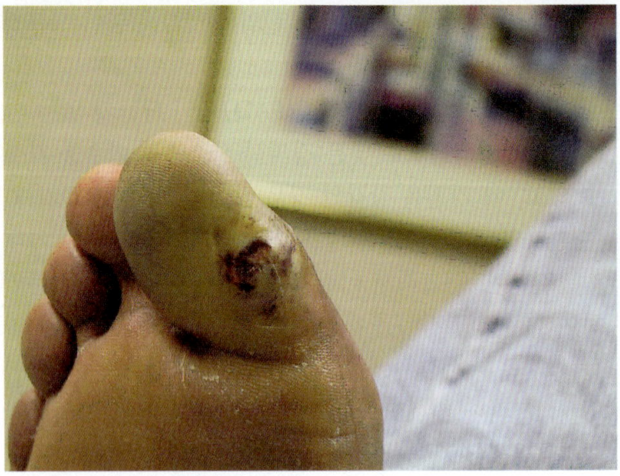

관리는 발가락 절단과 정맥내 항생제 투여가 포함된다. 고압산소요법(HBOT)은 Wagner 3단계 당뇨성 발 궤양을 위한 보조 치료로 시작하였다. 환자는 3일간 입원한 후 퇴원하였고 외래로 진료를 계속하였다. HBOT는 15단계의 과정을 진행하였다.

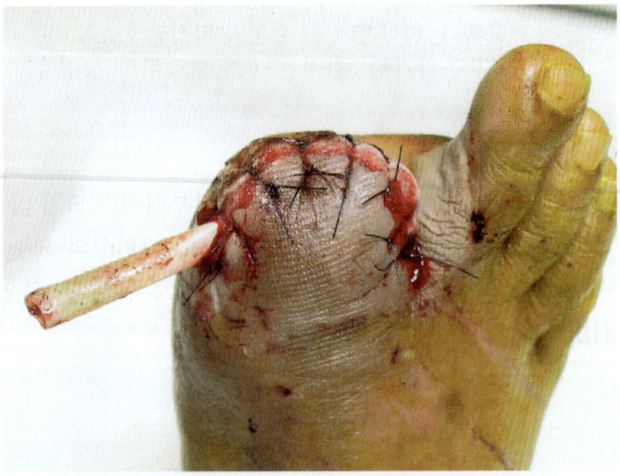

일단 수술적 절개로 낫게 하고 피부하 조직이 성숙되면, 환자는 당뇨성 신발에 삽입하는 보조기를 주문하여 맞추었다. 매일 발을 모니터하고 습기를 유지하도록 하였고 일반적인 발 치료 관리를 지속하라고 하였다.

사례연구 32-1 Wapner 3단계 당뇨 발 궤양을 위한 고압산소요법 – 계속

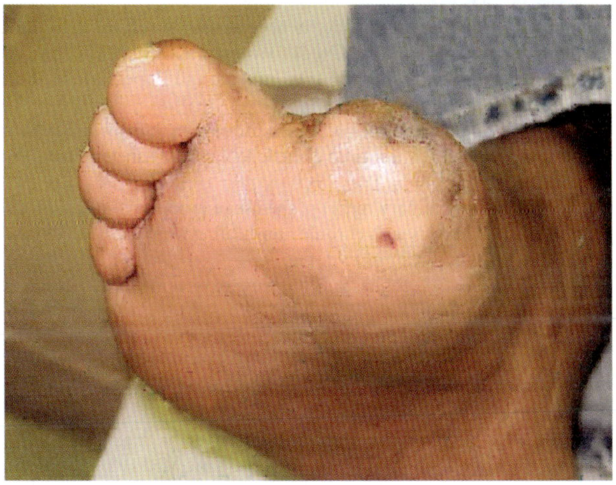

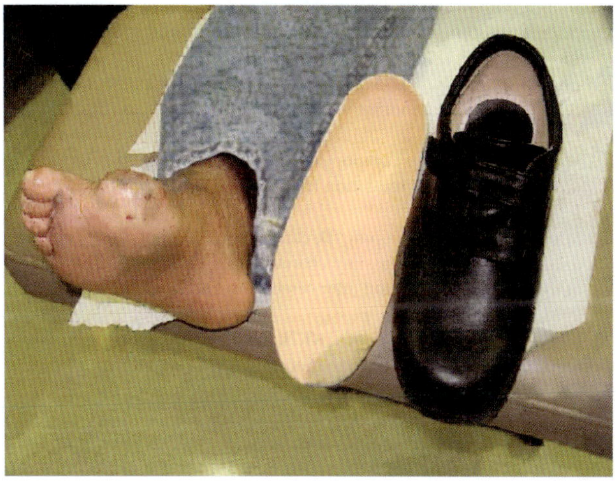

사례 요점 (Case Key Points):

- 당뇨 환자들은 발 궤양의 위험이 매우 높고 이것은 부분이나 완전절단을 야기한다.
- 당뇨성 발 궤양(DFU)에서 피부를 악화, 물렁조직이나 골감염을 시키는 위험이 발생하면, 유의성이 있는 것이고 상처를 조심스럽게 감소시키는 노력을 해야 한다.
- 적절히 부하를 시키지 않는 것이 DFU가 있는 환자의 관리에서 매우 중요하다.
- HBOT는 DFU가 있는 환자의 치료에서 부수적인 치료로서 적절하다.
- HBOT는 저산소성 상처가 있는 환자에서 혈관형성, 콜라겐 합성, 백혈구 기능에 긍정적인 영향을 준다.

참고문헌 (References)

1. Lawrence, WT: Clinical management of non-healing wounds. In: Cohen, IK, Diegelmann, RF, Lindblad, WJ (eds): Wound Healing. Biochemical and Clinical Aspects. Philadelphia, Saunders, 1992, pp 541–561.
2. Guyton, AC: Physical principles of gaseous exchange. In: Guyton, AC, Hall, JE: Textbook of Medical Physiology. Philadelphia, Saunders, 1981 pp 491–500.
3. Guyton, AC: Transport of oxygen and carbon dioxide in the blood and body tissues. In: Guyton, AC, Hall, JE: Textbook of Medical Physiology. Philadelphia, Saunders, 1981, pp 504–514.
4. Davis, JC, Hunt, TK: Problem Wounds: The Role of Oxygen. New York, Elsevier Science Publishing, 1988.
5. Niinikoski, J: Oxygen and wound healing. Clin Plast Surg 1977; 4:361–374.
6. Niinikoski, J, Rajamaki, A, Kulonene, E: Healing of open wounds: Effects of oxygen, disturbed blood supply, and hyperemia by infrared irradiation. Acta Chir Scand 1971; 137:399–401.
7. Knighton, DR, Hunt, TK, Scheuenstuhl, H, et al: Oxygen tension regulates the expression of angiogenesis factor by macrophages. Science 1983; 221:1283–1285.
8. Stillman, RM: Effects of hypoxia and hyperoxia on progression of intimal healing. Arch Surg 1983; 118:732–737.
9. Hunt, TK, Hopf, H, Hussian, Z: Physiology of wound healing. Adv Skin Wound Care 2000; 13(suppl):6–11.
10. Knighton, DR, Silver, IA, Hunt, TK: Regulation of wound healing angiogenesis-effect of oxygen gradients and inspired oxygen concentration. Surgery 1981; 2:262–270.
11. Hopf, HW, Hunt, TK, West, JM, et al: Wound tissue oxygen tension predicts the risk of wound infection in surgical patients. Arch Surg 1997; 132:997–1004.
12. Hammarlund, C: The physiologic effects of hyperbaric oxygenation. In: Kindwall, EP, Whelan, HT (eds). Hyperbaric Medicine Practice. Flagstaff, AZ, Best Publishing, 2004, pp 37–68.
13. Weaver, LK, Valentine, KJ, Hopkins, RO: Carbon monoxide poisoning: Risk factors for cognitive sequelae and the role of hyperbaric oxygen. Am J Respir Crit Care Med 2007; 176:491–497.
14. Kindwall, EP, Niezgoda, JA (eds): Hyperbaric Medicine Procedures: The Kindwall HBO Handbook. Milwaukee, Aurora Heath Care, 2006.
15. Kindwall, EP: The history of hyperbaric medicine. In: Kindwall, EP, Whelan, HT (eds): Hyperbaric Medicine Practice. Flagstaff, AZ, Best Publishing, 2004, pp 1–20.
16. Kindwall, EP: Report of the Committee on Hyperbaric Oxygenation. Bethesda, MD, Undersea Medical Society, 1977.
17. Krough, A: The number and distribution of capillaries in muscle with calculations of the oxygen pressure head necessary for supplying the tissue. J Physiology 1919; 52:409–415.

18. Lee, CC, Chen, SC, Tsai, SC, et al: Hyperbaric oxygen induces VEGF expression through ERK, JNK and c-Jun/AP-1 activation in human umbilical vein endothelial cells. J Biomed Sci 2006; 13:143–156.
19. Sheikh, AY, Gibson, JJ, Rollins, MD, et al: Effect of hyperoxia on vascular endothelial growth factor levels in a wound model. Arch Surg 2000; 135:1293–1297.
20. Ahmad, Y, Sheikh, MD, Mark, D, et al: Hyperoxia improves microvascular perfusion in a murine wound model. Wound Repair Regen 2005; 13:303–308.
21. Marx, RE, Ehler, WJ, Tayapongsak, P, et al: Relationship of oxygen dose to angiogenesis induction in irradiated tissue. Am J Surg 1990; 160:519–524.
22. Min, L, Yizhang, C, Meiping, D, et al: Involvement of the mitochondrial ATP-sensitive potassium channel in the neuroprotective effect of hyperbaric oxygenation after cerebral ischemia. Brain Res Bull 2006; 69:109–116.
23. Buras, JA, Stahl, GL, Svoboda, KKH, et al: Hyperbaric oxygen downregulates ICAM-1 expression induced by hypoxia and hypoglycemia: The role of NOS. Am J Physiol Cell Physiol 2000; 278:C292–C302.
24. Nylander, G, Nordström, H, Franzén, L, et al: Effects of hyperbaric oxygen treatment in post-ischemic muscle. A quantitative morphological study. Scand J Plast Reconstr Surg Hand Surg 1988; 22:31–39.
25. Buras, J: Basic mechanisms of hyperbaric oxygen in the treatment of ischemia-reperfusion injury. Int Anesthesiol Clin 2000; 38:91–109.
26. Centers for Medicaid and Medicare Services. Available at: http://www.cms.hhs.gov/transmittals/downloads/R187CP.pdf, May 28th, 2004
27. Weaver, LK, Hopkins, RO, Chan, KJ, et al: Hyperbaric oxygen for acute carbon monoxide poisoning. N Engl J Med 2002; 347:1057–1067.
28. Kindwall, EP, Whelan, HT (eds): Hyperbaric Medicine Practice. Flagstaff, AZ, Best Publishing, 2004.
29. Bassett, BE, Bennett, PB: Introduction to the physical and physiological bases of hyperbaric therapy. In: Davis, JC, Hunt, TK (eds): Bethesda, MD, Undersea Medical Society, 1977, pp 11–24.
30. LaVan, FB, Hunt, TK: Oxygen and wound healing. Clin Plastic Surg 1990; 17:463–472.
31. Mader, JT (ed): Hyperbaric Oxygen Therapy: A Committee Report. Bethesda, MD, Undersea and Hyperbaric Medical Society 1989, pp 37–44.
32. Rabkin, JM, Hunt, TK: Infection and oxygen. In: Davis, J, Hunt, TK (eds): Problem Wounds: The Role of Oxygen. New York, Elsevier, 1988, pp 1–16.
33. Davis, JC: Enhancement of healing. In: Camporesi, E, Barker, AC (eds): Hyperbaric Oxygen Therapy: A Critical Review. Bethesda, MD, Undersea and Hyperbaric Medical Society, 1991, pp 127–140.
34. Davis, JC, Buckley, CJ, Barr, PO: Compromised soft tissue wounds: Correction of wound hypoxia. In: Davis, J, Hunt, TK (eds): Problem Wounds: The Role of Oxygen. New York, Elsevier Science Publishing, 1988, pp 143–152.
35. Perrins, DJ, Davis, JC: Enhancement of healing in soft tissue wounds. In: Camporesi, E, Barker, AC (eds): Hyperbaric Oxygen Therapy: A Critical Review. Bethesda, MD, Undersea and Hyperbaric Medical Society, 1977, pp 229–248.
36. Faglia, E: Adjunctive systemic hyperbaric oxygen therapy in treatment of severe prevalently ischemic diabetic foot ulcer. Diabetes Care 1996; 19:1338–1343.
37. Matos, LA: Preliminary report of the use of hyperbarics as adjunctive therapy in diabetics with chronic non-healing wounds. HBO Review 1983; 4:88–89.
38. Baroni, G, Porro, T, Faglia, E: Hyperbaric oxygen in diabetic gangrene treatment. Diabetes Care 1987; 10:81–86.
39. Davis, JC: The use of adjuvant hyperbaric oxygen in treatment of the diabetic foot. Clin Podiatr Med Surg 1987; 4:429–437.
40. Oriani, G, Meazza, D, Favales, F: Hyperbaric oxygen therapy in diabetic gangrene. J Hyperbaric Med 1990; 5:171–175.
41. Wattel, FE, Mathieu, DM, Fossati, P, et al: Hyperbaric oxygen in the treatment of diabetic foot lesions. J. Hyperbaric Med 1991; 6:263–268.
42. Stone, JA, Scott, R, Brill, LR, et al: The role of hyperbaric oxygen in the treatment of diabetic foot wounds. Diabetes 1995; 44(suppl):71A.
43. Sheffield, PJ, Workman, WT: Transcutaneous tissue oxygen monitoring in patients undergoing hyperbaric oxygen therapy. In: Huch, R, Huch, A (eds): Continuous Transcutaneous Blood Gas Monitoring. New York, Marcel Dekker, 1983, pp 655–660.
44. Fife, CE, Buyukecakir, C, Otto, G, et al: The predictive value of transcutaneous oxygen tension measurement in diabetic lower extremity ulcers treated with hyperbaric oxygen therapy: A retrospective analysis of 1144 patients. Wound Rep Regen 2002; 10:198–207.
45. Ballard, JL, Eke, CC, Bunt, TJ, et al: A prospective evaluation of transcutaneous oxygen measurements in the management of diabetic foot problems. J Vasc Surg 1995; 22:485–492.
46. Heng, MCY: Topical hyperbaric therapy for problem skin wounds. J Dermatol Surg Oncol 1993; 19:784–793.
47. Heng, MCY, Kloss, SG: Endothelial cell toxicity in leg ulcers treated with topical hyperbaric oxygen. Am J Dermatopath 1986; 8:403–410.
48. Leslie, CA, Sapico, FL, Ginunas, VJ, et al: Randomized control trial of topical hyperbaric oxygen for treatment of diabetic foot ulcers. Diabetes Care 1988; 11:111–115.

단원 VI

직무 관리
Practice Management

chapter 33 장

배상을 위한 기록화
Documentation for Reimbursement

상처 관리 임상가는 오늘날의 의료기록이 환자 관리를 계획하고, 조정하고, 평가하는 능력을 보여주기 위한 도구로서 작용되고 있음을 알아야 한다. 환자 결과를 측정하기 위해 간단하게 사용되었던 의료 차트는 오늘날, 보험회사들이 청구된 서비스의 수준을 확인하거나 요청하기 위해 잘못된 직무 주장이나 근거(evidence)로서 이용될 수 있다.

모든 임상 직무와 마찬가지로, 상처관리의 기록도 배상에 매우 중요하다. 의료기록은 구성원과 보건관리팀 사이에서 이루어지는 1차적인 의사소통 방법이다. 환자 결과와 치료 반응의 기록은 치료 중재를 평가하는 핵심이다. 상처관리 전문가에 의한 "숙련되고/전문적인 중재"에 대한 요구는 지불자에 관계없이 기록에서 확실해야 한다.[1] 지불을 확보하기 위해, 상처 문제와 치료 목표를 포함한 개별화된 포괄적인 계획이 의료기록에 기입되어야 한다. 다양한 기록 양식이 존재하지만, 상처관리에 유용한 하나의 포괄적인 소스는 *물리치료직무 지침서*이다.[2] 미국물리치료사협회(APTA)는 5 단계의 관리시스템을 권장한다: 검사, 평가, 진단, 예후 및 중재. 이것은 제 3 배상을 지지하고 있다.

> **핵심 33.1**
>
> 정확하고 완벽한 환자 결과가 의료 기록지에 기록되어야 한다.

상처 치료만으로는 지불을 보장하지 못한다. 의료 복잡성, 상처 만성 및 상처관리팀의 다른 구성원과의 협력도 의료기록에 반영되어야 한다. 건강관리 산업이 1997년 Balanced Buget Act에서 발표된 비용-억제 전략 쪽으로 계속이 움직이기 때문에, 비용-효율적인 기능적 결과에 대한 관심과 경영이 필수적이다.

본 장은 위험평가도구를 확인하고, 기록 지침을 제공하고, 또 병력과 신체검사, 상처 평가, 지속적인 치료 중재 등의 예제를 제공한다. 여러 시설에서 이루어지는 청구에 대한 일반적인 권장사항을 재조명해 본다.

다학문간 문서화 (Interdisciplinary Documentation)

펜-종이 기록은 빠르게 역사가 된다. 오늘날의 기록 형태는 오래된 손으로 쓰는 노트 이외에, 전화기, 사진 및 컴퓨터 보고서 등을 포함한다. 기록 방법에 관계없이, 임상 유효성과 비용 효율성을 평가하기 위해 개발된 지침은 필수적이다.

직무시설이 다양할 수 있다는 것과 상처 예방과 치료가 전문가팀에 의해 이루어져야 한다는 것을 명심해야 한다. 팀은 당뇨병 교육가, 영양사, 간호사(Wound Ostomy Continence Nurse), 간호 전문가, 작업치료사, 물리치료사, 보조의수족 기사, 의사, 의사-보조사, 족부의사 등으로 구성된다. 다양한 전문의(피부과, 내분비과, 가정과, 감염질환과, 정형외과, 성형외과, 물리의학과, 혈관외과)들도 상처관리에 관여한다. 전공과 관계없이 상처관리에 흥미있는 의사는 상처관리 목표를 달성하기 위해 다른 팀 구성원을 구성하고, 관리의 조정자로서 작용할 것이다. 상처관리에 관여하는 전문가들은 다음과 같은 다양한 기능을 수행할 것이다:

- *당뇨병 교육자.* 당뇨병 관리와 관련된 환자/간병인 교육
- *영양사.* 영양 평가와 식단 수정
- *간호사.* 병력, 신체계통 리뷰, 상처 평가, 상처 치료와 드레싱
- *작업치료사.* 기능적 앉기와 자세 취하기, ADL과 관련된 기능적 가동성 훈련, 기능을 방해하는 치료 장벽(구축, 부종, 운동조절, 근약증, 통증), 작업치료사가 손 치료사 자격을 갖추었다면 팔 상처의 평가와 치료
- *의수족 보조기 기사.* 팔과 다리의 보조기, 의지, 특별한 신발 등을 제작함.
- *물리치료사.* 상처 평가, 모달리티를 이용한 상처 치료, 조직제거술과 표준 상처 관리, 기능적 앉기와 자세 취하기, 지지면, 기능적 가동성 훈련, 기능을 방해하는 치료 장벽(구축, 부종, 운동조절, 근약증, 통증)
- *족부의사.* 발과 발목의 상처 평가, 치료 및 재건술
- *의사.* 약물 관리, 수술적 중재, 관리 조정

비록 각 구성들이 서로 다른 관점을 가질 지라도, 팀 구성원의 역할과 책임이 중첩될 수 있다. 많은 임상 상황에서, 의뢰가 적절한 기록에 의해 지지되면, 다학문간 팀 구성원들은 다른 전문가에게 의뢰할 것이다. 종종, 잘 구성된 상처관리팀은 평가와 사정의 과정을 합리화하기 위해 팀 구성원들의 역할과 책임을 가진다. 팀 구성원은 임상의 특정 직무 내에서 평가를 수행한다. 적절한 환자 관리와 배상을 제공하기 위해, 특정 직무 영역 내의 문제, 기능적 결과의 방해, 치료 중재, 예후 등이 모두 기술되고 기록되어야 한다(글상자 33.1).

> **핵심 33.2**
>
> 여러분이 종이나 컴퓨터에 의료 내용을 작성하기 전에 여러분의 사고를 구성해 본다.

포괄적인 기록은 다음과 같은 형태로 이루어진다:

- 주요 경로
- 관리 계획
- 데이터와 치료 대장
- 다학문간 노트

> **핵심 33.3**
>
> 정확하고 법적인 약어 목록을 개발한다.

글상자 33.1 일반적인 기록화 지침

1. 정확해야 한다.
2. 사실에 입각해야 한다.
3. 객관적이어야 한다.
4. 철저해야 한다.
5. 진실되어야 한다.
6. 늦은 기입을 피해야 한다.
7. 비난을 할당하지 않아야 한다.
8. 적절한 약어를 사용해야 한다.
9. 쉽게 읽을 수 있도록 작성해야 한다.

검사 (Examination)

중재를 수행하기 전에 환자에 대한 검사가 필요하다. *물리치료사직무 지침*은 초기 검사의 3가지 구성을 확인하고 있다: 환자 병력, 신체계통 리뷰, 검사와 측정. Office for Quality Healthcare Research(이전의 건강관리 정책과 연구의 기관)와 APTA에 따르면, 상처의 완벽한 병력과 신체검사는 피부 궤양(압박성 궤양, 신경병리성 궤양, 혈관 부전성 궤양 등)을 가진 환자의 포괄적인 치료를 계획하는데 중요한 역할을 한다.[3]

원인과 관계없이, 모든 상처는 상처 치유를 지연시키는 의학적 질환의 평가를 필요로 한다. 환자의 의료기록과 환자/간병인 면담의 리뷰를 통해 정보를 얻을 수 있다. *병력 리뷰*(부록 3)는 전반적인 인적 내용을 포함한다: 직업 이력; 성장과 발달; 삶의 환경; 현재 병력; 활동 수준; 현재의 약물치료; 혈관검사와 X선 검사와 같은, 병리검사와 진단검사; 현재 질환의 과거 병력; 과거의 의학적/수술적 병력; 가족력; 건강 상태; 사회적 습관 등. 그리고 상처 병력과 과거의 치료 중재도 포함된다.

*신체계통 리뷰*는 심혈관계, 피부계, 근육뼈대계, 신경근육계 등의 해부 및 생리적 상태에 대한 정보 뿐만 아니라, 의사소통과 언어적 기술을 포함한다. *검사와 측정*은 인체계측, 각성과 인지, 보조장비와 적응장비, 통증, 가동범위(ROM), 감각 통합, 순환계 통합 등을 포함한다. 동반질환의 치료는 다른 전문가의 의뢰를 필요로 한다. 예를 들어, 조절되지 않은 당뇨병은 포괄적인 상처 치료 계획의 일부로서 주치의, 내분비 전문의와 당뇨병 교육자에게 의뢰시킬 필요가 있다.

위험 평가 (Risk Assessment)

위험 평가는 환자가 낮은 위험, 중등도 위험 또는 높은 위험에 있는지를 확인하고 기록하는 효율적인 수단이다. 병원, 재활병원, 아급성 시설, 숙련된 간호시설 및 가정관리 프로그램 등 입원환자에게 일을 하는 다학문간 팀 구성원은 모든 위험 수준의 환자를 확인해야 한다. 입원 시, 또는 입원 24시간 이내, 모든 환자는 체계적인 피부 위험 평가를 받아야 한다.

위험 평가는 Braden 척도나 Norton 척도와 같은 적절한 위험평가 도구의 이용으로 달성될 수 있다. 이들 두 척도는 위험의 주요 성분을 평가한다.[4,5] Braden 척도(부록 1)는 여러 시설(의학-수술 시설, 집중관리시설, 너싱홈[nursing home], 가정관리시설)에서 평가되어 왔고, 반면 Norton 척도(부록 2)는 병원시설에서 노인만을 대상으로 평가되어져 왔다. 각 척도에 대한 특이값이 있지만, Braden 척도는 더욱 특이적이어서, *모든* 위험 요소를 확인하는 것이 매우 중요하기 때문에 환자는 개별적으로 평가되어야 한다(글상자 33.2).

위험평가도구는 주요 경로, 알고리즘, 치료 중재의 상관 관계만큼 효율적이다. 위험평가 도구들이 적절하게 상관관계될 때, 압박성 궤양에 대한 비용 축적과 결과가 현실화될 수 있다.

SNF와 가정건강시설은 환자의 위험 정도를 설정하기 위해 Minimum Data Set(MDS)와 OASIS를 사용할 수 있다. 관리 방향과 배상 그리고 비용적으로 가장 효율적인 수단을 결정하기 위해 Resource Utilization Group(RUG)이나 Home Health Resource Group(HHRG) 범주에 환자를 배치한다.

글상자 33.2 위험 요소

- 손상되거나 감소된 가동성
- 손상되거나 감소된 기능적 가동성
- 끝단계의 신장질환, 갑상선 질환, 당뇨병과 같은 동반 질환
- 관리나 치료의 몇몇 측면 거부
- 인지 손상
- 영양 부족, 영양 실조, 수화 문제
- 치유된 궤양 (치유된 궤양의 이력과 단계가 중요한데, 그 이유는 이들 영역이 재발성 파괴를 가지기 때문이다).

평가 (The Evaluation)

평가는 진단과 예후를 설정하기 위해 수행된다. 검사 데이터의 분석은 징후와 증상에 근거하여 진단을 초래한다. 중요한 상처 평가는 원인과 병력의 설정이다. 중요한 것은 단계, 두께 및 색깔로 상처 심각도를 확인하고 분류하는 것이다. 상처는 화상, 당뇨병/신경병리성, 동맥/허혈, 압박성, 수술성, 외상성, 정맥성 등으로 분류될 수 있다. 압박성 궤양은 물렁조직 손상의 깊이를 확인하는 단계에 의해 분류된다. 이것은 6장과 19장에서 자세히 거론되었다. 압박성 궤양의 등급 단계는 1989년의 National Pressure Ulcer Advisory Panel에서 개발되었고, 1994년에 AHCPR에 의해 채택되었다. National Pressure Ulcer Advisory Panel은 *단계에 포함될 수 없는 단계*와 *깊은 조직 손상*(DTI)을 포함하는 정의로 수정했다. Wagner 궤양 등급 분류 척도가 신경병리성 발 궤양을 평가하기 위해 이용된다(표 33.1). 다른 모든 상처는 부분 두께와 완전 두께로 분류될 수 있다(표 33.2). Marion 실험실에서 개발된 부가적인 분류 시스템은 상처 기부를 백분율로 묘사하기 위해 3개의 색깔 개념(적색, 황색, 검은색)을 이용한다. 이 분류시스템은 상처 유형으로 이용될 수 있다(표 33.3). 이들 시스템은 상처 기부의 괴사(%)를 기록하도록 한다. 상처 유형과 분류가 확인되면, 다음과 같은 기록이 요구된다:

- 특별한 해부학적 위치
- 크기(표면적), 크기와 깊이(부피)
  - 줄자나 캘리퍼로 상처를 쉽게 평가한다(1차원 측정). 이것은 여전히 가장 흔한 방법이고, 연구자에 의해 인지되는 신뢰성 있는 방법이다.[8]
  - 면적측정과 면적 주변은 경계면을 트레이싱함으로서 그려진다(2차원 측정).
  - 사정 평가 시스템(VISITRAK, VERG와 MAVIS)은 상처 체적을 측정하는 입체사진 시스템을 이용한다.
- 잠식/굴
- 단계/두께
- 상처 기부(색깔)
- 삼출물(색깔, 악취, 농도, 양)
- 통증
- 상처 주변의 상태와 모양

표 33.1 Wagner 척도의 분류 (당뇨병성 발 궤양 분류)

등급	설명
등급 0	궤양 이전 병변, 치유된 궤양, 뼈 기형
등급 1	피부밑조직에는 문제가 없는 표층 궤양
등급 2	피부밑조직까지 침범. 뼈, 힘줄, 인대 및 관절주머니가 노출됨.
등급 3	골염, 농양, 골수염
등급 4	발가락의 괴저
등급 5	발 절단을 요구하는 괴저

표 33.2 상처 두께의 분류 (Classification of Wound by Thickness)

두께	설명
부분 두께	피부의 첫 번째 층인 표피가 침범되지만, 2번째 층인 진피는 침범되지 않음.
완전 두께	표피와 진피가 모두 침범되고, 피부밑조직, 근육, 뼈까지 침범될 수 있다.

표 33.3 상처의 유형과 분류 (Wound Type and Classifications)

유형	분류	색깔
동맥성/허혈	부분 두께/완전 두께[18]	적색, 황색, 검은색[19]
화상	부분 두께/완전 두께	적색, 황색, 검은색
당뇨성	Wagner 척도[20]	적색, 황색, 검은색
압박성	단계 I–IV, 깊은 조직 손상, 단계에 포함되지 않는 경우[3]	적색, 황색, 검은색
수술성	부분 두께/완전 두께	적색, 황색, 검은색
외상성	부분 두께/완전 두께	적색, 황색, 검은색
정맥성	부분 두께/완전 두께	적색, 황색, 검은색

심각성을 확인하고 기록을 정당화하기 위해 이런 특정의 기록을 모든 상처에 적용하다. 이 범주들을 초기에 평가하고, 적어도 1주에 한 번씩은 진전을 모니터링한다. 상처관리 팀 구성원은 치료 중재를 보다 정당화하기 위해 사진 형태나 트레이싱 형태의 기록 방법을 이용한다.

상처관리 기록은 진전 노트 대신에 종종 치료양식이나 객관적 데이터 대장에서 발견된다. 이것은 기록의 정확성, 일관성, 효율성을 보장하는데 도움을 줄 것이다. 치료대장 기록은 치료 효율성의 평가 뿐만 아니라 제 3지불자와 팀 구성원의 가장 쉬운 의사소통을 제공한다.

핵심 33.4

정확한 기록을 확보하기 위해 기록 감사를 수행한다.

평가 양식은 순서도의 양식(부록 4)이나 단일 사용 양식(부록 5)을 취한다. 오늘날 욕창 상태 도구(PSST)는 장루간호사간의 평가자간 신뢰도와 내용에서 타당했다.[9]

평가에 대한 상처 상태의 객관적 점수와 주간 평가를 제공하는 것 이외에, PPST는 상처에 대한 완전한 설명을 제공한다(부록 6). 평가와 주간 진전 노트(부록 7)에 대한 도구의 수정 버전은 부가적인 환자 정보, 상처 트레이싱의 기준, 여러 상처지점, 단기목표와 장기목표, 치료 계획, 영양상담의 기준, 간병인에 의한 공동 서명 등을 제공한다.

기록과 함께 부가적인 검사와 측정은 혈관성 궤양(정맥성과 동맥성)과 신경병리성 궤양 환자에게 필요하다. 말초맥박을 평가하는데, 그리고 동맥질환 환자를 평가할 때 발목-팔 지수를 결정하는데 촉진과 도플러 초음파가 이용된다. 부종의 평가와 정맥 도플러 검사도 정맥질환 환자를 평가할 때 이용된다. 부종이나 감염이 없을 때, 경피산소측정(TcPo2)이 동맥흐름과 피부 산소 긴장의 사전 평가에 이용될 수 있다. 임상 혈관 검사의 결과들이 추후 병리검사의 필요성을 결정한다. 보호성 감각과 가벼운 촉각의 존재 유무를 결정하는 모노필라멘트 검사는 발 궤양의 유무에 관계없이 당뇨병 환자의 신경병리성 다리를 평가하는 부가적인 측정이다.

예후 (Prognosis)

예후는 최적 수준에 도달하는 시간의 양과 함께 달성될 수 있는 최적 향상 수준의 결정이다. 예후 과정 동안, 상처관리 치료팀은 관리 계획, 목표, 특정 중재, 예상 결과, 방문 빈도, 관리 기간 등을 개발한다. 환자가 상처관리를 받는다면, 제 3 지불자에 의한 계속적인 배상을 확보하기 위해 전체 관리 내내 다양한 시간 간격에 도달되는 여러 수준 향상을 결정하는데 필수적이다. 상처 만성과 동반질환의 심각도는 치료의 유형, 빈도 및 기간을 변화시킬 수 있다.

중재 (Intervention)

APTA의 *물리치료사직무 지침*은 "진단과 예후와 일치하는 질환의 변화를 일으키기 위해....중재를 물리치료사와 환자/고객의 의미있고 숙련된 기술으로서 정의하고 있다." 모든 환자는 관리의 협응된 계획을 받아야 하고, 간병인과 의사소통을 하는 열린 라인을 가져야 한다. 모든 환자는 그들의 관리와 관련된 개인적인 교육을 받아야 할 것이다. 직접적인 중재로는 치료적 운동, 기능적 훈련, 도수치료, 보조 장비, 지지 장비, 치료 모달리티, 기계적 모달리티, 조직제거술, 상처 관리 등이 있다.

기록화 (Documentation)

상처의 평가와 치료의 범위를 벗어나서, 관리에 대한 물리치료의 계획은 특별한 상처 치료 뿐만 아니라, 상처 문제로 인한 기능 소실의 회복에 초점을 맞춘다. 의료기록은 의사의 의뢰와 환자/간병인 티칭이나 훈련의 근거를 포함해야 한다. 효율적인 기록은 표준화된 기능 척도를 가진 준비된 평가 양식에 의해 촉진된다. 제한된 기능 가동성과 관련된 장벽의 기록도 중요하다. 장벽 기록은 가동범위 측정, 도수근력검사, 균형 척도와 통증 척도 등과 같은, 객관적 데이터에 의해 가장 잘 기술된다. 단기목표과 관한 기능과 장벽의 최소 주간 재평가는 진전을 기록하고, 치료를 계속한 것인지를 결정하는데 필수적이다. 진전의 부족이 치료 중단이 필요하다는 것을 반드시 의미하지 않지만, 현재 관리 계획에 대한 재평가의 필요성을 의미한다. 치료 대장을 이용하여, 일간 기록이 수행된 치료를 확인하는데 일반적으로 이용된다. 예외는 있겠지만, 치료 중재를 매일 기록하는 것이 일반적이다. 차트에 제외되는 내용은 치료에 대한 예외적인 반응, 의학 상태의 변화, 특정 압력-완화 장비와 기술, 환자/간병인 훈련과 교육 등과 같은 정보를 기록이다. 환자 평가, 주간 평가, 일간 기록의 리뷰도 최대 배상을 하는데 중요하다.

기록 체크리스트 (Documentation Checklist)

- 주호소
- 현재 병력
- 과거 병력, 가족력 및 사회 이력
- 과거 수행된 치료
- 신체계통 리뷰
- 신체 평가
- 위험 평가
- 도수 평가
- 피부와 상처의 평가
- 수행된 절차
- 공급품과 의뢰된 검사
- 환자 교육
- 관리 계획
- 퇴원 계획
- 단기 목표와 장기 목표

전자식 의료기록 (Electronic Medical Record)

전자식 의료기록(EMR)의 수행을 고려할 때, 부가된 비용이 기록 과정에 실제로 도움을 줄 수 있는지에 의심을 해 봐야 한다. 비용적으로 가치가 있는 EMR은 Joint Commission on Accreditation for Healthcare Organizations(JCAHO), Magnet, 개별 건강 상태 부문, Center for Medicare and Medicaid Service 등과 같은 기준과 이슈를 기술할 것이다. 표준 컴플라이언스(순응도)를 위한 요구된 기록을 보증하는 EMR이 프로그램 안에 들어간다.

핵심 33.5

방문시 기록을 하고, 노트와 메모지를 폐기할 수 있다.

EMR의 사용은 금지된 약어의 사용을 줄여주고, 의료 중재를 촉진하고, 타 분야와의 의사소통에 도움을 줄 것이다. 또 EMR은 기록이 청구 파트로 보내는 요금의 지지를 보장하여, 결과적으로 서비스의 배상을 강화한다. 상처 평가, 절차, 관리 계획이 모두 한 자리에서 이루어진다. 진단은 방문과 제공된 서비스에 대한 이유와 일치한다. EMR은 전반적인 환자 방문, 관리 계획, 평가 등을 기록하는 프로그램이다. 책무 노출이 줄어든다. 맞춤식 측정은 그 사람에 맞게 기록하는 것으로서, 빠르고 쉽게 이루어질 수 있다. 필수 분야나 요구된 분야가 있으면, 잘못된 정보의 위험이 뚜렷하게 감소된다. 가장 뚜렷한 것은 읽기 어려운 내용의 삭제이다.

핵심 33.6

피부와 상처 관리에 대한 정책과 절차는 오늘날의 임상 직무 지침을 반영해야 하고, 여러분의 시설이 승인을 받아야 한다.

EMR은 환자, 의사, 임상가, 병원행정가 등의 고객 만족도 향상에 크게 기여했다. EMR은 환자의 진전을 그림이나 그래프로 표현할 수 있고, 또 환자가 관리 계획에 참여하는데 도움을 줄 것이다. EMR의 의사에 대한 장점으로는, 환자 관리 정보, 병력 데이터와 경향(수많은 종이 자료를 확인할 필요없이)을 확인하는 능력, 그리고 환자 관리에 관한 진전과 상담 내용에 쉽게 접근할 수 있다는 점이다. 임상가에 대한 장점으로는, 노트의 필요성 감소, 환자 정보에 대한 쉬운 접근, 방문의 끝무렵 시 간결하고 완벽한 의료 기록 작성, 그리고 완전한 기록을 보장하는 필수 분야 등이다. 끝으로 병원 행정가에 대한 이점으로는, 받아쓰기와 필사 비용의 경감, 기록 저장 비용의 경감, 조항과 법적 노출에 대한 안심 등이다.

질과 수행 향상의 관리는 수행에 대한 지불 분야에서 필수 사항이다. EMR은 결과와 벤치마킹을 위한 매우 효율적인 도구이다. 목표가 프로그램과 같은 수행을 비교하고, 치유에 대한 목표를 설정하고, 임상직무지침을 모니터링하는 것이라면, EMR은 데이터를 수집하고, 대조하고, 전달하는 방법을 혁명적으로 발전시켰다(부록 8).

배상 청구 (Billing Recommendations)

오늘날, 배상은 "숙련된 치료 중재"를 지지하는 기록에 의존한다.[11] 모든 건강관리 전문가들은 환자 관리가 어떻게 제공되고 청구가 어떻게 이루어지는지를 주의깊게 검사해 볼 필요가 있다. 아래 지침은 상처관리 치료 계획을 설계할 때 기억되어야 할 중요 고려사항이다:

- 환자/고객에게 이익
- 간병인의 적절성
- 중재의 비용 효율성
- 결과 지향적인 관리 계획

타 분야의 관리를 제공할 때, 건강관리 제공자와 다양한 관리시설 사이의 훌륭한 의사소통이 필수적이다.

배상을 보장하는 청구 과정은 매우 체계적이다. 치료 중재를 정당화하는 진단을 확인하기 위해 국제 질환 분류(ICD-9)가 이용된다; ICD-9 코드는 매년 업그레이드되고 출간된다. Medicare 청구 양식에는, 5개 진단 코드 공간이 있다. 진단은 다음을 포함해야 한다: 상처, 질환 지지(동반질환), 기능적 중재를 지지하는 진단 등. ICD-9 코드는 중요한 순시로 기록되어야 한다. 상처관리와 관련된 청구에서의 모든 팀 구성원은 제공된 서비스에 대한 지불을 보장하기 위해 동일한 ICD-9 코드를 이용해야 한다.

의사의 Current Procedural Terminology(CPT)는 의사와 다른 임상가들에 의해 수행된 의료 서비스와 절차를 기술하는데 이용되는 코드이다. 이런 CPT 코드에는 3가지 수준이 있다:

- 범주 Ⅰ. 현재 임상직무절차를 설명하는 코드
- 범주 Ⅱ. 환자 관리의 질을 측정할 때 행정 부담을 최소하고, 차트 리뷰와 기록 추출의 요구를 줄이는 데이터 수집을 촉진하는 트래킹 코드처럼 수행측정 코드가 사용된다. 환자 관리의 질에 영향을 준 설정된 수행 방법을 국가적으로 지지하는 검사와 서비스가 있다. 코드는 선택사항이다.
- 범주 Ⅲ. 트래킹 이용의 1차 목적을 위해 미국의사협회가 보증한 기술 코드를 이용한다. 지불이 할당되지 않는다. 할당된 절차나 서비스를 수행할 때, 범주 Ⅲ 코드의 사용을 권장한다.

물리치료사와 다른 건강관리 제공자들도 제공된 서비스를 기술하기 위해 CPT 코드를 사용한다. 사용된 코드는 제공되는 치료와 환자가 보내는 시간을 포함한 의료 기록과의 상관관계를 필요로 한다. CPT 코드 이외에, two-digit modifier 시스템은 제공자로 하여금 서비스와 절차의 수정을 하도록 허용한다. ICD-9와 마찬가지로, CPT 코드가 매년 업그레이드되고 출간된다(표 33.4).[13]

CPT 코드 이외에, 급성 관리 시설과 외래 환자의 상처관리 프로그램에서 CPT 코드와 관련된 특정 치료 중재를 확인하기 위해 매출 코드를 이용한다. 임상가들은 지불 유형에 따라 동일 CPT 코드 중재를 위해 다양한 매출 코드를 이용한다. 물리치료 서비스는 항상 매출 코드 420에서 항상 확인된다. 임상 서비스는 매출 코드 510로 종종 확인된다.

표 33.4 실제 상처 관리 코드(Active Wound Management Codes)

코드	항목	설명
97602	비선택적 조직제거술	상처로부터 죽은 조직 제거, 마취제, 습윤-건조 드레싱, 효소, 마몽 없는 비선택적 조직제거술; 계속적인 관리를 위해 매일 상처 평가와 교육을 해야 한다. 월풀의 사용을 포함한다.
97597	선택적 조직제거술 ≤ 20 ㎠	상처로부터 죽은 조직 제거, 마취제, 흡인의 유무와 관계없이 고압 물 분주, 도구(가위, 칼, 포셋)를 이용한 선택적 조직제거술, 계속적인 관리를 위해 매일 상처 평가와 교육을 해야 한다. 월풀의 사용을 포함한다.
97598	선택적 조직제거술 > 20 ㎠	
97605	음압치료 ≤ 50 ㎠	음압상처치료(예: 진공 보조 배농)로서 국소적으로 적용되고, 계속적인 관리를 위해 매일 상처 평가와 교육을 해야 한다.
97606	음압치료 > 50 ㎠	
0183T	저주파 US	낮은 주파수, 비열, 비접촉식 초음파로서, 국소적으로 적용되고, 계속적인 관리를 위해 매일 상처 평가와 교육을 해야 한다.

American Medical Association: CPT Manual, American Medical Association, 2008.

The Health Care Financing Administration' s Common Procedural Coding Ssystem(HCPCS)는 CPT 코딩 시스템을 보충해 주는 코드들을 사용한다.[14] 이 시스템은 의사가 아닌 임상가의 서비스 코드, 약물 투여, 오래된 의료장비(DME) 및 사무용품에 대한 코드를 포함하고 있다. 상처관리 임상가들은 상처관리 용품과 드레싱을 포함한 DME 코드를 사용한다. 상처관리 용품과 드레싱의 선택과 사용은 상처의 크기와 1달 기준으로 배상될 수 있는 제품의 양에 좌우된다.

Medicare 지불 시스템 (Medicare Payment Systems)

SNF에서의 배상은 Resource Utilization Group(RUG)에 의해 결정된다. 만약 SNF 레지던트가 재활 RUG 범주(매우 높음, 높음)의 하나에 적합하면, 치료사는 상처관리(예: 치료, 조직제거술), ADL, 자세 취하기와 근력강화 등을 재활시간에 적절하게 분배하여 기록해야 한다. 레지던트의 RUG 범주에 따라, 질환이 안정될 때까지 너싱 리소스가 환자의 관리에 적절한 지를 질환이 결정할 것이다. 의학적으로 안정화되면, 환자는 새로운 RUG 범주에 포함될 것이다. 레지던트의 모든 재활 요구를 근거로, 여전히 상처 관리는 간호에 위임될 것이다.

2000년 8월 1일, Ambulatory Payment Classification(APC)가 외래환자를 위한 새로운 Medicare Prospective Payment System으로서 소개되었다. 서비스에 대한 지불은 방문시 공급되는 용품을 포함하여, 제공된 절차와 서비스의 유형에 따라 사전에 결정된다. Medicare는 APC가 개발될 때 이용될 수 없었던 항목인 제한된 시간에 대한 특정 공급 항목의 "pass through" 지불의 선택을 가지고 있다. APC는 매년 평가된다. 외래환자 중심의 물리치료는 Medicare 의사 비용 아래에서 계속 배상되고 있다.

독립 재활병원과 응급병원의 재활센터에 입원한 환자의 재활을 위해, Medicare Prospective Payment System이 2002년 1월 1일에 소개되었다. 이런 시설의 환자들은 하루에 3시간씩 재활치료를 받아야 한다. 2007년 10월 1일에 업그레이드된, Patient assessment instrument(PAI)는 임상 특성과 예상 요구를 근거로 환자를 다른 그룹으로 분류하기 위해 환자 평가도구로부터 정보를 이용한다. PUSH 3.0 도구는 상처 평가 도구이다.

가정 건강을 위한 Medicare Prospective Payment System인 Home Health Resource Group(HHRG)가 2002년 10월 1일에 소개되었다. 지불은 환자의 능력에 근거된 case-mix ratio의 설정과 OASIS 평가로부터 결정된다. 배상은 60일의 관리를 다루고, 모든 서비스와 의료용품(상처 드레싱, 조루술과 비뇨 용품)을 포함한다.

일반적으로, 정확한 평가, 진단 코딩, 서비스 및 절차는 배상을 신속하게 처리하고 최대화한다. 개인보험회사는 특별한 절차를 포함한 평가와 치료 방문에 대한 사전 권리를 요구할 수 있다. 개인보험회사는 권리를 부여하기 전에 ICD-9와 CPT를 요청한다. 보험회사나 지불자는 치료 중재의 계속을 정당화하는 업데이트를 요청하기도 한다. 의료기록지로부터의 기록은 분리된 양식을 빼거나 공급하기도 한다(부록 8).

Pay for performance(P4P)는 Center for Medicare and Medicaid Service(CMS), 고용주, 소비자, 모든 형태의 제공자, 그리고 건강관리유도 시스템에서 제공되는 건강관리계획으로부터 시작되었다. 환자가 요구하는 관리와 환자에게 제공되는 관리 사이의 틈이 50%일 때를 기준으로 한다. 다른 것에 따르면, 환자의 40%만이 필수적이고 적절한 관리를 받는다고 한다. 보다 놀라운 것은 주요 의학적 진전이나 직무 지침을 달성한 후, 의사들이 그들의 직무를 변화시키는데 10년이 걸린다는 연구이다. 해결책은 Pay for performance(P4P)이다.

CMS는 관리의 질과 관계없이, 진단 관련 그룹(DRG)을 바탕으로 한다. 오늘날의 진화는 Medicare 시스템을 개정한 것이고, 관리의 안정성, 효율성에 대한 지불이다.

2006년 10월, CMS는 노인과 만성 질환 장애인에게 제공된 관리의 질에 대해 의사에게 지급되는 새로운 조치를 발표했다. CMS 행정가는 다음과 같이 말했다: "이것은 우리가 실제로 원하는 것에 대한 지불 쪽의 다른 단계이다: 더 낮은 비용에서의 관리가 더 좋고, 제공된 관리의 양은 단순하지 않다". 이것은 당뇨병, 선천성 심부전, 그리고 관상동맥질환을 가진 환자의 관리와 관련된 26개 품질을 가지고 있고, 현재 4개 주에서 검사되고 있다. 이 모델은 다음과 같은 지불 인센티브를 가진 모든 건강 부문에 해당될 것이다: 수행자의 상위 20%는 5-6%의 과외 배상을 받고, 하위 20%는 5-6%의 배상 소실을 당할 것이다. 프로그램이 진화함에 따라, 본 저자는 만성 상처가 포함될 것이라고 확실히 느끼고 있다. 그래서 효능성과 비용 효율성에 그건된 피부와 상처 관리 알고리즘을 개발하려고 노력하고 있다.

Center for Medicare and Medicaid Service(CMS)는 Medicare 프로그램 요구를 설정한다. Social Security Act(SSA)의 일반 조항은 모든 서비스에 대한 Medicare 배상을 지배한다:

- SSA의 섹션 1862(a)(1)(A)는 "잘못된 신체 향상을 일으키거나 손상이나 질환의 진단와 치료에 합당하지 않고 불필요한 서비스를 적용했을 때 지불을 하지 않는다고 말한다.
- 섹션 1833(e)은 의사들로 하여금 Medicare 지불을 받기 위해 "많은 양을 결정하는데 필요한 정보"를 제공하도록 요구한다.[15]

지난 3년 동안, 수술적 조직제거술과 활동성 상처관리 CPT 코드에 대한 조사가 증가되었다. "2004년의 Medicare Payment for Surgical Debridement"인 General(OIG) 보고서는 조직제거술에 대한 기록의 문제를 야기시켰다:[16]

- 수술적 조직제거술의 64%는 Medicare 요구를 충족하지 못했다.
- 수술적 조직제거술의 39%는 잘못 코딩되었다.
- 수술적 조직제거술의 29%는 불충분하게 코딩되었다.
- 수술적 조직제거술의 1%는 의학적 처치가 불필요했다.

이런 보고서는 조직제거술 깊이의 기록을 알려주고 있다. 보고서는 의사들이 조직제거술 시 제거된 조직, 근육 또는 뼈 수준을 정확하게 반영하지 못한 코드를 사용했다고 한다. 보고서는 *제거된 상처 범위*가 아니라, 상처 깊이에 근거된 조직제거술의 수준을 자주 코딩했다고 한다. 간호사, 의사, 치료사 등이 그들의 조직제거술에 포함되어야 한다.

- 상처의 유형, 위치 및 숫자
- 상처조직의 특성
- 조직 제거의 범위
- 상처 측정
- 상처의 정기적 평가
- 재개/중단

OIG 보고서는 다음과 같이 권장했다: 실제로 수행된 절차를 적절하게 묘사한 의료 기록에서 의사들의 기록 능력 향상; 수행된 실제 치료에 맞는 수술적 조직제거술, 선택적 조직제거술, 비선택적 조직제거술의 선택 향상; 조직제거술에 관한 Medicare 접촉자의 지역 보상 결정(LCD)의 지식 향상.

핵심 33.7

모든 적절한 Medicare 보상 정책과 결정을 리뷰한다.

OIG 조사는 *음압 상처치료*가 또 다른 치료적 모달리티라는 것을 알려주고 있다.[17] 이 보고서에 따르면, 음압 상처치료 장비가 Medicare 보상 기준과 2004년의 공급자 기록 요구를 충족시키는 범위를 특별하게 알려주고 있다.

- 음압상처치료 장비 배상 청구의 약 25%은 Medicare 보상 기준을 충족하지 못했다.
- 실제로 모든 배상 청구는 공급자 기록 요청을 충족했다.
- 청구의 44%에서 공급자 진술에 대한 정보가 의료기록에서 완전히 충족되지 않았다.

음압상처치료를 하기 전에, 상처의 유형, 상처 측정, 치료를 언급한 의료기록에서의 기록 부족에 대한 특별한 강조가 주어진다.

OIG 보고서는 다음과 같이 권장했다: 음압상처치료 장비가 Medicare 보상 기준을 충족하고, 적절하게 지불된다는 CMS는 보장한다. CMS는 거부하거나 과도한 이용 패턴을 가진 공급자에 대해 음압상처치료 청구의 심화 보상 결정에 대한 설정을 고려해야 한다. CMS는 의사와 환자와의 대면 검사를 고려해야 하고, 또 음상상처치료에 대한 보상 기준의 강화와 청구에 대한 지불 증대를 고려해야 한다.

보상 범위 결정 (Coverage Decisions)

상처관리 치료 중재가 국가보상결정(NCDs)를 가지고 있지 않지만, 각 지불자는 다음과 같이 기록 요청을 명확하게 진술하는 지역 보상결정(LCD)을 가지고 있다.

- 상처조직의 특성
- 상처 이력
- 상처 측정
- 상처의 정기적 평가
- 치유를 의미하는 상처 특성

상처관리 서비스의 기록에 대한 다양한 지시사항은 "상처관리"라는 주제 아래에 위치될 수 있다. 국가 보상도 기록 요청을 명확하게 개요하고 있다. 치유되지 않은 만성 상처의 치료와 관련된 5가지 LCD가 아래에 제시되어 있다:

1. *저산소증 궤양과 당뇨성 궤양을 위한 고압산소치료 (NCDM 20.29).* 근거는 결과를 내리는데 적절하다. 고압산소치료가 임상적으로 효율적이고, 다리의 당뇨성 상처를 가진 환자의 치료에 합당하고 필요하다는 것이다. Medicare는 다음 기준을 만족하는 환자에게 있어서 고압산소치료가 다리 궤양 치료에 대해 국가 보상 결정을 갖고 있다.
   - 환자는 1형 또는 2형 당뇨병을 가지고 있고, 당뇨병 때문에 다리에 상처가 있다.
   - 환자의 상처를 Wagner 등급 3 이상으로 분류시켰다.
   - 환자는 적절한 표준 상처 치료를 받지 못했다.
2. *상처를 위한 전기치료 (NCDM 270.1.1).* Medicare는 단계 Ⅲ와 Ⅳ의 만성 압박성 궤양, 동맥성 궤양, 당뇨병 궤양, 정맥성 궤양에 대한 전기자극과 전자기장의 이용에 대한 보상을 허용한다. 상처 치료에 대한 전기자극과 전기장의 다른 모든 적용은 다루어지지 않는다. 상처 치료에 대한 전기자극과 전자기장은 초기 치료 모달리티로서 다루어지지 않을 것이다.
3. *욕창 치료 (NCDM 270.4).* 치료가 합당하고 필수적일 때, 환자를 위한 Medicare 서비스로 수치료(월풀)가 욕창에 적용된다. 안전성과 효율성이 설정되지 않는 다른 욕창 치료는 Medicare 프로그램에서 적용되지 않을 것이다.
4. *돼지 피부와 경사 압박 드레싱 (NCDM 270.5).* 만약 화상, 공여 부위, 욕창과 다른 궤양의 폐쇄성 드레싱으로서 환자에게 합당하고 필수적이면 돼지 피부 드레싱을 적용할 수 있다.
5. *공기압 치료 (NCDM 280.6).* 의사에 의한 보존적 치료를 6개월 받아도 치료에 실패한 경우에는 공기압식 치료 장비가 만성 다리 정맥성 부전을 치료하기 위해 가정에서도 이용될 수 있다. 보존적 치료는 압박붕대법, 압박의복, 적절한 드레싱, 운동과 다리의 거상 등이 있다.

치유되지 않은 만성 상처의 치료에 대한 2가지 국가 비보상 결정이 아래에 있다:

1. *치유되지 않은 만성 상처를 위한 자가-파생 혈액 제품(NCDM 270.3).* CMS는 다음과 같이 결정했다: 근거는 혈소판이 부족한 혈장의 자가 혈소판 성장인자(PDGF)가 만성 피부 상처를 치유하지 못한다는 결론을 내리는데 적절하다.
2. *비접촉식 정상온도 상처치료(NNWT) NCDM 270.3).* 이 장비가 상처 치료에 합당하고 필요한 장비인지를 고려하는 과학적이고 임상적인 근거는 충분하지 않다.

NCD는 계속된 치료를 정당화하는데 요구되는 기록 요점뿐만 아니라, 사용에 대한 기준을 명확하게 기술하고 있다. 모든 정책은 상처의 크기, 표면 및 부피 등 감소, 삼출물의 감소 그리고 괴사조직의 감소 등을 진술하고 있다.

사례연구 33•1 당뇨성 발 궤양 환자를 위한 치료 계획

외래로 치료를 받고 있는 65세 남성 환자로서, 주치의에 의해 상처 관리 센터에 의뢰되어, 그 곳에서 평가를 받았다. 그는 현재 12개월이나 된 오른발 가쪽발바닥의 궤양을 가지고 있다. 작년 동안, 그는 요로감염과 상처 감염 때문에 입원을 했다. 그는 개방성 상처 때문에 현재 췌장 이식을 기다리고 있다.

병력 리뷰 (History Review)

과거 병력: 환자는 말초신경병리를 동반한 1형 당뇨병, 각막병리, 콩팥이식, 약간 고혈압을 가지고 있다.

과거 기능 수준: 환자는 현재 혼자 살고 있고, 가족과 친구의 도움을 받고 있다. 그는 혼자서 걸을 수 있고, 지역 운동클럽에서 노인 프로그램에서 활동하고 있다.

현재 기능 수준: 환자는 모든 ADL에 독자적으로 활동할 수 있고, 100% 기능 가동성을 가지고 있고, 신발 보조기를 착용하고 있다. 주치의는 목발을 사용하도록 권장하고, 오른발에 체중부하를 하지 않도록 권고하고 있다. 현재 그는 파트 타임으로 일을 하고 있다.

현재 기능 장애 : 환자는 양쪽 발꿈치 힘줄이 타이트한 것을 제외하고는 모든 사지에서 정상 가동범위를 가지고 있다. 발목 근력은 3/5이고, 발바닥굽힘근의 근력은 2/5이었다. 통증은 VAS에서 0점이었다.

상처 상태: 상처의 크기는 길이가 3.5㎝이고, 폭이 2.0㎝이다. 깊이는 0.3㎝이고, 상처 기부는 30%가 황색이고, 70%가 어두운 핑크색이다. 상처주변은 2㎝의 주변 굳은살과 3㎝의 붉은색을 띠고 있다. 악취는 없고, 삼출물은 중등도의 장액성이다.

다이어트: 환자는 정기적으로 다이어트하고 있다. 알부민은 3.0g/dL이고, HgB A1C 6.7이다.

환자 목표 (Patient Goal)

목표는 췌장이식 목록에 등록되고, 제한없이 직장으로 복귀하는 것이고, 운동 프로그램에 다시 참여하는 것이다. 의사 약속과 드레싱 교체를 할 때 가족이나 친구의 도움을 받지 않는 것이다.

단기 목표(1개월) (Short-Term Goals):

1. 지팡이를 이용하고 적절한 부하제거 신발이나 부츠를 신고 안전하고 독립적으로 보행하는 것.
2. 양쪽 발꿈치 힘줄의 타이트니스를 감소하고, 발바닥굽힘근의 근력을 3/5로 증가하는 것.
3. 상처 기부에 모든 찌꺼기가 없도록 하고, 상처 크기를 25% 감소시키는 것.
4. 오른쪽 발바닥에 전단력 없이 가정에서 운동 프로그램에 참여하는 것.

장기 목표(2개월) (Long-Term Goals):

1. 보조기나 적절한 신발을 이용하고, 보조장비 없이 안전하고 독립적인 보행을 하는 것.
2. 100%의 상처 폐쇄
3. 발관리 교육, 신발과 보조기 검사를 위해 매일 검사하고 치료실을 방문하는 것.
4. 적절한 운동 프로그램을 리뷰하는 것.

치료 계획 (Treatment Plan):

1. 양쪽 장딴지에 습열 치료를 한 후, 발꿈치 힘줄을 신장함.
2. 심장 운동과 향상된 발등굽힘을 위해 가정 운동프로그램을 교육함.
3. 지팡이 보행 훈련
4. 오른발의 체중부하를 하지 않기 위해, 부츠(전체 접촉 캐스트)를 지지함.
5. 굳은살과 피부 딱지의 제거
6. 상처 폐쇄의 촉진을 위해 적절한 모달리티 사용(전기자극, 비접촉식 저주파 초음파)
7. 체액 흡수를 위한 알긴산 드레싱 사용(2주 후, 얇은 폼 드레싱으로 피부를 드레싱함).

결과 (Outcome)

환자는 상처가 완전 폐쇄되고, 흉터조직이 성숙해져서 12주에 퇴원했다. 환자는 적절한 신발을 착용하고 독립적으로 보행할 수 있었다. 그는 췌장 이식 목록에 다시 올라게 되었다.

기능 유지 프로그램 (Functional Maintenance Program)

당뇨병은 매월 주치의에 의해 모니터링될 것이고, 매월 발과 보조기 검사를 위해 상처 센터를 방문할 것이다. 오른쪽 다리 상처 이전처럼, 직장으로 복귀했고, 또 지역 운동 클럽에서 운동을 하기 시작했다.

Lisa A Barton, MMSc, PT에게 감사 드림.

요약 (Summary)

종이 기록이나 전자식 기록 등과 같이, 기록 방법에 관계없이, 기록은 입원 당시와 치료 기간 동안 적절한 간격에서 수행되어야 한다. 여러 건강 전문가들이 관리를 제공할 때, 기록은 치료의 통합된 계획을 반영해야 하고, 정확성과 일관성을 가져야 한다. 기록에서 일관성이 떨어지면, 어려움이 초래된다. 기록은 환자에게 제공되는 서비스 뿐만 아니라, 청구된 서비스와도 맞아야 한다. 완벽하고 간결한 기록은 상처관리 팀구성원과 지불자 사이의 의사소통을 촉진하고, 배상을 정당화시킨다. 기록에서 해야 할 것과 하지 않아야 할 것을 잘 기억하려면, 표 33.5를 참고하기 바란다.

핵심 33.8

모든 건강관리 전문가들의 기록은 모든 치료시설에서 일관성 있는 의료기록이어야 한다.

표 33.5 문서화할 때 해야 할 것과 하지 않아야 할 것

해야 할 것	하지 않아야 할 것
날짜와 시간을 기입한다.	누구를 비난한다.
사실과 측정을 사용한다.	비표준화된 약어를 사용한다.
환자/가족 교육을 하고, 추후 지시와 의뢰된 교육을 확인한다.	차트 기입 내용을 삭제한다.
모든 접촉을 포함시킨다 (전화번호, 약속 어김)	환자에 대한 주관적 진술을 기입한다.
약어 사용을 제한한다.	
치료에 대한 환자 거부와 비순응도를 확인한다.	
적절한 환자 관리가 될 수 있도록 필요로 하는 것을 기록한다.	
차트 실수를 올바르게 교정한다.	

참고문헌 (References)

1. Department of Health and Human Services (DHHS), Centers for Medicare and Medicaid Services (CMS): Outpatient Physical Therapy Manual. Baltimore, DHHS, 2004.
2. Guide to Physical Therapist Practice, 2nd edition, American Physical Therapy Association, Phys Ther. 2001 Jan; 81(1): 9–746.
3. Bergstrom, N, Allman, R, Alvarez, O, et al: Treatment of Pressure Ulcers. Clinical Practice Guideline. No 15. Rockville, MD, Agency for Health Care Policy and Research, 1994.
4. Braden, B, Bergstrom, N: Clinical utility of the Braden scale for predicting pressure sore risk. Decubitus 1989; 2(3):44–46, 50–51.
5. Norton, D, Exton Smith, AN, McLaren, R: An Investigation of Geriatric Nursing Problems in Hospitals. Edinburgh, McClaren Churchill Livingston, 1962.
6. Pressure Ulcer prevalence, cost and risk assessment: consensus development conference statement. Decubitus 1989; May; 2(2):24–28.
7. Wagner, FW: The dysvascular foot: A system for diagnosis and treatment. Foot Ankle 1981; 3:64.
8. Langemo, D, Anderson, J, Hanson. D, et al: Measuring wound length, width, and area: Which technique? Adv Skin Wound Care 2008; 21:42–45.
9. Bates-Jensen, BM, Vredevoe, DL, Brecht, ML: Validity and reliability of the pressure sore status tool. Decubitus 1992; Nov; 5(6):20–28.
10. Burrows, C, Miller, R, Townsend, D, et al: Best practice recommendations for the prevention and treatment of venous leg ulcer: Update 2006. Adv Skin Wound Care 2007; 20:11.
11. Healthcare Financing Administration (HCFA): Outpatient Physical Therapy and Comprehensive Rehabilitation Facility Manual, Sections 270–273. Baltimore, US Department of Health and Human Services, 1998.
12. American Medical Association (AMA): International Classification of Diseases, rev. 9. Clinical Modification, vol 1 and 2. Chicago, AMA, 2007.
13. American Medical Association (AMA): Physician Current Procedural Terminology, CPT 2007. AMA, Chicago, 2007.
14. American Medical Association (AMA): Healthcare Common Procedure Coding System, HCPCS 2007. Chicago, 2007.
15. Medicare law, §§ 42 CRF 411.15 and 424.5 (a) (6), 42 U.S.C. § 1395y (a)(1)(A); 42 U.S.C. § 1395l(e)
16. Levinson, D: Medicare Payments for Surgical Debridement Services in 2004. Washington, DC, Health and Human Services, OEI 02-05-00390, 2005.
17. Levinson, D: Medicare Payments for Negative Pressure Therapy Wound Pumps in 2004. Washington, DC, Health and Human Services, OEI 02-05-00370, 2007.
18. Hess, CT: Clinical Guide: Wound Care, ed. 5. Philadelphia, Lippincott Williams & Wilkins, 2005.
19. McGuckin, M, Stineman, MG, Goin, JE, et al: Venous Leg Ulcer Guideline. King of Prussia, PA, Health Management Publications, 1997.
20. Wagner, FW: The dysvascular foot: A system for diagnosis and treatment. Foot Ankle 1981; 3:64.

chapter 34 장

임상 상처관리 프로그램의 개발
Developing a Clinical Wound Care Program

상처관리 프로그램은 일반적이고 다양한 건강관리시설에서 운영된다. 일반적으로 이 프로그램은 입원환자 또는 퇴원환자를 토대로 하여 어느 한쪽으로 이루어질 것이다. 따라서 서로 다른 두 환자집단에게 각자의 독특한 프로그램을 제공한다.

입원 환자의 경우에는, 프로그램을 시작할지 여부에 대해 아무런 문제가 없다. 적어도, *피부 손상*을 방지하기 위한 계획이 이루어져야 한다. 대부분의 시설에서 공식화된 상처관리 프로그램도 필요하다.

외래환자의 상처 치료프로그램은 분명히 부족한 점이 많다. 많은 요소가 고려되어야 할 것이다. 이들은 본 장의 후반부에서 자세히 살펴볼 것이다.

입원환자의 상처관리 프로그램 (Inpatient Wound Care Program)

입원시설의 유형에 따라 상처관리 프로그램의 범위는 매우 다양하다. 예를 들어, 평균적으로 짧게 머무르 기간의 단기 급성 치료 프로그램은 장기간 입원하는 장기급성 관리시설이나 집중관리시설의 프로그램과는 상당히 다르다. 이 장에서 나열된 구성 요소는 매우 포괄적인 상처관리 프로그램을 설명한다. 독자는 제공되는 특정 환자 인구에 대한 가장 적절한 중재를 식별해야 한다.

팀 구성원 (Team Members)

의료 종사자의 올바른 구성을 도출하는 것은 모든 상처관리 프로그램의 성공에 필수적인 요소이다. 상처관리에 대한 열정이 있거나 팀의 구성원이 되고 싶어하는 사람을 구성원으로 선택한다. 누군가를 상처관리 프로그램의 수장이나 상처 팀원으로 임명하는 일은 거의 없다. 중요한 의무는 상처와 환자 관리뿐만 아니라, 이러한 전문 영역 내에서 발생하는 급속한 변화의 정보를 유지하는 것이다. 전체 프로그램에 해를 끼칠 수 있고, 환자도 고통을 겪게 된다.

마찬가지로 상처관리 프로그램은 초학문적인 팀과 같은 지식을 "가진" 한 사람의 힘만으로 성공하지 않는다. 의사가 사용할 수 없는 시간 동안 무슨 일이 일어나는가? 누구 한 사람도 연중무휴 하루 24시간 동안 존재할 수 없다. 환자치료는 일관되고 철저한 팀의 접근이 필요하다. 특정 전문 분야에서 경험을 가진 여러 실무자로 구성된 초학문적인 팀이 환자 상처 치료가 최적화 되도록 할 수 있다.

어떤 전문가로 팀을 구성해야 하는가? 가능한 구성원은 치료사, 영양사, 간호사, 간호 보조, 의지장구사/족부 신발전문가 및 족부의사 뿐만 아니라, 사례 관리자, 사회복지사, 자료 관리자, 그리고 과금 및 코딩 전문가를 포함한다. 또한 팀의 한 부분이 될 수 있는 다수 분야의 의사가 있다. 즉, 감염 전문가, 성형외과, 혈관외과, 내과의사, 피부과, 고압 산소 전문가 및 물리치료사가 포함될 수 있다. 열쇠는 구성원을 가능한 한 함께 초학문적인 팀으로 만드는 것이다. 각 팀 구성원은 상처가 있는 환자를 치료하는데 자신의 초첨을 맞출 것 이다. 총칭하여 이러한 기여는 현재 문제의 포괄적인 전망을 제공하고 환자치료를 강화할 것이다(그림 34.1).

핵심 34.1

진짜 다학문간의 팀이 상처관리 프로그램이 성공하는데 꼭 필요하다.

팀이 완성되면, 그것은 여러 구성원에 각각 책임과 기대의 윤곽을 그리는 것이 중요하다. 팀의 핵심 구성원은 누구이며 컨설턴트로 불리는 사람은 누구인가? 결정은 어떻게 게시판에 컨설턴트를 얻도록 만들어졌는가? 환자의 초기평가에 대한 책임은 누구인가? 이것은 자연스럽게 흐름에 대한 과정과 성공에 대한 프로그램에 대한 답변을 해야 할 몇 가지 질문이다.

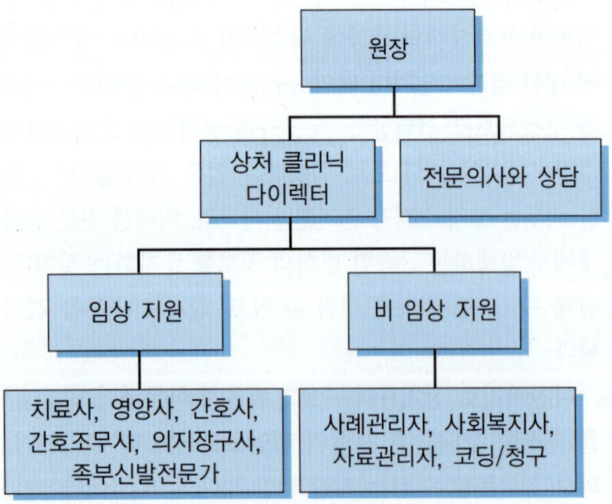

그림 34.1 *실무자의 흐름도. 상처 팀의 구성원과 관계도.*

이러한 질문 중 일부에 대한 답변이 시설을 사용하는 보조 시스템에 의해 영향을 받을 수 있다. 입원 시설에서 근무하는 물리치료사, 작업치료사는 상처치료에 사용되는 평가 및 생 물리적 기술에 대한 CPT코드를 청구할 수 있다. Medicare 환자는 진단관련 그룹의 시스템에 변상하고 있다. 환자의 진단 및 특정 동시이환과 합병증에 따라 시설은 그 환자를 돌보는 일정 금액을 지불하고 비용을 관리하는 책임이다. 환자가 자신의 DRG 체류의 평균 길이 밖으로 배출하는 경우, 그들은 "단기 체류" 상태 또는 "국외자" 상태에 빠질 수 있다. 이러한 경우 중 하나로 환자에게 청구 실제 비용이 훨씬 더 중요해진다. 따라서, 이것은 치료사가 초기 상처 평가를 수행하고 이에 대한 요금을 생성해야 도움이 되었을 수도 있다. .

의사 및 기타 자격을 갖춘 의료 제공자에 의해 수행되는 특정 중재는 실제로 환자의 DRG를 변경하고 환급에 영향을 미칠 수 있다. 창상절제를 필요로 하는 환자는 수술 상담을 요청에 대한 추가를 고려할 수 있다.

RUG 카테고리가 치료서비스에 사용되는 전문 간호시설, 하나는 물리치료사 또는 작업치료사에 의해 상처관리 중재가 실시되고 청구분에 포함되는 사실을 인식해야 한다. 특정 환자의 상황에 따라 이것은 바람직하거나 바람직하지 않을지도 모른다.

환급 정책은 일관성 있는 기준으로 변경하고 보험회사가 혼합 반입하는 경우 훨씬 더 다양하고 있다. 당신의 설비에 대한 어떤 FI 또는 Mac 문제 결정을 알고 실천이 영역을 감시 책임을 팀 구성원이 있는지 확인하는 것이 중요하다. 이것은 최근의 실적에 대한 지불과 "never events" 조치에 비추어 특히 중요합니다. 보상에 대한 자세한 내용을 독자들이 알고 싶으면, 33장을 참고할 수 있다.

프로세스 표준화 (Process Standardization)

팀이 적절히 구성되고, 역할과 책임이 나누어지면, 환자가 받을 수 있는 관리를 표준화하는 것이 중요하다. 이 경우에는 표준화가 상처 환자를 치료하기 위해서 "요리책" 처럼 접근하는 것을 의미하지 않는다. 상처관리 분야에 경험이 많은 의사들은 단계 III 압박성 궤양이 같은 방식으로 정확하게 치료될 수 없음을 알고 있다. 오히려, 목적은 각각의 환자에 대한 치료를 개인에 요구에 맞추는 동안 치료 계획에 영향을 미치는 모든 분야가 해결되었는지 확인하는 것이다.

> **핵심 34.2**
>
> 위험 평가, 제품 및 치료 등과 같은, 표준화 상처 프로그램 요소는 각각의 환자에 대한 개별화 될 수 있는 종합적인 접근을 보장한다.

위험 평가 (Risk Assessments)

각 시설에서 수행 위험 평가의 수와 종류는 크게 환자 인구의 제공을 기반으로 한다. 당뇨병 발 궤양, 동맥 부전성 궤양, 또는 정맥성 궤양에 대한 구체적인 위험 평가 도구는 없다. 이러한 병인의 각 위험 요인은 문헌에 잘 정의되어 있고, 상처를 이러한 유형의 환자의 많은 처리를 사용하고 내부 위험 평가 도구를 만드는 고려해야 한다.

압박성 궤양에 대한 위험 평가 도구 사용을 위해 더 널리 광범위하게 사용할 수 있다. 입원 환자의 상처 치유 프로그램의 대부분은 예방 조치뿐만 아니라, 치료 중재를 안내 하도록 하기 위해 프로그램의 초석으로 이러한 도구 중 하나를 원할 것이다. 사용되는 도구에 관계없이, 단순히 위험 범주를 지정해도 충분하지 않다는 사실을 기억한다. 위험에 처한 환자로 확인된, 시설은 위험을 줄이기 위해 수행모습을 보여줄 수 있어야 한다.[1]

이를 위해 알고리즘은 매우 도움이 될 수 있다. 의사는 중재가 특정 환자에 가장 적합한지 정확히 결정하기 위해서 경로의 일련에도 불구하고 "아니오/예" 형식을 따를 수 있다. 알고리즘은 회원이 특정 중재에 대한 책임과 어떤 팀, 제품을 사용할 수 있도록 장치의 윤곽을 그리고, 심지어 문서 완성을 위해 단서를 제공할 수 있다. 이 단계 과정에서 단계를 간과하는 중요한 정보의 위험을 줄일 수 있다(그림 34.2).

제품 약전과 판매사의 선택 (Product Formularies and Vendor Selection)

제품 약전과 판매사의 선택시장에서 사용가능한 상처 치유제품과 장치는 과잉으로 매일 더 많이 개발되고 있다. 때때로 다른 선택들에 대한 지식이 있고 경험이 많은 상처 치유 전문가도 어려울 수 있다. 포괄적인 상처 치유 제품 개발 팀을 강화하는 것이 한 가지 방법이다. 다음은 몇몇 유익한 약품 시행이다.

- ***관리전달을 보다 체계적으로 한다.*** 제품 수를 제한하면, 직원이 제품을 훨씬 더 능숙하게 사용할 수 있고, 경쟁력을 높힐 수 있다.
- ***가격을 낮춘다.*** 특징 판매회사나 종종 제품라인의 가격파괴 또는 할인의 결과를 표준화한다. 기업을 통해 방식이 공포될 때, 제품할인에 동기를 더할 것이다.
- ***쉽게 훈련되어야 한다.*** 상처나 피부치료 제품을 위한 특정판매 회사, 재직 중인 판매인 훈련을 하여 선택된다. 언젠가 임상 팀의 모임에서 그들의 목표는 첫째로 직원의 근무시간이 아니라 환자의 평가와 치료이다. 많은 판매회사들은 교육 시간에 활기찬 팀 구성원을 가진다.

실제로 제품에 매우 도움이 될 수 있으니 공급 업체의 결정에 매우 주의를 기울여야 한다. 시설의 특정 환자를 포함한 제품의 기본 사용자를 고려하고, 모든 구매 계약을 적용한 그룹(특히 계약을 하지 않은 상태에서 얼마나 많은 제품을 구매하는지)을 고려해야 한다. 포괄적으로 제품 시설의 요구는 95% 이상일 것이다. 그러나 만약 특정 환자가 그것에 대한 필요성을 말하면 다른 구매자들로부터 특수한 항목을 얻어야 한다. 이 과정은 지침의 관리가 있어야 한다. 새로운 제품을 더하기 전에 임상적인 수요는 제품의 평가 팀은 반드시 제품의 중복 생산을 최소화하고 보장해야 한다.

최소한으로, 이 제품의 약전은 기본 소독 카테고리를 덮을 수 있다. 이것은 거즈를 포함해서, 흡수시킬 거즈, 투명필름, 하이드로콜로이드, 하이드로 겔, 포말, 알긴산염류(또는 다른 효소 소독), 국소용 항세균제 그리고 접착제(테이프)다. 환자 치료의 유형, 팀에 포함된 다른 전문의, 합성 소독, 콜라겐, 생물학적 소독 그리고 적절하게 피부 대용품을 포함하는 것에 기반을 둔다.다른 제품의 위험은 개발을 막는다는 다른 의사들의 편견이 존재할지도 모른다. 종종, 시간이 지나면서 팀 구성원들은 전문적인 관계를 만들어 갔다.

약전의 결정은 최대한 객관적으로 이루어져야 한다. 한 가지 방법은 목표를 위해 양적 분석을 이용하여 판매

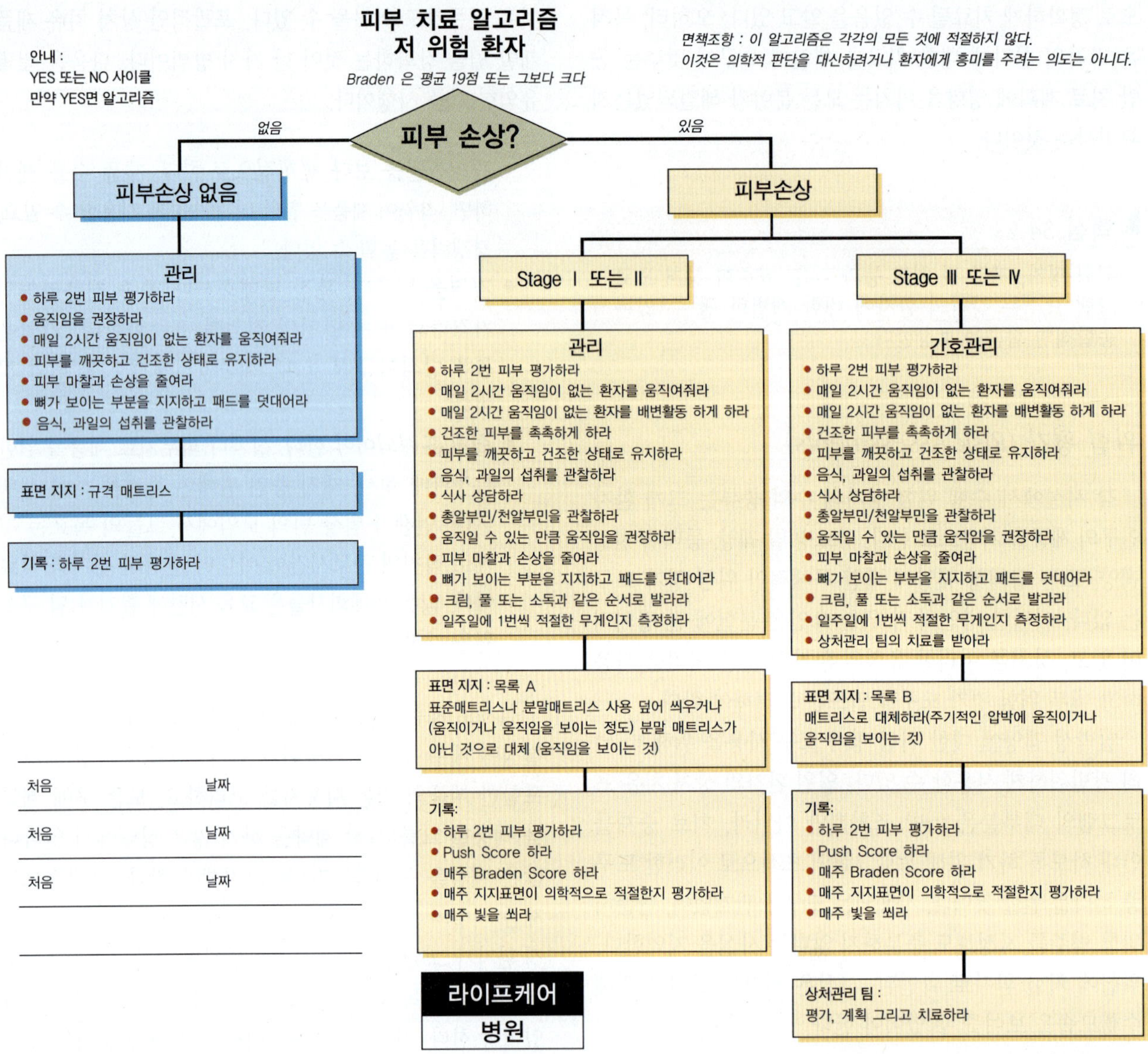

그림 34.2 *알고리즘 샘플, 피부 손상 위험이 있는 환자에게 기반을 둔 예방과 치료적 중재를 결정하는 알고리즘.*

자와 제품을 비교한다. 표 34.1는 서로 다른 2개의 침대 프래임을 비교하는데 이용될 수 있는 질적 분석의 샘플을 보여준다.

각각은 매우 다를 수 있다. 주된 이해관계자들(일반적으로 상처 치유팀과 행정 관리자를 동반한 중심 구성원)의 주된 특징은 환자의 유형과 평가에 사용되는 중요한 기반을 결정한다. 게다가, 그들은 또한 그 큰 그림의 특징이 얼마나 중요한지 결정한다. 표 34.1에서 보여지듯 "사용하기 쉽다."가 매우 중요하고,(20%차지) "비용"이 가장 낮았다(5% 차지).

또 다른 방법은 과정의 객관성을 높이기 위해 반드시 직원들은 동일한 시간 동안 각 제품의 연수를 받고(반드시 근무 중 시간을 내어), 동일한 시간 동안 제품을 평가한다. 일단 관계자는 사용될 제품의 특성과 중요성을 결정하고, 이 과정에 대한 평가는 최종 사용자에게 인계된다. 최종 사용자는 단지 상처관리팀의 다른 구성원을 참고하지 않는다. 최종 사용자는 그 제품을 사용하고 있는 어떤 사람이다. 예로, 최종 사용자, 간호 보조사, 의사, 가사 도우미, 치료사, 심지어 환자도 포함될 수 있다. 환자의 효과, 특히 편안함과 통증 감소와 같은 주요 특성이 결정에 필수적이다.

일단 최종사용자는 제품 연구와 평가를 완료하는 기회

표 34-1 침대 프레임 질적 분석

주요 질적 특성	가중치	점수 (1-10)	Points
사용하기 쉽다	20%		
브레이크 기능	15%		
등급의 정확성 / 반복성	15%		
형식에 잘 맞다	5%		
사용감이 편하다	10%		
동작이 쉽다	5%		
안전하지 않다	5%		
출구 시스템	10%		
비용	5%		
품질 보증	10%		
합계			

를 가졌고 그 결과는 결합될 수 있다고 결정했다. 평가는 각 직원이 주요 특징을 1-10점으로 측정한다. 이 점수는 특정 특성에 대한 비율을 곱하고 나온 점수는 모두 더해져 총 계가 된다. 모든 레벨의 직원의 의사결정 과정은 매우 유익하다.

이것은 새로운 약전의 시행이 증가될 때 동일 제품과 직원 증가에 관한 다른 관점을 감안해야 한다. 시작부터 직원은 이 과정에 참여했고, 그들은 자신의 일이라 느끼고 이해하고 최종 결정을 고려했다. 게다가, 어떤 재직 중인 직원의 훈련비용을 포함하고 있어서 학습 곡선은 매우 짧다.

방식을 결정할 때, 기회의 모든 부분을 고려한다. 상처 치료의 소독은 시작에 불과하다. 피부 관리 제품, ostomy 제품, 지지익면, 부압, 초음파, 전기적 자극, Doppler 장치 등에 대해 생각한다. 이들 각 영역을 합리화하는 것은 전체적으로 상처 치유 프로그램의 효율성을 증가시킨다.

치료 알고리즘 (Treatment Algorithms)

치료 알고리즘은 위험평가에 대한 중재 표준화 기반을 두고, 치료 선택의 간소화에 도움을 줄 수 있다. 예를 들어, 치료 알고리즘을 만드는 상처관리팀, 아마 각 층의 간호사들은 반드시 입원 환자 셋팅에 반드시 사용할 것이다. 상처 치료팀이 바로 도움이 될 수 있을 때 이 알고리즘은 특히 상처에 대해 유용할 수 있다. 현장 직원이 적절한 행동 방침을 세우려면, 상처관리팀은 확실히 보증 상황이 오면 알려야 한다. 상처관리팀의 이러한 계기는 환자에게 필수적인, 더욱 발전된 중재를 요구한다(글상자 34.1)(그림 34.3). 치료 알고리즘은 상처의 모든 유형에 적절하고 그 기능, 습기 관련 피부 손상, 강한 압력에 의한 궤양을 다룬다.

게다가, 직원들은 적절한 치료를 결정하는 것을 돕고, 개선을 위해 기회를 찾는 것을 돕는다. 예를 들어, 압박성 궤양이라 불리는 3기의 처음 알고리즘은 거즈 드레싱으로 죽은 공간을 채운다. 압박성 궤양 3기의 모든 환자에게 문제가 되는 상처주위를 불리는 것은 아니다. 더 많은 흡수 드레싱이 필요하다고 판단되면, 지금 알고리즘도 이것을 반영하기 위해 변화되어야 한다.

다른 예로, 드문 상처를 가진 환자의 경우 일관성 있는 치료 알고리즘이 유익하다. 만약 입증된 치료 알고리즘과 치유되지 않은 환자의 상처는 의사가 다른 변화를 찾기 위해 그 역할을 이끌 수도 있다. 문제는 바이오버든 문제인가? 초기 평가에서 상처 원인론을 찾았는가? 생검 은 하였는가? 그 장소에서만 강한 제품은, 그 치료 알고리즘은 매우 일반적이다. (즉, 상표 이름보다는 소독 카테고리는 사용하게 만든다.) 제품 라인이나 소독 이름의 변화까지도 그 치료 알고리즘의 기능을 계속 유지하는 것을 허락했다. 이것은 또한 치료 알고리즘이 매우 권위적으로 되는 것을 막는다. 그 알고리즘은 환자 치료를 안내하는 것을 의미하지만 좋은 임상적 판단을 대신하지는 않는다. 그들은 확실히 표준, 환자의 경우를 벗어나 그 치료 알고리즘은 경우를 감안하기에 충분하다. 이것은 치료 알고리즘을 정기적으로 받는 것이 중요하다.(대부분 시설은 의료 집행 위원회에 의해 매년 검토를 요청할 것이다.) 현재 시설의 관례는 치료 알고리즘이 나타내고 있고, 정기적인 업데이트를 감안하여 새로운 문학과 연구에 기반을 두어 돕게 한다.

치료 알고리즘 사용 요령에 대해 생각할 때 넓은 관점에서 탐구하여 기억하게 한다. 상처 치료의 분야에서, 소독을 위한 알고리즘은 깨끗하게 하는 옵션이지만, 무엇에 대해 상처가 있는 환자를 다른 관점에서 돌보겠는가? 좋은 예는 상처가 있는 환자를 치료한 결과일 것이다. 알고리즘이 일찍이 어떤 상처 유형에 생물학적 기술이 사용되기

글상자 34.1 압박성 궤양 3기의 단순 상처 치료 알고리즘

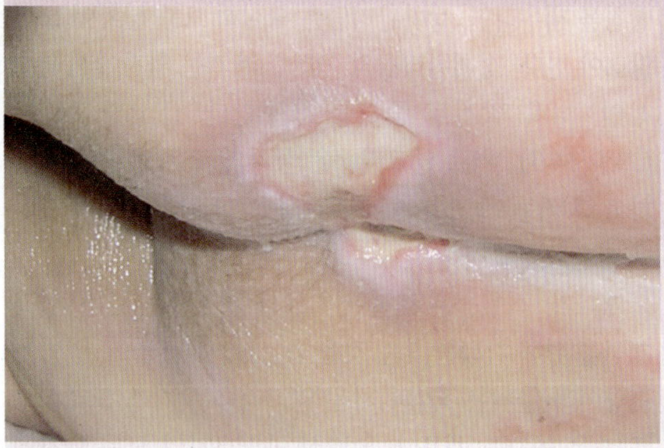

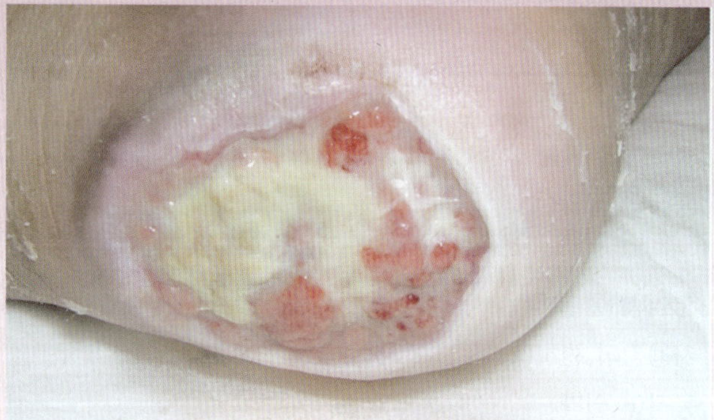

정의(Definition) :

이 상처는 두꺼운 조직의 손실로 보인다. 피하지방은 혈관, 그러나 뼈, 힘줄 또는 근육은 노출되지 않았다. 현재 통증은 있지만 피부 손상의 깊이는 모호하다. 압박 궤양은 잠공이나 터널링을 포함할지도 모른다. 압박성 궤양의 3기는 해부학적 위치에 의해 달라진다.

- 개방성 상처에는 과산화수소수나 베타딘®을 사용하지 않는다.
- 주치의는 평가소견과 치료계획을 알린다.
- Hydrogel의 약품 = Saf-Gel®
- 적절한 "탈지 소독"의 약품 = Aquacel® 또는 Kaltostat®

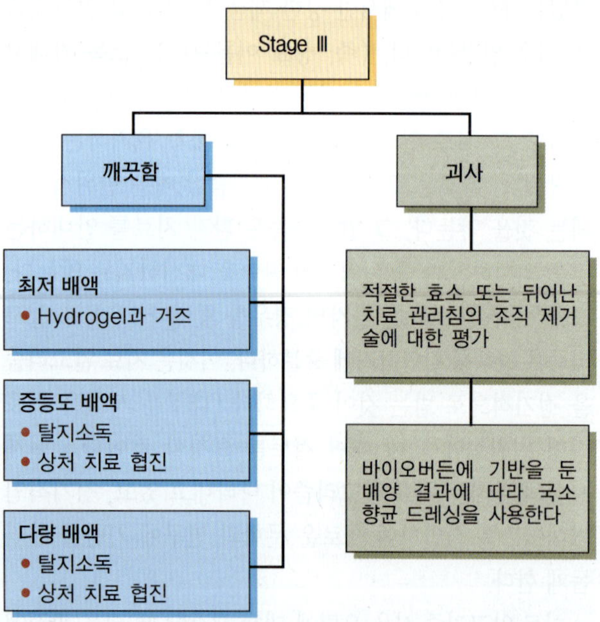

그림 34.3 *3 단계 압박성 궤양의 상처관리 알고리즘의 예.*

위해 만들 수 있고, 중재 공략, 보상과 보강의 계획들은 근육에 4기 상처 영향에 기반을 두고, 동맥이나 정맥에 상처가 있는 환자는 낮은 강도의 치료적 운동을 행한다.

그러나 이 중재는 항상 상처를 다루지 않지만, 치유 과정은 긍정적인 영향을 준다. 이것은 다른 팀 구성원의 기운을 활용하고 단지 상처가 아니라 환자 전체를 보고 접근한다.

치료 알고리즘의 일관성이 유익한 또 다른 사례는 흔히 상처 문제가 있는 환자의 경우입니다. 입증된 치료 알고리즘은 위치에 있으며 예상대로 환자의 상처가 치유되지 않은 경우, 그것은 역할을 하고 있을 다른 변수를 탐구하기 위해 임상을 주도하고 있다. 해결해야 할 바이오버든 문제가 있습니까? 초기 평가가 제대로 상처 병인을 확인했나요? 생검이 수행되어야 하는가? 언제까지나 강한 제품 약전이 매우 일반적인 것이고, 치료 알고리즘을 가진다(즉, 브랜드 이름보다는 드레싱 카테고리를 사용한다). 이 제품 라인이나 드레싱 이름을 변경하더라도 치료 알고리즘 기능을 유지할 수 있다. 또한 너무 규정하는 되는 걸 치료 알고리즘을 방지할 수 있다. 알고리즘은 좋은 임상 판단에 대한 대체, 환자 치료를하지 가이드하기 위한 있다. 이 기준입니다 무엇으로부터 이탈된다. 특정 환자 시나리오가 되며, 치료 알고리즘은 이러한 경우에 충분한 융통성이 있어야 한다. 치료 알고리즘 (대부분의 시설이 의료 집행위원회에 의해 매년 검토가 필요합니다.)은 정기적으로 검토하는 것이 중요하다. 이것은 시설의 현재 관행이 치료 알고리즘에 반영되도록 하는데 도움이 되고, 새로운 문헌 연구에 대한 정기 업데이트 베이스에 도움이 된다.

치료 알고리즘을 사용하는 방법에 대한 생각하면 광범위한 전망을 탐구하는 것을 잊지 않는다. 상처 치료 분야에 드레싱을위한 알고리즘이 명확한 선택하지만, 상처와 환자에 대한 치료의 다른 측면에 대해서 무엇인가? 이 좋은 예제는 스테이지 IV의 상처에 영향을 근육 (들)에 따라 특정 상처 유형, 위치 중재 보상 및 강화 전략을 함께 사용할 수 생물리적 기술에 대한 치료에 영향을 미칠 수 있으며, 동맥 환자에 대한 낮은 말단 치료 운동이다. 또는 정맥 부전성 상처.[2,3] 이러한 중재는 항상 상처 침대 자체를 해결하지는 않지만, 그들은 적극적으로 치료 과정에 영향을 미칠 것이다. 이 방법은 다른 팀 구성원의 장점에 이용뿐만 아니라, 상처 자체, 전체 환자에서 보인다.

평가와 사정 (Evaluation and Assessments)

상처관리 팀의 구성원에 따라 주로 상처 평가 및 심사 담당자가 변경될 수 있다. 이와 관련된 배상문제는 이미 33장에 논의되었다. 평가되는 상처의 유형은 또한 팀 구성원이 주로 책임 있는 결정에 역할을 수 있다. 기문 지점을 둘러싼 피부를 가진 환자는 최선의 상처 ostomy의 자제 간호사 (WOCN)에 의해 평가 수 있다. 단계 IV ischial 궤양과 함께 환자 및 구축은 평가 인증 상처 전문가 (CWS) 물리치료사에게 더 적절할 수 있다고 말했다. 의심 괴사 중 괴사 근막과 응급시설에 들어가 환자는 최고의 외과 의사에 의해 평가된다. 같은 시설은 환자가 있는 단위에 따라 기본 상처 팀 구성원이나 상처의 종류에 환자의 현제 역할에 다양한 분야가 있을 수 있다. 상관없이, 평가가 발생되는 그것은 틀. 재평가가 발생하고 누가 책임 당사자 때 그것은 또한 지정하는 것이 필수적이다. 강력한 상처관리 팀은 환자를 관리하고 상태의 변화를 식별해야 한다. 주 및 연방 지침은 종종 이러한 시간 스케줄을 종종 일으킨다.

지지면 (Support Surfaces)

좋은 상처 치료 프로그램의 또 다른 핵심 부분은 지지면의 적절한 사용이다. 상처 드레싱 마찬가지로, 지지면의 세계로 이동하기 어려울 수 있다. 국립 압박성 궤양 자문 패널 (NPUAP)이 자신의 지지면 조치와 임상을 위한 쉬운 작업 만드는 몇 가지 중요한 진보를 했다.[4] 19장에서 설명한 바와 같이, 모든 주요 업체들은 지지면을 하기 위해 관련된 일반적인 단어를 채택했다. 그것이 훨씬 쉽게 다른 공급 업체 제품을 비교하고 다양한 지지면에서 제공하는 기능을 이해해야 한다.

지지면은 지난 몇 년 동안 먼 길을 와서 지금은 환자 치료를 향상시키기 위해 많은 옵션을 제공하고 있다. 어떤 지지면은 성공적인 상처 치료 프로그램의 핵심 구성 요소로의 필요성을 대체하지 않으며 그것은 지원 직원 대부분 크게 의존한다. 그럼에도 불구하고, 거기에 모든 상처 팀 구성원이 항상 기억하는 핵심 포인트는 상처관리팀 자체를 필요로 하지 않는다.

환자에게 가능한 지지면의 연속을 가지고 하는 것이 중요하다. 이것은 각각의 환자에 대한 치료를 개별화하는 것이 매우 중요한 또 다른 영역이다. 거의 동일한 상처와 두 환자는 매우 다를 수 있다. 교류 압력 표면 하나에 해당하는 수도 있다 어디에, 다른 하나는 공기 기류 표면에서 더 많은 혜택을 수 있다. 지지면을 지원하기 위해 관련 규칙서와 사용 알고리즘을 개발할 뿐만 아니라, 환자의 결과를 개선하는 등 크게 비용을 줄 일 수 있다.[5]

이것은 또한 재평가 시간 프레임이 정의해야 하는 영역이다. 환자의 상처(S) 치료로, 더 이상 움직임을 하게 매우 어려운 전송 공기 유동층 필요하지 않을 수 있다. 아마도 시설의 첫 번째 주 후 환자는 침대에서 더 독립적으로 이동하고 물리치료사와 함께 보다 쉽게 지지면을 교환할 수 있다. 상처 자체가 정기적으로 평가해야 하고, 지지면은 모든 환자 요구가 최적 충족되고 있는지 물어본다.

환자 안전 (Patient Safety)

모든 의료 기관은 환자 자신의 일상적인 상호 작용에 안전 대책을 통합할 수 있다. 장치 및 상처 환자의 치료에 사용되는 바이오버든 기술의 배열은 환자 안전에 좀 더 공식적인 접근 방식을 필요로 한다. 필요한 중재를 추적하는 스프레드 시트 또는 테이블을 사용하면 그들이 적시에 수행할 수 있는 확률을 증가시킨다.

대여 또는 임대하는 장치는 공급 업체에 의해 수행 예방 유지 보수가 있을 수 있지만, 그것은 처음부터 이것을 명확히 하는 것이 중요하다. 장비의 부품이 작동하는 방법과 관심이 있다면 어떤 소유 전기 설비의 안전은 최소한 매년 더 자주 생명 의학 서비스에 의해 확인되어야 한다. 이러한 창상 절제 기구에 대한 소독기 같은 장비는 일반적으로 수행되어야 한다. 매일, 매주, 일년에 2번, 그리고 연간 안전 검사를 했다. 그것들은 제조업체가 지정한 것이다. 냉장고가 객실 내 피부 대용품이나 약물의 온도가 매일 검사해야 한다. 이 감시 및 수행 어떠한 중재의 기록을 쉽게 접근할 위치에 유지되어야 한다. 주 및 연방 측량 기사들이 종종 이러한 문서를 보여 달라고 요구할 수 있다.

장치의 안전뿐만 아니라, 또한 드레싱 및 치료 알고리즘과 관련된 안전을 위해 공식 계획이 있을 것이다. 정책은 적절한 임상가들은 환자와 함께 사용되기 전에 제품을 평가에 관련된 어떻게 정의하는 장소에서 하여야 한다. 치료 알고리즘들은 여전히 현재의 최선의 관행을 반영하도록 최소한 매년 의료 직원에 의해 검토되어야 한다.

상처관리팀 미팅 (Wound Care Team Meetings)

종래의 학문 영역을 초월한 폭넓은 연구 팀의 강점은 인식하기 쉽지만 팀 구성원 사이에 정기적인 커뮤니케이션이 없다면 이러한 장점은 빠르게 약점이 될 수 있다. 의사는 수술하기 전에 영양사가 환자의 단백질을 강화하도록 권장 어떤 보충제를 알아야 한다. 물리치료사는 의사의 절개 플랩이 제대로 치유되도록 제한하는 활동을 원하는지 알아야 한다. 상처관리 팀 구성원 사이의 연결은 거의 무한하고 강력한 커뮤니케이션을 원활하게 할 수 있어야 한다. 모든 팀 구성원은 환자에 대해 동일한 목표(들) 방면으로 작동하지만, 종종 거기까지 매우 다양한 방법을 사용한다.

대부분의 상처 팀 멤버들이 하루 종일 지나가는 서로를 확인하고 필요 발생으로 다양한 환자에 대해 설명한다. 단, 회원들 간의 아이디어를 좀 더 공식 교류를 위한 장소가 여전히 있다. 아마도 한 팀 구성원은 다른 관찰하지 않은, 또는 누군가가 회의에 참석해야 한다. 변화에 들어서 그룹과 공유하는 새로운 중재를 가지고 있다. 정기 모임은 매주 또는 매월, 환자에 대한 열린 대화를 촉진하는 데 도움이 또한 일상생활에 이상 수행 커뮤니케이션 문화를 육성 여부를 지정한다.

이러한 팀 회의도 일어나고 있는 경우, 작업이 응답에 주의할 필요가 무엇이 있다. *경향을 논의하기* 위해 훌륭한 장소이다. 근본 원인 분석 공식적 동향을 평가하고 세부 사항을 확인하는 훌륭한 방법이다. 수분 치료에 긍정적인 경향이 있었다면-지난 달에 비해 이번 달 피부 손상을 다르게 한 일이 있었나요? 구입한 새로운 지지면 또는 사용하는 새로운 장벽 크림은 없었나요? 특정 원인을 정확히 알 수 없다면, 더 많은 환자에게 좋은 결과를 확장할 수 있는 방법이 있는가? 전월에 비해 증가 원내감염 압박성 궤양에 부정적인 경향이 있다면 반면에, 기본 원인은 파악해야 한다. 해당 기간 동안 인력 수준의 변화? 이러한 압박성 궤양의 위치에 추가로 경향은 있나요? 환자의 구두 뒷굽을 보호하기 위해 필요한 새로운 압력 오프 로딩 부팅 무엇인가? 이러한 상처의 가능성이 관여했다. 이전 단계 I 또는 깊은 조직 부상이 있지만, 간과 이 심층 검사 및 성능 주도적 확장에 대한 배상에 특히 중요하다.

상처 팀 회의는 또한 새로운 연구에 대한 아이디어를 앞으로 가져올 수 있다. 보건 의료 전반에 걸쳐 초점을 맞추고 증거 기반 실천에 있으며, 상처관리는 추가 데이터를 필요로 하는 영역입니다. 한 시설에서 발견된 동향은 보다 글로벌 환자 인구 관련된 수 있으며, 이러한 아이디어를 공유하는 것은 치료의 품질뿐만 아니라 환급 영향을 줄 수 있다.

팀 구성원으로서의 환자와 간병인 (Patients and Caregivers as Team Members)

임상 전문 팀 구성원의 역할과 책임은 기간에서 논의, 하지만 환자와 그 보호자에 대해 논의했는가? 그들은 중요한 역할을 가진 팀 멤버입니다. 그들은 의학 및 생리학 그들에게 무슨 일이 일어나고 있는지 이해해야 하고, 이것이 일어나는 것은 상처관리 팀의 책임이다.

> **핵심 34.3**
> 환자와 간병인은 상처 치료 팀의 핵심 멤버이다.

각 환자와 간병인은 상처에 대한 정보와 관련하여 다른 책임 수준을 가져야 한다. 이들이 자신의 상황에 대해 가장 좋은 배우는 방식에 차이가 있을 것입니다. 상처 팀 구성원이 개인의 선호에 민감하고 그에 따라 정보 전달을 조정해야 한다. 중요한 것은 환자와 간병인은 환자의 치료에서 그들의 책임을 이해해야 한다. 이런 책임은 스태프들로 하여금 2시간마다 환자의 자세를 바꾸어야 하는 간병인을 돕도록 하는 것이다. 즉, 환자를 의자에서 일어서도록 한다. 어떤 상황에서는 책임을 환자 또는 간병인이 집에 돌아갈 환자 위해 실제 드레싱 변경을 수행할 수 있도록 참여해야 한다.

입원환자를 위한 상처관리 프로그램의 실행 (Implementing the Inpatient Wound Care Program)

상처관리 팀 구성원이 선택되어 있고 프로그램의 프레임 워크가 확정되면, 완벽하게 프로그램을 구현하고 기능을 만드는 작업이 여전히 있다. 이것은 종종 상당한 인내심을 가지고 접근할 필요가 모두 한 가장 어려운 작업이다. 때때로 그것은 한 번에 한 프로그램 측면의 특정 부분에 단계에 도움이 될 수 있다. 아마도 시설은 압박성 궤양과 주로 다루고, 프로그램의 부분을 먼저 구현한다. 국가기관 시설은 새로운 프로그램을 소개 도움 자료를 이용할 수 있다.[6]

그 과정의 이 단계에서 상처관리 팀 구성원 자체는 새로운 프로그램의 챔피언이 되도록 지원 직원이 프로그램의 성공에서 매우 중요한 역할을 이해할 수 있도록 해야 한다. 상당한 시간과 새로운 책임에 대해서 직원 교육에 소비하는 에너지에 대한 필요가 있기 때문에 시설관리의 협력이 시간에 중요하다. 또한 프로그램이 진행 계속으로 감사하고 다시 교육에 헌신 시간 상당한 양이 있을 필요가 있다. 초기 실행 후 추적 준수를 정한 리소스가 부족하면, 프로그램이 실패될 수 있다.

관련된 모든 직원에게 보낸 명확하고 일관성있는 메시지가 있을 필요가 있다. 개선을 위한 기회와 성공 모두에서 – 그것은 새로운 프로그램에, 이들은 그 안에서 역할이 있으며, 모두가 처음 변경하는 일부 저항이 있을 수 있는 흔하지 않은 일은 아니지 개최지만, 피드백을 제공된다는 그들에게 명확해야 한다 – 프로그램은 전진과 변화가 쉽게 이루어져야 한다.

추적 결과 (Tracking Outcomes)

상처관리 프로그램이 이루어지면, 프로그램의 성공을 평가하는 방법이 필요하다. 앞서 논의, 찾고 시설 내의 동향을 평가하는 것은 내부적으로 프로그램을 모니터하는 한 방법이다. 지역, 지역 및 국가에 있는 다른 유사한 시설에 대한 벤치마킹을 위해 허용되는 가능한 방법도 있다.

공식 결과 도구는 압박 궤양 및 다양한 원인의 상처를 평가할 수있는 Bates–Jensen의 상처 평가 도구(BWAT)에 대한 치유에 대한 압박성 궤양 규모(PUSH)가 도구로 사용할 수 있다.[7,8] 많은 공급 업체는 이제 해마다 뿐만 아니라 다른 과 같은 시설에 대한 벤치마킹의 시설을 지원 뿐만 아니라, 그 자체에 대한 수 유행 및 발생 연구를 제공한다. 주 및 연방 기관 시설들이 상처 감염이나 원내감염 압박 궤양을 추적하는 데 필요할 수 있다. 그 외에도, 시설 취급 특정 환자에 따라 추적 결과에 대한 무한한 가능성이 있다. 결과는 입학에서 퇴원, 치유 시간, 그리고 환자가 특정 치료 중재를 받은 횟수에 상처 볼륨 측정에 반영이 있을 수 있다.

결과 추적 열쇠는 본되고 있는 환자 인구에 대한 의미가 지표를 선택하는 것이다. 데이터를 추모하기 위해 추적 데이터는 종종 환자의 결과를 개선하지 않는다. 수집된 데이터가 치료를 받고 이들에게 실제 응용 프로그램이 있을 때, 그 데이터는 드라이브 연습을 도와 드릴까요하고 강점과 프로그램의 고유한 특성을 시장에 사용된다.

> **핵심 34.4**
> 추적 결과는 더 큰 그림 – 사고과정 향상–에 기여할 필요가 있다.

외래환자의 상처관리 프로그램 (Outpatient Wound Care Program)

외래환자의 상처관리 프로그램의 환자 치료 구성 요소는 입원환자와 상당히 비슷할 것이다. 올바른 방향으로 함께 팀을 이끄는 것은 임상의사에게 매우 중요한 것으로 남으며 표준화된 동일한 기회가 존재한다. 외래환자의 보상 및 마케팅은 독특한 어려움을 가지며, 다음을 조사할 것이다. 도전과 새로운 건설과 관련한 일반적인 작업흐름에 관한 개요도 논의한다.

시장 평가 (Market Assessment)

외래환자 상처관리 프로그램에 대한 포괄적인 시장 분석의 일부로 간주 할 몇가지 요소가 있다. 잠재적 환자는 작은 부분이다. 어떤 사람은 의사(의사의 정보에 따라), 관리의료회사 및 제 3자 광고주 시스템 외에, 규제기관도 고려해야 한다.[9] 모든 상호 작용과 근본적인 프로그램의 실현가능성에 영향을 미칠 것이다.

프로그램 영역의 실태적 인구 통계를 조사했다. 많은 미국 원주민과 히스패닉 인구 지역은 아마 사지 복구 센터 또는 이들 그룹의 두 사이에 당뇨병의 높은 유행이 같은 당뇨성 발 클리닉에 의해 제공된다. 이 지역의 기본 직업은 공장이나 기계 작업으로 부러지거나 외상성 부상의 높은 발병률을 가지고 있다.

일부 핵심 의사는 그들의 동료와 함께 상처관리 프로그램의 네트워크를 갖고 있다. 프로그램 추천을 생성하는 것이 중요하지 않지만, 어느 시점에서 추가적인 전문가 모집 필요할 수 있다. 컨설턴트들은 이전의 직원에게서 입원환자들에 대한 설정을 훨씬 쉽게 찾을 수 있다. 외래 프로그램은 결과에 따라 전문 계약 수행에 중재하고 협상의 유형에 대한 심층 평가가 필요하다. 현장에서 광범위한 상처의 괴사조직제거 방법을 실행할 외래 환자 상처 치료 팀의 핵심멤버로 성형외과 의사가 있나? 그렇다면 , 마취 서비스에 대한 취득 계약을 했는가?

FI 또는 MAC과 지역에 관리 의료 회사는 매우 친숙하다. 대부분의 관리 보험 회사들은 공급자가 서비스에 대한 상환하기 전에 네트워크 대책 마련이 필요로 하다. 이러한 계약은 운영을 유지하고 충분한 수익을 보장하기 위해 외래 진료소를 열어 미리 잘 협상해야 한다. 프로그램이 어떤 환급 변경과 함께 현재를 유지하므로 팀 구성원 중 하나가 규제 업데이트를 받을 수 있도록 등록 해야 한다. 이러한 변화 뿐만 아니라 특정 청구 코드 또는 의사 수수료와 관련이 있지만, 제품 및 공급과도 관련된다. 이것은 정규직이며, 대금 청구 및 지급의 분야에서 전문지식을 필요로 한다. 일부 프로그램은 숙련된 공급 업체에 이 부분을 아웃소싱하는 것이 더 쉬운 것을 발견한다.

외래환자 서비스를 적용할 주 및 연방 지침을 잘 알고 있는 누군가가 있는 것 또한 매우 중요하다. 당신이 치료 연속의 일부로 고압 산소 서비스나 외과 서비스를 제공한 외래 상처 치료 프로그램이 있는 경우 요구사항이 달라집니다. 규정의 지식은 프로그램 작동 중 배상 뿐만 아니라, 주 검열은 시공 과정에서 나아가는 속도에 영향을 줄 수 있다.

제공되는 서비스 (Services to Be Offered)

종합 시장 평가가 완료되었으며, 외래 상처 프로그램 구축이 전진하도록 결정되었으며, 서비스의 범위를 정의해야 한다. 수많은 생물리적 기술과 부속의 치료는 상처와 관련되어 있을 수 있는 전문의 수를 모든 종류의 치료에 사용할 수 있다. 시장 분석에서 수집한 정보는 이러한 서비스의 범위를 좁혀 도움이 될 것이다. 너무 광범위한 범위가 모든 프로그램이 평범하게 이어질 수 있는 반면, 너무 좁은 범위를 제공하는 것은 환자를 캡처하는 기회를 제한하지만, 정말 탁월할 수도 있다

> **핵심 34.5**
> 서비스의 시장 범위의 객관적 평가는 외래 상처 치료 프로그램이 전진하기 전에 완료해야 한다.

이러한 결정의 일부를 만드는 유용한 도구가 SWOT이다. SWOT은 *강점(strengths), 약점(weaknesses), 기회(opportunity)* 및 *위협(threats)*의 약자이다. 이 모델의 강점과 약점은 프로그램 내부 속성이며, 반면에 기회와 위협도 고려해야 할 외부 요인이다. 진정한 이러한 운동의 전체 이익을 감사하기 위해, 분석 완료 정직과 편견없이 완료되어야 한다. 희망은 평가 프로그램 가능성에 대한 정보를 의사 결정에 이르게 된다. 존재하는 위협이 기회로 설정될 수있다면, 프로그램의 성공은 강력한 가능성이 있다. 현재 약점이나 위협이 뛰어 넘을 수 있다면 엄청난 비용이 발생되기 전에, 전체 프로그램을 재평가할 수 있다.[10] 그것이 외래 상처 프로그램의 시작과 관련될 수 있으므로 표 34.2는 샘플 SWOT 분석을 제공한다. 이 예제에서 위협 요인 중 하나는 이미 고압성 서비스를 제공하고 주변에 다른 두 프로그램이 있다는 사실이다. 이것은 프로그램의 세부사항에 따라 두 가지 방법 중 하나를 사용하여 처리할 수 있다. 아마도 새로운 프로그램이 고압성 서비스를 제공하지 않도록 결정하고, 구체적인 환자 인구에 대한 경쟁이 없다. 또한 결정은 의사와 초영역적 팀의 강점이 새로운 프로그램을 훨씬 더 포괄적인 경쟁자 중 하나 이상 만드는 것을 했고, 프로그램은

표 34-2 샘플 SWOT 분석

장점 (strengths)	약점 (Weaknesses)	기회 (Opportunities)	위협 (Threats)
새로운 병원 공간의 구축 아웃에 대한 기업 후원	외래청구요건 경험이 전혀 없다.	완전 초영역팀이 지역에서만 프로그램	고압실과 15마일 반경에 있는 두 개의 다른 프로그램
직원진료소에 주 5일 상처관리 전용 및 고압성 의사	현재 이곳에 혈관 외과의에 대한 계약이 없다.	4세대 초음파 창상절체 장치의 최근 수집 (100마일 반경에 있는 단 하나)	보험회사 X와 함께 현재 관리 보험 계약은 외래 환자 서비스를 커버하지 않는다.
상처는 치료 훈련된 물리치료사, 간호사, 그리고 림프수종 치료사는 이미 직원			

SWOT, strengths, weaknesses, opportunities, and threats.

계획대로 진행될 수 있다.

프로젝트 관리 (Project Management)

본 장의 다음 부분은 새로운 외래 상처 프로그램의 작성을 가장하고 고려하며 건축 세부 사항을 논의한다. 관련된 모든 변수에 의해, 가능한 모든 시나리오를 논의하는 것은 불가능하다. 주요 질문은 자세히 보는 독자들에게 제기하고 있다. 한 시장 평가 및 SWOT 분석, 외래 상처 프로그램에 대한 의견을 토대로 확인하여 확장이나 병원 공간의 변환이 시작된다. 프로젝트의 적절한 관리를 위한 고려할 세 가지 중요한 전반적인 개념이 있다: 시간, 비용, 리소스 가용성.[10]

시간 (Time)

공간 디자인을 변경하거나 새로운 건설을 시작했을 때 완수해야 할 작업이 다수 있다. 이러한 작업의 대부분은 상호 의존적이며, 이러한 작업이 수행되는 순서는 작업 자체만큼이나 중요합니다. 이러한 타이밍 문제 많은 건축 회사와 일반적인 계약자에 관련되어 처리되지만, 임상은 프로그램의 환자 치료 요구 사항을 충족하여 최종 제품을 위해 프로세스의 모든 단계에 포함시킬 필요가 있다.

그것은 프로젝트의 타임 라인을 보여주는 그것이 계획에 포함시킬 수 있도록 임상 입력이 초기에 충분한 유혹 있는지 확인하는 Gantt 차트를 만드는데 관련된 모든 도움이 됩니다. 표 34.3에서 Gantt 차트는 새 병원 건설에 관련된 다양한 작업의 예제를 제공한다. 실제 사용하기

표 34-3 샘플 Gantt 차트

직무	9월 07	10월 07	11월 07	12월 07	1월 08
도면을 마무리 건축가 회의	■				
계획 국가 승인/ 초기 검사		■			
카운티 건물 허가를 취득		■			
배관 설치			■		
전기 작업 완료			■		
마른 벽에서 나온/그림 완성				■	
바닥 설치					■
시험 테이블 설치					■

위해 이 Gantt 차트 훨씬 더 자세하고 종종 여러 페이지를 커버한다. 프로세스의 각 시점에서 임상 입력이 필요하다. 건축가와 계약자는 의료 구조에 익숙한 경우에도, 임상의사는 매일 병원에서 발생하는 어떤 분야의 전문가이다.

비용 (Cost)

모든 프로젝트가 정말 마무리하기 전에 예산은 그대로 있어야 한다. 외래 상처 프로그램, 이것은 기업 사무실 또는 사업을 재정 사업 계약을 체결해야 임상에 의해 주도 될 수 있다. 이것에 관계없이, 고려해야 할 몇 가지 변수가 있다. 프로젝트에 사용할 수 있는 초기 자본은 얼마인가?

이것은 진료소가 개설되면 자본금과 수술비를 비교하여 얻은 얼마나 많은 장비가 필요할지 결정된다. 또한 많은 장비의 철저한 구입과 많은 임대는 영향을 줄 수 있다.

임대는 적은 선불 비용으로 그 과정에서 초기 장비 취득을 허용한다. 단점은 임대의 월별 지불은 월별 매출에서 빼야 한다는 것이다. 이 프로그램의 핵심에 영향을 미친다.

자원 가용성 (Resource Availability)

프로젝트의 유형에 대한 자원뿐만 아니라 비용을 포함할 뿐만 아니라 장비, 공간, 사람 등도 포함한다. 비용 억제의 관점에서 계획 프로세스에 필수적인 유일한 직원은 처음부터 고용하여야 한다.

핵심 멤버 중 일부는 프로그램이 열려 있고, 그들이 환자 치료에 대한 전체 시간을 필요할 때까지 컨설턴트의 역할을 기꺼이 할 수 있다. 비용을 제어하는 창조적인 방법을 찾아본다. 장비에 사용할 단체의 구매 계약을 활용하고, 독특한 임대 또는 대여 준비를 위해 업체와 협상한다.

프로젝트 회의 (Project Meetings)

건축가 회의 단계는 일차단계이다. 초기 회의는 일반적으로 프로세스와 건축 회사의 대표에 관련된 주요 임상을 포함한다. 가능성, 프로젝트에 대한 아이디어와 많은 임상의사가 있겠지만, 의사 결정 및 시간 관리의 관심에 4–5 주요 회원은 이 회의에 참석하고 앞뒤로 정보를 전달하기 위해 선택되어야 한다. 이 회의에서 공간을 사용 방법에 대한 토론이 많이 있다: 얼마나 많은 치료 방, 그들의 각각에 무엇이 되고, 대기 공간이 얼마나 크고 필요한가 등. 바로 처음부터, 기본장비는 매우 중요하게 된다. 건축가는 공간으로 가는 장비에 대한 가능한 많은 '컷시트'를 얻을 것을 선호한다. 해당하는 경우 자른 시트는 공간 및 전력 요구사항을 공급 업체에서 제공하는 사양이다. 이렇게 일찍 제출하면 원하는 공간에 맞지 않는 진찰대를 주문한 것을 대체 가능하며, 나중 문제를 방지하는데 도움이 된다. 다음 회의에서, 건축가는 초기 논의를 바탕으로 공간 평면도를 선택하여 돌아올 것이다. 이 시점에서 그것은 변화를 만들기 상대적으로 쉽다. 임상의사는 지금은 환자 임상 흐름에 관한 제안 레이아웃을 평가해야 한다. 병원은 등록 환자에 쉽게 접근할 수 있는가? 입구 위치를 이해하거나, 환자는 목적지에 도착하기 위해 치료 영역을 통하여 걸었는가? 도면에서 해결되거나 해결되지 않을 수 있다는 우려를 하고 있다.

일단 최종 바닥 계획은 일반적으로 다른 건축가와 회의 및 프로젝트를 위한 일부 하청업체 구체적으로 전기, 배관, 정보, 시스템 및 인테리어의 처리가 결정되었다. 또 임상의사 입력 공간의 최종 기능이 매우 중요하다. 전기 계약자는 전원 콘센트의 수와 유형에 입력을 원할 것이다. 콘센트가 어디에 어느곳에 있어야 하는가? 얼마나 많은 콘센트가 비상 전원에 의해 공급해야 하는가? 그들은 또한 병원의 다른 영역에 대한 조명에 대해 알아야 한다. 병실에 특정 "검사" 등이 있을 필요가 있는가? 임상의사들은 이런 질문에 제대로 답변 수 있도록 공간을 사용하는 방법을 매우 능숙해야 한다.

다른 계약도 거의 동일한 방식으로 작용한다. 배관공은 싱크가 어떤 크기로 어디에 위치 할 지 알아야한다. 많은 휴대 전화와 데이터 라인과 설치할 위치를 알고 있는 정보시스템 계약자가 필요하다. 이것은 다시 큰 그림에 대해 생각할 좋은 시간이다. 프로그램의 궁극적인 목표는 그 장소에 열게 되지 않더라도, 전자 의료 기록을 가지고 있는 것이며, 이에 대한 계획은 초기 건설시에 해야한다. 그것은 마른 벽에서 나온 것이 오히려 건물이 완료된 후보다 장소 전에 추가 데이터 라인을 기각해야 훨씬 더 비용 효과적이다. 인테리어 디자이너는 공간의 마학을 우려한다. 페인트 색상, 바닥, 병실 가구를 논의해야 한다. 정기적으로 신체 체액에 노출 될 영역은 더 나은 시트 비닐 바닥보다는 복합 타일 바닥을 함으로써 감염 제어 관점에서 제공될 수 있다.

다음 이 회의는 건축가가 일반적으로 승인을 위해 지정된 모든 계약자의 세부 계획과 다른 문제이다. 이러한 계획은 신중하게 연구해야 한다. 일단 승인 및 검토를 위한 상태로 전송되며, 변경 사항은 건축가의 변화 비용에 프로젝트 결과의 일정에 영향을 준다. 상태가 이러한 계획을 검토하고 승인해야 하는 시간은 다르며, 자치주와 도시의 승인을 위해 요구된다. 주에서 실제 건축 허가를 얻을 수 있으며, 정확하게 건축을 시작하는 방법을 신속하게 보내줄 것이다.

임상의사 또는 최소한 외래 상처 치료 프로그램에 대한 프로젝트 관리자는 정기적으로 공사를 검사하는 것이 중요하다. 최종 버전 이전에 발급된 다양한 건축 계획이 있을 수 있고, 계약자의 올바른 관리를 훨신 쉽게 할 수 있다. 이 건설 단계는 프로그램의 내부 동작이 자리에 있는지 확인하기 위해 가장 알맞은 시간이다. 정책 및 절차 개발 및 승인, 제품 방식 설립하고, 환자 치료를 위한 알고리즘은 공식화되어야 한다.

공사가 완료에 가까운 상태일 때 주 감독관이 다시 방문하여 사용을 결정할 것이다. 사용이 허락되면, 직원들은 공간에서 머무를 수 있다. 사무실에서 움직일 수 있고 장비 훈련을 시작할 수 있다는 것을 의미한다. 이것을 사용하고 모든 장비에 필요한 예방 유지 보수에 대한 판매회사 직원의 이상적인 시기이다. 생물 의학 테스트 서비스는 환자에 사용하기 전에 모든 전기 장비의 안전을 증명해야 한다. 이 사용 단계 동안, 모든 직원은 새로운 공간과 관련된 생활 안전 코드의 전문가가 될 필요가 있다. 이것은 연기 구획, 피난, 노선 및 비상 절차를 포함하고 있다. 주 검사관이 돌아 왔을 때, 직원들은 이 상황에서 취해야 할 행동에 대해 의문을 제기한다. 이병원이 오픈했을 때 환자에게 큰 역할을 한다.

마케팅 전략 (Markcting Strategies)

외래환자의 상처관리 프로그램은 환자와 마지막 접촉 준비를 갖추고 있다, 강한 마케팅은 깨어 있는 인식과 생성추진 필요를 한다. I임상 관련 프로그램은 프로젝트를 하는 동안 동료와 공급업체의 지속적인 기준의 네트워크를 가지기를 희망한다. 인구통계 연구는 처음과 용역 프로그램 제공은 프로그램 추가정보에 도움을 줄 수 있다.

프로모션 믹스 결정 시 고려해야 할 네 가지 구성 요소가 있다. 광고는 개인판매, 홍보판매, 섭외이다. 광고는 여러 가지 다른 미디어 유행이 광고판, 신문, TV에서 이루어진다. 각 옵션들의 비용은 매체는 효과적으로 대상을 포획할 것을 존경받는 것은 필요하다. 개인판매는 잠재환자나 근거 보내기에 도움이 된다. 그러나 훨씬 더 비싼 경향이 있다. 이것은 효과적인 계획을 할 수 있다. 그러나 보다 효과적인 마케팅 전략의 일부와 균형이 필요하다. 판촉은 또 상당히 비싼 경향이 있다. 이런 계획은 판매회사 홀에서 회의를 하는 동안과 직원이 질문에 답변하거나 설득하는 구매 공간을 포함할 것이다. 대중관계는 일반적으로 지역사회 참여 일부를 포함한다. 예를 들어 새로운 외래환자 관리에 대한 이벤트는 "그랜드 오프닝"일 것이다. 손님 목록은 잠재근원, 잠재 지불자, 지역사회 지도자를 포함해야 한다. 프로그램과 관련된 임상을 소개하는 좋은 기회이다. 그것은 또한 새로운 프로그램의 인식 인상에 도움이 될 것이다. 추가로 홍보의 기회도 이어갈 수 있다. 아마도 공동체 직원이 참여할 수 있는 자원 봉사활동 시간이 있다.[9]

가장 중요한 마케팅 요소는 스스로 매우 열심히 제어하는 것이다: 능동적인 환자의 경험 환자는 좋은 경험을 가지고 있거나 좋은 결과 확산은 새로운 가족, 친구, 그들의 정기적인 의사를 달성할 것이다. 모든 컨텐츠는 새로운 추천 줄을 열 수 있을 것이다. 이러한 유형의 마케팅 힘은 부정적인 경험이 동등한 능력을 감소시키기 때문에 과소평가해서는 안 된다.

그들은 항상 프로그램 직원이나 환자에 대한 기대를 환자에게 결과를 인식할 수 없을 것이다. 부정적인 응답을 완화하는 열쇠는 종종 환자들과 의사소통하고 그들의 치료 관련으로 돌아간다. 만약 환자가 활동적이라면 시작과 많은 중재가 시도되고 있다는 것을 이해하는 것이 그들의 관리로부터 그들은 처음계획보다 다른 결과를 이해할 가능성이 더 높다.

요약 (Summary)

임상 측면과 비즈니스 측면은 관리 프로그램을 개발할 때 많은 경우의 프로세스를 고려해야 한다. 입원 환자와 외래환자 프로그램 모두 특별한 도전을 가진다. 그러나 상당한 중첩이 이루어지고 있다. 관리 프로그램의 중요한 목표는 상처를 가진 환자들에게 훌륭한 결과가 있는 훌륭한 관리를 제공하는 것이다. 올바른 프로세스 구성과 올바른 임상가를 가지는 것은 프로그램과 그들의 관리들에 관련된 도움을 줄 수 있다.

사례연구 34●1 상처관리팀의 계획

역사 (History)

농촌 지역 사회 병원은 보다 포괄적인 입원환자의 상처 프로그램을 개발하길 원한다. 현재 스태프로서 한 명의 상처관리 경험을 가진 물리치료사와 간호사가 있다. 둘은 다른 층에서 근무하여 서로를 볼 수 없다. 관리는 층의 직원에 따라, 그날 근무가 누군지에 따라 달라진다. 지난 10달 병원의 압박성 궤양은 시설에 보고되고 있다.

팀 구성원들 (Team Members)

물리치료사와 간호사라면 상처에 관심을 가진 경험 있고, 그들을 어쩌면 기초 팀에 의해 개발되었다. 다른 팀 구성원은 의사를 포함하여(팀의 수장, 게다가 자문위원) 영양사, 간호사, 간호보조, 의지사, 족부의사, 사례 관리자, 사회 사업가, 배상 전문가, 약사, 품질관리인이 채용된다. 방식의 필요성은 각 새로운 구성원들에 의해 기술된다. 만약 간호사들은 매일 소독하여 변화를 기대할 것이다. 그들의 일을 능숙하게 수행하기 위해서 그들은 반드시 계속적인 교육이 필요할 것이다.

추적 프로세스 표준화 및 결과 (Process Standardization and Outcomes Tracking)

팀은 선택을 필요로 한다. 위험, 적절한 평가 환자인구에 직원을 교육시킨다. 어떻게 사용하는지 그리고 모든 환자의 위험이 정기적으로 평가되고 있는지 확인해야 한다. 평가의 근거는 추가 예방/치료 중재가 시작된다.

팀은 업체 및 제품들의 결정을 필요로 한다. 그들은 드레싱 용품, 국소 치료 및 지지면들을 사용할 것이다. 이러한 결정은 객관적으로 만든 추가교육 선택한 제품에 시행되어야 한다.

상처 팀은 개설될 기본적인 치료 선택들을 결정해야 하고, 상처 팀을 위한 조언이 필요하다. 만약 중재가 향상에 실패한 경우, 환자의 진행은 지속적으로 모니터링하고 필요에 따라 치료를 조정해야 한다. 상처 팀 회의는 특정 환자의 사례를 토론하고, 장애가 존재할 경우 문제를 해결하는 좋은 회의가 되어야 한다.

참고문헌 (References)

1. Lyder, C, van-Rijswijk, L: Pressure ulcer prevention and care: Preventing and managing pressure ulcers in long-term care: An overview of the revised federal regulation. Ostomy Wound Manage 2005; 4(suppl):1–19.
2. Sanderson, B, Askew, C, Stewart, I, et al: Short-term effects of cycle and treadmill training on exercise tolerance in peripheral arterial disease. J Vasc Surg 2006; 44:119–127.
3. Yang, D, Vandongen, YK, Stacey MC, et al: Effect of exercise on calf muscle pump function in patients with chronic venous disease. Br J Surg 1999; 86:338–341.
4. National Pressure Ulcer Advisory Panel Website. Available at: http://www.npuap.org/s3i.htm. Accessed 10/15/07.
5. Healthcare Purchasing News Website. Available at: http://www.hpnonline.com/inside/2006-07/HPNonline.com%20-%20 what%20works%20-%20kaleida%20-%200607.html. Accessed 10/15/07.
6. Institute for Healthcare Improvement Website. Available at: http://www.ihi.org/IHI/Programs/Campaign/PressureUlcers.html. Accessed 10/15/07.
7. National Pressure Ulcer Advisory Panel Website. Available at: http://www.npuap.org/PDF/push3.pdf. Accessed 10/15/07.
8. Borun Center for Gerontological Research Website. Available at: http://www. borun.medsch.ucla.edu/modules/Pressure_ulcer_prevention/puBWAT.pdf. Accessed 10/15/07.
9. Kovacek, PR: Business Skills in Physical Therapy: Strategic Marketing. American Physical Therapy Association, Alexandria, VA, 2003, pp 15, 52.
10. Hack, L, Hillyer, RW, Kovacek, PR, et al: Business Skills in Physical Therapy: Defining Your Business. American Physical Therapy Association, Alexandria, VA, 2003, pp 25–27.

chapter 35장

건강관리 제공자에 대한 법률의 개념과 영향

Legal Concepts and Their Impact on Health-Care Providers

서론 (Introduction)

본 장은 건강관리 제공에 대한 실용적인 가이드를 일반 법률 체계의 용어나 절차를 설명한다. 임상가들은 항상 그들의 직무가 법적 문제를 수반한다는 것을 인식해야 한다. 적절한 건강관리 전달과 음파치료의 기준은 환자뿐만 아니라 치료 기준을 충족시키기 위한 목표이다.

본 책은 토론과 현재의 격려하고, 적절한 평가 권한, 소송참여, 상처치료, 급성과 만성 둘 모두의 동등한 참고문헌을 검토한다. 아무 결정이나 간섭하지 않는 동안 과학적으로 이 정보를 사용할 수 있는 능력을 제공한다. 최고의 관리를 하고 다양한 치료를 가능하게 하고 오늘날 셀 수 없이 많은 건강관리 환경이 존재한다.

모든 건강관리 영역의 관리 표준은 임상직무지침을 포함한 많은 근원으로부터 개발된다. 임상직무지침은 다양한 전문가, 정책 그리고 개발된 절차에 의해 출간될 수 있다.건강관리 제공은 전달체계 동안에 일반대중과 마찬가지로 치료의 기준에 적합해야 한다. 환자의 치료 기준이 침해되었을 경우, 그 위반이 불평 당사자나 당사자들에게 특히 피해를 일으킨 경우에 의료 과실 법률을 결정하는 문제는 환자 치료 기준에 대한 의무이다.

본 장은 일반적인 개념과 민사소송 적용 조건, 분명한 의료과실에 대해 생각할 것이다. 관리를 이해시키는데 돕는 것을 목표로 시스템 작동과 그들의 행동, 관리 경영진 환자와 가족의 물리적 정신, 사회적 결과뿐만 아니라, 문제에 영향을 줄 수 있다. 개인이나 단체 소송에 참여한다면 소송을 제기할 수 있다.

민법 및 건강관리 제공자 (Civil Law and Health-Care Providers)

본 단락을 건강관리 제공자에게 법률 개념과 용어에 친숙하도록 만든다. 법은 항상 가변적이고, 의학 같은 것을 정확하지 않는다. 법률가 환경에 따라 다양한 측면을 다루도록 훈련되어 있다. 때론, 회색을 나타나게 하는 것 같이 답이 명확하지도 정확하지도 않다. 이슈가 합법적 분위기에 있을 때. 변호 기술, 인간 행동에 대한 지식, 그리고 작동시스템 방법이 종종 승리의 열쇠가 된다.

의료과실 (Medical Negligence)

의료과실 법은 지난 5~10년 많은 상태의 극도의 보수성 현재상태도 흔들렸다. 불법개혁은 변화를 가져왔다. 의료과실의 무대를 아주 힘든, 그리고 많은 사람의 결과로서 종종 노인들과 장애인들은 손상으로부터 배상받지 못했다. 상호보험회사 국가 협회는 2004년 23주에 충격적인 경제외의 피해 법을 제정했다.[2,3] 2005년 5월 17일 경제정책 연구소 진행연구 불법위기는 과장된 것이고[4] 법적 시스템에 관계없는 수치를 바탕으로 했다고 주장한다.[5] 어느 쪽이든 그 중 하나가 정렬되는 현실은 의료과실과 관련된 훨씬 적은 불법행위 개혁의 소송이 있었다. 많은 이유로 비용 증가를 포함하여 고여 있는, 보수적인 배심원들은 가장 중요한 경제 외의 손해는 종종 250,000달러 복구를 제한한다.[6] 누구냐 하면 임금 손실 또는 미래의 의료비용 증가로 경제적인 손실이 없을 수 있다. 처음에는 이들의 액수가 커보일지 몰라도 나중에는 알게 될 것이다. 이러한 경우 몇 년 동안 해결하게 된다. 수십만의 전문가 비용, 발견, 의료기록, 법원출연, 모든 비용들 피해는 복구되지 않는다.

정의 (Definitions)

원고 (Plaintiff)

개인, 독립체 원고는 다른 과실 행위 또는 행동 장애의 결과로 손해를 입었다. 소송은 한명 또는 많은 원고를 사업체 또는 사람을 가질 수 있다. 원고가 고용한 변호사는 소송이 진행되는 동안 피고를 대변한다. 신체상해 원고 변호사는 보통 원고를 대변하고, 고객의 능력에 따라 변호사는 제공한 성사 사례금, 협정에 합의한다. 고객은 소송 기소에 대한 아무 비용도 지불하지 않는다. 변호사는 지원하는 경우 재정적으로 보상받지 않거나 재판의 우선 해결에 의해 또는 재판 수준 또는 호소한 경우 사건이 해결될 때까지 배상받지 않는다. 사건 해결 후 고객을 대신하여 돈을 받는다. 변호사는 수수료를 받아야 할 것이다. 그것은 변호사 협정에 바람직하다. 그것은 처음에 고객과 변호사에 의해 체결되었다. 변호사들 또한 배상금으로부터 변상할 것이다. 게다가, 의료비용은 타사 고객을 배상하고 노인, 저소득층 의료 보험 제도로 정산 또는 배심원 재판 수익금으로부터 배상해야 한다.

과실 (Negligence)

넓은 의미에서 과실은 어떤 것을 할 때 합리적인 사람은 같거나 비슷한 상황 속에서 있을 때 하지 않겠다는 일을 하거나 동일하거나 유사한 상황에서 합리적인 사람이 할 것이라고 하지 않는다. 느긋한 행동은 의도적이지 않다. 의료과실의 경우 보통 합리적인 사람의 수준은 같은 자격을 갖춘 의료관리 제공자의 관점에서 정의된다. 예를 들어, 합리적인 간호사, 합리적인 물리치료사, 합리적인 정형외과의사 등.

증거의 부담 (Burden of Proof)

모든 소송은 단체를 움직이거나 가져온다. 배심원이나 판사에게 확인할 부류를 입증해야 하고, 사실을 찾아야 한다. 민사사건에서 범죄에 반대하는 경우, 특정한 어떤 것이 증거 우세함을 나타내는지 불평하는 당사자는 증명해야 한다. 형사사건과는 달리, 검찰의 부담은 합리적인 의심을 지나 민사사건의 부담을 줄인다. 또한 50% 이상 가능성이 클 수 있다. 민사사건의 경우, 의심의 여지가 있을 수 있다. 그러나 증거를 이끌내야 한다. 배심원들의 결론 무게가 증거 포인트의 불평하는 쪽으로 가는 것을 다른 쪽으로. 부담은 불평하는 단체에게 주지 않는다. 피고가 아무것도 증명할 필요가 없다는 것과 아무 것도 증명할 부담이 없다는 것을 이해하는 것이 중요하다.

관리의 기준 (Standard of Care)

유사한 전문 의사는 같거나 비슷한 환경의 관리 표준에 주목하게 될 것이다. 증거의 부담은 피고가 적절한 수준의 관리를 실패된 타당한 확률로 설립되는 원고의 불평에 있다. 원고는 관리수준 위반이나 침해 또는 피해나 손상을 입증해야 한다. 이러한 목표를 성공하면 원고는 같거나 다른 특별한 증언을 건강관리 전문 의사로부터 가질 수 있다. 국가는 아마 전문가의 자격요건을 다르게 할 것이다. 자격요건이나 증언에 아무런 도전도 무효가 될 수 있도록 전문가는 같은 유형이어야 한다. 예를 들어, 피고가 의사 가족이면 전문가는 의학 영역을 또는 피고는 방사선 전문의인 경우, 전문가는 방사선 행동을 설득하기 위해 방사선 전문의여야 한다.

의무 (Duty)

건강관리 제공자는 관리 환자에 대한 표준 이내에 건강관리를 제공할 의무가 있다. 이 의무 또는 책임은 삶의 모든 영역에 개념을 세운다. 경찰은 대중을 보호할 의무를 가지고, 회계사는 의뢰인에게 그들의 확실한 기준의 회계를 따를 의무를 가지고, 간호사는 그들의 환자를 간호하는 동안 규칙과 그들 각각의 간호 직무나 기준이 다를지도 모른다.

피고 (Defendant)

피고는 혐의 손해 배상의 결과의 초래된 원고의 피해를 일으킨 당사자이다. 그들은 하나 또는 많은 피고들을 누구나 소송할 수 있다. 의료과실을 주장할 때, 피고는 보통 보험에 대한 법적 책임, 그리고 보험회사의 방어 변호사를 빌려 피고를 대변한다. 많은 방어 환경의 피고들은 개인소유 대리인을 감독시키고 여러 가지의 공판 또는 퇴적에 참석하기를 원한다. 대개, 일부 피고인은 첫 소송에 포함되며, 더 많은 사실이 밝혀되면 원고에 대한 손해에 대해서도 책임을 지고 있는 사람들을 나누어, 향후 기각한다.

배상금 (Damages)

배상금은 임금을 잃어버리거나, 특별한 서비스나, 의료, 과거에 발생한 생활비용, 미래의 부주의로 인해 발생될 경제적인 문제일 것이다. 경제적이지 않은 배상금에는 아마도 삶의 기쁨을 잃어버린다든가, 통증과 고통, 협력단의 상실, 그리고 미관상의 배상금과 같은 무형의 것이다. 배상금의 정도는 미래의 부주의한 행동에 대한 날짜로 계산될 수 있다.

법률상에 명시되거나, 판례에 의존하여 배상금은 일반적인 과실로부터 그들의 처치에서 찾을 수 있을 것이다. 배상금을 야기하는 행동은 종종 원고의 안전과 또는 옳은 방식을 의도적이고, 악의적거나 또는 무모함을 무시하는 행동에서 발생한다. 근래에는, 중대하고, 심각한 배상금에 대한 참조가 증가하였고, 판사나 배심원으로부터 계산되었으며, 보상적 배상금과, 일반적 과실 배상금에 대해서도 계산되었다. 심각한 배상금은 피고로부터 미래의 비슷한 행동을 단념시키게 하는 처벌의 의미인 셈이다.

규정의 한계 (Statute of Limitations)

모든 상태에는 지나간 시간에 대한 확실한 전체적인 시간 이후에 특별한 행동에 대한 소송서류의 가능성을 근본적으로 폐쇄하는 한계적인 규정이 있다. 대부분의 상태는 잠재적인 원고를 소송하는데 2~3년의 기간을 가지거나 또는 그렇게 함으로써 영원히 감옥에 간다.[7]

몇몇 상태에는 일반적 사용세 또는 원고의 피해를 발견할 때까지 규정의 한계를 연기하는 발견규칙이라 불리는 법률 개념이 존재한다. 원고의 요청에 따라 문제의 진상이 법률적인 기간 동안 밝혀지지 않을 시에 추가적인 시간을 가질 수 있다. 이 발견 규칙은 규정과 최근 판례법에서 사라졌고, 정확한 상태 안에 법률기간의 연장 기회는 제거되었다. 이러한 문제는 잘못을 숨기거나, 법률상의 판결의 피하는 사람들의 보호를 제공함으로 많은 논쟁이 되었다.

증거물 (Discovery)

증거물은 변호사에 의해 재판의 증거로 사용하기 위해 소송당자자의 정보를 모으는 정규적인 절차이다. 발견의 목적은 다른 방면으로 사용될 수 있는 각각의 증거들을 모으는 것으로 이로 인해 그들은 증거에 대한 반응을 대비할 수 있다. 증거물에는 질문서, 생산요청, 인정요청, 녹취록이 포함되고, 민사상 절차 규칙에 의존하며, 다른 절차들도 포함될 수 있다.

실문서 (Interrogatories)

요청서 제출 시 양쪽 정당은 상대편의 질문서를 참조할 수 있다. 질문서는 고객에 의해 한 세트 시간 동안 대답되어지는데, 대개 30일 또는 그 이상이 허락된다. 흔히 소송 당사자는 변호사로부터 요청받고, 무관하고, 초급적이며 방어를 위해 만들어진 적절하지 않은 주장의 무수함에 혼란을 받는다. 변호사는 항상 고객에게 요청에 대해 어떻게 답변을 해야 하는지 알려 주어야 한다. 그리고 판례법에 의한 민사상 법률에 따라 답변에 대한 최종 리뷰를 변호사 사무실로 보내야 한다. 종종 변호사의 의견과 반대되는 질문에는, 대답을 하면 안 된다. 상대 변호사는 동의 또는 정보의 동의를 할 수 있고, 법원에 갈 수 있고, 의견에 논쟁하고, 질문서에 결정을 대답하거나, 요청에 제한할 수 있다.

생성을 위한 요청 (Requests for Production)

생성을 위한 요청은 또한 상대 정당 변호사에게 보내진다. 요청은 한 세트 타임 이내에 항목이 요구된다. 문서나 항목들은 아마도 의료기록이 요구되고, 청구서, 서신, 진술서, 전문견해, 전문견해를 통한 참고, 의료기구, 그리고 적절한 문제들에 대한 변호사의 많은 항목들이 있다. 질문서로, 어떤 변호인은 아마도 이의 또는 특별 질문에 대한 답변과 생성되지 않은 것에 대한 고객에게 충고를 해야 한다. 사건은 변호사들 사이에서 동의되거나, 다시 하거나, 변호사의 동의, 반응, 그리고 법원에서 나타내는 판단과 개입에 감사하게 될 것이다.

입장을 위한 요청 (Requests for Admissions)

입장을 위한 요청에 쓰여지는 진술서는 상대 변호사에게 보내지며 답변을 하는 쪽은 반드시 승인과 부정을 확실히 해야 한다. 예를 들어, "NHC는 건강시설로 환자에게 고압 산소 치료를 적용한 것에 승인과 부정." 다시, 이의는 같은 절차를 통한 진술서 또는 생성을 위한 요청을 작성하여 특별한 요청에 의해 제기된다.

녹취록 (Deposition)

관계자와 피고, 또는 원고, 전문가, 목격자들의 법정 밖에서 선서를 하고 한 증언을 녹취록이라 한다. 관계자, 원고 또는 피고의 녹취록은 대개 선서증인으로서 철거 조회된 회사 변호사가 갖고 간다. 흔히, 녹취록이 HCF의 목격자에 의한 진술일 경우, 녹취록은 HCF의 선서증인의 편익으로 작용한다. 두 관계자 모두 참여한 녹취록 변호와, 관계자가 허락한 그러나 의무를 지지 않는 녹취록 참여의 경우이다. 만약 그들이 고용을 했다면, 변호사는 당파심이 없는 선서증인으로 허락된다. 만약 녹취록이 비디오일 경우, 그리고 당의 변호사가 사전에 동의를 한 경우 비디오는 법정 보고와 기록으로 한 사람의 증인이 된다.

중재 (Mediation)

중재는 오늘날 거의 모든 문제에 대해 서로 다른 의견 차이로 인한 관계자의 문제 해결 방식의 과정으로 사용된다. 중재자는 대개 두 관계자의 동맹이 아니며 공정한 중재자로 역할할 수 있는 시민 소송에 경험이 많은 판사나 변호사가 맡는다. 일반적으로, 발견이 완전히 이루어진 이후 또는 거의 끝난 상태에서 발생한다. 변호사는 사실로 추정되는 중재, 밝혀진 것, 결정에 화제로 남아있는 것, 요구사항, 어떤 것에 대한 대안을 준비한다. 관계자가 참여한 중재는, 대개 상호 중재자의 동의로 이루어지나, 간혹 법적으로 지명할 수도 있다. 중재에서 발생한 모든 것들은 은밀히 이루어져야 하며, 밖의 중재 상황에서 사용될 수 없다.

중재는 짧게는 반나절에서, 길게는 며칠 몇 주에 걸쳐 발생할 경우의 복잡성에 의존하고, 관계자가 관련된다. 중재자는 두 관계자, 변호인과 분쟁 해결에 있어 믿을 만한 사람을 만난다. 대개, 중재자는 모든 관계자의 진술, 과정을 설명하고 얼마나 진행될지 결정한다. 정당성을 위해 다른 방에서 절차가 진행되고, 중재자는 방에서 방으로 메시지를 전하고, 문제에 대해 토론하고, 판례법, 문제의 잠재적 경우, 타협으로 시도된 관련 문제, 동의의 표출이다.

중재자의 목표는 전체의 과정에 대한 관계자들의 교육이다. 중재자는 문제와, 증거로 보이는 특정 장소의 판정을 논의할 것이다. 최근 비슷했던 문제에 대해 논의할 것이다; 중재자는 아마도 특별한 판결과 법정 문제의 해결 과정에 대한 지식을 가지고 있다. 그들은 아마 함께 지내지 않은 경우와 논쟁에 아무 감정이 없는 것에 대한 질문을 할지도 모른다.

중재자가 중재를 할 때 있어서 스트레스 받는 것은 문제의 해결을 도출하기 위해 언제 어디서나 반대의 문제를 나타내는 양쪽 관계자를 컨트롤하는 일이다. 한번은 배심원단의 지정석이 문제가 되기도 했다; 관계자가 앉고 듣는, 반대편에 그들의 변호사를 배심원단에게 보이는 것은 곤란한 사항이 되며, 특히 그들의 편을 찾을 때 문제가 된다.

사례연구 35•1[8] 병원은 기본적인 것을 무시할 때에도 법적책임을 피할 수 없다.

James Doe는 37살의 HELH에서 신장 말기 암으로 판정되었고, 1996년 8월 30일에 폐렴에 걸린 척추 두갈래로 갈린 미혼남이다. James의 병력은 다양한 소아과, 자가 도관법을 동반한 신경성 방광, 신우신염, 당낭염, 당뇨병이다. 그의 승인에 의해 우리는 피를 검출 하였고, 폐부종과 발한 무기력, 창백함에 대해 경고하였다. 그의 피에서 백혈구의 수를 확인하였고, 그는 빈혈이였다. 그의 동의하에 도파민을 투여하고, 투석하였다. 비록 하지마비 환자이지만, James는 휠체어를 17년 동안 사용함에도 불구하고 궤양 병력이 없다. 그의 병력에도 불구하고, LVN에서 승인된 평가도구에 의해 ICU에서 검사되었고, 담당 간호사는 그의 신체지수 양호, 영양상태 양호라고 밝혔으며, 다른 간호사도 그의 하지 움직임이 강하다고 밝혔다.

James는 욕창 위험도가 높아, 아직도 RN 평가도구를 하루에 한 번 검사하며(그림 35.1), 병원에서 고위험으로 판정될 때, RN의 평가도구 없을 때, 진찰이 없을 때, 1996년 9월 26일 4주의 기간까지 피부 관리에 대한 특별 중재에 대해 아무 증거도 찾을 수 없을 때, SRT의 의무적 진찰이 있었다(그림 35.2).

평가도구에는 그의 하지 정렬에 긍정적이고, 강한 반사가 있고, 튼튼하다고 설명하였다(그림 35.3). 하지의 건강에 대한 평가도구는 첫 5일 동안 다양한 스태프에 의해 반복되었다. 9월 1일, James는 불안으로 인해 격리되었다. Rashes는 9월 3일에 간호를 하며 "모든 것이 돌아갔다" 고 말했다. 입원 4일 후에도 그들은 아직 SRT의 외과의사를 부르지 않았다. 9월 6일, 그는 가려움을 호소하고 긁기 시작했고, 엉치뼈 부위의 상처가 생겼다; Duodem 드레싱하였다. 9월 7일 그는 혼란과 불안 그리고 그의 손목을 자제시켰다; 그는 스스로 발관하고 재삽입하였다. 처음 상처 관리 보호 드레싱은 9월 6일날 실시되었다(그림 35. 4), 그러나, 그러나 SRT을 부르지 않았다.

그들은 Duodem 드레싱을 1996년 9월 9일 꼬리뼈부위로 바꾸었다. 그러나 추가적인 위치, 사이즈, 외관, 배수 등은 바꾸지 않았다. SRT을 부르지 않았고, 간호사 또는 간호 매니저에 의해 교체가 이루어지지 않았다. 드레싱은 1996년 9월 11일 날 교체되었고, 장소는 "가공되지 않은 곳" 으로 명시되어 있다; 그러나, 다시 한 번, 피부팀, 외과의사, 간호 매니저를 부르지 않은 것으로 명시되어 있다. 마침내, 1996년 9월 15일, 4시 10분 경, 간호사가 드레싱을 제거할 때 "James의 엉치뼈 부위...배수가 적셔 있다." 고 하였고, 그녀는 상처가 3cm에서 8cm로 커졌다고 명시하였다. 이때, 상처가 "악화되었다" 고 하였다; 그러나, 피부팀, 외과의사, 간호사 또는 간호사 매니저를 부르지 않았다. 그 다음날, 엉치뼈 부위에 조직이 헐고, 염증이 생겼다; 그러나, 간호사는 "개선되었다" 라고 하였다. 헐은 조직의 외관에도 불구하고, 그들은 HEL의 정책과 절차에 대한 지식이 있는 어떤 사람도 부르지 않았다.

비록, 인치에서 cm로 단위가 변화되어 측량이 부정확하지만 상처의 크기가 더 크게 진행되었다(그림 35.5와 그림 35.6). 치료 계획에서 상처의 첫 문제는 1996년 9월 22일로 입원 후 3주차에 존재한다고 하였으며, 2주 전에 첫 교체를 했다고 명시하였다.

마침내, 1996년 9월 19일 간호사가 드레싱을 교체하였고, 그녀는 4 × 4s를 적시고, ABC 패드를 덮었다. (특별한 치료 요구는 없었다.) 그 당시, 외과의사 Holly가 참여했고, 외과의사인 Monte 박사와 진찰을 주문하였다. 주문은 구두로 닥터 Holly가 간호사에게 하였고, 그 당시 닥터 Holly는 매일 두 번의 식염수 드레싱을 요구하였다. Monte 박사는 1996년 9월 23일 후에 4일 동안 James를 보지 않았다. 그때 그는 압박부위가 "배설물로 오염되었다." 라는 것을 알았으며, 그는 James의 오른쪽과 왼쪽 뒤꿈치가 파열과 수포를 동반한 발적이 있다는 것과, 간호사들이 알려주지 않았던 James의 왼쪽 엉덩이 부위에도 욕창이 있다는 것을 발견하였다. Monte 박사는 James의 욕창이 집중치료가 필요한 시기로 발전하였다고 하였다. 그 당시 Monte 박사는 에어플로우 베개와 뒤꿈치 보호대, 엉치뼈의 압박을 오른쪽에서 왼쪽으로 낮춰 주라고 요구하였고, 추가로, 스태프들에게 "배설부위를 자유롭게 유지하라" 고 지시하였다.

Monte 박사는 1996년 9월 25일 상처부위를 자유롭게 해주었다. 그는 상처가 "항문부위와 가깝고, 전층 두께피부가 괴사했다." 고 하였다. 그 당시 간호사는 상처를 터널링이 없거나 또는 약화되었고, 배수가 없으며 상처가 깊지 않은 3단계라고 문서화 하였다(그림 35.5).

계속

사례연구 35–1[8] 병원은 기본적인 것을 무시 할 때에도 법적책임을 피할 수 없다 – 계속

간호서비스 방침과 절차

날짜: 8/96
교체: 갱신
페이지 9의 1

제목: 피부 상처 관리

목적 : 피부 변경의 관리와 예방의 기준과 가이드라인을 제공하기 위함이다.

타입 : 독립

관련사항 : 환자 입원과 퇴원의 기록문서

교체 : "욕창 기록"

규칙

1. 입원하고 적어도 24시간 이내 RN 평가로 피부조직을 평가하여야 한다.
2. 입원하고 하루 이후에 SRDG에 의해 점수가 매겨진다.(부록 A)
3. 만일 환자의 점수가 (10 이상일 경우), 피부 치료의 가이드라인을 실시한다. (부록 A와 B)
4. 상처 관리
   a) 상처치료도구를 사용해 상처를 치료한다. 같은 상처치료도구를 한 환자 이상에게 사용하지 않는다.
   b) 사용 후 상처 치료도구를 알코올로 소독하고, 상처에 사용된 장소와 환자 이름이 표기된 플라스틱 통에 축적한다 ("엉치뼈" "왼쪽 뒤꿈치").
5. 상처 문서 기록
   a) 상처 문서 기록은 조직이상을 발견한 간호사에 의해 이루어진다.
   b) 상처 문서 기록에는 상처 부위를 기록해야한다.

그림 35.1 *The East Lake policy 따르면 틀림없이 조직손상의 치료시 RN의 평가가 필요하며, 적어도 매일 24시간 이내이다.*

사례연구 35●1[8] 병원은 기본적인 것을 무시 할 때에도 법적책임을 피할 수 없다 – 계속

피부 관리의 가이드라인

입원 시 환자의 피부상태의 평가. 2. 만약 10 이상, 다른 고위험, 스테이지 1, 2, 3, 4 라면 모두 4가지로부터 서비스된다 (정신지수, 억제, 영양, 가동성). 4.M.D에게 알리다. 5.M.D의 다른 치료 지시에 따라 시행한다..

고위험	멘탈 리스크	
10 또는 그 이상, 피부발적 없음 압박보조 매트리스 또는 병원규정 매트리스 8h마다 모니터 문서 작성 24h마다 평가 문서 작성 예방; 건조함을 피함 뼈 부위 마사지 금지 뜨거운 것은 금지 상쾌하게 유지 영양검사 무릎검사 뒤꿈치/팔꿈치 평가 수분 피하기	경계 (지시에 따라) 압박과 압박을 어떻게 완화 할 수 있는지에 대한 교육 자주 자세변경 평가와 문서화	비준수 (지시에 따르지 않음) 경계 더하기와 같다; 강화 지시–가족 포함 자세 변경 보조 비준수를 위한 이유 결정
	생리활동	
	억제 피부치료 시 청결	비억제 평가–청결유지/기저귀 만약 대략적이라면 방광 훈련
	영양	
	충분 피부 영양상태 중요	불 충분(지난 30일 동안 체중이 5% 감소; 식사섭취량 <75%, 설사, 탈수; 구역/구토) 영양 진찰 추가 요청/무릎 결과 모니터 섭취량 모니터/피부 팽압
	가동성	
	독립 자세 변경	의존 보조

스테이지에 따라, 고위험에 따라:

단계 1	단계 2	단계 3	단계 4	단계 5	단계 6
발적	수포 건조를 잃음	수포 배수작용을 못함	피부전체 건조를 잃음	피부전체가 배수작용을 하지 못함	근육, 뼈, 건
문서에 언급사이즈, 색, 궤양단계에서 듀오덤, 만약 가장자리면 테이프를 이용, 만약 72시간 이내 떨어지면 피부팀에 연락 교대 스케줄 2시간 마다 압박을 피함 와플(waffle) 고려	문서에 언급, 사이즈, 색, 궤양 부위 청결 두꺼운 듀오덤 적용 와플(waffle) 고려	문화고려 (MD의 주문이 필요) 청결 듀오덤 전에 칼시움 적용 와플(waffle) 고려	문서에 언급, 사이즈, 색, 청결 만약 딱지가 생겼다면 더 나은 중재를 위해 MD나 피부팀에 알린다. 듀오덤 영역–공기 침대 고려	문서에 언급, 사이즈,색, 문화 고려 (MD의 주문이 필요) 청결 듀오덤 전 칼시움 적용 만약 계속 악화시 피부팀을 부름 영역–공기 침대 고려	문서에 언급, 사이즈, 색, 평가 s/s MD의 중재가 요구됨 추가 요구 사항 문화/궤양자극 시행 /궤양 주위 피부 정상 피부팀에 알림 영역–공기 침대 고려

소스: 임상직무지침–미국 건강과 인간서비스 분과–united states department of health and human service

그림 35.2 스테이지 1 단계 욕창은 고위험을 표시하며, 피부팀의 진찰과 다른 중재가 필요하다는 방침이다.

James는 결국에, 그의 엉치뼈와 엉덩이의 부위 덮개 시술이 필요한 4번째 단계 괴사궤양으로 발전하였다. 그는 1997년 1월에 재활병원으로 이송되었고, 3월에 직장에 복귀하지 못한 채 집으로 돌아갔다.

그는 비록 수많은 세월을 앉아서 하는 업무를 해왔지만, 그는 오랜 시간 앉지 못하기 때문에 일을 할 수가 없었다. 그는 그의 직업을 잃었고, 다른 일자리 또한 구하지 못했다.

사례연구 35●1[8] 병원은 기본적인 것을 무시 할 때에도 법적책임을 피할 수 없다. –계속

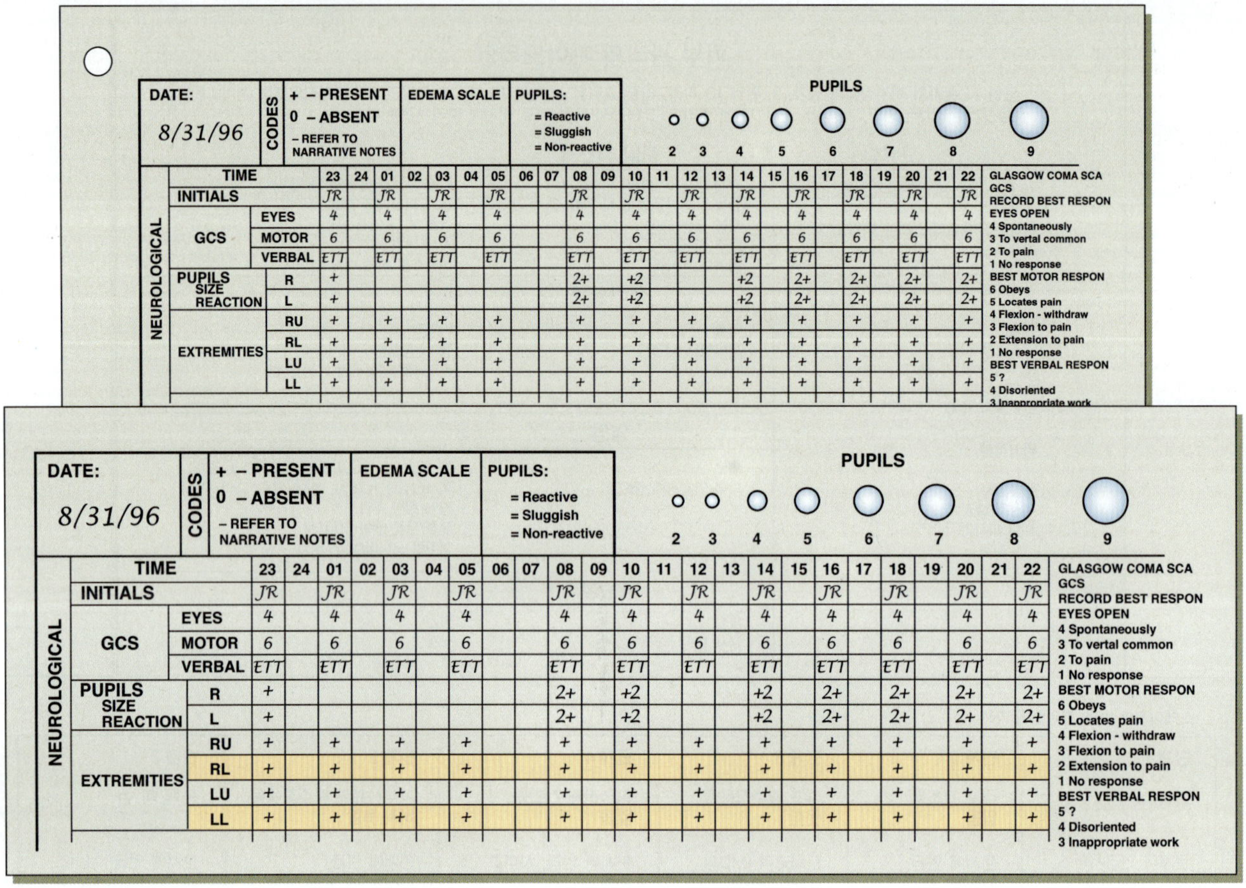

DATE: 8/31/96 | CODES: + – PRESENT; 0 – ABSENT; – REFER TO NARRATIVE NOTES | EDEMA SCALE | PUPILS: = Reactive = Sluggish = Non-reactive | PUPILS 2 3 4 5 6 7 8 9

NEUROLOGICAL	23	24	01	02	03	04	05	06	07	08	09	10	11	12	13	14	15	16	17	18	19	20	21	22
INITIALS	JR		JR		JR		JR			JR		JR		JR		JR		JR		JR		JR		JR
GCS EYES	4		4		4		4			4		4		4		4		4		4		4		4
GCS MOTOR	6		6		6		6			6		6		6		6		6		6		6		6
GCS VERBAL	ETT		ETT		ETT		ETT			ETT		ETT		ETT		ETT		ETT		ETT		ETT		ETT
PUPILS SIZE REACTION R	+									2+		+2				+2		2+		2+		2+		2+
PUPILS SIZE REACTION L	+									2+		+2				+2		2+		2+		2+		2+
EXTREMITIES RU	+		+		+		+			+		+		+		+		+		+		+		+
EXTREMITIES RL	+		+		+		+			+		+		+		+		+		+		+		+
EXTREMITIES LU	+		+		+		+			+		+		+		+		+		+		+		+
EXTREMITIES LL	+		+		+		+			+		+		+		+		+		+		+		+

GLASGOW COMA SCA
GCS
RECORD BEST RESPON
EYES OPEN
4 Spontaneously
3 To vertal common
2 To pain
1 No response
BEST MOTOR RESPON
6 Obeys
5 Locates pain
4 Flexion - withdraw
3 Flexion to pain
2 Extension to pain
1 No response
BEST VERBAL RESPON
5 ?
4 Disoriented
3 Inappropriate work

그림 35.3 *LVN에 의해 작성된 ICU의 입원 평가. (노트: 입원 후 5일 동안 강한 다리의 기록.)*

이 사건은 1997년도에 다루어졌고, 증거물은 전문기록, 원고와 간호사, 병원 관리인, James의 치료와 관련된 의사들과 Holly 박사이다. 원고는 8명의 전문가가 있고, 몇몇은 텍사스에서 온 사람들이다. 반대측은 7명의 전문가가 있으며, 모두 Houston 사람들이다. 이 사건은 마침내 중재로 들어갔고, 처음 입원 후 5년이 지나고 나서야 2001년에 안정되었다. 합의 결과로, James는 생활비를 받았고, 그의 집안환경을 바뀌었으며, 그의 생활을 편리하게 해줄 용품을 구입하고, 그가 운전하기에 적합한 기구들이 있는 안전한 벤을 얻었다. James는 콩팥 문제로 2003년에 돌아가셨다.

의료연대에는 시스템 실패에 대한 자세한 리뷰와 어떻게 변호사가 많은 문서를 만들었는지, 어떤 사람들이 치료에 연루되었는지에 대해 포함되어 있다. 그림 35.1에서 그림 35.7까지의 의료문서에 대한 자세한 설명이다.

James의 의료 요약 –Houston East Lake

이름 : Doe, James

생년월일 : 58년 9월 14일

사회적 병력 : 흡연 경력: (96 : 3HEL-226, 297)* 2갑/하루 피는 양 (3HEL- 297); 세속:*; 폰 배차원: (97: 3HEL-3)

환자병력 : 담낭염 (96: 3HEL-226, 228)

당뇨 (3HEL-304)

신경인성 방광 (96: 3HEL-59, 70, 226)

폐렴 (96: 3HEL-59)

신우신염 (96: 3HEL-226, 228)

척추 파열 (96: 3HEL-59, 70)

요관삽입 (96: 3HEL-59, 226, 228)

수술병력: 다양한 정형외과적 수술 (96: 3HEL-59)

사례연구 35●1[8] 병원은 기본적인 것을 무시 할 때에도 법적책임을 피할 수 없다.–계속

상처당 하나씩 사용

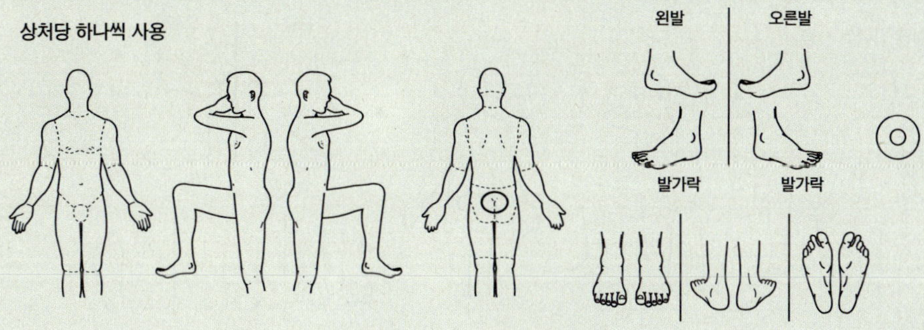

상처 원인 ___ 압박 ___ 혈관 ___ incommerence ___ 다른 구체적 사항 ___

날짜	9월 6일	9월 9일	9월 12일	9월 14일	9월15일
단계	I II III IV 딱지 (피부찢김) 기타 :	I II III IV 딱지 (피부찢김) 기타 :	I II III IV 딱지 (피부찢김) 기타 :	I II III IV 딱지 피부찢김 기타 :	I (II) (III) IV 딱지 피부찢김 기타 :
사이즈	길이 : *1.5cm*	길이 :	길이 :	길이 :	길이 : *8cm*
	너비 : *0.5cm*	너비 :	너비 :	너비 :	너비 : *3cm*
	깊이 : *Superqicial*	깊이 :	깊이 :	깊이 :	깊이 : *25cm*
배수 Ø	색 :	색 :	색 :	색 :	색 : *edemal yellow*
	양 :	양 :	양 :	양 :	양 :
	냄새:	냄새:	냄새:	냄새:	냄새: Ø
상처	(레드) 화이트	레드 화이트	레드 화이트	레드 화이트	(레드) 화이트

해치는 Ø	예 아니오	예 아니오	예 아니오	예 아니오	예 아니오
우회 Ø	예 아니오	예 아니오	예 아니오	예 아니오	예 아니오
피부 주위	*x* 정상 __ 염증 __ 부종 ____cm __ 경화 ____cm __ 침용 ____cm	__ 정상 __ 염증 __ 부종 ____cm __ 경화 ____cm __ 침용 ____cm	__ 정상 __ 염증 __ 부종 ____cm __ 경화 ____cm __ 침용 ____cm	__ 정상 __ 염증 __ 부종 ____cm __ 경화 ____cm __ 침용 ____cm	__ 정상 *x* 염증 __ 부종 ____cm __ 경화 ____cm __ 침용 ____cm
지수	__ 개선 __ 변화없음 __ 악화	__ 개선 __ 변화없음 __ 악화	__ 개선 __ 변화없음 __ 악화	__ 개선 __ 변화없음 __ 악화	__ 개선 __ 변화없음 __ 악화
중재	*Duo Dorm*				
내용					
서명					

상처 기록 보고서

그림 35.4 *지침에 따르면 (그림 35.2), 외과의사와 상처 치료팀은 반드시 알아야 한다. 노트: 9월 6일에서 9월 15일 상처 크기의 진행.*

계속

사례연구 35•1[8] 병원은 기본적인 것을 무시 할 때에도 법적책임을 피할 수 없다. – 계속

상처당 하나씩 사용

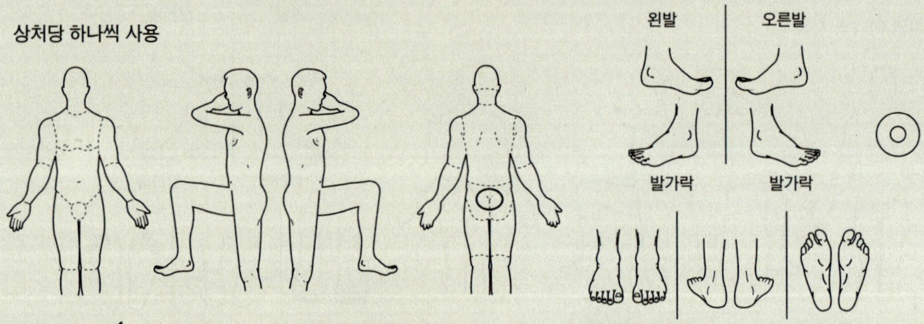

상처 원인 ✓ 압박 ___ 혈관 ___ incommerence ___ 다른 구체적 사항 ___

날짜	9월 6일	9월 9일	9월 12일	9월 14일	9월15일
단계	I II (III) IV 딱지 피부찢김 기타 :	I II III IV 딱지 피부찢김 기타 :	I II (III) IV 딱지 피부찢김 기타 :	I II III IV 딱지 피부찢김 기타 :	I II (III) IV 딱지 피부찢김 기타 :
사이즈	길이 : *10"*	길이 : *10"*	길이 : *10"*	길이 :	길이 :
	너비 : *6.5"*	너비 : *6.5"*	너비 : *6.5"*	너비 :	너비 :
	깊이 :	깊이 : *green*	깊이 :	깊이 :	깊이 :
배수	색 : *green*	색 :	색 : *greenish*	색 :	색 :
	양 : *Small*	양 : *Mod*	양 : *Mod*	양 :	양 :
	냄새: Ø	냄새:	냄새:	냄새:	냄새:
상처	레드 화이트 옐로우 (블랙)	레드 화이트 옐로우 (블랙)	레드 화이트 옐로우 (블랙)	레드 화이트 옐로우 블랙	레드 화이트 옐로우 (블랙)
괴사	(딱지) 슬로우	딱지 슬로우	(딱지) 슬로우	딱지 슬로우	(딱지) 슬로우
과립	예 (아니오)	예 아니오	예 (아니오)	예 아니오	예 (아니오)
해치는	예 (아니오)	예 아니오	예 (아니오)	예 아니오	예 (아니오)
우회	예 (아니오)	예 아니오	예 (아니오)	예 아니오	예 (아니오)
피부 주위	— 정상 *x* 염증 — 부종 ___ cm — 경화 ___ cm — 침용 ___ cm	— 정상 *x* 염증 — 부종 ___ cm — 경화 ___ cm — 침용 ___ cm	— 정상 *x* 염증 — 부종 ___ cm — 경화 ___ cm — 침용 ___ cm	— 정상 — 염증 — 부종 ___ cm — 경화 ___ cm — 침용 ___ cm	— 정상 *x* 염증 — 부종 ___ cm — 경화 ___ cm — 침용 ___ cm
지수	— 개선 — 변화없음 — 악화	— 개선 — 변화없음 — 악화	— 개선 — 변화없음 — 악화	— 개선 — 변화없음 — 악화	— 개선 — 변화없음 — 악화
중재	*Change dressing* *g4h. NS 4x4* *Turn g2h*	*Dressing NS 4x4*	*Tyrb of 2h* *Dressing x2* *NS 4x4*		*Duo Dern*
내용					
서명					

그림 35.5 *6인치에서 10인치로 욕창의 진행 기록*

사례연구 35●1[8] 병원은 기본적인 것을 무시 할 때에도 법적책임을 피할 수 없다.-계속

상처랑 하나씩 사용

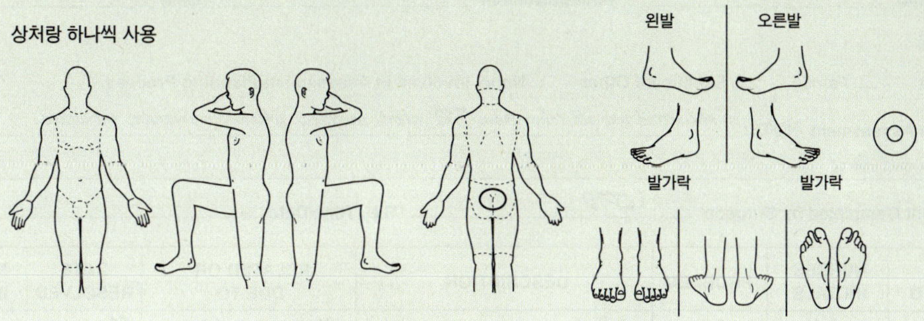

상처 원인 ___ 압박 ___ 혈관 ___ incommerence ___ 다른 구체적 사항 ___

날짜	9월 6일	9월 9일	9월 12일	9월 14일	9월15일
단계	I II III IV 딱지 피부찢김 기타 :	I II III IV 딱지 피부찢김 기타 :	I II III **(IV)** **(딱지)** 피부찢김 기타 :	I II III **(IV)** 딱지 피부찢김 기타 :	I II III **(IV)** 딱지 피부찢김 기타 :
사이즈	길이 :	길이 :	길이 : *10cm*	길이 : *10cm*	길이 : *10cm*
	너비 :	너비 :	너비 : *12cm*	너비 : *12cm*	너비 : *12cm*
	깊이 :	깊이 : *green*	깊이 : *10cm*	깊이 : *10cm*	깊이 : *10cm*
배수	색 : *yellowl/green*	색 :	색 :	색 : *White/black*	색 :
	양 : I	양 :	양 :	양 :	양 :
	냄새:	냄새:	냄새: *Yes*	냄새:	냄새:
상처	레드 화이트 옐로우 블랙	레드 화이트 옐로우 블랙	레드 화이트 옐로우 **(블랙)**	레드 **(화이트)** 옐로우 블랙	레드 **(화이트)** 옐로우 **(블랙)**
괴사	**(딱지)** 슬로우	딱지 슬로우	**(딱지)** 슬로우	딱지 **(슬로우)**	딱지 **(슬로우)**
과립	**(예)** 아니오	예 아니오	예 아니오	예 **(아니오)**	예 **(아니오)**
해치는	예 **(아니오)**	예 아니오	예 아니오	예 **(아니오)**	예 **(아니오)**
우회	예 **(아니오)**	예 아니오	예 아니오	예 **(아니오)**	예 **(아니오)**
피부 주위	— 정상 — 염증 — 부종 ___ cm *x* 경화 ___ cm — 침용 ___ cm	— 정상 — 염증 — 부종 ___ cm — 경화 ___ cm — 침용 ___ cm	— 정상 — 염증 — 부종 ___ cm — 경화 ___ cm *x* 침용 ___ cm	— 정상 — 염증 — 부종 ___ cm — 경화 ___ cm *x* 침용 ___ cm	— 정상 — 염증 — 부종 ___ cm — 경화 ___ cm *x* 침용 ___ cm
지수	— 개선 *x* 변화없음 — 악화	— 개선 — 변화없음 — 악화	— 개선 *x* 변화없음 — 악화	— 개선 *x* 변화없음 — 악화	— 개선 *x* 변화없음 — 악화
중재				*W/D dress with NS and Santyl ointment*	
내용		*Duo Derm in picece*			
서명					

그림 35.6 *단계 III에서 단계 IV로 변화하고, 인치에서 센티미터로 전환된 유아 Duoderm의 기록.*

계속

사례연구 35●1[8] 병원은 기본적인 것을 무시 할 때에도 법적책임을 피할 수 없다.－계속

Patient Name ______________ Patient Number ______________ Date ______________

PLANNING

__ Patient __ Family __ Significant Other __ None, involved in Assessment/Planning Process

Admission Assessment NOTE: *Admitted via stretcher from ER, alert, oriented, follows commands, intubated, skin warm and moist*

Assessment Completed by Surgeon *(LPN)* ______________ R.N. Time/Date ______________

DATE INITIATED	NURSES INITIALS	PROBLEM	DESCRIPTION	RELATED OR DUE TO	DATE RESOLVED	NURSES INITIALS
8/30/96	*9A*	*2.1*	*Pain, anxiety*	*Chest pain, back pain*	*No*	
					Data	
8/30/96		*3.1*	*Anxiety*	*Hospitalization*		
				icu, intubation		
8/30/96		*5.3*	*Knowledge deficit*	*Hospitalization*		
				ESRD, Dialysis		
8/30/96		*10.4*	*Gas exchange*	*SOB, Pulmonery*		
				edema		
8/31/96	*JR*	*9.1*	*Tissue perfusion*	*Low BP + low*		
				H/H		
8/31/96	*TW*	*9.4*	*Hyperthermia*	*Disease process*		
9/3/96		*10.1*	*Airway problems*	*Intubation*		
9-18-96	*CC*	*Routine*	*Chaplain visit patient*			
			couldn't talk receiving breathing TX			
9/22/96	*CC*	*6.2*	*Skin integrity*	*Ulcer sacrum*		
10/8/96	*D*	*8.1*	*Activity deficit*	*Paraplegics*		
10/16/96	*DW*			*SNF Transfer*	↓	

MULTIONSCIPLINARY/DISCHARGE ROUNDS (Initial Appropriate Boxes)

DATE ATTENDED BY: ☐ DSCG. PL. ☐ CH ☐ NUTR. ☐ O.T. ☐ S.P. ☐ P.T. ☐ H.H. ☐ NSG ☐ OTHER ☐

DATE ATTENDED BY: ☐ DSCG. PL. ☐ CH ☐ NUTR. ☐ O.T. ☐ S.P. ☐ P.T. ☐ H.H. ☐ NSG ☐ OTHER ☐

DATE ATTENDED BY: ☐ DSCG. PL. ☐ CH ☐ NUTR. ☐ O.T. ☐ S.P. ☐ P.T. ☐ H.H. ☐ NSG ☐ OTHER ☐

DATE ATTENDED BY: ☐ DSCG. PL. ☐ CH ☐ NUTR. ☐ O.T. ☐ S.P. ☐ P.T. ☐ H.H. ☐ NSG ☐ OTHER ☐

그림 35.7 *1996년 9월 26일의 피부문제 첫 번째 기록이다.*

사례연구 35●1[8] 병원은 기본적인 것을 무시 할 때에도 법적책임을 피할 수 없다.

표 35-1 James 피해자에 대한 의료 연혁

날짜	상태	간호 및 간호 노트 / 징후와 증상	MD 의뢰 / 징후 및 증상의 진행 노트	피부 평가 / 치료	치료 / 절차 / 검사 / 관리 계획
8/30/9.6	*** 생산 데이터베이스. DX :** – 폐 부종 – 전자 reriai 질병 – 신경성 방광을 가진 척추 두갈래증 (3HEL – 70, 72, 73, 313–320, 472, 536, 937–942) – 사회 봉사 : 방전 계획: Sisler 사회 안전 장애 적용을 시작한다. (3HEL – 536) *** 호흡, 객혈, 그리고 가끔 발열의 곤란의 휴스턴 이스트 레이크 응급실** 2주의 병력으로 제공한다. 오늘 구토 혈액과 점진적인 짧은 호흡. **Intubated와 Houston East Lake ICU로 인정했다.** (3HEL – 70, 226, 228, 229, ● **급성 폐 부종** ● **말기 신장 장애, questionexact 원인** ● **neurogenic 방광과 척추두갈래증 (3HEL - 310-312)**	*** 간호 :** – 회전 / 위치 일정 (3HEL – 594) – 무게 : 103kg (3HEL – 91 – 8), 250파운드 (3HEL – 939) – 환자 입장 / 평가 / 방전 기록 (NA, LVN, RN, 또는 기술에 의해 완성 월) Gaymar 압력 궤양 위험 평가가 수행되며 chairbound, 고정되어. (3HEL – 1045) *** 간호사 '메모 :** – ICU에 박사 H (p. 88) (3HEL – 600) *** 징후 및 증상 :** – 피부 습기 및 따뜻한 – 발한제 – 졸린 / 기면 (3HEL – 600)	*** 의사 의뢰 :** – MD 순서는 p. 185을 시작한다./3HEL – 408. 스킨 케어에 대한 주문도, 특수 침대, 회전 환자, 수동 태평양 표준 시 활동, 침대 휴식 (p. 185) (3HEL – 408–411) – 문의 : 폐동맥 : 박사 HA (p. 76) – 박사 K (p. 78) (3HEL – 408) 문의 – 문의 : 사회 서비스 : "메디케이드" (3HEL – 409) *** 진행 사항 :** – 3HEL – 230–232. 초기 관찰 (즉, 신장 / 폐 의사).	*** 피부 평가 :** – ER 보고서 : 닥터 D : 외피의 시스템 : "발진은 아니나 피부 염증" (P. 88, 89) (3HEL – 310) – EC 처리 요약 : ER 간호사 (PG, RN) : 찐득한 발한제, 쿨, color pale, 가루 반죽. 아무 외피의 시험은 포함되지 않았다. (3HEL – 317) – 생산 데이터베이스 : 외피의: (3HEL – 937) 찐득한 발한제, 쿨 창백, 가루 반죽 – 보험 : "피부 변색 없이 건조 & 따뜻하고 기형, 부종, 병변, 또는 궤양." (3HEL – 1042)	*** 치료 :** 투석은 1130 a.m. -ish (3HEL – 600, 889)에서 시작 호흡 치료: 호흡기 요함 (3HEL – 939) *** 절차 :** 오른쪽 빗장밑 동맥을 통해 카테터 Quintin (3HEL – 70, 232, 299, 937)의 배치 : ER 의사 (3HEL – 70, 232, 311, 939) K 박사에 의해 삽관법 *** 연구실 :** 혈액 문화 :) 예선 리포트 STRMITS / BACLOE) (p. 372) (3HE1494). 9/10/96의 최종 보고서, (3HEL – 1119) 화학 : Lyte, 신진대사, 효소 및 간 기능이상 (3HEL – 1095) 혈액 : 낮은 H & H, 높은 반면 혈액 개수, etc. [3HEL – 1112) *** 보험 :** – "변색없이 따뜻하고 및 건조 피부, 기형, 부종, 병변, 또는 궤양." 오직 "이동성, 물리적 장애" 돌고 있다. (3HEL – 1042)

계속

사례연구 35●1[8] 병원은 기본적인 것을 무시 할 때에도 법적책임을 피할 수 없다. – 계속

표 35-1 James 피해자에 대한 의료 연혁

날짜	상태	간호 및 간호 노트 / 징후와 증상	MD 의뢰 / 징후 및 증상의 진행 노트	피부 평가 / 치료	치료 / 절차 / 검사 / 관리계획
9/14/96	*생산 데이터 (3HEL – 975)	*** 간호 :** – 회전 / 위치 일정. 압력 궤양 위험 것으로 침상 안정. (3HEL – 718) – 무게 : 102.2 kg (3HEL – 919) *** 간호사 노트 (피부에 대한 언급]** – 오후 4시 : 환자는 계속 똑바로 앉는다 (3HEL – 724) *** 징후 및 증상 :** – 피부 따뜻하고 건조 – 가려움증 (31IEI – 717, 724]	**진행 사항 :** 3HEL – 259.	*** 피부 평가 :** – 상처 문서 기록 : ● 눈물 피부 : <u>성례의 영역</u> : "그대로 Duoderm" (3HEL – 1038) *** 치료 :** <u>성례의 / 꼬리뼈 :</u> – 꼬리뼈에 Duoderm (3HEL – 1038)	*** 치료 :** – 호흡기 치료 : (3HEL – 975) *** 연구실 :** – 화학 이상 (즉, 롤빵, 크레아티닌) (3HEL – 1091) – Hematoiogy : 낮음 H & H, 낮은 혈소판 등 (3HEL – 1 107, 1108) *** X – 선 :** – 중부 표준시 / 가슴 : 왼쪽 empyema에 questionablebronchopleural 개통과 함께 empyemas은 두개골 기저부의 통합, adenopathy, 작은 병변에 두고 간. (3HEL – 563)
9/15/96	* 프로덕션 데이터베이스 (3HEL – 976-978) 주어진 * 혈액 수혈 (3HEL – 505)	*** 간호 :** – 회전/위치 일정. 침상 안정. 압박성 궤양의 위험 유의 (3HEL – 727) *** 간호사 메모 :** – 4시 10분 오전 : **"환자의 성례의 지역 배수 시트 Duoderm이 제거된 영역 청소 및 <u>상처 문서 기록</u>"** (3HEL – 732) *** 징후 및 증상 :** – 피부 따뜻하고 건조 – 가려움 (3HEL – 726, 32)	*** 의사 의뢰:** – 흉막 유출 : – 닥터 K를 참조하십시오. – D / C TPN 내일. (3HEL – 437) *** 진행 사항 :** – 3HEL – 260-261. 하이라이트 : ● 가슴 튜브 (3HEL – 261)	*** 피부 평가 :** – 간호사 노트 : **Sacral 상처** (3HEL – 732] **배수** – 상처 문서 기록 : ● <u>면적</u> : Stage II. 8cm× 3-5cm×0.25cm, 취소/노랑 배수, 냄새 없음, 노란색/빨간색 상처 기지, 허물 조직 +의 염증. (3HEL – 1038)/를 "악화" *** 치료 :** <u>성례의 :</u> – "청소" (3HEL – 1038) – "정상 식염수에 청소 …. Duoderm이 적용." (3HEL – 1039)	*** 치료 :** – 호흡기 치료 : (3HEL – 976, 977) *** 절차 :** – Dr.K로 왼쪽 가슴 튜브 삽입 (3HEL – 344, 733) *** 연구실 :** – 화학 이상 (즉, 롤빵, 크레아티닌) (3HEL – 1091) – 혈액 : 낮은 H & H, 낮은 혈소판 등 (3HEL – 1107, 1108)

9/20/96	* 프로덕션 데이터베이스 (3HEL – 70, 71, 74, 473, 985) * 닥터 M 경우 : 궤양 참조. [p. 220) (3HEL – 70, 472)	* **간호 :** – 흐름 시트 : 궤양이 기록된다. (3 HEL – 765) – 일정을 켭니다 : "전환" 자체를 외면하는 8시에 명시된 지원 / 드레싱 변화는 오전 9시 (3HEL – 766)와 함께. * **간호사 메모 :** – 12 mn : "평가 스킨 (건조, 비정상적) 무대 성례의 영역 3 궤양. 와플 매트리스 주문 켜지고, 2시간마다 변화". (3HEL – 768) * **징후 및 증상 :** – 건조, 비정상적인 피부, 피부 무결성. (3HEL – 765) 중단 – 변비 (3HEL – 768)	* **의사 의뢰** – 와플 매트리스 – 박사 M 경우: 궤양 참조. – 매일 의자 × 1 – 상처 문화, 성례의 궤양 (p. 220) (3HEL – 446, 472, 473) * **진행 사항 :** – 3 HEL 266 – 267. 하이라이트 : 신장 : ● **등 궤양 :. 정상적인 염분을 건조 습식. 성형 수술 상담 /** ● 빈혈 : 피를 수혈. (3HEL – 266)	**내가 평가 :** – 상처 문서 기록 : ● <u>꼬리뼈</u> : Stage III / 딱지, 10cm × 6 cm × 1–2cm, 배수 중간 – 부족한 / 향기가 있는 / 녹색, 검은 상처,베이스, 딱지의 괴사. + 물에 담가서 부드럽게 함, + 염증 (3HEL – 1041) ● <u>오른쪽 엉덩이 / 허리</u> : Stage II, 폭 : 2 cm × 2cm, 백색 배수, 흰색 상처 기지, 허물 조직, 건조한 주변 피부. "악화." (3HEL – 1040) * **치료 :** <u>성례의 / 꼬리뼈 :</u> – 습한 드레싱은 영역 (일반 식염수)에 적용, ABD 있었다. (3HEL – 1041) <u>오른쪽 엉덩이 / 허리 :</u> – Duoderm 적용 / 2 시간마다 돌립니다. (3HEL – 1040)	* **치료:** 투석 (3HEL – 901) * **연구실 :** – 화학 이상 (즉, 롤빵, crealinine) (3HEL – 1088, 1089) – 혈액 : 낮음 H & H, 낮은 혈소판, 낮은 백혈구 개수, 등 (3HEL – 1106, 1107)
9/21/96	* 생산 데이터베이스 (3HEL70, 986, 987] * 박사 S 경우: 참조하십시오. 혈액/발진 (3HEL – 70, 269, 472) : * 혈액 수혈 (3HEL – 504) 제공	* **간호 :** – 흐름 시트 : 궤양이 기록됩니다. (3HEL – 770) – 일정을 켜고 : 없음 드레싱 변화가 언급되지 않습니다 "자기를 켭니다." 대부분 1월 3일에서 1일까지의 : 문서화 안됨. (3HEL – 771) * **간호사 메모 :** – 4:30 오후 : "2시간마다 돌려 드레싱 변화가 됐다." (3HEL – 773) * **징후 및 증상 :** – 부종이 생기고 (3HEL – 770)	* **의사 의뢰** – 닥터 S 상담 – 수혈이 단위 PRBCs (3HEL – 447, 472)를 문의 * **진행 사항 :** – 3HEL – 268. 하이라이트 : – 빈혈 : Transfuse 2 대 혈액 (3HEL – 268)	* **피부 평가 :** – 상처 문서 기록 : ● <u>꼬리뼈</u> : 10cm × 6cm × 1~2cm, 검은 상처 기지, 딱지의 괴사. (3HEL – 1041) ● <u>오른쪽 엉덩이 / 허리 :</u> 백색 상처 기지, 허물 조직, 피부에 비늘을 둘러싼 / 건조. "영역에 Duoderm" (3HEL – 1040) * **치료 :** <u>성례의 / 꼬리뼈</u> – 습한 드레싱은 영역에 적용 (일반 식염), ABD 있었다. (3HEL – 1041)	* **치료 :** – 투석 (3HEL – 901) – 호흡기 치료 : 맥박 산소 농도계. Chesl 태평양 표준시. (3HEL – 986, 987) * **연구실 :** – 화학 이상 (즉, 롤빵, 크레아티닌) [3HEL – 1089) – 혈액 : 낮음 H & H, 낮은 백혈구 개수, 등 (3HEL – 1 105 1 106)

계속

사례연구 35●1[8] 병원은 기본적인 것을 무시할 때에도 법적 책임을 피할 수 없다. - 계속

표 35-1 James 피해자에 대한 의료 연혁

날짜	상태	간호 및 간호 노트 / 징후와 증상	MD 의뢰 / 징후 및 증상의 진행 노트	피부 평가 / 치료	치료 / 절차 / 검사 / 관리 계획
				오른쪽 볼기/엉덩이: – Duoderm 부위/2시간마다 변화. (3HEL-1040)	
9/25/96	* 제작 데이터베이스 (3HEL-70, 994, 995) * Dr.M이 시행한 욕창의 죽은조직 제거술: (3HEL-351) * Dr.K와 상담: 공 기누출 (3HEL-70, 453, 472) * 사회 서비스 기록 : 퇴원 계획. (3HEL-995)	*** 간호:** – 수술 환자 기록: 엉치뼈(천골), 오른쪽 엉덩이, 양쪽 뒷꿈치 욕창(압박성 궤양). (p. 133) (3HEL-353) – 퇴원 기준 충족. (p.135) (3HEL-357) – flow sheet: 욕창이 보이지 않음. "피부 시트를 보시오." (3HEL-787) – 스케줄 변화: 절대안정, 2시간마다 변화. 여기에서는 붕대교환이 보이지 않음. (3HEL-788) *** 간호사 기록:** – 외래환자 간호 기록: 임상간호사 메모: 환자에게 좌우로 회전하도록 지시함, 엉치뼈에 대한 압박감소를 유지하도록 시도. 환자는 이해함을 말로 표현했음 (p.135) (3HEL-356) – 오전 2:00: "평가된 피부가 현재 갈라짐. 그 이상의 손상은 보이지 않음, 그러나 상지에서 피부가 점점 더 벗겨짐.(3HEL-790) – 피부와 관련된 다른 사항은 없음 (3HEL-790) * 징후 & 증상들: – 피부건조 & 벗겨짐 (3HEL-787)	*** 의사 의뢰:** – 4 x 4 크기의 거즈를 생리식염수와 함께 엉치뼈 부위에 감쌈, 6시간마다 교환 (p. 225) (3HEL-450) – Dr. Kodak와 상담: 지속적인 공기누출 (3HEL-453) *** 경과 기록:** – 3HEL-273-274. 하이라이트: ● Dr. M: **영역의 MAC에서 엉치뼈 압박 부위에 대한 죽은조직제거술.** (3HEL-273) ● 폐: 낮은 등급의 온도. 가슴튜브의 공기누출이 지속됨. Will이 Dr. K에게 평가를 요청 (3HEL-274) ● 신장: 기관지가슴막샛길 (기관지흉막루) Dr. K가 평가 (3HEL-274)	*** 피부 평가:** – 수술 보고: 궤양은 항문에 매우가까이 퍼져가며 괴사와 함께 피부두께는 완전하다 (3HEL-351) – 상처문서 기록: ● 엉치뼈 부위: 압박상처: 등급3, 10 cm x 6.5 cm. 작은/녹색의/악취나는 배액, 검은 상처의 기저부+괴사딱지+ 염증. (3HEL-1048) ● 오른쪽 엉덩이/볼기: 압박상처: 등급 2, 2 cm x 2cm, 배액없음, 하얀 상처의 기저부+염증. (3HEL-1047) ● 왼쪽 엉덩이: 1. + 왼쪽 엉덩이 부위에 발진 (3HEL-1052, 1053) 2. 압박상처: 등급 2, 1.5-2 cm x 2 cm, 희읍스름한 배액, 하얀 상처의 기저부+딱지+염증. (3HEL-1046, 1054). ● 왼쪽 뒷꿈치: 2 cm x ?cm x ?cm, 빨간 상처의 기저부, 염증이 일어남. (3HEL-1062) ● *오른쪽 뒷꿈치*: 등급 3, 3 cm x 2cm, 빨간 상처의 기저부+ 딱지+ 새살+ 염증. (3HEL-1070)	*** 치료:** – 투석 (3HEL-904) – 호흡기 치료: 가슴부 물리치료. (3HEL-**994, 997)** *** 절차:** – 피부와 피하조직과 괴사성 조직을 통한 완전한 두께의 피부에 대한 죽은조직제거술. – 바시트라신, Kantrex, 식염수로 세척된 부위와 같은 부위에 거즈로 감쌈. 수술보고: (p. 131)(3HEL-351) *** 검사:** – 병리: 엉치뼈 욕창: 6.2 x 2.7 cm. 피부 w/표면에 전체적인 궤양발생 w/괴사확장. (p.132)(3HEL-352) – 화학적인 이상: (즉, BUN, 크레아티닌, 요산, 간 효소, 등) (3HEL-1088) – 혈액학: 낮은 H&H, 적은 백혈구 수 등 (3HEL-1104, 1105)

9/27/96

*** 제작 데이터베이스**
(3HEL-70, 71, 73, 74, 75, 472, 473, 474, 998-1000)(SNF466/67)

*** Zoneair침상 시작함**
(3HEL-75)

*** ICU 상태.**
인공호흡기를 뗌. 기관삽관을 해제함. 잘견딤.
(3HEL-810, 811)

*** 간호:**
- Turn schedule: 절대안정. 뒷꿈치 보호대 착용. (3HEL-805)

*** 간호사 기록:**
- 12 mn: "욕창치유가 촉진된다는 것에 고무됨."
- 오전 4:00: "꼬리뼈에 대한 욕창. 몇몇의 고름성 배액과 더불어 붉어짐. 붕대 교체. 평가를 계속해야 함."
- 오전 11:00: "Dr. M 회진. 욕창을 검사함. 지시사항 필기."
- 오후 12:00: "Advance aerial 공기침대 배치."
- 오후 3:30: "차트에 skin sheet기호법...뒷꿈치 보호대...Zoneair 침대..."
- 오후 7:35: "환자의 자세를 바꾸기 위해서 준비함. 환자는 거절함. "내 자매가 돌아오면 그때 하겠음." 환자에게 너무 오래 기다려 줄 수 없다고 지시함. 만일 환자 가족이 30동안 오지 않으면 Will이 재시도함."
- 오후 8:05: "환자의 자매가 들어 왔음. 환자의 자세를 바꿀 준비가 됨."

(3HEL-810-812)

*** 징후 & 증상들:**
- 피부가 따뜻, 건조, 창백함. 부종 없음. (3HEL-804)
- 가려움증. 베나드릴을 줌. (3HEL-812)

*** 의사 의뢰:**
- Santyl과 함께 죽은조직제거술시작. 하루에 엉치뼈 부위에 적용 x 2, 식염수로 헹구기. 4x4 크기의 거즈로 감쌈. 환자를 공기침상에 배치. (p.234) (3HEL-459, 472, 473)

***간호 지시:** Santyl BID 헹구기 w/Ns & pack w/4 x 4거즈 Santyl 연고, 콜라겐분해효소 연고. 엉치뼈 부위에 적용. (3HEL-71, 73, 74)
- Zoneair 침상 (3HEL-72, 472)

*** 경과 기록:**
- 3HEL-276-277. 하이라이트:

- 폐: 낮은 등급의 온도. 통풍구를 뗌. (3HEL-276)
- Dr. M: "붕대 교체. 괴사조직과 더불어 엉치뼈 부위에. Will이 Santy 과 더불어 죽은조직제거술을 시작, 그의 침상을 공기침상으로 교체." (3HEL-277)
- 신장: 가려움증을 동반한 발진. (3HEL-277)
- 혈액학: 잘 회복하고 있음. (3HEL-277)

*** 피부 평가:**
- 상처문서 기록:

- 엉치뼈 부위: 압박 상처: 등급 3, 검은 상처의 기저부+괴사딱지+ 염증. (3HEL-1048)
- 왼쪽 엉덩이: 발진/염증이 발생한 부위. Duoderm 정지. (3HEL-1052)
- 왼쪽 뒷꿈치: 등급1. (3HEL-1062)
- 오른쪽 엉덩이: 등급3, 3cm x 2cm, 붉은 상처의 기저부 (3HEL-1070)

*** 치료 :**
엉치뼈:
- 제작 데이터베이스: Santyl연고와 콜라겐분해효소 연고를 엉치뼈 부위에 적용.

- 오후 3:30: Sheryl Capo, RN (3HEL-998, 1048)

왼쪽 엉덩이:
- Duoderm (3HEL-1052)

왼쪽 뒷꿈치:
- Duoderm. 뒷꿈치 보호대. (3HEL-1062)

오른쪽 뒷꿈치:
- Duoderm. 뒷꿈치 보호대. (3HEL-1070)

*** 치료:**
- 호흡기 치료: (3HEL-999)

*** 절차:**
- Dr. M: 엉치뼈 붕대교체. (3HEL-277)

***검사:**
- 화학적 이상: (즉, BUN, 크레아티닌, 요산 등) (3HEL-1088)
- 혈액학: 적은 H&H, 높은 백혈구 수 등) (3HEL-1104, 1105)

***다른 사항:**
- 비정상적인 ABGs (3HEL-529-531)

계속

사례연구 35–1[8] 병원은 기본적인 것을 무시 할 때에도 법적책임을 피할 수 없다. – 계속

표 35-1 James 피해자에 대한 의료 연혁

날짜	상태	간호 및 간호 노트 / 징후와 증상	MD 의뢰 / 징후 및 증상의 진행 노트	피부 평가 / 치료	치료 / 절차 / 검사 / 관리 계획
10/1/96	* 제작 데이터베이스 (3HEL–72, 75, 473, 1007, 1008) * Quinton 도뇨관 막힘 (3HEL–838) * 오른쪽 가슴 튜브가 Dr.K에 의해 제거됨 (3HEL–838)	*** 간호:** – Flow sheet: 욕창이 보임. (3HEL–835) – Turn schedule: 스스로 몸을 회전시키기, 절대안정, 2시간마다 변화. 오전 9:00에 붕대 교체 (3HEL–836) *** 간호사 기록:** – 오전 9:25: "한쪽에 베개를 대고 몸을 회전시킴. 피부간호 기록: 침상을 위한 패드." – 오후 4:00 : 2시간마다 변화...환자를 특수침대 위로."(3HEL–838) *** 징후 & 증상들:** – 피부 건조 & 벗겨짐. (3HEL–835)	*** 경과 기록:** – 3HEL–281–283. 하이라이트: ● 오른쪽 가슴 튜브 중지 (3HEL–281) ● Dr. M: **붕대 교체됨. 몇몇의 괴사조직이 여전함, 피부판 수복을 위한 준비가 안됨.** (3HEL–282) ● 어려움을 겪은 이래로 AM에서의 Permacath의 배치를 계획함 (3HEL–283) ● 수술 전 마취 (3HEL–283)	*** 피부 평가:** – 상처 문서 기록: ● 엉치뼈: 등급 4의 괴사딱지, 10cm × 18cm × 5cm, 붉은 흰색의 중간 정도에 못미치는 배액, 빨간/노란/검은 상처의 기저부+ 괴사딱지. "Dr. H에게 증상을 알림." (3HEL–1056). 간호사의 기록: "검은 색이 여전함, 딱딱한 4 × 4 × 2cm의 괴사딱지, 누르스름한 중간정도의 배액과 더불어 새롭게 생긴 상처. 악취는 나지 않음. 피부간호 기록: 침상을 위한 패드." (3HEL–838) ● 왼쪽 엉덩이: 증상 없음. (3HEL–1065) ● 왼쪽 뒷꿈치: (3HEL–1060) ● 오른쪽 뒷꿈치: 증상 없음. (3HEL–1068) *** 치료:** 엉치뼈: – 제작 데이터베이스: Santyl연고와 콜라겐분해효소 연고를 엉치뼈 부위에 적용. ● 오전 9:00: Jeeni Grayson, RN	*** 치료:** – 호흡기 치료: 맥박산소측정기로 부위 검사. 가슴 물리치료. 3HEL–1007) *** 절차:** – Dr. M: 붕대 교환. (3HEL–281) – Dr. K: 병상에서 오른쪽 가슴튜브를 제거 (3HEL–838) *** 검사:** – 화학적 이상: (즉, BUN, 크레아티닌) (3HEL–1087) – 혈액학: 적은 H&H, 높은 백혈구 수, 등. (3HEL–1103, 1104)

<table>
<tr><td></td><td></td><td></td><td></td><td>● 오후 5:00: Angel Opthera, RN
(3HEL-838, 1007, 1056)
<u>왼쪽 엉덩이</u>:
– Duoderm (3HEL-1065)
<u>왼쪽 뒷꿈치</u>:
– Duoderm. 뒷꿈치 보호대
(3HEL-1060)
<u>오른쪽 뒷꿈치</u>:
– Duoderm. 뒷꿈치 보호대.
(3HEL-1068)</td><td></td></tr>
<tr><td>10/9/96</td><td>* 제작 데이터베이스
(3HEL-1024, 1025)
* 가정건강 기록: 휠체어
대여 (p. 415)
(3HEL-888, 1025)</td><td>* 간호:
– Flow sheet: 엉치뼈 욕창은
보이지 않음. (3HEL-870)
– Turn schedule: 의자에서
침상 제거 오후 4시-6시에
스스로 몸을 돌림. 붕대
교환이 필요치 않음.
(3HEL-871)
* 간호사 기록:
– 피부 통합이 다뤄지지 않음.
– 3-11 교대: 의자에 침상을
제거. (3HEL-873)
* 징후 & 증상들:
– 피부 건조 & 벗겨짐.
(3HEL-870)</td><td>* 의사 의뢰:
– 중탄산염 목욕
– 척추아래에 엉치뼈 죽은조직
제거술에 대한 동의.
(3HEL-479)
* 경과 기록:
– 3HEL-289-290.
하이라이트:

● Dr. M: 붕대 교체.
"조직괴사 Will은 또 다른
죽은조직제거술을 해야 함.
Will의 일정이 가능할 때."
(3HEL-290)</td><td>* 피부 평가:
– 상처 문서 기록:

● <u>엉치뼈 부위</u>: 압박 상처:
10cm x 18cm x 깊이,
짙은황색의 악취나는 배액,
빨간/노란/검은/흰색
상처의 기저부 + 짓무름,
"괴사"(3HEL-605)
● <u>왼쪽 엉덩이</u>: 증상
없음_(3HEL-604)
● <u>왼쪽 뒷꿈치</u>: 증상
없음_(3HEL-604)
● <u>오른쪽 뒷꿈치</u>: 증상 없음_
(3HEL-604)
*치료:
<u>엉치뼈</u>:
– 제작 데이터베이스:
Satyl연고와
콜라겐분해효소 연고를
엉치뼈 부위에 적용.

● 오전 9:00: Femma Jayne
Robinson, LVN
● 오후 5:00: Marsha
Robbins, LVN (3HEL-1024)
<u>왼쪽 엉덩이</u>: Duoderm 중지
(3HEL-604)
<u>왼쪽 뒷꿈치</u>: Duoderm 중지
(3HEL-604)
<u>오른쪽 뒷꿈치</u>: Duoderm
중지 (3HEL-604)</td><td>* 치료:
– 투석 (3HEL-911)
– 호흡기 치료:
맥박산소측정기로 부위
검사. 가슴 물리치료.
(3HEL-1024, 1025)
* 절차:
– Dr.M.붕대교체.
(3HEL-290)
* 검사:
– 화학: 전해질/간 효소
이상(즉, BUMN,
크레아티닌, CK,
SGOT, 알칼리포스겐)
(3HEL-585)
– 혈액학: 낮은 H&H, 등.
(3HEL-1101)</td></tr>
</table>

사례연구 35–1[8] 병원은 기본적인 것을 무시 할 때에도 법적책임을 피할 수 없다. – 계속

표 35-1 James 피해자에 대한 의료 연혁

날짜	상태	간호 및 간호 노트 / 징후와 증상	MD 의뢰 / 징후 및 증상 진행 노트	피부 평가 / 치료	치료 / 절차 / 검사 / 관리 계획
10/21/96	*제작 데이터베이스 : (3HEL–121, 122)	***간호:** – Flow sheet: 죽은조직제거술이 인정됨. (3HEL–175) – Turn schedule. 오후4:00–6:00 보조와 함께 의자에 앉기. 오후 9:00 붕대 교체가 필요치 않음 (3HEL–176) – wt. 213 [이것이 어디에?] ***간호사 기록:** 주제 – 피부통합이 다뤄지지 않음. (3HEL–174)	***경과 기록:** – 3HEL–62 ● 신장: 상처 감염 (3HEL–62)	***피부 평가:** – 상처 문서 기록: ● 엉치뼈 부위: 압박 상처: 등급 4. 10cm x 6cm x 4cm. 고름성/큰/악취나는 배액. 상처 기저부 = 적색 & 황색. 짓무름+ 딱지+ 새살+ 잠식성+터널링 (3HEL–145) ***치료:** 엉치뼈: – 제작 데이터베이스: 간호: Santyl연고와 콜라겐분해효소 연고를 엉치뼈 부위에 적용. ● 오전 9:00: Maria G.Ponds, LVN ● 오후 9:00: Valecia Burnetta, LVN (3HEL–121) – 간호사 기록: "식사를 위해 의자에서 일어남. 자세 변화를 보조함. 2 시간마다." (3HEL–174) 왼쪽 뒷꿈치: –왼쪽 뒷꿈치에 Duoderm : ● 오후 5:00 : MP, LVN.주어지지 않음; 부위 핑크색 왼쪽 엉덩이: –왼쪽 엉덩이에 Duoderm ● 오후 8:00: MP, LVN. 주어지지 않음; 부위 핑크색	***치료:** – 호흡기 치료. 맥박산소측정기. 가슴 물리치료. (3HEL–122) ***검사:** – 몇몇의 전해질 이상 (높은 BUN, 크레아티닌) (3HEL–91) Shelly Sowetho PTA SNF496 Spvr Arnold Hines PT SNF495

<table>
<tr>
<td>10/27/96</td>
<td>* 제작 데이터베이스:
(3HEL-134, 135)</td>
<td>* 간호:
- Flow sheet: 욕창이 확인됨. (3HEL-201)
- Turn schedule.
보조를 동반한 의자 앉기:
오전 11:00, 오후 1:00,
오후 3:00, 오후 5:00
엉치뼈 붕대 교체: 오전 10:00와 오후 7:30
(3HEL-202)
* 간호 기록:
주제
- 피부통합이 다뤄지지 않음. 몸을 회전하도록 격려. 도움을 통한 의자에서 일어서기. 진술:

● "환자는 대부분의 자세를 다시 잡는 것을 거절함. 그 이상의 피부 손상 안 됨."
● "상처가 잘 회복되고 있음. 엉치뼈 욕창 부위에 악취가 나지 않음."
(3HEL-200)</td>
<td>* 경과 기록:
- 3HEL-65. Braden Port에 대한 이동이 안정적임. 신장 기능이 향상되고 있음.</td>
<td>* 피부 평가:
- 상처 문서 기록:

● <u>엉치뼈 부위</u>: 압박 상처: 등급 4.
11cm x 8cm x 6cm.
배액 없음. 상처 기저부 = 빨감+ 새살+ 잠식성,
"향상되고 있음."
(3HEL-146)
● <u>오른쪽 넙다리</u>: 증상 없음
(3HEL-147, 200)
*치료:
- 제작 데이터베이스: 간호:
(3HEL-134)
<u>엉치뼈</u>:
Santyl연고와 콜라겐분해효소 연고를 엉치뼈 부위에 적용.

● 오전 9:00: CL, RN
● 오후 7:30: DL, RN
<u>오른쪽 넙다리</u>:
- Duoderm. "3마다 변화"
(3HEL-147)
<u>왼쪽 엉덩이</u>:
-Duoderm, 왼쪽 엉덩이

● 오전 9:00: Cyril Emkata Lolaro, RN</td>
<td>* 치료:
- 호흡기 치료.
맥박산소측정기.
가슴 물리치료.
(3HEL-134)
* 검사:
- 몇몇의 전해질 이상
(높은 BUN,
크레아티닌)
(3HEL-90)</td>
</tr>
</table>

James Doe와 Houston East lake 병원 및 Veronica Holly의 소송 건 (The Lawsuit—James Doe vs. Houston East lake Hospital and Dr. Veronica Holly)

증거 우세로 원고 Mr. Doe에 의해 소송요소가 판명된다.

의무 (Duty)

Doe의 변호인 측은 증거 우위의 증명을 통해 피고 East Lake 병원 예하 Dr. Veronica Holly와 그의 치료 팀이 원고인 James Doe에게 죄가 있다는 것을 증명해야 한다. 치료 팀은 Doe가 입원 시 Doe의 욕창 발생에 관한 위험성을 적절하게 평가해야 할 의무가 있으며, 병원 정책과 주립 치료 수행 규정을 지켜야 할 의무가 있고, Doe와 같은 환자를 치료하기 위해서는 규정 내에서 행해야 한다.

또한 병원 측에서는 직원들이 이러한 정책을 잘 준수하고, 적절히 훈련되어 있는지, 또 Doe와 같은 환자들이 가지고 있는 위험성과 잠재적 문제점을 잘 이해하고 있는지를 잘 파악하고 있어야 한다.

병원과 치료 팀은 의사와 병원 관련 팀에게 적절하게 보고 해야 하며, 욕창이 발견되면, 적절한 평가 및 중재를 정하고, 추가적인 욕창 형성 및 진행을 막기 위해 의사와 피부과 담당에게 보고를 해야 한다. 치료 팀은 정확하고 일괄된 문건을 통해 적절한 평가를 해야 하며, 상처 관련 기록 문건에 관한 병원 정책 및 치료 규정을 준수해야 하고, 재차 강조하지만, 병원은 적절하게 규정을 준수하는지 확인해야 할 의무가 있다.

병원과 치료 팀은 최근 문헌과 욕창자문위원단과 다른 자료들로부터 얻을 수 있는 최신 피부 치료법에 대해 잘 알아야 할 의무가 있다. Dr. Holly는 환자에게 환자가 가진 위험과 관련된 여러 문제점들에 대해 적절히 알려줘야 한다. 하지만 Doe가 가진 여러 문제점에 관한 피부과나 물리치료, 물리의학의 적절한 중재에 대해 처방하거나 문의하지 않았습니다. 서면 상에서, Dr. Holly는 "나는 신장병 전문의이다"라고 언급하며, 자신의 책임이 아니라고 언급했다. 이는 그녀가 의사임을 인정하고 전체적으로 환자가 직면하고 있는 문제의 영역을 무시해서는 안 된다는 점을 지적하고 있다.

과실 (Breach)

Doe의 변호인 측은 증거 우위의 증명을 통해 피고가 Doe에게 해야 하는 의무를 저버렸다는 사실을 입증해야 한다. 예를 들어 간호사들이 원고의 욕창 위험성을 적절히 파악하지 않았고, 그로 인해 치료규정에 준거한 중재와 치료 및 평가가 이루어지지 못했다는 것과 같은 것과 같은 것이다.

병원 정책에 중환자실 입원 평가는 등록된 간호사에 의해 평가된다고 언급되어 있지만, 이번 경우는 간병 전문 간호사에 의해 이루어져야 했다. Doe의 변호인단은 Doe처럼 다양한 질환 문제가 있는 환자를 볼 수 있다고 여겨지는, 신장병 전문의 Dr. Holly가 이런 문제가 언급되도록 적절한 상담을 요청해야 할 의무가 있다는 것을 증명해야 한다. 비록 그녀의 전문분야는 신장병이지만, 전반적인 치료에 책임이 있기 때문에 전 분야에서 전문가는 아니지만 의사로서 처방을 내거나 문제를 직접 처리했어야 할 의무가 있다.

손상 (Damages)

Doe의 변호인단은 Doe에게 물질적, 정신적으로 피해를 준 병원의 치료 팀과 Dr. Holly의 과실을 밝혀야 한다. 예를 들어, 변호인 측은 증거 우위의 증명을 통해 Doe가 피판술이 필요한 4단계 욕창이 천골과 엉덩관절 쪽에 발생하여, 결국 고관절 욕창부와 동측 무릎의 화농성 관절염을 유발한 것을 밝혀내야 한다. 또 피고가 원고에게 과거와 현재에 물질적, 정신적 피해를 입혔으며 마찬가지로 피해가 나중에도 지속적으로 작용할 것이라는 것을 증명해야 한다.

통증과 손상(당시에는 경제적 손상에 대한 것은 없었다.[9])으로 인해 Doe는 의료비용으로 80만 달러 이상을 지출 했으며, 치료 도우미를 고용하느라 매달 2890달러 이상을 썼다. 그는 지울 수 없는 흉터가 생겼을 뿐만 아니라 추가적인 욕창 발병 위험도 가지게 되었다. 오랜 시간 앉을 수 없게 되어 직업도 잃게 되었고, 퇴원 후에도 치료가 필요한 물리적 손상도 받았다.

인과관계 (Causation)

Doe의 변호인 측은 증거 우위의 증명을 통해 상기된 손상들이 병원과 간호진 그리고 Dr. Holly의 부주의로 인한 것이라는 것을 밝히고, 만약 부주의하지 않았다면 욕창이 생기지 않았을 것이라는 것을 증명해야 한다.

항변 (Defense Arguments)

상기 요소에 대해 주의 깊게 본 자라면, Dr. Holly 측 변호인단이 했거나 할 수 있는 주장에 대해 예상할 수 있을 것이다. 대부분의 사건들에서 원고가 피고의 잘못을 정확히 밝혀낸다고 해도, 피고 측은 손상정도를 한정하거나, 사건을 끝내려 할 것이라는 것을 알아야 한다.

피고 측 변호인들은 선뜻 여기에 동의할 것이다. 그렇다. 환자에 대한 의무이다. 하지만 이 사건의 경우 Doe가 어찌 되었든 욕창이 생길 수 있었던 환자라는 점에 초점을 맞춰 변호인단은 항변하려고 할 것이다. 그렇기에 실무 면허를 가진 간호사에 의해 평가되어야 한다거나 문건에서의 진술 내용과 일치하지 않는 것이 그의 손상을 야기하지 않았다는 것이다.

항변 내용은 Doe가 어찌되었든 욕창이 생길 환자였기 때문에 간호사 측이 어설프게 평가했을지라도 문제가 되지 않는다는 것이었고, 그렇기에 과실이 일어났다 손 치더라도 손상을 야기하지 않았을 것이라는 것이다. 피고 측은 Doe의 여러 병적 문제들로 인해 반드시 욕창이 생겼을 것이라는 의견을 밝힌 병원 전문가를 소환했다. Doe는 영양 상태도 나쁘고, 저산소증, 당뇨병, 조울증, 반신마비, 신장병 등의 문제를 가졌으며, 당시 체위 변경에 대한 불평을 한 적이 없고, 이러한 모든 장애 요인이 피부질환을 일으켰을 것이다.

병원 측의 추가 항변은 Dr. Holly가 환자를 보고, 이른바 적절한 중재를 처방하지 않았다는 것이다. 그녀가 의사이기에 간호사들은 그 처방을 따라야 하며,[10] 그 때문에 간호사 측에는 법적 책임이 없고, 그렇기에 병원 측은 책임이 없다는 것이다. 추가로 간호사 측이 Doe에게 평가를 실시했기 때문에 과실이 아니라고 하였습니다. 그리고 그들의 항변은 병원의 위험 평가 척도, 정책 과정 및 AHCPR(미국 보건의료 정책 연구소)의[11] 지침 등은 단지 지침일 뿐 엄격히 지켜야 할 필요는 없다는 것을 강조한다.

어느 경우에나 손상은 과장되고, 추측성이 난무하며, 특히 이 사건의 경우, Doe가 어떻게 해서든 욕창이 생길 사람이었기 때문에 평가의 오류나 평가 규정 및 욕창 치료의 위반으로 인한 것은 아니라고 말한다. 결국 간호사 측에서 평가 시 과실이 있었을 지언즉, 환자 본인이 체위 변동에 대해 불만이 없었던 점과, 종종 치료를 거부했던 점, 적절한 섭취를 하지 않았다는 점에서 손실에 대한 책임이 부분적으로 있다고 본다.

전문가의 증언 (Expert Testimony)

이번 사건에서 피고의 항소에 반론하기 위해, Doe의 변호인 측은 치료 규정이나 의무, 규정의 위반 및 원고의 피해를 야기한 요소 등에 대한 증언을 위한 전문가를 대동해야 한다. 이 사건의 경우 Doe의 변호인 측이 대동한 전문가는 세계장루학회 출신의 유명 간호사와 재활 전문 간호사, 중환자실 전문 간호사, 신장병 전문의, 내과의, 재활 전문가 및 지출 관리를 위한 인생 설계사 등이다.

원고 측의 변호인 측은 당연히 피고 측에 항변하기 위한 증언을 해줄 전문가를 찾아 종종 시외나 국외로 나갔고, 이 사건을 위해 원고는 Illinois, Virginia, Florida와 Austin 그리고 Dallas, Texas에서 전문가를 초청했다.

Doe의 변호인단은 비록 Doe가 많은 질환 문제를 안고 있어 욕창 발생 위험이 높다는 사실이 분명하지만, 병원 측이 욕창의 발생이나 진행을 막을 수 있는 중재를 시행하지 않았다면, 병원 측에서 그것을 항변하기 위해 언급해선 안 된다고 지적해 줄 전문가를 대동했다. 전문가들은 모든 파일을 검토하고 병원과 Dr. Holly 측이 Doe가 입원하는 동안 치료 규정을 제대로 준수하지 않았다고 증언했다. 그들은 Doe의 질환 문제가 수술적 중재를 요구하는 큰 욕창에 의해 심화되었지만, Doe는 회복되었고, 재활 단계로 갔으며, 결국 퇴원했다는 점에 모두 동의하였다. 그들은 Doe가 처음부터 치료 규정에 따라 정확한 예방책에 따라 치료 받았다면, 욕창이 발발하지 않았을 것이라고 언급했다. 그의 상처가 결국 아물었다는 점과 퇴원했다는 점으로 보아, 그의 몸은 심한 스트레스를 극복할 능력이 있었다.

Houston에서 온 피고 측의 전문가들은 치료 팀 가운데 아무도 치료를 위한 규정이나 정책 과정, 프로토콜 및 학문적으로 과실을 범하지 않았고, 이전에 언급한 것처럼 아무리 최상의, 또 다양한 치료를 받았을지언정 Doe는 욕창이 생겼을 것이라고 증언했다.

양측 변호인단은 전문가가 잘 알려져 있고, 그들의 의견과 증언을 확실히 할 수 있도록 해야 하며, 만약 전문가가 의견을 제시하고 싶은 경우. 배심원에게 이의를 신청해야 한다. 전문가는 자신이 변호하는 측을 옹호해서는 안 되며, 과학적 근거를 통해 그들의 의견을 뒷받침해야 한다.

다양한 측면의 주장 지지를 위해 의료 문헌을 인용하거나, 다양한 문맥을 이용할 수 있다. 이미 경험이 있는 전문가는 이 점과 관련 문헌적으로 잘 알고 있을 것이다. 전문가들은 변호사 측이 원하는 과학적 증명을 하는 것이 좋다는 것을 알고 있다. 변호사 측은 주장을 지지할 배경 지식을 늘리는 한편, 필요 없는 부분에 대해서는 무시하도록 해야 한다.

감정인의 책임 (Expert Witness Responsibilities)

위에서 논한 것처럼 감정인은 소송이나 사건 양 측면 모두에 쓸 수 있는 전문가적 의견을 줄 수 있는 사람이어야 하며, 주립 법은 다양한 분야의 전문가를 허용하지만 일반적으로 사건에 적합하도록 초점을 맞춘 분야에서의 전문가이어야 한다. 의료 과실 사건의 경우, 경우에 따라 1에서 20의 전문가가 필요하다.

원고를 위한 최고의 시나리오는 치료를 한 그 의사가 직접 보고서를 작성하고 선언 진술 하는 것이다. 원고인 그 의사는 감정인이라는 용어를 자주 혼동할 것이다. 원고 측 변호사는 종종 "관여하고 싶지 않다"고 말하는 순진한 이 의사들을 심문 할 것이다. 치료진들은 그들이 일단 치료를 하면, 이미 관여되어 있다는 사실에 대해 반드시 알고 있어야 한다. 그들은 협조적이거나 그렇지 않을 수 있지만, 관여되지 않을 수는 없습니다.[12]

의료사고 소송에서 같은 자리에 피고로 있는 치료자는 같은 지역에 있는 사람에 대한 증언을 종종 머뭇거릴 것이다. 수많은 치료 공급자들이 사건과 관련이 있을 지언정, 의료 규정의 과실 여부에 대한 증언을 하지 않을 것이다. 원고 측의 변호사는 의료 규정에 관련된 것이 아닌, 손상에 대해 증언하도록 요청할 것이며, 때때로 치료자는 법적 책임이나 치료 규정 준수의 과실에 관한 것이 아닌 한 거기에 대해 증언해 줄 것이다. 과실로 인해 손상을 당한 환자를 대신하여 증언을 하도록 히는 치료 공급자의 도덕적 의무는 종종 뜨거운 감자가 되곤 한다.

만약 치료하는 의사들이 묻는다면 원고측 변호사들은 논의를 증명하고, 변호사들은 그들이 전문적인 의견을 제공하기를 희망 할 것이다. 이론에 대해 뒷받침되는 추가적인 전문적인 증언은 증명을 지지하기 위한 특별함을 계속 유지하게 될 것이며, 특별하게 치료사가 증명된 board가 아니라면, 또는 만약 그 또는 그녀가 자격이 없다면, 방어를 하기위한 전문가들의 반대된 의견들을 극복하기 위해 원고측 변호사의 믿음이 없어서는 안된다.

주마다 허가된 규칙들과 방어하는 변호사가 건강관리 제공자들에게 접근하는 방법이 다르다. 전문가들은 변호사와 함께 누구와 같이 그들이 일하고 있으며 깨끗하게 이 특별한 사건의 재판권 안에 무슨 규칙이 적용되는지 확인하여야 한다.

비록 존속된 전문가들 마치 외래 전문가들과 같이 또는 치료하는 의사들을 다루는 것은, 그들의 증거를 사용하기 위한 계획들이 있는 변호사에 의해 그들은 일반적으로 돈을 지급해야 할 것이다. 전문가들은 그들의 자료를 바탕으로 한 의견의 형식을 확인하기 위해 이 사건안의 모든 의무 기록들을 검토해야 한다.

이것은 불편한 조서이고, 흔히 일어날 수 있지만, 또한 한 가지 친밀 하지 않은 의학적인 일이다. 반대적인 의논은 어떠한 전문적인 의견에 도달하기 전에 의무적 기록 안에서 완료되기 전보다 더 적은 수출의 의미는 어떠한 상황에 대한 이점을 취득 하게 될 것이다.

전문가들은 매시간마다 여행 경비에 대한 주소와 쓰는 것에 대해 지출하는 비용협의를 해야 한다. 이것은 비윤리적으로 고려되며, 사례의 결과에 기초를 두고 상환해야 하며, 따라서 매시간 마다의 요금조절은 발전되어져야 한다.

반대적인 협의는 무엇을 위한 것인지 묻게 될 것이다. 그리고 허가되어진 리뷰와 요금협의, 세금청구서, 또는 사례 일치 또는 인정되어진 것은 전문가에 의할 것이며, 이와 마찬가지로 모든 다른 문서들은 전문가에 의해 리뷰되어지거나 또는 사례에 관계되어 이루어질 것이다.

De vs Huston East Lake (어떤 법정 사건의 이름을 뜻하는듯함) 휴스턴 이스트 병원의 의사들은 거의 대부분 고소인을 위한 전문가들이 아니었다. 그들은 모두 방어를 위한 전문가들 이라 이름지어졌었다. 그러나, Mr. Doe를 치료했었던 두 물리적 의약 의사들은 Houston East Lake로부터 그의 직무를 이행한 후에 Mr. Doe를 위한 전문가들이라 이름지어졌었다. 그리고 자진해서 그의 손해들과 Mr. Doe와 같은 사람을 위해 피부 관리와 압박궤양의 예방에 관계된 관리의 표준을 증언했었다.

만약 전문가 한명의 동의, 또한 의사 또는 치료에 관계

없는 전문가, 그들은 이 책임에 포함된다. 기록의 모든 것들은 리뷰되어져야 하며, 모든 증서의 증거와 다른 관계되어진 문서들, 그리고 전문가는 이 사건에 관계된 일들은 반드시 친밀한 과학적인 문서가 포함되어져야 한다. 많은 시간 의사들은 전문가 같은 서빙을 할 때 자주 부정적인 경험들을 불러일으킬려 했다. 왜냐하면 그들은 이러한 기회들을 가지게 된적이 없었기 때문이며, 또한 증언의 의견을 제공하는 것들을 실감하지 못했었다. 이것은 반드시 문헌과 함께 지지해야 하는 것이다. 의견은 진실로 고려되어지지 않을 것이다 그 이유는 단지 그 또는 그녀가 말로 하는 것들 이기 때문이다.

다른 편으로부터의 준비되지 않은 심문은 전문가에게 매우 위험한 길을 걷게 하는 것이고 또한 의견들도 지지될 수가 없다. 전문가 한 명으로부터의 승낙들은 사용했었던 시간을 위한 돈에 기대를 하게 할 수 있고 고정시킨 변호사가 모든 관련된 문서들을 때에 맞게 보내게 될 것을 기대할수있다.

다른 측면으로부터의 전문가 보고서들, 반대측 전문가로부터의 신뢰가 있는 문서, 직업 그리고 학교 문서들, 고용 기록들, 그리고 다른 반대적 집단과 고용된 전문가들의 측면에 대해 중요한 것들은 검토될 문서들의 의료기록들이 포함되어져야 한다.

재판 (Trial)

만약 문서들이 충분한 검토를 위한 시간 내에 도착하지 못했다면, 전문가는 반드시 추가적인 시간을 위한 준비를 주장해야 한다. 전문가는 반드시 반대편의 진행과정과 다른 편이 검토할 사례에 대해서 이해하고 문서와 대부분의 다른 주장을 가져야 한다.

대개의 의료 시회들은 진실함을 위한 일반적인 부름으로 전문적 증거와 책임에 관계된 진술문을 가진다. 재판은 절실한 시간과, 긴장감, 비싸고, 그에 대한 예상하지 못한 결과를 자주 가진다.

언급된 이상의 중재는 종종 시민소송이 되는 과정이고, 정착민의 요구들을 자주 이끈다. 만약 사건이 정착되지 못한다면, 집단들은 다른 재판을 시도해야 한다. 재판은 판사 및 배심원 또는 재판관만 참여한 가운데 개최되어야 한다.

만약 재판이 배심전에 있다면, 이 과정을 배심원 예비심문 실시라고 불리워지며, 그 동안 두 위치에서 변호사들은 잠재적인 배심원을 소개하고 그들이 가진 배심원들의 심리적 편견을 예방하려 계획된 질문들을 결정하게 물어보아야 한다.

변호사들은 이 질문들을 위한 시간을 확실하게 얻어내야 하며, 때때로는 배심원은 재판관에 의해 질문을 받기도 한다. 질문하는 것이 끝난 후에 변호사들은 그들이 희망하고 변명할 것을 선택하여야 하고, 최후에는 배심으로부터 선정된다.

법원들, 판결들 그리고 주들은 예비 배심원심문절차에 대한 시간, 묻게 될 질문들 그리고 각각의 배심원들의 적임이 아니라고 판정 하는 것에 대한 규칙이 다르다.

배심이 선택된 이후로 그리고 재판이 시작되어진 이후로 집단들은 무엇에 대한 일들이 일어날지에 대한 지배력을 잃게 된다.

고소인 변호사는 그 당시 현재의 첫 번째 의뢰인 관점을 방어에 의해 따라가게 된다.

사건이 제시된 후에는, 마지막 진술문들이 고소인과 방어 변호사들에 의해 만들어진다.

배심은 그들의 책임감 법에 관계된 재판관으로부터 교훈(가르침)을 받게 된다. 그리고 심사숙고를 위한 배심의 방으로 되돌아간다. 모두가 포함된 재판은 배심이 결정에 이르기 전까지 기다리게 된다.

사건은 재판 전 언제든, 재판 중이든 아니면 배심원이 숙고 중일 때도 계속 안정적인 상태여야 한다. 합의는 배심원의 평결이 끝난 후에 할 수 있고, 만약 당이 지는 결정이 나면, 항소하기 휘해 평결과 강제적인 면이 장황하며 힘든 항소 과정이 예상된다.

만약 배심원이 원고에게 호의를 배풀기로 결심하고 손상에 보상을 하고 원고가 원하는 원고는 배심원이 주는 것보다 적은 양을 배정받기를 원하고, 만약 피고가 항심할 의향이 있다면, 사건이 뒤집히거나 더 높은 법정으로 가기를 원한다.

이러한 모든 결정으로 인해 변동이 심한 영향을 받았고 그것은 특정한 장소에 실제로 존재한다. -시간, 판사, 항소의 법정, 관계자.

소송 회피 (Avoiding Litigation)

아마도 주어질 수 있는 최선의 조언은, 적절할 기준을 만족시키는 치료를 하는 것이 아니라, 환자와 가족들과의 의사소통이다. 암흑 속에 남겨졌고, 궁극적으로 그들에게서 무엇인가 숨겨져 있다는 것을 느끼는 환자와 가족들로부터 많은 문의사항들이 의료사고 변호사에게 들어왔다. 이것은 보건-의료서비스를 제공하는 사람들에 있어서 위험하다. 물론, 결과가 항상 긍정적이지 않으며, 확실히 모든 부정적인 결과가 부주의 때문만은 아니다. 그러나 만약 아무도 환자나 가족들과의 의사소통을 하지 않거나, 또는 그들이 의사가 문제들을 논의하는 것을 회피하려 한다고 느낀다면, 그들은 이해할 수 있게 누군가가 "그들의 눈 너머로 양털을 뽑을 것을" 시도하고 있다는 것을 느낀다.

보건-의료의 영역에 대한 사과를 해야 할지 말아야 할지는 의학과 법적인 설정에 대해 논의되고 있는지에 대한 질문이다.[14,15] 1987년에 Lexington, Kentucky, VA 병원은 치료에 대한 실수의 책임을 떠맡아야 하는 새로운 방침을 시행했다.[16] 그들의 소송비용은 VA시스템에서 가장 높은 법적비용에서 가장 최소의 비용이 되었다. Gerlin기사에 의하면, 그 방침은 "심지어 필요할 경우, 퇴원 후에도 적극적으로 환자와 가족들을 조사함으로써 되도록 빨리 정보를 주는 것을 요구한다."

몇몇 나라는 시민 문제에 대해서 나쁜 만행을 저지르는 것에 대한 증거로 사용되고 있는 것에 대한 해명를 표현하는 논평을 보호하는 법을 통과시켰다. 이러한 것이 성공적으로 법률제정이 될지 안 될지는 두고 볼 일이다. 그러나 모든 원고측 변호사들이 논평에 대한 몇몇 변화에 대해서 귀를 기울여 온 것은 사실이다. "만일 그들이 단지 우리와 이야기를 나눠왔다면, 우리는 아마 이해했을 것이다, 그것은 돈에 대한 것이 아니다. 그것은 그들이 우리에게 거짓말을 했다는 것이다.

증거서류와 일관성 (Documentation and Consistency)

*Doe vs. Houston East Lake*의 사례연구에서 보여 지듯이, 내용이 빈약하고 일관적이지 않는 책보다 더 나쁜 것은 없다. 오늘은 건강관리에 대해서 많은 다른 전공영역들은 상담을 제공해주고, 컨설턴트(고문)들은 종종 경과기록에 대한 참조와 다른 사람들에 의해 기술된 지시사항 없이 명령서를 저술하며, 간호직원들은 환자들의 간호와 관련된 세부사항들을 계속 파악하는 힘든 업무에 대해 종종 힘들어 한다.

특정한 상처치료와 관련해서, 주관적인 관찰은 증거서류를 일관성이 없도록 만들어 버린다. 증거서류가 일관성이 없어지고, 치료사들이 같은 것을 설명하기 위해서 다른 요소들을 사용할 때, 문제점들이 조성되며, 항상 환자는 방치된다.

시설들이 방침과 절차들을 적절하게 시행하는 것은 필수적이며, 방침과 절차들이 직원에게 교육되고 진행 중인 교육 프로그램에 직원, 과학에 대한 새로운 개발, 그리고 최선의 치료 기술들에 대한 변화들을 적용시키는 것이 중요하다.

적절한 평가와 증거서류는 중재, 평가, 그리고 치료를 촉진 시킨다 (Proper Assessment and Documentation Facilitates Intervention, Evaluation, and Treatment)

만일 평가 방침이 누가, 무엇을, 언제, 어디에 관한 형태로 존재한다면, 그것을 따르라_만일 방침이 없다면, 반드시 존재해야 한다.

환자가 입원 하자마자, 간호직원들은 사용 되어야할 위험평가도구들을 알고 있어야한다: Braden 척도,[17] Norton 척도,[18] 또는 Gosnell 척도[19]. 아마도 평가된 위험이 특정 수준이라면, 상처치료 임상의가 상담을 할 것이다. 만일 상처치료 임상의가 없다면, 다른 선택권이 이용가능해야 하며, 그렇지 않다면 환자를 돌보는 모든 직원들이 이러한 특정한 상처를 치료하는 전문가로써 고려될 수 있다.

위의 제안은 알고 있던 학식과 다른 것으로 보인다. 영양과 다른 의약품 또는 의학적 문제들을 고려한 위험에 대한 적절한 평가, 타당하고 완벽한 병력, 그리고 신체적 검사가 피부나 상처에 대한 문제점을 가진 환자들을 치료함에 있어서 가장 중요하다. 만일 명확한 증거와 기준이 적용된 후에도 치료가 이루어지지 않고, 그 사례가 의학적 부주의로 인한 법적소송으로 이어진다면, 표준 이하의 치료를 하는 제공자들에 대한 진술은 잘해도 어려울 것이다.

상처관리 팀 (The Wound Care Team)

상처관리 팀은 몸의 쇠약으로 인한 낙상으로부터 환자들을 보호할 절차들을 만들어야 한다. 그들은 직원을 위한 교육기준을 개발해야 하고 모든 직원들이 제공된 교육에 참여하도록 보장해야 한다. 상처관리 팀은 National Pressure Ulcer Advisory Panel(NPUAP)나 Wound Ostomy와 Continccc Nurscs Association(WOCN)과 같은 기관들로부터 교육적 자료들을 사용해야 한다. 문서기록은 건강관리 팀 구성원들 간의 의사소통을 증진시키기 때문에, 교육적 자료들은 간호만을 위한 것이 아니라 팀의 모든 구성원들을 위한 것이 되어야 한다. Dr. Holly는 팀이 다른 건강관리 제공자들과 의료 직원, 물리치료사들, 통증 관리 전문가들, 영양사들, 그리고 사회복지 직원들과 같이 중재들을 보완할 수 있는 임상의들과 함께 논의 하라고 요청해 왔다. 만일 문서자료가 결점이 있고, 팀 구성원들이 그것에 의존한다면, 시스템은 실패로 돌아가고, 결과는 부정적으로 영향을 미칠 것이며, 환자는 그 결과로 고통을 받을 것이다. 문서자료가 일관성이 없다면, 그것은 단지 환자에 대한 실패뿐 아니라, 그 팀과 시설을 난처하게 할 것이다.

문서자료는 배상을 손쉽게 한다 (Documentation Facilitates Reimbursement)

Office of Inspector General(OIG)의 보고서에 따르면, "2004년도에 수술적인 괴사조직제거술의 64%는 노인의료보험제도의 요구조건을 충족시키지 못했으며, 거의 6400만 달러의 부적절한 지불을 하는 결과를 초래했다. 노인의료 보험제도는 2004년도에 수술적인 괴사조직제거 서비스를 위해 거의 1억 8800만 달러를 지급했다. 산정된 이러한 서비스들의 64%는 하나 또는 그 이상으로 노인의료보험제도의 요구조건들을 충족시키지 못했다. 그 결과로, 노인의료보험제도는 2004년도에 6400만 달러로 산정되는 부적절한 지급을 허용했다."[20] OIG 보고서는 적절한 괴사조직제거술을 구성하는 것이 무엇인지에 대한 개선된 교육을 권고했지만, 또한 개선된 문서자료는 지불방식과 절차들에 대한 의학적 필요성을 충분히 지지하기 위해서 충족시키지 못했다고 암시했다.

명백히, 문서자료는 단지 기록과 건강관리 팀 구성원들 사이에서 의사소통만을 위한 것이 아니라 병동이나 진료소에서의 최초의 평가에서 매우 중요하다.

최고의 관리를 가능하게 하기 위해, 하지만 정확한 청구관습과 국민건강보험의 환급을 피하기 위해서 그들은 혐의를 제기하고, 회계 감사를 따라서 부정확한 지불을 했다.

새로운 국민건강보험법을 2007년 8월22일에 공보에 공표함 (New Medicare Rules Published in Federal Register August 22, 2007)

국민건강보험은 2008년 10월 1일에 예방할 수 있는 사건에 대해 받은 영향을 배상하지 않을 것이다. 국민건강보험은 최근에 병원 입원환자의 장래 지급시스템과 2008년 회계연도 비율을 도입했다. 이러한 시점에서 국민건강보험은 다음과 같이 신중한 예방할 수 있는 사건을 정의했다.

공기색전증
혈액부전증
카테테르- UTI 보조
욕창
맥관 카테테르 – 감염 보조
수술감염 – 관상동맥 이후의 종격염
관상동맥우회술(CABG)
손상 – 골절, 탈구, 외상성 뇌손상, 압궤손상, 화상, 그리고 외부로부터의 원인이되, 명시되지 않은 효과들.
국미건강보험은 심부정맥 혈전증과 같은 더 많은 증상들을 포함시키고 있다.

토론 (Discussion)

우리는 이러한 원칙들이 지급이 공급자와 의사를 의미한다는 것을 예상할 수 있다. 만약 병언에서 월급을 지급하지 않는다면 그들은 책임을 공유하고, 재정책임을 담당하는 특별부서에 배상하지 않을 것이다. 만약 요로감염증이 등한한 사례로 인해 발생하거나, 단지 개인적 의료상의 면역체계 문제로 인해 일어난 것인지, 아니면 병원의 환경 때문 이거나 또는 아닐 누가 책임지겠는가.

병원은 현재 그들의 직원과 핵심이 되는 문서를 공유한다. 입하(POA)는 환자가 도착했을 때 잠재적으로 예방할 수 있는 사건의 기간이라 생각된다. 하지만 만약 요로감염증으로 입하한 지 4일이 지났다면 무엇을 했어야 하는가? 아마도 병원측은 요로 감염증이나 궤양으로 인해 발생하는 법적책임을 피하기 위해 직원에게 입원 환자들을 평가할 것을 강력하게 요구할 것이다.

이러한 원칙은 국민건강보험이 모든 것을 전적으로 예방할 수 있다고 의미하는가? 그 의미는 그들의 부주의로 인해 야기되는것을 의미하는가? 건강관리시설이 체크리스트가 동의서와 입하가 아닌 모든 상상할 수 있는 잠재적인 사건, 아직 존재하지 않으나 환자의 의학적 상태 결과를 예상할 수 있으므로 예상할 수 없는 것으로 발전하는가?

상처 치유환경에 대해 인증이 되어 있으나, 그들의 의료상태가 매우 불안정하고 궤양이 더 발생할 수 있는 위험이 있는지 사려해 봐야 하는 환자는 어떠한가. 그들은 치료를 위회하고 단지 호스피스로 가야하는가? 상처치유환경이 치료의 위험을 무릅쓰고, 만약 그들이 궤양을 악화되거나 궤양이 입하에 영향을 미치지 않는다면 위험을 무릅쓰지 않아도 되는가?

이러한 질문들은 의사나 시설이 직면하게 되는 것들이다. 긴급한 치료를 전달하는 이들, 간호사, 임상 간호사, 전문 치료사는 배상을 하거나, 그에 대한 의지를 가지지 않아도 될 것이다. 건강관리계의 더 큰 참가자들을 위해 정부에서 자동차 세금을 할인하거나 다른 장려책을 지급함으로서 큰 병원이나 연합들은 배상하지 않아도 될 것이다.(글상자 35.1)

요약 (Summary)

기초과정, 개념과 민사법률 체계에 관련된 절차를 이해할 때, 어떤 의료행위가 건강관리에 영향을 미칠 수 있는가 로 접근하는 것이 더 쉬울 것이다. 그 누구도 소송에서 원고나 피고가 되고 싶어 하지는 않는다. 이와는 다른 쪽으로 관련되는 경우 스트레스를 많이 받게 되지만 이러한 극도의 스트레스는 다른 이유에서이다. 소송을 제기함으로서 매우 안 좋아지기 때문에 원인을 밝혀내는데 노력하는 것이 절대로 좋은 선택이라고 할 수 없다. 이것이 법률체계의 목적은 아니다.

의사들이 환자들과 가족들에게 까다롭거나 또는 안 좋은 결과에 확신을 줄 수 있도록 소망한다. 솔직히 말해서 실수들을 하고, 타당한 보상에 대해 솔직함백해지는 것은 현실적인 목표가 되는 것이다. 만약 그들이 책임지고 있는 건강관리를 거절한다면 건강관리 제공자들은 환자들의 자신의 건강에 책임을 지는 것을 묻지 않을 수 없다.

글상자 35.1 요점 (KEY POINT)

- 의사는 항상 그들의 관례에 관련되는 법적 사례들을 알고 있어야 한다.
- 추후 결정되는 사건은 의료적 부주의 사건: 결정 만약 환자의 의무와 관련되면, 결정 무엇이 사례의 기준인지 그리고 만약 위법이면, 그것이 위법이 손상을 야기시켜 개인이나 관계자에게 불평을 얻게 된다면 * 원고는 개인 또는 독립체로 또 다른 방만한 행동이나 실패적인 행동으로 인한 결과를 손상으로 시달린다.
- 과실은 넓은 감각 중 하나로 어떠한 일을 하되 타당한 사람이 똑같은 일을 하지 않거나 비슷한 환경에 있지 않거나 또는 어떠한 행동을 하지 않는 타당한 사람은 같은 행동을 하고 비슷한 환경에 있다.
- 비슷한 전공에 있는 의사들은 환자 사례를 같은 방법이나 비슷한 환경에서 관리하고 그것을 사례 기준이라 한다.
- 배상금은 경제의 또는 경제외의 일것이다.
- 발견은 공식적인 과정으로 대리인에 의해 진행되며 자료를 모아 마지막 재판을 준비하는 자료로 쓰여진다.
- 중재는 하나의 과정으로 요즘 대부분 모든 사례에서 사용되며 재판에 가기 전에 관계자를 허용하고 그것의 다른 점을 해결하기 위한 노력이다.
- 양측에 속한 능숙한 증인은 사례에 대한 능숙한 대답을 할 수 있다.
- 피고가 되는 것을 피하려면, 건강관리 제공자는 적절한 기준의 관리를 해야만 한다; 환자와 보호자와 의사소통 하는 것도 중요하다.

참고문헌 (References)

1. Wound Ostomy and Continence Nurses Society (WOCN). Guideline for Prevention and Management of Pressure Ulcers, WOCN Clinical Practice Guideline Series. Glenview, IL, WOCN, 2003.
1a. Association of Women's Health, Obstetric and Neonatal Nurses (AWHONN). Neonatal Skin Care Evidence-Based Clinical Practice Guideline. Washington, DC, AWHONN, 2001.
2. National Association of Mutual Insurance Companies (NAMIC). Available at: http://www.namic.org/reports/tortReform/default.asp. Accessed 2004.
3. Damages incurred by a person that may not have an easily ascertainable value or are intangible such as pain and suffering, loss of enjoyment of life.
4. Chimerine, L, Eisenbrey, R: The Frivolous Case for Tort Law Change. Economic Policy Institute, Washington, DC, May 2005.
5. Available at: http://www.epi.org/policy/200505_response_to_ttp-policy_memo.pdf. Accessed July 6, 2007.
6. Available at: http://www.namic.org/reports/tortReform/NoneconomicDamage.asp. Accessed July 7, 2007.
7. Available at: http://www.law.freeadvice.com/resources/personal_injury_statute_of_limitations.htm. Accessed July 9, 2007.
8. All names and locations have been altered.
9. In 2003 the Texas Legislature passed House Bill 4, which capped non-economic damages at $250,000.00. Tex. Civ. Prac. & Rem. Code § 74.301.
10. Braden, B, Bergstrom, N: Clinical utility of the Braden scale for predicting pressure sore risk. Decubitus 1989; 2:44.
11. U. S. Department of Health and Human Services. Clinical Practice Guideline. Pressure Ulcers in Adults: Treatment of Pressure Ulcers. No. 15, Pub. No. 95-0652. Rockville, MD, U.S. Department of Health and Human Services, Public Health Service, Agency for Health Care Policy and Research, 1994.
12. American Medical Association: Principles of Medical Ethics. AMA. E-9.07 Medical Testimony. Available at: http://www.ama-assn.org. Accessed July 14, 2007 per phone conf with Joyce Lilly.
13. Brody, B: Medical Ethics: Analysis of the Issues Raised by the Codes, Opinions, and Statements. Bureau of National Affairs, Inc. Washington, DC, 2001, pp. 508–511.
14. Cohen, JR: Apology and Organizations: Exploring an Example from Medical Practice. Fordham Urban Law Journal, 2000; 27:1447–1482.Kraman, S, Hamm, G: Risk management: Extreme honesty may be the best policy. Annals Internal Med 1999; 12:963.
16. Gerlin, A: Accepting responsibility, by policy. Philadelphia Inquirer, Sept. 14, 1999, p. A18.
17. Braden, BJ, Bergstrom, N: Clinical utility of the Braden scale for predicting pressure sore risk. Decubitus 1989; 2:44.
18. Norton, D: Calculating the risk: Reflections on the Norton scale. Adv Wound Care 1996; 9:38.
19. Gosnell, DJ: Pressure sore risk assessment, a critique, Part I: The Gosnell scale. Decubitus 1989; 2:32(pt 1).
20. Medicare Payments for Surgical Debridement Services in 2004. Report by Department of Health and Human Services, Office of Inspector General, May, 2007. Available at: http://www.oig.hhs.gov/oei/reports/oei-02-05-00390.pdf. Accessed July 14, 2007 per phone conference with Joyce Lilly.
21. Medicare Program; Changes to the Hospital Inpatient Prospective Payment Systems and Fiscal Year 2008 Rates; Correction; Final Rule.

부록 1: 욕창 위험을 예측하는 Braden 척도

환자 성명: ______________ 평가자 성명: ______________ 평가 일자: ______________

감각인지 불편을 일으키는 압박에 반응하는 능력	1. 완전히 제한됨 의식수준 감소나 안정으로 인해 통증 자극에 반응하지 못함(신음하거나, 움찔거리거나, 헐떡거리지 못함). **혹은** 대부분의 신체면에서 통증을 느끼지 못함.	2. 매우 제한됨 통증자극에만 반응. 신음이나 불안을 제외하고는, 의사소통을 할 수 없음. **혹은** 신체 절반 이상에서 통증이나 불편을 느끼는 능력이 제한되는 손상을 가짐.	3. 약간 제한됨 구두명령에는 반응하지만, 불편이나 체위를 변화시켜 달라는 의사소통을 항상 할 수 없다. **혹은** 1개 혹은 2개의 팔다리에 대한 통증이나 불편을 느끼는 능력이 어느 정도 제한되는 손상을 가짐.	4. 손상 없음 구두 명령에 반응함. 통증을 느끼는 감각 문제가 없고, 통증이나 불편에 대한 불평을 의사소통할 수 있음.
습기 습기에 노출된 피부의 정도	1. 완전히 습함 피부는 발한이나 오줌 등을 통해 습기를 거의 일정하게 유지함. 환자가 움직이거나 체위를 바꿀 때마다 습기가 감지됨.	2. 매우 습함 항상은 아니지만 종종 피부가 습해짐. 이동할 때 적어도 리넨을 바꾸어야 함.	3. 약간 습함 피부가 경우에 따라 습해져서, 하루에 한번씩 외부 리넨을 바꾸어야 함.	4. 거의 습하지 않음 피부가 대개 건조함. 일정한 간격으로 리넨을 바꿔줌.
활동 신체 활동 정도	1. 침상활동 침대에 제한됨	2. 매우 제한됨 보행이 심하게 제한되거나 보행을 없음. 체중을 견딜 수 없거나, 의자나 휠체어에서 활동함.	3. 가끔 보행함 도움의 유무에 관계없이 매우 짧은 거리만 가끔 보행하지만, 침상나 의자에서 주로 활동함.	4. 자주 보행함 적어도 하루에 두 번 정도 옥외에서 보행하고, 2시간마다 실내에서 보행함.
가동성 신체 위치를 변화시키거나 통제할 수 있는 능력	1. 완전한 비가동 도움 없이는 신체나 팔다리의 위치를 전형 움직일 수 없음.	2. 매우 제한됨 신체나 팔다리의 위치를 약간 바꿀 수 있지만, 독자적으로 뚜렷하게 변화시킬 수 없음.	3. 약간 제한됨 독자적으로 신체나 팔다리의 위치를 자주 변화시킬 수 있음.	4. 제한 없음 도움 없이도 신체나 팔다리를 빈번하게 위치 변화시킬 수 있음.
영양 평상시 음식 섭취 패턴	1. 매우 나쁨 완전한 식사를 할 수 없음. 제공된 음식의 1/3 이상을 먹지 못함. 하루에 두 번만 먹거나 단백질이 부족한 식사를 함. 물의 섭취가 나쁨. 다이어트 보충제를 먹지 않음. **혹은** 5일 이상 IV를 맞거나 NPO를 함.	2. 부적절함 완전한 식사를 거의 할 수 없음. 제공된 음식의 절반만 일반적으로 먹음. 단백질 섭취는 고기와 유제품을 통해 3번 먹음. 경우에 따라 다이어트 보충제를 섭취함. **혹은** 최적의 수분을 하지 못하거나 관을 통해 섭취함.	3. 적절함 대부분의 식사를 절반 이상 먹음. 하루에 총 4번의 단백질(고기와 유제품) 섭취함. 제공된 보충제를 거부하기도 하지만, 대개 섭취함. **혹은** 대부분의 영양 욕구를 충족시키기 위해 관을 통한 섭취나 TPN 방법으로 섭취함.	4. 우수함 거의 모든 음식을 먹음. 고기와 유제품을 하루에 4번 이상 섭취함. 경우에 따라 간식을 먹기도 함. 보충제가 필요없음.
마찰과 전단	1. 문제 움직일 때 중등도에서 최대의 보조를 필요로 함. 시트 위에 미끄러지지 않고 완전하게 들어올리는 것은 불가능함. 최대 보조로 빈번하게 재위치시킬 때 의자나 침상에서의 미끄러짐이 필요하다. 경직, 구축 및 동요 등이 일정한 마찰을 일으킴.	2. 잠재적 문제 자유롭게 움직이거나 최소의 보조만 필요함. 움직일 때, 피부가 시트, 의자, 기타 장비 등에서 미끄러질 수 있음. 대부분의 시간 동안 의자나 침대에서 상대적으로 좋은 자세를 유지하지만, 경우에 따라 미끄러질 수 있음.	3. 뚜렷한 문제 없음 침대나 의자에서 독자적으로 움직일 수 있고, 움직이는 동안 몸을 완전히 들어올릴 스 있는 근력을 가지고 있음. 항상 의자나 좋은 자세를 유지함.	

부록 2: Norton 위험 평가 척도

성명	날짜	신체 상태	정신 상태	활동	가동성	실금	총점
		우: 4 미: 3 양: 2 가: 1	정상: 4 무감정: 3 혼란: 2 혼수: 1	보행: 4 보행/도움: 3 의자 활동: 2 침상활동: 1	완전: 4 약간 제한: 3 매우 제한: 2 비가동: 1	없음: 4 가끔: 3 대개/오줌: 2 2배: 1	

부록 3: 병력과 신체 정보

입원 정보

날짜 __________ 시간 __________

방문 이유: ______________________________

사용 언어: ______________________________ 통역 필요: □ 예 □ 아니오

심리/사회: ______________________________

당신이 가지고 있는 것: □ 콘택트 렌즈 □ 안경 □ 보청기 □ 의치/부분 의치

당신이 가졌던 적이 있는 것: □ 간염 □ MRSA □ 양성 HIV □ 기타 __________

과거 수술: ______________________________ 생체징후: P______ R______ BP______/______

현재 사용하는 약물 (OTC 포함)			
약물	용량	빈도	마지막 용량

알러지

약물? □ 예 □ 아니오

설명: ______________________________

기타? ______________________________

음식? ______________________________

알려진 라텍스 알러지나 민감성? □ 예 □ 아니오

반응 설명: ______________________________

약물 남용 이력

흡연? □ 예 □ 아니오

유형과 하루 흡연량: ______________________________

음주? □ 예 □ 아니오

유형과 하루 흡연량: ______________________________

마지막 음주 시간 ______________________________

처방되지 않은 약물이나 비 OTC 약물? □ 예 □ 아니오 □ N/A

약물치료가 있는가? □ 예 □ 아니오 □ N/A

있다면, 어디에서? __________

약물치료를 구하고 있는가? □ 예 □ 아니오 □ N/A

심혈관계

□ 협심증
□ MI
□ 고혈압
□ CHF
□ 관상동맥질환
□ 기좌호흡
□ 안정시 통증
□ 파행
□ 정맥류
□ DVT
□ 기타 __________
□ 없음

신경계

□ 어지러움
□ 간질
□ 마비 __________
□ CVA __________
□ 기타 __________
□ 없음

내분비계

□ __________신경병리
□ 이후 당뇨병 __________
통제: □ 인슐린 □ 경구용 □ 다이어트
• 혈당검사 빈도: __________
  이용된 미터 __________
• 최근 리딩 __________
• 최근 HbA1C __________
• 당뇨병 티칭 __________
  언제? __________
• 당뇨병 교육 의뢰에 대한 적응증

호흡계

□ 폐기종
□ 천식
□ 폐렴
□ 무호흡 __________
□ 기타 __________
□ 없음

비뇨계/콩팥

□ 변실금
□ 요실금
□ 혈액투석
□ 복막투석
□ 기타 __________
□ 없음

기능적 가동성

□ 휠체어
□ 보행
• 보조 수준 __________
• 보조 장비 __________

소화계

□ 메스꺼움
□ 구토
□ 출혈
□ 간경화증
□ 기타 __________
□ 없음

근육뼈대계

□ 절단
□ 골관절염
□ 류마티스 관절염
□ 관절대치술
□ 구축 __________
□ 낙상 이력 __________
□ 기타 __________
□ 없음

기타

계속

부록 3: 병력과 신체 정보 (계속)

	예
먹는 음식의 양과 종류를 변화시킬 만큼 현재 아픈가?	2
하루에 2번 이하로 식사를 하는가?	3
하루에 유제품이나, 과일과 채소를 2번 이하로 먹는가?	2
거의 매일 3번 이상 음주를 하는가?	2
음식을 먹기 어려울 만큼 치아와 입의 문제를 가지고 있는가?	2
필요한 음식을 사 먹을 만큼 충분한 돈을 가지고 있는가?	4
거의 대부분 혼자서 식사를 하는가?	1
하루에 처방된 약물이나 시중에서 파는 약물을 3개 이상 섭취하는가?	1
지난 6개월 동안 특별한 원인 없이 체중이 증가되거나 감소되었는가?	2
신체적으로 가게에서 물건을 사거나 혼자서 요리할 수 있는가?	2
총점	

총점
0–2→ 우
3–5 → 중등도 영양 위험
6점 이상 → 높은 영양 위험
3 이상 → 영양상에게 의뢰

상처 이력

상처가 존재한 시간: ______
현재의 상처 치료: ______
상처 치료 제공자: ______
가장 최근의 병리검사: ______
가장 최근의 방사선 검사: ______
가장 최근의 혈액 검사: ______

말초맥박 (존재/부재)

발등동맥	R ______	L ______
뒤정강동맥	R ______	L ______
오금동맥	R ______	L ______
넙다리동맥	R ______	L ______

도플러 (없음/단상/이상)

발등동맥	R ______	L ______
뒤정강동맥	R ______	L ______
오금동맥	R ______	L ______
넙다리동맥	R ______	L ______

ABI

발목압력	R ______	L ______
팔 압력	R ______	L ______
발목/팔 지수	R ______	L ______

모노필라멘트 검사 (존재/손상/부재)

발 R ______ L ______

코멘트

______

서명/타이틀 ______ 날짜 ______

부록 4: 상처 평가/평가 도구

날짜	부위#	크기 (㎝)				조직 (%)			삼출물 (양/색)				상처주변						부종(㎝)						기타				치료계획	임상가 머리글자
																			오른쪽			왼쪽								
		길이×폭	깊이	굴/동	잠식	찌꺼기	딱지	육아조직	장액성	혈액성	장액혈액성	화농	온전	짓무른	과침다착색소	딱딱함	건조/비늘모양	진물	MTP	복사뼈위쪽	정강뼈거친면아래 4인치	MTP	복사뼈위쪽	정강뼈거친면아래 4인치	트레이싱/사진	통증*	배양	도구이용조직제거		

* VAS(0–10)

부위#	상처위치	상처 유형	상처 분류

날짜	통증 유형	통증역치

환자/간병인 교육

주소

성명/타이틀	서명/타이틀	임상가 머리글자

부록 5: 주간 측정 도구

환자 성명: ______________________________ **날짜:** ____________________

위치: ________________ 굴: ________ 시 ________ cm
크기(길이×폭) ________________ cm ________ 시 ________ cm
깊이: ____________________ cm ________ 시 ________ cm

상처기부: ______ % 적색 ______ % 황색 ______ % 검은색

악취: ________ 존재 __________ 부재
삼출물: ____________ 색 ________________ 양
드레싱 유형: ____
빈도 변화: ____
적절한 검사: ____
영양 보충제: ____
압박이완 프로그램/장비: ________________________________

임상가 서명/타이틀: ________________________________

부록 6: 상처관리 평가

환자 성명: **병실번호:** **연령:**

과거 병력: ______________________________ ____________ ________

___

주의사항: ____

___

___

상처 트레이싱을 위해 부착된 그림을 참고한다.

욕창 상태 도구

욕창 상태를 평가하기 위해 비율 시트를 완성한다. 적절한 날짜를 위해 상처를 설명하는 최상의 반응을 통해 각 항목을 평가하고, 가 항목에 점수를 기입한다.

위치: 해부학 지점. 오른쪽과 왼쪽을 확인하고, 원을 그린다. 신체 도표에 ×로 표기한다.

_______ 엉치뼈와 꼬리뼈 _______ 가쪽 발목
_______ 뼈돌기 _______ 안쪽 발목
_______ 궁둥뼈거친면 _______ 발꿈치 기타 지점 _______

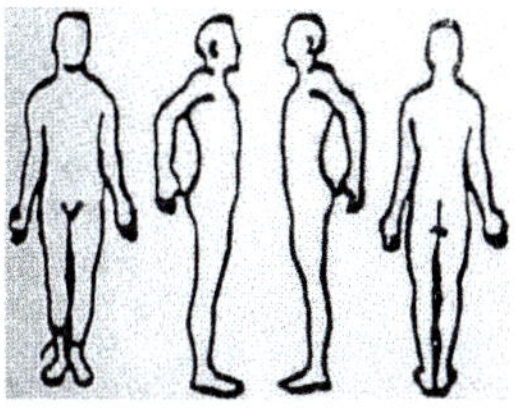

형태: 전반적인 상처 패턴: 둘레와 깊이를 평가하고, 적절한 설명에 원을 표시하고, 데이터를 넣는다.

_______ 불규칙 _______ 선형이나 신장됨
_______ 둥근형 _______ 그릇/배
_______ 사각형 _______ 버터플라이 기타 지점 _______

항목	평가	#1	#2	#3
		점수	점수	점수
1. 크기	1 = 길이×폭 < 4㎠ 2 = 길이×폭 4–16 ㎠ 3 = 길이×폭 16.1–36㎠ 4 = 길이×폭 36.1–80㎠ 5 = 길이×폭 > 80.1㎠			
2. 깊이	1 = 온전한 피부 위에 눌러서도 붉은기가 사라지지 않는 홍반이 있음 2 = 표피와 진피의 부분두께 손상 3 = 피부밑조직의 괴사나 손상을 의미하는 완전두께 손상. 더 깊이 손상되지만, 근막은 정상이다. 부분두께 손상과 완전두께 손상이 혼합되어 있고, 육아조직에 의해 조직층이 희미해진다. 4 = 괴사에 의해 희미해진다. 5 = 광범위한 파괴, 조직 괴사 혹은 근육, 뼈, 지지구조물의 손상을 가진 완전두께 손상.			
3. 가장자리	1 = 뚜렷하지 않고, 확산되어 명확하게 보이지 않음 2 = 뚜렷하고, 외곽이 명확하게 보이고, 상처 기부에 붙어 있음 3 = 잘 발달되어 있고, 상처 기부에 붙어 있지 않음 4 = 잘 발달되어 있고, 상처 기부에 붙어 있지 않음. 비후됨 5 = 잘 발달되어 있고, 섬유화, 흉터 및 과도한 비후			
4. 잠식	1 = 2㎝ 이하 잠식 2 = 2–4㎝ 잠식 (상처 가장자리 50% 미만) 3 = 2–4㎝ 잠식 (상처 가장자리 50% 이상) 4 = 4㎝ 이상 잠식 5 = 굴이나 동이 형성됨			
5. 괴사조직 유형	1 = 보이지 않음 2 = 흰색/회색의 죽은 조직, 유착되지 않은 황색 3 = 느슨하게 유착된 황색의 찌꺼기 4 = 유착되고 부드러운 검은색의 딱지 5 = 견고하게 유착되고 부드러운 검은색의 딱지			

부록 6: 상처관리 평가 (계속)

항목	평가	#1	#2	#3
		점수	점수	점수
6. 괴사조직량	1 = 보이지 않음 2 = 상처 기부가 25% 미만으로 덮여 있음 3 = 상처 기부가 25-50% 덮여 있음 4 = 상처 기부가 50-75% 덮여 있음 5 = 상처 기부가 75% 이상 덮여 있음			
7. 삼출물 유형	1 = 없거나 혈액성 2 = 장액성혈액성: 얇고, 물기, 창백한 적색/분홍색 3 = 장액성: 얇고, 물기, 투명함 4 = 화농: 얇거나 두껍고, 불투명, 그을린 색/황색 5 = 악화된 화농: 두껍고, 불투명, 황색/녹색, 악취가 남			
8. 삼출물 양	1 = 없음 2 = 빈약함 3 = 작음 4 = 중등도 5 = 큼			
9. 상처 주위의 피부색	1 = 인종에 따라 분홍색이나 정상적인 색 2 = 밝은 붉은 색과 눌렀을 때 붉은 색이 사라진다. 3 = 흰색이나 창백한 회색, 저색소침착 4 = 어두운 붉은 색이나 자주색/눌러도 붉은 색이 사라지지 않는다. 5 = 검은색이나 과도색소침착			
10. 주변조직 부종	1 = 상처 주위에 최소 부종 2 = 상처 주위에 함몰되지 않는 4㎝ 미만의 부종 3 = 상처 주위에 함몰되지 않는 4㎝ 이상의 부종 4 = 상처 주위에 함몰되는 4㎝ 미만의 부종 5 = 염발음과 함몰되는 4㎝ 이상의 부종			
11. 말초조직	1 = 상처 주위에 최소한의 딱딱함 2 = 상처 주위에 2㎝ 미만의 경화 3 = 상처 주위 50% 미만에서 2-4㎝의 경화 4 = 상처 주위 50% 이상에서 2-4㎝의 경화 5 = 4㎝ 이상의 경화			
12. 육아조직	1 = 온전한 피부나 부분두께 상처 2 = 밝은 붉은색: 상처의 75-100%가 채워져 있거나 조직의 과도성장 3 = 밝은 붉은색: 상처의 75% 미만과 25% 이상이 채워져 있음 4 = 분홍색, 둔하고 거무스름한 붉은색과 상처 주위에 25% 이하로 채워져 있음 5 = 육아조직이 없음			
13. 상피화	1 = 100% 상처가 덮여 있음. 온전한 피부 2 = 75-100% 사이의 상처가 덮여 있음. 상피조직은 상처 기부 안으로 0.5㎝ 이상 뻗어 있음. 3 = 50-75% 사이의 상처가 덮여 있음. 상피조직은 상처 기부 안으로 0.5㎝ 미만 뻗어 있음. 4 = 25-50%의 상처가 덮여 있음 5 = 25% 미만의 상처가 덮여 있음			
	총점			

욕창 상태 연속체

0	10	13	15	20	25	30	35	40	45	50	55	60	65
조직 건강		상처 재생										상처 퇴행	

선 아래에 있는 날짜와 선에다 "×"를 표시하여 욕창 상태 연속체에 총점을 기입한다. 상처의 재상이나 퇴행을 알아보기 위해 날자와 점수를 곱한다.

단기 치료 목표:

1. 상처 크기를 _______ ㎝ 까지 감소시키거나 전체 면적을 _______ ㎝ 까지 감소시킨다.
2. 육아조직을 _______ %까지 촉진한다.
3. 괴사조직을 _______ %까지 감소시키거나 괴사조직의 전체 면적을 _______ %까지 감소시킨다.
4. 부종 등급을 _______ 단계로 감소시킨다 (등급 1-4)
5. 배농의 양을 _______ 감소시킨다 (작게, 중등도, 크게).
6. 악취를 _______ 감소시킨다 (약한 중등도, 강한).
7. 홍반을 _______ 감소시킨다 (약한 중등도, 심한).
8. 굴(터널링)을 _______ % 까지 감소시킨다.
9. 스태프/가족/환자를 교육한다. 스태프/가족/환자를 ______________________ 내용을 가르친다. (자세한 내용)
10. 압박 이완 장비, 스플린트, 도구 변경, 자세취하기 등을 평가한다.

장기 치료 목표:

1. 단계 _______ 에서 단계 _______ 로 상처를 줄인다.
2. 환자는 적절한 영양 상태를 유지한다.
3. 재발을 보호하고 방지함에 있어, 스태프/환자는 안전하고 만족스러워 해야 한다.

계획: ____

____

____

____

____

____

____

____

영양 상태를 위한 식이요법 상담을 참고한다.

간호사 서명 : ______________________________ 날짜 : __________

물리치료사 서명 : ______________________________ 날짜 : __________

부록 7: 주간 상처관리 진전노트

환자 성명: **병실번호:** **연령:**

과거 병력: ______________________________ ____________ ____________

상처 트레이싱을 위해 부착된 그림을 참고한다.

욕창 상태 도구

욕창 상태를 평가하기 위해 비율 시트를 완성한다. 적절한 날짜를 위해 상처를 설명하는 최상의 반응을 통해 각 항목을 평가하고, 가 항목에 점수를 기입한다.

위치: 해부학 지점. 오른쪽과 왼쪽을 확인하고, 원을 그린다. 신체 도표에 ×로 표기한다.

________ 엉치뼈와 꼬리뼈 ________ 가쪽 발목
________ 뼈돌기 ________ 안쪽 발목
________ 궁둥뼈거친면 ________ 발꿈치 기타 지점 ________

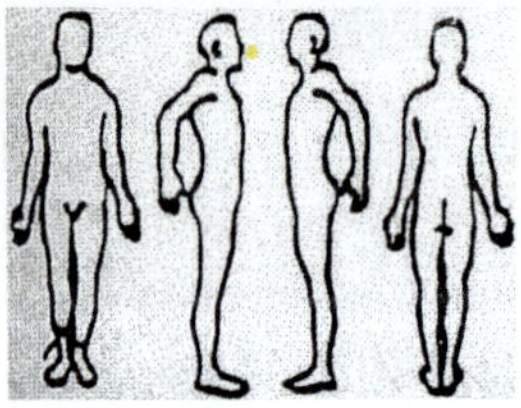

형태: 전반적인 상처 패턴: 둘레와 깊이를 평가하고, 적절한 설명에 원을 표시하고, 데이터를 넣는다.

________ 불규칙 ________ 선형이나 신장됨
________ 둥근형 ________ 그릇/배
________ 사각형 ________ 버터플라이 기타 지점 ________

항목	평가	#1	#2	#3
		점수	점수	점수
1. 크기	1 = 길이×폭 < 4㎠ 2 = 길이×폭 4-16 ㎠ 3 = 길이×폭 16.1-36㎠ 4 = 길이×폭 36.1-80㎠ 5 = 길이×폭 > 80.1㎠			
2. 깊이	1 = 온전한 피부 위에 눌러서도 붉은기가 사라지지 않는 홍반이 있음 2 = 표피와 진피의 부분두께 손상 3 = 피부밑조직의 괴사나 손상을 의미하는 완전두께 손상. 더 깊이 손상되지만, 근막은 정상이다. 부분두께 손상과 완전두께 손상이 혼합되어 있고, 육아조직에 의해 조직층이 희미해진다. 4 = 괴사에 의해 희미해진다. 5 = 광범위한 파괴, 조직 괴사 혹은 근육, 뼈, 지지구조물의 손상을 가진 완전두께 손상.			
3. 가장자리	1 = 뚜렷하지 않고, 확산되어 명확하게 보이지 않음 2 = 뚜렷하고, 외곽이 명확하게 보이고, 상처 기부에 붙어 있음 3 = 잘 발달되어 있고, 상처 기부에 붙어 있지 않음 4 = 잘 발달되어 있고, 상처 기부에 붙어 있지 않음. 비후됨 5 = 잘 발달되어 있고, 섬유화, 흉터 및 과도한 비후			
4. 잠식	1 = 2㎝ 이하 잠식 2 = 2-4㎝ 잠식 (상처 가장자리 50% 미만) 3 = 2-4㎝ 잠식 (상처 가장자리 50% 이상) 4 = 4㎝ 이상 잠식 5 = 굴이나 동이 형성됨			
5. 괴사조직 유형	1 = 보이지 않음 2 = 흰색/회색의 죽은 조직, 유착되지 않은 황색 3 = 느슨하게 유착된 황색의 찌꺼기 4 = 유착되고 부드러운 검은색의 딱지 5 = 견고하게 유착되고 부드러운 검은색의 딱지			
6. 괴사조직량	1 = 보이지 않음 2 = 상처 기부가 25% 미만으로 덮여 있음 3 = 상처 기부가 25-50% 덮여 있음 4 = 상처 기부가 50-75% 덮여 있음 5 = 상처 기부가 75% 이상 덮여 있음			

항목	평가	#1	#2	#3
		점수	점수	점수
7. 삼출물 유형	1 = 없거나 혈액성 2 = 장액성혈액성: 얇고, 물기, 창백한 적색/분홍색 3 = 장액성: 얇고, 물기, 투명함 4 = 화농: 얇거나 두껍고, 불투명, 그을린 색/황색 5 = 악화된 화농: 두껍고, 불투명, 황색/녹색, 악취가 남			
8. 삼출물 양	1 = 없음 2 = 빈약함 3 = 작음 4 = 중등도 5 = 큼			
9. 상처 주위의 피부색	1 = 인종에 따라 분홍색이나 정상적인 색 2 = 밝은 붉은 색과 눌렀을 때 붉은 색이 사라진다. 3 = 흰색이나 창백한 회색, 저색소침착 4 = 어두운 붉은 색이나 자주색/눌러도 붉은 색이 사라지지 않는다. 5 = 검은색이나 과도색소침착			
10. 주변조직 부종	1 = 상처 주위에 최소 부종 2 = 상처 주위에 함몰되지 않는 4㎝ 미만의 부종 3 = 상처 주위에 함몰되지 않는 4㎝ 이상의 부종 4 = 상처 주위에 함몰되는 4㎝ 미만의 부종 5 = 염발음과 함몰되는 4㎝ 이상의 부종			
11. 말초조직	1 = 상처 주위에 최소한의 딱딱함 2 = 상처 주위에 2㎝ 미만의 경화 3 = 상처 주위 50% 미만에서 2-4㎝의 경화 4 = 상처 주위 50% 이상에서 2-4㎝의 경화 5 = 4㎝ 이상의 경화			
12. 육아조직	1 = 온전한 피부나 부분두께 상처 2 = 밝은 붉은색: 상처의 75-100%가 채워져 있거나 조직의 과도성장 3 = 밝은 붉은색: 상처의 75% 미만과 25% 이상이 채워져 있음 4 = 분홍색, 둔하고 거무스름한 붉은색과 상처 주위에 25% 이하로 채워져 있음 5 = 육아조직이 없음			
13. 상피화	1 = 100% 상처가 덮여 있음. 온전한 피부 2 = 75-100% 사이의 상처가 덮여 있음. 상피조직은 상처 기부 안으로 0.5㎝ 이상 뻗어 있음. 3 = 50-75% 사이의 상처가 덮여 있음. 상피조직은 상처 기부 안으로 0.5㎝ 미만 뻗어 있음. 4 = 25-50%의 상처가 덮여 있음 5 = 25% 미만의 상처가 덮여 있음			
	총점			

욕창 상태 연속체

0	10	13	15	20	25	30	35	40	45	50	55	60	65
조직 건강		상처 재생										상처 퇴행	

선 아래에 있는 날짜와 선에다 "×"를 표시하여 욕창 상태 연속체에 총점을 기입한다. 상처의 재상이나 퇴행을 알아보기 위해 날자와 점수를 곱한다.

부록 7: 주간 상처관리 진전노트(계속)

단기 치료 목표:

1. 상처 크기를 _______ ㎝ 까지 감소시키거나 전체 면적을 _______ ㎝ 까지 감소시킨다.
2. 육아조직을 _______ %까지 촉진한다.
3. 괴사조직을 _______ %까지 감소시키거나 괴사조직의 전체 면적을 _______ %까지 감소시킨다.
4. 부종 등급을 _______ 단계로 감소시킨다 (등급 1-4)
5. 배농의 양을 _______ 감소시킨다 (작게, 중등도, 크게).
6. 악취를 _______ 감소시킨다 (약한 중등도, 강한).
7. 홍반을 _______ 감소시킨다 (약한 중등도, 심한).
8. 굴(터널링)을 _______ % 까지 감소시킨다.
9. 스태프/가족/환자를 교육한다. 스태프/가족/환자를 _______________ 내용을 가르친다.
   (자세한 내용)
10. 압박 이완 장비, 스플린트, 도구 변경, 자세 취하기 등을 평가한다.

계획: ____

____

____

____

____

____

____

____

영양 상태를 위한 식이요법 상담을 참고한다.

간호사 서명 : _______________________ 날짜 : ___________

물리치료사 서명 : _______________________ 날짜 : ___________

부록 8: 초기 상처 평가와 치료 계획

환자 성명:	평가 날짜:
위치:	
유형:	
측정(길이×폭):	
상처 기부:	
감염의 징후/증상(예/아니오):	
둘레 측정:	
감각:	
말초맥박:	
기타 검사($TCPO_2$, 혈액검사, X 선 검사, 병리 검사 등):	
상담(MD, 재활, 사회서비스, 가정건강, 당뇨병 교육 등):	
치료 계획(계획, DME, 가정 드레싱 공급 등 포함): 1. 2. 3. 4. 5. 6.	

부록 9 : 선다식 문제 : 주석이 있음.

1장

1. 피부의 주요 2가지 층은?

a. 표피와 피부밑조직
b. 표피와 피부
c. 진피와 피부밑조직
d. 진피와 지방층

답: B

피부는 전통적으로 두 가지 주요 구성 요소인, 표피와 진피로 세분화된다.

2. 표피는 일반적으로 얼마나 자주 재생합니까?

a. 1~3 주
b. 4~6 주
c. 7~9 주
d. 10~12 주

답: B

표피는 피부의 얇은 바깥층이다. 표피는 4−6주마다 재생하는 무혈관층이다.

3. 총 피부 건조 중량의 75%까지 구성되는 것은?

a. 엘라스틴
b. 콜라겐
c. 케라틴
d. 피지

답: B

콜라겐은 신체에서 가장 풍부한 구조 단백질로서 총 피부 건조중량의 75%까지 이른다.

4. 표피의 가장 바깥층은?

a. 피부각질층
b. 과립층
c. 가시층
d. 바닥층

답: A

표피의 가장 바깥층은 각질층이며 죽은 각질세포(케라틴세포)로 구성되어 있다.

2장

1. 다음 중 치유 단계의 올바른 순서는?

a. 재형성, 염증, 지혈, 수복
b. 염증, 지혈, 증식, 화농
c. 지혈, 염증, 수복, 재형성
d. 염증, 화농, 증식, 지혈

답: C

상처 치유의 각 단계는 다음 단계를 위한 전제 조건으로 제공된다. 지혈이 되는 동안 출혈이 멈추면 섬유소의 응고는 염증 및 수복 세포를 침투에 대한 잠정 모체 역할을 개발한다. 염증은 수복 세포 발가락 상처 기부에서 육아 따위에 의해 번식을 시작하기 전에 명확한 박테리아와 부스러기에 필요한 다음 단계이다. 염증단계 신혈관형성 구조, 섬유아세포, 새로운 기질 단백질과 결함을 작성하는 능력과 염증을 따른다. 재형성 단계가 마지막으로 길며 맥관질하고 시간이 지남에 따라 콜라겐 성분과 강도의 정상화로 구성되어 있다.

2. 다음 백혈구 중에서 상처 위치에 대한 박테리아의 초기 공격에 저항하는 것은?

a. B 림프구
b. T 림프구
c. 대식세포
d. 호중성 백혈구

답: D

호중성 백혈구는 세균에 대한 방어의 첫 번째 방어선이며, 항균성으로 가득차 있고 그들의 과립에 항균 및 살균제로 채워진다. 대식세포가 호중성백혈구의 여파에 남겨진 파편을 지우려면 다음 현장에 나타난다. 림프구는 염증 및 수리의 나중 단계 동안 모집하고 있으며 구체적인 세균성 항원에 반대활동을 지시했다.

3. 상처 가장자리의 수축은 다음 중 어느 것의 특징인가?

a. 케라틴세포(각질세포)의 이동
b. 켈로이드 형성
c. 근섬유아세포의 분화
d. 수복 단계

답: C

섬유아세포는 세포외기질에 긴장을 느낄 때, 그들은 그들에게 수축성 특성을 제공한다. α-SMA, 자신의 표현에 의해 표시 근섬유모세포로 구분. 이러한 수축성 근섬유모세포는 콜라겐 층에 충실하고 자신을 향해 상처 가장자리를 뽑는 능력이 있다. 반흔형성의 세포증식에 의한 영구적인 근섬유모세포 활동의 결과로 생각되고 TGF-ß의 α-SMA, 인장 및 추가 수축에 추가 및 흉터. 복구 단계의 특징은 늦게 까지 복구 단계에서 조기 수리 및 케라틴세포(각질세포) 범위에서 과립 조직이 포함된다.

4. 다음과 결합 분자 중 누출성 출혈이 되기 전에 혈관 벽에 백혈구의 확고한 점착에 참여하는 것은?

a. CD44와 히알루론산
b. E-selectin과 표면층 탄수화물
c. 인테그린과 ICAM/VCAM
d. P-selectin과 표면층 탄수화물

답: C

내피 표면에 백혈구 표면에 ICAM과 VCAM 활성화 인테그린은 혈관의 루미널 표면에 백혈구를 체포 전단 저항력, 높은 친화도 상호 작용을 생산한다. 이러한 상호 작용은 확고한 유착이라고 한다. 다른 세 가지 선택 사항은 (CD44과 히알루론산, 표면 탄수화물 및 E-selectin / P-selectin)의 초기 단계에 관여하고 "회전". 이러한 상호 작용들은 혈류에서 백혈구 속도를 느리게하기 위해 사용될 수 있도록 낮은 친화력 바인딩 용량 과도이지만 진보를 저지할 수 있을 만큼 확고한 것은 없다.

3장

1. 어느 기질 단백질이 상처부위에 기계적 강도를 제공하는가?

a. 피브린
b. 콜라겐
c. 피브롸넥틴
d. 프로테오글리칸

답 : C

콜라겐은 섬유아세포로 구성되고 상처에 기계적 강도를 제공한다.

2. 기저막의 역할은?

a. 상처의 표면층을 보호한다.
b. 세포의 이동을 막는다.
c. 상피와 결합조직세포를 분리한다.
d. 피하지방 밑의 구조물

답: C

기저막은 세포외기질의 특화된 층으로 상피시트와 기본 결합조직 사이의 경계를 정의한다.

3. 섬유아세포의 성장인자의 주요 활동은 무엇인가?

a. 염증
b. 세포외기질 형성
c. 혈관생성
d. 세포 증대

답 : C

성장인자는 섬유아세포의 성장을 자극할 수 있지만 가장 눈에 띄는 작업 중 하나는 혈관생성 과정을 통해 새로운 미세순환을 형성하여 혈관 내피세포 성장과 운동을 자극한다.

4. 다음 성장인자 중, 간으로부터 상처지점에 이른다는 점에서 독특한 것은?

a. IGF
b. PDGF
c. HGF
d. EGF

답 : C

HGF는 간세포성장인자의 약자로 간에서 비활성형태의 상처를 도달할 수 있다. 각질형성세포를 변형시키는데 특히 유용하나.

4장

1. 다음 중 기아(굶주림, 배고픔)의 초기단계와 관련된 것은 ?

a. 대사율이 증가한다.
b. 간에 저장된 클리코겐이 고갈된다.
c. 근육질량이 줄어든다.
d. 케톤 기관은 필요한 작은양의 에너지를 공급한다.

답 : B

24시간 굶주림 후 일반적으로 대사율이 감소한다. 첫 24시간 동안 글리코겐을 저장하고 있는 간은 소진하다. 몸 전체 근육질량을 유지하기 위해 지방매장에서 지방산의 동원을 증가시킨다. 굶주림의 과정에서 일반적으로 포도당을 사용하는 뇌는 실레론 케톤기관으로 알려진 지방대사에서 지방을 사용한다. 지방을 사용은 몸을 정상적인 에너지가 요구하는 70%까지 제공할 수 있다.

2. 다음 중 스트레스의 반응으로 발생한 것은?

a. 혈관의 저항이 증가한다.

b. 심장 출력이 감소한다.

c. 고혈당을 심화시킨다.

d. 근육이 소멸된다.

답 : C

스트레스의 반응은 일반적으로 상처나 심각한 스트레스와 같은 낮은 혈압을 일으키는 감소 체계적 혈관저항과 함께 심장과 혈관생리학을 전반적으로 변경시키고 심장의대사의 요구를 증가시켜 심장출력을 증가시키고 고열을 동반하고 포도당을 사용하여 고혈당에 이르게 한다. 부가적으로 근육은 스트레스 받는 시간에 힘을 소실한다.

3. 단백질 에너지 영양 부족으로 인한 심한 근소모에 의해 발생하는 1년 이상의 아동에게서 나타나는 질환은?

a. marasmus

b. kwashiorkor

c. avtiaminosis

d. mineral deficiency

답 : A

심각한 칼로리 결핍은 유아에게 소모증이 나타난다. 이러한 환자들은 종종 수반한다. 비타민과 미네랄 결함을 그리고 때때로 내장 단백질수준을 가지고 있지만 상당한 체중감소가 일어난다. 소모증은 보통 암이나 만성폐쇄 폐질환을 일으킨다. kwashiorkor은 18개월에 발생하는 유사한 조건이다.

4. 비용 측면에서 가장 효율적인 병리검사로서 단백질 영양상태에 좋은 역할을 하는 것은?

a. albumin

b. prealbumin

c. transferrin

d. retinal binding protein

답 : B

내장 단백질 측정은 알부민이다 불행히도 알부민은 20일간의 수명을 가지고 있으며 수화에 민감하고 장이나 신장 질환에 문제가 될 수 있다. 다른 내장단백질의 정확한 측정은 트랜스페린 및 망막 바인딩이다. 그러나 이들은 비싸서 널리 사용할 수 없다. Prealbumin은 지난 10~15년 동안 가장 많이 사용하였다. 48~72시간은 합리적이고, 매주 두 번씩 모니터를 했으며 같은 주에 개입하는 것을 허용하였다.

prealbumin은 탈수나 수화상태에 영향을 받지 않는다. 그의 몸은 작은 풀장(물) 같은 것을 갖고 있고, 현대적인 테스트는 신장장애에 영향을 받지 않는다.

5. 영양상태의 평가에 대한 대안방법이 아닌 것은?

a. 이빨(치의)를 평가한다.

b. 사회적 상태

c. 문화적 식습관과 음식선택

d. 피부 긴장도

답 : D

고전적인 방법으론 환자를 통해 설문조사로 영양상태와 내장단백질을 평가하지만 다른 방법도 사용한다. 다른 방법은 음식을 선택할 때 사회적 지위나 종교적인 요소 문화에 영향을 받고 섭취량에 영향을 받는다. 피부 긴장 또는 수화상태의 표시이지 음식섭취를 평가하거나 영양상태를 표시하는 것이 아니다.

6. 영양에 대한 대안평가를 사용하여 다음 중 영양실조의 위험으로 간주되는 것은?

a. 적당한 보조제와 채식

b. 좋은 피팅과 적절하게 유지된 치아

c. 혼자 사는 노인환자

d. 은퇴지역에서 사는 노인

답 : C

채식은 신체 활성화와 기능에 중요한 몇 가지 영양성분이 부족하게 된다. 이러한 결함은 보조제를 통해 쉽게 보충될 수 있다. 잘 맞는 치아는 저작의 중요한 부분이며 위장을 통한 음식섭취의 처음부분이다. 늙은 사람은 젊은 사람보다 영양부족에 대한 위험이 높지만 사회적 접촉이나 사람들이 장기적으로 음식을 준비해 주면 극복할 수 있다.

7. 단백질 에너지 영양실조 환자를 치료할 때 정상적인 신체 기능을 유지하기 위해 어떤 형태로 칼로리를 공급하는가?
   a. 탄수화물과 지방
   b. 복합 단백질
   c. 콜라겐
   d. 피브로넥틴

답 : A

몸에 에너지를 제공하는 칼로리는 조직재건에 사용되는 것과는 다르다. 상처치료는 단백질과 콜라겐 그리고 재건을 위한 피브로넥틴 단백질이 필요하다 탄수화물과 지방은 신체 단백질의 자체 저장소에 사용하며 칼로리는 이들에게 에너지를 공급한다.

8. 영양실조에 대한 치료의 하나는 에너지 제공과 기질의 치료이다 중재는 간단 · 복잡할 수 있다. 중재는 간단한 방법은 다음 중 어느 것인가?
   a. total parenteral nutrition(IV 음식)
   b. 많은 양을 식사한다.
   c. 파우더 가루와 우유 인스턴트 음식
   d. mRNA 강화 식단

답 : C

많은 복잡한 중재와 보충은 영양지원환자에게 도움은 준다. 불행히도 대부분은 의료기관은 인스턴트 아침식사 및 우유를 간단하게 제공하는 것을 개입하는 것에 실패했다.

5장

1. 다음 설명 중에서 미세순환과 관련된 정확한 내용은?
   a. 미세순환은 자세한 신체검사를 평가할 수 있다.
   b. 신체검사에서 촉진할 수 있는 맥박은 적절한 조직 재관류와 치유를 일으킨다.
   c. 초분광 분석 경피 산소모니터링 및 레이저 도플러영상은 거대순환을 평가할 수 있다.
   d. 비치유 상처를 치료할 때 미세순환을 다른 미세순환으로 측정해야 한다.

답 : D

비치유 상처를 가진 환자는 거대순환과 미세혈관 레벨 모두에서 평가되어야 한다. 그들은 거대혈관 흐름에 손상을 보지만 담보의 발전은 다음과 같이 보상 메카니즘을 통해 상처를 치유할 수 있다.

2. 다음 중 하나를 제외하고 나머지 모두는 치유에 대한 부정적 효과를 가지고 있다. 어느 것이 예외적인가?
   a. 당뇨병
   b. 환자의 우울증
   c. 낮은 수준의 세균 군집
   d. 비만

답 : C

많은 박테리아는 우리의 피부의 노마층에 존재하며, 상처 기부에 나타난다. 낮은 수준의 박테리아 집단은 상처 치유를 지연시키는데 증명되지 않았다

3. 다음 약물 중에서 상처 치유에 잠재적 부정적인 영향을 주지 않는 것은?
   a. 스테로이드
   b. 비타민 A
   c. COX 2 억제제
   d. ace 억제제

답 : B

몇몇의 연구에서 는 비타민 A가 치유에 대한 스테로이드의 부정적 영향을 뒤집음을 증명하였다 비록 몇 군데에서 일부 항의를 하고 있지만 치유의 방해를 위해 언급하는 것은 아니다.

6장

1. 다음 중 어느 것이 Braden, Norton, Gosnell과 Waterlow 척도/점수에서 흔한 평가 영역인가?
   a. 환자 가동성/활동 및 습기/실금
   b. 정신상태와 습기/실금
   c. 감각과 마찰/전단
   d. 노화와 영양/식욕

답: A

목록된 4개 모든 도구는 환자 가동성 활동 및 습기/실금에 대한 일반 평가를 가진다.

2. 당신은 압박성 궤양(욕창)으로 환자를 평가하고 있다. 상처 기부는 80%가 썩은 살이고, 20%가 검은 딱지이다. 다음 중 어느 것이 이 상처의 정확한 단계인가?
   a. 단계 Ⅱ
   b. 단계 Ⅲ
   c. 단계 Ⅳ
   d. 단계를 확정 지을 수 없다.

답: D

상처 기부는 썩은 살과 딱지로 덮여 있다면, 임상가는 궤양의 단계를 발견할 수 없다.

3. 임상가가 상처 드레싱을 제거하면 분홍색 또는 붉은 색의 상처 삼출액의 최소 양을 발견할 수 있다. 다음 중 상처 삼출액의 정확한 평가는?
   a. 상처는 아마도 감염된 시기로부터 색과 상당한 양의 삼출액이 염려된다.
   b. 장액 절제술; 그것은 상처 증식기에 정상적인 삼출액이다.
   c. 상처는 그 상처가 건조하기 위해 들어나 있어야 함으로 절제술을 해서는 안 된다.
   d. 최소의 장액혈액상의 삼출액은 상처가 확산되거나 염증이 생겼을 때의 정상적인 현상이다.

답: D

붉은, 분홍빛이 도는 최소한의 혈액상의 삼출액은 염증이나 증식의 상처에 대하여 일반적으로 나타나는 현상이다. 감염된 상처의 삼출액은 대부분 노란색, 녹색, 황갈색, 파란색이어야 하며 냄새가 난다. 장액 샘출액은 붉은, 핑크 아니라, 색깔이 분명하다. 상처가 건조하게 남겨져서는 안 된다. 상처를 치유하기 위해 수분(습기)이 필요하다.

4. 다음 중 긍정적인 상처 치유의 예측인자는 무엇인가?
   a. 안정적인 혈관 상태 및 정상 사지 둘레의 젊은 환자.
   b. 상처 삼출액에 대한 중재를 준수하는 것을 권장한다.
   c. 작은 초기 크기의 상처 크기가 감소하고, 짧은 상처 기간
   d. 만약 공존이환(둘 이상의 질환)이 존재하지 않고 좋은 영양, 드레싱 해당하는 경우

답: C

정맥, 신경병증 및 압박궤양의 예후 자료는 작고 짧은 기간의 상처는 치유 가능성이 더 높은 방향으로 가리키고 있다. 중재의 첫 2~4주에 크기가 감소되는 상처는 치유 가능성이 더 높다.

7장

1. 어떤 혈관 검사가 발바닥 표면의 색상 변경 평가에 포함되는가?
   a. 정맥 충만 시간
   b. 트렌델렌버그
   c. 홍조에 대한 의존성
   d. 모세혈관 재충만

답: C

홍조에 대한 의존성 검사에서 환자의 다리 정맥 피의 분출이 높긴하지만 발 아래에 모세혈관 재충만에 동맥혈을 위해 걸리는 시간으로 만들어진 침대와 평가로 인하된다. 동맥 질환에서 충만되는 것이 둔화되고, 모세혈관이 마침내 채울 때 발이 밝은 빨간색으로 변하게 된다. 이것은 홍반의존성 검사에서 양성 징후로 간주된다.

2. 다음 중 정맥 재충만 검사를 할 때 발생할 수 있는 부정적인 측면은 무엇인가?
   a. 심장판막의 무능
   b. 죽상동맥경화증
   c. 고혈압
   d. 서맥 (느린맥)

답: A

정맥 재충만 시간 검사에서 실험관이 어떤 피상적인 혈관 재충만으로 비우는 것에 따라 동맥경로를 통해 속도를 측정하여 동맥 혈류를 평가한다. 정맥 밸브의 무능력이 존재하면 혈액이 이를 통해 동맥 흐름이 적절하다고 외관을 부여해야 한다.

3. 발목 팔 지수 검사(말초동맥의 동맥경화 정도를 측정하는 방법; ABI test) 수행에서는 검사자는 120 mmHg의 팔 압력과 130 mmHg의 발목 압력을 확인했다. 다음 중 무엇의 ABI으로 간주되어야 하는가?
   a. 120 mm Hg
   b. 12:13
   c. 1.08
   d. 10

답: C

ABI는 이 경우에는 1.08의 가치를 제공하게 상부 끝단에서 수축기 압력에 의해 하부 끝단에서 수축기 압력을 나누어 얻은 측정을 나타낸다.

4. Semmes–Weinstein monofilament test (지각의 민감도를 검사하며 피부감각을 측정하는 매우 정확한 방법이다.)를 수행할 때, 환자가 처음 감각을 느끼지 못할 때 환자는 보호 감각을 잃은 것으로 기록된다. 몇 그램의 힘이 기준이 되는가?
   a. 5
   b. 10
   c. 15
   d. 20

답 : B

5.07 ~ 10 그램의 힘에서 여겨진다.
환자는 압력의 정도를 알아채지 못한다면, 연구는 그들의 보호 감각을 잃었고 발바닥의 궤양 개발의 증가 위험했다고 지적했다.

8장

1. 바이오필름 내에서 발견된 세균과 관련되는 진짜는 다음 중 무엇인가?
   a. 플랑크톤과 같은 종류로 묘사된다.
   b. 여러 수종이어야 하며 다당류 층 안에서 보호되어 존재한다.
   c. 보다 쉬운 대상의 항균물질이다.
   d. 상처 표면에 있어 보다 쉽게 보여진다.

답: B

바이오필름은 고체표면에 붙어있는 세균과 다른 미생물의 복잡한 커뮤니티이다. 이들 커뮤니티는 항균인자, 대식세포, 면역세포로부터 세균을 보조하는 세포외 polysaccharide 기질이나 glycocalyx 안에 위치한다. 올바른 조건 아래에서는, 모든 세균이 바이오필름을 성장시킬 수 있다.

2. 조직 배양을 얻기 위한 Levine의 기술은?
   a. 위, 아래 상처의 전반적인 부분을 훑어서 전체 상처를 채취한다.
   b. 이전 드레싱의 잔여 삼출액에서 표본을 얻는다.
   c. 상처를 세척한 이후 치유된 곳과 괴사가 된 곳을 식별한다.
   d. 상처의 가장 깊은 부분에서 조직 조각을 절단한다.

답: C

Levine 기술은 철저하게 상처 표면을 클렌징하고 괴사조직에서 나온 상처 1cm 영역을 식별하는 것이다. 상처 조직에서 유체를 표현하기에 충분 압력을 적용하는 동안 표본을 채취는 회전이다. 이 기술은 제거 드레싱 시점에 잔류 삼출액을 보라고 Z– stroke 또는 가장 확실히 비교하여 가장 정확한 결과를 얻을 것으로 생각된다.

3. 상처 기부 준비를 위한 기초는 다음 중 하나를 제외하고, 모든 것을 포함한다. 포함되지 않는 것은 무엇인가?
   a. 상처 세척
   b. 바이오버든과 감염의 관리
   c. 죽은조직의 제거
   d. 상처 기부 향상시키기 위해 진전된 생물학적 드레싱 사용

답: D

상처 기부 준비의 개념은 치유 상처를 준비하는 예비 치료를 의미한다. 상처 기부 준비를 위한 기초 – 세척, 상처 모서리에 집중된 것과 괴사성 또는 죽은 조직, 변연절제술을 시행하는 것이고, 감염 관리 및 예방은 – 모든 상처 접합부의 일부이어야 하며 정기적인 진료에 통합되어야 한다.

9장

1. 아동의 깊은조직을 영상 촬영할 때, 깊은 조직, 초음파를 고려해야 하는 이유는?
   a. MRI가 이온화 방사선을 사용하기 때문
   b. CT 또는 이온화 방사선을 사용하지 않기 때문
   c. 초음파는 이온화 방사선을 사용하지 않기 때문
   d. 아동의 조직이 방사능에 민감하지 않기 때문

답 : C

아동은 이온화 방사선의 장기 및 조직 누적 효과에 특히 취약하며("d"는 올바르지 않다.), 초음파는 이온화 방사선을 사용하지 않고("C"는 올바르다.), 간편하게 수행하고 널리 사용할 수 있다. MRI는 이온화 방사선을 사용하지 않으며, 적절한 상황에서 깊은 부드러운 조직과 골수 이미지에 사용될 수 있다.("a"는 올바르지 않다.)

2. 자기 공명 환경에서 안전은 다음 중 하나를 제외하고 모두를 포함한다. 제외되는 것은?
a. 특별히 또는 강한 자기장과 호환되는 설계 항목만 사용한다.
b. 환자가 자신의 휠체어에 MR 영역을 입력할 수 있도록 한다.
c. 심박 조정기 및 파편 등과 같은 이물질이나 삽입된 물질을 가진 환자를 선별한다.
d. MR 구역으로 접근을 제한한다.

답 : B

자기 공명 스캐너가 정적 강력한 자기장을 만들어 대형 초전도 자석으로 구성되어, 그리고 주변 영역이 제한된다. 환자, 인사 및 장비 MR 환경에 진입하기 전에 상영해야 하며 특별히 고안된 휠체어 및 의료 장비만이 수용된다. 항목 "a", "c"와 "d"는 모두의 안전을 보장하기 위해 수행된다. 정답은 "B"이다.

3. 경구용 고혈당증의 당뇨병약은 다음의 영상을 할 때는 일시적으로 중단해야 한다. 어느 영상 촬영인가?
a. 초음파
b. 조영제를 사용하지 않는 MRI
c. IV 조영제를 사용하는 CT
d. 핵의학 촬영

답 : C

iodinated 소재의 IV 조영제 연구는 신장 기능의 급성 변화시킬 수 있으며 당뇨병약을 받는 환자에서는 유산 산증과 관련되어 있다.("C"가 올바르다.) 구두 당뇨병 약물은 명암이나 초음파를 하지 않고, MR에 아무런 부정적인 효과가 없으며 핵 의학 공부를 중단해야 할 필요가 없다.

4. 초음파 진단이란?
a. 사지의 정맥 평가를 위한 유용한 영상 검사가 아니다.
b. 침상 환자에게 간편하게 수행할 수 있다.
c. 엑스레이에 집중된 광선을 이용한다.
d. 가돌리늄 조영제를 사용한다.

답 : B

초음파는 X선 빔이 아니라 음파 빔을 사용하고 (c가 틀림), 팔다리 정맥 평가에 적절한 도구이다(a가 틀림). 이온화 방사선이 없고 침상 환자에게 쉽게 적용할 수 있는 가동성이 좋은 도구이다(B가 맞음). 가돌리늄 조영제는 초음파가 아니라 MRI에서 널리 이용된다(d가 틀림).

5. 임상적으로 의심되는 골수염의 조기 발견에 가장 도움이 영상 검사는 무엇인가?
a. 초음파
b. CT
c. 뇌혈관 조영검사
d. 핵의학과 뼈 스캔

답 : D

CT도 뼈 파괴와 골막 반응의 묘사에 탁월하지만, 뼈 감염의 초기 연구 결과는 초기 과정에서 조기에 잘 중부 표준시에 의해 묘사되지 않는다. ("b"가 틀림) 자기 공명 영상 및 핵의학 뼈 스캔은 감지에 큰 역할을 염증의 부종과 충혈 뼈의 변경이 있어서("d" 올바르다.) 뼈 삼상골 스캔은 초기 감염 후 빠르면 24~72시간 같은 비정상일 수도 있다. 이전. 음파 빔은 대뇌피질의 뼈를 침투할 수 없으므로 ("a" 올바르지 않다.) 초음파, 골수의 변화에 둔감하고, 카테터 혈관조영술은 맥관구조의 연구보다는 골수에 가능한다.("c" 올바르지 않다.)

10장

1. 다음 질환 중 pathergy로 보이는 것은?
a. 혈관염
b. 균종
c. 괴저성 농피증
d. 괴사성 근막염

답 : C

역학적으로 의심이 가는 환자의 경우, pathergy는 괴저성 농피증 PG 병변의 발달에 중요한 역할한다. Pathergy는 외상 또는 상처에 유발하여 생긴다. 거의 25% 괴저성 농피증 환자가 Pathergy 현상을 경험하는 것으로 추정한다.

2. 25% 황산마그네슘은 다음의 어느 화학열상에 적용하는가?
a. 스크아릭 산
b. 플루오린화 수소산
c. 크롬산
d. 페놀

답 : B

초기 수준에 화학 화상 피해자는 적어도 30분 동안 흐르는 많은 물로 씻는다. 화학적 독특한 특징이 있기 때문에 추가적인 화학 치료가 필요하다. 플르오린화 수소산은

25%의 황산마그네슘에 필요하다. 만약 크롬산은 가능한 영향을 미친 부분을 잘라내고 페놀에 노출된다면 폴리에틸렌글리콜과 에탄올을 2:1로 섞어서 치료한다.

3. Marjolin 궤양은 어느 암을 의미하는가?
a. 흑색종
b. 림프종
c. 기저세포암
d. 편평세포암

답 : D
악성의 악화로 상처 안으로 암종, 이른바 marjolin 궤양, 주로 중년기에서 연세가 있는 남성에 영향을 미친다. 20~50년 만성 기간 동안 존재하는 질환이다.

4. Rose gardner's 라고 불리는 질환은 다음 중 어느 것인가?
a. 스포로트리쿰증(Sporotrichosis)
b. 색소효모균증
c. Mycobacterium marinum
d. 파라콕시디오이드 진균증

답 : A
스포로트리쿰증은 rose gardener 질환으로 불리고, 동종이형의 곰팡이균에 의해 발생하는 피부밑 진균증이다. 질환은 피부깊은 곳에서 일어나는 곰팡이의 외상성 접종의 결과이며, 대개 오염된 장미가시에 찔렸을 때 일어난다.

11장

1. 빠르고 가장 효과적으로 괴저성 조직을 없애는 방법은?
a. 구더기 조직제거술
b. 자가용해 조직제거술
c. 효소 조직제거술
d. 수술/도구를 이용한 조직제거술

답 : D
다른 방법들은 더 적고 괴저성 조직이 액화되는데 많은 시간을 필요로 한다. 비록 환자가 견디는데 더 좋지만 수술 조직제거는 빠른 방법이고 적은 심각한 감염에 좋은 방법이다.

2. 육아조직에 박테리아와 괴저성 조직을 효과적으로 덜해롭게 치우는 기계적인 조직제거방법은?
a. 월풀
b. 워터픽
c. 진동세척흡입
d. 습윤-건조 드레싱

답 : D
진동세척흡입은 4~15 psi으로 사용했을 때 표면에 박테리아와 괴저성 조직을 효과적으로 줄인다. 진동세척흡입과 월플을 비교하였을 때 Haynes 등은 진동세척흡입이 육아조직의 형성을 증가시켰음을 보였다. 월풀의 효과적인 제거는 육아조직을 덜 손상에 대한 연구가 부족하다. 월풀의 충격압의 일관성을 알 수가 없다. 워터픽은 15 psi가 쉽게 넘을 수 있고 흡입 관련해서 괴사조직이 덜 제거된다. 드레싱은 육아조직에 외상, 고통 출혈 유착 상처를 보여진다.

3. 다음 중 조직제거에 관한 잘못된 것은?
a. 효소의 조직제거는 내과의사의 처방이 필요하다
b. 물리치료사는 출혈 기부를 확인할 수 있을 때까지 도구를 이용해 조직을 제거할 수 있다.
c. 97598의 활동성 상처 관리 CPT 코드는 24㎠ 보다 상처 면적이 클 때 PLWS가 수행되면, 청구되어야 한다.
d. 진동세척흡입치료는 전용실에서 벽이랑 문을 닫고 해야 한다.

답 : B
도구를 이용한 조직제거는 죽은 조직만 제거할 수 있다. 도구를 이용한 조직제거는 출혈과 연관되면 안 된다. 비록 출혈은 성장인자 자극에 생각되지만 외과적 수술은 광범위한 삭제를 수반한다. 외과적 조직제거는 물리치료사와 간호사는 할 수 없다.

4. 상처 기부 준비를 위한 틀은 다음 중 하나를 제외하고 모든 것을 포함한다. 제외되는 것은?
a. 상처 내의 수분균형을 위한 적적할 드레싱을 선택
b. 낮은 혈관 공급장치나 응고 결함 환자의 상처에 적극적인 조직제거
c. 모든 동시이환을 고려하고 상처의 치유능력에 대한 환자평가
d. 치료계획에 환자참여 및 교육 포함

답 : B

상처 기부 준비는 몇 가지 원칙을 포함한다. 게다가, 조직제거, 박테리아 조절, 알맞은 수분 조절, 상처준비의 개념은 구체적인 임상제한이 따르는 환자와 상처를 시험에 대한 포괄적인 견본에 포함되어 있다. 비록 조직제거는 중요한 구성요소인데 nonhealable 상처에 괴사 조직을 제거할 때 극도의 주의를 해야 한다. 이러한 상태의 환자는 적극적으로 조직제거를 해서는 안 된다.

12장

1. 상처의 오늘날의 관리 중에서 드레싱의 주요 역할은?
   a. 바이오버든 조절
   b. 수화조직 관리
   c. 조직제거 촉진
   d. 효소 정도 조절

답 : B

상처환경에 드레싱의 주된 요인은 조직에 수분 정도를 관리하는 것이다. 이것은 비교적 과거 많은 드레싱으로 상처를 입는 이후 역사의 관점에서 새로운 기대는 조직 탈수를 촉진하기 위한이 되었다. 세포의 기능은 지나치게 젖거나 마르지 않게 습한 환경으로 한다.

2. 드레싱의 유형 중 상처에서 수분손실을 방해하는 것은?
   a. 친수콜로이드
   b. 알지네이트
   c. 거품
   d. 친수섬유

답 : A

친수콜로이드와 투명한 필름 드레싱의 두 종류의 고급드레싱인데 가장 상처에 수분손실 조절을 한다. 알지네이트와 친수섬유는 이차적 커버가 필요하고 그러한 이차적 수분증기특징을 가지고 있다. 거품 드레싱은 두께의 차이가 있다. 얇은 거품은 중간의 정도의 증발을 허용하고 두꺼운 거품은 조금의 정도의 증발을 허용하지만 친수콜로이드 보다 더 많이 증발시킨다.

3. 알지네이트 드레싱과 관련된 원하지 않는 효과는?
   a. 감염 증가
   b. 상피화 지연
   c. 좋지 못한 환자의 수용
   d. 상처의 부착과 마름

답 : D

알지네이트 드레싱의 겔화 특성에도 불구하고 조직에 근본적으로 마르거나 들러붙을 수 있다. 거즈 드레싱은 불편하게 할 수 있다. 한 방법으로 다시 수화시키는 드레싱으로 사전에 제거하거나 이차적 드레싱으로 차단하여 외상을 막는다.

4. 다른 종으로 기인한 피부 대체물은?
   a. 외인성
   b. 자가조직
   c. 동종이계
   d. 동종

답 : A

일반적으로 외인성의 피부 대체물은 돼지 같은 동물에서 나온다. 그것은 임시로 덮는 역할을 하지만 기관으로 포함되지는 않는다.

13장

1. 임상의 시나리오: 크론병의 35세 여성. 그녀는 오른쪽 다리의 통증과 궤양, 녹색의 삼출물을 빼냈다. 그녀의 진단은 괴저성 농피증과 같이 상처의 주의 치료이다. 다음과 같은 징후와 증상 중 어느 깊은 상처 감염과 일치하지 않는 것은?
   a. 많은 양의 녹색의 삼출물
   b. 평소 계속 진행된 통증
   c. 증가된 상처부위 온도
   d. 새로 파괴된 부분

답 : B

a 증가한 삼출물은 깊은 감염 징후이다. b 비록 통증은 흔한 염증의 질환이지만 갑자기 증가된 고통은 감염이 있음을 시사한다. c, d 깊은 감염의 징후이다.

2. 세균부담이 세포독성보다 더 중요한 상처에서, 단기간 사용될 수 있는 국소 항방부제는?
   a. EUSOL
   b. EMLA
   c. acettic acid 9%
   d. 클로르헥시딘 염산염

답 : D

(a) 높은 독성 지수와 불필요, (b) 무향균성의 특성,
(c) 매우 높은 아세트산은 조직의 손상을 일으킬수 있다.
(d) 낮은 유독성의 조직과 넓은 향균성의 특성을 지님.

3. 상처 바닥의 세균 면봉(bacterial swab)은 배양에서 녹농균을 성장시키는 데 기반한다. 여러분이 사용할 항균제는 무엇인가?

a. 클린다마이신(항균제) 드레싱
b. 메트로니다졸(질편모충증 치료에 쓰임) 크림
c. 은- 알긴산염
d. (피부 감염의 치료에 널리 사용) Mupirocin 연고

답: C

(a) 클린다마이신은 녹농균에 대항하여 활동하지 않는다.
(b) 녹농균에 대항하여 활동하지 않는다.
(c) 이온화된 은(silver)은 광범위한 항균제가 활성화되고 녹농균을 포함시킨다.
(d) 그람양성균에만 대항하여 반응한다.

4. 다음 요소 중 만성 상처의 통증과 연관되지 않는 것은?

a. 영구적인 염증
b. 강한 점착성 드레싱의 사용
c. 걱정, 근심
d. 자기융해 조직제거술

답 : D

(a) 통증은 염증과 관련된다.
(b) 강한 점착성 드레싱은 통증을 포함하고, 제거를 동반한 외상치료를 할 수 있다.
(c) 통증과 근심은 상관관계이다.
(d) 이것은 대개 통증 없이 이루어진다.

5. 만성 상처는 다음 중 하나를 제외하고 모두를 포함한다. 제외되는 것은?

a. MMPs(세포벽 분해효소) 레벨의 증가
b. TIMPS(심장근육섬광조영술) 레벨의 감소
c. 종양 인자 농도의 감소
d. 분열촉진 활성화의 증가

답 : D

(a) 만성 상처에서 MMP 레벨의 증가
(b) 만성 상처에서 TIMPS 레벨의 감소
(c) 종양 인자 감소
(d) 분열촉진 활성화 증가

14장

1. 다음 설명 중에서 당뇨병과 관련된 말초신경병리를 가장 정확하게 설명한 것은?

a. 팔다리의 몸쪽에서 먼쪽으로 퍼져 나간다.
b. 스타킹이나 장갑처럼 분포한다.
c. 신경병리는 피부에 따라 발생한다.
d. 이것은 감각과 운동신경에 영향을 주지만 자율신경계에는 영향을 주지 않는다.

답 : B

신경병리와 관련 있는 당뇨병은 말초신경병증과 같이 언급된다. 왜냐하면 이것은 감각, 운동, 자율신경계신경에 영향을 주기 때문이다. 신경병리는 스타킹과 글러브 분배에서 먼쪽에서 몸쪽으로 퍼져 나간다. 이것은 전형적으로 발에서 시작하지만 손에서도 일어날 수 있다.

2. 당뇨병 환자의 발에서 골수염 진단을 위한 기준은 무엇인가?

a. 프로브-뼈 검사
b. MRI
c. 뼈 생검
d. 육체적인 검사

답 : C

초기단계에서 정확한 골수염 검사는 오직 뼈 생검에서만 할 수 있다. MRI 나 다른 방법을 사용할 수 있으나 그것들은 종종 초기단계에서 결론에 이르지 못한다. 뼈를 탐침하는 검사는 생검보다는 정확하지 않지만 빠르고 비용이적고 임상에서 흔히 사용된다. 신체 검진은 당뇨병과 관련되어 무딘 면역반응 때문에 훌륭하지 않을 것이다.

3. 어떤 장비가 당뇨병 환자의 앞발 궤양에 부하를 제거하는 데 가장 효율적인가?

a. 보조기를 가진 당뇨병 신발
b. 발에 직접 적용되는 유착성 펠트 패딩.
c. 인솔을 가진 제거할 수 있는 깁스 워커
d. 전체 접촉 깁스

답 : D

앞발의 발바닥 측면에서 압력감소는 전체적인 체중관계 분야 증가로부터 성취된다. 또는 발이 통과하는 힘이 감소하는 것. 전체적인 깁스 접촉은 전체 체중관계 표면 증가와 감소 또한 운반하는 중에 다리에 체중 증가로 부상으로 오고, 게다가 상처부위에서 안전 영역이다.

깁스의 정밀함은 보행 동안 발등굽힘을 예방한고 앞발 압력을 감소시키는데 도와준다. 결국 깁스는 또한 형편이 괜찮다. 왜냐하면 이것은 환자로부터 제거될 수 없고, 게다가, 제 시간에 100% 닿기(닿기 전)을 유도할 수 있다.

4. 다음 중 급성 샤르코 관절염 예방으로 맞는 것은?

a. 환자는 발 손상을 회상하지 않는다; 보호성 감각 손실; 부종 출현

b. 보호성 감각의 손실; 맥박 : 피부 온도 변화 없음

c. 항생물질을 포함한 홍반 문제해결들; 엑스레이에 보이는 골절; 본래의 감각

d. 부종과 홍반 나타남; 온몸의 열; 보호성 감각의 손실

답 : A

샤르코에 대한 상처의 심리 과정에서 발은 종종 알지 못하고, 근본적으로 샤르코 관절의 발달을 위한 필요 조건은 감각 예방의 손실이다. 발은 가끔 부풀어오르고, 홍반과 반대측성 발에 대조하여 접촉하면 화끈거린다. 범위 내에 맥박들은 혈관확장된 잔존물과 자율신경계 기능장애와 같이 급성단계에서 흔하다. 왜냐하면 샤르코 관절병은 감염이 없고 온몸의 열을 유도하지 않으며 항생물질 치료에 반응하지 않을 것이다. 골절들은 최초적으로 방사선에 정확하게 보이지않을 것이고 상처의 근본에 의존하고 있다.

5. 당뇨병 환자의 발 궤양 발달에서 가장 중요하게 고려되어야 할 것은?

a. 자율신경계 신경병리

b. 운동 신경병리

c. 감각 신경병리

d. 혈관 손상

답 : C

궤양과 감각 신경병리의 성장에서, 모든 것이 중요하다. 운동 신경병리는 기형을 초래하고 상처에 부분 민감도를 만드는 근육 불균형과 자율신경계 신경병리는 스트레스 때문에 적은 탈력의 피부를 가지게 되고 혈관손상은 상처 치유에 문제를 이끈다. 외적 스트레스를 요구하는 이것들의 전형적인 세 가지는 궤양을 야기한다. 스트레스는 감각신경장애 또한 맞지 않는 신발을 신었던지 또는 발톱으로 걷는다든지, 점검을 하지 않거나 상처에서 최종점검을 간과했을 때 온다. 몇몇 연구들에서는 감각 신경장애가 당뇨병 발의 상처 80%가 넘으면 나타나진다고 보여주고 있다.

15장

1. 다음은 당뇨병 환자에서 과혈당증으로 초래되는 것인데, 예외는 무엇인가?

a. 세포내질의 탈수

b. 세포외질의 탈수

c. 혈류 감소

d. 세포 기능의 증가

답 : D

포도당의 과혈당 손상들은 세포막을 통해 확산되고 탈수되는 현상을 만든다. 이 탈수현상은 세포내질과 세포외질의 상관관계에 상관없는 혈류에서 전체적인 감소를 가진 사람으로부터 온다.

2. 최종 생성물의 당화가 형성되기 전에 단백질 당화의 가역성 단계에서 형성되는 분자를 무엇이라고 하는가?

a. 플러그

b. 동맥경화

c. 아마도리 생성물

d. 과도응고

답 : C

효소가 없는 당화반응의 초기 단계에서 포도당 단백질 그룹 아민의 화학적인 대사들과 안정적인 세포벽, 생체구조적, 순환하는 단백질의 표면을 지나서 축적되어진 분자들을 만든다. 이 단계에서, 이들 분자들은 아마도리 생성물들이라고 불려지고 그것들은 안정적이고 전환될 수 있는 것들이다.

3. 당뇨병 전증은 _______ 범위의 빠른 혈당으로 정의된다.

a. 88~100 mg/dL

b. 100~126 mg/dL

c. 126~140 mg/dL

d. 140~152 mg/dL

답 : B

당뇨병 전증은 100–126 mg/dL의 빠른 혈당으로 인지되어 왔고 고려된다.

4. 환자의 당뇨병 관리 프로그램이 기능적 인지를 확인하는 최고의 검사법은?

a. 빠른 모세혈관 혈당
b. HbA1c
c. 후락토사민
d. 구강 포도당 내성 검사

답 : B

혈색소 A1c 검사는 2~3달 전에 포도당 혈 초과 표준을 제공한다. 이 검사는 ADA와 기타 당국에 의해 인정되었다. 전반적인 당뇨병 관리 프로그램이 성공적인지를 결정하는 최고의 실험가치이다.

16장

1. 정상인의 선 자세에서 발에서 측정되는 정맥의 압력은?

a. 30 ~ 60 mm Hg
b. 60 ~ 90 mm Hg
c. 90 ~ 120 mm Hg
d. 120 ~ 150 mm Hg

답 : B

정맥혈의 압력은 선 자세에서 신체의 발 혈관에서 측정되어지고, 균형잡힌 발과 오른쪽 측면의 심장 사이에 피의 높이 기준. 전형적으로 이 압력범위는 60 ~ 90 mm Hg 이다.

2. 많은 요인들이 정맥성 궤양 발생에 영향을 준다. 다음 중 어느 것이 주요 원인이라고 생각되는가?

a. 백혈구 부속물
b. 피브린 가압대
c. 정맥혈 울혈
d. 전이성 정맥성 고혈압

답 : D

특유의 보행들에서 아래 사지로부터 밀어내는 정맥혈은 발과 다리에서 근육 펌핑, 이것에 의해서 전이성 정맥혈의 압력이 줄어든다. 장딴지 펌핑 실패로 압력이 정맥에서 발생하도록 시작하고 궤양성들이 결과일 것이다. 보행성 정맥성 고혈압은 정맥 궤양성 초기원인으로 심하게 수용될 것이다.

3. 정맥 부전에서 나타나는 피부색소는 ___________결과이다.

a. 혈철소 침착
b. 봉와직염
c. 백혈구 부속물
d. 섬유소원의 누출

답 : A

혈철소는 모세혈관으로부터 적혈세포 때 발생하고, 모세혈관 주변 조직에서 걸러지고, 용해되어지고, 혈색소로부터 혈철소 색소의 안정을 야기한다.

4. 다음 설명 중에서 부전성 궤양과 관련된 가장 정확한 것은?

a. 궤양은 주로 안쪽 복사뼈에서 주로 나타난다.
b. 궤양 경계면들은 병으로 정의되어지는 경향이다.
c. 궤양은 구멍이 뚫린 형태를 가진다.
d. 환자는 궤양의 크기에 비례하여 통증을 느낀다.

답 : A

정맥성 궤양의 전형적인 특징은 다리 안쪽에서 나타나고, 불규칙 형태를 띠고, 경계가 뚜렷하다. 정맥성 궤양과 관련된 통증은 작은 허혈성 궤양보다 작은 편이다.

17장

1. 동맥폐쇄성 질환에 대한 통제 가능한 위험요소의 가장 큰 영향은?

a. 다이어트
b. 가족력
c. 흡연
d. 노화

답 : C

흡연은 말초동맥질환과 나쁜 치료 예후와 관련된다. 다이어트는 간접적으로 고혈압, 당뇨, 콜레스트롤에 영향을 미친다면 변동 적이며, 다른 것들도 동맥폐쇄성 질환에 추가적인 요인들로 관련되어 있다.

2. 어떤 이유 때문에, 동맥부전 환자들에게서 파행성 통증이 일어나는가?

a. 산소의 공급과 요구의 대사 불균형
b. 활동으로 인한 근육의 손상
c. 전도속도의 신경병증 변화
d. 활동 30분 이내의 섭취

답 : A

파행성 통증은 대사 근육이 장애물이나 폐색이 존재하는 곳에 엄청난 양의 산소 운반이 필요한 것과 관련되어져서 나온다.

3. 73세 노인 남성의 왼쪽 발꿈치 궤양의 괴사조직제거에 의뢰되었다. 의료 차트와 중환자실의 검사에 따르면, 그는 최근 심근경색에 걸렸고, 말기신장질환과 투석을 받고 있으며, 2형 당뇨병이다. 뒤꿈치는 3 × 1.6 cm의 완전히 마른 딱지가 나타나 있다. 표면상처는 홍반반응이 없다. 발등 맥박은 1+, 다리는 창백하고, 차며 가늘다.
이 환자의 치료 우선순위인 것은 무엇인가?

a. 예리한 병상 괴사조직제거
b. 혈관 수술 의뢰
c. 주의관찰을 통한 보호 장화의 혈압 경감
d. 매일 드레싱 변화와 효소의 괴사조직제거

답 : C

혈압경감과 관찰은 폐쇄된 견고한 딱지의 사례에 적절하다. 혈관 의뢰는 아마도 계속 정밀검사에서 나타날 것이지만 이것은 중환자실의 의학적으로 복합적인 환자의 우선순위로 환자의 추가적인 합병증이 원인이 아닌 상황에서 보호되어 진다.

4. 질문 3과 동일한 환자에서 크기 2 cm × 2.4 cm의 부드러운 갈색 딱지를 나타낸다. 그는 2+ 발의 부종과 주변 4 cm 정도의 홍반이 있다. 그는 열은 없다. 이 환자의 치료 우선순위는 무엇인가?

a. 예리한 병상 괴사조직제거
b. 혈관 수술 의뢰
c. 항균 폐색 드레싱
d. 주의관찰을 통한 보호 장화의 혈압 경감

답: B

혈관 의뢰는 고위험군 환자에게 적응적이다. 교란 혈관을 적용하는 것은 수술은 즉각적으로 실현되지 않을 것이고 침상 괴사조직제거도 혈관제거가 평가될 때까지 마찬가지로 현명한 선택이며 나아가 협력적 위험 평가도 필요하고 혈압 안정의 정확한 관리도 구성되어야 한다.

5. 다음 관리 중 파행성 보행 환자의 보행 거리 증가에 가장 효과를 보이는 양식의 관리는 무엇인가?

a. 항혈소판제
b. 관리 감독 하의 운동
c. 고 전압 맥동 전류
d. 간헐적인 다리 공기 압축 압박

답 : B

관리 감독하의 운동은 동맥폐쇄성질환을 가진 환자들의 파행성 통증을 줄이는 무작위 추출 통제실험에 많이 제공된다. 이것은 약물 중재보다 우위에 있다.

6. 다음 중 동맥폐쇄성 질환의 독립된 예측적인 유용성을 입증하는 진단 검사는 무엇인가?

a. ABI
b. 맥박 촉진
c. 경피적산소압
d. 종속적 홍조

답: A

ABI 동맥폐쇄성 질환의 독립적 예측변수로 보여졌다. 경피산소압은 동맥폐쇄성 질환의 직선관계로 보여졌다. 맥박 촉진만으로는 진단에 충분하지 못하다.

18장

1. 24세 여성은 오른쪽 하지가 왼쪽보다 크다는 것을 알았다. 이러한 상태는 지난 2년 동안 서서히 퍼져 계속 진행중이였다. 그녀는 자신의 오른쪽 하지의 상해를 입은 것에 대한 기억을 하지 못하였고, 단지 다리가 "무겁게 느껴진다."고 하였다. 이것을 종합해 봤을 때 이것은 림프부종이다. 어느 것이 그녀의 현재 상태를 가장 잘 설명한 것인가?

a. 일차적인 림프 부종, 조기 림프 부종
b. 일차적인 림프 부종, 지연 림프 부종
c. 이차적 림프 부종, 조기 림프 부종
d. 이차적 림프 부종, 지연 림프 부종

답 : A

일차적인 림프 부종과 조기 림프 부종.
그녀는 그녀의 림프 부종을 증가 시키는 어떠한 침전인자도 가지지 않았다. 그러므로 그녀의 림프 부종은 선천성 조직과 더 관련되어 진 것 같다. 왜냐하면 그녀는 35세 이전에 림프 부종이 발달하였고, 이것은 조기 림프 부종으로 보인다.

2. 오늘날, 림프부종을 진단하는 신뢰 있고 타당한 방법은 무엇인가?
   a. 두점식별법
   b. 다리둘레측정
   c. Stemmer 징후
   d. 정맥 초음파

답 : C

Stemmer 징후. 양성 스테머 징후는 무능한 '텐트' 나 수반하는 발가락이나 손가락의 몸쪽 분절 위의 피부를 들어 올리는 것이다. 만약 양성이라면, 이것은 림프부종의 확실한 증거이며, 만약 음성이라면 없음이 확실하다.

3. 림프부종이 다른 부종과 비교되는 다른 독특한 점은?
   a. 봉와직염의 전조
   b. 사이질 조직의 높은 단백질 함유
   c. 좌우 대칭적 병변
   d. 먼쪽과 비교했을 때 몸쪽에 심한 병변

답 : B

사이질 조직의 높은 단백질 함유. 림프부종은 림프계의 기계적인 부족과 낮은 용량으로 인해 발생된다. 이동 가능한 것들이 림프 하중의 생리학적 단계 아래로 떨어진다. 이것은 림프계가 사이질 조직이 정상이지 않다는 것을 의미하고, 결과적으로 높은 단백질 함량 용액을 뜻한다.

4. 다음 중 충혈 치료에 가장 적절한 것은?
   a. 피부와 손톱 관리, 수동 림프 배출, 밴드 압박, 이뇨제의 사용
   b. 피부와 손톱 관리, 수동 림프 배출, 공기 압박, 운동
   c. 피부와 손톱 관리, 마사지, 붕대 압박, 운동
   d. 피부와 손톱 관리, 수동 림프 배출, 붕대 압박, 운동

답 : D

피부와 손톱 관리, 수동 림프 배출, 붕대 압박, 운동. 이뇨제만 림프부종의 관리에 사용되지 않는다. 이뇨제는 용액에 동원되지만 단백질은 아니다. 림프부종의 경우, 사이질 조직의 단백질은 물을 끌어들이고, 결과적으로 섬유 화를 더 초래한다. 수동 림프 배출은 완벽한 충혈 치료 이점을 수반할 수 없는 펌프와 같은 밴딩과 압박에 사용되지 않는다. 펌프는 충혈에 사용되지 않지만 완벽한 충혈 치료에 이점을 포함한다. 고전적 마사지는 림프부종의 마사지로 사용되지만 테크닉은 림프 혈관의 상황을 악화시키는 연축을 발생시킬 수 있다. 수동 림프 배출은 특별히 약간 늘어난 림프 혈관벽이 원인에 적용되어 림프 운동성을 증가시킨다.

5. 단-신장붕대 어떤 점에서 림프부종 관리에 좋은 선택이 되는가?
   a. 높은 활동기 압박과 낮은 휴식기 압박
   b. 낮은 휴식기 압박과 높은 휴식기 압박
   c. 보통의 활동기 압박과 낮은 휴식기 압박
   d. 높은 활동기 압박과 보통의 활동기 압박

답: A

높은 활동기 압박과 낮은 휴식기 압박. 휴식기 압박은 환자가 능동으로 근육을 움직이든지 수동으로 움직이든지 탄력성의 신장 상태에 있을 때 압력이 증가된다. 활동기 압박은 붕대의 압박에 대응하여 펄거나 근육이 능동적 일 때 압력이 증가된다. 짧은 늘린 붕대는 편안한 지지 범위 내에서 제공되지만(기술적 효과 없이), 종합적인 압박은 상당히 증가된다. 근수축 할 때 고정된 저항에 대항한다.

Chapter 19

1. 다음 중 어느 것이 경계면 압박 측정에 가장 적절한 것은?
   a. 모세혈관 폐쇄 압박을 찾는 것
   b. 어떤 매트리스가 모든 환자에게 사용되어져야 하는지 찾는 것
   c. 환자의 자세와 효과적인 압박 경감 관리를 위한 교육
   d. 환자의 수면 동안 자세 변경에 대한 주의

답 : C

경계면 압박 측정은 환자를 위한 좋은 교육방법이지만, 밤 동안 환자가 잠들어 있는 동안 주의 할 수 있는 방법은 아니다. 경계면 압박 측정은 만약 모세혈관이 폐쇄되었거나 확실히 환자의 적절한 매트리스 사용에 대해 알아낸 문제점을 나타내지는 않는다.

2. 다음 중 압박 궤양의 관리에서 제외되는 것은?
   a. 압박
   b. 자세
   c. 개별화된 지지면과 앉은 쿠션 처방
   d. 개별적인 교육과 재평가

답 : A

이미 상황을 악화시킬 수 있는 압박성 궤양 발달 위험이 있는 곳에 압박을 가하는 것은 옳지 않다. 나머지 다른 것들은 압박 궤양의 발달위험이 있는 어떤 환자에게나 일반적인 관리 접근 방법이다.

3. 압력과 전단력으로부터 엉치뼈를 보호하는 방법이 아닌 것은?
   a. 엉치뼈 가시돌기에 체중이 부하되지 않도록 골반을 경사한다.
   b. 침대 머리를 들어올리는 각도와 시간을 제한한다.
   c. 약간 머리를 들어올리고 똑바로 누운 자세로 환자자세를 취한다.
   d. 저 공기 손실 매트리스나 폼 패드를 사용한다.

답: C

자세의 수정 없이 계속해서 바로 누운 자세를 하여 엉치뼈 압박성 궤양의 환자는 복잡하다. 언급된 다른 것들의 노력에 의해 이 영역의 압박을 경감할 수 있다.

20장

1. 다음 중 silver sulfadiazine은(Silvadene®) 의 잠재적인 유독 부작용인 것은?
   a. 호중성 백혈구감소증
   b. 저혈소판증
   c. 빈혈
   d. 대사산혈증

답 : A

상처 치유와 국소 항균성 드레싱은 부분적 두꺼워진 상처 치유의 핵심이다. 이러한 국소 물질은 치료의 좋은 환경을 위해 박테리아 수를 적절히 감소시킨다.

2. Mafenide acetate를 큰 표면 영역에서 사용했을 시 나타나는 독성 부작용은 무엇인가?
   a. 호중성백혈구감소증
   b. 혈소판[전구(栓球)] 감소(증)
   c. 빈혈증
   d. 대사성 산성 혈액증

답 : D

호중구 감소증도 큰 표면 화상의 국소 소독제의 사용으로 볼 수있는 동안, 이것은 가장 흔한 은색 sulfadiazine과 함께 볼 수 있다. Mafenide acetate은 대부분 흔히 신진대사 산증과 연관되어 있다.

3. 화상 재생에 사용되는 Parkland 공식은?
   a. 수액 3 cc/kg/% 총 신체표면적 (TBSA)
   b. 생리적 식염수 3 cc/kg/%
   c. 수액 4 cc/kg/% TBSA
   d. 생리적 식염수 4cc/kg/% TBSA

답 : C

Parkland 공식은 2도 3도 화상의 피부 재생에 대한 가장 일반적인 지침이다. 재생은 lactated Ringers의 제공을 포함한다. 주어지는 용량은 4 cc/kg/TBSA. 처음으로 계산된 용량의 반은 8시간 안에 제공되며 나머지는 16시간 후 제공된다.

4. 화학적 화상 상처의 응급처치는:
   a. 적절한 중화제 찾기
   b. 물로씻기
   c. 세제로 화상을 씻어내기
   d. 칼슘 글루콘산을 몸에 대거나 주입하기

답 : B

화학적 화상 상처에는 모든 오염된 의복들을 제거해야 된다. 물은 화학물질을 제거하고 희석하는데 대량 사용된다. 일반적으로 화상부위는 적어도 20~45분 적도 중성 pH로 세척한다. 산성을 추가(또는 산성의 반대 기질)하면 추가 부상과 발열반응이 초래될 수 있다. 불화수소산 화상은 용해 소금으로 변환하는 불소와 결합하는 칼슘 글루콘산의 동맥내부 주입으로 치료된다.

5. 성인의 적절한 소변 배출량은?
   a. 0.5 cc/kg/hr.
   b. 1.5 cc/kg/hr.
   c. 2.0 cc/kg/hr.
   d. 2.5 cc/kg/hr

답 : A

혈관내의 용적의 감소로 몸은 다른 장기(피부/사지 그리고 내장)의 피로 중요한 장기(뇌, 심장, 신장)의 피로 전환한다. 소변 배출량은 최고의 용적 상태의 지표이다. 심장 급속증과 감소하는 혈압이 분명하지 않기 전까지는 용적의 상태도 낮다. 아이의 신장 뿐아니라 성인의 신장도 소변을 모을수 없기에 더 많은 소변을 만들 것이다. 충분한 소변 배출량은 성인은 0.5cc/kg/hr 그리고 아이는 1cc/kg/hr

6. 주택화재 사망자의 주된 원인은?

a. 피부 화상
b. 일산화탄소 중독
c. 기타 외상
d. 전기 화상

답 : B

일산화 탄소는 헤모글로빈과 산소의 결합을 억제하는 요소이다. 일산화탄소는 산소보다 헤모글로빈에 더큰 친화력을 갖고 있다. 충분한 양의 경우 이것은 저산소증과 질식을 초래할 수 있다. 화상 부상의 정도 (총 신체 표면적), 그리고 아마도 다른 상처에 비해,저산소증 / 산소 결핍은 더 빠른 속도로 사람에게 치명적이다.

21장

1. 다음 관절 중 가장 구축 형성과 관련된 관절은?

a. 무릎
b. 팔꿈치
c. 어깨
d. 엉덩이

답 : C

화상 상해후 구축은 28%~42%까지 구축이 발병된다고 보고되었다. 어깨가 가장 빈번한 관절이고 다음은 팔, 손, 그리고 무릎이다.

2. 환자가 지침을 따르지 않았을 때와 기존의 부목 사용이 실패하였을 때 권장하는 것은?

a. 진정작용
b. 항불안제
c. 수술 후 관절고정
d. 석고붕대

답 : D

석고붕대의 지시는 환자가 기존의 스플린트의 거부와 기존의 스플린트에서 이득을 얻지 못하거니 또는 아이들을 포함한다. 캐스트는 효과적인 운동범위 증가에 효과를 가져온다.

3. 다음 중 어떤 것이 가장 비대한 상처의 원인으로 생각되는가?

a. 화상의 깊이, 인종, 위치 그리고 상처를 폐쇄한 시간
b. 비점착성의 피부 이식, 감염, 인종, 화상 상처의 크기
c. 감염, 화상의 깊이, 인종, 성별
d. 영구적인 괴사 조직, 나이, 위치 및 화상 상해의 기전

답 : A

성별, 연령, 화상 상처 크기 또는 상처 기전은 비대 흉터 개발에 영향을 주는 요인이 아니다.

4. 깊은 부분 두께 화상은 어떤 특징을 갖는가?

a. 하얀 밀랍 같은, 건조, 딱딱함, 통증이 없는
b. 흰색 반점, 촉촉한 피부의 분홍색 체리 빨간색, 부종
c. 물집, 홍반, 아주 큰 통증
d. 큰부위의 피부이식, 탄성 감소, 발한 감소

답 : B

깊은 부분과 두께의 화상 손상은 피하조직에 지방으로 덮을 수 있으며 진피를 망상으로 하는 경향이 있다. 그것은 얼룩덜룩한 흰색이나 빨간색이 될 수도 있다. 촉촉한 표면과 나타나는 부종이다. 감염이 발생되는 경우 전체적으로 변환될 수도 있다.

22장

1. 중등노의 통각과민증(조직 손상의 영역 밖에서의 통증) 가능성은 무엇 때문인가?

a. 중추 민감화
b. 관련통
c. 말초 민감화
d. 신경 발생적 염증

답 : A

중추의 민감화. 초기의 통각과민증은 중추신경계의 변화로 인해 발생되는 것으로 생각되며 반면 중등도 통각과민증은 말초신경계의 변화 때문이다.

2. 환자의 통증에 영향을 미치는것을 평가하기 위한 통증 평가도구 중 적합한 것은?

a. McGill pain Questionnaire
b. Brief Pain Inventory
c. Numerical rating scale
d. Krasner's Wound Model of wound pain

답 : B

Brief Pain Inventory. 단지 Brief Pain Inventory는 고통과 기능 사이의 관계를 평가한다.

3. 하지 정맥부전과 하지의 부종, 그리고 통증이 있는 사람에 악화를 끼치는 것은?

a. 휴식
b. 오르기
c. 매달린 자세
d. 걷기

답 : C

의존적인 자세. 사지를 의존적인 위치에 놓게 되면 정맥 시스템은 작업량이 증가하게 되고 관리할 수 없게 되며 통증을 유발을 시킨다.

4. 2도 화상 환자는 통증을 ____________ 로 묘사한다.

a. 최소
b. 중등도
c. 존재하지 않다.
d. 중등도 또는 존재하지 않다.

답 : D

중등도 또는 존재하지 않는다. 2도 화상은 조직 또한 표피와 진피에 파괴를 유발한다. 조직손상이 심한 경우 외상 수용기가 파괴가 되고 통증이 나타나지 않는다. 조직손상이 심하지만 외상 수용기가 남아 있으면, 통증은 매우 심각하다.

5. 전기자극은 어떤 과정을 통하여 통증을 감소시키는가?

a. 아편제의 활성화
b. 적외선 에너지 흡수
c. 부종의 감소
d. 염증의 감소

답 : A

아편제의 활성화. 저주파의 TENS는 μ-아편제 수용기를 활성화하고, 고주파 TENS는 δ-아편제 수용기를 활성화 시킨다.

23장

1. 골수염 진단를 확인하는 최고의 방법은?

a. MRI
b. 뼈스캔
c. 방사선 사진
d. 뼈 생검

답 : D

골수염의 가장 좋은 확인방법은 뼈 생검이다. 재배된 단일 미생을은 뼈 감염을 확인하가는 가장 좋은 확인방법이다. 환자는 최소한 생검 48시간 전에 거짓-부정적인 결과를 최소화하기 위해 항생제를 투여하면 안 된다. 다른 선택이 합리적인 반면 생검이 가장 정확하다.

2. 가장 능률적이고 효과적인 괴사조직제거는?

a. 도구를 이용한 방법
b. 효소
c. 수치료
d. 기계적인 습윤-건조법

답 : A

상처 창상절제의 최고 형태는 도구를 이용한 창상절제이다. 이것은 죽은 조직을 제거뿐만 아니라, 섬유아세포와 기타 원하는 세포를 안쪽으로 성장하게 자극시켜 준다. 효소 창상절제가 유용할 수 있지만 그것은 느린 결과를 보여준다. 수중치료 창상절제는 느슨한 조직을 제거할 수 있다. 기계는 고통스러울뿐더러 제한되어 있다.

3. 하지의 도구를 이용한 창상 절제수술을 시행하기 위해 환자에게 가장 중요한 것은?

a. Hba
b. 항응고 상태
c. 목발사용 능력
d. 혈청 포도당

답 : B

창상 절제 절차를 수행하기 위한 임상에서는 환자가 어떤 혈액 희석제를 사용하고 있는지 알고 있어야 한다. 다른 검사는 환자의 일반 건강과 postdebridement에 유용한 정보를 제공할 수 있는 반면, 응고 상태가 가장 중요한 것이다.

4. 일반적으로, 복부 상처로부터 봉합사를 제거하는 시기는?
a. 3 to 5 days
b. 5 to 7 days
c. 7 to 10 days
d. 10 to 15 days

답 : C
표 23.2에 나와있는 여러 상처 표에 의하면, 일반적으로 불완전한 상처의 봉합은 7~10일에 제거할 수 있다. 얼굴의 단순한 상처는 일반적으로 일찍 제거하고, 복잡한 상처는 보통 10일 이상에서 제거할 수 있다.

24장

1. 발목–팔 지수(ABI)의 상한 값은?
a. 0.9
b. 1.0
c. 1.15
d. 1.20

답 : C
ICDF의 국제 연합은 ABI를 1.15를 대표하고 상한값의 측정은 신뢰하는 것으로 간주된다.

2. 발가락 또는 사지의 일부의 절단을 필요로 하는 환자의 주요 절단의 초기 치유와 자유도의 주요 예측은?
a. 100과 120 사이의 최적 혈당을 유지한다.
b. 영양 압박 제거를 위해 수술 부위의 부하를 제거한다.
c. 수술내 배양과 민감도는 세균성장을 보이지 않았다.
d. 적절한 혈류를 확보하기 위해 수술 부위를 제헬관화한다.

답 : D
발가락 또는 일부 절단을 필요로 하는 환자에서, 162 환자를 포함한 미래의 연구 혈관재생의 성공은 주요 절단의 초기 치유와 자유의 기본 예측인 것으로 나타났다.

3. 샤르코 질환에 의해 발에서 가장 흔하게 침범되는 부위는?
a. 발허리발가락 관절
b. 목말밑 관절
c. Chopar 관절 (뒤쪽 목말뼈와 발꿈치뼈와 앞쪽 발배뼈와 입방뼈 사이)
d. Lisfranc (발목발허리) 관절

답 : D
Charcot 질환이 나타나는 가장 흔한 부위는 발목발허리 관절이다. 이 관절에 흔들의자 바닥 발 기형이 나타난다.

4. 신경병리성 당뇨병 환자의 발 상처 치료의 핵심 신조 중 하나는 무엇입니까?
a. 적극적인 창상절제 수술과 부하제거를 제공한다.
b. 즉시 적절한 항생제 치료로 관리
c. 적절한 신경 기능을 복원
d. 7% 아래 환자의 HBA 제어

답 : A
신경병리성 당뇨병 환자의 발 상처를 치료의 핵심 신조 중 하나는 적절한 적극적인 외과 창상절제와 부하제거이다. 창상절제 상처에는 모든 괴사성 및 죽은 조직의 제거를 포함해야 한다. 목표는 급성 상처와 만성 상처를 하나로 하는 것이다.

5. 당뇨병 환자는?
a. 당뇨병 없는 사람보다 1.7 배 의료 지출을 초래한다.
b. 당뇨병 없는 사람과 동일한 지출을 한다.
c. 의료 지출은 단지 작은 부분을 차지한다.
d. 입원 시간이 적고, 의료비를 절약한다.

답 : A
당뇨병 환자는 당뇨병이 없는 사람들보다 1.7배 지출을 초래한다. 의료 지출들이 종종 필요로 하기 때문에 더 광범위한 보호와 병원 입원을 한다.

6. 다음 설명 중 어떤 것이 하지의 신경혈관 상태로 맞는 것인가?
a. 주요 절단 수술 후 좋은 기능 회복이 발 수술에 대해 수장하지 않는다
b. 미국의 100,000,000 명 중 20 %가 신경병리성 궤양을 가지고 있다.
c. 큰 동맥 손상을 감지하면 더 사지 손실 예방 및 성공 구경 수술 절차에 중요하다.
d. 맥박 촉진은 발의 혈액 순환의 결정에 이용할 수 있다.

답 : C
큰 동맥 손상을 감지하면 더 사지 손실 예방 및 성공 구경 수술 절차에 중요하다. 말초 동맥혈의 맥박을 재는 것은 충분하지 않으며, 그리고 더 사지의 혈액 흐름을 이용할 수 있게 연구를 해야 한다.

7. 신경병리성 발은 아킬레스힘줄 길이 신장은 어떤 목적으로 수행되는가?
   a. 앞발 압력을 증가시키고 발 구입을 향상시킨다.
   b. 발의 배측굴곡을 증가시키고 앞발의 압력을 감소시킨다.
   c. 뒤쪽 근육의 그룹의 힘과 뒤꿈치 들기가 강화된다.
   d. Calcaneus 보행을 만들고 뒤꿈치 압력을 다시 보낸다.

답 : B

아킬레스힘줄의 길이는 발의 배측굴곡을 증가시키고 앞발의 압력을 감소시킨다. 발목은 첨족 위치에 종종 있고 중립적인 위치에 도달할 수 없다.

8. 사지의 구조와 복원에 대한 설명 중에서, 어느 것이 상실인가?
   a. 절차에 대한 외과의사의 선택은 환자의 환경설정뿐만 아니라, 무늬 그리고 감염의 범위를 포함한다.
   b. 상처가 열린 상태로 오랜 시간이 지속됐을때 감염의 확산과 파괴적인 사지의 확률은 덜하다.
   c. PMMA 구슬과 같은 지역 항생물질 치료는 체계적 항생물질 치료보다 덜 효과적이다.
   d. 발 이내 깊은 공간 감염은 하나이다. 그것은 긴 굽힘 힘줄을 따라 급속하게 확산되고 더 몸쪽 절단에 대한 큰 위험에 발을 배치한다

답: D

깊은 공간 감염은 발로부터 다리에 도달하는데 긴 굽힘근 힘줄을 따라 확산된다. 이 감염은 도관을 따라 몸쪽으로 빠른 이주의 의미를 제공한다. 그리고 전체 사지의 위험에 놓인다.

25장

1. 신생아 피부는 구조적으로 어느 시점에서 성인과 비슷해지는가?
   a. 27주
   b. 29주
   c. 33주
   d. 36주

답 : D

신생아가 만기출산(36주)하면, 그 피부는 구조적으로 성인의 피부와 비슷해진다.

2. 표피 수포증이 있을 때의 피부보호 대책에 포함되는 것은?
   a. 접착제 드레싱
   b .증가된 습기와 열 환경
   c. 신축성이 없고 접착성이 없는 관모양의 쇠그물 드레싱의 확보
   d. 평면 재봉선 의류가 뒤집는다.

답 : D

접착제, 습도 증가, 열 증가, 그리고 신축성 없는 관모양의 쇠그물은 피해야 한다.

3. 아동을 위한 흔한 상처 드레싱을 선택할 때, 치료사가 고려하지 않아야 할 것은?
   a. 치료의 목적
   b. 외피의 성숙
   c. 기초 대사율
   d. 제조사의 사용 권장

답 : C

치료의 목적, 외과의 성숙, 그리고 제조사의 사용 권장은 아이를 위한 제품을 선택할 때 모두 고려하기에 중요하다.

4. 신생아에게 적용되지 않아야 할 상처 조직제거술은?
   a. 자가융해 제거술
   b. 효소 제거술
   c. 수술적 제거술
   d. 도구를 이용한 제거술

답 : B

안전과 국소 효소의 효능은 아동을 대상으로 연구되지 않았다. 제조업체들은 국소 효소의 사용 추천은 18세 이상의 사람들을 위해서 이다.

26장

1. 어떤 설명이 세포 이주에 영향을 주는 전기 분야의 방법을 가장 잘 묘사하는가?
   a. 그들은 피부의 pcpo2를 증가시키고, 높은 산소 농축으로 이주시키기 위해 세포를 야기시킨다.
   b. 높은 화학 농축으로 이주시키기 위해 세포를 일으키는 화학 요소의 형성은 그들을 자극시킨다.
   c. 긍정적 및 부정적으로 청구된 살아있는 세포는 이온처럼 행동한다. 그리고 반대쪽 극성의 EF로 이주한다.

d. 일반적으로 EF의 방향에서 세포가 이주된다. 그러나 모든 세포 타입이 같은 방향에서 이주되는것은 아니다.

답 : D

전기장의 방향은 간단한 물리학에 의해 설명되지 않았다. 살아있는 유기체 세포는 긍적적으로 또는 부정적으로 청구된 무기물의 입자로 행동했다. 그리고 결과적으로 반대편 극성의 EF 쪽으로 이주했다. 더 정확히 말하면 피부로부터 인간 상피성의 세포와 같은 세포뿐만 아니라, 호중성의, 대식세포, 섬유아세포, 그리고 내피의 세포, 세포 이주 지향성에 의한 생리적 힘의 EF 적용, EF의 방향에서 그들의 이주 의미에 응답한다.

2. 연구자들은 다음 기전을 통해 임상 연구에서 일어났던 혈관생성과 향상된 관류를 객관적으로결정해 왔다.

a. laser 도플러 이미지(LDI) 또는 유량계(LDF)

b. $Tcpo_2$ 산소측정법

c. 생존중에 일어나는 비디오 현미경(IVM)

d. 국소세동맥의 의존

답 : D

많은 임상연구는 척수손상 또는 $Tcpo_2$에 의해 상처와 피부주변에 상처가 있을때 $Tcpo_2$, LDF, LDI, IVM에 의해 측정된 당뇨와 함께 ES가 대상의 온전한 피부에서 살포가 향상되었다는 것을 보여주었다. 국소성 소핵의 의존은 국소성 빈혈의 존재에서 시간 모세혈관을 되메우곤 하는 주관적인 임상시험이다.

3. 전통적인 직류(DC)보다 고전압 단상 맥동전류(HVMPC)와 전하불균형 저전압 이상 맥동전류(LVBPC)의 장점은 무엇인가?

a. HVMCP 는 치료설정이 쉽다.

b. HVMCP는 pH 변화를 야기시키지 않는다.

c. HVMCP는 내상의 상처 EF 흉내를 낸다.

d. HVMCP는 상처 치유가 향상되는것을 보여주었다.

답 : B

사람 연구에서, HVMPC가 유해한 pH 변화를 피부에서 보이지 않았다.

4. 허가된 FDA 항균성의 상처 드레싱은 어떤 목적을 위해 정사각형 인치당 25 microbatteries 포함하고, 은 처방서가 있는가?

a. 3일 정도 상처 표면에 20 μA가 전단된다.

b. 생체 전기의 분야와 은의 시너지 효과를 통해 미생물을 죽인다.

c. 곰팡이가 아니라 박테리아와 바이러스를 죽인다.

d. 오직 수술 후 상처에서 항균효과를 갖는다.

답 : B

전기적으로 발생된 은이온은 넓은 스펙트럼을 가지고 항균인자로 작용함이 밝혀졌다.

27장

1. 어떤 설명이 상처와 상처주변 조직에 전달된 장치 PRF로부터 신호를 가장 잘 묘사하는가?

a. 27-MHz 전자기장은 1개 또는 2개 코일 위치로부터 옮겨졌다. 상처와 주변조직에서 목표조직 영역을 넘어 전자기장을 유도한다.

b. 상처와 상처조직에 전기적 분야는 피부와 상처 전극 접촉으로부터 60-Hz의 전자기장을 전도한다.

c. 상처와 상처주위 조직에 피부에 접촉한 전극과 상처를 유발한 전기 분야로부터 2.7-MHz 전자기장을 전달했다.

d. 상처와 상처 주변조직에 전기적 분야는 목표조직 영역을 넘어 감은 장소로부터 100 MHz 전자기장을 유발한다.

답 : A

부드러운 조기 상처 치유를 위해 27-MHz 전자기장은 상처와 상처주변 영역을 넘어 하나 또는 두 개의 감은 위치 치료로부터 전달된다.

2. 다음의 어떤 주파수가 초기의 RF 또는 PEMF, PRF, 그리고 PSWD의 신호를 전달하는가?

a. 27 Hz

b. 27 KHz

c. 27 MHz

d. 27 GHz

답 : C

모든 PEMF, PRF, 그리고 PSWD 장치는 신호를 낸다. 그것은 27MHz 의 초기의 PRF 빈도로부터 조절된다.

3. 뼈 치료에 사용된 PEMF 장치에 의해 생산된 센치미터 당 유발된 전압의 힘은 부드러운 조직 상처 치유를 위해 사용된 PRF장치에 의해 사용된 센치미터당 유발된 전압의 힘과 같지 않다. 다음의 어느 것이 PRF 신호와 함께 상처 치유를 위한 전압의 힘을 대표하는가?
a. pV/cm
b. μV/cm
c. mV/cm
d. V/cm

답 : D
저전압은 고전압에 비해 뼈치료에 사용된다.
그것은 부드러운 조직상처치유에 사용된다.

4. 환자는 소금기의 습한 거즈 붕대와 함께 3단계의 엉치뼈 압박성 궤양을 가진다. 순환 주기를 기준으로 다음의 중재 중 어느 것이 금기로 나타날 수 있는가?
a. 맥박 전자기의 분야 자극
b. 맥박 단파 투열요법 자극
c. 맥박 라디오 빈도 자극
d. 맥박 고전압 전류의 자극

답 : B
국소의 합성적인 상처조직이 타고 소금기의 습한 붕대에 열을 지나치게 가할 수 있는 맥박 단파 투열 요법은 중요한 열에너지를 생산하는 순환 주기를 맞춘다.

28장

1. 다른 조직제거술에서 나타나지 않는 초음파 상처제거술만의 현상은?
a. 괴사 조직의 제거
b. 바이오버든의 감소
c. 공동형성
d. 초음파 인터페이스

답 : C
US KHz 불안정한 공동형성에서 아주 적은 쇼크 단파는 상처 표면 위 미생물과 괴사 섬유소의 분열과 빠른 용해 그리고 거품 내파 원인 선호에 의해 생산된다.

2. 아주 작은 공동형성은 다음의 직접적인 결과, 그리고 US와 함께 조직 치유에서 성취된다.
a. 바이오버든 감소
b. 성장인자의 감소
c. 혈관 형성
d. 섬유아세포 자극

답 : A
몇몇의 체외 실험과 체내 연구는 US KHz가 박테리아 와 미생물학을 파괴하고 그렇게 함으로써 상처 감염의 위험을 감소시킨다는 것을 보여 주었다.

3. 22.5, 25 그리고 35 KHz 빈도 US에서 다음 방식 중에서 어떤 것이 사용될 때 도구를 이용한 조직제거술과 비슷한 결과를 성취할 수 있는가?
a. 수술
b. 접촉
c. 비접촉
d. 절개

답 : B
세 가지 언급한 KHz 빈도에서 US 접촉은 만성적 상처의 표면에 섬유소의 박리와 괴사가 빠르게 유화되는 것으로 보고되어 왔다.

4. 아래 4개의 주파수 중에서 어느 것이 상처 치유를 향상시키는 것으로 가장 많이 연구되었는가?
a. 22.5
b. 25
c. 35
d. 40

답 : D
무수히 많은 연구 디자인이 다음의 치료 US 40 KHz와 함께 상처치유결과 향상 됨이 보고되어 왔다.

29장

1. 다음의 전자기 에너지의 단파 중 어느 것이 가장 깊은 피부로 관통할 수 있는가?
a. 660 nm
b. 700 nm
c. 800 nm
d. 850 nm

답 : D

가장 긴 파장. 피부에 관통하는 가장 큰 전자기 에너지.

2. 피부암과 탄력섬유증과 같은 피부노화 반응과 연관되는 UV 에너지 영역은 다음 중 어느 것인가?
   a. UVA
   b. UVB
   c. UVC
   d. 모두 동등하게 관련된다.

답 : B

탄력 섬유증과 같은 피부노화 반응을 초래하고 표피에서 햇볕에 검하게 타고 그 변화된 결과 때문에 UVB는 가장 근접하게 손상에 관련한다.

3. 다음의 UV 에너지 영역 중 MRSA을 죽이는 효과를 가지는 것은 어느 것인가?
   a. UVA
   b. UVB
   c. UVC
   d. 모두 동등하게 효과적이다.

답 : C

UVC는 비격식 실험실 연구와 동물에서 MRSA 수를 줄이는것 그리고 인간조직에서 효과적으로 MRSA를 죽이는 것으로 보여져왔다.

30장

1. Laplace 법칙에 따르면 압박 붕대를 적용할 때, 신체적 요인에서 다음의 변화 중 어떤 것이 아래 압박 붕대에서 다른 모든 요소들이 끊임없이 남을 때 증가하는 결과를 초래하는가?
   a. 붕대 장력의 감소
   b. 붕대 폭의 감소
   c. 적용된 층수의 감소
   d. 사지 둘레의 증가

답 : B

아래 압박 붕대는 붕대 폭에 반비례한다. 붕대 폭이 증가할 때 압력은 넓은 표면 영역으로 퍼진다. 대조적으로 붕대 폭이 감소할 때 압박은 더 중심쪽으로 집중된다.

2. Unna 부츠는 다음의 붕대 유형 중에서 어느 것에 해당하는가?
   a. 긴 시장
   b. 짧은 신장
   c. 다성분 체계
   d. 양말류

답 : B

Unna 부츠는 산화아연, 칼라민, 겔라틴과 같은 다양한 물질에 스며들게 하는 만든 솜털 거즈로 구성되어 있다. 이것은 자연에 의해 매우 저탄력 속성을 가지고 있고, 그결과 단신장 붕대로서 최고로 분류되었다.

3. 사지를 장 신장붕대로 사용하여 나선형으로 둘러 쌌을 때 그 붕대는 얼마나 신장되고 겹쳐져야 하는가?
   a. 25% 신장, 50% 중첩
   b. 25% 신장, 75% 중첩
   c. 50% 신장, 50% 중첩
   d. 50% 신장, 75% 중첩

답 : C

연구 결과, 긴 신장성 붕대로 잡아 늘여서 감았을 때 50%는 그들의 탄력 있는 장력과 겹쳐 감기이고, 50%는 붕대의 각각의 성공적인 층과 함께 아래 밴드 압력은 40~50mm Hg의 범위에서 발생한다. 감소한 압력의 결과 신장력이 죽었고, 반면에 겹쳐 감은 붕대는 위붕대 압력이 약 75% 증가했다.

4. 발목의 압력을 40~50 mmHg로 공급하는 가장 효과적인 스타킹 등급은 무엇인가?
   a. 1등급
   b. 2등급
   c. 3등급
   d. 4등급

답 : C

등급 3 스타킹은 40과 50 mmHg 사이의 압력을 제공한다. 등급 1은 0~30 mmHg 를 제공한다 . 등급 2는 30~40 mmHg를 제공하고 등급 4스타킹은 50 mmHg 의 압력보다 더 크게 제공한다.

31장

1. 다음의 상처 중 NPWT(음압상처치료)에 대한 치료를 나타내는 것은 무엇인가?
   a. 당뇨병 발궤양 Wagner 5단계
   b. 비단계적인 환자의 엉치압력궤양
   c. ABI 양측 하지 궤양
   d. 괴사를 일으키는 근막염을 가진 환자의 위쪽괴사상처

답: D

음압상처치료(NPWT, Negative Pressure Wound Therapy)는 충분한 관류가 이루어지는 육아조직의 가장 알맞은 깨끗한 치료이다. 근본적인 물렁조직 괴사조직제거에 따라오는 감염이 퇴치되었다고 가장하면 정답 "D"는 가장 알맞은 선택이다.

2. 다음 중 음압상처치료(NPWT) 동안 육아조직의 증가에 일차적으로 세포 수준 구조에 영향을 미칠 것으로 생각되어지는 것은 무엇인가?
   a. 미세변화
   b. 단백질분해효소 감소
   c. 기압 경도
   d. 증가된 바이오버든

답 : A

답 모두 NPWT의 반응의 구조로 제시되긴 하지만, 보기 "A"가 정답이다. 왜냐하면 미세변화는 세포의 체세포 분열, 세포확장, 혈관형성으로 알려진 기계적인 세포 확장이기 때문이다. 미세변화는 NPWT에 따라오는 증식변화에 대한 세포 수준의 구조 반응으로 생각된다.

3. 다음 중 음압상처치료(NPWT) 사용의 금기증인 것은 무엇인가?
   a. 힘줄 노출
   b. 치료 받지 않은 골수염
   c. 창자피부샛길(장피누공)
   d. 복장벌어짐(복장결손)

답: B

치료 받지 않은 골수염은 NPWT의 금기증이다. 음압치료는 적절한 항생제 치료와 함께 감염된 뼈의 죽은 조직 제거에 적용 할 수 있다. 하지만 보기의 나머지 질환(증상)들은 죽은조직제거가 되지 않는다. 힘줄보호를 위한 운동, 샛길(누공)의 조사, 필수 기관들에 대한 보호는 NPWT 적용 전에 나타나는 주의사항은 아니다. 제조사의 임상적 관리지침과 방법의 설명을 잘 따르도록 한다.

4. 다음 중 음압상처치료(NPWT)를 이용한 상처 적용 준비 시 처음으로 이루어지는 것은 무엇인가?
   a. 괴사 조직 세포의 제거
   b. 환자 통증 정도 측정
   c. 상처주변 피부 준비
   d. 보호자 교육

답: B

정확한 통증 측정과 관리가 나타난다면 치료의 적용 또는 지속적인 상처 치료 전에 상처를 가진 모든 환자들이 가장 우선순위로 관리되어져야 하는 것이다.

5. 다음 중 피부이식 수술 후의 강화를 위해 NPWT를 적용하기 전에 첫 번째로 수행되어져야 하는 것은 무엇인가?
   a. 피부 이식 유착되지 않은 접촉 층에 위치
   b. 저음압세팅
   c. 주위 상처를 따라 밀폐되도록 봉하는것을 강화
   d. 피부 이식 부에 지나친 압력 예방

답 : A

유착되지 않은 접촉 층은 이식의 변위를 막기 위해 피부 또는 피부 이식의 위에 위치시키도록 권한다. 모든 다른 정답 또한 적절한 고찰이지만, 접촉층의 배치에 이어서 일어나 수행된다.

32장

1. 다음 당뇨성 발 궤양의 분류 중 어느 것에서 고압산소치료(HBOT, HyperBaric Oxygen Therapy)가 노인 의료 보험에 의해 행해지는가?
   a. Wagner 1, 2
   b. Wagner 2, 3
   c. Wagner 1,2,3
   d. Wagner 3,4,5

답: D

노인 의료 보험을 센터와 국민의료보장제도 서비스(CMS)는 Wagner 단계 3 또는 더 높은 단계의 당뇨병 족부 궤양의 관리를 위한 고압산소치료(HPOT)의 사용을 승인하였다.

2. Wagner 단계 분류 뿐만 아니라, 국민의료보장제도서비스(CMS)는 당뇨성 족부 궤양의 관리에 고압산소치료(HBOT)의 사용을 승인의 기준을 충족하는 것은 다음 중 무엇인가?

a. 영양적으로 면역이 약한 환자
b. 표준 상처 치료에 실패한 상처
c. 비당뇨병 환자
d. 불가피한 절단

답: B

국민의료보장제도서비스(CMS)는 당뇨병을 앓고 30일 동안의 회복에서 측정가능한 지표로 표준상처치료에 대한 반응이 입증되지 않는 하지 상처가 있는 환자를 요구한다. 표준 치료는 반드시 혈관상태의 평가와, 최상의 영양, 포도당조절, 괴사조직제거, 습윤 드레싱, 감염관리를 포함하여야 한다.

33장

1. 다음 상처의 특징 중에서 만성 상처의 통증을 나타내는 것으로 알맞지 않은 것은?

a. 면적
b. 냄새
c. 괴사조직의 양
d. 삼출액의 양

답: B

다양한 냄새들은 상처와 짓무름 조직에 의한 원인과 제품에 의한 드레싱과 약한 집락화와 관련이 있다. 상처 냄새가 통증에 대해 많은 것을 알려주는 것은 아니다.

2. 상처치료서비스의 배상은 지역방송결정(LCDs)이나 국가방송결정(NCDs)으로 정의된다. 다음 중 현재의 NCD가 아닌 것은?

a. 전기적 자극
b. 괴사조직제거
c. 전자기 치료
d. 월풀

답: B

현재 국가 정책이 없으므로 괴사조직제거에 대한 배상 여부 결정은 지역사회 차원에서 이루어진다.

3. 다음 중 의료 진료 기록 작성에서 알맞지 않은 것은 무엇인가?

a. 이전의 진료 기록/부상의 발병
b. 궤양의 발생에 대해 상황 비난
c. 환자 교육
d. 부상의 정도

답: B

환자 기록에 비난을 기록하는 것은 매우 부적절하고 전문적이지 못한 것으로 고려된다. 환자/보호자가 이해하도록 정확히 기록하고, 준수한 기록은 발표되고 문서화되어야 한다.

4. 다음 중 상처관리의 초기 평가와 검사의 간격으로 가장 알맞은 것은?

a. 매일
b. 매주
c. 매달
d. 매 방문/환자 대면마다

답: B

대부분의 기록의 수준은 환자의 상태가 변하게 될 때마다 쓰여지고, 기본적으로 최소 일주일 마다 쓰여진다.

34장

1. 다음 중 새로운 외래 상처 프로그램의 일환으로 제공하는 서비스의 유형을 결정하는 데 가장 도움이 되는 것은?

a. 알고리즘
b. 판매 촉진
c. 스왓 분석
d. Gant 차트

답: A

SWOT 분석은 강점, 약점, 기회 및 프로그램으로 그들과 관련된 위협을 검사하고 가능한 서비스 결정에 객관적으로 도움이 될 수 있다. 알고리즘은 임상 의사결정 도구이고, 판매 촉진은 마케팅 전략의 일종이며, Gant 차트는 프로젝트 일정을 보여 준다.

2. 다음 중 접근 표준화의 이점은 무엇인가?
a. 모든 환자를 정확하게 같은 방법으로 치료할 수 있게 한다.
b. 치료 계획에 영향을 미치는 모든 영역이 나타나도록 보장한다.
c. 직원에게 상처 환자 치료를 위한 관리지침을 제공한다.
d. 모든 제품 변형을 허용하지 않는다.

답: B
접근 표준화는 확실히 모든 기반에서 다루어지지만, 여전히 각 환자에 대해 개별로 관리하게 만든다. 이를 위해, 어떤 특정 환자 필요에 따라 수시로 제품의 변화가 필요하다.

3. 압박성 궤양을 가진 많은 집단의 환자의 편리하고 유용한 결과를 위해 편리한 것은 무엇인가?
a. Norton 척도
b. Braden 척도
c. Wagner 척도
d. Push 방식

답: D
Push 방식은 특히 압박성 궤양을 나타내는 결론의 기준이다. Norton 척도와 Braden 척도는 위험평가 도구이지 결과를 도출하는 방식은 아니며, Wagner 척도는 신경병리성 발 궤양의 통증을 분류한다.

35장

1. 방문 건강 관리의 모든 지역의 관리표준은 아래의 어느 근원에서 오는 원인에 의해 발달되어 왔는가?
a. 다양한 스페셜티, 건강-걱정에 의해 개발된 정책과 절차 또는 특수 그룹, 상호 심사 문헌에 의해 발표될 수 있는 임상 실무 가이드라인, 그리고, 가끔, 임상 규율
b. 교과서와 최근 논문
c. 그레이아나토미 정기간행물과 인터넷
d. 웹 MD, 정책과 순서, 뉴잉글랜드저널의 약

답: A
관리 표준은 A와 같이 나타나는 폭넓고 다양한 것들로부터 유래되었다. 인터넷의 높은 기술의 교재, 저널과 포스팅은 믿을 만한 원인이 아니다.

2. 의료 부주의 사건에 주어져야한 하고, 많은 증거들에 의해서 증명되어져야만 하는 4가지 구성요소 :
a. 관계, 부적절한 의사소통, 부적절한 관리, 사망
b. 책임, 위반, 손해, 원인
c. 책임, 부적절한 의사소통, 사망, 손해
d. 절차, 정책, 통증과 괴로움, 소실

답: B
A 원고는 법정 의무가 환자의 관리를 맡기위한 제공자가 존제하는것에 대한 합법적인 책임, 관리의 표준이 위반되었음을 입증해야 한다 그리고 이것은 손해로 결론되어지며, 의무의 위반은 결과적인 손상의 직접적인 원인이다.

3. 합리적 사람이 환경의 똑같은 설정 아래서 하지 않을 어떤 것을 하는 예는?
a. 부주의
b. 직접적 원인
c. 의무
d. 인과응보의 피해

답: A
폭넓은 감각의 부주의는 합리적 사람이 똑같거나 비슷한 상황에 있지 않을 때 어떤 것을 하는 것이나 같거나 비슷한 상황에서 아무것도 하지 않는 것이다.

4. 경제적 가치가 없는 손상들은?
a. 중점적이지 않은 경제 이론
b. 계약직 사원으로서 일할 때 잃는 임금
c. 통증과 괴로움, 삶의 질의 저하
d. 질문할 수 없는 상처

답: C
비경제적인 손상들은 고통, 괴로움, 친구 잃음과 같은 손상이다. 이것은 임금을 잃거나 의료 화폐, 재산의 손해 등과 같은 경제적인 손상과 반대된다.

5. 전문 목격자의 증언은?

a. 경우의 건강 관리 제공자의 관리여야 한다.

b. 그들이 이야기하는 것이 무엇인지 아는 것이라면, 어떤 특별한 것으로 부터도 가능하다.

c. 치료하는 건강-관리 제공자일 수 있거나, 제공자가 아니라도 전문적인 증언을 할 수 있다.

d. 전문가인 경우를 포함하는 모든 진료 기록을 봐서는 안 된다.

답: C

전문 목격자는 왕성하게 치료하는 건강-관리자 일 필요는 없다. 그러나 그들에게는 문제에 대해 즉시 문서로 증거를 만들 수 있는 전문 지식을 갖고 있다.

6. 범죄 사례에서 입증 책임은 "합리적인 의심을 넘는다." 이다. 민사 사건에서, 입증 책임은?

a. 분별 없는 의심

b. 증거의 우세

c. 100%

d. 90%

답: B

증거의 최상위 레벨, "합리적인 의심을 넘는다"는 일반적으로 범죄 사례에서 확신에 요구된 것이다. 민사 사건에서, 필요는 일반적으로 "증거의 우세"이다.

찾아보기 (Index)

【ㅅ】

【ㅎ】